CAMPBELL-WALSH UROLOGY

坎贝尔-沃尔什泌尿外科学

第11版
Eleventh Edition

第7卷 小儿泌尿外科学

Editor-in-Chief

原 著 者　Alan J. Wein
　　　　　Louis R. Kavoussi
　　　　　Alan W. Partin
　　　　　Craig A. Peters
总 主 审　郭应禄
总主编译　夏术阶　纪志刚
分卷主审　陈　方　张潍平
分卷主编译　杨　屹　宋宏程

河南科学技术出版社
·郑州·

内容提要

《坎贝尔-沃尔什泌尿外科学》是国际公认的泌尿外科学"圣经""金标准",是泌尿外科学界最权威的"必备"经典著作。本书内容极其丰富,从基础到临床,从宏观概念到具体操作细节,均做了详细叙述,并全面反映本学科领域的最新研究进展及相关信息,是青年医师成才和从事本领域基础与临床研究人员的必读书,更是临床医师解决疑难病诊治的指导教材,也是本学科教师进一步了解学科最新发展、编写教材的重要参考书。本书第11版中文版的面世必将为泌尿外科医师培训,以及进一步提高我国泌尿外科水平起到积极的推动作用。

本卷为第7卷,小儿泌尿外科学,分7篇35章,内容包括泌尿生殖系统胚胎发育及胎儿泌尿外科学,小儿泌尿外科诊治基本原则,小儿上尿路疾病、下尿路疾病、生殖器畸形、泌尿生殖系统创伤及治疗,小儿泌尿系统肿瘤学等。

图书在版编目(CIP)数据

坎贝尔-沃尔什泌尿外科学. 第7卷,小儿泌尿外科学/(美)艾伦·J. 维恩等主编;夏术阶等主编译. —11版. —郑州:河南科学技术出版社,2020.6(2021.9重印)
ISBN 978-7-5349-9673-3

Ⅰ.①坎… Ⅱ.①艾… ②夏… Ⅲ.①小儿疾病－泌尿外科学 Ⅳ.①R69

中国版本图书馆CIP数据核字(2019)第188935号

出版发行:河南科学技术出版社
　　　　　北京名医世纪文化传媒有限公司
　　　　　地址:北京市丰台区万丰路316号万开基地B座1-114　　邮编:100161
　　　　　电话:010-63863186　010-63863168
策划编辑:曲秋莲　孟凡辉
文字编辑:郭春喜　杨永岐
责任审读:周晓洲
责任校对:龚利霞
封面设计:吴朝洪
版式设计:崔刚工作室
责任印制:苟小红
印　　刷:北京盛通印刷股份有限公司
经　　销:全国新华书店、医学书店、网店
开　　本:889 mm×1194 mm　1/16　　印张:64.75　　字数:1828千字
版　　次:2020年6月第1版　　2021年9月第2次印刷
定　　价:760.00元

Elsevier（Singapore）Pte Ltd.
3 Killiney Road，
♯08-01 Winsland House I，
Singapore 239519
Tel：（65）6349-0200；Fax：（65）6733-1817

ELSEVIER

Volume 7 of the translation of CAMPBELL-WALSH UROLOGY，ELEVENTH EDITION by ALAN J. WEIN，LOUIS R. KAVOUSSI，ALAN W. PARTIN and CRAIG A. PETERS was undertaken by Henan Science & Technology Press and is published by arrangement with Elsevier（Singapore）Pte Ltd.
CAMPBELL-WALSH UROLOGY，ELEVENTH EDITION by ALAN J. WEIN，LOUIS R. KAVOUSSI，ALAN W. PARTIN and CRAIG A. PETERS 由河南科学技术出版社进行翻译，并根据河南科学技术出版社与爱思唯尔（新加坡）私人有限公司的协议约定出版。

《坎贝尔-沃尔什泌尿外科学》（第 11 版）（夏术阶　纪志刚　译）
ISBN：978-7-5349-9673-3

出版说明

每隔 4 年左右,就会有这样一群充满热情的精英汇聚一堂,共同开展这项艰巨的任务——更新不久前编写的泌尿外科学金标准教科书。1 周或稍久,一个计划便应运而生,每个章节的作者都是公认的整个泌尿外科领域的权威专家。同样,这群精英和他们修订的这个版本也不例外。

我们四人对于能参与这项自 1954 年第 1 版《坎贝尔-沃尔什泌尿外科学》(当时简称《泌尿外科学》,由 51 人共同完成,共有 3 卷、2356 页、1148 幅插图)出版开始延续至今的传统事业感到非常荣幸。我们感谢我们的同仁和朋友,他们承担了重新编写我们这个版本的共 156 章的艰巨任务,感谢他们对自己专业知识及时间和精力的无私贡献。

在对各个章节的作者表示感谢之余,我们想把这一版本献给我们一直钦佩、学习的泌尿外科导师,他们在教育和临床等领域的成就是我们追求的楷模,希望他们能为参与编写第 11 版"金标准教科书"的工作感到自豪。最后,最应该感谢的是我们的家人,特别是我们的妻子和孩子们,他们在本版本的准备过程中始终处于"最前线"。他们应该得到的不仅是奖章或本书的复制本。因此,感谢 Noele,Nolan,Julianne,Nick,Rebecca,Dree,Vicky,Topper,David,Dane,Michael,Kathy,Jessica,Lauren 和 Ryan 的耐心、理解和一直以来的支持。好消息是,直到编写下一版本前,你们可以有几年时间不用处在"最前线"状态。

代表全体主编

Alan J. Wein

Louis R. Kavoussi

Alan W. Partin

Craig A. Peters

审译者名单

主　　　审　郭应禄

主　编　译　夏术阶　纪志刚

分卷主审　陈　方　张潍平

分卷主编译　杨　屹　宋宏程

分卷副主编译　黄轶晨　郭云飞　刘　伟　马　学　何大维
　　　　　　徐　迪　耿红全

编译者名单

北京大学第一医院

郭应禄

上海交通大学附属第一人民医院

夏术阶

北京协和医院

纪志刚

上海市儿童医院，上海交通大学附属儿童医院

陈　方　黄轶晨　吕逸清　陈　艳　吴　旻　孙会振　梁　龚
王　林　蒋文彬　郭海林　杨刚刚　包杰文　周立军　鲍星奇

首都医科大学附属北京儿童医院

张潍平　宋宏程　李　宁　梁海燕　李明磊　田　军　刘　超
刘　沛　王冠男　焦丽丽　屈彦超　何　梦　王朝旭　杨　洋
韩文文　王文杰　许　帅　李振武　林德富　王雨思

中国医科大学附属盛京医院

杨　屹　牛之彬　陈　辉　刘　鑫　刘　舸　赵　琦　赵　谦
孙荣国　殷晓鸣　侯　英

南京医科大学附属南京儿童医院

郭云飞　汪　俊　董　隽

山东省立医院

刘　伟　马　睿　吴荣德　武翔宇　张丽娟　崔明宇　王晓庆

四川大学华西医院

马　学　黄鲁刚　曾　莉　黄一东

重庆医科大学附属儿童医院

何大维　魏光辉　刘　星　张德迎　陆　鹏　吴盛德

福建省立医院

徐　迪　何少华　许辉煌　康映泉　林　珊

上海交通大学医学院附属新华医院

耿红全　徐卯升　陈周彤　林厚维　张君颀

安徽省儿童医院

潮　敏　张　殷　张开平　方　向　龙腾云

原著者名单

Paul Abrams, MD, FRCS
Professor of Urology
Bristol Urological Institute
Southmead Hospital
Bristol, United Kingdom

Mark C. Adams, MD, FAAP
Professor of Urologic Surgery
Department of Urology
Division of Pediatric Urology
Monroe Carell Jr. Children's Hospital at
    Vanderbilt
Nashville, Tennessee

**Hashim U. Ahmed, PhD, FRCS (Urol),
BM, BCh, BA (Hons)**
MRC Clinician Scientist and Reader in
    Urology
Division of Surgery and Interventional
    Science
University College London;
Honorary Consultant Urological Surgeon
University College London Hospitals NHS
    Foundation Trust
London, United Kingdom

Mohamad E. Allaf, MD
Buerger Family Scholar
Associate Professor of Urology, Oncology,
    and Biomedical Engineering
Director of Minimally Invasive and
    Robotic Surgery
Department of Urology
James Buchanan Brady Urological Institute
Johns Hopkins University School of
    Medicine
Baltimore, Maryland

Karl-Erik Andersson, MD, PhD
Professor
Aarhus Institute for Advanced Studies
Aarhus University
Aarhus, Jutland, Denmark;
Professor
Wake Forest Institute for Regenerative
    Medicine
Wake Forest University School of Medicine
Winston-Salem, North Carolina

**Sero Andonian, MD, MSc, FRCS(C),
FACS**
Associate Professor
Division of Urology
Department of Surgery
McGill University
Montreal, Quebec, Canada

Jennifer Tash Anger, MD, MPH
Associate Professor
Department of Surgery
Cedars-Sinai Medical Center;
Adjunct Assistant Professor
Urology
University of California, Los Angeles
Los Angeles, California

Kenneth W. Angermeier, MD
Associate Professor
Glickman Urological and Kidney Institute
Cleveland Clinic
Cleveland, Ohio

Emmanuel S. Antonarakis, MD
Associate Professor of Oncology
Sidney Kimmel Comprehensive Cancer
    Center
Johns Hopkins University
Baltimore, Maryland

Jodi A. Antonelli, MD
Assistant Professor
Department of Urology
University of Texas Southwestern Medical
    Center
Dallas, Texas

Anthony Atala, MD
Director, Wake Forest Institute for
    Regenerative Medicine
William H. Boyce Professor and Chair
Department of Urology
Wake Forest School of Medicine
Winston-Salem, North Carolina

Paul F. Austin, MD
Professor
Division of Urologic Surgery
Washington University School of Medicine
    in St. Louis
St. Louis, Missouri

Gopal H. Badlani, MD, FACS
Professor and Vice Chair
Department of Urology
Wake Forest University Baptist Medical
    Center
Winston-Salem, North Carolina

**Darius J. Bägli, MDCM, FRCSC, FAAP,
FACS**
Professor of Surgery and Physiology
Division of Urology, Departments of
    Surgery and Physiology
University of Toronto;
Senior Attending Urologist, Associate
    Surgeon-in-Chief, Senior Associate
    Scientist
Division of Urology, Department of
    Surgery, Division of Developmental and
    Stem Cell Biology
Sick Kids Hospital and Research Institute
Toronto, Ontario, Canada

Daniel A. Barocas, MD, MPH, FACS
Assistant Professor
Department of Urologic Surgery
Vanderbilt University Medical Center
Nashville, Tennessee

Julia Spencer Barthold, MD
Associate Chief
Surgery/Urology
Nemours/Alfred I. duPont Hospital for
    Children
Wilmington, Delaware;
Professor
Departments of Urology and Pediatrics
Sidney Kimmel Medical College of
    Thomas Jefferson University
Philadelphia, Pennsylvania

Stuart B. Bauer, MD
Professor of Surgery (Urology)
Harvard Medical School;
Senior Associate in Urology
Department of Urology
Boston Children's Hospital
Boston, Massachusetts

Mitchell C. Benson, MD
Department of Urology
New York-Presbyterian Hospital/Columbia
    University Medical Center
New York, New York;

Brian M. Benway, MD
Director, Comprehensive Kidney Stone
    Program
Urology Academic Practice
Cedars-Sinai Medical Center
Los Angeles, California

Jonathan Bergman, MD, MPH
Assistant Professor
Departments of Urology and Family
  Medicine
David Geffen School of Medicine at UCLA;
Veterans Health Affairs, Greater Los
  Angeles
Los Angeles, California

Sara L. Best, MD
Assistant Professor
Department of Urology
University of Wisconsin School of
  Medicine and Public Health
Madison, Wisconsin

Sam B. Bhayani, MD, MS
Professor of Surgery, Urology
Department of Surgery
Washington University School of Medicine
  in St. Louis;
Vice President, Chief Medical Officer
Barnes West Hospital
St. Louis, Missouri

Lori A. Birder, PhD
Professor of Medicine and Pharmacology
Medicine-Renal Electrolyte Division
University of Pittsburgh School of
  Medicine
Pittsburgh, Pennsylvania

Jay T. Bishoff, MD, FACS
Director, Intermountain Urological
  Institute
Intermountain Health Care
Salt Lake City, Utah

Brian G. Blackburn, MD
Clinical Associate Professor
Department of Internal Medicine/
  Infectious Diseases and Geographic
  Medicine
Stanford University School of Medicine
Stanford, California

Jeremy Matthew Blumberg, MD
Chief of Urology
Harbor-UCLA Medical Center;
Assistant Professor of Urology
David Geffen School of Medicine at UCLA
Los Angeles, California

Michael L. Blute, Sr., MD
Chief, Department of Urology
Walter S. Kerr, Jr., Professor of Urology
Massachusetts General Hospital/Harvard
  Medical School
Boston, Massachusetts

Timothy B. Boone, MD, PhD
Professor and Chair
Department of Urology
Houston Methodist Hospital and Research
  Institute
Houston, Texas;
Professor
Department of Urology
Weill Medical College of Cornell
  University
New York, New York

Stephen A. Boorjian, MD
Professor of Urology
Department of Urology
Mayo Clinic
Rochester, Minnesota

Joseph G. Borer, MD
Associate Professor of Surgery (Urology)
Harvard Medical School;
Reconstructive Urologic Surgery Chair
Director, Neurourology and Urodynamics
Director, Bladder Exstrophy Program
Department of Urology
Boston Children's Hospital
Boston, Massachusetts

Charles B. Brendler, MD
Co-Director, John and Carol Walter Center
  for Urological Health
Department of Surgery
Division of Urology
NorthShore University HealthSystem
Evanston, Illinois;
Senior Clinician Educator
Department of Surgery
Division of Urology
University of Chicago Pritzker School of
  Medicine
Chicago, Illinois

Gregory A. Broderick, MD
Professor of Urology
Mayo Clinic College of Medicine
Program Director, Urology Residency
  Program
Mayo Clinic
Jacksonville, Florida

James D. Brooks, MD
Keith and Jan Hurlbut Professor
Chief of Urologic Oncology
Department of Urology
Stanford University
Stanford, California

Benjamin M. Brucker, MD
Assistant Professor
Urology and Obstetrics & Gynecology
NYU Langone Medical Center
New York, New York

Kathryn L. Burgio, PhD
Professor of Medicine
Department of Medicine
Division of Gerontology, Geriatrics, and
  Palliative Care
University of Alabama at Birmingham;
Associate Director for Research
Birmingham/Atlanta Geriatric Research,
  Education, and Clinical Center
Birmingham VA Medical Center
Birmingham, Alabama

Arthur L. Burnett II, MD, MBA, FACS
Patrick C. Walsh Distinguished Professor
  of Urology
Department of Urology
Johns Hopkins University School of
  Medicine
Baltimore, Maryland

Nicol Corbin Bush, MD, MSCS
Co-Director, PARC Urology
Dallas, Texas

Jeffrey A. Cadeddu, MD
Professor of Urology and Radiology
Department of Urology
University of Texas Southwestern Medical
  Center
Dallas, Texas

Anthony A. Caldamone, MD, MMS, FAAP,
FACS
Professor of Surgery (Urology)
Division of Urology
Section of Pediatric Urology
Warren Alpert Medical School of Brown
  University;
Chief of Pediatric Urology
Division of Pediatric Urology
Hasbro Children's Hospital
Providence, Rhode Island

Steven C. Campbell, MD, PhD
Professor of Surgery
Department of Urology
Glickman Urological and Kidney Institute
Cleveland Clinic
Cleveland, Ohio

Douglas A. Canning, MD
Professor of Urology (Surgery)
Perelman School of Medicine
University of Pennsylvania;
Chief, Division of Urology
The Children's Hospital of Philadelphia
Philadelphia, Pennsylvania

Michael A. Carducci, MD
AEGON Professor in Prostate Cancer
  Research
Sidney Kimmel Comprehensive Cancer
  Center
Johns Hopkins University
Baltimore, Maryland

Peter R. Carroll, MD, MPH
Professor and Chair
Ken and Donna Derr–Chevron
  Distinguished Professor
Department of Urology
University of California, San Francisco
San Francisco, California

Herbert Ballentine Carter, MD
Professor of Urology and Oncology
Department of Urology
James Buchanan Brady Urological Institute
Johns Hopkins School of Medicine
Baltimore, Maryland

Clint K. Cary, MD, MPH
Assistant Professor
Department of Urology
Indiana University
Indianapolis, Indiana

Pasquale Casale, MD
Professor
Department of Urology
Columbia University Medical Center;
Chief, Pediatric Urology
Morgan Stanley Children's Hospital of
New York-Presbyterian
New York, New York

William J. Catalona, MD
Professor
Department of Urology
Northwestern University Feinberg School
of Medicine
Chicago, Illinois

Frank A. Celigoj, MD
Male Infertility/Andrology Fellow
Department of Urology
University of Virginia
Charlottesville, Virginia

Toby C. Chai, MD
Vice Chair of Research
Department of Urology
Yale School of Medicine;
Co-Director of Female Pelvic Medicine and
Reconstructive Surgery Program
Department of Urology
Yale New Haven Hospital
New Haven, Connecticut

Alicia H. Chang, MD, MS
Instructor
Department of Internal Medicine/
Infectious Diseases and Geographic
Medicine
Stanford University School of Medicine
Stanford, California;
Medical Consultant
Los Angeles County Tuberculosis Control
Program
Los Angeles County Department of Public
Health
Los Angeles, California

Christopher R. Chapple, MD, FRCS
(Urol)
Professor and Consultant Urologist
Department of Urology
The Royal Hallamshire Hospital
Sheffield Teaching Hospitals
Sheffield, South Yorkshire, United
Kingdom

Mang L. Chen, MD
Assistant Professor
Department of Urology
University of Pittsburgh
Pittsburgh, Pennsylvania

Ronald C. Chen, MD, MPH
Associate Professor
Department of Radiation Oncology
University of North Carolina at Chapel
Hill
Chapel Hill, North Carolina

Benjamin I. Chung, MD
Assistant Professor
Department of Urology
Stanford University School of Medicine
Stanford, California

Michael J. Conlin, MD, MCR
Associate Professor of Urology
Portland VA Medical Center
Portland, Oregon

Christopher S. Cooper, MD, FAAP, FACS
Professor
Department of Urology
University of Iowa;
Associate Dean, Student Affairs and
Curriculum
University of Iowa Carver College of
Medicine
Iowa City, Iowa

Raymond A. Costabile, MD
Jay Y. Gillenwater Professor of Urology
Department of Urology
University of Virginia
Charlottesville, Virginia

Paul L. Crispen, MD
Assistant Professor
Department of Urology
University of Florida
Gainesville, Florida

Juanita M. Crook, MD, FRCPC
Professor
Division of Radiation Oncology
University of British Columbia, Okanagan;
Radiation Oncologist
Center for the Southern Interior
British Columbia Cancer Agency
Kelowna, British Columbia, Canada

Douglas M. Dahl, MD, FACS
Associate Professor of Surgery
Harvard Medical School;
Chief, Division of Urologic Oncology
Department of Urology
Massachusetts General Hospital
Boston, Massachusetts

Marc Arnaldo Dall'Era, MD
Associate Professor
Department of Urology
University of California, Davis
Sacramento, California

Anthony V. D'Amico, MD, PhD
Eleanor Theresa Walters Distinguished
Professor and Chief of Genitourinary
Radiation Oncology
Department of Radiation Oncology
Brigham and Women's Hospital and
Dana-Farber Cancer Institute
Boston, Massachusetts

Siamak Daneshmand, MD
Professor of Urology (Clinical Scholar)
Institute of Urology
University of Southern California
Los Angeles, California

Shubha De, MD, FRCPC
Assistant Professor
University of Alberta
Edmonton, Alberta, Canada

Jean J. M. C. H. de la Rosette, MD, PhD
Professor and Chairman
Department of Urology
AMC University Hospital
Amsterdam, Netherlands

Dirk J. M. K. De Ridder, MD, PhD
Professor
Department of Urology
University Hospitals KU Leuven
Leuven, Belgium

G. Joel DeCastro, MD, MPH
Assistant Professor of Urology
Department of Urology
New York-Presbyterian Hospital/Columbia
University Medical Center
New York, New York

Michael C. Degen, MD, MA
Clinical Assistant
Department of Urology
Hackensack University Medical Center
Hackensack, New Jersey

Sevag Demirjian, MD
Assistant Professor
Cleveland Clinic Lerner College of
Medicine
Department of Nephrology and
Hypertension
Cleveland Clinic
Cleveland, Ohio

Francisco Tibor Dénes, MD, PhD
Associate Professor
Division of Urology
Chief, Pediatric Urology
University of São Paulo Medical School
Hospital das Clínicas
São Paulo, Brazil

John D. Denstedt, MD, FRCSC, FACS
Professor of Urology
Chairman of the Department of Surgery
Western University
London, Ontario, Canada

Theodore L. DeWeese, MD, MPH
Professor and Chair
Radiation Oncology and Molecular
Radiation Sciences
Johns Hopkins University School of
Medicine
Baltimore, Maryland

David Andrew Diamond, MD
Urologist-in-Chief
Department of Urology
Boston Children's Hospital;
Professor of Surgery (Urology)
Department of Surgery
Harvard Medical School
Boston, Massachusetts

Colin P. N. Dinney, MD
Chairman and Professor
Department of Urology
The University of Texas MD Anderson
Cancer Center
Houston, Texas

Roger R. Dmochowski, MD, MMHC, FACS
Professor of Urology and Gynecology
Vanderbilt University Medical School
Nashville, Tennessee

Charles G. Drake, MD, PhD
Associate Professor of Oncology,
Immunology, and Urology
James Buchanan Brady Urological Institute
Johns Hopkins University;
Attending Physician
Department of Oncology
Johns Hopkins Kimmel Cancer Center
Baltimore, Maryland

Marcus John Drake, DM, MA, FRCS (Urol)
Senior Lecturer in Urology
School of Clinical Sciences
University of Bristol;
Consultant Urologist
Bristol Urological Institute
Southmead Hospital
Bristol, United Kingdom

Brian D. Duty, MD
Assistant Professor of Urology
Oregon Health & Science University
Portland, Oregon

James A. Eastham, MD
Chief, Urology Service
Surgery
Memorial Sloan Kettering Cancer Center;
Professor
Department of Urology
Weill Cornell Medical Center
New York, New York

Louis Eichel, MD
Chief, Division of Urology
Rochester General Hospital;
Director, Minimally Invasive Surgery
Center for Urology
Rochester, New York

J. Francois Eid, MD
Attending Physician
Department of Urology
Lenox Hill Hospital
North Shore-LIJ Health System
New York, New York

Mario A. Eisenberger, MD
R. Dale Hughes Professor of Oncology and
Urology
Sidney Kimmel Comprehensive Cancer
Center;
Johns Hopkins University
Baltimore, Maryland

Mohamed Aly Elkoushy, MD, MSc, PhD
Associate Professor
Department of Urology
Faculty of Medicine
Suez Canal University
Ismailia, Egypt

Mark Emberton, MD, MBBS, FRCS (Urol), BSc
Dean, Faculty of Medical Sciences
University College London
Honorary Consultant Urological Surgeon
University College London Hospitals NHS
Foundation Trust
London, United Kingdom

Jonathan I. Epstein, MD
Professor of Pathology, Urology, and
Oncology
Reinhard Professor of Urological Pathology
Director of Surgical Pathology
Johns Hopkins Medical Institutions
Baltimore, Maryland

Carlos R. Estrada, Jr., MD
Associate Professor of Surgery
Harvard Medical School;
Director, Center for Spina Bifida and
Spinal Cord Conditions
Co-Director, Urodynamics and
Neuro-Urology
Boston Children's Hospital
Boston, Massachusetts

Michael N. Ferrandino, MD
Assistant Professor
Division of Urologic Surgery
Duke University Medical Center
Durham, North Carolina

Lynne R. Ferrari, MD
Associate Professor of Anesthesiology
Department of Anaesthesia
Harvard Medical School;
Medical Director, Perioperative Services
and Operating Rooms
Chief, Division of Perioperative Anesthesia
Robert M. Smith Chair in Pediatric
Anesthesia
Department of Anesthesiology,
Perioperative and Pain Medicine
Boston Children's Hospital
Boston, Massachusetts

Fernando A. Ferrer, MD
Peter J. Deckers, MD, Endowed Chair of
Pediatric Surgery
Surgeon-in-Chief
Director, Division of Urology
Connecticut Children's Medical Center
Hartford, Connecticut;
Vice Chair
Department of Surgery
Professor of Surgery, Pediatrics, and Cell
Biology
University of Connecticut School of
Medicine
Farmington, Connecticut

Richard S. Foster, MD
Professor
Department of Urology
Indiana University
Indianapolis, Indiana

Dominic Frimberger, MD
Professor of Urology
Department of Urology
University of Oklahoma
Oklahoma City, Oklahoma

Pat F. Fulgham, MD
Director of Surgical Oncology
Texas Health Presbyterian Dallas
Dallas, Texas

John P. Gearhart, MD
Professor of Pediatric Urology
Department of Urology
Johns Hopkins University School of
Medicine
Baltimore, Maryland

Glenn S. Gerber, MD
Professor
Department of Surgery
University of Chicago Pritzker School of
Medicine
Chicago, Illinois

Bruce R. Gilbert, MD, PhD
Professor of Urology
Hofstra North Shore-LIJ School of
Medicine
New Hyde Park, New York

Scott M. Gilbert, MD
Associate Member
Department of Genitourinary Oncology
H. Lee Moffitt Cancer Center and Research
Institute
Tampa, Florida

Timothy D. Gilligan, MD, MS
Associate Professor of Medicine
Department of Solid Tumor Oncology
Cleveland Clinic Lerner College of
Medicine;
Co-Director, Center for Excellence in
Healthcare Communication
Program Director, Hematology/Oncology
Fellowship
Medical Director, Inpatient Solid Tumor
Oncology
Taussig Cancer Institute
Cleveland Clinic
Cleveland, Ohio

David A. Goldfarb, MD
Professor of Surgery
Cleveland Clinic Lerner College of
Medicine;
Surgical Director, Renal Transplant
Program
Glickman Urological and Kidney Institute
Cleveland Clinic
Cleveland, Ohio

Irwin Goldstein, MD
Director of Sexual Medicine
Alvarado Hospital;
Clinical Professor of Surgery
University of California, San Diego;
Director, San Diego Sexual Medicine
San Diego, California

Marc Goldstein, MD, DSc (Hon), FACS
Matthew P. Hardy Distinguished Professor
    of Urology and Male Reproductive
    Medicine
Department of Urology and Institute for
    Reproductive Medicine
Weill Medical College of Cornell
    University;
Surgeon-in-Chief, Male Reproductive
    Medicine and Surgery
New York-Presbyterian Hospital/Weill
    Cornell Medical Center;
Adjunct Senior Scientist
Population Council
Center for Biomedical Research at
    Rockefeller University
New York, New York

Leonard G. Gomella, MD, FACS
Bernard Godwin Professor of Prostate
    Cancer and Chair
Department of Urology
Associate Director, Sidney Kimmel Cancer
    Center
Thomas Jefferson University
Philadelphia, Pennsylvania

Mark L. Gonzalgo, MD, PhD
Professor of Urology
University of Miami Miller School of
    Medicine
Miami, Florida

Tomas L. Griebling, MD, MPH
John P. Wolf 33-Degree Masonic
    Distinguished Professor of Urology
Department of Urology and the Landon
    Center on Aging
The University of Kansas
Kansas City, Kansas

Hans Albin Gritsch, MD
Surgical Director, Kidney Transplant
Department of Urology
University of California, Los Angeles
Los Angeles, California

Frederick A. Gulmi, MD
Chairman and Residency Program Director
Chief, Division of Minimally Invasive and
    Robotic Surgery
Department of Urology
Brookdale University Hospital and Medical
    Center
Brooklyn, New York;
Clinical Associate Professor of Urology
New York Medical College
Valhalla, New York

Khurshid A. Guru, MD
Robert P. Huben Endowed Professor of
    Urologic Oncology
Director, Robotic Surgery
Department of Urology
Roswell Park Cancer Institute
Buffalo, New York

Thomas J. Guzzo, MD, MPH
Associate Professor of Urology
Penn Medicine, Perelman School of
    Medicine
Division of Urology
Hospital of the University of Pennsylvania
University of Pennsylvania Health System
Philadelphia, Pennsylvania

Jennifer A. Hagerty, DO
Attending Physician
Surgery/Urology
Nemours/Alfred I. duPont Hospital for
    Children
Wilmington, Delaware;
Assistant Professor
Departments of Urology and Pediatrics
Sidney Kimmel Medical College of
    Thomas Jefferson University
Philadelphia, Pennsylvania

Ethan J. Halpern, MD, MSCE
Professor of Radiology and Urology
Department of Radiology
Thomas Jefferson University
Philadelphia, Pennsylvania

Misop Han, MD, MS
David Hall McConnell Associate Professor
    in Urology and Oncology
Johns Hopkins Medicine
Baltimore, Maryland

Philip M. Hanno, MD, MPH
Professor of Urology
Department of Surgery
University of Pennsylvania
Philadelphia, Pennsylvania

Hashim Hashim, MBBS, MRCS (Eng),
MD, FEBU, FRCS (Urol)
Consultant Urological Surgeon and
    Director of the Urodynamics Unit
Continence and Urodynamics Unit
Bristol Urological Institute
Bristol, United Kingdom

Sender Herschorn, MD, FRCSC
Professor
Division of Urology
University of Toronto;
Urologist
Division of Urology
Sunnybrook Health Sciences Centre
Toronto, Ontario, Canada

Piet Hoebeke, MD, PhD
Full Professor
Ghent University;
Chief of Department of Urology and
    Pediatric Urology
Ghent University Hospital
Ghent, Belgium

David M. Hoenig, MD
Professor and Chief
LIJ Medical Center
The Arthur Smith Institute for Urology
North Shore-LIJ-Hofstra University
Lake Success, New York

Michael H. Hsieh, MD, PhD
Associate Professor
Departments of Urology (primary),
    Pediatrics (secondary), and
    Microbiology, Immunology, and
    Tropical Medicine (secondary)
George Washington University;
Attending Physician
Division of Urology
Children's National Health System
Washington, DC;
Stirewalt Endowed Director
Biomedical Research Institute
Rockville, Maryland

Tung-Chin Hsieh, MD
Assistant Professor of Surgery
Department of Urology
University of California, San Diego
La Jolla, California

Douglas A. Husmann, MD
Professor
Department of Urology
Mayo Clinic
Rochester, Minnesota

Thomas W. Jarrett, MD
Professor and Chairman
Department of Urology
George Washington University
Washington, DC

J. Stephen Jones, MD, MBA, FACS
President, Regional Hospitals and Family
    Health Centers
Cleveland Clinic
Cleveland, Ohio

Gerald H. Jordan, MD, FACS,
FAAP (Hon), FRCS (Hon)
Professor
Department of Urology
Eastern Virginia Medical School
Norfolk, Virginia

David B. Joseph, MD, FACS, FAAP
Chief of Pediatric Urology
Children's Hospital at Alabama;
Professor of Urology
Department of Urology
University of Alabama at Birmingham
Birmingham, Alabama

Martin Kaefer, MD
Professor
Department of Urology
Indiana University School of Medicine
Indianapolis, Indiana

Jose A. Karam, MD
Assistant Professor
Department of Urology
The University of Texas MD Anderson
 Cancer Center
Houston, Texas

Louis R. Kavoussi, MD, MBA
Waldbaum-Gardner Distinguished
 Professor of Urology
Department of Urology
Hofstra North Shore-LIJ School of
 Medicine
Hampstead, New York;
Chairman of Urology
The Arthur Smith Institute for Urology
Lake Success, New York

Parviz K. Kavoussi, MD, FACS
Reproductive Urologist
Austin Fertility & Reproductive Medicine;
Adjunct Assistant Professor
Neuroendocrinology and Motivation
 Laboratory
Department of Psychology
The University of Texas at Austin
Austin, Texas

Antoine E. Khoury, MD, FRCSC, FAAP
Walter R. Schmid Professor of Urology
University of California, Irvine;
Head of Pediatric Urology
CHOC Children's Urology Center
Children's Hospital of Orange County
Orange, California

Roger S. Kirby, MD, FRCS
Medical Director
The Prostate Center
London, United Kingdom

Eric A. Klein, MD
Chairman
Glickman Urological and Kidney Institute
Cleveland Clinic;
Professor of Surgery
Cleveland Clinic Lerner College of
 Medicine
Cleveland, Ohio

David James Klumpp, PhD
Associate Professor
Department of Urology
Northwestern University Feinberg School
 of Medicine
Chicago, Illinois

Bodo E. Knudsen, MD, FRCSC
Associate Professor and Interim Chair,
 Clinical Operations
Department of Urology
Wexner Medical Center
The Ohio State University
Columbus, Ohio

Kathleen C. Kobashi, MD, FACS
Section Head
Urology and Renal Transplantation
Virginia Mason Medical Center
Seattle, Washington

Thomas F. Kolon, MD, MS
Associate Professor of Urology (Surgery)
Perelman School of Medicine
University of Pennsylvania;
Director, Pediatric Urology Fellowship
 Program
The Children's Hospital of Philadelphia
Philadelphia, Pennsylvania

Bridget F. Koontz, MD
Butler-Harris Assistant Professor
Department of Radiation Oncology
Duke University Medical Center
Durham, North Carolina

Martin Allan Koyle, MD, FAAP, FACS,
FRCSC, FRCS (Eng)
Division Head, Pediatric Urology
Women's Auxiliary Chair in Urology and
 Regenerative Medicine
Hospital for Sick Children;
Professor
Department of Surgery
Division of Urology
Institute of Health Policy, Management
 and Evaluation
University of Toronto
Toronto, Ontario, Canada

Amy E. Krambeck, MD
Associate Professor
Department of Urology
Mayo Clinic
Rochester, Minnesota

Ryan M. Krlin, MD
Assistant Professor of Urology
Department of Urology
Louisiana State University Health Science
 Center
New Orleans, Louisiana

Bradley P. Kropp, MD, FAAP, FACS
Professor of Pediatric Urology
Department of Urology
University of Oklahoma Health Sciences
 Center
Oklahoma City, Oklahoma

Alexander Kutikov, MD, FACS
Associate Professor of Urologic Oncology
Department of Surgery
Fox Chase Cancer Center
Philadelphia, Pennsylvania

Jaime Landman, MD
Professor of Urology and Radiology
Chairman, Department of Urology
University of California, Irvine
Orange, California

Brian R. Lane, MD, PhD
Betz Family Endowed Chair for Cancer
 Research
Spectrum Health Regional Cancer Center;
Chief of Urology
Spectrum Health Medical Group;
Associate Professor of Surgery
Michigan State University;
Grand Rapids, Michigan

Stephen Larsen, MD
Chief Resident
Department of Urology
Rush University Medical Center
Chicago, Illinois

David A. Leavitt, MD
Assistant Professor
Vattikuti Urology Institute
Henry Ford Health System
Detroit, Michigan

Eugene Kang Lee, MD
Assistant Professor
Department of Urology
University of Kansas Medical Center
Kansas City, Kansas

Richard S. Lee, MD
Assistant Professor of Surgery (Urology)
Harvard Medical School;
Department of Urology
Boston Children's Hospital
Boston, Massachusetts

W. Robert Lee, MD, MEd, MS
Professor
Department of Radiation Oncology
Duke University School of Medicine
Durham, North Carolina

Dan Leibovici, MD
Chairman of Urology
Kaplan Hospital
Rehovot, Israel

Gary E. Lemack, MD
Professor of Urology and Neurology
Department of Urology
University of Texas Southwestern Medical
 Center
Dallas, Texas

Herbert Lepor, MD
Professor and Martin Spatz Chairman
Department of Urology
NYU Langone Medical Center
New York, New York

Laurence A. Levine, MD, FACS
Professor
Department of Urology
Rush University Medical Center
Chicago, Illinois

Sey Kiat Lim, MBBS, MRCS (Edinburgh),
MMed (Surgery), FAMS (Urology)
Consultant
Department of Urology
Changi General Hospital
Singapore

W. Marston Linehan, MD
Chief, Urologic Oncology Branch
Physician-in-Chief, Urologic Surgery
National Cancer Institute
National Institutes of Health Clinical
    Center
Bethesda, Maryland

James E. Lingeman, MD
Professor
Department of Urology
Indiana University School of Medicine
Indianapolis, Indiana

Richard Edward Link, MD, PhD
Associate Professor of Urology
Director, Division of Endourology and
    Minimally Invasive Surgery
Scott Department of Urology
Baylor College of Medicine
Houston, Texas

Michael E. Lipkin, MD
Associate Professor
Division of Urologic Surgery
Duke University Medical Center
Durham, North Carolina

Mark S. Litwin, MD, MPH
The Fran and Ray Stark Foundation Chair
    in Urology
Professor of Urology and Health Policy &
    Management
David Geffen School of Medicine at UCLA
UCLA Fielding School of Public Health
Los Angeles, California

Stacy Loeb, MD, MSc
Assistant Professor
Urology, Population Health, and Laura
    and Isaac Perlmutter Cancer Center
New York University and Manhattan
    Veterans Affairs
New York, New York

Armando J. Lorenzo, MD, MSc, FRCSC,
FAAP, FACS
Staff Paediatric Urologist
Hospital for Sick Children
Associate Scientist
Research Institute, Child Health Evaluative
    Sciences;
Associate Professor
Department of Surgery
Division of Urology
University of Toronto
Toronto, Ontario, Canada

Yair Lotan, MD
Professor
Department of Urology
University of Texas Southwestern Medical
    Center
Dallas, Texas

Tom F. Lue, MD, ScD (Hon), FACS
Professor
Department of Urology
University of California, San Francisco
San Francisco, California

Dawn Lee MacLellan, MD, FRCSC
Associate Professor
Departments of Urology and Pathology
Dalhousie University
Halifax, Nova Scotia, Canada

Vitaly Margulis, MD
Associate Professor
Department of Urology
University of Texas Southwestern Medical
    Center
Dallas, Texas

Stephen David Marshall, MD
Chief Resident
Department of Urology
SUNY Downstate College of Medicine
Brooklyn, New York

Aaron D. Martin, MD, MPH
Assistant Professor
Department of Urology
Louisiana State University Health Sciences
    Center;
Pediatric Urology
Children's Hospital New Orleans
New Orleans, Louisiana

Darryl T. Martin, PhD
Associate Research Scientist
Department of Urology
Yale University School of Medicine
New Haven, Connecticut

Neil Martin, MD, MPH
Assistant Professor
Department of Radiation Oncology
Brigham and Women's Hospital and
    Dana-Farber Cancer Institute
Boston, Massachusetts

Timothy A. Masterson, MD
Associate Professor
Department of Urology
Indiana University Medical Center
Indianapolis, Indiana

Ranjiv Mathews, MD
Professor of Urology and Pediatrics
Director of Pediatric Urology
Southern Illinois University School of
    Medicine
Springfield, Illinois

Surena F. Matin, MD
Professor
Department of Urology;
Medical Director
Minimally Invasive New Technology in
    Oncologic Surgery (MINTOS)
The University of Texas MD Anderson
    Cancer Center
Houston, Texas

Brian R. Matlaga, MD, MPH
Professor
James Buchanan Brady Urological Institute
Johns Hopkins Medical Institutions
Baltimore, Maryland

Richard S. Matulewicz, MS, MD
Department of Urology
Northwestern University Feinberg School
    of Medicine
Chicago, Illinois

Kurt A. McCammon, MD, FACS
Devine Chair in Genitourinary
    Reconstructive Surgery
Chairman and Program Director
Professor
Department of Urology
Eastern Virginia Medical School;
Sentara Norfolk General Hospital
Urology
Norfolk, Virginia;
Devine-Jordan Center for Reconstructive
    Surgery and Pelvic Health
Urology of Virginia, PLLC
Virginia Beach, Virginia

James M. McKiernan, MD
Chairman
Department of Urology
New York-Presbyterian Hospital/Columbia
    University Medical Center
New York, New York

Alan W. McMahon, MD
Associate Professor
Department of Medicine
University of Alberta
Edmonton, Alberta, Canada

Chris G. McMahon, MBBS, FAChSHM
Director, Australian Centre for Sexual
    Health
Sydney, New South Wales, Australia

Thomas A. McNicholas, MB, BS, FRCS,
FEBU
Consultant Urologist and Visiting
    Professor
Department of Urology
Lister Hospital and University of
    Hertfordshire
Stevenage, United Kingdom

Kevin T. McVary, MD, FACS
Professor and Chairman, Division of
    Urology
Department of Surgery
Southern Illinois University School of
    Medicine
Springfield, Illinois

Alan K. Meeker, PhD
Assistant Professor of Pathology
Assistant Professor of Urology
Assistant Professor of Oncology
Johns Hopkins University School of
    Medicine
Baltimore, Maryland

Kirstan K. Meldrum, MD
Chief, Division of Pediatric Urology
Professor of Surgery
Michigan State University
Helen DeVos Children's Hospital
Grand Rapids, Michigan

Cathy Mendelsohn, PhD
Professor
Departments of Urology, Pathology, and
    Genetics & Development
Columbia University College of Physicians
    and Surgeons
New York, New York

Maxwell V. Meng, MD
Professor
Chief, Urologic Oncology
Department of Urology
University of California, San Francisco
San Francisco, California

Jayadev Reddy Mettu, MD, MBBS
Department of Urology
Wake Forest School of Medicine
Winston-Salem, North Carolina

Alireza Moinzadeh, MD
Director of Robotic Surgery
Institute of Urology
Lahey Hospital & Medical Center
Burlington, Massachusetts;
Assistant Professor
Department of Urology
Tufts University School of Medicine
Boston, Massachusetts

Manoj Monga, MD, FACS
Director, Stevan B. Streem Center for
    Endourology and Stone Disease
Glickman Urological and Kidney Institute
Cleveland Clinic
Cleveland, Ohio

Allen F. Morey, MD, FACS
Professor
Department of Urology
University of Texas Southwestern Medical
    Center
Dallas, Texas

Todd M. Morgan, MD
Assistant Professor
Department of Urology
University of Michigan
Ann Arbor, Michigan

Ravi Munver, MD, FACS
Vice Chairman
Chief of Minimally Invasive and Robotic
    Urologic Surgery
Department of Urology
Hackensack University Medical Center
Hackensack, New Jersey;
Associate Professor of Surgery (Urology)
Department of Surgery
Division of Urology
Rutgers New Jersey Medical School
Newark, New Jersey

Stephen Y. Nakada, MD, FACS
Professor and Chairman
The David T. Uehling Chair of Urology
Department of Urology
University of Wisconsin School of
    Medicine and Public Health;
Chief of Service
Department of Urology
University of Wisconsin Hospital and
    Clinics
Madison, Wisconsin

Leah Yukie Nakamura, MD
Associate in Urology
Orange County Urology Associates
Laguna Hills, California

Neema Navai, MD
Assistant Professor
Department of Urology
The University of Texas MD Anderson
    Cancer Center
Houston, Texas

Joel B. Nelson, MD
Frederic N. Schwentker Professor and
    Chairman
Department of Urology
University of Pittsburgh School of
    Medicine
Pittsburgh, Pennsylvania

Diane K. Newman, DNP, ANP-BC, FAAN
Adjunct Associate Professor of Urology in
    Surgery
Division of Urology
Research Investigator Senior
Perelman School of Medicine
University of Pennsylvania;
Co-Director, Penn Center for Continence
    and Pelvic Health
Division of Urology
Penn Medicine
Philadelphia, Pennsylvania

Paul L. Nguyen, MD
Associate Professor
Department of Radiation Oncology
Harvard Medical School;
Director of Prostate Brachytherapy
Department of Radiation Oncology
Brigham and Women's Hospital and
    Dana-Farber Cancer Institute
Boston, Massachusetts

J. Curtis Nickel, MD, FRCSC
Professor and Canada Research Chair
Department of Urology
Queen's University
Kingston, Ontario, Canada

Craig Stuart Niederberger, MD, FACS
Clarence C. Saelhof Professor and Head
Department of Urology
University of Illinois at Chicago College of
    Medicine
Professor of Bioengineering
University of Illinois at Chicago College of
    Engineering
Chicago, Illinois

Victor W. Nitti, MD
Professor
Urology and Obstetrics & Gynecology
NYU Langone Medical Center
New York, New York

Victoria F. Norwood, MD
Robert J. Roberts Professor of Pediatrics
Chief of Pediatric Nephrology
Department of Pediatrics
University of Virginia
Charlottesville, Virginia

L. Henning Olsen, MD, DMSc, FEAPU,
FEBU
Professor
Department of Urology & Institute of
    Clinical Medicine
Section of Pediatric Urology
Aarhus University Hospital & Aarhus
    University
Aarhus, Denmark

Aria F. Olumi, MD
Associate Professor of Surgery/Urology
Department of Urology
Massachusetts General Hospital/Harvard
    Medical School
Boston, Massachusetts

Michael Ordon, MD, MSc, FRCSC
Assistant Professor
Division of Urology
University of Toronto
Toronto, Ontario, Canada

David James Osborn, MD
Assistant Professor
Division of Urology
Walter Reed National Military Medical
    Center
Uniformed Services University
Bethesda, Maryland

Nadir I. Osman, PhD, MRCS
Department of Urology
The Royal Hallmashire Hospital Sheffield
    Teaching Hospitals
Sheffield, South Yorkshire, United
    Kingdom

Michael C. Ost, MD
Associate Professor and Vice Chairman
Department of Urology
University of Pittsburgh Medical Center;
Chief, Division of Pediatric Urology
Children's Hospital of Pittsburgh at the
    University of Pittsburgh Medical Center
Pittsburgh, Pennsylvania

Lance C. Pagliaro, MD
Professor
Department of Genitourinary Medical
    Oncology
The University of Texas MD Anderson
    Cancer Center
Houston, Texas

Ganesh S. Palapattu, MD
Chief of Urologic Oncology
Associate Professor
Department of Urology
University of Michigan
Ann Arbor, Michigan

Drew A. Palmer, MD
Institute of Urology
Lahey Hospital & Medical Center
Burlington, Massachusetts;
Clinical Associate
Tufts University School of Medicine
Boston, Massachusetts

Jeffrey S. Palmer, MD, FACS, FAAP
Director
Pediatric and Adolescent Urology Institute
Cleveland, Ohio

Lane S. Palmer, MD, FACS, FAAP
Professor and Chief
Pediatric Urology
Cohen Children's Medical Center of New
 York/Hofstra North Shore-LIJ School of
 Medicine
Long Island, New York

John M. Park, MD
Cheng Yang Chang Professor of Pediatric
 Urology
Department of Urology
University of Michigan Medical School
Ann Arbor, Michigan

J. Kellogg Parsons, MD, MHS, FACS
Associate Professor
Department of Urology
Moores Comprehensive Cancer Center
University of California, San Diego
La Jolla, California

Alan W. Partin, MD, PhD
Professor and Director of Urology
Department of Urology
Johns Hopkins School of Medicine
Baltimore, Maryland

Margaret S. Pearle, MD, PhD
Professor
Departments of Urology and Internal
 Medicine
University of Texas Southwestern Medical
 Center
Dallas, Texas

Craig A. Peters, MD
Professor of Urology
University of Texas Southwestern Medical
 Center;
Chief, Section of Pediatric Urology
Children's Health System
Dallas, Texas

Andrew Peterson, MD, FACS
Associate Professor
Urology Residency Program Director
Surgery
Duke University
Durham, North Carolina

Curtis A. Pettaway, MD
Professor
Department of Urology
The University of Texas MD Anderson
 Cancer Center
Houston, Texas

Louis L. Pisters, MD
Professor
Department of Urology
The University of Texas MD Anderson
 Cancer Center
Houston, Texas

Emilio D. Poggio, MD
Associate Professor of Medicine
Cleveland Clinic Learner College of
 Medicine;
Medical Director, Kidney and Pancreas
 Transplant Program
Department of Nephrology and
 Hypertension
Cleveland Clinic
Cleveland, Ohio

Hans G. Pohl, MD, FAAP
Associate Professor of Urology and
 Pediatrics
Children's National Medical Center
Washington, DC

Michel Arthur Pontari, MD
Professor
Department of Urology
Temple University School of Medicine
Philadelphia, Pennsylvania

John C. Pope IV, MD
Professor
Departments of Urologic Surgery and
 Pediatrics
Vanderbilt University Medical Center
Nashville, Tennessee

Glenn M. Preminger, MD
Professor and Chief
Division of Urology
Duke University Medical Center
Durham, North Carolina

Mark A. Preston, MD, MPH
Instructor in Surgery
Division of Urology
Brigham and Women's Hospital/Harvard
 Medical School
Boston, Massachusetts

Raymond R. Rackley, MD
Professor of Surgery
Glickman Urological and Kidney Institute
Cleveland Clinic
Cleveland, Ohio

Soroush Rais-Bahrami, MD
Assistant Professor of Urology and
 Radiology
Department of Urology
University of Alabama at Birmingham
Birmingham, Alabama

Jay D. Raman, MD
Associate Professor
Surgery (Urology)
Penn State Milton S. Hershey Medical
 Center
Hershey, Pennsylvania

Art R. Rastinehad, DO
Director of Interventional Urologic
 Oncology
Assistant Professor of Radiology and
 Urology
The Arthur Smith Institute for Urology and
 Interventional Radiology
Hofstra North Shore-LIJ School of
 Medicine
New York, New York

Yazan F. H. Rawashdeh, MD, PhD, FEAPU
Consultant Pediatric Urologist
Department of Urology
Section of Pediatric Urology
Aarhus University Hospital
Aarhus, Denmark

Shlomo Raz, MD
Professor of Urology
Department of Urology
Division of Pelvic Medicine and
 Reconstructive Surgery
UCLA School of Medicine
Los Angeles, California

Ira W. Reiser, MD
Clinical Associate Professor of Medicine
State University of New York Health
 Science Center at Brooklyn;
Attending Physician and Chairman
 Emeritus
Department of Medicine
Division of Nephrology and Hypertension
Brookdale University Hospital and Medical
 Center
Brooklyn, New York

W. Stuart Reynolds, MD, MPH
Assistant Professor
Department of Urologic Surgery
Vanderbilt University
Nashville, Tennessee

Koon Ho Rha, MD, PhD, FACS
Professor
Department of Urology
Urological Science Institute
Yonsei University College of Medicine
Seoul, South Korea

Kevin R. Rice, MD
Urologic Oncologist
Urology Service, Department of Surgery
Walter Reed National Military Medical
 Center
Bethesda, Maryland

Lee Richstone, MD
System Vice Chairman
Department of Urology
Associate Professor
Hofstra North Shore-LIJ School of
  Medicine
Lake Success, New York;
Chief
Urology
The North Shore University Hospital
Manhasset, New York

Richard C. Rink, MD, FAAP, FACS
Robert A. Garret Professor
Pediatric Urology
Riley Hospital for Children
Indiana University School of Medicine;
Faculty
Pediatric Urology
Peyton Manning Children's Hospital at St.
  Vincent
Indianapolis, Indiana

Michael L. Ritchey, MD
Professor
Department of Urology
Mayo Clinic College of Medicine
Phoenix, Arizona

Larissa V. Rodriguez, MD
Professor
Vice Chair, Academics
Director, Female Pelvic Medicine and
  Reconstructive Surgery (FPMRS)
Director, FPMRS Fellowship
University of Southern California Institute
  of Urology
Beverly Hills, California

Ronald Rodriguez, MD, PhD
Professor and Chairman
Department of Urology
University of Texas Health Science Center
  at San Antonio
San Antonio, Texas;
Adjunct Professor
Department of Urology
Johns Hopkins University School of
  Medicine
Baltimore, Maryland

Claus G. Roehrborn, MD
Professor and Chairman
Department of Urology
University of Texas Southwestern Medical
  Center
Dallas, Texas

Lisa Rogo-Gupta, MD
Assistant Professor
Urogynecology and Pelvic Reconstructive
  Surgery
Urology
Stanford University
Palo Alto, California

Theodore Rosen, MD
Professor of Dermatology
Baylor College of Medicine;
Chief of Dermatology
Department of Medicine
Michael E. DeBakey VA Medical Center
Houston, Texas

Ashley Evan Ross, MD, PhD
Assistant Professor of Urology, Oncology,
  and Pathology
James Buchanan Brady Urological Institute
Johns Hopkins Medicine
Baltimore, Maryland

Eric S. Rovner, MD
Professor of Urology
Department of Urology
Medical University of South Carolina
Charleston, South Carolina

Richard A. Santucci, MD, FACS
Specialist-in-Chief
Department of Urology
Detroit Medical Center;
Clinical Professor
Department of Osteopathic Surgical
  Specialties
Michigan State College of Osteopathic
  Medicine
Detroit, Michigan

Anthony J. Schaeffer, MD
Herman L. Kretschmer Professor of
  Urology
Department of Urology
Northwestern University Feinberg School
  of Medicine
Chicago, Illinois

Edward M. Schaeffer, MD, PhD
Associate Professor of Urology and
  Oncology
Johns Hopkins Medicine
Baltimore, Maryland

Douglas S. Scherr, MD
Associate Professor of Urology
Clinical Director of Urologic Oncology
Department of Urology
Weill Medical College of Cornell
  University
New York, New York

Francis X. Schneck, MD
Associate Professor of Urology
Division of Pediatric Urology
Children's Hospital of Pittsburgh at the
  University of Pittsburgh Medical Center
Pittsburgh, Pennsylvania

Michael J. Schwartz, MD, FACS
Assistant Professor of Urology
Hofstra North Shore-LIJ School of
  Medicine
New Hyde Park, New York

Karen S. Sfanos, PhD
Assistant Professor of Pathology
Assistant Professor of Oncology
Johns Hopkins University School of
  Medicine
Baltimore, Maryland

Robert C. Shamberger, MD
Chief of Surgery
Department of Surgery
Boston Children's Hospital;
Robert E. Gross Professor of Surgery
Department of Surgery
Harvard Medical School
Boston, Massachusetts

Ellen Shapiro, MD
Professor of Urology
Director, Pediatric Urology
Department of Urology
New York University School of Medicine
New York, New York

David S. Sharp, MD
Assistant Professor
Department of Urology
Ohio State University Wexner Medical
  Center
Columbus, Ohio

Alan W. Shindel, MD, MAS
Associate Professor
Department of Urology
University of California, Davis
Sacramento, California

Daniel A. Shoskes, MD, MSc, FRCSC
Professor of Surgery (Urology)
Glickman Urological and Kidney Institute
Department of Urology
Cleveland Clinic
Cleveland, Ohio

Aseem Ravindra Shukla, MD
Director of Minimally Invasive Surgery
Pediatric Urology
The Children's Hospital of Philadelphia
Philadelphia, Pennsylvania

Eila C. Skinner, MD
Professor and Chair
Department of Urology
Stanford University
Stanford, California

Ariana L. Smith, MD
Associate Professor of Urology
Penn Medicine, Perelman School of
  Medicine
Division of Urology
Hospital of the University of Pennsylvania
University of Pennsylvania Health System
Philadelphia, Pennsylvania

Armine K. Smith, MD
Assistant Professor of Urology and
 Director of Urologic Oncology at Sibley
 Hospital
James Buchanan Brady Urological Institute
Johns Hopkins University;
Assistant Professor of Urology
Department of Urology
George Washington University
Washington, DC

Joseph A. Smith, Jr., MD
William L. Bray Professor of Urology
Department of Urologic Surgery
Vanderbilt University School of Medicine
Nashville, Tennessee

Warren T. Snodgrass, MD
Co-Director, PARC Urology
Dallas, Texas

Graham Sommer, MD
Professor of Radiology
Division of Diagnostic Radiology
Stanford University School of Medicine
Stanford, California

Rene Sotelo, MD
Chairman, Department of Urology
Minimally Invasive and Robotic Surgery
 Center
Instituto Médico La Floresta
Caracas, Miranda, Venezuela

Mark J. Speakman, MBBS, MS, FRCS
Consultant Urological Surgeon
Department of Urology
Musgrove Park Hospital;
Consultant Urologist
Nuffield Hospital
Taunton, Somerset, United Kingdom

Philippe E. Spiess, MD, MS, FRCS(C)
Associate Member
Department of Genitourinary Oncology
Moffitt Cancer Center;
Associate Professor
Department of Urology
University of South Florida
Tampa, Florida

Samuel Spitalewitz, MD
Associate Professor of Clinical Medicine
State University of New York Health
 Science Center at Brooklyn;
Attending Physician
Division of Nephrology and Hypertension
Supervising Physician of Nephrology and
 Hypertension, Outpatient Services
Brookdale University Hospital and Medical
 Center
Brooklyn, New York

Ramaprasad Srinivasan, MD, PhD
Head, Molecular Cancer Section
Urologic Oncology Branch
Center for Cancer Research
National Cancer Institute
National Institutes of Health
Bethesda, Maryland

Joph Steckel, MD, FACS
Department of Urology
North Shore-LIJ Health System
New Hyde Park, New York;
Vice Chairman, Department of Urology
North Shore University Hospital
Manhasset, New York

**Andrew J. Stephenson, MD, MBA, FACS,
FRCS(C)**
Associate Professor of Surgery
Department of Urology
Cleveland Clinic Lerner College of
 Medicine
Case Western Reserve University;
Director, Urologic Oncology
Glickman Urological and Kidney Institute
Cleveland Clinic
Cleveland, Ohio

Julie N. Stewart, MD
Assistant Professor
Department of Urology
Houston Methodist Hospital
Houston, Texas

Douglas W. Storm, MD, FAAP
Assistant Professor
Department of Urology
University of Iowa Hospitals and Clinics
Iowa City, Iowa

Li-Ming Su, MD
David A. Cofrin Professor of Urology
Chief, Division of Robotic and Minimally
 Invasive Urologic Surgery
Department of Urology
University of Florida College of Medicine
Gainesville, Florida

Thomas Tailly, MD, MSc
Fellow in Endourology
Department of Surgery
Division of Urology
Schulich School of Medicine and Dentistry
Western University
London, Ontario, Canada

Shpetim Telegrafi, MD
Associate Professor (Research) of Urology
Senior Research Scientist
Director, Diagnostic Ultrasound
Department of Urology
New York University School of Medicine
New York, New York

John C. Thomas, MD, FAAP, FACS
Associate Professor of Urologic Surgery
Department of Urology
Division of Pediatric Urology
Monroe Carell Jr. Children's Hospital at
 Vanderbilt
Nashville, Tennessee

J. Brantley Thrasher, MD
Professor and William L. Valk Chair of
 Urology
Department of Urology
University of Kansas Medical Center
Kansas City, Kansas

Edouard J. Trabulsi, MD, FACS
Associate Professor
Department of Urology
Kimmel Cancer Center
Thomas Jefferson University
Philadelphia, Pennsylvania

Chad R. Tracy, MD
Assistant Professor
Department of Urology
University of Iowa
Iowa City, Iowa

Paul J. Turek, MD, FACS, FRSM
Director, the Turek Clinic
Beverly Hills and San Francisco, California

Robert G. Uzzo, MD, FACS
Chairman
G. Willing "Wing" Pepper Professor of
 Cancer Research
Department of Surgery
Deputy Chief Clinical Officer
Fox Chase Cancer Center
Philadelphia, Pennsylvania

Sandip P. Vasavada, MD
Professor of Surgery (Urology)
Glickman Urological and Kidney Institute
Cleveland Clinic
Cleveland, Ohio

David J. Vaughn, MD
Professor of Medicine
Division of Hematology/Oncology
Department of Medicine
Abramson Cancer Center at the University
 of Pennsylvania
Philadelphia, Pennsylvania

Manish A. Vira, MD
Assistant Professor of Urology
Vice Chair for Urologic Research
The Arthur Smith Institute for Urology
Hofstra North Shore-LIJ School of
 Medicine
Lake Success, New York

Gino J. Vricella, MD
Assistant Professor of Urologic Surgery
Urology Division
Washington University School of Medicine
 in St. Louis
St. Louis, Missouri

John T. Wei, MD, MS
Professor
Department of Urology
University of Michigan
Ann Arbor, Michigan

Alan J. Wein, MD, PhD (Hon), FACS
Founders Professor of Urology
Division of Urology
Penn Medicine, Perelman School of
  Medicine;
Chief of Urology
Division of Urology
Penn Medicine, Hospital of the University
  of Pennsylvania;
Program Director, Residency in Urology
Division of Urology
Penn Medicine, University of Pennsylvania
  Health System
Philadelphia, Pennsylvania

Jeffrey Paul Weiss, MD
Professor and Chair
Department of Urology
SUNY Downstate College of Medicine
Brooklyn, New York

Robert M. Weiss, MD
Donald Guthrie Professor of Surgery/
  Urology
Department of Urology
Yale University School of Medicine
New Haven, Connecticut

Charles Welliver, MD
Assistant Professor of Surgery
Division of Urology
Albany Medical College
Albany, New York

Hunter Wessells, MD, FACS
Professor and Nelson Chair
Department of Urology
University of Washington
Seattle, Washington

J. Christian Winters, MD, FACS
Professor and Chairman
Department of Urology
Louisiana State University Health Sciences
  Center
New Orleans, Louisiana

J. Stuart Wolf, Jr., MD, FACS
David A. Bloom Professor of Urology
Associate Chair for Urologic Surgical
  Services
Department of Urology
University of Michigan
Ann Arbor, Michigan

Christopher G. Wood, MD
Professor and Deputy Chairman
Douglas E. Johnson, M.D. Endowed
  Professorship in Urology
Department of Urology
The University of Texas MD Anderson
  Cancer Center
Houston, Texas

David P. Wood, Jr., MD
Chief Medical Officer
Beaumont Health;
Professor of Urology
Department of Urology
Oakland University William Beaumont
  School of Medicine
Royal Oak, Michigan

**Christopher R. J. Woodhouse, MB, FRCS,
FEBU**
Emeritus Professor
Adolescent Urology
University College
London, United Kingdom

Stephen Shei-Dei Yang, MD, PhD
Professor
Department of Urology
Buddhist Tzu Chi University
Hualien, Taiwan;
Chief of Surgery
Taipei Tzu Chi Hospital
New Taipei, Taiwan

Jennifer K. Yates, MD
Assistant Professor
Department of Urology
University of Massachusetts Medical
  School
Worcester, Massachusetts

**Chung Kwong Yeung, MBBS, MD, PhD,
FRCS, FRACS, FACS**
Honorary Clinical Professor in Pediatric
  Surgery and Pediatric Urology
Department of Surgery
University of Hong Kong;
Chief of Pediatric Surgery and Pediatric
  Urology
Union Hospital
Hong Kong, China

Richard Nithiphaisal Yu, MD, PhD
Instructor in Surgery
Harvard Medical School;
Associate in Urology
Department of Urology
Boston Children's Hospital
Boston, Massachusetts

Lee C. Zhao, MD, MS
Assistant Professor
Department of Urology
New York University
New York, New York

Jack M. Zuckerman, MD
Fellow in Reconstructive Surgery
Department of Urology
Eastern Virginia Medical School
Norfolk, Virginia

　　《坎贝尔-沃尔什泌尿外科学》自 1954 年问世以来，一直是世界公认的泌尿外科最权威的经典著作。该书全面反映了本学科领域的最新进展及相关信息，是从事泌尿外科工作者的主要参考书。

　　2009 年，我们有幸主持翻译了该书的第 9 版，参加翻译工作的学者多达 200 余人，包括全国各地的泌尿外科专家。第 9 版译著出版后得到国内外泌尿外科同仁的一致欢迎和好评，获得了非常好的社会效益和经济效益。时隔十年之后的今天，我们非常欣喜地看到第 11 版译著即将面世。第 11 版的主编译由上海交通大学附属第一人民医院副院长夏术阶教授和北京协和医院泌尿外科主任纪志刚教授担任，他们的专业水平和组织能力被广泛认可，且在译者团队的构建和出版形式的优化方面有独到的见解。审译团队包括了全国各地三甲医院的泌尿外科及男科专家、中华医学会泌尿外科学分会委员、中国医师协会男科与性医学医师分会委员，其中有很多第 9 版译者，以促进本书的传承和提高，推动全国泌尿外科学和男科学的发展。

　　创新思维来自于临床实践，出版要适合实际需求，要反映本学科领域的最新研究进展和最高技术水平，这样才有助于整个学科的发展。《坎贝尔-沃尔什泌尿外科学》第 11 版中文版的出版是我国泌尿外科学事业的大事，通过编译，加入反映我国本学科领域最新研究进展和最高技术水平的内容，对于编译者来说是一个学习和成长的过程，也是向全国泌尿外科同行传播新知识的窗口。该书的出版，对推动我国泌尿外科进一步发展，提高本领域的理论和技术水平具有重大意义。

郭志禄

2019.9.2

　　《坎贝尔-沃尔什泌尿外科学》是国际公认的泌尿外科学界最权威的经典著作。第 1 版于 1954 年出版即确立了其扛鼎地位，此后历经多位主编不断丰富再版，学术地位不断增强。本版（第 11 版）由 Alan J. Wein 教授领衔主编，数百位国际顶尖专家编写，共分 4 卷，比上一版增加了 22 章，涵盖了当今最新的观念、数据及存在的争论，特别是在机器人手术、影像引导诊断与治疗等热点方面增加了大量篇幅，对国内学科建设与精进有重要意义。

　　本书内容极其丰富，从基础到临床，从宏观概念到具体操作细节，均做了详细叙述，并全面反映本学科领域的最新研究进展及相关信息，是青年医师成才和从事本领域基础与临床研究人员的必读书，更是临床医师解决疑难病诊治的指导教材，也是本学科教师进一步了解学科最新发展、编写教材的重要参考书。本书中文版的面世必将为泌尿外科医师培训，以及进一步提高我国泌尿外科水平起到积极的推动作用。

　　为了保证本书的翻译质量，我们组织了 200 多名代表国内泌尿外科专业领域影响力及水平的专家和骨干组成审译团队，并请第 9 版主译郭应禄院士担任总主审。为适应国内泌尿外科领域的实际需要，第 11 版译著采取了编译的形式，依据亚学科对原著进行优化整合，译著相对原著有一定程度的调整，包括篇、章次序和位置的变化，并加入国内本领域创新成果。译后全书分为 7 卷：第 1 卷，泌尿外科基础与临床决策；第 2 卷，泌尿肿瘤与感染外科学；第 3 卷，泌尿结石与肾病外科学；第 4 卷，前列腺外科学；第 5 卷，尿控与盆底外科学；第 6 卷，男科学与性医学；第 7 卷，小儿泌尿外科学。各卷既可作为独立专著，也可合成套装出版发行，便于不同亚学科专业的医师和学者阅读。

　　本书出版的最大意义在于传播知识、发现人才和培养人才，推动我国泌尿外科事业的发展，促进人才梯队建设，践行十九大精神和《"健康中国 2030"规划纲要》。在本书翻译过程中，为了做到"信、达、雅"地保留和传递原著的精髓，众多专家和学者付出了巨大的努力，谨向他们表示衷心的感谢！由于我们水平有限，书中可能会有错误和遗漏之处，恳请广大读者不吝指正。

＊因版权限制，本书中个别图表未翻译成中文

原著前言

自 1954 年首次出版以来,《坎贝尔-沃尔什泌尿外科学》(最初书名为《泌尿外科学》)一直是我们专业综合评估的金标准。令人自豪与高兴的是,这本书作为第 11 版,是对它之前的 10 个版本的良好传承。这 4 卷实质上是关于泌尿外科每个主要科目的一系列全面的迷你教科书。这个版本在排版、内容和作者上都有重大变化,这些变化反映了我们这个领域不断发展的本质,并且许多科目编写的接力棒已经从上一代传递到了下一代。本版本共增加了 22 个全新的章节,并新纳入了 61 位第一作者。所有其他原有章节也都经过修订,添加了新修订的指南,并保留了广泛使用粗体字、要点框和算法公式等广为接受的格式。

本版本在内容上的变化主要包括以下方面:重组了成人泌尿外科放射成像基本原则的章节;添加了小儿泌尿外科成像的新章节;将男性生殖系统、腹膜后、肾、输尿管、肾上腺、男性及女性骨盆的手术、放射学和内镜解剖学单独分为新章节;关于雄激素不足的章节也已经扩展到了包括心血管风险和代谢综合征在内的综合性男性健康的范畴;增加了关于泌尿外科手术的基本能量方式、尿路出血管理、上尿路结石的医疗管理策略、腹股沟淋巴结清扫术、男性尿失禁的评估和管理概述、逼尿肌功能不全、有关使用网状物治疗尿失禁和脱垂及其修复和微创尿流改道的并发症的全新章节。此外,在儿科领域,增加了关于腹腔镜和机器人手术、下尿路功能紊乱、排便障碍的管理,以及青少年和泌尿外科学原则的全新章节;为性传播感染疾病、结核病和其他机会性感染疾病、男性不育基础理论、男性高潮及射精障碍、勃起功能障碍手术、佩罗尼病(Peyronie disease)、女性性功能和功能障碍、肾血管性高血压、缺血性神经病变、肾移植和上尿路结石的非医疗管理等原有章节提供了全新的内容;在关于尿液输送、储存和排空的部分中,关于膀胱和尿道的生理学与药理学、尿失禁

和盆腔脱垂的流行病学和病理生理学、夜尿症、尿失禁的保守治疗、尿瘘、老年人下尿路功能障碍和尿失禁,以及尿液储存和排空障碍的其他治疗方法这些章节都更新了内容;对关于良性前列腺增生的微创和内镜治疗的章节进行了全面的更新,以反映该领域的最新进展;在肿瘤领域,对许多章节也进行了重新编写以反映当代数据和理念,如泌尿外科肿瘤免疫学和免疫治疗的基本原则、睾丸肿瘤、腹膜后肿瘤、肾的开放式手术、肾肿瘤的非手术局部治疗、肾上腺手术、转移性和侵袭性膀胱癌的治疗、膀胱癌经尿道和开放手术治疗、前列腺活检的技术和成像(包括融合技术)、前列腺癌的诊断和分期、前列腺癌的主动监测、前列腺癌的局部治疗、前列腺癌的放射治疗、前列腺癌和尿道肿瘤根治性治疗后复发的管理等章节。在儿科方面,一些原有的章节也进行了重新编写,如儿童肾功能发育障碍、小儿泌尿生殖道感染和炎症、儿童输尿管手术、后尿道瓣膜等章节,并将男孩和女孩外生殖器异常的管理单独置于一个章节。

我们对 Elsevier 的支持表示感谢,并特别感谢我们出色的编辑和支持人员:Charlotta Kryhl 和 Stefanie Jewel-Thomas(高级内容策略师),Dee Simpson(高级内容开发专家),以及 Kristine Feeherty(图书制作专家)。没有他们的专业知识、耐心和得体的催促,这个版本就难以按时完成。

我们希望您在阅读第 11 版泌尿外科金标准教科书时的体验,就如我们看着它逐渐成书时那般愉悦!

Alan J. Wein,MD,PhD(Hon),FACS
代表全体主编
Louis R. Kavoussi,MD,MBA.
Alan W. Partin,MD,PhD, and Craig A. Peters, MD

目　录

第三篇 上尿路疾病

第四篇 下尿路疾病

第五篇　生　殖　器

第六篇　重建与创伤

第七篇　肿 瘤 学

第一篇

发育和胎儿泌尿外科学

第 1 章

泌尿生殖系统胚胎发育

John M. Park, MD

肾发育

膀胱和输尿管的发育

生殖器的发育

胚胎学研究为更好地了解人体解剖及各种先天性畸形奠定了良好的基础。在过去的几十年中,涌现的分子信息学及新兴的实验技术推动着胚胎学研究领域的发展,相关知识得到快速积累。目前可通过对基因的分析、内分泌信号通路的检测、先天性畸形及动物模型的研究来阐述生殖系统发育的分子机制。然而,从泌尿外科医师的角度出发,解剖胚胎学的经典理论仍是理解各种先天性畸形疾病的重要参考。本章的目的是对泌尿生殖系统的正常发育过程进行阐述,包括主要的解剖学特点与更新的分子生物学内容。为便于外科医师理解,文中将增加的分子生物学内容从组织胚胎学中独立出来,对发育机制的阐述更加简明(图 1-1)。为了更好地展现其中的关键发育过程,提供多幅示意图以便读者理解。本章没有对所有泌尿生殖系统的先天性畸形进行分析,而是针对相关问题的基本概念和基本原理加以阐述。

一、肾发育

(一)早期发育

在哺乳动物胚胎发育过程中,**肾由中胚层分化而来**,历经 3 个阶段,即前肾、中肾及后肾。前肾与中肾退化,后肾发育为人体永久肾。随着脊索和神经管的发育,位于中线两侧的中胚层可分为轴旁中胚层、间介中胚层、侧板中胚层(图 1-2)。胚胎形成横褶时,间介中胚层从轴旁中胚层分离出来,并向胚胎期体腔(将来发育成腹膜)迁移。此时,两侧纵向中胚层团块(称为生肾索)向头尾侧发育。每个生肾索在体腔的后壁凸起,发育成泌尿生殖嵴。

(二)前肾和中肾

哺乳动物的前肾是一种原始的,类似于鱼类肾的无功能性肾。在人体中,前肾首先出现于胚胎第 3 周后期,在胚胎第 5 周初期完全退化。前肾出现于将来发育成颈胸部的区域,即第 5—7 体节(图 1-3A)。前肾小管的发育始于生殖索的头部,并逐渐向尾部发展,一旦前肾小管发育成熟便随即退化。**第二肾(即中肾)也是一过性存在的。在哺乳动物中,当真正意义上的肾(即后肾)开始发育时,中肾将作为胚胎的排泄器官**(图 1-3B、C)。前肾到中肾的过渡区位于第 9—10 体节水平。肾导管(也称为"沃夫管")的发育先于中肾小管的发育。约在胚胎第 24 天,肾导管可以看作是一对实性纵向组织,与胚胎背外侧生肾索的发育相平行。它的盲端向原始的泄殖腔生长,并在 28d 左右与之融合。随着导管与泄殖腔融合,它们开始在尾部形成一个腔。接下来,管腔化向头侧进行,将实质性组织转化为具有排泄功能的肾。在第 4 周肾小管出现后不久,中肾小泡开始形成。起初,在胚胎头端肾索的内侧出现几个细胞团块。而后,这种分化过程会形成 40~42 对中肾小管。然而,在任何时候都只会看到约 30 对,因为在第 5 周左右,位于头端的小管开始退化。到了第 4 个月,人类的中肾几乎完全消失了,除了少数继续保留至成熟期,成为生殖道的一部分。**在男性,一些头侧的中肾小管最终成为睾丸的输出导管。附睾和输精管也由肾导管形成。在女性,头侧和尾**

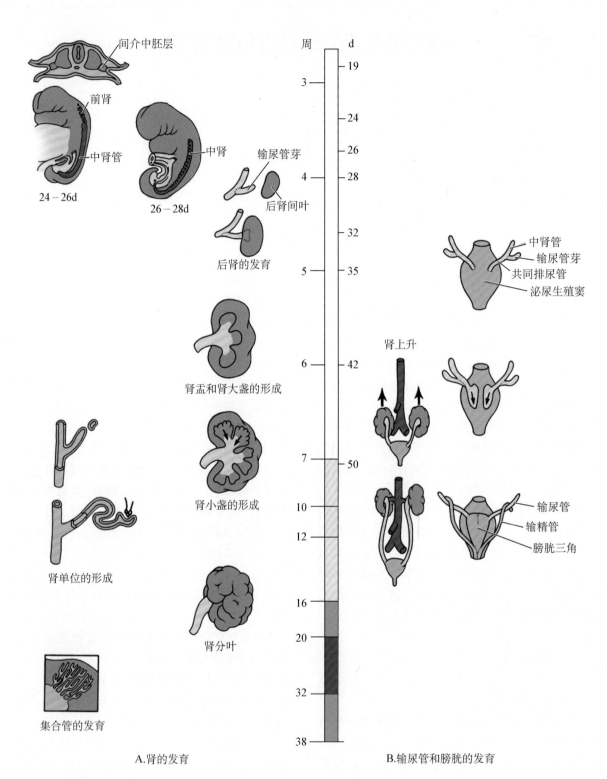

图 1-1 **泌尿生殖系统发育的时间轴和概述**(Modified from Larsen WJ. Human embryology. New York:Churchill Livingstone;1997.)

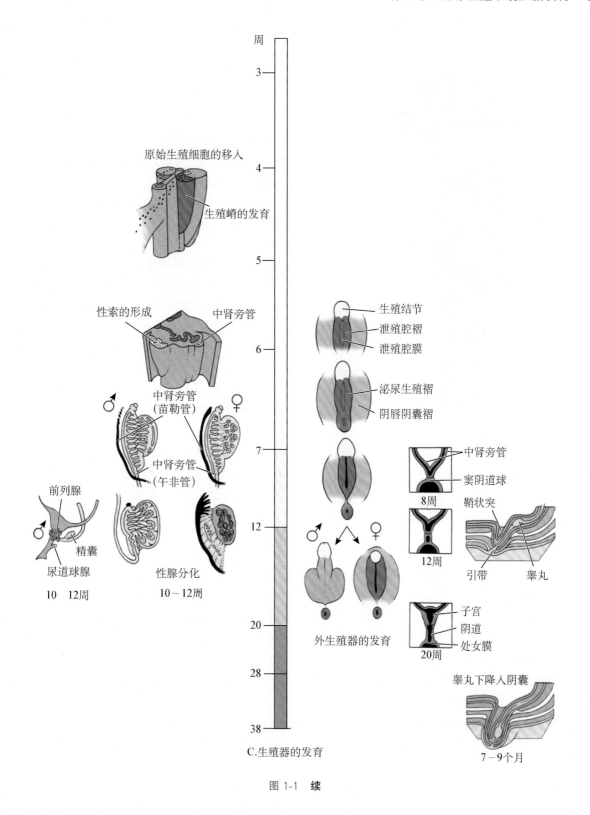

C.生殖器的发育

图 1-1 续

侧的中肾小管残留物会形成一种小而无功能的输卵管系膜结构,称为"卵巢冠"和"卵巢旁体"。

中肾小管分化成排泄单位,类似于成人肾单位的简缩版。这些细胞成簇后即开始形成囊状管

腔。当囊泡伸长时,两端向相反的方向发育形成 S 形小管。侧端与肾管芽相连。末端内侧延长扩大成一个杯状空腔,最终包绕一种肾小球毛细血管形成一个肾小体。源于由背部动脉分支的肾小

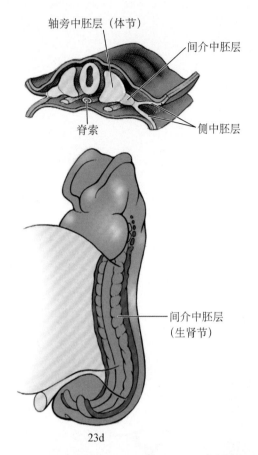

轴旁中胚层（体节）

间介中胚层

脊索

侧中胚层

间介中胚层
（生肾节）

23d

图 1-2 从颈到骶区域间介中胚层产生成对的节段性的生肾节。颈段生肾节在妊娠第 4 周早期形成并整个生成前肾（Modified from Larsen WJ. Human embryology. New York：Churchill Livingstone；1997.）

球毛细血管丛侵入发育中的肾小球，此时出球小动脉输出血液至下主静脉窦。

（三）后肾

真正意义上的肾，即后肾，在骶部区域形成。它是一对被称为输尿管芽的新结构，从午非管的远端发出，约在胚胎 28d 与后肾间质的致密芽基相接触（图 1-4）。输尿管芽穿透后肾间质，并开始分支。输尿管分支的顶端，称为壶腹，它与后肾间质通过间质-上皮相互作用诱导形成未来的肾单位。随着输尿管芽的分支和分级，每个新的壶腹与杯状的后肾间质相连接，从而使后肾有了分叶状的外观（图 1-5）。输尿管芽和后肾间质相互诱导，这些原始结构的适当分化取决于这些诱导信号（见后文肾发育机制的分子机制）。后肾间质会诱导输尿管芽的分支分级，反之，输尿管芽诱导后肾间质聚集，并发生间质上

皮转化。**肾单位是由肾小球、近端小管、Henle 襻和远端小管构成，认为其起源于后肾间质；而由集合管、肾盏、肾盂、输尿管组成的集合系统则起源于输尿管芽**（图 1-6）。

理论上，所有肾单位的发育模式相同，并且可以分为多个相当明确的发展阶段（Larsson et al，1983）（图 1-7）。后肾间叶细胞首先围绕前行的输尿管芽壶腹聚集成 4～5 细胞层聚集物。在壶腹及其邻近的输尿管分支的界面附近，一簇细胞从其中分离出来，形成一个椭圆形的团块，称为集合管前体。集合管前体中出现一个内部腔体，此时这种结构被称为肾小囊（第一阶段）。在第一阶段中，囊泡细胞呈高柱状，稳定附着在新生基膜上。此时，它与输尿管芽壶腹未直接相连。多种前体细胞位于肾囊中，最终形成了肾囊的上皮细胞层（Herzlinger et al，1992）。肾单位分成肾小球和肾小囊，源于肾囊泡的两个裂口的发育（第二阶段）。在肾小管形成前，其低位的裂口称为血管间隙。在逗点状物的上部裂口先于"S"形肾小管的形成。这一阶段，杯状肾小囊在 S 形肾小管的最下端。附着在杯状体内壁的上皮细胞最终发育成脏层肾小管上皮或足突细胞层。附着在杯状物外壁的细胞将发育成与鲍氏囊相连的壁层肾小球上皮细胞。肾小球毛细血管通过内皮和系膜细胞前体的扩张增殖而形成，余下的 S 形小管发育成近端小管、亨利环和远端小管。杯状的肾小球囊变成卵形结构标志着肾单位进入第三阶段，此时的肾单位可以分为可识别的近端小管和远端小管。第四阶段肾单位的特点是形成与成熟的肾小体相似的圆形肾小球，近端小管的形态同成熟肾单位中的结构相似，而远端小管仍然比较原始。在一些物种，如啮齿动物，出生时肾单位发展的各个阶段都存在，而在其他物种（如人类），出生时肾单位处于第四阶段的不同时期。尚未发育为管状上皮细胞的间质细胞形成间质基质细胞，可分化成包括纤维母细胞、类淋巴细胞、周细胞等多种细胞类型。**总之，由于肾的不断成熟，较早的、分化更好的肾单位分布于肾的内侧，靠近髓质区域；而较晚的、分化较低的肾单位则位于肾外周皮质层**（图 1-8）。**尽管人类的肾在出生后会继续成熟，但肾发育在妊娠 32－34 周前便已完成。**

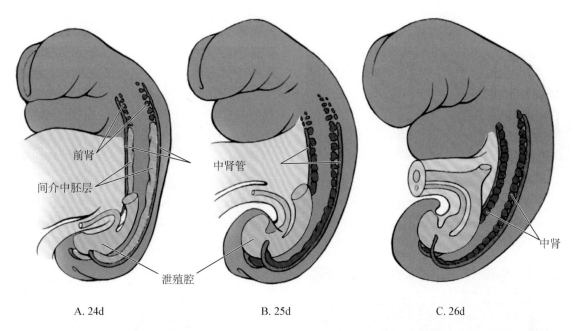

A. 24d　　　　　　　B. 25d　　　　　　　C. 26d

图 1-3　前肾和中肾的发育。A. 颈段第 5-7 节形成前肾,但在妊娠第 4 周这个原始肾结构迅速退化。中肾管首先在妊娠第 24 天出现。B、C. 在胸腰节段从头侧向尾侧形成中肾囊和中肾小管。当尾侧成对节段开始发育时头侧部分开始退化,之后局限在第 1-3 腰节段的中肾就维持在 20 对小管左右 (Modified from Larsen WJ. Human embryology. New York:Churchill Livingstone;1997.)

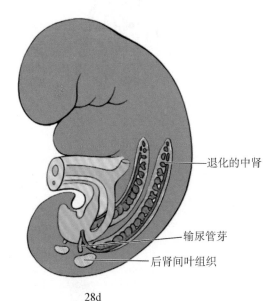

28d

图 1-4　当头侧的中肾持续退化时,在妊娠第 5 周早期来自间介中胚层的后肾间叶组织聚集并与输尿管芽,即外向性生长的午非管相接触 (Modified from Larsen WJ. Human embryology. New York:Churchill Livingstone;1997.)

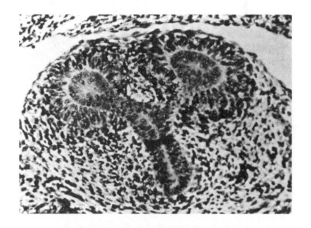

图 1-5　输尿管芽分支形成扩大的尖端,称为壶腹,其周围被后肾间叶组织聚集并分化为肾单位。余下的间叶细胞仍为基质且继续与小管状间叶细胞和分级的输尿管芽上皮细胞相互作用 (From Potter EL. Normal and abnormal development of the kidney. Chicago:Year Book Medical Publishers;1972.)

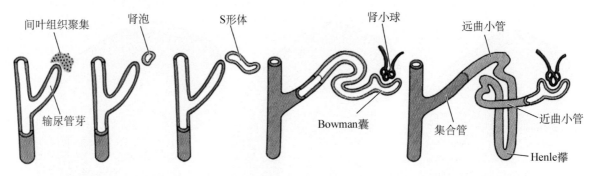

图 1-6   肾集合管和肾单位的发育。分级的输尿管芽尖端诱导后肾间叶细胞(粉红色)聚集然后分化成肾泡。这个肾泡卷曲形成 S 形小管并最终形成 Bowman 囊和近曲小管、远曲小管、Henle 襻。输尿管芽(紫色)形成集合管(Modified from Larsen WJ. Human embryology. New York:Churchill Livingstone;1997.)

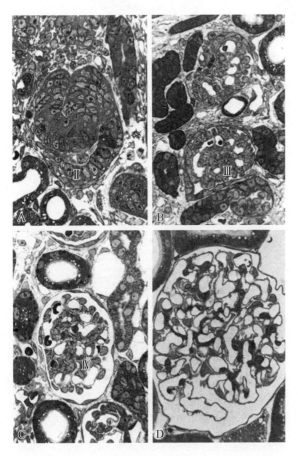

图 1-7   从出生 3d 小鼠的肾皮质肾单位的发育。A. 具 S 形体(Ⅱ)的肾单位雏形;B. 圆形的肾小球(Ⅲ);C. 类似成熟小管和肾小球的肾单位(Ⅳ);D. 成年小鼠肾的成熟表浅肾小球(From Larsson L, Maunsbach AB. The ultrastructural development of the glomerular filtration barrier in the rat kidney:a morphometric analysis. J Ultrastruct Res 1980;72:392.)

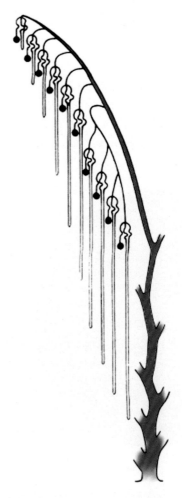

图 1-8   肾单位的持续分化,老的、分化程度高的肾单位位于肾内近髓区域,而新的、分化程度低的肾单位则位于肾外周(From Potter EL. Normal and abnormal development of the kidney. Chicago:Year Book Medical Publishers;1972.)

（四）集合系统

输尿管芽分支的后续分级决定了肾盂肾盏的最终模式和它们相应的肾叶发育（Cebrian et al,2004）（图 1-9）。首先约在妊娠 15 周出现 9 个分支，在妊娠 20－22 周，输尿管芽分支完成。其后，集合管的发育随着外围分支的不断延伸开始发育。在妊娠 22－24 周期间，肾外围（皮质层）和中间（髓质层）的发育已经完成。到出生时，约占整个肾体积 70％ 的肾皮质已经成为一个相对致密的边缘结构；约占整个肾体积 30％ 的肾髓质，则形成了具有与肾皮质相连的圆锥样结构。锥体顶点是由肾髓质内部的集合管汇集形成，称为乳头。肾髓质区域的集合管在缺乏肾小球的区域呈向中央汇集的线性排列，与此同时，肾皮质区域的集合管继续诱导后肾间充质的发育。最终，集合系统的核心部分由输尿管芽分支形成，增生扩张的小管形成肾盂肾盏。

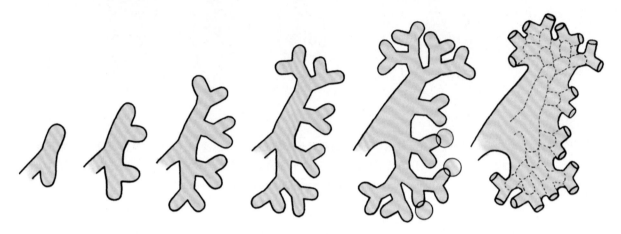

图 1-9 输尿管芽的分级过程继而壶腹融合形成肾盂肾盏。圆圈表示在第 3、4、5 级分支时漏斗部形成的可能部位，它们进而扩张形成肾盏（From Potter EL. Normal and abnormal development of the kidney. Chicago：Year Book Medical Publishers；1972.）

（五）肾上升

在妊娠第 6－8 周，肾上升到腰部位置，在肾上腺之下（图 1-10），肾上升的机制并不清楚。随着肾的迁移，继而出现诸多短暂存在的血管芽，使肾的血管逐渐丰富。这些动脉并不会随着肾上升而延长，相反，会逐渐退化并被新的动脉取代。最后的一对肾动脉出现在腰部上极，形成真正的肾动脉。偶尔，一对次级动脉持续存在，作为下极肾副动脉。当肾没有上升到合适的位置时，就会出现异位肾。**如果肾上升完全失败，肾将会出现在骨盆内。**肾的下极也可以发生融合形成跨越主动脉的马蹄肾，在上升过程中，马蹄肾被肠系膜下动脉阻挡，因此不能到达正常位置。罕见的是，一侧肾与对侧肾相融合并上升到对侧位置，形成交叉融合异位肾。

（六）肾发育的分子机制

后肾间充质、输尿管芽上皮细胞及基质之间的相互作用机制研究，为理解复杂的肾发育过程提供了新途径。**肾小管和集合系统的形成，需要上皮细胞、间质细胞和基质细胞之间的相互作用。**许多早期胚胎肾发育机制可通过对低等脊椎动物和体外器官培养研究得到阐述。在 20 世纪 50 年代，Grobstein 开创了一种器官培养技术（Grobstein，1956），凭借这项技术，后肾间充质可在肾发育的早期阶段从输尿管芽中分离出来，并于体外进行培养。其原理是将诱导组织，如输尿管或脊髓，在装置的一侧进行培养，利用其分泌诱导信号（图 1-11）。这一创新实验方法建立了一种理想的肾发育模型，用于研究器官发育中上皮与间充质的相互作用。与其他器官发育相似，肺、唾液腺、性腺、前列腺和膀胱等器官的发育也需要上皮间充质的相互作用。

（七）午非管的形成

在肾发育中出现的第一个识别标志可能是中胚层出现了午非管，是散在的间充质细胞聚集成的上皮导管，目前这一现象的分子机制尚不清

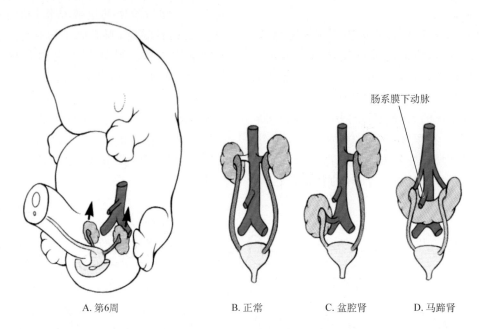

A. 第6周　　　　　B. 正常　　　　C. 盆腔肾　　　　D. 马蹄肾

图 1-10　肾的正常和异常上升。A,B. 妊娠第 6-9 周后肾从骶部正常上升到腰部;C. 罕见的情况是肾可能不能上升导致盆腔肾;D. 肾上升时,因肾下极融合而受阻于肠系膜下动脉导致肾不能上升到正常的部位(Modified from Larsen WJ. Human embryology. New York:Churchill Livingstone;1997.)

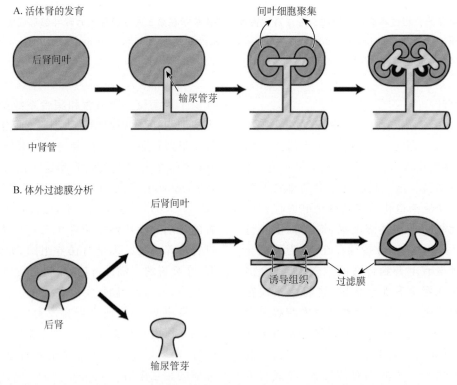

图 1-11　活体肾的发育(A)和 Grobstein 体外过滤膜器官培养系统(B)。在肾发育早期,从输尿管芽中分化出后肾间叶细胞并在滤过器中培养。如果在过滤膜另一侧存在诱导组织生长如输尿管和脊索,后肾间叶细胞质持续分化成肾单位结构。若诱导组织缺如,则后肾间叶细胞退化凋亡(Modified from Vainio S,Muller U. Inductive tissue interactions,cell signaling,and the control of kidney organogenesis. Cell 1997;90:975.)

楚。午非管出现早期可以通过检测某些转录因子，如 LIM1，PAX2 和 SIM1 加以辨别，尤其 LIM1 对于午非管的形成至关重要（Shawlot and Behringer，1995）。PAX2 可能对维护午非管内其他基因表达发挥重要作用（Torres et al，1995），同时，LIM1 可激活 PAX2 从而促进输尿管的形成。

（八）输尿管芽向后肾间充质分支生长

源于午非管的输尿管芽向外生长并进入后肾间充质致密芽基是后肾发育的关键环节，许多候选基因已经被证实在这一过程中发挥着重要的作用（见 http://golgi. ana. ed. ac. uk/kidhome. htm），如 RET-GDNF-GFRα1 信号通路（图 1-12）。胶质细胞源性神经营养因子（Glial cell line-derived neurotrophic factor，GDNF）是一种表达在后肾间叶组织的分泌肽，能激活表达于午非管的 RET 受体。GDNF 激活 RET 需要糖基磷脂酰肌醇（GPI）相关蛋白 GFRα1，这种蛋白在后肾间叶及午非管中均有表达。敲除 RET、GDNF（Moore et al，1996；Pichel et al，1996；Sanchez et al，1996）和 GFRα1（Cacalano et al，1998）基因均抑制了输尿管芽的生长。器官培养条件下，重组 GDNF 可诱导异位输尿管芽的生长（Sainio et al，1997）（图 1-13）。然而，午非管对于 GDNF 的诱导作用在前后（A-P）轴区域内均受到抑制，这种抑制作用可以通过周边组织中 RET 信号通路的抑制因子来调节。如缺乏 BMP4（bone morphogenetic protein-4，骨形成蛋白 4）基因的小鼠存在更宽的输尿管芽或继发生长的前端输尿管芽，这一现象提示需要完整的 BMP4 活性去限制邻近后肾间叶组织尾端的 RET 信号通路（Miyazaki，2000）。与之类似，BMP4 也能抑制 GDNF 以诱导形成异位输尿管芽（Brophy et al，2001）。转化因子 Eya1 的纯合突变（homozygous mutation）可抑制输尿管芽发生，而且间叶组织缺乏 GDNF 表达，提示 Eya1 可调节 GDNF 的表达（Xu et al，1999）。在人类中，Eya1 单倍剂量不足（haploinsufficiency）导致显性遗传病鳃裂-耳-肾综合征（branchio-oto-renal syndrome）的发生，这种疾病涉及肾和泌尿道的畸形（Abdelhak et al，1997）。GDNF 的激活也需要后肾间叶组织中 PAX2 的表达（Brophy et al，2001），然而 GDNF 的表达则

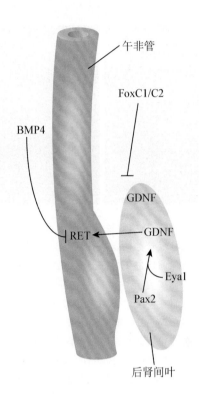

图 1-12　**肾发育早期的诱导反应。由后肾间叶组织分泌的胶质细胞源性神经营养因子（GDNF）激活输尿管芽上皮细胞内 RET 受体酪氨酸激酶。Eya1 和 Pax2 基因正向调节 GDNF 的表达和定位而 FoxC 转化因子则起到了负向调节的作用。午非管对 GDNF 信号的诱导能力受 BMP4 基因活动的限制**（Modified from Dressler GR. Tubulogenesis in the developing mammalian kidney. Trends Cell Biol 2002；12：390-5.）

被 FoxC1 和 FoxC2 转化因子的协同作用所抑制（Kume et al，2000）。Fox 基因产生变异可导致 GDNF 表达的扩增及异位输尿管芽的形成。绝大多数 FoxC1 基因的纯合突变存在重复肾，其中重复肾的上端输尿管扩张并与男性午非管源性组织有延续，如精囊、输精管。在肾发育过程中，Slit2 主要在午非管中表达，而 Robo2 在后肾间叶组织中表达（Piper et al，2000）。缺乏 Slit2 和 Robo2 的小鼠表现出异位输尿管芽的形成、重复输尿管、输尿管扩张积水（Grieshammer et al，2004）。SPRY1 负向调节 GDNF-RET 信号通路。小鼠 Spry1 功能的缺失会导致肾畸形，包括重复输尿管、肾重复畸形、输尿管积水及后肾间叶组织中 GDNF 的表达增加（Basson et al，2006）。这些证据提示作为激活 RET 的信号因子，GDNF 表达的时间和部位受到多种因

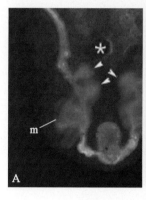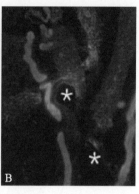

图 1-13 A. 胶质细胞源性神经营养因子（GDNF）对异位输尿管芽的促进作用。为了确定 GDNF 是否能够促进午非管上皮细胞的外向性生长，预吸附了重组 GDNF（*）的肝素丙烯酰胺小球放置在两个培养的午非管之间。正常的后肾组织（m）在午非管前面可见到，而 GDNF 则在午非管后方诱导出多个异位输尿管芽（箭头所指）；B. 然而当 BMP4（*）被加进小球后，GD-NF 的效应被移植。使用抗细胞角蛋白抗体（绿色）和抗 Pax2 抗体（红色）对培养物进行染色（From Dressler GR. Tubulogenesis in the developing mammalian kidney. Trends Cell Biol 2002;12:390-5.）

子正向和负向的调节。

输尿管芽分支

一旦输尿管芽接触致密的后肾间叶组织，便开始发生分支分级的变化过程（Cebrian et al, 2004），许多调节输尿管芽生长的因子也同样作用于输尿管芽的分支过程中。输尿管芽分支受到了遗传和营养因素的正向调节。PAX2 是一种输尿管芽分支正向调节因子，在肾发育的过程中 PAX2 在午非管、输尿管芽和输尿管芽分支末梢诱导的后肾胚芽中均有表达。PAX2 突变的小鼠表现出输尿管芽分支减少和肾发育不全（Porteous et al, 2000）。输尿管分支也受到了维生素 A 和维 A 酸受体信号的正向调节，这一信号促进 RET 的表达。Rarα 和 Rarβ2 在表达 RET 的输尿管芽分支末梢周围基质细胞中有表达。缺乏这些受体的小鼠会表现出输尿管芽分支数目减少和 RET 的表达减弱（Batourina et al, 2001）。某些标记，如 WNT 11，甚至在可分辨形态学分支之前，已经在位于输尿管芽尖端的对立极表达（Pep-

icelli et al, 1997）。缺乏同源盒基因 Emx 2 的小鼠，输尿管芽长入后肾间充质这一过程看起来正常，但前缘从不扩张，分支受到抑制（Miyamoto et al, 1997）。因此，输尿管的发育在第一次分支前就停止了，由此使后肾间充质不表达任何诱导标记。同样，SALL1 突变的小鼠在输尿管芽向外生长后到前缘扩张前（Nishinakamura et al, 2001）出现发育停滞。由此可以推测，SALL1 可能调控间充质增生，这些信号是输尿管芽分支所必需的。源于肺原基的异种间质不仅可以改变输尿管芽分支的模式，使其向肺上皮分化，同时也诱导输尿管芽组织表达肺特异性基因（Lin et al, 2001）。研究表明，BMP/激活素样激酶-3（ALK 3）信号在体内对早期输尿管芽分支具有负调控作用（Hartwig et al, 2008）。细胞表面受体 ALK 3 在肾管中表达，且同 BMP 2 和 BMP 4 结合。ALK 3 的失活会改变输尿管芽的分支模式：从二分裂变成三分裂，并增加第一次和第二次分支的数量。这些研究表明，早期的输尿管芽分支模式是继发分支形态发生的关键决定因素，输尿管芽的形态改变受到内源性和外源性因子的协调作用，从而产生肾特异性的分级模式。

（九）管腺的增生

经典的组织重组实验集中在后肾间叶组织和输尿管芽上皮细胞之间的相互作用关系上。目前已明确至少有三种细胞类型参与了肾发育的调控过程：输尿管芽尖端细胞、间质细胞、基质或间叶细胞（图 1-14），尚不清楚间质组织与输尿管芽相接触前是否是一个同源的细胞群。然而，已经明确，一旦受到输尿管芽诱导，后肾间叶组织将至少变成两个不同的细胞群：管状细胞群和基质细胞群。管状细胞群被认为来源于与输尿管芽壶腹直接接触的间质细胞（Vainio et al, 1989；Stark et al, 1994；Torres et al, 1995），而基质细胞群则围绕管状细胞（Hatini et al, 1996）。一旦间质细胞进入相应的分化模式，管状区的细胞就会经历形态改变，成为肾小管上皮细胞。有证据表明，此过程不仅依赖输尿管芽的信号，还依赖于间质本身的信号诱导。WNT4 可能是这些自分泌信号之一，WNT4 基因敲除小鼠中，输尿管芽能够成形并侵入后肾间质组织，但上皮小管的后续发育却停止（Stark et al, 1994）。表明 WNT4 的两个来源均是肾小管形成必需的,包括初始输尿管芽-衍生信号激活后肾间叶组织质中 WNT4 的表达,以及作为间质自分泌的 WNT4。来自基质细胞群的信号也有助于小管形成,因为 BF2 基因敲除的小鼠肾小管增生受到抑制(Hatini et al,1996)。有研究发现,WNT4 作为诱导肾小管形成的级联信号,可影响初始输尿管芽起源信号表达。成纤维细胞生长因子-2(fibroblast growth factor-2,FGF2)及其他非特异性因子可通过输尿管芽分泌(Karavanova et al,1996)与 FGF2 相互作用的因子,如 WNT11 和 BMP7(Kispert et al,1996;Vukicevic et al,1996)。输尿管芽尖端的 RET 蛋白受到 GDNF(Pepicelli et al,1997)及周围基质细胞分泌的信号因子调节,而增强其定位表达。例如,维 A 酸受体在基质细胞中表达,并且是基质细胞介导的维持输尿管芽尖端 RET 高表达所必需的(Mendelsohn et al,1999;Batourina et al,2001)。与维 A 酸受体维持输尿管芽分支中 RET 表达中作用一致,缺乏维生素 A 的大鼠会出现小肾和肾单位减少(Lelièvre-Pégorier et al,1999)。通过对 FGFs 和 BMPs 功能的"得"或"失"实验进一步强调了基质细胞、间叶细胞、输尿管芽细胞之间的交互作用。FGF7 无效突变的小鼠很少有输尿管芽分支点,相对应地肾单位也减少,然而器官培养中的异位 FGF7 能刺激分级过程的发生。在输尿管芽分支点被决定之前,FGF1 和 FGF10 会影响输尿管芽柄的延长(Qiao et al,2001)。BMP7 的无效突变体中表型畸形更严重,表现为有限的分支形态和完全的肾发育停滞。然而,难以评估 FGF 和 BMP 如何在分支上发挥共同作用(Dudley et al,1999)。另有多种生长因子、分泌肽和它们的受体都会参与控制分支过程,大多数实验是通过建立各种体外模型进行研究(Pohl et al,2000;Davies,2001)。

(十)间质-上皮转化

来自输尿管芽的诱导信号促进后肾间叶细胞围绕着输尿管芽尖端聚集,继而形成肾小管。PAX2 或 WT1 无效突变的小鼠缺少输尿管芽,且在上述两种基因都存在无效变异的小鼠中,即使在体外予强诱导物,后肾间质组织也没有任何反应(Kreidberg et al,1993;Brophy et al,2001)。肾小球和肾小管细胞的发生依赖于 WT1 和

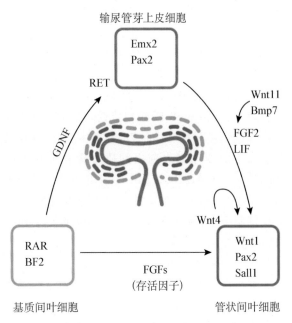

图 1-14　促进肾发育的细胞-细胞间相互作用。三种主要细胞类型——输尿管芽上皮细胞、聚集的管状间叶细胞和基质间叶细胞被认为起到了关键的作用。在输尿管芽尖端,细胞表达独特标记物如 Emx2 和 Pax2。基质细胞系的标记为表达视黄酸受体(RAR)和 BF2。输尿管芽持续分级过程中重要的基因有 Pax2、WT1 和 Sall1。通过输尿管芽的长入,管状间叶细胞的 Wnt4 基因被激活并以自分泌的方式刺激极化上皮细胞的形成。最后,成纤维细胞生长因子(FGFs),如 FGF2 连同 LIF 一起可能是发育过程中管状上皮细胞关键的存活因子(Modified from Dressler GR. Tubulogenesis in the developing mammalian kidney. Trends Cell Biol 2002;12:390-5.)

PAX2 之间的负反馈(Ryan et al,1995)。在肾发育早期,PAX2 的表达域与 S 形体中 WT1 的表达域互补,WT1 表达仅限于肾小球上皮前体细胞(Pelletier et al,1991),而 PAX2 表达局限于发生近端和远端肾单位的肾小管上皮前体细胞区域,以及受到分化抑制的肾小管上皮区域(Dressler and Douglass,1992)。在表达 WNT 的细胞系体外诱导实验中,WNT 蛋白可作为间充质诱导剂。尽管 WNT4 突变体的间质能够聚集,但不形成极化上皮组织。大鼠输尿管芽细胞分泌的细胞因子,如白细胞抑制因子(leukocyte inhibitory factor,LIF),可与 FGF2 一起在体外诱导血管生成

（Plisov et al,2001），一旦诱导形成聚集体，后肾间质就会极化成早期肾囊泡。这种囊泡与分支的输尿管芽密切相关，并最终连接到输尿管芽上皮形成连续的小管。细胞黏附分子如钙黏蛋白的表达发生了较大的变化，后肾间质组织表达 R-钙黏蛋白，钙黏蛋白-6 和 E-钙黏蛋白，同时抑制间充质特异性钙黏蛋白-11 的表达。R-钙黏蛋白和钙黏蛋白-6 突变体都表现出间质聚集和极化率的缺陷（Mah et al,2000；Dahl et al,2002）。钙黏蛋白-6 突变体中的一些肾囊泡也不能与输尿管芽上皮细胞融合，从而导致"盲端"小管的发生和继发肾单位缺失的现象。

（十一）肾血管的发生

肾内血管的来源机制尚不完全清楚。有学者认为，肾血管完全起源于主动脉和其他肾外血管的分支。也有证据表明，肾血管可能发源于原位组织，即来自胚胎肾的血管祖细胞（Loughna et al,1996；Tufro et al,1999），血管内皮生长因子（vascular endothelial growth factor,VEGF）起到重要作用。当胚胎肾在正常大气氧浓度下培养时，血管不发育。然而，在仅含 5% 氧气浓度的低氧环境培养条件下，肾小球内外都有毛细血管芽增生，这种现象能被抗 VEGF 抗体抑制（Tufro-McReddie et al,1997）。大多数涉及细胞分化潜能和血管细胞发生源性机制的细胞因子都可能在肾血管发生发育中发挥了作用（Abrahamson et al,1998）。

二、膀胱和输尿管的发育

（一）泌尿生殖窦形成

在妊娠第 3 周，泄殖腔膜仍然是由内胚层和外胚层组成的双层结构。在妊娠第 4 周，神经管和胚胎尾端向背侧、尾部生长，并穿过泄殖腔膜，这种胚体分化导致胚胎褶的形成。此时，泄殖腔膜转向胚胎的腹侧，并且内胚层里的卵黄囊的末端部分扩张成泄殖腔（图 1-15）。根据 Rathke 和 Tourneux 的胚胎发育学理论，泄殖腔通过泄殖腔壁的两个侧嵴和尿道间隔在中线融合而分为前部的泌尿生殖窦和后部的肛门直肠管，这一发育过程在胚胎第 5-6 周发生，直到尿直肠隔与泄殖腔膜融合才结束。然而，有学者对这一经典理论提

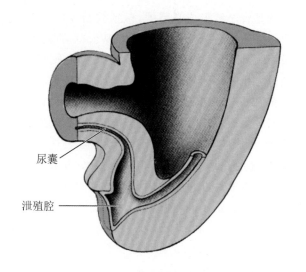

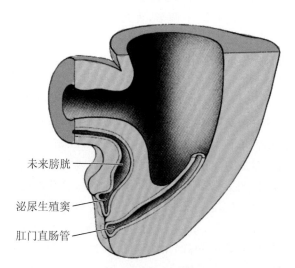

尿囊

泄殖腔

未来膀胱

泌尿生殖窦

肛门直肠管

图 1-15　泌尿生殖窦的发育。在胚胎第 4-6 周，泄殖腔分隔形成前方的泌尿生殖窦和后方的肛门直肠管。泌尿生殖窦的上半部分与尿囊相连形成膀胱。泌尿生殖窦的底部狭长形成盆部尿道。泌尿生殖窦的尾侧，在女性形成阴道前庭，在男性形成阴茎部尿道（Modified from Larsen WJ. Human embryology. New York：Churchill Livingstone；1997.）

出质疑，因为没有证据显示有隔膜结构存在，也没有泄殖腔侧嵴的融合（van der Putte,1986；Kluth et al,1995），尿道直肠隔不会与泄殖腔膜融合（Nievelstein et al,1998）。根据这些资料，原先认为由于隔膜形成及隔膜与泄殖腔膜融合失败而发生的先天性泄殖腔和肛门直肠畸形，可能其真正病因是由于泄殖腔膜本身的异常发育（Nievelstein et al,1998）（图 1-16）。

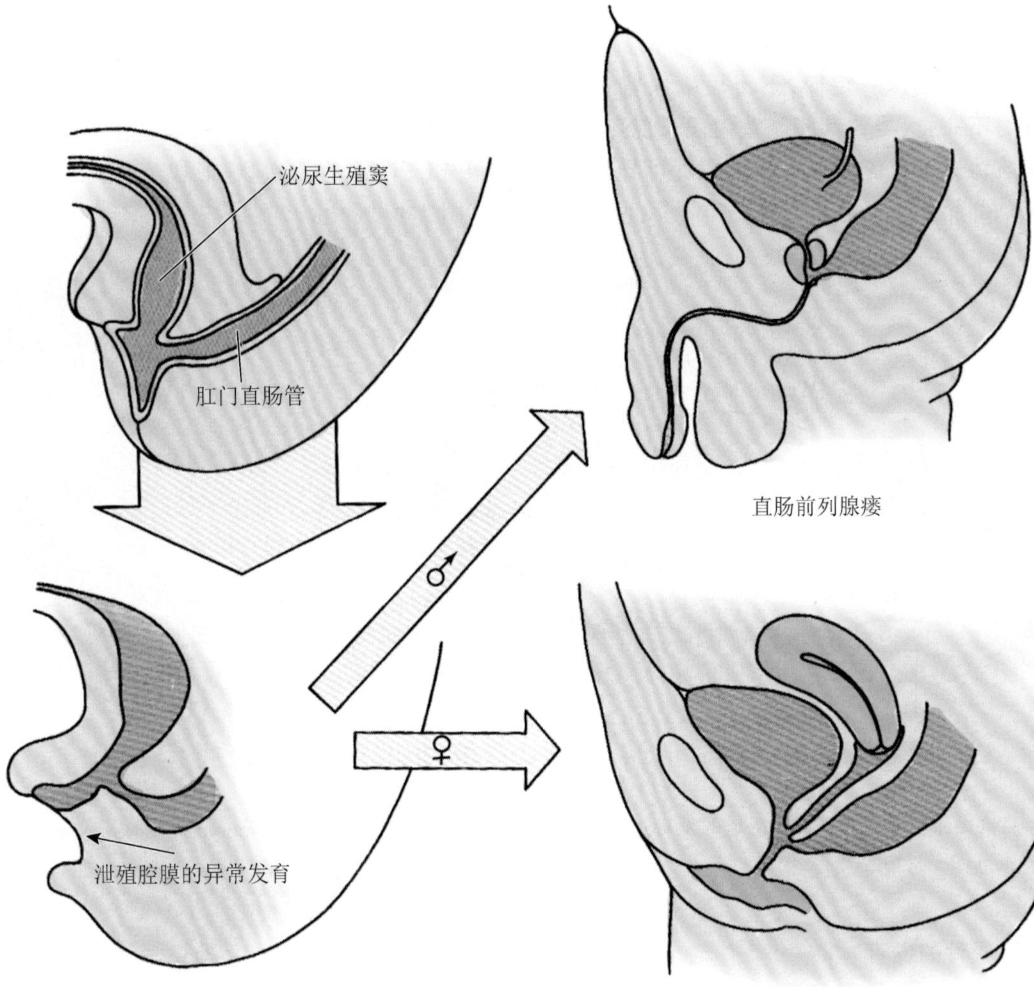
泌尿生殖窦
肛门直肠管
直肠前列腺瘘
♂
♀
泄殖腔膜的异常发育
泄殖腔畸形

图 1-16　**泄殖腔膜的异常发育导致各种泌尿生殖道和下端胃肠道的畸形**(Modified from Larsen WJ. Human embryology. New York:Churchill Livingstone;1997.)

午非管与泄殖腔在第 24 天融合,并在泄殖腔分离过程中形成尿生殖窦。**午非管进入原始泌尿生殖窦的入口可作为从尿生殖窦尾侧辨别头侧膀胱输尿道管的标记物。膀胱尿道管形成膀胱和后尿道,而尾侧的尿生殖窦在男性形成前尿道,在女性形成阴道前庭。**

(二)膀胱三角区的形成

在妊娠 33d,共同的排泄导管(午非管中远端到输尿管芽的起源的部分)扩张并与尿生殖道窦相连。连接的形成涉及细胞凋亡与融合,细胞凋亡使输尿管与午非管分离,细胞融合使得输尿管开口插入水平三角的尿生殖窦上皮(Batourina et al,2005)。**根据经典的观点**(Weiss,1988),**右侧和左侧的共同排泄管道在中线融合成一个三角形区域,形成原始三角,其结构上不同于膀胱和尿道。**输尿管口在妊娠 37d 外翻进入膀胱,并开始在膀胱底部向头端和侧端方向移位。在此过程中,午非管口偏离输尿管口,在尿生殖窦水平与中肾管旁(苗勒管)并行向尾侧移行。这是未来男性精阜和女性阴道腔的位置。然而,有研究对该机制提出异议,因为小鼠实验发现,三角区细胞主要来源于膀胱平滑肌细胞,较少来源于输尿管(Viana et al,2007)。

胚胎发育中输尿管末端进入膀胱的方式,主要是通过对重复肾的临床观察推断而成,上肾段输尿管开口相对于下肾段输尿管开口向后旋转,出现在更靠尾侧和内侧的位置。Weigert 和 Meyer 认识这种规律后就提出著名的 Weigert-Meyer 定律。**根据这一定律,下肾段输尿管开口汇入膀胱时不完全,导致其膀胱壁内段长度不足,易发生膀胱输尿管反流。**上肾段输尿管可异位开口于膀胱颈和精囊腺,或连接到午非管衍生物如

男性输精管(Mackie and Stephens,1977;Schwarz and Stephens,1978)。虽然这种现象异常罕见,但在临床上若男性患者反复出现附睾炎和同侧肾积水时应考虑。在女性中,异位上肾段输尿管可能开口于午非管残留物(形成革式囊肿)或阴道前庭(图 1-17)。

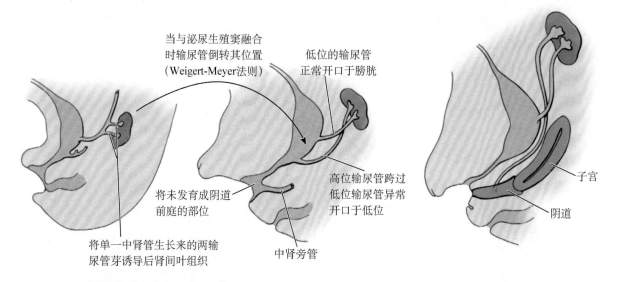

图 1-17　高位输尿管口异常开口于阴道的发育过程(Modified from Larsen WJ. Human embryology. New York:Churchill Livingstone;1997.)

(三)输尿管的发育

对于输尿管发育机制了解甚少,关于平滑肌细胞和尿路上皮细胞分化的分子机制仅有掌握少量描述性信息和一些推论。形态学上,输尿管最初是以松散间叶细胞包绕的单一立方上皮的形式出现,人胚胎于妊娠 28d 才形成管腔结构。在妊娠 37—40d 输尿管发生短暂的管腔闭塞,随后重新再通(Alcaraz et al,1991)。重新再通的过程开始于输尿管中部,并向头侧和尾侧两个方向延伸。输尿管上皮细胞的增生性改变(妊娠 10 周发育为双层结构)发生在尿液产生之后,直到妊娠第 14 周输尿管上皮仍为过渡性结构。妊娠 12 周输尿管开始肌化并出现弹力纤维,鼠和人类的输尿管平滑肌晚于膀胱平滑肌出现。平滑肌分化首先在膀胱穹的浆膜下区域出现,并向膀胱基部和尿道延伸,而输尿管的平滑肌分化发生在输尿管上皮细胞区域内向肾内集合系统上升(Baker and Gomez,1998)。在胚胎输尿管和膀胱中,上皮-间充质相互作用可能在尿路上皮、固有层和肌肉的发

育中发挥重要作用,但这种诱导过程的确切性质尚不清楚。妊娠 10 周前,弹性纤维数量少且排列紊乱,12 周后这些弹性纤维在整个输尿管中呈密集及极性分布(Escala et al,1989)。

尽管已发现超过 30 种基因参与哺乳动物肾的发育,但迄今为止仅少数基因证实可同时引起肾和输尿管异常,如 Agtr2,Bmp4,FoxC1,PAX2 和 Eya1(参见早期肾发育的分子机制讨论)。PAX2 基因的突变可导致以视神经瘤、肾畸形和膀胱输尿管反流为特征的罕见常染色体显性遗传综合征(Sanyanusin et al,1996)。EYA1 突变可导致腮-耳-肾综合征,这种疾病是显性遗传疾病,包括重复集合系统、肾发育不全、发育不良或肾缺失(Abdelhak et al,1997)。在输尿管芽形成之前,PAX2 是午非管发育所必需的因子,而 Eya1 调节 GDNF 表达是输尿管芽向外生长的先决条件,而 Bmp4 和 FoxC1 可能在输尿管芽生长中起抑制作用。

肾素-血管紧张素系统(renin-angiotensin system,RAS)在胚胎期就已经存在并发挥作用。一般认为,胚胎的 RAS 主要作用是维持胎儿肾小球滤过率并确保产生足够的尿量(Lumbers,1995)。同时,RAS 对于肾和输尿管的正常生长发育也很重要,肾素信使 RNA 可在妊娠 30d 左右的中肾组织和妊娠约 56d 的后肾组织中检测到(Schütz et al,1996)。血管紧张素原和血管紧张素转化酶(angiotensin-converting enzyme,ACE)可见类似的表达。缺乏 ACE 的基因突变小鼠将出现异常的肾血管和肾小管,且间质和血管旁细胞肾素合成增加(Hilgers et al,1997)。对新生大鼠使用 ACE 抑制药物可导致肾功能和形态不可逆损害(Guron et al,1997),证明正常的 RAS 对于肾发育至关重要。妊娠期间接受 ACE 抑制药治疗的母亲除了流产率高、羊水过少之外,其所产婴儿出现低血压和无尿的概率增加(Shotan et al,1994;Sedman et al,1995)。

血管紧张素 Ⅱ 受体的两种亚型 AT1 和 AT2 在中肾和后肾中均有表达。输尿管芽生长时,午非管周围的未分化间质细胞中 AT2 表达占优势,随着发育而逐渐表达下降。AT1 表达于分化更好的结构,可能参与调节肾血管形成的后期,促进血管紧张素 Ⅱ 介导的血管收缩效应和钠重吸收。AT2 受体的功能尚不清楚,推测 AT2 可能在调节输尿管芽生长过程中起作用,Agtr2 突变的小鼠发生异位输尿管芽(Oshima et al,2001);沉默 Agtr2 基因的小鼠中,肾和尿路将发生畸形,类似于人类的先天性异常如肾盂输尿管连接部梗阻、肾发育不良、巨输尿管和重复集合系统等畸形(Nishimura et al,1999)。因此,推测类似于 Bmp4,AT2 可能通过其抑制作用而诱导输尿管芽正常生长。

最近的证据表明,BMPs 调控输尿管平滑肌的形成。在尾部间质细胞中表达的 Bmp4 诱导输尿管发生,包括其平滑肌分化和尿路上皮增殖(Brenner-Anantharam et al,2007)。与上述的作用一致,Bmp4 和 Bmp5 突变小鼠表现出肾积水(Miyazaki et al,2003)。

(四)膀胱发育和尿控机制的形成

直到妊娠第 10 周,膀胱是一个由松散结缔组织包绕单层立方上皮排列的圆柱形管状结构。圆管的顶端逐渐变细形成脐尿管,与尿囊毗邻。到

妊娠 12 周,脐尿管退化成一纤维索,纤维索最后发育成脐正中韧带。妊娠 7—12 周,膀胱上皮由双层立方细胞组成。在妊娠 13—17 周,膀胱上皮开始获得成熟的尿路上皮特征。到妊娠 21 周,它变成 4～5 个细胞层,并显示类似于完全分化的尿路上皮的超微结构特征。周围的结缔组织在第 7—12 周聚集,平滑肌纤维首先在膀胱穹顶出现,然后朝着膀胱基部前进。胶原蛋白纤维首先出现在固有层,然后延伸到肌纤维之间(Newman and Antonakopoulos,1989)。

膀胱的顺应性在发育过程会发生改变。对羊胚胎的膀胱进行研究时发现在妊娠初期膀胱顺应性非常低,此后随着时间逐步增加(Coplen et al,1994)。这些膀胱顺应性变化的机制尚不清楚,但可能与平滑肌纤维直径和结缔组织成分的改变有关。在人类膀胱的发展中也观察到这种现象(Kim et al,1991)。在妊娠期间,膀胱壁肌肉厚度增加,并且胶原蛋白相对含量降低。胶原纤维的比例降低,而弹性纤维的数量增加。这些顺应性的变化与胎儿尿液产生时间一致,提示机械性扩张可能发挥了作用(Baskin et al,1994)。对小鼠胚胎膀胱的实验发现,膀胱膨胀促进了胶原纤维的增殖,提示尿液积聚的机械扩张可能在膀胱发育过程中发挥了作用(Beauboeuf et al,1998)。

与其他器官的发育一样,膀胱的正常发育也需要上皮-间质相互诱导作用。改良 Grobstein 技术被用于研究膀胱平滑肌细胞的分化机制(Baskin et al,1996)。在膀胱平滑肌细胞分化之前将未分化的大鼠膀胱上皮细胞和间质细胞分离,并种植在免疫缺陷宿主(无胸腺裸鼠)体内。结果发现,存在上皮细胞的情况下,间质细胞分化成平滑肌细胞,继而表达出相应的标记物;而仅有间质细胞情况下,它们将退化直至凋亡。

目前,尚没有功能性研究评估胎儿尿控机制,仅有少量人类胚胎样本用于推测其机制。膀胱肌纤维在妊娠 15 周时清晰可见,此时平滑肌在膀胱颈处增厚,并延伸到尿道组织内。尿道括约肌由中央平滑肌纤维和外周横纹肌纤维组成,形成于尿道前壁(Bourdelat et al,1992)。与此同时,性分化开始出现,男性形成前列腺,女性形成阴道(Tichy,1989)。尿道括约肌纤维延伸至尿道后

壁,在男性,这些纤维伸入前列腺侧壁;而在女性中,肌肉纤维附着在阴道侧壁。

三、生殖器的发育

(一)生殖嵴和中肾旁管的形成

在妊娠第 5 周,原始生殖细胞沿着背部肠系膜从卵黄囊迁移到第 10 胸节的胚胎壁的间叶组织内(图 1-18)。**原始生殖细胞在未来的性腺区可以作为信号中心,诱导中肾细胞和相邻体腔上皮细胞在中肾内侧增殖形成一对生殖嵴**(图 1-19)。妊娠 6 周期间,生殖嵴细胞侵入未来性

腺区域的间叶组织中形成支持细胞的聚集,称为原始性索。原始性索继而包埋生殖细胞并促进其发育。包含原始性索的生殖嵴间叶组织分为皮质和髓质区域。

在此期间,胚胎中一对称为中肾旁管(Müllerian 管)的新生管道在午非管外侧形成(图 1-20)。这些导管由增厚的体腔上皮头尾侧凹陷引起,从第 3 胸节延伸至泌尿生殖窦的后壁。当与泌尿生殖窦相连时,中肾旁管的末梢在左右两侧午非管开口间彼此黏附。其头端形成了漏斗状开口,将发育成腹膜。

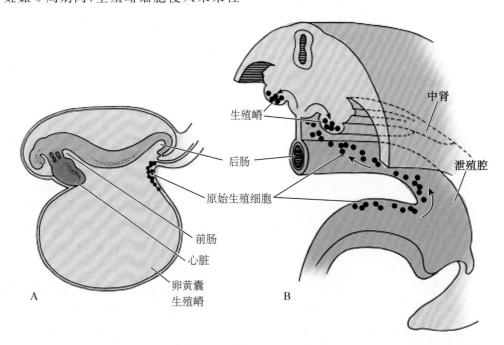

图 1-18 A. 妊娠第 3 周时卵黄囊壁上原始生殖细胞起源的部位;B. 原始生殖细胞沿着卵黄囊壁和背侧系膜进入发育过程中的生殖嵴的路线(Modified from Sadler TW. Langman's medical embryology. Baltimore:Williams & Wilkins;1985.)

(二)男性生殖器的发育

在 SRY(the sex-determining region of the Y chromosome)基因作用下,原始性索髓质区域中的细胞开始分化成睾丸支持细胞,而皮质的细胞则发生退化。含有 SRY 基因的性索细胞分化成睾丸支持细胞,否则分化成卵巢卵泡。发育过程中,睾丸支持细胞和原始生殖细胞之间的直接接触在男性正常发育中起着关键作用,在原始生殖细胞到达生殖器嵴后这种相互作用短暂存在。远

离曲精小管的睾丸索也发育出管腔并分化成一组薄壁管道,称为睾丸网。睾丸小管连接 5~12 个午非管的残余管,称为输出小管。输精管也从午非管发育而来,此时睾丸开始变圆,与周围中肾组织的接触面积减少。随着其继续发育,退化的皮层被称为白膜的结缔组织间隔,与体腔(腹膜)上皮分开(图 1-20)。

随着发育,睾丸支持细胞在 SRY 基因作用下开始分化,开始分泌一种称为苗勒管抑制物质(Müllerian-inhibiting substance,MIS)的激素。

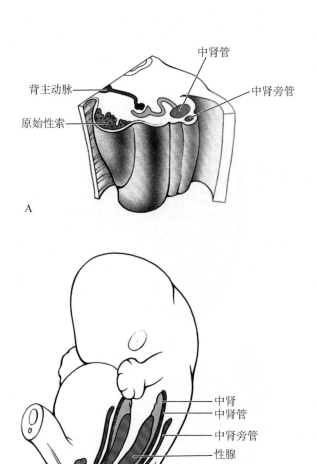

图 1-19　生殖嵴和中肾旁管的形成。A. 妊娠第 5 — 6 周,在腹壁后方中肾内侧形成生殖嵴。原始生殖细胞诱导腹膜腔内体腔上皮细胞和中肾细胞增殖形成原始性索;B. 妊娠第 6 周,中肾侧面形成中肾旁管。当它们与泌尿生殖窦接触时,中肾旁管的尾端彼此融合(Modified from Larsen WJ. Human embryology. New York:Churchill Livingstone;1997.)

MIS 能引起中肾旁管(Müllerian)在第 8 — 10 周迅速退化。**成熟男性体内可发现小的苗勒管残余物,是在睾丸上极处组织突起,称为睾丸附件,而前列腺尿道的后部膨出称为前列腺囊。**女性胚胎中缺乏 MIS,因此苗勒管不会退化。偶尔在男性有持久性苗勒管结构(子宫和输卵管),这种情况称为苗勒管永存综合征,是一种遗传性综合病症,属于男性假两性畸形。在这些个体中,睾丸支持细胞产生的 MIS 不足或者中肾旁管对正常 MIS

浓度无反应。

在妊娠第 9、10 周,在 SRY 基因影响下睾丸间质细胞从生殖嵴的间叶细胞分化而来,这些内分泌细胞产生睾丸激素。在发育早期,睾酮分泌受胎盘绒毛膜促性腺激素调节,但最终垂体促性腺激素控制雄激素的产生。在妊娠 8 — 12 周,睾丸间质细胞分泌的睾酮刺激午非管转化为输精管。午非管的头部退化,留下一小部分组织突起,称为附睾附件,邻近睾丸的午非管分化为附睾。在妊娠第 9 周,附睾区域中的 5~12 个午非管与未来睾丸的性索接触。然而,直到妊娠第 3 个月,这些小管作为输出小管才与睾丸相通。同时,睾丸下极附近的午非管源性小管退化,有时遗留组织残余物,称为旁睾。

(三)前列腺和精囊的发育

精囊从午非管远端出芽发出,而前列腺和尿道球腺的发生源于泌尿生殖窦(图 1-21),因此它们有不同的胚胎起源。**前列腺的发育最初是在妊娠 10 — 12 周从泌尿生殖窦上皮细胞发出实质性上皮索,进入外周间叶组织。**这种前列腺芽生长和随后的分支最终形成了成熟前列腺的分叶结构(Sugimura et al,1986;Timms et al,1994)。实质的前列腺管与尿道连接后朝着导管尖端发生管道化,随着实质的上皮细胞索逐渐成管,上皮组织本身分为两种不同的细胞类型:管腔细胞和基底细胞(Hayward et al,1996),此时前列腺间叶细胞分化成围绕前列腺管的平滑肌细胞层(Hayward et al,1996)。在青春期,由于血中睾酮浓度的升高,前列腺的体积随着管腔细胞的分化迅速增加(Hayward et al,1996)。

由胚胎睾丸产生的雄激素在前列腺发育中起了关键作用。被睾酮或双氢睾酮(dihydrotestosterone,DHT)激活的雄激素受体调节细胞对雄激素的应答。前列腺发育需要雄激素的证据最初基于缺乏功能性雄激素受体的小鼠或人均出现前列腺发育缺失(Lubahn et al,1989;He et al,1991),以及女性泌尿生殖窦暴露于雄激素出现前列腺的发育(Takeda et al,1986)这两方面的事实。在泌尿生殖窦中,睾酮可以直接与受体结合激活雄激素受体,也可通过 5α-还原酶(Russell and Wilson,1994)将循环中的睾酮转化为效力更强的DHT。DHT 对雄激素受体的亲和力比睾酮增加

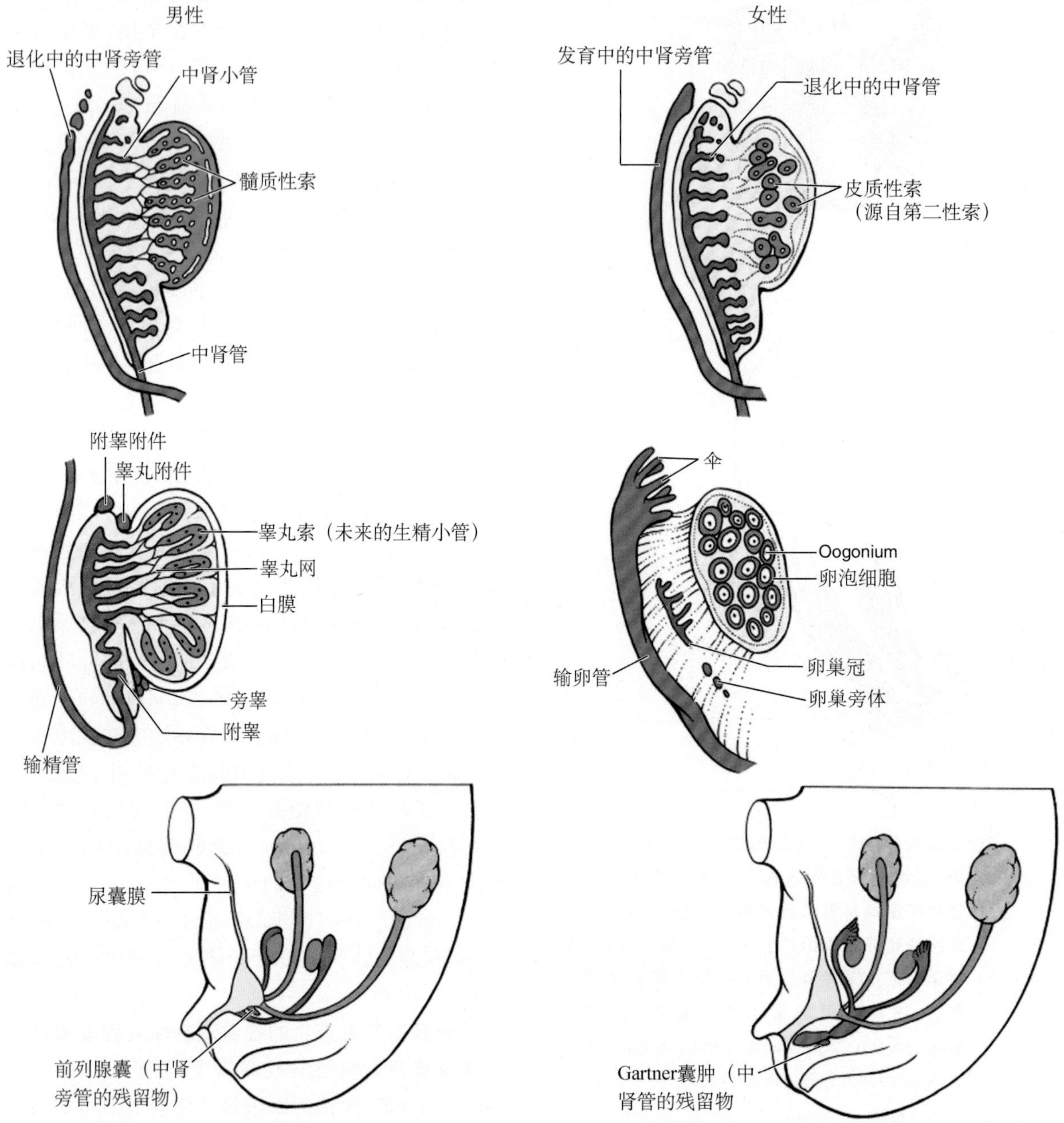

男性

退化中的中肾旁管
中肾小管
髓质性索
中肾管

女性

发育中的中肾旁管
退化中的中肾管
皮质性索
（源自第二性索）

附睾附件
睾丸附件
睾丸索（未来的生精小管）
睾丸网
白膜
旁睾
附睾
输精管

伞
Oogonium
卵泡细胞
卵巢冠
卵巢旁体
输卵管

尿囊膜

前列腺囊（中肾
旁管的残留物）

Gartner囊肿（中
肾管的残留物）

图 1-20　男女性的性腺和生殖器发育。在妊娠第 7 周就可辨别男性和女性的生殖器结构。男性支持细胞产生的 SRY 基因引起髓质性索形成推测的生精小管，并引起皮质性索退化，由支持细胞产生的苗勒管抑制物质（MIS）激素引起中肾旁管退化，只留下睾丸附件和前列腺囊。附睾附件和旁睾起源于中肾管。女性皮质性索产生原始生殖细胞并成为卵泡。在缺乏 MIS 的情况下，中肾管退化及中肾旁管形成输卵管、子宫和阴道上部。卵巢系膜上的中肾管残留物称为卵巢冠和卵巢旁体，若中肾管残留物位于阴道前侧壁则称为 Gartner 囊肿（Modified from Larsen WJ. Human embryology. New York：Churchill Livingstone；1997.）

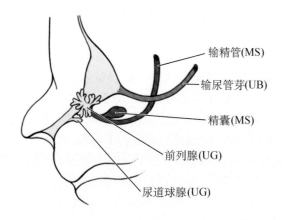

输精管(MS)

输尿管芽(UB)

精囊(MS)

前列腺(UG)

尿道球腺(UG)

图 1-21　**男性附属性腺的发育**。妊娠第 10 周,由于睾酮的影响从中肾管远端生出精囊,而因为双氢睾酮的作用前列腺和尿道球腺由尿道发育而来。因此,输精管和精囊起源于中肾管(MS),前列腺和尿道球腺来自泌尿生殖窦(UG) (Modified from Larsen WJ. Human embryology. New York:Churchill Livingstone;1997.)

10 倍以上(Deslypere et al,1992)。当 5α-还原酶不足时,前列腺的生长和发育严重受损(Andersson et al,1991)。**对缺乏雄激素受体的小鼠进行研究后发现,泌尿生殖窦间叶组织中雄激素受体是前列腺生成和分化所必需的**(Cunha and Lung,1978)。前列腺导管特异性生长和分支需要间质而不是上皮雄激素受体的事实提示来自泌尿生殖窦间质的旁分泌信号介导雄激素对上皮细胞的作用。前列腺发育似乎也受到雌激素水平的影响(vom Saal et al,1997;Timms et al,1999),但它们的具体作用尚未完全阐明。

　　前列腺发育需要泌尿生殖窦上皮细胞和间质细胞之间的诱导作用。除雄激素对发育中的前列腺上皮细胞有调节作用外,来自泌尿生殖窦间质组织的旁分泌信号也对紧密连接的上皮细胞的产生特异性分化作用(Timms et al,1995)。当与胚胎或成人膀胱上皮(也是内胚层泄殖腔的衍生物)结合时,泌尿生殖窦间叶组织能刺激前列腺导管的形成。相反,当泌尿生殖窦间质同其他上皮细胞如精囊(中胚层衍生物)、唾液腺或食管相结合,会形成具有上皮特征的组织(Cunha et al,1987)。**这些试验表明,前列腺发育在空间上受到源于泌尿生殖窦间质组织旁分泌信号的限制,上皮细胞对来自泌尿生殖窦间质组织信号的反应潜能受限**

于内胚层上皮。上皮细胞和间质细胞之间密切相关,前列腺上皮细胞对间质细胞向平滑肌细胞的分化起着关键作用(Hayward et al,1998)。

　　旁分泌间叶组织因子能促使泌尿生殖窦上皮转化成前列腺导管,数种候选基因已被发现,但其机制仍未知。同源盒基因 Hox 家族可能涉及男性附属性腺的分化,如前列腺(Podlasek et al,1997,1999b),尤其是在泌尿生殖窦和肾导管中均有表达的 Hoxa-13 和 Hoxd-13 转录因子。它们的基因突变,将导致小鼠尿道腺体的发育不全及前列腺和精囊的形态发育缺陷。分泌型蛋白FGF 家族的两个成员,FGF7 和 FGF10 在泌尿生殖窦间质组织中表达,外源性 FGF7 和 FGF10 可以刺激前列腺组织的增殖和分支,但是这些因子并没有雄激素应答效应(Thomson and Cunha,1999)。也有证据表明,分泌因子激活素 A 及其拮抗结合蛋白卵泡抑素可在调节前列腺上皮发育中起着重要作用(Cancilla et al,2001)。激活素 A在泌尿生殖窦上皮细胞和间充质细胞中均有表达,其受体在上皮细胞中被发现。卵泡抑素是一种激活素 A 拮抗药,其在泌尿生殖窦上皮细胞中表达。因此,前列腺导管的生长和分支可能是激活素 A 和卵泡抑素间平衡作用的结果。前列腺发育中涉及的其他分子包括 Bmp4(Lamm et al,2001),生长激素(Ruan et al,1999),胰岛素样生长因子-1(Ruan et al,1999),Nkx3.1(Bhatia-Gaur et al,1999),sonic hedgehog(Podlasek et al,1999a),P63(Signoretti et al,2000),催乳素(Steger et al,1998),透明质酸(Gakunga et al,1997),岩藻糖基转移酶-1(Marker et al,2001)和尿激酶纤溶酶原激活物(Elfman et al,2001)。

(四)女性生殖器的发育

　　在女性胚胎中,原始性索不包含 Y 染色体,不表达 SRY 蛋白,因此不分化成支持细胞。在缺乏支持细胞和 SRY 蛋白的情况下,MIS 合成、间质细胞分化及雄激素均不会发生,因此男性生殖道和附属腺体的发育未被激活,女性的生殖组织随之发育。女性胚胎的原始性索退化,且生殖嵴形成次级皮质性索,次级皮质性索将原始生殖细胞包埋形成卵巢滤泡。生殖细胞分化成卵原细胞,并作为初级卵母细胞进入第一次减数分裂阶段。直至青春期,卵泡细胞发育才停滞。此时,每个月在促性腺激素作用下,卵母细胞形成配子。

在没有 MIS 和雄激素的情况下,午非管退化,中肾旁管发育成输卵管、子宫和上 2/3 的阴道。午非管的残留物在卵巢的系膜上变成旁卵巢和卵巢旁体,在阴道前缘和前外侧阴道壁附近称为 Gartner 囊肿。中肾旁管的远端在接触泌尿生殖窦的后壁之前彼此黏附的,此时的泌尿生殖窦后壁局部增厚称窦结节。一旦融合的中肾旁管远端与窦结节相接触,中肾旁管便开始从尾部向头部方向融合,形成一个单腔的管道,称为子宫阴道管,阴道和子宫的上部。未融合的中肾旁管上部

形成输卵管,而中肾旁管的漏斗状上端开口形成输尿管的漏斗部。

虽然子宫阴道管在妊娠第 3 个月形成,但泌尿生殖窦后部的窦结节内胚层组织继续变厚,形成一对隆突称为窦阴道球。这些结构产生下 1/3 的阴道。子宫阴道腔下方被一块叫作阴道板的组织暂时闭塞,阴道板的起源尚不明确,可能来源于窦阴道球,也可能源于中肾旁管的管壁,或者源于邻近午非管,或是这些组织的联合起源。阴道板在妊娠第 3－5 月延长,继而腔化形成阴道的下部(图 1-22)。

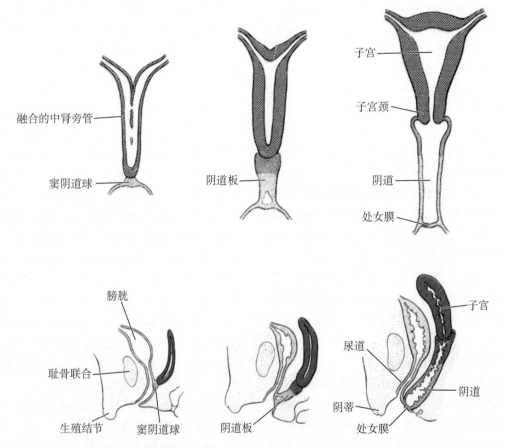

图 1-22　子宫和阴道的发育。妊娠第 10 周,中肾旁管在其尾侧末端融合形成共同的管道并与后面成为窦阴道球的泌尿生殖窦增厚部分解除。随之与妊娠第 3－5 个月延长形成阴道板并管化形成下部阴道腔(Modified from Sadler TW. Langman's medical embryology. Baltimore:Williams & Wilkins,1985.)

随着阴道板的形成,阴道下端延长,其与泌尿生殖窦的交界处向尾端迁移,直到其在第 4 个月期间停留在发育完全的泌尿生殖窦的后壁(未来阴道前庭)。内胚层膜将阴道腔与泌尿生殖窦

腔暂时分隔,这道屏障在第 5 个月后部分退化,其残余物是阴道处女膜。沿阴道和宫颈排列的黏膜可能来自发育完全的泌尿生殖窦内胚层上皮。

（五）外生殖器的发育

不同于胚胎其他部位的发育，泄殖腔膜连同口咽膜（未来的口腔）都是双层结构。这种双层结构没有中胚层，其外胚层与内胚层内面紧密接触。最初，泄殖腔膜代表了从脐带的根部延伸至未来会阴远端区域的中线结构。在随后的发育过程中，**由于中胚层细胞向头侧和内侧移入泄殖腔膜的内外胚层之间的前壁，双层泄殖腔膜"缩回"会阴。这种间质组织迁移引起前腹壁下部的闭合，导致泄殖腔膜尾部位于会阴部位。** 这些迁移的中胚层细胞发育成前腹壁肌肉的内侧组织，膀胱前壁的间质部分、耻骨联合和部分外生殖器（Vermeij-Keers et al,1996）。若中胚层细胞进入中线这一过程失败，会导致膀胱外翻和其他相关的生殖器缺陷（Langer, 1993; Vermeij-Keers et al, 1996）。

外生殖器的早期发育在两性均相似，迁移的间质细胞在泄殖腔膜周围散在生长并聚集起来形成隆突。在妊娠第 5 周，泄殖腔膜两侧出现一对隆起，称为泄殖腔褶。这些褶皱恰好在泄殖腔膜前方会合形成中线隆突，称为生殖结节（图 1-23）。在泄殖腔分成前面的泌尿生殖窦和后面的肛门直肠管时，泄殖腔褶相邻于泌尿生殖窦开口的部分发育成为泌尿生殖褶，而邻近肛门直肠管开口处的另一泄殖腔褶形成肛褶。随后在泌尿生殖道褶的两侧出现一对新的隆起，称为阴唇褶皱。

关于外生殖器和尿道发育最普遍的假说是基于 20 世纪早期的研究结果提出的。当今大多数胚胎学文献引用了 Glenister（1954）提出的尿道发育理论。随着男性生殖器结节的延长，妊娠第 6 周时，其腹侧上出现一条由内胚层构成的沟（称为尿道沟）。尿道褶皱是周围泌尿生殖膜的泌尿生殖器褶皱的延续，尿道沟位于两侧尿道褶之间。最初，尿道沟只是生殖结节轴远端的延伸，尿道沟的远端终止于称为尿道板的实质上皮板，此板可延伸至阴茎龟头。实质尿道板管道化形成管腔，并朝向远侧尿道沟延伸进入龟头。同样，实性的尿道板，即尿道沟的远端前体，也被认为来源于内胚层。**显然，尿道褶皱的融合是形成阴茎尿道的关键步骤。** 尿道褶皱融合的先决条件是实性尿道板的管道化和两侧尿道褶皱围成的尿道沟的形

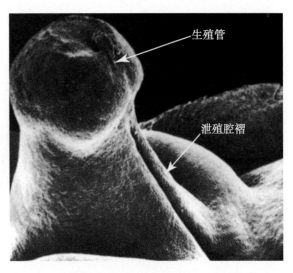

图 1-23 **泄殖腔褶发生的早期阶段**[From Hamilton WJ, Mossman HW. Human embryology:prenatal development of form and function. New York: Macmillan;1976;and Waterman RE. Human embryo and fetus. In:Hafez ESE,Kenemans P,editors. Atlas of human reproduction. Hinghman (MA):Kluwer Boston;1982.]

（图中标注：生殖管、泄殖腔褶）

成。如果尿道沟和尿道褶皱形成异常，尿道褶皱融合也会受阻（图 1-24，图 1-25）。

远端阴茎头部尿道的形成是两个独立过程的结合，即近端尿道褶融合和远端外胚层细胞的内向生长。 通常认为，尿道舟状窝的复层鳞状上皮由表面外胚层向内生长为 Guérin 瓣。由于这种外胚层向内生长的背侧延伸，可能形成隐窝小脑（也称为 Guérin 窦），这种隐窝小脑可导致一些男孩出现血尿和排尿困难。最近有人提出，整个阴茎尿道的形成机制可能与上皮间质相互作用有关（Kurzrock et al,1999）。

外生殖器的发育主要涉及三个途径：①雄激素非依赖性；②雄激素依赖性；③内分泌和环境影响。 这三种途径之间存在着复杂的相互作用，外生殖器的发育应该从三种途径加以评估。内分泌和环境影响在遗传和表观遗传基础上影响雄激素非依赖性和雄激素依赖性途径。

生殖器发育中两性畸形的分子基础是雄激素受体信号的存在与否。 在妊娠胚胎 9—10 周期间，SRY（sex-determining region of Y chromosome）基因引起睾丸间质细胞的分化，睾丸间质细胞可产生睾酮。在胚胎睾丸雄激素的存在下，

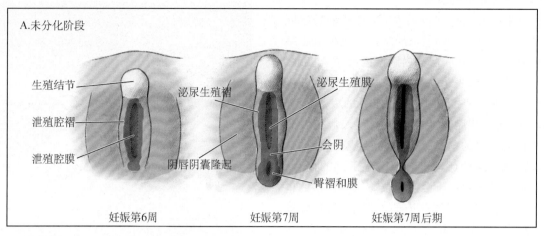

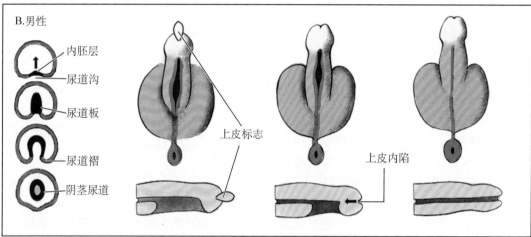

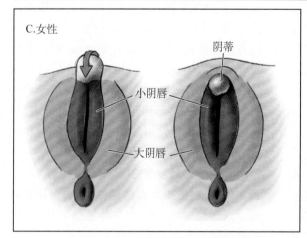

图 1-24　男性和女性的外生殖器发育。A. 外生殖器起源于成对的阴唇阴囊隆起、泌尿生殖褶和前面的生殖结节。妊娠第 7 周之前不能辨别生殖器的男女性形态；B. 男性泌尿生殖褶融合，生殖结节延长形成阴茎干和阴茎头。阴茎头远端尿道的一小部分由表面的上皮标志内陷形成。融合的阴唇阴囊褶形成阴囊。C. 女性生殖结节向下弯曲形成阴蒂，泌尿生殖褶保持分离形成小阴唇。未融合的阴唇阴囊褶形成大阴唇（Modified from Larsen WJ. Human embryology. New York：Churchill Livingstone；1997.）

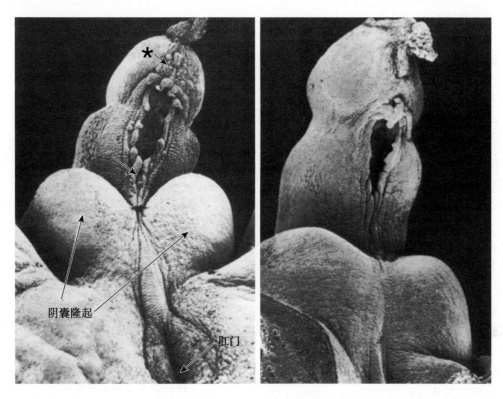

图 1-25　**男性胚胎的外生殖器中的上皮标志和融合的尿道褶**[From Waterman RE. Human embryo and fetus. In：Hafez ESE，Kenemans P，editors. Atlas of human reproduction. Hinghman(MA)：Kluwer Boston；1982.]

午非管持续存在并发展成附睾、输精管和精囊。睾酮也是酶的底物，5α-还原酶能将睾酮转化成效应更强的 DHT，促进外生殖器和前列腺的生长。睾酮和 DHT 的效应均是与雄激素受体、核转录因子相互作用后引发的。在缺乏功能性雄激素受体的情况下，午非管退化，泌尿生殖窦中不产生前列腺，外生殖器女性化。

　　许多实验研究已经证实了雄激素在外生殖器发育中发挥重要作用，小鼠在出生前暴露于抗雄激素复合物，其生殖结节变小，阴囊的发育受抑制。类似的，大鼠在出生前暴露于 5α-还原酶抑制药会发生尿道下裂；小鼠和人的基因突变使雄激素受体功能丧失，可使外生殖器完全女性化。

　　外胚层产生皮肤覆盖伸长的阴茎，而绝大部分阴茎组织起源于中胚层细胞，如海绵体、结缔组织和真皮。海绵体组织首先出现在胚胎阴茎干内，表现为明显的间质组织聚集物。对于阴茎间质分化形成各种衍生物的分子调节机制仍然不清，但这一过程可能依赖于上皮-间质的相互

作用。

　　由于缺乏来自 DHT 雄激素受体信号，女性的原始会阴不延长，阴唇阴囊褶和尿道褶皱不会越过中线融合。阴茎向下弯曲，成为阴蒂，且泌尿生殖膜开口形成阴道前庭。尿道褶皱形成小阴唇，阴唇褶皱形成大阴唇。缺乏 5α-还原酶继而缺乏 DHT 的男性外生殖器也是以类似的方式发育。

　　Sonic hedgehog(Shh)是一种调节身体附肢、四肢和生殖器结节发育的基因。Shh 在小鼠的尿道板上皮中表达，并被证明存在于性别未分化阶段和随后的性别分化发育过程中（Miyagawa et al，2011）。WNT5α、β-连环蛋白及 Fgf8 是 Shh 下游基因，β-连环蛋白功能获得性增加或 β-连环蛋白的外源性上调可使无 Shh 小鼠的生殖器结节仍发育并恢复 Fgf8 表达（Miyagawa et al，2009a）。WNT/β-连环蛋白信号通路在胚胎小鼠生殖器结节发育的雄激素调节途径中是必需的，且过表达 β-连环蛋白导致雌性小鼠雄性化，表现为包皮过长和外生殖器增大（Miyagawa et al，

2009b）。在人类胚胎发育过程中，Shh 在妊娠 14 周尿道腔化时表达最多（Shehata et al，2011）。

外生殖器发育的分子机制已经从基因方面加以阐述，这些基因可能包含在影响外生殖器发育的先天综合征。染色质解螺旋 DNA 结合蛋白 7（chromodomain-helicase-DNA-binding protein 7，CHD7）的常染色体显性突变导致 CHARGE 综合征，主要表现为眼的缺损、心脏异常、后鼻腔闭锁、生殖器和耳部异常。研究发现，超过 75% 的 CHARGE 综合征患者存在 CHD7 突变（Blake and Prasad，2006）。患有 CHARGE 综合征的男性中生殖器发育不全更为明显，且可能伴有隐睾、小阴茎或性腺功能低下。肾母细胞瘤的综合症状，包括肿瘤、无虹膜、泌尿生殖系统异常和智力障碍（Wilms tumor，Aniridia，Genitourinary abnormalities，and mental Retardation，WAGR），常被称作 WAGR 综合征，可能是由于 11p13 染色体缺失影响 WT1 基因，导致尿道下裂、隐睾或无法辨别外阴特征等情况的发生。Denys-Drash 综合征和 Frasier 综合征都与缺乏 WT1 和包括生殖器特征不明显、尿道下裂和隐睾症在内的一系列外生殖器异常相关（Le Caignec et al，2007）。缺乏雄激素受体会引起雄激素不敏感综合征，其表型取决于雄激素受体缺陷的程度，一个完全无功能的雄激素受体将导致 XY 染色体个体出现外生殖器女性化（Galani et al，2008）。雄激素受体基因的突变与外生殖器雄性化不全、尿道下裂、阴茎和包皮的异常发育有关（Wang et al，2004）。芳香化酶能将睾酮转化为雌激素，其基因的缺失会导致睾酮水平升高，使 46，XX 个体的阴蒂变成阴茎样结构，使女性生殖器男性化（Lin et al，2007）。

（六）性腺下降

妊娠 7-8 周时，男女的泌尿生殖嵴在形态学上是相同的。**在性腺分化前，睾丸位于胚胎肾附近，由两个韧带样的结构松弛固定。背侧韧带称为头侧悬韧带（cranial suspensory ligament，CSL），而腹侧韧带后来发育成引带**（图 1-26）。妊娠 10-15 周，睾丸在腹腔扩大期间位于接近未来腹股沟的区域，而卵巢更向头侧移动。**通过引带扩张和 CSL 的退化，睾丸固定在腹股沟区附近。**早在 18 世纪，人们就观察到在近腹股沟区男性引

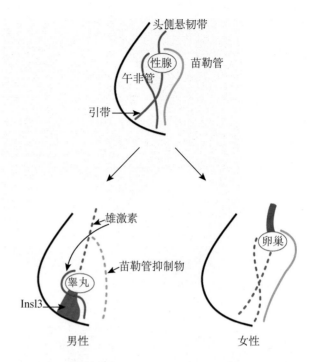

图 1-26　**性腺下降的机制。未分化的性腺最初位于腹内高位，有头侧悬韧带（CSL）固定。男性，Insl3 引起引带的膨大从而朝腹股沟区域牵引胚胎睾丸且雄激素引起引带的卷曲。因为苗勒管抑制物质（MIS）的作用，苗勒管退化而雄激素刺激午非管的发育形成男性生殖道结构。女性 CSL 因为缺乏雄激素而持续存在，且引带缺乏 Insl3 的作用而保持细小状态，从而保持卵巢于盆腔内**

带增大牵拉着睾丸，而肾向头侧迁移（Wyndham，1943；van der Schoot，1993）。女性中的 CSL 继续发育，保持卵巢接近肾而引带逐渐退化。男性的雄激素诱导 CSL 的吸收，而引带扩大形成一个肥厚的韧带体，维持睾丸在近腹股沟区域。妊娠 7 月初，引带开始膨胀，超过腹股沟外环并下降到阴囊位置。同时它的内部也被称为鞘状突的向下突出的腹膜充填（Heyns，1987）。鞘状突使腹内睾丸离开腹腔，人体中引带的膨大末端（即壶腹）在睾丸完成腹股沟阴囊移位后被吸收。

在睾丸经腹移位早期，引带的尾侧膨大过程称为"膨胀反应"或"引带外向性生长"，在此过程中近端引带索在合并进入膨大的壶腹时已缩短（Wensing，1986）。引带的缩短可能是作用于睾丸使之越过腹股沟环及产生腹腔压力将睾丸推出腹腔的重要机制（Quinlan et al，1988；Attah and

Hutson,1993;Husmann and Levy,1995)。引带索的横断可导致睾丸下降到对侧的腹股沟管或异常的腹内位置(Frey and Rajfer,1984;Beasley and Hutson,1988;Attah and Hutson,1993)。

　　虽然腹内压可能不是导致初期睾丸经腹腔下降的因素,不过在通过腹股沟管继而进入阴囊的过程中,腹内压起了重要的作用。除了需要鞘状突长度的增加,在腹股沟与阴囊的下降还需要引带移行相当长的距离,睾丸下降的压力可能来自直接经鞘状突和间接由引带索传导而来的腹内压。

　　虽然雄激素生成或代谢有缺陷的患者存在隐睾症,但雄激素在睾丸下降中的确切作用仍不清楚。睾丸在腹内下降期间,雄激素可能在 CSL 的退化过程中起作用(van der Schoot,1992)。相反,引带的膨大似乎独立于雄激素活性(Hutson,1985)。目前认为,第二个移行过程——腹股沟阴囊过程——更依赖雄激素的活性,在促性腺激素缺乏小鼠(Grocock et al,1988)和完全雄性激素抵抗的小鼠(Hutson,1986)中不存在引带迁移超过腹股沟区这一过程。阴囊内睾丸下降完成后壶腹的退化也似乎是雄激素依赖性的,因为雄激素抵抗的患者仍然存在膨大的引带(Hutson,1986)。

　　MIS 是由支持细胞产生分泌的糖蛋白,功能是引起苗勒管的退化(Josso et al,1993;Lee and Donahoe,1993)。MIS 在睾丸下降中起作用的证据是相互矛盾的。某些临床观察支持 MIS 在睾丸下降中起作用,如 MIS 或其受体基因的遗传缺陷会引起的苗勒管综合征(Josso et al,1983)。在这种临床情况下,睾丸未降且引带细而长。MIS 缺乏的转基因小鼠的睾丸会出现在不同位置,这取决于它们的雄激素状态:雄激素受体正常的小鼠睾丸下降正常,而雄激素受体抵抗的小鼠通常睾丸不下降(Behringer et al,1994)。然而,最近对于 MIS 受体基因敲除小鼠的研究并没有发现引带发育和睾丸位置的异常(Bartlett et al,2002)。

　　INSL3 由间质细胞分泌(Adham et al,1993),在结构上类似于肽激素耻骨松弛素或胰岛素,它在胎儿和成人间质细胞中以不同的方式表达(Balvers et al,1998)。**缺乏功能性 INSL3 基因**的小鼠出现腹内型隐睾,但其他雄性生殖器官并没有明显异常。与人类最常见的经典隐睾症情况相似,在小鼠中,早期手术矫正隐睾可以恢复其正常的生育能力(Nef and Parada,1999;Zimmermann et al,1999)。最近,在转染细胞中,一种与 INSL3 结合产生作用的 G 蛋白偶联受体 LGR8 已被克隆(Hsu et al,2002;Kumagai et al,2002),小鼠引带表达 LGR8 基因(Kubota et al,2002)。小鼠中这种受体的突变可导致隐睾症的发生,人类此基因变异也与隐睾的发生有关(Overbeek et al,2001;Gorlov et al,2002)。用外源性 INSL3 干预将导致大鼠引带的快速生长,这是雄激素协同效应(Kubota et al,2002)。虽然 INSL3 似乎与隐睾症相关,但迄今为止没有人类因 INSL3 基因突变导致隐睾发生的报道。此外,由于 INSL3 表达于完全分化的睾丸,任何影响间质细胞分化的因素也可能影响 INSL3 的表达,继而引起隐睾症。

　　运用己烯雌酚作为激素用于妊娠妇女的方法使胎儿隐睾症和其他外生殖器缺陷的发病率增高,目前这种方案已被人们遗弃(Stillman,1982)。环境中外源性雌激素的作用与近来人类隐睾发病率增高的现象已有报道(Toppari and Skakkebaek,1998)。一项研究报道,用己烯雌酚处理过的妊娠母鼠产下具有隐睾症的雄性新生鼠(Emmen et al,2000;Nef et al,2000),这些胎鼠在胚胎第 16－18 天睾丸中 INSL3 的表达完全受抑制。

　　转录因子 Hoxa-10 基因敲除的雄性小鼠能够存活但无生育能力。虽然它们能正常地雄性化,但是它们存在双侧隐睾伴严重的引带发育缺陷。Hoxa-10 既表达于引带又表达于肾,但不在其他生殖组织中表达。虽然它的功能仍不能明确,但它似乎是引带发育和睾丸下降的另一种候选调控基因。

　　生殖股神经(genitofemoral nerve,GFN)的脊髓核位于脊髓 L_1、L_2,并存在两性差异(Goh et al,1994)。GFN 的横断可导致隐睾的发生(Lewis,1948),而睾提肌去神经后的麻痹导致睾丸停留在腹股沟管,这一观点现在证实是错误的,学者们认为可能是雄激素通过 GFN 产生的效应(Beasley and Hutson,1987)。GFN 激活来源于后面和尾侧的表面引带,其远端的横断造成引带的去神经化。GFN 从后部和尾部的表面支配着引带,因此远端横断会引起引带的去神经支配(Tayakkanonta,1963)。对脊柱裂患者和脊髓横断动物的观察同样支持 GFN 作用(Hutson et al,1988):在超过 300 名男性脊柱裂患者中,23% 患有隐睾症,发现缺陷高于 L₄ 节段的患者的隐睾发病率更高。在新生脊髓横断大鼠中,中腰部病变时约 40% 有隐睾症。GFN 的解剖学研究证明,降钙素基因相关肽(calcitonin gene-related peptide,CGRP)是其主要神经递质(Goh et al,1994)。CGRP 对啮齿类动物的影响已经有广泛研究。在麻醉下的雄性新生大鼠中,尚未到达阴囊的引带有节律地收缩,通过增加腹内压力和直接应用外源性 CGRP 可以增强这种收缩运动(Park and Hutson,1991)。在器官培养中,新生大鼠的引带对 CGRP 存在剂量依赖性,但对其他神经肽没有反应(Park and Hutson,1991)。虽然这些发现提示 CGRP 的重要作用,但其在人类睾丸下降中的机制仍需进一步研究。

卵巢也下降且悬吊于子宫阔韧带内。和男性一样,女性胚胎发育出类似引带样结构,这种结构从最初的生殖腺的下极向阴唇褶皱的皮下筋膜延伸。这个"女性引带"穿透腹壁最终成为腹股沟管的一部分,并形成圆韧带。尽管女性引带不像男性那样缩短,它仍然在妊娠第 3 个月会导致卵巢下降(通过将卵巢固定于盆腔),然后进入腹膜皱褶(子宫阔韧带)。在妊娠第 7 周,当引带开始贴附于中肾旁管(苗勒管)时,卵巢的转位开始出现。由于中肾旁管在尾端融合在一起,它们形成宽阔的韧带并同时牵动卵巢进入这些腹膜皱褶。在缺乏雄激素的情况下,女性引带保持完整,并与身体其他部位同步生长。下副韧带变成子宫圆韧带,并将大阴唇的筋膜连接到子宫,而上副韧带变成卵巢韧带,将子宫连接到卵巢。和男性胚胎一样,腹股沟管的鞘状突通常会消失,但偶尔会形成腹股沟疝。

(七)性别发育的分子机制

在妊娠初期(第 1、2 周),两性的胚胎仅有性染色体不同。哺乳动物胚胎中第一个可见标志是在 XY 和 XX 个体中性腺分别发育成睾丸或卵巢,这一进程大约在人类妊娠 6 周时发生。性腺的分化导致睾丸和卵巢激素的产生,并继发引起解剖和生理学差异。

哺乳动物性别发育发生在极短暂的时间窗口内,涉及多种细胞类型的复杂相互作用。因此,了解基因表达的时空模式及组织分化的解剖特点非常重要。睾丸和卵巢的发育都涉及性别特异性途径。SRY 在 XY 性腺中的正常作用是打破平衡而倾向于睾丸特异性通路,SRY 引起 SOX9 表达增加。在小鼠中,SOX9 刺激 Fgf9 表达,随后 FGF9 和 SOX9 以正反馈回路共同作用,抑制 WNT4 的表达,导致建立睾丸特异性通路。在 XX 个体缺乏 SRY 的情况下,RSPO1 和 WNT4 高水平表达并稳定胞质 β-连环蛋白,然后使其转位至细胞核中,结合 TCF/LEF(转录因子/淋巴增强子结合因子)并激活靶基因的转录。WNT4 和 β-连环蛋白都可抑制(通过未知机制)SOX9/FGF9 正反馈环路,从而朝卵巢特异性通路发展。

两性发育过程中,在雄性决定基因 SRY 的表达之前,还有许多其他因子似乎在泌尿生殖嵴中起作用(图 1-27)。由于泌尿生殖嵴是性腺、肾和生殖道的原基,多个器官受到这些基因突变的影响。WT1 在小鼠早期性腺中表达,敲除 WT1 纯合子的小鼠不形成肾、肾上腺或性腺细胞(Kreidberg et al,1993)。WT1 杂合子突变的人除了生殖系统及肾发育异常,还可出现 WAGR 综合征,Denys-Drasch 综合征和 Frasier 综合征。WT1 功能似乎是上调类固醇生成因子 1(steroidogenic factor 1,SF1)和剂量敏感的性反转、肾上腺发育不全、X 染色体相关基因的表达(Dosage-sensitive sex reversal, Adrenal hypoplasia congenita, X chromosome,DAX1)(Wilhelm and Englert,2002)。WT1 和 SF1 增强小鼠 MIS 基因的转录,而 DAX1 却抑制这种作用(Nachtigal et al,1998)。SF1 还参与调节雄性分化、类固醇生成和生殖相关的其他基因的表达(Achermann et al,2001)。尽管 SF1 刺激 DAX1 转录(Achermann et al,2001),但 DAX1 反过来充当 SF1 调节基因的转录抑制剂(Ito et al,1997)。在敲除 SF1 基因的小鼠中,XX 和 XY 动物均不形成性腺,并且性腺残留物中的细胞会发生凋亡,表明 SF1 是早期发育中生殖腺祖细胞的必要因子(Luo et al,1994)。还有其他一些候选基因,尽

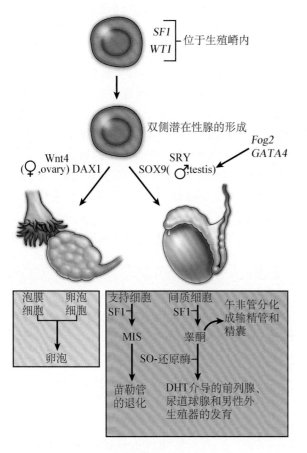

图 1-27 男性和女性生殖器发育的分子机制。SF1 和
WT1 表达对生殖嵴的分化是关键。受 GATA4
和 Fog2 影响的 SRY 和 SOX9 是支持细胞分
化的重要因子。SF1 也是调节 MIS 和其他涉
及雄激素合成的关键因子。没有特定的女性
决定因子被确定，但 Wnt4 和 DAX1 表达于女
性发育的特定模式

管它们在性腺发育中的功能意义尚未完全阐明，
但参与胚胎性别分化，其中包括 Emx2、M33、
Lhx9、Pod1、Dmrt1、Mro、Pn1 和 Vn1（Park and
Jameson，2005）。

**哺乳动物胚胎在性别决定前会保持性别不分
化。**当 SRY 在雄性中表达时，原始性索的上皮细
胞分化成支持细胞，并且随后促进睾丸的发育。
睾丸一旦形成，就会产生雄激素，进而产生雄性表
型。在哺乳动物中，性别决定与睾丸发育是同义
的，支持细胞的分化是关键（McLaren，1991）。经
过三十年寻找哺乳动物睾丸决定基因，SRY 基因
于在 1990 年由 Sinclair 及其同事发现（Sinclair et
al，1990）。从那时起，研究工作就集中在了研究

SRY 基因及其下游信号通路的调控机制。

尽管从 1921 年就知道人类男性存在 X 和 Y
染色体，但直到 1959 年才阐明这些性染色体在人
类性别发育中的作用。这个问题的答案是通过对
染色体异常的两位患者的检查得到的：一名患
Turner 综合征的女性（45，XO 核型）和一名患
Klinefelter 综合征的男性（47，XXY 核型）。直到
1966 年，对许多结构异常的人类 Y 染色体分析后
得出结论：启动男性表型发育所必需的信息存在
于 Y 染色体的短臂。验证 Y 染色体上的睾丸决
定区编码的蛋白并不是容易的工作，20 世纪 80
年代中期，检查了一些具有 46，XX 核型的性逆转
的男性的 DNA。人们发现这些个体的基因组表
型含有少量已转移到 X 染色体上的 Y 染色体。
因此，对该 DNA 的分析局限于染色体短臂内的
相对狭窄的区域 SRY 片段上。SRY 在人类性别
决定过程中的作用已经得到实验小鼠研究的进一
步支持（Greenfield and Koopman，1996）。在睾
丸发育开始之前，小鼠 SRY 基因被激活并在生殖
器嵴上表达。此外，当用特异性 SRY DNA 探针
对雌性 XY 小鼠染色体的 DNA 进行分析时，
SRY 位点不存在。最重要的是将 SRY 插入雌性
小鼠胚胎 X 染色体后可逆转这些小鼠性别
（Koopman et al，1991）。这些转基因"雌性"小鼠
存在睾丸、输精管和缺失的女性生殖道。原来认
为，找到 SRY 蛋白后可以辨别调节雄性性别发育
的下游信号通路，然而，SRY 蛋白与其他基因的
结合尚未得到证实，而性别决定过程的分子机制
仍是推测性的。人类中 SRY 基因的缺失会导致
XY 男性向女性的性逆转，而 SRY 易位至 X 染色
体导致 XX 女性向男性的性逆转（Harley et al，
2003）。在小鼠中，SRY 表达出现在支持细胞发
育中的短暂时间窗中，生殖腺的中部区域首先表
达 SRY 基因，随后沿着整个性腺从头侧向尾侧逐
步表达（Bullejos and Koopman，2001）。SOX9 是
迄今为止认识到的另一个确定的雄性决定基因，
SOX9 和 SRY 在支持细胞中表达重叠。随着
SRY 表达减少，雄性中 SOX9 表达增加。SOX9
在未分化的性腺中表达很弱，且在雌性胚胎中表
达下调（Sekido et al，2004）。SOX9 转基因于 XX
小鼠体内可诱导表达 SOX9 和 MIS。人的杂合型
SOX9 突变导致骨骼发育不良，伴有完全女性化

的生殖器结构（Foster et al,1994）。敲除 SOX9 的小鼠胚胎 SRY 表达水平升高,表明可能存在负反馈下调 SRY（Chaboissier et al,2004）。GATA4 和 FOG2 在心脏发育中很重要,但也影响性腺发育。GATA4 突变抑制了雄性分化标记 SOX9 和 MIS 的表达;敲除 FOG2 基因的小鼠 SRY 的表达也减少了,伴有 SOX9、MIS 缺失（Tevosian et al,2002）。类似地,胰岛素受体、胰岛素相关受体和 Igf-1 受体的三种受体基因变异体具有 SRY 和 SOX9 低表达,并表现出从雄性向雌性的性反转,提示了胰岛素信号传导通路的性分化作用（Nef et al,2003）。

SRY 基因表达促进支持祖细胞前体增殖的过程是雄性性腺发育过程中的一个重要事件（Schmahl et al,2000）,与此过程有关的一种旁分泌因子是 FGF9。敲除 FGF9 的小鼠表现出不同程度的雄性向雌性的性反转（Colvin et al,2001）。此外,FGF9 也是一种雄性生殖腺特异性化学引诱物旁分泌信号,能诱导细胞从中肾（内皮细胞和小管旁肌样细胞）迁移到性腺（Buehr et al,1993）。这些细胞的移入对睾丸索及 SOX9 的表达（Tilmann and Capel,1999）至关重要（Buehr et al,1993）。雌性胚胎中不存在这样的过程,原因可能是缺乏化学引诱物。

一旦性别确定,随后的表型分化很大程度上依靠雄激素的产物。随着性腺分化为睾丸,SF1 基因的表达局限于睾丸间质细胞,并介导一些基因,如 StAR、Cyp11a1、Cyp17 和 3βHSD 的表达,这些基因的功能是编码睾酮生物合成所需要的酶。关于间质细胞的起源是来自于中肾细胞还是性腺内的前体细胞尚不知晓,有证据表明间质细胞发育依赖于旁分泌信号（Yao et al,2002;Brennan et al,2003）。

到目前为止,还没有确定女性决定基因。DAX1 基因最初被认为是促卵巢（或抗睾丸）的候选基因,因为它在 XY 胚胎的出现与睾丸发育受损有关（Bardoni et al,1994;Swain et al,1998）。然而,DAX1 在 XX 胚胎中的缺失并不妨碍卵巢发育（Yu et al,1998）,参与卵巢发育过程的基因还包括 Fst 和 Stra8（Park and Jameson,2005）。有人提出存在的"Z 因子",不管是在 XX 或 XY 表型,它能抑制促睾丸分化的过程（McElreavey

et al,1993）。根据这一假设,能抑制睾丸分化的 Z 因子在男性中受到 SRY 的抑制,而在女性中,由于缺少 SRY,它会抑制睾丸发育。XX 表型中 Z 因子的缺失将导致女性向男性的性反转,根据 Z 因子能否克服 SRY 抑制信号的情况,XY 表型可以表现或不表现出男性对女性的性逆转。WNT4 是 Z 因子的候选基因之一,WNT4 缺失的 XX 表型小鼠分化成具有睾丸样的器官和午非导管衍生物（Vainio et al,1999）。奇怪的是,它们的外生殖器仍然是雌性。此外,WNT4 在男性中下调,而其在女性中的表达依然强烈（Yao et al,2004）。作为典型 WNT 信号通路的一部分,脊椎

要点:

- 泌尿生殖系统发育来源于三个方面:中胚层,体腔的间叶组织（未来的腹膜）,以及泌尿生殖窦的内胚层。

- 在生殖系统发育之前泌尿系统就已经开始了其发育。随着午非管的形成,胚胎肾按照前肾、中肾、后肾的顺序依次发育。

- 永久肾即后肾由输尿管芽（午非管的外向性生长）、后肾间叶组织的致密芽基和基质细胞相互作用发育而来,通过间叶-上皮细胞的转化形成肾小管,输尿管芽的分级导致集合管的形成。

- 膀胱和尿道的发育来自于内胚层泌尿生殖窦。

- 形态上,生殖器发育发生于泌尿系统开始发育后的 3 周内。约在妊娠第 7 周,开始性别分化。原始生殖细胞从卵黄囊壁侵入后间叶组织形成性腺嵴。

- 在由 SRY 基因决定的雄性胚胎中,发育睾丸的间叶细胞分化为成为支持细胞。支持细胞产生苗勒管抑制物质（MIS）导致雌性苗勒管结构退化,且刺激产生睾酮的间质细胞的发育。在睾酮的影响下,男性外生殖器发育,前列腺和其他男性附属性腺开始发育。

- 妊娠第 3 个月,所有的性腺下降到骨盆位置,仅有睾丸在引带的牵引下于妊娠第 7 个月进入阴囊。

蛋白 1(R-spondin 1,RSPO1)编码一种可以稳定 β-连环蛋白的分泌因子,并在生殖腺发育关键时期的小鼠和人类性腺中高水平表达。在来自有血缘的四个 46,XX 性别发育障碍(disorders of sex development,DSD)患者中,鉴定出在 RSPO1 编码序列中插入纯合单核苷酸的现象,这是首次证实它在卵巢发育中的作用。在 46,XX 女性个体中,WNT4 和 RSPO1 已被证实能促进卵巢发育并抑制睾丸发育(Parma et al,2006)。

参考文献

完整的参考文献列表通过 www. expertconsult. com 在线获取。

推荐阅读

Blaschko SD,Cunha GR,Baskin LS. Molecular mechanisms of external genitalia development. Differentiation 2012;84:261-8.

Eggers S,Sinclair A. Mammalian sex determination-insights from humans and mice. Chromosome Res 2012;20 (1):215-38.

Ichikawa I,Kuwayama F,Pope JC IV,et al. Paradigm shift from classic anatomic theories to contemporary cell biological views of CAKUT. Kidney Int 2002;61:889-98.

Little M,Georgas K,Pennisi D,et al. Kidney development:two tales of tubulogenesis. Curr Top Dev Biol 2010;90:193-227.

Marker PC,Donjacour AA,Dahiya R,et al. Hormonal, cellular, and molecular control of prostatic development. Dev Biol 2003;253:165-74.

（刘　星　**编译**　何大维　**审校**）

第 2 章　儿童肾功能发育障碍

Victoria F. Norwood, MD, and Craig A. Peters, MD

尽管小儿泌尿科医师和小儿肾内科医师培训的方式和临床工作的主要内容有所不同,并且通常面对不同类型疾病的患儿,但实际上两个专业都与泌尿系统的先天解剖结构异常和后天疾病的功能异常紧密相关。本章旨在强调临床实践中,肾内科和泌尿外科医师的紧密协作可以使各种急性和慢性肾病患儿受益。

一、肾功能的发育及向新生儿期的转化

(一)肾的发生及解剖结构发育

人类肾和泌尿系统的发育始于胚胎发育的极早期,在妊娠第 5－6 周出现后肾;同时,输尿管上皮细胞从 Wolffian 导管发出分支。在妊娠 36 周时,肾在宫内的发育完成,约 2/3 肾单位在孕晚期发育。妊娠 8－10 周伴随着下尿路的发育,尿液约在妊娠第 10 周开始产生。肾离心性成熟的过程产生更深的肾髓质,它比出生时"幼稚"的发育中的肾小球更大、更成熟,且功能更完善(图 2-1)。有关肾发育的诱导分化及功能成熟过程的复杂基因、表观遗传学、生物化学的研究逐渐增多,但是其内在机制仍不清楚。此外,绝大多数肾和尿道畸形及后天疾病的病因、病理机制及适宜治疗方案的制定仍存在争议。大多数先天性肾及输尿管畸形都会伴有相应的解剖和功能异常,部分伴有"混合"畸形,包括发育不良、囊性畸形、不同程度的梗阻或膀胱输尿管反流、

排尿功能障碍等。暂时肾功能异常患者与伴有慢性进展性肾病终末期患者之间的内在关系仍然不清楚,但是在这些情况下小儿肾内科和泌尿外科医师可以通过对患儿整体状态的分析,探讨不同治疗方案对患儿生理状态的影响,以期给予患儿更好的治疗方案。

(二)血流动力学、肾小球滤过率和肾小管功能

随着胎儿的生长发育,肾血流、肾小球滤过率(glomerular filtration rate,GFR)、肾小管功能和尿流量均在数量和调节的复杂程度上明显增强;血流量在髓质中保持高流量,但在发育中的肾皮质是最低的区域。值得注意的是,在分娩时肾血流量和肾小球滤过率仅为成年人的 10%,这一水平甚至低于早产儿。然而,围产期肾血流再分布导致肾皮质血流增加,继而动脉压升高,肾小球通透性和滤过面积随之增加,从而健康新生儿的 GFR 持续增加至约生后 2 周。在生后的第 1 天左右,新生儿的肌酐值水平仅能反映孕妇的肾功能,但肌酐值不应在新生儿期增高。健康足月儿的生后 1 周内血清肌酐水平应该<1.0 mg/dl,生后 1－3 月将继续降低至约 0.3 mg/dl。在早产儿中有"未成熟"的肾单位,可以表现为较高的肌酐水平(与胎龄成反比),在生后 6 月左右降低至 0.4～0.8 mg/dl(Alinei and Guignard,1987; Finney et al,2000)。目前认为,许多极早产儿可能由于围产期及产后不良事件的发生会导致肾不能完全发育,这些情况下肌酐小幅度的增加实

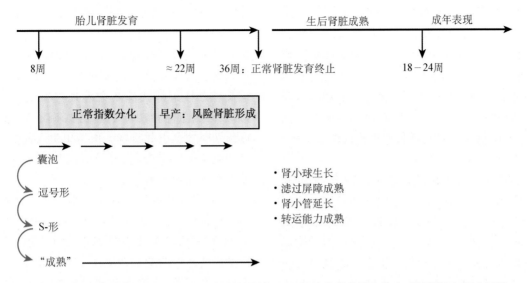

图 2-1　肾发生和肾成熟的时间框架。在早产的情况下，预计正常的形态发生时间间隔会相应延长

际上代表肾单位缺陷引起慢性肾病（chronic kidney disease，CKD）的病理状态（Carmody and Charlton，2013）。

妊娠后半阶段胎儿尿量呈指数增长，至出生时约 1.0 ml/min，但在分娩后会迅速下降至约 0.1 ml/min，反映肾对水的保留增加。但是，新生儿尿浓缩功能仍很有限，原因包括 Henle 循环过短、上升支低 NaCl 运输、低尿素产生，以及对精氨酸后叶加压素反应降低等（Ames，1953）。这些肾单位功能的成熟在生后 1—2 年将达到成人水平，但如果患儿因疾病、循环超负荷或低循环容量，不恰当的手术方案等，将会置患儿于体液丢失、电解质失衡的危险状态。

新生儿钠平衡的另一个特点是重吸收能力逐渐增强，对钠的排出功能相对较慢，正钠平衡是正常生长发育所必须的。然而，在早产儿中，由于存在更多未成熟的肾单位，近端小管和远端小管的转运功能和对醛固酮的反应相对较差，强制性钠损失较高（妊娠＜30 周的婴儿中高达 5% 或更高），随后这一情况将逐渐改善（Feld and Corey，2004）。因此，许多早产儿需要补钠以维持正常生长需要。

新生儿其他小管功能，如调控钾代谢、磷酸盐代谢、钙代谢和酸碱平衡的功能也低于成年人，早产儿的上述功能更差。由于肾小管对甲状旁腺激素的反应性差，高尿钙排泄导致尿磷排泄率低，这一现象最可能与钠吸收相对较差有关（Webster

and Haramati，1985）。钾排泄受到许多因素的限制，包括细胞中不利的电化学梯度、细胞膜对 K^+ 的低通透性、管腔的低流速、对盐皮质激素的低敏感性等（Benchimol and Satlin，2004）。新生儿的酸碱平衡也不同于大龄儿童和成人，由于近端小管内 HCO_3^- 阈值低导致新生儿血液的 pH 和碳酸氢盐水平较低，与之类似，很多新生儿因不能通过产生铵以最大限度地酸化尿液，导致发生低度酸中毒（Quigley and Baum，2004）。

（三）临床相关事项

1. 阻碍/发展对转型的影响

值得注意的是，胎儿存活并不需要肾，因为所有的溶质和电解质控制都可以通过胎盘间的交换由母体完成。然而，胎儿尿液排出对于胎儿气道分支和肺泡的发育是必需条件。无论是肾发育不良或梗阻性病变导致尿量较低，均可导致肺发育不良，不足以维持生后的正常肺功能。目前羊水量的定量检测和胎儿肺发育的评估仍然较难进行，且结果相对不准确。除非进行连续评估，否则对于胎儿的预后判断是极为困难的。

鉴于足月新生儿大部分肾小球和肾小管功能相对不成熟，而早产儿这一情况更加严重，任何损害肾功能的过程都会导致新生儿整体健康状态受到极大影响。低氧血症、低血容量、低灌注、肾毒性药物、体液/电解质缺失或者超容量负荷均会导致新生儿早期生长功能损伤及电解质失衡。此外，虽然处于相同损伤环境中对于成熟肾并不产生明显影响,但新生儿急性肾损伤(acute kidney injury,AKI)可能导致长期的损伤效应。新生儿期肾损伤对于患儿成年后肾功能影响的研究非常少,而且这些损伤并非仅影响肾功能,因此进行因果关系的直接分析难以实现。随着越来越多极早产儿经救治后能够存活,我们必须关注婴儿期所有器官、系统损伤所引发的长期损伤效应。

2. 肾单位禀赋的影响

虽然活体内肾单位的数量难以确定,但受遗传因素影响不同人肾单位的数量有所不同。由于从成年早期功能性肾单位数量开始持续下降(Winearls and Glassock,2011),因此较高的初始肾单位数量可能对成年后肾功能的长期维持有更好的保护作用,同时可通过现代医疗技术延长寿命。与上述理论类似,**初始肾单位数量降低,随着时间的推移会导致肾功能降低,这一过程会因其他后天疾病或少量肾单位损伤而导致肾功能恶化。**由于半数以上的肾单位由遗传决定,并在妊娠 30 周后形成(Hinchliffe et al,1991),儿科医师应该特别关注早产带来的泌尿系统发育缺陷,同时伴有复发性疾病、药物和其他生理损害叠加对于肾功能持续损伤的影响。上述损伤的协同作用是非常微妙的,同时会被残余肾单位的超滤过所掩盖,当肾单位的补偿机制无法维持体内动态平衡时,有时临床上会观察到肾功能迅速而严重降低。无论是因发育因素或后天疾病,肾单位数量减少是长期性的影响,应引起儿内科及泌尿外科医师密切关注,保护残余正常功能的肾单位对每一个患者都至关重要。手术切除残余肾单位应该慎重,并且积极预防可能的潜在风险发生。

二、肾稳态、流体变化和电解质代谢

(一)肾小球滤过率、肾小管功能和血流动力学

如前所述,从胎儿到生后的过渡期肾血流、滤过能力和肾小管功能迅速变化,大部分功能在生后 6～12 个月接近成人水平;仅在生后第二年进行微调。然而,由于早产、泌尿道发育异常和其他系统性疾病会导致这些功能的成熟减缓,以至于小儿泌尿外科医师看到的婴儿在预期的肾功能方面往往会有明显的"发育延迟"。实验室相关检查中一些指标很微小的变化可能预示着潜在的功能

障碍,这些变化需要引起医师对于药物选择、药物剂量和相关指标检测的格外重视;密切观察机体对于液体处方的反应;并且根据机体反应对原治疗方案进行快速适当的调整。实际上,很多患儿在儿科专科医师就诊时会发现轻微的肾功能异常,只有当急性肾功能下降发生不符合"常规"治疗预期时才会引起重视。由于出生后前 2 年早期肾功能不会明显变化,谨慎的医师会对任何肾功能不全患儿保持警惕。

婴儿 GFR 的测量存在困难。对于测量 GFR 的一些标准做法,如肌酐清除率或碘酞酸盐/碘海醇/菊粉清除率等方法对婴儿难以实现。因这些检测需要定时收集尿液和定时采血,对于婴儿来说可行性较差,进而导致实验室检查结果的可靠性较差。核素扫描也需要准确的静脉注射、时间安排和数据收集,这些检查在儿童的可重复实施条件不足。临床上对于血清肌酐的测量(同样受到化学评估的多种选择的挑战)仍常采用 Schwartz 方程来校正体重(Schwartz et al,2009)。以血清胱抑素 C 来测量 GFR 的应用越来越广泛,因为它不会被肾小管排出,因此在肾功能不全的情况下测量更加准确,但在日常工作中还没有得到广泛的普及(Filler et al,2002)。同时,临床医师应该关注以下几个方面:①肌酐水平是缓慢且相对不精确的 GFR 变化指标,尤其是在机体稳态难以维持的情况下;②肾功能其他指标(液体平衡、电解质水平)的变化也可表明有明显的功能障碍;③在日常的临床工作中可能不需要仔细和

要点:肾发育

- 肾和泌尿道的发育是同时发生的,正常的功能发育可能在整个系统中有整合。
- 羊水不足不仅会导致肾的发育异常,而且会导致胎儿肺发育不良,通常肺功能的变化与肾功能相适应(短期内)。
- 肾和泌尿道的发育异常可能会延缓生后 GFR 和血流量的变化——需要保持耐心。
- 肾单位的数量本身对于维持长期肾功能至关重要。发育中肾单位数量降低或生后疾病或操作引起肾单位数量减少可能会增加远期发生 CKD 的风险。

准确地测量 GFR,但若进行功能研究则必须进行准确的测量。

(二)肾不成熟的表现

未成熟肾因肾功能不足不能应对外部复杂的生理压力变化。无法最大限度地浓缩尿液会导致机体在疾病或容量受限的情况下发生脱水;无法最大限度稀释尿液会导致机体对于大量液体输入反应延迟,容易发生低钠血症和容量负荷增加。近端肾小管发育不良的"功能障碍"标志是对碳酸氢钠吸收不良导致酸中毒;而远端肾小管功能障碍的特点是钾离子分泌量相对不足,导致高钾血症。小年龄儿童中药物的代谢和清除速率通常非常缓慢,然而许多药物未能进行幼儿的临床试验,这一过程会在肾发育不良的情况更为严重。

肾小管的异常导致不能最大限度地重吸收钠或浓缩尿液;阻塞性肾病通常以远端小管的醛固酮抵抗和继发的高钾血症和酸中毒为特征。因此,病情相对轻的疾病也会导致伴有肾发育异常的患儿发生明显的电解质紊乱和脱水。

(三)液体治疗

对于不能采取肠内补液方式的住院患儿,静脉补充液体和电解质是主要的临床治疗方法。通常这些疗法是补充"维持补液""丢失补液量"和"持续丢失的继续损失量"的组合。根据定义,"维持补液量"是基于患儿体重或体表面积,并通过校正基础状态下每天发生的水和溶质的流失来维持平衡。"丢失补液量"是指纠正由于急性疾病状态,包括呕吐、吸痰、腹泻、第三间隙、发热、大量出汗、烧伤和出血等情况下丢失的液体和电解质。临床医生应该预计"持续丢失的继续损失量",如第三间隙引流、造口术损失液体、鼻胃吸引和持续呕吐等情况,并且考虑到补充液体和电解质提前预防脱水和电解质紊乱。

在健康幼儿中,维持液体量基于正常的能量消耗,并且需要考虑到体内与母乳和牛奶中的水和电解质含量,这些可转化为低渗盐水(0.2%盐水溶于 5% 右旋糖酐溶液中,混有氯化钾 10～20 mEq/L)(Holliday and Segar,1957)。然而,由于在住院患儿中低钠血症引起并发症的发生,这些液体的使用近来存有争议(Holliday et al,2003;Beck,2007;Moritz and Ayus,2007)。该问题集中在经典的维持需要量上,这些数据通常来源于健康儿童,而在医院中尤其是三级诊疗中心的患儿往往处于"不健康"状态。抗利尿激素(antidiuretic hormone,ADH)分泌的非渗透刺激频率(ADH 分泌失调综合征)可能未被认识到;恶性肿瘤、脑膜炎及其他中枢神经系统紊乱,肺炎和其他原因引起的呼吸窘迫、疼痛、术后状态和一些药物作用会引起 ADH 的分泌失调。现在尚难以确定在这些情况下低钠血症发生是由于低渗液体本身,或不能准确地估计生理需要量,还是由于异常的 ADH 分泌造成。然而,现在很多学者主张给予住院患儿等渗盐水作为维持液(Wang et al,2014)。**上述结论几乎没有一项是在患有肾病的儿童中得出的,因此需要审慎地考虑这些建议。**考虑到肾损伤会造成水盐代谢异常,且在肾损伤人群中易发生肾性高血压,因此补液方案应根据患者实际个体需要及潜在的风险权衡之后决定,并不断监测相关指标。

要点:肾不成熟的表现

- 维持水和电解质的平衡贯穿于新生儿、婴儿和幼儿的整个阶段,越年幼、发育越不成熟的患儿越容易发生代谢紊乱。
- 泌尿道畸形和慢性肾功能障碍通常以延迟和阻碍正常的肾小球发育和肾小管正常功能发育等复杂形式表现。
- 对于泌尿道畸形和慢性肾功能不全患儿进行补液和补充电解质时,不应单纯按照无肾病的急性病患儿的方法来计算,最佳的治疗方案应该考虑到水和电解质平衡,并提倡个体化治疗。

三、肾功能不全的临床表现

(一)血尿

血尿是患儿就诊于肾内科和泌尿外科最常见的原因之一。这是一个相当常见的临床表现,而对许多初级保健医师来说,需要考虑大量的鉴别诊断,而且查清病因往往费时费力。多项研究表明,在接受调查的儿童中,血尿的发生率在 0.5%～3%(Hogg,2009),这一结果受到明显血尿的定义和当地尿常规筛查水平的影响。仅约 1/4 的患儿于再次检查时仍存在持续性血尿（Vehaskari et al,1979）。在随访持续血尿 6 个月以上的患儿中，有 2/3 的儿童为孤立性血尿，70％ 患儿最终缓解。在本研究队列中，20％ 的患儿被诊断为高尿钙症和（或）结石病，只有 10％ 的患儿在出现蛋白尿后通过活检最终诊断为慢性肾小球肾炎（Túri et al,1989）。**这些证据表明，单纯的镜下血尿通常是一种良性的状态，通过简单的病史询问和检查后可以明确诊断。**

虽然大多数病例为镜下血尿，无症状肉眼血尿的发展可能会导致急症的发生，需要更积极的检查评估。研究表明，2/3 的病例会查找到血尿的病因，但仍有 1/3 不能寻找到确切病因（Youn et al,2006；Greenfield et al,2007）。泌尿外科医师和肾内科医师的诊断会有所不同，泌尿外科医师诊断外伤和尿路感染患者较多，而肾内科医师常诊断为肾小球肾炎，但实际上肉眼血尿和镜下血尿的诊断基本思路是相同的（框图 2-1）。

框图 2-1　儿童血尿原因分析	
肉眼血尿	镜下血尿
暂时性	暂时性
高尿钙/肾结石	高尿钙/肾结石
肾小球肾炎（各种类型）	肾小球肾炎（各种类型）
膀胱炎	膀胱炎
运动	运动
先天性泌尿道畸形	先天性泌尿道畸形
良性尿道出血	基底膜病变
肾母细胞瘤或膀胱肿瘤	药物
出血性疾病	间质性肾炎
肾静脉血栓	镰状细胞病/镰状细胞特质
肾乳头坏死	
胡桃夹综合征	

1. 评估

肉眼血尿需要积极进行相关检查，而镜下血尿如无特殊病史、阳性体征及蛋白尿的情况下需要密切观察数月。许多患儿但并非全部患儿，将在完成基本的检查评估之后接受专科治疗（图 2-2）。

重要的病史信息应该包括：血尿的发生时间；持续性或间歇性；与疾病、运动和创伤的关系；其

他阴性或阳性症状，包括腹部/胁腹痛、排尿困难/尿急、皮疹、肿胀、关节症状、头痛/视力改变（可能与高血压有关）；排尿过程是否有明显出血（肾小球或膀胱出血）或者排尿终末期出血（尿道出血）；是否有血尿、结石病、任何形式的 CKD、耳聋、出血性疾病或镰状细胞疾病等家族史。应进行全面的体格检查，但需格外注意血压，全身有无皮疹，水肿，会阴外伤，腹部、侧腹压痛，或耻骨上有无压痛。

最重要的辅助检查是新鲜的尿液分析——血红细胞和红细胞管型会在陈旧尿液中分解，同时还应检测尿液中的蛋白、白细胞和硝酸盐。镜下血尿的定义是在每个高倍镜视野中应＞5 个红细胞，同时还应观察有无管型的存在。经过第二次检查后发现患儿无确切的镜下血尿应该考虑是暂时性血尿，不需要进一步检查。肾小球源性血尿的尿液表现为褐色或微绿色，且可发现红细胞管型和变形的红细胞。非肾小球源血尿出血常表现为红色，且无红细胞管型，红细胞的大小和形态均匀，有时尿液浓缩会导致对称性收缩。患儿有明显的感染症状或尿液检查提示有感染征象需进一步进行尿培养。因高尿钙是引起镜下血尿常见的病因之一，故需要采随机尿样进行尿钙和肌酐的检测，诊断高尿钙在 5 岁以上儿童应＞0.2，在 2－5 岁儿童中应＞0.4（Sargent et al,1993）。肾和膀胱的超声检查用于筛查肾实质或膀胱病变引起的血尿，尽管这在长期无症状血尿的患者中的比例非常低。因超声是无创性检查，通常用来筛查由于解剖异常或泌尿系结石引起的血尿。

伴有蛋白尿、高血压或全身疾病症状的患者可能患有某种类型的肾小球肾炎，应该由小儿肾内科医生进行进一步的检查和治疗，初步检查应该包括尿蛋白定量、血清生化、血细胞计数、补体 C3 和 C4、抗链球菌溶血素 O 抗体检查。根据年龄（青春期前及以上）和症状变化，应考虑到系统性红斑狼疮（systemic lupus erythematosus, SLE）血清学也会发生类似改变。值得注意的是，尿液中大量的红细胞可能会导致尿蛋白的阳性率变低。因而所有肉眼血尿的患者应早期进行尿蛋白定量检查（随机尿蛋白/肌酐比值应＜0.2）。在少数情况下，超声检查提示肾肿块或其他解剖异常，需进一步进行 CT、磁共振、核素扫描、排泄性尿路造影或膀胱镜检查以明确诊断。若超声提

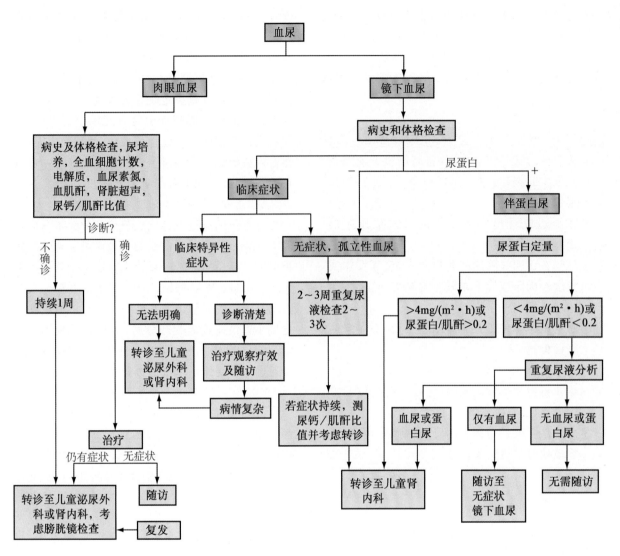

图 2-2　**血尿诊疗流程图**

示正常,镜下血尿不需要进行膀胱镜检查(Feld et al,1998)。尽管很多患者拒绝膀胱镜这一确诊检查手段,但出血时进行膀胱镜检查有利于评估复发性肉眼血尿的病因,双输尿管口出血显示为肾小球来源,而单侧出血则提示为上尿路或血管异常——多数仍需要进一步的精确诊断。

高尿钙是肉眼血尿和镜下血尿的常见病因,有可能表现为无症状或排尿困难,任何血尿、排尿困难或培养阴性的血尿患者均应考虑高尿钙症。在 4—5 岁儿童中,钙/肌酐比值>0.2 为诊断标准(24h 尿钙排泄量>4mg/kg),而小年龄儿童的诊断标准通常稍高(正常婴儿为 0.5)。高尿钙可由饮食中大量的钙或钠的摄入而引起,但一般常见的病因为特发性高尿钙症。钙的排泄可随着膳

食中钙和钠的摄入量变化,因此确诊尿钙升高应进行 24h 尿液收集检测。血尿次要的病因包括创伤(特别是青春期男性)、襻利尿药使用、肾小管酸中毒(renal tubular acidosis,RTA)、甲状旁腺功能亢进症、恶性肿瘤和结节病。尽管高尿钙患者最终引起肾结石的发生率不同,尿钙排泄量是最终结石形成的主要因素(Bergsland et al,2012)。预防高尿钙的措施包括增加液体摄入、钠盐限制、轻度蛋白质限制和利尿药的应用。

2. 治疗

绝大多数无症状性血尿随着时间推移会逐渐改善,重要的是患儿家长应意识到持续的血尿并非肾功能受损或血液系统疾病的表现,也不能作为肾病恶化的标志(但蛋白尿与之相关)。确诊为

明显尿路畸形或肾小球肾炎的患儿应根据病情进行合理的治疗；诊断为高尿钙的患者建议进行大量的液体输入及限制钠盐的摄入；噻嗪类利尿药通常用于经保守治疗无效或有肾结石的排尿困难患儿。

要点：血尿

- 孤立性无症状镜下血尿（每高倍镜下视野＞5个红细胞）是最常见的良性、一过性和自限性疾病。
- 肾结石或肾病家族史有助于儿童血尿的诊断。
- 尽管在无明显临床症状患儿中，反复发作或持续性肉眼或镜下血尿非常罕见，若发生上述情况需进一步检查。
- 对于尿路影像正常的血尿患儿，很少需要膀胱镜检查。
- 高尿钙患儿（4岁以上儿童，钙/肌酐＞0.2）是儿童血尿的常见病因，应在所有就诊儿童中考虑此情况。
- 血尿伴明显蛋白尿提示肾小球疾病，需要更积极地对其进一步诊疗。

（二）蛋白尿

尽管美国儿科学会不再建议对儿童进行尿常规筛查，且这一检查不具成本效益（Sekhar et al，2010），但很多临床医师仍然坚持这种做法。此外，大多数体育运动前都需常规进行尿液检查（Sox and Christakis，2005）。在儿童中，蛋白尿可能在常规筛查中偶然发现，或在因其他疾病就诊时发现，或在怀疑肾或尿路疾病检查时发现。蛋白尿的严重程度是决定是否进行进一步检查的首要因素。健康人群筛查中时有发现少量蛋白尿，经后续检查证明是一过性蛋白尿、假阳性或误诊。伴有内科疾病或中高量蛋白尿患者应该进一步进行检查，因其可能患有严重的肾病。

1. "正常"尿蛋白排泄

肾单位的滤过、重吸收、分泌及分解蛋白质功能为防止血浆中的蛋白质的丢失提供了有效的防护屏障。蛋白质能否穿过肾小球取决于其分子量大小（molecular weight，MW）和所带电荷。大多数小分子量的血浆蛋白和肽类可以自由滤过并被近端小管快速重吸收和分解，但高分子量和带负电荷的蛋白如白蛋白或IgG几乎不能被滤过，但可通过内吞受体巨噬蛋白进行重摄取（Dickson et al，2014）。

每日尿蛋白的最终量随着身体重量和肾成熟程度而变化，并受到肾小球滤过特性和近端肾小管重吸收功能的影响。通过校正后正常尿蛋白分泌在未成熟新生儿中的波动范围为蛋白/肌酐比率0.2～0.7，在成熟的儿童中这一比值会更低（表2-1）。通过定时收集尿液进行定量检查，正常尿蛋白分泌＜4 mg/（m^2・h）［100 mg/（m^2・d）］（表2-1）。

表 2-1 正常尿蛋白分泌

年龄	蛋白分泌量[mg/（m^2・d）]：平均值（范围）[*]	蛋白/肌酐比值（mg/mg）[†]
早产儿（＜30d）	182（8～377）	0.7
足月儿（＜30d）	145（68～309）	0.7
2月—4岁	100（37～244）	0.55～0.7（1岁以内）
		0.4（1～2岁）
		0.3（2～3岁）
5—10岁	85（21～234）	0.2
＞10岁	63（22～181）	0.15～0.2

[*] Miltenyi M. Urinary protein excretion in healthy children. Clin Nephrol 1979；12；216-21。[†] Guignard J-P, Santos F. Laboratory investigations. In：Avner ED, Harmon WE, Niaudet P, editors. Pediatric nephrology. 5th ed. Philadelphia：Lippincott，Williams & Wilkins；2004.

2. 病因学

临床上蛋白尿主要有以下三种病因:肾小球屏障破坏;肾小管功能障碍;血浆蛋白浓度过高,超过正常的重吸收能力。最常见的临床情况包括肾小球完整性破坏,高分子量蛋白的分泌(包括白蛋白)。无论先天性或者后天性足细胞病变均可导致肾小球结构和功能发生改变,从而造成滤过屏障受损,如微小病变性肾病、链球菌感染后肾小球肾炎(poststreptococcal glomerulonephritis, PSGN)、肾瘢痕或长期糖尿病,使高分子量血浆蛋白漏出。前述导致大量蛋白尿和肾病综合征的病理状态,通常会伴随着肾功能的逐渐损失。

肾小管性蛋白尿通常是由于近端肾小管重吸收的低分子量蛋白异常排泄造成。肾小管性蛋白尿最常见于 AKI、化疗或者氨基糖苷类药物使用引起的不良反应,或与 Fanconi 综合征或 Dent 病等遗传疾病有关。在儿童中,因血浆中蛋白浓度过高而导致蛋白尿的情况非常罕见;然而,溶血性危象中的血红蛋白尿、横纹肌溶解症和高丙种球蛋白血症的肌红蛋白尿可能与尿蛋白升高有关。

3. 辅助检查

筛查通常采用半定量试纸试验进行,由于试纸在结合高分子量蛋白质后引起颜色变化,在非常稀释的尿液样本和低分子量蛋白尿的时候可能会发生假阴性结果;在碱性尿液、非常浓缩尿液及受氯己定或放射性造影剂污染的样本中会发生假阳性结果。使用不当存储试剂或曝光与读数的时间不当也会导致结果误差。在筛查中发现阳性结果应进行定量实验予以确定。

尿蛋白定量检查需采用定时尿液收集,一般为 24h 尿。这种收集方式必须标准化尿肌酐含量,并且在尿中肌酐含量 <15 mg/(kg·24 h) 或 >25 mg/(kg·24 h) 时应该怀疑样本质量有问题。若患者肌肉含量过高或过低,或肥胖均会导致结果判定误差,但随着检查时间增加,患者可将自己既往标准作为对照。近年来,应用尿蛋白/肌酐比值得到临床认可,且这一指标随年龄改变仍有可用性(见表 2-1),因而该检查即使有接近 20% 错误率仍然受到广泛使用(Shaw et al, 1983)。虽然尿"微量蛋白"检测可以检测到非常低水平的尿蛋白,但因其成本较高,仅限于应用在早期糖尿病肾病的筛查。

4. 病因

蛋白尿最恰当的分类为暂时性、直立性或持续性。暂时性蛋白尿定义为一次或多次阳性测试后蛋白尿消失。暂时性蛋白尿占孤立性蛋白尿的大多数,常因剧烈运动、发热、明显冷/热压力导致。轻到中度蛋白尿($<1g/24h$,蛋白质/肌酐比值 <1.0)在进一步检查之前,应在无任何可能诱因的情况下进行尿蛋白复查。

直立性蛋白尿是孤立性蛋白尿最常见的诊断,最常见于健康的青少年。根据定义,直立性蛋白尿是指仅存在于直立位,与肾功能异常或高血压无关的蛋白尿。该病病因不清,可能最终好转或成为持续性蛋白尿(Springberg et al, 1982)。卧位收集尿液中的尿蛋白水平 <100 mg/8~12 h(或蛋白质/肌酐比 <0.2)为阴性,蛋白水平 >900 mg/12~16 h 为阳性。每日尿蛋白含量超过 1g/d,或有任何程度的血尿会导致直立性蛋白尿检查结果不准确。

任何程度的持续性非直立性蛋白尿都是某种类型基础肾病的表现(框图 2-2),这一情况应该进一步行确诊的相关检查。肾病蛋白尿定义为尿中蛋白大于 40 mg/(m^2 ·h) 或 3 g/24 h。尿蛋白可能由于微小病变或其他任何潜在的进展性肾小球肾炎引起,但于一些先天畸形、反流性肾病、阻塞性尿道疾病或肾小管疾病并不常见,在这些疾病中,蛋白尿通常是轻到中度(500~1000 mg/d),这些患儿通常会被转诊至儿童肾内科进行专科检查。

框图 2-2　蛋白尿诱因
• 一过性
• 锻炼
• 发热
• 压力/疾病
• 直立
• 药物
• 化疗
• 氨基糖苷类
• 重金属中毒
• 肾小管疾病
• 急性肾小管坏死
• 间质性肾炎

（续）

- 囊性肾病
- Fanconi 综合征
- 移植物抗宿主疾病
- 反流性肾病
- 肾小球肾炎：急性和慢性，所有形式，包括微小病变型肾病综合征
- 其他慢性肾病
  - 阻塞性尿路疾病
  - 先天性肾发育不良
  - 急性疾病导致的永久性残肾功能障碍（即肾皮质坏死，溶血性尿毒症综合征，肾小球肾炎）
- 糖尿病
- 蛋白过多综合征
  - 溶血
  - 横纹肌溶解症
  - 高丙种球蛋白血症

5. 评估

尿蛋白的诊断流程见图 2-3，其他健康患者偶然发现孤立性蛋白尿应该在排除一过性蛋白尿可能诱因的情况下进行重复检查。利用斑点法检测蛋白/肌酐比值可以准确评估，同时也可纠正高浓缩尿样患者的假阳性检测结果。如果这些检查值在正常范围内，则不需要进一步检查。虽然血尿与暂时蛋白尿的发生与特定压力有关，但蛋白尿和血尿的同时出现应该考虑到肾病的可能。

在血压正常的患者中，通过反复采样确诊为孤立性蛋白尿，应该考虑直立性蛋白尿的诊断。确诊直立性蛋白尿的金标准是"分段式"24h 尿液收集。患者应被告知提供两份连续时间段的尿液收集，一份由清醒时日间/活动时组成，另一份由夜间/卧位尿组成。两份样本均需要进行蛋白质和肌酐测定。**若表现为正常的夜间蛋白分泌和异常的日间分泌，且总蛋白＜1g/d 可诊断为直立性蛋白尿。**另外，第一天早上所取样本和中午所取的样本可使用蛋白质/肌酐比值来评估。虽然现存数据表明持续性直立蛋白尿是良性的，但许多专家仍然建议至少在诊断后 1 年内进行随访检查，以确认没有任何进展。

在某些疾病中或侵入性检查时偶然发现蛋

白尿一般为一过性的，这些可能是因为潜在的某些压力引起的。筛查发现大量蛋白尿应结合肌酐检测准确评估，并转诊至肾内科。在其他情况下，临床表现的相继出现促进了诊断的明确。出现水肿、血尿、高血压、发育停滞、发育延迟、脉管炎、尿路感染、反复腹痛和既往肾病病史等情况均是诊断可疑蛋白尿的指征（Hogg et al,2000）。在这些情况发生时，需前瞻性预测可能存在的肾病，全面地询问病史和仔细地体格检查。出现低到中等程度蛋白尿、血压正常、无血尿、无水肿、无脉管炎均为良性指征。血清肌酐接近正常值是好现象，但无法保证病情不再继续进展。病史和体格检查提示患儿可能存在肾病，需进行疑诊疾病相关的辅助检查。水肿、高血压、和（或）血尿是肾小球疾病发生蛋白尿最可能的原因，确诊需要进一步行相关检查，包括准确的尿蛋白定量分析、血肌酐和电解质（包括钙和磷）、总蛋白和白蛋白、补体 C3 和链球菌滴度试验。高质量的肾超声可评估检查肾的解剖形态、大小和回声情况。肾相关检查需依据临床表现的严重程度和形式决定，必要情况下需考虑罕见病或行其他血清学检查以明确诊断。

应特别注意反流性肾病中蛋白尿的表现和诊断。**反流性肾病可能在数年内不能做出明确诊断，一般发生在伴有或不伴有高血压表现的大龄儿童或青春期患者中，表现为无症状蛋白尿（通常＜1g/d）。**仔细的病史询问可以获得到既往尿路感染病史或幼儿期间因发热而反复应用抗生素的病史，上述信息可能指向该诊断。超声检查发现肾不对称或肾实质缺损具有提示意义，但在瘢痕面积小的情况下不敏感。磁共振检查和皮质核素扫描，如二巯基琥珀酸（dimercaptosuccinic acid,DMSA）对诊断最为敏感，但对于小婴儿难以实施（McMahon et al,2007）。排泄性尿路造影对于反流已经自行消退的患儿来说可能是阴性的，但其皮质显影可证实瘢痕存在。

蛋白尿患儿转诊至儿童肾内科的时机基于医生对于潜在病理进展严重性的认识、诊治医生的仔细程度和所属单位肾内科的诊疗水平。由肾内科专家做出的进一步评估应建立在病情发展的基础上，可能会采取如补体分析、免疫介导的血清学

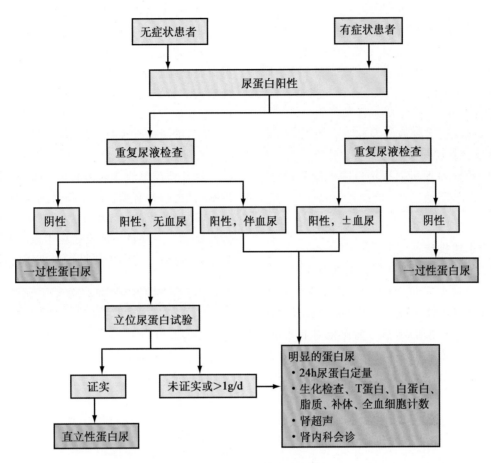

图 2-3　儿童蛋白尿诊疗流程

检查、重复定量尿液分析、放射性成像检查等广泛检查以明确诊断及预后。在进展性肾小球肾炎或持续性肾小球肾炎的情况下，一般需要进行经皮肾活检来明确诊断和判断预后。

6. 治疗

一过性蛋白尿和直立性蛋白尿属于良性疾病，无须特殊治疗。在畸形或继发于其他疾病中，如 AKI、感染后肾小球肾炎或轻度溶血性尿毒症（hemolytic uremic syndrome，HUS），蛋白尿可以在持续数月后随着原发病的治愈而消失。少量蛋白尿（＜1 g/24 h 或蛋白/肌酐＜1.0）的水平会随着时间而降低，无须特殊治疗。进展性蛋白尿的诊断需要进一步检查明确。

临床上在大多数严重蛋白尿的情况下，积极治疗原发病是治疗的关键，并且蛋白尿变化量是治疗效果的评价指标。大多数获得性肾小球疾病需要免疫调节治疗，如皮质醇类、钙调素抑制药、细胞毒药物或抗体治疗，且各种药物治疗

疗效不尽相同。由于这些疾病是不可治愈的或者仅能在永久性肾小球损伤发生后得到控制，对持续性蛋白尿的治疗已成为另一种选择。因在 1 型糖尿病患者中发现使用血管紧张素转换酶抑制药（angiotensin-converting enzyme inhibitors，ACEIs）和（或）血管紧张素 Ⅱ 受体拮抗药（angiotensin Ⅱ receptor blockers，ARBs）有显著的疗效（Cook et al，1990），临床发现应用上述药物可以降低持续蛋白尿患者的尿蛋白水平（＞1 g/24 h）（Webb et al，2012）。虽然没有特别证据证实这些药物对所有肾小球肾炎均有改善作用，尤其是缺乏针对儿童的相关证据，但临床发现这些药物可降低肾小球滤过压引起血流动力学效应，进而引起尿蛋白排泄明显减少。药物治疗究竟是因降低肾小管蛋白或是降低血压后所引发的继发效应仍存在争议。同样，这些药物在降低慢性低量蛋白尿或单纯肾小管蛋白尿的机制仍不清楚。

要点:蛋白尿

- 无症状的、孤立的蛋白尿是筛查中常见的问题,通常是一过性的。
- 每日持续尿蛋白量>150 mg/24 h 或第一日晨尿蛋白/肌酐>0.2 提示肾病可能。
- 血尿、高血压、水肿或全身疾病的存在提示肾小球疾病,需积极进行进一步诊疗。
- ACEIs 治疗慢性蛋白尿可以降低尿蛋白水平并延长肾寿命。

(三)肾小球疾病

泌尿系统较明显的解剖异常是儿童泌尿外科医生处理的最常见问题,而肾内科医生在临床上更多的是处理肾小球疾病。虽然儿童泌尿外科医生不需要在这些疾病的细节方面保持专业水准,但需要对于这些疾病的临床表现、诊疗有基本的认识,因为很多尿液异常的患儿会首先分诊至儿童泌尿外科医生。

肾小球疾病可能是暂时性或逐渐进行加重的,在儿童和青春期的不同年龄组发生肾小球疾病的频率也不尽相同。一些情况会非常迅速恶化,而一些其他情况会进展较为温和,在健康患者中偶可发现血尿或蛋白尿。虽然许多疾病可以根据临床特征进行诊断性治疗,但肾活检仍然是确诊的最可靠的方法。

过去多年来,许多学者相继提出"肾病综合征""肾小球肾炎"的很多差异和相似处,尝试将两者鉴别开,但需要注意到这两者之间有很多临床表现和实验室检查存在相似之处。有经验的临床医生应该学会参考患者的临床资料、活检结果、对治疗反应等来制定个体化治疗方案。**传统意义上,肾病综合征是一种临床症状,包括大量蛋白尿[定义为>40 mg/(m² · h)]、低白蛋白血症(白蛋白<2.5g/dl)和水肿,并可伴有或不伴有高脂血症。**肾病综合征可能由遗传、继发于其他疾病或原发性、特发性疾病而引起。这些疾病可能是由于先天性或获得性疾病造成足细胞的细胞骨架结构缺陷、细胞-细胞间连接的完整性破坏造成,这些是目前研究的热点问题(Grahammer et al, 2013)。肾病综合征可能表现为没有任何"肾炎"

证据,或并不呈现任何形式肾小球肾炎的重要发病过程。**肾小球肾炎的临床诊断包括血尿、蛋白尿、GFR 降低、伴有或不伴高血压。**肾小球肾炎可以是遗传性的,也可以继发于其他疾病或原发性疾病的特定过程。由于鉴别诊断的范围可能很广,需有依据的缩小鉴别范围,进行一些早期筛查,然后继续进行小范围的鉴别和检查。

1. 评估

经几项简单的评估和询问可以帮助缩小鉴别诊断的范围,并有助于决定是否进行进一步检查。

(1)患儿年龄:如果年龄<1 岁,很可能是遗传性疾病。一些肾小球疾病在年轻小龄儿童中更为常见,而另一些则更常见于青少年(框图 2-3)。

框图 2-3 肾小球疾病的常见年龄范围

<1 岁
先天性感染
弥漫性肾小球硬化
遗传疾病
　婴儿肾病综合征
　Denys-Drash 和 Frasier 综合征
1—10 岁
感染性后肾小球肾炎(GN)
微小病变型肾炎
特发性局灶节段性肾小球硬化(FSGS)
紫癜肾炎
溶血性尿毒症综合征
>7 岁
系统性红斑狼疮
系统性血管炎
特发性新月体肾炎
膜增生性肾病
免疫球蛋白肾病
特发性和继发性 FSGS
膜性肾病
Alport 综合征
指甲髌骨综合征
肺肾综合征

---

(2)是急性病程还是长期慢性病程:很多疾病都会有非特异性的临床表现,在诊断不明确之前可能会存在很长一段时间(如 Alport 综合征、继发性局灶节段性肾小球硬化),其他情况则可能表现为急性进展性过程(如 PSGN 和 HUS)。基本

检查包括血红蛋白,肾超声(肾是否肿大,表现为急性病程征象;或者肾很小,是一种慢性进行性过程),甲状旁腺激素检查(parathyroid hormone,PTH)都有助于了解病程。**值得注意的是,高血压、血尿和水肿可以发生在任何一种疾病中,不可作为某一特定诊断的指征。**

(3)是否有反复无症状肉眼血尿:若有,需考虑免疫球蛋白 A(IgA)肾病,Alport 综合征或薄基底膜病可能。

(4)是否有肾外疾病证据:虽然不易发现,但皮肤病、血管炎、肺疾病或其他系统的疾病通常提示患者有某些系统性疾病,且多为急性病过程。

(5)是否有明显的高血压或肾功能不全:若有,可能是晚期或急性病程的疾病,有必要由肾内科医生进行紧急评估。

2. 诊断和治疗

经询问上述问题可明显缩小鉴别诊断范围。有明显水肿和大量蛋白尿,但无多系统受累证据的患者可能患有某种类型的肾病综合征;有高血压和轻度水肿的患者更有可能患某种类型的肾小球肾炎;有皮疹或其他器官受累证据的患者可能患有系统性血管炎或其他全身性疾病。肾活检是诊断这些疾病的关键辅助检查,且随着基因诊断技术的普及,对不常见的临床表现可以进行基因分析。

(1)婴儿肾病综合征:"先天性"肾病综合征和"婴儿"肾病综合征之间的区别不易分清,因两种疾病均可在出生时或婴儿期出现。芬兰型先天性肾病综合征患儿(congenital nephrotic syndrome of the Finnish type,CNF)在出生时或出生后很快就会出现水肿,并可能在产前因孕妇过高的甲胎蛋白水平而提示患儿存在蛋白尿。这些患儿通常早产且胎盘明显大于正常胎盘。CNF是由于 NPHS1 基因(编码 nephrin)的纯合突变引起,并且受影响的婴儿患有严重的肾病综合征,因大量蛋白丢失会诱发早产,并引发感染和血栓的风险(Jalanko,2009)。已知的导致局灶性硬化症病变的基因突变包括 α-actinin 4 和 CD2 相关蛋白(Jalanko,2009)。Wilms 抑癌基因 WT1 的突变与 Denys-Drash 和 Frasier 综合征引起的婴儿肾病综合征伴肾小球弥漫性系膜硬化有关(Jalanko,2009)。虽然婴儿肾病综合征一般认为

是遗传因素导致,但值得注意的是先天感染和炎症也可导致该病的发生。巨细胞病毒、梅毒、风疹、乙型肝炎、先天性系统性红斑狼疮、弓形体病、人类免疫缺陷病毒(艾滋病病毒)和疟疾都会引起肾病综合征,应该在诊断时加以考虑(Jalanko,2009)。

(2)大龄儿童肾病综合征

①微小病变性肾病综合征:**绝大多数患有肾病综合征的儿童和青少年伴有微小病变性肾病综合征**(minimal change nephrotic syndrome,MCNS)**(85%～90%学龄前儿童和 50%青少年)。**但进行活检确诊的病例是很少见的,因大多数患儿对皮质类固醇治疗反应较好。临床表现通常伴有急性的水肿,包括腹水;在健康儿童中,以腹水为首发表现也比较常见。大多数儿童血压和血清肌酐正常,但血压轻度升高可伴有严重的低白蛋白血症,导致血管内蛋白丢失过多。高脂血症也很常见。可能有镜下血尿,但这一比例非常小,尿液镜检可发现椭圆形脂肪小体。MCNS 的治疗是应用皮质类固醇进行缓解,2/3 患儿可能偶尔或频繁出现间歇性复发。细胞毒性药物(环磷酰胺或苯丁酸氮芥)或钙调磷酸酶抑制药(环孢素或他克莫司)用于频繁复发和类固醇中毒的患儿。大多数患有 MCNS 的患儿到青少年时期会自愈,极少会进展为肾功能不全或终末期肾病(end-stage renal disease,ESRD),以至于患儿家长会对微小病变性肾病的诊断提出质疑。复发性肾病综合征因 IgG 和抗血栓蛋白的丢失,增加感染包囊生物和血栓形成的风险。此外,尽管这种疾病导致长期后遗症的风险"极小",但治疗药物的不良反应和复发的不可预测性增加了医护人员的挫败感。有典型症状和对类固醇的反应较好患者很少做活检,镜检结果一般表现为正常肾组织(或系膜基质或细胞性最轻度的局灶性增加)、免疫荧光阴性和弥漫性足细胞足突破坏。

②局灶性节段性肾小球硬化(focal segmental glomerulosclerosis,FSGS):FSGS 是儿童中肾病综合征的第二位最常见原因,占病例总数的10%～20%,并随着年龄的增长而增加。FSGS最近被细分为多种不同的病理类型,各型预后不同(Schell and Huber,2012)。患者临床表现不尽相同,有些表现为典型的肾病综合征,有些表现

为较严重的无症状蛋白尿（伴或不伴高血压和肾功能损害）。该病在非裔美国人中更常见，通常表现对类固醇治疗不完全反应，而且可能与肾小管功能障碍有关，最常见的是糖尿和尿浓缩缺陷，镜下血尿常见。肾活检通常可见到皮质局部区域典型的节段性肾小球硬化或毛细血管襻塌陷，在髓质肾单位中更普遍。肾小管损害证据较为常见，免疫荧光检测可以发现少量 IgM 或 C3 沉积，电镜检查可证实硬化/萎缩性病变伴足细胞消失。FSGS 患者会发生类似于 MCNS 患者的感染和血栓形成等并发症，并且这些并发症会导致持续性大量蛋白尿。对于类固醇治疗无反应的患者很容易发展为 CKD 和 ESRD，且进展非常迅速（5—7 年）。本病在肾移植受者中有约 30% 复发率，并可能最终导致移植物的切除。大剂量皮质类固醇、钙调神经磷酸酶抑制药、细胞毒性药物、吗替麦考酚酯和血浆置换可单独使用或组合使用增加治疗成功率。ACEI 和（或）ARBS 及降脂药物常被用作辅助治疗，以减轻蛋白尿的严重程度和高脂血症的长期并发症。随着人们对足细胞分子病理学、生物标记特征及表型-基因相关性的了解，有望继续提高我们诊断和治疗这种具有挑战性的进展性疾病的能力。

③肾病综合征的其他病因：膜性肾病在儿童时期很少见，在青少年肾病综合征病因诊断中占 10%～20%。膜性肾病可能是特发性的，也可继发于 SLE、乙肝病毒、肾毒性药物或恶性肿瘤。该病不能与其他形式的肾病综合征在临床症状上鉴别，需要肾活检进行诊断。约 1/3 的患者出现自发缓解，其他患者会缓慢进展为 CKD。近年来，大多数特发性膜性肾病患者的病理生理学研究已确定为循环中 IgG4 自身抗体与足细胞上的 M 型磷脂酶 A2 受体 1 结合（Beck and Salant，2014）。这些抗原抗体复合物在肾小球基底膜（glomerular basement membrane，GBM）内结合补体，进而导致滤过膜的破坏，导致蛋白尿。银染和电镜检查发现免疫沉积物不同程度地包围在新生的细胞外基质和 GBM，这是一种对损伤的应答反应。膜性肾病的继发病变由之前形成的循环抗原抗体复合物引起，造成相应的损伤。膜性肾病的预后不同，约 1/3 的患儿自行缓解，其余患儿向 ESRD 缓慢进展。

④膜增生性肾小球肾炎（membranoproliferative glomerulonephritis，MPGN）：在儿童时期是另一种不常见的疾病，最近随着对该疾病亚型的病理生理学的日益了解而重新对其命名和分类（Bomback and Appel，2012）。这些由于补体系统异常激活所致的疾病现在统称为 C3 肾小球疾病。这些疾病可表现为典型肾病综合征、进行性肾炎的特征或两者混合表现，常有大量蛋白尿，伴明显的镜下或肉眼血尿，大部分病例的补体 C3 水平降低。活检结果显示系膜细胞过度增生，毛细血管增生，由于补体成分和免疫球蛋白沉积而造成 GBM 增厚。在 Ⅰ 型 MPGN 中（旧称），以内皮下和系膜沉积物为主，并且沉积物通常含有免疫球蛋白和补体成分。Ⅱ 型 MPGN（也称为致密沉积疾病）的典型特征是明显的 GBM 增生和仅含有 C3 成分的电子致密物于系膜区沉积。对于混合沉积物的情况仍然无法进行明确的分类。尽管通常用包括类固醇和其他免疫调节剂在内的疗法，但这种疾病通常会发展为 ESRD。最近，一种防止膜攻击复合物激活的人源化抗体的研制，已有望成为阻止慢性补体激活所致肾细胞损害的潜在靶向治疗药物（Bomback and Appel，2012）。

⑤肾小球肾炎：肾小球肾炎有多种表现形式，其中以"肾炎"表现的患者占多数，而表现为肾病综合征的较少。但这些疾病表现并非完全一致，在未得到明确的诊断之前，应将此疾病考虑进诊断范围。

⑥感染相关性肾小球肾炎：感染相关的肾炎症的流行病学发生了显著变化，现在主要类型主要分为"感染后肾小球肾炎（PSGN）"和"与活动性感染相关的肾小球肾炎"（Nadasdy and Hebert，2011）。在发达国家，由于免疫接种的普及和对链球菌有效的抗生素的生产，PSGN 发病率正在下降，但该病在发展中国家依旧很常见（Eison et al，2011）。同时，与急性和慢性金黄色葡萄球菌感染、艾滋病病毒感染和乙型肝炎感染有关的肾小球肾炎也越来越常见。

典型 PSGN 通常在 A 型链球菌感染引起的咽炎/蜂窝织炎/脓疱疮发生 7～10d 后发生，其特征为肉眼血尿（通常称为"可乐色"尿），肾炎范围的蛋白尿，伴有容量负荷过高的高血压，补体成分 C3 降低，抗链球菌溶血素 O 阳性和抗脱氧核糖核

酸酶-B 抗体的生成。可表现为不同程度的 AKI，包括少尿和对临时透析治疗的需要。从以往记录观察，90% 的患者会"完全"康复，但随着人们对 AKI 长期风险理解的不断加深，这一估计可能过于乐观。鉴于 PSGN 诊断要点主要为病史和临床诊断，故少有患者需要进行肾活检。活检结果一般为肾小球细胞明显增生，伴多核白细胞浸润，补体 C3 和 IgG 免疫荧光阳性，上皮下电子致密物呈"驼峰"样沉积。该病急性期持续 10～14d，但血尿和蛋白尿可能持续 6 个月左右。

　　活动性感染的肾小球肾炎不同于感染后肾小球肾炎，需持续性感染且最常见于未经治疗或疗效较差的深部感染或隐匿性感染，如骨髓炎、心内膜炎、血管分流或深部脓肿等（Nadasdy and Hebert，2011）。尽管活检结果不同，但该类型肾炎以 HIV 和乙型肝炎/丙型肝炎感染为代表。金黄色葡萄球菌相关性肾小球肾炎最常见病原菌是耐甲氧西林的菌株，并可能与血管炎和紫癜的发生有关。活检结果类似于 IgA 肾病，表现为大量 IgA 沉积，但具有在上皮和内皮免疫复合物沉积的特征，这在典型的 IgA 病中是不存在的。补体 C3 通常不会降低或极小幅度降低。鉴于紫癜比较常见，应考虑过敏性紫癜的诊断（Henoch-Schönlein purpura，HSP）。为防止潜在感染加重，类固醇或其他免疫抑制药不适用于对金黄色葡萄球菌相关性肾小球肾炎的治疗（Nadasdy and Hebert，2011）。

　　⑦**IgA 肾病：IgA 肾病是世界上大多地区的儿童和成人中经活检证实最常见的肾小球肾炎类型。**发病机制与 IgA1 半乳糖基化异常有关，并且可能由遗传和环境因素共同作用导致（Hogg，2010）。临床表现可能非常轻微，诊断仅因为尿筛查发现血尿或导致肾小球硬化和 ESRD 的结构性病变而发现。症状表现多样，可表现为伴或不伴蛋白尿的无症状血尿、间歇性肉眼血尿、更严重的肉眼血尿、肾病综合征、高血压和肾功能不全等。活检结果包括不同程度的系膜细胞增生、系膜基质增加伴或不伴肾小球硬化。免疫荧光检查发现 IgA 沉积是必要条件，可能与 C3、IgG 和 IgM 染色有关。可发现在系膜中有电子致密物的沉积。大多数病例最终可以缓解（虽然血尿可能会持续多年），但是 20% 的儿童通常会在数年

内发展为肾衰竭。预后不良的临床特征包括出现严重蛋白尿、肾功能不全和高血压，以及在活检时发现肾小球纤维化或新月体形成。目前无特殊治疗方式，且需防止潜在的治疗毒性导致发展为严重的疾病。轻症患者可使用维生素 E 和（或）ACEI 治疗。那些被认为是高风险进展的患者通常会使用大剂量的皮质类固醇治疗，加或不加用免疫抑制药，如硫唑嘌呤、环磷酰胺、霉酚酸酯，但少数小范围随机对照试验都不足以支持任何特定的治疗方案（Hogg，2010）。

　　⑧过敏性紫癜（Henoch-Schönlein Purpura，HSP）：该病与 IgA 肾病不同的，但肾活检结果有相似之处，实际上 HSP 是一种系统性白细胞破坏性血管炎，涉及胃肠道毛细血管、肾、皮肤和（或）关节，导致腹痛、肾炎、非血小板减少性紫癜（典型位于大腿后侧和臀部）及关节炎。大约有 50% 的 HSP 患儿在诊断后的 4～6 周会出现肾炎的迹象，但大多症状较轻且有自限性。症状可能会在几个月甚至几年内间歇性发作，但通常表现较轻。高达 15% 的 HSP 肾炎患儿会发展为 ESRD（Kawasaki，2011）。该病患儿在病程早期有严重的蛋白尿、肾功能不全和高血压。HSP 的肾活检结果与 IgA 肾病的肾活检结果无明显区别，发病机制也与半乳糖缺陷型 IgA1 的免疫复合物相关（Kawasaki，2011）。皮质类固醇治疗对关节炎、皮损和腹痛有效，但还没有证据表明对轻度肾病有益。进展性的疾病通常需要大剂量的皮质类固醇治疗，加用或不加其他免疫抑制药，甚至是血浆置换疗法，但上述治疗方案无足够的随机对照实验支持。

　　⑨遗传性肾炎（Alport 综合征）：遗传性肾炎的表现与 IgA 肾病类似，可表现为间歇性肉眼血尿。持续的镜下血尿可出现在蛋白尿之前，且多年后会发生进行性肾功能不全。**遗传性肾炎是由于构成 GBM 的 Ⅳ 型胶原基因的突变而导致的一系列疾病。**Alport 综合征是最严重的变异，因 X 染色体上 Ⅳ 型胶原 α5 亚基的突变，85% 病变中都存在 X 连锁遗传模式。其余病例则发生 Ⅳ 型胶原蛋白的 α3 和 α4 亚基的突变，并且一般表现为常染色体隐性或常染色体显性遗传（Noone and Licht，2013）。典型的 Alport 综合征与感觉神经性听力丧失、前圆锥晶状体和平滑肌瘤有关，但肾

外疾病出现的时间差异很大。随着对足细胞和 GBM 相互作用机制的日益了解，基因组研究进展对该疾病的病因做出进一步解释（Noone and Licht，2013）。肾活检是最具诊断价值（但如在病程早期活检少有阳性），一般表现为 GBM 变薄或增厚伴有致密板分裂和分层。Alport 综合征目前主要是支持性治疗为主，但阻断肾素血管紧张素-醛固酮系统已被证明可以减少蛋白尿产生并延缓肾功能衰竭的进程（Kashtan et al，2013）。

⑩狼疮性肾炎与抗中性粒细胞胞质抗体介导的疾病

a. 狼疮性肾炎：尽管 SLE 在儿童期相对罕见，但儿童期发生的 SLE 导致的肾炎更常见和严重（Vachvanichsanong and McNeil，2013）。最常见的是以非肾表现进行肾损伤的评估（包括症状、皮疹、血液学异常和关节炎等），血尿、大量蛋白尿、肌酐异常和高血压较为常见。大约 80% 被诊断为 SLE 的患儿伴有某种形式的肾功能障碍。对所有 SLE 的患儿均需考虑进行肾活检，因为病理检查和临床症状综合考虑才最有诊断价值（Vachvanichsanong and McNeil，2013）。

最新的分类系统将狼疮性肾炎简化为六型（Weening et al，2004）：Ⅰ型：正常或微小病变型；Ⅱ型：系膜增生性狼疮性肾炎；Ⅲ型：局灶增生性狼疮性肾炎；Ⅳ型：弥漫增生性狼疮性肾炎；Ⅴ型：膜性狼疮性肾炎；Ⅵ型：硬化性狼疮性肾炎。Ⅳ型是最为严重的，且最有可能进展为 ESRD，如果临床表现与早期活检的病理不符，则需要重复活检。狼疮性肾炎的治疗方案基于活检分类和疾病严重程度而定，霉酚酸酯现多用于诱导治疗，但包括用大剂量皮质类固醇和细胞毒性剂（通常为环磷酰胺）在内的诱导治疗也较为常用。维持治疗包括使用免疫抑制药，如钙调神经磷酸酶抑制药和利妥昔单抗。长期的生存率和肾存活率在白种成年人中接近 90%，但这一比例在儿童中较低（Moroni et al，2013）。

b. 抗中性粒细胞胞质抗体（antineutrophil cytoplasmic antibody，ANCA）相关脉管炎：由抗中性粒细胞胞质抗体（ANCA）引起的全身性血管炎在儿童时期非常罕见。该病主要以血管炎性肉芽肿（以前称为 Wegener 病）、镜下多血管炎症、伴多血管炎的嗜酸粒细胞肉芽肿（以前称为

Churg-Strauss 综合征）组成，其特征是累及多器官中、小动脉炎症，最常见于上、下呼吸道和肾（Twilt and Benseler，2014）。肉芽肿病伴多发性血管炎发病与 cANCA 有关——位于中性粒细胞胞质中抗蛋白酶 3 抗体。小血管炎与抗髓过氧化物酶的 pANCA 抗体有关。嗜酸性肉芽肿病合并多血管炎并不与 ANCA 相关，而是与明显增多的嗜酸性粒细胞相关，但其病程和治疗与 ANCA 相关疾病类似。这些疾病通常有上、下呼吸道疾病的病史，以及疲劳、体重减轻和不适等非特异性症状，肾病可能在"生病"时被偶然确诊。80%～90% 的患儿伴有肾受累，血尿和蛋白尿伴有快速进展性肾小球肾炎和高血压是常见的症状。肾活检通常提示严重的坏死性新月体性免疫性肾炎。最终通常需要 ANCA 的检测结果进行确诊。治疗通常采用大剂量皮质类固醇和环磷酰胺，利妥昔单抗和血浆置换的辅助使用已变得越来越普遍，尤其是透析依赖和（或）肺出血患者。但缺少长期的随访数据作为治疗决策的支持，尤其是在儿童群体中，因此一般参照成人的用药方案进行治疗。

⑪血栓性微血管病：血栓性微血管病（thrombotic microangiopathy，TMA）主要特点是微血管性溶血性贫血、血小板减少和肾损伤，临床表现为不同程度的血尿、蛋白尿和 GFR 降低（Trachtman，2013）。**典型的溶血性尿毒症（hemolytic uremic syndrome，HUS）由产生志贺毒素的大肠埃希菌（Shiga toxin-producing Escherichia coli，STEC-HUS）感染引起，是导致健康的儿童中发生 AKI 的常见原因。**HUS 的"非典型"形式可能来自感染（最常见的肺炎链球菌）或药物，也可能是家族性遗传因素导致（补体级联的功能异常引起）。肺炎球菌引起的 HUS 通常非常严重，并常伴有侵袭性肺炎链球菌感染的疾病，如脑膜炎、脓毒血症或肺炎，这些情况在小年龄儿童中更为常见。血栓性血小板减少性紫癜（thrombotic thrombocytopenic purpura，TTP）是由 ADAMTS 13 功能障碍引起的内皮血管性血友病因子多聚体加工缺陷导致，是一种非常罕见的异常。

STEC-HUS 患者通常表现为不同程度的弥漫性内皮损伤，包括肾功能不全、胰腺炎、呼吸窘迫综合征、中枢神经系统功能障碍（包括癫痫发

作、精神状态改变、颅内出血和轻偏瘫)、肝衰竭、心功能不全和(或)肠缺血等。临床表现一般出现于出血性结肠炎发作后几天内。实验室检查可见溶血性贫血、血小板减少和肾功能不全的证据(血尿、蛋白尿和 GFR 下降),以及其他系统损伤的标志物产生。STEC-HUS 的发病机制是由于胃肠道吸收志贺毒素,毒素与内皮细胞结合,随后抑制蛋白质合成并造成细胞损伤。对内皮细胞的损伤激活凝血级联反应,血小板活化导致微血栓形成。炎症和补体激活导致损伤增加。对 STEC-HUS 一般采取支持性治疗,包括严格的液体管理、保持电解质平衡、纠正贫血、治疗肾衰竭和其他器官的功能障碍,40%～50% 的患者需要透析治疗。

近期对补体调节蛋白研究发现,家族性非典型 HUS 的病因可能与多重突变和突变复合体形成有关(Noris et al,2012)。补体调控功能的异常变化也可能通过其他机制诱导 TMAs 临床表现。H 因子、I 因子、B 因子、膜辅因子蛋白和 C3 异常是最常见的突变形式,大多数患者只存在一种突变。家族性 HUS 通常反复发作,一般发生在相对轻微的上呼吸道感染后,并迅速发展为 ESRD。有趣的是,这一病理过程可能要到成年后才会出现,这凸显了环境因素和遗传易感性相互作用可能是该病发生的重要病因。以前未诊断的不典型 HUS 的治疗通常包括血浆灌注,同时采取或不采取血浆置换。依库珠单抗(一种针对补体成分 C5 的单克隆抗体)通过阻止膜攻击复合物的形成而保护细胞不被破坏。尽管该药使用频率仍然存在争议,但被认为是确诊后的标准治疗(Trachtman,2013)。既往,这些疾病的预后非常不乐观,大多数患者死于 CKD 或其他并发症(包括移植后频繁复发)。我们希望依库珠单抗可以改善该病患儿的预后。

非典型 HUS 但无家族性形式的患儿对肾内科医生来说处理起来较为棘手。有些患儿发现有瞬时补体蛋白抗体,一些人可能因服用药物引起(通过不明确的机制),而另一些可能是散发性的。这些患儿的转归并不像有家族性疾病的患者那么严重,但质量方案仍存在争议。

在儿童中 TPP 并不常见,尽管它可以是自发的或是药物引起的继发反应,但是常与 SLE 发病相关。这种疾病的 ADAMTS 13 功能异常导致

TMA 通路异常。该蛋白主要作用是降解血友病因子形成的多聚体以防止血小板活化和血栓形成,ADAMTS13 活性可能是由于基因突变或自身免疫过程而被抑制。在临床上,TPP 表现与 HUS 类似,但弥漫性神经功能异常更常见。在大多数病例中,TTP 经血浆置换治疗有效(Trachtman,2013)。

> **要点:肾小球疾病**
>
> - 肾小球疾病表现为蛋白尿,有或没有血尿,有或没有炎症(GFR 减少,高血压)。
> - 肾病综合征定义为水肿、大量蛋白尿[>40 mg/(m² · h)]、低白蛋白血症(<2.5 g/dl)和高脂血症。它可能作为孤立性疾病或任何肾炎性疾病的一部分出现。
> - 微小病变及其相应的肾病综合征是儿童时期最常见的肾小球疾病,在缺乏炎症性疾病的证据下是一种假定的诊断。其对激素敏感和疾病复发有助于诊断。
> - FSGS 对急速反应不佳,并有可能随着时间推移而进入 ESRD。
> - 急性 PSGN 表现为肉眼血尿(典型的称为"可乐色"尿)。高血压和 GFR 轻度下降是常见的,但大多数患者恢复后无可检测出的后遗症。
> - IgA 肾病也是常见的,并常表现为间歇性肉眼血尿伴或不伴蛋白尿。肾病源性蛋白尿或异常 GFR 是远期预后不良的指标。
> - 肾活检通常对明确诊断肾小球疾病,确定预后和治疗是必要的。
> - 分子遗传学正在极大地改变我们对许多肾小球疾病发病机制的认识,并可能指导未来的治疗策略以达到更有效的治疗目的。

(四)肾小管疾病

肾小管的作用是通过重吸收或分泌溶质来精炼肾小球滤液,并最终产生适当生理稳态的尿内容物。肾小管作为再吸收器官的功效可以通过肾小球滤过率来评价。正常 GFR 为 100ml/(min · 1.73 m²),意味着每天 144L 滤液进入近端小管后,只有大约 1% 的液流作为尿排出。近端小管负责大部分的再吸收,因此其具有高能量需求并

对缺血敏感。钠、氯化物、葡萄糖、磷、低分子量蛋白质、碳酸氢盐、有机酸和水都通过近端小管转运，而 Henle 环（the loop of Henle）负责转运钠、钾、氯化物和钙。远端肾小管负责调整钠、氯化物、钙、镁、钾、质子和水的含量。这些过程中的大部分都是由 ATP 依赖性的基底侧 Na^+-K^+-ATP 酶为主的主动运输驱动。肾小管细胞排列和管状结构极具复杂性，所有肾单位在正常情况下能够代偿另一区域中的功能紊乱。然而，任何运输系统的慢性功能障碍通常不能完全由其他机制纠正。肾小管疾病可能是遗传性的或获得性的（最常见的是由于缺血或药物损伤），可能是暂时性的或永久性的，并且可能是特定的一个或多个分子。常见临床表现包括发育迟缓、多尿和多饮。

1. 近端肾小管疾病

（1）Fanconi 综合征：Fanconi 综合征是广泛近端肾小管功能障碍的结果，包括肾小管碳酸氢盐、磷、氨基酸和葡萄糖的消耗。它多是由于遗传缺陷、重金属毒性和一些化疗药物（最常见的是异环磷酰胺和铂衍生物）导致的。其诊断是通过血清和尿电解质结果，确认肾小管碳酸氢盐、磷、氨基酸和葡萄糖的消耗。一旦诊断出 Fanconi 综合征，就必须开始寻找肾小管功能障碍的病因。

导致 Fanconi 综合征最常见的遗传性障碍是肾病性胱氨酸病，这是由 Fanconi 本人首先描述的一种疾病（Nesterova and Gahl，2013）。Fanconi 综合征的其他原因包括半乳糖血症、糖原贮积病、酪氨酸血症和其他罕见疾病。胱氨酸病是一种罕见的常染色体隐性遗传疾病，其特征是由于胱氨酸基因突变导致溶酶体中胱氨酸的异常积累。胱氨酸结晶沉积发生在大多数组织中，而近端小管非常敏感，其是否通过直接毒性、异常能量代谢或细胞凋亡发挥作用仍然具有争议。严重的疾病在儿童早期就出现了生长衰竭和电解质异常，这直接导致了对 Fanconi 综合征的评估。肾钙质沉着和甲状腺功能减退并不少见，角膜晶状体通常在 2 岁前在裂隙灯检查时发现。此外，肉碱吸收不良也存在问题。通过发现白细胞胱氨酸水平升高，并通过基因检测证实特定的分子突变来明确诊断。肾功能在病程早期是正常的，但是如果未经治疗会下降，即使用消耗胱氨酸药物进行有效治疗后，终末期肾病（ESRD）的发展也会

继续发展。肾功能正常早期，但如果不治疗肾功能将下降，即使用消耗胱氨酸药物进行有效治疗后，ESRD 也会继续发展。胱氨酸病的治疗包括肾电解质的消耗及特定的胱氨酸消耗。Fanconi 综合征的治疗包括使用碳酸氢盐或枸橼酸盐治疗（由于消瘦往往以大剂量服用），以及根据需要补充钾、磷、维生素 D 和甲状腺素。同时需要密切注意营养，许多儿童需要通过胃造瘘管以提供足够的液体、卡路里和药物。用半胱胺消耗胱氨酸疗法在抑制由胱氨酸累积引起的损伤方面被证明是有益的（Gahl et al，2007）。药物通过进入溶酶体并与胱氨酸反应形成可从溶酶体转运的二硫化物。早期、坚持和长期治疗对维持疗效是必要的。

（2）近端肾小管酸中毒：在正常情况下，近端小管基本上重吸收全部过滤的碳酸氢盐。然而，与碳酸氢盐重吸收相关的碳酸酐酶或其他转运蛋白的功能障碍将导致碳酸氢盐丢失进入尿液，直到在较低的血清碳酸氢盐浓度下达到新的稳态。当过滤的碳酸氢盐水平下降到重吸收能力水平时，由于 H^+ 的远端分泌，尿碳酸氢盐停止丢失并且尿 pH 保持低水平。近端肾小管酸中毒是 Fanconi 综合征的共同特征，但也可能独立存在。这在早产儿中很常见，并且在较大的婴儿中可能持续数月。在这种情况下的尿液被认为是由于碳酸氢盐运输机制的延迟成熟。近端肾小管酸中毒患儿通常由于酸中毒引起的 K^+ 分泌导致生长障碍、多尿和低钾血症。治疗需要频繁大剂量的枸橼酸盐或碳酸氢钾及钾补充剂。

（3）牙本质病：最近的研究认为，牙本质病是一种肾小管病（Chadha and Alon，2009）。牙本质病表现为 X-连锁隐性障碍导致低分子量蛋白尿、高钙尿症、肾钙质沉着症和（或）肾结石，以及进行性肾衰竭。患者可能有额外的肾小管其他电解质的消耗，并满足 Fanconi 综合征的全部标准。这种紊乱是由于编码 ClC-5 电压门控氯离子通道的 ClCN5 基因突变引起的。这一通道异常导致牙本质病出现各种电解质变化的确切机制目前仍然不清楚。最近在牙本质病患者中已经发现 OCRL1 基因突变（导致 Lowe 综合征，Fanconi 综合征的另一病因）。由于该基因编码一种通过脂质修饰来控制细

胞膜转运的蛋白质，可以预期这种疾病谱的复杂性将会花费大量的研究工作。牙本质病目前尚无特效治疗方法，其治疗方法主要集中在治疗结石和进展期 CKD 并发症。

（4）低磷酸盐血症性佝偻病：低磷酸盐血症性佝偻病可能是由于近端肾小管磷代谢的遗传或获得性异常引起的（Penido and Alon，2014）。这些异常的最终结果是骨矿化异常，佝偻病的临床表现包括长骨干骺端加宽、肋软骨连接突出和负重开始后的膝外翻/内翻。X 连锁低磷血症是佝偻病最常见的遗传形式。它通常在 2 岁前出现临床症状，男性受到的影响较为严重，而女性表现为无症状的高磷酸尿症到严重疾病。编码锚定于细胞外膜的肽链内切酶的 PHEX 基因在许多家族中发生突变。PHEX 突变与成纤维细胞生长因子-23（FGF-23）的高循环水平相关，FGF-23 是一种抑制肾磷重吸收和维生素 D 生成的激素，但联系突变酶与 FGF-23 的确切机制和最终表型变化仍不清楚。对疑似低磷酸盐血症佝偻病的评估应包括骨放射学检查，血清和尿中钙、磷的测定（包括计算磷酸盐的肾小管重吸收；正常值＞85%），以及血清 PTH、FGF-23 和维生素 D 水平。鉴于可辨认的低磷酸盐血症性佝偻病越来越多，向肾病学家和（或）内分泌学家咨询基因测试项目和关键治疗是合适的。X 连锁低磷血症的主要治疗方法是补充钙三醇和磷，尽管其可能会导致肾钙质沉着症和 CKD 的进展。目前正在研究针对 FGF-23 的治疗。

（5）原发性肾性糖尿：原发性肾性糖尿是一种良性的疾病，但由于患者对糖尿病的恐惧，常常导致专科就诊。这种"异常"最常见于常规尿液分析，与多尿、多饮、高血糖或任何其他肾小管功能障碍无关。葡萄糖渗漏是由近端肾小管 Na^+ 葡萄糖转运蛋白基因 SGLT2 的突变引起的，并以常染色体隐性遗传方式遗传。这种异常并不会导致任何疾病，同时也不需要任何治疗。

2. 远端肾小管与集合管疾病

（1）Bartter 综合征：最近的研究已经阐明了 Bartter 综合征的发病机制（Chadha and Alon，2009）。Bartter 综合征为常染色体隐性遗传障碍，其特点是低钾性碱中毒，肾电解质丢失，高钙尿症，高肾素血症，血压正常的醛固酮增多症，可

能伴随慢性襻利尿药的使用而出现。目前有许多与各种突变相关的表型已得到描述。严重的孕期 Bartter 综合征与羊水过多，早产，严重的新生儿水电解质紊乱及早发性肾钙质沉着症有关，其经典的变型表现较为温和，主要表现出生长延迟，运动无力和代谢紊乱。其所有的种类都是 Na^+ 和 Cl^- 穿过 Henle 环粗上肢发生在上皮的异常转运结果。孕期 Bartter 综合征是由呋喃胺敏感的负责钠、钾和氯重吸收的 Na^+-K^+-$2Cl^-$ 协同转运蛋白（NKCC2）基因的突变引起。Bartter 综合征较轻微的类型是由肾外髓质中负责维持适合于 NKCC2 活性的腔内 K^+ 浓度的钾通道基因突变引起的。其另外几种表型最近得到描述，而所有表型都有多种负责氯离子转运的转运蛋白突变。这些疾病的诊断是基于临床疑诊和支持性的代谢检查，最后是基因测序。利尿药和轻微降低 GFR 的药物（ACEIs 和非甾体类抗炎药 NSAIDs）用以减少氯化物的过滤负荷。长期肾钙质沉着症和低钾血症可能导致进展性 CKD。

（2）远端肾小管酸中毒：远端肾小管酸中毒（也称为Ⅰ型肾小管酸中毒）是由远端肾单位的 H 离子异常分泌引起的。与近端肾小管酸中毒一样，远端肾小管酸中毒的特征是正常的阴离子间隙、高氯血症及代谢性酸中毒，并且通常是由于家族史或在评估生长迟缓过程中检测到的。这些患者可通过高钙尿症和尿 pH 持续升高而与近端肾小管酸中毒相鉴别。随着时间的推移，这些患者往往会发展顽固性结石病。治疗是通过提供相当于正常远端 H^+ 分泌的碱基[通常不大于 3 mEq/（kg·d）]，以及补充钾。尽管许多病例表现为明显的遗传性疾病，但考虑到多种可能的靶向转运蛋白和酶，远端肾小管酸中毒的基因诊断仍难以把握。

Ⅳ型肾小管酸中毒是远端肾小管酸中毒伴高钾血症，也是最常见的梗阻性尿路疾病，间质性疾病或多囊性发育不良。在这些情况中，其病理生理学结果来自于皮质集合管损伤引起对盐皮质激素的反应性损伤。在少数情况下，可能存在盐皮质激素缺乏，或者由慢性药物引起疾病发生。高钾血症通常与肾功能不全程度成正比。治疗是通过碱来代替，作为钠盐单独给予高钾血症。梗阻性尿路疾病有必要进行适当管理，但慢性进行性

损伤的持续存在使其对盐皮质激素的抵抗性不太可能出现明显改善。

（3）Gitelman 综合征：Gitelman 综合征是一种常染色体隐性遗传疾病，表面上看起来像 Bartter 综合征，伴随低钾性碱中毒和肾盐丢失。然而，其临床表现更轻，大多数儿童出现在童年后期无明显发育停滞。Gitelman 综合征的实验室检查与 Bartter 综合征不同，其尿钙排泄量很低，并伴随可能导致手足抽搐或肌无力的高镁尿症、低镁血症。Gitelman 综合征中的分子缺陷最常见于噻嗪类敏感的 Na^+-Cl^- 共转运蛋白基因（NCCT）的突变。低尿钙症和高镁血症是顶端镁通道体积收缩和下调的次生效应（Chadha and Alon，2009）。治疗是用钾和镁补充治疗，阿米洛利是一种常见的辅助治疗，既能节约钾又能消耗镁。

（4）肾源性尿崩症：肾源性尿崩症（NDI）被定义为集合管对精氨酸加压素不敏感，可能由于药物（最常见的锂）或结构性肾病引起。在这些情况下，失水的严重程度相对较轻。然而，遗传性 NDI 可能在临床上是严重的，在新生儿期表现为复发性重度高钠血症，常伴有癫痫发作。由于反复发作的高钠血症，可能会出现发育迟缓，并且由于大量摄取水而非营养素的欲望更大，所以常出现发育停滞。随着时间的推移，极高的尿量可能导致肾积水。通过水剥夺试验明确诊断 NDI（和中枢性尿崩症的鉴别）。应获得基线体重、尿量和血浆渗透压，其次是液体的保留。尿量应每1～2小时进行定量检查。尿渗透压应每小时检查一次。在体重减轻3%或更多的任意时刻，应进行血清渗透压试验，并给予静脉注射加压素。应观察尿排出量，并在加压素剂量后 60min 检查尿液和血清渗透压。中枢性尿崩症患者会通过降低尿量、增加尿渗透压和降低血清渗透压来对血管加压素做出反应，而 NDI 患者无此反应。婴儿应进行直接医学观察，以避免不准确地监测体重下降或在不重新引入液体的情况下可能发生迅速和严重的脱水风险。

引起 NDI 的最常见的分子缺陷是位于集合管主细胞基底侧的精氨酸加压素受体-2（AVPR2）基因突变（Wesche et al，2012）。在缺乏正常的血管加压素信号传导的情况下，水通道蛋白-2（AQP2）转运受损，导致缺乏适当活性的 AQP2 以维持正常的水重吸收。NDI 是以 X 连锁的方式遗传的。更罕见的发现（约10%的 NDI 患者）是，AQP2 基因的常染色体显性或隐性突变，这也导致 AQP2 运输异常，而不是水通道本身的结构异常。更少见的（大约10%的 NDI 患者）是，AQP2 基因中的常染色体显性或隐性突变，这也导致 AQP2 运输异常，而不是水通道本身的结构异常。NDI 的治疗以提供足够的游离水和卡路里为目的，试图通过限制蛋白质和钠来减少肾溶质负荷。应用 NSAIDs（减少 GFR）或噻嗪类利尿药（导致轻微的钠损失，增强近端肾小管盐和水的重吸收）的辅助治疗在极度多尿的婴儿中可能是必需的。当婴儿成熟并能够清楚地表达口渴并独立获得液体时，脱水的过程就变得不那么严重了。

（5）Ⅰ型假性醛固酮增多症与 Liddle 综合征：这两个非常罕见的异常作为皮质集合管异常的例子非常值得一提。它们之间存在"阴阳"关系，Ⅰ型假醛固酮增多症（PHA-Ⅰ）是醛固酮抵抗的表型，Liddle 综合征是明显的醛固酮过剩的表型。在顶端上皮钠通道（ENaC）亚基或盐皮质激素受体中可以发现两个独立的基因缺陷。PHA-Ⅰ 是由任一基因的功能丧失引起的，而 Liddle 综合征是由任一基因中的功能获得引起的（Chadha and Alon，2009）。

PHA-Ⅰ 在婴儿期出现，通常很早且非常显著，伴有多尿，脱水和严重低钠血症，高钾血症和酸中毒，通常危及生命。鉴别诊断包括肾上腺功能不全（salt-wasting adrenal insufficiencies）（更常见）与皮质类固醇和盐皮质激素疗法无法纠正电解质紊乱。治疗是用氯化钠补充（通常作为生理盐水，以提供额外的体积支持），限钾或交换树脂。碳酸氢钠也可能需要来治疗酸中毒、低钠血症和高钾血症。随着时间推移，儿童能够独立地接触盐和水，危及生命的电解质紊乱的风险将会降低。Liddle 综合征的特点是集合管中钠大量重吸收导致的低钾性碱中毒和严重的高血压。低钾血症和碱中毒是由于钠交换时发生的 K^+ 和 H^+ 的分泌。Liddle 综合征患者使用阿米洛利或氨苯蝶啶治疗，它们是直接的 ENaC 抑制药。

要点:肾小管疾病

- 多饮、多尿和发育迟缓是肾小管疾病的常见特征。
- 梗阻性尿路疾病引起的Ⅳ型肾小管酸中毒是儿科患者最常见的"肾小管病变"。
- 肾小管疾病的评估应包括尿钠、钾、钙、镁、葡萄糖、氨基酸、尿酸和磷的评价,以及疑似诊断提示的血清学补充检查。
- 除患者已知梗阻性尿路疾病外,发现肾小管疾病中肾积水最常见的原因是长期多尿。
- 由于许多肾小管病导致全身性酸中毒或全身性碱中毒,因此确定酸碱状态可能是诊断的一个线索。

(五)肾结石

1. 流行病学

儿童泌尿系统结石已有数百年的历史,然而,我们对现在发病率、复发风险和最佳治疗的了解仍然有限。肾结石的发病率在美国明显增加,据估计,每 10 万名青少年中超过 50 人发病(Tasian and Copelovitch,2014),高于 1989 年的每 10 万人中的 18 人(Stapleton,1989)。某些地区结石的种类也在变化,结石种类的分布也在发生全球化(Jackson,2014)。这表现在发展中国家的尿酸和尿酸结石减少,而被主要分布于西方国家的钙结石所取代(Dator,2010)。儿童中鸟粪石的发病率显著降低,与 1958－1985 年儿科研究报道的 60% 相比,目前占结石的 10%～20%(Diamond,1991)。

虽然许多结石可以归因于特定的医疗条件,某些重大的系统性医疗影响,但大多数被认为是特发性的。代谢性因素,如高钙尿症或低枸橼酸尿症可与儿童结石的发生有关,但它们与复发风险和特定治疗价值的相关性不大。

2. 临床表现

儿童肾结石的临床表现不同于成人,较少的儿童有典型的肾绞痛,但往往以更细微的方式呈现或被偶然发现诊断。大约 60% 的儿童会出现疼痛,包括腹部和侧腹部,30% 有血尿,15% 有排尿困难,约 15% 无症状出现(Valentini and Lak-shmanan,2011)。值得记住的是,儿童肾结石可能与感染和发热有关,也可能与发育迟缓有关,并被误诊为阑尾炎(Polito et al,2009)。在复发性腹痛的情况下,通常会进行影像检查,通常但并不总是找到病因为结石。临床表现将决定治疗的紧迫性和方式,尤其是当发热存在时。在可能的尿路感染中,结石梗阻是一种紧急情况。

3. 病因学

儿童的结石形成与成人相似,结石形成的详细描述也与儿童有关(见第 3 卷第 12 章)。然而,具体的结石形成类型在儿童中是特别清楚的,并且在任何有肾结石的儿童中必须考虑潜在的具有系统意义的相关代谢条件。在某些情况下,如原发性高草酸尿症,其早期诊断将获得更有效的治疗。确定病因并开始适当的治疗可以减少疾病复发及潜在的泌尿系统表现。

临床背景可以帮助确定病因。泌尿系统的结构性缺陷(如梗阻性肾积水)、神经病理性膀胱功能障碍或反复尿路感染可提示疾病可能的病因。非尿路疾病(如炎症性肠病)、早熟(呋塞米引起的肾钙质沉着症)、类固醇使用、已知的遗传异常和恶性肿瘤也可提示可能的病因。

在结石首次出现时,最容易获得的信息将是结石是否透过射线。如果已经进行了 MRI,可以通过 Hounsfield 单位来估计密度。代谢评估,也提供了石头成分,但通常推迟到结石去除后再进行检查。在不需要立即干预的较小结石的情况下,可以进行基本评估。

高钙尿症是肾最常见的代谢病因。儿童最常发生的特发性结石,可能与特定的肾和全身系统异常有关。全身性病症包括甲状旁腺功能亢进引起的高钙血症,这可能是由多种临床综合征引起的,包括原发性甲状旁腺功能亢进和与多发性内分泌肿瘤Ⅰ型(MEN-1)相关的甲状旁腺功能亢进;对于甲状旁腺功能亢进和肾结石的患儿,应该对 MEN-1 高度怀疑(Romero Arenas et al,2014)。复发性结石,特别是与骨骼疾病相关的,应该评估是否有甲状旁腺功能亢进(Bhadada et al,2008)。血钙水平正常的高钙尿症是由于钙从肠道吸收过多(吸收性高钙尿症)或从肾漏出,尿钙在肾小管中重吸收不良,导致尿液钙过饱和。异常的磷酸盐重吸收也可能是结石形成的基础,尽管其很少发生。

肾小管酸中毒是儿童肾结石的重要原因,其最常见的为Ⅰ型。 Ⅰ型肾小管酸中毒的患者中大约70%会有结石,约有50%以肾结石初诊。肾小管酸中毒不能排泄氢离子,导致碱性尿液(伴全身性酸中毒)。在儿童中,这可能导致发育迟缓,呕吐或腹泻。磷酸钙结石最为常见。这些患者有高钙尿症,低枸橼酸尿和碱性尿 pH;酸中毒引起的骨质脱矿导致继发性甲状旁腺功能亢进,进一步加重了高钙尿症。

低枸橼酸尿症可能是结石形成的重要因素。枸橼酸通过多种机制降低钙结晶。钙/枸橼酸的比例被认为是一个比简单的枸橼酸浓度更有用的判断结石风险的指标(Penido et al,2013)。低枸橼酸尿症的临床意义在于它容易通过口服含枸橼酸的饮料来纠正。

患有严重癫痫发作的儿童经常用生酮饮食治疗,这会导致全身性酸中毒,引起高钙尿症和低枸橼酸尿症(Sampath et al,2007)。一些抗惊厥药物有形成结石的代谢倾向,包括托吡酯和唑尼沙胺。

胃肠道疾病可能与肾结石有关,通常是由于肠道中钙的螯合使草酸释放,然后被排泄到尿液中。钙的螯合与脂肪泻有关,如囊性纤维化和炎症性肠病。

原发性高草酸尿通常出现在 6 岁之前,通常伴有多发结石,并伴有进展性肾衰竭和频繁复发的草酸钙结石。原发性Ⅰ型高草酸尿(PH1)是由于缺乏丙氨酸-乙醛酸氨基转移酶引起的,只能通过肝移植治愈,并且由于草酸钙沉积导致慢性肾损伤通常与肾移植联合应用。原发性高草酸尿Ⅱ型(PH2)是由于乙醛酸还原酶/D-甘油脱氢酶缺乏,从而产生高水平的 L-甘油酸和草酸排泄。

胱氨酸尿是一种 X 连锁的遗传性肾小管缺陷,可重吸收四种氨基酸:胱氨酸、鸟氨酸、赖氨酸和精氨酸(Claes and Jackson,2012)。胱氨酸是二硫键键合的半胱氨酸分子二聚体,不溶于水。半胱氨酸比胱氨酸更易溶解,这是使用硫化物键解离治疗的重要因素。这些结石通常是不透射线的,并且非常坚硬,使得碎石困难。

牙本质病可引起肾钙质沉着症、蛋白尿、肾功能不全、佝偻病和肾结石。

另一个与肾结石相关的 X 连锁障碍是 Lasy-Nyhan 综合征,它是一种导致尿酸结石的嘌呤代谢缺陷。临床表现以精神发育迟滞、自残、高尿酸血症和早发痛风为主,治疗主要包括大量水化、减少嘌呤摄取、别嘌醇和碱化尿。

4. 评估

儿童初诊肾结石应正式进行代谢评估。虽然这不是成人的标准做法,但儿童的目的是找出一些能引起结石疾病的潜在性全身疾病,以及识别那些复发风险较高的儿童。

初步评估主要是通过影像,并尽量确定结石的位置和压力,是否存在任何相关的解剖异常或尿路梗阻,以及基于射线可透性判断可能的结石类型。应初步获得基本的代谢参数,包括血清电解质、血清钙和磷酸盐,以及显微镜检查的尿液分析。尿液分析应包括比重(作为水合作用的指标)和 pH。尿液分析应该关注脓尿和结晶尿的存在。晶体的外观可以诊断特定类型的肾结石,包括尿酸、胱氨酸和鸟粪石。尿微量钙/肌酐比值可以作为基线来识别极度异常的尿钙水平。

去除结石后,可以进行正式的代谢评估,以更精确地确定可能的病因和复发风险(Pietrow et al,2002)。应重复进行血清检查,特别是最初的检查处于临界值异常的情况。应该尝试 24h 尿液收集,但对年幼的儿童来说可能会非常困难。在这些情况下,定时采集可能是最佳选择,或者临床医生可以选择使用钙、草酸盐和枸橼酸盐的现场采集,以肌酸酐水平和钙/枸橼酸盐比率为指标。有几项商业服务可以评估结石风险概况,但儿童的正常参数尚未建立,并且与复发风险没有明确关系。必须考虑年龄对正常值的影响,尤其是钙排泄。新生儿尿中钙的排泄量非常高,在儿童时期逐渐下降。新生儿的尿钙/肌酐比值高达0.50,但在幼儿时期<0.20。

复发风险是临床上一个重要的因素,但很难界定。在早期的研究中发现约 16%的复发率(Diamond,1991),最近约为 19%(Pietrow et al,2002)。研究证实了代谢异常患儿复发率较高。当考虑到可变随访因素时,报道每患者年发生率为 0.32(Tekin et al,2002)。研究还表明,口服枸橼酸盐治疗可降低复发风险。

5. 治疗

对可能出现肾结石的任何儿童进行直接治

疗,包括在可能发生感染的情况下缓解阻塞。阻塞通常是局部的,治疗是针对疼痛控制和促进结石排出。如果提示高度阻塞,则表明应早期减压。通常,肾积水的程度是梗阻的严重和剧烈程度的粗略指标,但这并非总是如此。在急性结石诱发的梗阻中,扩张的程度可能较轻。功能性成像,包括计算机断层扫描,利尿药肾动脉造影或静脉肾盂造影将揭示延迟肾图。急性外科治疗,通常包括经皮顺行导流术或逆行输尿管插管术。

进一步促进结石通过是基于大量水化和内科治疗。内科治疗可简单地利用 NSAIDs 控制疼痛并放松输尿管平滑肌,但可能需要引流或已明确的结石切除。

α 受体阻断药用于减少输尿管平滑肌张力,以利于结石快速通过。虽然各种结果是不同的,但正式的文献综述确实表明了该类药物的价值。儿童的输尿管结石的排出率为 55%,而未经治疗的儿童则为 44%(Tasian et al,2014)。虽然一些系列研究表明,结石在儿童中排出的速度较慢,但我们的经验是,在儿童中较大比例的结石比成人更容易通过。因此,对于症状较轻的患儿可随访观察。

一旦结石排出,治疗的重点是预防复发和抑制新的结石生长。**对于所有的结石类型,预防的基础是降低结石盐的浓度,并尽可能地创造无结石的泌尿环境。**第一个目标包括减少结石的盐的尿排泄,特别是钙和草酸盐,以及增加尿量,这具有相同的效果。第二个目标包括调节尿液 pH 以限制结晶沉淀,并增加结晶抑制药(如枸橼酸盐)的浓度。通过降低钙和草酸的膳食含量和减少肾钙分泌间接地降低结石的盐的浓度。最重要的是,减少膳食钠摄入量(Escribano et al,2014)。这减少了尿钙排泄,因为钠和钙通过相似的细胞离子通道分泌。事实上,已经表明在预防肾结石方面减少钠摄入量比减少钙摄入量更有效。在更难治疗的情况下,直接枸橼酸钾治疗可能是有价值的。在儿童中,这是很难界定的,因为没有明确的治疗终点。口服枸橼酸钾可有效提高尿枸橼酸水平并减少钙排泄和钙结晶(Tasian and Copelovitch,2014)。

确定药物的最佳方案以减少儿童结石的形成在实践上是具有挑战性的。在复发性结石形成中,噻嗪类利尿药的使用具有限制复发性钙结石的作用,但提出了适当治疗时间的问题,以及可以使用哪些指标来判断何时可以减量或停药。在我们的实践中,噻嗪类药物的使用仅限于结石复发或增大的儿童,以及对水化和饮食干预难以治愈的明确的高钙尿症。开始时使用标准剂量的利尿药,后面可以降低至维持正常尿钙水平。此外,由于可能的长期治疗的依从性问题,长期治疗的效果尚未明确。在使用噻嗪类药物时必须考虑到钾丢失和低枸橼酸尿症的问题。

在特殊情况下,如胱氨酸尿症,药物治疗更为明确。胱氨酸尿症的治疗原则是通过产生碱性尿和使用胱氨酸结合剂来产生胱氨酸和药物的二硫键从而增加溶解度来将尿胱氨酸的浓度降低至 < 300mg/L(Pak,1983)。这可以通过几种药物完成,包括 D-青霉胺、α-巯基丙酰甘氨酸和卡托普利(Claes and Jackson,2012)。D-青霉胺有显著的不良反应,大大限制了其使用。但胱氨酸尿症的治疗仍然是一项重大挑战,即使有可用的药物,需要手术干预的情况仍然很多。

PH1 也适用于特定的医疗管理,尽管这最好是一种临时解决方案(Cochat and Rumsby,2013)。最终,肾和肝脏移植似乎是明确的治疗方法。为了限制结石复发和全身性草酸盐病的影响,从 5mg/(kg·d) 开始使用吡哆醇,并使用尿草酸盐排泄直至 20mg/(kg·d) 作为终点(Hoyer-Kuhn et al,2014)。其目标是减少 30% 或更多。每天 0.10~0.15mg/kg 的枸橼酸钾用于将尿液碱化至 pH 6.2~6.8 来降低肾结石风险。与所有其他类型的肾结石一样,大量水化是药物治疗的重要基础。

(六)高血压

对于儿童和青少年,高血压的定义是血压持续高于同年龄、性别和身高人群的正常血压的第 95 个百分点,且从出生到成年不断升高(表 2-2)。儿童高血压患病率为 1.0%~4.5%,并且由于肥胖显著增加(Lande and Kupferman,2014)。过去,儿科肾病专家是儿科的"高血压专家",因为高血压最常见的原因是肾起源。虽然大多数年龄组的病因已转向代谢综合征,但肾病专家在评估和管理儿童高血压方面继续发挥着重要作用,特别是在肾病患儿中多见的复杂和严重高血压。鉴

要点：肾结石

- 大约60%的儿童会出现疼痛，包括腹部和侧腹部，30%出现血尿，15%出现排尿困难。
- 儿童鸟粪石结石的发病率显著下降，目前占结石的10%～20%，相比之下，1958—1985年的儿童研究中占60%。
- 非泌尿系统疾病，如炎症性肠病，早熟（呋塞米诱导的肾钙质沉着症），类固醇，已知的遗传异常和恶性肿瘤可能提示结石病因。
- 初步评估主要通过成像，寻求结石的位置，相关的解剖异常，尿路梗阻，以及基于射线可透性确定结石类型。
- 所有结石的儿童都建议进行代谢评估，但通常推迟到石头去除后，同时提供结石成分。在不需要立即干预的较小结石的情况下，可以进行基本评估。
- 高钙尿症是儿童肾结石最常见的代谢性病因，且是特发性结石最常见的，可能与特定的肾和系统异常有关。
- RTA是儿童肾结石的重要原因，最常见的是Ⅰ型RTA。大约70%的Ⅰ型RTA患者会发生结石，约有50%是以结石初诊。RTA不能排泄氢离子，导致碱性尿液和全身性酸中毒。
- 原发性高草酸尿症通常出现在6岁以前，常伴有多发性结石，并且与进行性肾衰竭和频繁复发的草酸钙结石有关。
- 胱氨酸尿症是一种重吸收胱氨酸、鸟氨酸、赖氨酸和精氨酸（COLA）四种氨基酸的X连锁遗传性肾小管疾病。
- 复发风险是一个重要的临床因素，但很难界定。在之前的研究中约有16%的复发率，与近期的约19%相比差异显著。
- 对可能出现结石的儿童进行直接管理，可能在感染时会引起阻塞。否则阻塞通常是局部的，治疗是针对疼痛控制和促进结石排出。

于儿童肥胖症的流行（25%～35%的美国儿童被归类为超重或肥胖），所有儿科医生都应鼓励儿童进行健康的饮食和锻炼，这一点至关重要。对高血压其他病因的广泛寻找并不总是必要的，继发性高血压患儿也可能超重，需仔细考虑个体化评估方法，以最大限度地明确高血压病因，并进行恰当的管理。

表2-2 儿童高血压定义

正常	SBP或DBP小于同年龄和性别人群的90%百分位数
高血压前期	SBP或DBP大于/等于同年龄和性别人群的90%百分位数且小于同年龄和性别人群的95%百分位数；或者BP低至小于同年龄和性别人群的90%百分位数，高至95%百分位数，但BP>120/80 mmHg
高血压Ⅰ期	同年龄和性别人群SBP或DBP的95%百分位数至99%百分位数+5 mmHg
高血压Ⅱ期	SBP或DBP大于同年龄和性别人群的99%百分位数+5 mmHg

BP. 血压；DBP. 舒张压；SBP. 收缩压

在合作的大年龄儿童中，血压应该在安静的环境下测量，孩子处于坐姿舒适休息，手臂在心脏水平上。婴儿的血压评估通常是在仰卧位获得的，一般需要多次测量，直到获得一致的值。袖带大小要求覆盖尺骨鹰嘴和肩峰之间的至少2/3的距离，而且应该环绕手臂。从第四次全国高血压儿童高血压教育项目工作组报告（2004）以来，关于儿童高血压的定义没有进一步的更新，而且目前还没有更新计划。该报告按年龄、性别和身高分层，仍然是定义高血压及其不同阶段的标准。这些标准数据来自听诊测量，而报告建议示波法24h血压监测是最合适的诊断高血压测量方式，即使这两种方式给出不同的读数。从儿童泌尿外科的临床实践角度来看，许多儿童有明确的高血压，这将普遍需要持续的药物治疗。泌尿科中的具有边缘数值的患者可以方便地参照肾病学进行后面评估和下一步的决策。最重要的是对儿童泌尿科门诊的所有儿童进行一致、仔细和技术上合适的血压测量，以便根据需要进行适当的转诊。

虽然原发性高血压在儿科相当普遍，但肾实质和肾血管性疾病仍然是继发性高血压的最常见原因，占病例的75%以上（Brady and Feld，2009）。在儿童泌尿外科实践中遇到的最常见的原因是阻塞性尿路疾病(最常见的是肾盂输尿管连接处和后尿道瓣膜阻塞),反流性肾病和几乎任何形式的慢性实质疾病,包括囊性疾病。在这些情况下,即使在最小的新生儿中,高血压也可能是严重的(Flynn,2012)。有时急性肾小球肾炎或 HUS 患者会因肉眼血尿而转诊给泌尿科医师,高血压可能被视为重要的临床发现。**固定(通常在严重创伤后)和骨骼牵引会导致高血压,特别是在青少年男性中。**鉴于原发性高血压发病率越来越高,儿童泌尿科门诊中将得以出现,可见于所有种族,并且通常无其他症状。这些患者最常见体重超重,有高血压家族史,并且对压力事件有高血压反应。活动减少和睡眠呼吸暂停也通常相关。即使是有明显遗尿症的孩子也可能患有上尿路疾病,从而提醒人们基本上泌尿外科的所有儿童都应该测量血压。

在没有确定的尿路异常情况下,对儿童高血压病因的评估在儿科肾病学或心脏病学内进行是最为合理的。在确认血压异常后,推荐的检查包括最低限度的尿分析,完整的血清生化指标,肾超声检查和超声心动图。如前所述,24h 动态血压监测越来越频繁地被利用,特别是当隐匿性高血压或"白大衣高血压"可能被诊断时(Flynn and Urbina,2012)。根据病史和临床表现的可选择的其他检查,包括血浆肾素和醛固酮、甲状腺检查、血浆皮质醇、尿儿茶酚胺和肾动脉造影(用于怀疑肾血管性疾病的严重高血压)。对罕见的引起高血压的单基因缺陷(Liddle 综合征,明显的盐皮质激素过多和糖皮质激素可治疗的醛固酮过多症)进行基因检测现在已经实现,但由于费用的原因,由于这些疾病有其他证据[早期严重高血压,低血钾性碱中毒和(或)抑制血浆肾素]应该予以保留态度(Brady and Feld,2009)。

严重急性高血压,虽然不常见,但需要紧急治疗,通常用静脉治疗(尼卡地平目前是有利的)。虽然在成人中需要避免,口服硝苯地平仍然在严重的儿童高血压中使用,而没有明显的心脏缺血,最常见的是作为等待静脉注射和药物递送的初始治疗。急诊治疗的目的是将平均血压降低20%～30%,以避免高血压的终末器官损害而不影响血流。

慢性小儿高血压的治疗通常集中在血压升高的病因学上。只要没有终末器官受累的证据(最常见的是左心室肥厚),原发性高血压可以通过改变生活方式来缓解,包括运动、减肥、钠限制和戒烟。如果改变生活方式血压在 3～6 个月没有改变,药物治疗是必要的。对于那些无意愿改变生活方式的患者,药物治疗应尽早开始。患有高血压的肾病患者最常用 ACEI 或 ARB 治疗。虽然血管紧张素在控制血压方面非常有效,但在脱水状态下有肾自动调节失衡的风险,并且当发生脱水可能时,患者必须咨询医生或服用药物。ACEI/ARB 治疗的另一个风险是这些药物在妊娠期间的致畸作用。处方医生必须仔细指导患者和家属了解这些潜在的严重不良反应。钙通道阻滞药(最常见的是氨氯地平)也常用,尤其是肾功能异常限制使用 ACEI/ARB 时。也可以使用 β-肾上腺素能阻断药(阿替洛尔、美托洛尔)和 α/β 联合阻断药(拉贝洛尔)。可乐定也非常有效,特别是在怀疑中枢神经系统引起高血压的情况下。基本上,所有成人使用的抗高血压药物都可用于儿童,对儿童新药的随机对照研究取得了进展。许多老药不太可能在儿童身上得到适当的研究,但其有长期的临床实践,为医师提供指导(Blowey,2012)。**慢性高血压治疗的目标是血压低于同年龄,性别和身高血压的第90百分位数,更有将慢**

要点:高血压

- 高血压被定义为血压高于同年龄、性别和身高人群的第 95 百分位数。
- 正确的技术、设备和患者合作对于测量儿童的准确血压至关重要。
- 原发性高血压目前是儿童时期高血压的最常见原因,与肥胖、缺乏活动和营养不良密切相关。
- 高血压评估应考虑肾原因、家族史和生活方式问题。
- 超声心动图是评估的重要组成部分,因为左心室肥大在小儿高血压中很常见(大约40%)。
- 在精心设计剂量和策略方法来解决高血压的可能原因时,许多药物疗法将有效地控制所有年龄段的儿童血压。

性心脏和(或)肾病儿童的血压控制更低的主张。

(七)急性肾损伤

AKI 被定义为肾稳态能力的突然丧失,包括但不限于急性肾衰竭。在过去的十年中,肾损害的识别作为患者发病率和死亡率的流行病学危险因素,导致医疗术语上的变化,从而能够对急性肾功能不全进行分类定义,而不是过去从未标准化的定义。2005 年,急性透析质控(Acute Dialysis Quality)倡议开发了 AKI 多层面分层系统,称为 RIFLE(risk,injury,failure,loss,and ESRD),使用 GFR 变化和尿量变化的分级标准来定义 AKI。这种方法认识到在导致功能不全的各种环境和病因中血清肌酐水平和尿量经常发生独立变化。这种初步的分层策略已经被几个不同的小组用来确定一个较低的阈值,取消终末期阶段的结果(以便将重点放在可以治疗的区域),提供对儿科有用的修改(Fortenberry et al,2013),并协调各种方法。尽管某些策略仍在研究中使用,但最新的共识标准是来自肾病:改善全球结局急性肾损伤工作组[Kidney Disease:Improving Global Outcomes (KDIGO) Acute Kidney Injury Work Group](表 2-3)。

表 2-3　急性肾损伤 KDIGO 标准

阶段	血清肌酐(SCr)	尿量
Ⅰ	SCr 升高≥0.3 mg/dl(48h 内)或 1.5～1.9 倍基线值	<0.5 ml/(kg·h)持续 6～12h
Ⅱ	SCr 升高 2.0～2.9 倍基线值	<0.5 ml/(kg·h)持续 12 h
Ⅲ	SCr 升高≥3.0 或 SCr>4.0 mg/dl 或年龄<18 岁,肌酐清除率<35 ml/(min·1.73 m²)	<0.5 ml/(kg·h)持续 24 h 或<0.3 ml/(kg·h)持续 12 h

Modified from Kellum JA, Lameire N; KDIGO AKI Guideline Work Group. Diagnosis, evaluation, and management of acute kidney injury: a KDIGO summary (Pt. 1). Crit Care 2013;17:204.

1. 病因和评估

在发达国家过去几十年中,AKI 的病因学也发生了变化。**最常见的原因(框图 2-4)已从急性肾小球肾炎和 HUS 等原发性肾病转变为全身性疾病或治疗(败血症,局部缺血,复杂外科手术如先天性心脏病修复等并发症)的继发性作用。**然而,小儿泌尿科医师可能会遇到患有任何这些疾病的患者,并应准备帮助团队调查肾功能急性下降的可能原因。同样值得注意的是,尽管对于治疗的思考和计划是必要的,但"肾前性""肾性""肾后性"分类的概念并不重要。例如,由内源性肾小管坏死引起的灌注压降低导致的少尿和肌酐升高之间的区别是困难的,尤其是在复杂的重症情况下。同样显而易见的是,肾的所有区域都会不同程度地参与 AKI 的进展。因此,对 AKI 进行诊断,应该认识到实验室检查中存在的风险,而不是在时间、药物和复杂的实验室临界值中陷入困境。同样,在大多数危重症儿童中,AKI 的病因可能是多重的,临床医师应将全部情况视为潜在的改善目标。阻塞性病变(先天性或获得性)常常会出现由于感染、水肿或手术导致的"急慢

框图 2-4　急性肾损伤的病因

实际血容量不足
- 第三间隙丢失:败血症、创伤、烧伤、肾病综合征
- 胃肠道丢失
- 盐丢失:肾性或肾上腺性
- 尿崩症:中枢性或肾性
表现血管内容量降低:充血性心力衰竭
急性肾小管坏死/皮质坏死
- 低氧缺血性损伤
- 药物:氨基糖苷类、静脉注射造影剂、非甾体类抗炎药、化疗药物
- 外源性毒素:乙二醇、甲醇
- 内源性毒素:血红蛋白、肌红蛋白
肿瘤溶解综合征和尿酸性肾病
间质性肾炎
- 药物引起的:抗痉挛药、抗生素
- 特发性的
肾小球肾炎:所有原因所致
血管疾病
- 溶血性尿毒综合征
- 肾动脉或静脉血栓形成

（续）

感染
• 肾盂肾炎
• 败血症
梗阻性损伤
• 梗阻性孤立肾
• 双侧输尿管梗阻
• 尿道梗阻

性"功能障碍。这就是说，肾功能评估的结果超过近期肌酐和尿量的变化可能是合理的，特别是考虑到有效肾灌注时。如表 2-4 所示，在没有肾小管损伤的情况下，灌注减少可以通过尿浓缩能力、尿溶质特性和尿分析的组合而与已确立的坏死性损伤相区别。尿素的排泄（具有较低的敏感性和特异性，尿酸的排泄）在活性利尿药使用中是最有用的，这明显改变了钠排泄以判断是否存在肾小管功能受损的能力（Diskin et al，2010）。

表 2-4　尿液分析和肾灌注不足

检查	肾低灌注	肾损伤
尿素氮/肌酐比值	＞20	＜20
尿比重	＞1.020	≈1.010
尿渗透压	＞350	≈300
尿钠	＜20mEq/L	＞30mEq/L
钠排泄分数	＜1%	＞2%
尿素排泄分数	＜35%	＞50%
尿酸排泄分数	＜12%	＞20%
尿镜检	正常±透明管型	蛋白尿,细胞管型（取决于原发性病因），嗜酸性粒细胞管型（间质性肾炎）

儿科重症监护的进展为进一步了解儿童 AKI 的病理生理和治疗创造了有利条件。根据改进的诊断标准，估计有 12%～70% 的高危新生儿患有 AKI（Carmody and Charlton，2013），入住儿科重症监护病房的儿童约 10% 发展为 AKI，大约 80% 是最严重的患者（Devarajan，2011）。**现在认识到，AKI 是儿童死亡的独立危险因素**（Fortenberry et al，2013），**液体超负荷是死亡的**

另一个独立风险（Foland et al，2004）。

重要的是，要认识到 AKI 是一个不断发展的过程，损伤以不同的速度发生，随着时间的推移，肾的部位及对有毒物质的反应发生变化。变化不是逐步发生：血清肌酐持续升高，尿沉渣随时间增加，超声检查可能显示正常肾（但通常没有肾容积或回声性基线），肾血流较少直接检查，儿童 AKI 活检很少。出于所有这些原因，损害的严重程度往往不明确，治疗包括保护肾残余的功能、避免进一步损伤，同时进行支持性治疗和密切随访。AKI 的结果并不像以前认为的那样良好。在大型三级转诊中心（其中最常见的 AKI 原因是先天性心脏病手术，新生儿护理，骨髓和实体器官移植并发症），AKI 的儿童幸存者中有 10% 在出院后的 3～5 年发展成 ESRD，60% 的患者在同一时间段内有肾损害（微量白蛋白尿，高渗，GFR 下降或高血压）的证据（Askenazi et al，2006）。这些结果表明，需要对 AKI 儿童进行持续随访，并为处于这一危险中的人群维持肾健康提供更好的策略。

虽然最近研究发现，早期 AKI 的最新生物标志物可能有助于确定新的治疗靶点并可以早期检测和治疗，但 AKI 的治疗仍然存在问题并且在很大程度上支持性治疗。尽管呋塞米和多巴胺可增加尿量并且维持有效的灌注压力，但其已被证明对改善结果无效。同样，N-乙酰半胱氨酸，液体，碳酸氢钠，他汀类药物，非诺多泮和茶碱都没有显示出好的治疗效果。有希望的是，改良后的诊断，包括使用更早期和更具体的生物标志物，以及更好地理解某些治疗的双峰效应（如液体复苏太少，显然是有害的，过量的液体也是有害的）可能会得到能改善预后的更为集中性的治疗。

2. 治疗

目前的治疗策略包括恢复足够的肾血流量和避免肾毒性药物。应当给予补液以恢复血管容量，注意不要对心血管反应过分关注，尽管积极补液可能会导致液体超负荷引起 10% 的发病和死亡。许多 AKI 病例中可能会发生高血压，并且可能是液体超负荷及肾自身调节的结果。需要谨慎确定液体平衡以指导治疗，而 ACEI 在有效降低血压的同时，可能通过进一步降低有效 GFR 加重肾损伤。低钠血症常见于 AKI，最常见的是医源性低渗液体超负荷。高钾血症由滤过降低，酸中毒,组织损伤和分解代谢引起。酸中毒是由于酸的分泌受损,缺血和分解代谢引起的酸产生增加,以及危重病患者的呼吸补偿而发生。低钙血症和高磷酸血症也很常见,需要注意营养支持。

在极危重病患儿中,尽管腹膜透析(PD)和间歇性血液透析(HD)仍在使用,但最常使用的是持续静脉血液滤过的连续性肾替代治疗(CRRT)。形式的选择通常根据透析中心的经验和偏好(Sutherland et al,2014)。

要点:急性肾损伤

- AKI定义为GFR突然下降,肾无法调节液体和电解质平衡。
- AKI在危重症儿童中很常见,并导致发病率和死亡率增加,以及CKD的长期风险增加。
- 肌酐和血尿素氮对于AKI的诊断并不敏感。早期AKI诊断的更新和更好的选择正在研究中。
- 血清肌酐的变化和少尿的严重程度是AKI新分期标准的核心。
- AKI治疗在很大程度上仍然为支持性治疗,即使是最小的儿童,越来越多地使用透析治疗技术,其成功案例数也越来越多。

(八)慢性肾病

慢性肾病是一种不可逆转的肾损害,随着时间的推移会保持稳定或进展至终末期肾病。从1990—2003年,美国接受肾替代治疗的儿童发病率略有下降,2012年开始接受ESRD治疗的儿童有1161人,每百万儿童约有15名新发ESRD患者。这与成年人群中约115 000新的ESRD患者形成对比(每100万人中有350人)。2012年约有7500名儿童接受透析或行肾移植手术(United States Renal Data System,2014c)。尚未证实儿童慢性肾病的发病率和流行程度低于ESRD。鉴于透析患儿寿命缩短及器官移植日益短缺,为了预防或改善预后,及早发现和改善CKD的管理是至关重要的。

1. 病因

儿童CKD和ESRD的病因与成人相比有很大不同,其中约36%由囊性、遗传性、先天性疾病引起,22%由肾小球疾病引起(相比之下,成年人

近一半由糖尿病引起,另一半由高血压引起)(United States Renal Data System,2014a)。2002年,美国肾基金会肾病结果质量计划(KDOQI)概述了CKD的分类体系,该体系已被广泛接受(表2-5)。值得注意的是,这种分类方法并不适用于肾功能尚未成熟的2岁以下儿童,而该系统适用于肾病超过3个月的患者。Ⅰ期和Ⅱ期需要结构性(活检)或功能性(蛋白尿、高血压或异常成像)肾损伤的证据。通过GFR测量来进行更高的CKD分期。尽管标准的Schwartz方程GFR$[ml/(min \cdot 1.73 m^2)]$=0.413×高度(cm)/血清肌酐(mg/dl)是临床上一种常用的方法,但CKiD(CKD in Children)最近的研究工作已对先前使用的Schwartz方程进行了改进,从而在使用肌酸酐和半胱氨酸蛋白酶抑制药C的情况下更好地评估GFR。

表2-5　2岁以上儿童CKD分期

分期	定义	GFR$[ml/(min \cdot 1.73m^2)]$
Ⅰ	正常或GFR下降(伴肾损伤)	≥90
Ⅱ	轻度GFR下降(伴肾损伤)	60~89
Ⅲ	中度GFR下降	30~59
Ⅳ	中度GFR下降	15~29
Ⅴ	肾衰竭	<15或透析

儿童CKD与不同程度的蛋白尿、高血压、酸中毒、电解质紊乱、肾性骨营养不良、血脂异常、贫血、生长障碍、尿毒症、神经认知延迟和生活质量下降有关,每种不良效应都增加了其对药物治疗、营养补充和正常发育的需求。CKD对家庭的心理影响是显著的。在先天性解剖疾病的情况下,应考虑采取干预措施以确保排尿正常,保持足够的尿路引流并预防感染。医疗管理可以延缓代谢紊乱的发展,但很少能有效地完全阻止这一过程(Wong et al,2012;Massengill and Ferris,2014)。

2. 并发症

CKD的蛋白尿可能是低程度的或肾病范围的,大多数疾病的严重程度与GFR下降的速度直接相关。ACEIs/ARB常用于降低剩余肾单位的超滤,抑制肾纤维化,并减缓GFR的逐渐下降。

这种方法的有效性似乎随着疾病的病因学而变化,但是大多数临床医生试图使用肾素-血管紧张素阻滞药来缓解 CKD 下降。

患有囊性发育不良,梗阻性尿路病和肾小管病的儿童表现出肾浓缩能力受损,可能需要补充钠和水,并且在病程急性期间可能需要特别注意脱水的发生。相反,患有慢性肾小球肾炎的儿童可能需要限制盐分和水分以防止水肿和高血压。

肾小管病变的儿童发生低钾血症需要补充钾,而患有梗阻性尿路疾病和晚期 CKD 的儿童通常需要限制和(或)去除钾。

渐进性酸中毒在 CKD 患儿中很常见,由于正常代谢产生的有机酸和无机酸排泄减少,发生阴离子酸中毒。如果未纠正,慢性酸中毒会导致生长迟缓及骨矿化减少。口服碱疗法(用碳酸氢盐、醋酸盐或枸橼酸盐)可以纠正这一异常。

肾性骨营养不良是 CKD 中钙、磷和维生素 D 代谢异常引起的,并将导致佝偻病、骨量减少、继发性甲状旁腺功能亢进、生长障碍及其他骨代谢紊乱。治疗需要通过补充维生素 D 类似物,补充钙,限制磷和(或)使用口服磷酸盐结合剂来抑制PTH。由于铝盐长期使用会导致神经毒性并发症,目前已不再使用。

随着 CKD 的进展,贫血几乎是普遍发生的,并且通常是由于肾产生的促红细胞生成素减少或者铁的缺乏。同时,慢性炎症(最常见的是与 SLE 或其他免疫介导的肾小球肾炎等疾病有关)和甲状旁腺功能亢进也可导致贫血。肾性贫血的治疗需要恢复正常的铁贮存,在肠胃外(通常是皮下)补充促红细胞生成剂。目前常使用短效重组促红细胞生成素和长效糖基化促红细胞生成素。

食欲缺乏、食物选择受限及运动功能障碍都会导致营养受损和身高增长不良。患有晚期 CKD 的婴儿通常需要肠内给药以达到生长所需的热量摄入,但经常发展为厌食,这可能需要强力治疗予以改善。然而,发育过程中生长迟缓与神经认知功能发育延迟密切相关,长期治疗中必要营养的积极维持是必不可少的。肠内营养摄入可以在夜间进行,以维持正常的社会饮食行为模式,同时补充所需的生长热量。不推荐蛋白质限量。营养不良、肾性骨营养不良,电解质紊乱和生长激素-胰岛素样生长因子-1-轴的紊乱将会导致身材

矮小。一旦建立了足够的热量摄入,如果身高标准偏差分数＜－2,则表明应用重组人生长激素治疗。不幸的是,临床实践中存在许多障碍继续阻碍生长激素的使用,如每日皮下注射、高成本和文化因素。

要点:慢性肾病

- KDOQI 慢性肾病分类系统目前广泛用于儿童,尽管从技术上讲并不适用于 2 岁以下的儿童。
- CKD 的管理包括治疗电解质和酸碱失衡、钙磷紊乱、贫血、高血压,以及生长迟缓和营养不足。
- CKD 的多因素性要求一个熟练的团队努力管理儿童及其家庭的医学、教育和心理社会需求,以最大限度地提高所有人的健康、发育和社会成果。

四、肾替代治疗

无论是急性还是慢性肾功能严重不全,当电解质、代谢废物或液体积聚危及生命时,均需要进行肾替代治疗。自 2008 年以来,儿童终末期肾病的发病率略有下降,2012 年有 1161 名终末期肾病儿童,而同期肾病患病率稳定在约 7500 名(United States Renal Data System,2014c)。包含血液透析(HD)、腹膜透析(PD)、连续性肾替代治疗(CRRT)和肾移植在内的应用于成人肾替代治疗的方法,同样适用于除了早产儿以外的所有儿童。本节回顾了每种治疗模式的适应证,局限性和必要过程。

(一)透析

HD、PD 和 CRRT 都是治疗严重 AKI 的疗法。开始透析治疗的指征包括药物治疗失败时液体超负荷(包括高血压和肺水肿)、尿毒症、高钾血症、酸中毒或其他电解质紊乱。次级适应证包括在预期药物治疗失败时,需要去除多余的液体/电解质以改善营养和临床转归。理想的透析启动时机仍然是有争议的。一方面,资料没有显示过早地开始透析会提高肾预后。另一方面,透析治疗启动的推迟,会使肾移植更加复杂化,并且会导致

患者病情更严重。

1. 连续性肾替代治疗

在许多机构中,连续性肾替代治疗(continuous renal replacement therapy,CRRT)已成为治疗患有严重 AKI 的儿童首选模式,特别是在液体超载和心血管状态差的情况下(Sutherland and Alexander,2012)。CRRT 技术的进步可以精确控制,即使患者血流动力学不稳定时,也能平缓地、持续地去除液体和电解质,并且易于测定细胞外液成分。这或许可以应用到婴幼儿身上,尽管应用于小婴儿在技术上仍然具有挑战性。CRRT 的优点包括平缓、连续性的液体和溶质交换,对心血管影响最小。与之相比,标准 HD 通过大量快速的体外血液流动,会迅速清除多余液体和电解质,心血管系统不稳定的患者往往难以耐受。而 PD 也能平缓地去除多余液体和电解质,但是其控制超滤及腹腔内压力反复变化的能力有限,会经常引起心肺并发症。此外,在急性患者中水肿很常见,而新放置的腹部导管容易发生泄漏,往往不能最大限度地透析和去除多余液体。这些问题在使用 CRRT 时都不存在。

目前最常使用的 CRRT 方法是使用大口径静脉-静脉透析导管进行连续的静脉-静脉血液滤过术。透析通过一个单向半透膜完成,使用串联的高通量透析液或者逆流透析。其效率受到患者体型、管道口径大小及患者可以耐受的血流速率的限制。抗凝通常是必需的,最常见的是枸橼酸盐。在导管的出口处将枸橼酸盐注入系统,钙被螯合,血凝级联反应被抑制。然后在入口再灌注钙进入体内以使患者维持正常凝血状态和钙水平。CRRT 使用的主要限制是即使采取足够的抗凝措施也可能会出现系统性凝血。较小的导管、较低血流速率及心血管系统不稳定均会增加回路故障的可能。回路故障通常导致失血和透析时间的显著增加,并且通常需要进行通路置换(因为导管血栓形成很频繁)。考虑到需要体外膜肺氧合(ECMO)的患者发生 AKI 的频率,ECMO 和 CRRT 的组合使用也越来越频繁。CRRT 可以直接连接到 ECMO 回路中,而通常的肝素足以提供额外的管道和膜的抗凝。儿科患者是否需要 CRRT 取决于多个变量,包括基础疾病及严重程度,伴随的其他疾病和液体超负荷程度。肺、心脏

或肝脏疾病患者或实体/干细胞移植患者的预后较差(死亡率为 49%~69%),而肾病,先天性代谢异常和肿瘤患者的死亡率稍低(16%~27%)(Sutherland et al,2014)。

2. 腹膜透析(PD)

任何腹腔完好的儿童都可以成功进行急性 PD。鉴于其相对温和的性质及无须大口径血管,PD 一直是儿科急性透析的中流砥柱,特别是对于较小的患者。PD 通过利用腹膜的半渗透性来实现水和溶质的交换。腹膜内的毛细血管灌注压很低,但在没有腹腔室综合征的情况下,它将高于腹内压,并且自由交换。但是,PD 无法像使用 HD 和 CRRT 中的泵那样测定超滤量和进行溶质交换。PD 取决于渗透压(使用不同程度的葡萄糖)来控制超滤。慢性治疗通常每晚 8~12h。标准透析液溶液用于去除钠、钾、尿素和磷,并随后转化为碳酸氢盐的钙和碱等价物(乙酸盐或乳酸盐)输送。定制透析液的可能由医院药房设计并在特殊情况下短期使用。

对 PD 的唯一绝对禁忌是因先天性异常(未纠正的胃切开术、脐膨出或膈疝)或慢性硬化及反复手术或感染导致的腹膜损失而导致的腹膜不足。急性感染和近期腹部手术是相对禁忌证,因为留置导管解决感染的可能性很小,并且有可能通过切口发生渗漏。然而,在 CRRT 无效或有害的情况下(如小婴儿),即使存在重大风险和并发症,PD 仍可提供短期桥接。在加拿大最近的一项研究中,在四级儿科重症监护病房接受肾替代治疗的 90 名儿童中,46% 接受了 PD,54% 接受了 CRRT,较小的儿童常接受 PD 和较大的儿童接受 CRRT。两组患者的住院时间、并发症和生存率无统计学差异。最有效的腹膜导管放置是通过手术,产生皮下隧道,降低感染、移位和泄漏的风险。短期置入使用局部麻醉和 Seldinger 技术的"急性"导管现在很少见,因为在提供这些技术的单位中,有效的床边麻醉是较常规的。

对于慢性透析,最重要的决定因素实际上是方式的选择(Schaefer and Warady,2011;Warady et al,2014)。HD 与 PD 的选择是复杂的,包括许多社会因素及技术/医学问题。PD 的优势在于它可以在家中提供。每晚进行 PD 允许更正常的工作和学习,日常生活不受透析程序影响。然而,

这需要非常重要的家庭支持和对个人责任、时间、精力、空间和决心的投入,这些因素在患有慢性疾病压力的家庭中并不总是存在的。PD 无法控制其并发症的高发生率,最终会增加家庭的医疗和社会心理负担。儿科肾病学团队应在评估慢性肾病的同时尽早评估这些问题。家庭不需要高等教育水平,也可以成功地管理 PD。事实上,许多大龄儿童和青少年可以积极参与自身的大部分护理,但学习的意愿和对护理标准的努力是绝对要求的。PD 的医学优势包括每日透析可以根据患者的代谢需要更加准确地定制,与 HD 相比,需要更少的液体和营养限制,能维持血管系统完整,不失血,并保留残余肾功能及改善生长。从小儿泌尿科医师的角度来看,重要的是要认识到 PD 可以在膀胱造口术、输尿管造瘘术或其他胃肠和(或)泌尿生殖器改道的儿童中成功完成。鉴于小儿腹壁表面积的局限性,以及对无干扰、无感染的 PD 导管出口部位的需求,对于手术并发症、修复和移植手术的共同仔细规划是必不可少的。

尽管随着技术和设备的改进,感染仍然是 PD 最常见的并发症,并且与年龄较大的儿童(每年 0.6 次感染)相比,在年龄较小的儿童中较常见(每年 0.85 起感染,年龄为 2 岁)(Zaritsky and Warady,2011)。感染会影响出口部位、导管和(或)腹膜腔。腹膜炎通常表现为腹痛和絮状透析液,通过透析液计数超过 100 个白细胞/ml 和超过 50% 嗜中性粒细胞进行诊断。PD 中的大多数腹膜炎是细菌性的,真菌感染率<5%(Boschee et al,2014)。在美国,革兰阳性菌和革兰阴性菌的感染相同,但这种分布在世界范围内并未见到。腹膜炎最好腹腔内用抗生素治疗,并可能在家中成功治疗。必须根据细菌培养的敏感性结果来选择抗生素,腹腔内肝素通常用于降低炎症诱导的纤维蛋白凝块和导管功能障碍的可能。感染的治愈率取决于感染病原,葡萄球菌、一些革兰阴性细菌和真菌具有较高的失败率,需要置换导管。PD 相关性腹膜炎的远期效果与腹膜瘢痕形成和膜衰竭导致透析能力的丧失有关。即使在没有感染的情况下,腹膜透析失败最终也会发生,所以应该考虑移植。

3. 血液透析(HD)

HD 是使用体外灌注穿过人造半透膜来完成的水和溶质的清除,因此需要大孔径血管通路。HD 可用于急性或慢性肾衰竭的治疗,并且对于在较短时间内快速去除溶质和液体。HD 是一种常见的慢性透析方式,在 19 岁以下的患者中有一半以上的 ESRD 开始使用 HD(United States Renal Data System,2014b)。**然而,它在较大青少年(血管通路不太成问题)及患者可以轻易进入儿科透析中心的地区更频繁地使用。**值得注意的是,许多州禁止基于社区的透析单位向 16 岁以下的患者提供治疗,这可能使得附近没有儿童透析中心的患者几乎不可能得到 HD;在这些环境中,显然鼓励 PD。HD 的优势通常集中在患者和家人所需的技术少及治疗时间少。家庭/夜间儿童 HD 只存在于少数透析中心,这对于所有相关方而言都非常耗时耗力。血管通路通过动静脉瘘(最常见的是手腕动-静脉吻合或肘前窝)或植入同一位置的人造动静脉移植物是值得鼓励的。然而,对于体重不足 20kg 的儿童(以及一些较大的儿童),这些瘘管在技术上难以制造和维护,尽管其凝固和感染风险及对中心血管完整性的长期损害,许多儿童通过双腔中央导管仍继续保持 HD。HD 的并发症包括感染、导管扭结、造口流入/流出处狭窄、潜在的动脉瘤和血栓形成风险,以及进展性的静脉侧支疼痛。在导管/血管比率较高且血流量较低的较小患者中,血栓形成和狭窄尤其成问题。HD 的其他挑战包括痉挛、恶心,治疗期间由于需要移除 2~3d 积聚的液体和 3~4h 的溶质而造成的低血压,由于慢性循环失血而对红细胞生成刺激剂的更高要求,以及代谢性骨病的发生率较高。除了这些问题之外,HD 在没有心血管风险的年龄较大的 AKI 儿童中特别有效,并且不需要腹膜导管放置所需的外科专业知识。在急性情况下,HD 治疗可能每天(或更频繁)进行,而 HD 依然是中枢中毒管理的支柱。

(二)肾移植

所有 ESRD 儿童治疗的理想"终点"是肾移植。最近的统计数据显示,在所有年轻人群体中,移植患者与透析相比存在显著的生存获益(United States Renal Data System,2014c),具有功能性移植物的生活质量无疑更大。**开始透析之前的现行移植是所有良好管理的 CKD,无原发性疾病及有良好依从性家庭的目标。**这些"早期"手术发生在约 25％的儿科移植手术中,绝大多数来自活体供体(Collins et al,2013)。鉴于移植物存活率,越来越多地使用无关的活体供体。虽然目前的法规赋予 18 岁以下患者优先考虑的权利,并将更年轻和更健康的捐赠者列为儿科受助者的优先次序,但死者的供体移植物可用性仍然具有挑战(United States Renal Data System,2014b)。这些变化、正在进行的手术和长期免疫抑制治疗管理的持续改进,使儿童最近(2003—2010 年)1 年和最近 5 年活体供体移植存活率分别达到 96.5％和 84.3％,已故供体移植物存活率分别为 95.1％和 78％。先天性/结构性病变患者(包括更多年轻患者)的 5 年移植物存活率现在分别为活体供体移植物 85％和已死亡供体移植物 70％[North American Pediatric Renal Trials and Collaborative Studies(NAPRTCS)Data Coordinating Center,2010]。肾移植的禁忌证很少,包括恶性肿瘤、多系统器官衰竭,以及严重不依从性。以前的禁忌证,如艾滋病病毒感染,ABO 血型不合,T 细胞交叉配型阳性不再是绝对禁忌证,但需要特殊的准备和术后管理。同样,对于移植后复发率高的疾病(FSGS,HUS 遗传型或原发性草酸病),移植应该在能够实现最有可能导致长期移植成功的策略中进行。由于较高的技术失败,婴儿移植仍然很少见。绝大多数方案追求婴儿的积极营养和体重增长,移植的目标是 10kg 左右。

目前术后免疫抑制最常应用的包括抗 T 细胞制剂或白细胞介素-2 受体阻断药,随后用他克莫司,霉酚酸酯和泼尼松(NAPRTCS Data Coordinating Center,2010)。目前使用少类固醇和不含类固醇的方案更为常见,并未显著改变急性排斥反应率。免疫抑制方案的成功可以在第一年仅 10％的排斥反应发生率中得到证实,而 1997 年约为 50％(United States Renal Data System,2014b)。但注意到增加的感染风险和恶性肿瘤发生率的,约 10％的儿童移植后由于恶性肿瘤死亡(Mynarek et al,2014),并与 Epstein-Barr 病毒和 BK 病毒并发症增加保持一致。

儿童泌尿科医师参与肾移植的规划,评估和管理是关键的,但是根据移植中心的设计和个体患者需求,每个领域的参与程度差异很大。先天性尿路异常患者通常为小儿泌尿科医师所熟知,

他们将无缝转入其规划和管理,以确保移植后足够的下尿路功能。其他患者(主要是囊性或获得性疾病患者)在进行移植评估前可能从未有过泌尿系统症状,并首次来到泌尿科。因此,移植评估和管理可能包括从尿路情况和尿动力学的基本确定,到手术矫正先前存在的泌尿系统异常或重建泌尿系统,其中包括广泛的潜在研究。小儿泌尿科医师在移植事件中的角色通常由患者的需求和传统程序决定,但对于儿童泌尿科医师而言,即使在移植手术后长时间仍保持关注并参与其中,随着患者的成长和成熟,仔细和专业地对泌尿道进行管理。移植后尿路感染常难以治疗,尤其是对于复杂解剖结构的患者,泌尿专科的引流对于挽救肾组织功能和防止感染全身蔓延,十分必要。

要点:透析和肾移植

- 连续静脉血液滤过 CRRT 越来越多地作为主要透析疗法用于系统器官衰竭情况下严重 AKI 儿童。
- PD 是用于小婴儿的最常用的肾替代疗法,并且在整个儿科年龄段仍然是能兼顾学习和家庭的常见选择。
- PD 可以成功地应用在有尿流改道的小婴儿身上,但需要泌尿科和肾内科团队之间的密切合作。
- HD 是快速和高效的,但在较大的儿童中技术上更可行。
- 选择慢性透析方式最好是在仔细考虑患者/家庭心理因素、预期营养需求、移植的预期时间及近期手术需要的情况下进行。
- 肾移植为患有肾病的儿童提供最佳的长期结果,应该积极考虑。
- 复杂解剖、罕见病、移植后可能复发的疾病或其他复杂因素的患儿应该在经验丰富的移植中心进行移植计划和移植管理。

五、小结

儿童肾病专家和小儿泌尿科医生之间的有效合作对于肾病患儿至关重要。两者在许多实践领域存在重叠,虽然对于最佳方法可能存在意见分

歧,但在仔细评估两方面的专业知识方面有着很大进步。这两个专业都有越来越多的医疗专家团队,为管理这些复杂问题的家庭提供支持和指导,使得小儿肾病诊治得到明显的改善。经过我们的共同努力,可以为未来儿童肾和泌尿系统疾病提供更好的医疗服务。

参考文献

完整的参考文献列表通过 www. expertconsult. com 在线获取。

推荐阅读

Carmody JB,Charlton JR. Short-term gestation, long-term risk:prematurity and chronic kidney disease. Pediatrics 2013;131;1168-79.

Claes DJ,Jackson E. Cystinuria:mechanisms and management. Pediatr Nephrol 2012;27;2031-8.

Cochat P,Rumsby G. Primary hyperoxaluria. N Engl J Med 2013;369;649-58.

Fortenberry JD,Paden ML,Goldstein SL. Acute kidney injury in children:an update on diagnosis and treatment. Pediatr Clin North Am 2013;60;669-88.

Greenfield SP,Williot P,Kaplan D. Gross hematuria in children:a ten-year review. Urology 2007;69;166-9.

Hogg RJ,Portman RJ,Milliner D,et al. Evaluation and management of proteinuria and nephrotic syndrome in children:recommendations from a pediatric nephrology panel established at the National Kidney Foundation conference on proteinuria,albuminuria,risk,assessment,detection,and elimination (PARADE). Pediatrics 2000;105;1242-9.

Jackson E. Between a rock and a hard place:getting families to change behaviors to reduce pediatric stone disease

recurrence. J Urol 2014;192;1324-5.

Jalanko H. Congenital nephrotic syndrome. Pediatr Nephrol 2009;24;2121-8.

Kawasaki Y. The pathogenesis and treatment of pediatric Henoch-Schölein purpura nephritis. Clin Exp Nephrol 2011;15;648-57.

Lande MB,Kupferman JC. Pediatric hypertension:the year in review. Clin Pediatr (Phila) 2014;53;315-9.

Massengill SF,Ferris M. Chronic kidney disease in children and adolescents. Pediatr Rev 2014;35;16-29.

Nadasdy T,Hebert LA. Infection-related glomerulonephritis:understanding mechanisms. Semin Nephrol 2011;31;369-75.

Pietrow PK,Pope JC 4th,Adams MC,et al. Clinical outcome of pediatric stone disease. J Urol 2002;167;670-3.

Schwartz GJ,Munoz A,Schneider MF,et al. New equations to estimate GFR in children with CKD. J Am Soc Nephrol 2009;20;629-37.

Tasian GE,Copelovitch L. Evaluation and medical management of kidney stones in children. J Urol 2014;192;1329-36.

Wong CJ,Moxey-Mims M,Jerry-Fluker J,et al. CKiD (CKD in Children) Prospective Cohort Study:a review of current findings. Am J Kidney Dis 2012;60;1002-11.

Youn T,Trachtman H,Gauthier B. Clinical spectrum of gross hematuria in pediatric patients. Clin Pediatr (Phila) 2006;45;135-41.

（张德迎　**编译**　魏光辉　**审校**）

第3章 胎儿泌尿外科学

Richard S. Lee,MD,and Joseph G. Borer,MD

一、胎儿泌尿影像学

母胎超声的应用促进了胎儿泌尿外科的发展。产前肾积水(ANH)的发生率在 $1\%\sim3\%$，是产前检查所发现的最常见的缺陷(Livera et al,1989;Blyth et al,1993;Gunn et al,1995;Sairam et al,2001;Shamshirsaz et al,2012)。除了肾积水外,肾囊性疾病、肾发育不良、肾结石和肾肿瘤也可在产前得到诊断。对于泌尿外科医师来说,这些产前发现带来了临床上的巨大挑战和科学上的进退两难的窘境。

超声检查仍然是产前影像学的主要手段;在经验丰富地超声影像医师来看,母胎超声所检测到的复杂细节及其诊断潜能和新生儿期超声相似,超声检查评估可以筛查大量的胎儿;无辐射暴露的风险,并且简单易行。三维(3D)超声成像在泌尿系统疾病诊断中的潜在优势尚不明确。

当需要进一步提供相关影像学细节来优化诊断和(或)治疗策略时,胎儿磁共振成像(MRI)可以作为一种有价值的辅助检查补充手段(Estroff,2009;Storm et al,2011;Chauvin et al,2012)。且其与超声检查一样,没有放射线辐射风险。使用计算机断层扫描(CT)作为补充是有争议的,因为胎儿和母亲的辐射暴露的额外风险超过了 CT 所带来的额外信息的收益。

本文主要讨论产前泌尿系统异常的诊断和对产后的影响,产前干预的理论基础,以及治疗产前和新生儿泌尿系统疾病的临床经验。围产期以后发生相似的疾病的评估和处理将在其他章节中进一步详细讨论。

二、胎儿诊断

1978—1983 年,对 11 986 名瑞典女性进行了一项大型前瞻性研究发现,胎儿肾异常的发生率约为 0.28%;其中 2/3 以上的异常是肾积水(0.18%)(Helin and Persson,1986)。同样,英国筛查了 6292 名孕妇,在妊娠 28 周时大约 1.40% 的胎儿有肾积水,出生后 0.65% 的胎儿确诊肾积水(Livera et al,1989)。这些作者将产前肾积水(ANH)定义为肾盂的前后径 $>5mm$(APD),但对于肾积水定义缺乏共识(Scott and Renwick,1993;Scott et al,1995;Scott and Renwick,1999)。随着超声技术的快速发展,肾异常的检出率可能会发生变化。在最近的一项前瞻性队列研究(1999—2003 年)中,发现尿路异常发生率为 0.76%,与同一研究机构的早期研究相比发生率增加(0.3%,1989—1993)(Mallik and Watson,2008)。然而,在文献和临床实践中存在许多关于肾积水定义和治疗的改变,包括子宫内的检查方法及检查频率,放射资料记录、分类和出生后治疗

（Benacerraf et al，1990；Corteville et al，1992；Fernbach et al，1993；Adra et al，1995；Thompson and Thilaganathan，1998；Chudleigh et al，2001；Lee et al，2006）。上述改变可能会使文献报道的发病率也跟着显著改变。

无论如何，当通过产前超声检查发现尿路异常时，超声科医师和泌尿科专家应引起重视。综合特定的影像学检查结果可与其他疾病相鉴别，并可提示预后及制定出生后评估方案。表 3-1 列出了主要的泌尿系统疾病的超声发现及临床意义。

表 3-1　胎儿泌尿系统超声诊断要点

指标	注释	病因
肾积水	不同严重程度，可包括肾盂扩张和（或）肾盏扩张	梗阻，反流
肾盏扩张	肾内扩张；更明显的病理过程	梗阻，反流
肾盂前后径	在冠状面上测量，测值可变化；在极端情况下可以预测临床结果；应该谨慎，不应过度依赖这些测量结果	梗阻加重，反流
肾实质	回声应小于肝脏或脾脏，应见到透明的延髓锥体	发育不良、梗阻、ARPKD 所致回声增强
尿路上皮增厚	肾盂厚度增加	由反流或偶尔梗阻引起的不同程度扩张
重复肾	无肾积水时肾窦回声分离	可能与反流或梗阻相关，寻找扩张的输尿管或输尿管积水
囊性结构，肾	单纯囊肿少见	MCDK，ADPKD
囊性结构，膀胱内	可能非常大且充填膀胱，薄壁	输尿管囊肿
尿液囊肿	肾周积液，肾周或包膜下积液	梗阻
膀胱充盈	充盈和排空延迟	尿生成
膀胱壁厚度	必须在膀胱充盈条件下进行观察	梗阻，神经源性膀胱
锁孔征	后尿道扩张，显像困难	后尿道瓣膜
羊水过少	羊水显著减少；通常认为没有＞2cm 的液体囊	梗阻和（或）肾衰竭导致的尿量减少

ADPKD. 常染色体显性遗传性多囊性肾病；ARPKD. 常染色体隐性遗传性多囊性肾病；MCDK. 多囊性肾发育不良

诊断发现

1. 肾

产前超声检查的一些重要特征有助于泌尿系统疾病诊断。一系列的异常表现常常提示病理改变，特别是在有临床表现的情况下。需要报告具体的检查细节协助产前咨询。**肾的超声评估应记录数量，位置，大小，重复畸形，肾实质（回声），肾盂扩张，肾盏扩张，尿路上皮增厚和囊性病变。**

胎儿期肾的大小应该是和孕周相对应，且两侧对称（Chitty and Altman，2003）。若体积差异显著可能提示对侧代偿性增长。在正常位置没有肾可能提示异位肾或肾发育不良。**正常肾应该是椭圆形的，并具有独特的内部回声，代表正常的髓**质锥体（图 3-1）。髓质锥体的外观不应与肾盏扩张相混淆。肾的回声应该略低于毗邻的脾脏或肝脏的回声。伴有或不伴有肾积水的回声异常可能表明肾病。仅仅有回声的增强与肾实质紊乱有关，常常认为没有临床意义（Estroff et al，1991；Carr et al，1995；Meshiach et al，2005）。当伴发肾积水时，可能表明肾发育不良，特别是如果伴随着羊水减少（Kaefer et al，1997b）。

肾囊性病变在宫内即可被发现。常染色体隐性遗传性多囊肾病（ARPKD）可以表现为大的、反光的肾回声结构。许多小的肾囊肿不能通过超声来发现，相反，多囊性发育不良肾（MCDK）通常表现为大的非连通性大囊肿（图 3-2）。单个囊肿可

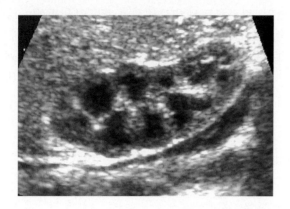

图 3-1　正常胎儿肾的髓质锥体和肾皮质超声表现的区别在于后者有更强回声；皮质实质回声应低于邻近的肝或脾回声

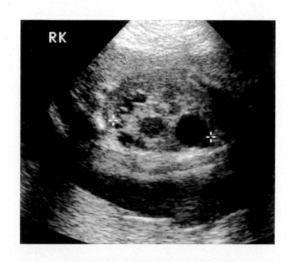

图 3-2　多囊性发育不良肾，较大的、多发的、大小不等的囊肿，无中央大囊区。多数病例几乎没有肾实质

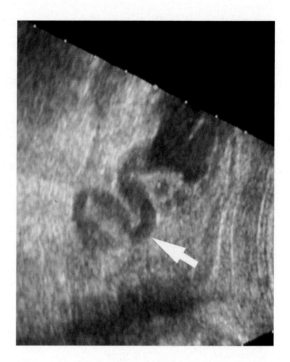

图 3-3　胎儿超声表现为扩张的、扭曲的输尿管（箭头示）。这些可能与反流、瓣膜、异位输尿管、输尿管囊肿和输尿管膀胱连接处梗阻有关。在这个病例中，输尿管与扩张的上极有关，提示输尿管异位或输尿管囊肿

能表现为扩张的肾盏或憩室，也可能为非典型MCDK，或为严重肾积水。

2. 输尿管、膀胱和尿液囊肿

除肾特异性发现外，还应记录输尿管扩张（图3-3）、膀胱充盈和排空、膀胱壁厚度、膀胱内囊性结构、后尿道扩张（锁孔征）、尿液囊肿、羊水量、腹腔内或盆腔肿块和外生殖器等情况。**输尿管积水在膀胱充盈时的横断面最易辨别，但常常难以发现；难以与重复肾输尿管异位相鉴别。**

虽然膀胱有时难以很好地辨认，但由于完整的膀胱影像可反映肾功能，所以膀胱的影像是非常有用的。在反复检查仍然无法辨认膀胱时，应

考虑膀胱外翻可能。膀胱壁厚度增加提示出口梗阻可能，后尿道扩张（锁孔征）强烈提示后尿道瓣膜（图3-4）。在重复肾系统中，输尿管囊肿可表现为膀胱内囊性结构，同时伴有扩张的上半肾。

肾周尿液囊肿可指示梗阻性疾病（Yerkes et al，2001）（图3-5）。一般情况下，它是以肾周围的无回声结构出现或处于囊下的位置。**尿液囊肿或尿性腹水常与严重膀胱梗阻或后尿道瓣膜有关，其中尿液囊肿可指示弹出-关闭机制。**尿液囊肿也可能与单侧肾积水或梗阻性肾有关（Mandell et al，1994）。弹出-关闭机制是可以保护肾的，特别是在下尿路梗阻的情况下（Adzick et al，1985；Adorisio et al，2011）。

3. 羊水

对泌尿道的评估至关重要的是羊水水平和其在怀孕期间的变化。16周后，羊水的来源由胎盘渗漏液转变为胎儿尿液；20－22周，绝大多数羊水是胎儿尿液（Takeuchi et al，1994）。因此，妊娠18－20周后发现羊水减少或羊水过少可能是

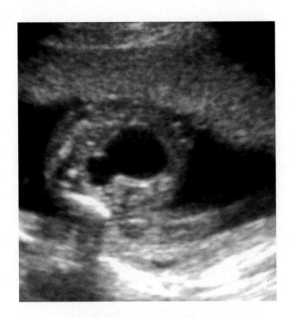

图 3-4　胎儿超声检查。22 周男性胎儿后尿道瓣膜。膀胱壁增厚，后尿道扩张（锁孔征）。还有双侧肾积水，肾实质回声增强和肾周围尿液囊肿

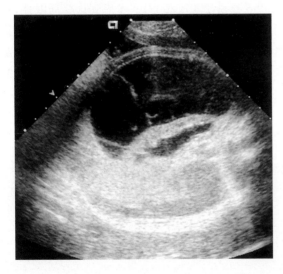

图 3-5　后尿道瓣膜所致胎儿期肾周尿液囊肿的超声表现

尿路梗阻或肾发育不良的结果（Stiller et al，1988）。

4. 外生殖器

适当地识别外生殖器也是非常有价值的，特别是在性别特异性诊断时，如后尿道瓣膜。在男性化[如先天性肾上腺增生症（CAH）]的情况下，**阴蒂可能表现为小阴茎，因此阴囊内有睾丸的存在对于男性性别认定至关重要**（Benacerraf et al，

1989；Bromley et al，1994；Mandell et al，1995）。巨尿道症，或扩张延长的阴茎部尿道，可能是一种独立的异常或与梅干腹综合征有关（Dillon et al，1994）（图 3-6）。**女性胎儿双侧肾梗阻性病变提示泄殖腔异常和膀胱出口梗阻**（Cilento et al，1994；Ohno et al，2000；Taipale et al，2004）（图 3-7）。

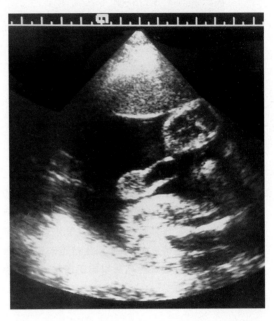

图 3-6　一个典型的巨尿道扩张和尿道扩张的男性胎儿超声表现。这可能见于梅干腹综合征，也可单发。此患儿也有明显的膀胱输尿管反流

5. 肾积水

肾积水或肾盂扩张是超声检查发现的最常见的泌尿系统异常。

现已经制定出了很多肾积水分级评分系统；然而，在产前肾积水（ANH）诊断的最佳的和最统一的方法上却没有达成一致（图 3-8）（Fernbach et al，1993）。对 APD（肾盂前后径）的测量已被广泛使用，但还没有正式的研究来确定对产前肾积水（ANH）的 APD 值的可重复性，包括同一观察者多次测量和不同观察者测量的结果。**使用 APD 的缺点之一是不能描述肾盂结构、肾盏扩张和各个肾盏的特性，这些应该被包括在内。**APD 值可受孕周、母亲水合状态、膀胱的顺应性、膀胱扩张程度等因素的影响。由于肾盂的尺寸通常随着孕龄的增加而增加，大多数研究者已经调整了妊娠早期和晚期的正常 APD 值。遗憾的是，没有

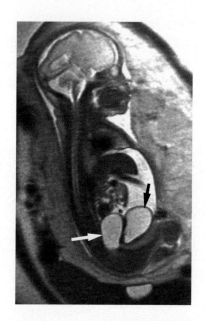

图 3-7 MRI 显示 22 周女性胎儿重度膀胱扩张（黑箭头）和膀胱后方扩张的肾盂结构（白箭头）。两侧肾对称扩张伴输尿管扩张。羊水过少时可以看到这种情况，提示泌尿生殖道畸形，是由于尿液流入泌尿生殖窦引起阴道扩张导致膀胱出口梗阻

一个正常 APD 参考值范围能将积水肾和正常肾完全区分开来，因为即使严重的 ANH 病例也有可能自行缓解，而轻度的 ANH 也有进展的可能（Pates and Dashe,2006）。

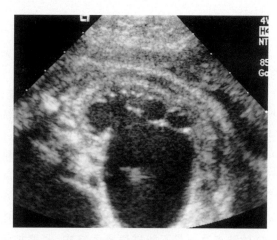

图 3-8 严重的胎儿肾积水，弥漫性扩张的肾盏排列在显著扩张的肾盂周围。肾实质被扩张的集合系统压缩，但这并不意味着肾功能潜能的丧失。这种情况很难区分皮髓质

APD 正常值微小调整可显著改变 APD 作为 ANH 和产后病理改变的特异性和敏感性。迄今为止，尚未确定最佳 APD 的正常值，以满足产后随访的需要。确定 APD 值 15 mm 为梗阻的标准，出生敏感性为 73%，特异性为 82%（Coplen et al,2006）。孕晚期 APD 值 10mm 作为标准将检测出约 23% 的异常肾，而 7mm 作为标准的检出率为 68%（Ismaili et al,2003）。一个大的系统回顾性研究估计，只有 11.9% 的生后肾积水的孕晚期 APD<9mm，而 39% 的生后肾积水的 APD 水平<15mm（Lee et al,2006）。其他研究者证明了几乎相同的结果（Wollenberg et al,2005）。可以肯定的是，下限对检测出生后病理学更敏感，但会导致假阳性率增高。

用肾盂前后径对产前肾积水进行分类。几乎一致认为 APD>15mm 代表严重或显著的肾积水，一些人也认为 4~5mm 是考虑 APD 异常下限值（Feldman et al,2001；Ahmad and Green,2005；Wollenberg et al,2005；Lee et al,2006；Coelho et al,2007,2008）。考虑到这些局限性，我们用 APD 值定义了中期和晚期妊娠胎儿肾积水，现有的最佳证据提供了预后信息；连同这些定义，表 3-2 概述了基于先前定义的 APD 对应的估计分布情况。

表 3-2 通过 APD 值评估产前肾积水中重度肾积水的百分比范围

程度	肾盂前后径		重度积水的比例范围
	孕中期	孕晚期	
轻度	4~7mm	4~9mm	56.7%~88.0%
中度	7~10mm	9~15mm	10.2%~29.8%
重度	>10mm	>15mm	1.5%~13.4%

Data from Feldman et al,2001；Ahmad and Green,2005；Wollenberg et al,2005；Lee et al,2006；and Coelho et al,2007,2008.

其他测量系统。使用替代分级系统,3D 肾盂体积测量或校正膀胱扩张因素后的肾积水指数可以提供更精确的 ANH 评价（Duin et al,2008；Nam et al,2012）。一些研究者已经考虑使用胎儿泌尿系统（SFU）超声分级系统对 ANH 进行分类（Kim et al,2013）。MRI 也证明是有用的产前

评估方法,具有解剖细节高,没有电离辐射暴露的优势。然而,目前,高成本和较少的数据限制了这种最佳模式在 ANH 中的应用(Savelli et al,2007)。

6.诊断准确度

随着超声和 MRI 技术的改进,可获得更精确的影像信息(Laifer-Narin et al,2007)。然而,准确的产后诊断和判断预后仍然具有挑战性。无论诊断如何,需要早期干预的病例并不常见,除非严重梗阻情况下的潜在病例或后尿道瓣膜患儿。

基于产前的发现来确定产后病理改变是比较困难的。作为一个例子,在 ANH 文献的系统回顾中,Lee 和他的同事试图确定不同程度的 ANH 患者的病理诊断风险(Lee et al,2006)。调查了1308 例被确定为 ANH 的患者,并进行了充分的产后影像学随访。ANH 的程度是由 APD 在特定的妊娠期确定的。大约 36% 的患者在出生后确诊,并且任何病理过程的总体风险随着 ANH 程度的增加而增加(表 3-3)。**然而,膀胱输尿管反流(VUR)发生的风险与 ANH 的程度无关,从而提示 ANH 不是 VUR 程度的合适指标。**

虽然早期的文献表明,88% 的病例能在产前确定梗阻的位置,许多其他研究人员报道了较高的假阳性率(9%～22%)(Hobbins et al,1984;Scott and Renwick,1993)。这些研究中的大多数假阳性结果都与非梗阻性肾积水有关,如重度输尿管反流、显著扩张的梗阻性肾外肾盂或暂时性肾积水。

后尿道瓣膜的早期准确诊断是至关重要的;然而,这也是困难的。已被广泛接受的在宫内诊断后尿道瓣膜的特征有:羊水过少,后尿道扩张,膀胱增厚和输尿管肾盂积水等。其他的特征,如肾回声增强和羊水偏少也建议用来提示梗阻状态(Kaefer et al,1997b)。然而,很少有研究前瞻性地检查这些单个的或多个的泌尿系症状表现(Lee et al,2006)。在一组 22 例胎儿的系列研究中,假阳性率高达 58%(Abbott et al,1998)。在一个基于人群的系列研究中,检测出瓣膜的敏感性低至 23%(Scott and Renwick,1993)。

不论发现的程度或严重性如何,在产前发现尿路畸形后,必须进行彻底的胎儿期筛查。如果怀疑有重大或需要干预的畸形,应考虑羊膜穿刺和核型检查,因为胎儿期染色体异常同时伴有泌尿系畸形的发病率是相对较高的(Callan et al,1990;Nicolaides et al,1992;Snijders et al,1995)。

表 3-3 胎儿肾积水程度决定的病理风险

产后疾病	产前肾积水程度[%(95%置信区间)*]					P 值[†]
	轻度(n=587)	轻-中度(n=213)	中度(n=235)	中-重度(n=179)	重度(n=94)	
总体	11.9(4.5,28.0)	39.0(32.6,45.7)	45.1(25.3,66.6)	72.1(47.6,88.0)	88.3(53.7,98.0)	<0.001
肾盂输尿管交界处梗阻	4.9(2.0,11.9)	13.6(9.6,18.9)	17.0(7.6,33.9)	36.9(17.9,61.0)	54.3(21.7,83.6)	<0.001
膀胱输尿管反流	4.4(1.5,12.1)	10.8(7.3,15.7)	14.0(7.1,25.9)	12.3(8.4,17.7)	8.5(4.7,15.0)	0.10
后尿道瓣膜	2.0(0.0,1.4)	0.9(0.2,3.7)	0.9(0.2,2.9)	6.7(2.5,16.6)	5.3(1.2,21.0)	<0.001
输尿管梗阻	1.2(0.2,8.0)	11.7(8.1,16.8)	9.8(6.3,14.9)	10.6(7.4,15.0)	5.3(1.4,18.2)	0.025
其他疾病[‡]	1.2(0.3,4.0)	1.9(0.7,4.9)	3.4(0.5,19.4)	5.6(3.0,10.2)	14.9(3.6,44.9)	0.002

* 基于逻辑回归方程及具有稳健的标准误差来估计点 95% 置信区间,通过研究除了轻度-中度之外的所有程度的产前肾积水来调整聚类。因为只有一项研究的患者有轻度-中度产前肾积水,所以必须使用 logistic 回归估计 95% 的 CI 值,且标准误差未经调整

[†]基于具有独立工作相关结构的一般化估计方程,使用强标准误差的逻辑回归检验产前肾盂积水程度增加的风险趋势

[‡]包括梅干腹综合征,VATER(脊椎,肛门,气管-食管和肾异常)综合征,孤立肾,肾肿块和未分类的原因

Modified from Lee RS,Cendron M,Kinnamon DD et al Antenatal hydronephrosis as a predictor of postnatal outcome:a meta-analysis. Pediatrics 2006;118;590.

要点：产前诊断发现

- 超声影像是主要的产前影像；选择性地使用胎儿期 MRI 能够提供更详细的解剖细节，以协助诊断和治疗。
- 正常肾应为椭圆形，具有独特的内部回声透性，代表了正常的髓质锥体。
- 髓质锥体的超声表现不应与肾盏扩张相混淆。
- 反复检查均未发现膀胱，应该考虑是否存在膀胱外翻的问题。
- 扩张的后尿道（锁孔征）强烈提示后尿道瓣膜。
- 孕期 18—20 周羊水减少或羊水过少可能是尿路梗阻导致或提示肾发育不良。
- 肾积水或肾盂扩张是超声检查发现的最常见的泌尿系异常，通常以肾盂前后径（APD）来测量。
- APD 不能描述肾盂的特征，肾盏的扩张，以及对侧肾的特征。
- 不存在能够完全区分出正常和不正常的 APD 阈值区间。
- 无论何种程度的 VUR（输尿管反流）的风险是相似的，提示 APD 不是 AUR 的合适的参考标志。
- 产前发现的任何泌尿道异常均需要彻底的胎儿期全身筛查。

三、具体诊断

(一)肾盂输尿管交界处梗阻

肾盂输尿管交界处梗阻的基本特征是胎儿期肾盂和集合系统的扩张，且没有尿道扩张的证据。 Lee 和他的同事（2006）发现，出生后肾盂输尿管交界处梗阻的可能性随着 ANH 严重程度的增加而增加。然而，生后随访建议的参考值在很大程度上是比较武断的，而且目前尚无长期的前瞻性研究，以确定产后积水程度的评估，特别是对轻度和中度胎儿肾积水病例。然而，在有明显的单侧肾积水的情况下，很少有理由去进行宫内干预或提前分娩。在一些严重扩张的病例，建议治疗性

抽吸以预防难产。在双侧 UPJ 梗阻的情况下，子宫内介入治疗的有效性难以评估。严重的 UPJ 梗阻可能与尿性腹水或肾周尿液囊肿有关，这可能是肾无功能的预测指标（Mandell et al,1994；Adorisio et al,2011）。

(二)输尿管膀胱连接处梗阻

输尿管交界（UVJ）梗阻没有 UPJ 梗阻常见，其特点是输尿管扩张伴有不同程度的肾盂和肾盏扩张。检测输尿管扩张最好的方法是在膀胱水平，且最好在冠状面。远端输尿管较近端输尿管**更显著扩张的情况并不少见。这种情况出现的原因可能是原发性的 UVJ 梗阻，异位输尿管插入膀胱颈部，或重度的 VUR。**典型地，这种区别是生后发生的。

(三)肾囊性病变

严重的单侧肾积水和多囊性肾发育异常（MCDK）之间的区别有时可能是不明显的。**多发性非交通性的囊肿，极少或无肾实质，并没有发现中央大囊肿是 MCDK 的诊断要点**（Bearman et al,1976；Sanders and Hartman,1984）。发现非交通性囊肿对诊断至关重要，应与严重的肾积水鉴别（图 3-2）。实时检查肾，以帮助确定是否与肾盏交通是必不可少的。有报道多普勒超声检查肾血管的脉搏模式也对两者的鉴别有帮助（Kaminopetros et al,1991）。

MCDK 可能出现在任何异常位置，但通常在正常位置。此外，MCDK 可以存在于重复肾，通常是上极。如果在怀孕早期发现 MCDK 通常会在产前或生后的一段时间内消失（Mandell et al,1994）。

双侧肾回声扩大且无肾囊性疾病，特别是如果伴有胆管扩张或羊水过少，提示常染色体隐性遗传性多囊肾（ARPKD）（Smedley and Bailey,1987；Townsend et al,1988）（图 3-9）。通常是在怀孕 20 周前确定的，但也有报道是后来发现的（Mandell et al,1991；Zerres et al,2004）。在某些情况下，可行基因检测，从而可早期诊断和选择早期终止妊娠，因为产后死亡率和发病率很高（Wilson,2004；Zerres et al,2004）。

更具挑战性的发现是正常大小，弥漫回声且不伴有其他泌尿系病变的肾（Tsatsaris et al,2002；Mashiach et al,2005）。一项研究中 19 例

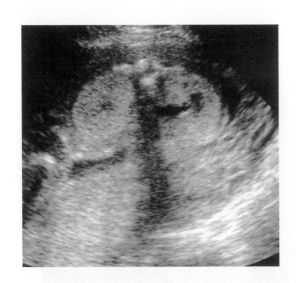

图 3-9　双侧扩大的肾回声不伴有明显的囊肿,是常染色体隐性遗传性多囊肾的典型表现。这种表现通常(但并非总是)在妊娠 22 周后变得明显。在早发病例中,可见羊水过少

(14 例双侧)包括 10 例肾正常功能的患者幸存,4例 ARPKD 患者死亡(Carr et al,1995)。在一项独立的多中心回顾性研究中,93 例胎儿强回声肾,后期诊断为不同病因的肾病,无论他们的诊断是什么,只有 1/3 的胎儿有肾囊肿;28 例有 ARPKD(仅3 例有囊肿),31 例有常染色体支配的多囊肾病(ADPKD)(9 例有囊肿)。通常,ADPKD 似乎有适度扩大强回声肾和更明显的皮质髓质分界。此外,相对于肾囊肿的特点,伴发畸形是最有用的线索,可帮助确定诊断(Chaumoitrc et al,2006)。

巨大肾囊肿包括罕见的先天性多房囊性肾瘤,其特点是可变巨大囊肿节段性累及肾(Eble and Bonsib,1998);囊性肾母细胞瘤,通常有更大数量的功能性的肾实质;ADPKD 可能包括大小、位置和数量的各不同的囊肿(Reeders et al,1986;McHugo et al,1988;Ceccherini et al,1989;Novelli et al,1989)。

非肾性囊性疾病可与 MCDK 混淆;然而,这些囊性病变通常不在肾窝中,并且在存在两个正常肾的情况下不太可能混淆这些情况。这些囊性疾病包括肠系膜重复囊肿、神经囊肿、支气管囊肿、胸外肺隔离症和囊性神经母细胞瘤(Barr et al,1990;Bagolan et al,2000;Carpentieri et al,2000;Granata et al,2000;Uludag et al,2001)。

(四)重复肾和输尿管囊肿

重复肾通常是基于上极的输尿管肾积水而发现,积水与膀胱内的阻塞性输尿管囊肿或膀胱外插入的异位输尿管(Vergani et al,1999)有关。输尿管口囊肿表现为膀胱底部的薄壁囊状结构(图 3-10)。一个非常大的输尿管囊肿可能被误认为膀胱。而且,对于有输尿管囊肿的病例来说,上极不一定总是显示肾积水。上极可能表现为无肾积水的囊性发育不良单位,伴输尿管囊肿。这通常被称为输尿管囊肿不相称(Share and Lebowitz,1989)。此外,单系统输尿管口囊肿好发于男孩,且伴有不同程度的整个肾积水。

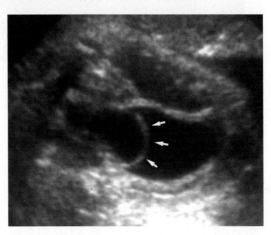

图 3-10　胎儿超声显示膀胱内输尿管膨出。箭头示输尿管膨出占据部分膀胱。这种情况,超声应检查整个上尿路,以确定整个重复肾积水或仅仅上半肾积水,如图 3-3 所示

下极肾积水可能是由于 VUR 造成的(图 3-11),或更罕见的下极 UPJ 梗阻引起。偶尔,下极扩张是由较大的输尿管囊肿导致上、下极输尿管的梗阻而造成的。同样,双侧肾积水可能继发于膀胱出口梗阻的一个因素,由输尿管囊肿脱垂到膀胱颈部导致(Sozubir et al,2003)。

在没有输尿管囊肿的情况下,上极输尿管肾盂积水提示有梗阻的异位输尿管(Abuhamad et al,1996)。扩张的异位输尿管可能被误认为是输尿管囊肿,因为它也在膀胱后壁,从而导致产生的错觉。然而,异位输尿管通常比输尿管囊肿厚得多。双侧单系统异位输尿管少见,典型表现为有回声的肾实质,囊性疾病,最小的膀胱体积,较低的羊水水平。

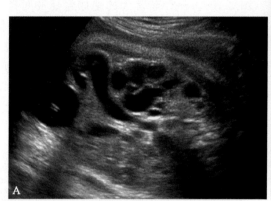

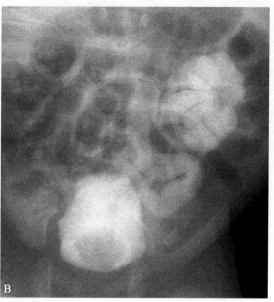

图 3-11　A. 28 周胎龄胎儿的影像，左侧下半肾积水，输尿管积水，输尿管膨出；B. 出生后排尿性膀胱造影显示下半肾膀胱输尿管反流和输尿管囊肿

（五）膀胱输尿管反流

产前超声不能明确 VUR 的诊断，但间歇性或变化中的肾积水或输尿管积水提示此诊断。一些研究表明，VUR 的高发病率与产前肾积水筛查有关；然而，儿童中有肾积水病史的 VUR 的真实发生率很难根据文献中的产后诊断性治疗的变异性来确定（Lee et al，2006）。**在两个系统性的 ANH 文献评论中，VUR 的发病率为 10%～15%，无论其肾积水程度如何**（Lee et al，2006；van Eerde et al，2007）。**提示严重的 ANH 并不伴有 VUR，也可能在出生后不必要进行 VUR 的评估。**在产前检测到肾积水的新生儿中，诊断 VUR 的重要性仍然存在争议，因为出生后因肾积水的评估而诊断的 VUR 与 VUR 的更早期干预处理有关（Estrada et al，2009；Skoog et al，2010）。

（六）后尿道瓣膜

男性胎儿后尿道瓣膜也许是最重要的产前诊断。至少，发现后尿道瓣膜要求产后立即干预，在某些情况下，产前干预可能也是必要的。胎儿超声发现包括双侧输尿管肾盂积水，膀胱壁增厚与后尿道扩张，并在更严重的病例，肾实质发育不良伴有肾周间隙尿液囊肿和尿性腹水（图 3-5）（Bellinger et al，1983；Reuter and Lebowitz，

1985；Barakat et al，1991；Dinneen et al，1993；Hutton et al，1994；Gunn et al，1995；Kaefer et al，1997a；Abbott et al，1998）。巨大的膀胱扩张可以占据很大的腹部比例（图 3-12）。随着妊娠的进展，膀胱壁可能变得更加厚伴有后尿道扩张（图 3-4）。除了这些特征性超声发现，鉴别诊断

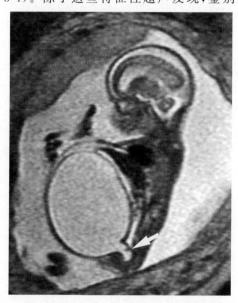

图 3-12　胎儿磁共振显示后尿道瓣膜膀胱扩张。扩张的膀胱下方可见尿道（箭头所示）

包括梅干腹综合征（有或没有尿道闭锁），重度VUR，和某些泄殖腔畸形（女性遗传学性别）（Kaefer et al,1997a；Oliveira et al,2000；Osborne et al,2011）。

（七）膀胱外翻

膀胱外翻是一种先天性畸形，影响下腹壁，下尿路和生殖道，肌肉骨骼系统的发育。使用产前超声基本上可以确定诊断。**胎儿膀胱外翻的常见特征包括未发现胎儿膀胱，平卧位刚刚低于脐部**的下腹壁肿块和特别小的外生殖器（Gearhart et al,1995）。超声科医师的耐心和专业知识对于确认胎儿持续阴性的影像发现非常重要——没有膀胱充盈——这对于诊断膀胱外翻至关重要。**其他的发现对有经验的检测者来说很明显，包括正常原位的肾，正常椎骨和脊髓，异常耻骨分离和肛门向前方移位**（图3-13）。附加的产前MRI可能有助于排除其他的泄殖腔异常，并确认膀胱外翻的诊断（Goldman et al,2013）。

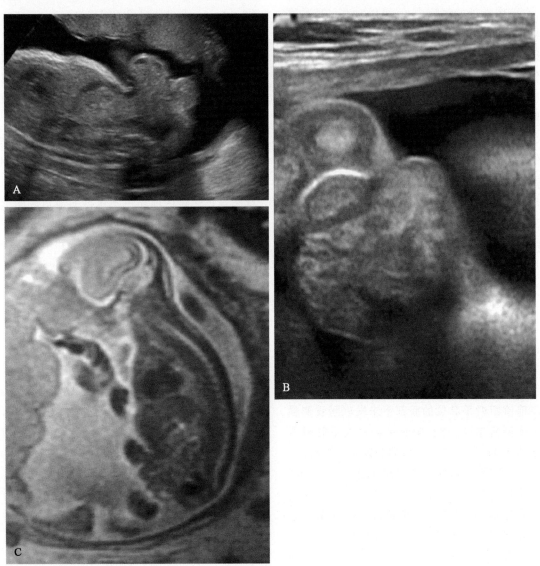

图 3-13　男性胎儿膀胱外翻的影像表现。A. 在 31 周胎龄的矢状平面上的超声图像显示一根脐带，其次为尾部方向（右图），下腹壁肿块（外翻的膀胱），尿道板和阴茎；B. 冠状图显示外翻的膀胱、阴茎、阴囊和睾丸；C. 矢状磁共振图像显示同一个胎儿在 21 周的胎龄时的影像，注意下腹壁、膀胱和阴茎

产前诊断为膀胱外翻患儿提供了一个讨论膀胱外翻相关问题的机会：复杂的新生儿期重建，随访护理和结果，其他系统器官是否正常，选择是否终止妊娠或继续怀孕（Cacciari et al，1999；Bischoff et al，2012）。对此，其他相关复杂诊断的准确性及诊断能力的提高，可能会导致终止妊娠的增加（Cromie et al，2001）。

对新生儿膀胱外翻的初始管理，也许被认为没那么紧急，有一些原因证明产前诊断是有益的。例如，在一个卓越的医疗中心，可以对有兴趣的准父母提供高级产科护理，与小儿泌尿团队的互动，儿科医院的支持及服务介绍，熟悉儿科医院本身，与其他膀胱外翻孩子的父母互动。

（八）泄殖腔外翻

泄殖腔外翻[脐膨出、膀胱外翻、先天性肛门闭锁、脊柱畸形（OEIS）]是膀胱外翻-尿道上裂复合体的最严重表现，包含所有与膀胱外翻和肾、脊柱、膀胱-肠瘘所致肠运动有关的发现。泄殖腔外翻包括一组罕见的复合畸形。原因不明，但可能是很复杂的。产后发现OEIS复合体相关的胃肠道，脊柱和泌尿生殖系统的症状可了解疾病的程度和自然进程，但是产前检查结果可提供其他的信息，包括早期诊断，可能致病因素和预后。OEIS复合体的双胞胎相关研究表明，异常发育步骤可能与胚胎发育同步出现（Keppler-Noreuil，2001；Keppler-Noreuil et al，2007）。根据胎儿超声结果，Casale和同事（2004）提出了被破坏的连体孕生是泄殖腔外翻一个可能的原因。

产前诊断时平卧位的脐部下未发现膀胱影像应首先想到泄殖腔外翻，同时也会发现下腹壁肿块——典型的脐膨出——和肾[数字，位置，和（或）外观]及腰骶部脊柱的发育畸形（图3-14）。Austin和同事（1998）回顾了22例产前超声研究和泄殖腔外翻；他们确定了相对常见的产前诊断泄殖腔外翻而未发现膀胱的"主要"影像标准，一个大的中线位置脐部以下的腹前壁缺损，脐膨出，腰骶畸形和较少观察到的"次要的"标准，包括下肢缺损、肾异常、腹水、耻骨联合增宽、脑积水和单脐动脉。其他的在胎儿期提示泄殖腔外翻的超声发现包括象鼻样突出的肠道图像和（或）半椎骨（Hamada et al，1999；Wax et al，2008）。产前MRI可用于帮助证实OEIS的产前诊断（Calvo

Garcia et al，2013）。

胎儿腹壁肿块的鉴别诊断包括脐膨出、腹裂、膀胱外翻和泄殖腔外翻。当超声提示未发现膀胱影像时应考虑最后两个诊断。从2000－2005年在伦敦的Queen Charlotte和Chelsea医院的胎儿监护中心数据库中对41例胎儿腹壁肿块的研究显示，25例为脐膨出（61%），9例为腹裂（22%），6例为膀胱外翻（15%），1例为泄殖腔外翻（2%）。17例（41%）与其他主要畸形相关（Arnaoutoglou et al，2008）。

（九）泄殖腔畸形

胎儿早期发育异常可能导致泌尿、生殖和肠道的缺乏分离，引起女性残留性泄殖肛（也称为泄殖腔或泄殖腔畸形）。这三条深至皮肤表面通道共用一个会阴开口。由超声和（或）MRI检查出女性胎儿有任何肾积水伴有盆腔大的囊性肿块者，应考虑残留性泄殖腔（Cilento et al，1994；Suzumori et al，2009）。Chaubal和同事（2003）发现胎粪钙化是产前超声图像诊断泄殖腔畸形的重要标志。其他作者发现，产前超声和MRI提示胎儿有腹水、盆腔肿块、双侧肾积水和羊水过少的表现高度提示与胎粪腹膜炎相关的泄殖腔畸形（Shono et al，2007；Winkler et al，2012）。

与图3-15所示的胎儿相似，Liu和同事们报道了纵隔阴道积液和泄殖腔畸形（Liu and Chen，2009）引起的大量尿性腹水的MRI表现。也有产前报道伴有食道闭锁和气管食管瘘泄殖腔畸形（Mori et al，2007）。当出现在胎儿泄殖腔畸形，尿液可逆行从膀胱到阴道，通过宫颈、子宫，最后到输卵管而产生尿性腹水。胎儿期怀疑泄殖腔畸形且发现羊水过多时，临床医生应怀疑伴发食管闭锁和气管食管瘘的可能。

与其他复杂畸形的胎儿诊断一样，产前诊断泄殖腔后应建议家长到一个高等医学中心咨询和计划分娩，此中心应有良好的新生儿重症监护病房并拥有儿外科和泌尿专家团队（Warne et al，2002；Suzumori et al，2009）。

（十）先天性肾上腺增生症

21羟化酶缺失引起的先天性肾上腺皮质紊乱，其特点是皮质醇缺乏，雄激素过剩，伴有或不伴有醛固酮缺乏。在全球出生人口中，典型重症病例的发生率为1:1.5万，轻度非典型的病例主

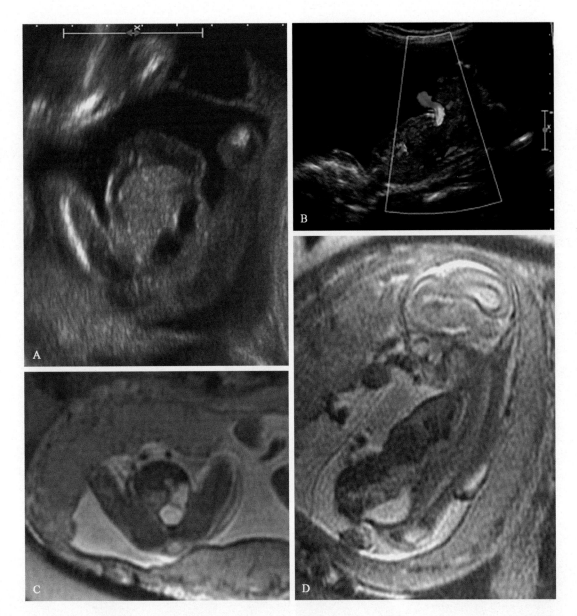

图 3-14　泄殖腔外翻在 19 周胎龄男性胎儿影像学上的表现。A. 通过下腹部的横向超声图像显示腹壁肿块和未发现膀胱；B. 矢状超声显示脐血流量和下腹壁肿块从尾部到脐部；C. 横向磁共振图像显示脐膨出与肝和扩张远端左输尿管；D. 矢状磁共振成像与脐膨出、输尿管和末端脊髓囊肿状明显突出

要是由于雄激素过量导致的。**目前，新生儿筛查和特异性基因产前诊断 CAH 是可行的**（Merke and Bornstein，2005）。

　　Reisch 和同事最近报道了，通过分析早孕 12 周产妇尿液的类固醇代谢物的分泌，产前诊断由先天性 P450 氧化还原酶缺乏（先天性常染色体隐性遗传）导致的 CAH。他们发现，在母体尿液中雌三醇显著降低，同时伴有胎儿起源的激素（孕烯醇酮代谢物表烯醇孕烯醇酮代谢物和雄激素代

谢产物雄甾酮）的类固醇含量显著升高。在 20 例患者中，只有 5 例的产前诊断有证据在超声显示有 CAH 的形态学特征（Reisch et al，2013）。尽管胎儿无创 DNA 用于产前鉴别先天性疾病的准确性和实用性仍不清楚，但这些技术的进一步发展可能为无创的和高精度的产前诊断提供更新的方法（Colmant et al，2013）。

　　临床上治疗患有 CAH 的患儿的方法包括治疗激素分泌不足，解决生殖器含糊不清的相关问

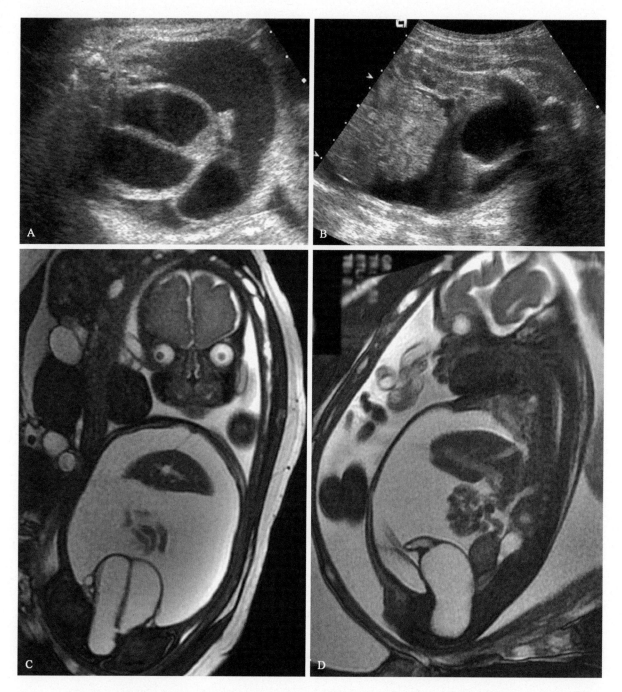

图 3-15   泄殖腔 30 周胎龄女性胎儿的影像学图像。A. 腹部横断面超声显示阴道扩张,膀胱和尿性腹水与泄殖腔相一
致;B. 矢状超声图像显示膀胱,明显扩张的阴道,肾轻度积水,尿性腹水、肠道轮廓和肝脏;C. 冠状磁共振图
像显示重复阴道和尿性腹水;D. 膀胱、扩张的阴道、宫颈、子宫和腹腔内脏器的矢状位图像

题,避免相关并发症,并与家人沟通其他家庭成员的
患病风险。筛查 CAH 可减少肾上腺危象,避免不正
确的性别选择,降低死亡率(特别是男性),避免不适
当的躯体生长发育和早熟(Speiser,2007)。

　　CAH 最常见的形式是 21 羟化酶缺乏(21-

OHD)。在其严重情况下,21-OHD 导致产前男
性化的女性外生殖器。通过对胎儿 DNA 的分子
遗传学分析,可以在宫内诊断出 21-OHD 合成缺
陷。产前地塞米松治疗可改善或消除女性生殖器
模糊的情况,因为它成功地抑制了雄激素的产生。

来自长期人类研究的最新数据显示,产前诊断和治疗在短期内对胎儿和母亲都是安全的。长期研究的初步数据支持这些结果（Nimkarn and New,2009）。Nimkarn 和 New（2009）还报道提出长期用药也是安全的,但建议所有在胎儿期接触到地塞米松治疗的受试者在生长发育的各个方面均需要密切的随访。

在最近的一份关于标准化认知功能测试的报告中,用地塞米松产前治疗的女性 CAH 患儿似乎有更好的认知功能。然而,产前用地塞米松治疗的未患 CAH 的女性患儿在认知测试中表现较差。一旦诊断被排除,产前治疗应尽快停止(Maryniak et al,2014)。

（十一）巨尿道和梅干腹综合征相关疾病

先天性巨尿道是一种罕见的生殖器异常,其特点是扩张的阴茎部尿道伴或不伴有近端或远端尿道梗阻的证据**(图 3-16)。这种情况的产前诊断报告在文献中是有限的,但大多数提到整体的不良的围产期结局,继发于肺发育不良和肾功能低下(Sepulveda et al,2005)。在最近的一项相关的回顾性研究的报道中,发现的 10 例病例,4 例在新生儿期被终止妊娠或死亡(Amsalem et al,2011)。只有 3 例肾功能正常者活过了新生儿期。值得注意的是,10 例中有 2 例同时有伴有肛门闭锁。也有自行消退的报道(Nijagal et al,2004)。一些作者报道了梅干腹样特征的病例(Fisk et al,1990;Wu et al,1995)。在男性胎儿被确定有扩张尿道时,临床医师还必须考虑与后尿道瓣膜的鉴别诊断。

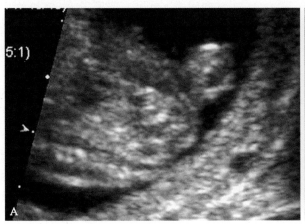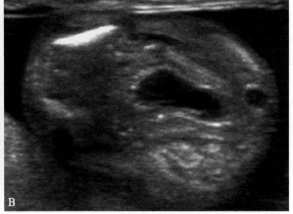

图 3-16　男性胎儿 15 周胎儿巨型尿道的超声图像。A. 矢状面显示扩张的阴茎尿道;B. 横断面显示会阴部增厚的膀胱和扩张的后尿道

（十二）脊髓脊膜膨出

在目前的产科诊疗中,产前筛查甲胎蛋白(AFP)和超声已允许用于产前诊断神经管缺陷(NTDs),并发现在胎儿期发现开放的神经管缺陷已被认为是一个在宫内手术治疗的适应证。D' Addario 和同事（2008）评估了超声征象用于寻找在胎儿期 NTD 的诊断的准确性。他们证实了评估颅后窝对 NTDs 诊断的用处,特别是在用超声评估可能漏掉的小脊柱缺损的情况下,注意到在 49 个胎儿中发现了小脑占 96%,没有小脑延髓池者占 93%,小颅后窝占 96%。巨脑室在 40/49（82%）的病例中出现。除了 1 个胎儿外,这些相关特征在所有病例中均有发现。Miller 和同事

（2006）研究了产前 MRI 对诊断和神经外科治疗的影响。1999—2003 年,他们审查了在一个机构进行的 320 例胎儿的 MRI 研究。24 例胎儿发现中枢神经系统异常,诊断包括脊柱畸形（如脊柱侧凸,**脊髓脊膜膨出**,脊柱闭合不全）和脑异常（如巨脑室伴或不伴出血,颅内囊肿,颅缝早闭和脑膨出）。24 个胎儿中的 14 个根据产前 MRI 的结果进行手术,7 例终止妊娠。

值得注意的是,羊水胶质纤维酸性蛋白（AF）的定量化最近被报道为一种潜在的 NTDs 生物标志物(Lopez et al,2013)。采用酶联免疫吸附法（ELISA）对 138 例 NTDs、70 种健康对照、27 例 AFP 假阳性样品进行了实验,发现

99.1% 的开放型 NTDs 中，AF-GFAP 水平升高。在所有闭合的 NTDs 病例中，GFAP 都是阴性的。虽然相当初级，这些数据非常有趣地说明了潜在的额外的 NTDs 生物标志物。进一步研究多用这个生物标记和其他的标记（AFP，超声发现）对比，以确定最临床上有效的生物标志物系列。

目前有证据表明，产前修复脊髓脊膜膨出可改善神经功能。脊髓脊膜膨出是第一个考虑胎儿手术的非致命性疾病（Adzick et al，2011）。然而，与任何胎儿期干预一样，除了考虑胎儿的安全和获益外，也要考虑潜在的结果改善必须与产妇的安全和获益平衡（Hirose and Farmer，2009）。临床治疗脊髓脊膜膨出的随机试验研究（MOMS）检查了开放胎儿期脊髓脊膜膨出修复与产后修复（Adzick et al，2011）的疗效。这项研究和其他研究表明，似乎在治疗后 30 个月需要新生儿分流和运动的结果有改善，但不能不考虑产妇和胎儿的风险（Danzer et al，2009）。具体来说，在 183 例随机患者中，分流率（胎儿期 40% 与产后 82%）、运动功能和解剖水平（胎儿期 32% 与产后 12% 的儿童有 2 个或更多的脊柱水平较高），没有矫形独立移动率（胎儿期 42% 对产后 21%），和贝利精神发育指数评分（64.0 vs. 58.3）均有显著差异（Adzick et al，2011）。进一步的长期比较评估以确定胎儿期干预的整体利益是必要的。

对于子宫内修复术后的产后膀胱功能，对 11 例在宫内进行开放性修复患者和 22 例接受产后修复的患者进行比较，2 组患儿在需要插管进行间歇性清洁导尿，导尿间歇期的尿失禁或抗胆碱能或抗生素使用等方面没有表现出任何差异（Lee et al，2012）。此外，尿动力学参数包括膀胱容量，充盈时的逼尿肌压力，逼尿肌过度活动，逼尿肌括约肌协同障碍在 2 组间也没有显著性差异。

（十三）肾包块

尽管先天性中胚层肾（CMN）是一种罕见的先天性良性肾肿瘤，却是新生儿期最常见的实体肾肿瘤。典型 CMN 的产前诊断是根据晚期妊娠的超声检查结果。CMN 通常被描述为低回声均质或不均质的肾实质性包块，通常有回声的边缘，这通常不好限定（Geller et al，1997；Chen et al，2003）。一个血管环征——一个围绕肿瘤的无回声环，被描述为 CMN 的超声特点（Kelner et al，2003）。CMN 和肾母细胞瘤的超声表现相似，而绝对区别通常只能靠病理进行。最近有几例经 MRI 证实的 CMN 病例（Chen et al，2003；Linam et al，2010；Ko et al，2013）。MRI 可以帮助描绘区别于其他肿块的 CMN 的特征，并提供有关毗邻结构的补充信息。

肾横纹肌肉瘤是相对罕见的，却是婴儿期高致死性的早期恶性肿瘤。产前检测在 27 周的胎儿已经可以检测肾横纹肌肉瘤的中胚层成分（Fuchs et al，2004）。肿瘤占左肾区大面积，伴随大量过多的羊水。仅超声特征不能区分恶性肿瘤与良性病变，但肿瘤的侵袭性生长表明恶性肿瘤。可行羊水细胞学检查，但未能证实诊断。

Leclair 和同事（2005）回顾了 20 家机构中 28 例产前诊断为肾肿瘤患者的预后。26 例诊断为 CMN，2 例为肾母细胞瘤。在围产期的 28 例（71%）中的 20 例的患者中出现了一个或多个并发症。11 例胎儿有羊水过多（39%），2 例有积水水肿和 7 例发展为急性胎儿窘迫必须紧急剖宫产，其中 1 例在分娩前死于子宫内。27 例存活的新生儿中位孕龄为 35 周（范围 29－39 周），其中 13 例患儿在足月前出生。分娩并发症包括 3 例新生儿血流动力学不稳定，8 例（30%）呼吸窘迫综合征，6 例高血压（22%）。发生手术并发症有 7 例（26%），包括肿瘤破裂 1 例和术中出血与手术后死亡 1 例。在 42 个月的中位随访中，27 例患儿中的 26 例完全缓解。Leclair 和同事们得出结论，产前诊断的肾肿瘤有良好的预后，但有高风险的围产期并发症。应在儿科医学中心行产前诊断和计划分娩，以避免在新生儿早期发生潜在的危及生命的状况。

虽然 Beckwith-Wiedemann 综合征（BWS）和其他过度增生综合征难以在产前诊断，肾增大和其他提示过度生长的发现应该引起我们去怀疑这些潜在的诊断。产前诊断可通过超声显示；特别是在 BWS，超声和 MRI 的结果，包括肢体巨大，羊水过多，脐膨出，巨舌症，肝大，肾增大有助于提示鉴别这些情况（Vora and Bianchi，2009；Storm et al，2011）。如果怀疑是过度生长综合征，可以提供进一步的遗传分析（Vora and Bianchi，2009）。其他过度生长的综合征包括 Pallister-Killian,Sotos,Perlman 和 Simpson-Golabi-Behmel 综合征,但这些通常涉及 BWS,不涉及其他系统(Vora and Bianchi,2009)。

(十四)肾静脉血栓形成

肾静脉血栓形成(RVT)是一个罕见的事件,发病率从新生儿重症监护病房的 0.5‰ 入院人数,到 0.5% 的尸检结果不等。产前超声结果包括肾肿大、皮质髓质界限消失和分支强回声血管(图 3-17)。通常,下腔静脉血栓可以看到受累的肾静脉血流减少或没有血流(图 3-18)。Diallo 和同事(1998)报道了一例 RVT,该病例在 34 周的妊娠期被诊断为胎儿宫内窘迫症状的超声检查。通过多普勒成像观察到肾增大的典型特征、皮质髓质界限消失、条纹状回声、缺乏肾窦回声的轮廓,以及受累肾静脉无血流信号。报道指出剖宫产术后 1 周完全恢复,1 个月正常发育。

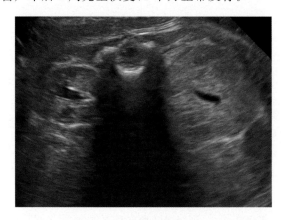

图 3-17 妊娠 38 周的产前超声图像显示强回声增大的左侧肾,皮髓质分界不清

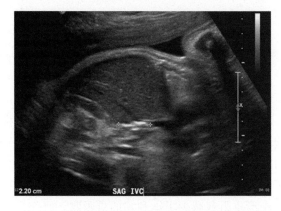

图 3-18 妊娠 36 周时的产前超声图像显示左肾静脉血栓形成延伸到下腔静脉。注意下腔静脉壁的钙化区域

(十五)肾上腺包块

肾上腺肿块的鉴别诊断包括神经母细胞瘤、肾上腺出血、肾上腺和肾皮质囊肿、肾上腺腺瘤和癌、膈下肺隔离、BWS、重复肾、肾母细胞瘤、CMN、肠系膜和肠重复囊肿。根据 Sherer 和同事的统计,全球每年＜15 岁的儿童肾上腺皮质肿瘤发病率为 0.30/100 万～0.38/100 万。这些肿瘤在婴儿中更为少见,暗示在某些患儿中发生了自发消退,文献中仅有 23 例报道(Sherer et al,2008)。

Curtis 和同事(Sherer et al,2008)提出了一种诊断流程,有助于正确诊断肾上腺肿块,膈下叶外肺隔离和神经母细胞瘤,使产前 95% 的患者得到正确的诊断。本文在文献综述的基础上,确定了两种病变的鉴别特征,并在此基础上建立了

要点:具体诊断

- 产前超声检查提示 UPJ 梗阻的特点包括肾盂和集合系统扩张,但没有输尿管扩张。
- MCDK 的特点包括多个非交通性的囊肿,肾实质微小或不存在,以及没有中央大囊肿。
- ARPKD 的产前检测通常基于双侧扩大的肾回声,没有明显的肾囊性疾病。伴随胆管扩张或羊水过少进一步表明这种疾病。
- 重复肾畸形特征是与输尿管梗阻或异位输尿管相关的输尿管肾盂积水。
- 非常大的输尿管囊肿可能被误认为是膀胱。
- 尽管产前超声发现间歇性或不同程度的肾积水可提示 VUR 诊断,但通过产前超声不能确诊。
- 后尿道瓣膜的产前超声检查的特征包括双侧输尿管积水,肾盂扩张,膀胱壁增厚,肾发育不良和(或)肾周尿囊肿和尿性腹水。
- 膀胱外翻的产前超声特征包括未发现胎儿膀胱的超声影像,发现刚低于脐下的包块和微小的生殖器。
- 产前发现膀胱外翻与合并脐膨出、肾和腰骶椎体异常提示泄殖腔外翻。
- 女性胎儿同时有肾盂积水和从盆腔长出的巨大囊性肿块提示残留性泄殖腔。

诊断流程。产前超声对膈下叶外肺隔离症的典型发现,包括一个回声的肿块,常好发于左侧的,而且通常在妊娠中期被发现。神经母细胞瘤是最常见的为囊性,好发于右侧,多在晚期妊娠确诊。

Fang 和他的同事 1999 年报道,首次在胎龄 21 周的超声检查中发现新生儿肾上腺出血。随访产后超声检查显示右侧肾上腺区低回声。由于难以与囊性神经母细胞瘤鉴别,作者在患者 2 月龄时进行了手术探查,并确认了肾上腺出血,因此提示肾上腺出血早在妊娠中期就可发生。超声检查,彩色多普勒成像和 MRI 的成像特征有助于区分肾上腺出血和神经母细胞瘤(Gocmen et al,2005)。

四、胎儿泌尿疾病的产前治疗

大约有 3% 的孕期胎儿有泌尿道异常。绝大多数异常与肾积水有关。严重的梗阻,不到 5% 的检测出泌尿生殖异常胎儿可能需要产前干预。

产前泌尿外科医师的主要作用是以客观的方式为准父母提供教育和咨询。在向家庭提供了足够信息后,患者往往转诊到泌尿外科医师。提供咨询的泌尿科医师应该①提供安抚和消除误解;②提出合理的鉴别诊断;③提供相关疾病的自然病史的资料;④提出产前建议;⑤提供一个产后管理计划,今后将进一步讨论。是否需要持续的产前评估是有争议和不明确的,特别是在妊娠中晚期轻度和中度胎儿肾积水。在严重的单侧或双侧肾积水的情况下,较有规律的随访是合理的。如果怀疑膀胱出口梗阻,需要定期随访。除了正常的胎儿生长指标,应密切监测羊水容积,肾外观(回声,肾积水,囊性改变)和肾外液体。

(一)胎儿期干预的基本原理和适应证

总的来说,考虑宫内干预治疗梗阻的需求并不常见。然而,具体的病例应该具体考虑,产前治疗肾盂积水的合理性是最大限度地发挥肺功能和肾功能。胎儿发育中这两个方面密切相关,因为在妊娠第 16 周尿液占超过 90% 的羊水量,并且因为妊娠中期的羊水过少通常产生致死性的后果,后果继发于肺发育不全。**在产前手术治疗阻塞性尿路疾病之前,评估风险-收益比是至关重要的。**已显示羊水过少的发生时间是决定结果的重要因素(Mahony et al,1985;Mandell et al,1992b)。在胎儿中,泌尿系统异常的胎儿在妊娠 30 周时记录到如果有足够的羊水,肺部结局令人满意,出生后临床问题与肾病有关。因此,**在迟发性羊水过少的情况下,出于肺部原因,尿路减压或早期分娩的有用性似乎有限。**目前还不清楚提前分娩后行产后泌尿道减压是否有益。如果考虑提前分娩,应考虑给予孕妇皮质类固醇促进肺部发育。新生儿科同事也应参与到任何有关早期分娩的决策过程中。

胎儿尿液分析是被广泛接受的评估肾功能是否可挽救的指标。当尿钠值<100 mg/dl,尿氯值<110 mmol/L,尿渗透压<200 mOsm/dl 时,在宫内干预下肾功能可能挽救(表 3-4)(Glick et al,1985)。

表 3-4 宫内减压的适应证

指标	意义
膀胱出口梗阻的证据	膀胱扩张,肾盂输尿管积水
正常核型	羊膜腔穿刺术
无系统性异常	如中枢神经系统,心血管
男性胎儿	—
独生子	—
羊水过少	早期出现:<25 周
非囊性肾	回声增强程度是主观的,囊肿提示预后差
尿液指标	Na^+<100 mg/dl,Cl^-<110mmol/L,渗透压<200mOsm/dl,或样本趋向正常,β_2 微球蛋白<10~20mg/L
知情同意	必须包括治疗的风险

已经报道了这些预测因子的准确性(Wilkins et al,1987;Elder et al,1990),**并且最近有报道指出胎儿尿液的连续引流产生更有价值的结果**(Johnson et al,1995)。Guez 和同事(1996)发表了一篇关于 10 例接受过多次尿样的胎儿的报道,其中严重阻塞减少了钠和钙的重吸收。研究人员得出结论认为,胎儿尿液的化学分析是可以合理预测严重的出生后肾损害的,但不能预测中度肾损害。

其他研究者建议使用胎儿尿 β_2 微球蛋白作为肾小管损伤的指标。在正常的新生儿肾中，超过 99.9% 的 β_2 微球蛋白在近端小管中被重新吸收和代谢；在出生后伴有该区域的损害的肾病时，β_2 微球蛋白被排泄到尿液中。尿 β_2 微球蛋白反映了产前肾损伤，预测的肾预后差的参数中包括此项，其特异性为 83%，敏感性为 80%（Tassis et al,1996）。然而，2007 年一项关于胎儿尿液作为产后肾预后指标的系统性综述表明，没有足够的证据支持 β_2 微球蛋白作为肾功能的预测指标（Morris et al,2007）。研究人员从 23 项研究中确定了 572 名女性,2 个胎儿尿液测试的最准确预测指标是尿钙和钠。在此研究中，发现 β_2 微球蛋白不太准确（Morris et al,2007）。

用产前超声检查结果来预测产后肾功能也进行了长期的研究。在对包括 251 名女性的 13 篇文章的系统综述中，在下尿路梗阻的诊断中，羊水过少和肾皮质回声异常（回声增强或囊性变化增加）是预测肾功能不良的最佳因素（定义为肌酐＞1.2mg/dl）（Morris et al,2009）。在这项特定的研究中，诊断时的胎龄（＜24 周）并不能预测肾功能，这可能反映了现有文献的内在变异性。

（二）临床经验

诊断严重的产前肾积水和胎儿干预能力的进展使阻塞性尿路疾病的产前手术得到发展。Harrison 和他的同事（1982）描述了 21 周胎儿继发于后尿道瓣膜的双侧输尿管肾盂积水的胎儿手术的初步报道。在国际胎儿外科手术登记处1986 年的报道中，结果似乎并不能证明风险是合理的，事实上暂停在子宫内尿路分流手术的发展（Manning et al,1986）。最近，随着技术的改进和对胎儿分流的兴趣的增加，少数高度专业化的中心已报道大多数病例，这些中心积极致力于产前手术的发展。**最初的开放手术减压方法已在很大程度上被宫内分流术所取代。**分流置换技术来自加利福尼亚大学旧金山分校（Harrison et al,1982）。使用 Seldinger 技术通过套管针将分流器置于超声引导下（图 3-19）。目前的做法是使用 Rodeck 分流器，该分流管平放在腹部以最大限度地减少分流器移位。并发症包括分流管的脱落和肠疝（Robichaux et al,1991）。可能需要羊膜腔灌注以便于分流器可视化放置；但是，这可能会导

致胎儿过度活动。偶尔胎儿需要麻醉下以利于准确放置。巨大的膀胱可能导致分流器在腹部放置得太高，导致减压后从膀胱脱落。

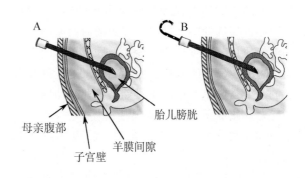

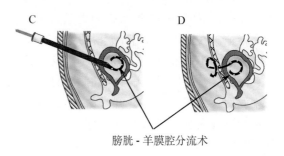

膀胱 - 羊膜腔分流术

图 3-19　显示胎儿膀胱-羊膜腔分流技术的图。胎儿膀胱最初是通过针头穿透的，并且一个大口径的导管经鞘通入膀胱（A）。在该鞘内，分流器通过（B 和 C）。这是一个双猪尾巴分流器，每端都有孔，允许膀胱和羊膜间隙自由排水（D）（From Peters CA. Surgical management of fetal uropathies. In:Marshall FF editor. Textbook of operative urology. Philadelphia:Saunders;1996.p.1063.）

也已经报道了用胎儿镜直接干预以提供延长膀胱引流的方法（Quintero et al,2000；Clifton et al,2008；Sago et al,2008；Ruano et al,2010,2014）。相对于膀胱-羊膜腔分流术，胎儿膀胱镜治疗的优点是更长期的引流并恢复膀胱的正常循环。目前还没有研究来确定这种减压方法是否足以应对产前膀胱功能障碍。此外，胎儿镜介入治疗还会对尿道、膀胱颈或尿道外括约肌造成医源性损伤。在文献的系统评价中，共有 63 例患者的4 篇论文发现胎儿膀胱镜检查与膀胱羊膜腔分流术相比，围产期生存率没有显著改善（Morris et al,2011）。总体而言，**胎儿镜或内镜下瓣膜消融的经验目前在病例报告和实验水平，长期结果数**

据未知。

表 3-4 列出了干预产前阻塞性尿路疾病的适应证和禁忌证。目前,超过连续 3d 膀胱采样已被用于帮助确定胎儿是否是一个可行的治疗对象。该程序的连续性使人们可以看到随后的尿渗透压和电解质成分的变化趋势,作为胎儿肾反应性的表现(Johnson et al,1995)。考虑膀胱羊膜腔分流的主要目的是为了防止早期新生儿肺功能不全和死亡。接受干预的风险包括诱发早产,胎儿大小便和膀胱穿孔,流产,胎儿和(或)母体出血和感染。

最近,有人提出后尿道瓣膜但没有羊水过少的男性患儿,会严重影响肾功能,可能是宫内干预的一个指征。在这种情况下,干预的主要目标不是预防肺发育不良和死亡,而是预防或延迟终末期肾衰竭。尽管一些报道显示了将早期肾衰竭患者与晚发性肾衰竭胎儿区分开来的能力,但是使用超声和尿液化学方法(钠、β_2 微球蛋白和钙)的特异性和准确性尚未明确定义(Muller et al,1993;Clautice-Engle et al,1995;Dommergues et al,2000)。**总之,对于梗阻性尿路疾病的胎儿来说,准确判定哪些情况干预有利于胎儿仍不明确。**

(三)临床结果

迄今为止,已报道的严重阻塞性尿路产前干预(如后尿道瓣膜、梅干腹综合征、尿道闭锁)的报道的长期结果是矛盾的(Crombleholme et al,1990;Johnson et al,1994;Coplen et al,1996;Freedman et al,1999;Holmes et al,2001;McLorie et al,2001;Clark et al,2003;Biard et al,2005;Salam,2006;Ethun et al,2013;Tonni et al,2013)。这些研究中患者选择和结果评估的显著差异对确定产前干预是否改变了出生后疗效起到了限制。对阻塞性尿路疾病的产前干预的大型系统评价表明,分流术对围生期存活率具有统计学意义(Clark et al,2003)。然而,在审查的试验中缺乏患者选择的随机化可能会使结果有偏差。在长期报道子宫内的膀胱-羊膜腔分流术的研究中,许多患儿肾功能不全(57%)和很多有发育缺陷(86%)(Freedman et al,1999;Holmes et al,2001;Biard et al,2005)。Biard 和同事(2005)报道了长期随访(5.8 年)在子宫分流术中存活的患者。这些研究人员指出,肾功能良好有 44%,轻

度受损 22%,肾衰竭 33%。有腹痛综合征的患者肾功能良好的概率最高,为 57%,其次是后尿道瓣膜(43%),然后是尿道闭锁(25%)。

基于欧洲的多中心随机临床试验 PLUTO(用于下尿路阻塞的经皮分流)最近已完成(Morris et al,2013)。最初的目标是招募 150 例有超声诊断证据显示下尿路梗阻的单胎妊娠,以评价膀胱尿路分流与保守治疗相比的安全性和有效性。由于招募人数不达标,该研究提前停止;仅招募了 31 名患者并随机分组(16 名膀胱功能分流患者和 15 名对照组)。在膀胱-羊膜腔分流组中,28d 时有 12 例活产和 4 例出生后死亡;对照组有 12 例活产和 8 例产后死亡。所有出生后死亡原因均为肺发育不全。尽管动力不足,该研究表明膀胱羊膜腔分流组的生存率没有显著增加。与对现有产前干预数据进行系统评估的结果一致,长期以正常肾功能存活的可能性很小。

总的来说,似乎选择适当的患者在子宫内干预治疗可以降低新生儿死亡的风险。改善肾功能方面似乎不太可能。毫无疑问,需要更加敏感和特异的标志物,以更好地确定哪些胎儿将在子宫分流中受益。

要点:胎儿泌尿疾病的产前治疗

- 3% 以上怀孕者的胎儿可能有泌尿道畸形。
- 围生期泌尿外科医师的主要作用是以客观的方式给准父母提供教育与咨询。
- 尿路梗阻胎儿需要考虑宫内干预手术解除梗阻的情况是不常见的。

五、出生后对产前诊断泌尿系统疾病的治疗

产前诊断为泌尿系统肾异常的儿童,如 ANH,应仔细评估,并由出生时的小儿泌尿科医师随访。绝大多数儿童看起来完全健康,并且在没有产前超声检查结果的情况下,不会有任何常规泌尿系统随访的迹象。**父母的焦虑是常见的,应该通过产前咨询和教育直接解决。**

(一)单侧肾积水

产前检查发现单侧肾的扩张需要出生后及时

超声评估(生后 3-8 周)(Clautice-Engle et al,1995)。与这个发现相关的最常见的诊断是 UPJ 阻塞,VUR 和 UVJ 阻塞和巨输尿管症。早期超声评估不太可能错过显著的异常疾病。正常的产后超声检查结果表明不存在阻塞性肾路病;然而,正常的发现并不表明孩子是否患有 VUR(Tibballs and De Bruyn,1996)。重要的是要记住,在生命的前 48h 内进行的产后超声评估可能尚未证明肾积水,或可能低估新生儿生理性少尿症继发的肾积水的程度。是否决定在新生儿期行排尿性膀胱尿道造影(VCUG)或开始使用预防性抗生素尚不清楚。虽然有些机构提倡在任何有 ANH 病史的患儿产后均行 VCUG,但其他人质疑这种方法的价值(Yerkes et al,1999)。关于 VCUG 使用已经存在各种指南和建议,但确定基于一致的超声发现或其他临床特征的严格研究 VUR 的可能性的研究还没有报道。ANH 管理的当前趋势是生后最小剂量使用预防性抗生素和在自发缓解的 ANH 的情况下测试 VUR,或由于缺乏筛查有益的证据而在持续出生后 ANH 的轻度至中度病例中测试 (Nguyen et al,2010)。

一般来说,严重 ANH 的婴儿应预防性使用抗生素[阿莫西林 10~25mg/(kg·d)]并接受 VCUG 检查。严重的 ANH 可能与发热性尿路感染的风险增加有关,并且可能表明 VUR 的等级更高(Song et al,2007;Grazioli et al,2010)。对于轻度 ANH,一项对 192 名 ANH 患儿的前瞻性研究指出,大多数轻度 ANH 患者在婴儿期没有发生重大事件(Coelho et al,2007)。在另一项研究中,有 ANH 病史和出生后尿路病史的女婴患发热性尿路感染的风险较高(Coelho et al,2008)。注意,没有合适的前瞻性研究与产后随访协调和全面的后续研究以严格的方式检查了这个问题,以提供一致的指导方针(Lee et al,2006;van Eerde et al,2007;Skoog et al,2010)。

在我们的机构中,患有中度或重度 ANH 的儿童在出生后就预防性使用抗生素。这些儿童出生后行肾膀胱超声检查和 VCUG。利尿肾图适用于那些出生后与 VUR 无关的持续中度或重度积水的患者。在连续超声评估中肾积水为轻度(单侧或双侧)或出生后没有肾积水的患儿,需要在临床上观察随访。如果有临床指征,产前或产后输尿管扩张程度明显的婴儿进行超声检查,VCUG 和可能的利尿肾图检查(锝-99m 巯基乙酰吗啡甘氨酸)。

也许治疗 ANH 最具挑战性的方面是决定是否手术或出生后什么时候手术解除梗阻是最合适的(Ransley et al,1990)。一些人认为,考虑到 ANH,中度或严重的出生后水肿的程度,肾功能减退的证据应该是手术干预的指征(Chertin et al,2006)。尽管实时超声检查提供了改进后的解剖学细节,并且功能性核医学研究的经验不断增加,但没有放射学或临床金标准去判断病理生理学上显著梗阻的存在。随着时间的推移,肾积水已有所改善,而其他肾似乎失去功能。ANH 的自然史没有明确定义。

关于单侧 ANH 对婴儿的适当管理的争论仍在继续,最终可能由流行病学、放射学和新的生物标志物的发现共同决定。为了更好地对这些婴儿进行分类,需要更准确和可重复的产前和产后放射学记录的肾病和功能程度及适当的自然史数据。最后,指示肾持续损伤的新的血清或尿液的生物标志物对帮助进一步确定哪些婴儿确实处于危险中至关重要。

(二)双侧肾积水

双侧肾积水的婴儿可能有后尿道瓣膜,双侧 VUR,双侧 UPJ 或 UVJ 梗阻,或这些情况的组合。**对于双侧输尿管肾盂积水提示为膀胱出口梗阻的患儿,应及时进行超声评估和 VCUG 检查。在男孩中,最重要的诊断是排除后尿道瓣膜的存在。在女孩中,梗阻性的异位输尿管囊肿导致膀胱出口梗阻的最可能原因。如果发现梗阻性病变,应及时纠正。对于怀疑有下尿路梗阻的儿童(如后尿道瓣膜),应在放射检查干预前立即开始膀胱减压和抗生素预防[阿莫西林 10~25 mg/(kg·d)]。**

(三)肾发育不全,异位肾和单侧多囊性发育不良

婴儿出生后的孤立性肾(肾发育不全),肾异位或单侧多囊性发育不良的婴儿应通过超声检查明确评估。是否需要产后 VCUG 检查存在争议。诸如二巯基琥珀酸(DMSA)的功能试验需要进一步确认诊断,但可能并非所有患儿都需要。是否需要进一步 VCUG 筛选的是有争议的。据报道,在孤立肾的婴儿中,30% 有 VUR,11% 有 UPJ 梗阻,7%有 UVJ 梗阻(Atiyeh et al,1993;Cascio et al,1999)。同样,异位肾(单纯或交叉融合异位)患者也有 30%可能存在异位侧或对侧肾的 VUR(Gleason et al,1994;Guarino et al,2004;Arena et al,2007)。然而,其他研究人员报道,相关的泌尿系统疾病的发生率很低,不建议进行筛查(Calisti et al,2008)。

MCDK 主要是单侧的、孤立的,并伴有良好的预后。如果在出生时超声检查结果不能绝对诊断典型的 MCDK,则可以使用研究 DMSA 是否缺乏吸收来确认诊断结果。MCDK 的患者通常被认为与孤立肾相似。此外,MCDK 患者在对侧正常肾中报道存在 VUR 和 UPJ 梗阻的概率增加(Kaneko et al,1995;Miller et al,2004),但 VCUG 常规筛查仍然存在争议(Ismaili et al,2005)。

要点:出生后对产前诊断泌尿系统疾病的治疗

- 产前单侧肾盂积水的婴儿应在出生后 3—8 周进行超声评估。
- 出生后 48h 内进行产后超声检查可能会低估肾积水的程度。
- 双侧肾积水伴有膀胱出口梗阻的婴儿应立即进行超声评估和 VCUG 检查。

六、新生儿泌尿外科急症

在新生儿期间,各种新生儿泌尿系统突发事件可能导致不同的体征和症状(表 3-5)。详尽的病史询问和体格检查可以确定其他相关情况。尽管许多情况可能涉及泌尿生殖系统的一个单独的方面,但评估整个泌尿生殖系统对儿童整体健康和护理是必要的。

(一)女性会阴部肿块

新生儿会阴部突出肿块提示四种主要诊断。最可能的诊断通常由外观即可判断。在新生儿中产生这种病变的最常见病因是尿道周围囊肿,外观灰白色,上面覆盖纤薄的正常上皮,靠近但未累及尿道外口,治疗常为手术切除或切开引流。处女膜闭锁引起的阴道积液表现为小阴唇之间尿道后方中线处凸起的白色包块。由于子宫扩张可能

会出现可触及的腹部肿块,并且在超声检查中偶尔可发现肾积水。在骨盆中的一个单独的充满液体的腔隙应是子宫阴道积液,应与膀胱鉴别。处女膜闭锁的治疗方法是切开和引流,这也适用于少见的阴道狭窄。引流的物质通常是乳白色,并且可能相当多。很少需要额外的干预措施。**异位输尿管囊肿的脱垂可能具有相似的表现,区别在于其常是水肿的,充血或明显坏死的表现。在仔细检查时,包块可能会以偏离中心的方式从尿道出现,通常是向后方的。充盈的膀胱常常可触及。超声检查结合早期排尿性膀胱造影有助于诊断。**

表 3-5 新生儿泌尿系统急症的表现特征

表现	病因	评估
败血症	膀胱出口梗阻	尿培养、血培养
	膀胱输尿管反流	超声
	巨输尿管	
	UPJO	
	真菌感染继发梗阻	
血尿	泌尿系感染	尿培养
	肾静脉血栓形成	VCUG
高血压	肾静脉血栓形成	超声
	肾动脉血栓形成	DMSA
肾包块	肾积水	超声
	ARPKD	CT
	多发性囊性肾发育	DMSA
	不良	MRI
	先天性中胚层肾瘤	
	神经母细胞瘤	
	肾母细胞瘤	
肾功能不全	尿路梗阻	尿培养
	败血症	尿电解质
	肾皮质坏死	超声
	肾发育不良或不全	DMSA、MAG3 扫描
尿性腹水	尿路梗阻	超声
		VCUG
阴囊包块	新生儿睾丸扭转	体检
	鞘膜积液	超声
	肿瘤	

ARPKD. 常染色体隐性遗传性多囊性肾病;DMSA. 二巯基丁二酸;MAG3. 锝-99 扫描;VCUG. 排泄性膀胱尿道造影

尿道黏膜脱垂在新生儿中并不常见,可以看作是环状突出于尿道口的水肿和充血性组织(Lowe et al,1986)。局部措施如皮肤保湿,热敷和缓解加重因素(留置导管,长时间咳嗽或紧张)可缓解症状。如果组织坏死明显,可以考虑手术切除。虽然阴道的葡萄状肉瘤在新生儿时期不常见,但也可以作为突出的阴道肿块出现,通常具有独特的多叶性外观,并且在超声检查中可以在盆腔发现实体肿块。

(二)腹部肿块

随着超声成像的应用,新生儿腹部肿块的诊断已大大简化。在许多情况下,腹部包块已在产前诊断。**主要考虑诊断包括肾积水,囊性肾病,肾上腺出血,充盈的膀胱,胃肠道重复畸形和肿瘤**(Hartman and Shochat, 1989; Schwartz and Shaul,1989; McVicar et al,1991; Chandler and Gauderer,2004)。任何腹部肿块,原发于泌尿生殖系统的可能性很高,超过 60% 为肾盂积水或 MCDK(Schwartz and Shaul,1989)。体格检查应确定肿块的位置、大小、质地和移动度,也要注意其他检查异常,包括肢体、心脏和中枢神经系统发现。超声检查通常能够提示原发部位,肿块的囊性或实性,以及泌尿生殖系统没有累及的器官,并进行更为集中和详细的后期评估。一定反复强调必须小心检查整个腹部。

(三)肛门闭锁

肛门闭锁的病例中有超过 75% 的伴有其他畸形,其中泌尿生殖系统异常和脊髓异常是最常见的(Nah et al,2012)。**由于暴露在尿液中,胎粪钙化的形成所致肠腔内斑点钙化是提示胎儿肛门闭锁的表现**(Mandell et al,1992a)。应在初次就诊时进行超声检查和 VCUG 检查以评估泌尿道,并评估男孩的直肠尿道或直肠膀胱瘘的水平。应在脊柱完全骨化之前的新生儿期进行脊髓超声检查以评估脊髓拴系情况。最初的治疗通常是结肠造口术和近端和远端肠管的分离,应该使用横结肠造口,这降低了患男性直肠尿道瘘的患儿尿路受到胎粪的污染风险。可能发生与胃肠道和泌尿道汇合相关的并发症,包括感染和代谢紊乱。

(四)羊水过少,Potter 综合征,肾发育不全

Potter 综合征的解剖特征包括羊水过少,四肢挛缩(特别是足畸形)和扁平脸、耳下垂。如果怀疑 Potter 综合征,立即超声检查可以发现肾缺如或双侧肾发育不良或囊性肾病,则可明确诊断。这些患儿可能在生后的 1h 内死于呼吸衰竭,但也有存活数天的报道。泌尿科医师的作用主要是确认这种疾病并为其父母和工作人员提供咨询。目前还没有有效的治疗方法。

(五)单脐动脉

单脐动脉存在于 0.3%~0.55% 的活产婴儿中,这与过去泌尿生殖系统异常发生率增加有关(Vlietinck et al,1972)。很多早期研究中包括死产婴儿在内肾异常发生率约为 60%(Thummala et al,1998)。最近对发病率的调查表明,增加的程度相对较小,所有肾异常约 7.1%,包括 4.5% 的反流发生率(Bourke et al,1993)。尽管所发现异常的临床意义尚不明确,这些作者建议对单脐动脉进行常规筛查,**对 37 项单脐动脉研究的荟萃分析表明,每检查 14 名患有单个脐动脉的患儿,仅有 1 名合并肾异常,并且这种异常几乎没有临床意义**(Thummala et al,1998;Deshpande et al,2009)。作者不推荐进行常规筛查。如果有怀疑,肾超声检查是一种适当的筛查工具。

(六)败血症

在患有败血症的婴儿中,导管置入或经耻骨上穿刺抽吸尿液培养必须在抗生素使用之前。如果存在脓尿,应该高度怀疑尿脓毒症。超声筛查评估尿路很关键,因为许多尿路感染病例超声检查发现有异常。最常见的原因有尿路梗阻性疾病或重度的 VUR。正常的超声检查并不排除反流,并且在有尿脓毒症的情况下,当患者病情稳定时,VCUG 检查是必不可少的。这些资料可在急性住院期间获得。进一步的检查应该根据初步检查的结果决定。

包皮完整的男婴儿有较高的尿脓毒症的风险,并且可能没有特定的解剖学异常(Wiswell and Hachey,1993;Schoen et al,2000)。**这些患儿通常应接受超声检查和 VCUG 评估,以排除梗阻和反流。**

(七)无排尿

新生儿生后首次排尿的时间在 24h 以内,一些健康的孩子可能会更长(Vuohelainen et al,2008)。要确诊最有效的体征是膀胱是否膨胀。体格检查可能会促进排尿。当 24h 后没有排尿,

膀胱充盈扩张或父母关注程度较高时,可以进行超声检查。具体检查结果决定治疗方法。包皮环切术后的排尿的时间是可预计的,部分取决于喂食时间。在包皮环切术后的 8h 内,75% 的母乳喂养和 100% 的配方奶喂养的婴儿都会排尿(Narchi and Kulayat,1998)。需要关注一种情况,尿道下裂伴有针尖样尿道口的新生儿,常常延迟排尿,针尖样的尿道口几乎从不阻塞。通常不必要留置尿管,因为如果时间足够,孩子最终会排尿。

(八)新生儿血尿

新生儿期血尿常常没有太大的临床意义。一种可能的解释是母体激素的突然撤退,通过某种未知的机制引起尿道出血。建议进行尿培养检查和超声评估。血尿的出现可能偶尔在尿布中被注意到,是由具有特异性的铁锈红色的尿酸盐晶体引起。其他原因包括超声检查时发现的 RVT。

(九)新生儿高血压

新生儿高血压罕见,应通过超声多普勒检查对婴儿尿路进行仔细评估,以确定有无罕见的肾动脉血栓形成。有报道来自脐动脉血管系统的医源性肾损伤可产生高血压。放射性同位素肾扫描可以证实局灶性或弥漫性肾无灌注。

(十)尿性腹水

新生儿尿性腹水的鉴别诊断包括尿路梗阻,应仔细寻求病因,最有效的是超声检查和 VCUG(Checkley et al,2003)。后尿道瓣膜可能是最常见的潜在病因。值得注意的是,其他阻塞性过程也可能导致尿液腹水(Chun and Ferguson,1997;Adams et al,1998;Cimador et al,2003;Beetz et al,2004)。腹水的电解质分析发现较高的肌酐水平,提示为尿液,但也可能由于肌酐可以透过腹膜和血清水平相当。

(十一)明确诊断

1. 肾静脉血栓形成

新生儿肾静脉血栓形成(RVT)是一种发病率低但死亡率高的罕见疾病(Brandao et al,2011)。**在新生儿中,RVT 表现为肾肿大,血尿,贫血和血小板减少症,通常有产程延长和早产史。**约 20% 有肉眼血尿的婴儿发现有 RVT,约 20% RVT 新生儿累及双侧肾。病因是由新生儿正常血压偏低,红细胞增多症,脱水所导致的肾血流减少,包括肾上腺增生和盐分缺失(Brandao et al,

2011)。加重这些因素的情况可能会导致 RVT。高达 50% 的 RVT 新生儿发现有血栓前异常,应进行筛查(Kuhle et al,2004;Marks et al,2005)。血栓形成是外周的,通常不会播散至中央静脉。

RVT 的诊断最好使用超声检查,可发现肾明显增大,血栓也可直接观察到(Brandao et al,2011)。RVT 的最初治疗是为了纠正易发因素如脱水和二次电解质失衡。特异性治疗仍有争议,包括用肝素抗凝或用链激酶进行纤维蛋白溶解治疗。每一种治疗都有明显的并发症(Nuss et al,1994;Bokenkamp et al,2000)。当用肝素治疗时,出现肾功能异常的患者数量较少(Zigman et al,2000)。双侧 RVT 需要更积极的治疗来预防终末期肾衰竭(Marks et al,2005)。

2. 肾上腺出血

肾上腺出血是相对常见的疾病,健康婴儿发生率 1%~2%。常规围产期超声能发现较小的肾上腺出血。易患因素包括滞产、产伤和出生体重大。RVT 可能是相关的(Suga et al,2000)。已经报道许多病例合并 Beckwith-Weidemann 综合征(Anoop and Anjay,2004;Merrot et al,2004;Gocmen et al,2005)。临床上,肾上腺出血的新生儿可能有贫血,休克和腹部肿块。肉眼血尿并不常见。超声是最有效的诊断方法,通常显示肾上方强回声肿块(Schwarzler et al,1999;Velaphi and Perlman,2001)。这与神经母细胞瘤表现类似,有必要行 MRI 进一步评估。阴囊出血也可能是肾上腺出血的征兆(Avolio et al,2002;Duman et al,2004)。肾上腺出血的影像学特点会随着时间而变化,当看到肿块变化时,常可提供确切的诊断。以后可能会发展成钙化。**肾上腺出血的晚期表现为外周蛋壳钙化,而神经母细胞瘤则为斑点状钙化。**治疗方法几乎是以支持治疗和观察为主,很少需要进行干预。

3. 肾动脉栓塞

新生儿高血压和血尿提示肾动脉血栓形成(Roth et al,2003)。脐动脉导管置入是最常见的病因。临床特征有肾功能不全,蛋白尿和充血性心力衰竭(Andreoli,2004;Cachatet et al,2004)。也可存在主动脉的血栓形成。超声检查通常可以提示诊断和血栓的范围。治疗取决于临床病情,累及单侧时可行溶栓治疗(Ellis et al,1997;

Kavaler and Hensle，1997；Gunnarsson et al，2000）。控制高血压是治疗最重要的方面，有时需要切除无功能的肾。

七、小结

随着母胎超声的使用增加，产前检测到了更多的生殖泌尿系统异常。虽然成像的进步增加了对这些产前异常的检测和特点的了解，但需要进一步的工作来确定哪些异常在临床上有意义。研究指导应重点确定哪些婴儿需要产后影像学诊断和干预措施。影像学、蛋白质组学和基因组学领域的发展可能提供必要的信息，不仅可以检测异常，还可以预测哪些异常需要进一步检测和医学干预。

致谢

感谢 Drs. Beryl R. Benacerraf，Bryann Bromley，Carol E. Barnewolt，Susan A. Connolly，和 Judy A. Estroff 的无私帮助，他们提供了许多胎儿超声图像。

参考文献

完整的参考文献列表通过 www. expertconsult. com 在线获取。

推荐阅读

Adzick NS，Thom EA，Spong CY，et al. A randomized trial of prenatal versus postnatal repair of myelomeningocele. N Engl J Med 2011；364（11）：993-1004.

Biard JM，Johnson MP，Carr MC，et al. Long-term outcomes in children treated by prenatal vesicoamniotic shunting for lower urinary tract obstruction. Obstet Gynecol 2005；106：503-8.

Chitty LS，Altman DG. Charts of fetal size：kidney and renal pelvis measurements. Prenat Diagn 2003；23（11）：891-7.

Cromie WJ，Lee K，Houde K，et al. Implications of prenatal ultrasound screening in the incidence of major genitourinary malformations. J Urol 2001；165：1677-80.

Estrada CR Jr，Passerotti CC，Graham DA，et al. Nomograms for predicting annual resolution rate of primary vesicoureteral reflux：results from 2，462 children. J Urol 2009；182（4）：1535-41.

Fernbach SK，Maizels M，Conway JJ. Ultrasound grading of hydronephrosis：introduction to the system used by the Society for Fetal Urology. Pediatr Radiol 1993；23（6）：478-80.

Freedman AL，Bukowski TP，Smith CA，et al. Fetal therapy for obstructive uropathy：diagnosis specific outcomes. J Urol 1996；156：720-3，discussion 723-4.

Glick PL，Harrison MR，Golbus MS，et al. Management of the fetus with congenital hydronephrosis II：prognostic criteria and selection for treatment. J Pediatr Surg 1985；20：376-87.

Harrison MR，Golbus MS，Filly RA，et al. Fetal surgery for congenital hydronephrosis. N Engl J Med 1982；306：591-3.

Johnson MP，Bukowski TP，Reitleman C，et al. In utero surgical treatment of fetal obstructive uropathy：a new comprehensive approach to identify appropriate candidates for vesicoamniotic shunt therapy. Am J Obstet Gynecol 1994；170：1770-6，discussion 1776-9.

Kaefer M，Peters CA，Retik AB，et al. Increased renal echogenicity：a sonographic sign for differentiating between obstructive and nonobstructive etiologies of in utero bladder distension. J Urol 1997；158：1026-9.

Lee RS，Cendron M，Kinnamon DD，et al. Antenatal hydronephrosis as a predictor of postnatal outcome：a meta-analysis. Pediatrics 2006；118（2）：586-93.

Mandell J，Blyth BR，Peters CA，et al. Structural genitourinary defects detected in utero. Radiology 1991；178：193-6.

Mandell J，Peters CA，Estroff JA，et al. Late onset severe oligohydramnios associated with genitourinary abnormalities. J Urol 1992；148：515-8.

Manning FA，Harrison MR，Rodeck C. Catheter shunts for fetal hydronephrosis and hydrocephalus. Report of the International Fetal Surgery Registry. N Engl J Med 1986；315：336-40.

Morris RK，Malin GL，Quinlan-Jones E，et al. Percutaneous vesicoamniotic shunting versus conservative management for fetal lower urinary tract obstruction (PLUTO)：a randomised trial. Lancet 2013；382（9903）：1496-506.

Nguyen HT，Herndon CD，Cooper C，et al. The Society for Fetal Urology consensus statement on the evaluation and management of antenatal hydronephrosis. J Pediatr Urol 2010；6（3）：212-31.

Nimkarn S，New MI. Prenatal diagnosis and treatment of congenital adrenal hyperplasia due to 21-hydroxylase deficiency. Mol Cell Endocrinol 2009；300 (1-2)：192-6.

Ransley PG，Dhillon HK，Gordon I，et al. The postnatal management of hydronephrosis diagnosed by prenatal ultrasound. J Urol 1990；144：584.

（陆　鹏　**编译**　何大维　**审校**）

第二篇

基本原则

第4章 儿童泌尿外科评估

Thomas F. Kolon, MD, MS, and Douglas A. Canning, MD

　　小儿泌尿外科涉及的范围很广,从膀胱或泄殖腔的修复重建等复杂的先天畸形,到常见且非常重要的学龄儿童日间遗尿。在老一辈小儿泌尿外科专家的努力下,目前绝大部分疾病都能较容易得到诊断和治疗。小儿泌尿外科学在过去的50年间取得了重大进展,但新的问题和新的进展也值得我们继续关注。这些新进展强调先天性或获得性小儿泌尿外科疾病诊疗的重要性。因此,本章重点聚焦在泌尿外科疾病的病史和体格检查,尤其是儿科独特的临床表现、检查技术和辅助检查。小儿泌尿系统疾病的诊断和治疗往往很复杂,具体疾病的更多细节问题将会在后面的章节详细阐述。本章主要介绍小儿泌尿外科患者评估。

一、主诉和现病史

　　大多数情况下,与患儿及其家人的首次接触都是通过来自其父母、家庭医师或者是产前检查的产科医师的咨询电话。在许多急诊病例中,患者家属从很远的地方打来电话,泌尿外科医师需要与相关的临床医师一起决定患儿是否有条件立即转运,还是待情况稳定之后再转运。通常,即使在很偏远的地区,也有经验丰富的小儿全科医师。

在接诊小组的指导下,绝大多数临床医师都可以管理好处于病情稳定期的复杂疾病。因此,全面地了解患儿的主诉、现病史和既往史,对于管理好泌尿外科疾病患儿非常必要。

　　询问泌尿外科疾病患儿病史时,首先要问的是"我能为您做什么?"许多患儿,尤其是排尿功能障碍的患儿,他们已经能够回答这些问题。因此,在接诊早期应直接询问患儿。直接询问患儿也是尊重患儿,尽管他们年纪小,但对自己的病情是最了解的。一旦患儿认为对话焦点是自己而不是父母时,他(她)可能会专心些。若在将来的治疗中需要行为训练,他们也更愿意合作。另外,当问及青少年患者敏感问题时,如性行为之类,父母最好回避。

(一)腹痛

　　急性腹痛患儿应立即由基层医生,或者外科医生接诊,并在适当情况下转诊泌尿外科。疼痛性质和确切病史是揭示疼痛来源的最佳途径。疼痛性质、时间、起病的缓急、有无放射痛或转移痛,这些症状均很重要;若有可能,应直接询问患儿。食欲减退、恶心、呕吐或大便性状改变等伴随症状或体征,有助于区分其来源于胃肠道或是泌尿生殖系统。详细的腹部体格检查可以帮助排除外科急腹症。小儿腹痛的病因众多,很多为儿科疾病独有。泌尿专科医师常常怀疑肾盂肾炎、膀胱炎，或肾绞痛，但是鉴别诊断时需要考虑到非泌尿系统疾病。腹腔内疼痛的可能病因包括幽门狭窄、中肠扭转、阑尾炎、肠套叠和便秘等。非腹部来源的病因，如镰状细胞危象或肺炎，也可能引起腹痛应加以考虑。部分精索扭转的患儿主诉腹痛，只有少数表现为阴囊疼痛。通常急腹症的腹部症状是有序的，如为便秘，则整个结肠内会出现大量的粪块。某一段肠管位置的改变通常是腹部肿块的先兆。**大多数腹部肿块起源于泌尿生殖系统，并需要立即检查**（Chandler and Gauderer，2004）（表4-1）。婴儿最常见的恶性肿瘤是神经母细胞瘤，其次是肾母细胞瘤（Golden and Feusner，2002）。与肾母细胞瘤相比，神经母细胞瘤患儿的全身症状更明显。新生儿腹部肿块最常见的病因是肾积水。如果怀疑腹部肿块，应做腹部超声检查。若是肿块质地硬，常规行CT或MRI检查。

表4-1　280例新生儿腹部肿块在腹腔各脏器的分布*

类型	统计数
肾(65%)	
肾积水(UPJ梗阻,UVJ梗阻,输尿管膨出)	80(28%)
多房性肾囊性变	63(22%)
多囊肾	18
肾静脉栓塞	5
实体瘤	13
异位肾	4
总数	183
腹膜后腔(9%)	
神经母细胞瘤	17
畸胎瘤	3
血管瘤	1
脓肿	4
总数	25
膀胱(1%)	
后尿道瓣膜	2
女性生殖系统异常(10%)	
阴道积水	16
卵巢囊肿	13
总数	29

（续　表）

类型	统计数
胃肠道(12%)	
重复	17
巨大囊性胎粪肠梗阻	4
肠系膜囊肿	3
回肠闭锁	2
肠扭转(回肠)	2
畸胎瘤(胃)	1
平滑肌肉瘤(结肠)	1
胎粪腹膜炎伴腹水	1
腹水	1
总数	32
肝胆(3%)	
血管瘤(肝)	3
单个囊肿(肝)	2
肝癌	1
胆囊扩张	1
胆总管囊肿	1
肺腺瘤样畸形	1
总数	9

* 膀胱扩张、肝大、脾大不在其中。UPJ. 肾盂输尿管连接处；UVJ. 输尿管膀胱连接处

Data from Griscom，1965；Emanuel and White，1968；Raffensperger and Abousleiman，1968；Wedge et al，1971；and Wilson，1982.

(二)阴囊症状

儿童急性阴囊疼痛，不论年龄，应首先考虑为精索扭转，除非有足够证据表明是有其他原因引起阴囊疼痛。但是，在某些病例中，确切可靠的病史可使患儿免去不必要的手术探查。病史的采集不但要问诊患儿的父母，更重要的是问诊患儿。引起急性阴囊疼痛的疾病包括：睾丸扭转、睾丸附件扭转、附睾附件扭转、附睾炎/睾丸炎、腹股沟疝/鞘膜积液、创伤、性虐待、肿瘤、特发性阴囊水肿、皮炎、蜂窝织炎和过敏性紫癜性睾丸炎等（Gatti and Murphy，2007）。骤然发作的疼痛提示精索扭转或睾丸附件扭转，而缓慢发作的疼痛更符合附睾炎。伴随症状出现阴囊壁肿胀、红斑、睾丸向上移位和提睾反射的消失均提示精索扭

转。然而,即使没有出现阴囊壁肿胀、红斑,或提睾反射消失,也不能完全排除急性睾丸扭转的可能,尤其是在近期疼痛发作的情况下。睾丸扭转的经典表现是突发的、严重的、单侧疼痛,常伴有恶心和呕吐等症状。若有间歇性疼痛发作的病史提示间歇性睾丸扭转的可能。传统观念认为,缺血损伤发生在睾丸扭转 4~8h 之后。**睾丸扭转是绝对的外科急症。**尽量避免门诊转诊耽误时间,建议立即外科手术。症状持续 8h 以上者,手术探查时术中需判断睾丸活力(Beard et al,1977;Bartsch et al,1980)。

有腹股沟疝或鞘膜积液的婴幼儿,若出现腹股沟疝或鞘膜积液体积变化时,应立即就诊;若有腹股沟或阴囊疼痛的病史,则更应紧急探查。虽然并非所有的这类患儿都需要急诊手术,但是一部分患儿确实需要在短时间内手术治疗。医师应该指导患儿父母识别腹股沟疝嵌顿,并告知如果在择期手术处理之前出现嵌顿,需及时到急诊科就诊。**无症状的婴儿鞘膜积液早期很少需要手术**,因为大多数的鞘膜积液可在生后一年内自愈。位于腹股沟区的巨大鞘膜积液或不断增大的鞘膜积液常多为交通性鞘膜积液。交通性鞘膜积液不能自行消退,甚至会不断增大,通常在 0.5—1 岁时手术治疗。术中行积液减压可以使手术更容易(Luks et al,1993;Belman,2001)。

隐睾是转诊到小儿泌尿外科最常见的疾病。早产儿隐睾的发病率为 30%,足月儿的发病率为 3%(Ghirri et al,2002;Boisen et al,2004)。少数隐睾患儿睾丸能在出生后 6 个月后自然降入阴囊。**虽然隐睾不是外科急症,建议出生后 6-18 个月行手术探查未扪及睾丸或者行睾丸下降固定术**(Berkowitz et al,1993)。新生儿隐睾患儿中的急诊情况是,生殖器具有男性表型,但双侧睾丸未触及,需要考虑可能是女婴的先天性肾上腺皮质增生症。青春前期的男孩,通常由活跃的提睾反射引起的回缩性睾丸,是不需要外科手术的。因此,需要鉴别回缩性睾丸与低位隐睾,后者需要行睾丸固定术。

精索静脉曲张在男性青春期前较少见,15 岁后其发生率约增加到 15%(Schiff et al,2005)。原发性左侧精索静脉曲张约占 90%(MacLellan and Diamond,2006)。单发的右侧精索静脉曲张需要考虑到腹膜后压迫导致右侧睾丸静脉压力增加的可能。青春期睾丸健康的评判标准是睾丸的生长,其测量指标是睾丸体积(通过睾丸测量计或者超声测量)(Diamond et al,2000)。睾丸总体积与成年后的精液质量相关,但不是评价精液质量的参考指标(Christman et al,2014)。青春期后,需更关注精液分析和激素水平。

阴囊肿块需警惕青春期前睾丸肿瘤和睾丸旁肿瘤。虽然肿瘤没有附睾囊肿或精液囊肿常见,但对于**无痛的睾丸或睾丸旁肿块,应立即处理。**体格检查和阴囊超声检查可确定肿块是否为新发肿瘤。最常见的青春期前睾丸肿瘤是畸胎瘤,其次是横纹肌肉瘤、表皮样囊肿、卵黄囊瘤和生殖细胞瘤(Metcalfe et al,2003)。多中心回顾性研究证实,74% 的青春期前睾丸肿瘤是良性,最常见的组织学类型是畸胎瘤(48%),卵黄囊瘤占肿瘤的 15%(Pohl et al,2004)。新生儿和青少年都可发生睾丸肿瘤,但其发病高峰在 2 岁。在这个特定的人群中,卵黄囊肿瘤是最常见的,其中约 75% 的肿瘤是恶性的(Levy et al,1994;Ciftci et al,2001)。此外,儿童患者还应该考虑非睾丸起源的肿瘤,如白血病和淋巴瘤。

(三)男性阴茎或尿道症状

男性阴茎异常痛性勃起需要立即评估。疼痛提示阴茎体局部缺血,若不处理可能会发展成海绵体纤维化。**镰状细胞贫血儿童尤其容易发生阴茎异常勃起**,其中 75% 在 20 岁前第一次发作(Mantadakis et al,1999;Adeyoju et al,2002)。门诊有效处理的方法是阴茎抽吸和肾上腺素药物冲洗。特布他林或伪麻黄碱等口服药物在急性缺血性阴茎勃起(>4h)的治疗中不起效(Montague et al,2003)。

包皮嵌顿需要立即处理,行手法复位。儿童需要行利多卡因阴茎神经阻滞和一定程度的镇静。婴幼儿包茎是生理性的,故 2—3 岁前不必手法外翻包皮。大龄儿童包茎处理:外用 1~2 个疗程的小剂量类固醇霜(软膏),或者药物治疗无效时行包皮环切术(Ashfield et al,2003)。

尿道下裂也是泌尿外科常见的疾病。多数新生儿期就进行了评估,因为大多数父母发现患儿有出生缺陷,即使是尿道下裂这样很小的缺陷,家属也期望尽早得到专家的建议。

评估包皮环切术后并发症，如无活动性出血、排尿通畅、阴茎体及阴茎皮肤无损伤，可在患儿及家属方便时进行评估。包皮环切术后包皮狭窄可导致阴茎水肿（Casale et al，1999；Gillett et al，2005）。这类患儿在伤口恢复阶段可用凡士林纱条覆盖切口4～6周。或使用1～2个疗程的小剂量类固醇乳膏软化瘢痕，使包皮回缩，显露龟头。只要排尿正常，可推迟至术后4～6个月再行矫正术。包皮环切术后更为常见的并发症是尿道口狭窄，多发生在0.5岁时切除包皮的患儿（Upadhyay et al，1998；Ahmed et al，1999），在局部麻醉下进行尿道外口切开术可以解决这种情况（Smith and Smith，2000）。

（四）女性生殖器症状

女性婴儿的阴道肿块在小儿泌尿外科门诊很常见（图4-1）。阴道肿块可被触及或突出阴道口。这类肿块的鉴别诊断包括良性尿道周围囊肿、皮赘、尿道黏膜脱垂、处女膜闭锁、脱垂性输尿管膨出，或罕见的恶性肿瘤如阴道横纹肌肉瘤。**脱垂的输尿管膨出可导致膀胱出口梗阻。**医师可以通过体格检查，结合疼痛、出血或排尿困难等病史进行鉴别诊断。

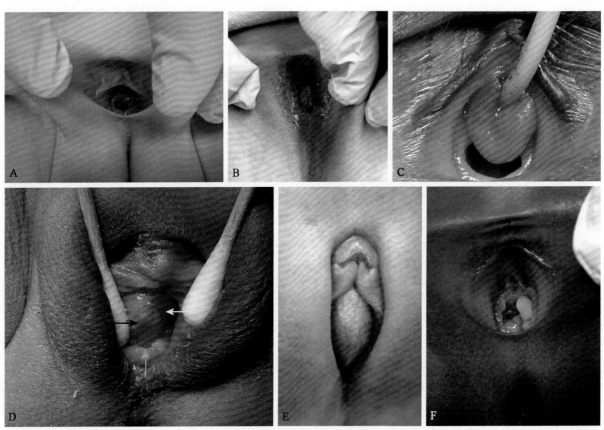

图4-1　女性会阴检查。A. 正常；B. 小阴唇粘连；C. 尿道黏膜脱垂；D. Skene腺囊肿（黑箭头），扭曲的尿道口（黄箭头）和处女膜（蓝箭头）；E. 闭锁型处女膜；F. 阴道横纹肌肉瘤

尿道黏膜脱垂最常见，特别是在年轻的非洲裔美国女性。图4-1C即为一位年轻女性的尿道黏膜脱垂。尿道黏膜脱垂是经尿道口脱出的一个出血性的疼痛性团块。在触诊、内衣摩擦时引起出血，判断脱垂物的大小及是否包含尿道外口，是否伴有排尿困难。局部使用雌激素对尿道脱垂有效，只要排尿正常，有治愈的希望（Redman，1982）。少部分需要外科手术治疗。

年轻女性发生阴道流血，应考虑阴道的良性或恶性肿瘤。毛细血管瘤、横纹肌肉瘤、癌均可能与阴道流血有关。阴唇肿块可能为疝或Nuck囊肿（Kizer et al，1995）。**小阴唇粘连很常见，大多数情况下无症状。**但少数情况下，阴唇粘连使尿液潴留于阴道并产生刺激。若不分开，会发展成不规律排尿,导致尿频、尿急。短期使用雌激素软膏对部分小阴唇粘连有效,但绝大多数还需在手术室局麻下行粘连分离术。严重的粘连可能与先天性肾上腺增生,性腺发育不良或泄殖腔发育异常有关(Powell et al,1995)。当无法区分阴道口和尿道口,怀疑泌尿生殖道畸形时,需要进一步行生殖道造影,或经尿道、阴道及其共同通道行内镜检查;某些情况下 MRI 检查对手术计划更有用。

青春期女性没有月经,并担心有子宫或阴道畸形时需立即评估。很多女性由于处女膜闭锁或子宫异常,导致子宫内膜脱落后引流不畅而产生不适。如果不处理,会发生逆流,导致子宫内膜异位症,造成成年后不孕(Rock et al,1982)。完全性雄激素不敏感综合征患者也表现为原发性闭经,需进一步行盆腔超声或 MRI 探查解剖结构,指导治疗。

(五)性虐待

虽然生殖器的损伤可能是偶然的,但无论男性或女性任何生殖器的损伤,均应考虑遭受身体虐待或性虐待的可能。儿童性虐待很常见,是指对儿童实施的性刺激以满足施虐者性冲动有关的行为。性交包括阴道性交、口交等,指进入体内腔道伴有或不伴有组织损伤。儿童的性活动是一种模仿行为,与他们经历过性虐待、看过成人性爱或淫秽作品有关。2011 年,美国报道儿童虐待事件超过 85 万人,其中包括 61 472 例性虐待;超过一半的案例发生在青春期前。性虐待的犯罪者最常见的是朋友或邻居,其次是亲属和日托工作人员(U. S. Department of Health and Human Services,2012)。性传播疾病高发于 10－14 岁年龄段(Pandhi et al,2003)。据调查,求助于性侵犯诊所的女性,43％为青少年(Jones et al,2003)。女性盆腔炎发病高峰在 15－25 岁,其中 33％的女性患者年龄＜19 岁(Jenkins,2000)。任何有性传播疾病的患儿都要评估是否遭受性虐待。虽然人类乳头瘤病毒和单纯疱疹病毒的传播方式尚不清楚,但青春期前儿童的淋病奈瑟菌或沙眼衣原体感染均应向儿童保护服务机构报告(Bechtel,2010)。

若身体出现以下症状,包括阴道、阴茎及直肠疼痛,有分泌物或流血,或更少见的慢性排尿困难、遗尿、便秘或大便失禁,应考虑性虐待的可能性。有证据表明,74％性传播疾病的患儿有被虐史或被虐体征(Pandhi et al,2003)。当阴道黏膜水肿或损伤,阴道口张开,或处女膜受损呈 V 形切迹或裂口,应考虑性虐待 (Walker,1998)。尽管上述体征提示性虐待的可能,但性虐待的诊断通常依靠病史而非体格检查。在对性虐待诊所就诊的 506 名有性虐待史女孩的回顾性研究中发现,仅仅只有 11％的女孩在体检中发现有阳性证据(Anderst et al,2009)。性虐待的调查需要能提供支持性的、确凿的、详细的病史记录。许多医院有性虐待小组,如果怀疑存在性虐待可以随时向他们咨询。关键是意识到性虐待的发生并尽早向性虐待小组求助。若有可能,请小儿泌尿外科医师检查腹部和会阴(Johnson,2000)。若怀疑存在性虐待,应报警。如果侵犯者是患儿的监护人或父母,应与当地儿童福利组织取得联系以更换监护人。

(六)排尿症状

排尿异常和尿失禁在泌尿外科工作中占很大一部分。尿失禁分为日间尿失禁、夜间尿失禁或两者兼有。若患儿出生后即存在这种情况,则为原发性尿失禁。若患儿在尿失禁前有 6 个月正常期,则为继发性尿失禁。**根据排尿病史将患儿分类将有助于选择相应的项目进行评估,并指导下一步的治疗。**在问诊的早期需确定排尿异常的开始年龄和持续时间。分别从父母和患儿采集病史,可能比单独从父母那里采集到的病史更全面,这对确定排尿症状具有重要的作用。症状出现于排尿训练前还是排尿训练后?遗尿是否伴随尿痛、尿急或尿频?排尿时的特征?从排尿开始至结束尿液是成线状的还是断断续续的(后者提示排尿异常)?有无在一天的某个时间段病情特别严重?还是患儿在日间尿频而夜间熟睡后无遗尿?如是夜间遗尿为主,常提示为原发性夜间遗尿。另外,行为学体征可进一步理解功能性尿失禁的病因。儿童尿急表现为蹲下、夹腿等动作(Vincent's curtsy),坐在脚后跟上 (Ellsworth and Caldamone,2008)。不良的排尿习惯可导致排尿不尽或阴道排尿。咯笑型尿失禁(giggle incontinence)发生在 6－15 岁,突然咯咯笑时(非大笑),不自主的整个尿液从膀胱排空,造成社交上的尴尬(女、男比例为 10:1)。在这种情况下需与压力性尿失禁鉴别,两者在治疗上存在显著不同(Berry et al,2009)。

排尿异常的完整病史还包括患儿的饮食习惯。患儿是否日间饮纯水少,而大量饮用饮料或橙汁等含糖、盐多的液体?患儿排便习惯如何?患儿大便是否坚硬如卵石样,如果是则提示有排便习惯异常,而软的成形的大便则说明排便方式正常。很少有小儿只能控制小便而不能控制大便,一般是能控制大便则多数能控制小便。上述症状常提示排尿功能异常,可进一步引起尿路感染。参考标准大便分类图,如布里斯托大便分类图(Lewis and Heaton,1997),有助于进一步进行大便分类(Koh et al,2010)。

若无其他并发症,可考虑单纯日间或夜间遗尿。夜间遗尿患儿的护理需要个体化。推荐夜间遗尿患儿治疗的年龄是在5岁以后。因为如果患儿并不认为夜间遗尿有何不妥,那么药物治疗或夜间定时排尿通常没有太大意义。根据我们的经验,仅少部分<6岁或7岁的患儿情绪上偶尔受夜间遗尿的影响。相对夜间遗尿,需更重视日间遗尿。因为日间遗尿常提示有尿不尽或小便频率变少,两者都会导致尿路感染,而尿路感染又会加重遗尿。

严重的病理生理异常可能表现为相似的排尿异常症状。仔细地询问病史后,应该探究排尿障碍的器质性病因。**女性在正常排尿间隙有持续性渗漏,应警惕输尿管异位开口。**难以排空膀胱、排尿缓慢、排尿无力、尿不尽等症状提示逼尿肌括约肌协同失调,提示隐性脊柱裂可能。男性后尿道瓣膜、男性或女性的膀胱肿瘤(如横纹肌肉瘤),可能是尿潴留和尿淋漓不尽的原因。淋证和尿潴留是警惕症状,应该挖掘这些症状的深层次病因。在对尿道上裂、脊柱裂或下肢无力进行相关检查后,尿流率、排尿后残余尿量和超声是评估排尿功能障碍和潜在结构异常的第一步。其他检查可能包括排泄性膀胱尿道造影(VCUG),逆行尿道造影,脊髓MRI或超声检查,以及尿动力学评估。

(七)尿路感染

有发热的新生儿尿路感染(urinary tract infection,UTI)需紧急治疗。如感染没有及时处理和控制,患儿极易发生严重的肾损害。由于发生菌血症的概率很高(10%~22%),因此在获得尿培养需要的尿液后,尽快给予静脉内抗生素治疗(Pitteti and Choi,2002)。及时、有效的抗生素治疗能减少肾瘢痕形成(Ransley and Risdon,1981;Hiraoka et al,2003)。有学者认为,尽早静脉抗生素治疗只是减少了瘢痕的发生率,减少了肾受累的概率,而不是真正减少了瘢痕的形成(Doganis et al,2007)。

新生儿期以外儿童出现尿路感染伴发热时也需要及时治疗。各年龄段儿童出现严重尿路感染时,肾均易形成瘢痕。因此,患儿应在起病后24h内或更早就诊接受治疗(Ransley and Risdon,1981;van der Voort et al,1997)。**婴幼儿出现尿路感染但不伴发热,需要进行亚急性评估。**在实际诊疗工作中,这类患儿多数由儿内科专家接诊,并由小儿泌尿外科医师进行随访。虽然目前肾核素扫描在此类患儿诊断方面尚存争议,但尿培养证实UTI的患儿仍需进一步行超声和VCUG(排泄型尿路造影)检查。

UTI在首次治疗后,患儿父母可于方便时来复诊评估。大多数UTI病例复诊时的影像学检查包括:肾和膀胱的超声检查,明确是否有肾盂积水,有无与梗阻相关的膀胱改变;VCUG检测是否存在膀胱输尿管反流。然而,DMSA扫描发现肾皮质异常的患儿中62%~82%存在输尿管反流,这在超声检查中是难以发现的(Majd and Rushton,1992;Benador et al,1997;Ditchfield and Nadel,1998;Biggi et al,2001;Ditchfield et al,2002)。基于这些报道,需重新评价VCUG在UTI患儿首次诊断中的作用。**6个月以下的婴儿和未接受割礼的男婴发生反复尿路感染的风险较高**(Shim et al,2009)。

目前,对伴有发热的UTI的治疗仍有争议。美国儿科学会临床实践指南旨在提高2—24个月儿童UTI的临床诊治水平(American Academy of Pediatrics,2011)。推荐使用抗生素治疗小儿尿路感染,对于首次发热的尿路感染推荐常规超声检查,而不需要VCUG检查。然而,该指南基于有限的数据得出结论,临床适用范围很窄。因此,需要对基于美国儿科学会临床实践指南方案治疗的患者进行密切随访,以评估患者和医生对该指南的依从性,并进一步评估该指南治疗方案对急性肾盂肾炎和肾炎的发病率的影响。

(八)血尿

本书第 7 卷第 2 章总结了评估小儿血尿的实用方法。孤立性镜下血尿非常普遍,通常具有自限性,没有基础疾病(Vehaskari et al,1979;Hogg,2009)。**大多数有镜下血尿的患儿需要进行评估,但血尿的来源很难确定**(Diven and Travis,2000)。**儿童无症状性镜下血尿和肉眼血尿最常见的病因是高尿钙症**(Bergstein et al,2005;Parekh et al,2002)。不伴有其他症状的镜下血尿不是儿科急症。

儿童肉眼血尿较镜下血尿少见,发病率约为1.3‰(Ingelfinger et al,1977)。最常见的病因包括 UTI(26%)、会阴刺激征(11%)、外伤(7%)、伴有溃疡的尿道口狭窄(7%)、凝血功能异常(3%)、尿路结石(2%)。儿童肾小球病变引起肉眼血尿最常见的是链球菌感染后肾小球肾炎和IgA 肾病。前期咽喉痛、脓皮病、水肿或红细胞管型提示肾小球肾炎。IgA 肾病可引起反复的肉眼血尿,伴腹侧部或腹部疼痛,并且可能出现上呼吸道感染(Meyers,2004)。腺病毒感染、高钙尿和高尿酸尿是需要考虑的导致血尿的其他病因。通常对肉眼血尿儿童进行肾和膀胱的超声检查,其阳性发现率较低(Fernbach,1992)。虽然与成年病人相比,儿童膀胱镜检很少能发现病因;但当考虑存在膀胱方面的病因时仍需进行此项检查。

新生儿肉眼血尿也需紧急处理,提示肾静脉或肾动脉血栓形成的可能。两者都可危及生命。新生儿肾静脉血栓发病率 2/10 万~5/10 万,以左侧多见,男女比例为 2∶1。临床三个主要症状包括血尿(50%),腹部肿块(41%),血小板减少症(29%)。13% 的患儿同时有三者症状。肾静脉血栓形成的前驱因素包括脱水,脓毒症,产时窒息,先天性静脉缺损,红细胞增多症,孕期糖尿病,产伤,留置脐静脉导管和早产。静脉血栓形成的婴儿需要静脉液体复苏,甚至抗凝或抗血栓治疗(Kuhle et al,2004;Chang et al,2007)。肾动脉血栓主要发生在脐动脉或股动脉插管后;母亲患有糖尿病的婴儿;或者某些严重脱水,血液浓缩,凝血障碍或者血管炎的情况下。首要的治疗应拔除致使血栓形成的动脉导管,补液水化。肾静脉血栓或肾动脉血栓都可通过肾彩超确诊(Martin et al,1988)。**尽管非新生儿期的儿童肉眼血尿不危及生命,但仍需及时评估,以免延误病情。**多数肉眼血尿患儿病因容易确定,常见病因如 UTI,尿道脱垂,创伤,尿道口狭窄伴溃疡,凝血功能异常或泌尿系结石。此外,少见的原因,包括急性肾炎,肾盂输尿管连接处梗阻(UPJO),膀胱黏膜囊肿,附睾炎或肿瘤(Diven and Travis,2000;Meyers,2004)。与成人血尿患者一样,都要详尽地询问病史,尿色,有无血凝块,血尿开始的时间(终末血尿或全程血尿)等病史,有助于明确诊断。相关的病史还应包括药物,锻炼习惯,出血倾向,疫区接触史,如血吸虫或肺结核。

(九)肾损伤

患儿受伤后首先送入急诊,由急救医学创伤小组和泌尿科共同评估。钝性暴力损伤是大多数肾损伤的主要病因(Mohamed et al,2010)。由于小儿内脏脂肪组织少,受到的胸腹壁保护有限,肾体积相对较大,肾的移动度较大,所以儿童肾易于受到损伤(Brown et al,1998)。如何受伤、受伤方式等完整病史需详细询问患者或目击者。**流行病学资料显示:大部分的肾损伤是由交通事故、高处坠落,或如雪橇、滑雪及滑板等高速度运动所致**(Margenthaler et al,2002;Rogers et al,2004)。因此,上述意外发生时需注意有无肾损伤。病史还要注意询问有无任何先天性肾异常,如肾盂输尿管连接处梗阻、孤立肾或肾异位。最后,不要忘记评估身体其他部位有无损伤。无钝器外伤病史的幼儿或年幼儿童腹部受伤,应评估是否有身体虐待(Barnes et al,2005)。

肾的钝性损伤是需要立即处理的泌尿外科急症,但通常不需要手术干预。已有儿童重度钝性肾损伤保守治疗成功的案例。钝性损伤占小儿肾损伤的 89%,但需要手术探查的不足 2%。血流动力学稳定的Ⅳ级肾损伤中,41% 的患儿通过非手术治疗痊愈,整体保肾率高于 99%(Buckley and McAninch,2004)。对费城儿童医院的 101例钝性肾损伤患儿的调查显示,95% 的患儿非手术治疗策略更加成功(Nance et al,2004)。穿透性肾损伤占肾损伤的 11%,手术探查率为 76%。

严重肾损伤的患儿,如大血管破裂或广泛尿外渗,尤其是肾盂输尿管连接处中断的情况下,有可能出现保守治疗失败(Henderson et al,2007)。这类患者需要密切观察,多次体格检查和辅助检查。我们推荐保守治疗,并全面评估患儿情况,决定是否需要进一步干预。

(十)生殖器异常

外生殖器性别模糊的婴儿应立即检查。多数患儿需要直接转诊到专科医院。**因为先天性肾上腺增生(CAH)可能导致电解质的大量丢失,危及生命;所以生殖器模糊的婴儿需尽快检查并做相应处理**(Forest,2004)。**如果怀疑 CAH,应在患儿出院前完成相关的检查。**在部分病例中,基因型为女婴的 CAH 患儿可能会误认为男婴。因此,需要尽快做出正确的诊断以便按照相应的性别抚养。生殖器模糊可能有其他症状,需要进一步做细致的检查(表4-2 和表4-3 见 Expert Consult 网站)。孕期羊水穿刺的核型与婴儿表型不一致时应该立即评估。询问患儿家属,是否有不育不孕家族史,怀孕死胎史或婴儿夭折等病史。外生殖器模糊患儿的全面评估涉及泌尿外科、内分泌科、遗传学和心理学。体检时一侧或两侧性腺是否触及是诊断和治疗最重要依据。若双侧均未触及性腺,所有类型的性别发育异常(disorder of sex development,DSD)都是可能的。此时是最常见46,XX,其次为45,X/46,XY。因为卵巢和条索状性腺不会下降,因此可触及的性腺绝大多数为睾丸,极少数为卵睾。若可触及一个性腺,考虑45,X/46,XY 型、卵睾型 DSD 和 46,XY 可能性大;46,XX 可能性较小。如果两个性腺都可触及,46,XY 和罕见的卵睾型 DSD 最可能。

在新生儿出生时,要对所有的外生殖器模糊的患儿进行核型分析和实验室检查,包括血清电解质,17-羟皮质醇(17-OH 黄体酮),睾酮,黄体生成素,尿促卵泡素和尿常规。孕期羊膜穿刺术的染色体核型分析不能替代出生后核型分析。当染色体核型确定,血清分析有助于缩小鉴别诊断的范围。若 17-OH 黄体酮水平升高,则可诊断 CAH。测定 11-脱氧皮质醇、脱氧皮质酮水平用于区分 21-羟化酶或 11β-羟化酶缺陷症。若结果偏高,诊断为 11β-羟化酶缺陷;而水平低则诊断为21-羟化酶缺陷。如 17 羟皮质醇水平正常,人绒毛膜促性腺激素(hCG)刺激前后的睾酮/脱氢睾酮比值及雄激素前体水平,有助于阐明 46,XY 性别发育异常病因。睾酮/脱氢睾酮比值＞20,提示5α-还原酶缺陷。出生后血清抗苗勒管激素

(AMH)和抑制素 B 水平,能反映是否有正常睾丸组织的存在。未检测到抗苗勒管激素,或对人绒毛膜促性腺激素联合黄体生成素、尿促卵泡素无反应,提示无睾丸。在出生后的第一个 60～90d,由于促性腺激素的作用,睾酮及其前体水平增加。因此,在这个特殊的时间段,hCG 刺激雄激素分泌的作用可能被推迟。性腺的检查包括腹部和盆腔超声,MRI,输尿管镜检查,内镜和腹腔镜。超声因其无创、快速、经济成为首选的影像学检查。

(十一)胎儿肾积水

孕期发现肾积水且膀胱正常的新生儿,出生后几天内就需进行肾积水的相关检查并做出正确评估。患儿家属非常关心诊断,并急于得知诊疗方案。大多数婴儿可于家庭方便的时候进行产后评估。这类患儿需满足以下条件:产前发现肾积水但产后超声检查无膀胱出口梗阻,超声检查未见双肾积水、孤立肾或膀胱壁增厚的征象,并且患儿发育良好。

病史采集包括性别,哪一侧有肾积水,梗阻部位(输尿管肾盂连接处、输尿管膀胱连接处、尿道),起病的妊娠时期,孕期有无羊水过少和有无其他器官的畸形等。产前记录和胎儿期超声检查结果有助于肾积水的评估。除此之外,还需复查腹部超声;若有条件,行排泄性膀胱尿路造影或排泄肾图检查(肾功能和肾排泄率检测)。大多数新生儿予阿莫西林预防尿路感染,直至完成评估。产前肾积水最常见的鉴别诊断包括:输尿管肾盂连接处梗阻,膀胱输尿管反流,异位输尿管,输尿管脱垂,巨输尿管症,膀胱输尿管连接部梗阻,多囊肾,后尿道瓣膜,梅干腹综合征和巨膀胱-小结肠-肠蠕动延迟综合征(megacystis-microcolon intestinal hypoperistalsis syndrome)。

特殊情况需要立即干预,尤其是存在膀胱出口梗阻时。若考虑后尿道瓣膜,则需留置尿管引流,条件允许时行 VCUG 检查。相反,考虑梅干腹综合征时不宜留置尿管,尽量减小尿路感染的风险。另外,输尿管囊肿可能会使膀胱出口梗阻,导致双侧上尿路扩张,留置尿管可改善。

越来越多胎儿肾积水的孕妇在产前寻求泌尿外科专家帮助。一般情况下常规访视,除非存在以下情况:①双肾积水或孤立肾积水;②羊水过少;③胎龄＜22 周的胎儿有肾囊性变。这类紧急

处理的患者,需与专门从事高危妊娠的产科医生讨论,一部分羊水过少、膀胱出口梗阻的病例可对胎儿进行治疗,以保留足够的肾功能。

(十二)新生儿先天畸形

膀胱或泄殖腔外翻等腹部巨大缺损的患儿,需直接入住新生儿重症监护病房,稳定病情并制定手术方案。多数手术方案需由整形科、普外科和泌尿外科组成团队共同完成(Jeffs,1978;Lattimer et al,1979;Gearhart,1999)。肛门闭锁或泄殖腔畸形患儿常在出生后 24～48h 行肠道减压术(Chen,1999)。行结肠造口术时,泌尿外科医师应检查患儿会阴部,并可用内镜进一步了解泌尿系畸形的程度。修补这些巨大缺损的手术必须由熟知手术的潜在危险和尿道、阴道及结肠重建后可能出现的相关并发症的外科医师完成。婴儿长时间的麻醉可能会出现复杂的代谢变化,需要由技术精湛的麻醉医师和新生儿科专家共同管理。

要点:主诉和现病史

- 诊断分为以下四类:紧急、急、亚急和平诊。
- 急性阴囊疼痛因有精索扭转的风险,无论年龄大小,必须紧急评估。
- 新生儿双肾积水或孤立肾积水应在新生儿病房立即评估。
- 若考虑为先天性肾上腺增生,患儿在出院前应做一系列的相关检查。
- 如果考虑性虐待,应立即请性虐待小组会诊,并采取适当的干预措施。

脊柱裂是最常见的中枢神经系统的出生缺陷,美国每年大约有 1500 名脊柱裂的婴儿出生。**目前,多数脊柱裂患儿在胎儿期即可诊断,可以考虑胎儿期修复**(Adzick et al,2011)。不论胎儿期是否进行修复,均要进行相似的评估和追踪随访。大部分脊柱裂的婴儿最初并无尿潴留,在新生儿神经外科手术后,部分患儿可发生脊髓休克和短暂尿潴留。背部缺损修复后,应马上行肾或膀胱超声检查,评估膀胱或上尿路畸形。脊髓休克纠正后应首先行尿流动力学检查,以确保膀胱内压力不至过高（Bauer,1998;Adzick et al,2011）。高危患儿(逼尿肌漏尿点压力＞40cmH$_2$O 或逼尿肌括约肌协同失调的患儿)应用抗胆碱能药物治疗和间歇导尿(Snodgrass and Adams,2004)。由于脊髓拴系术后仍有病变加重的风险,尿流动力学正常的婴儿需要密切随访(Tarcan et al,2001)。

二、既往就诊史和外科手术史

既往就诊史和外科手术史与患儿的现病史相关,并且经常能为目前状况提供线索。许多小儿先天性综合征都有泌尿系畸形(表 4-2 和表 4-3 见 Expert Consult 网站),儿童泌尿外科专科医生应该对此有所了解。另外,评估儿童的神经精神发育,因为儿童的神经精神发育与泌尿系统的发育密切有关,特别是在排便训练和遗尿方面。表 4-4 概述了小儿神经精神发育过程。

表 4-4　小儿神经精神发育过程

年龄(月)	大动作	精细动作	个人-社会能力	语言
3	用前臂托起重物	自发张开双手	恰当的微笑	咕咕地叫、笑
6	短暂坐立	转移物体	表示喜欢和不喜欢	咿呀学语
9	扶着站立	抓握	玩做蛋糕和躲猫猫	模仿声音
12	牵着一只手走路	命令时放开物体	能听懂自己的名字	1～2 个有意义词汇
18	辅助下上楼梯	用汤匙进食	模仿其他人的活动	至少 6 个词语
24	跑	用 6 个木块搭成塔形	与其他人玩耍	2～3 个句子

From Haslam RHA. Neurological examination. In:Behrman R,Kliegman R,Jenson H,editors. Nelson textbook of pediatrics. 16th ed. Philadelphia;Saunders;2000.

儿童身体其他的状况均会影响手术干预的时间和麻醉风险。身体健康的儿童,近期有呼吸道疾病或气道反应性增高的病史,会增加全身麻醉的风险(Schreiner et al,1996;Parnis et al,2001)。早产儿麻醉并发症和术后呼吸暂停的风险升高。因此,这类婴儿多数术后需要心肺监护,特别是有呼吸暂停史的新生儿(Murphy et al,2008)。有严重心脏畸形的婴儿需要由擅长处理心脏异常的儿童麻醉师来实施麻醉。儿科麻醉小组会对麻醉风险进行评估,但儿童泌尿外科医生也应该尽可能地了解这些情况。最后,儿科血液专科医生应在手术前评估所有出血的不良反应,如血管性血友病。

三、儿科患者药物使用与过敏史

儿科药物通常是根据体重服用(如 mg/kg)。因此,儿科医师在开具处方之前,应该准确地了解患儿精确的体重。此外,许多成人药物不能用于儿童,因此应该参照儿科用药指南。**阿司匹林可导致儿童和青少年发生 Reye 综合征,故不推荐小儿及青少年使用阿司匹林治疗发热。**对乙酰氨基酚(10～15mg/kg,每 4 小时 1 次)或布洛芬(5～10mg/kg,每 6 小时 1 次)的不良反应轻微。但是,大剂量的对乙酰氨基酚可能导致肝衰竭。早产儿和不足 2-3 月的足月婴儿禁用复方磺胺甲噁唑,因为其增加核黄疸的风险。磺胺类药物在2-3 月龄后开始使用(Fefer and Ellsworth,2006)。

要点:既往史、手术史、药物及过敏反应

- 通常先天性泌尿系统异常与综合征有关,应注意共患病。
- 小儿肺部疾病直接影响麻醉风险,手术前应对其进行评估。
- 阿司匹林与瑞氏综合征有关,儿童应避免服用。
- 脊髓脊膜膨出的患儿乳胶过敏的风险增加,这些患儿应预防使用乳胶。

清楚记录患儿所有的过敏史。在泌尿系疾病的患儿中,有新生儿期脊髓脊膜膨出或多次手术的患儿,其乳胶过敏的风险明显增高,应避免使用

和接触乳胶制品(Pires et al,2002)。

四、小儿泌尿外科体格检查

(一)一般检查

绝大多数情况下,儿童保健医师已经识别出需要泌尿外科专科医师进一步检查的问题。然而,由于其他系统疾病症状的并存,临床医师就需要排除有无其他脏器系统疾病的可能。尽管只有少数患儿在专家门诊就诊时病情就非常严重,多数患儿病情平稳,但必须有能力判断哪些患儿需要住院治疗。正确评估和判断新生儿是否需要住院治疗非常重要,因为新生儿代谢的储备能力有限(Park,2000)。**在评估疾病的严重程度时,细致的观察和详细询问病史比特殊的症状或体格检查更重要,尤其是对婴幼儿或较小的儿童。**判断患儿的精神状态可从患儿皮肤颜色(苍白或发绀)、对刺激的反应、对父母安抚的反应、与医师交流的能力及哭闹时眼泪情况等方面获得重要的信息。如上述表现都较差,常提示患儿疾病严重,应送至急诊进行监护或复苏,同时进行诊断评估。急诊科的配置中,评估医疗团队必须进行全身体检和泌尿外科专科检查。血流动力学不稳定的患儿必须紧急处理。

在门诊,应记录每一个新患者的生命体征,对于有肾畸形或者膀胱输尿管反流的患儿在连续的随访中也需记录生命体征。**由于血压和心率会随着年龄发生变化,**因此血压及心率的参考值范围应该粘贴在诊室测量生命体征的地方(Bernstein,2000)。测量血压的助手应注意血压随年龄的变化,当患儿血压变化在正常值的90%以外时,应通知血压应激处理小组。进入诊室后,临床医师可与家属共同鼓励患儿主动参与检查过程。年幼儿的体格检查常具有挑战性,临床医师必须努力创造良好的环境。对于受到惊吓的患儿,可让他们趴在母亲的腿上做体格检查。此外,坐或跪在小孩旁边,有助于与孩子的互动。

(二)腹部和胁腹部检查

腹部体格检查时,检查者的一只手放于胁腹部,以帮助触诊一侧的肾。若腹部柔软,可以通过深触诊来确定每侧肾的大小和位置。同时,还应该触诊肝缘、脾、结肠,特别是降结肠。在新生儿,

肝脏可能在左侧肋下 2cm 处触及。检查左下腹，可估计降结肠内的大便情况。婴儿的胃肠道可存在大量的气体，他们的腹壁通常比较薄弱，尤其是早产儿。哭泣的婴儿，吸气时腹部肌肉放松，应在此时进行腹部体格检查。腹直肌分离及脐疝在新生儿中较常见。梅干腹综合征的男孩腹壁松弛，腹部膨隆。伴有其他类型膀胱出口梗阻或严重产前肾积水的儿童也会有严重的腹肌松弛。检查注意是否伴有其他腹部畸形，如腹壁疝，开放性肋骨骨折，脐漏，脐肿块或脐疝。发现异常包块时应立即行超声检查。

新生儿的腹部包块中有 2/3 来源于肾（Pinto and Guignard，1995）。囊性腹部包块有肾积水、多囊肾、肾上腺血肿、子宫阴道积水、肠重复畸形、胆总管囊肿、卵巢囊肿、网膜囊肿及胰腺囊肿。实质性腹部包块包括神经母细胞瘤、先天性中胚叶肾瘤、肝母细胞瘤和畸胎瘤。胸腹部的实质性包块可能由肾静脉血栓所致，可表现为血尿、高血压、血小板减少。新生儿腹部透视可以协助区别实质性和囊性病变。

出生时或生后不久出现腹胀提示胃肠道梗阻或穿孔，常为胎粪型肠梗阻。之后的腹胀可能为肠梗阻、败血症或腹膜炎。腹壁缺损可在脐部（脐膨出）或侧腹部（腹裂）。脐膨出和其他异常及综合征有关，如伯-韦综合征、连体双胞胎、18 号染色体三体综合征、脊髓脊膜膨出、肛门闭锁（Hassink et al，1996；Chen et al，1997；Kallen et al，2000）。通过腹壁中线缺损可见膀胱外翻患儿的膀胱后壁，常伴有耻骨脱位。此外，还存在阴蒂外翻或尿道上裂。泄殖腔外翻的患儿，脐膨出、肠管外翻、膀胱外翻，脱垂的回肠通常位于中线处；阴蒂分裂或双阴茎，肛门闭锁；脊柱畸形。

钝性肾损伤的患儿可能会有肾外相关器官的损伤，如其他实质脏器的损伤、气胸、骨盆骨折、膀胱或尿道损伤等，必须进行全面的体格检查（Margenthaler et al，2002；Mohamed et al，2010）。肾损伤的患儿，会出现肉眼血尿。有肉眼血尿的患儿，需待泌尿外科团队评估下尿道损伤情况后再决定是否插入尿管导尿。

（三）外生殖器检查

1. 阴囊检查

检查时室内温度适宜，患儿以蛙式位仰卧。

检查阴囊时，应注意两侧的腹股沟管是否对称或有无包块。检查者的左手压于内环口（图 4-2），从而防止腹股沟管内的睾丸迁移至腹腔。若触及腹股沟管饱满或包块，提示有疝或精索鞘膜积液。若疝是间歇的，检查者可触到未闭的鞘状突增厚，呈"丝绸手套"征（手指轻轻触碰耻骨结节上的条索状结构，两条丝绸相互揉搓的感觉）。此时检查者的右手可触及阴囊内的睾丸。检查时应仔细体会睾丸、附睾、输精管的大小、位置、双侧性腺的质地和解剖结构。未降的睾丸可能位于腹股沟管内、腹股沟管表面、阴囊上部，少数可在大腿、会阴、对侧阴囊等区域。**性腺发育异常的婴儿（DSD），尤其注意检查双侧性腺的一致性。若双侧性腺一致（双侧性腺可触及或均不可触及），提示全身性紊乱，如先天性肾上腺增生（CAH）或雄激素不敏感。双侧性腺检查发现不对称提示为局部问题，如混合性性腺发育不良或真性两性畸形。**

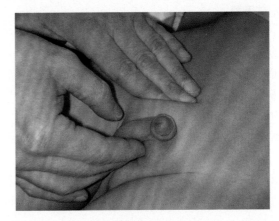

图 4-2　男性腹股沟的临床检查

注意阴唇皱襞的发育和色素沉着，以及有无其他系统的先天畸形。注意阴茎大小有无异常，尿道口的位置，阴茎弯曲的程度和会阴部开口的数目。直肠指检可以在前中线触及索状结构的子宫，这也是体格检查中关键的发现。此外，还需进行全面的体格检查。测量血压以排除高血压，记录全身色素沉着情况，注意特殊的体态、面容提示综合征样的表现（如颈蹼、宽乳头间距、无虹膜）。

急性阴囊疼痛需仔细检查以确定真正的病因。虽然睾丸扭转临床表现多样，但患侧睾丸常有异常的征象：睾丸位置升高、呈横位、附睾位于前方、提睾反射消失、睾丸和附睾压痛等体征。相反,睾丸附件扭转或附睾附件扭转往往导致睾丸上极或附睾头的局部压痛,并有反应性积液。此外,阴囊皮肤薄的男性,若出现"蓝斑"征则表明附件的坏死。附睾炎通常是逐渐发作的,不伴随恶心或呕吐(Gatti and Murphy,2007)。

新生儿的阴囊相对较大,并且其大小可因臀位分娩的产伤和新生儿鞘膜积液而增加。鞘膜积液可通过触诊无腹股沟包块、透光试验阳性,而与腹股沟斜疝相鉴别。如果鞘膜积液的量没有变化,提示鞘状突已经闭合,1岁以内无须手术即可自行消退。即使鞘膜积液体积无变化,持续存在12~18个月,则提示有鞘状突未闭,是鞘状突结扎的手术指征。新生儿睾丸扭转可以发生在产前,表现为阴囊上半部坚实、肿胀、无压痛的肿块,阴囊皮肤颜色变深。**出生时应常规行阴囊检查。如果阴囊一侧红斑、压痛、水肿,则提示生后睾丸扭转的发生,若新生儿一般情况稳定,应立即进行外科干预。**

回缩性睾丸有时很难与低位隐睾鉴别。将患儿置于蹲位或双腿交叉体位,能抑制提睾反射从而使睾丸易于触诊。用手将睾丸牵拉至阴囊底部,松手后睾丸能够在阴囊底部停留一段时间,则为回缩性睾丸。操作过程中若感觉睾丸被束缚且不能拉至阴囊底部,则有可能是低位隐睾。若两者情况均存在,6~18个月后需再次检查,区分其是回缩睾丸还是低位隐睾。随着儿童年龄的增长,低位隐睾将越来越难以牵拉至阴囊底部(Eardley et al,1994;Clarnette and Hutson,1997;Davey,1997)。

透光试验有助于鉴别阴囊肿块性质。若光线可以透过,透光实验为阳性,则阴囊内肿物为液体,如鞘膜积液;阴性则为实性肿块,如睾丸肿瘤。如果触及坚实的睾丸内肿块,应彻底检查淋巴结,以评估淋巴瘤、白血病或其他转移性肿瘤。无痛性睾丸肿块,且有性早熟征象的患儿,应考虑睾丸间质细胞肿瘤,或更少见的睾丸支持细胞肿瘤(Agarwal and Palmer,2006)。附睾囊肿和精液囊肿表现为睾丸外的、无痛性的、圆形光滑的附睾处肿块,阴囊超声可进一步鉴别。

精索静脉曲张(精索内静脉曲张)几乎总是发生在左侧,双侧大约占10%。精索静脉曲张在男童站立时明显,仰卧位减轻。分级如下:1级,阴囊触诊无异常,但患儿屏气增加腹压(Valsalva动作,Valsalva实验)后可触及;2级,无须Valsalva动作也可触及;3级,无须Valsalva动作,视诊可见阴囊内曲张静脉团。若精索静脉曲张发生在右侧或在男童仰卧位时无减轻,应警惕腹膜后肿瘤压迫静脉的可能。

2. 阴茎检查

新生儿的包皮和阴茎头是粘连的,无须分开,如果男婴的父母没有要求做包皮环切术,则可不必检查阴茎头。阴茎头包皮粘连通常在4岁时分开,但有的男童要迟一些。**若无龟头炎或泌尿道感染,则不应强行翻转包皮,待其自行分离**(Imamura,1997)。若确有炎症或感染,对于某些包皮粘连的儿童,已有外用皮质类固醇激素代替包皮环切术的成功报道(Chu et al,1999;Monsour et al,1999;Orsola et al,2000;Elmore et al,2002)。

包皮正常的男婴很少有尿道外口位置异常。如果腹侧包皮短或缺如,或存在背侧或腹侧弯曲,则产科医师或儿科医师不能在婴儿室为患儿行包皮环切术;而应该尽快请泌尿外科专科医师检查,判断是否有尿道下裂或尿道上裂。若腹侧阴茎体中线出现浅凹,不管包皮外观是否正常,均应怀疑是否存在尿道下裂。尿道下裂的严重程度取决于尿道外口的位置、阴茎弯曲程度及腹侧阴茎体皮肤覆盖情况。偶尔,在行包皮环切之前牵拉包皮时,发现远端尿道及尿道口宽大(某些尿道下裂有完整正常的包皮)。因此,如果在行新生儿包皮环切术时发现尿道外口宽大,则应取消包皮环切术。尿道修补时再切除包皮。这类患儿由于有正常尿道海绵体位于阴茎的腹侧表面,故即使先前做过包皮环切术,尿道的修补通常也并非难事(Duckett and Keating,1989)。

测量阴茎的长度和周径。如果足月儿阴茎在婴儿期短于2cm,应怀疑阴茎短小并行染色体核型分析和下丘脑-垂体-睾丸轴检测。**检查阴茎与阴囊的关系以明确是否为隐匿性阴茎、埋藏阴茎或蹼状阴茎。**在此情况下,阴茎大小虽然正常,但埋藏或隐匿于厚厚的耻骨脂肪垫下;或嵌顿在狭窄的近端包皮环内;或退缩至阴囊。如果阴茎体皮肤少,松解包皮狭窄环后,则需要取包皮内板作为旋转皮瓣覆盖腹侧阴茎。如果这类新生儿行包皮环切术,通常会切除过多的阴茎体皮肤,导致瘢痕形成或二次嵌顿。如果阴茎体缩在阴囊内,包皮环切应推迟至 4－6 个月大时,在手术室行全麻手术(Casale et al,1999;Williams et al,2000)。

3. 女性会阴部检查

应对女婴、年轻女性会阴部的尿道口、阴道口和肛门进行检查。检查会阴的简单方法是轻轻向外牵拉大阴唇(图 4-1)。这种手法能很好地确定会阴的各种褶皱,且适用于所有的疾病检查(Redman,1982)。阴蒂肥大则提示可能为性别发育异常(DSD)。此外,应检查包块的原发部位、边界、对称性、有无感染或刺激的征象。尿道内放置引流管可以鉴别是不对称性脱垂的输尿管,还是圆形充血水肿脱垂的尿道黏膜。Skene 导管囊肿位于尿道旁,为阴道口上方隆起的白色肿块,可有乳房增大和阴道口水肿等雌激素效应的征象(Soyer et al,2007)。处女膜闭锁表现为中线膨隆的珍珠白膜。

青少年女性,检查时要有其母亲在场。一般来说,对青少年的双合诊检查最好在手术室进行,取蛙式位或者膝胸位。在诊室也可选用蛙式位。轻柔向下翻开大阴唇可检查阴蒂和阴道口。在阴道前庭检查各种排泄物。阴道口和处女膜均应检查。**处女膜闭锁可导致子宫阴道积液和下腹部包块。**年长的女性可用小窥器观察宫颈和阴道内部。全面检查包括阴道壁和宫颈的触诊及子宫的双合诊。做 Valsalva 呼吸可使阴道口充分显露。阴道排尿,与尿道阴道反流有关,多因小孩憋尿导致尿液流入阴道。治疗排尿功能异常可减少阴道排尿的可能。青春前期的阴道流血可能是异物所致,如小块卫生纸在阴道残留。偶尔也有其他异物有意或无意地被放入阴道。

(四)其他部位的体格检查

除了腹部和会阴部,还应检查下背部是否有骶前小凹形成,或其他隐性脊髓神经管闭合不全的皮肤标记。**在出生时就存在的偏离中心的、距肛门边缘超过 2.5cm,且深度超过 0.5cm 的"非典型"骶前小凹可能意味着脊柱裂或脊髓拴系**(Soonawala et al,1999)。在 207 名有骶及骶前皮肤特征的新生儿中,伴非典型小凹的患者中,40%被发现有隐性脊髓神经管闭合不全(Kriss

and Desai,1998)。其他提示隐性脊髓异常的皮肤标记,包括皮下脂肪瘤、皮窦、人尾及局部多毛(图 4-3)。出现两个或多个先天中线皮肤损害是隐性脊髓神经管闭合不全最有力的标志(Guggisberg et al,2004)。若存在上述情况之一,我们推荐对新生儿进行腰骶部脊柱的超声检查(Unsinn et al,2000;Hughes et al,2003)。对于超过 6 月龄儿,除超声检查外,要求使用 MRI 进行彻底检查。对于任何肢体不对称、长度不一致或脊柱侧弯的患儿,都要检查其上肢、下肢和背部。

如果需要神经学检查,在患儿就诊时即可开始。通常,简单观察即可确定是否有发育迟缓(表 4-4)。应记录患儿的警觉度,影响患儿警觉度的因素包括最近一次喂奶的时间、房间的温度及妊娠周数。一旦患儿的警觉度下降,应怀疑基础代谢方面的原因或感染。在婴儿,对脊髓损伤的感觉平面的定位极其困难。有时可观察到皮肤颜色和温度的变化,在受损脊髓平面以下,皮肤变得干而冷。4－5 岁的儿童可进行细致的感觉测试,但成功与否主要靠检查者的精巧设计和耐心。当用锐物触碰肛区时,低位脊髓损伤的小孩可出现肛门开放,而无肛门括约肌收缩。膀胱功能的改变,如新出现的尿失禁,常可提示脊髓损害。

泌尿科医师在体格检查中经常会遇到非泌尿系统疾病或系统性疾病的体征。婴儿全身水肿可能与早产或低蛋白血症有关。局部水肿则提示淋巴系统的先天畸形。**当局限于一个或多个肢体末端时,水肿可能是与 Turner 综合征相关的主动脉缩窄的体征。**若婴儿在哭闹时皮肤上呈现出红色或紫色,提示其血管舒缩功能不稳定和外周循环减少。出生时难产的婴儿,淤点散在于头皮和面部。咖啡斑是界限清楚、均匀的色素沉着,其色泽在个体的正常色素沉着范围内变化。而在非洲裔的美国孩子中,也可见黑褐色。咖啡斑大小不同,可存在于大部分躯干或肢体。有 1～3 处咖啡斑通常是正常的。大约 10% 的正常孩子有咖啡斑,也许出生时就存在或在童年期间才显示出来。**如果在青春期前出现 5 个或 5 个以上的咖啡斑,且每个直径超过 5mm,或青春期后出现 6 个或 6 个以上的点,且每个直径超过 15mm,则警惕是否有Ⅰ型多发性神经纤维瘤**(von Recklinghausen disease)。

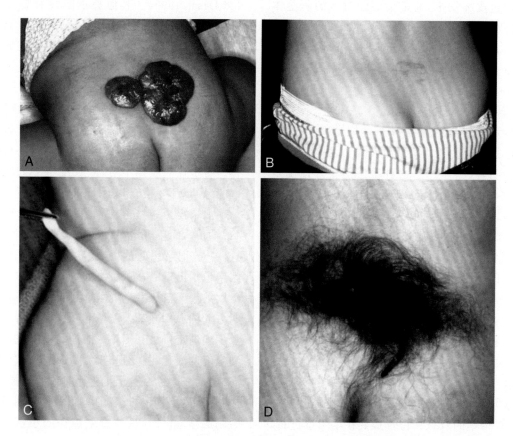

图 4-3　Clinical aspects of congenital median lumbosacral cutaneous lesions. A, Ulcerated hemangioma centered on a dermal sinus and deviation of the gluteal furrow. B, Isolatedport-wine stain. C, Human tail. D, Faun tail. (From Guggisberg D, Hadj-Rabia S, Viney C, et al. Skin markers in occult spinal dysraphism: a review of 54 cases. Arch Dermatol 2004；140：1109-15.)

　　头部大可能是家族性的,也可能是脑积水、黏多糖贮积症、软骨发育不全、巨脑症、神经皮肤综合征或先天性代谢缺陷。**变宽的内眦赘皮、眼距增宽、下颌过小、耳位低等畸形通常和伴有泌尿生殖系统畸形的先天性综合征联系在一起**。耳前的窦和凹可能是第一鳃弓结节和第二鳃弓结节融合未完成的结果;可以是单侧或双侧,可能是家族性的,较常见于女性和黑人,有时伴有其他相关的耳及面部畸形。若耳前凹出现支气管-耳-肾发育异常,则是一种包括外耳畸形、支气管瘘、听力减退及肾畸形等症状的常染色体显性遗传病。**巨舌和伯-韦综合征有关**;伯-韦综合征还包括在大龄胎儿中出现的巨脾、巨肾及继发于胰岛 B 细胞增生引起的低血糖症。这些儿童对一些特定的小儿肿瘤易感,包括肾母细胞瘤、肾上腺皮质癌。Turner综合征,女婴出现颈蹼提示有宫内的淋巴水肿,胸廓呈桶形或盾形,乳头间距增宽(Stoll and Kliegman,2000)。

> **要点:小儿泌尿外科检查**
>
> - 新生儿的腹部包块中有 2/3 来源于肾。
> - 阴囊检查时摆双腿交叉体位,有利于触诊睾丸。
> - 婴儿包皮内附着于龟头,在无龟头炎或泌尿道感染的情况下不应强行翻开。
> - 应检查下背部是否有隐匿性脊柱闭合不全。

　　皮肤、头发和指甲应该给予特别关注。因为脆而异常的头发、指甲或异常干燥的皮肤,可能与先天性疾病或代谢性疾病相关(见表 4-2 和表 4-3,见 Expert Consult 网站)。副乳沿腋窝前壁的褶皱到腹股沟区呈单侧或双侧分布。和白人小孩相比(0.6%)，副乳在非洲裔的美国婴儿中更常见(3.5%)。没有乳晕的副乳可能被误诊为先天痣。副乳与肾或泌尿道异常是否有关尚存争议，因此是否进行泌尿系评估，专家意见也不一致(Grotto et al,2001;Ferrara et al,2009)。同样，在这类病例中是否需要行肾、膀胱的超声检查，尚未达成共识。

五、小儿泌尿外科的实验室检查

尿液样本可以通过一系列不同的方法采集。在不能使用尿壶排尿的儿童中，尿袋采集法尽管容易受到污染，但却是最简便和创伤最小的方法。为了将粪便和皮肤细菌污染程度降低到最小，将尿片剪一洞口，然后把尿袋穿过该洞粘贴于会阴。要求父母注视会阴尿袋，一旦发现有尿液(因为可以通过尿片上的洞看到袋子，所以很容易观察)，即将袋子移开。如果样本在诊室中收集，迅速将尿袋中尿液置于培养皿中送实验室进行培养。通过这种方法，既能将尿液样本受到皮肤污染的程度降到最小，同时也避免了实施导尿术带来的损伤(Falcao et al,1999)。然而，此时培养结果阳性必须用导管采集的尿液标本再次复核。在大多数情况下，我们鼓励导管采集尿液标本，其结果更可靠。

年长儿一般能提供清洁的中段尿。大多数研究未能证实在收集样本前正规清洁尿道口有何益处。收集中段尿，送实验室进行尿液分析和培养。**脓尿定义为女性儿童每高倍镜视野下白细胞数＞5 个;男性儿童每高倍镜视野下白细胞数＞3 个。**感染可不伴有脓尿，相反，脓尿也可能不伴有尿路感染(UTI)。因此，脓尿作为一个独立地发现要比 UTI 的诊断更加确定。在感染的尿液中硝酸盐和白细胞酯酶通常呈阳性。但是，如果尿液在膀胱中存留的时间未超过 1h，尽管膀胱中存在有氮分裂细菌，亚硝酸盐向硝酸盐的转化可能未能完成，化学条带则可能呈阴性。

如果尿培养中单一病原体菌落数超过100 000 个，或达到 10 000～50 000 个且有症状，我们就认为有 UTI 存在。经导管或耻骨上穿刺取尿时，较低的菌落计数即可考虑尿路感染(Ma and Shortliffe,2004)。**白细胞管型和尿沉渣提示**

肾受累，但是很难确诊。若儿童没有症状，且尿液分析结果正常，则不大可能为 UTI。镜下血尿在细菌性和病毒性膀胱炎中很常见。肉眼血尿在病毒性膀胱炎中可见，但在急性细菌性膀胱炎中不常见。若患儿有症状，尿液分析提示 UTI，尿培养见一种以上微生物生长或少于 100 000 个菌落，临床医师可以根据尿培养的药敏结果，在采集第 2 次培养的尿液后给予相应抗生素治疗。如果第 2 次导尿培养结果呈阴性，则停用抗生素并密切随访。这对于无感染征象和症状的 UTI 婴儿尤其重要，这些感染征象和症状一般在年龄较长儿童中出现。

镜下血尿在儿童较常见。不推荐对有泌尿系异常的患儿进行常规尿液分析筛查。镜下血尿的准确发病时间常常是未知的。通常，血尿试纸检测呈阳性是第一个发现的指标。多数试纸能检测出浓度为 5～10 个/ml 的完整红细胞。这相当于每高倍镜视野下有 2～5 个红细胞。对试纸结果的不恰当辨读，如延迟阅读或受到其他试纸尿液的交叉污染，可能会导致假阳性结果。试纸条带浸于尿液中，丢弃多余的尿液，并在推荐时间内查看结果。**尿液试纸检测呈阳性要确定镜下血尿，还需用显微镜观察尿液中红细胞的存在。**镜下血尿可定义为:在 2～3 周时间进行的 3 次尿液分析中至少有 2 次每高倍镜视野下红细胞数超过 5个。若镜下尿液中无红细胞而尿液试纸呈阳性结果，提示有血红蛋白尿或肌红蛋白尿。单一样本经显微镜证实的尿液试纸阳性结果，是进一步行尿液检测的指征，而不是诊断的标准。最终的诊断需由后续检测的阳性结果来判定。

六、小儿泌尿外科的影像学检查

(一)超声

肾、输尿管和膀胱超声检查是体格检查的延伸。超声是一种无创性检查，不需镇静及造影剂注射，无电离辐射，可在危重患儿床旁进行检查。另外，幼儿生理结构特点有利于超声精准成像。年长儿或有明显骨骼畸形的儿童，如严重脊柱侧凸或脊柱后凸，需要其他成像方式评估肾和集合系统。对于能够触及的腹部包块，小儿泌尿疾病经验丰富的超声医师甚至能做出定位和诊断。超声不仅要检测泌尿生殖系统,而且还检测毗邻器官,如肾上腺、肝和脾。肝、脾的影像应作为对比来评估左、右肾实质。肾和肾髓质锥体的密度,肾壁的厚度,集合系统的结构,有无肾盏、肾盂或输尿管扩张,都是评估肾和输尿管病理生理学的重要指征(Hulbert et al,1992)。输尿管腔直径、膀胱壁厚度、膀胱排空前后的容积都需记录。如果在膀胱排空前出现肾积水或输尿管扩张,那么在膀胱排空后要再次检查肾和输尿管。熟练的超声医师不仅能提供输尿管进入膀胱的解剖细节和输尿管扩张的程度,并能辨别输尿管口的喷尿(Cvitkovic et al,2001)。超声检查也可用于精确测量排尿后的残余尿量(Coombes and Millard,1994)。膀胱壁增厚提示可能有后尿道瓣膜或尿道闭锁引起的膀胱出口梗阻。超声检查容易诊断膀胱内小梁形成、膀胱憩室、输尿管重复畸形和输尿管膨出。有发热的 UTI 患儿需行超声检查以排除是否存在结构畸形(Giorgi et al,2005)。**在缺乏对比研究或病史资料时超声检查本身不能区分梗阻和非梗阻性肾积水。**因此,诊断时通常需要进行功能性研究,如利尿肾扫描、磁共振尿路成像(MRU)。超声检查也对肾实质性包块较敏感,尤其≥1.5cm 的包块。对于更小的肾包块,超声检查只是初步结果,需进一步行 CT 或 MRI 检查确诊(Jamis-Dow et al,1996)。

超声也常用于阴囊检查(Diamond et al,2000)。当怀疑为精索扭转时,可用超声检查来评估血流情况。当触痛位于睾丸上极时,超声检查也可用来鉴别附睾炎和睾丸附件扭转。彩超用于评估急性阴囊疼痛是否需要手术,其敏感度为 78.6%,特异度为 96.9%,且已经替代睾丸核扫描用于排除睾丸扭转(Blask et al,2002)。然而,由于超声可能有假阴性结果,因此必须进行仔细的体格检查。超声可以用来评估阴囊肿块。此外,超声有助于鉴别腹股沟管疝和鞘膜积液(Finkelstein et al,1986)。隐睾患儿不必常规行超声或其他影像学检查,这些检查对隐睾诊断无太大帮助。对于不能触到的睾丸,超声检查也不适用于常规检查,其对睾丸定位的敏感性和特异性分别为 45% 和 78%(Tasian and Copp,2011)。

当超声检查作为隐性脊柱裂的一线检查时,

最佳时间为 6 月龄内。6 个月后的骨化会阻碍声窗。超声检查结果和 MRI 检查结果的一致性很好,尤其是在检查低位脊髓时一致性达 90%(Hughes et al,2003)。

超声检查用于产前的常规检查。孕 15 周时超声可见肾和膀胱。孕 20 周后可见肾盂、皮质和髓质分化等更多的细节(Sty and Pan,2006)。肾积水是产前超声检查中最常见的畸形之一(图 4-4)。出生后,再次复查肾和膀胱超声,进一步评估集合系统情况,确定下一步检查和治疗方案。

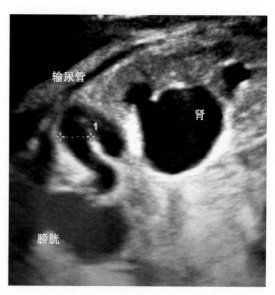

图 4-4 产前超声显示为肾积水

(二)排泄性膀胱尿路造影(VCUG)

VCUG 用于确诊膀胱输尿管反流,评价膀胱充盈和排泄时膀胱出口的解剖情况(膀胱颈和后尿道),以及测量排泄后的残余尿量(Fernbach,2000;Goldman et al,2000;McDonald et al,2000)。此外,膀胱小梁、膀胱憩室和有无脐尿管异常的信息可通过排泄性膀胱尿道造影确定。VCUG 时首先拍摄一张平片,然后安置一根引流管而不是 Foley 管。因为 Foley 管上的气囊可能会使膀胱颈和膀胱三角区的解剖结构变得模糊,尤其是在检查刚开始时。当首次确诊反流时,膀胱充盈百分比也是一个评价膀胱输尿管反流是否改善的指标。在随访的检查中,如果反流进入输尿管的百分比下降,或反流发生在膀胱非常充盈时,可以推断膀胱输尿管反流有了改善(Mozley et al,1994)。阅读 VCUG 平片时,应注意脊柱(骶骨发育不全或脊柱裂)、肋骨、骨盆有无异常,肾、输尿管、膀胱有无结石。肠管内气体的形态和粪便的量在婴儿和排泄功能障碍的儿童中特别重要,因为便秘也可能是其重要的临床表现之一。正常情况下,出生 24h 后其平片上气体在直肠的位置。VCUG 时,先排空膀胱,造影剂缓慢注入。对于疑似输尿管脱垂的患儿,早期的典型表现为膀胱充盈缺损;而后随着造影剂的增加,缺损处缓慢充盈;在患儿膀胱排空过程中,脱垂的输尿管逐渐显影,出现类似膀胱憩室的征象。

除了疑有膀胱出口梗阻如后尿道瓣膜的患者,所有病例都应获得排尿期图像。对怀疑有膀胱输尿管反流或有异位输尿管的患儿,VCUG 检查必须在至少两次排空膀胱后才能进行。在某些情况下,开口于膀胱颈的异位输尿管必须排空尿液,以便造影剂能够反流。如果未行第二次排空膀胱,造影剂可能不能逆流入异位系统(Hellstrom and Jacobsson,1999;Polito et al,2000)。不论是男女,排尿期膀胱颈部的影像都很重要。学龄期女童"尖陀螺形尿道(spinning top urethra)",可能是排尿功能障碍的重要征象(Saxton et al,1988;Soygur et al,2004)。同样必须注意可能出现的阴道排尿。

存在泌尿生殖系统窦道的患者中,改良的排泄性膀胱尿道造影能同时使尿道和阴道显像(图4-5)。造影时,在尿生殖窦中插入顶端呈钝圆形的导管(可通过修剪饲管的锥形末端得到)并靠着会阴开口放置。通过逆行注射造影剂来确定尿生殖窦中阴道口和尿道口的融合点。这种造影方式还助于鉴别泄殖腔凹陷和前列腺小囊。如果存在泄殖腔,则腔窦 X 线照片能提供直肠、阴道、尿道的位置细节和融合位点及距离会阴的详情(Shaul and Harrison,1997;De Filippo et al,1999)。这些结构之间的距离有助于确定手术的入路(Pena et al,2004)。

(三)放射性核素肾扫描

放射性核素肾扫描可分为两个阶段:皮质成像和肾小管成像阶段。多数放射性核素都能显示肾皮质和肾小管系统。放射性核素肾扫描适用于证实由于灌流、分泌和过滤异常引起的肾小管和皮质运输功能的改变。大多数病例中,在有明确的

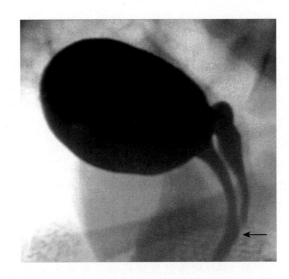

图 4-5　泌尿生殖窦生殖图显示尿道和阴道的融合点(箭头)

形态学改变时,放射性核素肾扫描不如 CT、MRI 和超声。^{99m}Tc MAG-3 主要由肾小管分泌,可被用来估测相对肾血流量。MAG3 肾扫描有助于鉴别梗阻性和非梗阻性尿路扩张。正确解读放射性核素肾扫描的结果,需要详细了解影响上尿路引流的各种因素(Shulkin et al,2008)。如果在确诊肾瘢痕时需要肾皮质的详细影像,则可能需要注射^{99m}Tc DMSA,在注射后肾能显影 3～4h(Majd and Rushton,1992;Piepsz et al,1999)。

用^{67}Ga 或^{111}In 标记的示踪白细胞放射性核素肾扫描有助于肾盂肾炎的诊断和定位(Yen et al,1999;Vclasco ct al,2004)。这些技术可以用于儿童局灶性节段性细菌性肾盂肾炎的诊断和指导治疗(治疗期长度不定)。由 Yen 等(1999)进行的一项前瞻性研究指出:^{67}Ga 肾扫描诊断急性肾盂肾炎的敏感性高于 DMSA,尤其在区分新旧病灶方面。这些检查对于具有正常肾解剖结构的患者或者肾功能减退的患者特别有帮助,而 DMSA 扫描的特异性可能要差些。

(四)CT

CT 由于电离辐射,在儿科临床中使用较谨慎。除了用于评估腹膜后或盆腔肿块,CT 很少用于新生儿或婴儿。目前,静脉注射造影剂的增强 CT 用于评价小儿腹部创伤。**在大多数情况下,多排螺旋 CT 已经取代静脉肾盂造影(IVP),成为儿童泌尿系结石的一线检查。然而,与超声检查相比,CT 具有放射性,因此必须**

根据临床状况谨慎选择 CT 检查。另外,CT 平扫或增强 CT 作为一种辅助检查,对于怀疑有局灶性、节段性肾盂肾炎的儿童尤其重要。在胸腔和腹部实体瘤的诊断和分类时,CT 也特别重要。增强 CT 对肾母细胞瘤的诊断特别有用,而超声只能显示很小的肾盂移位。值得提醒的是,CT 的放射剂量会在人体累积(Frush et al,2003)。在有充足的临床信息的情况下,放射专家或许能够推荐其他的不使用电离辐射的影像学方法(如超声、MRI)。

(五)磁共振尿路成像(MRU)

虽然对于个人而言,MRU 检查价格昂贵,但是仅**一次 MRU 检查就能够提供最好的泌尿生殖道的解剖和功能信息**。与其他影像学方法相比,MRU 的优点包括无电离辐射,可以用于肾功能损伤的患者,比其他检查具有更好的对比度和空间分辨率(Wille et al,2003;Grattan-Smith,2008)(图 4-6)。如果怀疑为尿道梗阻,可在使用呋塞米后行钆增强 MRU 检查,评估肾尿液引流情况。<2 月龄的婴儿禁用 MRI 增强检查。产前 MRI 用于诊断胎儿肾盂输尿管连接处梗阻、异位输尿管、与肾发育不全相关的输尿管异常和泄殖腔外翻(Maas et al,1997;Matsuki et al,1998;Wille et al,2003)。当产前超声检查不清楚时,产前 MRU 能提供了详细的解剖结构,尤其是输尿管(Kajbafzadeh et al,2008)。目前 MRU 的局限性在于价格昂贵,大多数患儿检查时需要镇静或麻醉。MRI 也被用于评估和鉴别未触及的睾丸(Yeung et al,1999;Lam et al,2001)。尽管鉴于其高敏感性和特异性,MRI 或增强 MRI 都得到了更广泛的应用,但也受到成本高、低可用性和需要麻醉的限制(Kanemoto et al,2005;Kantarci et al,2010)。目前,还没有任何放射性检查能 100% 准确地诊断睾丸缺失。当怀疑有肾血管性高血压时,钆增强磁共振血管造影术(MRA)是一种与数字减影造影准确度相当的非侵入性检查方法。

(六)静脉肾盂造影(IVP)

由于现在有更新的影像技术可用,此处介绍 IVP 仅仅体现影像学检查历史发展的完整性。腹部平片可以用于检查结石、脊柱畸形和异常肠气。IVP 肾图可用于诊断肾包块,肾盂肾炎后有无瘢痕形成。依次可评价肾皮质、肾盏、肾窦、肾

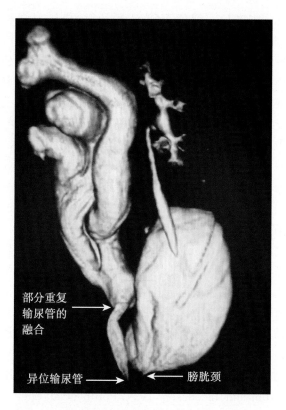

图 4-6　磁共振尿路成像显示部分输尿管重复,异位输尿管通过膀胱颈(发现进入阴道)

盂、输尿管、膀胱和尿道的解剖结构(Smellie,1995)。以前,IVP 能够分辨超声不能识别的肾盏或肾盂输尿管连接处解剖结构的细微变异。今天,CT 或 MRU 能够提供更全面的解剖结构影像。

要点:泌尿外科实验室和影像学评估
• 试纸检测的镜下血尿应该用尿沉渣检查证实。
• 超声检查不能区分梗阻性和非梗阻性上尿路扩张。
• VCUG 应该包括多个排尿周期的图像。
• 核医学评价越来越多地应用于 VUR 患者的评价中。
• 由于存在电离辐射的危险,儿童应谨慎使用 CT。
• MRU 提供关于整个泌尿道的功能和解剖学信息。

七、小儿尿流动力学和生物反馈训练

装备良好的泌尿外科诊室应包含尿动力学设备。现代尿动力学系统能精确测量膀胱收缩前、收缩时和收缩后的膀胱内压。通过测量，能估计膀胱顺应性及膀胱出口阻力。通过这些信息，小儿泌尿外科医师能评估膀胱储尿时其压力是否足够低以防止肾损伤，以及能否排空尿液以防止发生感染。对膀胱和上尿路的影像尿动力学监测极大地增加了尿动力研究的信息。然而，影像尿动力设备由于需要安置于有铅防护的房间，这可能阻碍了其在每个诊室的配备。

生物反馈训练用来帮助患儿提高膀胱的排空功能，可在门诊实施。生物反馈训练和尿流动力学检查的房间应分开，因为做生物反馈训练和需要尿流动力学检查的患儿是不同的（Yamanishi et al，2000；Schulman，2004）。做好生物反馈训练是非常耗时的。患儿必须放松且积极配合，治疗才有效。患儿感知盆底肌和尿道括约肌是生物反馈治疗的关键。结合交互式电脑游戏的生物反馈治疗在 4.9 个疗程后平均有效率达到 90%（Herndon et al，2001）。

八、门诊手术

局部麻醉的门诊手术是否成功取决于儿童和家属的配合。家长需权衡门诊手术中局麻的便利性与手术室中全麻的弊端。我们认为，多数 10 磅以下的婴儿使用麻醉软膏或者局部阻滞麻醉，能够完成包皮环切术（Hoebeke et al，1997）。但是，最近 Brady-Fryer 等（2004）的荟萃分析结果表明，在包皮环切术时阴茎背部神经局部阻滞麻醉的效果要好于 EMLA 局麻软膏和安慰剂。年龄较大的儿童不在门诊行包皮环切术。>3 个月的婴儿由于月龄较大而不容易被制动，容易出现皮缘缝合不佳，术后出血的风险。

包皮环切术的技术众多，包括 Plastibell 术、Mogen 钳夹术和 Gomco 钳夹术。我们采用的 Gomco 钳夹（图 4-7A），由 3 个部件构成。第一部件是一个钟状物，分离阴茎头和包皮内板（Guazzo，1999；Amir et al，2000；Wan，2002）。第二部件是一个用来修剪包皮的夹钳。如果用夹钳夹足够的时间（一般是 5~10min），那么在术后分离的皮肤将会很少。如果需要的话，可将无黏性的绷带放置在透明的黏性敷料下。第二天移除敷料，指导患儿的家长用凡士林处理伤口。

新生儿期包皮环切术的术后并发症包括出血、伤口感染、尿道外口狭窄和继发性包茎（由于包皮或包皮内板切除不够）（图 4-7B）。严重并发症很罕见，包括死亡、脓血症、阴茎头远端被切除、包皮切除过多、尿道皮肤瘘管（Baskin et al，1997；Hutcheson，2004；Krill et al，2011）。包皮环切术后，包皮表面的切口边缘可能会与有炎症的阴茎头组织粘连形成包皮-阴茎头皮桥，这种皮桥可以在门诊用局部麻醉软膏或局部注射麻醉后用止血钳分离或者切除。大多数情况下不需要缝合。整个过程简单、无痛。之后，家长需要凡士林来处理切口边缘以防止再次粘连。

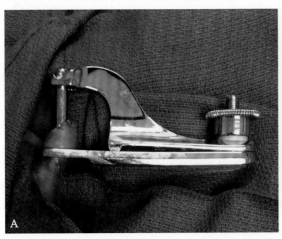
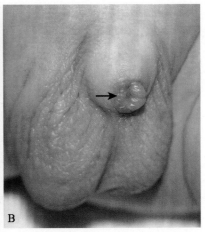

图 4-7　A. Gomco 包皮环切术；B. 包皮环切术后瘢痕（箭头）

尿道外口狭窄在包皮环切术后很常见。可能是因为炎症愈合后尿道外口的挛缩、包皮收缩或环切时损伤螺旋动脉导致阴茎头缺血（Persad et al,1995;Upadhyay et al,1998）。如果狭窄导致尿线偏斜或排尿困难,则行尿道外口切开术。

门诊行尿道外口切开术,需提前60min局部涂抹麻醉软膏,必要时用26号针头将含1%肾上腺素的利多卡因注射到尿道的腹侧形成皮丘。钳住尿道腹侧边缘,用直血管钳夹住小的楔形瘢痕组织后予以切除。术后,建议家长用薄凡士林涂抹尿道口切口边缘,并每日扩张尿道2次,连续2周。术后随访2～3个月评价手术效果。

要点:小儿尿动力学评价、生物反馈训练及门诊手术

- 装备良好的泌尿外科诊室配备有尿动力学设备和生物反馈系统。
- 大多数体重＜10磅的婴儿可以很容易地接受包皮环切术,同时使用麻醉剂和注射的局部麻醉。
- 凡士林是在包皮环切术、尿道切开或小阴唇粘连分离术后使用,以防止并发症的发生。

如果需要VCUG,或因尿液淤积于阴道内影响排尿功能而导致的排尿困难,常在门诊分离小阴唇粘连。这种膜状粘连很容易被探针或弯血管钳分离。局部麻醉软膏用在阴唇部以减少术中的微弱不适。在粘连分离后,患儿的父母必须每日分开阴唇,并涂抹凡士林之类的软膏,每日至少2次,连续2～6周,直到阴唇部伤口愈合。如果术后细心地护理,再粘连的可能性很小。

九、小结

儿童手术的最终目的是尽可能确保成年后的正常生活。对于梅干腹综合征、先天性后尿道瓣膜、膀胱外翻或泄殖腔外翻的患儿,甚至在其进入成年期后,儿童泌尿外科医师仍需对其指导。随着儿童逐渐成年,儿童泌尿科医师需与相关成人泌尿科医师建立联系。通过这种方式,才能设计和实施终身护理计划,以确保对这些复杂疾病的特殊患儿,实施协调一致的泌尿学治疗。

参考文献

完整的参考文献列表通过 www.expertconsult.com 在线获取。

推荐阅读

Adzick NS, Thom EA, Spong CY, et al. A randomized trial of prenatal versus postnatal repair of myelomeningocele. N Engl J Med 2011;364:993-1004.

Buckley JC, McAninch JW. Pediatric renal injuries:management guidelines from a 25-year experience. J Urol 2004;172:687-90.

Frush DP, Donnelly LF, Rosen NS. Computed tomography and radiation risks:what pediatric health care providers should know. Pediatrics 2003;112:951-7.

Hoebeke P, Depauw P, Van Laecke E, et al. The use of EMLA cream as anaesthetic for minor urological surgery in children. Acta Urol Belg 1997;65:25-8.

Jeffs RD. Exstrophy and cloacal exstrophy. Urol Clin North Am 1978;5:127-40.

Krill AJ, Palmer LS, Palmer JS. Complications of circumcision. Scientific-World Journal 2011;11:2458-68.

McGuire EJ, Woodside JR, Borden TA. Upper urinary tract deterioration in patients with myelodysplasia and detrusor hypertonia:a followup study. J Urol 1983;129:823-6.

Meyers KE. Evaluation of hematuria in children. Urol Clin North Am 2004;31:559-73.

Pena A, Levitt MA, Hong A, et al. Surgical management of cloacal malformations:a review of 339 patients. J Pediatr Surg 2004;39:470-9.

Pinto E, Guignard JP. Renal masses in the neonate. Biol Neonate 1995;68:175-84.

Ransley PG, Risdon RA. Reflux nephropathy:effects of antimicrobial therapy on the evolution of the early pyelonephritic scar. Kidney Int 1981;20:733-42.

Schulman SL. Voiding dysfunction in children. Urol Clin North Am 2004;31:481-90.

（吴盛德 编译 何大维 审校）

第5章 小儿泌尿生殖影像学

Aaron D. Martin, MD, MPH, and Hans G. Pohl, MD, FAAP

安全性

非电离成像检查

电离成像检查

影像学一直在成人及小儿泌尿外科的诊断检查中扮演着重要角色。然而，鉴于成像方式的新进展、小儿泌尿系统生理的特殊性及儿童心理方面的考虑，儿童影像学检查应当结合儿科的背景进行适当的调整。例如，对于成人可耐受的常规检查，在儿童中应用时可能需要麻醉或者是由经过特殊训练的技师进行，可能需要调整某些药物的剂量，可能需要针对儿童的身体调整某些器械的规格。小儿泌尿科医师需要了解这些检查在儿童中应用的差异，以便更好地开具、阅读及解读这些检查。在本文中，我们针对常见的儿科泌尿生殖系统疾病，介绍这些检查各自的优点及适应证。在第1卷第2章及第3章中，详细介绍了各种检查的物理原理及操作细节，此处仅就与儿童有关的特殊检查进行重点论述。

一、安全性

当决定有必要对泌尿系统行影像学检查后，应考虑每次检查的辐射量、可能的后续检查的辐射量、是否需要对比剂、为获得满意的图像而使用麻醉药或镇静药的必要性。尽管精确判断针对个体的放射性风险很困难，但目前共识是医师应当遵循ALARA原则（As Low As Reasonably Achievable）——在符合诊断要求的前提下尽可能降低辐射量（Don et al, 2013; ICRP et al, 2013）。由于目前尚无手段判断个体对放射的敏感性，因此所有的患者都应当被认为对放射线敏感（Kleinerman, 2009）。有关放射线危害的问题在

第1卷第2章已进行深入的讨论，本节仅做简要描述。

尽管认为非电离成像相对安全，但也并非没有风险。当用MRI代替CT检查时，由于检查时间长，很多患儿需要麻醉或镇静（Arthurs et al, 2012），对于肾功能不全的儿童或肾功能尚未发育完全的新生儿来说，镇静或麻醉的风险要高于CT对比剂钆剂可能引起的肾源性系统性纤维化的风险（Thomsen et al, 2007; Karcaaltincaba et al, 2009）。但是，肾功能不全儿童接受CT检查，同样有对比剂诱发肾病的低度风险（Thomsen, 2007）。两种对比剂都有较高的发生过敏反应的风险（虽然比较轻微）（Arthurs and Bjørkum, 2013）。尽管少见，仍有报道称产生电磁场的无线射频可导致患者发热，因此需要密切监测以防止高热的发生（Kussman et al, 2004; Wang et al, 2007）。MRI暴露的远期安全性仍受到质疑，因为有研究显示磁场暴露可导致基因表达的改变（Bonassi et al, 2007; Kimura et al, 2008; Simi et al, 2008）。尽管尚无人体数据支持，但仍建议在怀孕的前3个月避免胎儿的MRI暴露。目前未发现超声检查有改变基因表达的作用，因此被认为对各年龄段人群都是安全的。

一般认为，电离辐射对儿童的危害大于成人，这是由于儿童的组织器官正在发育，对放射的敏感性更强并存在潜在的辐射积累的风险（Arthurs and Bjørkum, 2013）。在儿童中，重复暴露的随机效应（如内在细胞损伤）可能经过长潜伏期后导致辐射诱导的肿瘤。当查阅电离辐射风险相关文献

时,应当注意是否在临床中对风险进行了评估、模式化或测量。对一个需要长间期的研究,由于检查技术、患者年龄、体型的变化和研究方法的不同,使得测量结果难以解释。需要承认的是,目前在判断儿童电离辐射风险时存在明显的局限性,所以我们有理由相信在儿童及胎儿中存在与剂量相关的风险(Arthurs and Bjørkum,2013)。然而,从现有的数据来看,量化这种风险是极其困难的一件事。在保证诊断精确度的同时减少个体检查中的辐射剂量方面,已经做了大量工作,同时在优化医疗决策及提供非电离辐射检查选择方面也取得了进步。

二、非电离成像检查

(一)超声

1. 产前超声检查

通过超声可以测量肾皮质、畸形的侧别、畸形具体位置、与其他脏器的关系及羊水量,超声检查可在产前确诊多种泌尿系统疾病(Dias et al,2014)。**正常泌尿系统的超声特点包括**:肾皮质与肝脏为等回声或稍低回声,皮髓质分界清楚,无囊泡样结构,无肿块,无集合系统、输尿管、膀胱的扩张。另外,耐心观察可检测到膀胱储尿排尿的过程,同时需要注意脐带位置及前腹壁的完整性。下面将介绍几种常见畸形的产前超声特征。

(1)肾积水、梗阻性尿路疾病、肾囊性疾病:产前超声最常发现的是肾集合系统扩张及肾实质囊肿(Blyth et al,1993),可能的诊断包括肾积水(梗阻性及非梗阻性),多房性肾囊性病变,多囊肾(常染色体隐性及常染色体显性),囊性肾瘤。

所有肾积水均代表存在不同形式的梗阻这一观点尚有争议,大多数肾积水为良性过程,可最终缓解或好转。严重的发育畸形表现为中到重度的肾积水,梗阻较严重而且梗阻的部位主要位于肾盂输尿管连接部、输尿管膀胱连接部或尿道。例如,膀胱壁增厚伴后尿道扩张,被称为"钥匙孔征",高度提示后尿道瓣膜(图 5-1)。肾囊性疾病在最初检查时可能会被误诊为肾积水,但可鉴别,因囊肿之间并不相互交通,而扩张的肾盏和肾盂则相通。在多囊性肾发育不良(multicystic dysplastic kidney,MCDK)中,囊肿大小不同而且随机分布在肾实质中,彼此不相通且为单侧(图 5-2A)。相反,双侧的肾囊性病变应高度怀疑多囊肾,分为两类:常染色体隐性多囊肾(autosomal recessive polycystic kidney disease,ARPKD)和常染色体显性多囊肾(autosomal dominant polycystic kidney disease,ADPKD)。ARPKD 特点为因集合小管扩张引起的肾增大和均匀的肾实质强回声(图 5-2B)。ADPKD 可依据肾增大并且实质几乎被囊泡替代而诊断。多房性囊性肾瘤是一种良性肾囊性肿瘤,其特点与 MCDK 和囊性肾母细胞瘤类似,表现为不相通的、大小不一的囊肿,但通常比 MCDK 含有更多的实质组织。多房性囊性肾瘤多见于婴儿期,而囊性肾母细胞瘤常见于 2—4 岁儿童期。

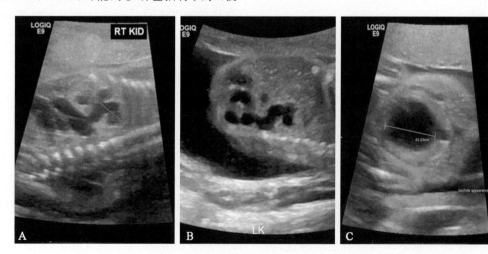

图 5-1　在后尿道瓣膜的病例中产前超声可发现双侧(A 和 B)肾盂积水、输尿管积水、膀胱壁增厚和"钥匙孔"征(C),提示典型的膀胱出口梗阻

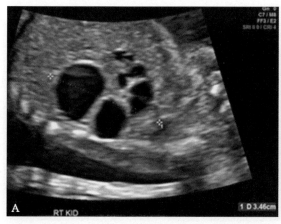
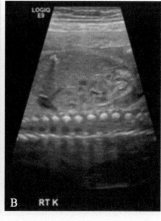

图 5-2　A. 在多囊性肾发育不良的病例中,产前超声显示随机分布在肾皮质上的囊肿;B. 产前超声显示的常染色体隐性多囊肾的肾实质回声增强

（2）盆腔中线囊肿:诊断可能为子宫阴道积液（泌尿生殖窦畸形）、卵巢囊肿、扩张的膀胱、尿性腹水。子宫阴道积液是尿液或血液积聚在子宫和阴道内引起,其原因可能为处女膜闭锁、阴道闭锁、阴道横隔、在泌尿生殖窦和泄殖腔畸形中尿液反流引起的阴道梗阻（Hill and Hirsch,1985;Banerjee et al,1992)（图 5-3）。

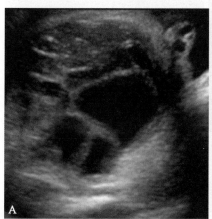
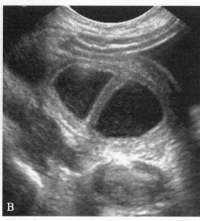
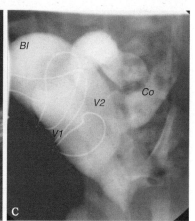

图 5-3　A. 产前超声显示 34 周女性胎儿扩张的膀胱下方存在盆腔双囊性结构;B. 生后超声确认盆腔囊性结构为双阴道;C. 膀胱造影经会阴部唯一开口注入造影剂后可见双阴道、扩张膀胱及远端结肠均显影,确定诊断为泄殖腔畸形;Bl. 膀胱,Co. 结肠,V1. 双阴道之一,V2. 双阴道之二

（3）肾及腹部实性包块:诊断可能为神经母细胞瘤、先天性中胚层肾瘤、肾母细胞瘤、肾静脉血栓形成、肾动脉血栓形成、肾上腺血肿及其他少见的肾实性肿瘤（横纹肌样瘤、透明细胞肉瘤、血管平滑肌脂肪瘤)（图 5-4）。

（4）腹壁缺损:较罕见,代表性疾病为膀胱外翻和梅干腹综合征。典型膀胱外翻表现为膀胱不能被探及,代之以下腹壁回声不规则和肚脐偏下。梅干腹综合征可在男性胎儿中观察到肾盂、输尿管积水和扩大的膀胱及隐睾（图 5-5）。

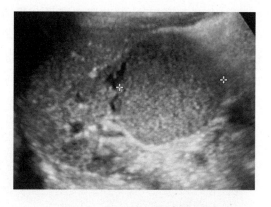

图 5-4　超声探及肾母细胞瘤

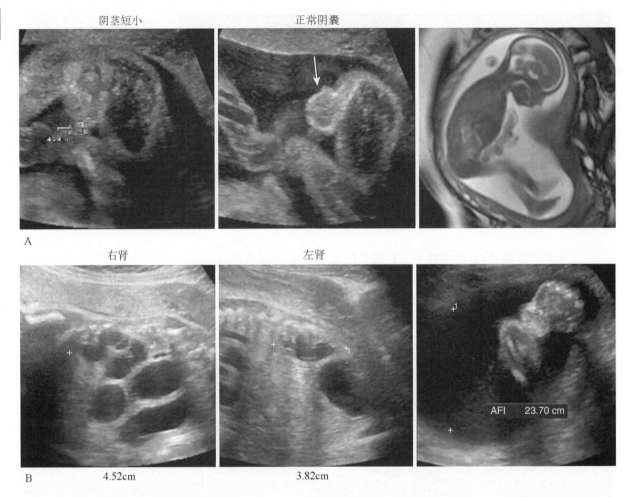

图 5-5　A. 典型膀胱外翻男性患儿的产前超声及磁共振图像,肾正常,无输尿管积水,脐部位置偏下,盆腔扫描未见膀胱显示,阴茎短小;B. 梅干腹综合征男性患儿产前超声,羊水指数增高,尽管梅干腹综合征及后尿道瓣膜具有相同的超声特点,包括肾、输尿管积水。此例患者无增厚的膀胱壁及明显的"钥匙孔征"等典型后尿道瓣膜超声表现,同时阴囊内未探及睾丸,这也是产前诊断梅干腹综合征的另一个线索

2. 上尿路

了解新生儿和较大儿童、成人肾超声的差别十分重要。与成熟肾相比,婴儿肾皮髓质分界清晰且肾实质回声偏低,可能会被缺乏经验的医师误诊为肾积水(图 5-6)。同样,在新生儿早期(如生后 2d)和(或)脱水状态下,肾积水的程度可能被低估。

超声是初步诊断肾盂、输尿管积水的首选检查。目前已经提出许多肾积水标准化超声报告的测量参数,但各组仍存在差异(Zanetta et al,2012)。胎儿泌尿学会(Society for Fetal Urology,SFU)分级系统在小儿泌尿外科医师中应用最

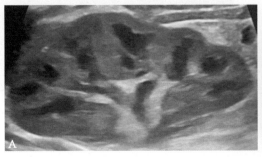
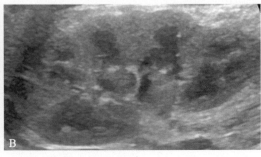

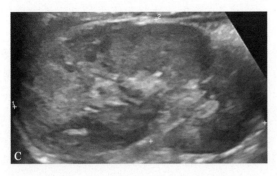

图 5-6　A 和 B. 新生儿的肾超声显示皮髓质
　　　　对比明显,可能被误诊为肾盏分离;
　　　　C. 年长儿的肾超声

广泛,它是根据肾盏扩张的程度、肾小盏受累情况及肾实质变薄的程度确定分级(Nguyen et al,2010)(图 5-7)。另外,一些小儿泌尿外科医师通过测量肾盂前后径或联合 SFU 分级系统来确定

临床治疗方案及进行风险评估(Timberlake and Herndon,2013)。这些肾积水报告的非一致性使得临床医师在制定临床决策时,需要参考实际影像。

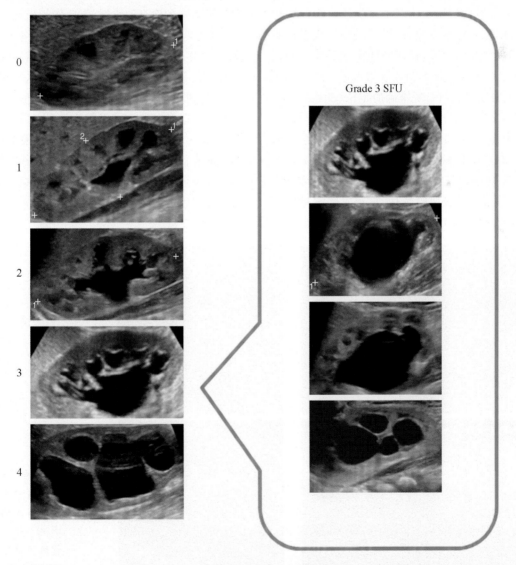

图 5-7　生后超声显示肾积水的 SFU 分级:0 级无肾盂扩张;1 级可见肾盂扩张;2 级大肾盏扩张;3 级大小肾盏均扩张;4 级大小肾盏均扩张合并肾实质变薄。在此标准中,3 级以下也存在不同程度的集合系统扩张

在发生尿路感染(urinary tract infection,UTI)时,首选超声筛查以排除明显的解剖异常,后者往往还需要更进一步的检查。除了不复杂的重复肾及局灶性肾瘢痕之外,超声对明显的肾畸形也具有非常高的敏感度(Horgan et al,1984;Jequier et al,1985;Kangarloo et al,1985;Leonidas et al,1985)。超声经常作为排泄性膀胱尿道造影(voiding cystourethrography,VCUG)的补充手段。根据 UTI 的临床症状和体征需要给予静脉或口服药物治疗一定时间,对于正规抗生素治疗无效或加重的急性期患儿考虑行影像学检查。大多数影像学检查应用于治疗后复查和确定反复上尿路感染的危险因素及可能存在的解剖异常,这些都会增加上尿路感染及相关肾损伤的风险。对于需要住院治疗的患者,提倡出院前行超声检查以排除梗阻,或者检查可延迟至出院后。在不存在膀胱输尿管反流的情况下,所有经超声诊断的肾积水均可进一步经利尿肾图对其梗阻部位进行更准确的定位(Shalaby-Rana et al,1997;O'Hara,2002)。尽管具有许多优势,标准灰阶超声在检出急性肾盂肾炎或肾瘢痕方面不及二巯基琥珀酸(dimercaptosuccinic acid,DMSA),对于急性肾盂肾炎的患儿,其声像图可以表现正常,不足以进行风险评估,超声对膀胱输尿管反流(VUR)也不能很好预测(Nelson et al,2014)。

超声在检出急性肾盂肾炎的准确性方面的提高值得期待(McArthur and Baxter,2012)。

对比剂增强或非增强排尿性超声成像被证明在确诊 VUR 时有较高的准确性,但此项技术仍处在初级阶段,并未得到广泛应用(Papadopoulou et al,2009;Darge,2010;Fallah et al,2012)。它通过在膀胱储尿期和排尿期实时探测跟踪回声微泡,通过一个类似于 VUR 分级的 5 点评分系统对 VUR 进行分级(Darge and Troeger,2002)。排尿性超声成像耗时较多、花费较高,但是它仍提供了一个发现和监测 VUR 的非电离检查方式(Piscitelli et al,2008)。

结石患儿往往需要多次的影像学检查,因此需要尽可能减少检查的辐射量,应告知患儿父母或较大年龄患儿检查辐射的风险。相对于 CT 和 KUB 平片,超声完全可以作为急性腹痛性结石的初筛及随诊检查手段,也是检查肾输尿管积水的首选检查方式,同时也是探测肾实质内结石和肾钙质沉着症的可靠手段(图 5-8A),当超声不能完全确定结石存在时,再考虑进一步检查。**在超声检查中,结石伴有声影,而肾盂旁脂肪不伴有声影,可以与之鉴别。**在彩色多普勒中,通过"闪烁"伪像可将结石与其他强回声信号区分开来(Lee et al,2001;Lu et al,2013)(图 5-8B)。

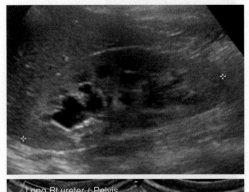
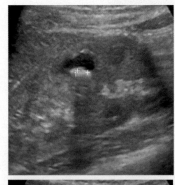
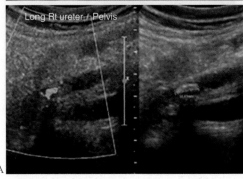
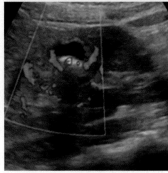

图 5-8 A. 肾超声显示由于输尿管中段结石引起的肾盂输尿管积水;B. 彩色多普勒超声下肾结石出现"闪烁"伪象

尽管标准的肾超声检查测量的是形态结构，但通过多种技术及测量手段可以推测肾的功能情况（Grenier et al，2013；Inchingolo et al，2013；Peters et al，2013）。肾积水最主要临床问题在于判断是否存在梗阻、VUR 或解剖异常。梗阻性的肾积水需要功能学检查进行评估，继发于 VUR 的肾积水将在本章后面进行阐述，对于双侧肾输尿管积水、膀胱增厚、排空困难的病例，需要行 VCUG 检查排除后尿道瓣膜（图 5-9）。此外，利尿肾图是肾功能检查的金标准。目前新进展是通过计算机辅助模型分析及超声弹性成像等技术测量扩张的集合系统、肾实质或肾盂张力，间接地分析梗阻原因（Grenier et al，2013；Kang et al，2013；Peters et al，2013）。如果证实此项技术可精确评估肾功能，可避免或显著减少其他电离性检查的使用。

3. 下尿路

（1）膀胱：膀胱超声可评估膀胱的解剖结构及基本功能，从解剖学角度看，膀胱超声可探测输尿管膨出、膀胱憩室、膀胱结石、膀胱异物及可疑的膀胱肿物（图 5-10）。膀胱壁的厚度很难确定，因其随膀胱容量及年龄显著改变。一些学者尝试标准化膀胱壁厚度的测量，并根据其与膀胱容量的指数来预测病理改变及定义正常范围，但因该项研究的复杂性及变异性，研究结果并未得到广泛的认同（Kaefer et al，1997；Yeung et al，2004；Bright et al，2010）。另外，若超声检查发现膀胱壁整体增厚，应考虑临床上是否存在排空功能障碍（Yeung et al，2007），通过测量排尿前后膀胱容量的变化可简易评估膀胱的排空功能。

（2）生殖器：生殖器的影像学检查仅限于以下四种情况：急性疼痛或阴囊增大，睾丸及睾丸旁肿物，隐睾，外生殖器模糊。超声往往是初筛也是唯一的检查方式。广泛存在过度应用阴囊超声，大多数阴囊疾病往往通过病史采集及体格检查即可诊断。同样，当与临床体格检查矛盾时，也不要过分依赖超声检查结果。

在急性阴囊疼痛的病例中，彩色多普勒超声对于不能确诊的睾丸扭转具有有效的鉴别诊断作用（Baker et al，2000；DaJusta et al，2013）。**如果怀疑有睾丸扭转，应立即手术探查，以避免等待影像学检查而延误睾丸的抢救。**因为彩色多普勒超

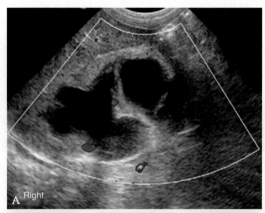
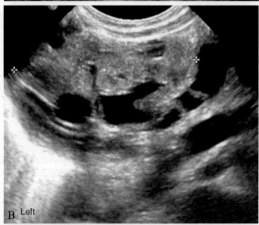
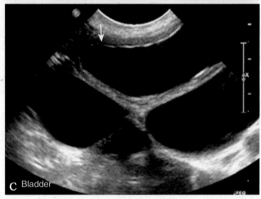

图 5-9　婴儿后尿道瓣膜超声图像。A 和 B. 图像显示肾实质的回声、中至重度肾积水和肾囊肿（左肾上极）；C. 膀胱图像显示显著的双侧输尿管末端积水

声报告存在假阴性及假阳性的情况（尤其小婴儿病例），检查人员应采用高分辨率超声显示精索扭转，亦称为"漩涡征"（Vijayaraghavan，2006）（图 5-11）。高分辨率超声能够将敏感性提高至 96%（彩色多普勒为 76%），并且特异性为 99%（Kalfa et al，2007）。通过超声来预测扭转睾丸是否能够通过抢救恢复是十分困难的，除非检查发现睾丸

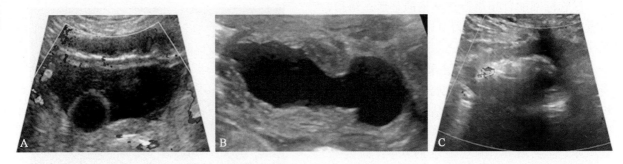

图 5-10   膀胱内输尿管膨出的超声图像(A),膀胱憩室(B)及具有"闪烁"伪像的较大结石(C)的超声图像

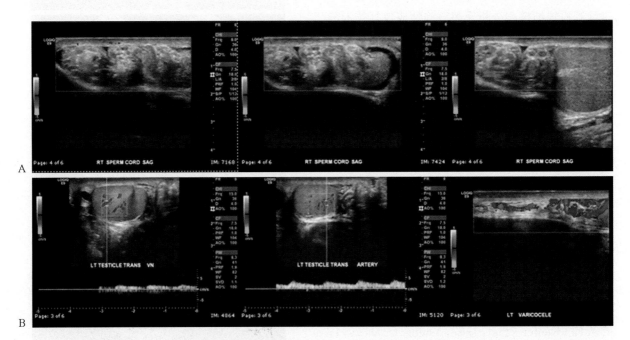

图 5-11   一名 19 岁男性患者急性右侧睾丸疼痛的阴囊超声图像。多普勒超声(A)显示与精索扭转有关的"漩涡征"。与左侧睾丸(B)相比,多普勒超声未能探测到右侧睾丸内的血流,而在左侧未扭转的精索和睾丸中都有丰富血流。同时也发现了左精索静脉曲张

动脉血流消失、睾丸实质变形。在此种情况下,手术探查发现 100% 的睾丸已经坏死(Kaye et al,2008)。

彩色多普勒超声也可诊断其他非扭转性疾病。睾丸附睾炎可探及附睾和(或)睾丸充血(图 5-12)。然而,这些超声发现需要与临床表现相联系,这种超声表现也可见于近期发生睾丸扭转自然复位后。睾丸附件或附睾附件扭转也可通过特殊的超声操作技巧探测到,可见睾丸上极或附睾周围充血的低回声无血管结节。在排除了前述的所有诊断后,急性特发性阴囊水肿可通过"fountain"征或阴囊壁增厚充血来确诊(Geiger et al,2010)。

应将儿童睾丸及睾丸旁肿瘤的超声检查结果与患儿年龄及其他临床资料相结合判断(Delaney and Karmazyn,2013)。**最常见的青春期前睾丸原发肿瘤是良性畸胎瘤,其特点为由实体组织、囊性结构及钙化灶等不同组织组成的异质体**(Pohl et al,2004)。卵黄囊瘤表现为一血供丰富的均质肿物(图 5-13)。表皮样囊肿特征性的超声表现是无血流的高回声和低回声环或"洋葱圈"征(Delaney and Karmazyn,2013)(图 5-14)。**对于先天性肾上腺皮质增生患儿,在进行了不恰当的类固醇替代治疗或低依从性的病例中可探及双侧低回声、充血、异质性肾上腺残余组织。**阴囊肿物及其特点将在第 7 卷第 35 章中详细讨论。

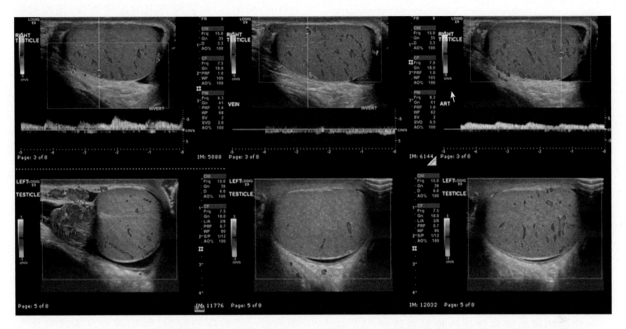

图 5-12　一名 13 岁男性患儿急性左阴囊肿胀的超声图像,显示左侧附睾充血,符合睾丸附睾炎的诊断

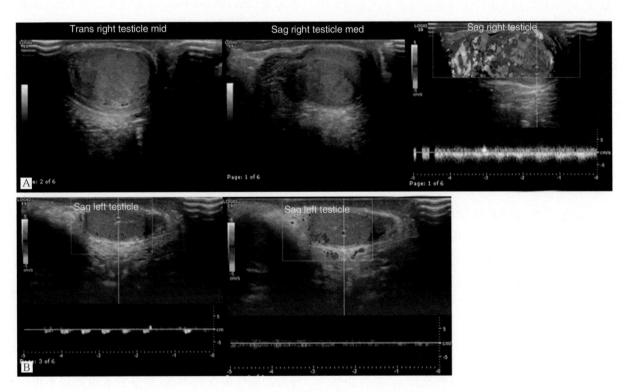

图 5-13　A. 2 岁男孩因右侧睾丸增大行阴囊超声,诊断为卵黄囊瘤;B. 正常左侧睾丸超声图像

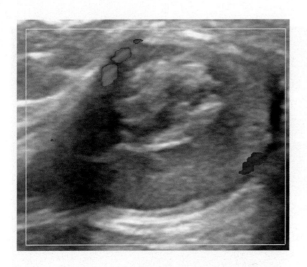

图 5-14　睾丸病变呈无血流信号及高回声特点,证实为表皮样囊肿

隐睾的诊断不应常规依赖超声检测(American Urological Association,2013)。许多研究都证实,超声在探测及定位未降睾丸位置方面敏感性很低。此外,超声结果也不会改变治疗方案(Tasian and Copp,2011)。但是也有例外:对于因肥胖而难以进行体格检查的隐睾患儿,超声定位腹股沟管型隐睾对手术有很大帮助。对于性腺不可探及的外生殖器模糊或严重尿道下裂患儿,超声是探测苗勒管结构的首选检查方法,超声检查可指导下一步的诊断治疗(Chavhan et al,2008)。

(二)磁共振成像(MRI)

1. 上尿路

在超声无法提供足够细节的情况下,常用 MRI 检查一些先天畸形,但是对于感染、结石及创伤,MRI 无明显诊断优势。MRI 平扫可诊断输尿管异位开口、重复肾畸形、肾囊肿、肾盏憩室等先天畸形,并能很好地显示细节。但 MRI 检查的费用、普及性及需要对幼儿使用镇静药等因素限制了它的应用。

在肾积水的诊断中,与利尿肾图相比,磁共振下尿路造影可能是一个更好的选择,后者可提供更好的解剖分辨率,且无放射暴露的风险。MRI 图像可显示异常组织结构的精确位置、分肾功能及排泄功能,这些信息都能指导制定手术方案。目前已开发了一些衡量肾功能、评估排泄功能的方案及公式(Jones et al,2004)。这些不同的方案均与采用巯乙酰三甘氨酸(mercaptoacetyltriglycine,MAG3)做利尿肾图的原理类似,使用的是钆对比剂。受检患儿需要水化,并应用呋塞米(1 mg/kg;最大 40 mg)。在不同的方案中,呋塞米使用的时机、导尿管的留置及患儿的体位都各不相同(Vivier et al,2010a;Darge et al,2013)。首先获得增强前 T2 序列图像,随后获得脂肪抑制及 1mm 层厚的三维 T2 序列图像。缓慢注入对比剂,随后进行 T1 脂肪抑制动态成像,直至对比剂充满输尿管(Darge et al,2013)。该检查方法需要擅长此技术的专业技师进行复杂的后续处理,因此限制了该方法的广泛使用。但是可以借助一些免费的程序,如费城儿童医院的功能 MRU(www. chop-fmru.com)或美国国立卫生研究所来辅助进行功能分析(Khrichenko and Darge,2010;Vivier et al,2010b)。该方法在儿童中具有一定的应用前景,但仍需要有关研究证实其与利尿肾图的效果相当,同时也需要对医师进行专业培训(Perez-Brayfield et al,2003;Grattan-Smith and Jones,2006)。

2. 下尿路及生殖器

MRI 可用于检查下尿路,但其敏感性不及有经验的超声医师进行的超声检查。膀胱清晰可见,在早期上尿路的扫描序列中常包括膀胱。对于性别发育异常的患儿,超声和泌尿生殖系统造影是诊断和制定手术计划的必要检查。与超声相比,MRI 在检测包括性腺在内的内部结构上的敏感性和特异性略好于前者(Gambino et al,1992;Biswas et al,2004;Mansour et al,2012)。

三、电离成像检查

(一)常规放射和透视检查

1. 上尿路和下尿路

随着可提供高分辨率解剖图像的检查及可重复的功能性检查的出现,静脉肾盂造影已不再受关注。静脉肾盂造影由对比剂分泌和排泄过程中的顺序摄片组成,并在不同的聚焦平面上获得解剖学和功能性信息。静脉肾盂造影可以准确定位梗阻部位和不透射线的结石,亦可以推算排泄时间,但不如利尿肾图精确。

逆行肾盂造影需要将对比剂推入输尿管开

口,患儿行此检查时需要麻醉。逆行肾盂造影最适用于术中对阻塞性病变的定位(术前已被其他检查证实存在梗阻)。**然而,逆行造影通畅不代表顺行通畅,反之亦然,尤其对于接受过手术治疗的病例。**例如,手术后腔内形成瓣膜样结构可以导致顺行尿液阻塞,但逆行造影却很通畅。

腹部平片或 KUB 平片不仅用于不透射线结石的检查,也用于评估排尿功能障碍患儿的便秘情况。虽然平片检测或评估便秘准确性有限(Reuchlin-Vroklage et al,2005;Berger et al,2012),但 X 线片图像为可疑便秘患儿的诊断提供了重要的可见征象,有利于进一步诊治患儿。

透视下的排尿性膀胱尿道造影可以显示下尿路的图像,存在膀胱输尿管反流时,还可以显示上尿路影像。VCUG 是针对膀胱和尿道的高分辨率解剖学造影,也可以提供关于膀胱排空的功能性数据。VCUG 可用于检测膀胱壁异常(如小梁形成,输尿管膨出,膀胱憩室,膀胱颈肥厚,肿瘤),

尿道异常(如后尿道瓣膜、尿道狭窄、尿道憩室)、膀胱结石、膀胱破裂、异物(图 5-15 和图 5-16)。造影开始前的腹部摄片也可以识别多种脊柱畸形。

当发生尿路感染时,需推迟 4～6 周行膀胱尿道造影,因为感染期膀胱三角区的炎症会引起一过性的轻度反流。但也有人认为,感染期发现的有临床意义的 VUR 并不会随着感染的治疗而好转,在感染期即使一过性反流也有临床意义,所以不必等到感染好转后再行 VCUG 检查(Gross and Lebowitz,1981;Craig et al,1997)。如果在发热性尿路感染的早期行 VCUG 检查,且发现 VUR,应考虑到内毒素会加重输尿管的扩张,因此会高估输尿管反流的程度(Roberts,1975;Hellström et al,1987)。对 VCUG 检查阴性、经过治疗后仍持续发热的患儿,定位灌注对比剂膀胱造影可以用于诊断隐匿性 VUR(Rubenstein et al,2003;Hagerty et al,2008b),但其诊断特异性

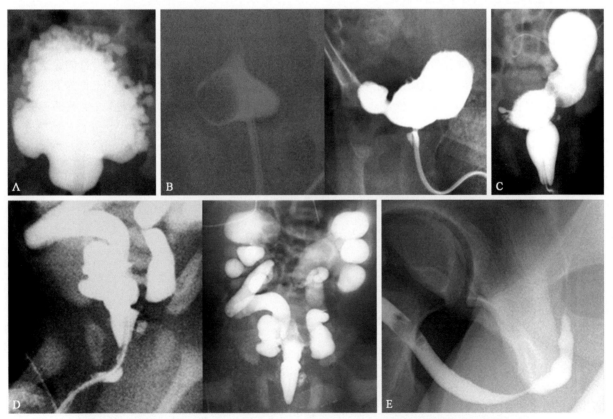

图 5-15　排泄性膀胱尿道造影的各种发现。A. 膀胱小梁化明显;B. 膀胱内输尿管膨出(左)及憩室(右);C. 后尿道瓣膜患儿巨大膀胱憩室及扩张的后尿道;D. 继发于后尿道瓣膜的后尿道扩张及双侧 5 级膀胱输尿管反流;E. 远端球部尿道短段狭窄

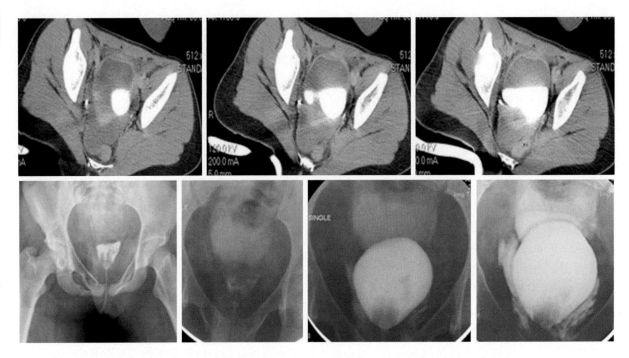

图 5-16　15 岁女孩骨盆骨折,行 CT 检查提示膀胱损伤,经膀胱造影证实。膀胱造影中膀胱颈明显抬高("pie-in-the-sky"
征象)及造影剂外渗至腹膜外腔隙

仍存在争议。为了避免过度治疗,该检查仅作为
复杂的发热性尿路感染患者的最后检查手段。为
避免医源性 VUR,检查时应注意在高于膀胱 1m
处被动灌注对比剂(Hagerty et al,2008a)。

2. 生殖系统

泌尿生殖道造影可以为外科手术方案及性别
发育异常患者的分类提供必要的信息。通常情况

下,导尿管放置于会阴共同开口处,在 X 线透视
下注射对比剂,从而明确尿道和阴道的汇合点及
起始点。也可利用带球囊的 Foley 导尿管做逆行
造影(Chavhan et al,2008)。泌尿生殖道造影所
显示的尿道阴道融合可根据 Shopfner 标准进行
分级(Shopfner,1964)(图 5-17)。

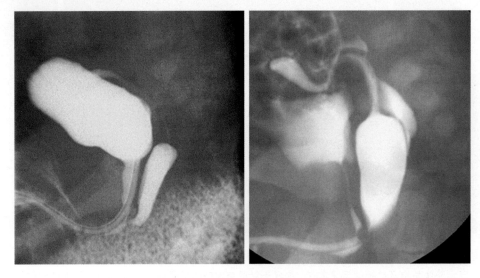

图 5-17　46,XX 卵睾性发育异常女性婴儿的生殖道造影,显示尿道和阴道在低位融合,且造
影剂反流入右侧输卵管,这与 Shopfner Ⅲ型的分类一致

(二)计算机断层成像(CT)

1. 上尿路

CT 在儿童中的应用更多的是考虑到它的普及性及较快地获取图像,而不是基于它的诊断能力。这种优势在腹部闭合性损伤和多发伤病例中最为显著。然而,随着超声和 MRI 技术的发展,因潜在的辐射风险,儿科患者进行 CT 检查的需求正在减少。CT 对评估儿童肾积水的作用有限,因其存在电离辐射,相对超声无明显优势。在提供解剖学细节方面,CT 与超声类似,但是 CT 同时还能通过静脉注射对比剂和延迟成像来评价非结石性肾积水的肾功能。虽然梗阻侧与对侧相比会出现肾显像及输尿管排泄的延迟,但较难量化。除非复杂性泌尿系畸形(如异位肾、输尿管异位开口、巨输尿管症、重复肾输尿管畸形、肾血管异常)需要提供肾和输尿管精确解剖学图像,当超声或 MRI 结果不确定或不能获得时,CT 检查才

有助于规划手术方案。

同样,CT 对儿童泌尿道感染的诊断价值有限,检查指征尚不明确。MRI 和 CT 都有助于评估与肾脓肿、尿外渗、术后并发症或尿路梗阻相关的感染(图 5-18)。CT 最明显的优势是检测尿路结石,CT 在检测和定量结石负荷方面优于超声;但这种精确性对临床的指导意义并不大(Passerotti et al,2009)。当患者选择使用 CT 时,应注意遵循 ALARA 原则,尤其是患有结石疾病的儿童,他们终身都会需要频繁的检查。

2. 下尿路和生殖器

下尿路和生殖器 CT 通常用于检测膀胱或盆腔外伤。CT 膀胱显影可以采用顺行/延迟充盈显像或经导管逆行插管注入对比剂充盈膀胱,来检测膀胱或膀胱扩大后的破裂。对比剂需要完全充盈膀胱,这可避免因膀胱内压力低或由于重力因素导致对比剂在穿孔对侧形成沉积从而遗漏小

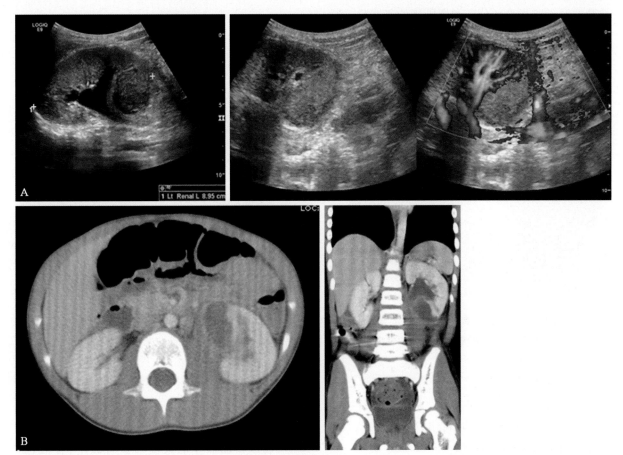

图 5-18 6 岁男性患儿临床表现为腹痛、血沉升高、C 反应蛋白升高及无法站立。A. 多普勒的肾超声图像显示左肾下极异质性包块;B. CT 检查诊断为肾脓肿

的破裂口。常规膀胱造影可以显示对比剂填充膀胱的情况,但 CT 可以提供更好地解剖分辨率,并能立即对损伤进行分类(如腹膜内或腹膜外膀胱破裂),这将影响进一步的治疗方案。

(三)核医学

1. 放射性核素肾显像

放射性核素肾显像是基于锝-99m(^{99m}Tc)-DMSA 被肾近曲小管细胞摄取的检查技术,这一过程依赖于肾血流量(Majd and Rushton,1992)。急性肾盂肾炎病灶处存在局限性肾血流量降低,DMSA 扫描时可以看到对应区域光子缺乏(Rushton and Majd,1992)。虽然急性肾盂肾炎病灶表现为肾轮廓完整且周边摄取减低,但是还是可以通过正常肾轮廓的改变、凹陷导致的容积缺失来区分肾瘢痕。这些病变可以是局灶性、多灶性或弥漫性的。虽然有经验的医师可能会区分急性和慢性病灶,但原先存在肾瘢痕的肾发生急性肾盂肾炎时很难区分。利用乳猪的急性肾盂肾

炎动物模型,检测 DMSA 对诊断急性肾盂肾炎的敏感性为 87%,特异性为 100%(Rushton et al,1988)。一项类似的实验表明,在使用单光子发射计算机断层摄影(single photon emission computed tomography,SPECT)时与平面(针孔式)检测相比,其敏感度稍高,特异性稍低,但诊断准确率相当(Majd et al,1996)。

DMSA 的检查时机取决于是想检测肾盂肾炎的急性炎症改变,还是不可逆的肾瘢痕的形成。因为炎症是一个短暂过程,DMSA 显像可以在急性发作的几天内检测到这种急性改变,在接下来的 5 个月内逐渐消退,到 6 个月时 DMSA 检查提示的病灶都可能是固定的瘢痕(Stokland et al,1996a,1996b;Ghasemi et al,2013)。DMSA 扫描发现的急性肾损伤在 36%~52% 的肾中持续存在(Rushton and Majd,1992)(图 5-19)。

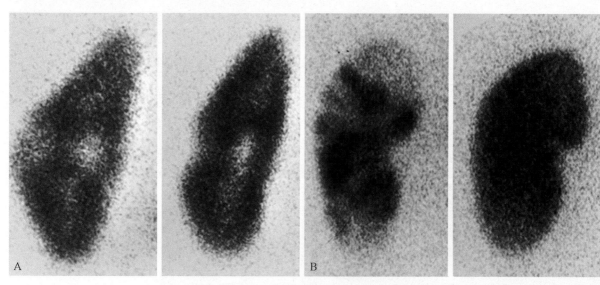

图 5-19　图 A 和 B 为两个不同患者的 DMSA 肾核素扫描显示光敏区与急性肾盂肾炎的肾轮廓一致。A. 肾瘢痕的形成如图所示,通过肾轮廓缺失可与急性病变相鉴别;B. 急性肾盂肾炎 6 个月后完全恢复正常

2. 利尿肾图

利尿肾图是鉴别梗阻性和非梗阻性肾输尿管积水的金标准。这种造影利用^{99m}Tc-DTPA(diethylenetriaminepentaacetic acid)或更常见的^{99m}Tc-MAG3 进行显像。操作应严格遵循操作规程,以确保结果的准确性及可重复性(Majd,1989;Conway and Maizels,1992;Shulkin et al,

2008)。临床医师应该仔细回顾分析排尿性图像、选取的兴趣区和曲线,因为任何检查方法上的变动都可能导致结果出现误差。

利尿肾图操作的关键因素有三个:补液、膀胱排空和利尿药的给药时间。理想状态下,检查前需建立静脉通道进行补液,同时检查开始之前鼓励患儿口服补液。补液不足或肾功能低

下时,会出现摄取曲线低平或利尿作用不够,从而导致假阳性结果。鉴于此,患儿最好满月后再行该项检查。留置导尿管可以消除膀胱充盈时对上尿路排泄的影响;并消除膀胱输尿管反流、输尿管积水或排尿功能障碍对利尿肾图的影响;同时可避免放射性尿液对性腺的损伤(Mandell et al,1997)。

当集合系统充盈至最大程度时,经静脉注射呋塞米(1mg/kg)是理想的给药方式,然而利尿药的给药时间各不相同。其他常见的操作流程是在注入示踪剂 20min 后(F+20),或在刚给示踪剂(F+0)后,或在给示踪剂 15min 前(F-15)给予利尿药。我们更喜欢最适宜的方案,但这需要有经验的技师或放射科医师的配合(Conway and Maizels,1992)。F+0 处理方案不需要过多的经验,仍可以得到可靠的结果,但是这种做法对于那些需要缓慢充盈的巨大集合系统的病例,检测结果很难解释(Wong et al,1999)。重要的是,要知道用的哪一种利尿方法才能准确地解释该项检查的结果,并且可以和之前的结果进行比较。在利尿期,兴趣区域应该画在集合系统周围,仅在输尿管积水

情况下才包括输尿管。利尿期记录完成后,儿童应直立 5min,如未使用导尿管可排空膀胱。通过重拍图像来评估重力辅助引流后的残留放射性尿液。不同的肾功能,清除曲线和清除半衰期都可以由计算机生成并分析(Shalaby-Rana et al,1997)。

结果分析要基于肾功能、放射性示踪剂的清除半衰期、清除曲线的形状和重力辅助排空情况。与成年人相比,在儿童中没有明确的清除半衰期来区分梗阻和非梗阻状态。对于肾盂成形术后的儿童或幼儿,其集合系统有扩张,可以缓慢排泄,但没有梗阻,通常清除曲线比绝对半衰期更能说明问题。曲线最初向下倾斜,但后来又逐渐变平或开始上升(Homsy 征象)是继发于利尿反应的间歇性肾积水的征象,这并不代表梗阻(O'Reilly et al,1996)。这些双相曲线值得进一步观察。在清除曲线模棱两可的情况下,重力引流出<50%的放射性尿液可确定存在梗阻(Wong et al,2000)。确定合理的治疗方案必须综合考虑利尿肾图中的所有信息,而不能仅靠某项参数(图 5-20 至图 5-24)。

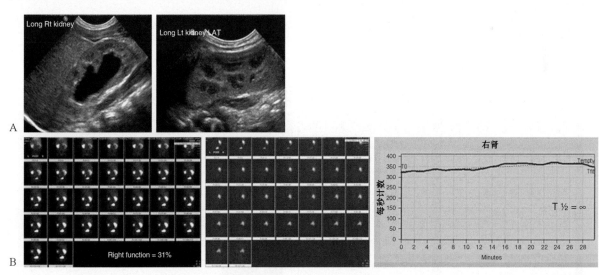

图 5-20　A. 肾超声图像显示 3 级肾盂积水(大部分是肾内扩张),无输尿管积水,左肾正常;B. ^{99m}Tc-MAG3 利尿肾图结果显示肾盂输尿管连接处明显梗阻,右侧肾功能下降至 31%,曲线显示无尿液排出且右侧集合系统检测到示踪剂的持续积聚

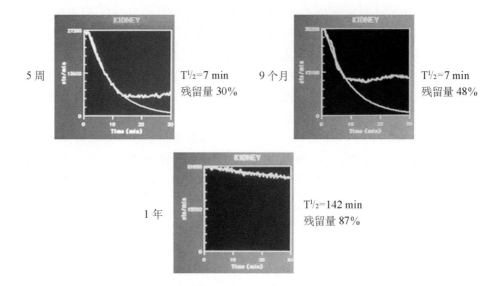

图 5-21　单次利尿性肾图不足以排除梗阻。在本例中,同一患者连续 3 次行^{99m}Tc-MAG3 利尿肾图,证实肾排泄功能逐渐减低[半衰期($T_{1/2}$)延长及示踪剂潴留]

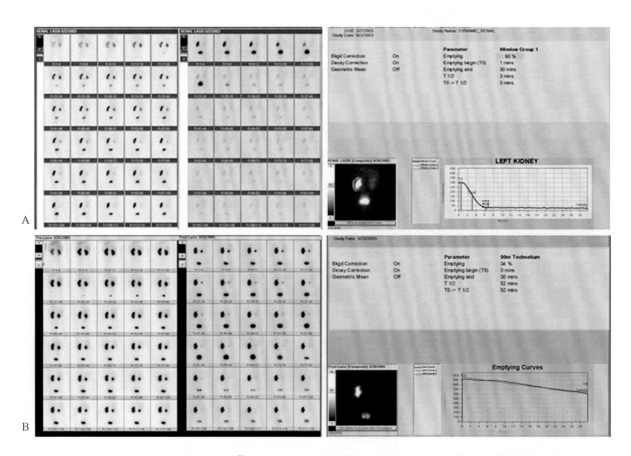

图 5-22　3 月龄婴儿(产前诊断为肾积水)行^{99m}Tc-MAG3 利尿肾图检查。最初扩张的右侧集合系统似乎排空良好(A),但在 2 岁时重复该项检查(B)显示半衰期延长,因此该患儿行肾盂成形术

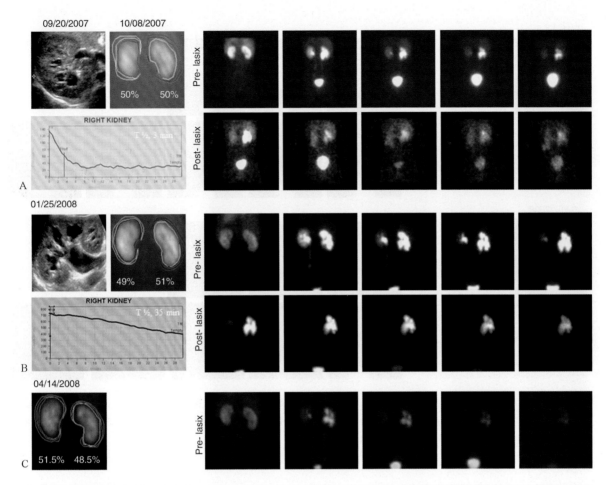

图 5-23　7 岁男性患儿因右上腹疼痛行超声检查示右肾中度积水。A. 利尿肾图显示非梗阻性排空。患儿再次出现腹痛，此时超声检查显示右集合系统扩张加重；B. 利尿肾图显示排空变差，并且患儿在给予呋塞米后出现腹痛；C. 肾盂成形术后，利尿肾图提示自然排空，此次检查未用呋塞米，T1/2，半排时间

　　3. 放射性核素膀胱造影

　　与标准 VCUG 相比，直接放射性核素膀胱造影术可以更准确地检测 VUR，灵敏度更高，辐射暴露更低（Brown et al，2000；Sukan et al，2003；Unver et al，2006）。但是无法显影集合系统和尿道，且仍然需要导尿管，这是一种非生理性测量。与 VCUG 相比，明确反流的分级较困难，但仍可实现（Fretzayas et al，1984；Zhang et al，1987；Polito et al，2000；Unver et al，2006）。间接放射性核素膀胱造影术可以在放射性核素肾造影后不插导尿管进行操作，为非侵入性、生理性检查，但它不如直接放射性核素膀胱造影术敏感，因此并不常规用于 VUR 的检查（Bower et al，1985）（图 5-25）。

　　4. 放射性核素睾丸显像

　　睾丸显像从 20 世纪 70 年代开始出现，主要用来区分睾丸扭转和睾丸炎症（如附睾炎、睾丸炎、睾丸附件扭转）（Holder et al，1981）。该试验通过静脉注射 ^{99m}Tc 过锝酸盐，随后通过对骨盆进行动态和静态 γ 摄像。与肾显像相似，低光子区域代表血流量较低，如睾丸扭转；而高光子区域则反应炎症，如附睾炎。在经验丰富的医疗中心，该技术敏感性和特异性非常高（100%），在阴囊剧痛时比超声诊断更好（Mendel et al，1985；Flores et al，1996；Wu et al，2002）。但是较超声而言，放射性核素睾丸显像的实用性低且存在侵袭性及辐射暴露，因而限制了其广泛应用。也许最适合使用放射性核素睾丸显像的是那些通过体检和超声不能确诊的病例，但前提是挽救睾丸的手术不能因此被延迟（Kodali et al，2013）。

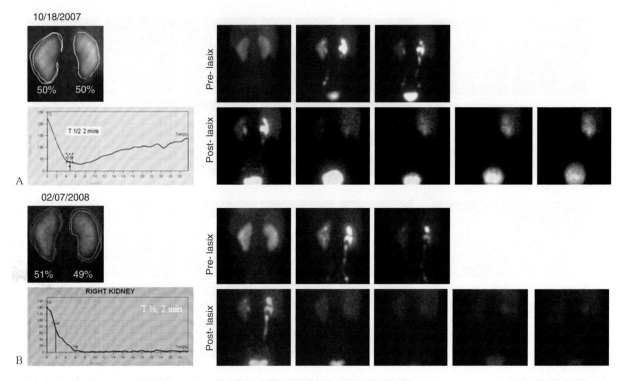

图 5-24　A. 最初的利尿肾图显示右肾中度积水,给予呋塞米后肾盂肾盏中示踪剂快速清除,半排时间为 2min,几分钟后,患儿出现右侧腹痛,此时右肾中示踪剂逐渐积聚(表现为 A 图曲线中第二处升高);B. 术后分肾功能无明显变化,但排空明显改善

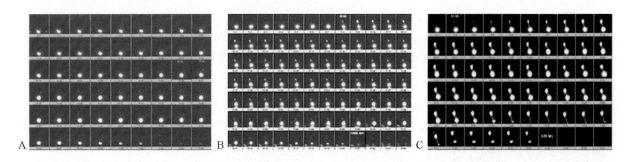

图 5-25　放射性核素膀胱造影显示轻度(A),中度(B),重度(C)膀胱输尿管反流

> **要点**
>
> • 儿童成像时应遵循 ALARA 原则。
> • 正常的婴儿肾超声显示肾实质回声偏低、皮髓质分界清晰,易误诊为肾积水。
> • 不可仅凭超声检查对急性肾盂肾炎患儿进行分级,而且超声对 VUR 也不是一个很好的检测手段
> • 超声检查不能作为隐睾的常规检查。
> • 行 CT 和 MRI 检查时需给予患儿镇静治疗,尽量避免采用强化模式。
> • 利尿肾图诊断泌尿系梗阻时需要回顾分析检查的所有参数,因为技术上的变动会影响结果准确性。

参考文献

完整的参考文献列表通过 www. expertcon-sult. com 在线获取。

推荐阅读

Conway JJ，Maizels M. The"well tempered"diuretic reno-gram：a standard method to examine the asymptomatic neonate with hydronephrosis or hydroureteronephrosis. J Nucl Med 1992；33：2047-51.

Nguyen HT，Herndon CD，Cooper C，et al. The Society for Fetal Urology consensus statement on the evaluation and management of antenatal hydronephrosis. J Pediatr Urol 2010；6：212-31.

Shalaby-Rana E，Lowe LH，Blask AN，et al. Imaging in pediatric urology. Pediatr Clin North Am 1997；44：1065-89.

（武翔宇　**编译**　马　睿　吴荣德　**审校**）

第 **6** 章 小儿泌尿生殖道感染和炎症

Christopher S. Cooper, MD, FAAP, FACS, and Douglas W.
Storm, MD, FAAP

美国泌尿系统疾病项目证实，儿童尿路感染（urinary tract infection，UTI）对美国公众的负担极大。该研究表明，全美每年有 2.4%～2.8% 的儿童患有 UTI，造成 110 万人次就诊。此外，仅在美国接受肾盂肾炎治疗的儿童的住院费用总计每年超过 1.8 亿美元（Freedman，2005）。UTI 是儿童类流行病，但并非所有 UTI 的症状都是相同的。有些孩子尿路感染有一单一期，而另一些孩子在婴儿时期和童年及以后都会经常感染。一些UTI 表现为发热，而其他 UTI 仅引起下尿路症状或尿液恶臭。一些 UTI 导致肾瘢痕形成，高血压和（或）终末期肾病，而其他患者则不会出现长期后遗症。不幸的是，目前还没有明确的方法来预测儿童是否会患 UTI，确定他们是否会进一步发展成 UTI，或确定他们是否会患有与感染相关的长期医学问题。本章描述了儿科 UTI 的发病机制、评估和管理，以促进医护人员对每个孩子进行个性化管理决策。

一、发热儿童的流行病学和治疗

若发热病因不明，婴儿和幼儿需要经常向医护人员提供病情说明。尽管对发热婴儿的检查和管理的广泛讨论超出了本章的范围，但对所有

儿科护理人员来说，了解关于患者的这些基本知识非常重要。对于儿童，临床上显著发热通常被定义为直肠温度在 38℃（100.4°F）或以上（Sur and Bukont，2007）。对于 3－36 个月大未曾发热的儿童，体温在 39℃ 或以上的儿童需要得到进一步评估（Baraff et al，1993；Baraff，2000；American College of Emergency Physicians Clinical Policies Committee，2003）。这些孩子中，绝大多数的发热来源是一种病毒性疾病；然而这些儿童中的 7%～13% 没有明显的发热原，存在隐匿性菌血症和严重的细菌感染（Dagan et al，1988；Baraff，2000；Kadish et al，2000）。这些患者所患的严重细菌感染包括菌血症、细菌性肠胃炎、蜂窝织炎、脑膜炎、骨髓炎、肺炎、化脓性关节炎和尿路感染。这些感染在出生 90d 以内的儿童中更常见，特别是在 29d 以内的儿童中。在 90d 以内出生的儿童中，有 7.2% 的人经历过严重的细菌感染；而出生于 29d 以内的儿童中 8.7%～13% 会有如此严重的感染（Baraff et al，1993；Baker and Bell，1999）。

评估发热儿童的目的是确保不会漏诊严重的感染，并迅速采取适当的治疗。图 6-1 提供了直肠温度＞38℃ 的儿童的评估和治疗总结。在这样的评估中，检测出儿童"感染病毒"的能力很重要，

因为这些患者表现出较高的严重感染率。毒性的体征和症状包括苍白病,活动减少,通气过度和通气不足,无法与父母互动,烦躁,嗜睡,声音衰弱,灌注不良,心动过速和眼神接触不良(Sur and Bukont,2007)。重要的是要记住,尽管一些因素可能是患菌血症的征兆,如外观看上去出生不足30d,直肠温度≥39.4℃等,但它们都不能确定儿童是否患有严重细菌感染,即便没有这些特征也不能排除儿童患有严重感染的风险(Pantell et al,2004)。

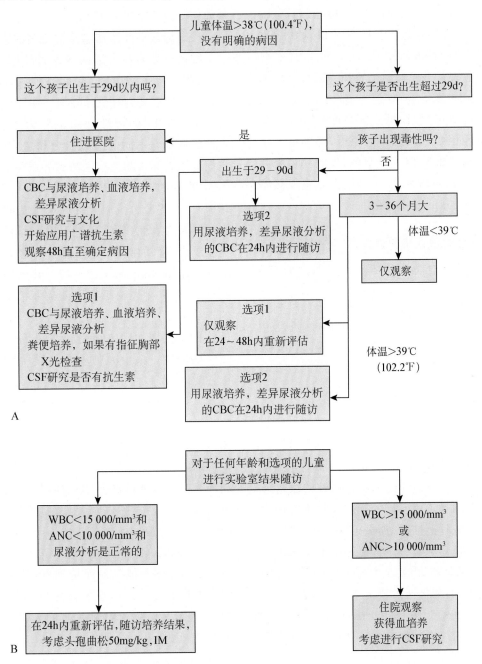

图 6-1　A. 治疗 0－36 个月的儿童,发热高于 38℃(100.4℉)且无发热病因的算法;B. 治疗 0－36 个月的儿童,发热高于 38℃,没有发热的病因。ANC. 绝对中性粒细胞计数;CBC. 全血细胞计数;CSF. 脑脊液;IM. 肌内注射;WBC. 白细胞

正如本章后面将详细讨论的那样儿童 UTI 的诊断可能很困难,因为症状可能是非特异性的。在 0—24 个月的儿童中,>40℃的发热,先前 UTI 的病史,耻骨上压痛和未行包皮环切的阴茎是预测发热儿童尿路感染的最有用的体征和症状 (Shaikh et al,2007)。其他因素,如呕吐、腹泻、喂养不良和易怒,在筛查是否有存在 UTI 时敏感性或者特异性差(Shaikh et al,2007)。对于 24 个月以上且言语较多的儿童,腹痛、背痛、排尿困难、尿频和新发尿失禁等典型症状都可预测 UTI (Shaikh et al,2007)。医师必须高度警觉并了解发热的可能原因以诊断感染的原因,特别是对患病幼儿。儿童感染 UTI 是常见的,发病率占婴儿发热感染的 7%,占出生 24 个月以上儿童发热感染的 7.8%(Shaikh et al,2008)。

要点:儿童尿路感染的诊断

- 幼儿中 UTI 的体征和症状可能是非特异性的。
- UTI 在发热性婴儿中很常见。
- 在评估中诊断出中毒症状的儿童需要特别注意。

(一)尿路感染的定义

儿童患临床 UTI 的原因存在一些争议。尿液通常是无菌的,因此尿液样本中细菌的存在可以用来确定儿童是否患有 UTI。如本章后面将详细讨论的那样,用于定义 UTI 的每毫升尿液的菌落形成单位(CFU)的数量因不同的标准及收集方法而变化。如果在耻骨上抽吸,那么根据某些标准,检测到的任何有机体尿管标本都能够确定儿童患有 UTI。对于导管样本,需要至少 50 000 CFU/ml 的恢复来定义 UTI;如果通过清洁中段尿收集样本,则需要 100 000 CFU/ml(Hoberman et al,1994)。这些不同的值与患者的症状相结合有助于确定真正 UTI 的可能性。

(二)儿童尿路感染发生的发病机制

导致儿童患有 UTI 的因素尚未完全明了。宿主特征、细菌特征和免疫状态都会导致儿童患有 UTI。由于这些影响处于不断变化的状态,特别是在儿童中,因此很难确定这些因素在小儿

UTI 发病中起到的作用。例如,新生儿的免疫力和胃肠道细菌定植与 6 个月大的儿童完全不同。此外,包皮环切术和如厕训练等主体功能可能会影响和改变儿童患 UTI 的风险。在本节中,我们阐述了就我们目前了解到的这些不同领域的因素是如何促使儿童患有 UTI。

(三)导致小儿尿路感染的细菌因素

细菌可分为共生细菌和毒力细菌。术语"毒力"来源于拉丁文中的"有毒的"一词,即 veneficus,并且被定义为有机体在宿主中引起疾病的能力。引起 UTI 的毒性细菌也称为致病性细菌。毒性细菌具有不同的适应能力和适应性因素,使它们能够破坏或劫持宿主防御并居住在他们通常不会居住的环境中(Johnson,1991;Stapleton,2014)。这些毒力机制允许细菌最初附着于泌尿生殖器黏膜表面,然后通过引发信号传导和其他免疫反应事件的级联并随后侵入膀胱而与这些组织相互作用(Stapleton,2014)。共生细菌可能引起 UTI,但共生体缺乏使细菌破坏宿主免疫防御的毒性特征。大肠埃希菌是最常研究的引发 UTI 的微生物,因为它是迄今为止最常见的细菌 UTI 病原体。在由大肠埃希菌触发引发的 UTI 中,80%由致病性(毒性)大肠埃希菌(UPEC)触发,而 20%引发 UTI 的大肠埃希菌被归类为共生生物(Krieger,2002;Bien et al,2012)。这反映了毒力因子在引发 UTI 的重要性。毒力因子包括改善细菌黏附于尿路上皮细胞的特性,在其他不利环境中允许细菌滋养的特性,保护细菌免受宿主免疫反应的特性,以及允许细菌侵入宿主细胞的毒素(图 6-2)。

1. 细菌菌毛

细菌黏附可能是最能被理解,且是研究最多的毒力特征之一。粘连被认为是 UTI 发病机制的第一步,其中称为黏附素的特殊细菌结构介导该过程(Johnson and Stell,2000;Guyer et al,2001;Johnson et al,2001;Schilling et al,2001;Wullt et al,2001)。这些黏附素也称为菌毛或 F 抗原,它们是从细菌细胞突出的丝状附属物。Fimbrial 黏附素可分为更常见的甘露糖敏感,或甘露糖抗性(Krieger,2002)。最常见的甘露糖敏感黏附素是 1 型菌毛。D-mannose 溶液和刀豆蛋

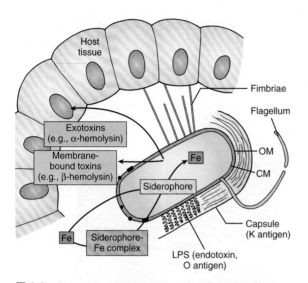

图 6-2 Schematic representation of an E. coli cell interacting with host tissue, highlighting features relevant to bacterial pathogenicity. Solid black circles, triangles, and rectangles indicate membrane proteins involved in transport, serum resistance, and so forth. CM, cystoplasmic membrane; LPS, lipopolysaccharide; OM, outer membrane. (Modified from Johnson JR. Virulence factors in Escherichia coli urinary tract infection. Clin Microbiol Rev 1991;4(1):80-128. Copyright 1991, American Society for Microbiology.)

白 A(Johnson,1991)阻止了这种菌毛的黏附。1 型菌毛的受体存在于肌肉层中,但不存在于人

膀胱、输尿管上皮和肾细胞系的上皮细胞中(Korhonen et al,1981;Virkola et al,1988;Fujita et al,1989)。大肠埃希菌菌株单独表达甘露糖敏感性黏附素,没有甘露糖抗性黏附素,更常见于出现膀胱炎和(或)无症状细菌临床症状而不是肾盂肾炎的患者,这表明 1 型菌毛在膀胱的定植和(或)感染中起着比肾盂肾炎的临床症状更重要的作用(Brooks et al,1981;Latham and Stamm,1984;Gander et al,1985)。

研究最多的甘露糖抗性黏附素之一是 P 菌毛。研究发现,这些菌毛结合并凝集 P 血型的红细胞(Kallenius et al,1980a,1980b)。该黏附素的结合位点似乎是 α-半乳糖-(1-4),这是在上皮细胞和红细胞上发现的中性糖鞘脂中的二半乳糖苷。在高达 75% 的人群中发现了不同的 P 血型抗原和结合这些菌毛的表型(Johnson,1991)。已经在人肾和膀胱中鉴定出结合位点,并且已经在多达 70% 的引起肾盂肾炎临床症状的菌株中鉴定出表达 P 菌毛的菌株(Johnson,1991)。已经鉴定的其他重要黏附素包括 S 菌毛、1C 型菌毛和 O75X 黏附。研究表明,它们每一种都在细菌黏附中起作用,并且已经在整个泌尿生殖道中发现了不同的受体(表 6-1)。

表 6-1 **大肠埃希菌黏附素与人的肾和膀胱切片的结合**

组织结构	黏附素结合力				
	S 菌毛	P 菌毛	1 型菌毛	1C 型菌毛	O75X 黏附素
胃					
鲍曼囊	＋＋＋	＋＋＋	－	－	＋＋＋*
肾小球	＋＋＋	＋＋＋	－	－	－
近端小管	＋＋	＋＋	＋＋＋	－	＋＋＋*
远端小管	＋＋	＋＋	(＋)	＋＋	＋＋＋*
收集管道	＋＋	＋	(＋)	＋＋	＋＋＋*
管壁	＋＋＋†	＋＋＋†	＋＋＋	＋＋＋†	－
膀胱					
上皮	＋＋	＋	－	－	＋
管壁	＋＋＋†	＋＋＋†	＋＋	＋＋＋†	－
肌肉层	＋	＋	＋＋＋	＋	－
结缔组织	＋＋	－	－	－	＋＋＋

注:*. 到基底膜;†. 内皮细胞;－. 不可检测的结合;＋. 弱结合;＋＋. 中等结合力;＋＋＋. 强烈结合[Modified from Johnson JR. Virulence factors in Escherichia coli urinary tract infection. Clin Microbiol Rev 1991;4(1):80-128.]

在细菌黏附后,信号转导级联导致膀胱的浅表伞状细胞摄取细菌(图 6-3)(Martinez,2000;Kau et al,2005)。这些细菌进入膀胱的上皮细胞,导致细胞内细菌群落(IBCs)的形成(Anderson,2003)。在这些 IBC 的形成过程中,快速正常生长的细菌变得慢得多,并最终繁殖以填充大部分伞状细胞的细胞质(Kau et al,2005)。最终,IBCs 内的细菌流出宿主细胞,可能使细菌在泌尿道内扩散。然后,细菌可能重新进入膀胱上皮细胞并在细胞内形成静止的贮存器,可能继续不被宿主的免疫反应识别,使这些细菌停留在宿主体内并可能导致反复感染(Justice et al,2004)。

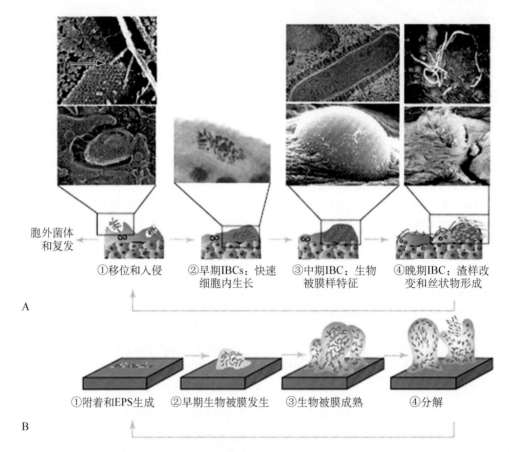

①移位和入侵 ②早期IBCs:快速细胞内生长 ③中期IBC:生物被膜样特征 ④晚期IBC:渣样改变和丝状物形成

A

胞外菌体和复发

①附着和EPS生成 ②早期生物被膜发生 ③生物被膜成熟 ④分解

B

图 6-3　A. 细菌侵入尿路上皮细胞附着于尿路上皮细胞并随后形成荚果和分散的阶段;B. 与先前已知的在诸如尿道导管的惰性表面上形成的生物膜形成相比的类似阶段

注:EPS. 细胞外聚合物;IBCs. 细胞内细菌群落(From Kau A,Hunstad D,Hultgren SJ. Interaction of uropathogenic Escherichia coli with host uroepithelium. Curr Opin Microbiol 2005;8;54.)

2. 杆菌素

包括细菌在内的所有活细胞都需要铁。大肠埃希菌使用铁来储存和运输氧,合成 DNA,传递电子和代谢过氧化物(Bagg and Neilands,1987)。作为宿主对感染的反应的一部分,可用铁的量减少,因为减少肠道吸收,合成额外的铁结合蛋白,将铁从血浆池转移到细胞内储存,将其还原为入侵病原体(Johnson,1991)。因此,大肠埃希菌在感染期间获得和满足其铁需求方面面临相当大的挑战。嗜铁粒杆菌从宿主铁结合蛋白中提取铁,然后将铁直接输送到细菌铁中心(Carbonetti et al,1986;de Lorenzo and Neilands,1986;Williams and Carbonetti,1986)。具有杆菌素系统的细菌菌株在低铁条件下具有生长优势,包括血清和稀释尿液。

3. 溶血素

大多数溶血性大肠埃希菌分泌的溶细胞蛋白称为 α 溶血素(Cavalieri et al,1984)。α 溶血素溶解所有哺乳动物的红细胞,对多种宿主细胞也有毒性,导致炎症、组织损伤和宿主防御受损(Johnson,1991)。在人类 UTI 感染中,与患有膀胱炎症状的患者相比,溶血素最常见于患有肾盂肾炎的患者的细菌菌株中。

4. 荚膜多糖

荚膜多糖是线性聚合物,其中大肠埃希菌有80多种类型,其覆盖细菌细胞,干扰抗原检测并保护细胞免受宿主防御检测(Jorgensen et al,1976)。大多数尿路的大肠埃希菌荚膜由Ⅱ组多糖组成,并且也称为 K 抗原。与无荚膜的菌株相比,有荚膜的 K 细菌菌株吞噬较少并且还具有抗补体活性,导致细菌清除和补体活化受损(Howard and Glynn,1971;Harber et al,1986)。宿主防御程度的程度往往与多糖的量成正比(Howard and Glynn,1971)。研究表明,荚膜多糖在动物和人类中的免疫原性较差,在一项研究中,K1 多糖仅在 1/3 用灭活的 K1 细菌免疫的动物中产生可测量的抗体反应。另一项研究显示,当感染生物是 K1 株时,只有 12% 的肾盂肾炎患者显示出抗体反应(Kaijser,1981;Salit et al,1988)。这些荚膜菌株已被发现通常与肾盂肾炎 UTI 而非膀胱炎有关(Johnson,1991)。

> **要点:细菌因素**
> - 引起 UTI 的细菌可以细分为共生细菌和毒性细菌;虽然两者都会导致 UTI,但有毒生物会导致大多数 UTI。
> - 毒性细菌具有不同的适应能力和适应性因子,使它们能够破坏或劫持宿主防御并居住在它们通常不会居住的环境中。
> - 细菌具有多种细菌毒力因子,包括改善细菌对尿路上皮细胞黏附的性质,在其他不利环境中允许细菌滋养的特性,保护细菌免受宿主免疫反应的特性,以及允许细菌侵入宿主的毒素细胞。

(四)导致小儿尿路感染的宿主危险因素

对儿童 UTI 发展似乎存在影响的宿主因素与年龄、遗传、性别、种族、解剖学、功能和行为特征有关。

1. 性别和年龄

UTI 在男孩中的传播比女孩更普遍的唯一一次是在 1 岁以下。在所有其他年龄段,即使在老年人中,UTI 在女性中的流行程度远远高于男性(Shortliffe and McCue,2002)。与大约 2.7% 的男孩相比,0.7% 的女孩出生后第一年经历了 UTI(Winberg et al,1975)。1 岁后,UTI 发病率在男性中从 1%~3% 下降至 0.03%~0.2%,而在女性中增加至 1%~3%(Foxman,2002)。据估计,7% 的女孩和 2% 的男孩在 6 岁内患有 UTI(Marild,1998)。UTI 在发热儿童中很常见,发病率为 3%~5%;然而,出生 2 个月后的女孩的患病风险大于男孩。与男性相比,出生 2—24 个月的发热女性患 UTI 的相对风险为 2.27(American Academy of Pediatrics,1999)。在年龄较大的儿童中,特别是在性活跃的青少年中,女性尤其易患上 UTI(Ma and Shortliffe,2004)。

2. 种族

UTI 的感染发生在所有种族中,但与其他种族女孩相比,它们在高加索女孩中更常见(Keeton and Hillis,1975;Shaw et al,1998;Shaw and Gorelick,1999)。在一项评估 2 岁以下儿童的研究中,作者发现 UTI 在白种人儿童中最为普遍,其次是西班牙裔,然后是非洲裔美国女孩,而在男孩中,UTI 在西班牙裔男孩中更常见,其次是高加索男孩,它们在非裔美国男孩中最不常见(Bachur and Harper,2001)。当然,割礼状态使这一数据更加困惑,但有几项研究表明,与高加索人和西班牙裔人相比,非洲裔美国人的尿路感染率更低,膀胱输尿管反流率(VUR)更低,并且发生反流性肾病的可能性更小(Kunin,1968;Lohr et al,1994;Hoberman and Wald,1997;Pinto,2004)。

3. 遗传学

尽管某些个体似乎更容易感染 UTI,但尚未发现有特定基因引发这种感染。然而,关于引发 UTI 的一些观察结果证明 UTI 可能存在遗传因素。具有 VUR 病史的儿童在其病情消退后仍然通常易受 UTI 的影响(Mansfield et al,1995;Beetz et al,2002)。此外,与普通公众相比,复发型尿路感染患者的姐妹具有更高的显著菌尿率(Stauffer et al,2004)。此外,18—30 岁女性发生复发型 UTI 的两个最大风险因素包括首次感染时的年龄和有 UTI 病史的母亲（Scholes et al，2000）。如前所述，P fimbriae 是 UPEC 上发现的常见毒力因子。在该黏附素被发现的时候，在宿主尿路上皮细胞上发现了表征 P 血型抗原的糖脂作为细菌受体。由于怀疑具有该 P 血型表型的个体对 UTI 发展更敏感，因此患有复发型 UTI 的儿童被用来测试该表型。Lomberg 及其同事（1983）的一项研究发现，与 75% 没有患有 UTI 的对照组相比，97% 患有复发性肾盂肾炎女孩表现出 P1 血型表型。在尿路上皮表面表达的其他血型抗原也似乎影响 UTI 易感性。这些包括 ABO，Lewis 和分泌者表型。与具有 Le（a−b＋）表型的女性相比，具有 Le（a−b−）和 Le（a＋b＋）血液表型的成年女性具有复发型 UTI 的可能性是前者的 3 倍（Sheinfeld et al，1989）。此外，Jantausch 及其同事（1994）发现，在有 UTI 病史的儿童中，Le（a−b−）的频率也增加了。此外，ABH 血型抗原（ABH Ag）的非分泌物表型已被鉴定为与 VUR 和 UTI 儿童 ^{99m}Tc-二巯基琥珀酸（DMSA）扫描中观察到的肾瘢痕相关（Kanematsu et al，2005）。

4. 包皮环切

多项研究表明，包皮环切术可使出生 6 个月内的婴儿患 UTI 的概率降低近 10 倍（Roberts，1986；Wiswell et al，1987；Schoen et al，2000）。这种风险似乎与出生前 6 个月中的一个时期有关，此时泌尿生殖细菌在包皮聚集。这种聚集似乎在 5 岁时降低并消退（Glennon et al，1988；Wiswell et al，1988）。在一项回顾性研究中，通过导管插入术或耻骨上抽吸术（SPA），Wiswell and Roscelli（1986）研究了 1974−1983 年在美国陆军医院出生的 20 多万名男性患 UTI 的发病率。他们发现包皮环切后的男性，其 UTI 发病率为 0.11%，而未割包皮的男性感染率为 1.12%。与此相比，本研究期间女孩的发病率为 0.57%。这些发现引起了关于男孩进行常规化包皮环切手术的优缺点的争议。美国儿科学会（AAP）包皮环切术特别工作组（2012）在权衡男孩包皮环切的风险和益处（包括预防新生儿尿路感染）时表示，新生男孩进行包皮环切手术的健康益处大于风险。尽管他们无法证明所有男性的常规化包皮环切的合理性，但他们得出的结论是，包皮环切足以为选

择该手术的家庭证明，该手术是合理的，并且能够保证第三方支付手术费用。然而，文献中仍然存在争论，即包皮环切是否实际上预防了出生后的感染。使用病例对照方法，Singh-Grewal 及其同事（2005）发现，包皮环切术继续降低 1 岁前后 UTI 发展的速度。然而，降低风险的程度取决于患者。在一项综合性分析中，Singh-Grewal 及其同事（2005）发现，正常健康男孩患 UTI 的风险为 0.5%～1.0%，他们计算出大约 111 名健康男孩需要接受包皮环切以防止一例 UTI 的发生。有复发型 UTI 病史和高级别 VUR 病史的男孩分别有 10% 和 30% 的 UTI 复发风险（Singh-Grewal et al，2005）。研究人员进一步确定，在这些高危人群中，需要接受包皮环切以预防 UTI 的男孩包括 11 名有复发性 UTI 病史的男孩和 4 名有高级 VUR 病史的男孩。在评估成本数据时，包皮环切似乎也会减少不足 1 岁患有 UTI 的男孩接受治疗的费用。Schoen 及其同事（2000）发现，未切除包皮的男性不仅更有可能患有 UTI，而且其治疗感染的成本比切除包皮的患者高 10 倍。成本的增加是由于未经过包皮环切的男性在较年轻时患上 UTI，并且越来越多的患者需要进行入院治疗。他们得出结论，新生儿包皮环切术是一种有价值的预防性健康措施，也是一项节省成本的长效措施。

5. 粪便和会阴细菌定植

导致尿路感染的绝大多数细菌通过粪便-会阴-尿道途径进入膀胱，导致肠道、会阴和尿道周围区域的细菌通过逆行方式上升到下尿路（Stamey and Sexton，1975；Pfau and Sacks，1981；Yamamoto et al，1997）。常言道"人如其食"，我们现在才理解粪便微生物群在人类疾病中的作用。研究表明，在患有复发型 UTI 的女性中，大多数的再感染是由同样的 UPEC 菌株所致，它们在粪便微生物群中持续 12 个月或更长时间，并通过粪便和阴道尿道循环引起反复感染（Russo et al，1995；Hooton，2001；Czaja et al，2009）。目前尚不清楚患有复发型尿路感染的儿童是否也是如此，但这肯定是导致这些儿科感染疾病的一种机制。

研究还表明，患有复发型尿路感染的妇女，会增加阴道和尿道周围的肠道有机体定植的风险，

同时丧失通常占优势和保护性的阴道乳酸杆菌（Hooton et al,1994;Gupta et al,1998）。临床研究表明，缺乏阴道乳酸杆菌的女性阴道患大肠埃希菌的风险增加。

接触抗生素，尤其是复方磺胺甲噁唑，可能会消除这些可能的保护性乳酸杆菌（Stapleton,2014）。儿童是否有类似易受 UTI 感染的机制还有待证明；然而，Hansson 及其同事（1989）确实表明，对患有非泌尿外科感染（通常是中耳炎）的女学生进行治疗会导致微生物的定植和菌尿，有可能引发症状性尿路感染。

6. 解剖异常

显然，儿童泌尿生殖系统的解剖异常可能引发 UTI。与尿路畸形相关的感染通常在 5 岁之前出现（Chang and Shortliffe,2006）。检测这些异常是很重要的，因为许多可能通过手术进行纠正，并且这些异常的持续存在可能导致肾损伤和（或）复发性感染。可能的解剖异常包括：肾积水，输尿管肾盂或输尿管膀胱交界处梗阻，膀胱输尿管反流，感染结石，感染的非功能性肾段，膀胱肠或尿道直肠瘘膀胱阴道瘘，感染的坏死乳头。鉴于解剖异常在儿科 UTI 发展中的作用，AAP 继续建议对所有 2—24 个月的儿童，在经历了第一次发热性尿路感染后，进行肾和膀胱超声检查（RBUS）（Subcommittee on Urinary Tract Infection et al, 2011）。

7. 膀胱输尿管反流

VUR 在 UTI 发展中所起的作用以及围绕它的争议将在本章后面详细讨论。VUR 已在 1%～2% 的新生儿中被发现，但在第一次 UTI 的儿童中有 25%～40% 被检查出 VUR（Hellerstein,1995;Greenfield and Wan,1996）。尽管 VUR 可能存在于患有肾盂肾炎感染的儿童中，但重要的是要记住大多数患有肾盂肾炎的儿童没有 VUR。Rushton 和 Majd 发现，在患有经 DMSA 证实的肾盂肾炎的儿童中，只有 37% 的人表现出 VUR（Rushton et al,1992）。然而，与较高等级 VUR（Ⅲ～Ⅳ级）相关的肾在 DMSA 扫描中表现出黄疸-磷酸盐改变的可能性是其 2 倍（Rushton et al,1992）。VUR 在 UTI 开发中所起的作用是复杂的，还未完全理解。反流等级，患者年龄，儿童性别及肠和膀胱功能障碍的存在的变量最有可能在 VUR 存在下促进 UTI 发展。

8. 性行为

以前的研究表明，性行为会增加 UTI 的风险。Kunin（1968）证明，相比起性行为不活跃的女性，性行为活跃的女性患 UTI 的风险更大。这一发现促使一些人认为 UTI 可能被用作青少年性行为的标志（Nguyen and Weir,2002）。但是，这种关系仍不清楚。

9. 膀胱和肠功能障碍

众所周知，膀胱和肠功能障碍（也称为功能障碍消除综合征）会促使小儿患有 UTI 和 VUR。Koff 及其同事（1998）最初创造了功能失调综合征这一术语，该综合征定义了没有任何神经系统疾病但患有罕见排尿、便秘和（或）膀胱过度活动的儿童。在治疗患有膀胱功能障碍的儿童时，通常会发现两种不同的案例：膀胱过度活动和功能障碍的排尿。功能失调的排尿术语用于描述没有神经系统问题的儿童，他们在排尿期间表现出更高的骨盆底活动（Sillen,2008）。膀胱过度活动被定义为尿急，伴有或不伴有急迫性尿失禁，通常伴有尿频和夜尿增多（Wein and Rovner,2002）。患有消除功能障碍的儿童通常会出现以评估诸如复发型尿路感染（有或没有发热），白天或夜间尿失禁，尿急，尿频，便秘和（或）失控等症状。

儿童患有膀胱功能障碍相对常见。在对超过 3500 名学龄儿童的研究中，Hellström 及其同事（1990）发现，6% 的女孩和 3.7% 的男孩患有白天尿失禁，超过 8% 的女孩表现出 UTI 病史。另一项基于人群的研究调查了 1127 名 6—9 岁的儿童，发现 29% 的儿童报告至少有一种症状表明膀胱功能障碍。在这些儿童中，9.4% 的女孩和 2.8% 的男孩曾有过 UTI 病史（Hansen et al,1997）。

膀胱和肠功能障碍与 VUR 之间似乎也存在显著相关性。在 8% 至 75% 的儿童中也发现有膀胱过度活动症，他们也被发现患有 VUR（Taylor et al,1982;Koff and Murtagh,1983;Griffiths and Scholtmeijer,1987;van Gool et al,1992;Scholtmeijer and Nijman,1994;Koff et al,1998;Yeung et al,2006）。在检查患有 VUR 的儿童时，据报道所有膀胱功能障碍的患病率在 18%～50%

（Snodgrass，1991，1998；van Gool et al，1992；Scholtmeijer and Nijman，1994；Koff et al，1998；Homayoon et al，2005；Yeung et al，2006）。当Koff 及其同事在 1998 年引入功能失调综合征的概念时，他们报道说，有 46％ 的患者患有 VUR。

治疗儿童膀胱和肠道问题可减少复发型UTI，并提高 VUR 消退。单独使用抗胆碱能药治疗患有膀胱过度活动的儿童，可使 44％～79％ 的儿童的 VUR 消退得到改善（Koff and Murtagh，1983；Homsy et al，1985；Scholtmeijer and Nijman，1994）。用生物反馈治疗患有功能障碍性排尿的儿童导致 VUR 在 55％～63％ 的病例中消退，并在治疗 1 年后改善 VUR 等级（Palmer et al，2002；Kibar et al，2007）。治疗膀胱功能障碍可改善儿童尿失禁并降低 UTI 的风险。Schulman 及其同事（1999）参考治疗排尿功能障碍的方法治疗了 366 名患者，包括抗生素预防，生物反馈，抗胆碱能药和心理咨询。平均 22 个月后，治疗导致 45％ 的患者日间遗尿症状消退，37％ 的患者日间尿失禁状况改善，69％ 的患者夜间遗尿改善或治愈。64％ 的孩子从未再次患上 UTI，VUR 在 53％ 的患者中得到了解决。治疗便秘可改善日间和夜间尿失禁，并有助于减少复发性尿路感染的发生率。在 Loening-Baucke（1997）的一项研究中，234 名患者接受了便秘治疗。试验前，这些患者中有 46％ 患有日间和（或）夜间尿失禁，而 11％ 的患者中至少有一例 UTI 患者。与患便秘的男孩相比，患便秘的女孩更易患 UTI。开始便秘治疗后至少 12 个月的随访显示，52％ 的儿童便秘得到了成功缓解。便秘的缓解致使 89％ 的患者日间尿失禁的症状消失，63％ 的患者遗尿症状消失，并且所有患者在没有任何泌尿生殖道解剖异常的情况下其 UTI 症状消失。

10. 神经源性膀胱

患有神经源性膀胱和膀胱储存压力升高的儿童会因这些压力增加而患肾积水和肾损害。除了这种增加的压力之外，UTI 的生理效应也被证明会增加肾内盆腔压力并导致这些个体肾损害的可能性更大（Hansen et al，2003）。如果不进行治疗，患有神经源性膀胱的儿童，在异常高压下将膀胱充满或排空似乎更容易发生 UTI 和肾损伤，这

可能是因为他们无法自发清除细菌。清洁的间歇性导管插入术有助于排空神经源性膀胱患者的膀胱并降低慢性膀胱膨胀和膀胱压力。多项研究表明，间歇性导尿的 40％ 至 80％ 的个体患有慢性菌尿和（或）脓尿，大多数是无症状的。重要的是，这种导管相关的无症状菌尿（ASB）在大多数时间似乎发病率不明显（Geraniotis et al，1988；de la Hunt et al，1989；Joseph et al，1989；Gribble and Puterman，1993；Johnson et al，1994；Schlager et al，1995）。Ottolini 及其同事（1995）得出结论，在没有 VUR 的情况下，对于使用清洁间歇性导尿管治疗的患者，ASB 不是肾损伤的重要危险因素，并且不需要抗生素治疗。此外，尽管大多数这些儿童中，其尿液患有细菌定植，但大多数儿童可以进行尿动力学研究而无须预防性抗生素（Shek-arriz et al，1999）。

一些临床医师为进行慢性间歇性间断导尿的儿童开出每日预防性抗生素。这种做法可能在短期内延迟或减少菌尿，但从长远来看，这些预防性抗生素并未被证明是有益的，而是可能导致细菌耐药性的发展（Johnson et al，1994；Clarke et al，2005）。研究评估了不同导管的使用及其对 UTI 的影响。对比无菌与非无菌、单次与多次以及润滑与非润滑导管的使用，没有显示降低 UTI 风险的益处（Schlager et al，1995；Moore et al，2007）。Bakke 和 Vollset（1993）发现，接受间歇性导尿治疗的男性和女性 UTI 发展的危险因素包括女性的高平均导管插入量和男性导管插入频率低。此外，他们发现使用预防性抗生素治疗的患者不易发生菌尿，但更容易发生临床 UTI。这些发现表明，及时安排的导管插入术能够有效降低干净间歇性导管插入术治疗的患者患上 UTI。

11. 医源性因素

导管相关性 UTI 是最常见的医院内感染病例，每年美国医院和养老院（Tambyah and Maki，2000）有超过 100 万种类似案例。UTI 的风险随着导管工作的持续时间而增加，并且菌尿的总体发生率为 8％，每天为 3％～10％（Sedor and Mulholland，1999）。在儿童中，医院内 UTI 占儿科医院服务的医院感染的 6％～18％（Ford-Jones et al，1989；Lohr et al，1989）。医院内

UTI 通常需要每位患者每天额外增加一个住院日或在美国每年增加近 100 万个额外的医院日(Foxman,2002)。2000 年的一份报告估计,每一次医院内 UTI 感染都给医院增加了 676 美元的费用,当年美国医院内 UTI 的全年费用在 4.24 亿～4.51 亿美元(Saint,2000)。避免这种症状及其相关费用产生的最佳方法是当住院患者不再需要医疗时,谨慎使用导尿管,移除尿道导管。

12. 免疫状况

一般来说,年轻健康女性所患的 UTI 是良性疾病,没有长期影响。相比之下,幼儿和老年人所患的 UTI 似乎更复杂,发病率和长期后果都有所增加(Shortliffe and McCue,2002)。尽管这种对比范式尚未完全得到理解,但我们知道免疫系统在年龄范围的任何一端都会减弱,这可能使年轻人和年长者更易受泌尿系统感染。显然,出生后前几个月似乎是 UTI 发展风险最大的时期(Chang and Shortliffe,2006)。这种易感性的增加可能部分是免疫系统不成熟的结果。血清 IgG 在 1～3 个月时最低,血清 IgA 出生后的前几个月也以较低浓度存在,并且在此期间在尿道上皮缺失或几乎不存在(Svanborg Eden et al,1985;Fliedner et al,1986;Yoder and Polin,1986)。泌尿分泌性 IgA 和总 IgA 在出生后第一年增加,而在母乳喂养的儿童中则更高(James-Ellison et al,1997)。目前,母乳喂养在 UTI 预防中的确切益处仍不清楚,但一些病例对照研究确实对母乳喂养的儿童产生保护作用(Hanson,1998)。Pisacane 及其同事(1992)表明,全部或部分母乳喂养可能在出生后的前 6 个月内保护儿童不受 UTI 感染。与普通人群相比,UTI 在 HIV 血清呈阳性的女性和男性中的发病率也更高(Evans et al,1995;Schonwald et al,1999)。同样的趋势适用于感染 HIV 病毒的儿童,其中 20% 患有常见和机会性感染的细菌性 UTI(Grattan-Smith et al,1992)。然而患有原发性免疫缺陷疾病的儿童通常似乎不太容易感染 UTI(Montini et al,2011)。具有一级抗体缺乏状态的儿童及具有影响 T 细胞和 B 细胞功能的严重联合免疫缺陷综合征的儿童,已知易患多种细菌感染,实际上鲜有 UTI 感染(Sideras,1995)。当这些儿童患有 UTI

时,其泌尿生殖系统的相关异常性通常会促使其发展(Forbes et al,1976;International Nijmegen Breakage Syndrome Study Group,2000)。因此,应该以与非免疫功能低下儿童相似的方式评估患有这些免疫疾病的儿童。在讨论一个人的免疫系统中的缺陷可能在 UTI 发展中发挥的作用时,还应该考虑强化免疫系统在 UTI 预防中可以发挥的作用。基于这些想法,人们已经尝试开发 UTI 疫苗。自 20 世纪 90 年代中期以来,已经探索了几种疫苗方法,包括使用热灭活的全细菌,细菌细胞提取物和纯化的 UPEC 相关毒力因子作为抗原(Barber et al,2013)。在女性中研究了使用含有 10 种热致死性细菌的阴道栓剂(Solco-Urovac)的疫苗接种(Uehling et al,2003;Hopkins et al,2007)。在 2 期临床试验中,它显示能够降低 20—50 岁具有复发性 UTI 病史的性行为活跃女性的大肠埃希菌相关 UTI 发展的风险。不幸的是,第 3 阶段的试验还未尝试,因为在接种组和安慰剂对照组之间抗大肠埃希菌抗体水平在统计学上无明显差异。其他细菌因子已被认定作为可能的疫苗候选物,包括 1 型菌毛相关黏附素 FimH 和 UPEC 相关的铁获取系统。用纯化的 FimH 与其周质伴侣 FimC 联合接种已在鼠和灵长类动物膀胱炎模型中提供针对 UPEC 的保护(Langermann et al,1997,2000;Thankavel et al,1997)。致病性 UTI 引起的细菌依赖于铁螯合分子和受体,使它们能够从宿主中清除必需的铁(Wiles et al,2008)。使用纯化的细菌铁受体蛋白进行疫苗接种已显示出混合的结果。在小鼠中作为疫苗测试的两种铁受体 IreA 和 LutA 提供针对膀胱炎的保护,而用另一种铁受体 Hma 接种已经证明可以预防肾盂肾炎而不是膀胱炎(Alteri et al,2009)。这些初步研究表明,不同毒力因子可以成为预防 UTI 患病的有价值的疫苗接种候选者。然而类似于我们目前使用抗癌化疗药物的经验,我们必须记住,在疫苗靶标开发中使用这些因素可能会不经意间影响内源性微生物群落成员,它们自然地在我们的身体(Barber et al,2013),将来可以使用某些递送方法和其他佐剂来预防这种不良反应,并且当然这样的治疗可以用于对 UTI 发展敏感的个体,而在其他情况下,成本和风险可能不能保证接种疫苗。

要点:主要风险因素

- 有许多宿主因素可能使儿童更容易受到 UTI 的影响。
- UTI 在男孩中比女孩更普遍的唯一时间是不到 1 岁。
- 包皮环切术出生 6 个月内的儿童患 UTI 的风险降低为原来的 1/10。
- 功能障碍膀胱肠道综合征是促进儿童 UTI 发展的重要因素,治疗儿童膀胱和肠道问题可减少复发性 UTI,并提高 VUR 消退。
- 在没有 VUR 的情况下,使用清洁间歇性导尿管治疗的患者的 ASB 不是肾损伤的重要危险因素,并且不需要抗生素治疗。
- 导管相关的 UTI 是最常见的医院感染,并且通过合理规范地使用留置导管可以预防大多数这些感染。

二、小儿尿路感染的分类

有几种方法可以对 UTI 进行分类:复杂与不复杂,上尿路(肾盂肾炎)与下尿路(膀胱炎),以及初型和原发型。复杂的 UTI 描述了具有解剖学或功能异常或存在异物(如输尿管支架或留置尿道导管)的个体的感染。然而,这种分类可能不适用于儿童,因为新生儿或婴儿的感染被认为是复杂的,这是因为尿路解剖异常较常发生,且这些年轻患者的发病风险较高(Benador et al,1997;Smellie et al,1998)。

根据患者的临床症状,UTI 通常被归类为涉及上尿路。当儿童出现与 UTI 有关的高热,恶心、呕吐、腹侧疼痛或嗜睡时,通常被认为患有肾盂肾炎。另一方面,当儿童无发热并且仅具有下尿路症状[包括尿急、尿频或排尿困难,尿液恶臭和(或)耻骨上压痛]时,怀疑患有膀胱炎。然而,使用儿童出现的临床症状将 UTI 分为下尿路和上尿路受累并不是 100% 准确。DMSA 扫描被认为是诊断肾盂肾炎感染的黄金标准(图 6-4)。使用 DMSA 扫描的研究表明,尽管大多数发热和全身临床表现与急性肾盂肾炎(APN)一致的患者

肾扫描阳性,但仅依靠症状来区分肾盂肾炎和膀胱炎时,仍然存在较高的假阳性率。Rushton 和 Majd(1992),以及 Tappin 和同事(1989)证明,在出现发热和全身症状的患者中,只有 50% 至 66% 的患者在 DMSA 扫描中表现出急性炎症变化。此外,一小部分患有无发热症状,看似 UTI 发病率较低的患者可能具有与 APN 一致的阳性 DMSA 扫描(Verboven et al,1990)。基于儿童在感染时可能出现的非特异性症状,很难区分儿童患有膀胱炎或者肾盂肾炎。对于出生于 90d 以下的婴儿来说尤其如此,这些婴儿通常会出现难以解释的症状,如生长发育迟滞、腹泻、烦躁、嗜睡、无症状性黄疸、少尿或多尿症(Garcia and Nager,2002;Chang and Shortliffe,2006)。

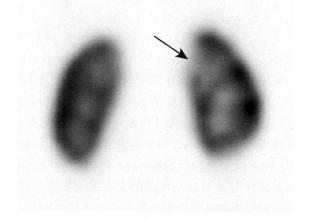

图 6-4　标准 DMSA 扫描显示右侧肾内上极皮质缺损与箭头所示的瘢痕形成一致

复发型 UTI 可进一步细分为未治愈型、细菌长期存在型和再发型。未治愈型最常见的原因是细菌治疗不充分,可能继发于不合规、抗生素不敏感、药物代谢不佳及对试图治疗无反应的耐药性尿路病原菌(Pewitt and Schaffer,1997)。在这些情况下,通过适当的尿培养确定细菌敏感性,这种重复定向治疗通常将使感染消退。在先前的 UTI 治疗检测无菌尿液后,发生细菌长期存在和再发。在细菌持续存在的情况下,通常导致感染的病灶尚未根除。通常在随后的 UTI 发作期间检测尿培养物中的相同病原体,尽管在先前的抗生素治疗后存在阴性培养物。尿路病原体通常位

于屏蔽抗微生物治疗的位置。受保护的部位包括解剖异常、尿路结石、坏死性乳头或异物(即导尿管,输尿管支架)(Conrad et al,1991;Richter et al,2000;Schlager et al,2001;Abrahams and Stoller,2003;Kehinde et al,2004)。对病灶的识别很重要,因为感染通常将持续,直到源头被移除。

(一)生物膜和细胞内细菌菌落

生物膜似乎对细菌长期存在有着很大作用。生物膜是由自身开发的聚合物基质包裹的微生物的结构化群落,并且黏附于活性或惰性表面(Tenke et al,2012)。通常擅长根除微生物的抗生素不能根除生物膜内的细菌。抗微生物制剂处理生物膜的失败与以下因素有关:①药剂通常不能完全渗透到生物膜的底部;②生物膜内的生物体通常生长缓慢,并且对通常需要的抗生素具有抗性活性生长;③抗生素结合蛋白在这些生物膜细菌中表达不佳;④生物膜内的细菌激活许多基因,改变细胞包膜和分子靶标,且对抗菌药存在敏感性;⑤细菌生物膜中的生物膜可以在抗菌药存在下存活,其浓度比同一物种中杀死非生物膜相关细菌通常所需的浓度高 1000～1500 倍(Tenke et al,2006)。

生物膜的形式可允许细菌存在于膀胱和肾中。在膀胱内,已经看到细菌侵入膀胱上皮细胞并形成生物膜样簇(IBCs)(Mysorekar and Hultgren,2006)。这些将在后面更详细地讨论。此外,在细菌到达肾后,它们已被证明黏附于尿路上皮和乳头。在动物模型中,这些细菌在入侵肾组织之前可以在薄的生物膜中黏附到尿路上皮(Nickel et al,1987)。已有实验进一步表明,抗菌药对这些肾生物膜内的细菌的效果较差(Nickel et al,1994)。

此外,已有研究表明,生物膜在泌尿生殖道内的异物中形成。这些异物包括导尿管、输尿管支架和尿路结石。研究表明,生物膜通过腔外和腔内途径仅有的尿道导管上升。定植于导管外表面的生物膜似乎来自胃肠道或会阴,而腔内细菌似乎来自外源性(Tenke et al,2012)。事实上,已经表明 68%～90%的输尿管支架被细菌定植,而同一患者的菌尿率仅为 27%～30%(Reid et al,

1992;Farsi et al,1995)。

Justice 和同事(2004)提供了关于相同细菌如何在泌尿道内没有病灶或异物的情况下引起反复感染的可能解释。在他们的工作中,他们显示在粘连后(图 6-5),细菌侵入膀胱腔表面的浅表伞状细胞。这发生在感染后 1～3h。入侵后,细菌繁殖增生导致表面伞状细胞胞质内的细菌收集松散,形成早期 IBC。这些 IBC 中的细菌继续成熟,形成具有生物膜样特征的有组织的群落。早在感染后 12h,IBC 内的一些细菌就会转变成杆状的运动细菌,然后离开膀胱上皮细胞,可能导致菌尿,但也发现它们促进了在其他膀胱细胞的扩散和定植。这些 IBC 细菌的晚期形式分化成丝状细菌,即是细长的细菌,并且具有释放杆状细菌的能力,其作为新鲜的尿路病原体群体,可以进一步侵入浅表伞状细胞或传播到泌尿生殖系统中。这种生命周期本身就会导致膀胱内细菌长久存在。

宿主对感染的反应之一是膀胱上皮细胞经历表皮脱落以试图摆脱细菌(Mulvey et al,1998,2001)。然而,这些细菌培养在表面伞细胞内侵入和分裂的能力,随后从这些细胞中释放并再次侵入,它们能够逃避这种宿主反应并保留在膀胱内,尽管这些先前被感染的细胞已被消除。此外,Justice 和同事(2004)进一步观察到 IBC 本身可以抵抗宿主的免疫反应。已知多形核单核细胞(PMN)快速聚集到膀胱中并在清除细胞外细菌中起主要作用(Haraoka et al,1999)。据观察,这些 PMN 能够识别感染的与未感染的浅表伞状细胞。然而,早期和中期 IBC 通过延迟 PMN 接近和吞噬细胞内细菌的能力,为细胞内细菌继续繁殖提供了安全的避风港。此外,PMN 在受感染的伞状细胞内获得进入后,它们无法清除所有细菌。因此,大量细菌能够逃脱 PMN 活动。所有这些结合在一起展示了细菌如何在膀胱上皮内建立和发展静止储库,并且尽管存在宿主免疫反应,但它们可能被允许持续并且可能导致来自相同细菌的复发感染。然而,重要的是要记住,这项工作是使用小鼠模型进行的。Schlager 及其同事(2009)试图在神经源性膀胱患者中鉴定细菌储库。他们在进行膀胱增大、尿流改道或诊断性膀胱镜检查时,从9名患有神经源性膀胱的患者中

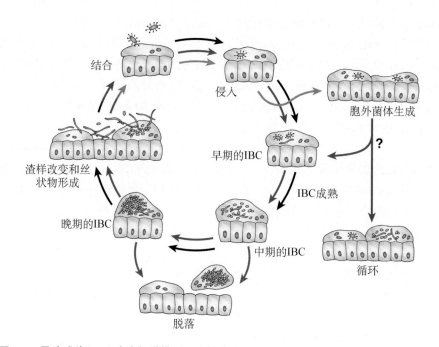

图 6-5 尿路感染(UTI)致病级联模型。该模型基于本报告中结合先前研究提供的数据描述了 UTI 建立过程中的事件顺序。第一轮发展过程(黑色箭头)直接导致第二轮(洋红色箭头)在表面伞状细胞大量脱落完时,此时生成了胞外菌体(橙色箭头)。上皮细胞的脱落作为先天免疫系统的机制发生(灰色箭头),导致复发和复发期间细菌生长的机制尚不清楚(红色箭头和问号)。这些事件可包括在早期细胞内细菌群落(IBC)形成点重新进入特征化的循环。细菌(绿色)通过 1 型菌毛(蓝色)结合并侵入浅表伞状细胞。从 IBC 中分离并从感染细胞中流出可能涉及鞭毛表达 [Modified from Justice SS, Hung C, Theriot JA, et al. Differentiation and developmental pathways of uropathogenic Escherichia coli in urinary tract pathogenesis. Proc Natl Acad Sci USA. 2004;101(5):1333-8.]

获得随机膀胱黏膜样本,并且他们未发现任何样本中有细菌储库的证据。显然,这个样本量很小,随机囊泡活检组合在寻找这些储存库时可能不会像对抗整个小鼠膀胱然后进行检查,但也许 IBC 在人类复发型 UTI 中没有起到作用。然而,进一步的分析确实显示神经源性膀胱或 VUR 患者的黏膜下层有明显的 B 细胞浸润(Schlager et al,2011)。据信这些炎症变化可能继发于反复的膀胱感染。

当患者患有由不同的尿路病原引起的新的复发型 UTI 时,会引发细菌再感染,这是以每次新感染时的适当尿培养的文献为依据的。通常,医师可能怀疑是细菌持久性(而不是再感染)。根据反复尿液培养,可证明是相同的细菌物种,最常见的是大肠埃希菌。然而,这些反复感染实际上可能是再感染的情况,而不是持续发生的情况。大肠埃希菌以多种血清型存在,对感染生物进行仔细的血清分型可能实际上确定这些是同一细菌家族中的不同实体,导致这些反复感染(Schlager et al,2002)。

(二)无症状菌尿

无症状菌尿(ASB)被定义为在没有任何感染症状的患者的两个连续尿样本中产生相同尿路病原体的阳性培养物($> 10^5 CFU/ml$)(Kass,1956)。目前尚不清楚为什么某些患有 ASB 的个体不会出现症状,特别是因为从尿液中回收的生物体通常与患有症状性 UTI 的患者中观察到的相同。事实上,从这些 ASB 个体获得的最常见的生物是大肠埃希菌(Raz,2003)。一种可能的机制是感染这些无症状个体的生物可能毒性较小,导致定植而不是感染。

一些人认为,无症状菌尿这一术语具有误导

性,因为一些研究表明 ASB 并不总是无症状的。Gaymans 及其同事(1976)指出,他们研究中最初被诊断为 ASB 的女性中有 30％后来出现症状并需要抗生素治疗。此外,Savage(1975)发现,虽然1.6％的女学生患有 ASB,但这些孩子中 60％～70％实际上患有下尿路症状,以及他们在经过仔细询问后承认的日间和夜间尿失禁。因此,这些患有 ASB 的儿童可能实际上已经出现症状。

ASB 发生率在足月婴儿中占不足 1％,在早产儿中占 3％(Edelmann et al,1973)。对这些原本无症状的儿童进行菌尿鉴别非常重要,因为这些幼儿在感染时可能几乎没有任何体征和症状,ASB 实际上可能是潜在的泌尿生殖系统疾病的标志。鉴于这些问题,这些婴儿应该接受抗菌治疗,并且应该以成像来评估可能导致细菌定植的任何先天性问题(Whitworth,1981)。0.8％的学龄前女孩和更少的学龄前男孩(Siegel et al,1980)可能患上 ASB。这个年龄组中没有 VUR 和(或)其他泌尿生殖系统异常的儿童不需要抗生素来清除他们的细菌,因为他们似乎没有任何复发性症状感染,肾损害或肾生长受损的风险(Sidor and Resnick,1983)。

学龄期女孩 ASB 的年发病率在 1％～2％,尽管估计约有 5％的学龄女孩在 15 岁时患有 ASB(Kunin et al,1964;Meadow et al,1969;Savage et al,1969)。在这些学龄女孩中,症状自发消退在某项研究中的发生率为 50％,但 1 年后50％的人发现感染了无症状细菌(Raz,2003)。如果这些患者在确定 ASB 时接受抗生素治疗,20％的人可以得到持续治愈,而 80％将复发,其中一些复发感染是有症状的。这个年龄段被发现患有 ASB 的女孩患肾功能下降引发高血压的风险很低(Lindberg et al,1978;Kunin,1985)。由于这些个体的抗菌治疗不太可能预防晚期无症状或有症状的菌尿,似乎未经治疗的个体有较低风险引发与菌尿相关的长期后遗症,因此不推荐常规的抗微生物治疗。此外,常规预防性抗生素肯定会导致这些个体的抗生素耐药性增加。

筛查儿童是否患有 ASB 并不划算。Kemper 和 Avner(1992)表明,鉴于我们筛查方法的敏感性和特异性及无症状儿童菌尿的流行,常规筛查将导致 20％的假阳性。此外,他们计算出例行检查每年将花费 290 万美元。由于没有证据表明 ASB 患儿的检测和治疗可以防后患,他们推测常规筛查不具有成本效益或有保证。

(三)细菌性肾炎

当肾内细菌感染引起的炎症,化脓趋势增大,开始扩散到整个肾时,引发急性细菌性肾炎,且伴有较重的白细胞浸润和组织坏死的局灶区域(Davidson and Talner,1973)。急性肾炎的晚期全身形式被称为急性细菌性肾炎,而局部形式被称为急性局灶性细菌性肾炎或肺叶肾病(Lee et al,1980)。在这些个体中,常常出现败血症的临床体征和症状(Thornbury,1991)。计算机断层扫描(CT)发现包括扩大肾,肾周脂肪的炎症变化和 Gerota 筋膜增厚(Soulen et al,1989)。在对比图像上,可能存在不明确的,非均匀的-减少的实质增强,其通常是楔形的(图 6-6)。

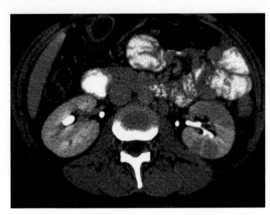

图 6-6 CT 扫描显示小叶性肾病

(四)肾盂积水

如果来自 APN 的化脓性渗出物在扩张的肾收集系统中累积,则可能发生肾盂积水(Thornbury,1991)。这种情况通常发生在继发于阻塞性尿流出的肾积水肾中。一般来说,CT 发现包括肾肿大,收集系统严重膨胀,含有高于一般水平的液体衰减。

(五)急性肾脓肿

患有肾脓肿的个体通常具有与肾盂肾炎患者相似的症状;然而,在高达 20％的肾脓肿病例中,尿培养可能是阴性的(Thornbury,1991)。该诊断通常基于放射学检查结果。超声波可以检测到小至 1cm 大小的脓肿,通常表现为包含低振幅回声的超声波区域（Soulen et al,1989）。CT 似乎是用于诊断肾脓肿的最敏感和特异的成像方式。相关的早期 CT 发现包括：①低衰减或减少增强的明确定义区域或②增强或减弱的条纹状楔形区域。在后期阶段，这些区域可以聚结形成明确的肿块，具有均匀的内部衰减特征，其表示脓性流体。

要点：分类

- UTI 可以以多种方式分类。
- UTI 通常被归类为肾盂肾炎，基于患者的症状，通常包括发热、腰痛、恶心和呕吐；然而，根据 DMSA 研究，只有 50%～66% 的患有这些症状的患者在其 DMSA 扫描中表现出急性炎症变化。
- ASB 发生在 0.8% 的学龄前女孩，甚至少数学龄前男孩。该年龄组中没有 VUR 和（或）其他泌尿生殖系统异常的儿童不需要抗生素来清除细菌，因为似乎没有任何复发性症状感染，肾损害或肾生长受损的风险。

三、小儿尿路感染的诊断

很难定义促使 UTI 产生的因素。虽然多个国际指南描述了儿科 UTI 的诊断、评估和管理，但它们存在显著差异并且缺乏共识（Mori et al, 2007；Subcommittee on Urinary Tract Infection et al, 2011；Ammenti et al, 2012；Royal Children's Hospital Melbourne, 2011）。基本上看，UTI 由导致病理变化的生物侵入泌尿道产生。这些病理变化可能直接由感染生物体或宿主对感染因子的反应引起。在大多数情况下，个体也会有 UTI 症状。为了证明患者有 UTI，需要证明尿液中存在感染生物体，并确认该生物体具有致病性。通过尿培养常规证明感染生物的存在。泌尿道内病理的存在通常由症状或通过尿液或血液测试鉴定的免疫反应的证据推断。正如以下部分所讨论的，关于获得用于分析和培养的尿液的最佳方法，以及可被视为确定患有 UTI 的结果存在争议。

（一）症状

患有尿路感染的成年人的典型症状包括排尿困难、尿频、尿急或耻骨上或侧腹疼痛，在儿科人群中随着年龄的降低逐渐变得难以识别。婴儿和年幼儿科患者的症状通常是非特异性的，包括发热、易怒、喂养不良、黄疸、发育停滞、呕吐、腹泻、腹胀或尿臭（Rudinsky et al, 2009；Craig et al, 2010；White, 2011）。在新生儿期后的初期，发热通常是诊断小儿患 UTI 的主要症状。在没有其他确定的发热原的发热婴儿中，UTI 的总体患病率约为 5%（Hoberman et al, 1993；Haddon et al, 1999）。在没有确定来源的情况下发热持续超过 2d 且≥38℃，已被证明具有隐性 UTI 的 3.6［置信区间（CI）1.4～8.8］的阳性似然比（Shaikh et al, 2007）。这种可能性随着发热的持续时间和高度而增加。虽然患有肾盂肾炎的儿童往往会出现发热，但如前所述，这是一种发热非特异性征兆和患有急性膀胱炎的儿童也可能出现发热。年龄较大的儿童可能会产生更多的典型症状，如排尿困难、尿失禁、排尿习惯改变、遗尿或侧腹或腹痛（Shaikh et al, 2007）。然而，即使存在这些症状，它们也是非特异性的，并且在一系列具有这种症状的 2—19 岁儿童中，UTI 的患病率仅为 7.8%（Shaikh et al, 2008）。患有膀胱和肠功能障碍或外阴阴道炎的患者经常出现下尿路症状的其他原因。UTI 产生的特定症状的缺乏常常导致缺乏及时的诊断和治疗；然而，儿科 UTI 的高患病率决定了它仍须是儿科医生的诊断考虑因素。

由于 UTI 症状的特异性在新生儿和幼儿中最低，在该年龄组中难以获得用于分析和培养的尿液，AAP 2011 指南包含一个行动声明，以帮助医生确定哪些 2—24 个月的发热儿童应该对 UTI 进行月龄测试（Subcommittee on Urinary Tract Infection et al, 2011）。该声明建议，如果临床医师认为没有明显发热原的发热婴儿病情不大，需要立即进行抗菌治疗，则应评估 UTI 的可能性。如果 UTI 的可能性低（<1%），则可以在没有尿检的情况下观察儿童的病情。如果可能性较高，应考虑尿液评估。已有研究表明，女孩患的 UTI 概率≥1%，而如果她们涉及以下风险因素中的两个或更多，或三个或更多，概率为 2%：白种人，出生不到 12 个月，体温≥39℃，发热持续 2d 或更长

时间,或未检测到其他感染原(Gorelick and Shaw, 2000)。未割包皮、出生 2-24 个月的发热男孩,在没有任何其他风险因素的情况下,患上 UTI 的概率超过 1%。一个割过包皮的发热男孩,其被发现患 UTI 的概率≥1%,如果他涉及以下风险因素中的三个或更多,或四个或更多,概率为 2%:非黑人种族,体温≥39℃,发热持续 2d 或更长时间,或没有其他感染原(表 6-2)(Shaikh et al,2007)。

除了之前提到的症状,还应提出对于 UTI 的风险因素,如曾患 UTI 的病史。据报道,在一项基于社区的研究中,6 岁以下有 UTI 病史的儿童每年复发风险为 12%(Conway et al,2007)。应评估的其他风险因素,包括泌尿生殖系统异常的

存在,产前或产后异常超声史,家族史及之前的泌尿生殖系统或胃肠道手术。这些风险因素将增加 UTI 的可能性及在需要患病儿童中评估 UTI 的。他们还可能指出需要评估和治疗的诱发条件。必须考虑在患有尿道炎症状的大龄儿童和青少年中发生性传播疾病的可能性。尿道炎可由淋病奈瑟球菌、沙眼衣原体或解脲支原体及常规尿路结石引起。

目前,研究人员正在开展一项多中心诊断和前瞻性观察研究[幼儿尿路感染诊断(DUTY)],正在英国招募 7000 名 5 岁以下儿童,以帮助确定包括体征、症状和尿液试纸结果等与 UTI 最密切相关的临床预测因素(Downing et al,2012)。

表 6-2　儿童期尿路感染的症状和体征的诊断准确性

症状和标志	阳性似然比(>1)(95%CI)	阴性似然比(<1)(95%CI)
儿童 0-2 岁		
毛细管再灌注>3s	4.8(2.2~10.6)	0.99(0.98~1.00)
耻骨上压痛	4.4(1.8~12.4)	0.96(0.90~1.01)
拒绝液体摄入	4.4(1.7~11.2)	0.99(0.98~1.00)
年龄<3 个月	3.9(3.2~4.8)	0.87(0.83~0.90)
温度>40℃	3.3(1.3~8.3)	0.66(0.35~1.25)
以前 UTI 史	2.9(1.2~7.1)	0.95(0.89~1.02)
未割包皮的男性	2.8(1.9~4.3)	0.33(0.18~0.63)
发热>24h	2.0(1.4~2.9)	0.78(0.65~0.81)
症状/标志的组合		
体温>39℃,>48h,没有发热的热原	4.0(1.2~13.0)	
体温<39℃,有潜在的热原		0.37(0.16~0.85)
2 岁以上的儿童		
腹痛	6.3(2.5~16.0)	0.8(0.65~0.99)
新发尿失禁	4.6(2.8~7.6)	0.79(0.69~0.90)
背痛	3.6(2.1~6.1)	0.84(0.85~0.95)
频率	2.8(2.0~4.0)	0.72(0.60~0.86)
排尿困难	2.4(1.8~3.1)	0.65(0.51~0.81)

注:CI. 置信区间

From Bitsori M, Galanakis E. Pediatric urinary tract infections:diagnosis and treatment. Expert Rev Anti Infect Ther 2012;10(10):1153-64.

(二)体检

幼儿体格检查的具体发现很少见,可能包括发热或嗜睡。即使确定了另一种发热和感染原,

如中耳炎、上呼吸道感染或胃肠炎,临床医师也必须记住,并未排除并发性 UTI 的可能性。小儿泌尿外科医师在第一次诊断为 UTI 并进行 DMSA

扫描后,会发现患有中耳炎反复发作史的儿童并不罕见,这表明该儿童曾多次发生过肾盂肾炎。当另一传染源被识别时,患 UTI 的风险降低,可能比预期的要小。有几项研究表明,风险降低幅度仅为 50％ 左右(Bhat et al,2011)。在一项对 2411 名发热 1 岁儿童的研究中,没有确定发热原因的 UTI 患病率为 5.9％,而有潜在来源的患者为 2.7％(Shaw et al,1998)。在这项研究中,检查临床医师错误地认为 64％ 的 UTI 儿童有另一种发热的来源。这凸显了在任何发热婴儿中考虑 UTI 可能性的必要性,即使已经确定了其他来源。

男孩和女孩都应该进行腹部检查,以评估可触及的腹部肿块,这可能表明膀胱膨胀或与肾积水一致的侧腹肿块。年龄较大的儿童可能会出现耻骨上、腹部或腹侧压痛。肋椎角度压痛提示肾盂肾炎。应仔细检查外生殖器,以排除创伤,局部刺激,尿道口狭窄或有分泌物,包茎,异物和解剖异常。应检查男孩的睾丸压痛,这可能是附睾-睾丸炎的征兆。女孩应检查是否有阴道口分泌物,以及是否有局部刺激,异位输尿管或尿道肿胀等突出的输尿管囊肿。检查背部有脊柱裂隐匿的迹象,如突出的脂肪垫或不对称的臀沟或骶窝,以及神经系统检查,可能指出易患 UTI 的膀胱功能异常的潜在神经原因。

(三)实验室

1. 尿液收集方法

由于非特异性症状和体征,UTI 的诊断需要证明尿液中含有单一或多个传染性病原体。此外,AAP 指南还要求脓尿证据用于诊断 UTI,以帮助区分是否是来自 ASB 的感染还是污染。不幸的是,收集污染的尿液样本的概率随着有创性收集方法的减少而增加。不同的指南提出了尿液标本采集的不同方法。使尿液样本有创性最小的方法包括在会阴处放置一个收集袋并固定。这种方法最容易被会阴和直肠菌群及泌尿道外的白细胞(WBC)污染,产生假阳性结果。来自收集袋的尿液仅在样本正常时提供可靠的信息。清洁留取法获得的中段尿液样本也是非侵入性的,但是尿道组织污染的机会比通过包括导管插入术或 SPA 在内的更多侵入性方法收集的尿液更高。相比起年轻女孩或未行包皮环切术且无法下翻的

男孩,年龄较大的女孩、行包皮环切术的男孩,或未行包皮环切术但会将包皮翻开的男孩,他们的清洁尿液更为可靠。

对于年龄＜2 岁且未接受过如厕训练的儿童来说,AAP 指南建议使用 SPA 或导尿。这些方法的缺点包括它们的有创性和创伤或感染的可能性及它们作为初级保健中的常规程序可能不可行的事实。国家健康和护理卓越研究所(NICE)、意大利儿科肾病学会(ISPN)和皇家儿童医院(RCH)墨尔本指南都建议尽可能使用清洁尿液样本。与 SPA 相比,用于培养的清洁尿液具有 75％～100％ 的灵敏度和 57％～100％ 的特异性(Whiting et al,2006;Bitsori and Galanakis,2012)。与 SPA 相比,导尿的灵敏度为 95％,特异性为 99％(Roberts,2012)。

导管插入应以无菌方式进行。已经显示使用尿道内和(或)局部利多卡因可有效减少膀胱导管插入术的不适(Gerard et al,2003;Vaughan et al,2005;Mularoni et al,2009)。女孩成功导尿通常需要双人技术。大阴唇应位于从身体向外轻微牵引的位置,并略微侧向,以帮助显露阴道和尿道口,以便于导管插入的正确位置。该方法与使用单手和手指横向扩散阴唇的方法相反,更常规地显露正常凹陷的尿道口和周围的解剖标志。采用这种双手技术的曝光无需将阴唇拉得太远,这可能只用一只手就能发生。横向拉大阴唇会导致疼痛,使随后的导管插入更加困难和造成创伤。插入导管后,不应收集从导管获得的前几滴尿液,因为它们可能含有尿道细菌污染物。

耻骨上吸引术包括准备皮试并将 22 号针头插入膀胱上方 1～2cm 处,将尿液吸入无菌注射器。报道中显示,通过 SPA 获得尿液的成功率是可变的,尽管不是常规要求,对膀胱尿液进行超声确认及手术期间的指导已经证明可以提高成功率(Gochman et al,1991;Buys et al,1994)。也可以使用局部或局部麻醉药,但缺乏确认其使用不适的显著减少的数据。

2. 尿液分析

尿液分析通常包括尿液试纸测试和显微镜检查。如果样本在室温下维持,则应在排尿后不到 1h 对尿液进行尿液分析;如果标本在冷藏下维持,则应在排尿后 4h 内进行尿液分析。尽管尿培

养是诊断 UTI 的金标准,但是培养需要至少 18h 来证明生长,并且需要 2～3d 来确定最终结果和抗生素敏感性。尿液分析会提供便捷信息来确定患有 UTI 的可能性和开始进行抗生素治疗推定 UTI 的适当性。

3. 尿液试纸测试

用于评估 UTI 的最常用的试纸测试包括白细胞酯酶和亚硝酸盐。白细胞酯酶从白细胞中释放,白细胞在尿液中分解并作为脓尿的标记物。在各种研究中,白细胞酯酶检测 UTI 的敏感性范围为 47%～95%,总结估计为 79%(95% CI 73%～84%)(Hoberman et al,1994;Williams et al,2010)。特异性比例在 64%～92%,其中由于其他炎症原因或尿液中的白细胞引起假阳性(Urgment Tract Infection et al,2011)。在 Williams 和他的同事(2010)的元分析中,白细胞酯酶特异性的总结估计值为 87%(95% CI 79%～91%)。尽管有人估计白细胞酯酶试验将遗漏超过 20% 的 UTI 患儿,AAP 指南表明尿液中缺乏白细胞酯酶有助于将 ASB 患者与真正 UTI 患者区别开来,患有真正 UTI 的儿童没有脓尿是罕见的(Bhat et al,2011;Urcom Tract Infection et al,2011)。

通过革兰阴性细菌从尿液中的饮食硝酸盐中减少尿亚硝酸盐。这种转换需要几个小时才能完成。因此,早晨的第一次尿液对该试验具有最佳灵敏度。频繁的排尿,如婴儿和小孩经常出现的情况,可能不会有足够的时间使膀胱中的尿液经历硝酸盐显著转化为亚硝酸盐,因此可能比年龄较大的儿童更频繁地导致假阴性亚硝酸盐测试(Mori et al,2010)。稀释的尿液也可能产生假阴性测试。假阴性测试的其他原因包括感染不会减少硝酸盐的革兰阳性生物。由于假阴性,亚硝酸盐测试的灵敏度约为 50%,报告显示的比例为 8%～95%。然而,特异性比例高达 98%,范围为 90%～100%,这意味着阳性亚硝酸盐测试很可能反映出真正的 UTI。在 Williams 及其同事(2010)的综合分析中,亚硝酸盐的敏感性和特异性分别为 49%(95% CI 41%～57%)和 98%(95%CI 96%～99%)。

如果白细胞酯酶或亚硝酸盐呈阳性,据报道 UTI 的敏感性和特异性分别为 88%(95% CI

82%～91%)和 79%(95% CI 69%～87%)(Williams et al,2010)。如果这些测试中的任何一项为阳性,或者微观尿液分析为阳性(见后文),则敏感性增加至 99.8%,特异性为 70%(Subcommittee on Urinary Tract Infection et al,2011)。如果两个测试均为阴性,则 UTI 的存在的可能性要小得多,阴性似然比为 0.22;然而,根据临床表现的严重程度,包括考虑患者的年龄,在许多情况下,最安全的行动方案可能是继续使用抗生素,直到获得培养结果(Perkins et al,2012)。虽然没有广泛使用,但有些人认为,白细胞酯酶和亚硝酸盐测定结果中加入血液和蛋白质测定结果,可提高灵敏度和特异性。Ramlakhan 及其同事(2011)证明,如果样本对所有这四个参数均为阴性,则排除 UTI 的敏感性为 97.4%(95% CI 91%～99%),阴性似然比为 0.10(95% CI 0.02%～0.39%)。他们指出,确认 UTI 的最佳测试是白细胞酯酶和亚硝酸盐和血液的组合,特异性为 97.1%(95% CI 94%～99%),阳性似然比为 15.13%(6.99%～32.76%)。

4. 尿液显微镜检查

通过显微镜评估脓尿的传统方法是在离心尿液样本上,每个高倍视野(HPF)的阈值为 5 个 WBC;然而,根据 NICE,ISPN 和 RCH 墨尔本指南(Bitsori and Galanakis,2012),10 个 WBC/HPF 阈值被认为更可靠地预测 2 岁以下儿童的 UTI。Williams 及其同事(2010)报道称用于确定 UTI 的 5 个 WBC/HPF 的灵敏度和特异性为 74%(95% CI 67%～80%)和 86%(95% CI 82%～90%)。据报道,5 个 WBC/HPF 和 10 个 WBC/HPF 的真阳性率分别为 67%(范围 55%～88%)和 77%(范围 57%～92%)。据报道,5 个和 10 个 WBC/HPF 的假阳性率分别为 21% 和 11%(Gorelick and Shaw,1999)。考虑到显微镜脓尿的敏感性和特异性,对于测定 UTI,单独使用白细胞酯酶的显微镜检查似乎没有优势,并且显微镜对试纸结果的附加值仍有待实验明确证实。

用于诊断 UTI 的最可靠的快速测试包括对未染色和革兰染色的未离心的新鲜尿液标本上的细菌进行显微鉴定(Gorelick and Shaw,1999;Williams et al,2010)。通过革兰染色(Subcommittee on Urinary Tract Infection et al, 2011)改善了显微细菌的敏感性和特异性。用于确定UTI的革兰染色样品上的显微细菌的敏感性为91%(95%CI 80%~96%),未染色样品上的敏感性为88%(95%CI 75%~94%)。对染色和未染色样品的特异性分别为96%和92%(Williams et al,2010)。强化版尿液分析方法是对未经离心的尿液使用 WBC 计数室,并使用革兰染色尿液涂片的显微镜检测细菌,可改善预测结果,但这需要专用设备和人员,在许多临床环境中并不能进行常规使用。

5. 尿培养

尿培养呈阳性对于 UTI 的诊断至关重要。以每毫升尿液 CFU 数量为基础,构成真阳性尿培养物的定义存在争议。与大多数测试一样,阈值设置越低,获得假阳性结果和过度治疗没有感染的患者的可能性越高。相反,设定更高的阈值会增加患病的可能性。用于诊断阳性尿培养物的阈值≥10^5CFU/ml 的尿路病原体。然而,这个值最初是基于成年女性的早晨尿液样本,可能不适用于儿童(Kass,1962)。

可能降低患有 UTI 的儿童尿液中细菌浓度的因素包括排尿频率和尿量。目前,对于应该将哪种菌落计数用作儿科 UTI 诊断的阈值,缺乏统一的一致意见。2011 年 AAP 指南建议,2—24个月的儿童使用≥10^5CFU/ml 的减少量。这些新指南建议使用 50 000 CFU/ml,现在包括通过导管插入术或 SPA 获得的尿样中脓尿阳性尿液分析的要求,用于 UTI 的诊断。或者,欧洲泌尿学协会建议,如果与症状相关,10^4CFU/ml 表示UTI 具有中游标本,但如果没有症状则应使用10^5CFU/ml(Downing et al,2012)。

其他指南已考虑到各种尿液收集方法造成污染的风险,并且其阈值已相应调整。RCH 墨尔本指南表明,SPA 的任何革兰阴性细菌和导管插入术>10^3CFU/ml 与 UTI 一致。ISPN 指南针对导管插入的样本使用大于 10^4CFU/ml,对于中游/清洁捕获标本使用超过 10^5CFU/ml(Bitsori and Galanakis,2012)。

在菌落数低的情况下,污染更可能发生。在具有重度混合细菌生长的培养物中也更有可能。然而,在这样的培养中,医师必须考虑在做出治疗决定时是否存在真正的 UTI 及受污染的标本。在培养非致病性生物的培养物中,污染也更可能发生。这些生物包括乳杆菌、凝固酶阴性葡萄球菌、棒状杆菌、α-溶血性链球菌和念珠菌(Bhat et al,2011)。

6. 血清测试

各种不同的血清和尿液测试在 UTI 患儿中区分肾感染的能力已经得到评估。当细菌侵入肾时,Toll 样受体信号传导引发涉及细胞因子和趋化因子产生的免疫应答,并且尿白细胞介素-6 和白细胞介素-8 水平可能升高(Montini et al,2011)。这种局部反应还可能伴有全身反应,包括发热、白细胞升高、红细胞沉降率(ESR)、C-反应蛋白(CRP)和降钙素原。尚未显示发热、ESR 和外周 WBC 计数可靠地区分上部和下部 UTI(Garin et al,2007)。CRP 具有合理的敏感性,但诊断肾受累的特异性较低,限制了其使用(Garin et al,2007;Bhat et al,2011)。降钙素原对细菌内毒素的反应升高,尽管其在炎症反应中的确切作用尚不清楚。在最近的一项综合分析中,与 CRP 或WBC 相比,降钙素原被证明是一种更有效的预测因子,用于选择性识别在 UTI 早期阶段患有APN 的儿童及通过 DMSA 扫描确定的晚期瘢痕形成的儿童(Leroy et al,2013)。检测 APN 的降钙素原水平≥0.5 ng/ml 的敏感性和特异性分别为 71% 和 72%,对晚期肾瘢痕形成敏感性为70%,特异性为 50%。虽然降钙素原的敏感性和特异性似乎有限,但将这些信息与其他临床和实验室数据相结合可能会更好地鉴别出肾感染患者,

---

要点:症状和实验室分析

- 婴儿和年幼儿童患者的 UTI 症状通常是非特异性的。
- 即使确定了另一种发热和感染原,如中耳炎、上呼吸道感染或胃肠炎,临床医师也必须记住并发 UTI 并未被排除在外。
- 收集袋中的尿液仅在样本正常时提供可靠的信息,因为污染的发生率很高。
- 指南因 UTI 的诊断标准而异。
- 白细胞酯酶具有高灵敏度但较低的特异性。尿亚硝酸盐具有高特异性但灵敏度较低。

并指导随后的临床管理,包括放射成像[即 DM-SA 或排尿性膀胱尿路造影(VCUG)]。

(四)射线照相成像

1. 成像扫描策略的争议

与儿童 UTI 相关的许多其他方面一样,目前缺乏儿童第一次发热性尿路感染后的成像方面的共识。这一争议的一部分涉及缺乏证据支持使用常规成像来减少肾感染的长期后遗症,包括肾瘢痕形成、高血压和肾功能不全或衰竭(Wennerstrom et al,2000;Moorthy et al,2005;Wan et al,2012)。以前,标准评估包括超声和 VCUG。然而,尽管许多发热性尿路感染患儿合并 VUR超过 30%,但预防性抗生素在预防 VUR 低级别儿童复发性尿路感染或肾瘢痕方面的效果尚未得到证实。在第一次 UTI 之后使用在所有儿童中获得 VCUG。指南委员会和各种倡导者之间的建议差异很大(表 6-3)。NICE 指南建议在 6 个月以下的儿童中定期进行超声检查,但这些指南不适于 6 个月以上患有复发型 UTI 或非典型UTI 的儿童,如由于病情严重,尿流不畅,腹部或膀胱肿块,肌酐升高,败血症,48h 内无法应对治疗或非大肠埃希菌感染的案例(NICE,2013)。相反,修订后的 AAP 指南建议在所有 2 岁以下发热性尿路感染的儿童中进行肾超声检查,但如果超声检查正常,这些指南不再建议在这些儿童中常规进行 VCUG(Subcommittee on Urinary Tract Infection et al,2011)。在对 AAP 指南的反驳中,AAP 泌尿科指出,修订后的指南所依据的结论过早,对数据进行了不恰当的诠释,因此认为应常规执行 VCUG(Wan et al,2012)。相反,他们建议此时 VCUG 仍然是可接受的选项。他们指出,一些患有 VUR 的儿童,最常见的是 VUR 较高的儿童,确实可以从早期发现和治疗中受益,这可以防止随后的肾感染、损伤和功能丧失。现在有多项研究,对各种成像扫描的潜在特异性和特异性进行评估,这是与鉴定患有 VUR,APN 或肾瘢痕的儿童在第一次发热 UTI 后相关的。一项综述表明,NICE 和 AAP 方案将分别漏诊 50% 和61% Ⅲ 至 Ⅴ 级 VUR 儿童和 62% 和 100% 患肾瘢痕的儿童(La Scola et al,2013)。另一项研究表明,与阴性预测值相比,NICE 协议对男孩的评估不如女孩那样准确(Wong et al,2010)。另一方面,NICE 或 AAP 指南的支持者注意到,许多没有患高级别 VUR 的儿童没有经历 VCUG 或DMSA 扫描而幸免于创伤、辐射暴露和费用增加。此外,支持者会注意到,那些儿童可能从更高级别的 VUR 诊断中获益,而在患上复发型 UTI后被识别,因此对复发型 UTI 的及时诊断和治疗进一步将这些儿童肾损伤和后续的可能性减少到相对较低的水平。

表 6-3 5 个成像建议的推荐

指南	超声检查	避免膀胱尿道造影检查	后期 DMSA 扫描
RCH	是	男孩<6 月龄和(或)阳性超声检查	无
NICE			
<6 月龄	是	超声有阳性结果和(或)不典型 UTI*	不典型 UTI*
≥6 月龄	不典型 UTI	伴危险因素的儿童†	不典型 UTI*
TDA	无	存在急性 DMSA	存在急性 DMSA
AAP	是	超声有阳性结果	无
ISPN	是	超声检查和(或)伴危险因素的儿童‡	超声有阳性结果和(或)存在 VUR

* 病情严重,尿流不畅,腹部或膀胱肿块,肌酐升高,败血症,48h 内未对正确的抗生素治疗反应,或非大肠埃希菌感染

† 超声检查扩张,尿流不畅,非大肠埃希菌感染,或 VUR 的家族史

‡ 泌尿道产前超声检查异常,VUR 家族史,败血症,肾衰竭,男婴年龄<6 月龄,膀胱排空异常,72h 内无正确抗生素治疗的临床反应,或没有大肠埃希菌感染

AAP. 儿科学会;DMSA.⁹⁹ᵐTc-二巯基琥珀酸;ISPN. 意大利儿科肾病学会;NICE. 国家健康和护理研究所;RCH.皇家儿童医院(墨尔本);TDA. 自上到下分析方法;VUR. 膀胱输尿管反流(From La Scola C, De Mutiis C, Hewitt IK, et al. Different guidelines for imaging after first UTI in febrile infants:yield, cost, and radiation. Pediatrics 2013;131:e665-71.)

用发热性 UTI 对儿童进行成像的另一种方法被称为自上而下的方法（TDA）。那些倡导 TDA 的人建议在儿童第一次发热性 UTI 后对儿童进行 DMSA 扫描。通过随后仅在 DMSA 扫描异常的儿童中进行 VCUG，这种方法可能只有 15%～30% 的儿童扩张 VUR；然而，它确实具有比一些其他成像指南更低的特异性（Hansson et al，2004；Preda et al，2007；Tseng et al，2007；La Scola et al，2013）。NICE 指南建议，对 3 岁以下患典型或复发型 UTI 的儿童，以及患复发型 UTI 的 3 岁以上儿童，在急性感染后 4～6 个月后使用 DMSA。

AAP 指南不建议常规 DMSA。

目前，所有成像策略都达不到最终目标，即无法识别和测试那些将从这些测试结果中受益的儿童。这种假设是合理的。此外，与所有测试一样，临床医师必须怀疑测试结果是否会改变对孩子的管理，如果答案为否，则不应该安排测试。

2. 超声

尽管在所有患有 UTI 的儿童中获得 RBUS 的有用性受到质疑，但是它是无创性的，不会暴露在辐射下，并且对其的广泛可用使其成为具有 UTI 病史的儿童常规使用被广泛接受的方法。RBUS 通常是最初的影像学研究方法，它表明大约 15% 的婴儿和幼儿在第一次发热性尿路感染后出现异常（Subcommittee on Urinary Tract Infection et al，2011）。据估计，这些儿童中有 1%～2% 会表现异常，需要额外评估或治疗（Alon and Ganapathy，1999；Hoberman et al，2003；Montini et al，2008）。一些人认为，患有发热性 UTI 的婴儿和正常产前妊娠晚期超声检查的婴儿可能不会进行再一次的肾-膀胱超声检查；然而，其他人报道说，超过 1/3 的正常产前超声检查的儿童在第一次 UTI 后超声检测到异常（Miron et al，2007；Juliano et al，2013）。除非已知孕早期产前超声的质量非常好，否则在患有发热性 UTI 的婴儿和幼儿中进行另一次超声检查似乎是明智的。在出生几年后的儿童中，进行 RBUS 后产生的相对适应证包括复发性发热性尿路感染，对抗生素治疗没有预期的疗效，高血压及肾或泌尿系统疾病的家族史。

除了展示双肾的大小、形状和存在外，超声波还有助于筛查先前未确诊的先天性异常，如尿路梗阻，肾积水，结石，肾盂积水，以及肾或肾周脓肿等液体收集。如果儿童病情严重或未达到预期的治疗，临床医师可能希望尽快通过超声诊断以排除这些情况，因为在这些情况下额外的紧急干预是必需的。超声检查的局限性在于肾盂肾炎的急性期间，由于炎症的改变和水肿会导致假阳性结果。急性期的炎症变化可能导致肾大小的过高估计，这可能无法反映肾的实际大小。如果感染和变化是局部的，如在急性局灶性肾盂肾炎（肺叶肾单位）的情况下，它们可能形成肿块或肿瘤的外观。此外，大肠埃希菌内毒素可能导致肾盂扩张，可能与肾盂积水混淆并导致不必要的检测（Subcommittee on Urinary Tract Infection et al，2011）。

患有 VUR 和肾超声异常的儿童（由肾积水的存在或 ＞1 cm 的大小差异所定义）与肾超声检查相比，其自发性 VUR 消退率显著降低（Nepple et al，2011）。正如人们所预料的那样，肾超声检查异常的儿童，对其进行核肾扫描更容易表现异常。多项研究表明，超声测定的相对肾体积与儿童肾闪烁扫描测定的相对肾功能之间存在很强的相关性（Troell et al，1984，1988；Sargent and Gupta，1993；Adibi et al，2007；Weitz et al，2013）。然而，与核皮质肾闪烁扫描相比，超声检查对于识别肾损伤或瘢痕具有相对较差的敏感性，并且可能漏诊 10% 的肾瘢痕（Christian et al，2000；Moorthy et al，2004；Massanyi et al，2013）。尽管存在这种限制，但超声波可用于筛查儿童，他们有可能通过 DMSA 扫描的进一步评估而受益。

一些作者质疑在所有发热性 UTI 儿童中超声的有用性。NICE 指南建议不要在第一次发热性 UTI 后 6 个月至 3 岁的儿童中进行超声检查，除非是非典型的。这个问题的一部分与常规超声检查的局限性有关。高分辨率超声检查提高了超声检测急性肾受累的敏感性（Morin et al，1999）。人们还普遍认为，即使 VUR 等级较高，肾超声检查对 VUR 的检测灵敏度也非常低（Nepple et al，2011；Juliano et al，2013；Supavekin et al，2013；Suson and Mathews，2014）。在一项针对出生于 24 个月以内、第一次发热性尿路感染后的儿童的大型研究中,超声未能检查出 73% 被认为有泌尿系统异常的患者,他们需要进行额外的手术或医疗干预(Wong et al,2010)。其他人已经证明,正常的超声检查不会降低复发性肾盂肾炎的风险(Juliano et al,2013)。

3. 排尿膀胱尿道造影

VCUG 可以通过将碘化造影剂滴注到膀胱中并用荧光透视法成像,或者用滴注核成像剂(如^{99m}Tc 高锝酸盐)来进行。当使用对比度执行时,VCUG 仍然是用于检测和 VUR 分级的黄金标准成像技术。有人认为,核成像检测 VUR 的灵敏度较高,因为它能够连续成像膀胱;然而,解剖分辨率和分级能力明显小于对比度 VCUG。由于解剖学分辨率降低,许多人更喜欢使用 VCUG 分级作为初始方法,并保留放射性核素膀胱造影以进行随访成像。对比度 VCUG 除了在评分和治疗具有 UTI 病史的儿童方面可能具有重要意义之外,还提供额外的信息。它提供有关膀胱的解剖学信息,如大小和形状及是否存在小梁或憩室。排尿图像是标准 VCUG 的重要组成部分,提供有关尿道括约肌功能的信息及尿道梗阻的任何依据。还可以评估图像的排便模式,其可能暗示便秘,其通常与 UTI 和膀胱功能异常相关。此外,图像还可能表现出与脊柱裂有关的脊柱缺损,并可能提高脊髓拴系综合征的诊断概率。

在评估患有 UTI 的儿童时,一旦检测出尿液无菌,儿童无症状且表现出典型的排尿,就可以进行 VCUG 检测(Hoberman and Wald,1999)。阴性 VCUG 并没有完全消除 VUR 的可能性。一项研究表明,有 30% VUR 病史且单次阴性 VCUG 的患者 1 年后显示阳性膀胱造影结果(Neel and Shillinger,2000)。循环 VCUG,包括膀胱充满,儿童排尿,第二次填充膀胱,然后排尿,将增加 VUR 检测的灵敏度及异位输尿管的检测。研究显示,膀胱过度填充超过预期的膀胱容量也会提高 VUR 的检测概率;然而,VUR 在这种人为环境下的生理意义似乎很小,并可能导致严重的过度治疗。应该注意的是,目前还没有广泛接受的 VCUG 技术性能标准。诸如导管尺寸,应灌注多少对比度及应该悬挂对比度的速率或高度/压力,以及应该执行多少

周期等因素在各机构之间差异很大(Palmer et al,2011)。

VCUG 报告的辐射范围为 0.5～3.2mSv,具有 1mSv 被认为是普遍接受的值(La Scola et al,2013)。据报道,放射性核素 VCUG 的一个优点是辐射暴露较低;然而,改进的成像技术通过荧光镜 VCUG 显著减少了辐射暴露(Kleinman et al,1994)。为了避免与 VCUG 相关的辐射,已经开发了一种超声技术,称为排尿性膀胱尿道造影术(Darge,2010)。该技术需要通过导管将超声造影剂滴注到膀胱中,并且与 VUCG 相比,还需要进一步研究以确定其灵敏度(De Palma and Manzoni,2013)。

4. ^{99m}Tc-二巯基琥珀酸

用 DMSA 结合单光子发射计算机断层扫描(SPECT)的皮质肾扫描被许多人认为是鉴定肾实质中病变的黄金标准(Craig et al,2000;De Palma and Manzoni,2013)。静脉内注射 DMSA 并被肾吸收,与近端肾小管细胞结合,并在尿液中非常缓慢地排泄,从而提供良好且稳定的肾皮质成像。注射后 2～4h 获得成像。值得注意的是,CT 显示 DMSA 可能会遗漏一些 APN 病变;然而,在患有 UTI 的儿童中使用 CT 存在明显的缺点(见后文)(Lee et al,2011)。DMSA 闪烁扫描的辐射剂量估计为 1 mSv(La Scola et al,2013)。

用于检测 APN 的 DMSA 的最大灵敏度是在症状发作后 1 周内(Zhang et al,2014)。APN 前 10 天内的 DMSA 在 49%～79% 的患者中显示异常结果,并且在 UTI 后 1 个月降至 30%(Supavekin et al,2013)。因此,用于检测肾受累 UTI 的 DMSA 的时间显著影响其敏感性。急性 DMSA 研究通常表明皮质中的摄取缺陷。此外,由于炎症和水肿,肾的整体尺寸可能会变大。不可逆性肾损伤和瘢痕的评估不应早于 APN 后 6 个月进行,有些人建议等待 1～2 年才能解决任何可逆性缺陷(De Palma and Manzoni,2013)。许多急性皮质病变是短暂的,但约有 15% 患有这些病变的儿童会在重复的 DMSA 上出现肾瘢痕形成的证据(Shaikh et al,2010)。肾瘢痕表现为皮质吸收减少的区域,但它们可能与经常与 VUR 相关的先天性肾发育不良区

域无法区分。

多项研究表明，与非扩张或无 VUR 的患者相比，VUR 扩张等级患者的 DMSA 异常风险增加（Wong et al，2010；Supavekin et al，2013；Zhang et al，2014）。TDA 的倡导者将这一发现视为选择具有临床显著 VUR 的儿童进行随后 VCUG 检测的有力依据。随着 VUR 等级越高，肾瘢痕形成程度也越来越差（Shaikh et al，2010；Supavekin et al，2013）。此外，已经证明异常的 DMSA 扫描可以减少自发 VUR 分辨率的可能性，这是独立于 VUR 的等级的（Nepple et al，2008a，2008b；Sjostrom et al，2010）。大多数研究表明，年龄较大的儿童肾皮质缺损的可能性较高，这一发现与瘢痕的累积性质一致。

除 DMSA 外，还可以使用其他肾核试剂，如 ^{99m}Tc-巯基乙酰基三甘氨酸（MAG3）。虽然它可能无法提供用 DMSA 获得的肾皮质的详细成像水平，但它确实具有一些优点。该扫描提供肾皮质成像及收集系统的成像，其可用于评估尿流阻塞。在肾积水较严重的肾中，收集系统的成像可以帮助减少用 DMSA 获得的假阳性结果。由于其相对于 DMSA 的摄取和快速排泄，研究的持续时间和对大多数器官（包括膀胱和性腺）的辐射剂量减少（Sfakianakis and Georgiou，1997）。

5. CT 检查

虽然 CT 提供了详细的解剖学成像和诊断肾感染的优异灵敏度，但高度的辐射及造影剂的潜在问题严重限制了这种成像方式对患有 UTI 的儿童的检测。小儿腹部/骨盆 CT 的平均辐射剂量为 $10\sim15$ mSv（Miglioretti et al，2013）。当医师高度怀疑超声波未识别出尿石时，可使用非对比性 CT 进行检测。另外，当怀疑急性超声未能检测出肾肿块时，这可能有助于区分炎症变化与肿瘤。与肾感染和炎症相关的典型症状包括低衰减的皮质区域，楔形缺损，皮质髓质分化的丧失和条纹。虽然肾脓肿可能没有显示功能，但应该注意的是，在急性局灶性肾盂肾炎的急性扫描中可能出现类似的外观，并且可能需要延迟扫描来区分这些实体。

6. 磁共振成像

MRI 提供出色的解剖学和功能性肾成像。

然而，由于镇静或麻醉的费用，以及手术的有限可用性，都限制了患有发热性 UTI 的儿童的常规 MRI 的使用。此外，在与顺磁性造影剂相关的肾功能受损的一些患者中存在肾源性系统性纤维化的风险（De Palma and Manzoni，2013）。

要点：放射线成像

- 各种相互矛盾的指导方针已经用于 UTI 儿童并进行成像；然而，还是无法识别和测试哪些儿童将从这些测试结果中受益。
- 超声是非侵入性的，没有辐射并且容易获得，但是在检测 VUR 时它是不可靠的并且还会遗漏一些肾瘢痕。
- VCUG 是检测和 VUR 分级及膀胱和尿道成像的最可靠方法。
- DMSA 仍然是肾皮质成像的金标准，并提供相对肾功能。

四、小儿尿路感染的治疗

（一）抗生素治疗

急性 UTI 管理的目标包括根除感染因子，预防肾瘢痕形成，以及减轻患儿症状。通过有效的抗生素治疗，尿液通常在 24h 后变为无菌（Beetz et al，2002）。正如所料，早期抗生素治疗发热性 UTI 是防止肾受累和随后肾瘢痕形成的重要因素（Winter et al，1983；Smellie et al，1994；Hiraoka et al，2003；Doganis et al，2007）。一项关于发热性 UTI 的婴幼儿的研究表明，当患儿出现症状的 $2\sim3d$ 后，开始服用抗生素，急性闪烁显像肾病变的发生率从 22% 增加到 59%（Oh et al，2012）。出现症状及发作的 $2\sim6d$ 时开始服用抗生素，该症状中的最终瘢痕形成率也从 11% 增加到 76.5%。一些研究已经证实且正在调查抗炎药如地塞米松或甲泼尼龙在减少肾炎症和最终瘢痕形成中的作用（Pohl et al，1999；Sharifian et al，2008；Huang et al，2011）。

由于婴幼儿经常患有 UTI 且具有非特异性症状，基于尿培养的明确诊断可能需要等待 $2\sim3d$，临床医师必须对 UTI 产生高度怀疑，并且必须根据经验开始常规使用抗生素。令人惊讶的是,尽管根据尿液分析开始使用抗生素的经验性决定应基于尿液分析并随后根据尿培养结果进行确认和调整,但对超过 40 000 个门诊儿科 UTI 的回顾研究表明仅在 75% 的病例中进行了尿液分析,仅一半多一点进行了尿培养(Copp et al,2013)。这种做法可能会导致没有 UTI 的儿童过度使用抗生素治疗,或者对那些有 UTI 但耐药细菌需要不同抗生素的患者进行治疗和治疗延迟。不加区别地使用广谱抗生素也会导致不良反应增加和细菌耐药性增加。

(二)住院患者与门诊患者的治疗

对疑似患有 UTI 的患者的管理应考量多种因素,包括可能的尿路病原体、临床状态,以及患者和家属遵守医疗建议的可靠性。在门诊患者中评估 UTI 的患者不到 1% 需要入院(Copp et al,2011)。只要对口服抗生素的依从性和耐受性不是问题,2 个月以上的婴儿和疑似患肾盂肾炎的未中毒儿童就可以作为门诊患者进行治疗(American Academy of Pediatrics,1999;Hoberman et al,1999;Hodson et al,2007;Montini et al,2007)。相对于血清,大多数抗生素促使尿液抗生素水平激增,且一些口服和静脉注射抗生素的随机对照研究表明,临床改善或预防肾瘢痕所花的时间没有显著差异(Hoberman et al,1999;Hodson et al,2007;Montini et al,2007;Bitsori and Galanakis,2012)。

根据患者年龄和临床状况,患者可能需要住院治疗和静脉抗生素治疗。与年长儿童相比,新生儿和幼儿的发热性尿路感染会更频繁地产生尿脓毒症。在该年龄组的 20% 中发现阳性血培养物,并且该组也更可能发生电解质异常,包括低钠血症和高钾血症。由于这些原因,新生儿和幼儿需要住院治疗和静脉抗生素(Beetz et al,2002;Brady et al,2010)。对于 1 个月以下的婴儿,以及根据一些年龄小于 2 个月甚至 6 个月的婴儿,住院治疗的适应证包括毒性表现或脱水,对口服摄入的不耐受及对抗生素依从性问题(Royal Children's Hospital Melbourne,2011)。新生儿需要初次住院治疗和完整的脓毒症评估及肠外抗生素。在通过尿培养确认诊断后,根据临床情况可以将静脉抗生素改为口服抗生素,其包括症状的改善。包括退热在内的显著临床改善通常至少需要服用抗生素后 24h(Hoberman et al,1999)。90% 的孩子在治疗开始后 48h 内体温正常,但如果孩子在 48h 后没有好转,应该强烈考虑 RBUS。此外,如果尚无尿培养结果,应考虑扩大抗菌治疗(见射线照相成像)。

(三)抗生素使用时间

建议持续使用 7~14d 的抗生素治疗发热性尿路感染的儿童,因为较短的疗程被证明效果较差(American Academy of Pediatrics,1999;Keren and Chan,2002;Michael et al,2003)。对于严重感染,如急性肾病,在大多数情况下,至少 3 周的较长疗程抗生素就足够了(Beetz et al,2002;Cheng et al,2006)。在许多情况下,肾脓肿也可以用抗生素治疗;然而,由于缺乏临床反应或解决方案,可能需要引流。对于不太严重的 UTI,如无发热性急性膀胱炎(UTI 较低),相比起单剂量或 1d 疗程,2~4d 疗程的复发率降低;与 7~14d 疗程相比无显著差异(Michael et al,2003)。

(四)抗生素选择

如果获得了尿液革兰染色,它可能有助于指导初始经验性抗生素选择,同时等待尿培养结果。大肠埃希菌仍然是最常见的儿科尿路病原体(>80% 的 UTI)(Edlin et al,2013)(表 6-4)。大约 50% 的门诊 UTI 就诊中使用 TMP-SMX 和阿莫西林,但由于大肠埃希菌的高耐药率,这些选择并不好(表 6-5)。对于许多患有 UTI 的儿童来说,呋喃妥因或第一代头孢菌素是适合的窄谱抗生素的选择;然而,在选择抗生素时也应考虑儿童的年龄和并发症(Copp et al,2011;Edlin et al,2013)。尿路病原体的患病率和耐药率也因性别和就诊情况以及接触抗生素史而异,因此在选择经验性抗生素治疗时必须考虑这些因素。经验性治疗急性 UTI 应基于每年修订和公布的局部/区域抗菌谱,因为尿路病原体患病率和耐药性模式将在区域内变化,并将随时间变化。表 6-6 列出了常用的口服和肠外抗生素,用于治疗 UTI 及常见的剂量和不良反应。

表 6-4　**按性别和临床分列的尿路病原体流调***

微生物	男		女	
	门诊	住院患者	门诊	住院患者
大肠埃希菌	50%(48~52)	37%(35~39)	83%(83~84)	64%(63~66)
肠杆菌	5%(5~6)	10%(8~11)	1%(1~1)	4%(4~5)
肠球菌	17%(16~18)	27%(25~29)	5%(5~5)	13%(12~14)
克雷伯菌	10%(9~11)	12%(10~13)	4%(4~5)	10%(9~11)
铜绿假单胞菌	7%(6~8)	10%(8~11)	2%(2~2)	6%(5~7)
变形杆菌奇变形杆菌	11%(10~12)	5%(4~6)	4%(4~4)	2%(2~3)

　　* 基于国家监控的网络数据,患病率根据地区而有所不同。Modified from Edlin RS,Shapiro DJ,Hersh AL,et al. Antibiotic resistance patterns of outpatient pediatric urinary tract infections. J Urol 2013;190(1):222-7.

表 6-5　**尿路病原体耐药率***

抗生素	抗生素抗性百分比					
	大肠埃希菌	肠杆菌	肠球菌	克雷伯杆菌	变形杆菌	铜绿假单胞菌
窄谱						
复方磺胺甲噁唑	24	18		15	11	94
氨苄西林	45	78	3	81	12	
呋喃妥因	<1	23	<1	17	94	0
头孢噻吩	16	96		7	4	
头孢唑林	4	91		7	4	
庆大霉素	4	2		3	5	10
万古霉素			<1			
广谱						
阿莫西林/克拉维酸	5	91		4	1	
头孢呋辛	2	33		7	0	
头孢曲松钠	<1	12		2	<1	31
头孢他啶	<1	15		2	<1	4
环丙沙星	5	1	5	3	3	5
哌拉西林/他唑巴坦	1	7		3	<1	5
亚胺培南	<1	<1		<1	2	3
氨曲南	<1	13		3	<1	4

　　* 基于国家监控的网络数据,耐药性根据地区而有所不同。空白处指,对于已知尿路病原体不易感染的抗生素,没有进行测试。Modified from Edlin RS,Shapiro DJ,Hersh AL,et al. Antibiotic resistance patterns of outpatient pediatric urinary tract infections. J Urol 2013;190(1):222-7.

表 6-6 常用抗生素

	剂量	常见的副作用	备注
口服用药			
阿莫西林-克拉维酸	20～40mg/(kg·d),连续3次	腹泻,恶心/呕吐,皮疹	
甲氧苄啶-磺胺甲噁唑	6～12mg/(kg·d)的 TMP,连续2次	腹泻,恶心/呕吐,光敏性,皮疹	<6 周龄儿童禁止使用
头孢克肟	8mg/(kg·d),一次	腹痛,腹泻,胀气,皮疹	
头孢泊污	10mg/(kg·d),连续2次	腹痛,腹泻,恶心,皮疹	
头孢罗齐	30mg/(kg·d),连续2次	腹痛,腹泻,LFT 升高,恶心	
头孢氨苄	50～100mg/(kg·d),连续4次	腹泻,头痛,恶心/呕吐,皮疹	
呋喃妥因	3～5mg/kg,连续4次	恶心,呕吐,食欲差	<3 月龄或 GFR<50％或 G-6-PD 缺乏的儿童禁止使用
静脉用药			
头孢曲松钠	75mg/(kg·d),1 次		单次每日剂量可接受(Gauthier 等,2004)
头孢噻肟	150mg/(kg·d),q6～8h		
头孢他啶	100～150mg/(kg·d),q8h		
庆大霉素	7.5mg/(kg·d),q8h		可用每日单次剂量替代
妥布霉素	5mg/(kg·d),q8h		
哌拉西林	300mg/(kg·d),q6～8h		

G-6-FD. 葡萄糖-6-磷酸脱氢酶;GFR. 肾小球滤过率;LFT. 肝功能检查

除大肠埃希菌外,其他常见的革兰阴性细菌尿路病原体包括克雷伯菌、变形杆菌、肠杆菌和枸橼酸杆菌。革兰阳性细菌性尿路病原体包括腐生葡萄球菌、肠球菌,以及稀少的金黄色葡萄球菌。在选择经验性抗生素时,新生儿和幼年婴儿应该使用肠球菌属,因为这种尿路感染的感染发生率在婴儿出生初期高于后期(Beetz and Westenfelder,2011)。肠球菌通常对氨苄西林和第一代头孢菌素敏感。氨苄西林和第三代头孢菌素或氨基糖苷类的组合被认为是接受静脉治疗的新生儿和年幼婴儿的安全经验选择。氨基糖苷类药物可以每日一次给药,对于有假单胞菌 UTI 风险的患者,如最近接触抗生素或泌尿道异常的患者,应考虑使用(Beetz and Westenfelder,2011;Bitsori and Galanakis,2012)。基于培养结果和儿童的临床反应(包括退热),几天后大多数儿童可以将静脉抗生素转换为口服治疗。

大多数尿路病原体易受窄谱抗生素药物的影响,如第一代头孢菌素和呋喃妥因。然而,呋喃妥因组织渗透性差,不应用于发热性尿路感染/肾盂肾炎。呋喃妥因也与 3 个月以下婴儿的溶血性贫血风险增加有关,不应在该人群中使用。同样,TMP 禁用于早产儿和 6 周龄以下的新生儿(Beetz and Westenfelder,2011)。经验性广谱抗生素处方适用于有抗 UTI 风险的儿童,如既往有 UTI 病史,近期接触抗生素,近期住院治疗和存在泌尿生殖系统异常的患者(Allen et al,1999;Cheng et al,2008;Paschke et al,2010)。广谱抗生素包括广谱青霉素(抗假单胞菌青霉素和 β-内酰胺酶/β-内酰胺抑制药组合青霉素),大环内酯类,氟喹诺酮类,第二代、第三代或第四代头孢菌素,林可酰胺和碳青霉烯类。

尽管氟喹诺酮类药物对大多数尿路病原体非常有效,但由于广泛使用,细菌耐药性已经增加。氟喹诺酮类药物不应该是第一选择,但应该保留给怀疑或证实有耐药性的尿路病原体如铜绿假单胞菌的人。此外,儿童喹诺酮类药物的安全性受到质疑,人们正在对此进行调研(Bradley et al,2011)。

五、复发型泌尿系感染的治疗

在初始 UTI 治疗后,这种管理旨在预防随后的复发型 UTI。根据先前尿培养易感性而进行抗生素治疗的儿童,无须进行常规重复尿培养(Currie et al,2003;Oreskovic and Sembrano,2007)。10%～30%的儿童将患上至少一种复发型 UTI(Winberg et al,1975;Nuutinen and Uhari,2001;Shaikh et al,2008;Peters et al,2010)。在 UTI 后的前 3～6 个月复发率最高,儿童尿路感染的频率和复发率越高,他或她就越有可能患上随后的 UTI(Winberg et al,1974;Kasanen et al,1983;McCracken,1984)。1 岁以下的男孩中 18% 通常将在次年发生复发型感染。如果最初感染的是 1 岁以上的男孩,他再感染的风险会增加到 32%。在小于和大于 1 岁的女孩中也有类似的趋势,其复发风险分别为 26% 和40%(Winberg et al,1974)。

应告知父母有关复发型 UTI 的高风险,应敦促家长及时进行随后的发热性疾病的评估,从症状发作时起迅速治疗应有助于减少肾损害。随着发热性尿路感染的次数增加,肾瘢痕形成增加,其发作风险分别在第一次、第二次、第三次、第四次和第五次肾盂肾炎发作后从 5% 增加到 10%,20%,40% 和 60%(Jodal,1987)。患有发热性 UTI 的儿童应经常由其初级护理人员监测他们的身高、体重和血压。

确定易患患者的风险因素有助于通过治疗或消除这些风险因素来指导个体化患者管理。如同身体其他部位的感染一样,UTI 感染更容易随着接种物增加、暴露于病原体的持续时间及损害局部和(或)全身免疫力的情况而产生。相对于UTI,被认为增加接种量和暴露持续时间的因素包括产生尿淤滞和便秘的因素。阻塞性尿路病变的手术矫正应有助于减少淤滞。不常见的排尿和尿潴留,或排尿功能障碍或阻塞性尿路病可能发生的高压,可能会损害膀胱的局部免疫力。如上所述,近期患 UTI 也使孩子在后期患上 UTI。在

一些患者中,导致复发型 UTI 的风险因素可能无法识别或修改,这些患者可能从非特异性预防性治疗中受益。

(一)预防性抗生素

预防性抗生素的使用可被认为是预防复发性 UTI 的非特异性方法。即使在 VUR 患儿中,预防的效果也受到质疑,包括几个相对较小的随机案例,包括 VUR 等级低的儿童(Garin et al,2006;Montini et al,2008;Pennesi et al,2008;Roussey-Kesler et al,2008)。AAP 指南和 NICE 指南都没有建议在第一次 UTI 后对婴儿和儿童进行常规处方预防性抗生素治疗。正如可以预料的那样,预防性抗生素的益处在用于已知具有复发型 UTI 高风险的特定人群时更容易证明(Brandström et al,2010a)。在已知具有较高复发型 UTI 风险的人群中,如扩张 VUR 的女孩(即≥Ⅲ级),预防性抗生素已被证明是有效的(Craig et al,2009;Brandström et al,2010a)。以下风险因素与复发型 UTI 的低风险相关,因此无法证明预防性抗生素是否存在益处:经过包皮环切的男孩,没有肠或膀胱功能障碍,近期无 UTI 病史,正常肾超声或 DMSA 扫描,缺乏解剖异常,以及不扩张的 VUR(Peters et al,2010)。膀胱输尿管反流(RIVUR)试验的前瞻性随机干预将 600 例患有 UTI 后Ⅰ至Ⅳ级 VUR 患儿的 TMP-SMX预防安慰剂进行对比,并证明接受预防的患者复发 UTI 的风险显著降低。复发型尿路感染的风险降低在基线时有肠和膀胱功能障碍的儿童,发热性尿路感染的病史或更高等级的 VUR(RIVUR Trial Investigators et al,2014)中最大。

除了缺乏疗效外,抗生素耐药性是使用预防性抗生素的另一个问题。多项研究证实,接触抗生素可增加一种可能性,即任何后续 UTI 由先前处方抗生素耐药的细菌所引起(Allen et al,1999;Conway et al,2007;Craig et al,2009;Brandström et al,2010a;Paschke et al,2010)。这涉及粪便菌群经常对治疗抗生素产生抗性的事实。一般来说,抗生素治疗后耐药的风险似乎大约高出 3 倍。因此,所选择的预防性抗生素应该与用于 UTI 的治疗性抗生素不同。

理想的预防性抗生素对大多数尿路病原体有效,易于给药和耐受,没有明显的不良反应,尿液

浓度高,血清浓度低,对土著细菌区系与细菌耐药性影响不大(Beetz and Westenfelder,2011)。剂量通常是正常剂量的 1/4,并且在受过如厕训练的儿童中,在睡觉前不久常规施用,以期增加膀胱内抗生素的持续时间。预防性抗生素的常见选择包括 TMP-SMX、TMP、呋喃妥因和第一代头孢菌素。随着大肠埃希菌对 TMP-SMX 的抗性增加,人们越来越怀疑以这种方式使用它的有效性。磺胺类药物可能竞争白蛋白上的胆红素结合位点并引起新生儿高胆红素血症和核黄疸,因此在出生后的前 6 周内避免使用 TMP-SMX。

呋喃妥因对粪便菌群的影响极小,耐药率仍然相对较低,使其成为有效的预防性抗生素。由于呋喃妥因的血清水平较低,因此不推荐用于 APN 或尿脓毒症。此外,通过将血红蛋白氧化为高铁血红蛋白,它可以导致患有葡萄糖-6 磷酸脱氢酶(G6PD)缺陷的儿童的溶血。大约 10% 的非裔美国人、撒丁人、非德系犹太人、希腊人、埃提土耳其人和泰国人都有这种缺陷。长期治疗与罕见的肺纤维化病例有关。

许多未解决的问题,不仅包括哪些患者从预防性抗生素中受益,而且还有最佳治疗方案。理想的剂量和时间表及交替使用抗生素仍有待确定。患者常常不遵守规定服用每日抗生素,正如 Daschner 和 Marget(1975)的研究所证明的那样,其中只有约 1/3 的儿童定期服用处方抗生素,19% 根本没服用。

人们认为,蔓越莓汁可用于减少 UTI。包括成人和儿童在内的综合性分析显示,与安慰剂、水或不治疗相比,使用蔓越莓产品的人不会减少UTI(Jebson and Craig,2012)。神经源性膀胱患儿的一些研究也表明复发型 UTI 没有减少(Foda et al,1995;Schlager et al,1999)。然而,其他一些儿童研究确实表明蔓越莓汁可能有益于减少复发性尿路感染(Ferrara et al,2009;Salo et al,2012)。目前,似乎没有足够的证据表明确保在儿童中常规使用酸果蔓汁或蔓越莓产品预防 UTI的建议。

包皮环切术可降低婴儿和幼儿尿路感染的风险(Wiswell et al,1985)。有复发性尿路感染和扩张 VUR 史的患者风险降低最为明显(Singh-Grewal et al,2005)。有些人认为,将男孩置于

UTI 高风险的条件作为包皮环切的相关医学指征。此类患者可能有复发性发热性尿路感染、梗阻性尿路病、输尿管肾盂积水或高级 VUR 的病史。即使在这些患者中预防性包皮环切术的益处也存在争议。

(二)膀胱和肠功能障碍(BBD)

在考虑和评估潜在的膀胱和肠功能障碍作为易感因素时应考虑任何儿科 UTI 症状。普遍认为,BBD 和 UTI 之间存在关联,并且 BBD 使儿童易于复发型 UTI 和肾损伤(Nijman,2000;Hoebeke et al,2001)。特别是膀胱排空和 UTI 的风险增加,膀胱排空不完全导致排尿功能障碍或膀胱功能不全。此外,VUR 与 BBD 之间存在关联(Koff et al,1998;Schulman et al,1999;Hoebeke et al,2001)。研究认为,闭合性括约肌排空会增加膀胱压力,并可能对 VUR 的发展和持续有贡献(Yeung et al,1998,2006;Chandra and Maddix,2000)。治疗膀胱功能障碍,特别是膀胱过度活动,已被证明可以改善自发性 VUR 消退率,进一步表明膀胱过度活动的病因成分(Homsy et al,1985;Koff et al,1998;Willemsen and Nijman,2000)。

肛门直肠和下尿路功能是相互关联的,便秘通常与膀胱功能障碍有关。据报道,与小儿膀胱功能障碍相关的便秘频率在 30% 至 88%(O'Regan et al,1986;Schulman et al,1999;Burgers et al,2013a,2013b)。异常肠和膀胱功能之间的这种关系被称为肠膀胱功能障碍(BBD)或功能障碍消除综合征(DES)(Koff et al,1998;Feng and Churchill,2001;Bower et al,2005;Burgers et al,2013b)。患有 VUR 和肠和(或)膀胱功能障碍的儿童发生复发性肾盂肾炎的风险特别高(Thompson et al,2001;Hellerstein and Nickell,2002;Leslie et al,2010;Sillen et al,2010)。估计复发型 UTI 约占这些儿童的 45%,而 15% 没有 BBD(Peters et al,2010)。便秘治疗已显示可显著减少复发性 UTI 并改善膀胱功能(Loening-Baucke,1997;Erickson et al,2003)。

有关小儿膀胱和肠功能障碍治疗的详细信息,请参阅第 7 卷第 22 章和第 23 章。一般来说,治疗患有膀胱功能障碍的儿童的初期保守治疗措施包括排尿行为改变,定时排尿和便秘治疗(如果

存在）（Erickson et al, 2003; Allen et al, 2007）。保守治疗失败后,患者进行定向治疗,需要明晰改善膀胱功能障碍的特定原因。在大多数情况下,无创性尿流研究和确定残余尿提供了足够的数据来帮助直接治疗,但是对尿动力学研究进行进一步评估会使一些儿童受益。靶向干预包括药物疗法、生物反馈、电刺激疗法、手术、清洁间歇导管插入术或这些疗法的组合（Nelson et al, 2004; Van Arendonk et al, 2006a, 2006b; Malm-Buatsi et al, 2007）。治疗干预的选择也受到症状的潜在病症和严重程度的影响。对于间歇性导尿的神经源性膀胱患儿,增加导尿的频率与复发性 UTI 的发生率降低有关。

(三)膀胱输尿管反流治疗

无菌性 VUR 似乎不会引起肾损伤,尽管现在已经充分认识到它与肾中的先天性发育不良有关。肾发育不良的区域在 DMSA 扫描中没有显示出功能,并且在外观上与由 UTI 引起的肾瘢痕的非功能区域相同。由于对发生异常增生而不是瘢痕的病因缺乏认识,以前通过预防 UTI 或手术矫正导致所有 VUR 儿童可能可预防的肾损伤被高估。

尽管在医疗历史上,儿童肾盂肾炎和肾瘢痕的风险高估了 VUR,但值得注意的是,VUR 仍然是复发型肾盂肾炎和肾瘢痕形成的危险因素。这两种事件的风险随着 VUR 等级的增加而增加,并且在扩大 VUR 的大多数案例中似乎变得显著(即≥3 级)（Hellerstein and Nickell, 2002; Conway et al, 2007; Montini et al, 2008; Roussey-Kesler et al, 2008; Brandström et al, 2010a, 2010b; Holmdahl et al, 2010; Leslie et al, 2010; Shaikh et al, 2010; Oh et al, 2012）。直观来看,增加 VUR 等级会导致细菌接种物的增加和膀胱中肾暴露于细菌中。较高等级的 VUR 还会增加尿淤滞的成分,减少细菌的机械冲洗,这可能会增加尿路上皮对细菌的暴露。目前,确定诊断和 VUR 分级及进一步表征这一风险因素的唯一方法仍然是 VCUG。如前所述,多项研究质疑,所有患有发热性 UTI 和反流的儿童将被 VUR 所诊断,随后通过连续抗生素预防或手术矫正治疗这种病症（Reddy et al, 1997; Cooper et al, 2000; Thompson et al, 2001; Hellerstein and Nickell, 2002; Garin

et al, 2006; Montini et al, 2008; Pennesi et al, 2008; Roussey-Kesler et al, 2008; Leslie et al, 2010; Subcommittee on Urinary Tract Infection et al, 2011）。

几乎矛盾的是,随着越来越多的研究提供有关 VUR 的额外信息,确定 VUR 患者的理想管理变得越来越复杂。很明显,在评估各种治疗方案的潜在益处时,必须考虑发生复发型 UTI 和肾瘢痕的风险因素。患有 VUR 并且发生复发性发热性尿路感染的风险可忽略不计的儿童,不太可能从每日抗生素中受益。在评估风险时,将每位患者视为需要个性化治疗的个体非常重要。由于多种因素会影响个人的风险,因此无法通过制定广泛、全面的指导方针来提供卓越的医疗保健,这些指导方针要求基于一个特定因素(如反流等级)的管理方案。相反,除了反流程度,性别和年龄之外,还必须考虑其他信息,最终提供个性化管理。患者的病史、症状、肠道或膀胱功能障碍、持续性 VUR 的可能性,以及包括功能和瘢痕在内的肾状态都应被考虑在内,并且用于评估儿童个体发生复发性发热性尿路感染和肾瘢痕的风险（Cooper, 2012）。除了考虑这些因素外,医师还必须考虑儿童的社会状况,虽然难以量化,但可能是儿童不良后果风险的最大预测因素之一。美国泌尿学协会发布的指南相对来说不具有指导性,它们为大多数 VUR 患儿提供了广泛的管理选择（Peters et al, 2010）。这些选项包括观察,持续抗生素预防,内镜注射或开放手术矫正。

六、小儿尿路感染的后遗症

(一)肾瘢痕

肾盂瘢痕最常发生在肾的两极,并且与乳突相关（Hannerz et al, 1987）。这些乳突与邻近的乳突融合,并含有以直角而不是倾斜角度打开的乳头管,允许更多细菌通过的肾小管回流（Ransley and Risdon, 1974）。患有肾盂肾炎和 VUR 的儿童肾瘢痕发展的风险增加,并且这种风险随着 VUR 等级的增加而增加（Oh et al, 2010; Shaikh et al, 2010; Lee et al, 2012）。在急性炎症阶段之后,最终产生的瘢痕会导致组织的损失,其在射线照相成像上反映为肾实质在肾盏上变薄。肾盏本身可能变弱和变形。如前所述,通过放射照相成像可能很难或不可能通过放射照相成像来区分瘢痕和先天性发育不良的区域,尽管患有小肾和弥漫性降低同位素摄取和肾功能差异的患者通常被认为患有肾发育不良。尽管一些人已经认为婴幼儿在肾盂肾炎后发生肾瘢痕的发生率较高,但这一问题存在相互矛盾的数据。及时的抗菌治疗可以减少永久性肾损伤的机会,也可消除任何后续的肾盂肾炎。目前正在研究在肾盂肾炎急性期使用抗感染药以最小化肾损伤和瘢痕(Pohl et al,1999;Sharifian et al,2008;Huang et al,2011)。

(二)黄色肉芽肿性肾盂肾炎

黄色肉芽肿性肾盂肾炎(XGP)在儿童中罕见,它是慢性炎性肾病的特定形式,其通常与阻梗阻素相关,并且最常见的是变形杆菌或大肠埃希菌(Rippentrop et al,2002)。症状通常是不典型且非特异性的,可能包括发热、腹部或侧腹疼痛或肿块,以及更多的非特异性症状,包括体重减轻和发育迟滞。实验室研究可能表现出白细胞增多,贫血和脓尿。

影像学检查可以显示具有局灶性或弥漫性肾受累及肾周延伸的肿块样病变(Malek and Elder,1978;Eastham et al,1994;Cooper and Turner,1997)。这可能被误认为是恶性肿瘤并且需要高度怀疑(Nam et al,2012;Inouye et al,2013)。CT图像可以显示出不会增强的低衰减区域及扩张的肾盏。肾结石存在于38%～70%的患者中(Anhalt et al,1971;Malek and Elder,1978)。

肾切除术是弥漫性病变的首选治疗方法,而部分肾切除术或保守治疗可用于治疗局灶性XGP(Cooper and Turner,1997;Nam et al,2012)。从技术上讲,这些手术病例可能非常困难,因为这个过程可能超出肾,扭曲和破坏正常的解剖结构,因为它涉及并包围周围结构,包括腰大肌,有时甚至是主要血管(Malek and Elder,1978;Loffroy et al,2007)。

(三)长期后遗症

很难预测哪些儿童会出现小儿 UTI 的长期后遗症,包括高血压,或慢性肾病(CKD),因为缺乏明确的数据确定儿科 UTI 后的长期后果。对包括 3573 名儿童在内的 23 篇论文的回顾表明,

大多数有发热性 UTI 病史的儿童没有长期后遗症(Toffolo et al,2012)。特别是如果出生时孩子的肾正常,肾发育不良不会对其产生影响。Toffolo 及其同事估计,在随访开始时,只有 0.4%肾功能正常的儿童肾功能下降。这一比率与儿童前瞻性国际反流研究(Smellie et al,1998)和其他 226 名有儿童 UTI 病史的成年人一致。该研究随访 10～41 年,患者中只有 2 名引发了因 UTI 而产生的 CKD(Jodal et al,2006)。Wennerstrom 及其同事(2000)证实,与无瘢痕的儿童相比,双侧肾瘢痕患儿随访 16～26 年后平均 GFR 降低更多,而单侧瘢痕则不然。同一组显示,有或没有尿路肾瘢痕的患者的平均 24h 动态血压没有显著差异。另外,两项随访 22 年和 41 年的研究表明,瘢痕患者的高血压患病率分别增加了 29% 和 35%,

---

要点:治疗和后遗症

- 延迟抗生素治疗发热性 UTI 会增加肾实质受累的发生率和最终的瘢痕形成。
- 新生儿和幼儿应该住院,因为尿脓毒症的发病率高于年龄较大的儿童。
- 对于发热性尿路感染的儿童,建议进行总共 7～14d 的抗生素治疗;无发热性膀胱炎可接受 2～4d 的疗程。
- 由于尿路病原体患病率和抵抗模式的变化,经验性抗生素选择应以局部/区域抗菌谱为指导。
- 呋喃妥因不应用于发热性尿路感染/肾盂肾炎。
- 总共 10%～30% 的儿童将至少发生一次复发性尿路感染。
- 已经证明抗生素预防可以减少高风险人群中复发 UTI,如患有反流扩张的女孩。
- 肠和膀胱功能障碍会增加尿路感染复发的风险,应该在任何患有尿路感染的儿童中进行评估和治疗。
- 尽管儿科 UTI 长期后遗症的风险相对较低,但双侧肾瘢痕明显或肾功能减退的儿童需要长期随访评估高血压、肾功能和蛋白尿。

这表明瘢痕是高血压发生的危险因素（Jacobson et al,1989；Bailey et al,1992）。随着肾瘢痕形成的严重程度，高血压的风险似乎增加。已经证明，在第一次怀孕期间，高血压在患有严重肾瘢痕的女性中更为常见（Martinell et al,1996；Smellie et al,1998）。

患有明显双侧肾瘢痕或减少的儿童，需要长期随访评估高血压、肾功能和蛋白尿。研究表明，蛋白尿可能不仅是CKD的临床特征，而且可能加速其进展。肾素-血管紧张素拮抗药的使用可以减缓这些患者中CKD的进展（Wong et al,2009）。

七、特殊小儿泌尿系感染

（一）病毒性膀胱炎

儿童急性出血性膀胱炎偶尔与腺病毒-11引起的UTI有关。Mufson及其同事（1973）的一系列评估患有出血性膀胱炎的儿童的文章中，研究人员在14.5%的患者尿液中发现了腺病毒-11，9%的儿童尿液中发现了腺病毒-21。大肠埃希菌存在于17.4%的队列中。在绝大多数人中，没有发现传染性病因。

在骨髓移植后和其他免疫抑制个体中，通常已在个体中发现病毒性膀胱炎。没有成功的治疗，严重的病毒性膀胱炎和相关的出血性膀胱炎与这些儿童中50%～80%的死亡率相关（Gavin and Katz,2002）。BK病毒是多瘤病毒属的DNA病毒，也在免疫抑制的尤其是骨髓移植患者的尿液中发现，引起症状性和无症状的感染（Apperley et al,1987；Bedi et al,1995）。

（二）真菌尿

真菌性UTI似乎在患病率上增加，并且通常与最近接受过抗生素或留置尿道导管的个体有关。在一个新生儿重症监护病房，在10年期间，真菌尿增加了10倍（Kossoff et al,1998）。儿童易感因素包括抗生素使用，早产，静脉和脐动脉插管，父母营养和免疫功能状态低下（Keller et al,1977）。泌尿道可以作为真菌进入门户和传播感染的部位。在患有播散性念珠菌病的儿童中，肾是最常见的器官（Keller et al,1977）。念珠菌属是真菌UTI的最常见原因，白色念珠菌是这些感染中最常见的细菌，其次是光滑球拟酵母（Torulopsis glabrata）。重要的是鉴别由光滑球拟酵母引起的感染，因为它们通常对氟康唑具有耐药性（Kauffman et al,2000）。

真菌结石也可能在肾盂中形成并且可能形成在这些儿童中产生尿路阻塞（Keller et al,1977；Bartone et al,1988）。出于这个原因，肾超声可能有益于评估这些患者，特别是如果真菌是持久的。尿碱化和口服抗真菌治疗偶尔会溶解一些真菌球，但如果孩子患有肾梗阻，则需要经皮或手术切除这些真菌球。也可能需要经皮引流以便可以施用局部抗真菌治疗。在这些个体中，局部和全身两性霉素B和（或）口服氟康唑可用于治疗。如果显示真菌球持续存在，则可能需要内镜或开放式手术切除。

决定何时治疗与留置尿道导管有关的无症状真菌症仍有待商议。在继发于这些异物的真菌尿的个体中，很少发现传播念珠菌血症（Kauffman et al,2000）。当重复尿培养物生长在10 000～15 000CFU/ml时，通常建议进行抗真菌治疗。在某些情况下，停止抗生素治疗，更换或移除尿道导管及尿碱化可能会有所帮助，但这些并不总能清除尿液中的真菌。膀胱内两性霉素B膀胱冲洗和口服氟康唑的前瞻性研究表明两者均可清除真菌尿（Gubbins et al,1994,1999）。氟康唑已成功用于儿童，但出生6个月以内的儿童中禁用氟康唑。

参考文献

完整的参考文献列表通过www.expertconsult.com在线获取。

推荐阅读

Beetz R,Westenfelder M. Antimicrobial therapy of urinary tract infections in children. Int J Antimicrob Agents 2011;38(Suppl):42-50.

Bitsori M,Galanakis E. Pediatric urinary tract infections: diagnosis and treatment. Expert Rev Anti Infect Ther 2012;19:1153-64.

Brand strö P,Esbjöner E,Herthelius M,et al. The Swedish reflux trial in children:Ⅲ. Urinary tract infection pattern. J Urol 2010a;184:286-91.

Copp HL,Yiee JH,Smith A,et al. Use of urine testing in outpatients treated for urinary tract infection. Pediatrics 2013;132:437-44.

Craig JC, Williams GJ, Jones M, et al. The accuracy of clinical symptoms and signs for the diagnosis of serious bacterial infection in young febrile children: prospective cohort study of 15,781 febrile illnesses. BMJ 2010; 340:c1594.

Foxman B. Epidemiology of urinary tract infections: incidence, morbidity, and economic costs. Am J Med 2002; 113(Suppl. 1A):5S-13S.

Garin EH, Olavarria F, Garcia Nieto V, et al. Clinical significance of primary vesicoureteral reflux and urinary antibiotic prophylaxis after acute pyelonephritis: a multicenter, randomized, controlled study. Pediatrics 2006; 117:626-32.

Hoberman A, Wald ER, Hickey RW, et al. Oral versus initial intravenous therapy for urinary tract infections in young febrile children. Pediatrics 1999;104:79-86.

Hoberman A, Wald ER, Reynolds EA, et al. Pyuria and bacteriuria in urine specimens obtained by catheter from young children with fever. J Pediatr 1994; 124 (4): 513-9.

Jodal U. The natural history of bacteriuria in childhood. Infect Dis Clin North Am 1987;1:713-29.

Justice SS, Hung C, Theriot JA, et al. Differentiation and development pathways of uropathogenic E. coli in urinary tract infections. Proc Natl Acad Sci U S A 2004; 101(5):1333-8.

Koff SA, Wagner TT, Jayanthi VR. The relationship among dysfunctional elimination syndromes, primary vesicoureteral reflux and urinary tract infections in children. J Urol 1998;160(3 Pt. 2):1019-22.

La Scola C, D Mutiis C, Hewitt IK, et al. Different guidelines for imaging after first UTI in febrile infants: yield, cost, and radiation. Pediatrics 2013;131:e665-71.

Montini G, Kullus K, Hewitt I. Febrile urinary tract infections in children. N Engl J Med 2011;365:239.

Peters CA, Skoog SJ, Arant BS Jr, et al. Summary of the AUA Guideline on Management of Primary Vesicoureteral Reflux in Children. J Urol 2010; 184: 1134-44.

Rushton HG, Majd M. Dimercaptosuccinic acid renal scintigraphy for the evaluation of pyelonephritis and scarring: a review of experimental and clinical studies. J Urol 1992;148(5 Pt. 2):1726-32.

Shaikh N, Ewing AL, Bhatnagar S, et al. Risk of renal scarring in children with a first urinary tract infection: a systematic review. Pediatrics 2010;126:1084-91.

Shaikh N, Morone NE, Lopez J, et al. Does this child have a urinary tract infection? JAMA 2007; 298 (24): 2895-904.

Subcommittee on Urinary Tract Infection, Steering Committee on Quality Improvement and Management, Roberts KB. Urinary tract infection: clinical practice guideline for the diagnosis and management of the initial UTI in febrile infants and children 2 to 24 months. Pediatrics 2011;128(3):595-610.

Supavekin S, Surapaitoolkorn W, Pravisithikul N, et al. The role of DMSA renal scintigraphy in the first episode of urinary tract infection in childhood. Ann Nucl Med 2013;27:170-6.

Wan J, Skoog SJ, Hulbert WC, et al. Section on urology response to new guidelines for the diagnosis and management of UTI. Pediatrics 2012;129:e1051-3.

（汪　俊　编译　郭云飞　**审校**）

第7章 儿童围术期处理的核心原则

Carlos R. Estrada, Jr. MD, and Lynne R. Ferrari, MD

"儿童不是缩小版的成年人"这句箴言是一个极其重要的概念,在权衡是否对儿科人群进行外科干预时必须记住。儿童具有独特的解剖学、生理学、情感和心理需求,所有这些都随着孩子的年龄而变化。此外,我们越来越多地参与产前咨询和护理,因此了解胎儿发育和生理是必要的。本章回顾了儿科围术期处理的核心原则,任何儿外科医生都必须熟悉这些原则以确保获得最佳手术效果。

一、生长及发育

(一)早产和宫内生长受限

怀孕不满 37 周出生的婴儿为早产儿。早产的严重程度可以通过出生体重来反映,尽管这两个因素并不一定呈相关性。早产儿出生体重为2500g 及以下为低出生体重(LBW),但在足月出生婴儿中这个体重提示宫内生长受限(IUGR)。这个区别很重要,因为存在 IUGR 的足月新生儿通常与早产儿存在的问题是不同的。在美国,大约30%的低出生体重婴儿在妊娠 37 周后出生。体重 1500~2500g 的早产儿被称为中度低出生体重(MLBW),<1500g 被称为超低出生体重(VL-BW)婴儿,体重<1000g 的婴儿被认为是极低出生体重(ELBW)婴儿。MLBW 婴儿占早产儿的82%,VLBW 占12%,ELBW 占6%。2006 年,美国 12.8%的活产为早产,而低出生体重为 8.3%。1996—2006 年,美国的早产率增加了 16%以上。

在种族方面,美国的早产率最高的是黑人婴儿(18.3%),其次是美洲原住民(14.1%),西班牙裔(12.1%),白人(11.6%)和亚洲人(10.7%)。**早产的临床影响是深远的,2005 年美国新生儿死亡中早产儿占 16.6%。**这些影响与超低出生体重和极低出生体重婴儿密切相关,因为新生儿重症监护医学的显著进步,这些婴儿的存活率越来越高。这些婴儿占新生儿死亡和长期残疾中很大比例,并且由于极端早产,易患透明膜病,慢性肺病,早产儿视网膜病,脑室内出血和坏死性小肠结肠炎(Teitelbaum and Coran,2003b;Pierro et al,2006;Eichenwald and Stark,2008;Goldenberg et al,2008)。

在产前超声检查中,胎儿的估计体重低于同孕期胎儿体重的第 10 百分位数被定义为 IUGR。在足月出生儿,出生体重低于 2500g 为 IUGR。出生体重符合 IUGR 的婴儿中约有 70%为体质性的较小,而在剩下的 30%中,IUGR 的病因是病理性的。IUGR 可以是暂时性的,等到出生时婴儿的大小正常。IUGR 的一般原因包括胎盘功能不全,慢性母体疾病,异常胎盘,遗传性疾病,畸形,免疫疾病,母体感染,代谢疾病,母体滥用药物和多胎妊娠。IUGR 通常被分类为对称或不对称。对称 IUGR 是指整个身体比例较小的胎儿,这被认为是更严重的形式(Styne,2004)。不对称IUGR 与需要胎儿将其能量导向维持重要器官(通常是心脏和大脑)的过程有关。因此,具有不对称 IUGR 的胎儿通常具有正常的头围,但是腹围小,肢体小,骨骼肌质量减少,并且皮下和腹部脂肪减少。具有不对称 IUGR 的婴儿比其对称的 IUGR 对应物更频繁地表现出追赶性增长。然而,在所有 IUGR 婴儿中,10%～30%的成年人身材矮小。鉴于各种原因,IUGR 的管理是个性化的,经常需要复杂的决策,权衡选择性早产、未成熟风险与 IUGR 相关的风险(Teitelbaum and Coran,2003b;Pierro et al,2006;Alberry and Soothill,2007;Goldenberg et al,2008)。

(二)胎儿宫内生长与肺发育

正常的宫内生长和发育取决于正常的羊水量。与泌尿科医师特别相关的是肺发育,其依赖于羊水。在怀孕初期,胎盘会产生羊水。**在妊娠 10-12 周时,胎儿肾开始产生尿液,此后这成为羊水的主要来源。**肺发育是分子过程的高度复杂的编排,分为三个阶段:胚胎期、胎儿期和产后期或肺泡期。

胚胎期始于妊娠 3 周时前肠的腹芽。到第 6 周,肺芽依次分支出各级支气管肺段。这些部分准备进一步分化,它们的胚胎成分将最终分化成特化的上皮,平滑肌,软骨,结缔组织和血管(Teitelbaum and Coran,2003b;Wilson and Di-Fiore,2006)。

肺发育的胎儿期在妊娠 7 周开始并进行到出生。该期进一步细分为三个阶段:假腺体(7-17 周),小管(16-25 周)和囊状(25 周至足月)。假腺体特别令人感兴趣,因为其定时与胎儿来源的羊水替代胎儿来源的羊水一致。**到妊娠第 16 周结束时,所有肺分支都发生,导致终末支气管气道。**在此之后,发生的唯一进一步生长是现有气道的伸长和扩大。大量实验数据表明,肺发育中的这些早期和关键事件依赖于肺液动力学,并且任何限制性过程[包括气管闭塞(如闭锁)或羊水过少]导致肺发育不全,其在出生时可能是致命的。限制性过程的严重程度与发育不全的程度成正比(Teitelbaum and Coran,2003b;Wilson and DiFiore,2006)。

(三)产后注意事项

在出生以后,儿童的生长发育进行迅速,尤其是在童年的早期阶段。足月新生儿在出生后的前 6 个月内以每天 25～30g 的速度生长,导致在此期间出生体重增加 1 倍。在出生后的前 12 个月,婴儿的出生体重通常呈 3 倍增长。到 3 岁时,出生体重预计将翻 2 番;到 10 岁时,体重将达出生时的 20 倍。体长在生命的第一年增加约 50%,在 10 岁时增加 3 倍(Teitelbaum and Coran,2003c)。

1. 心血管系统

小儿心血管生理学和相关管理办法的详细描述超出了本章的范围,但是一些原则对泌尿科医师来说很重要。这些包括儿科和成人心血管生理学之间的基本差异,以及理解常见先天性心脏缺陷对患者的可能影响。

与成人心脏相比,新生儿和小儿心肌较硬,顺应性较低。这导致前负荷储备减少,这意味着舒张末期心室容量进一步增加,但不会导致心输出量增加的情况出现的比成人更早。此外,婴儿和儿童的静息心率相对较高。**因此,增加心率很少会增加儿童的心输出量。**将儿童的心率降低到普通成人的心率将导致心输出量显著降低。最后,小儿心脏对正性肌力药的反应明显较小,因为它表现出心肌内钙释放减少(Hirschl and Coran,2003a;Rocchini,2006)。

先天性心脏缺陷很常见,大约每 120 个活产婴儿中就有 1 个出现。通常,这些缺陷被分类为发育不全,间隔,发绀或阻塞缺陷。间隔缺损是最常见的,这其中又以室间隔缺损(VSD)最多见。大多数患有间隔缺损的婴儿在第一个月内没有症状。然而,在生后 4～6 周,肺循环阻力达到正常水平,因此在出生第二个月期间可发生充血性心力衰竭。心脏发育不全是罕见的,但它是先天性心脏病最严重的形式。这些缺陷通常导致右心室或左心室的发育不足,使得仅有一侧的心脏能够将血液泵送到身体和肺部。在左心发育不全综合征中,未闭的动脉导管是婴儿在能够实施急诊手术前存活的关键。没有这条通路,血液就不能循环到身体。在右心发育不全综合征中,未闭的卵圆孔具有相同的功能。当心脏瓣膜、动脉或静脉异常狭窄或阻塞时,会出现梗阻缺陷。常见的梗阻缺陷包括肺动脉瓣狭窄,主动脉瓣狭窄和主动脉缩窄,其他类型如二尖瓣主动脉瓣狭窄和主动脉瓣下狭窄相对较少。任何狭窄或阻塞都可能导致心脏扩大或高血压。发绀性的心脏缺陷是因为它们会导致发绀,包括持续性动脉干,全肺静脉异常连接,法洛四联症,大血管转位和三尖瓣闭锁。从非心脏手术的角度来看,重要的是要记住许多患有复杂心脏异常的儿童正在服用阿司匹林和西地那非等药物,这使他们容易出血。此外,某些类型的手术诱导的循环,如 Fontan,故意增加全身静脉压,这可能增加术后出血风险。必须与小儿心脏麻醉师一同仔细考虑这些变量并进行规划(Hirschl and Coran,2003a;Rocchini,2006)。

2. 免疫

新生儿对细菌感染的易感性较高,主要是新生儿宿主防御机制不完善的结果。早产儿的风险甚至更高。这种易感性源于与新生儿白细胞[包括中性粒细胞,单核细胞,T、B 淋巴细胞,自然杀伤(NK)细胞]不成熟相关的几个因素,以及补体激活系统的缺陷。

尽管中性粒细胞的数量在足月出生时接近成人水平(约为循环白细胞的 60%),但新生儿在应激或感染时提高白细胞在循环中的水平的能力相对不足。这被认为是中性粒细胞储存库减少和中性粒细胞血管外迁移增加的结果。早产儿的另一个问题是出生时中性粒细胞计数明显降低。新生儿中性粒细胞对活化内皮的黏附性较低,这一过程对于趋化性和向炎症和感染部位的迁移至关重要。此外,新生儿血清缺乏调理素,这是中性粒细胞吞噬作用所必需的。因此,即使新生儿中性粒细胞完全有能力杀死细菌,它们也可能效率较低。与减少的中性粒细胞储存库不同,新生儿中单核细胞的数量等于或大于成人。然而,由于不明原因,单核细胞向炎症和感染部位的迁移显著延迟(Hirschl and Coran,2003b;Upperman and Ford,2006)。

尽管与成人相比具有明显更多的循环 T 细胞,但新生儿的 T 淋巴细胞功能并不完善。此外,与成人不同的是 CD4$^+$ T 细胞的比例高于 CD8$^+$ T 细胞。功能不完善与其幼稚表型有关,这是由于它们缺乏对外来抗原的暴露,并且产生关键炎性细胞因子的数量相对有限。B 淋巴细胞功能在新生儿中也受限,这是因为它们不能分化成分泌 IgG 或 IgA 的浆细胞。它们能够分化成分泌 IgM 的浆细胞,但依赖于母体胎盘转移基本上所有的 IgG。这种依赖一直持续到生命的第三或第四个月,此后新生儿 IgG 的比例超过了母体 IgG。尽管母体 IgG 足以抵抗大多数感染,但大肠埃希菌和沙门菌等细菌菌株可引发不同的免疫球蛋白亚型,使胎儿和新生儿免疫保护不佳。早产儿的风险更大,因为他们出生时没有足够的母体 IgG 水平(Hirschl and Coran,2003b;Upperman and Ford,2006)。

新生儿的另一种淋巴细胞缺陷涉及 NK 细胞,其通过靶向细胞裂解在对抗细胞内的病原体中起重要作用。在足月时,NK 细胞的比例与成人循环中的相似,但它们在功能上和表型上都是不成熟的。由于不明原因,它们的溶解潜力仅为成人 NK 细胞的 50%,并且直到婴儿期后才能达到其全部潜在功能(Hirschl and Coran,2003b;Upperman and Ford,2006)。

新生儿中免疫球蛋白的相对缺乏导致对替代物的依赖性增加,即非抗体依赖性的补体激活途径。然而,在新生儿中,经典和替代补体激活途径相关因子的数量减少。具体而言,对于防止革兰阴性细菌感染至关重要的 C9 的水平降低。据信,母乳喂养可部分补偿这些内在的新生儿免疫缺陷。人乳含有免疫球蛋白,包括 IgG、IgM 和分泌型 IgA、淋巴细胞、巨噬细胞、多形核白细胞和补体级联通路所需组分。由于这些和其他好处,美国儿科学会建议在出生后的头 12 个月继续母乳喂养。**尽管新生儿期儿童的感染风险最高,但直到大约 8 岁时免疫系统才能完全胜任**(Hirschl and Coran,2003b;Upperman and Ford,2006)。新生儿和幼儿的相对免疫缺陷如何影响手术实践尚不清楚,正如本章后面所讨论的,没有针对小儿外科手术抗生素预防的循证指南。

3. 肾

关于肾发育的详细讨论可以在第 7 卷的第 2 章中找到,因此本节提供了一个非常简短的概要。肾功能在子宫内开始,第一个功能性肾单位出现在妊娠 8 周。肾发生在 34 周内完成。尿液产生在妊娠 10—12 周开始,与肾小球滤过的开始一致。在子宫内,肾血管阻力很高,这限制了肾血流量。一旦出生,肾皮质血流的分布随着皮质外侧的灌注增加和肾血管床的顺应性增加而改变。因此,尽管肾血流保持不变,但肾小球滤过率(GFR)迅速上升。此外,水和电解质稳态很难预

测。GFR 和肾小管功能在 1 个月大时翻倍
(Kaskel et al,1987),并且在出生后的前 3 个月,
肾血管阻力继续减少,这导致 GFR 进一步升高。
在这种相对快速的上升之后,GFR 继续缓慢增
加,在 12－24 个月时达到成人水平。肾小管功能
的成熟滞后于肾小球功能的成熟,因此新生儿浓
缩尿液的能力仅约为成人的 50%(Greco et al,
2002;Teitelbaum and Coran,2003a;Pierro et al,
2006)。

要点:增长和成熟

- 有早产和(或)IUGR 病史的婴儿有发生不
  良事件的风险,并且占新生儿死亡和长期残
  疾的很大比例。
- 正常的宫内生长和发育完全取决于正常羊
  水量的存在,其中大部分是在妊娠 10－12
  周后由尿液组成。
- 特别是肺部发育取决于液体动力学,羊水过
  少等过程导致肺发育不全。
- 新生儿和小儿心肌比成人更硬,顺应性更
  低,导致生理反应和心血管护理的显著
  不同。
- 许多患有复杂心脏异常的儿童正在服用易
  使他们出血的药物,如阿司匹林和西地那
  非。此外,某些类型的手术诱导的循环,如
  Fontan,故意增加全身静脉压,这可能导致
  术后出血的问题。
- 由于宿主防御机制的缺陷,新生儿对细菌感
  染的易感性增加,并且免疫系统在 8 岁之前
  不能完全胜任。
- 肾功能正常化是出生时快速发展的过程,并
  且直到 12－24 个月 GFR 才达到成人水平。

二、围术期液体管理

保持液体充足是儿科护理中一个基本且至关
重要的概念。对于儿科泌尿科医师,液体补充通
常用于术后的维持治疗或用于术后脱水的治疗。
适当的术中补液对于简化术后液体管理和优化术
后疗程至关重要。随着门诊手术的增加和住院时

间的缩短,这一点越来越重要。**围术期液体治疗
开始于麻醉团队对液体缺乏仔细和完整地评估。**
准确了解患者最后何时进食或饮水是必要的,以
避免在开放性膀胱手术期间经常观察到的低尿
量。如果可能的话,应该在手术期间仔细监测尿
量,并且在开放性下尿路手术中,泌尿科医师应该
向麻醉师提供反馈以确保患者保持液体充足。

液体维持补充了两种液体丢失:不显性或蒸
发丢失和尿液丢失。在围术期,由于发热,呼吸急
促等多种因素的存在及严重程度不同,不显性丢
失量可能会有很大差异。不显性丢失是自由水的
损失,通常占液体维持量的 1/3。尿液损失计算
为 280～300 mOsm/kg 水,其比重为 1.008～
1.015,但该浓度可根据患者的尿液浓缩能力而变
化。尿液损失占液体维持量的 2/3。**液体维持量
可以使用 Holliday-Segar 公式计算,如表 7-1**
(Holliday and Segar,1957)所示。**在计算流体需
求后,儿童通常接受 D5 1/4 生理盐水(NS)＋ 20
mEq/L 氯化钾或 D5 1/2 生理盐水＋20 mEq/L 氯化
钾。**6 个月以下的儿童一般采用 1/4 生理盐水补
液,因为他们每千克需水量很高。然而,6 个月及
以上的儿童应当给予 1/2 生理盐水的补液方案
(Greenbaum,2007)。

表 7-1　每日液体维持需求量

体重(kg)	每日需求量	每小时需求量
0～10	100 ml/kg	4 ml/kg
11～20	1000 ml＋50 ml/kg	40 ml＋2 ml/kg
>20	1500 ml＋25 ml/kg	60 ml＋1 ml/kg

From Holliday MA,Segar WE. The maintenance
need for water in parenteral fluid therapy. Pediatrics 1957;
19:823-32.

在术后脱水的情况下,严重程度如表 7-2
(Siker,2002)中所述确定。**通常,补液应该从平
衡的盐溶液开始,如乳酸林格(LR)液或生理盐
水,**以增加循环血液量。通常,使用 10～20 ml/
kg 的快速补液,但在补液最初 2h 期间高达
40ml/kg 的液体量也是可以良好耐受的(Carva-
jal,1994)。可以根据患者的病史,体格检查结果,
电解质值和血清张力来估计液体缺乏的类型。脱
水类型包括等渗(血清渗透压 270～300 mOsm/

L,血清 Na^+ 浓度 $130\sim150$ mEq/L),低渗(血清渗透压 <270 mOsm/L,血清 Na^+ 浓度 <130 mEq/L)或高渗(血清渗透压 >310 mOsm/L,血清 Na^+ 浓度 >150 mEq/L)。高渗性脱水患者需要仔细考虑液体类型和流速,因为在补液过程中可能会出现脑水肿等并发症(Friedman,2005;Greenbaum,2007)。

表 7-2　失水程度估计

失水程度	临床表现
轻度(1%～5%)	黏膜干燥,皮肤弹性差,烦躁,尿量减少
中度(6%～10%)	无泪,皮肤干燥,嗜睡,少尿
重度(≥11%)	囟门和眼睛凹陷,皮肤发冷,无尿,心动过速和呼吸急促,血压降低,昏迷

Modified from Siker D. Pediatric fluids,electrolytes,and nutrition. In: Gregory GA, editor. Pediatric anesthesia. New York: Saunders; 2002.

要点:围术期液体管理

- 维持合适的液体量是儿科护理中一个至关重要的基本概念。
- 液体治疗必须从评估液体缺乏开始。
- 补充液体应以平衡盐溶液(如 LR 或 NS)开始。
- 可以使用 Holliday-Segar 公式计算液体维持量。
- 对于使用的液体,根据儿童的年龄和体重选择 D5¼生理盐水(NS)+20 mEq/L 氯化钾或 D5½生理盐水+20 mEq/L 氯化钾。

三、小儿麻醉和镇静

(一)心理和情绪准备

在麻醉和外科手术开始之前,必须彻底了解儿童和家庭的心理状态及每个儿童的临床状态。如果孩子没有以适合年龄的方式接受治疗,那么整个围术期的经历可能会受到影响。反之,如果儿童心理和情感方面的状态使得护理人员偏离了主要的医疗和手术考量,那么成功的疗效可能会打折扣。因此,整个医疗团队必须在这两个考虑因素之间找到理想的平衡点(Ferrari,2008)。

众所周知,严重的术前焦虑与麻醉诱导困难有关,并常伴随诱导的延长(Kain et al,1996a,1996b)。包括孩子的气质、年龄及父母的情境困扰和以往医疗经历的结果在内的因素将影响孩子的焦虑程度。对于许多孩子来说,术后即刻的表现是其麻醉诱导经历的一面镜子。平静睡觉的儿童通常以同样的方式醒来,并且在麻醉后监护室(PACU)中表现平静。因此,有必要花时间以适合年龄的方式让孩子经历麻醉诱导过程。麻醉医师一致认为,在手术前需要治疗儿童的焦虑症(McCann and Kain,2001)。应对技能的发展被认为是最有效的术前干预,其次是建模,游戏治疗,手术室(OR)游览和印刷资料(Kain et al,1996a;O'Byrne et al,1997;Ferrari,2008)。

成熟程度会影响孩子对疾病的理解和反应(Moynihan and Kurkar,1999)。**婴儿害怕与主要照顾者分离并表现出面对陌生人的焦虑。因此,必须保持父母在围术期中的参与。幼儿害怕失去控制,因此给予幼儿做出选择的权利,如询问孩子对他或她的病员服颜色的喜好,将减少其焦虑。学龄前儿童害怕受伤,如他们可能担心抽血会导致血液中的血液不足。他们倾向于以具体的方式思考,因此可能会对陈述从字面上进行理解,因此在选择与该年龄组使用的语言时必须谨慎。学龄儿童通常担心他或她可能没有达到大人们的期望。**尽管没有理解成年人所说的话,他们可能会点头装作理解并专注地倾听。他们不愿意提问,因为担心被责备这本该是他们知道的。因此,必须清楚地解释我们并没有这样的期望。**青少年害怕死亡,通常不了解身体功能。**他们经常在术前惊慌失措,但尽量不表现出任何迹象。结果,他们可能会保持非常安静。护理团队有责任预计到这种焦虑,并让青少年放心(Ferrari,2008)。

(二)麻醉风险

大多数父母会表示他们对麻醉的焦虑程度高于手术风险。父母之间对麻醉的恐惧很大程度上源于缺乏关于现代麻醉的信息,而不是高风险的可能性。对于许多家庭来说,讨论他们孩子麻醉的具体风险可能会有所帮助(Olsson and Hallen,

1984；Ferrari，2008）。**对于正在接受简单手术的健康儿童，不良事件的风险大约为 1/20 万**（Eichhorn，1993）。麻醉下死亡的风险是最可怕的并发症。对于接受任何外科手术的任何年龄的患者，这种风险为 1/10 000（Keenan and Boyan，1985；Tiret et al，1986；Holzman，1994）。**然而，直接归因于麻醉的死亡风险接近于 0，尽管麻醉引起的心脏骤停风险大约为 4.5/10 000**（Gobbo Braz et al，2006）。麻醉相关并发症和死亡的发生率在生命的第一年中最高，为 43/40 000，但在生命的第二年中急剧下降至 1/10 000（Tiret et al，1988）。**对任何年龄组，急诊手术使麻醉风险提高到了 6 倍**（Ferrari，2008）。

（三）麻醉诱发的神经毒性

麻醉对婴儿处于发育中的中枢神经系统的影响已经研究和辩论了几十年。在过去几年中，这一关键问题的研究投入越来越大，与之相应的，麻醉药物对发育中的大脑是有害的这一怀疑也越来越大。这种怀疑是基于几项大型流行病学研究和来自动物研究的大量数据。然而，大多数流行病学研究都是回顾性的，因此不可能消除潜在病理和手术的重大混杂因素（McCann and Soriano，2012）。维多利亚州婴儿协作研究小组在一项回顾性研究中报告，婴儿的手术时间为第 27 周，并且接受了包括动脉导管未闭结扎，腹股沟疝修补术，胃肠道手术，神经外科手术和气管造口术在内的手术，这些手术与失明、脑瘫、耳聋和神经认知评分低于平均值三个标准差相关（Victorian Infant Collaborative Study Group，1996）。然而，一项关于出生时接受气管食管瘘修复的早产儿的研究与其正常队列的 IQ 分数没有差异（Bouman et al，1999）。也有一些前瞻性研究的报道，一项针对手术中接受体外循环的婴儿的大型研究显示其学业成绩、细节和粗大运动技能、视觉空间技能、记忆力、持续注意力和高阶语言技能都表现较低（Bellinger et al，2003）。尽管有这些令人信服的数据，但仍难以给出明确的答案，因为在道德上不可能进行涉及婴儿麻醉的明确的前瞻性随机试验。

实验室的胚胎和新生动物（包括雏鸡、小鼠、大鼠、豚鼠、猪、绵羊和恒河猴）的研究清楚地表明，常用的麻醉药、镇静药和镇痛药与神经细胞凋亡和神经行为缺陷有关（Lin et al，2014）。然而，尚未阐明神经毒性作用的潜在机制。此外，在动物中发现的作用将会如何对人类产生影响，这其中的关联尚不清楚。仍有许多研究需要更好地理解这些过程，并更好地模拟人类大脑发育的时段。

考虑到现有数据，最有可能在大脑发育不成熟状态下长期接触麻醉药和镇静药，因而最易受伤害的群体是需要新生儿重症监护的早产儿，而不是接受简短的、选择性的外科手术的相对健康的儿科患者（Lin et al，2014）。

（四）基本的术前准备

完整的病史始终是彻底的术前评估的第一步。病史应包括产前和新生儿期，因为怀孕和分娩期间的事件可能会影响孩子目前的健康状况（Means，1997）。以前住院的任何情况都应注意。对各器官系统进行全面检查，以评估可能影响麻醉选择或结果的医学并发症（Cote et al，2001）。咳嗽、哮喘或近期上呼吸道感染（URI）的存在可能使儿童易患支气管痉挛，肺不张或肺炎。新发心脏杂音，发绀，高血压，运动不耐受或风湿热病史提示麻醉或外科手术可能会加剧这一问题。应询问父母患儿是否存在呕吐，腹泻，吸收不良，黑便，胃食管反流或黄疸，以询问电解质紊乱，脱水，低血糖，贫血或需要快速诱导。癫痫发作，头部创伤或吞咽困难的病史可能表明代谢紊乱，颅内压增高或对肌肉松弛药的敏感。尿路畸形可能会影响体液稳定和肾功能，泌尿科医师应该清楚地告知这些的意义。发育异常，血糖水平的改变或长期类固醇药物使用史可提示内分泌疾病，糖尿病，甲状腺功能减退或肾上腺皮质功能不全。最后，贫血，淤伤或出血过多的病史可能提示输血需求或凝血功能障碍（Ferrari，2008）。

应特别注意获得家族史中的麻醉相关事件。具体而言，麻醉后家属中的肝脏问题的历史很重要，因为已知某些麻醉药在罕见情况下会引起肝损伤。恶性高热一直是儿科人群关注的问题。虽然大多数儿科麻醉医师不会常规使用琥珀胆碱，但应注意全麻后麻痹延长或接受机械通气的家族史。最后，应询问家属是否有意外死亡，婴儿猝死综合征，遗传缺陷或家族性疾病史，如肌营养不良症，囊性纤维化，镰状细胞病，出血倾向或人类免疫缺陷病毒（HIV）感染（Ferrari，2008）。

获得完整的用药史至关重要,包括处方药、非处方药、草药或替代疗法。许多非处方感冒药都含有阿司匹林、非甾体类抗炎药(NSAIDs)或其他可能干扰凝血的化合物。已知草药和替代疗法会与某些处方药物产生显著的有害性药物相互作用。这必须要在麻醉给药和进行手术之前考虑到(Cupp,1999)。

身体穿孔佩戴金属物件的做法在青少年和年轻人中变得越来越普遍。手术和麻醉期间如果发生电灼故障,皮肤中的金属物体会增加烧伤的风险。此外,金属物体可能会被手术室的设备勾住,导致皮肤和皮下组织撕裂。舌头穿孔饰物可能会干扰喉镜检查,并可能使气道固定不必要地具有挑战性。因此,应建议患者清除所有金属物体,并显露术前访谈期间无法看到的任何身体部位的穿孔饰物(Ferrari,2008)。

儿童的体格检查必须从远处进行简单的观察开始,因为婴儿或儿童在直接接触时可能会受到惊吓。在不触及孩子的情况下,可以了解相关的物理发现。皮肤的颜色包括苍白,发绀,皮疹,黄疸,异常标志或先前手术的瘢痕的存在可能表明存在器官系统功能障碍。由于先天异常经常伴随其他异常,面部异常可能表明存在其他器官的异常。呼吸系统检查应特别针对URI的任何迹象。心血管检查专门针对心脏杂音的存在,必须准确区别生理性与病理性。必须记录需要采取措施预防细菌性心内膜炎或防止交叉性空气栓塞的病变(Ferrari,2008)。

对于健康的儿童,术前准备很少进行常规的诊断性检查。并且应根据患者的一般医疗健康状况和将要进行的手术操作选择要进行的术前检查。一般来说,化验接受择期手术的健康儿童的血红蛋白/血细胞比容是不必要的(Steward,1991)。如果预计会出现明显的失血,或者如果孩子未满6个月或过早出生,则应化验血红蛋白/血细胞比容。凝血功能的测量和"容易淤伤"的历史在预测手术出血方面都不可靠(Burk et al,1992)。存在包皮环切术后大量出血和血肿,或大量淤青的病史应该进行适当的血液学评估。儿童不需要常规术前尿液分析,只有在怀疑有异常时才应进行血生化分析。接受抗惊厥药物治疗的儿童应检查这些药物的血药浓度,并且只有在一般

医疗条件允许的情况下才能检查心电图或胸片。常规妊娠试验是有争议的,应该遵循一个医疗机构的政策(Ferrari,2008)。

(五)术前禁食指南

让患儿午夜后禁食的做法并不安全,并已经不再提倡(Cote,1990)。这种过时的限制增加了孩子在进行麻醉诱导时出现脱水、低血糖和焦躁的机会,所有这些都导致了不理想的状况。在接受择期手术的健康儿童中,胃内容物吸入肺的风险仅为0.04%(Warner et al,1999)。美国麻醉医师协会(ASA)提出了在确定儿童禁食方案时可遵循的实践指南(American Society of Anesthesiologists,1999)。**ASA建议在麻醉前2h禁止饮用纯液体。**纯液体包括水、非颗粒状果汁(如苹果、白葡萄)、运动饮料和冰棒。**母乳喂养禁食4h,配方奶粉喂养6h。建议固体食物禁食时间,正常餐为6h,富含脂肪餐为8h。**然而,一项针对儿科机构的大型调查建议所有儿童固体食物禁食时间至少为8h(Ferrari et al,1999)。但是,个别机构可能有不同于此处提及的特别的实践指南。

(六)预防接种

围术期接种疫苗的时间一直是一个有争议的话题。众所周知,麻醉和手术都会产生免疫调节作用,有些人认为这些作用可能对疫苗的功效和安全性产生累加或协同影响(Siebert et al,2007)。然而,这种风险是理论上的,并没有指南针对该问题进行阐述。根据对文献的详尽回顾,Siebert等得出结论,麻醉在择期手术期间的对免疫调节的影响既轻微又短暂,持续约48h,目前并未提供任何不建议对进行择期手术的健康儿童进行免疫接种的证据。然而,在免疫和麻醉之间考虑最短2d(灭活疫苗)或14～21d(减毒活病毒疫苗)的延迟可能有助于避免将疫苗驱动的不良事件误解为术后并发症的风险(Siebert et al,2007)。

(七)特殊情况

1. 患有上呼吸道感染(URI)的儿童

是否对具有活动性上呼吸道感染的孩子进行择期手术是儿科麻醉中最困难和最基本的问题之一(Hinkle,1989)。儿童通常每年经历3～9次上呼吸道感染,并且大多数发生在冬季(Van der Walt,1995)。典型症状和体征包括发热,易激

惹,烦躁不安,打喷嚏,流涕,鼻塞,头痛,不适和厌食(Tait and Malviya,2005)。3 个月至 3 岁的儿童在疾病早期就出现发热,一般来说,年龄较小的儿童比年龄较大的儿童发生更严重的感染。在冬季月份,一个孩子很可能是感冒了,或者刚刚感冒痊愈,或者又将要感冒了(Ferrari,2008)。

咳嗽是下呼吸道受累的标志,应评估其来源(气管或支气管)和质量(湿或干)。在安静呼吸过程中,大多数孩子在听诊时会有清晰的呼吸音。在咳嗽和哭闹时,啰音和痰鸣音最好听诊(Ferrari,2008)。

取消手术的明确标准尚未建立,决定通常是主观的。**提示需要考虑取消手术的标准包括:气管插管的必要性,父母观察到手术当天儿童出现急性病,鼻塞和咳嗽的存在,二手烟暴露的病史及活跃的痰液产生**(Cohen and Cameron,1991;Parnis et al,2001)。取消手术的决定应与外科医师一起根据手术类型,手术的紧迫性和儿童的整体医疗状况进行。大多数学者同意在急性症状消退后可安排手术,并且至少在初始评估后的 3～4 周(Ferrari,2008)。推荐的评估算法流程见图 7-1(Tait and Malviya,2005;Zuckerberg and Maxwell,2009)。

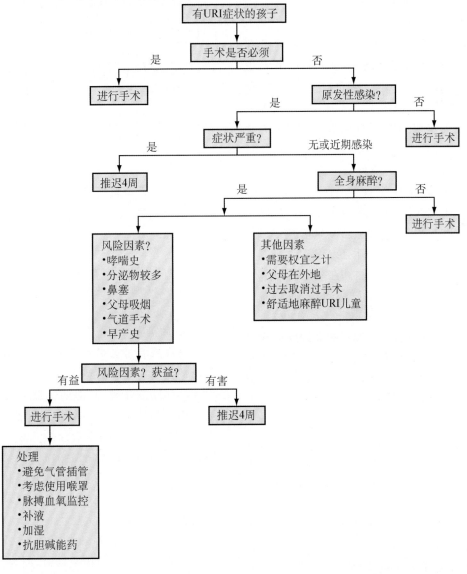

图 7-1　**儿童上呼吸道感染(URI)症状的术前决策**(From Tait AR,Malviya S. Anesthesia for the child with an upper respiratory infection:still a dilemma? Anesth Analg 2005;100:59-65.)

2. 哮喘

哮喘是最常见的小儿慢性疾病之一，其特征在于支气管收缩，黏液分泌过多，黏膜水肿和炎性细胞脱落。高反应性气道对刺激很敏感，气管插管是最有害的刺激之一。在对患有哮喘的儿童进行手术准备时，重要的是要注意孩子是否接受了最大程度的药物治疗及喘息是否持续存在。**所有吸入和口服的哮喘药物都应持续使用到手术当天早晨。**如果儿童不接受维持治疗，只需要在急性发作期间用药，即使孩子无症状，也应在麻醉前48h进行药物干预。如果条件允许，最好有最近的肺功能检查（PFT）。5岁的儿童就可以配合肺功能检查（Ferrari，2008）。

3. 有早产史的患儿

新生儿科学的进步导致越来越多的早产儿存活。这些婴儿通常具有复杂的医学问题，并且由于各种原因经常需要手术。然而，这些婴儿需要紧急泌尿外科手术的很少见。从围术期的角度来看，这些婴儿的主要问题是与心动过缓相关的呼吸暂停的风险。呼吸暂停通常是中枢性的，并且是脑干不成熟的结果，这使得这些婴儿在术后期间易于发生更显著的呼吸暂停（Kurth et al，1987）。如果手术延迟到距怀孕54周后的时间，那么35孕周的早产患儿的这种风险将＜1%（Cote et al，1995）。如果手术不能等待，则需要24h进行麻醉后呼吸暂停监测。在4周龄以下的足月婴儿中也报道了麻醉后呼吸暂停，因此需要进行类似的监测（Noseworthy et al，1989）。**此外，对于有早产史的患儿，＜30%的血细胞比容与增加的麻醉后呼吸暂停的风险相关。**因此，所有接受手术的早产儿术前都需要化验血细胞比容（Welborn et al，1991；Ferrari，2008）。

4. 脊柱裂

脊柱裂是最常见的先天性缺陷之一，泌尿科医师应该在出生后立即参与这些患儿的护理。美国脊柱裂的平均发病率为每1000名活产婴儿0.7例。美国东海岸的发病率高于西海岸，白人（每1000名活产婴儿1例）的发病率高于黑人（每1000名活产婴儿0.1～0.4例）（Lemire，1988）。这些儿童往往是手术室的常客，需要仔细的术前准备，因为他们经常存在合并症。**他们往往对含乳胶产品的敏感性很高，因此所有患有脊柱裂的**患儿都应被视为乳胶过敏。大量患有脊柱裂的儿童接受了脑室腹腔（VP）分流术以治疗脑积水。在波士顿儿童医院，我们有一个强制性的手术准备协议，用于VP分流儿童择期手术的准备，在麻醉给药之前确保分流起作用（图7-2）。

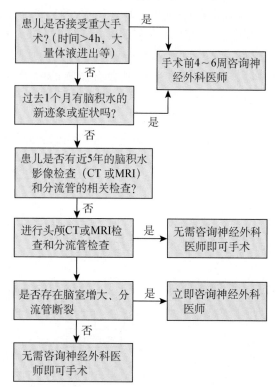

图7-2　**分流性术后脑积水患者的术前评估。**CT. 计算机断层扫描；MRI. 磁共振成像（From Children's Hospital Boston，© 2008.）

5. 肿瘤患儿

现在或者过去患有恶性肿瘤的儿童应有所有化疗的记录。蒽环类药物［多柔比星（阿霉素）］可引起心肌功能障碍，其他如丝裂霉素C和博来霉素可引起肺功能障碍。如果累计剂量＞150 mg/m²，则接受蒽环类药物治疗的儿童需要超声心动图检查（Lipshultz et al，1991）。任何有充血性心力衰竭史的儿童如果没有多柔比星用药后或2年内的超声心动图，则麻醉前需要行术前超声心动图检查（Ferrari，2008）。

6. 特殊宗教信仰家庭的患儿

"耶和华见证人"拒绝输血，因为他们相信"生命力量"存在于他们的血液中。虽然成年"耶和华见证人"可能会选择拒绝用于抢救的输血，但作为未成年人的儿童患者却没有同样的权利。因此，在需要血液的情况下，手术和麻醉团队必须与父母一起制定计划。围术期循环扩容剂（如白蛋白），血液稀释和献血可以被一些人接受，这取决于他们对圣经经文的理解（Benson，1989）。**大多数医疗服务提供者都认为，在紧急情况下父母有意识地做出可能导致未成年子女死亡的决定是不可接受的；在这种情况下，适当的治疗，包括血液制品的输入，可以违背家庭意愿而进行**（Swartz，1985）。在大多数情况下，法院进行干预，可以不顾父母的宗教异议允许输血。即使没有医生寻求法院命令提供输血，"耶和华见证人"的孩子也不应因缺乏输血而死亡（Waisel et al，2001）。咨询儿童血液科专家有助于优化术前准备，其中可能包括手术前 2～3 周的口服铁疗法。

7. 先天性肾上腺增生

小儿泌尿科医师经常治疗先天性肾上腺增生（CAH）患者，患者的病情需要仔细的围术期准备。最常见的 CAH 形式是 21-羟化酶缺乏，其导致产生过量的黄体酮和 17-羟孕酮。然后这些激素在外周转化为雄激素，导致受影响的女孩出现男性化改变。由于盐皮质激素的产生受损，这些患者中大约 75% 也是盐分丢失过多。此外，CAH 患者肾上腺儿茶酚胺的产生不足。CAH 医疗管理的基石是终身激素替代。给儿童服用氢化可的松，盐丢失患者也需要使用氟氢可的松和氯化钠补充剂。在围术期，清楚地了解儿童 CAH 的性质及医学管理的安全性和稳定性至关重要。确定基线参数，包括水合状态、血压和电解质。氢化可的松的常用剂量不足以覆盖手术的生理应激，因此 CAH 患者通常在前 24h 以 4 个分开的静脉内剂量给予 $100mg/m^2$ 氢化可的松，然后缓慢递减（Zuckerberg and Maxwell，2009）。应与儿童内分泌学家一起制定明确的围术期激素补充计划。

8. 局部麻醉

儿童局部麻醉引起更多关注主要是由于两个主要因素：全身麻醉需求减少和术后疼痛管理改善。在波士顿儿童医院，我们经常使用两种相关类型的区域麻醉：单次骶尾部阻滞和硬膜外麻醉。骶管阻滞通常用于接受双侧腹股沟手术的患者，接受开放式输尿管膀胱造瘘术的患者，以及我们希望限制麻醉药使用的新生儿患者。硬膜外麻醉通常用于接受肾手术或广泛盆腔手术的儿童。

单次骶尾部阻滞是局部麻醉药一次性注射到硬膜外腔中，这些可以在 T_{10} 至 S_5 皮区组织中提供镇痛作用。最常见的局部麻醉药是 0.125%～0.25% 的丁哌卡因，肾上腺素的体积为 0.5～2 ml/kg（不超过以 mg/kg 为单位测量的毒性剂量）（Kraemer and Rose，2009）。**加入 1～2μg/kg 至最大 30μg 可乐定，可增强尾部阻滞的持续时间和强度**（Constant et al，1998）。除了一次性注射外，还可以在骶尾部区域留置导管以进行额外的术后局部麻醉剂给药。骶尾部阻滞最常见的并发症之一是无意中将针放入脉管系统，鞘内空间，甚至幼儿的骨骼中；然而这个比率很低（每 1000 人为 0.7 例）（Kraemer and Rose，2009）。

连续硬膜外镇痛(CEA)为接受胸、腹、盆腔和会阴手术的婴儿和儿童提供了良好的围术期镇痛。硬膜外腔可以在任何水平进入，但最常见于儿童的腰部或尾部区域。如果硬膜外针头接触脊髓，清醒的患者会发生反应，从而可以避免脊髓损伤。然而，绝大多数儿童硬膜外导管都置于全身麻醉状态，因为通常认为将硬膜外麻醉放置在不移动的儿童身上更安全。腰椎硬膜外导管放置造成神经损伤的风险非常低，除非如果针头推进太远，胸椎放置确实会增加脊髓损伤的风险。因此，全身麻醉下的直接胸椎放置应仅由经验丰富的人员进行，并仔细考虑潜在的风险和益处（Greco et al，2002）。在经过选择的病例，导管可以在透视引导下从腰部或尾部路径前进到胸部水平。导管尖端的位置可以用对比度硬膜外摄片确认（Greco et al，2002）。硬膜外药物选择是个体化的，并且随手术部位，硬膜外部位和患者特异性因素而变化。通常，局部麻醉药物与阿片类药物，可乐定或两者一起输注。使用可乐定是因为与单次尾部阻滞相同的益处，如果可能，可乐定优先用于阿片类药物，因为它不会引起阿片类药物的典型不良反应，包括瘙痒、恶心、肠梗阻、尿潴留或呼吸抑制（Greco et al，2002；Hirschl and Coran，2003c）。局部麻醉毒性的风险是需要在 CEA 期间持续监测的主要问题之一。医院应该有一支专门的麻醉师和护士团队，可以随时处理疼痛控制或 CEA 不良反应带来的紧急问题。应每天评估硬膜外穿刺部位的感染迹象。CEA 操作规程应包括患者监测参数和每 4 小时的神经系统评估(Kraemer and Rose,2009)。

(八)术后疼痛管理

儿科医护提供者有责任尽一切可能评估患者的疼痛,鉴于婴儿和儿童的认知和语言技能有限,这可能具有挑战性。疼痛评估工具已经建立并广泛应用,但对评估新生儿、婴儿和非语言或发育迟缓儿童的疼痛仍然有限(Kraemer and Rose,2009)。一般来说,孩子越年轻,他或她就越不可能使用疼

痛量表清楚地描绘疼痛程度。**然而,一般而言,8岁及以上的儿童可以可靠地报告成人使用的视觉模拟量表上的疼痛。年龄在 3－7 岁的儿童可以使用"面部"量表来更好地报告疼痛,这些量表提供了一系列描绘不断增加的痛苦程度的图画**(Kraemer and Rose,2009)。表 7-3 提供了一些常规使用的小儿疼痛评估量表。除了孩子,父母往往是判断孩子疼痛程度的极好信息来源。

表 7-3　儿童疼痛量表

量表	类型	年龄	评分指标
PIPP	行为和生理参数 程序性疼痛	足月和早产儿	孕龄 行为状态 心率,SpO_2 表情
CRIES	行为和生理参数 术后疼痛	32＞60 周	哭闹,SpO_2 升高 生命体征指标提高 表情 失眠
FLACC	行为参数	＜3 岁或不能自己叙述	面部,腿部,活动,哭闹,能否被安慰
Faces	自己叙述	3－12 岁	由笑脸到伤心脸的图画代表 0～10 的评分
VAS	自己叙述	＞7 岁	0＝无疼痛 10＝最严重的疼痛

CRIES(crying,increased O_2,increased vital signs,facial expression,sleeplessness);FLACC(face,legs,activity,cry,consolability);PIPP(premature infant pain profile);VAS(visual analog scale)。Modifed from Kraemer FW, Rose JB. Pharmacologic management of acute pediatric pain. Anesthesiol Clin 2009;27;241-68.

基于严重程度,儿科疼痛管理涉及针对疼痛转导、传递、调节和感知等几个复杂因素的处理(Kraemer and Rose,2009)。常见的多模式计划包括作用于外周的 NSAID,周围神经,神经根或脊髓的区域阻滞,和(或)阿片类药物的中枢作用。诸如此类的平衡方法可以最小化每种方案的不利影响,并且可以协同地起作用以最好地控制急性疼痛。

对于接受非动脉手术并且没有 CEA 的儿童,患者自控镇痛(PCA)是治疗中度至重度疼痛的极佳选择。**在适当的教育和指导下,年仅 5 岁的儿童已成功使用 PCA。但 PCA 通常用于 7 岁及以上的儿童**(McDonald and Cooper,2001)。PCA

的使用对机构/部门监测有要求,需检测呼吸频率,脉搏,血氧饱和度,心率,血压,疼痛评估和意识水平。当与适当的监测一起使用时,PCA 是安全、有效和高度可靠的。对于年龄较小的儿童或无法可靠控制 PCA 的儿童,可以使用护士或父母控制的镇痛,并取得类似的成功和疗效。

口服镇痛药包括非阿片类和阿片类镇痛药。非阿片类药物的选择包括对乙酰氨基酚和NSAID。**对乙酰氨基酚是儿科中使用最广泛的解热镇痛药,对于中度至重度疼痛患者,通常与阿片类药物联合使用。**适当给药时,对乙酰氨基酚可以安全地用于新生儿。它通常主要通过葡糖醛酸化和硫酸化在肝脏中代谢。新生儿和婴儿主要

通过硫酸化结合，并且在大约 12 岁时达到葡萄糖醛酸化/硫酸化的成熟比例。对乙酰氨基酚的需要关注的特征是过量可导致肝坏死和衰竭。这是因为在超常规剂量下，对乙酰氨基酚通过氧化细胞色素 P450 途径代谢，这导致高浓度肝毒性代谢物。对乙酰氨基酚有多种配方可供选择，包括

滴剂（80mg/0.8ml）、酏剂（160mg/5ml）、咀嚼片（80mg 和 160mg）、可溶解片剂（160mg）、片剂（325mg 和 500mg）、栓剂（80mg，120mg，325mg 和 650mg）和静脉注射液。建议的对乙酰氨基酚剂量见表 7-4。

表 7-4　对乙酰氨基酚给药剂量

给药途径	早产儿（28－32 周）	早产儿（＞32 周）	足月儿和儿童＜50kg	儿童＞50kg，青少年，成人
口服	12.5 mg/kg,q6h PRN for 72 h	12.5 mg/kg,q4h PRN for 72 h	12.5 mg/kg,q4h PRN for 72 h	325～975mg,q4h PRN for 72 h
直肠	20 mg/kg,q12h PRN for 72 h	15 mg/kg,q8h PRN for 72 h	15～20 mg/kg,q4h PRN for 72 h	325～975mg,q4h PRN for 72 h
静脉	禁用＜2 岁	禁用＜2 岁	≥2 yr old:15 mg/kg,q6h or 12.5 mg/kg,q4h	1000 mg, q6h 或 650 mg, q4h
最大剂量	50 mg/(kg·d)	90 mg/(kg·d)	Oral/rectal:90 mg/(kg·d)(≤4 g/d) IV:75 mg/(kg·d)(≤3750 mg/d)	4 g/d

Based on Boston Children's Hospital formulary.

NSAID 通常用于术后镇痛，因为它们提供了极好的镇痛作用并且耐受性良好。**一项对大量儿童短期使用布洛芬的研究显示，与对乙酰氨基酚相比，其肾或胃肠道不良反应没有增加**（Lesko and Mitchell，1995）。NSAID 类药物彼此之间相似之处多于不同之处。成人临床试验，结果研究和系统评价表明，没有哪一种 NSAID 具有独特的镇痛效果，并且口服、直肠和肠胃外给药途径同样有效（Greco et al，2002）。与对乙酰氨基酚一样，布洛芬可用于多种制剂，包括滴剂（50mg/1.25ml）、酏剂（100mg/5ml）、咀嚼片（50mg 和 100mg）和片剂（200mg，400mg，600mg 和 800mg）。静脉注射布洛芬可在美国使用，但尚未被批准用于治疗儿科患者的疼痛。布洛芬应常规用于 6 个月及以上的儿童。对于镇痛，可以使用 15mg/kg 的单剂量。但是，如果预计或计划重复剂量，每 6～8 小时给药量应为每次 4～10mg/kg，最大日剂量为 40mg/kg。

酮咯酸是在美国唯一可用于美国治疗小儿疼痛的肠外 NSAID（15mg/ml 和 30mg/ml），并且已被用作阿片类药物的佐剂和用于治疗术后疼痛的单一药剂。我们经常在至少 6 个月大的儿童中

使用酮咯酸，但它被批准用于 2 岁或以上的儿童。**我们发现除了优异的镇痛作用外，酮咯酸还可显著降低膀胱痉挛的发生率和严重程度**（Park et al，2000），我们在膀胱手术后常规使用酮咯酸。然而，目前已经报道了其显著的不良反应，包括急性肾衰竭，出血时间延长和过敏反应，因此需要谨慎使用（Kraemer and Rose，2009）。因此，我们不对肾功能不全，肾瘢痕，孤立肾，NSAID 敏感性患者或患有明显术后出血风险的患者使用酮咯酸。酮咯酸的剂量为 0.25～0.5mg/kg，每 6 小时 1 次，无须负荷剂量。

阿片类药物通常用于中度至重度疼痛，对于绝大多数儿童而言，它们提供了极好的安全性。它们通过中枢神经系统神经元抑制来达到镇痛。儿科人群中常用的阿片类药物，包括吗啡、氢吗啡酮、美沙酮、芬太尼、可待因、羟考酮和氢可酮（表 7-5）。阿片类药物可以通过几种途径给药，包括口服、静脉内、肌内、皮下、直肠、经皮或经黏膜给药。口服给药通常是最简单的途径并且提供相对恒定的血药浓度水平。**尽管它们具有一般的效果，但阿片类药物剂量需求存在显著的个体差异。足够的阿片类药物剂量可以缓解疼痛，但不会导致过**

度嗜睡或呼吸抑制。吗啡是标准阿片类药物,所有其他药物的效价都与之比较(Greco et al,2002;Kraemer and Rose,2009)。它在肝脏中代谢,消除半衰期更长,并且新生儿的清除率更低。这种差异在早产新生儿中更为显著。然而,在2个月内,消除半衰期和清除率就达到成人水平。没有确定的最佳吗啡血浆浓度,因此需要针对每位患者制定适当的剂量,同时仔细监测呼吸抑制。

表7-5 阿片类药物使用剂量

阿片类药物	给药途径/年龄组	剂量/给药间隔
吗啡	**静脉推注**	
	足月新生儿	$10 \sim 25 \mu g/kg$,q2~4h
	早产新生儿	$25 \sim 50 \mu g/kg$,q3~4h
	婴儿和儿童	$50 \sim 100 \mu g/kg$,q3~4h
	静脉滴注	
	足月新生儿	$2 \sim 5 \mu g/(kg \cdot h)$
	早产新生儿	$5 \sim 10 \mu g/(kg \cdot h)$
	婴儿和儿童	$15 \sim 30 \mu g/(kg \cdot h)$
可待因	口服	$0.5 \sim 1$ mg/kg,q4h
羟考酮	口服	$0.05 \sim 0.15$ mg/kg,q4h

Modified from Kraemer FW,Rose JB. Pharmacologic management of acute pediatric pain. Anesthesiol Clin 2009;27:241-68.

　　可待因有酏剂形式,是幼儿最常用的口服阿片类药物。它通常与对乙酰氨基酚(对乙酰氨基酚120mg,可待因12mg/5ml)合用,并且在这种形式下它更有效。可待因的剂量为$0.5 \sim 1$mg/kg,每4小时1次,但需要仔细考虑对乙酰氨基酚的剂量以避免其毒性。对于体重<45kg的儿童,基于对乙酰氨基酚的最大剂量是90mg/(kg·d),对于体重>45kg的儿童,对乙酰氨基酚4g/d。**可待因本身是一种相对较弱的阿片类药物,因为它对阿片受体的亲和力极低,其大部分镇痛作用是其有10%代谢为吗啡的结果。**吗啡的代谢主要通过细胞色素P450酶CYP2D6的O-去甲基化,已知其存在遗传多态性(Williams et al,2001)。**因此,CYP2D6的变异将导致代谢可待因的能力发生变化。**以这种方式,取决于其CYP2D6酶的表型,个体可以被分类为弱代谢者

或超速代谢者。3%的白种人和40%的北非人口是超速代谢者,导致血浆中吗啡浓度升高到危险的水平(Gasche et al,2004)。相反,7%～10%的白种人是可待因的弱代谢者,从可待因治疗中获得很少或没有镇痛效果(Kraemer and Rose,2009)。CYP2D6变异性的灾难性后果由一

要点:小儿麻醉和镇痛

- 手术准备是一项多方面的工作,涉及考虑儿童及其家庭的医疗和心理需求,所有这些都随着儿童的年龄和发育状况而变化。
- 健康儿童接受简单手术时与麻醉相关的风险极低。此外,目前尚不清楚麻醉是否对发育中的大脑具有神经毒性。
- 健康儿童很少进行手术常规诊断检查,应根据患者的一般健康状况和需要接受的手术选择必要的检查。
- 儿童不应在"午夜后"就开始禁食;ASA提供了优化患者水合作用并将风险降至最低的指南。
- URI在童年时期很常见;择期手术应在急性症状消退后安排,并在初次评估后至少3～4周。
- 患有VP分流器的儿童应接受评估,以确保在进行大手术前有适当的分流功能。
- 局部麻醉在几种泌尿外科手术中起着重要作用,最常见的是骶尾部阻滞和连续硬膜外麻醉。
- 基于严重程度,儿科疼痛管理涉及针对疼痛转导、传递、调节和感知的几个复杂因素。
- 对乙酰氨基酚是儿科中使用最广泛的镇痛药;布洛芬也是常用的,儿童不太可能出现肾或胃肠道不良反应。
- 阿片类药物用于中度至重度疼痛,个别阿片类药物剂量要求有很大差异。
- 由于CYP2D6肝酶的遗传多态性,可待因的疗效差异很大;患者可能是代谢不良导致很少或没有镇痛,或者他们可能是快速代谢者,导致代谢后阿片类药物血浆水平的危险水平。

名 2 岁儿童的死亡报告突出显示,该儿童在常规扁桃体切除术后在家中接受可待因治疗(Ciszkowski et al,2009)。患者的基因分型显示 CYP2D6 等位基因(超速代谢产物)重复,吗啡的血浆浓度为 32 ng/ml(>20ng/ml 导致呼吸抑制)。**由于这种风险,我们仅使用羟考酮,出现具有较少的可变代谢。**

羟考酮以片剂和液体形式提供,并且通常还与对乙酰氨基酚组合。联合制剂通常用于儿童,并且也有溶液(羟考酮 5mg 和对乙酰氨基酚 325mg/5ml)和片剂形式(羟考酮 2.5～10mg 和对乙酰氨基酚 300～650mg)。初始剂量基于羟考酮含量,但最大日剂量基于对乙酰氨基酚含量。基于疼痛严重程度,初始羟考酮剂量为每次 0.05～0.3mg/kg。对于体重<45kg 的儿童,基于对乙酰氨基酚最大剂量是对乙酰氨基酚 90mg/(kg·d),对于体重>45kg 的儿童,对乙酰氨基酚为 4g/d。我们通常用于大多数门诊外科手术的策略是在手术后的前 48h 每 3 小时交替使用对乙酰氨基酚和布洛芬的方案。如果对乙酰氨基酚和布洛芬镇痛效果不足,则可以另外使用普通羟考酮。这种方法通常用于儿科降低发热,并且已被证明在手术环境中是安全的(Bauer et al,2010;Wong et al,2013)。虽然我们仅使用普通的羟考酮,但其广泛使用似乎受到限制,因为许多社区药店认为它是一种特殊产品,并且不会将其保存在常规库存中。如果是这种情况,则优先选择对乙酰氨基酚/羟考酮制剂的组合,这将使乙酰氨基酚和布洛芬的交替方案复杂化。

四、手术准备和术中注意事项

(一)手术准备

1. 抗菌药物预防

由于没有来自任何小儿泌尿外科或外科学会的指南,在接受手术的儿童中是否使用预防性抗生素仍然是个人和非基于循证的决定。对于大手术而言,常规给予外科抗菌预防(SAP)通常没有争议,但对于诸如睾丸固定术、疝修补术和包皮环切术等小手术也是如此。疾病控制和预防中心(CDC)为 SAP 提供了指南(Mangram et al,1999),但这些指南范围广泛且一般,并未专门针

对泌尿外科手术。2001 年,欧洲泌尿外科协会发布了针对泌尿外科的指南,但没有专门针对儿科手术。日本泌尿协会发布了包括儿科手术在内的综合 SAP 指南(Matsumoto et al,2007),但这些指南并非以循证为基础,而是根据小儿泌尿外科学会医师的观点和实践习惯制定的。清洁(Ⅰ类)、清洁-污染(Ⅱ类)、污染(Ⅲ类)和感染(Ⅳ类)的 CDC 手术伤口分类系统可应用于小儿泌尿外科手术,表 7-6 中提供了示例。**一般而言,SAP 建议用于:①所有出生 72h 以内的新生儿手术,因为可能接触母体病原体,并且免疫功能特别不全;②主要的Ⅱ类切口手术;③所有Ⅲ类和Ⅳ类切口的外科手术**(2004)。目前尚未研究Ⅰ类切口和小部分Ⅱ类切口手术中的抗生素使用,并且这种使用仍然基于外科医师的个人偏好。表 7-7 中提供了 SAP 的建议。**SAP 采用的时机至关重要,第一次给药应在手术 0.5～3h 之前进行,以使切口部位抗生素浓度达到杀菌水平。**

2. 血栓栓塞预防

与成人相比,儿童静脉血栓栓塞事件(VTE)很少见。在一般人群中,儿童 VTE 的发病率估计为每 10 000 人 0.07～0.14,住院儿童发病率为每 10 000 人 5.3(Andrew et al,1994;van Ommen et al,2001)。一般来说,儿童 VTE 的发生率

表 7-6　小儿泌尿外科切口分类

切口分类	手术
清洁	肾切除术,肾上腺切除术,腹膜后肿瘤切除术,睾丸固定术,疝修补术
清洁-污染	肾输尿管切除术,肾部分切除术,肾盂成形术,输尿管再植入术,其他膀胱内手术,膀胱外翻闭合,部分膀胱切除术,尿道下裂修复术,其他生殖器手术,膀胱镜检查,经尿道切开输尿管囊肿,经尿道切除后尿道瓣膜
污染	肠代膀胱术,尿流改道术
感染	开放性泌尿道创伤,感染肾的手术,膀胱增大破裂

Modified from Yamamoto S,Shima H,Matsumoto T. Controversies in perioperative management and antimicrobial prophylaxis in urologic surgery. Int J Urol 2008;15:467-71.

表 7-7　外科预防性抗菌药物使用的建议

手术类型	可能的病原菌	预防用抗生素	术前剂量
新生儿手术（出生＜72h）	B组链球菌，革兰阴性肠杆菌 肠球菌	氨苄西林＋庆大霉素	50 mg/kg 氨苄西林 2.5～3 mg/kg 庆大霉素
Ⅰ类切口（清洁）	表皮葡萄球菌，金黄色葡萄球菌，链球菌，革兰阴性肠杆菌	头孢唑林 或万古霉素（如果可能是MRSA 或 MRSE）	25 mg/kg 10 mg/kg
Ⅱ类切口（清洁-污染）	革兰阴性肠杆菌，肠球菌	头孢唑林 或氨苄西林＋庆大霉素	25 mg/kg 50 mg/kg 氨苄西林 2.5～3.0mg/kg 庆大霉素
Ⅲ类切口（污染）	革兰阴性肠杆菌 肠球菌 厌氧菌	头孢西丁 或头孢替坦	40 mg/kg 40 mg/kg
Ⅳ类切口（感染）	革兰阴性肠杆菌 肠球菌 厌氧菌	头孢西丁 或头孢替坦±庆大霉素 或庆大霉素＋克林霉素	40 mg/kg 40 mg/kg（±2 mg/kg 庆大霉素） 2 mg/kg 庆大霉素＋10 mg/kg 克林霉素

MRSA. 耐甲氧西林金黄色葡萄球菌；MRSE. 耐甲氧西林表皮葡萄球菌

Modified from McInerny TK, Adam HM, Campbell DE, et al, editors. American Academy of Pediatrics textbook of pediatric care. Elk Grove Village (IL): American Academy of Pediatrics; 2009.

是成人的 1/10（Levy et al, 2004），并且有几个因素被认为是造成这种差异的原因。这些包括儿童时期凝血酶水平较低，儿童凝血酶抑制药水平升高，以及儿童不同时期各种凝血因子水平显著降低（Jackson and Morgan, 2008）。尽管发病率很低，但据信这种情况正在增加，这很可能是由于疾病认识和诊断能力的提高，以及患有先天性心脏病、癌症和极度早产这些会导致严重血栓形成疾病的儿童的预期寿命的提高（Jackson and Morgan, 2008）。**儿童的 VTE 发病率呈现双峰，最常发生在 1 岁以下的婴儿和青少年中。**这两个年龄组占 VTE 的 70% 以上。婴儿的危险因素包括小血管，独特的止血系统和中心静脉导管（CVC）的使用。青少年的危险因素包括吸烟、避孕和肥胖（Sandoval et al, 2008）。一般而言，最大的风险因素是 CVC 的存在。小儿外科手术中没有明确的血栓预防指南，个别机构通常制定当地政策。一般而言，对于小儿非癌症泌尿外科手术，我们对所

有围青春期和青春期后的患者使用血栓预防，因为通常认为性成熟后成人 VTE 发生风险增高。**血栓预防的方法，包括弹力袜和（或）序贯加压装置加或减，皮下使用依诺肝素需根据每个儿童的风险因素评估逐案进行。**

3. 清理毛发

围青春期儿童和青春期后青少年可能在泌尿外科手术部位有大量毛发。关于适当的脱毛时机和脱毛方法的问题一直存在争议，因为它们被认为会显著影响手术部位感染（SSIs）的发生。数据表明，在手术当天或前一天晚上除去头发及使用剃须刀时，SSI 的风险较高。**在手术前即刻使用剪毛器或脱毛剂可降低 SSI 率**（Tanner et al, 2007）。基于此，我们的策略是在手术室中使用剪毛器即刻对手术患儿去除毛发。我们的手术室中不再提供剃须刀。

（二）术中注意事项

1. 失血和输血需求

儿童的血容量随年龄而变化，但估计可在

75～80 ml/kg(Linderkamp et al,1977)。一般来说，输红细胞(PRBCs)的指征为：血细胞比容＜24％，其表现为围术期的贫血体征和症状或出血量超过估计血容量的 15％(Roseff et al,2002)。在失血量小于血容量 15％的情况下，用晶体补充通常是足够的。大量出血导致在24h 内丢失和更换 1 个血容量可导致严重的并发症，并且与此情况相关的死亡率约为 40％(Radel,2009)。在极端情况下，可以使用非交叉的 O 型 Rh 阴性血液，但是应该尽一切努力使用血型特异性血液制品。通常，血小板输注保留用于＜50 000/μl 的血小板计数。如果凝血酶原时间或部分促凝血酶原激酶时间超过正常值的 1.5 倍，则使用新鲜冰冻血浆(Radel,2009)。**根据我们的经验，最可能需要输入PRBC 的小儿泌尿外科手术是新生儿膀胱完全性原发性外翻的修复术，75％的男孩和 29％的女孩需要术中输血**(Borer et al,2005)。

与输血相关的风险很小，但它们是父母一直担心的问题。消除有偿捐献者，更彻底的捐赠者筛查及越来越复杂的捐献者血液检测导致输血传播的感染率显著下降(Zuckerberg 和 Maxwell,2009)。**输血相关乙型肝炎的发病率为 1/63 000，输血传播的丙型肝炎的风险为 1/103 万**(Schreiber et al,1996)。**输血传播艾滋病病毒的风险估计在 1/45 万～1/60 万**(Schreiber et al,1996)。除感染传播的风险外，输血反应发生在2％～3％的病例中。其中，41％是发热和非溶血性的，58％是荨麻疹，1％是迟发性溶血性的(American Medical Association,1985)。

2. 体温调节

婴儿和儿童比成人更容易受到环境温度变化的影响，因为它们具有相对大的体表面积与质量比，较少的保温组织如脂肪或毛发，以及有限的能量储备。新生儿对寒冷暴露特别敏感，因为它们不能颤抖产热，它们依赖棕色脂肪组织来产生热量。术中维持正常体温非常重要，因为体温过低会增加术中和术后并发症的发生率，包括出血、酸中毒、免疫功能受损和伤口愈合延迟。在麻醉期间，儿童暴露于热量损失的所有因素，包括对流、辐射、蒸发和传导。可以根据需要使用，包括加湿和加热吸入空气的措施，用于静脉内施用的温热流体及使用，如 BAIR hugger 的加温装置(Pierro et al,2006;Wetzel,2007)。

要点：手术准备和术中注意事项

- 一般而言，SAP 推荐用于①所有出生＜72h 的新生儿手术，因为可能接触母体病原体，特别是免疫能力受损；②大部分的Ⅱ类切口手术；③所有Ⅲ类和Ⅳ类切口手术；Ⅰ类和部分Ⅱ类切口手术中的抗生素使用是基于外科医生的个人偏好。
- SAP 给药的时机至关重要，第一剂应在手术前 0.5～3h 给药。
- 儿童的 VTE 是罕见的，但据信发病率正在增加并且是双峰的，最常发生在 1 岁以下的婴儿和青少年中。
- 通过在手术前即刻使用剪毛器或脱毛剂进行脱毛，可以降低 SSI 的发生率。
- 儿童的血容量随年龄而变化，但估计为 75～80 ml/kg。
- 与输血相关的风险非常低；乙型肝炎的传播率为 1/63 000，丙型肝炎的传播率为 1/103 万，艾滋病病毒的传播率为 1/45 万～1/60 万。
- 婴儿和儿童更容易受到环境温度变化的影响，因为它们具有相对较大的体表质量比，较少的绝缘组织，如脂肪或头发，以及有限的能量储备。
- 术中维持正常体温非常重要，因为体温过低会增加术中和术后并发症的发生率，包括出血、酸中毒、免疫功能受损和伤口愈合延迟。

五、术后护理

大多数小儿泌尿外科手术是作为门诊手术进行的，并且仍然需要扩大这些手术的数量。常规泌尿外科门诊手术包括睾丸固定术、疝修补术、包皮环切术、腹腔镜手术治疗睾丸畸形，以及尿道下裂修复术。一些团队也以这种方式进行过去仅住院才能进行的手术，如单侧输尿管膀胱再植(Palmer,2008)。当然，门诊手术具有许多优点，包括节省成本，减少心理创伤，减少医院感染和更快恢复（Yaster et al,1994）。然而,足够的围术期患者和家庭教育对于获得良好结果至关重要,这需要外科医师、麻醉师和护理人员的共同努力。

并发症

绝大多数接受泌尿外科手术的儿童都是健康的,在这一人群中,严重并发症的发生率不到1%（Hannallah,1987）。详细讨论各种泌尿外科手术特有的并发症超出了本章的范围,这里主要阐述常见的术后并发症。

虽然不是手术并发症本身,术后恶心和呕吐（PONV）是麻醉管理中最常见的早期并发症（Maxwell,2009）。PONV是PACU延迟出院和门诊手术后计划外住院治疗的最常见原因,代表了近25%的非计划入院的原因（Patel and Hannallah,1988；Blacoe et al,2008）。PONV的原因是多因素的,但一些手术伴随较高的发生率,包括睾丸固定术,其PONV的发生率超过50%（Maxwell,2009）。另一个重要的因素是在围术期使用阿片类药物。可采取若干措施限制PONV,包括尽可能避免使用阿片类药物,围术期使用止吐药,补充葡萄糖适当静脉补液,以及术后限制口服摄入量（Maxwell,2009）。常用的止吐药包括苯甲酰胺［甲氧氯普胺（Reglan）］,5-羟色胺拮抗药［昂丹司琼（Zofran）］,吩噻嗪［丙氯拉嗪（Compazine）,异丙嗪（Phenergan）］和抗组胺药［苯海拉明（Benadryl）］。我们最常使用恩丹西酮,因为它是儿童唯一不会常规导致镇静的止吐药。对于因偏头痛而服用5-羟色胺再摄取抑制药的儿童,恩丹西酮是禁忌的。鉴于美国食品和药物管理局于2006年发布的警告说,由于可能导致致命的呼吸抑制,不应在2岁以下的儿童中使用异丙嗪（Phenergan）,因此强烈建议不要使用异丙嗪（Phenergan）。此外,2岁及以上的儿童应谨慎使用。一般而言,PACU中的儿童不应强制补液,并且应根据儿童的要求进行补液。在PONV状态下,强制补液导致定期排尿将极有可能适得其反。

术后发热是一种常见的早期术后问题,其病因学在医学院外科教学的第一天就教授为4个"W":风（Wind）,伤（Wound）,水（Water）,行走（Walking）。"风"是指肺不张,"伤"指切口感染（SSI）,"水"指泌尿道感染（UTI）,"行走"指由下肢深静脉血栓形成（DVT）引起的发热。**发热,指直肠温度>38.5℃,在手术后24h内很常见,发热通常是由肺不张引起的。**深呼吸,咳嗽和下床活动的肺部排出活动通常对其他方面健康的儿童有效。对于年龄太小而无法参加肺部排出活动的患者,吹气泡等措施可能是有效的。UTI在泌尿外科手术中始终是一个值得关注的问题,需要加以考虑。其他原因,SSI和DVT,在儿科人群中极少见。表7-8总结了这些常见原因。此外,还应考虑儿童发热的其他常见原因,包括URI、胃肠炎和中耳炎。

表 7-8　术后发热的常见原因

部位	病因	时间	发生率	症状/体征	治疗
风	肺不张	24～48h	很常见	咳嗽,呼吸急促 呼吸困难	咳嗽,深呼吸,诱发性肺量计
伤口	SSI	<24h至7d	少见	疼痛,红斑,硬结	抗生素、开放引流、清创
水	UTI	3～5d	在非泌尿道手术很少见 任何涉及泌尿道的手术都应考虑	排尿困难,血尿	尽可能早期拔出泌尿道引流管 抗生素
走	DVT	>3d	极度少见	肿胀,下肢疼痛 浅表静脉充盈 可扣及条索样血管	卧床休息,抬高下肢,抗凝,溶栓

DVT. 深静脉血栓形成；SSI. 手术部位感染；UTI. 尿路感染。Modified from Maxwell LG. Postoperative care. In: McInerny TK, Adam HM, Campbell DE, et al, editors. American Academy of Pediatrics textbook of pediatric care. Elk Grove Village (IL): American Academy of Pediatrics; 2009. p. 552-63.

术后 SSI 传统上指切口（浅表）或深部，但未考虑手术部位这个整体。**疾病预防控制中心修改了 SSI 的定义，现在报告为切口 SSI（表浅），深部或器官/体腔 SSI**（Ziegler et al，2003；Ashcroft et al，2005）。**早期诊断和及时干预至关重要。避免发病甚至死亡。**检查伤口是否有感染和炎症的典型迹象，包括发红、水肿、压痛和温度升高。如果怀疑有 SSI，应使用无菌棉签获得革兰染色和培养物。治疗应根据感染程度进行调整，可能包括口服或肠外抗生素，切开和引流，或广泛清创。干

净伤口的 SSI 发生率从 1%～11%，受污染伤口的发生率从 6%～21%（Ashcroft et al，2005）。一般来说，大多数 SSI 发生在术后第 5～10d。罕见的例外是 β-链球菌、艰难梭菌和产气荚膜梭菌（welchii）感染，这些感染产生的 SSI 在术后 24～48h 可以有临床表现。**梭菌和链球菌感染可能危及生命，感染儿童会出现高热**（39～41℃），**变得谵妄，并可能出现黄疸**（Maxwell，2009）。表 7-9 提供了 SSI 的总结。

表 7-9　术后切口感染

出现时间 （术后天数）	常见病原学	伤口表现	其他体征
1～3	产气荚膜梭菌	质地硬，出血，皮温不高 偶有捻发音 腐烂的洗碗水样渗出 强烈的局部疼痛	高热（39～40℃） 易激惹 白细胞升高（WBC 计数>15 000/ml） 偶有黄疸
2～3	链球菌	红斑，皮肤温暖，质地柔软 有时出血并带有血凝块 浆液性渗出	弛张热（39～40℃） 有时易激惹 白细胞升高（WBC 计数>15 000/ml） 少见黄疸
3～5	葡萄球菌	红斑，皮肤温暖，质地柔软 化脓性渗出物	弛张热（39～40℃） 有时易激惹 白细胞升高（WBC 计数 12 000～20 000/ml）
>5	革兰阴性杆菌	红斑，皮肤温暖，质地柔软 化脓性渗出物	持续性低至中等热（38～40℃） 行为正常 白细胞升高（WBC 计数 10 000～16 000/ml）
>5	合并感染（通常为厌氧菌和革兰阴性杆菌）	红斑，皮肤温暖，质地柔软 局灶性坏死 化脓，坏死渗出	中等到高热（38℃～40℃） 白细胞升高（WBC 计数>15 000/ml） 偶有黄疸 精神状态不定

WBC. 白细胞计数。Modified from Maxwell LG. Postoperative care. In：McInerny TK，Adam HM，Campbell DE，et al，editors. American Academy of Pediatrics textbook of pediatric care. Elk Grove Village（IL）：American Academy of Pediatrics；2009. p. 552-63.

小儿泌尿外科很少发生明显的术后出血。手术切口持续出血超过术后 6～8h 通常表明止血不充分，通常是浅表皮肤动脉引起。小儿泌尿外科中最常见的两种术后出血情况包括包皮环切术及疝修补术/鞘状突高位结扎术或睾丸切除术后的阴囊血肿，持续出血率分别为 1%～2% 和 2%～11%（Caruso et al，2000；Brisson et al，2002；

Cathcart et al，2006）。包皮环切术后持续出血通常会手指压迫就可止血，再次手术非常罕见。阴囊血肿通常是自限性的，并且通常在 4～6 周的时间内消退。然而，发热、包皮发红、触痛和进行性增大需要进行密切监测并有手术重新探查可能。在血小板减少症患者中，对于血小板计数<50 000/μl 的进行预防性血小板输注是谨慎的

（Gmur et al，1991）。

要点：术后护理

- PONV 是与麻醉管理相关的最常见的早期并发症。
- 某些手术与高 PONV 发生率有关；在睾丸固定术后，该比率接近 50％。
- 直肠温度超过 38.5℃ 的发热在手术后 24h 内很常见，并且与成人一样，通常由肺不张引起。
- 在 SSI 病例中，早期诊断和及时干预以避免发病率甚至死亡率至关重要。
- 清洁伤口的 SSI 发生率为 1％～11％，受污染伤口的发生率为 6％～21％；大多数 SSI 发生在术后第 5～10 天。

参考文献

完整的参考文献列表通过 www.expertconsult.com 在线获取。

推荐阅读

Burd RS，Mellender SJ，Tobias JD. Neonatal and childhood perioperative considerations. Surg Clin North Am 2006；86：227-47.

Feldman D，Reich N，Foster JM. Pediatric anesthesia and postoperative analgesia. Pediatr Clin North Am 1998；45：1525-37.

Ferrari LR. Preoperative evaluation of pediatric surgical patients with multisystem considerations. Anesth Analg 2004；99：1058-69.

Saigal S，Doyle LW. An overview of mortality and sequelae of preterm birth from infancy to adulthood. Lancet 2008；371：261-9.

Tait AR，Malviya S. Anesthesia for the child with an upper respiratory tract infection：still a dilemma? Anesth Analg 2005；100：59-65.

（董　隽　编译　郭云飞　审校）

第 **8** 章　儿童腹腔镜及机器人手术原则

Pasquale Casale, MD

腹腔镜在泌尿外科的首次应用,是使用膀胱镜进行腹腔探查,目的是为了定位不可触及的未降睾丸及对外生殖器模糊的患儿进行性腺探查(Cortesi et al,1976)。尽管腹腔镜探查最初主要用作不可触及睾丸的诊断,但现在它已发展到适合许多类型的手术,其安全性也已被确认。微创手术(MIS)能有效应用于儿童疾病的治疗得益于器械的发展、机器人技术和微创外科医师的创造力。鉴于手术结果的可靠性和持久性,腹腔镜手术已获得广泛认可。腹腔镜手术优于标准开放手术之处,包括更好的美容效果,通过增加放大倍数增强可视化,减少术后疼痛,缩短住院时间(Casale and Kojima,2009)。复杂的腹腔镜手术,如肾盂成形术、睾丸固定术、肾切除术、肾囊肿剥除术、肾盂切开取石术、输尿管再植术和膀胱扩大术均已安全有效地完成,其结果与开放性手术无明显差异(Docimo,1995;Law et al,1997;Baker et al,2001;Ismail et al 2010)。

腹腔镜手术的技术难度和陡峭的学习曲线促进了机器人辅助手术(RAS)的日益普及。达芬奇手术系统(Intuitive Surgical,Sunnyvale,CA)是目前唯一获得美国食品药品监督管理局(FDA)批准的系统。它具有精确曝光和简化缝合的优势,这是由于机器人手臂实时跟随操作移动并具有增加的自由度和放大的三维(3D)视图(Lendvay et al,2008a)。RAS有可能使小儿泌尿科医师更容易进行腹腔镜手术,并简化复杂的上尿路和重建手术(Olsen,2004;Casale,2009a,2010)。RAS最初用于肾盂成形术(Casale and Lambert,2010)和肾切除术(Patel and Casale,2007),现也用于进行输尿管再植术(Casale,2011)和更复杂的重建手术,包括膀胱增大术(Kojima and Casale,2011)和顺行节制灌肠(Gundeti et al,2013)。

一个传统腹腔镜和RAS被争议的不足是需要多个切口,这些切口的大小与患者体型相关(Casale,2009b;Tapscott et al,2009)。单孔腹腔镜手术(SILS)在儿童中或有优势,但是使用这些新技术的经验仍处于初期阶段。

一、腹腔镜的一般应用

见表8-1和框图8-1。

表 8-1　目前非排他性的腹腔镜手术类别

分类	描述
诊断	探查内脏器官（如对性别发育异常的评估，评估不可触及的睾丸，评估分期）
摘除	通过一系列鞘卡而不是开放切口手术切除器官（如肾切除术、肾上腺切除术、睾丸切除术）
重建	泌尿道重建以恢复正常解剖关系或功能（如肾盂成形术，膀胱扩容成形术，形成置管通道）

框图 8-1　当前小儿腹腔镜手术项目

根治性肾切除术
部分肾切除术
肾输尿管切除术
重复肾切除术
顺行性灌肠
精索静脉曲张切除术
肾盂成形术
肾盏憩室切除术
输尿管肾盏吻合术
肾盂切开取石术
肾固定术
肾囊肿切除术
肾去神经支配术
重建阴道
膀胱憩室切除术
膀胱部分切除术
Mitrofanoff 手术
睾丸下降
膀胱扩大成形术
肾上腺切除术
膀胱外输尿管再植
输尿管-输尿管吻合术
巨输尿管再植术
输尿管膀胱再植术
回肠代膀胱术
乙状结肠代膀胱术
骶骨阴道固定术
腹膜后淋巴结清扫术

二、微创手术的优势

微创手术的目标和承诺是降低手术的发病率。微创手术降低发病率遵从四项规定。

第一项规定是减少对体壁的附带损害。大多数泌尿生殖器官位于腹膜后位，很难进入。微创手术的切口长度，甚至总长度，通常会减少。肯定地说，体壁的切口是没有任何治疗方法的，因此缩小切口便会有所帮助。

第二项规定是减少瘢痕。根据个人经验，在瘢痕重塑过程中，穿刺点，尤其是较小的穿刺点，似乎会发生伤口收缩，这一现象并不明显。在目前的一项研究中，我们将微创手术切口与开放切口进行比较。较大的线性瘢痕与患者成比例增长，而较小的切口随着时间的推移而收缩。

第三项规定是缩短恢复期和预防期。缩短恢复期的优点是成人腹腔镜手术发展的主要驱动力。这个优势在一些愈合和恢复本来就十分迅速的儿童身上来说难以体现。言归正传，一般而言，报道的恢复期的结束并不会构成什么问题。但是需要记住的一点是，孩子的康复过程通常至少占用父母双方一个人的时间和精力。不仅如此，对体壁完整性破坏的减少，使得伤口恢复时需要对活动的限制减少了。这对于家长不用再专门看管孩子又是一个优势。

第四项规定涉及速度和效率。尽管腹腔镜手术出了名的手术时间长，但其中一些可能归因于学习曲线较长的假象。术者技术熟练后，行微创手术同开放手术相比将具有同样的效率。

三、微创手术的劣势

(一)学习曲线

工作环境不同，需要考虑切口的位置、对外科医师来说不同的解剖结构及手术室工作人员要学习的新设备。技术技能需要达到融会贯通的水平，对于经验丰富的外科医师而言，很难从熟练的大师的舒适区转移到新手外科医师的行列。对于那些在学术培训中心的人来说，其他培训的住院医和专科培训医师对他们形成了陌生的挑战，尤其是如果他们在这方面的接触较少。Tasian 及其同事(2013)表明，专科培训医师可以在 2 年时间的小儿科泌尿外科培训中达到接近专家的水平。这些研究人员前瞻性地收集了连续 20 次机器人辅助肾盂成形术的手术时间，这些手术主要由 4 名小儿泌尿外科专科培训医师完成，他们的操作占手术总时间的 75％ 或更多。他们发现,将手术时间与主治外科医师单独完成连续 20 个机器人辅助肾盂成形术的手术时间比较,随着手术次数的增加,专科培训医师完成 75％ 手术的时间减少(图 8-1)。假设效率提高的趋势继续以相同的速度进行,那么专科培训医师的手术时间预计将与参与的泌尿科主治医师的手术时间相同(图 8-2)。他们得出结论,通过适当接触机器人技术,机器人肾盂成形术的学习曲线问题将在 2 年的小儿泌尿外科专科培训中得到克服,使新毕业的专科培训医师能够精通机器人手术(Tasian et al,2013)。这当然会转化为专科培训医师在训练期间完成的其他机器人辅助手术。因为培训不是在一个孤岛中进行的,经验是相加的,使术者能够熟练掌握许多案例并且真正体验到机器人技术。

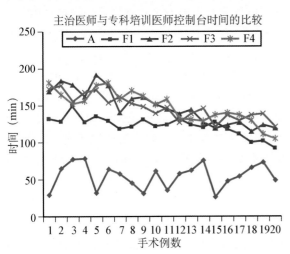

图 8-1　随着完成更多的手术,专科培训医师的控制台时间一致性地减少

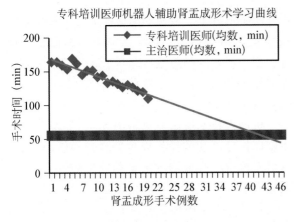

图 8-2　外推学习曲线

(二)花费

作为一个不断涌现新技术的新领域,医疗机构需要不断购买和升级仪器。通常腹腔镜外科手术被批评花费高,但是选择可重复使用器械的来替代一次性器械可以大大降低成本(Yung et al,2010)。Behan 及其同事(2011)在机构成本分析中比较了接受机器人辅助腹腔镜和开放式肾盂成形术的患儿的围术期因素,特别是在人力资本变化方面。儿童机器人辅助腹腔镜肾盂成形术与人力资本收益相关,如父母工资损失减少,住院费用降低。虽然很难确定真正的成本,但我们需要真正的成本分析来帮助监控费用并确保成本控制,因为提供高质量医疗服务的花费在不断增加。

(三)微创手术的禁忌证

婴儿、儿童和青少年腹腔镜手术的禁忌证与任何其他外科手术相同,除了肺储备有限的证据,这可能被认为是相对禁忌证。如果患者患有败血症、处于休克状态或出现凝血功能障碍,应在考虑微创手术之前予以纠正。如果在这些情况下必须进行手术,那么可能应该选择开放手术(Logs-don,2001)。

(四)绝对禁忌证

在儿科群体中,微创手术存在绝对禁忌证。绝对禁忌证包括心肺疾病、未矫正的凝血功能障碍和败血症。腹腔镜在恶性肿瘤中的作用尚未确定。尽管腹腔镜可能在肾细胞癌或腹膜后淋巴结清扫的手术过程中发挥作用,但其在肾母细胞瘤或神经母细胞瘤治疗中的作用尚未确定。手术标本的破坏影响了对病理分期的准确判断。因此,大肿瘤需要扩大切口来取出它们。此外,肿瘤共有的易碎性使其更容易破裂,这可能妨碍腹腔镜技术的运用(Holcomb,1999)。

(五)患儿的体格

与成人相比,越小的患儿在建立气腹后腹腔内的操作空间越小。成人气腹通常会提供 5～6L 的工作空间,而 1 岁的男孩仅会出现 1L 的腹腔内空间(Casale,2010)。此外,儿童腹壁上的有限空间和较短的工作距离可以显著限制腹腔镜和机器人器械的灵活性,并且鞘卡发生冲突或碰撞的可能性更大。几毫米的差异可以极大地影响操作的安全性和效率,这使得机器人鞘卡的位置和放置对于儿童非常关键,并且与成人放置方式相比需要适当调整。儿童,尤其是婴儿的腹壁薄,使得在器械交换期间维持腹压变得困难,如果发生漏气,可用粗的缝线将鞘卡固定在腹壁上并保持在适当的位置(Peters,1996)。

四、团队发展

协调一致的微创团队对于任何项目的成功都是必不可少的,尤其是机器人手术。该项目应由"外科冠军"来领导,他不仅全心投入,而且对所有与该项目相关的仪器、资质、成本和手术室流程都了如指掌。目前,没有可用于培训参与该项目的非医务人员的指南。两个基本原则应该包括培训计划:第一个是熟悉设备和故障排除,第二个是安全有效地执行特定外科手术的能力(Orvieto and Patel,2012)。

五、止血设备

(一)结扎

可以用 5～10mm 的腹腔镜装置结扎血管。如果不选择血管夹,也可以使用腹腔镜辅助打结装置。它们通常需要 5mm 或更大的套管,并且要么采用束带结技术,要么允许使用推进器装置进行体外捆扎和打结,也可以进行徒手腹腔镜打结,但是耗时并且对于目前可用的止血装置似乎并没有优势。腹腔镜吻合装置可用于止血,它们是大血管和肠道肠系膜等厚组织横切的绝佳替代品。腹腔镜吻合装置需要 10mm 或更大的鞘卡才能进入,并具有不同的长度、展开宽度和角度。横切组织和血管时,使用闭合结扎钉,必须确保装置在闭合之前完全覆盖目标,否则会出现出血,尤其是大血管或较厚血管组织。结扎钉固定装置已经常规用于主要器官血管及肠系膜结扎,具有可靠的止血效果,如果是要分离血管结构,就要确保器械包含血管吻合器而不是胃肠吻合器。

(二)能量平台

在分离组织或用高能装置止血时应小心可能对相邻结构造成的伤害。3～5mm 直角电凝钩是分割组织和预防出血的有用设备。在激活单极电凝之前与组织接触是必要的,以避免电流的电弧放电,这可能产生对内部结构的延迟热损伤。可用的另一种形式的电外科手术器械是双极电凝钳,由于能量分散较少,与标准单极装置相比,可以更好地控制电流。超声波刀使用高频超声波振荡来加热组织,形成凝结物,其宽度为 5mm 和 10mm。超声波和双极电凝止血装置均可用于直径最大为 5～7mm 的血管止血。Mishra(2013)对比较这些装置的文献进行了荟萃分析,分析发现双极装置可对直径达 7mm 的血管中提供更可靠的止血效果。然而,超声波装置具有热扩散作用小并且手术时间短的特点。根据这些数据,他认为关于哪种设备用于特定手术的特定部分,取决于外科医师的经验。

六、缝合

体内缝合需要两把持针器或一把持针器加一把抓钳。我喜欢 10cm 长的缝合线,其弯曲的针头直接穿过 5mm 的鞘卡,但不能通过 3.5mm 的鞘卡,除非弯曲的针头首先被拉直。如果使用 3mm 或更小的鞘卡,缝线也可穿过腹壁以避免需要使用 5mm 鞘卡。腹腔镜体外辅助结扎是可行的,但需要在其中一个鞘卡的位置置入大的管道。虽然有各种自动缝合装置和缝合辅助装置,微创外科医师必须熟练掌握无辅助缝合技术,这是因为缝合辅助装置需要更大的鞘卡并且比无辅助的体内缝合更昂贵。此外,大多数装置的缝合材料和尺寸选择有限,并且大多数装置不能用于复杂精细的重建手术(Schwab and Casale,2005)。

对于肾盂成形术之类的手术进行体内缝合的创新技术是在插入腹腔之前将 2 个 5cm 的 6-0 薇乔(一个染色和一个未染色)的末端打结,两者各连在小锥形针上。最初的结保证了第一根缝固定在肾盂中,并且两者都减少了对组织的创伤并使缝合变得便利。颜色差异有利于缝合过程中减少任何混淆和满足重复缝合的需要(Farhat and Casale,2009)。

机器人技术增添了灵巧的元素,实现七个自由度以执行复杂的操作以帮助缝合和体内结扎。机器人执行缝合成功的关键是双重的:①意识到机器人手腕的俯仰和偏转的极限;②当缝线被有效地打结时而不破坏它的视觉提示。后一个元素伴随着当前可用平台的实践和经验。

七、麻醉

麻醉的诱导和维持可以使用吸入药物或静脉给药或两者的结合。氮气增加肠扩张,可能使腹膜更接近腹膜后手术的解剖区域并减少经腹腔手术的工作空间。此外,与麻醉师沟通非常重要,由于儿童的胃排空时间快,需确保在诱导期间,在插管后立即解决胃胀气问题,这将减少小肠中的空气量。因为当胃中的残留气体进入小肠后,会引起"河豚效应",由于扩张的肠道占据腹腔的大部分,从而使得腹腔镜操作变得困难或无法进行(图8-3)。

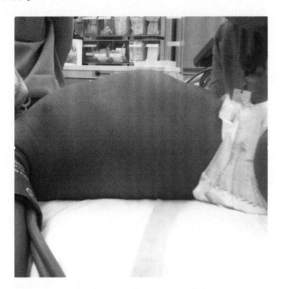

图 8-3　麻醉诱导后胃的扩张。插管后在进行任何其他操作之前必须排空胃内空气

术中监测应包括常规心电图、无创血压、SpO_2、体温、呼气末 CO_2 和吸入氧浓度(Tobias,2002)。除非出现意外出血,否则维持静脉输液通畅就足够了。最后,优选的是将静脉管线插入手术侧的臂中,以便患者在侧卧位时便于接近。

(一)麻醉生理

腹腔镜手术期间的患者体位可以加重气体泵入的影响。如腹腔镜手术期间,Trendelenburg体位会增加心率和血管阻力,同时降低平均动脉压和心输出量,反向 Trendelenburg 体位则会出现相反的效果(Logsdon,2001)。根据个人经验,侧卧位能进一步增加压力,且左侧卧位比右侧卧位会产生更显著的血流动力学和呼吸变化,超过仰卧位。

(二)压力作用

当气体充斥在密闭的手术空间中时,压力升高并且对心血管、肺和肾产生影响。心率和平均动脉压增加,而静脉回流和心输出量减少。即使压力设定在 10 mmHg 的标准工作水平,也可以看到这些变化。高于 15 mmHg 的水平,预计会出现更严重的血流动力学改变,心输出量会进一步减少。此外,膈肌移动性的限制可能导致呼吸受限,表现为气道压力增加,需要增加峰值吸气末压力以维持设定的潮气量。在某些情况下,这可能导致气胸。最后,对肾的效应继发于气体泵入,表现为肾小球滤过率和尿量减少。动物研究表明,气体泵入引起肾静脉压迫,导致肾血流量减少,尿量减少,肌酐清除率降低(Holcomb,1999;Peters,2000)。然而,这些效果似乎不会造成肾损伤。

(三)吸收作用

泵入的二氧化碳通过扩散被吸收到血液中,扩散受到许多变量的限制和影响。最重要的是压差和吸收表面的横截面积。肺部影响是二氧化碳滞留增加和呼气末二氧化碳增加,功能残气量下降和膈肌偏移减少加剧了这种情况。高碳酸血症的血流动力学效应使心率增加,血管舒张,心肌收缩力增加和颅内压增高。虽然在健康儿童中,腹腔镜手术几乎没有增加心肺风险,但心肺功能受损的儿童需要进行密切而细致的监测(Tobias,2002)(表8-1)。

八、不同的手术入路:经腹与经腹膜后

由于腹腔内空间很大,腹腔镜方法提供了与完整的开腹手术切口相媲美的特殊暴露。鞘卡选择由外科医师决定,并且应该平衡最小化切口和正确规格设备的应用,以保证安全、有效完成手术操作。鞘卡切口长度的选择是非常重要的。Blinman(2010)描述了切口的张力,指出张力随着切口长度的增加而非线性地上升。多个切口的总张力小于相同总长度的切口的总张力。例如,2cm 切口的伤口张力是 3 个 5mm 切口的 2.7 倍,2 个 3mm 的切口张力小于一个 5mm 鞘卡的切

口。他还描述了鞘卡切口的正确长度是其圆周的一半,与任何圆柱体一样。我使用鞘卡末端的尖角,它的最大开放距离是合适的切口长度,因为这个最大长度接近鞘卡圆周的一半。这个长度允许正确的鞘卡置入,使其张力最小化,但仍然可以将鞘卡固定而不会移位(图 8-4 和表 8-2)。

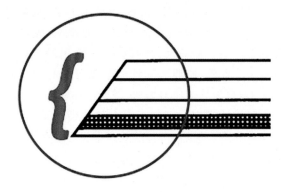

图 8-4 鞘卡尖角开口的最宽部分之间的距离与圆柱形鞘卡周长的一半接近。这正是切口所需要的长度,以保证具有最小的张力但不会脱落

表 8-2 腹膜后和经腹腹腔镜的比较

腹膜后	腹腔
无须遮挡肠管	布卷(沙袋)和 Trendelenburg 体位就够了
大血管可以提示手术操作的边界	肠道在操作的区域
非传统方法,接受度低	久经考验
穿刺点并发症少	穿刺点相关并发症多(疝气,肠瘘)
疝气风险低	疝气风险高
并不能降低器官如结肠的损伤风险	紧急情况下可以快速中转开放手术
进入后腹膜的步骤使得器械热身得以实现	有腹腔内的大空间,在开始真正的操作前,器械的热身操作也是可行的

(一)患儿准备

我希望孩子在术前 2 晚服用合适剂量的枸橼酸镁,如果不能服用枸橼酸镁,则术前一天改进流质饮食,来帮助清除结肠中多余的粪便。除非涉及肠道手术,否则不需要真正的肠道准备。在这种情况下,建议前一天入院并进行适当的肠道清理。手术前 2 天应避免使用非甾体类抗炎药,7d 内应避免服用阿司匹林,并在术前 1 周停用鱼油,因为每天摄入 3g 以上的鱼油可能会使血液凝结并增加出血的机会。

(二)经腹途径

体位

对于上腹部手术,将患者固定在手术台边缘,采用侧卧位或改进侧卧位是很有帮助的,尽管这些手术可以在患者仰卧并旋转手术台的情况下进行。将患者固定在手术台边缘可以使术者完全进入腹腔而不受手术台的限制。改良侧卧位,则应在躯干下方放置一个布卷或沙袋,以便形成 60°倾角的侧卧位,同时对患者进行固定,以便在手术过程中根据需要重新调整手术台。主监护仪应放在手术台的患者患侧,外科医师后面放置附属监护仪。仪器的所有电缆、线路和电线最好都要放置在手术者的对侧。这种体位适用于大多数肾手术,如肾切除术、半切除术、肾盂成形术和其他的肾切除和重建术。经腹方法还允许将镜头经肋下、脐部和侧方的鞘卡置入,从而进行解剖学骨盆处的操作。

对于婴儿的下腹部手术,最方便的是将患儿固定在手术台尾端,穿过底部,术者站在手术台的一侧(在患儿的头部)进行操作(Holcomb,1999),这是行膀胱手术的最佳方法。对于年龄较大者,最好将患儿固定在手术台中部,仰卧位,同时在骶尾部垫高从而抬高骨盆。术者通常站在与病变相对的一侧,并且将镜头在脐中或脐附近的位置置入,器械鞘卡通常位于髂前上棘水平的腹直肌外侧,监视器应位于手术台的尾端。在这种情况下,只需要一个监视器,所有电缆、线路和电线应离开床脚,以获得最佳的人体工程学设计。这种方法对于骨盆的妇科和泌尿外科手术非常有用。

膀胱内的腹腔镜手术(气膀胱),需要对鞘卡固定以防止膀胱黏膜与逼尿肌层分离。实现此目的的一种方法是使用膀胱镜直视下确保黏膜与腹部切口固定,使得膀胱黏膜和膀胱壁都固定在前腹壁上。尖端带气囊的鞘卡也很有帮助,但尖端充气的气囊可能会影响对较小患儿的器械操作。

如果使用机器人,则房间设置必须允许机器人靠近患儿目标器官的身体一侧。例如,如果要对左肾进行手术,则机器人必须从左侧越过患者。如果膀胱是目标器官,那么机器人应该放置在床脚。对于膀胱手术,它可以直接放置在床脚,或对准对侧肩膀的位置从而与骨盆形成一定角度。例如,如果机器人放置于右侧床尾,则将机器人对准左肩形成 45°。

(三)腹腔镜的置入技巧

最好的办法就是选择脐部穿刺,利用 Veress 或开放技术进入腹腔。用 Allis 提起脐部,11 号刀片切开皮肤和皮下组织并进入腹膜。如果外科医师预计不通过该部位反复撤回和重新插入器械,可以直接通过切口置入器械而不需要鞘卡(Lobe,1998;Holcomb,1999;Peters,2000;Tam,

2000;Telsey and Caldamone,2001;Blinman,2010)。

在婴儿和瘦弱的儿童中,腹壁的松弛可能使大鞘卡或重型器械压迫腹壁,遮挡视力并限制二氧化碳膨胀。一旦进入腹腔,肠管、膀胱或其他腹腔结构可能阻碍视线,可以使用一根或多根缝合线穿过腹壁进入腹腔,在这些结构上穿过,再穿出腹壁从而形成牵拉。可将缝线绑在自动牵开器上,或者简单地固定在腹壁上(Holcomb,1999)。

1. 详细操作步骤

见框图 8-2 和框图 8-3。

框图 8-2　Veress 入路的步骤

1. 摆好患者体位
2. 患者摆好 Trendelenburg 使用胶带固定,手术台左右倾斜 30°。手术台应该移动整个运动范围(手术台运行到运动极限)。特别是对于体型较大的患者,以确保它们的固定稳定
3. 如果睾丸固定术,精索静脉曲张结扎或膀胱操作,在术中导尿。对男性腹膜后的操作,可以考虑阴囊包裹以预防阴囊气肿
4. 手术准备和铺单,要能完全显露腹部(如果需要导尿,或精索静脉曲张或睾丸固定术,也要显露会阴部)
5. 组装和测试镜头,相机(白平衡),光源,显示器,气泵,电凝器发生器。将电线固定在桌子上。如果正在使用机器人,请确保团队已检查系统
6. 预热镜头(我更喜欢温水浴)
7. 根据前面所述根据鞘卡确定长度,在脐上或脐下做切口。在婴儿(尤为如此)和儿童中,腹膜没有很好地固定在腹壁上,因此通过脐上切口,在腹膜固定到脐部位置的上方进入腹部,可以降低腹膜前充气的可能性
8. 将脐周的腹壁拎起;对腹壁较厚壁的患者(如肌肉发达的青少年),可以使用巾钳或粗缝线或 Kelly 钳拎起

腹壁

9. 用拇指、示指和中指以"飞镖方式"握持 Veress;掌心位于患儿上腹部上方
10. 示指和拇指推进 Veress 刺穿皮肤和腹壁
11. 确认 Veress 是否在位可以通过进气(我的偏好)或"滴落测试",回抽(无肠液、血液、尿液),注射 5 ml 生理盐水,回抽(有液体吸出提示位于腹膜前位置),重新注射 1～2ml 以打破空气阻碍,释放注射器,液体应"滴落"
12. 进气:确认从低压力开始,再调高流量和压力到 15～20 mmHg。对于初始鞘卡放置,儿童为 15 mmHg,成人为 20 mmHg
13. 用手掌支撑插入鞘卡,以防止任何不受控制的前进
14. 将压力降至 8～10 mmHg。正确的压力足以提供良好的视野。提高压力并不会改善视野,只会增加进气的麻醉效果
15. 插入镜头
16. 检查腹部受伤情况
17. 将鞘卡缝合到腹壁

---

2. 直接进入

直接穿刺提供了另一种通过脐部皮肤切口进入腹腔,建立通道的方法。将腹壁拎起,直接置入鞘卡。支持者认为,使用一次非直视下的操作优于使用气腹时的两个非直视步骤。通道建立可以非直视下或通过一种设计的可以从闭孔器置入镜头的穿刺鞘卡,在直视下进入。

中线或偏中线视觉鞘卡通道采用各种光学鞘卡,如 VisiPort(Covidien,Norwalk,CT)或 OptiView(Ethicon,Cincinnati,OH),其范围为 5～12mm,这些装置使术者可以看到鞘卡末端下方的组织。偏离中线时,通常取腹直肌上方皮肤切口,并插入鞘卡。随着鞘卡前进,可以观察到肌肉结构。穿过腹直肌深面,可以观察到腹直肌后鞘,

穿过腹直肌后一点的位置就可以开始进气。通过脐部的入路也类似,但解剖层次不同,一旦通过腹直肌中线,外科医师便可在直视下穿过腹膜进入腹腔。

框图 8-3 开放入路的步骤

1~8. 同 Veress 的步骤

9. 用 11 号刀片做长度为 15~20mm 的脐周切口。切口应允许插入 Sims 牵开器以显示筋膜

10. 将皮下组织分开并切开至筋膜水平。在筋膜上悬吊两针,上放置两针以固定它。将缝线剪至合适长度方便打结,然后将其提起,在缝线之间切开筋膜

11. 腹膜上方脂肪分开,识别腹膜,提起腹膜,并打开

12. 在直视下将鞘卡插入腹腔。通常使用鞘卡管针。一个问题是,通常在此使用的 10~12mm 鞘卡遮挡了切口,从而无法实际看清插入鞘卡的过程。使用 Step 鞘卡和护套系统可以让外科医师在直视下将 2mm 套管放入腹腔,然后将其扩大至需要尺寸

13. 筋膜缝线确切固定在筋膜,以 Rommel 方式,固定住鞘卡

14~17. 同 Veress 的步骤

选择腹直肌外侧入路时,鞘卡将顺着肌纤维的方向和层次进入。重要的是,在腹直肌外侧三个肌层(外斜肌、内斜肌和横肌)可能并不同时出现,熟悉肌纤维的方向对于安全入腹至关重要。简而言之,腹外斜肌走行为后上外至前下方,腹内斜肌为后下至前内方走行,腹横肌则从外侧到内侧。彻底了解解剖结构及可能存在的结构变异,对于手术的实施是必要的(框图 8-4)。

(四)经腹膜后途径

见框图 8-5。

1. 优点

腹膜后入路通过腹膜后模拟传统开放式泌尿外科手术。通过该入路能直接接近泌尿生殖器官,而不需要过多地游离结肠或脾脏以显露肾和肾上腺,并且是泌尿师医生熟悉的区域。标志性解剖定位与腹膜后开放手术也是相同的。面对先前通过开腹或腹腔镜技术完成的经腹手术,腹膜后入路也是可行的。根据个人经验,鞘卡穿刺点部位的术后疝气发生率要小于开放性切口。一旦建立起腹膜后通路,就可以看到肾后表面,由此进入肾门是快速的。

框图 8-4 直接入路的步骤

1. 摆好患者体位

2. 患者摆好 Trendelenburg 使用胶带固定,手术台左右倾斜。手术台应该移动整个运动范围

3. 手术准备和铺单,完全显露侧腹部和背部

4. 组装和测试镜头,相机(白平衡),光源,显示器,气泵,电凝器发生器。将电线固定在桌子上

5. 镜头置入 VisiPort,重新聚焦(设备的镜头效果)

6. 如前述切开皮肤

7. VisiPort 置于切口,调整刀片方向以平行于预计穿过肌层的肌纤维方向

8. 切开并进入筋膜

9. 切开并分离肌肉

10. 如果为多层肌肉,则每层重新调整刀片方向

11. 在"最后一层"结束时(腹横筋膜,腰背筋膜),轻微逐步向前推进

12. 小心推进 VisiPort;观察腹膜后脂肪或肠管

13. 低压进气

14. 如果是膜膜后,可以通过球囊或镜头游离出空间

15. 取下光学鞘卡组件,重新插入镜头,重新聚焦

16. 调查受伤情况

17. 鞘卡腹壁缝线固定

框图 8-5 腹膜后手术的相对禁忌证

1. 腹膜后瘢痕(肾手术,肾活检或肾盂成形术)

2. 除了对腹膜后手术经验丰富的外科医师外,其他既往腹膜后传染性或炎症性病程(黄色肉芽肿性肾盂肾炎)

---

2. 劣势

腹膜后腹腔镜手术的缺点在于,由于操作空间有限,器械操作最初可能存在困难。例如,在肾盂成形术的重建手术中,缝合和打结可能是困难的。在消融手术中,在大标本存在的情况下技术难度增加。此外,对于缺乏经验的腹腔镜医师来说,实现解剖学定位最初可能是一个挑战。

3. 腹膜后腹腔镜的解剖学注意事项

在进行后腹腔镜手术之前,必须了解腹膜后外科解剖。腹膜后间隙的界限如下。

(1)前后和侧面:棘突、腰肌和腰椎肌,是解剖学上固定的结构。

(2)前部:活动性后壁腹膜及其内容物。

（3）上部：隔膜。

（4）下部：与骨盆的腹膜外部分相延续。

4. 腹膜后入路的详细步骤

患者体位　虽然可以在患者俯卧的情况下完成后腹膜腔镜手术，但我更倾向于肾手术患者取侧卧位，因为它增加了腹膜后间隙的前后尺寸，并且使腹膜反折向前移动，减少了无意中打开腹膜的机会。取俯卧位行腹膜后入路手术仅用于腹膜后淋巴结清扫（框图 8-6）。

框图 8-6　腹膜后入路的详细步骤

1. 患者行垂直台面的侧卧位，尽可能靠近台面的尾端
2. 弯曲台面，形成腰桥，托起肾
3. 受压点垫软垫，放置腋下垫
4. 患者应使用 3inch 胶带从肩部和臀部固定在手术台上，以便在手术过程中移动桌子时保持稳定
5. 我选择让外科医师和助手站在同一边；因此，我们只使用一台显示器，这便于助手和手术外科医师之间的手眼协调
6. 开放（Hasson）入路技术提供直视下的引导。由于儿童腹膜后间隙较小，腹壁与主要血管之间非常接近，因此不建议采用封闭式入路。另外，由于没有实际预先存在的腹膜后间隙，Veress 针的放置不精确，可能对大血管或气腹造成伤害
7. Midaxillary 线：在第 12 肋骨尖端下方 1～2cm 处切出 1cm 长的切口
8. 肌肉沿纤维方向分开，然后切开腰背筋膜进入腹膜后腔
9. 根据外科医师的选择，使用钝器或气囊分离器游离出腹膜后间隙。尽管商业球囊分离器容易获得，但是可以使用围绕导管的外科医师手套的手指部分来制造便宜的球囊。将球囊插入腰大肌前方和 Gerota 筋膜外，并使用 400～500ml 的空气使球囊充气，从而形成

空间。由 Farhat 和 Casale（2009）描述的另一种技术是在靠近后侧肌壁的地方引入湿纱布以形成腹膜后间隙
10. 确保将初级鞘卡插入正确的空间。如果离中线太远，则会导致腹膜入口或结肠损伤；进入点靠后，进入腰方肌或腰大肌的可能会导致出血
11. 在 Gerota 筋膜外建立腹膜后间隙；解剖腹膜内侧。我使用钝性游离建立腹膜后间隙。以切口和腰大肌作为参考点，插入带有腹腔镜（0 度）的 10mm 鞘卡以确认正确放置。最初，Gerota 筋膜后下部分和下极是可见的。从后方辨认腰大肌是至关重要的。在前方，识别腹膜的边缘并向中线游离以显露横筋膜的下侧
12. 避免为了显露腹横肌内侧面，在用镜头在靠近腹壁的地方由外向内游离腹膜时，将其撕裂
13. 将后部的鞘卡放置在第 12 肋骨和髂骨之间的大约中间位置，并且位于脊柱旁肌肉的外侧。通过该鞘卡使用抓钳，将腹膜进一步向内侧游离以形成盆腔腹膜外间隙
14. 将前部的鞘卡放置在髂嵴上方 2cm 处的腋前线处。应尽可能远离后部鞘卡，以改善人体工程学

将鞘卡正对着操作区域置入；如果鞘卡远离操作的区域，则可能导致以下情况。

（1）手术过程中皮肤持续紧张，操作困难。

（2）增加鞘卡部位气体泄漏的可能性。

如果需要三个以上的孔道，建议采用腹腔镜引导和双手触诊进行准确放置。由于腹膜后间隙的差异，该鞘卡的放置因病情和患者而异。

九、机器人方法的故障排除

（一）机器人鞘卡的置入

见框图 8-7。

机器人和单纯腹腔镜手术的鞘卡放置位置将随解剖情况而变化。腹腔镜手术增加了外科医师

框图 8-7　机器人鞘卡放置的细微差别

将脐部鞘卡置于较小儿童的脐部上方

在腹部吹气后将穿刺点间隔 4cm 标记（在婴儿中尤为重要）

将切口部位的皮肤固定在鞘卡上，以防止在不进气时鞘卡从腹壁滑脱

始终为镜头和鞘卡做"打嗝"样动作。使鞘卡打嗝，包括握住鞘卡并按下机器人上的设定关节按钮，同时将机械臂和鞘卡一起提升以增加鞘卡和目标器官之间的距离。这种操作允许机器人器械间的距离的进一步增大，这在婴儿的手术中很重要

人体工程学的一个元素,当鞘卡处于三角形相对位置时,外科医师的操作姿势更舒服。当鞘卡处于直线位置时,机器人平台工作会更好,端口彼此相距至少4cm。根据个人经验,这种配置几乎消除了机器人手臂的碰撞。图8-5至图8-8显示了我偏好的不同手术的鞘卡摆放位置,对于腹腔镜和机器人辅助手术,患者体位是相同的。

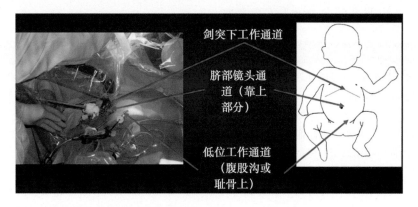

图 8-5 机器人肾手术置入通道的示意图

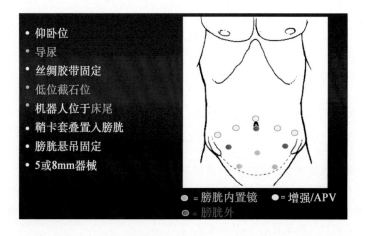

图 8-6 机器人膀胱置入通道。APV. Mitrofanoff 手术

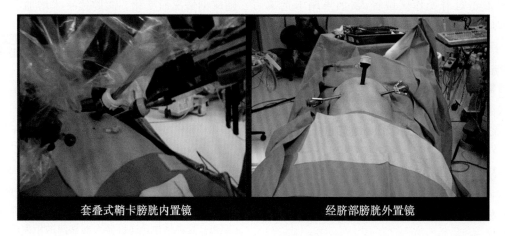

图 8-7 膀胱外部端通道和膀胱内部通道。由于小儿膀胱的操作空间有限,导致器械和摄像机的偏移有限,因此使用套叠式鞘卡可能有助于膀胱内入路

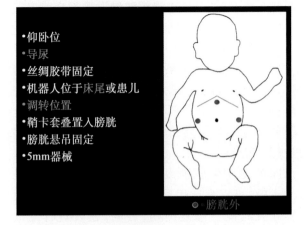

- 仰卧位
- 导尿
- 丝绸胶带固定
- 机器人位于床尾或患儿
- 调转位置
- 鞘卡套叠置入膀胱
- 膀胱悬吊固定
- 5mm 器械

◎=膀胱外

图 8-8　婴儿膀胱入路的鞘卡位置

(二)机器人可视化系统

机器人平台提供的可视化系统的优势是腹腔镜技术无法实现的,它允许 3D 可视化及数字缩放。然而,因为它是一种更复杂的视觉辅助系统,与普通腹腔镜相比,它需要更多的故障排除。相机产生的问题主要分为六种:限制运动、限制游览、模糊视觉、浑浊视觉、黑暗领域及无法聚焦。每个都在框图 8-8 中提供了解决方案。

十、单孔腹腔镜技术

虽然还在起步阶段,单孔腹腔镜手术(LESS 或 SILS)有可能最大限度地减少切口数量,同时最大化体内通路。LESS 的理论优势在于,可以使用在常规腹腔镜手术中用于取出标本所需长度的切口来完成整个手术。脐部切口能够改善外观,但是与常规腹腔镜手术相比,LESS 的优势尚未得到确切证实,它也违背了先前提出的伤口张力和愈合的相关文献。在大多数儿科患者的 LESS 中,都增加了一个孔道。因为增加的鞘卡否定了 LESS 的优势,一些人认为这种形式只是以一种尴尬的方式进行传统腹腔镜手术。有限数量的病例报告和小型系列研究描述了 LESS 手术在小儿科泌尿外科手术中的应用,包括肾切除术(Lobe,1998;Koh et al,2010;Marietti et al,2010;Vricella et al,2010;Ham et al,2011),肾输尿管切除术(Koh et al,2010;Ham et al,2011)和肾盂成形术(Tugcu et al,2010,2011)。

框图 8-8　机器人可视化问题分类

运动受限
- 镜头碰到了东西,如 Mayo 支架或另一只手臂
- 被塑料盖布限制
- 在标准模式中,镜头支架可能已从机械臂上松开

缩放倍数受限
- 确保鞘卡位于镜头支架的极限位置
- 确保将鞘卡插入筋膜层的深度合适。对于肥胖个体,相机鞘卡可能必须插入比引导标记更远的位置

"模糊"的视野:边缘不是很锐利,或不聚焦
- 尝试闭一只眼睛,然后闭另一只眼睛以查看是否存在差异。如果没有,重新聚焦。如果存在改变,请执行以下操作
  - 检查镜头上是否有污迹
  - 如果清洁后两者都没有聚焦,请再次尝试校准
  - 如果一只眼睛聚焦但是当你聚焦另一只眼睛时会失焦,那么你需要一个新的镜子

"有障碍物"的视野:有影像跨越视野
- 首先,清洁镜头末端
- 如果仍然存在,请检查镜头和相机之间是否有冷凝现象
- 如果继续,请检查外科医师控制台,因为清洁器可能会导致外科医师控制台中的目镜出现障碍物。不要用酒精清洁。用温水清洗并彻底晾干

黑暗视野
- 在体外观看时:
  - 让助手看看镜头出来的光线
    - 检查光缆是否亮。如果否定,你需要更换新光缆。如果是的话,你需要一个新镜头
- 在操作中
  - 确保灯的开关打开着
  - 检查灯泡寿命
  - 确保光缆插入完好
  - 在标准模式中,确认已完成黑平衡
  - 尽管做了这些努力,视野仍然是黑暗的,重新启动;这不是一个长期的解决方案,问题应该在下一个案例之前解决

使用开放的 Hasson 技术通过脐部建立通道,并且部署单孔设备。两个常用的端口包括 Olympus TriPort(Olympus,America,Melville,NY;Advanced Surgical Concepts,Wicklow,Ireland)和 Covidien SILSTrocar(Covidien)。奥林巴斯鞘卡包括一个相连的导引器,允许使用 10～

15mm 的脐部切口放置单个鞘卡。SILSTrocar 可通过小至 15 mm 的切口放置,并允许使用 3 个 5 mm 套管或 2 个 5 mm 套管和 1 个 12 mm 套管。所有鞘卡均为单接入多通道腹腔镜,可以使用灵活的钳子和剪刀及传统的腹腔镜(直)器械的组合,其操作与传统腹腔镜手术类似。

十一、并发症及解决办法

腹腔镜手术总是有产生损伤的风险,尤其在术者学习阶段中更常见,但随着经验增长,并发症的发生率会随之降低。最近 Peters 和他的同事表示腹腔镜手术总体的并发症发生率为 5.4%,主要并发症发生率为 1.2%,其中 0.4% 需要手术治疗(Passerotti et al,2008)。该小组还得出,并发症的最大预测因素是外科医师的腹腔镜手术经验的结论。

(一)血管

如果术中发生出血,通过凝血和加压足以对出血进行控制(Mishra,2013)。严重的血管损伤是罕见的,可能需要中转开腹。然而,并非所有血管损伤都发生在腹腔镜手术期间,腹腔镜鞘卡置入或游离组织时可能导致严重的血管损伤。在儿童中,腹壁和大血管之间的距离可能小至 5cm。为避免继发性血管损伤,建议根据患者年龄和身体特征定制鞘卡的长度。在置入期间,血管损伤可能表现为来自损伤部位的渗血或患者的血流动力学状态的快速恶化。一旦怀疑有广泛的血管损伤,应将鞘卡留在原位并进行开放探查。如果在手术游离过程中遇到严重的血管损伤,应保持腹腔镜器械压迫,同时中转开放手术。如果手术游离导致的血管损伤很小,如性腺血管或肾上腺血管的撕裂,则可以通过腹腔镜下使用夹子、结扎钉或血管结扎实现止血。将气体注入血管是灾难性的,如果在注气开始后便注意到气体进入血管,应将患者置于反向 Trendelenburg 体位,右侧身体向上以将空气栓塞控制在右心房中,然后通过食管超声辅助下置入导管放出空气。

(二)器官损伤

经腹和腹膜后腹腔镜手术都存在肠道损伤的风险。由于在腹膜后手术过程中肠道不能直视,因此在鞘卡置入、游离组织时继发撕裂伤或电灼造成的热损伤时都可能会导致肠道损害。

如果在腹腔镜手术中发现肠道损伤,最好立即进行处理。如果外科医师腹腔镜技术精湛,可以使用腹腔镜方法修复肠道;否则请普外科医师会诊是必要的。我认为,不论有没有粪便从近端肠道漏出污染腹腔,肠道损伤最好进行开放手术修复。此外,经腹膜后腔镜手术期间可能发生肝脏或脾脏损伤。如果损伤是浅表的,可以尝试用凝胶泡沫或用氩激光凝固器在腹腔镜下修复损伤,否则,建议进行开放处理。由于这些损伤可能会被忽视,因此在腔镜进入和离开前检查腹腔或腹膜后间隙至关重要。如果在手术时肠道损伤未得到识别,这常常是热损伤所致,通常在术后 2～3d 出现临床症状,表现为腹痛,特别是在置入鞘卡的部位,肠梗阻,发热和白细胞减少,并且查体与疼痛程度不相符。热损伤的原因通常来自烧灼器械,但是光源产生的热量也可能造成热损害。

(三)感染

伤口感染的发生率＜5%,可以通过使用 7～10d 其抗菌谱能覆盖常见皮肤细菌的抗生素来控制感染,或仅仅通过简单的伤口引流来处理。根据个人经验,与鞘卡置入的其他部位相比脐部伤口更容易发生感染。

手术当中应常规行尿培养,以防术后出现尿路感染。术后出现的尿路感染应根据药敏结果使用 10～14d 的抗生素治疗,也可行尿液引流,因为所有这些感染应该被认为是复杂的而不是简单的尿路感染。如果在适当的尿液引流和抗生素治疗下,仍有败血症持续迹象,应使用超声和(或)计算机断层扫描(CT)评估脓肿或感染的尿性囊肿。目前没有数据显示留置支架管后预防性使用抗生素是否有益。

(四)尿外渗

由于对泌尿道进行了手术操作,特别是重建手术,漏尿的风险总是存在的。腹腔内漏尿通常会导致严重的肠梗阻、腹痛和急性腹胀,其中可能包括恶心和呕吐。查体时通常仅在腹壁中线部位表现出肌紧张和肠型。在腹部 X 光检查中,肠道通常相对集中并且被磨玻璃样外观包围,尤其是在左右结肠沟中。尿流改道是最重要的,并且取决于漏尿的位置,可能需要留置输尿管支架、输尿管支架配合留置导尿或经皮肾穿刺造瘘。漏尿的原因可以来自吻合口;游离或烧灼时引起的未察觉的肾、膀胱或输尿管损伤;或者诸如肾盂成形或输尿管再植术中的输尿管支架移位。当支架放置的不正确时,其移位可以在术中发生,或者可在拔出导尿管时带出支架管。根据个人经验,如果它被夹在导尿管的侧孔里,在拔管前转动导尿管有助于松解支架管。如果怀疑支架管位置移动,对于上尿路的手术,可以将亚甲蓝注入膀胱,观察蓝色液体是否出现在肾造瘘管里。如果考虑确实存在问题,在将患者从全身麻醉中唤醒之前,术中成像是最重要的。

(五)疝气

通常,发生于鞘卡置入处的疝气需要在紧急情况下进行手术干预。该部位的疝气可表现为一个局部的隆起或压痛,但最初可能只表现为持续的浆液性渗出。如果通过查体不能明确,B 超可以帮助诊断。鞘卡的大小并不能排除儿童的疝气,并且 3mm 和 5mm 鞘卡都可能出现穿刺部位的疝气。网膜通过穿刺部位疝出的情况居多。一些已发表的报道称 3mm 和 5mm 鞘卡的穿刺伤口是需要关闭的,但是不存在确定的法则,外科医师可以自行决定是否需要关闭这些伤口(Peters,1996;Farhat and Casale,2009)。因为小儿鞘卡穿刺部位闭合相对简单,所以外科医师应当考虑关闭以避免潜在的疝气风险(Farhat and Casale,2009)。内疝是罕见的,但如果对肠管进行操作时不小心导致系膜出现破洞或腹腔内出现粘连,理论上是可以出现内疝的。

十二、疗效

微创技术在儿童中的运用,起初比较保守,但现在已经被儿科泌尿科医师所接受(Lee et al,2009;Koh et al,2010;Tugcu et al,2010;Vricella et al,2010;Ham et al,2011;Tugcu et al,2011)。这种进步的原因可能是设备的改进,但目前可用的"武器装备"对于儿科患者来说远非完美。这

些器械从成人使用后经改造用于儿童,但儿科专用器械的制造尚处于起步阶段。不考虑一些器械的缺陷,这项革新真正的进步是小儿泌尿外科医师已经能达到作为金标准的开放手术的成功率和手术时间(Farhat and Casale,2009)。表 8-3 显示了 Tomaszewski 及其同事总结的文献报道的微创手术的疗效(Lee et al,2009)。从数据可以推断出,只有在优秀外科医师的出色表现下,这些结果才是可能出现的。因为这些数据来源于教学机构,如果我们正确地履行作为导师的职责,就可以向学员传播技术和能力。这将使微创技术成为儿科泌尿科主流的一部分。

由于在小儿泌尿外科领域仍处于萌芽阶段,单孔腹腔镜技术的在文献中报道很少。Koh 及其同事对 11 名从婴儿到青少年阶段的患儿进行了单孔腹腔镜的肾切除术,并将他们与具有相似围术期参数的历史队列进行了比较(Koh et al,2010),平均手术时间、住院时间和并发症在各组之间无统计学差异,初步显示单孔腹腔镜技术是安全有效的。其他一系列较小的研究也报道了类似的结果(Marietti et al,2010;Tugcu et al,2010;Vricella et al,2010;Ham et al,2011;Tugcu et al,2011)。其中一项报道说明,已成功完成 LESS 肾盂成形术的 11 名患儿(Tugcu et al,2011),得出了类似的手术参数和 100% 的成功率的结论。尽管如此,还需要进一步的研究来确定儿童脐部单切口是否与手术结果改善、减少镇痛需求、缩短恢复期及提高术后美容相关。

十三、小结

微创手术彻底改变了我们对小儿泌尿外科患儿进行手术的方式。通过改进器械和模拟等教学技术,这项革新不断发展。疗效与开放手术结果类似,但具有小切口及术中组织操作较少的益处。与传统的腹腔镜相比,机器人技术的使用增强了微创手术的灵活性,具有更好的可视化效果及可减轻术者的疲劳,从而提高了精度的特点。尽管我们在小儿泌尿外科微创技术方面取得了很大进展,但它仍只是处于起步阶段。

表8-3 目前文献报道机器人手术疗效

手术名称	研究	病例数	平均中位年龄(区间/岁)	方法	平均手术时间(min)	住院时间(d)	并发症(例)	成功率(%)
肾盂成形术	Atug et al.2005	7	13.0 (6~15)	TP	184 (165~204)	1.2	1	100
	Yee et al.2006	8	11.5 (6.4~15.6)	TP	363 (255~522)	2.4	1	100
	Lee et al.2006	33	7.9 (0.2~19.6)	TP (32),RP (1)	219 (133~401)	2.3	1	93.9
	Kutikov et al.2006	9	0.5 (0.3~0.7)	TP	123	1.4	0	100
	Olsen et al.2007	67	7.9 (1.7~17.1)	RP	143 (93~300)	2.0	12	94
	Franco et al.2007	15	11.9 (4.0~18.0)	TP	223 (150~290)	NR	4	NR
输尿管再植术	Peters and Woo,2005	6	(5~15)	膀胱内	NR	(2~4)	1	83.3
	Casale et al,2008b	41	3.2 (1.3~6.8)	膀胱外	2.33 (1.4~3.2)	1.1 (0.8~1.4)	0	97.6
肾部分切除术	Pedraza et al,2004a	1	4	TP	440	2	0	NR
	Olsen and Jorgensen,2005	14	4.9 (0.5~20.2)	TP	176 (120~360)	1.0 (1.0~4.0)	3	NR
	Lee et al,2009	9	7.2 (0.5~16.5)	TP	275 (170~417)	2.9 (1.9~4.8)	2	NR
输尿管输尿管吻合术	Kutikov et al,2007	2	8.0 (6~10)	TP	NR	NR	0	100
输尿管肾盂吻合术	Passerotti et al,2008	3	9.5 (4.7~14.3)	TP	244 (240~251)	3.5 (2.4~4.3)	0	100
	Casale et al,2008a	9	6.5 (3~15)	TP	168 (102~204)	0.9 (0.7~1.1)	0	100
Mitrofanoff 手术	Pedraza et al,2004b	1	7	TP	360	4	0	NR
(+膀胱扩大成形术+回肠代膀胱术)	Gundeti et al,2008	1	10	TP	600	5	0	NR
(+ACE)	Thakre et al,2008	1	10	TP	200	5	0	NR
(+ACE)	Lendvay et al,2008b	1	9	TP	480	5	1	NR
肾盂切开取石术	Lee et al,2007	5	16.6 (10.2~23.2)	TP	315 (165~465)	3.8 (2.3~5.7)	1	75 (stone free)
膀胱颈吊带术	Storm et al,2008	2	9.5 (9~10)	TP	189 (170~208)	3 (3~4)	0	100

注:ACE. 顺行性灌肠;NR. 未记录;RP. 腹膜后;TP. 经腹腔(From Tomaszewski JJ,Casella DP,Turner RM 2nd,et al. Pediatric laparoscopic and robot-assisted laparoscopic surgery:technical considerations. J Endourol 2012;26(6):602-13.

要点

- 腹腔镜手术优于标准开放手术之处包括更好的美容效果、通过增加放大倍数改善可视化效果、减少术后疼痛及缩短住院时间。
- 在儿科人群中,微创手术存在绝对的禁忌证。绝对的禁忌证包括心肺疾病、未矫正的凝血功能障碍和败血症。腹腔镜在恶性肿瘤中的作用尚未确定。
- 关于学习曲线,假设效率提高的趋势继续保持相同的速度,专科培训医师在进行了 42 次机器人肾盂成形术后的手术时间预计与小儿泌尿外科主治医师相同。因为培训不是在一个孤岛中进行的,所以经验是相加的,使得这个人能够熟练掌握许多其他手术并且真正体验到机器人技术。
- 成功的微创项目,特别是如果它包括机器人技术,应该由"外科冠军"领导,他们专注投入,而且对所有与该项目相关的仪器、资质、成本和手术室流程都了如指掌。
- 关于麻醉效果,心率和平均动脉压增加,而静脉回流和心输出量减少。肾效应继发于气体泵入,表现为肾小球滤过率降低和尿量减少。
- 关于不同的方法(经腹与腹膜后)
  - 多个切口的总张力小于相同总长度的切口的总张力。
  - 皮肤切口的正确长度是鞘卡圆周的一半,与任何圆柱体相同。
- 与并发症有关的问题包括
  - 腹腔镜手术的总体并发症发生率为 5.4%,主要并发症发生率为 1.2%,其中 0.4% 需要进行外科手术。
  - 气体泵入血管是灾难性的。如果在注气开始后注意到气体进入血管,应将患者置于反向 Trendelenburg 体位,右侧身体向上以将空气栓塞控制在右心房中。然后可以通过经食管超声辅助下置管排出空气。
  - 如果在手术时肠道损伤未得到识别,这通常都是热损伤所致,则通常在术后 2~3d 出现临床症状,表现为腹痛,特别是在置入鞘卡的部位,肠梗阻、发热和白细胞减少。查体结果通常与疼痛不成比例。热损伤的原因通常来自烧灼器械,但是光源产生的热量也可能造成伤害。
  - 为防止出现术后尿路感染,应在术中留取尿培养。
  - 关于尿外渗,查体通常仅在腹壁中线部位显示出肌紧张和肠型。在腹部 X 光检查中,肠道通常相对集中并且被磨玻璃样外观包围,尤其是在左右结肠沟中。
  - 通常,鞘卡置入处的疝气需要在紧急情况下进行手术干预。该部位的疝气可表现为一个局部的隆起或压痛,但最初可能只表现为持续的浆液性渗出。如果通过查体不能明确,B 超可以帮助诊断。鞘卡的大小并不能排除儿童的疝气,并且 3mm 和 5mm 鞘卡都可能出现穿刺部位的疝气。

参考文献

完整的参考文献列表通过 www.expertconsult.com 在线获取。

推荐阅读

Bansal D, Cost NG, Bean CM, et al. Infant robot-assisted laparoscopic upper urinary tract reconstructive surgery. J Pediatr Urol 2014;10:869-74.

Bansal D, Defoor WR Jr, Reddy PP, et al. Complications of robotic surgery in pediatric urology:a single institution experience. Urology 2013;82 (4):917-20.

Blinman T. Incisions do not simply sum. Surg Endosc 2010;24 (7):1746-51.

Casale P, Kojima Y. Robotic-assisted laparoscopic surgery in pediatric urology:an update. Scand J Surg 2009;98 (2):110-9.

Chang C, Steinberg Z, Shah A, et al. Patient positioning and port placement for robot-assisted surgery. J Endourol 2014;28 (6):631-8.

Duarte RJ，Cristofani LM，Dénes FT，et al. Wilms tumor: a retrospective study of 32 patients using video-laparoscopic and open approaches. Urology 2014；84 (1):191-7.

Marietti S，DeCambre M，Fairbanks T，et al. Early experience with laparoendoscopic single-site surgery in the pediatric urology patient population. J Endourol 2010；24 (8):1321-4.

Mishra V. Comparative study between Harmonic scalpel and LigaSure Vessel Sealing System in open and laparo-scopic surgery. World J Laparosc Surg 2013；6 (2): 74-6.

Van Batavia JP，Casale P. Robotic surgery in pediatric u-rology. Curr Urol Rep 2014；15 (5):402.

Varda BK，Johnson EK，Clark C，et al. National trends of perioperative outcomes and costs for open，laparo-scopic and robotic pediatric pyeloplasty. J Urol 2014；191 (4):1090-5.

（董 隽 编译 郭云飞 审校）

第三篇

上尿路疾病

第 9 章　上尿路畸形

Ellen Shapiro, MD, and Shpetim Telegrafi, MD

肾数目异常	肾旋转异常
肾位置异常	肾血管异常
肾形成与融合异常	肾集合系统异常

先天性上尿路畸形涵盖了多种异常，包括肾位置、旋转、形态的异常，以及集合系统和肾血管变异，直至肾完全缺如，是新生儿最常见的畸形。随着分子遗传学的发展，学者们得以对正常和异常发育过程中的复杂调控机制提出假说。

一、肾数目异常

(一)双侧肾不发育

在所有上尿路畸形中，双侧肾不发育(bilateral renal aenesis，BRA)对胎儿的影响最大。尽管早在 1671 年，Wolfstrigel 就首次报道该病，但直到 Potter 详细描述了该病的一系列临床表现和伴发缺陷(Potter，1946a，1946b，1952)，人们才对该综合征有了全面而清晰的认识。但鉴于正常肾发育过程中涉及的众多复杂分子机制，可能一元论并不能完整解释该病的病因。

1. 发病率

BRA 为罕见疾病，仅有约 500 例病例经文献报道。Potter(1965)估计每 4800 个新生儿中有 1 例 BRA，而 Stroup 等 (1900)通过对疾控中心的新生儿监测报道其发病率为 3.5/100 000。一项纳入了 8500 位孕妇的波兰研究报道了更高的发病率达 0.25%(Forys et al，2003)。本病在男孩中较多见，约占总体的 75%。孕妇高龄可能是本病的危险因素之一(Bianca et al，2003)，但妊娠期并发症或孕妇合并其他疾病对发病率并无影响

(Ruhland et al，1998)。一些学者认为，BRA 具有常染色体隐性的遗传模式(Dicker et al，1984)，而另一些学者则认为，本病为常染色体显性遗传，且在人群中基因外显率差异较大(Kovacs et al，1991；Murugasu et al，1991；Moerman et al，1994；Stella，1998)。**Roodhooft 等 (1984) 对 BRA 患儿的家长和兄弟姐妹行超声检查，发现其中 4.5% 存在单侧肾不发育**(unilateral renalagenesis，URA)，3.5% 存在 BRA(McPherson et al，1987)，该比例较正常人群高 1000 倍(Stroup et al，1990)。通常经验认为，在先天性孤立肾患者的家庭中(包括单侧肾不发育及单侧肾发育不良所致无功能肾)，其后代存在肾畸形的比例约 7%，父母约为 4%，在兄弟姐妹中约为 2.5%。McPherson(2007)对部分孤立肾患者的家庭成员进行评估，认为上述比例可能被低估，因为并非所有亲属都接受了超声筛查。他发现先天性孤立肾先证者的后代中，BRA 发病率约 1%，这个比例较正常人群明显偏高但低于有 BRA 家族史的家庭。无论是先天性 URA、BRA 或肾发育不良的患儿，推荐对其父母及兄弟姐妹行超声检查(Roodhooft，1984)。如胎儿的父母或其他一级亲属为先天性孤立肾，McPherson(2007)建议产前或生后行超声检查。

2. 相关综合征

在食管闭锁(Saing et al，1998)、隐眼畸形或 Fraser 综合征(Fryns et al，1997)、Klinefelter 综

合征(Barroeta et al,2004)及 Kallmann 综合征(Colquhoun-Kerr et al,1999)患者中,合并 BRA 的概率较预期更高。

3. 肾胚胎学

绝大部分发育的中肾组织最终会退化,保留中肾管和少量残留的中肾小管(Uetani and Bouchard,2009;Costantini and Kopan,2010)。在男性,这部分中肾小管发育为睾丸输出小管,连接了睾丸索与午非管(午非管最终发育为附睾的体尾部及输精管)。在女性,中肾小管通过输卵管伞端将卵巢与生殖道连接在一起。午非管从头端向尾端延长并最终与泄殖腔融合。**后肾自后肾芽基分化而来,后肾芽基是位于间介中胚层的特定区域,又称"后肾间叶组织"(metanephric mesenchyme,MM)。**

后肾发育的过程依赖于输尿管芽(ureteral bud,UB)与后肾间叶组织的相互作用。在孕5~7周,后肾间叶组织向午非管发送信号,诱导输尿管芽自午非管远端形成。此后输尿管芽外向性生长并穿入后肾间叶组织,在后肾间叶组织的诱导下逐级分支,通过这种独特的模式最终发育为集合系统。输尿管芽顶端介导了其邻近间叶组织中肾单位的分化,发育成熟的后肾因此形成(Uetani and Bouchard,2009)。故体腔背侧尿生殖嵴缺如,或输尿管芽未能从午非管发出,都会影响肾发育。因此,BRA 发生的必要条件是存在一种异常分子调控或基因变异,能同时影响胚胎正中线双侧的肾或输尿管发育。

4. 午非管与苗勒管形成的关系

要了解肾畸形患儿的泌尿生殖系统表型,或者更具体一点,肾不发育的患儿的表型,就有必要回顾一下午非管与苗勒管形成的关系(Kobayashi and Behringer,2003)。基因图谱和谱系示踪试验提示:苗勒管来源于体腔上皮,其发育并不受午非管的激发(Guioli et al,2007;Orvis and Behringer,2007)。**学者们提出了苗勒管发育的三阶段学说**(Guioli et al,2007;Orvis and Behringer,2007)。在第一阶段,胚胎颈部间介中胚层体腔上皮细胞特异性分化为苗勒管细胞,并表达 *Lim1*(Kobayashi et al,2005;Orvis and Behringer,2007;Masse et al,2009)(图9-1)。特异性分化阶段完成后,中肾及体腔上皮表达 *Wnt4*,介导上述苗勒管细胞内陷,此为苗勒管发育的第二阶段

(Kobayashi et al,2004,2005;Orvis and Behringer,2007)。该阶段中苗勒管的发育与午非管无关,向尾端延长的苗勒管接触到午非管视为该阶段结束(Carroll,2005;Kobayashi et al,2005;Or-

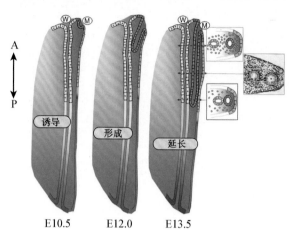

图 9-1　苗勒管发育模型。在胚胎 E11.75,一部分特定的体腔上皮细胞(绿色)在间介中胚层中发生内陷,形成苗勒管(MD,粉色)。胚胎 E12.0,漏斗在前方向腹腔开口;在尾端,苗勒管不断延长并与午非管接触(WDs,蓝色)。在延长阶段,苗勒管在与午非管密切接触的情况下向后延伸。一旦苗勒管生长的尖端有细胞沉积并向尾段延长,午非管与苗勒管之间的物理接触就将因为苗勒管上皮周围间充质细胞的出现而消失。在胚胎 E13.5,双侧苗勒管到达尿生殖窦并互相融合。本图释中的发育阶段对应了小鼠的各发育阶段(From Masse J,Watrin T,Laurent A,et al. The developing female genital tract:fromgenetics to epigenetics. Int J Dev Biol 2009;53:411-24.)

vis and Behringer,2007)。第三阶段为苗勒管向后方延长直到与尿生殖窦(urogenital sinus,UGS)融合。该阶段依赖苗勒管后端上皮与午非管上皮接触,而此时苗勒管与体腔上皮间有一层基底膜隔开。相关实验强调了苗勒管与午非管之间的密切关系,如果在特定阶段破坏午非管的形成,那么苗勒管在该阶段也会停止生长发育导致苗勒管无法成形(Gruenwald,1941)。午非管表达的 *Lim1* 对于维持午非管的存在是非常关键的,*Lim1* 失活会导致午非管不表达。由于苗勒管发育的第三阶段依赖于午非管,*Lim1* 失活也会导致苗勒管形成不全(Kobayashi et al,2005)。*Pax2* 基因也与苗勒管的

发育的第三阶段密切相关，Pax2 变异的可见细胞内陷，但由于午非管退化，苗勒管并不会延长（Torres et al，1995；Miyamoto et al，1997）。研究表明午非管不但是苗勒管延长的物理性的引导，同时也通过旁分泌信号帮助其延长。具体来说，Wnt9b 在午非管上皮表达，该基因失活会导致苗勒管形成不全（Carroll et al，2005）。Wnt9b 不表达本质上并不影响午非管，或者苗勒管发育的前两个阶段，但会影响其向尾段延伸，提示了午非管释放的 Wnt9b 信号是指导苗勒管成形的关键因素之一（Carroll et al，2005）。

5. 哺乳动物器官发生的分子机制

在午非管发育过程中，包括 Pax2/8、Gata3 和 Lim1 在内的许多基因都起到了关键的作用。许多影响了肾发育的基因同时也影响体内管腔的发育。如果 Pax2/8、Gata3 或 Lim1 失活，就会出现肾不发育（BRA）、输尿管或生殖系统不发育的情况（Uetaniand Bouchard，2009）。输尿管芽上皮与后肾间叶组织之间的上皮-间质互相诱导的信号对哺乳动物肾发育的通路起到调节作用（Yu et al，2004）。输尿管芽的形成与介导其分支需要胶质细胞源性神经生长因子（GDNF）的参与，GDNF 是表达在后肾间叶组织的一种生长因子（Michos et al，2007）。GDNF 配体激活了表达在午非管上皮的 RET 受体，随着输尿管芽的不断分支，该配体始终包绕在输尿管芽尖端周围。Eya1 与 Pax2 主动调节 Gdnf 的表达和定位（Michos，2009）。GDNF 激活 RET 的过程需要 GDNF 家族受体 α1（GFRα1）的参与，对于诱导输尿管芽的形成及启动输尿管芽的生长于分支也起到关键作用（Chi et al，2009）。目前认为，对于输尿管芽形成至关重要的许多基因同时也调控着 Gdnf 和 Ret 的表达。针对小鼠肾发育的研究表明，Gdnf⁻/⁻ 小鼠肾不发育，而 Ret⁻/⁻ 小鼠肾不发育或发育不良（Pichel et al，1996；Schuchardi et al，1996）。

Skinner 和他的同事（2008）在 29 例死产的胎儿研究了肾发育畸形与 RET、GDNF 和 GFRα1 的关系。在 19 例双肾不发育的胎儿中，7 例发现了 RET 变异，在 10 例单侧肾不发育的胎儿中，2 例发现了 RET 变异，同时发现了 1 例单侧肾不发育胎儿 GDNF 和 RET 变异。所有病例中均未发现 GFRα1 变异。这组数据提示了，RET 变异阻止了胚胎期 RET 依赖的组织的发育，从而导致先天性肾不发育。

GDNF/GFRα1 复合物与 RET 结合，活化了在输尿管芽顶端上皮表达的 Wnt11 基因，参与了输尿管芽分支的过程（Majumdar et al，2003）。Wnt11 是 Wnt 基因家族的一员，该基因家族由编码旁分泌信号蛋白的结构相关基因组成。这些蛋白很可能参与了胚胎发育过程中调控细胞命运和模式的多种进程。间充质 GDNF 信号传导需要 WNT11 信号的参与，两者建立了自调节的上皮-间质 GDNF/WNT11 反馈-信号传导环，控制了输尿管芽萌出后后肾分支的进程（Majumdar et al，2003；Michos et al，2007）。

骨形态发生蛋白-4（BMP4）是转化生长因子-α 家族的一员，表达在输尿管周围间质中，对于形态发生具有重要作用（Miyazaki et al，2000，2003；Michos et al，2007）。在野生型小鼠胚胎中，BMP4 在午非管和输尿管芽周围间质中表达。表达了 BMP4 的间质细胞抑制了输尿管芽的形成，其作用部分通过抑制 Wnt11 表达来发挥。BMP4 迁移至他处，从而阻止了异位输尿管芽的产生。在输尿管芽分支过程中，表达 BMP4 的间质细胞也通过类似的方式，抑制输尿管芽分支形成，保障其主干延伸。而输尿管芽顶端周围的间充质细胞若不表达 BMP4，则输尿管芽可以继续分支。携带 BMP4（+/-）无效突变的杂合小鼠表现出明显的泌尿系畸形，包括肾不发育/发育不良、输尿管积水、异位输尿管、输尿管重复畸形、巨输尿管、输尿管膀胱连接处梗阻和膀胱输尿管反流（Miyazaki et al，2000，2003）。

6. 哺乳动物的肾发生（最新进展）

Gremlin-1（GREM1）在中肾间质和后肾间叶组织中表达，在细胞外起拮抗 BMP 的作用（Michos et al，2004）（图 9-2）。输尿管芽萌出前，该处间充质内 GREM1 上调。与此同时，BMP 的活性下降。在 Grem-1 缺陷的小鼠胚胎中发现，其后肾发育在输尿管芽萌出阶段受阻，导致 BRA。输尿管芽生长受抑制进一步导致 Gdnf 表达下降，引起后肾间叶组织发育不良。

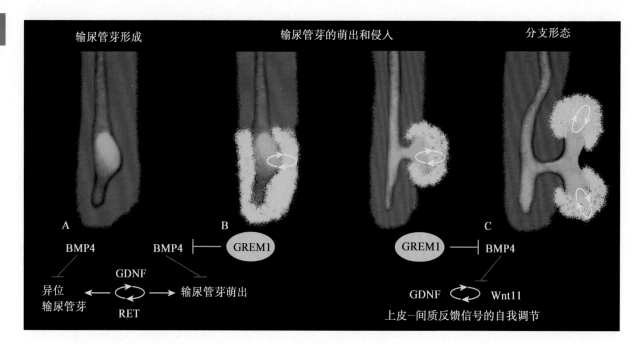

图 9-2　在间叶组织中,GREM1 降低 BMP4 的过程对于确保输尿管芽上皮的形成、GDNF-RET 和 WNT 介导的上皮-间叶反馈信号以及输尿管芽的分支是十分重要的。A. 在小鼠中,输尿管芽在 GDNF-RET 信号通路的影响下由午非管近尾端发出。在此阶段,间叶组织在午非管周围表达 Bmp4,高活性的 BMP4 抑制了异位输尿管芽的形成,并阻止输尿管芽上皮在该阶段分支(在胚胎 E11.0 前)。在早期,Grem1 转录水平很低(图中未显示)。B. 在新生的输尿管芽周围,拮抗 BMP4 的 Grem1 表达上调,从而减少该处 BMP4 信号传导(胚胎 E11.75-11.0)。BMP4 活性的降低确保了输尿管芽的萌出及输尿管芽向间叶组织的侵入。C. 通过上皮-间叶反馈信号传导,GREM1 维持和促进着 Wnt11 在输尿管上皮尖端及 Gdnf 在间质中的表达(From Michos O,Goncalves A,Lopez-Rios J,et al. Reduction of BMP4 activity by gremlin 1 enables ureteric bud outgrowth and GDNF/WNT11 feedback signaling during kidney branching morphogenesis. Development 2007;134:2397-405.）

　　为了进一步探明这些不同配体的关系及它们在上皮-间叶相互作用中的影响,Michos 和他的同事们(2007)在补充有 GREM1 的介质中培养了 Grem1 缺陷的变异小鼠的早期肾原基。加入的 GREM1 使输尿管芽恢复生长并且介导多发的芽状上皮侵入后肾间叶组织,诱发分支形态发生。在分子层面,替代性 GREM1 激活了 Wnt11 在输尿管芽上皮的表达,上调了 Gdnf 在间叶组织中的表达。由于在 Grem1 缺陷小鼠模型中,BMP4 活性的基因抑制使肾发育完全恢复,因此推测 GREM1 引起的局部 BMP4 活性降低是诱发输尿管芽生长和肾器官形成的关键。

　　包绕在午非管周围间质的 BMP4 信号阻止了额外上皮芽的形成,故成功启动输尿管芽的生长很可能需要同时具备以下两点:间叶组织中 GREM1 对 BMP4 的拮抗作用,以及在输尿管上皮中 GDNF 从后肾间叶组织激活 RET 的信号

(Michos et al,2007)。此外,间叶组织中 GDNF 和输尿管上皮尖端 WNT11 之间的自调节反馈信号调节着输尿管芽分支的形态。而 Grem1,对于 Wnt11 在输尿管上皮中的上调、Gdnf 在间叶组织中的表达,以及上皮-间叶反馈信号的建立,都是十分重要的。

　　Faa 的综述(2012)及 Chai 和同事们的研究(2013)都进一步验证了人类肾发育涉及的分子机制。众所周知,输尿管分支的主要信号通路是 c-Ret 受体酪氨酸激酶,其配体和下游靶基因分别是 GDNF 和 Wnt11(Faa et al,2012)。Wnt11 的表达增加诱导了邻近间叶组织中的 GDNF 引发输尿管芽尖端细胞增殖,减少细胞凋亡并诱导输尿管分支。有研究试图探明肾素-血管紧张素系统(RAS)在正常肾发育所必需的调节输尿管芽分支的已知机制中的作用(Yosypiv,2014)。RAS 相关基因变异会通过输尿管芽形态发生的缺陷导

致一系列先天性肾及泌尿道畸形（CAKUT）。输尿管芽尖端诱导周围间质细胞通过间质到上皮的转变，形成到远端小管的肾小球。因此，输尿管芽分支能力的下降会引起肾单位的显著减少。而输尿管芽的异常分支会导致肾异常发育或发育不良，远期可能引起慢性肾衰竭。

在 RAS 中，肾素将血管紧张素原裂解为血管紧张素 I，后者再由血管紧张素转换酶（ACE）转换成血管紧张素 II（Yosypiv，2014）。血管紧张素 II 是 RAS 产生效应的主要肽生长因子，通过两种主要蛋白受体发挥作用：血管紧张素 III 型受体（AT₁R）和血管紧张素 II₂ 型受体（AT₂R）。血管紧张素 II 作用于 AT₂R，后者通过上调 PAX₂ 起到刺激输尿管芽分支的作用。而 PAX₂ 是 GDNF 的下游调节因子，参与介导 *GDNF/Ret/Wnt11* 通路上基因的表达。这些基因促进了输尿管芽尖端细胞的增殖，刺激了输尿管芽的分支。血管紧张素 II 还可能通过 AT₁R 下调 Spry1 减少对 GD-NF/Ret 的拮抗来发挥效应。反之，Spry1 的下调致使血管紧张素 II 介导输尿管芽分支。RAS 在输尿管芽形态发生中的重要作用可以通过孕期使用 ACE 抑制药或 AT₁R 拮抗药来观察。这些抑制药或拮抗药会导致异常肾发育。具体来说，是指以远端肾小管缺如或发育差为特征的肾小管发育不全。在小鼠中，血管紧张素原、肾素、ACE 或 AT₁R 相关基因失活会导致肾盂扩张和肾乳头发育不良。如小鼠存在 AT₂R 基因变异，则会出现 *GDNF/Ret/Wnt11* 通路上基因表达下调，增殖减少及诱导输尿管芽细胞凋亡。临床上，输尿管重复畸形及膀胱输尿管反流与 AT₂R 基因变异相关。这些在受体缺陷小鼠上的发现说明，在正常输尿管芽分支及肾发育过程中，需要一种严格的细胞增殖与凋亡之间的平衡。

在输尿管芽尖端表达的 *SOX* 基因是 c-RET 信号通路上主要的组成部分，发挥指导输尿管芽分支的作用，是肾发育中重要的调节因子。在 SOX8/9 双突变体中发现了从肾发育不良到肾不发育等肾发育异常的证据，进一步证实 c-RET 信号通路发挥了至关重要的作用（Reginensi et al，2011）。

7. 腹膜后病变的大体病理描述

Ashle 和 Mostofi（1960）在大范围尸检中发现，在腹膜后肾可以在肉眼观察下呈完全缺如。约 25% 样本完全观察不到肾血管。42 例 BRA 患者中，完全输尿管闭锁占 39 例，部分输尿管闭锁 3 例。输尿管完全缺如的病例中，仅极个别可见肾原基。

超声检查中，肾上腺可能呈扁平状（"平躺"征），但很少异位或缺如（Hoffman et al，1992）。由于肾上腺皮质从原始中胚层内侧向尿生殖嵴发育，髓质由外胚层神经嵴细胞发育而来，而后肾来源于间介中胚层，故肾上腺通常位于正常位置。

产前超声检查发现过融合的和（或）马蹄形肾上腺（Strouse et al，2002）。Potter（1965）注意到，融合腺体通常在脊柱异常病例中发现。在一项小规模尸检中，部分病例性腺消失，提示对胚胎的损伤发生在胚胎第 5 周前，直接影响了尿生殖嵴的发育（Carpentier and Potter，1959）。

要点：双肾不发育

- 死产占病例总数 40%。
- 大多数活产的患儿由于因肺发育不良导致的呼吸窘迫于生后 48h 内死亡。
- Potter 面容和羊水过少为该病的特征。
- 输尿管通常缺如，膀胱也呈缺如或发育不良状态。
- 肾上腺通常位于正常位置。
- 通常可观察到苗勒管畸形

Ashle 和 Mostofi（1960）在尸检中发现，约 50% 输尿管完全闭锁的病例表现为膀胱缺如，其余病例膀胱发育不良，表现为内腔很小的肌性管状结构。Potter 的一系列研究（1965）也提示，患儿膀胱发育不良且缺乏输尿管开口。通常也可观察到闭锁的脐尿管。

缺乏胎儿尿液的刺激被认为是膀胱发育异常的原因，而胎儿通常在孕 10－12 周开始产生尿液。另一方面，亦有假说认为，输尿管芽和午非管结构向腹腔泄殖腔区域迁移是启动正常膀胱发育的必要条件。故缺乏输尿管芽，而非缺少尿液的刺激，使膀胱发育受阻（Katz and Chatten，1974）。这一理论得到了以下事实的支持：尽管膀胱外翻时膀胱无法充盈，但这类膀胱在行闭合术后往往可行使正常功能;而双输尿管异位开口于膀胱颈以下的膀胱,其功能往往有待加强(Jayanthi et al,1997;Gearhartand Matthews,2007)。

(1)表型特征:Potter曾详细描述过BRA患儿的表性特征。该病患儿出生体重低至1000~2500g。肝脏内储铁含量低导致胎儿宫内发育迟缓(Georgieff et al,1996),出生时伴有羊水过少。**特征性的面容及四肢畸形很容易将这部分患儿与正常新生儿区别开来。**患儿呈早衰面容,"上睑有突出的皮肤皱褶,呈半圆形垂过内眦达两颊"(Potter,1946a,1946b)。这种面容是肾实质无功能的必要条件,如不存在则提示至少有一个肾图(图9-3)。患儿鼻尖圆钝,下唇和下巴之间有一道深沟。双耳位置偏低且前倾,常压在头的一侧,显得耳垂宽大。可观察到耳前瘘管(Wang et al,2001)。患儿皮肤非常干燥松弛,手掌较大呈爪形手。双腿呈弓状或杵状,髋关节、膝关节过度屈曲(Das et al,2002)。偶尔可见双下肢完全融合,呈并腿畸形(Liatsikos et al,1999)。常常也可以观察到伴或不伴枕骨大孔疝或脑积水的脊髓脊膜膨出(Ashley and Mostofi,1960)。Potter的研究(1965)发现,60%的患儿伴有胃肠道畸形。

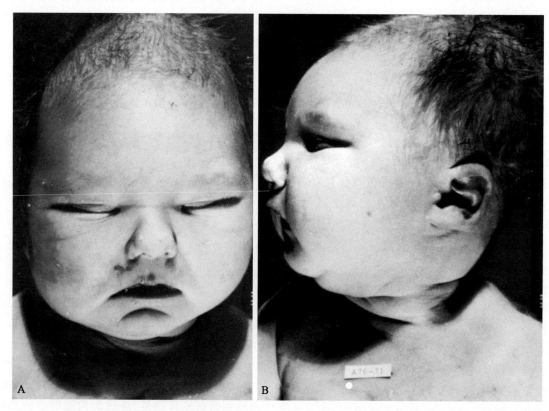

图9-3 生后2d的双肾缺如的婴儿,具有典型的Potter面容。A. 注意其双眼下均有明显的皱褶,圆钝的鼻子和下唇与下巴之间的凹陷;B. 由于耳垂宽大且前倾,给人以双耳位置偏低的印象,实际上耳道位置正常

外生殖器畸形包括阴囊缺失和阴蒂肥大。阴茎发育通常正常,但少数病例报道了阴茎发育不全或发育幼稚的阴茎阴囊(Potter,1965;O'Connor et al,1993)。尿道下裂很少发生,也与是否有睾丸无关。**43%的病例伴有隐睾**(Carpentier and Potter,1959)。Ashley和Mostofi(1960)在10%病例中发现睾丸发育不全。绝大多数患者输精管发育正常,提示导致肾发育不全的因素只在输尿管芽从完全延长的午非管发出后,才会影响输尿管芽,或者暗示了损害作用于对后肾间叶组织的诱导。

苗勒管结构或卵巢畸形相对高发(Carpentier and Potter,1959)。卵巢多发育不良或缺如。子宫通常为幼稚子宫或双角子宫,子宫缺如偶尔发生。阴道为短小盲袋状或完全缺如。

(2)羊水产物的作用及肺部发育:造成BRA

患儿面部及四肢特征的原因更倾向于是由于缺少羊水的"缓冲"所导致的形变,而非结构的畸形(Thomas and Smith,1974)。上述推论得到实例的验证:双胎中的一胎双肾均未发育,但没有特征性的 Potter 面容,是因为它与双胎中的另一胎共用一个羊膜囊,共享了足量的羊水(Klinger et al,1997)。胎儿尿液是羊水的主要来源,在妊娠晚期可达羊水总量的 90%(Chevalier and Roth,2007)。

由于羊水过少,子宫壁会挤压胎儿胸廓,故肺发育不良和钟状胸也是常见的伴发畸形(Bain and Scott,1960)。孕 12-16 周是肺气道分支的阶段(Reid,1977)。BRA 胎儿肺气道分支数量的减少和肺腺泡数量下降提示了对该发育过程的干扰发生在孕 16 周以前(Hislop et al,1979)。His-lop 团队认为,肾缺如胎儿无法产生脯氨酸,而脯氨酸正是形成支气管树胶原的前提。肾是产生脯氨酸的主要来源(Clemmons,1977)。因此,肺发育不良的原因可能是由于缺少肾实质,而不是羊水过少。这一假说得到了实例的支持,如果羊水是影响肺发育的唯一因素,那么有 2 名长期羊水渗漏的胎儿本该出现肺发育不良,而实际上他们拥有正常的肾(Perlman et al,1976;Cilento et al,1994)。

Peters 和他的同事(1991a)提出了肺发育的两步过程,该过程中"肾生长因子"影响了原早期肺发育,羊水量影响了孕后期肺发育。Smith 和同事们(2006)利用基因敲除制造鼠类肾不发育/发育不良模型,对早期肾发育进行研究。他们发现,在胚胎发育早期肺部即开始发育,胎儿无尿及肺发育不良在羊水过少出现前就可发生。这些现象支持了 Peters(1991a)的两步模型。此外,对最初显示肾功能正常的胎羊通过实验制造尿路梗阻,所引起的羊水不足与此后的肺发育不良相关(Peters et al,1991a,1991b)。恢复羊水量能部分缓解肺发育的问题。**因此,泌尿系相关的肺发育不全,似乎是由羊水过少导致的,与肾功能不良关系相对较小**(Peters,1991b)。

(3)产前及出生后的诊断:**在孕中晚期,BRA 可由产科超声检出,表现为严重的羊水减少及肾实质回声未见**(Forys et al,2003)。其他诊断性提示包括肺容量小和胸腔直径小,以及异常的肾上腺外观(Heling et al,2001;Strouse et al,2002)。**典型 Potter 面容和出现羊水过少为本病特征**。结节性羊膜是指羊膜囊表面出现小的白色的角质化的结节,被认为是提示重度羊水减少的胎盘标志。但这种情况并非本病独有,诊断时需慎重(Adeniran and Stanek,2007)。

在一项纳入了 500 名婴儿的研究发现,无论胎龄如何,生后 24h 内均有排尿(Clarke,1977)。出生后 24h 仍无尿且膀胱不充盈,提示 BRA。

(4)出生后的影像学评估:**超声是评估肾和膀胱最行之有效的方法,可以明确有无尿液产生**。能量多普勒超声可以用于评估肾动脉的情况,甚至在疑似 BRA 的胎儿中也有较高准确性(Sepulveda et al,1998)。一个扁平的正位肾上腺支持了肾缺如的诊断(Hoffman et al,1992)。如腹部超声未能得出明确结论,可行锝(^{99m}Tc)二巯丁二酸(^{99m}Tc-DMSA)扫描。在双侧肾区或其他部位均未见放射性核素浓聚可证实 BRA 的诊断。

(5)预后:**约 40% 患儿出生时即为死产。生后存活的新生儿,大多由于呼吸衰竭无法活过生后 24~48h**。

(二)单侧肾不发育

单侧肾完全缺如比双肾不发育更常见,但在体检中不易发现。至今最大规模针对单脐动脉新生儿的研究并未发现 URA 或其他畸形发病率上升(Deshpande et al,2009)。除非由于其他某些原因检查患儿外生殖器或需要对男性或女性骨盆行放射学检查,偶然发现肾缺如的异常,否则 URA 很难被发现。自 20 世纪 90 年代中期开始,随着产检超声更加规范化,URA 检出率随之提高(Sipek et al,1997)。许多认为是 URA 的病例,实际是发育不良肾或多囊性发育不良肾(MC-DK),在出生前已经退化(0.5%)(Hiraoka et al,2002;Schreuder,et al,2009)。MCDK 的发病率约为 1/4300。肾发育不良发病率约 1/1300,与肾不发育的发病率类似,是先天性孤立肾最常见的原因。肾发育不良包括了部分原始的肾实质和输尿管。其可能的原因是输尿管芽在早期退化从而改变了后肾的分化,或分支的输尿管芽与后肾芽基之间的"沟通"出现障碍影响了互相诱导的过程。**如腹部平片显示结肠的肝曲和脾曲都位于正**

常位置而没有移位到同一侧肾窝内,则提示了发育不良的肾或 MCDK 曾经在肾窝中存在而后才退化(Matsell,1998)。腹部平片或计算机断层扫描(CT)的钙化曲线可提供既往 MCDK 发生的证据(Nakano et al,1996)。孕 20 周左右的结构超声可能会将扁平的肾上腺或脾脏误认为肾(Woolf and Hillman,2006)。

1. 发病率

大多数尸检提示 URA 的发生率在 1/1100 (Doroshow and Abeshouse,1961)。超声检查 280 000 名中国台北在校学生显示,URA 的发病率为 1/1200(Shieh et al,1990)。不同于 BRA 男性发病率明显偏高,URA 患者男女比例约为 1.8∶1(Doroshow and Abeshouse,1961)。缺如的肾多见于左侧,且具有家族遗传性(Cascio et al,1999)。McPherson 和同事(1987)得出结论,URA 为常染色体显性遗传,具有 50%～90% 的外显率。其他学者研究了家族中不止一位患者的家庭后也得出了同样遗传模式的结论(Roodhooft et al,1984;Battin et al,1993)。有关筛查建议,请参阅双肾不发育。

2. 遗传/综合征和其他相关畸形

在许多遗传性疾病中都发现单侧肾缺如的情况,与以下染色体位点缺失相关:8q13.3(Pierides et al,2002),18q2.2(Dowton et al,1997),22q11 (Stewart et al,1999)。在 X-连锁遗传及少见的 Kallmann 综合征中也可出现肾缺如(Quinton et al,2001)。其他与 URA 相关的综合征包括 Turner 综合征,Poland 综合征(Mace et al,1972),Fraser 综合征(Fryns et al,1997),腮-耳-肾(branchio-oto-renal,BOR)综合征(Pierides et al,2002),以及 DiGeorge 综合征(当产妇合并有胰岛素依赖型糖尿病时)(Wilson et al,1993;Novak and Robinson,1994)。当产妇患有糖尿病时,胎儿肾不发育或发育不良发生概率为原先 3 倍(Davis et al,2010)。动物实验显示,高葡萄糖环境对发育中的肾产生影响不利,会导致后肾和输尿管芽畸形,破坏肾正常发育过程,引起肾单位数量减少(Kanwar et al,2005;Cunha et al,2008)。

约 30% 患有 VACTERL 联合畸形(脊柱畸形、肛门闭锁、心脏畸形、气道-食管闭锁,肾畸形和四肢畸形)的患儿存在 URA(Kolon et al,2000)。额外的乳头(Urbani and Betti,1996)和耳聋,尤其是先天性耳聋(Huang et al,2001),以及耳前凹(Pierides et al,2002)的患儿发生 URA 的概率较高。但也有研究显示,耳前凹、小耳畸形和 URA 并无明显关联(Arora and Pryce,2004;Deshpande and Watson,2006)。当患儿存在这些耳部畸形合并其他畸形时,建议行肾超声检查。此外,当患儿存在不止一种畸形时(如室间隔缺损及隐睾),谨慎的做法是行肾超声检查;但当患儿存在与肾发育不良相关的特定联合畸形时,需对所有脏器行影像学检查,尤其必须行脊柱检查。

3. 胚胎学

URA 的胚胎学基础与 BRA 相似,最可能与输尿管芽相关,因为肾不发育人群中出现 RET 变异的频率较高(Skinner et al,2008;Chaterjee et al,2012;Davis et al,2014)。一侧输尿管芽完全消失或输尿管终止发育阻止了互相诱导,从而影响了后肾芽基发育成熟的成人肾的进程。大多数病例并非是由于后肾的异常导致的,因为同侧的性腺(自邻近间叶组织发育而来)很少发生缺失、异位或无功能(Ashley and Mostofi,1960)。男性患儿中近端午非管结构缺失或畸形,以及女性患儿中苗勒管畸形发生率高,提示了对胚胎的损害主要针对发育早期的输尿管芽及午非管衍生物。畸形主要发生在孕 4 周末期到孕 5 周,该阶段输尿管芽形成,午非管开始发育为射精管、精囊腺及输尿管。在女性,该阶段苗勒管开始向中间迁移,分化为输卵管、子宫角、子宫体和近端阴道期间跨越了午非管(胚胎第 6 周)(Yoder and Pfister,1976)。

Magee 和同事(1979)提出了胚胎分类理论来解释 URA 和苗勒管畸形之间的关系(图 9-4,参见 the Expert Consult 网站)。在 I 型 URA 中,对胚胎的损害发生在 4 周以前,当时尿生殖嵴结构,包括苗勒管和午非管,还未分化。如果损害是单侧的,会形成只有单根苗勒管的子宫(单角子宫),且与对侧不发育的肾相关。II 型 URA 中,对胚胎的损害发生在胚胎第 4 周早期,同时影响午非管和输尿管芽。因为在苗勒管延长的过程中需与午非管保持密切接触并融合,所以午非管的发育不良会影响肾的发育、苗勒管的延长、与尿生殖窦的接触和融合。因此,在 URA 患者合并双子宫者会在患侧出现子宫角和阴道梗阻(图 9-5)。在Ⅲ型 URA 中,干扰胚胎发育的时间是第 4 周

以后,此时午非管和苗勒管按正常进程延长和分化。只有输尿管芽和后肾芽基受到影响,因此导致了单纯的 URA。

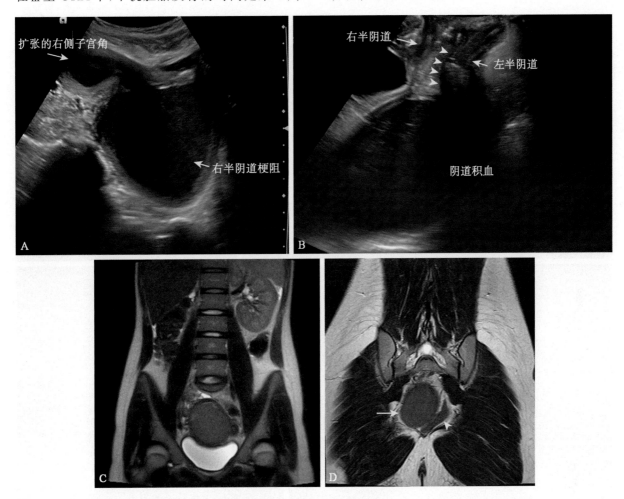

图 9-5　14 岁女孩因盆腔部位疼痛接受盆腔超声检查发现。A. 矢状位见右侧子宫阴道积血伴子宫角扩张(箭头所指)及右半阴道梗阻(箭头所指);B. 经阴道超声见右侧阴道积血及左侧正常的阴道,箭头所指为纵向的阴道隔膜;C. 磁共振冠状位 T2 像可见右侧肾不发育,肠道占据了右侧肾窝,附见阴道积血;D. 冠状位 T2 像右侧阴道积血(箭头所指)及正常的左侧阴道(箭头所指)

4. 相关泌尿生殖系和肾上腺异常

约 60% 的病例中,患侧输尿管也缺失(Ashley and Mostofi,1960)。在这组 232 名 URA 病例中,只有 19 人拥有一部分存在的输尿管的下段。在大多数输尿管完全缺如的病例中,膀胱内未见该侧输尿管开口,但也没有证据提示该侧膀胱三角发育失败(Ashley and Mostofi,1960)。细胞谱系研究利用鼠类模型显示,膀胱三角由尿生殖窦来源,故应当正常成形(Viana et al,2007;Mendelsohn,2009)。当输尿管膀胱壁内段不存

在时,三角区与周围逼尿肌不易区分。因此在这种情况下,膀胱三角区在膀胱镜下的表现就可能被误认为"半个膀胱三角"(在患侧输尿管完全缺失时)或"不对称的膀胱三角"(在输尿管部分发育的情况下)。除了异位肾或者肾旋转不良,对侧肾畸形不常发生(Chow et al,2005)。但是,**对侧输尿管畸形并不少见,包括 11% 的肾盂输尿管连接部梗阻和 7% 的膀胱输尿管连接部梗阻**(Cascio et al,1999),以及 30% 的膀胱输尿管反流(Atiyeh et al,1993;Cascio et al,1999)。

虽然同侧肾上腺可能呈扁平状（Hoffman et al，1992），但尸检提示，肾上腺不发育发生的概率不到 10%（Ashley and Mostofi，1960），在接受了 CT 检查的 URA 患者中该比例为 17%（Kenney et al，1985）（图 9-6）。

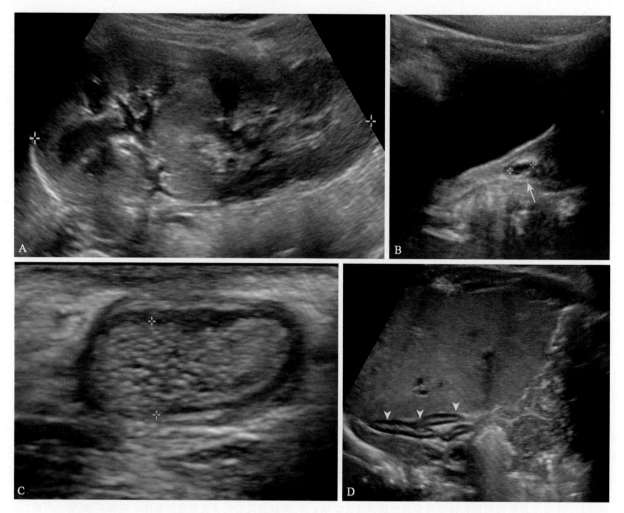

图 9-6　4 岁男孩接受了左侧腹股沟疝修补术，在左侧精索内未见左侧输精管。A. 术后矢状位超声显示孤立的右肾伴有两套集合系统；B. 左侧精囊囊肿的矢状位观（箭所指）；C. 左侧睾丸网囊性发育不良的矢状位观（两个卡尺中间部分）；D. 一个右侧肾不发育（箭头所指）的新生儿矢状位超声可见右侧肾窝空虚，右侧肾上腺扁平或"平躺"

生殖系统畸形发生概率更高，对两种性别来说，都达到 20%～40%（Thompson and Lynn，1966）。虽然 URA 更多见于男性，但生殖系统畸形在女性中发病率更高，至少达到 25%～50%，相比之下在男性概率为 10%～15%。不论何种性别，性腺发育通常是正常的。因此，URA 患者表型不同是由于原发的尿生殖嵴缺陷，这解释了仅在少数病例中存在性腺和肾上腺不发育，或输尿管芽和午非管原发性缺陷会导致 URA 更常见的类型，即午非管、苗勒管畸形衍生物的畸形。

男性畸形：睾丸和附睾头总是存在的，它们包含了由中肾管残留物发育而来的输出小管；而所有其近端结构，由于是由午非管发育而来（附睾体尾部、输精管、精囊、壶腹部），其缺失概率近 50%（Ochsner et al，1972）。Donohue 和 Fauver（1989）报道了 79% 输精管缺如的男性同侧肾也缺失；左侧发病率较右侧高，为 3.5∶1。URA 也与双侧输精管缺如相关（McCallum et al，2001）。患侧合并隐睾很少发生。肾不发育患者有时可见患侧射精管梗阻（闭锁）引起的精囊囊肿，这种情况称为 Zinner 综合征（Pereira et al，2009）。Shieh 等（1990）在 119 例经超声检查发现 URA 的患者中发现 6 例（5%）合并精囊囊肿的情况（Shieh et al，1990）。对诊断为 URA 的男性患儿行盆腔超声或核磁共振检查可能会发现合并精囊囊肿（Van den Ouden et al，1998；Seo et al，2009）（图 9-6）。在 URA 合并精囊囊肿的病例中，输尿管可能会汇入尿道前列腺部或者精囊。睾丸网囊状发育不良是一种罕见的良性病变，常常与患侧肾畸形相关，最常见的是 URA。据报道，症状发育不良的睾丸网会自行退化，还可以按午非管发育缺陷予保守治疗（Jeyaratnamand Bakalinova，2010）（图 9-6）。

在评估男性不育症时，若患者的输精管或附睾体尾部无法触及，则需考虑 URA 是否存在。在儿童中，如在行阴囊超声、腹股沟疝修补术或睾丸固定术时偶然发现输精管和（或）附睾异常，也需要怀疑是否存在 URA。

5. 女性畸形

苗勒管发育不完整可能会导致一系列畸形，这是由于午非管的发育偏离了正常的进程。**1/4～1/3 患有 URA 的女性合并有与午非管发育异常相关的畸形**（Thompson and Lynn，1966；Heinonen，2004）。反过来说，43% 生殖器畸形的女性合并有 URA（Semmens，1962；Heinonen，1997）。最常见的苗勒管畸形包括：单角子宫合并患侧子宫角及输卵管完全缺失，或双角子宫合并患侧子宫角呈原始发育状态（Candiani et al，1997）。而输卵管伞部通常过度发育，类似于男性附睾头部（Shumacker，1938）。苗勒管部分或完全于中线融合可能会导致双子宫双宫颈或双子宫共用一个宫颈的情况。完全重复独立的双阴道、近端阴道闭锁合并阴道陷凹及阴道完全缺如的情况都曾有报道（D'Alberton et al，1981）。**重复阴道的一端梗阻的情况并不少见，单侧阴道积血积液合并和（或）疼痛在青春期女性有报道，既往称这情况为** Herlyn-Werner-Wunderlich 综合征（Yoder and Pfister，1976；Tong et al，2013）。Simon 和 Laufer（2007）**建议用缩写 OHVIRA 来定义"半阴道梗阻伴患侧肾畸形"综合征**（图 9-5）。在极少数情况下，这种畸形情况会被误诊为较大的或感染性 Gartner 管囊肿。有时在青春前期女性

中会发现 Gartner 管囊肿，这类女性输尿管异位且近端为盲端，或近端连接在原始肾上（Currarino，1982）。在对学龄儿童筛查时发现，有 6% URA 女孩合并有 Gartner 管囊肿（Shieh et al，1990）。约 33% 单角子宫的 URA 女性成年后患有不孕症（Heinonen，1997）。若超声或磁共振发现子宫畸形，包括先天性子宫缺如、单角子宫或双子宫，泌尿系影像检查通常会提示 URA 或其他肾畸形的存在（Reichman and Laufer，2010）。

其他与 URA 相关的畸形还包括 Mayer-Rokitansky-Küster-Hauser **综合征（MRKH），这种多发畸形在女性新生儿中的发病率约为 1/4500**（Guerrier et al，2006；Oppelt et al，2012；Pizzo et al，2013）。除肾畸形外，MRKH 还包括了生殖道畸形，范围从上端阴道闭锁到苗勒管整体发育不全，而其他表型正常，染色体为 46,XX。MRKH 有两种主要亚型。Ⅰ型较为典型，患者只有对称的苗勒管残迹，而输卵管发育正常。Ⅱ型更常见但较不典型，患者一侧或双侧苗勒管非对称性发育不良，可伴或不伴有输卵管发育不良。最为重要的是，Ⅱ型 MRKH 常与肾畸形相关，占到 40%～60%，最常见的是 URA，单侧或双侧异位肾及马蹄肾（Guerrier et al，2006）。Duncan 和同事（1979）报道了最严重的相关连锁畸形，并称之为 MURCS，包括了苗勒管发育不全（96%）、肾发育不全或异位（86%），以及颈胸部体节发育不良[C_5 至 T_1 之间 2～4 个椎体异常（80%）]。

其他系统异常：Dursun 和同事（2005）发现 44% 先天性孤立肾者合并不同的非泌尿系异常，涵盖心血管（15%）、胃肠道（9%）、神经系统（3%）和血液系统（6%）。

6. 诊断与影像评估

约 90% 与 URA 或 MCKF 有关的胎儿肾从孕 20 周起检出代偿性增大（Van Vuuren et al，2012）。产前行腹膜后彩色多普勒超声可以发现缺如的肾和肾血管。DMSA 可用于确诊 URA，表现为一侧肾区无造影剂摄取，而对侧肾影代偿性增大。在原位肾不显影，考虑为缺失的情况下，DMSA 也可以发现异位肾（通常是盆腔异位肾）或交叉异位肾（Volkan，2003）。在某些情况下，交叉融合异位肾与代偿性增大的孤立肾或孤立的完全性重复肾难以鉴别。如超声未探及一侧肾，

小尺寸的发育不良肾或 MCDK 可能会被误诊为 URA(Mesrobian,1993)。

要点:单侧肾不发育

- 单肾不发育发病率约 1/1100。
- 男性患者占主导,男女比例为 1.8:1。
- 消失的一侧肾多为左肾。
- 约半数患者患侧输尿管完全缺如。
- 不考虑 URA 患者男性为主,URA 在女性中 25%～50% 合并苗勒管畸形,而相较而言,只有 10%～15% 男性。
- 1/4～1/3 苗勒管畸形的女性患有 URA。
- 其他器官系统的畸形常见于 URA 患者,最常受影响的是心血管、胃肠道和神经肌肉系统。

当胎儿因怀疑其他器官畸形而行 MRI 检查时,可因此发现一侧肾的缺如(Dell'Acqua et al, 2002)。**如确诊 URA,尤其是在婴幼儿中确诊时,需行排泄性膀胱尿道造影检查,因为有 28% 的概率对侧存在膀胱输尿管反流**(Kaneyama et al, 2004)。

7. 特别注意事项

家长们最常问的问题就是"只有一个肾会影响孩子的生活,会限制他们的活动量吗?"Psooy (2009)总结了数项北美的研究,发现骑自行车、雪橇、高山滑雪/雪板和马术活动是体育活动中较容易发生意外伤害的项目;而摩托车乘客与行人事故,是比体育活动更常见的肾外伤的原因。此外,相较于肾损伤而言,这些体育活动造成头部损伤的相对风险高达 5 倍。Psooy(2009)发现,患儿通常不会因为他们只有一个肾而受到活动限制。Rice 在美国儿科学会运动医学与健康大会(2008)上建议,每一个孤立肾的运动员都需要对从事的特定运动进行个体化评估,并穿戴保护垫以减少对肾的可能损伤,从而得以参与大多数运动。自上述建议提出以后,Grinsell 和同事(2012)利用国家运动伤害防护员协会高中伤害监测研究所搜集相关数据,该研究统计了运动对于特定器官的伤害比例。尽管研究覆盖了超过 440 万次运动暴露(一次运动暴露定义为一名运动员参加一场比赛或一次练习),共涉及 23 666 次运动伤害,其中只有 18 例肾损伤(3 例撕裂伤和 15 例挫伤),没有 1 例是致命性的伤害或需要手术治疗。

8. 预后

以往没有明确的证据表明,相较于肾母细胞瘤行肾切除术者或供体肾提供者而言,先天性孤立肾患者更易有远期问题(Shapiro et al,2003)。不过目前,学者们充分认识到,前两者与先天性孤立肾患者代表的是两种完全不同的状况,因为遗传和环境因素会改变双侧肾的发育,对肾生长和功能的影响会终其一生。供肾提供者,他们剩下的一个健康的肾发展成终末期肾病(ESRD)的概率较一般人群或因儿童期肿瘤切除一侧肾者更低(Ibrahim et al,2009)。

9. 目前对于单侧肾不发育在成人期预后的概念

数项研究观察了功能性孤立肾(SFK)儿童的长期预后,但并无明确的结论。这些研究是基于 Brenner 和同事们的"超滤假说"(1996)。在啮齿类动物模型中,单侧肾切除后残留肾单位发生超滤,改变钠平衡状态,引起肾小球压力增高。这些血流动力学变化导致以蛋白尿和肾小球硬化为特征的肾小球损伤。超滤假说可以推广至有肾单位数量减少的 SFK 患者,尤其当孤立肾合并 CAKUT 时(Westland et al,2012,2013b)。CAKUT 包含了肾不发育、肾发育不良、MCDK、肾盂输尿管连接部(UPJ)梗阻、巨输尿管、后尿道瓣膜和膀胱输尿管反流在内的一系列畸形,发病率约为 1/6000(Wiesel et al,2005)。在有染色体异常的患者中,20% 合并 CAKUT(Garne et al,2009)。约 10% CAKUT 患者其近亲亦有肾畸形,但多数无相关症状(Bulum et al,2013)。

目前有证据表明,输尿管芽分支的轻度缺陷可造成肾单位数量减少,引起日后的肾病(Brenner and Mackenzie,1997;Costantini and Shakya,2006;Chevalier,2009)。人类肾小球数量的正常范围上下限相差 8 倍之多,即从 20 万～180 万个(Hughson,2003)。因此,肾小球数量接近于下限者,在任何年龄由于任何病因发生肾功能不全的概率都更高。Luyckx、Brenner(2010)和 Luyckx 等(2013)提出了低肾单位数量的临床替代指标及高血压和人类肾病的易感性评价指标。他们总结为：低出生体重、早产、身材矮小、超声提示肾体积缩小、闪烁显像提示有功能的肾实质小、病理提示肾小球肥大、基因多态性（PAX2、RET）及母亲患有糖尿病。

胎内肾发育可能受包括 ACEI、地塞米松、抗癫痫药、氨基糖苷类药物等的影响，胎儿宫内发育受限及母亲糖尿病也会影响胎儿肾发育。应用氨基糖苷类抗生素和非甾体类抗炎药也会影响早产儿（出生胎龄≤28 周）的肾发育。

在过去，要对 CAKUT 患儿进行肾存活研究是很困难的，因为这类研究通常需要随访几十年，而且这些病变的表型也不统一（Pope et al,1999）。Sanna-Cherchi 和同事（2009）评估了 CAKUT 患者的长期功能，其中包括了来自单个儿童肾病中心的 URA 患儿。该研究一共对 312 名 CAKUT 患者进行了长达 20 年的随访，他们至少有一个肾有已知的数量或大小异常，排除了单纯的膀胱输尿管反流和肾输尿管重复畸形。评估项目为无透析生存率，并综合考虑反流、诊断年龄、高血压、尿蛋白和血清肌酐水平。受试者被分为 6 个亚组，分别为 URA、单侧肾发育不良、双肾发育不良、后尿道瓣膜、MCDK 和马蹄肾。**研究发现，30 岁时，19% 患者接受了透析，这部分患者中绝大多数为后尿道瓣膜、双肾发育不良和 URA。进一步分析提示，孤立肾患者到 30 岁时有 50% 的概率需要接受透析。**值得注意的是，大多数本研究中的 URA 患者是在青少年期才获得诊断，当时的肌酐水平是正常范围。有趣的是，在出生时即诊断的患者肌酐水平反而轻度升高（0.68 mg/dl）。本研究和其他一些研究指出了 URA 患者和接受了单侧肾切除的成年人的根本差异。URA 患儿的肾单位数量异常低下，越低的人发展成高血压、蛋白尿和局灶性肾小球硬化症的风险越大。

KIMONO（单功能来源的肾）研究回顾性分析了 116 例先天性或原发性功能性孤立肾患儿（pSFK,54 例 URA 和 62 例 MCDK），以及 90 名继发性孤立肾患儿（sSFK,由于 CAKUT 或肿瘤行单侧肾切除术）（Westland et al,2011）。在两组中都有约 30% 的患者患有同侧 CAKUT（仅限 SFK 一侧）。肾损伤定义为高血压和（或）蛋白尿和（或）使用肾保护药物。在所有 SFK 患儿中，

32% 在平均 9.5 岁时发生肾损伤。GFR 下降发生在 9 岁，微量白蛋白尿在 16 岁左右进展。正如预期，合并有同侧 CAKUT 的患儿，包括 pSFK 和 sSFK，比其他没有 CAKUT 的任何组别发生肾损伤的概率都高。尽管 KIMONO 研究的结论与 Sanna-Cherchi 和同事们类似，但缺乏对每个患病个体不同分子起源和临床进程不同情况的考虑。由于多种因素，如选择偏倚，肾受损程度和最终发展为 ESRF 的占比可能被高估了。但无论如何，这些研究强调的是筛选出哪些成年后会发展成慢性肾功能不全的患者。

目前对于 SFK 患儿不合并 CAKUT 者，建议每年评估血压和晨尿中微量白蛋白水平；对于合并 CAKUT 则建议上述检查每年 2 次，因为高血压和微量白蛋白尿（>30 mg/24 h）是肾小球滤过率进行性下降的标志物（Hegde and Coulthard,2009;Westland et al,2013a,2014）。建议使用 ACEI 来延缓肾损伤的进程（Puddu et al,2009）。推荐患者根据其年龄调整饮食，包括限制盐和过量蛋白质的摄入。当 GFR < 60ml/(min · 1.73m^2)或患者已经在服用治疗高血压和蛋白尿的药物时，建议每年评估血压、尿蛋白和血清肌酐 2~4 次（Westland et al,2013a,2014）。此外,pSFK 和 sSFK 患者,尤其是合并 CAKUT 者,需定期行超声检查,以确保对侧肾在合适的范围代偿性肥大,使患儿能顺利进入青春期。对于那些 GFR>60ml/(min · 1.73m^2)且没有服药的患者,可每 5 年检测一次肌酐（Westland et al,2014）。

（三）附加肾（额外肾）

附加肾是真正的额外器官,拥有自己的集合系统、血液供应和肾被膜的肾实质。患者有三个独立的肾,而附加的第三肾通常较小,两个主肾大体正常且大小均等。附加肾可以位于正常肾同侧但与之完全分离,或通过疏松的蜂窝状组织与同侧主肾相连（Geisinger,1937）。同侧主肾和附加肾的输尿管可以是分叉的或完全独立的。附加肾的情况不同于一个肾有两根重复输尿管,后者收集的尿液来自一个被膜包裹的一个肾实质。

1. 发病率

附加肾的真实发病率无法统计,因为只有约 **100 例病例见诸报道**（Macpherson,1987）。男女

发病率相同,左侧较右侧高（N'Guessan and Ste-phens,1983）。Oto 等报道了 4 例双侧附加肾的病例（Oto et al,2002）。

2. 胚胎与分子机制

第二个输尿管芽或最初输尿管芽的一个分支的出现是附加肾形成必要的第一步。然后生肾原基分裂成两个后肾尾,在独立或分叉的输尿管芽的诱导下两个后肾尾独立分化（N'Guessan and Stephens,1983）。只有在分叉或独立的输尿管芽穿入以后两个后肾才能发育。

邻近后肾间叶组织释放 GDNF 引起午非管形成单一输尿管芽,这是肾发育的起始。*Gdnf*表达在后侧受到限制对于输尿管芽在正常位置的发育是非常关键的。另一套细胞间信号系统,包括 SLIT2 或其受体 ROBO2,对于确保输尿管芽在合适的位置形成,也是非常重要的。Grieshammer 和同事（2004）发现,SLIT2 或 ROBO2 缺失的突变小鼠出现了附加输尿管芽,这与后肾间叶组织在前方异常表达的 *Gdnf* 有关。SLIT2/ROBO2 细胞间信号系统直接或间接地限制了

Gdnf 表达的范围,对于精确定位诱导肾发育的位置起重要作用。

> **要点:附加肾**
> - 附加肾是真正的附属器官,拥有自己的集合系统、血液供应和肾被膜的肾实质。
> - 附加肾可以位于正常肾同侧但与之完全分离,或通过疏松的蜂窝状组织与同侧主肾相连。
> - 附加肾与同侧主肾的输尿管走行关系是多种多样的。

3. 临床特征与伴发畸形

附加肾有其独立的肾实质,可与同侧主肾完全分离,也可通过疏松蜂窝组织与主肾相连。在60%病例中,主肾位于肾窝原位,附加肾位于主肾的尾侧。如附加肾有完全独立的输尿管,则更可能位于主肾的头端但在肾上腺的尾端（Bernik et al,2001）（图 9-7）。

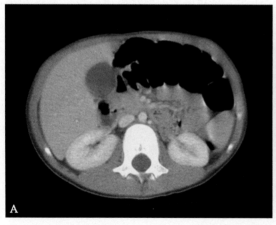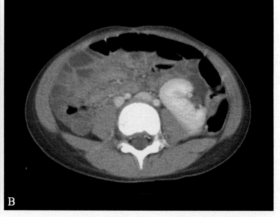

图 9-7 增强 CT 提示:左侧和右侧正常位置的主肾(A)和右侧中腹部旋转不良的附加肾(B)

附加肾有正常的肾形态,但通常体积较同侧主肾小。超过半数的病例报道了附加肾的集合系统严重扩张、皮质变薄,提示梗阻存在。同侧及对侧主肾通常是正常的。

附加肾与同侧主肾的输尿管走行关系多种多样。约有 50%病例同侧两根输尿管在远端汇聚形成一根主干,合为一个输尿管开口进入膀胱（N'Guessan and Stephens,1983）。这种现象提

示了"一个输尿管芽从另一个输尿管芽上萌出"的情况。另外 50%的案例中,两根完全独立的输尿管分别进入膀胱。通常 Weigert-Meyer 法则在附加肾也适用,但仍有 10%的病例中,尾侧肾的输尿管在同侧主肾输尿管下方进入膀胱（Tada et al,1981）（图 9-8,参见 the Expert Consult 网站图 130-8）。有个案曾报道了附加肾与主肾的肾盏之间互相交通,或附加肾肾盂与主肾的输尿管融合,

成形一根输尿管汇入膀胱的情况（Kretschmer，1929）（图 9-9，参见 the Expert Consult 网站图 130-9）。附加肾的血供是完全独立的，具体取决于与同侧主肾的位置关系（Kaneoya et al，1989）。

4. 症状

附加肾畸形很少有临床表现，但也有可能会在成年早期出现症状。本病平均诊断年龄为 36 岁。疼痛、发热、高血压和明显腹部肿块是常见的症状。尿路感染、梗阻或两者同时存在是患儿需要接受评估的主要情况。附加肾发出的异位输尿管可能会造成尿失禁，但这种情况是十分少见的。在 2 名患者中曾报道了继发于附加肾肿瘤的可触及的腹部包块。通过尸检发现的附加肾占到所有报道案例的 25%（Carlson，1950）。

5. 诊断

如果附加肾没有畸形是不引起临床症状的，这类患者通常是因为其他原因行影像学检查无意中发现附加肾的。附加肾可以比同侧正常肾位置更低且两者相距较远，故附加肾不会改变正常肾的位置（Conrad and Loes，1987）。但如果两者相距较近，可能会使主肾及输尿管的位置轻微改变。

附加肾可能会因为泌尿系结石造成的梗阻而引起症状（Koureas et al，2000）。在这种情况下，超声可能会提示同侧正常肾和输尿管的扭曲。如果附加肾和同侧主肾的集合系统呈二分叉状态，那么同侧主肾也会表现出同样的病程。如果两者输尿管是完全独立分离的，同侧主肾可能会受到异常附加肾的影响。有时为了进一步明确畸形的情况，需要行磁共振尿路造影（MRU）和逆行肾盂造影。放射性核素显像可说明附加肾和正常肾相对功能（Conrad and Loes，1987）。通过膀胱镜检查可以发现患侧输尿管在膀胱内有一个还是两个开口，提示两根输尿管是否完全独立。输尿管可以异位开口在膀胱内或膀胱外。偶有附加肾直到手术或尸检时才得到明确诊断，或此前一直被认为是重复肾畸形（Kaneoya et al，1989）。

二、肾位置异常

(一)单纯肾异位

发育成熟的肾未能到达正常的肾窝位置，这种情况被称为"肾异位"（renal ectopia）。这个单词来源于希腊单词 *ek*（外面的）和 *topos*（位置），本意上指"不在位置上"。肾异位不同于肾下垂，后者肾原先位于正常位置（血供正常），因为体位原因造成后来位置下移。而异位肾始终不在正常的位置上。异位肾可出现在以下位置：盆腔、髂窝、腹腔、胸腔以及两侧交叉（图 9-10，参见 the Expert Consult 网站）。

1. 发病率

从尸检结果得出发病率范围为 1/1200～1/500（Campbell，1930；Bell，1946a），平均发病率约 1/900，无明显性别差异（Abeshouse and Bhisitkul，1959）。临床上，女性异位肾患者更容易获得诊断，因为女性更容易因为尿路感染（UTI）和（或）相关外生殖器畸形而接受超声评估（Thompsonand Pace，1937）。

相较于右侧，左侧出现异位肾的概率略高一筹。通过尸检估算出盆腔异位肾的发生率为 1/3000～1/2100（Stevens，1937）。尸检提示，孤立异位肾的发病率约为 1/22 000（Delson，1975）。到 1973 年为止，一共只报道过 165 例孤立盆腔异位肾（Downs et al，1973）。双侧异位肾就更加罕见了，只占所有异位肾患者的 10%（Malek et al，1971）（图 9-10，参见 the Expert Consult 网站）。

2. 胚胎学

输尿管芽在胚胎第 4 周末期从午非管发出，向尿生殖嵴头向性生长，第 5 周与后肾间叶组织结合，发育中的后肾组织和输尿管芽向头端迁移并沿长轴向中线旋转，整个过程在妊娠第 8 周完成。妨碍肾上升及旋转的因素包括输尿管芽发育不良（Campbell，1930）、后肾组织受损无法诱导上升（Ward et al，1965）、基因异常、母亲患病情况或暴露于致畸形因素（Malek et al，1971）。Baggenstoss（1951）提出了胎儿血液供应持续存在导致的血管屏障阻碍了肾向上迁移的理论，但早期即出现肾血液供应也并不能确保异位肾最终能上升到正常的位置。所以血管屏障一说可能是异位肾的结果，而非原因。

3. 临床特征伴发畸形

异位肾的分类主要依据异位肾在腹膜后的位置而定。盆腔是异位肾最常见的位置，面对着骶骨且位于主动脉分叉以下;腰部异位肾位于髂窝内髂静脉前方,靠近骶骨岬的位置;腹腔异位肾位于髂嵴以上,邻近第 2 腰椎的位置(图 9-10,参见 the Expert Consult 网站)。

异位肾通常较小,这是由于胎儿肾分叶,并不符合常规蚕豆状的形态。肾长轴通常是垂直的或偏向中线,但也可以倾斜 90°呈水平状态。**异位肾由于旋转不全,肾盂通常面向前方而非朝向中线。** 其结果是,56% 的异位肾集合系统扩张积水,其中半数是由于肾盂输尿管连接部或膀胱输尿管连接部梗阻所致,分别占 70% 和 30%。1/4 异位肾积水是由于大于等于Ⅲ级的膀胱输尿管反流,剩下 1/4 是由于单纯的旋转不良(Gleason et al,1994)。在异位肾患儿中,30%合并有膀胱输尿管反流(Guarino et al,2004)(图 9-11)。

异位肾的输尿管长度一般与肾的位置相一致,输尿管偶有纡曲但很少过长。异位肾的输尿管通常在正常位置进入同侧膀胱,但也有少数合并异位输尿管的案例(Borer et al,1998)。异位肾的动静脉网通常是异常的,其血管走行取决于肾的最终位置(Anson and Riba,1939)。异位肾可能由 1～2 支发自主动脉远端或分叉处的主要肾动脉供血,以及一至数支源自髂外动脉或肠系膜下动脉的异常动脉。异位肾也可能全靠多支畸形动脉共同供血,这其中没有一支发自主动脉。如果肾位置正常的话,那么在任何情况下,主肾动脉都发自主动脉水平,这正恰恰是其起源的正常位置。

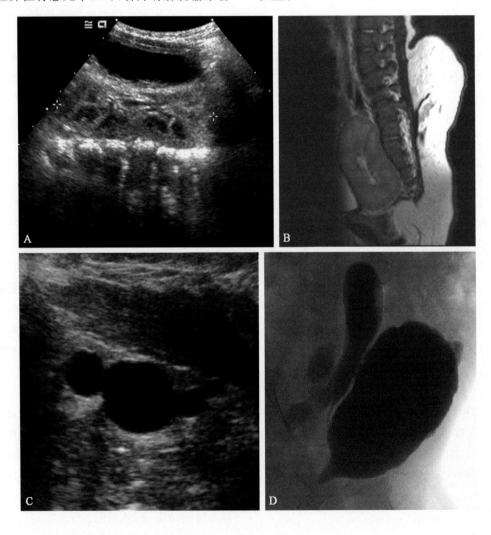

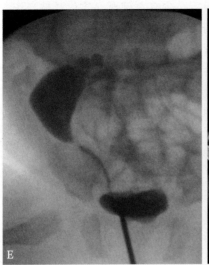
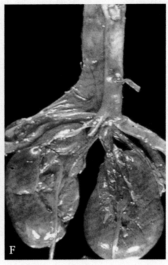

图 9-11 这是一个出生 1d 的男性,右侧肾位于盆腔膀胱后方,影像学检查。A. 右侧盆腔横断面超声图像;B. MRI 矢状面图像,附见脊椎异常和部分脂肪性脊髓脊膜膨出;C. 左侧多囊性发育不良盆腔异位肾纵切面超声图像;D. 排泄性膀胱尿道造影提示尿液反流至扩张纡曲的右侧输尿管;E. 另一位婴儿的右侧逆行肾盂造影提示右侧旋转不良的异位肾合并肾盂输尿管连接部梗阻;F. 另一个病例的尸检结果提示双侧盆腔异位肾、肾盂朝向前方,以及起源自主动脉分叉的异常血供(C. Courtesy Dr. Sara Milla;F. from Weiss MA,Mills SE. Atlas of genitourinary tract disorders. Philadelphia:JB Lippincott;1988.)

通常对侧肾是正常的,但有时也合并一些先天性的畸形。Malek 和同事(1971)及 Thmopson 和 Pace(1937)都曾报道对侧肾不发育的概率较高(Chow et al,2005)。双侧异位肾的情况很少见,约为 10%(图 9-11)。

要点:单纯异位肾

- 左侧出现异位肾的概率较右侧略高。
- 通过尸检估计,盆腔异位肾发病率为 1/3000~1/2100。
- 56% 的异位肾集合系统扩张积水,其中半数是由于肾盂输尿管连接部或膀胱输尿管连接部梗阻所致,分别占 70% 和 30%。1/4 异位肾积水是由于大于等于Ⅲ级的膀胱输尿管反流,剩下 1/4 是由于单纯的旋转不良。
- 30% 异位肾患儿合并有膀胱输尿管反流。
- 异位肾患者合并生殖系统畸形概率约 15%。
- 大多数异位肾没有临床症状,除非合并了异位输尿管。

异位肾最引人注意的特点在于其合并生殖系统畸形的概率,范围在 15%~45%(Thompson and Pace,1937;Downs et al,1973)。20%~66% 的女性异位肾患者会合并至少一项以下生殖器官畸形:单侧子宫角闭锁的双角或单角子宫(McCrea,1942)、原始子宫或子宫缺如伴近/远端阴道缺如(D'Alberton et al,1981)、双阴道畸形。在男性异位肾者中,10%~20% 合并有明显的生殖系统畸形,如隐睾、尿道重复畸形,其中以尿道下裂最为常见(Thompson and Pace,1937)。14% 泄殖腔畸形患者合并有肾异位(Dursun et al,2005)。

肾上腺缺如或异位的情况很少发生。共有 21% 的异位肾患者表现出其他器官系统的畸形(Downs et al,1973),多数为骨骼或心血管系统。

4. 诊断

随着影像学检查手段的丰富,尽管大多数异位肾没有症状,但检出率还是不断提高。导致异位肾诊断最常见的症状是梗阻性结石所致的性质描述不清的腹部不适和输尿管绞痛。由于位置的异常,异位肾引起的直接疼痛或牵涉痛都不是典型的绞痛,有时会被误认为畸形阑尾炎或女性盆腔炎。一般不会出现由于邻近器官压迫异位肾而引起症状。异位肾也可表现为尿路感染或明显的腹部肿块。Borer 报道了 7 例异位肾合并输尿管异位引起尿失禁的病例(Borer et al,1998)。部分异位肾功能受损可能会对诊断造成困难。这部分肾体积很小和(或)发育不良,几乎丧失功能,可能会被误诊为单侧肾不发育。对于这部分患者,行 DMSA 扫描和(或)MRU 检查是十分必要的(Borer et al,1998)。

如超声检查未能在肾正常的位置探及肾回声,而功率型彩色多普勒超声可见异位肾的主要肾血管和肾内血管,则**腰部或盆腔异位肾**的诊断成立。

膀胱镜检查可以提示输尿管开口一般于正位,除非存在合并异位输尿管的情况。如果考虑对异位肾行手术治疗,术前行磁共振血管造影可有效描绘肾血管走行,尤其对于孤立异位肾有很好的指导作用。

5. 预后

相对于正位的肾而言,异位肾发生肾积水和结石的概率较高,但合并其他疾病的易感性并无增加(Gleason et al,1994;Benchekroun et al,2002)。这可能是由于异位肾常合并旋转不良,肾盂面向前方,由于输尿管在肾盂的开口偏高位,或畸形血管压迫了主要的肾盏或上段输尿管,导致尿液排出受阻。此外,异位肾由于位置偏低不受肋骨的保护,受钝性腹部外伤的风险也较高。

Van den Bosch 和同事们(2010)研究了单纯和交叉异位肾的患泌尿系统和肾病的结局,未发现在儿童期对于血压和肾功能的不利影响。他们也发现,虽然这部分患者的总体肾功能是正常的,但 DMSA 扫描提示异位肾的分肾功能只有 38%。

Anderson 和 Harrison(1965)对异位肾的孕妇进行了综述,发现出现与异位肾相关的孕期及胎儿并发症的概率并无增加(Anderson and Harrison,1965;Delson,1975)。盆腔异位肾很少引起难产,但可能需要行剖宫产。尽管有 3 例异位肾肿瘤的报道,但并不能说明异位肾发生恶性肿瘤的风险上升。在现代影像学技术发展以前,至少有 5 例孤立异位肾被当作盆腔恶性肿瘤切除的案例(Downs et al,1973)。

(二)头侧异位肾

当患儿患有脐膨出时,其肾位置可能会过度上升超过正常(Pinckney et al,1978)。脐膨出时患儿肝脏和肠道疝入囊膜腔内,肾便持续上升直到受横膈阻挡。双侧肾均异位于紧贴横膈下方的第 10 胸椎水平。输尿管较长,但大体正常。彩色多普勒超声或磁共振血管造影可发现肾动脉起点高于正常。患者通常不会因肾位置偏高感到不适症状,尿液排泄也不受影响。

(三)胸腔异位肾

胸腔内异位肾意味着肾部分或完全突出至高于膈肌水平进入后纵隔(图 9-2)。这是异位肾中最罕见的类型,不到病例总数的 5%,通过尸检得出的发病率约为 1/13 000(Campbell,1930)。

1. 发病率

文献已报道 200 余例胸腔异位肾(Lacasta Garcia et al,1999),其中 4 例为双侧胸腔异位肾(Liddell et al,1989)。左右侧发病的比例为 1.5:1,男女患者比例为 2:1(Lozano and Rodriguez,1975)。胸腔异位肾的情况在产前检查(Masturzo et al,2001)及出生后个年龄段都有检出,但最常见还是在成年期因其他原因行胸片检查而发现的(Drop et al,2003)(图 9-12)。

2. 胚胎学

肾在孕第 8 周末期达到其最终的位置。 在该阶段,膈肌呈分叶状,为分离胸、腹腔的隔膜,与之相连的间叶组织最终发育形成横膈的肌肉组织。胸腔异位肾形成的原因尚不明确,究竟是膈肌原基关闭延迟以至于肾上升过度至超过未来膈肌的水平? 抑或是肾在膈肌正常关闭前加速上升超过了正常的高度(N'Guessan and Stephens,1984)。也有学者提出:中肾组织延迟退化是造成胸腔异位肾的原因(Angulo et al,1992),因为仅有 0.25% 膈疝患者合并有胸腔内异位肾(Donat and Donat,1988)。肾血管造影提示,胸腔异位肾是由主动脉发出的肾动脉供血的,发出肾血管的位置可能正常(Lundius,1975),也可能偏高(Franciskovic and Martincic,1959)(图 9-12)。

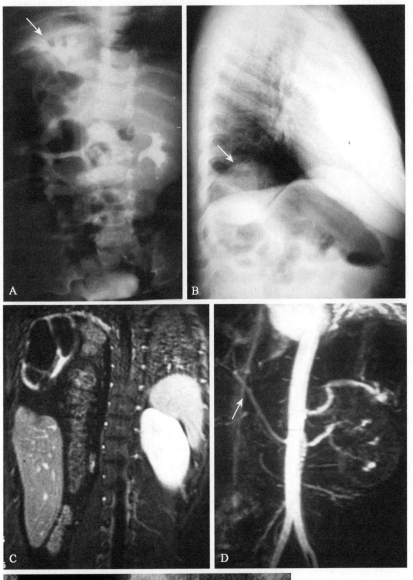

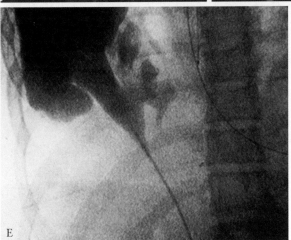

图 9-12　该患儿为 1 岁女性，因发热性尿路感染就诊。A. 肾盂静脉造影提示右侧胸腔异位肾（箭头所指）和左侧原位肾，该患儿后被证实患有双侧膀胱输尿管反流并接受了双侧输尿管再植术，该患者在 16 岁时出现了右侧背部疼痛和右胸部紧迫感的症状；B. 胸片提示右侧膈肌抬高及右侧胸腔内肾；C. MRU 冠状位 T1 增强后的脂肪抑制序列图像提示：右侧功能极差的积水肾位于肝脏以上、右肺以下的位置，右侧膈肌后部缺如，使得右半结肠上升至右侧胸腔；D. 血管造影图像序列提示右肾动脉（箭头所指）在与左肾动脉相同水平自主动脉发出，向上延伸进入右肾门；E. 术中行右侧肾盂逆行造影提示肾盂输尿管连接部梗阻（A. Courtesy Dr. Terry Hensle. ）

3. 临床特征

胸腔异位肾位于后纵隔,通常已完成了正常旋转的过程。肾形态和集合系统也是正常的。胸腔异位肾通常位于膈肌后外侧部胸腹裂孔的位置。在该处,膈肌较薄,仅一层薄弱的膜状组织包绕在突出的肾部分周围,故胸腔异位肾其实并不在胸膜腔内(N'Guessan and Stephens,1984)。毗邻的肺下叶可能存在继发于异位肾压迫的发育不良。肾血管和输尿管也通过胸腹裂孔进出胸膜腔。

4. 伴发畸形

为了适应膀胱到异位肾的距离,胸腔异位肾的输尿管较一般更长。N'Guessan 和 Stephens(1984)认定患侧肾上腺仍处于正常位置,且对侧肾尿液引流是通畅的。其他系统的畸形未见描述。

5. 症状

绝大多数患者没有症状。有一例胸腔异位肾合并患肾肾盂输尿管连接部梗阻的病例表现为腰腹痛(Hampton and Borden,2002)。图9-12展示了一个既往无异常的胸腔异位肾出现严重肾积水时的表现,考虑其原因为膈肌肌纤维造成的间歇性梗阻(Shapiro, personal communication, 2000)。

6. 诊断

患者多因行常规胸片检查时提示患侧膈肌轻度抬高而发现胸腔异位肾。胸部正位片上可见一个光滑的圆形团块在中线附近突入胸部,在侧位片上可见该团块贴着膈肌后侧(图9-12)。也有患者因可疑的纵隔肿瘤行开胸手术时证实为胸腔异位肾(DeNoronha et al,1974)。CT 或 MRU 是目前首选的影像学检查手段。

7. 预后

无论是尸检结果还是临床病例报道都没有提示胸腔异位肾会引起严重的泌尿系统或肺部并发症。

三、肾形成与融合异常

(一)交叉异位肾(伴或不伴有融合)

如果输尿管于某侧进入膀胱,而与其相连的肾却跨越中线位于对侧,则称为交叉异位肾。90%的交叉异位肾与对侧的原位肾融合。除了马蹄肾以外,交叉融合异位肾占所有肾融合畸形的绝大部分。在儿童中,诊断融合肾畸形通常是因为该患儿患有一系列畸形,青年患者常因月经初潮延迟就诊,经检查后诊断为融合肾,而老年期检查出融合肾常常是偶然发现(Glodny et al, 2008)。

融合肾畸形分为交叉融合异位肾、交叉异位肾不伴有融合、孤立异位肾和双侧交叉异位肾(McDonald and McClellan,1957)(图9-13)。融合畸形还可以按如下描述:①单侧双肾融合且下肾为交叉异位;②乙状,或"S"形融合肾;③团块状或蛋糕形融合肾;④"L"形融合肾;⑤盘状、盾牌状或甜甜圈形融合肾;⑥单侧双肾融合且上肾为交叉异位(图9-14,参见 the Expert Consult 网站130-14)。

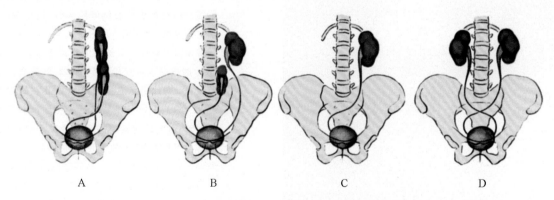

图 9-13　四种类型的交叉异位肾。A. 交叉融合异位肾;B. 交叉异位肾不伴有融合;C. 孤立交叉异位肾;
　　　　　D. 双侧交叉异位肾

1. 发病率

Abeshouse 和 Bhisitkul(1959)报道了将近 500 例伴或不伴有融合但有临床表现的交叉移位肾病例。Glodny 和同事(2008)报道了 24 例因非泌尿系统原因行 CT 检查无意间发现交叉融合异位肾的病例。

Winram 和 Ward-McQuaid(1959)报道了 62 例交叉异位肾不伴融合的病例,约占所有交叉异位肾病例的 10%(Lee,1949)。男女患病比例约为 2:1,左肾异位至右侧更多见,为右肾异位至左侧的 3 倍(Lee,1949)。

到 1991 年为止,共有 34 例孤立交叉异位肾经报道(Miles et al,1985;Gu and Alton,1991)。男性患者占多数,为女性的 2 倍。右肾缺如、左肾移位至右侧多见,占到总体病例的 2/3(Kakei et al,1976)。在大多数病例中,患肾同时合并上升及旋转不全。从左侧移位至右侧的异位肾很少会是 MCDK。双侧交叉异位肾是最少见的类型,曾在 5 位患者中有过报道(Abeshouse and Bhisitkul,1959)。Abeshouse 和 Bhisitkul(1959)总结了 443 例交叉融合异位肾的报道,估计其发病率为 1/1000。不同类型之间发病率也有差异,**最常见的是双肾于一侧融合其中下肾为对侧移位而来,而最少见的类型是双肾于一侧融合,其中上肾为对侧移位而来。**通过尸检得出的发病率约为 1/2000(Baggenstoss,1951)。男性患者略多于女性,男女患者比例为 3:2,左肾移位至右侧较右向左异位多见。

2. 胚胎学

肾发育过程中,输尿管芽插入腰骶部脊柱内侧的后肾间叶组织。在之后的 4 周内,发育的肾上升至第 1~3 腰椎水平。由于肾上升的机制暂不明确,**造成交叉异位肾的原因也不得而知。**

Cook 和 Stephens(1977)提出假设,交叉是由于胚胎发育过程中尾端排列不齐及异常旋转造成的。脊柱远端卷曲的一端由从一侧被转到了另一侧,结果泄殖腔和午非管就位于脊柱的同一侧,使得一侧输尿管跨越了中线进入了对侧肾原基,或随着"正常"肾上升过程,肾和输尿管移位到了中线的对面(Hertz et al,1977;Maizels and Stephens,1979)。

Kelalis 和同事们(1973)注意到交叉异位肾畸形合并生殖系统和其他器官畸形发病率较高,提出了致畸因素的致病作用。有报道表明,交叉异位肾在家族中有遗传,提示基因遗传在发病中也起到一定作用(Rinat et al,2001)。

后肾团块融合的时机,可以在肾原基仍旧处于骨盆内还未向右侧迁移之前,也可以在迁移起始时或之后的阶段。两者融合的程度取决于两个发育中的肾原基相邻的程度。两者融合后,腹膜后中线上的组织,如主动脉分叉、肠系膜上动脉及小肠系膜的根部,都会阻碍肾进一步上升到正常位置(Joly,1940)。

3. 临床特征

交叉融合异位肾融合的形式与两个肾相接触的时机有关。交叉异位的肾通常位于正常肾的尾侧。两个肾似乎同时开始上升,但交叉异位的肾在移位至对侧的过程上多花了一些时间。**因此,通常是异位肾的上端与正位肾的下端融合。融合后双肾仍会继续上升至该侧原位肾应该在的正常位置,除非上升过程中受到腹膜后组织结构的阻挡。融合肾最终的形态取决于两个肾融合的时机和程度,以及两者旋转的角度。一旦双肾融合,两者均不会继续旋转。如肾盂向前方则提示融合时间较早,而朝向中线的肾盂则说明融合发生在肾旋转完全结束之后。**

90% 的交叉异位肾会与对侧原位肾发生融合。当两者没有融合的时候,该侧原位肾位于其正常的腰背部位置,而移位的肾位于其下方呈斜向或水平方向,肾盂朝向前方。两个肾之间距离不等,各自有独立的 Gerota 筋膜包裹。未融合的交叉异位肾,其正常一侧的输尿管总是在同侧进入膀胱,而异位肾的输尿管在骨盆上缘跨过中线进入对侧膀胱(图 9-15)。

孤立交叉异位肾通常位于对侧肾窝但位置略偏下,于第 1~3 腰椎水平,肾在长轴方向上旋转不全,故肾盂朝向前方(Purpon,1963)。如肾仍处于盆腔内或仅上升至下腰部水平,可能会呈平躺状态,且由于旋转不充分致使肾盂朝向前方(Trabrisky and Bhisitkul,1965)。输尿管在第 2 骶椎水平跨过中线进入对侧膀胱(Gu and Alton,1991)。对侧输尿管,如果存在的话,常常呈原始状态(Caine,1956)。双侧交叉异位肾可拥有正常的肾形态及肾盂,输尿管在下腰椎水平越过中线(Abeshouse and Bhisitkul,1959)。

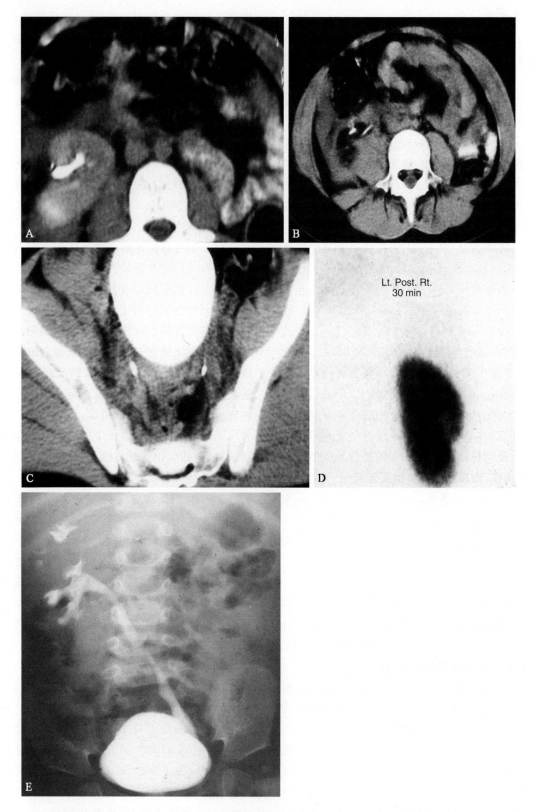

图 9-15   12 岁女性被机动车撞击后就诊。A. CT 增强扫描发现左肾缺如,小肠占据了左侧肾窝,且右肾旋转不良;B.
中腹部可见两根充满造影剂的输尿管;C. 上述两根输尿管在膀胱后水平位于正常位置;D. 同位素肾扫描
提示左向右融合异位肾;E. 2 岁女童患有肾盂肾炎,排泄性膀胱尿道造影提示双侧膀胱输尿管反流及左向
右融合异位肾,结肠占据左侧肾窝

4. 下位融合异位肾

2/3 单侧融合肾都是下位异位肾的情况。两个肾的肾盂都朝向前方,故融合发生相对较早。

5. 乙状,或"S"形融合肾

这是仅次于下位异位肾的融合肾类型。异位肾位于下方,两者于相邻近的部位融合。由于融合发生较晚,双肾均完成了在长轴上的旋转,故双肾盂朝向无异常,即背对背朝向。正常肾下凸的边缘与异位肾的外侧缘相对并融合,呈现"S"形的轮廓。正常肾的输尿管在下方异位肾的外侧缘前方下行,异位肾的输尿管在跨越中线后进入膀胱。

6. 团块状或蛋糕形融合肾

这是比较少见的融合类型(图 9-16)。两个发育成熟的肾广泛融合形成一个团块。整个肾形态不规整,呈分叶状。肾通常只能上升到骶骨岬水平,大多数情况肾仍位于盆腔内。双侧肾盂都朝前,分别引流不同区域肾实质产生的尿液。输尿管并不交叉。仅有 10 例盆腔团块融合肾的患者通过一根输尿管引流双肾尿液(Schwartz,2010)。其中一例合并单角子宫,另一例合并双侧输精管缺如。

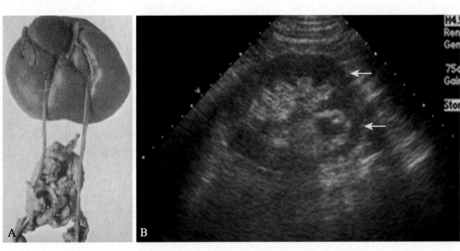

图 9-16 A. 团块状或蛋糕形融合肾其解剖形态与正常不同,前方肾血管自上方而来,输尿管向下方引流;B. 矢状位超声下的蛋糕形融合肾(箭头所指)(A. Courtesy Dr. H. S. Altman.)

7. "L"形融合肾

"L"形融合肾的出现是由于移位的肾在与正常肾下极接触的时候恰呈横位。异位肾在第 4 腰椎水平横卧在中线上或中线旁。异位肾沿长轴的旋转使其肾盂可朝前可朝后,双输尿管开口位置正常。

8. 盘状肾

双肾内侧边缘融合故形成了甜甜圈或戒指样的团块。如融合范围更大更靠近内侧,则呈盘状或盾形。双肾外缘保持了正常的轮廓。这种类型不同于团块状或蛋糕形融合肾的地方在于融合程度较轻,所以双肾蚕豆形的外观均保持较好(图 9-16)。双肾盂向前,双输尿管不交叉。双侧集合系统各自引流各自肾产生的尿液,与对方集合系统无交通。

9. 上位融合异位肾

这是最罕见的肾融合的类型。异位肾下极与正常肾上极融合。肾方向同胎儿期,双肾盂均朝向前方,提示融合发生在非常早期。

无论融合的类型何种,双肾的血供来源多种多样。交叉融合异位肾可由主动脉发出的一支或多支血管供血,或由髂动脉供血(Rubinstein et al,1976)。正常的那个肾通常血供也是异常的,可由主动脉不同水平发出的多条肾动脉供血。孤立交叉异位肾血供来源于主动脉或肾所处一侧的髂动脉(Tanenbaum et al,1970)。

10. 伴发畸形

在所有类型的融合肾畸形中,肾各自的输尿管都开口于正常位置。除了孤立交叉异位肾以外,大多患者膀胱三角区也是正常的(Yates-Bell and Packham,1972)。交叉异位的肾出现输尿管开口异位的概率约为3%(Abeshouse and Bhisitkul,1959;Hendren et al,1976)。未交叉的一侧融合肾偶尔会出现输尿管开口异位或输尿管开口囊肿(Malek and Utz,1970;Hendren et al,1976)。20%的交叉异位肾合并有膀胱输尿管反流,该比例在双侧交叉异位肾中达71%(Kelalis et al,1973;Guarino et al,2004)(图9-15)。Currarino和Weisbruch(1989)报道了10例双肾于中线融合,仅单一输尿管连接两个肾盂的病例,该输尿管同时引流两个肾实质各自产生的所有尿液。其中4位患者还有第二根输尿管位于整体的左或右侧,形成重复的引流体系。多数患者合并有肛门闭锁或脊柱畸形,或同时合并上述两种畸形。

异位肾可能伴有UPJ梗阻(29%)、输尿管反流(15%)或癌症(Abeshouse and Bhisitkul,1959;Gleason et al,1994)。但经报道的肿瘤仅5例,均为肾细胞癌,其中一人肿瘤位于孤立交叉异位肾上(Stimac et al,2004;Grotas and Phillips,2009)。

孤立异位肾中发病率最高的合并畸形是骨骼和生殖系统畸形(Gleason et al,1994),发病率分别达50%和40%(Gu and Alton,1991)。这可能本质上与肾发育不全,而非异位本身,关系更大。生殖系统畸形中最多见的在男性是隐睾或输精管缺如,在女性是阴道闭锁或单侧子宫畸形(Kakei et al,1976)。在孤立交叉异位肾中,合并无肛的概率高达20%。

总体来说,在交叉异位肾畸形中,除了孤立交叉异位肾,其他类型合并非泌尿系畸形的概率很低;最多的是无肛(4%)、骨科相关畸形(4%)、骨骼异常和心血管瓣膜缺损。

11. 症状

大多数交叉异位肾患者没有症状。这些患者常常是在尸检或产科超声检查或骨扫描时偶尔发现交叉异位肾的。如果有临床症状,也通常是在患者三四十岁时出现性质不明确的下腹部疼痛、脓尿、血尿或泌尿系感染(Gleason et al,1994)。有学者认为,腹腔内肾的位置和异常的肾血供会阻碍尿液从集合系统的流畅排出,容易引起泌尿系感染和结石形成(Collura et al,2004)。Romans和同事们(1976)发现,如果交叉肾的输尿管内结石引起了肾绞痛,疼痛偏向没有肾的一侧,或说输尿管起源的一侧;而当交叉肾发生肾盂肾炎或肾盂输尿管连接部梗阻时,腰部疼痛则位于肾一侧。上述结果说明,交叉异位畸形中引起症状的因素是输尿管的迁移,而非肾的迁移。

1/3患者就诊的原因是发现腹部无痛性包块(Abeshouse and Bhisitkul,1959;Nussbaum et al,1987)。也有患者因高血压就诊,完善相关检查发现异位融合肾(Abeshouse and Bhisitkul,1959)。

12. 诊断

通过超声和DMSA扫描,目前无症状的交叉异位肾检出率越来越高(Volkan et al,2003)。多排三维(3D)CT尿路造影非常适合用于描绘融合肾的肾实质、集合系统、输尿管和血供。该检查的主要限制在于明显增加了辐射暴露的风险,尤其对于儿童、孕妇及需要反复复查的患者是需要注意的问题(Türkvatan et al,2009)。要对异位肾行大手术的患儿,术前需行MRU或磁共振血管造影(MRA)。膀胱镜检查和逆行肾盂造影对于描绘集合系统和肾排泄方式有一定作用。

13. 预后

大多数交叉异位肾的患者拥有正常的寿命。不过,集合系统呈梗阻形外观的患者有发生尿路感染、肾结石或两者同时发生的风险(Kron and Meranze,1949)。

(二)马蹄肾

马蹄肾是最常见的肾融合畸形,是指垂直位于中线两侧的两个独立的肾在各自的下极通过肾实质或纤维峡部跨越身体中线相连在一起(Natsis et al,2014)。

1. 发病率

马蹄肾发病率为 0.25%(Campbell,1970)。一项回顾了超过 15 000 例影像学资料的研究提示,本病的发病率为 1/666(Weizer et al,2003)。马蹄肾在男性中更常见,患者男女比例略高于 2:1(Weizer et al,2003)。所有年龄层次都有马蹄肾患者检出。尸检提示患者中儿童的比例较高(Segura et al,1972)。这种现象与马蹄肾患者合并多种先天性畸形的概率较高有关,其中有些患者长期生存率低下(Scott,2002)。Bridge(1960)曾报道了同卵双生子都患有马蹄肾的案例,在兄弟姐妹间也有报道(David,1974)。这是否意味着马蹄肾具有某种遗传易感性仍存在疑问,但也可能说明马蹄肾具有低度外显性的遗传倾向(Leiter,1972)。

2. 胚胎学

马蹄肾畸形发生在孕 4—6 周,此时输尿管芽已经插入肾原基。且从马蹄肾最终的空间构型来看,输尿管芽插入的时间在肾旋转和上升之前(图9-17)。

Tripathi 和同事们(2010)研究了体腔长轴结构,包括脊索和神经管的神经底板在肾发育中的作用。脊索对于神经管的神经底板形成是十分重要的,在高等脊椎动物中,脊索最终被脊柱所取代。此外,这些结构上表达的音猬因子(Sonic hedegehog,Shh)基因也被认为影响了肾的发育。他们利用鼠类模型,破坏其脊索和神经板,发现其肾发生融合。他们又单独脊索和神经管的神经底板上的 Shh,同样也导致了肾融合。**这些发现提示了脊索对于肾发育不是必需的,但对于确保后肾位于正确的位置是必要的。而轴线上 Shh 信号对维持肾在内侧长轴上的正确位置起了关键作用。这些研究提示了马蹄肾形成的分子基础,也解释了脊椎和神经管缺陷患儿中马蹄肾发病率较高的原因**(见"伴发畸形"一节)。

3. 临床特征

95% 的马蹄肾双侧肾在下极融合,该过程发生在肾沿长轴旋转之前。马蹄肾的肾盂通常面向前方,输尿管在前方与峡部垂直(图9-17)。很少有肾盂朝向前内侧的情况,如出现则提示融合发生在肾部分旋转之后。**少部分情况下,峡部在双**

肾上连接双侧肾(Love and Wasserman,1975)。此外,马蹄肾的上升受到肠系膜下动脉的阻碍,故肾上升总是不完全。

马蹄肾峡部通常由大块肾实质构成,拥有其自己的血液供应(Glenn,1959;Love and Wasserman,1975)。偶尔峡部也会是由薄弱的纤维组织组成的中线结构,仅仅是为了把两侧的肾紧密连接起来。马蹄肾峡邻近第 3~4 腰椎,紧贴主动脉发出肠系膜下动脉处的下方。峡部通常在主动脉和腔静脉前方,但也有报道峡部位于下腔静脉和主动脉之间,甚至在两根大血管后方(Dajani,1966)。某些情况下,马蹄肾的位置非常低,在骶骨岬前方,或在真骨盆内膀胱后(Campbell,1970)。在 Foxd1 小鼠中可见盆腔融合肾畸形,提示输尿管芽分支及肾形成缺陷(Levinson et al,2005)。

肾盏数目正常但方位通常是指向后方的,这是因为肾未能完成旋转,而肾盂轴仍保持在垂直或倾斜的侧平面上。为了排出峡部产生的尿液,最下面的肾盏向尾侧或内侧延展,甚至会覆盖在脊柱上(Strauss et al,2000)。

输尿管开口于肾盂位置可能偏高且位于肾侧面,这可能是肾旋转不充分的结果。输尿管向下延伸,在峡部前方跨越峡部并在该处形成特征性角度(Strauss et al,2000)。输尿管下端进入膀胱处正常,很少出现异位开口。

马蹄肾的血供来源变异很大。30% 的病例双肾各有一支肾动脉供血(Glenn,1959)(图 9-17)。也有双支或三支肾动脉供应单肾或同时供应两个肾的情况。肾下极和峡部的血供也存在变异。两支主要的肾动脉可各发出一根分支供应峡部和邻近的肾实质,或者峡部有其自己的动脉供血,该动脉在峡部上方或下方直接由主动脉发出。由肠系膜下动脉、髂动脉或髂外动脉,或者骶动脉的分支供应该区域血供的情况也并不少见(Kolln et al,1972)。

4. 伴发畸形

约有 30% 马蹄肾患者合并其他先天畸形(Boatman and colleagues,1972)。从尸检结果来看,出生时死亡的马蹄肾患儿,以及在婴儿早期死亡的那部分患儿,他们合并其他畸形的概率比成年后死亡的马蹄肾患者高(Scott,2002)。这说明

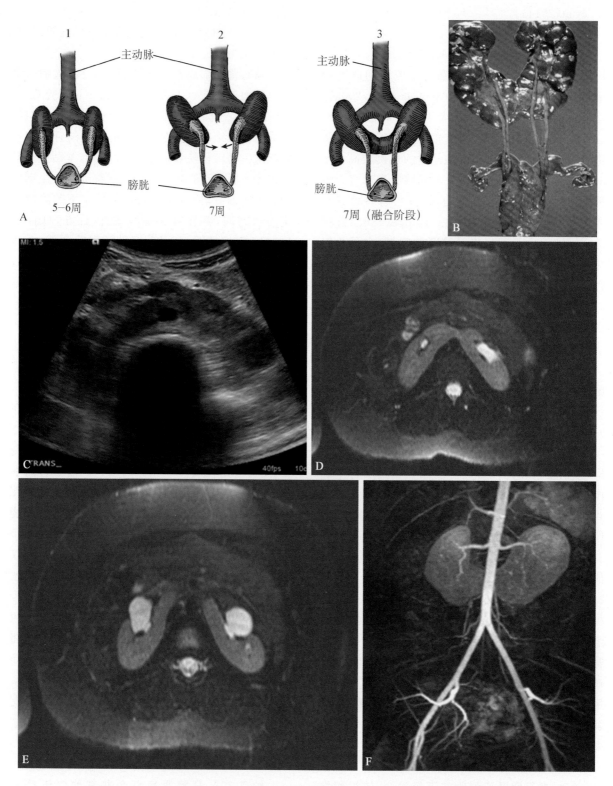

图 9-17　A. 马蹄肾的胚胎发育,双肾下极在髂动脉前方融合,肾的上升停止在主动脉与肠系膜下动脉交界处;B. 死后标本显示马蹄肾,双肾均为双输尿管畸形;C. 马蹄肾峡部水平超声图像;D. 马蹄肾峡部水平 MRU 图像 T2 脂肪抑制序列;E. T2 脂肪抑制序列提示肾外肾盂;F. 造影图像序列提示肾拥有不同来源的血供

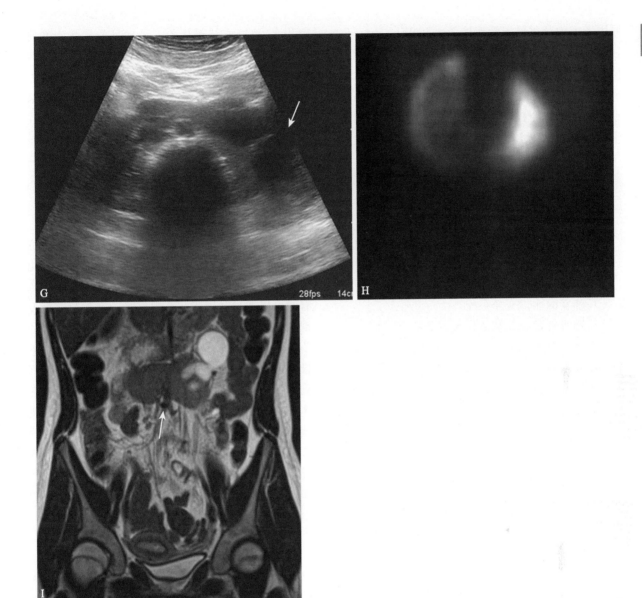

图 9-17 续 G. 14 岁女孩因左侧腰胁部疼痛就诊,横向声像图提示为马蹄肾伴左肾明显积水(箭所指);H. MAG3 扫描提示左侧肾盂输尿管连接部梗阻;I. MRU 冠状面 T2 序列展示了峡部(箭所指)和严重的左肾积水 [A. From Benjamin JA,Schullian DM. Observation on fused kidneys with horseshoe configuration:the contribution of Leonardo Botallo (1564). J Hist Med Allied Sci1950;5:315-26, after Gutierrez, 1931; B. From Weiss,MA,Mills,SE. Atlas of genitourinary tract disorders. Philadelphia:JB Lippincott;1988.]

了患有其他更严重的先天畸形时更易合并马蹄肾。容易受影响的其他器官包括骨骼系统、心血管系统［主要是房间隔室间缺损（Voisinet al,1988）］,以及中枢神经系统。3％神经管缺陷患儿合并有马蹄肾畸形（Whitaker and Hunt,1987）。这类患者也经常合并有肛门直肠畸形。Turner综合征女性中,60％合并有马蹄肾（Lippe et al,1988）。

Boatman 和同事(1972)发现马蹄肾合并其他泌尿生殖系统畸形的概率也较高。男性患儿中有4％合并尿道下裂和隐睾,女性患儿中 7％合并双角子宫或阴道纵隔或同时合并这两种畸形。

10％马蹄肾为双输尿管畸形（Boatman et al,1972）;部分病例合并有输尿管异位囊肿（图 9-17）。半数以上病例合并膀胱输尿管反流（Cascio et al,2002）。过去,1/3 的马蹄肾合并肾积水,其原因考虑为肾盂输尿管连接部梗阻（Whitehouse，1975；Das and Amar，1984）（图 9-17）。输尿管高位开口于肾盂、输尿管跨越峡部前方的走行，以及马蹄肾异常的血供，这些因素各自或共同作用导致肾积水。**如今，马蹄肾常常是偶然发现的，同位素扫描提示肾积水表现为非梗阻性的排泄曲线。**

要点：马蹄肾

- 马蹄肾在人群中发病率为 0.25%。
- 马蹄肾的峡部由肾实质团块构成。
- 肾盏数目正常，但方位通常是指向后方的，这是因为肾未能完成旋转，而肾盂轴仍保持在垂直或倾斜的侧平面上。
- 马蹄肾的血供变异很大。
- 马蹄肾经常合并其他先天畸形。
- 马蹄肾患者中有 1/3 会出现肾盂输尿管连接部梗阻，引起明显的肾积水。
- 60% 患者在发现马蹄肾以后的 10 年间都没有任何症状。

---

^{99m}Tc 骨扫描也会偶然间发现马蹄肾，表现为峡部可见肾对示踪剂的摄取和排泄（O'Brien et al，2008）。部分患者因背部疼痛行骨扫描检查，发现病因为 UPJ 梗阻（Shapiro，personal communication，2013）。

马蹄肾合并肾囊性病变也有报道，包括一侧肾的上半部分（Boullier et al，1992），以及一侧肾的下半部分（Shapiro，personal communication，2004）的多囊性发育不良肾，还有成年患者的多囊性肾病（Correa and Paton，1976）。对 22 名患者行 DMSA 扫描，发现 63% 患者双肾功能不对称（Kao et al，2003）。**马蹄肾患者常常可见结石形成。**有研究对 37 名马蹄肾伴泌尿系结石患者中的 11 人进行了代谢评估，结果显示至少有一项异常，每个 24h 尿液标本中平均有 2.68 项代谢异常指标。低循环容量、高钙尿和低枸橼酸尿是最常见的代谢缺陷（Raj et al，2004）。

5. 症状

超过 50% 的马蹄肾患者没有临床症状，大多数情况下直到尸检才无意中发现（Kolln et al，1972；Pitts and Muecke，1975）。典型的症状常与肾积水、感染或结石相关。最常见的症状为性质描述不清的腹痛，伴或不伴向下腰部放射。30% 患者会出现泌尿系感染，马蹄肾患者和合并结石的概率为 20%～80%（Glenn，1959；Kolln et al，1972；Pitts and Muecke，1975；Evans and Resnick，1981；Sharma and Bapna，1986；Benchekroun et al，1998）。还有 5%～10% 的马蹄肾是因发现腹部包块后触诊明确的（Kolln et al，1972）。

6. 诊断及影像学表现

腹部平片上马蹄肾经典的影像学表现为肾位置偏低且靠近脊柱，肾长轴垂直或向外，肾下极比一般情况下更靠近内侧（O'Brien et al，2008）。有时可以通过肾周脂肪来观察肾。产前超声可发现大部分马蹄肾（Sherer and Woods，1992；Van Every，1992）。出生后超声可提示患儿双侧肾下极在中线上由峡部连接在一起，除非峡部是由纤维索带构成的。行超声检查时，尤其对于儿童和体型偏瘦的患者，探头需在水平方向沿中线自头端向尾端扫描。放射性核素扫描可见马蹄肾的异常轴向。如果峡部由有功能的肾实质构成，则同位素影像可见跨越中线的连续的条带状影。CT 和 MRU 也可用于评估峡部的特征。MRA 可用于术前描绘血管走行（O'Brien et al，2008）。

7. 预后

尽管 Smith 和 Orkin（1945）认为马蹄肾几乎都合并其他疾病，但 Glenn（1959）**对马蹄肾患者自发现时起进行了平均 10 年的随访观察，发现将近 60% 患者没有症状出现。**只有 13% 的患者有持续的尿路感染或疼痛，17% 反复出现结石。

许多疾病都有报道称合并马蹄肾畸形，但这可能仅仅是反映了先天性畸形的发生概率。**约有 150 例马蹄肾发生肾肿瘤**（Stimac et al，2004），**其中肾细胞癌占到半数，此概率与一般人群相仿。**也有马蹄肾发生双肾肿瘤的报道（Romics et al，2002）。肾盂肿瘤和肾母细胞瘤各占肿瘤总数的 25%，而肉瘤和类癌的发生概率很小。根据美国肾母细胞瘤协作组的研究，8617 例肾母细胞瘤中，有 41 例（0.48%）为马蹄肾，以左侧为主，峡部罕见，几乎所有病例都有组织学结果证实（Neville et al，2002）。**马蹄肾患者发生肾母细胞瘤的概率较一般人群高 1.76～7.93 倍**（Mesrobian et al，

1985）。马蹄肾的肾母细胞瘤中约有 37% 起初无法通过手术治愈。但经过新辅助化疗,大多数患者得以挽救,可保存 75% 的肾实质(Neville et al, 2002)。Beck 和 Hlivko(1960)发现,肾母细胞瘤会起源于峡部,造成怪异的影像学表现(Walker, personal communication, 1977)。Blackard 和 Mellinger(1968)发现除了肾盂肿瘤以外,峡部为肿瘤好发的部位。Hohenfellner 等(1992)提出,致畸因素的作用会使生肾细胞异常迁移形成峡部,一方面造就了马蹄的形状,另一方面使该处易发生肿瘤。

马蹄肾慢性感染、梗阻和结石的高发可能可以解释肾盂肿瘤的发生率较预期偏高(Dische and Johnston,1979)。肾盂肿瘤的生存率与肿瘤的病理和诊断时的分期相关,而与肾畸形本身无关(Murphy and Zincke,1982)。对于有症状的马蹄肾肿瘤患者,需谨慎评估其生存率。

由于马蹄肾位于骨盆入口上方,故对妇女的怀孕和生产并无不利负面影响(Bell,1946b)。与成人多囊性肾病相关的肾衰竭,其发生概率在马蹄肾患者中并没有明显增加(Correaand Paton, 1976)。荷兰一项综述回顾了全球范围内马蹄肾移植的情况,23 例全肾和 57 例单肾移植最初发生失败率分别为 4.3% 和 13.4%。据报道,移植后 5 年总体生存率达 80%(Stroosma et al, 2001)。

四、肾旋转异常

肾调整自身位置使肾盏指向外侧而肾盂指向内侧,最终上升到肾窝的位置。若这个排列的过程没有精确完成,这种情况就称为旋转不良,常常伴随其他肾畸形,例如异位肾伴或不伴有融合或马蹄肾。本章节仅讨论不伴有其他畸形的单纯肾旋转不良。

1. 发病率

Campbell(1963)在尸检中发现肾旋转不良的发病率为 1/939,Smith 和 Orkin(1945)在住院患者中发现其发病率为 1/390。Turner 综合征患者常合并有肾旋转不良(Gray and Skandalakis, 1972b)。男性发病率为女性 2 倍,在左右侧别上并无易感倾向。

2. 胚胎学

肾集合系统向中线旋转的过程是与肾上升同步的。肾旋转始于妊娠第 6 周,此时肾刚刚离开真骨盆;在妊娠第 9 周时,肾上升已完成,此时集合系统也向中线旋转了 90°。

1912 年,Felix 提出假设,认为肾旋转是输尿管芽分支不均衡的结果。假设分支过程中有两支输尿管芽分支向腹侧延伸而只有一支向背侧延伸,每一个分支都会诱导周围后肾间叶组织分化,结果使腹侧的肾实质较背侧多,造成肾盂向内侧旋转的印象。Weyrauch(1939)认可上述肾旋转的理论,且认为肾旋转不良的原因完全在于输尿管。较晚出现的输尿管芽会插入肾芽基不典型的位置,导致发育中的肾组织旋转倾向下降。晚出现的输尿管芽总是合并输尿管芽从午非管的起源异常,会引起下尿路水平的输尿管异位。不过,Mackie 和同事(1975)在他们对异位肾的研究中没有描述任何肾旋转不良的情况。肾血供不是造成肾旋转不良的原因,也不是肾旋转的限制因素,但肾血供与肾过度旋转、旋转不全和反向旋转的进程一致。

要点:肾旋转异常

- 肾和肾盂在上升过程中通常向腹内侧旋转 90°,因此肾盏指向外侧而肾盂朝向内侧。当这种位置的排列不完全时,就称为肾旋转不良。
- Turner 综合征患者常合并有肾旋转不良。

---

3. 临床特征

肾和肾盂在上升过程中通常向腹内侧旋转 90°。Weyrauch(1939)在进行了详细的研究后,根据肾盂的朝向对内侧和反向旋转的不同情况进行了分类(图 9-18,参见 the Expert Consult 网站图 130-18)。

4. 腹侧位

肾盂朝向腹侧,肾盏朝向背侧,两者在同一水平面。相比初始情况,肾完全没有经过任何旋转,是肾旋转不良最常见的类型(图 9-19)。

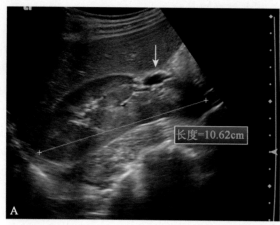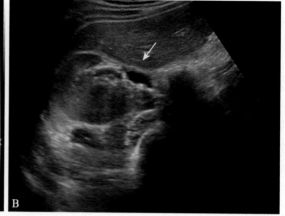

图 9-19   超声提示旋转不良的右肾矢状面图(A)和旋转不良的右肾横截面图(B)。需注意肾盂朝向前方(箭头所指)

5. 腹中线位

肾旋转不充分使得肾盂朝向前内侧。可能是由于妊娠第 7 周时,肾和肾盂正常到达了此位置故停止了旋转,肾盏因此指向背外侧。

6. 背侧位

这种最少见的旋转类型是由于肾旋转了 180° 形成的。肾盂在肾皮质的外侧,血管绕过肾背侧进入肾门。

7. 侧位

当肾旋转的幅度在 180°～360°,或肾反向旋转了 0°～180° 时,肾盂指向外侧肾实质指向内侧。只有通过血液供应来提示肾旋转的过程:肾血管若绕过肾腹侧进入朝向背侧或背外侧的肾门,则提示为反向旋转;而血管绕过肾背侧则提示过度旋转。

孤立肾的旋转异常可能合并其他特征。肾外形可呈盘状、拉长状、椭圆状或三角形,肾前后面扁平。肾可呈胎儿样分叶形,且超过正常范围。肾门处可被致密的纤维组织所包裹,导致肾盂扭曲或固定。肾盂输尿管连接部亦可能因此扭曲。输尿管上段最初在外侧走行,也可能被纤维组织包裹其中。肾盂被拉长、变窄,肾盏(尤其是上盏)可因此扩张。肾血供变化多样,具体取决于旋转的方向和角度。血供可以由单支血管供应,伴或不伴有沿着肾动脉进入肾实质的多重分支。可存在血管与主肾动脉相连。这些血管围绕肾的方向是判断肾旋转的类型和程度的唯一参考依据。

8. 症状

本质上肾旋转异常不产生任何特异性的症状,但包绕肾盂、UPJ 和上段输尿管的额外纤维组织会造成患肾不同程度的积水。旋转不良的肾主要或次要的肾动脉对肾盂的压迫、上段输尿管或肾盂的扭曲都可能会导致间歇性梗阻。

9. 诊断

当患者的肾结石位于异常位置时,需考虑肾旋转不良的可能性,但确诊仍需通过肾 B 超、CT、MRU 或逆行肾盂造影。肾旋转不良在影像学检查中为肾盂肾盏方位异常、肾盂扁平拉长、上盏扩张伴其余肾盏变钝,以及上 1/3 输尿管位于外侧。双侧肾旋转不良并不罕见,可能提示了马蹄肾的存在。不过,仔细检查有无峡部及两侧肾下极的轮廓可以对两者加以鉴别。

10. 预后

仅仅是旋转不良并不影响肾功能。但由于肾排泄受阻导致的肾积水可能会引起感染和结石生长。

五、肾血管异常

(一)迷走血管、附加血管和多发血管

肾分为不同节段,分别由发自主肾动脉的独立"终末"分支供血。任何由不止一根血管供应肾血供的情况都称为多发肾动脉。异位血管或迷走血管,指的是供血的肾动脉不来源于主动脉或主肾动脉。附加血管意味着某一肾节段由两条或以上动脉分支供血。

1. 发病率

71%～85%（Merklin and Michele，1958；Geyer and Poutasse，1962）**的肾由单根肾动脉提供整个肾皮质的血供。**右肾单一肾动脉供血的概率比左侧稍高（Geyer and Poutasse，1962）。真正的迷走血管是很罕见的，除非是在伴或不伴有融合的异位肾的情况下，或是患者为马蹄肾（Degani et al，2010）。

2. 胚胎学

肾动脉树由三组原始的脉管系统结合而成，所有腹膜后器官的成熟血管体系都是如此形成的。上组由两对位于肾上腺背侧的动脉组成，并转向背侧形成膈动脉。中组由三对穿过肾上腺区域的血管组成，它们占据侧方的位置并最终成为肾上腺动脉。下组最初由四对经腹部到达肾上腺区的动脉构成，并成为后来的一根主肾动脉。有时中组最下一对动脉会加入到下组中（Guggemos，1962）。在肾向上迁移的过程中，此血管网络选择性退化，而剩余的相邻动脉就承担了更重要的功能。经历了消退的过程，最终只有一对原始的动脉成为主要血管，该过程的完成取决于肾最终的位置（Graves，1956）。位置正常的肾的极性动脉或说多发肾动脉正是由于原始血管消退过程不完全才形成的。异位肾的多发血管被认为是该位置肾停滞的原始组织（Gray and Skandalakis，1972a）。

3. 临床特征

根据肾的血供，整个肾的实质部分被分为 5 个节段：顶段、上段、中段、下端和后段。主肾动脉最初分为前后两支，前支基本主要供应肾上、中、下段的血供；下支多供应后段和下段的血供（Sampaio and Aragao，1990a）。供应顶段的血供来源变异最大，可起源于①主肾动脉前支（43%）；②前后支连接部（23%）；③肾动脉或主动脉的主干（23%）；④主肾动脉后支（10%）（Graves，1954）。肾实质上段很少由从主肾动脉上发出的完全独立的一根分支血管供血（Merklin and Michele，1958）。Sampaio 和 Aragao 在模型中生动描绘了肾动脉与肾静脉树及其与集合系统的关系（1990a，1990b）。这些发现提示，无论腹腔镜还是开放手术，进入集合系统的路径中最不易触碰血管的是直接穿越穹顶或通过肾盏后方偏下的区域。Shoja 和同事们（2008）研究了肾门周围（肾实质外）的血管分支模式和肾动脉的形态。其中主肾动脉在肾外最常见的是"叉子"型分叉方式（通常是二分叉）。他们总结，主肾动脉在肾门的分叉方式变异极大，但大多模式可预测。掌握该信息对于移植科医师而言，有助于理解肾门区域的放射学诊断。

下段肾通常由附加血管供血（图 9-20），是主肾动脉或其前支发出的最近端的一支。但附加动脉也可能直接发自邻近主肾动脉的主动脉，或异常起源于生殖血管。Merklin 和 Michele（1958）深入研究了肾和肾上腺的变异血供。Sampaio 和 Aragao（1990b）研究了肾的静脉回流，他们发现在 40%的肾中存在主肾静脉下支与肾盂前下方之间的密切联系。

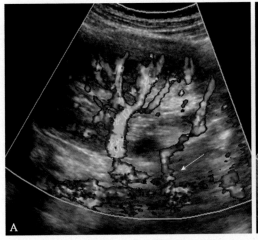
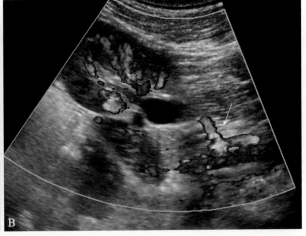

图 9-20　9 岁女童因间歇性左侧腰胁部疼痛伴恶心、呕吐就诊。A. 彩色多普勒超声发现正常的左肾静脉和下极的附加血管（箭头所指）；B. 斜矢状位视角提示左下极附加血管（箭头所指）提供了肾下极的血供，导致间歇性左侧肾盂输尿管连接部梗阻

4. 症状

由肾血管畸形引起的症状实为尿液引流不通畅引起的。多发、迷走或附加血管可能压迫肾盂漏斗部、主要肾盏或 UPJ(Yen et al,2004),造成肾积水、泌尿道感染或结石,继发疼痛和血尿。

5. 诊断

利用 3D 能量多普勒超声、CT 或 MRI 可以获得变异血管的精确解剖和相关疾病状态。

6. 预后

继发于血管畸形的肾积水,如血管压迫肾下极,是很罕见的,尤其是考虑到肾血管畸形的总体发病率。多发肾血管患者罹患高血压的概率并不比单一血管供血者高(Geyer and Poutasse,1962)。

(二)肾动脉瘤

动脉瘤是肾动脉疾病中第一个被认识的(Poutasse,1957),在选择性肾血管造影广泛应用以前,该病被认为是一种罕见疾病。此后,本病总体发病率徘徊在 0.1%～0.3%。Abeshouse(1951)对肾动脉瘤(RAAs)进行了分类:囊状动脉瘤、梭形动脉瘤、夹层动脉瘤和动静脉瘤。囊状动脉瘤是其中最常见的类型,占到总体的 93%。这种类型是动脉壁的局部向外突出,通过或窄或宽的开口与动脉管腔相通(Zinman and Libertino,1982)。如动脉瘤位于主肾动脉分支开叉处,或位于较远端的分支上时,认为该动脉瘤为先天性的梭形动脉瘤(Poutasse,1957)。在其他器官中类似血管分叉位置的动脉瘤证实了这种梭状动脉瘤的起源的可能性(Lorentz et al,1984)。获得性动脉瘤可位于肾动脉任何位置,可能继发于炎症、创伤或退行性变等因素。动脉壁弹力纤维内膜和中膜的局部薄弱使血管在此处向外突出,此为真性动脉瘤,因为瘤壁包含了绝大部分正常动脉壁的成分(Poutasse,1957)。外凸的瘤体大小可从直径 1～10cm 不等(Garritano,1957),但90%<2cm。动脉瘤在右侧发生率稍高,15%患者为双侧动脉瘤(Pfeiffer et al,2003)。

将近 50% 的肾动脉瘤无症状,尤其是在儿童期(Sarker et al,1991)。部分患儿在年长后会由于动脉瘤的增大出现症状。症状包括由邻近肾实质受压或肾血管树内血流动力学变化引起的疼痛(15%),血尿(包括镜下和肉眼血尿)(30%),以及

高血压(55%)(Bulbul and Farrow,1992)。肾实质相对缺血,通过肾素介导引起高血压(Lorentz et al,1984)。Miyagawa(2001)在综述中提及了13 例因邻近肾动脉瘤继发高血压的案例。

如在肾门区触诊可及搏动性肿块或腹部听诊时闻及血管杂音,需考虑患者肾动脉瘤的可能性。如在肾动脉或其分支部位(30%)发现环状钙化灶则更加提示肾动脉瘤的可能(Silvis et al,1956)。彩色多普勒超声(Bunchman et al,1991)、螺旋CT、3D MRA 或数字减影肾动脉造影(González et al,2014)都可用于评估 RAAs。

许多无症状 RAAs 是由于难以控制的高血压(35%)就诊而发现的,另有 26% 患者是由于其他原因行动脉造影而发现肾动脉瘤的(Hupp et al,1992)。对肾动脉瘤的治疗指征仍存在争议(González et al,2014)。当动脉瘤破裂或存在破裂的高风险时需接受治疗。而动脉瘤破裂的高风险与瘤体迅速增大、女性患者妊娠状态或打算怀孕有关。有超过 30 例报道提及怀孕期间动脉瘤破裂的情况(Lacroix et al,2001)。此外,如瘤体>2cm,或患者出现相关症状也需要接受治疗。这些症状包括:由于肾动脉狭窄导致的难以控制的高血压、腰胁部疼痛、血尿、动脉瘤来源的栓子引起的肾缺血/梗死。但需要警惕的是腰胁部疼痛和血尿可能是由其他原因导致的(González et al,2014)。动脉瘤自发破裂后果严重,如有自发破裂倾向需急诊治疗。开放手术或血管内栓塞治疗可选择性用于破裂高风险的患者(González et al,2014)。

要点:肾动脉瘤

- 本病总体发病率徘徊在 0.1%～0.3%。
- 大多数肾动脉瘤无症状,尤其是在儿童期。许多患者是在评估高血压过程中发现肾动脉瘤的。
- 如在肾门区触诊可及搏动性肿块或腹部听诊时闻及血管杂音,需考虑患者肾动脉瘤的可能性。如在肾动脉或其分支部位(30%)发现环状钙化灶则更加提示肾动脉瘤的可能。

(三)肾动静脉瘘

尽管肾动静脉瘘(AVFs)仍为罕见疾病,但

其检出率越来越高。本病分为先天性和获得性两类（Maldonado et al，1964），其中后者为发病率增长的主要因素。获得性肾动静脉瘘可继发于外伤、感染、肾手术或经皮穿刺活检。本章节仅讨论先天性肾动静脉瘘。

仅有不到 25% 的 AVFs 是先天性的，报道案例 91 例（Takaha et al，1980）。其特征为曲张的形态和主要或节段动脉与静脉之间多发的交通（Crummy et al，1965；Cho and Stanley，1978）。尽管动静脉瘘是先天存在的，但患者很少在 30－40 岁出现症状。女性发病率为男性 3 倍，右侧较左侧略高发（Ishikawa et al，2004）。动静脉瘘多见于肾上极（45%），中、下极分别占 30% 和 25%（Yazaki et al，1976）。

本病病因尚不明确，考虑出生时即存在，或先天性动脉瘤侵入邻近的静脉（Thomason et al，1972）。其病理生理学变化涉及血液的分流，具体指肾动脉血流绕过了肾实质，迅速汇入静脉循环并回流至心脏，导致不同的临床表现。症状的严重程度取决于发病的年龄和瘘的大小（Messing et al，1976）。

在约 75% 的病例中，血流动力学的紊乱常常导致响亮的血管杂音。瘘管远端肾实质血流灌注减少可导致大约 50% 的病例出现肾实质相对缺血和肾素性高血压（McAlhany et al，1971）。静脉回心血量增加，同时外周阻力减少，导致心输出量增高，左心室压力增高，引起高输出性心力衰竭（50%）（Maldonado et al，1964）。由于动静脉瘘邻近集合系统，超过 75% 病例出现肉眼或镜下血尿（Montoya et al，2004）。部分病例可有腹痛或腰胁部疼痛，但仅 10% 患者可触及腹部包块。

3D 多普勒超声和 MRA 是准确又无创的检查方式（Mohaupt et al，1999；Ishikawa et al，2004）。但选择性肾动脉造影和（或）数字减影肾动脉造影是针对肾动静脉瘘最明确的检查手段。动静脉瘘畸形（AVM）特征性表现为：曲张的静脉伴有多发扭曲的小交通支；即刻的静脉充盈；增大的肾；以及可能存在性腺静脉扩张（DeSai and DeSautels，1973）。

动静脉瘘会导致心血管系统进行性病变，通常需要手术干预。不同于获得性动静脉瘘，先天性病变不会在几个月内自行消失。手术方式包括肾切除、部分肾切除、瘘管结扎（Boijsen and Kohler，1962）、选择性动脉栓塞（Bookstein and Goldstein，1973）和球囊阻断（Bentson and Crandalls，1972）。

六、肾集合系统异常

（一）肾盏憩室

肾盏憩室是肾内覆盖移行上皮细胞的囊腔，与肾盏相通，或在少数情况下通过狭窄的颈部与肾盂相通（Estrada et al，2009）。Rayer 在 1841 年首次描述了这种畸形，他发现肾盏憩室可以是多发的，以上盏最多见。

过去报道，本病发病率为 0.45%（Timmons et al，1975），儿童和成人发病率无差异，性别和侧别对发病率无影响。大多数憩室为 Ⅰ 型憩室，位于肾上极附近，偶尔位于下极。Ⅱ 型憩室较 Ⅰ 型更大，直接与肾盂相通，更容易表现出症状（Wulfsohn，1980）。

肾盏憩室的成因可为先天性或获得性。本病在儿童与成人中发病率相似的结论与胚胎学病因学的推论一致（Middleton and Pfister，1974）。在胚胎期输尿管发育至 5mm 的阶段，输尿管分支的第 3、4 级通常会退化，若它们没有退化而是以独立的分支存在，就会导致肾盏憩室的形成（Lister and Singh，1973）。

局部肾皮质脓肿向肾盏引流也是致病因素之一。其他可能的因素包括：结石或肾盂内感染引起的肾盂梗阻、漏斗部狭窄进行性纤维化、肾损伤、失弛缓，以及小肾盏周围的括约肌痉挛或失功能（Siegel and McAlister，1979；Patriquin et al，1985）。膀胱输尿管反流也是致病因素之一。Amar（1975）提出，感染的尿液在肾盏内反流会导致脓肿形成，局部肾实质损伤形成憩室。小型憩室通常不引起症状，多在行超声、CT 或 MRI 检查时无意中发现。由于尿液在憩室内潴留，这些小憩室会逐渐长大（Amar，1975；Siegel and McAlister，1979；Patriquin et al，1985）。出现感染、钙乳症或结石等并发症导致梗阻会产生相应临床症状（Lister and Singh，1973；Siegel and McAlister，1979）（图 9-21）。约 40% 患者合并有结石，血尿、疼痛和泌尿系感染是常见的症状。

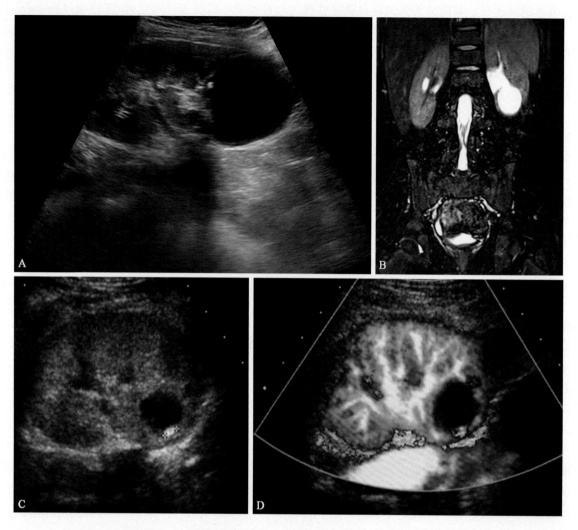

图 9-21　肾下极的肾盏憩室。A. 矢状面超声图像；B. 冠状位磁共振 T2 序列图像；C. 矢状位超声提示憩室内小结石；D. 彩色多普勒超声提示憩室内无血流信号（B. Courtesy Dr. Sara Milla.)

要点：肾盏憩室

- 肾盏憩室是肾内覆盖移行上皮细胞的囊腔，与肾盏相通，或在少数情况下通过狭窄的颈部与肾盏相通。
- 本病发病率为 0.45%。
- CT 或 MRU 是诊断本病的最佳手段。
- 治疗方案可选择后腹腔镜下憩室开窗减压术联合上皮电灼和经皮憩室开窗减压/消融术。

超声检查是怀疑肾盏憩室时推荐的检查手段，但确诊仍需依靠 CT 或 MRU（Estrada et al,

2009）（图 9-21）。延迟影像可见憩室内造影剂充盈。超声检查可发现较单纯肾囊肿更靠近中央集合系统的液性暗区（图 9-21）。如憩室内充满微结石，超声可发现特征性分层效应，上层为透声清的液性区域，下层为不伴声影的强回声区域（Patriquin et al,1985）。超声可检出随患者体位变化的憩室内钙乳症。

无症状患者无须治疗，但需规律超声随访。 Estrada 和同事们（2009）报道了 23 例肾盏憩室中的 10 例（43%）在诊断后平均 27±25 个月须接受治疗。这些患儿最常因发热性尿路感染前来就诊。手术指征包括憩室增大伴有疼痛或感染、脓腔形成、尿路感染引起的脓毒败血症和症状性结石形成。经皮憩室颈部消融和憩室上皮电灼直到 1995

年仍在应用。尽管经皮消融术目前仍是可行的治疗方案之一,但随着小儿腹腔镜器械的成熟,现可使用后腹腔镜行憩室开窗减压术联合上皮电灼(Estrada et al,2009)。输尿管镜下憩室颈部扩大和结石取出术也有报道(Baldwin et al,1998)。

(二)肾盏积水

肾盏积水是指主要肾盏囊性扩张且与肾盂相连,较为罕见(图 9-22)。Johnston 和 Sandomirskry(1972)报道了由于血管压迫或狭窄引起的上漏斗部上段梗阻,造成上盏扩张的情况。感染或

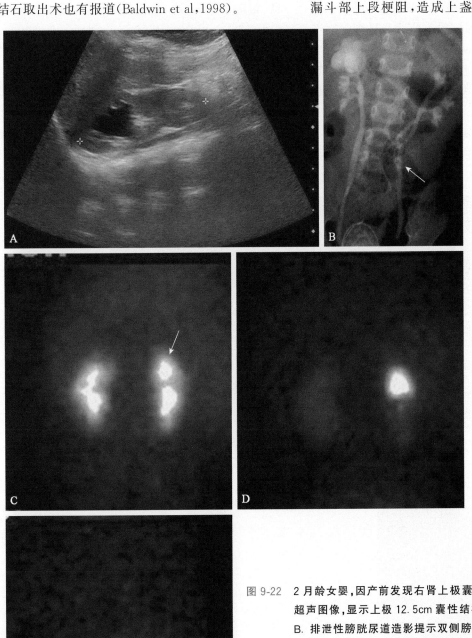

图 9-22　2 月龄女婴,因产前发现右肾上极囊肿就诊。A. 右肾矢状位超声图像,显示上极 12.5cm 囊性结构(卡尺间距为肾长径);B. 排泄性膀胱尿道造影提示双侧膀胱输尿管反流,附见右上极复合肾盏明显扩张,提示肾盏积水。右侧注意肾盂处三分叉;左侧注意输尿管早期分叉(箭头所指)及最高处输尿管和肾盂的三分叉;C. ^{99m}Tc-MAG3 扫描俯卧位可见双侧肾区对于同位素示踪剂迅速对称的摄取;D. 呋塞米注射前可见示踪剂在右肾上极复合肾盏中滞留;E. 呋塞米注射后示踪剂迅速从肾盏中排泄

外伤,或无明确病史引起的漏斗部瘢痕形成也是常见原因(Williams and Mininberg,1968)。也有假说认为,是漏斗部进入肾盂的环状肌肉失弛缓导致了功能性梗阻(Williams and Mininberg,1968)。

由于漏斗部部分梗阻引起的轻度上盏扩张是相对常见的情况,且通常没有症状。尽管上腹部或腰胁部疼痛是最常见的症状,但肾盏积水确实可以在产前超声检查中就发现(图9-22)。偶尔也有患者可触及腹部肿块。尿液潴留可引起血尿和(或)泌尿系感染。

肾盏积水必须与输尿管梗阻引起的多肾盏扩张加以鉴别。其他必须鉴别的疾病还有反复肾盂肾炎引起的肾盏杵状、肾髓质坏死、肾结核、巨大肾盂憩室和巨肾盏症。

(三)巨肾盏症

巨肾盏症定义为由于肾乳头发育不良导致的肾盏非梗阻性增大(图9-23)。肾盏除了发育不良、逐渐扩张以外,可能还伴有数量上的增加(12~20个)(Pieretti-Vanmarcke et al,2009)。患者通常无肾盂扩张,肾盂壁增厚或UPJ梗阻的表现。即使肾盏异常扩张,肾皮质的厚度仍在正常范围内。但肾髓质发育欠佳,肾锥体形态不似正常锥状,更偏向于镰刀状(新月状)或半月形的外观。集合管虽不扩张,但较正常偏短,且自皮髓质交界处横向生长而非正常垂直生长(Puigvert,1963)。有报道指出,巨肾盏症患者最大尿液浓缩

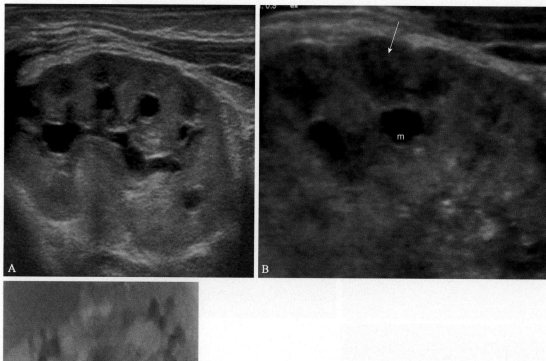

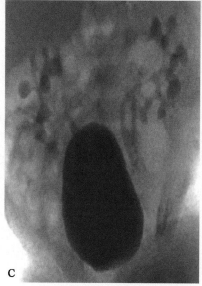

图9-23　巨肾盏症。A. 矢状面观可见扩张的肾盏和正常的肾锥体;B. A图局部放大下的明显扩张的肾盏(m)和正常的肾锥体(箭头所指);C. 排泄性膀胱尿道造影提示双侧膀胱输尿管反流,双侧巨肾盏显影

能力轻度下降(Gittes and Talner,1972),但在酸负荷以后肾仍可正常泌氢(Vela-Navarrete and Garcia Robledo,1983)。其他肾的功能,如肾小球滤过、肾血浆流量及同位素摄取功能都未受到影响(Gittes,1984)。

巨肾盏症是一种先天性疾病,可在产前得到诊断(Vidal Company et al,2001)。本病更多见于男性,男女比例约为 6∶1,且至今仅在高加索人种中出现。双侧病变几乎仅在男性中发病,而单侧节段性受累仅有女性患病(Cacciaguerra et al,1996)。

> **要点:巨肾盏症**
> - 巨肾盏症定义为由于肾乳头发育不良导致的肾盏非梗阻性增大。
> - 本病更多见于男性,男女比例约为 6∶1。双侧病变几乎仅在男性中发病,而单侧节段性受累仅有女性患病。
> - 对巨肾盏症的患者的长期随访未见肾盂扩张形态学的加重或肾功能下降。

Puigvert(1964)提出的理论得到了 Johnston 和 Sandomirsky(1972)的支持,他们认为在输尿管芽分支与后肾间叶组织接触后,巨肾盏症患者上段输尿管再管化的短暂延迟,使得肾小球产生的尿液暂时性梗阻于肾盏内。胎儿肾盂可能会因此扩张并保留梗阻后的外观,但出生后检查提示不存在梗阻(Gittes and Talner,1972)。患者肾盏数量的增多可能是分支输尿管芽对梗阻的终止反应。

患者通常在由于尿路感染或其他先天畸形接受影像学检查时发现巨肾盏畸形(Arambasic et al,2003)。成年患者常因继发于肾结石的血尿就诊。

虽然巨肾盏症患者肾盏扩张且数量增多,但肾盂并不扩张。UPJ 处虽然无梗阻,但远端 1/3 输尿管可能存在节段性扩张(Kozakewich and Lebowitz,1974),两端之间输尿管内径正常。巨肾盏症的解剖学表现可能会被误认为先天性肾盂输尿管连接部或膀胱输尿管连接部梗阻或漏斗部狭窄(Pieretti-Vanmarcke et al,2009)。利尿性肾图提示对示踪剂正常的摄取和排泄曲线(Gomez Tellado et al,1997)。对巨肾盏症的患者的长期随访未见肾盂扩张形态学的加重或肾功能下降(Gittes,1984)。

(四)肾假瘤

肾假瘤是从正常肾实质中突出的部分,在影像学检查中类似表现为类似肿块的形态。它由上组肾盏和中组肾盏之间漏斗部的皮质组织构成,其扩张扭曲的肾窦被称为肥大的 Bertin 柱(图 9-24)。这些 Bertin 柱与周围肾实质的回声类似(Zwirewich and Rowley,1997;Bhatt et al,2007)。另一种肾假瘤被称为肾叶畸形。这类患者有一个完整的肾叶位于肾深处,意味着该处不但有肾实质,还有形态完整的肾盏。异位早期皮质即出现造影剂显影,随后是髓质,肾盏最后显影。对肾叶畸形具有诊断价值的是超声检查后组肾盏和肾锥体无回声区(Zwirewich and Rowley,1997)。

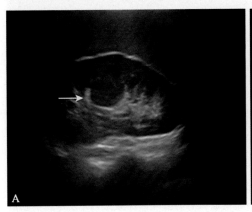
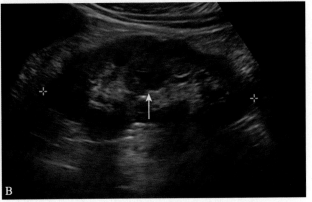

图 9-24　A. 超声矢状位图像提示右肾肥大的 Bertin 柱(箭头所指);B. 右肾超声矢状图显示由肾叶旋转不良导致了肾叶畸形。具有诊断意义的是位于中央的锥状无回声区和其后方的肾盏(箭头所指)

(五)肾盂漏斗部狭窄

肾盂漏斗部狭窄最有可能与肾囊性发育不良和严重的积水有关(Uhlenhuth et al,1990)。这种情况包含了多种影像学上的肾形态异常,均伴有不同程度的漏斗部或肾盂漏斗部狭窄,可能与肾发育不良有关(图9-25)。造成这种结果是由于肾盂肾盏系统广泛发育不良但肾功能仍保存良好。

肾盂漏斗部狭窄通常是双侧的,多伴有膀胱输尿管反流,提示整个输尿管芽发育的异常(Kelalis and Malek,1981)。患者的症状通常表现为泌尿道感染、高血压或腰胁部疼痛。有时也会有无症状的患儿因多发畸形检查发现本病。尽管患儿肾形态多变,但功能大多正常或仅轻微受损(Kelalis and Malek,1981)。Husmann(1994)主导了目前针对肾盂漏斗部狭窄的随访时间最长的研究,对21例患者进行了中位时间11年的随访,其中90%患者为双侧病变。其中10人为双侧肾盂漏斗部狭窄,6人对侧肾单位发育不良,3人对侧肾不发育。8人(37%)最终发展为肾功能不全或终末期肾病(ESRD),这8人均为双侧病变。ESRD患者接受了肾活检,提示

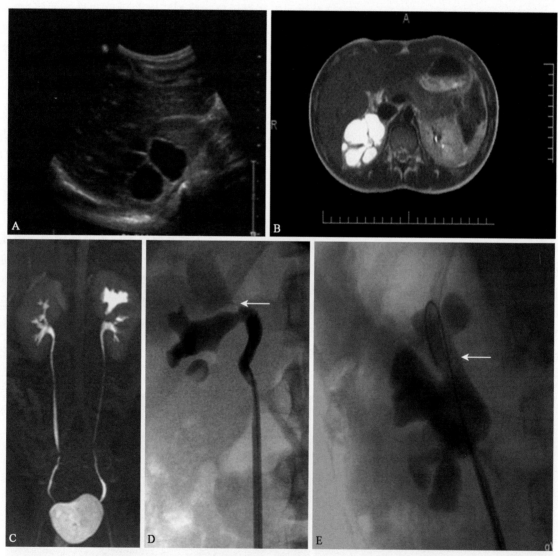

图9-25　右上极肾盏漏斗部狭窄。A. 矢状位超声图像;B. 横断面 T2 图像;C. 冠状位 MRU;D. 逆行肾盂造影提示右侧狭窄的漏斗部无造影剂充盈(箭头所指);E. 右侧原狭窄的漏斗部经激光切开及球囊扩张后(箭头所指)(Courtesy Dr. Pasquale Casale.)

从近端至狭窄的漏斗部的肾发育不良及非发育不良部分的肾小球硬化。该团队考虑是由于患者总肾功能的下降导致了超滤损伤,建议对肾积水加重者,行腔镜手术或经皮穿刺造瘘治疗(图 9-25)。最近,Nurzia 和同事(2002)建议测定患者的血清肌酐水平、肾小球滤过率和尿液检测,以监测其基线值和每年的肾功能变化。如患者出现了肾功能下降,建议其口服钙离子通道阻滞药或 ACEI,并限制摄入蛋白质(Puddu et al,2009)。

要点:肾盂漏斗部狭窄

- 肾盂漏斗部狭窄最有可能与肾囊性发育不良和严重的积水有关。
- 肾盂漏斗部狭窄通常是双侧的,多伴有膀胱输尿管反流,提示整个输尿管芽发育的异常。

(六)分支肾盂

大约 10% 正常肾盂为分支状,在进入肾时分为两个主要的肾盏。这应视为一种正常的变异。极少数情况下,肾盂会进一步分支成三分叉肾盂(见图 9-22)。

参考文献

完整的参考文献列表通过 www. expertconsult. com 在线获取。

推荐阅读

Ashley DJB,Mostofi FK. Renal agenesis and dysgenesis. J Urol 1960;83:211-30.

Costantini F,Kopan R. Patterning a complex organ: branching morphogenesis and nephron segmentation in kidney development. Dev Cell 2010;18 (5):698-712.

Glodny B,Petersen J,Hofmann KJ,et al. Kidney fusion anomalies revisited: clinical and radiological analysis of 209 cases of crossed fused ectopia and horseshoe kidney. BJU Int 2008;103:224-38.

González J,Esteban M,Andrés G,et al. Renal artery aneurysms. Curr Urol Rep 2014;15 (1):376.

Luyckx VA,Bertram JF,Brenner BM,et al. Effect of fetal and child health on kidney development and long-term risk of hypertension and kidney disease. Lancet 2013; 382 (9888):273-83.

Michos O. Kidney development:from ureteric bud formation to branching morphogenesis. Curr Opin Genet Dev 2009;19 (5):484-90.

Natsis K,Piaghou M,Skotsimara A,et al. Horseshoe kidney:a review of anatomy and pathology. Surg Radiol Anat 2014;36:517-26.

Pizzo A,Laganà AS,Sturlese E,et al. Mayer-Rokitansky-Küster-Hauser syndrome: embryology, genetics and clinical and surgical treatment. ISRN Obstet Gynecol 2013;2013:628-717.

Uetani N,Bouchard M. Plumbing in the embryo:developmental defects of the urinary tracts. Clin Genet 2009; 75:307-17.

Westland R,Schreuder MF,Van Goudoever JB,et al. Clinical implications of the solitary functioning kidney. Clin J Am Soc Nephrol 2014;9:978-86.

（陈周彤　**编译**　耿红全　**审校**）

第10章　肾发育不全与肾囊性疾病

John C. Pope IV, MD

先天性和获得性肾畸形构成一个广泛的临床群体。异位和融合畸形将在其他章节介绍。本章节专门介绍那些引起肾发育不全、肾囊性病变或两者兼有的疾病。这些情况中许多与肾和尿路发育不良相关，因此是异常遗传机制的结果；其中一些已被了解，另一些还没有。我们需要掌握基本的分子遗传学知识，以更好地了解肾正常发育、肾发育缺失，以及基因突变和异常信号蛋白对肾发育不良和囊性疾病的影响。本章中将讨论与特定疾病过程相关的基因过程。对与肾发育相关特定基因的进一步讨论见第 7 卷第 1 章和 Glassberg 2002 年的文章。

一、遗传学概述

来自特定染色体区域的一个基因产生的蛋白产物传导信号，在单个细胞或一组细胞中引起某个行为发生，决定了肾和尿路发育的遗传学方向。该细胞分化引起这些细胞的特定行为。总的来说，当基因正常，其蛋白产物也正常；而当基因异常，其产生的异常蛋白可引起疾病的异常发生。显然，伴随复杂的器官发生，这一过程并不总是那么简单的。通常**不止一个蛋白参与特定疾病。例如，两个基因中的一个发生异常可引起结节性硬化。一个结节性硬化基因 TSC1 位于 9 号染色体，另一个 TSC2 位于 16 号染色体。**

细胞中每个基因都是一组两个的其中一个，称为一个等位基因。一个有缺陷的等位基因可能是缺陷的载体。**在 Knudson 的双重打击理论（1971）中，首个打击是在个体的所有细胞中都存在的遗传突变（如生殖系突变）。第二重打击是在特定器官中野生型、正常的等位基因出现自发突变，尽管可能是与原先受影响的等位基因不同的突变**（Knudson，1971）。例如，在 von Hippel-Lindau(VHL)病患者中,具有代表性的肾体细胞和其他所有细胞,在位于第 3 号染色体的 VHL 基因上是杂合的;即突变的 VHL 等位基因是遗传的,而其对偶的是正常的野生型等位基因。然而,野生型 VHL 的构型使其容易自发突变。如果特定器官的细胞中野生型等位基因发生缺陷,这些细胞不再能产生正常 pVHL(VHL 蛋白)发挥抑制特性。器官因此倾向发生肿瘤。常染色体显性多囊肾病(ADPKD)的表现多样性可能也与双重打击现象有关。例如,ADPKD 是杂合状态,PKD1 或 PKD2 的一个等位基因参与疾病的遗传传递,但可能不足以引起囊肿发生。野生型等位基因的自发突变可能参与囊肿发生或该疾病的其他表现。Qian 和同事(1996)表示 PKD1 基因有不寻常的基因组结构,使其容易突变发生二次打击,而二次打击发生的时间不同引起了一个家族中表型的多样性。二次打击本身可能仅发生在一些细胞中,事实上 ADPKD 中少于 1% 的肾单位最终发生囊肿(Qian et al,1996)。囊肿中许多但并非全部的衬里细胞失去其杂合性(Brazier and Henske,1997;Qian et al,1999)。

二、肾缺如和发育不良

有许多术语可用于描述肾异常发育,这些术语通常互换使用,可造成许多混淆。本章使用 1987 年被美国儿科学会(AAP)泌尿科分会(Glassberg et al,1987)采用的定义。

(一)肾缺如

肾缺如或肾发育缺失,可由中肾管、输尿管芽和(或)后肾胚基发育异常造成。每 4000 名新生儿中发生 1 例双侧不发育,男性居多(Potter,1965)。胎儿死亡继发于胎儿尿液生成缺乏和羊水过少。受影响的婴儿出生后有肺发育不成熟和气胸、Potter 面容(眶距增宽、内眦褶皱突出、隐性下颌),以及继发于宫内压迫的骨科问题。大部分双侧不发育的病例是散发的,且许多合并其他先天性畸形,包括尿生殖窦畸形。

单侧不发育更为常见,发生率为每 450 ～ 1000 名新生儿中 1 例(Kass and Bloom,1992)。同样,中肾管异常是常见原因,合并其他中肾管和苗勒管畸形,如女性中同侧子宫角、输卵管或卵巢畸形,或男性中同侧睾丸、输精管或曲细精管缺如。Mayer-Rokitansky-Küster-Hauser 综合征指一组相关表现,包括单侧肾缺如或肾异位,同侧苗勒管异常和阴道不发育。单侧或双侧先天性输精管缺失的男性分别 26% 和 11% 存在肾缺如。先天性双侧输精管发育不全也是囊性纤维化男性患者的预期表现。囊性纤维化跨膜传导调节子(CFTR)基因突变经常可导致输精管发育异常,但输精管不发育可以在没有任何 CFTR 缺陷证据的情况下发生。先天性输精管缺失和肾畸形的男性中很少检测到 CFTR 异常(Schlegel et al,1996)。

单侧肾缺如也可有 48% 患者合并其他泌尿系统异常,包括原发性膀胱输尿管反流(28%)、梗阻性巨输尿管(11%)和肾盂输尿管连接处狭窄(UPJO)(3%)(Cascio et al,1999)。**这些发现与单侧多囊性肾病的并发症相似,这提示一些肾缺失代表复杂多囊性发育不良肾(MCDKs)的可能性。**肾缺如的补充资料参阅第 7 卷第 9 章。

> **要点:临床背景**
> - 双侧肾发育不全合并羊水过少和 Potter 面容(眶距增宽、内眦褶皱突出、隐性下颌)。
> - 单侧发育不全常合并其他泌尿生殖系统畸形,对这些患者应适当筛查。

(二)发育不良

1. 定义

肾发育障碍定义为影响肾大小、形状或结构的发育异常。由两个主要亚型组成,第一个是发育不良。术语发育不良,尽管字面上和最简单的定义为"异常组织",尤其是其与肾有关,但它只能在组织病理学的基础上被真正定义。**发育不良是由胚胎性、不成熟的间质和原始肾组成的存在而做出的组织学诊断。**后肾向成熟肾组成的分化在发育途径中某个点停止,通常由于中肾管-输尿管芽-后肾胚基相互作用的错误。常见的组织学特征包括肾结构的扭曲、未成熟或原始肾小球、肾单位前体如逗号小体和 S 小体,以及被纤维肌细胞环包围的软骨和肾小管(称为原始管)(图 10-1)。Ericsson 和 Ivemark(1958)认为,找到这些原始管是所有发育不良的必要条件。囊肿可能存在也可能不存在。**发育不良的发生原因似乎有两个：①肾单位和集合管分化的原发、内在异常，通常有潜在的遗传因素；②继发于先天性尿路梗阻。**

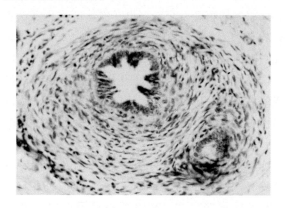

图 10-1 原始管内衬柱状上皮细胞。注意纺锤体状的间充质细胞同心排列在原始管周围。显示平滑肌细胞需要特殊染色

要点：发育不良

- 发育不良的标志是原始管，由纤维肌细胞环包围的小管。
- 发育不良最真实的形式是一个组织病理学定义，而不是临床定义。
- 发育不良常合并输尿管芽异常和（或）尿路梗阻。

---

2. 病因学

肾发育不良是儿童终末期肾病（ESRD）的主要原因，其发病机制考虑两个主要理论：①输尿管芽活动的原发性失败；②胎儿尿流受损（梗阻）引起的肾发育破坏。Mackie 和 Stephens（1975）描述了输尿管芽理论，提出异位（头侧或尾侧）输尿管芽形成导致输尿管向侧方（常引起膀胱输尿管反流）或向远端（常引起输尿管梗阻）开口位置异常。正常的肾发生取决于输尿管芽与后肾间充质中心相接触，由此输尿管芽才能正确地诱导肾发生。然而，定位异常的输尿管芽预期会穿入后肾胚基的外周退化区域，产生边缘肾（如发育不全或发育不良）。在合并异位输尿管的发育不良病例中，不清楚是否是梗阻、异常的输尿管芽-后肾相互作用或其他因素引起发育不良。发育不良合并膀胱输尿管反流也被归入该类别。

目前，没有直接实验证据证明异常输尿管芽位置引起输尿管芽穿入胚基外周区域。然而，有大量数据支持这个观点，即遗传和凋亡通路上的缺陷可影响输尿管芽的形成，在后肾胚基中分支的形态发生，以及正常的肾发生（如 RET，RAR，BMP4，SLIT2-ROBO2，COX-2，AT2，Fgfr2）（Mendelsohn et al，1994；Norwood et al，2000；Pope et al，2001；Grieshammer et al，2004；Thomas et al，2005；Bates，2011）。每个点的遗传缺陷可以是相同的，但缺陷相关的下游通路在每个过程上可能是不同的。

胎儿尿路梗阻的动物实验产生人类肾发育不良的一些但不是全部解剖学和组织病理学特征。这些动物研究的发现包括肾单位和集合管中各节段的扩张，生肾区中肾单位发育的抑制，结构紊乱，原始肾小球，S 小体和囊肿的出现。有时，这些动物模型的梗阻甚至可引起某些细胞的去分化。一个例子是肾上皮细胞转变回间充质细胞，甚至由间充质细胞转换为肌成纤维细胞（Peters et al，1992；Nguyen et al，1999；Matsell and Tarantal，2002）。梗阻引起的发育不良基本出现在肾外周生肾区，常伴有被膜下囊肿。这种类型通常在妊娠后期产生，如在后尿道瓣膜（PUV）病例中（图 10-2）。

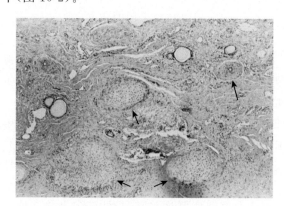

图 10-2 后尿道瓣膜患者非功能性反流肾的组织学样本。注意存在软骨巢（短箭头）。原始管散布在整个样本中（长箭头）（100×）。该发现与发育不良一致

发育不良与多种遗传综合征相关[Fraser 综合征;腮-耳-肾(BOR)综合征;肾缺损综合征;Kallmann 综合征;Simpson-Golabi-Behmel 综合征;Smith-Lemli-Opitz 综合征;甲状旁腺功能减退症,感觉神经性聋,肾发育不良(HDR)综合征和 Townes-Brocks 综合征,仅举几例]。合并这些情况的肾,可能主要由正常功能实质伴发育不良区域构成,或者整个肾可能是发育不良的或全部缺如。

在少数情况下,肾缺如、肾发育不良、多囊性发育不良和肾发育不全可能出现在一个家族的成员中,但存在异质性。可能一位家庭成员存在肾缺如,而另一位肾发育不良,还有一位有多囊性发育不良或肾发育不全。当这组疾病全部或部分出现在一个家族中,用于涵盖这四个实体的术语为:家族性肾发育不良。

超声上发育不良肾有不同的外观。肾通常较小,且与肝相比为高回声;失去典型的皮髓质分化,肾实质和肾周脂肪的区别微小(图 10-3A)。囊肿可与肾实质发育不良共同出现(图 10-3B)。这些囊肿可由后肾胚基异常发育而来,或来自远端梗阻。囊肿形成的准确原因不明确。重点在于不是所有囊肿都是发育不良引起的,也并非所有发育不良都合并囊肿。

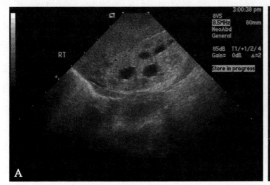
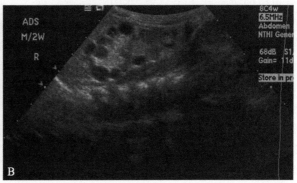

图 10-3　肾发育不良的超声表现。A. 经典发育不良,肾相较于肝脏的高回声外观,失去正常皮髓质分化和变形的肾盏;B. 肾发育不良合并囊肿。(Courtesy Marta Hernanz-Schulman,MD.)

三、肾发育不全和发育不良伴发育不全

(一)肾发育不全

肾发育不良的另一种形式是发育不全,定义为组织或器官的发育不足,这常由细胞数量不足造成。肾发育不全是功能性肾组织体积减小的情况。术语发育不全仅限使用于肾盏和肾单位数量小于正常,但不是发育不良性或胚胎性的肾。这些肾形态上正常,但存在肾单位数量减少或肾单位更小,尽管发育不全肾体积小但可有正常的肾单位密度。发育不全可以是双侧或单侧的。在单侧病例中,另一个肾通常比获得性疾病引起肾萎缩患者的特征表现出更大的代偿生长。许多人用术语发育不全描述膀胱输尿管反流相关的小肾。这些肾常常功能不良,组织学上有发育不良因素。术语发育不全并不

正确,描述这些肾更合适的术语应该是先天性反流性肾病。因此,发育不全和先天性反流性肾病不应该互换使用。与反流相关的小肾过去曾被称为发育不全,而现在使用反流性肾病描述反流相关的肾改变。

肾发育不良伴发育不全最常合并异位输尿管开口发生,发育不良程度与异位程度相关(Schwarz et al,1981)。然而,肾发育不良伴发育不全也见于一些输尿管开口位置正常的患者。在这些患者中,梗阻可能存在也可能不存在。

所有形式的发育不全都可由超声通过测量肾进行评估。所有各部分的尺寸均缩小;还可见扩张的肾盏。如果肾功能不是严重受损,排泄性尿路造影可将集合系统显像。肾功能通过生化指标评估,如果是单侧发育低下则通过核素检查评估。

(二)肾单位稀少巨大症

肾单位稀少巨大症首次描述于 1962 年,是一

种由肾实质的定量缺陷伴肾单位数目减少和每个肾单位的肥大造成的肾发育低下。该情况从组织病理学上与肾组织量减少而肾单位数目正常的单纯发育低下有区别。肾单位稀少巨大症可以散发,也可以合并一些综合征。通常是双侧的,尽管有一些单侧肾单位稀少巨大症合并对侧肾缺如的病例报道(Griffel et al,1972;Lam et al,1982;Forster and Hawkins,1994)。

1. 病因学

肾单位稀少巨大症由孕 14-20 周后肾胚基发育停滞造成,伴随肾小球和小管肥大。这种肥大和高滤过引起进一步肾单位受损和硬化。最终,肾单位的进行性丢失导致 ESRD。虽然一些肾单位稀少巨大症合并遗传综合征,但大部分病例是散发的。然而,配对盒转录因子(PAX2)基因在非综合征性肾单位稀少巨大症患者中被注意到(Salomon et al,2001)。最近有报道同源框转录因子(肝细胞核因子-1β)与肾单位稀少巨大症相关(Bohn et al,2003)。有意思的发现是,杂合突变可能与肾病变发展相关。血管异常和意外与该类型肾发育低下相关。大部分肾单位稀少巨大症病例的原因未知。

2. 临床特点

肾单位稀少巨大症是非遗传性先天疾病,男性比女性更易受累。通常与低出生体重(2500g)相关。这种情况常在出生后 2 年内发现。新生儿中,肾病常由于自发性气胸、喂养困难,或检验指标异常而开始怀疑。肾单位稀少巨大症典型表现为厌食、呕吐、脱水、口渴强烈、多尿和生长发育停滞。也可能在评估其他疾病时发现肾异常而偶然获诊。肌酐清除率异常[10～50 ml/(min·1.73 m²)],最大尿比重为 1.007～1.012。可能有中度蛋白尿,但这更大可能性在后期发现。在患有肾单位稀少巨大症的新生儿,应该特别关注相关综合征的诊断,包括 BOR 综合征、肢端肾综合征和毯样视网膜营养障碍。

出生 1 年后,肾单位稀少巨大症患者最常见表现为身材矮小、多尿和烦渴,或蛋白尿。肾功能数年维持在低于正常水平(尽管稳定)。当患者进入青少年期,肌酐清除率开始迅速下降。大量蛋白尿(2g/24h)常见。经过数年时间,肾持续萎缩,伴肾小管数

量减少。肾单位稀少巨大症是一种进行性疾病,许多患者在第二个 10 年进入肾衰竭期。

3. 组织病理学

细致的肾组织学检查是明确肾单位稀少巨大症绝对诊断的唯一方法。肾单位数量减少,并全部拉长(有时为 4 倍)和增宽,特别是在近端(图10-4)。通常可见未成熟肾小球。存在的肾小球和肾小管增大。随疾病进展,出现肾小球的节段性硬化和透明变性。发生小管萎缩伴间质纤维化。肾动脉细小。

4. 评估

蛋白尿通常是肾单位稀少巨大症的最早的实验室表现,先于肾功能下降数年。肾衰竭其他实验室表现也经常出现,包括血尿素氮(BUN)和肌酐水平升高,低钠血症和代谢性酸中毒。进展性肾衰竭可继发甲状旁腺功能亢进和由于促红细胞生成素缺乏引起的贫血。在影像学检查中,肾超声(RUS)描述肾体积小通常是诊断发育不全的依据。

5. 治疗

总的来说,治疗是支持性的,旨在维持正常的生化平衡、血红蛋白和生长。高液体摄入、纠正盐损失和酸中毒是最初步骤。在稳定期,每日膳食蛋白质应限制在 1.5g/kg(Royer et al,1962)。另外,血管紧张素转换酶(ACE)抑制药可能有助于延缓肾衰竭进展,即使患者血压(BP)正常。ESRD 需进行透析和移植。同种异体移植物可以来自于有亲属关系的活体供者,因为该疾病不是家族性的。

(三)Ask-Upmark 肾(节段性肾发育不良)

1929 年,瑞典医师 Erik Ask-Upmark 描述了8 例患者独特的小肾,其中 7 例出现恶性高血压;6 例为青少年。这个问题后续在组织学上被描述为局灶性肾发育不全导致节段性肾瘢痕。节段性肾发育不全,或 Ask-Upmark 肾,指的是极度获得性反流性肾病的情况,患者(多为年轻女性和女孩)最常见有高血压。这些肾中发现的病变多数可能是获得性的,可能代表由膀胱输尿管反流引起的慢性萎缩性肾盂肾炎,尽管一些似乎是先天性的。节段性血管(动脉)异常也被引用为这些病变的可能原因。

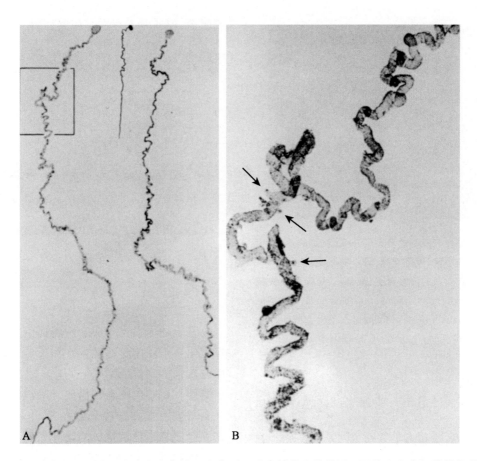

图 10-4　A. 解剖自肾单位稀少巨大症患者肾的两个典型近端小管的照片拼图。图片上方中间的是年龄匹配的对照肾的近端小管平均尺寸的图示；B. 对 A 图中插图的放大，显示沿肾单位走行上的憩室（箭头）[From Fetterman GH，Habib R. Congenital bilateral oligonephronic renal hypoplasia with hypertrophy of nephrons (oligomeganephronia). Am J Clin Pathol 1969；52：199-207.]

1. 临床特征

大部分患者诊断时为 10 岁或以上。该病合伴严重高血压，有时有头痛，单独或伴有高血压脑病（Rosenfeld et al，1973），以及半数患者有视网膜病变（Royer et al，1971）。

如果疾病是双侧的，可能存在蛋白尿和一定程度肾功能不全。Royer 和同事（1971）描述的一系列患者中有大约 50% 在诊断时有这些体征。疾病通常为单侧的，形成中间区有深、窄的节段性瘢痕（裂缝瘢痕）的小肾。这些裂缝瘢痕是典型的放射学表现。尽管可在超声、计算机断层扫描（CT）或磁共振（MRI）中发现瘢痕，但深层瘢痕的存在经常被忽视。

2. 组织病理学

Ask-Upmark 肾比正常肾小——12～35g（Royer et al，1971）。其独有的特征是侧凸面上一条或多条深沟，其下方是由肾小管构成的实质，类似甲状腺小管。通常发育不良节段可轻易与相邻区域区分开。髓质由一个薄带组成，可见皮髓质连结合部和弓状动脉的残余。动脉硬化常见，可见肾小球旁增生（Bernstein，1968；Meares and Gross，1972；Kaufman and Fay，1974；Arant et al，1979）（图 10-5）。

3. 治疗

肾素分泌异常被提出是高血压的原因；然而，无论血浆肾素活性如何，肾切除术已证明可以使血压恢复正常（Babin et al，2005）。在单侧发病的患者中，部分或全肾切除可能控制血压（Royer et al，1971；Meares and Gross，1972）。该手段如失败提示剩余肾存在未发现的瘢痕或全身性血管硬化（Arant et al，1979）。伴有肾功能不全的双侧疾病通常由药物治疗，尽管可能需要透析或移植。

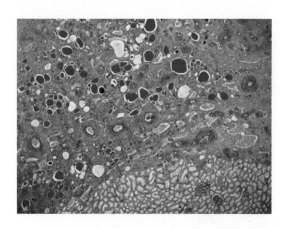

图 10-5　节段性发育低下的典型镜下表现,影响皮质:甲状腺样小管、厚壁动脉,肾小球缺失。注意其与周围正常肾的清晰分界(底部)。过碘酸希夫染色(From Babin J,Sackett M,Delage C,et al. The Ask-Upmark kidney:a curable cause of hypertension in young patients. J Hum Hypertens 2005;19:315-6.)

纠治反流可能阻止肾进一步损伤,但可能对高血压没有影响。

(四)肾发育不良伴发育不全

肾发育不良伴发育不全可能与广泛的泌尿系统疾病有关,如原发性阻塞性巨输尿管和 UPJO、输尿管囊肿、尿道梗阻或 Prune-Belly 综合征等。前面提到输尿管出芽异常引起肾发育异常,常表现为肾发育不全不良。外侧输尿管异位通常引起膀胱输尿管反流及其相关形式的发育不全不良,无论是发育异常还是慢性肾盂肾炎造成,或是二者兼有。内侧输尿管异位,无论伴或不伴输尿管囊肿,常也可引起肾发育不全不良。继发于肾积水或严重发育不良,肾皮质可能很薄,或许有许多小囊肿。

根据 Osathanondh 和 Potter(1964),PUV 可能与两种类型肾发育不全不良相关。程度更轻的形式中,存在小的、通常包膜下囊肿,肾功能几乎正常。第二种形式中,囊肿更大、分布更为广泛,并存在许多软骨岛。这种形式通常和发病更早及梗阻和反流更严重相关(见图 10-2)。

Prune-Belly 综合征的特点(缺乏腹部肌肉,三联综合征)包括外观变形的肾,可能存在不同程度的发育不全不良。输尿管宽而纡曲,伴宽大和侧向开口。最严重的病例中可能存在输尿管狭窄

或闭锁,但通常不存在下尿路梗阻。

要点:发育不全和发育不良伴发育不全

- 发育不良和发育不全常与异位开口相关,有时伴梗阻。
- 肾单位稀少巨大症是存在肾单位数量减少和每个肾单位肥大的情况。
- Ask-Upmark 肾有节段性发育不良,最常见于合并反流的情况,通常是严重高血压的原因。

四、肾囊性疾病

肾是体内最易形成囊肿的部位之一。肾囊性疾病包含范围广泛的散发性和遗传学确定的先天性或获得性情况,共同点在于一侧或双侧肾中存在囊肿。这些疾病通常需要对学科评估和治疗。

肾囊肿主要来自于肾小管,由一层部分去分化的上皮细胞包围构成的囊腔充满尿液样液体或半固体物质。囊肿可能发生于自 Bowman 囊至肾乳头顶部之间任何肾小管节段,取决于疾病的本质。一些囊肿是囊状或梭形结构类似憩室。其他囊肿或可能与肾小球、肾小管、集合管或肾盏相通,或可能起初相通后来才成为独立囊肿。**多囊性发育不良是个例外,在肾单位形成之前便出现,由于后肾发育的异常诱导、生肾胚基的原发异常,或发生于肾发育早期的梗阻。另一个例外是良性多房囊肿,代表肿瘤性生长。**

肾囊肿的发展和进行性增大关键的基本过程包括①肾小管节段上皮细胞增殖;②扩张小管节段内液体积聚;③细胞外基质组织和代谢紊乱(图10-6)。

增殖上皮细胞中分泌和吸收的不平衡导致小管内液体净积聚。Henle 环以外,肾小管细胞在 $3',5'$-环腺苷酸(cAMP)刺激后有分泌溶质和液体的能力(Wallace et al,2001)。这种分泌量与更强大的机制竞争,即钠由顶端上皮 Na^+ 通道吸收(ENaC)。在 Na^+ 吸收减少的情况下,出现氯化钠(NaCl)和液体净分泌。

所有囊性疾病中都可见肾囊肿内或周围的细胞

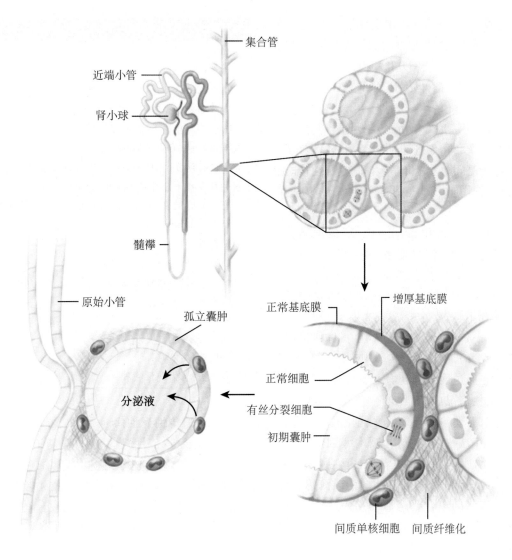

集合管

近端小管

肾小球

髓襻

原始小管

孤立囊肿

分泌液

正常基底膜

增厚基底膜

正常细胞

有丝分裂细胞

初期囊肿

间质单核细胞　间质纤维化

图 10-6　由肾小管向囊肿的演变过程。小管上皮的异常增殖开始于单个细胞在"二次打击"过程后丧失等位基因的正常功能。细胞增殖重复循环导致肾小管壁扩张成为囊肿。囊性上皮合伴邻近小管基底膜增厚,炎性细胞进入间质。囊性节段最终从原始小管分离出来,上皮液体净分泌促成囊腔中液体的积聚(From Brenner BM,editor. Brenner and Rector's the kidney. 8th ed. Philadelphia:Saunders;2008. p. 1428.)

外基质异常。在肾囊肿发展早期阶段,胶原蛋白I和Ⅳ、金属蛋白酶激活药和抑制药、整合素和β-连环蛋白表达变化可能预测细胞外基质重塑在肾囊肿发病机制中的重要作用。最近,在小鼠层粘连蛋白 α5 基因中发现一个可引起多囊性肾病(PKD)的次形态突变(Joly et al,2006;Shannon et al,2006)。

直到现在,导致引起囊肿的上皮细胞异常分化和功能行为的机制仍很大程度上未知。目前证据强烈表明,一个长期被忽视的结构——初级纤毛对维持上皮细胞分化状态很重要。肾小管上皮的初级顶端纤毛的结构性和功能性缺陷可能在各

种形式人类和啮齿类的囊性疾病中对决定囊肿发展和囊肿上皮分化和行为异常有关键作用(Torres and Grantham,2008)。已鉴定出一些参与调节这些上皮细胞的新信号通路,为延缓和(或)组织囊肿发生的靶向治疗提供新机遇(Blanco and Wallace,2013;Choi et al,2013;Mochizuki et al,2013;Zhou et al,2013)。

不同原因引起的囊性肾可能形态学上相似,而相同的病因可能引起范围广泛的肾异常。例如,在ADPKD、结节性硬化症、VHL 病和获得性肾囊性病(ARCD)中,囊肿有增生性的衬里,有时伴增生结节

或息肉突入囊腔。然而,这些增生性情况彼此非常不同。另一个体现这种相似性的例子为常染色体隐性遗传性多囊肾病(ARPKD)和髓质海绵肾这两个截然不同临床群体中都可见到扩张的集合管。

(一)分类

本章中,使用 1987 年由 AAP 泌尿科分会分类、命名和术语委员会概述的肾囊性疾病分类。**主要区别在于基因性(遗传学)和非基因性(非遗传性)疾病。**框图 10-1 概述了各种形式的囊性疾病相关的特点。

术语 *multicystic* 和 *polycystic* 不应混淆,尽管二者的确都表达"许多囊肿"的意思。 *multicystic* 通常指的是肾发育异常导致的发育不良肾。*polycystic* 指的是正常方式发育的肾单位,均不存在发育不良,整个肾都分布有肾单位。术语多囊性(*polycystic*)肾病传统用于两种情况:ARPKD 和 ADPKD。PKD 实体中许多随着肾单位越来越病态而进展为肾衰竭。如结节性硬化和VHL 病等其他情况中,存在增生性囊肿,独立肾单位正常。只有偶尔在肾单位被囊肿压迫或合并肿瘤,也只有在这些情况下,肾衰竭才因此发生。在非遗传性囊性病,良性多房囊肿、囊性肾细胞癌(RCC)和其他变异被认为是肿瘤。髓质海绵肾是一种主要由扩张的集合管构成的疾病,囊肿起的作用较小,尽管导管扩张的大小根据定义已可以称为囊肿。肾单位最初是正常的。

框图 10-1　肾囊性疾病

遗传性

常染色体隐性(婴儿型)多囊肾病

常染色体显性遗传(成年型)多囊肾病

　　青少年肾单位萎缩和髓质囊性病复合体

　　青少年肾单位萎缩(常染色体隐性)

髓质囊性病(常染色体显性)

先天性肾病变(家族性肾病综合征)(常染色体隐性)

家族性发育不全性肾小球病(常染色体显性)

伴有肾囊肿的多发畸形综合征(如结节性硬化症,von Hippel-Lindau 病)

非遗传性

多囊肾(多囊性发育不良肾)

良性多房囊肿(囊性肾瘤)

单纯囊肿

髓质海绵肾

散发性肾小球肾病

获得性肾囊性病

肾盏憩室(肾盂源性囊肿)

(二)遗传性囊性病

基因性(遗传性)囊性病可以基于其传播的模式分类为:常染色体显性遗传,常染色体隐性遗传,X 连锁等。这些疾病中的一些由单基因缺陷引起,一些由 X 连锁基因缺陷引起,还有一些由染色体缺陷引起。表 10-1 总结了这些疾病的遗传方式以及已鉴定的特定基因或基因位点。

表 10-1　主要遗传性和非遗传性囊性肾病的特征

疾病	染色体缺陷	肾表现	肾外表现
遗传性			
常染色体隐性多囊肾病(ARPKD)	6 号染色体	新生儿中通常为增大、均质、有回声肾	先天性肝纤维化;胆管发育不全
常染色体显性多囊肾病(ADPKD)	*PKD1*:16 号染色体 *PKD2*:4 号染色体 *PKD3*:未定位	肾囊肿遍布实质;肾增大	憩室炎;肝、脾、胰腺囊肿;二尖瓣脱垂;颅内(浆果样)动脉瘤
青少年肾单位萎缩和髓质囊性病复合体 青少年肾单位萎缩(常染色体隐性)	2 号染色体;未定位	皮髓质结合部囊肿;发生于肾衰竭发病后;肾小管基底膜均增厚	色素性视网膜炎(16%;也称 Senior-Loken 综合征);骨骼畸形少见,肝纤维化,Bardet-Biedl 综合征,眼球运动失用及其他神经缺陷

（续　表）

疾病	染色体缺陷	肾表现	肾外表现
髓质囊性病（常染色体显性）		皮髓质结合部囊肿；发生于肾衰竭发病前；肾小管基底膜可以不增厚	无
结节性硬化（常染色体显性）	TSC1：9 号染色体 TSC2：16 号染色体	囊肿和血管平滑肌脂肪瘤遍布肾；囊肿甚至在宫内就存在；RCC 发病率 3%	皮脂腺腺瘤；癫痫；精神发育迟滞；颅内肿瘤
vonHippel-Lindau 病（常染色体显性）	3 号染色体	囊肿、腺瘤和透明细胞 RCC（35%～38%病例）	小脑血管母细胞瘤；视网膜血管瘤；嗜铬细胞瘤；胰腺和附睾囊肿
非遗传性			
多囊性发育不良肾	肾发育异常伴弥漫性囊肿和早期后肾残留；没有或最低程度肾单位发育；新生儿最常见的肾囊性疾病		异常
良性多房性肾囊肿	肾良性囊性肿瘤；肾剩余部分有正常的肾单位，可能会受肿块生长影响；4 岁以下男性更常见，30 岁以上女性更常见		无
单纯囊肿	单个或多个囊肿；正常肾单位遍布全肾；随年龄增长在正常肾中很常见		无
髓质海绵肾	集合管扩张；肾单位常正常		无
获得性肾囊性病	弥漫性囊肿；腺瘤；偶有 RCC；随 ESRD 病程而增加		无

五、常染色体隐性（婴儿型）多囊肾病

常染色体隐性（婴儿型）多囊肾病［autosomal recessive（infantile）polycystic kidney disease，ARPKD］的典型表现为婴儿中继发于集合管囊肿的相对快速、对称和双侧肾增大。均合并一定程度的先天性肝纤维化（Zerres et al，1988；Guay-Woodford and Desmond，2003；MacRae Dell and Avner，2003）。ARPKD 过去被称为"婴儿"型；但该疾病也可发生于青少年和年轻人，尽管发生率显著更低。ARPKD 严重程度不同，最严重的于生命早期出现。如果在出生时不明显，该疾病会在儿童时期晚些时候显现出来（直到 13 岁，或更少见的可直到 20 岁）。

报道的 ARPKD 发病率范围为每 10 000～50 000 活产儿 1 例（Zerres et al，1988；Kaplan et al，1989a）。然而，多达 50% 的患儿在生后前几天死亡，使得生存至少 1 年的儿童中发病率显著降低。活过新生儿期的婴儿中约 50% 在 10 岁时仍存活（Kaplan et al，1989a）。

（一）遗传学

一旦强烈怀疑 ARPKD 的诊断，转诊和会诊进行遗传评估是合适的。应采集至少三代的详细病史。因为该疾病作为常染色体隐性性状传递，同胞兄弟姐妹无论性别都有 1/4 的机会受影响。

尽管 ARPKD 存在临床变异性，但似乎只有一个位于 6 号染色体（6p12）上单基因突变，称为 PKHD1，是该疾病的原因。该基因产生一种名为 fibrocystin 的蛋白质（也称为 polyductin）（Onuchic et al,2002;Ward et al,2002)。该蛋白是一个参与调节细胞增殖以及细胞黏附和排斥的大蛋白家族的成员。更具体地说,该蛋白的功能障碍通过引起肾上皮细胞初级纤毛功能异常介导囊肿生成。它在肾高表达,在肝和胰腺中也存在。它局限于肾的分支输尿管芽、集合管、胆管,与ARPKD中的表型一致,在ARPKD患者中经常缺失(Wilson,2004;Al-Bhalal and Akhtar,2008)。

(二)临床特征

患儿在宫内通常表现增大、有回声的肾。由于胎儿正常尿液生成缺乏,羊水过少常见。婴儿常表现为Potter面容和四肢畸形,可能由于肺发育不全存在呼吸窘迫。患病新生儿通常有巨大、肾型、非隆起的侧腹部肿块,坚硬且不透光。在一些病例中,肾巨大到影响分娩。婴儿的血清肌酐和BUN浓度出生时为母体水平,而生后不久开始上升。30%～50%患病个体由于尿毒症或呼吸衰竭在生后短期内死亡(Kaplan et al,1989b;Capisonda et al,2003;Guay-Woodford,2003)。发现患病的年龄越早,疾病程度越严重。**无论肾病的严重程度如何,所有ARPKD患者均累及肝,存在先天性肝纤维化、不同程度的胆管扩张和门静脉周围纤维化**(Habib and Bois,1973;Kissane and Smith,1975)。

存活过新生儿期的患儿疾病形式更轻,且可能存活至成年。一些新生儿期诊断的患儿可在进展至肾衰竭之前生存超过3～4年(Cole et al,1987;Avni et al,2002)。高血压和肾功能不全是存活患儿的主要表现,而年长患儿中更普遍的表现为肝病。高血压的具体原因仍不明确。慢性肾功能不全的结局(如生长障碍、贫血、骨营养不良)随患儿年龄增长逐渐明显。肾钙化在ARPKD患儿中常见。

新生儿期存活的患者具有较轻微的疾病形式并且可能存活至成年期。被诊断为新生儿的一些人可以在进入肾衰竭之前存活3年或4年(Cole et al,1987;Avni et al,2002)。高血压和肾功能不全是存活儿童的主要表现,肝病在老年患者中变得更加普遍。高血压的确切原因尚不清楚。随着孩子年龄的增长,慢性肾功能不全(如生长障碍、贫血、骨营养不良)的后果变得更加明显。ARPKD患者常常存在肾钙化。

至今未有ARPKD与肾肿瘤相关性的报道。

(三)组织病理学

肾对称性增大(达20倍正常体积),并保持肾型结构。集合小管广泛梭形扩张,从髓质向皮质放射,长轴垂直于肾表面,表现为肾实质表面的包膜下小囊肿(Bisceglia et al,2006)。在最严重的病例中几乎100%集合管受累。皮质充满了微小囊肿(图10-7A)。肾蒂、肾盂和输尿管是正常的。

ARPKD以几乎相反的方式影响肾和肝(Torres and Grantham,2008)。该疾病可以被视为一个疾病谱,一端是严重的肾病和轻度肝改变,另一端是轻度的肾损伤和严重肝病。严重肾病的表现最为常见,也是出生时或生后短期发现的最典型表现。肾病不严重而肝损伤显著的情况存在于年龄更大的儿童。**所有ARPKD患儿在肝门静脉周围区域存在病变**(Habib and Bois,1973;Kissane and Smith,1975)(图10-7B)。先天性肝纤维化的特征是门静脉区域增大和纤维化,伴小胆管明显增生,中央胆管消失,门静脉分支发育不全,有时还存在中央静脉周围的显著纤维化。还会发生扩张胆管壁的球状凸起,有时会形成桥接。这种改变偶尔也可见于孤立事件(Caroli病),但最常见的还是合并ARPKD(Torres and Grantham,2008)。

(四)评估

怀疑诊断可能来自宫内超声检查,可能合并继发于低尿量的羊水过少表现。**在胎儿和新生儿中,超声可发现双侧、非常增大、弥漫性有回声的肾,尤其与肝的回声强度相比较(图10-8A)。回声强度增加是由于许多微囊肿(由紧密压实、扩张的集合小管产生)的存在形成无数界面。相较于正常新生儿肾,ARPKD中锥体因为与肾其他部分融合呈现高回声,肾通常有均质的外观(图10-8A)。ADPKD中,如果新生儿中囊肿明显,囊肿通常是弥漫性和巨大的(图10-8B)。**鉴别诊断中还包括严重的双肾积水(肾扩大伴肾盏低回声),多囊肾(低回声囊肿位于非肾型肿块间,实质很少),散发性肾小球囊性肾病(GCKD),双侧中胚叶肾瘤,肾母细胞瘤,双侧肾静脉血栓形成。如果诊断存在疑问,CT是有价值的,因为它对腹腔肿块的不均质性(并因此对肿瘤)更敏感。

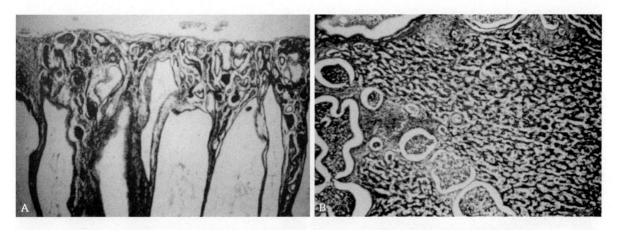

图 10-7　新生儿存在腹部肿块和肺发育不全。父母均无肾囊肿病史。A. 肾组织学显示扩张管道向肾周放射;B. 肝组织学,图中左侧可见扩张胆管,图片上缘可见门静脉周围纤维化。这些发现证实了常染色体隐性多囊病的诊断

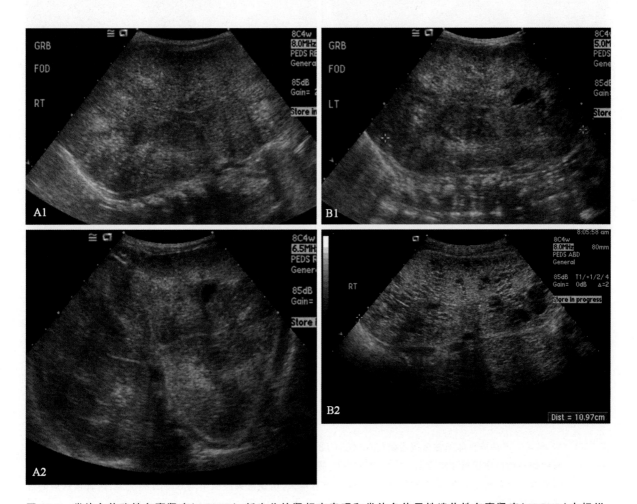

图 10-8　常染色体隐性多囊肾病(ARPKD),新生儿的肾超声表现和常染色体显性遗传性多囊肾病(ADPKD)中相似。A1 和 A2. 患儿 ARPKD 的新生儿。注意肾实质体积增大、高回声和均质外观。A2 是婴儿腹部的横截面,显示双侧肾都增大,且占据腹腔的大部分。B1 和 B2. 患有 ADPKD 的新生儿。再次注意异常肾结构和肾高回声外观。实质由多个微小囊肿构成,一些囊肿比其他稍大一些(Courtesy Marta Hernanz-Schulman,MD.)

ADPKD 和 ARPKD 之间在临床表现和影像学上可以存在巨大的重叠。偶尔，患有严重 AD-PKD 的患儿出生时也可有增大、均匀高回声肾。发病年龄可以重叠，且通常当 ADPKD 在出生时即有表现，囊肿在超声图像上也是明显的。巨囊肿在 ARPKD 新生儿中少见，但随患儿年龄增长其出现频率增加，有时产生与显性疾病相似的外观。＜1cm 的囊肿比大囊肿更常出现（Avni et al，2002）（图 10-9）。肝纤维化在 ADPKD 患者中罕有出现，如同脑动脉瘤之与 ARPKD（Cobben et al，1990；Neumann et al，1999）。ARPKD 的正确诊断取决于整体临床数据：具有隐性遗传模式的阳性家族史，肝活检阳性，以及缺少通常其他肾囊性疾病相关的肾外异常。

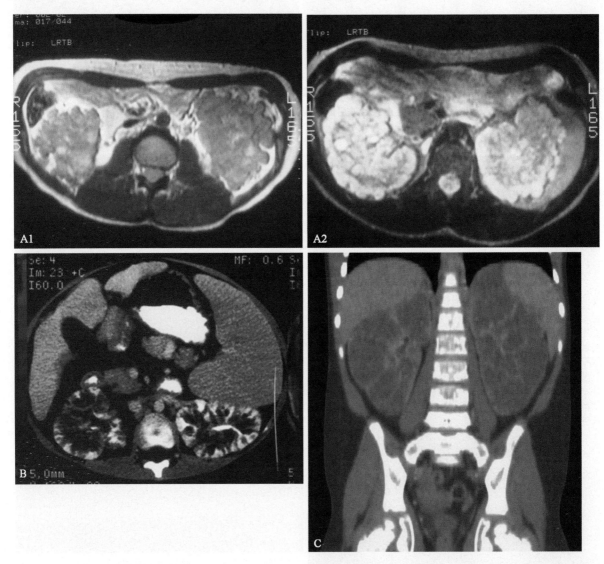

图 10-9　A1 和 A2. 患常染色体隐性多囊肾病（ARPKD）的 8 个月儿童的磁共振显示多个肾囊肿。A1. 在 T1 加权图像，囊肿的液体内容显得较暗；A2. 在 T2 加权图像，液体内容呈现白色；B. ARPKD 患儿的计算机断层扫描。水平断面显示集合管中的造影剂搅拌；C. 冠状面注意肾增大，增强肾实质被不增强的囊肿掩盖，代表该疾病的进展和自然病程（A. Courtesy Walter Berdon，MD；B. Courtesy Marta Hernanz-Schulman，MD.）

（五）治疗

ARPKD 没有找到治愈方法。呼吸道护理可以缓解病情或延长患儿生命。由于呼吸和营养障碍，严重受累的新生儿可能需要单侧或双侧肾切除术。存活患者可能需要治疗高血压、先天性心力衰竭及肝肾衰竭。门静脉高压症可通过减压手术解决,如脾肾分流。食管静脉曲张可通过胃切除和再吻合术至少暂时地处理。内镜硬化治疗广泛用于出血性静脉曲张的儿童和成人患者。许多患者最终必须考虑血液透析和肾移植。

要点:常染色体隐性多囊肾病

- ARPKD 继发于 6 号染色体上 PKHD1 基因突变。
- 严重病例在宫内或婴儿期即表现出来;较轻微的病例晚些时候在童年显现,少见的可至 20 岁。
- 所有患儿存在一定程度先天性肝纤维化。
- 当疾病较早显现,最常合并有均匀、高回声的巨大肾。
- 分散的囊肿出现随患儿年龄增长更为常见。
- RUS 显示的双侧、非常增大、弥漫性回声肾,以及回声强度增加是由众多微囊肿(由紧密压实的集合管形成)产生无数界面引起的。
- ADPKD 和 ARPKD 之间在临床和影像学表现上有许多重叠。

六、常染色体显性(成年型)多囊肾病

常染色体显性(成年型)多囊肾病[autosomal dominant(adult)polycystic kidney disease,ADPKD]是至今最常见的肾囊性疾病遗传形式,发病率为每 400～1000 活产儿中 1 例(Iglesias et al,1983;Grantham,1996)。它是肾衰竭的重要原因,占接受血液透析患者的 7%～15%(Hildebrandt,1995;Grantham,1996;Wilson,2004)。该性状理论上外显率为 100%,且由于其以常染色体显性方式传递,受累个体的后代平均有 50%可能受累。虽然阳性家族史是诊断 ADPKD 的主要标准之一,但 10%病例可散发。95%的受累患者会在 90 岁在临床上表现出患病(Gabow,1991)。

尽管大部分病例在生命第 4～5 个 10 年间发现,但该疾病在新生儿和婴儿中也有报道(Proes-mans et al,1982)。所有受累个体只要存活得够久,最终会有疾病表现(尽管不一定有症状),但肾衰竭很少见于 40 岁之前,除非疾病在婴儿期即显现,这种情况中疾病更为侵略性。

常见一些合伴异常,包括肝、胰、脾、肺囊肿,Willis 环动脉瘤(浆果状动脉瘤),结肠憩室,主动脉瘤和二尖瓣脱垂(表 10-2)。

表 10-2　**常染色体隐性和常染色体显性多囊肾病的比较**

	常染色体隐性多囊肾病	常染色体显性多囊肾病
基因缺陷	6 号染色体	4 号和 16 号染色体
发病率	1:5000～40 000	1:500～1100
临床出现的常见年龄	围产期	30—50 岁
肾的典型超声表现	对称性增大、均质、高回声	巨大、囊性肾,有时不对称
组织学	集合管扩张,囊肿主要来自集合管	来自整个肾单位的微囊肿和巨大囊肿
肝	均有先天性肝纤维化,但严重程度不同	囊肿,主要见于成人
其他受累器官系统	无	颅内(浆果样)动脉瘤

(一)遗传学

ADPKD 有基因 PDK1 和 PDK2 的突变引起两种主要遗传形式。PDK1 位于 16 号染色体短臂,其基因产物是多囊蛋白-1。PDK1 基因突变占 ADPKD 病例的 85%。这些患者通常疾病进展更快,经常 20 岁已有囊肿发生(至 10 岁有 64%患儿存在囊肿,至 20 岁有 90%患儿存在囊肿),且在 50 多岁发生 ESRD(Chakraborty and McHugh,2005)。PKD2 基因已发现定位于 4 号染色体长臂,编码多囊蛋白-2。PDK2 突变占 ADPKD 病例约 15%,这些患者疾病进展更缓慢。ESRD 通常直到 70 多岁时才发生(Hateboer et al,1999)。目前承认存在第三个基因座(PKD3)为小部分既不存在 PKD1 也没有 PKD2 基因缺陷患者的病因(Dauost et al,1993)。当 PKD1 或 PKD2 基因异常,可发生囊性肾,因为由于 PKD1

和 PKD2 缺陷的表现相似,有人提出它们的基因产物参与相同的通路,任一产物发生异常都会引起相似的疾病表现(Qian et al,1996)。

肾单位和集合管的每个细胞都有 PDK1 或 PDK2 突变;然而,这些肾小球单位中仅 1%～2% 受囊肿形成影响。只有那些第二个等位基因遭破坏的肾单位才会发生囊肿增大。这是 Knudson 理论中的"第二次打击",被提出用于结石囊肿的局灶性(Knudson,1971)。该模型中,突变 PKD1(或 PKD2)基因遗传自一个亲本,而野生型基因来自未受影响的亲本。在个体的一生中,野生型已经经历体细胞突变而失活。已在肾囊肿和肝囊肿的细胞内衬中明确 PKD1 和 PKD2 基因体细胞突变引起的杂合性缺失(Qian et al,1996;Watnick et al,1998)。也可以见到遗传早现的现象;表现为 ADPKD 患者后代的症状出现进行性提前,以及严重程度增加(Fick et al,1994;Zerres et al,1994)。有商业服务提供 PKD1 和 PKD2 基因检测,通过聚合酶链反应扩增和直接 DNA 测序。

偶尔,典型 ADPKD 表型可合并结节性硬化。这种关联是"邻接基因综合征"的经典案例,"邻接基因综合征"是由相邻的多个基因座缺失引起的疾病。其特点是由多个相邻基因缺失引起的多个明显不相关的临床表现。由于 PDK1 基因在 16 号染色体上紧邻 TSC2 基因(结节性硬化中最重要的基因),该区域大段缺失可同时涉及 PDK1 和 TSC2 基因。因此,这些患者在 ADPKD 的肾囊性表型之外还有结节性硬化的典型特点。

(二)发病机制

PDK1 和 PDK2 的蛋白,多囊蛋白-1(PC1)和多囊蛋白-2(PC2)是跨膜蛋白,且很可能形成功能性复合体。正常工作情况下,PC1 和 PC2 通过几种途径抑制细胞增殖。PC1 位于肾小管细胞的初级纤毛上,作用为机械刺激感受器。这些纤毛从细胞表面突向导管和肾小管腔。突变阻碍了这些纤毛的组装,已知会引起许多肾囊性疾病。ADPKD、ARPKD 和肾单位萎缩(NPH)的基因都至少部分地定位于这些初级纤毛。PC1 与 PC2 连接,其含有钙离子(Ca^{2+})通道。当 PC1 的机械感受器受到含钙尿流通过肾小管的刺激,PC2 钙离子通道开放,钙离子进入细胞(Nauli et al,2003;Braun,2009)。该过程通过多种信号通路[如 cAMP,细胞外调节蛋白激酶(ERK),哺乳动物西罗莫司靶蛋白(mTOR)]调节肾小管细胞的增殖状态。纤毛可能作用为信号传导的组织中心(Pazour,2004)。

在 ADPKD,多囊蛋白不能正常发挥作用,这些增殖通路不受抑制,不同程度出现囊肿形成。

在 ADPKD 多种动物模型中注意到 cAMP 水平升高,改变 cAMP 的生化过程似乎影响肾囊肿的出现和体积。例如,cAMP 可被磷酸二酯酶分解。咖啡因和甲基黄嘌呤产物,如茶碱,可干扰磷酸二酯酶活性,使来自 ADPKD 患者的上皮细胞培养中 cAMP 升高,以及在犬肾细胞培养中增加囊性形成(Mangoo-Karim et al,1989;Belibi et al,2002)。对 cAMP 的应答异常与 Ca^{2+} 通道活性改变直接相关,并导致囊肿来源细胞的异常反应。这被表示通过丝裂原活化蛋白激酶/细胞外调节激酶(MAPK/ERK)信号通路的 cAMP 刺激来调节,并引起 PKD 肾上皮细胞的异常细胞增殖。

有报道,血管加压素 V_2 受体上调也增加 cAMP 水平。在基因改造的多囊动物中,两种血管加压素 V_2 受体(VPV2R)的拮抗药 OPC31260 和 OPC41061(托伐普坦),降低 cAMP 和 ERK,预防和减少肾囊肿,并保留肾功能(Gattone et al,2003;Wang et al,2005)。毫不意外,单纯增加饮水量减少血管加压素生成,以及大鼠中 PKD 发生(Nagao et al,2006)。没有血管加压素活性的多囊肾(PCK)动物实际上没有 cAMP 或肾囊肿,而血管加压素逐渐增量的动物肾进行性增大并伴更多囊肿。向完全缺失血管加压素的 PCK 大鼠给予合成血管加压素,又可以引起全囊性病(Wang et al,2008;Braun,2009)。最终,多囊蛋白缺失使得 mTOR 通路中激酶活性过高和肾囊肿发生(Shillingford et al,2006)。mTOR 系统可被西罗莫司阻碍,已证明大鼠中可延缓 PKD 进展(Wahl et al,2006)。

(三)临床特征

ADPKD 相关表型的外显率有高度变异性。这种变异性与肾病严重程度相关,从胎儿新生儿死亡到老年仍有足够肾功能。合并的肝病和肾外表现特点也存在变异。PDK1 和 PDK2 基因突变显然很关键,但家族内变异提示遗传背景和环境因素也可影响疾病的最终临床表现（Rossetti and Harris，2007）。目前，对 ADPKD 患者的家族成员进行超声筛查，大量无症状的肾囊肿患儿在疾病充分发展前被发现。双侧肾受累是常见的表现，但 17％的病例是不同步或不对称的，尤其在儿童中。这些不对称的极端形式称为单侧 *ADPKD*，对侧肾受累会在更大年纪变得明显（Strand et al，1989；Bisceglia et al，2006）。

通常，体征或症状首先出现于 30－50 岁（Glassberg et al，1981）。包括镜下和肉眼血尿、侧腹部疼痛、胃肠道症状（可能继发于肾肿大或合并结肠憩室）、肾绞痛（继发于血块或结石）和高血压。镜下和肉眼血尿见于 50％患者，在 19％～35％患者中是首发症状（Milutinovic et al，1984；Delaney et al，1985；Zeier et al，1988；Gabow et al，1992）。由于 ADPKD 患者肾大小增加，促红细胞生成素水平升高，因此即使存在 ESRD 贫血也并不常见（Gabow，1993）。

侧腹疼痛和（或）腹部疼痛是成人中最常见的症状。这由许多可能因素引起的：肿块效应（囊肿碰撞腹壁或邻近器官）、囊肿内出血、尿路感染（包括囊肿感染），以及肾结石。20％～30％ADPKD 患者发生结石（Fick et al，1994），如果可能的话，由保守方式治疗（如尿液碱化、结石自排、体外震波碎石）。尿酸结石和草酸钙结石同样普遍。发现肾积水能帮助诊断结石，但可能对 ADPKD 患者不实用，由于囊肿的数量掩盖了这些发现（Choyke et al，1995）。尿路感染在女性患者中更频发。在疑似囊肿感染时，出于诊断和治疗目的应考虑囊肿抽吸。

随着血压筛查的普及，高血压已成为很常见的表现（Zeier et al，1988）。约 50％的 20－35 岁肾功能正常的 ADPKD 患者存在高血压。几乎100％ESRD 患者患有高血压（Kelleher et al，2004）。高血压似乎是肾素介导的，继发于囊肿周围肾内血管的拉伸，引起远端缺血（Gabow，1993）。高血压的诊断和治疗对延缓肾衰竭的进展，以及降低心脏病和脑动脉瘤的发病率和死亡率至关重要。

肾衰竭的进展有高度变异性。尽管囊肿生长速度越来越快，肾功能通常可维持，直到 40－60岁。ESRD 早期发生的危险因素包括 PKD1 基因

突变、男性、血尿首发于 30 岁前、高血压发生于35 岁前、高脂血症和镰状细胞性状（Yium et al，1994；Johnson and Gabow，1997）。肾功能的下降和肾大小及囊肿容量之间存在密切关联。随着囊肿增大，即肾增大，肾功能成比例下降（Gabow et al，1990a）。继发于囊肿扩张的高血压和血管重塑也参与进行性肾衰竭。

（四）肾外表现

肝囊肿是 ADPKD 最常见的肾外表现，通常由超声意外发现。其与 PKD1 和非 PKD1 基因型相关。在儿童中少见，发生频率随年龄增加。ADPKD 患者至 50 岁时几乎所有都存在肝囊肿（Bae et al，2006）。肝囊肿更多见于女性，并且在女性中体积更大（Fick et al，1994）。一些研究表明，雌激素对肝囊肿生长有影响（Gabow et al，1990b；Sherstha et al，1997）。肝囊肿通常无症状，但偶尔因肿块效应或感染或因合并出血而引起症状。在极少数情况下，肝囊肿增大会引起门静脉高压和食管静脉曲张出血（Campbell et al，1958）。当出现继发性门静脉高压症，鉴别 ADPKD 与 ARPKD 区可以很困难。ARPKD 中门静脉高压的发生率更高，并总是继发性于先天性肝纤维化。然而，先天性肝纤维化很罕见地也可伴发于 ADPKD，尤其是围产期获诊的情况。

颅内动脉瘤（ICAs）——主要是 Willis 环的动脉瘤（浆果状动脉瘤）——发生于 10％～30％患者，约 9％患者由于蛛网膜下腔出血而死亡（Hartnett and Bennett，1976；Grantham，1979；Wakabayashi et al，1983；Sedman and Gabow，1984；Ryu，1990）。蛛网膜下腔出血最常见的症状是突然发作的严重头痛，常伴有恶心和呕吐。发生这种情况时，迅速行医学评估显然势在必行。这些动脉瘤的发病率和死亡率显著受阳性家族史和 PDK1 基因型影响。目前通过 MRI，即使很小的浆果状动脉瘤也可被检测到。这些动脉瘤获诊时平均仅 6.1mm。尽管小动脉瘤（10mm）的破裂风险更低，但有 ICA 破裂阳性家族史或存在 ADPKD 的患者破裂风险更大（Huston et al，1993）。控制高血压对于降低动脉瘤破裂风险很重要。一些 ADPKD 患者中出血由颅内动脉破裂引起，这是没有 ADPKD 的高血压患者常见的颅内出血类型。

囊肿也可发生于精囊(40%)、蛛网膜(8%)和胰腺(5%)。精囊囊肿很少引起不育;然而这些男性中许多人可能精子活力存在问题。蛛网膜和胰腺囊肿通常无症状。其他与 ADPKD 相关的异常有二尖瓣脱垂和结肠憩室病(Scheff et al,1980;Hossack et al,1986;Kupin et al,1987)。憩室病的患者更可能有肝囊肿和症状性浆果状动脉瘤(Kupin et al,1987)。

(五)与肾细胞瘤的相关性

ADPKD 中肾腺瘤的发病率几乎与合并 ESRD 的 ARCD 中一样高(即每 4～5 例患者中 1 例)。尽管 ESRD 与 RCC 发病率增加相关,尤其在合并 ARCD 的情况(普通人群发病率的 3～6 倍),但 ADPKD 患者的 RCC 发病率却并不高于普通人群。然而,某些被认为是 RCC 典型倾向的表现在 ADPKD 患者中的发生率高于普通人群。例如,ADPKD 中 RCC 常常在更年轻时获诊,更常见双侧同时受累(12% vs. 普通人群中 1%～5%)、多中心(28% vs.6%),以及类型上为肉瘤样(33% vs.1%～5%)(Keith et al,1994)。AD-PKD 背景下诊断 RCC 可相当困难,因为肿瘤可能被肾复杂的囊性外观掩盖。另外,囊肿出血、变性血块、蛋白碎片和感染也可能使诊断变得复杂。

(六)组织病理学

ADPKD 肾通常保持肾型,其体积范围从疾病早期最低程度增大到疾病进展后的增长巨大。双侧肾常常同样受累,囊肿直径从几毫米到几厘米,弥漫性分布于皮质和髓质,并在肾单位的各个部位交通(Kissane,1974)。囊肿似乎开始于局灶性肾小管袋状隆起,随着体积增大,通常从其肾小管起点脱离。胎儿中首个病理学发现是局灶性小管扩张,可发生于肾单位任何部位(Choyke et al,1995)(图 10-10)。

囊壁的上皮增生或腺瘤形成是常见的,且囊壁基底膜增厚。70% 以上终末前期或终末期肾衰竭患者存在动脉硬化,以及间质纤维化,伴或不伴浸润都是常见的(Zeier et al,1988)。这种纤维化可能继发于囊肿自发破裂引起的感染或炎症反应。

高达 90% 患有 ADPKD 的成年人有肝囊肿(Bae et al,2006)。这些囊肿内衬单层上皮细胞,与胆管相似,内含液体类似胆盐——孤立部分的

胆汁。其电解质组成和渗透压与血清相近,而磷、胆固醇和葡萄糖的浓度较更低(Everson et al,1990)。囊肿来源于进行性增生和扩张的胆小管和胆管周围腺体,增长后分离,因此镜下肝囊肿通常与胆管系统不交通。轻至中度扩张的肝外胆管常见(Torres and Grantham,2008)。

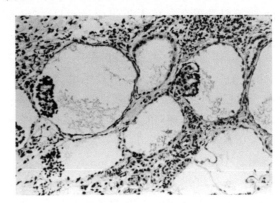

图 10-10　肾小球囊肿,具有与儿童早期常染色体显性多囊肾病相容的模式(190×)(From Bernstein J, Gardner KD Jr. Cystic disease and dysplasia of the kidneys. In: Murphy WM, editor. Urological pathology. Philadelphia: Saunders; 1989. p. 483-524.)

(七)评估

为做出诊断,采集患者至少三代的家族史很重要。应该询问关于肾病、高血压和中风的问题。患者和家庭应该在进行影像学或其他检查前接受咨询。当影像学结果不能明确且需要准确诊断时,应行基因检测。其好处包括做出诊断可能指导计划生育,早期发现和治疗疾病并发症,为活体亲属肾移植选择遗传学上未受影响的家庭成员。检测的缺点包括阳性诊断相关的保险和就业歧视,以及对将要发生的器官衰竭的心理压力。

腹部超声可能发现肾囊肿(图 10-11)及其他器官的囊肿。**50% 患病风险的个体的超声诊断标准包括年龄<30 岁者至少 2 个单侧或双侧囊肿,30-59 岁者每侧肾 2 个囊肿,60 岁及以上者每侧肾 4 个囊肿**(Ravine et al,1994)。该标准在 30 岁以上个体及 PKD1 突变的年轻人中敏感度接近 100%,但在低于 30 岁的 PKD2 突变个体中敏感度仅 67%(Nicolau et al,1999)。当没有家族史支持 ADPKD 诊断的情况下,如果存在双侧肾囊肿和 2 条及以上下列症状可做出假设诊断:双肾增大,3

个及以上肝囊肿,脑动脉瘤,蛛网膜,松果体,胰腺或脾脏孤立囊肿(Grantham,1993)。

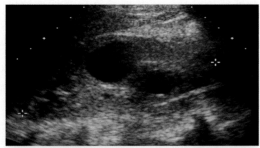

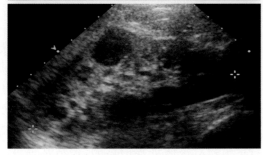

图 10-11　诊断为常染色体显性多囊肾病的 20 岁患者的肾超声。注意双侧肾存在多个囊肿(Courtesy Marta Hernanz-Schulman,MD.)

CT 或 MRI(或两者结合)在一些情况下有帮助,在检查肾以外器官囊肿方面通常优于超声(图 10-12A)。CT 有助于诊断囊肿内出血。相比陈旧出血,更急性的出血具有更高的密度[50~90 亨氏单位(HU)](Choyke et al,1995)。MRI 也有帮助,尤其对肾功能受损的患者,因为不需要造影剂(图 10-12B)。

在 ADPKD 在宫内或婴儿期即发现的情况,50%受累肾增大伴有可辨认的巨大囊肿(Pretorius et al,1987)。然而,肾也可能看上去与 ARPKD 中所见相同,没有明显巨大囊肿,肾仅表现增大和均匀高回声特点。在这种情况,必须找出一个患有 ADPKD 的家长以明确诊断。随时间推移,大部分患儿会出现>1cm 的囊肿(Avni et al,2002)。

(八)治疗和预后

目前的治疗旨在减少 ADPKD 的并发症和延迟 ESRD 发生,没有已知的治愈方法。超过 60% 的尚未有肾功能不全的 ADPKD 患者存在高血压(Gabow et al,1984),高血压可使肾功能恶化,引起心脏病,并使患者容易发生颅内出血。ADPKD

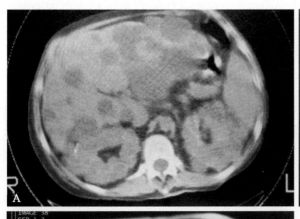

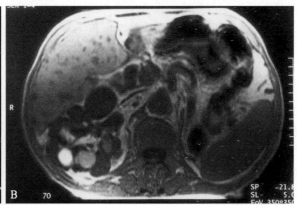

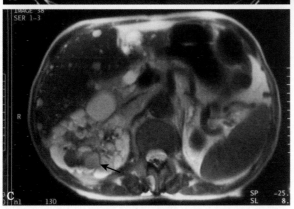

图 10-12　A. 常染色体显性多囊肾病(ADPKD)成年男性患者的计算机断层扫描,双侧增大肾伴钙化,可见双侧肾囊肿,巨大无症状囊肿也见于整个肝脏;B 和 C.55 岁女性患有 ADPKD,患者因疼痛已行左肾切除术,T1 和 T2 加权冠状面图像可见右肾囊肿和肝囊肿。B.T1 加权图像显示肾囊肿有低和高(白色)信号,高信号囊肿与囊肿内出血相关。C.T2 加权像上,出血囊肿是暗的,不伴出血的囊肿为白色。患者仰卧位的 T2 加权像上,伴出血的囊肿越靠后侧颜色越深(箭头)(Courtesy H. Zinn,MD.)

的并发症可通过控制血压显著减少。没有通过验证的抗高血压药可供选择；然而，ACE抑制药或血管紧张素受体拮抗药作为一线选择似乎是合理的。不仅由于ADPKD相关高血压是肾素介导的，而且这些药物增加肾血流量，不良反应小，在控制血压之外还可能由肾保护作用。最佳血压目标不确定。目前正在开展的研究将会明确是否更低的血压目标比标准血压目标（<130/80 mmHg）更有保护肾功能的作用，以及是否联合用药比单药治疗更有益。

必须评估慢性疼痛，以及相应地治疗感染、结石和肿瘤。须避免使用慢性肾毒性镇痛药［非甾体类抗炎药（NSAIDs）］。麻醉镇痛药的使用应限于急性疼痛发作，因为对麻醉药的依赖性对患者群体是巨大风险。当保守手段无效，应考虑手术治疗。超声或CT引导下囊肿抽吸是个直接的操作，可能是兼有诊断性和治疗性的。手术对多个或非常大的囊肿去顶可能潜在缓解疼痛症状，可以通过腹腔镜或开放侧腰部或背侧腰部切口操作（Elzinga et al，1992；Lee and Lee，2003；Lee and Clayman，2004）。伴高血压的患者中腹腔镜去顶的作用差异很大。手术干预似乎只是为了改善症状，不会加速肾功能衰退或保留下降的肾功能。有症状的ESRD患者有肾切除指征。

上尿路感染在ADPKD患者中很常见，尤其女性，必须进行适当治疗。如果患者怀疑肾盂肾炎，而对合适的抗生素没有反应，则必须考虑感染是否存在于非交通性囊肿（Gabow，1993）。真正的囊肿感染治疗颇具挑战，因为许多抗生素的囊肿渗透性差。亲脂性抗生素如复方磺胺甲噁唑、氯霉素和氟喹诺酮是最佳选择（Schwab et al，1987；Bennett et al，1990）。如果合理抗生素治疗无效，可能需要经皮或手术引流感染囊肿。必须排除复杂因素，如尿路梗阻、肾或肾周脓肿，或尿石症。

目前，不建议筛查无症状浆果状动脉瘤，除非患者有动脉瘤或蛛网膜下腔出血的家族史、既往动脉瘤破裂、为重大择期手术前准备而需要筛查、高危职业（如航空飞行员），或焦虑水平高于ICA可能性（Pirson et al，2002）。影像学检查可选择CT和磁共振血管造影，尽管前者需要静脉予造影剂。动脉瘤破裂最常发生于动脉瘤较大和（或）高血压控制不佳的人群。不建议筛查低危患者，因为动脉瘤在该群体中少见，且发现的大部分动脉瘤破裂风险低。症状前筛查检测到小动脉瘤（<7mm）的ADPKD患者通常建议保守治疗。7～10mm的动脉瘤有更高的破裂风险（较大的动脉瘤高达每年2%）。这种大小的和引起症状的脑动脉瘤可通过开放手术夹闭或血管内操作（在动脉瘤内置入线圈）来纠治。更小的动脉瘤不引起症状，破裂可能性更低，不需要常规治疗，除非患者有动脉瘤出血史。

（九）新兴治疗

近年来，通过改变囊肿生长过程来改变疾病的自然病程受到最多关注。HALT PKD研究是至今对PKD患者进行的最大规模的治疗研究，由于其收获了有价值的信息，美国国立卫生研究院（NIH）扩展了该研究。研究探讨了血压控制和特定药物对疾病进程的影响，评估是否ACE抑制药（赖诺普利）和血管紧张素受体阻滞药（ARB，替米沙坦）联合治疗比单用ACE抑制药更有效地延缓囊肿进展。该研究在2014年6月完成，Schrier和同事在最近的一份报道（2014）中表示，在早期ADPKD，联合赖诺普利和替米沙坦不能显著改变总肾体积的增加速率。与标准血压控制（120～130/70～80mmHg）相比，严格的血压控制（95～110/60～75mmHg）与总肾体积增长减缓、肾小球滤过率估计值总体不变、左心室质量指数下降加剧、尿白蛋白排泄量明显下降相关（Schrier et al，2014）。研究人员还希望从中了解如何预测患者个体何时会发生肾功能不全（Steinman，2011）。

也有采取降低ADPKD患者肾中cAMP水平的方法。最近一项Ⅲ期试验表明，选择性血管升压素V2受体拮抗药（托伐普坦）相较于安慰剂，在3年期间延缓了这些患者总肾体积的增加及肾功能的下降。然而由于其不良事件，如排水利尿增加（因排泄不含电解质的水而引起口渴、多尿、夜尿和烦渴）和肝功能异常，停药率相对较高。托伐普坦组中，胸痛和头痛相关严重不良事件发生频率也稍有增加（Torres，2012）。

已知可抑制血管升压素诱导cAMP的生长抑素，也在人类中做了检测，表现出可显著延迟肾体积增大（Chapman，2007）。两项研究评估了西罗莫司阻断 mTOR 的效果,显示肾囊肿负荷显著减少(Tao et al,2005;Wahl et al,2006)。其他在临床前试验中显示有效、对人类 PKD 治疗有潜在价值的药物包括 ErbB1(表皮生长因子受体)和 ErbB2 酪氨酸激酶抑制药,Src 激酶抑制药,MEK 抑制药和细胞周期蛋白依赖性激酶抑制药。这些药物为治疗肿瘤性疾病而开发,也可考虑用于 PKD 的治疗(Sweeney et al,2000;Bukanov et al,2006;Omori et al,2006;Wilson et al,2006;Brenner,2008)。

要点:常染色体显性多囊性肾病

- ADPKD 是肾囊性疾病最常见的遗传形式。
- ADPKD 通常在 30 岁以后出现临床表现,但也可能在任何年龄,包括宫内就显现。
- 99%患病个体存在基因突变,在 16 号染色体 PKD1 基因或更少见的在 4 号染色体 PKD2 基因。
- PKD1 和 PKD2 的蛋白产物是 PC1 和 PC2,它们通过多个通路移植细胞增殖。
- 几乎所有患病个体可在 20 岁前超声发现囊肿。
- ADPKD 与肝囊肿发生率高相关,且发生率随年龄升高。
- 症状体征初次出现在 30-50 岁,包括血尿、侧腹痛、胃肠道症状、肾绞痛和高血压。
- 几乎所有 ADPKD 患者至 50 岁时都会出现肝囊肿,且很少有症状。
- Willis 环 ICAs(浆果样动脉瘤)发生于 10%～30%患者,其中约 9%死于蛛网膜下腔出血。
- ADPKD 患者中 RCC 的发病率并不高于普通人群。
- 严格控制血压,使用 ACE 抑制药和(或)ARB 降压药,可选择使用托伐普坦是最新的治疗方案。

七、肾单位肾痨和髓质囊肿病

肾单位肾痨(NPH)1951 年由 Fanconi 和同事首次报道,肾髓质囊肿病(MCKD)由 Smith 和 Graham 在 1945 年首次报道,介绍了一组症状独特但相似的遗传性疾病,两者患肾的大体和组织病理学表现均为间质纤维化。疾病的特征包括独特的遗传模式、发展为终末期肾病的年龄及累及的肾外器官。青少年 NPH 更为常见,占所有儿童肾衰竭的 10%～20%,需要透析或肾移植患者的 1%～5%患有本病(表 10-1)(Cantani et al,1986)。

(一)遗传

虽然两者都为散发,但青少年 NPH 遵循常染色体隐性遗传的模式。本病具有遗传异质性,目前已发现 13 种与不同类型 NPH 相关的基因(Hildebrandt et al,1997;Saunier et al,1997;Olbrich et al,2003;Otto et al,2003;Mollet et al,2005;Otto et al,2005;Sayer et al,2006;Loftus,2013)。NPHP1 基因编码 nephrocystin 蛋白;NPHP2/INVS 基因编码 inversin 蛋白;NPHP3 基因编码 nephrocystin-3 蛋白;NPHP4 基因编码 nephrocystin-4/nephroretinin 蛋白;NPHP5/IQCB1 基因编码 nephrocystin-5 蛋白;以及 NPHP6/CEP290 基因编码 nephrocystin-6 蛋白。NPH 患者中约一半存在 NPHP1 变异,绝大多数为纯合性缺失(Konrad et al,1996)。NPHP1,NPHP4,NPHP5 和 NPHP6 变异可能与 Senior-Loken 综合征有关(一组结合了 NPH 和视网膜色素变性的疾病)。

MCKD 通常呈常染色体显性遗传(后代有 50%的概率患本病),因 MCKD1 或 MCKD2 基因变异致病。UMOD 编码的尿调节素是正常人群尿液中最常见的蛋白,UMOD 变异可导致 2 型 MCDK(Loftus,2013)。由于这两种疾病的患者理论上都在病重前具有生育的可能,必须要告知患者疾病遗传给后代的风险:青少年 NPH 为 1%,MCKD 为 50%(Neumann et al,1997)。

(二)临床特征

超过 80%的 NPH 和 MCKD 患者都表现为烦渴和多尿,但没有到尿崩症的程度(Gardner and Evan,1984;Cantani et al,1986)。多尿是因为肾小管浓缩功能受损不能保钠,且该过程不受抗利尿激素的抑制。同时,患者需要从饮食中摄入大量盐分以补充丢失。两种疾病的主要差异在于有无合并高血压。青少年 NPH 无高血压，但 MCKD 患者血压明显升高。NPH 也有一些罕见的类型：*NPHP2/INVS* 基因变异导致婴儿型 NPH，患儿在不到 4 岁时即可发展为 ESRD；*NPHP3* 变异引起青少年型 NPH，患者在 3－13 岁期间发展为 ESRD。

患者通常在最初症状出现 5～10 年后发生肾衰竭（Cantani et al，1986）。两种疾病之间另一差别在于，**NPH 患者出现肾衰竭时平均 13 岁，几乎所有患者都在 25 岁以前发展到该阶段。** 而 MCKD 相对发展缓和，在成年早期发病，但几乎所有患者都在 50 岁前发病（Bernstein and Gardner，1979），**最常在 30－40 岁阶段发展为 ESRD。** 1 型 MCDK 发病缓慢，进展类似于慢性肾病。随着疾病的进展，逐渐出现高血压和高尿酸血症，而蛋白尿、血尿较少见。高尿酸血症是 MCKD2 的特征性表现，青少年男性患者常常表现为痛风。MCKD2 蛋白尿也很少见（Bleyer，2003；Loftus，2013）。

20% 青少年 NPH 患者有肾外表现，而 MCKD 通常只影响肾（Neumann et al，1997）。16% 青少年 NPH 患者合并有视网膜色素变性（Hildebrandt et al，1993），这两种疾病同时存在的情况被称为肾-视网膜综合征或 Senior-Loken 综合征。其他更罕见的并发症包括骨骼畸形，肝纤维化，Bardet-Biedl 综合征（肥胖、精神发育迟滞、多指、视网膜色素变性和性腺发育迟缓）。眼球运动失用症（Cogan 综合征），以及各种神经系统缺陷。从微妙的小脑功能障碍到明确的 Joubert 综合征（JS）表型，还有骨骼发育不良（锥形骨骺）或小脑共济失调（Hildebrandt and Orman，2001）。

病理学上，NPH 和 MCKD 是相似的。大体上，两者的肾都较正常偏小，且在皮髓质交界处有多发囊肿。组织学上，都具有特征性的"三位一体"，包括①肾小管基底膜异常增厚、分裂；②明显的肾小管萎缩，并可见囊肿；③间质细胞纤维化浸润。

（三）诊断

在发病早期，由于疾病特征不明显，以及 NPH 和 MCKD 之间相对模糊的界限，要诊断两者有一定难度，可能会有一长串可疑的诊断。排

泄性尿路造影和超声检查经常会因为囊肿太小而漏诊（Chang and Udupa，1989；Ala-Mello et al，1998）。造影剂滞留在集合管内，致使排泄性尿路造影片上显示髓质区域不均匀的条纹。超声可能提示青少年 NPH 患者肾体积较正常偏小。患儿年龄稍长以后，影像学检查可能会发现囊肿（Rosenfeld et al，1977），但在发病早期是很难发现囊肿的。由于肾小管间质纤维化，肾皮质可能回声会增强（Resnick and Hartman，1990）（图 10-13）。增强对比 CT 和 MRI 扫描对于发现皮髓质交界处和髓质内的小囊肿更为敏感。但是，没有发现囊肿不意味着排除了 NPH 或 MCKD 的诊断。

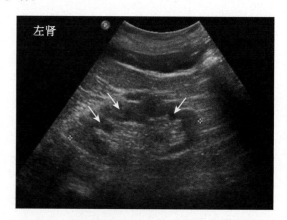

图 10-13 髓质囊肿病的图像。超声提示皮髓质交界处囊肿，其中一些已用箭头指出。肾皮质回声增强是继发于肾小管间质纤维化的结果（From Simms RJ，Eley L，Sayer JA. Nephronophthisis. Eur J Hum Gen 2009；17：406-16.）

（四）治疗

NPH 的治疗以支持治疗为主。由于患者钠盐丢失、循环容量减小及氮质血症的出现，建议在疾病早期开始补充钠盐，避免不必要的钠盐限制摄入及利尿药的使用。疾病后期需考虑透析和肾移植。破坏患者自体肾的过程显然不容易在同种异体移植肾上重蹈覆辙，因为目前还没有发现针对基底膜或其他肾结构蛋白的血清抗体（Cantani et al，1986；Cohen and Hoyer，1986）。如患者的兄弟姐妹打算提供肾源，需接受细致的评估，确认为未患病的年长亲属。

> **要点：青少年肾消耗病和髓质囊肿病**
> - 青少年 NPH 是一种常染色体隐性遗传疾病，占青少年肾衰竭总数的 10%～20%，在青少年早期即可发展成 ESRD。
> - MCKD 是一种常染色体显性遗传疾病，在成年早期发病。
> - 烦渴、多尿和血压是两者共同的疾病特征。
> - 两者有相似的组织学特征，即严重的间质性肾炎，许多患者在皮髓质交界处有囊肿生长。

八、其他遗传性肾囊肿性疾病（先天性肾病）

先天性肾病主要分为 2 型。较常见的是先天性肾病综合征芬兰型（CNF）（Norio，1966；Lanning et al，1989），呈隐性遗传。第二种是弥漫性系膜硬化型（DMS），1/3 患者为家族性发病（Habib and Bois，1973；Habib et al，1989）。这两种疾病都涉及近曲小管扩张，患者有明显的蛋白尿表现。CNF 的婴儿，生后首次尿检即可检出蛋白尿。如不经透析治疗，半数患儿在 6 月龄左右死亡，其余患儿也很难活过 4 岁（Huttunen，1976）。DMS 患儿起病症状多样，通常在 1 岁时才得到确诊，几乎所有患儿 3 岁时都发展为尿毒症。约 1/3DMS 患儿合并有 Drash 综合征（肾病综合征合并肾母细胞瘤，伴或不伴男性假两性畸形）（Habib et al，1989）。CNF 和 DMS 都可出现肾间质纤维化，但在后者中更加显著（Norio and Rapola，1989）。肾移植可解决肾衰竭的问题，但两种疾病都对糖皮质激素不敏感。

九、家族性发育不全性肾小球囊性肾病（皮质微囊肿病）

皮质微囊肿病是一种常染色体显性遗传疾病，已在数个不同家系中报道，故也被称为家族性发育不全性肾小球囊性肾病（Rizzoni et al，1982）及皮质微囊肿病（Melnick et al，1984；Kaplan et al，1989a）。要诊断本病，需满足以下四点：①稳定或进展的慢性肾衰竭；②肾大小正常或略偏小，轮廓不规则，肾乳头异常；③家族中两代人均出现相同症状；④组织学提示肾小球囊肿。

十、包含肾囊肿的多发畸形综合征

各种综合征导致的多发畸形都包含了肾囊肿（表 10-1）。结节性硬化和 VHL 综合征都是常染色体显性遗传病，是泌尿外科医师最可能碰到的多发畸形。常见的常染色体隐性遗传病包括 Meckel 综合征、Jeune 窒息性胸廓发育不良、Zellweger 脑肝肾综合征。这些疾病中很多都合并肾小球囊肿，以肾囊性发育不良为特征。

（一）结节性硬化综合征

Bourneville 在 1880 年首次描述了结节性硬化。本病是一种神经皮肤症候群，通常呈常染色体显性遗传，发病率约为 1/6000（Webb et al，1991；O'Hagan et al，1996）。其特点是良性增生的错构瘤，几乎在全身各个器官生长。

根据经典观念，结节性硬化是 Bourneille 斑痣性错构瘤病（癫痫）（80% 患者）、智力发育障碍（60%）和皮脂腺瘤（面部血管纤维瘤）（75%）三联征（Lagos and Gomez，1967；Pampigliana and Moynahan，1976）。本病还与自闭症和其他神经认知和行为障碍有关（Kohrman，2012）。皮脂腺瘤为散在分布于鼻唇沟、颏部和两颊的坚硬的红色或棕色毛细血管扩张性斑丘疹，通常在 2 岁左右出现，随年龄长大逐渐明显并伴随终身。有时可观察到早期皮损，表现为白色桉叶状丘疹（Shepherd et al，1991）。紫外线检查可能会在早期发现患者皮肤病损，是评估患者病情的必要步骤。

当然，明确诊断不依靠以上手段，而是明确的主要或次要临床表现（Roach et al，1998）。要诊断结节性硬化综合征（TSC），患者需要同时符合两个主要症状或一个主要症状和两个次要症状。

主要症状：肾血管平滑肌脂肪瘤（AML）、面部血管纤维瘤或前额斑块、非外伤性指甲或甲周纤维瘤、三个或以上色素脱失斑、鲛鱼皮样斑、多发肾结节状错构瘤、脑皮质结节、室管膜下结节、室管膜下巨细胞星形细胞瘤、心脏横纹肌瘤、淋巴管平滑肌瘤病。

次要症状：多发肾囊肿、非肾性错构瘤、错构瘤性直肠息肉、无色素性视网膜变性斑、脑白质放射状移行束、牙龈纤维瘤、"五彩碎纸屑样"皮损、多发牙釉质凹陷。

患者的肾可以不存在病损（Stillwell et al，1987），或有囊肿、AML 或两者同时存在（图 10-14 和图 10-15）。

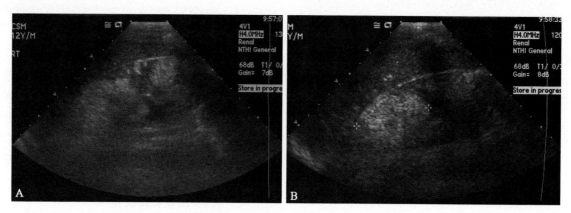

图 10-14   13 岁结节性硬化患者的肾超声图像。可见不同大小的多发高回声区，与血管平滑肌瘤超声表现一致（Courtesy Marta Hernanz-Schulman，MD.）

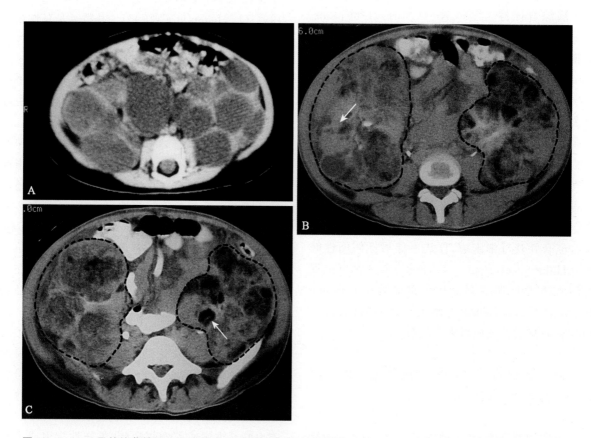

图 10-15   A. 4 月龄结节性硬化患儿的 CT 扫描提示弥漫性肾囊肿；B 和 C. 24 岁女性，自幼儿期诊断为结节性硬化。增强 CT 提示双侧肾增大，合并多发肾囊肿及血管平滑肌脂肪瘤；B. 箭头所指为一个肾囊肿，CT 值为 +10HU；C. 箭头所指为一个血管平滑肌脂肪瘤，由于富含脂肪，其 CT 值约为 -50HU（A. Courtesy Walter Berdon，MD.）

1. 遗传

25%～40%的结节性硬化患者为常染色体显性遗传,而其余患者或为散发,或为基因变异、不完全外显的结果。由于本病包含了不同基因变异导致的不同表型,故常常称为结节性硬化综合征。有 2 种基因的变异可导致本病。**其一是位于 9 号染色体 (9q34) 上的 *TSC1* 基因,编码了错构素 (hamartin) 蛋白;其二是位于 16 号染色体 (16q13)上的*TSC2*基因,编码了结节 (tuberin) 蛋白**(Jones et al,1999;Dabora et al,2001;Sancak et al,2005)。这两个基因都是抑癌基因,任何一个失功能都会导致错构瘤的发生。错构素蛋白和结节蛋白都参与构成复合物抑制 mTOR 通路。这条通路主要调节细胞信号通路,在调节细胞生长和迁移、细胞数量和器官大小中起到重要的作用。因此,两者中任意一个的变异都会引起相似的临床表现(图 10-16)。

2. 临床表现

TSC 中肾受累仅次于神经系统异常,病变主要为血管平滑肌脂肪粒(AML)、肾囊肿和肾细胞癌(RCCs)。AMLs 在 TSC 中非常常见,男女均累及,通常双侧受累,囊肿为多发。而在正常人群中 AML 发病率很低,且通常为单发,发病人群主要为中年女性。**TSC 患者中,40%～80%都合并肾 AML**(Chonko et al,1974;Gomez,1979)。6 岁以前很少能发现,而 10 岁以后诊断率很高(Bernstein and Gardner,1986)。AML 主要的风险在于出血倾向和肿块的占位效应,其他问题包括腹部或腰腹部肿块伴压痛、高血压和肾功能不全。这些病变本身并不会导致肾功能不全(Okada et al,1982;Bernstein and Gardner,1986)。虽然 AML 组织学上表现为细胞多形性和有丝分裂,但并没有证据提示肿块会转移。

不同于 AMLs,肾囊肿可能在 1 岁时就出现,有时是 TSC 的首发症状。**大约 20%的患者有肾囊肿,大多患者在 3 岁以前出现囊肿,其中 1/3 患者在 1 岁以前。**如患儿肾囊肿较大,多为多囊肾,则可能在母亲孕检时就发现,1 岁以内表现为膨隆的腹部及腹部包块。大多肾囊肿患者肾功能没有受到严重损害,但一旦囊肿在肾内广泛播散且明显变大,可能会以较轻的 PKD 形式发生肾衰竭。但 40 岁以前发展为肾衰竭比较少见(Glazier et al,1996)。

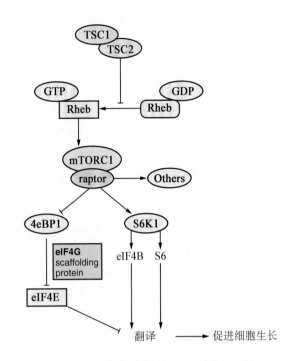

图 10-16　**西罗莫司靶蛋白复合物通路 (mTORC1) 在 TSC1/TSC2 复合物中涉及的信号通路。** 4eBP1. 真核细胞翻译起始因子 4E 结合蛋白 1;eIF4B. 真核细胞翻译起始因子 4B;eIF4E. 真核细胞翻译起始因子 4E;eIF4G. 真核细胞翻译起始因子 4G;GDP. 二磷酸鸟苷;GTP. 三磷酸鸟苷;Rheb. Ras 同源物富集于大脑;S6. 核糖体蛋白 S6. S6K1. 核糖体蛋白 S6 激酶 1;TSC1. 结节性硬化复合物 1 蛋白;TSC2. 结节性硬化复合物 2 蛋白

TSC1 和*PKD1*在 16 号染色体 16p13.3 处于尾对尾相邻位置。1 周岁或儿童早期即诊断的 PCKs 与缺失导致的以上两个基因的失活有关(*TSC1/PKD1* 邻近基因综合征)(Brook-Carter et al,1994;Sampson et al,1997)。**因此,患有肾囊肿的儿童但没有 PKD 家族史者,需考虑 TSC 的诊断。***TSC1/PKD1* 邻近基因综合征很少在成人中得到诊断(Martignoni et al,2002)。相比单纯 ADPKD 患者,邻近基因综合征患者更早就发展到 ESRD 的阶段。非邻近基因综合征的*TSC1* 或 *TSC2* 变异患者发生肾囊肿的概率也较高。同时患有肾囊肿和 AMLs 对于结节性硬化具有特征性的诊断意义。

3. 与肾细胞癌的关系

不计其数的结节性硬化患者合并 RCC 的报

道已经说明了两者的关系绝非巧合,同时罹患的概率约 2%(Bernstein and Gardner,1986;Bernstein,1993)。不过,这个概率比 VHL 患者发生 RCC 要低,也比慢性肾衰竭患者发生 ARCD 要低。与散发的 RCC 相比,结节性硬化患者合并的 RCC 更易在女性发病,发病年龄更早,双侧病变概率更高。早期发现至关重要。如患者病变范围扩大而无明显可见脂肪,或病变区域内出现钙化,需考虑 RCC 的可能。

4. 影像学诊断

在结节性硬化患者,有时肾囊肿和 AMLs 可同时经超声发现,前者为透亮无回声区,后者呈雾状白色回声。如患者仅有肾囊肿而无 AMLs,则超声提示的肾外观与 ADPKD 非常类似。因此,这种情况并不少见,肾囊肿患者具有典型的 ADPKD 外观,被确诊为 ADPKD,但几年后出现了结节性硬化的皮损。腹部 CT 有助于鉴别,发现肾或其他器官内的 AMLs(结节性硬化相关表现)及其他器官内的囊肿(与 ADPKD 相关表现)(图10-15)。头颅 MRI 或 CT 可能会发现与结节或胶质细胞增生相关的典型颅内钙化灶(Okada et al,1982)。

5. 治疗

由于如今越来越多的结节性硬化患者主要承受着神经系统病变的痛苦,泌尿外科医师更多只处理相应肾问题(Stillwell et al,1987)。Shepherd 和同事(1991)发现,肾问题是结节性硬化患者死亡的主要原因(11/40)。在这 11 位患者中,2人死于转移性 RCC,2 人死于 AMLs 相关的大出血,6 人死于继发于肾囊肿或 AMLs 或两者一同导致的肾衰竭。

AMLs 是一种良性病变,通常不引起临床症状,也不需要治疗。大的 AMLs 有出血倾向。Van Baal 和同事(1994)建议,对患者 AMLs 的尺寸严密监测,如瘤体长大到直径超过 4cm,可行预防性栓塞或手术切除。每年行超声或 CT 检查有助于监测 AML 生长情况并发现其他并发症。当患者出现疼痛或出血的症状、病变扩展到影响肾功能的地步,或无法排除 RCC 时,可行保留肾的手术。基于既往女性患者妊娠期间发生 AML 出血的报道,需警告多发或巨大 AML 患者妊娠或使用雌激素带来的风险。

高血压和肾衰竭也需要治疗。由于致命的出血和发生 RCC 的风险,在移植手术前行双侧肾切除术也未尝不可。

研究表明,利用西罗莫司治疗发病前的啮齿类动物 TSC 模型,可减少肾肿瘤的发生,但并不减少其他前驱病变的数量(Kenerson et al,2005)。临床应用 mTOR 抑制药西罗莫司可缩小结节性硬化相关肾、肺和脑部肿瘤的尺寸。西罗莫司和依维莫司可缩小室管膜下巨细胞星形细胞瘤的尺寸,降低癫痫发作频率,抑制 AML 的生长,甚至在部分患者中可缩小 AML 的大小(Kohrman,2012)。大规模的 mTOR 抑制药随机对照研究还在进行中。

(二) von Hippel-Lindau 病(VHL 病)

Eugene von Hippel 是一位德国眼科医师,1904 年他首次描述了视网膜血管瘤——这种视网膜病变与小脑肿瘤相关,会导致失明。他的一位患者还出现了肾肿瘤,该病例报道于 1921 年。1926 年,Arvid Lindau,一名瑞典病理学家,报道了一系列同时患有视网膜肿瘤和小脑肿瘤的患者,其中 4 人还合并肾囊肿和肾肿瘤。他首次提出,这些病变具有遗传因素。

VHL 病是一种常染色体显性遗传综合征,表现为小脑和肾的血管网状细胞瘤;胰腺、肾和附睾囊肿;附睾囊腺瘤;嗜铬细胞瘤和肾透明细胞癌。本病在所有人种、两种性别中皆可病发,发病率在 1/50 000 到 1/30 000。在患病人群中,65 岁以上外显率超过 95%。本病与斑痣性错构瘤(Sturge-Weber-Krabbe 综合征、TSC 和神经纤维瘤病)在同一分组,因为两者具有相同的遗传模式和成瘤倾向。

1. 病因学

VHL 由抑癌基因 *VHL* 的种系突变导致,该基因位于 3 号染色体 3p25(Latif et al,1993;Lesho,1994;Kondo and Kaelin,2001)。肿瘤抑制基因如果要丧失抑癌功能导致肿瘤发生,那需要一对等位基因同时失活。70% 患者在 *VHL* 的一对等位基因中一条链上发生变异。只要另一条链上的基因仍正常发挥功能,在每个细胞内合成 VHL 蛋白,就不会长肿瘤。如果等位基因的另一半也发生了变异[Knudson 提出的两次打击理论所指的第二次打击的一个例子(Knudson,1971)],该基因在细胞内无法正常复制,不再合成有功能的 VHL 蛋白。所以导致肿瘤特征性的 VHL 综合征的发生。*VHL* 基因的发现,以及对其基因特征和在细胞调控中的功能的描述,是基础研究领域的发现颠覆人类疾病治疗一个典型例子(Clark and Cookson,2008)。

VHL 基因编码的蛋白(pVHL)是肿瘤抑制物,通过多条通路发挥作用。它与特定的目的蛋白结合组成了蛋白质复合体,典型的是缺氧诱导因子(HIFs),两者结合后被标记为降解。研究最深入的目的蛋白是缺氧诱导因子-1α(HIF-1 α),它作为转录因子,介导了许多血管生成相关因子的表达(Czyzk-Krzeska and Meller,2004)。HIF-1α 不受抑制时能刺激生成血管网状细胞瘤和 RCC。HIF 作用的特定基因,其编码的生长因子在肿瘤生长中发挥作用,这些生长因子包括血小板衍生生长因子(PDGF)、转化生长因子 β(TGF-β)和血管内皮生长因子(VEGF),尤其 VEGF 在 RCC 中显著表达。HIF1α 和 pVHL 也组成一个转录系统,是供氧平衡的主要调节器。常氧条件下 HIF 的调节主要依赖于 VHL 介导的破坏。在低氧环境下,HIF 通路被激活。与常氧状态激活 HIF 通路的效率一样,VHL 缺陷细胞在细胞外基质中的表达也明显下降。因此,在病理环境下改变氧含量可对细胞外基质的表现造成巨大的影响(Esteban et al,2004)。pVHL 是一种纤毛蛋白,控制着肾细胞的纤毛再生。纤毛在多个生物学过程中都起着主要作用,包括机械性刺激感受、光感受和渗透压信号。pVHL 失活妨碍了肾癌细胞中纤毛的形成,而 VHL 缺陷细胞中 pVHL 的表达则缓解了纤毛再生缺陷(Schermer et al,2006)。

2. 临床表现

本病平均发病年龄为 35－40 岁(Neumann et al,1997)。发病率,包括发生 RCC 的概率,在男女之间无差异。非 VHL 患者中,散发的 RCC 多为男性,且发病年龄多＞50 岁。**76％患者并发肾囊肿,这是最常见,也通常是最早出现的临床表现**(Levine et al,1982)。75％患者囊肿为双侧,87％囊肿为多发性(Reichard et al,1998)。约50％患者会发生 RCCs。肾囊肿及肾肿瘤通常不引起症状,不过肿瘤较大时可引起疼痛或触及肿块。如果肿瘤破裂入集合系统,可能会引起血尿。

如 VHL 合并肾囊肿,囊肿通常都很大。只有非常罕见的情况下影像学提示为 ADPKD,而肾囊肿导致肾衰的概率更低。

10％～17％患者合并有**嗜铬细胞瘤**,且仅限于某些家族中(Horton et al,1976;Levine et al,1982)。患者可能会由于继发于中枢神经系统血管母细胞瘤,产生癫痫或眩晕的症状。**脑部血管网状细胞瘤**通常在 15－40 岁发病(Jennings and Gaines,1988)。这些损害都是 VHL 中最常见的、具有特点的及临床上具有特征的肿瘤(Zbar et al,1996;Shehata et al,2008)。不过尽管是良性肿瘤,它们也导致显著的发病率和死亡率。肿块由于其位置,会造成占位效应;且由于肿块血管性的出血本质,容易破裂出血。**视网膜血管瘤**常在早期发病。出血可能会导致视物模糊、视网膜剥离,甚至失明。早期诊断尤为重要,因为这些肿瘤对激光治疗或冷冻疗法敏感。胰腺通常与囊肿或真正的肿瘤相关。高达 70％的 VHL 患者可出现**胰腺囊肿**,但通常是良性的,不引起症状。大约12％VHL 患者真的发生胰岛细胞肿瘤,且胰腺的转移性 RCC 并不少见(Cheng et al,1997;Kogire et al,2000)。VHL 患者的其他临床表现还包括**内淋巴囊肿瘤,这是一种岩骨的乳头状瘤,可引起失聪;还有附睾乳头状囊腺瘤;在女性对应的阔韧带囊腺瘤**(Zbar et al,1996;Shehata et al,2008)。

由于 VHL 患者发生 RCC 的概率高,泌尿外科医师的首要任务就是严密监控,一旦出现小肿瘤可以及时发现,在肿瘤转移前予以治疗。尽管中枢神经系统血管网状细胞瘤占到超过一半患者的死因,但转移性 RCC 也是一大致死原因,在某些情况下,还是人群的主要死因(Maher et al,1990;Reichard et al,1998)。因此,建议患者每年或一年两次行 CT 检查。

3. 分类

VHL 患者根据临床表现分为两大类,每一类有各自特定的 *VHL* 基因异常。1 型 VHL 病是最常见的,倾向于出现眼部、脑部、脊髓、肾和胰腺肿瘤。2 型 VHL 病相对少见。不同于 1 型,受累的家族成员发生嗜铬细胞瘤的风险高。2 型 VHL 病进一步分为 2A、2B 和 2C 型。家族中属于 2A 型的成员虽患有嗜铬细胞瘤但合并 RCC 的风险较低(但这型 VHL 病并不常见)。2B 型

VHL 患者除了患有嗜铬细胞瘤，发生 RCC 的风险也较高。2C 型有家族性嗜铬细胞瘤，但没有血管网状细胞瘤或肾透明细胞癌（Zbar et al，1996；Shehata et al，2008）（表 10-3）。

表 10-3 　von Hippel-Lindau 病的分类

类型	临床表现
1	没有嗜铬细胞瘤
2	患有嗜铬细胞瘤
2A	没有肾细胞癌或胰腺囊肿
2B	有肾细胞癌和胰腺囊肿
2C	家族性嗜铬细胞瘤，但不伴有血管网状细胞瘤或肾透明细胞癌

4. 组织病理学

肾囊肿和肾肿瘤一旦出现，通常是多发和双侧的。囊肿通常伪装成良性囊肿的外观，上皮扁平，部分学者认为是癌前病变。VHL 患者中，囊肿＞2cm 者比小囊肿更容易发生 RCC（Poston et al，1993）。明确的肿瘤通常在 20－50 岁发生（Jennings and Gaines，1988）。其他研究者发现，囊肿的增生内层细胞常常与 RCC 的透明细胞型类似，而这是最常见的类型（Loughlin and Gittes，1986）。Ibrahim 和同事（1989）研究了恶性肿瘤附近的囊肿，发现和结节性硬化一样，囊肿细胞的核型和肿瘤细胞类似。这一证据提示囊肿内层增生细胞是癌症的前体。

Solomon 和 Schwartz（1988）认为，在 VHL 患者肾可发现一系列病理改变。这一系列中最轻的是由单层上皮细胞覆盖的单纯囊肿。进一步是典型的增生的囊肿，覆盖有数层上皮细胞。进展下去是复杂赘生物突入囊肿腔内。如果认同区分腺瘤和癌的界限是肿瘤的大小的话，那下一步就是腺瘤，最后一步是 RCC。以上所有阶段都可以在同一个肾上发现（Solomon and Schwartz，1988）。

5. 诊断

对有 VHL 家族史的患者，如发现视网膜血管瘤或小脑血管母细胞瘤、RCC 或嗜铬细胞瘤，即可诊断 VHL（Melmon and Rosen，1964；Couch et al，2000）。在这些家族中，个别成员可能存在胚系基因变异但没有临床表现；而经诊断的患者

也需要检测该基因的突变。对于那些没有家族史的患者，诊断需要符合两项以上主要临床表现，包括视网膜血管瘤或小脑血管母细胞瘤，或者单一的血管网状细胞瘤伴额外的特征性病损。

超声是有效的检查手段，用以评估典型的 VHL 病良性肾囊肿，表现为内部回声消失，边界清晰，以及后方声影增强。CT 上可见薄壁囊肿，内部密度均匀，增强后没有强化。由于多种病变（囊肿、肿瘤或两者同时）常常同时存在，故 CT 扫描比超声价值更大。CT 也常用于扫描肾上腺区域以发现嗜铬细胞瘤。

在病变还比较小的时候，把肿瘤和囊肿区分开是非常重要的。遇到这种病例，患者须接受窄屏视准的常规 CT 扫描（Levine et al，1982）。当病变较大时，无论是否怀疑有 RCC，都建议行肾血管造影（放大和数字减影检查），可以发现任何其他额外的肿瘤，指导是否适合继续保守治疗（Kadir et al，1981；Loughlin and Gittes，1986）。由于肾上腺素可使正常血管收缩，但对肿瘤的新生血管无效，故有时可利用动脉内注射肾上腺素来辅助检查。

对于肾小肿瘤，MRI 并没有很大价值，除非肾的形状也已发生改变。磁共振 T1 和 T2 加权图像显示病变部位密度与周围正常肾皮质相似。不过，利用钆可显示增强的 RCC。较大肿瘤具有异质性，相对更容易诊断（Rominger et al，1992）。

6. 筛查

VHL 病的遗传本质要求患者遵循仔细的随访。不过随着分子遗传学的发展，对于患者的家庭成员，目前的随访有选择性更高的策略。以前，无症状的亲属需要定期接受眼底镜检查，以排除视网膜血管瘤，以及经常接受腹部 CT 检查。如今只有基因受到影响的亲属才需要接受筛查（表 10-4）。

7. 治疗

对 VHL 患者的治疗需要采取多学科并进的策略，因为本病涉及不同的器官系统和许多医疗问题。由于 VHL 病特征性的肿瘤通常是多发的、双侧的、反复发生的，所以治疗的目的和治疗散发肿瘤患者不同。严密监测和将手术操作减小到最少构成了目前治疗的支柱。对于 VHL 患者，以及所有遗传性肿瘤综合征患者而言，治疗的目的是控制肿瘤，而不是治愈肿瘤，以及保护有功

表 10-4　von Hippel-Lindau 病的患者和家族的筛查方案

手段	患者	高危家属
体格检查	每年	每年
收集 24h 测定甲氧基肾上腺素及去甲肾上腺素含量	每年	每年
检眼镜	每年	每年(10—60 岁)
钆 MRI 脑部扫描(或 CT)	10—50 岁每 3 年;50 岁以后每 5 年	15—40 岁每 3 年;40—60 岁每 5 年
腹部评估	每年行肾超声,每 3 年腹部 CT(如有多发肾囊肿需更加频繁)	20—65 岁每年行肾超声,每 3 年 CT

CT. 计算机断层扫描;MRI. 磁共振图像;From Maher ER,Yates JR,Harris R,et al. Clinical features and natural history of von Hippel-Lindau disease. Q J Med 1990;7:1151-63.

能的皮质,避免与肾功能或肾上腺功能受损相关的死亡事件。 只有在患者充分了解,手术切除后癌细胞仍可能有残留的情况下才实施手术切除治疗。目前,开放的肾单位保留手术应被视为 VHL 病中低级别 RCC 的标准治疗方案。而高级别 RCC 患者仍应接受双侧肾切除术。考虑到治疗的目的是尽可能多地保留肾皮质,以及防止既有病变发生转移,目前的手术并非根治性手术(Reed and Parekh,2009)。尽管现在的手段不能减少复发,报道复发概率达 75%~85%,但 10 年特定疾病生存率较高(81%~94%)(Malek et al,1987;Steinbach et al,1995;Roupret et al,2003;Ploussard et al,2007)。经典资料显示,肾切除术后生存率仅为 50%。由于大多数这类肿瘤是低级别肿瘤,所以保留肾单位的手术可以提供良好的生存率且避免由于双肾切除及后续透析和肾移植造成的生活质量下降。腹腔镜和经皮的图像引导消融技术,如射频消融和冷冻消融,目前也在应用并接受检验。

考虑到 VHL 患者多发及双侧嗜铬细胞瘤的风险较高,而双侧肾上腺切除术会导致患者肾上腺功能完全丧失,保留肾上腺皮质功能应当是首要手术目标,因为药物替代疗法伴随的是生活质量的下降(Telenius-Berg et al,1989)。部分肾上腺切除术可以保护正常的肾上腺功能。早期发现的嗜铬细胞瘤可以为腹腔镜下保留肾上腺功能的手术提供条件,为这些复杂的病患保留生活质量。这些肿瘤尺寸较小且无功能,是非常适合肾上腺部分切除的;不过,15% 的患者会复发(Walther et al,1999a,1999b)。

附睾乳头状囊腺瘤可以是单侧或双侧的,一般为 10%~26% VHL 病男性患者出现该症状(Horton et al,1976;Lamiell et al,1989)。附睾囊腺瘤似乎没有恶变倾向。除非患者感觉明显疼痛,否则不选择手术治疗。

要点:多发畸形综合征

- 结节性硬化呈常染色体显性遗传,包括癫痫、智力发育障碍和皮脂腺瘤三联征。本病与肾囊肿(20% 患者)、肾 AML(40%~80%)和 RCC(2%)关系密切。
- 结节性硬化与两个不同基因的变异相关:9 号染色体上的 *TSC1* 和 16 号染色体上的 *TSC2*。
- VHL 病是一种常染色体显性遗传综合征,表现为小脑和肾的血管网状细胞瘤,胰腺、肾(76%)和附睾囊肿,嗜铬细胞瘤(10%~12%),以及肾透明细胞癌(发病率 50%,死亡率 30%~40%)。
- VHL 病与 3 号染色体上 *VHL* 基因的遗传变异相关。
- *VHL* 基因是抑癌基因,参与调节 HIF 目标基因,包括 *VEGF*;*VHL* 的异常或缺失会导致特定生长因子在组织中浓度升高,尤其是 VEGF,它是促进 RCC 生长的最重要的生长因子。

十一、多囊性发育不良肾

多囊性发育不良肾(multicystic dysplastic

kidney,MCDK)MCDK 是一种发育畸形,其产物是不同大小的多发囊肿,而没有可辨认的正常肾实质。按照定义,这种肾是没有功能的,通常对侧肾正常,且表现为代偿性增大。只有单侧病变者能够存活。患肾通常没有蚕豆形的外观,典型的 MCDK 输尿管闭锁,肾小球与肾盏之间不相通。肾的外观如同一串葡萄,囊肿之间为基质(图 10-17)。肾大小可从小到一小片到大到几乎充满腹腔。实际上,MCDK 是仅次于肾积水的,导致新生儿腹部肿块的第二大原因。

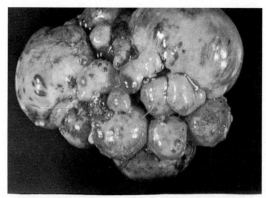

图 10-17　典型的多囊性发育不良肾,外观如同一串葡萄。肾几乎全部由囊肿组成,仅含很少量基质

MCDK 有两种类型:一是肾盂漏斗部闭锁型,这种类型肾盂和输尿管都闭锁;另一类较少见的是肾积水型,只有上段输尿管闭锁(Felson and Cussen,1975)。两种类型中,输尿管都是缺失或闭锁的,而肾血管发育不良。MCDK 很少继发于输尿管囊肿,后者会导致完全性梗阻。在重复肾(通常是上输尿管异位开口)或其他畸形如马蹄肾中,很少见到合并 MCDK 的情况。

(一)病因

关于 MCDK 的成因,有许多理论。显然,它是肾发育出现差错的结果。有人提出,多囊肾是继发于输尿管或肾盂闭锁的梗阻性肾积水的一种极端情况。MCDK 更常见于左肾的事实支持了这一理论,因为确实也是左肾发生原发性梗阻性巨输尿管(Glassberg,1977)和 UPJO 的概率更高。多名研究者试图采取在妊娠不同阶段结扎输尿管的方式来建立 MCDK 的动物模型(Beck,1971;Tanagho,1972;Fetterman et al,1974)。在妊娠中晚阶段,这样的尝试并不成功,早期结扎胎羊输尿管可以得到肾发育不良的模型,但并非多囊性发育不良(Beck,1971)。类似地,其他研究者又成功诱导出发育不良模型,但在 MCDK 模型上至今仍未成功。

Mackie 和 Stephens(1975)基于"输尿管芽理论"提出了另一理论,称 MCDK 可能源于输尿管芽与后肾间叶组织之间异常相互作用。已知 *EYA1*,*SIX1*,*WNT*,*WT-1*,*GNF*,*AT2* 和 *PAX2* 等基因的变异对于输尿管芽的发育有重大影响,与多个和肾发育不良相关的人类综合征有关(Pope et al,1999)。这些研究将基因变异与肾发育不良联系在一起,支持了在 MCDK 发生的病因中的输尿管芽理论,也可以解释为何 MCDK 合并其他泌尿系统畸形概率较高(Hains et al,2009)。此外,Hildebrandt(1984)提出输尿管芽和后肾间叶组织之间结合失败导致了后者的囊性扩张。就像"梗阻模型"理论一样,这一假说也因为合并输尿管闭锁的概率较高而得到支持。

尽管输尿管芽理论和梗阻理论在某些层面是平行的,但毫无疑问众多出错的基因介导参与了 MCDK 的异常发生发育。这些基因和它们的产物目前仍是治疗 MCDK 和解释其病因的研究热点。

(二)临床表现

多囊性发育不良是最常见的肾囊性疾病,是婴儿腹部肿块第二常见的原因(Longino and Martin,1958;Melicow and Uson,1959;Griscom et al,1975)。当今,绝大多数患者都经产前超声诊断,发病率为 1/4000 ~ 1/1000 活产(Kaly-oussef et al,2006)。男性患者占多数(55% ~ 70%),对于 MCDK 好发的左右侧别,研究尚有争论。

对侧通常也存在异常,如 3% ~ 12% MCDK 婴儿合并有对侧 UPJO,而对侧膀胱输尿管反流的概率达 18% ~ 43%(Heikkinen et al,1980;Atiyeh et al,1992;Flack and Bellinger,1993;Wacksman and Phipps,1993;Al-Khaldi et al,1994)。

MCDK 的自然病程是良性的,发生并发症的概率极其低,大约 40% 的 MCDK 最终都会自行退化。尽管有传闻的病例报道存在,但大宗系列病例数据提示,MCDK 并不增加高血压或肿瘤的风险(Wacksmanand Phipps,1993;Tilemis et al,2003;Truong et al,2003;Rabelo et al,2004;Farnham et al,2005;Narchi,2005a,2005b;Onal and Kogan,2006)。尽管高血压是一种罕见,但是公认的 MCDK 的并发症,所以患者仍需要接受保守的观察随访。最基本的是需要检测患者是否发生高血压、腹部肿块和泌尿道感染。

(三)组织学

囊腔较大的多囊肾通常肾也较大,基质较少;而那些囊腔较小的多囊肾也偏小,实质较多。多囊肾的血供来源变化也很大,从有肾蒂的伴有小血管到完全没有肾蒂(Parkkulainen et al,1959)。通常 MCDK 的输尿管是部分或完全闭锁的,肾盂可能完全消失。Griscom 和同事(1975)称这种没有肾盂的情况为肾盂漏斗部闭锁,且没有发现囊肿之间有交通的证据。但是,也有其他研究显示造影剂通过相通的小管网可在不同的囊肿之间分布(Saxton et al,1981)。显微镜下,囊肿表面有立方上皮细胞覆盖,被梭形细胞所环绕,内部充满含有蛋白质和血性的液体。囊肿之间被薄层纤维组织和发育不良的原始细胞隔开,尤其是原始小管。常常可见不成熟的肾小球,偶尔还可以见到一些成熟的肾小球(图 10-18)。

(四)诊断

MCDK 多为产前超声诊断,并在新生儿期复查超声(出生后数天内及 1 个月后)以证实诊断并评估对侧肾和膀胱情况。在一小部分病例中,多囊性肾病和严重的肾积水难以鉴别(Gates,1980;Hadlock et al,1981)。通常来说,多囊性肾病的囊肿分布不均,大小不一,不存在中央或内侧区域一个较大囊肿的情况,囊肿之间也无可见的交通支。小囊肿常常分布在大囊肿之间。相较而言,UPJO 的囊肿,或者说肾盏,沿肾的外周分布;在外周囊肿互相之间,以及外周囊肿与中央囊肿(即肾盏)之间,均有互通;但在较大囊肿之间无小囊肿存在(图 10-19)。

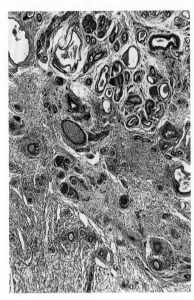

图 10-18　肾发育结构紊乱,可见多发肾囊肿,伴原始肾小球、肾小管和间叶组织(From Ordonez NG,Rosai J. Urinary tract. In:Rosai J,editor. Rosai and Ackerman's surgical pathology. 9th ed. Edinburgh:Mosby;2004.)

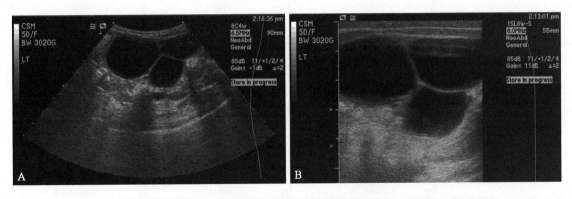

图 10-19　左侧囊肿较大的多囊性肾病肾。可见多发的大囊肿。未见明显肾皮质

放射性核素检查可能对于这些复杂病例的诊断有一定帮助。**积水肾通常在二巯基丁二酸（DM-SA）核素显像或**^{99m}**锝-巯基乙酰基三甘氨酸（**^{99m}**Tc-MAG3）核素显像中仍能显示一定功能，而多囊肾却几乎不显影**（图 10-20）。肾血管造影提示多囊肾缺少肾动脉或仅有细小肾动脉，但这项检查很少实施。膀胱镜检查可能发现患者仅有半个膀胱三角，患肾一侧无输尿管开口；不过更常见的情况是膀胱镜下可见输尿管开口，但逆行尿路造影提示输尿管

闭锁。同样的，这项检查也很少实施。就像此前提及的，排泄性膀胱尿道造影（VCUG）是临床上常做的检查，因为对侧有功能的肾有较高概率合并反流。然而有一些作者主张，如果一系列高质量的超声检查符合 MCDK 的诊断，且膀胱和对侧肾未见异常的话，再行 VCUG 的诊断价值很小。除非日后患者有临床表现，否则没必要做 VCUG（Ismaili et al，2005；Welch and Wacksman，2005；Onal and Kogan，2006）。

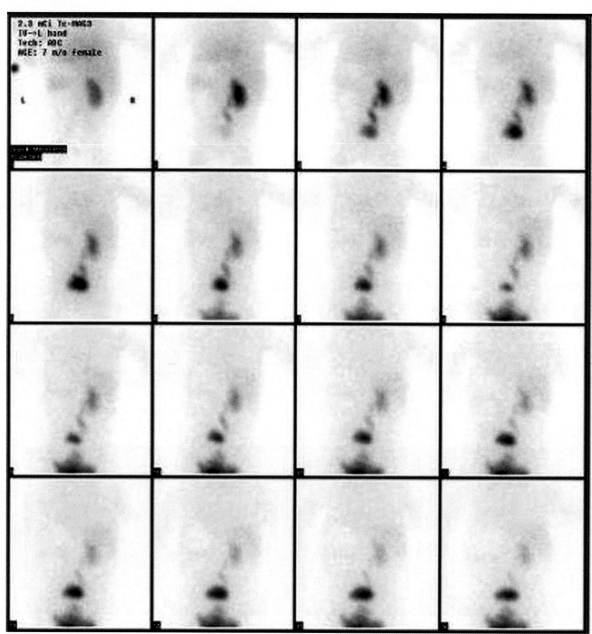

图 10-20　^{99m}Tc-MAG3 同位素肾图提示一个功能基本正常的右肾和无功能的左肾，与左侧多囊性发育不良肾的诊断一致

（五）治疗和预后

以往通常认为，除非多囊肾体积很大，不然完全可以无视它（Pathak and Williams，1964；Griscom et al，1975），而需要关注的是对侧泌尿系统有无异常。由于大的 MCDKs 体积巨大的原因，会影响患者的呼吸和消化系统。因此，可能需要采取干预手段解决患者呼吸和消化的问题。对于部分罕见的引起高血压的病例，也有必要行肾切除术。囊肿自发或继发于外伤后破裂的病例，肾切除术可解除疼痛和出血的症状。

无功能的积水肾也会被误认为是多囊肾，尽管单纯因 UPJO 导致肾在同位素检查中表现为完全无功能的情况是非常罕见的。幸运的是，即便发生了这样的误诊，也不会造成严重的后果，因为完全无功能的积水肾本身也是无可挽救的，反而还可能引起高血压或感染。

多囊肾发生恶变的概率非常低，很多人甚至认为这种情况不可能发生（Avni et al，1987；Gordon et al，1988；Wacksman and Phipps，1993；Narchi，2005b）。根据报道，仅有不到 15 例 MCDK 发生恶变的案例。差不多一半是 RCC，另一半是肾母细胞瘤，还有 1 例为间皮瘤。为了降低恶变风险，专家给出许多建议，从对 MCDK 行早期切除术，到接受初级保健医师（PCP）最精简的随访——每年行腹部体检，无须行影像学检查。许多小儿泌尿科医师会对患儿每 3～12 个月行超声随访，但至今仍没有确凿的证据说明这么做是否有益且经济（Perez et al，1998；Onal and Kogan，2006）。

另一争议话题有关 MCDK 继发的高血压。回顾不同病例报道和小规模的队列，并不能得出统一的结论。另一混杂因素是，MCDK 常常合并对侧泌尿系统异常，如 UPJO 或膀胱输尿管反流。因此，难以判断高血压究竟是因为 MCDK 还是对侧的畸形。数项小样本研究都报道了对 MCDK 伴高血压的患者行肾切除术，高血压得以治愈（Javadpour et al，1970；Susskind et al，1989；Angermeier et al，1992；Webb et al，1997；Snodgrass，2000）。尽管这些研究声称高血压是伴随 MCDK 出现的，但大规模的研究还是支持高血压几乎不与 MCDK 相关的观点。多项研究，包括 1993 年美国多囊肾资料库的报告在内，都说明 MCDK 患者有发生高血压的概率，长期随访该比例＜1%（Wacksman and Phipps，1993；Gough et al，1995；Perez et al，1998；Farnham et al，2005）。然而，也有一项研究显示了明显高于其他报道的 MCDK 病例组的高血压发生率（Seeman et al，2001）。这可能是由于该组执行了比较严格的血管测量标准，考虑到这组患者接受检查时的年龄较其他研究的患者大，也有可能是这组患者高血压比例较高的原因。一组高血压患者 4 人中的 2 人有伴发的症状，因此可以得出结论，无论有无多囊肾，升高的血压主要与对侧肾的损伤程度有关（Seeman et al，2001）。总的来说，高血压是 MCDK 罕见但可发现的后遗症。不过，有人认为只要进行更积极的监测，高血压的发病率会呈现上升趋势。因此，建议 MCDK 患者应遵循保守观察方案定期监测血压，需要意识到高血压确实存在发生的可能性，且应该接受定期监测。PCP 的检查即可发现高血压，故泌尿专科并不需要参与到这项随访中，只需要告知患者的家庭及其 PCP（Farnham et al，2005）。

要点：多囊性发育不良肾

- MCDK 是一种发育畸形，其产物是不同大小的多发囊肿，而没有可辨认的正常肾实质。本病表型多样，与肾生成相关的基因的活跃表达与本病有关。
- 影像学检查常常提示肾偏小或消失（如肾发育不全），少数情况下 MCDK 形态偏大；继发肾母细胞瘤更为罕见。
- 没有明确的指征需行肾切除术，除非发现了更多实性的组织。
- 大样本的研究表明，MCDK 患者罹患高血压或肾肿瘤的风险提高。
- 15% 患者合并对侧膀胱输尿管反流，对于是否需在所有患者中行 VCUG，还是仅有对侧集合系统轻度扩张的患者行 VCUG，这点仍存在争议。

十二、良性多房性囊肿（囊性肾瘤）

良性多房性囊肿（多房囊性肾瘤）是一种多房囊性肿瘤性肾病变，属于一系列类似病变的一种，其他为多房囊肿伴部分分化的肾母细胞瘤、多房囊肿伴肾母细胞瘤结节和囊性肾母细胞瘤(图10-21)。以上四种病变形成的这个系列,以良性多房性囊肿良性程度最高,囊性肾母细胞瘤恶性程度最高。是否这四种病变实为一个病因导致的一种病变的不同阶段还存在争议。

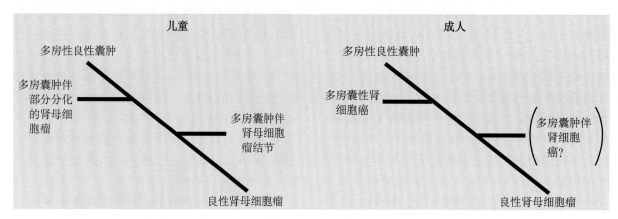

图10-21　儿童和成人中多房囊性系列病变。尚无证据表明一种病变可以转化为另一种。良性囊性部分分化性肾母细胞瘤和多房囊性肾细胞癌是良性病变。当病变出现肿瘤结节时可认为是恶性病变,尽管这类病变的预后,其中包括囊性肾母细胞瘤和囊性肾细胞癌,要比相应的实体瘤好。临床上是否真的存在"多房囊肿伴肾细胞癌结节"这样的病变并不明确,但还是将它放在这个系列中考虑。简单起见,其他囊性肿瘤的多房性病变(如囊性嗜酸性细胞瘤、肾盂囊性错构瘤等)不在此讨论

多房性囊肿并不是受多囊性肾病影响的一个肾节段,两者在临床表现、组织学和影像学表现上均不同。但是争论远没有停息:多房性囊肿是否是一种肾发育不良的形式(Powell et al,1951;Osathanondh and Potter,1964;Johnson et al,1973),还是错构瘤(Arey,1959),抑或是肿瘤(Boggs and Kimmelsteil,1956;Christ,1968;Fowler,1971;Gallo and Penchansky,1977)? 之所以存在争议,部分是由于该疾病组织学上的多样性:原始基质、成熟小管,甚至有时是肌肉组织;上皮异形性不仅存在于不同患者之间,也存在于同一个病变中。

(一)临床特征

绝大多数病例(95%)在4岁以前或30岁以后发病。如果发病年龄<4岁,则患者为男性的概率是女性的2倍;如果在30岁以后发病,则患者为女性的概率是男性的8倍(Eble and Bonsib,1998)。

不同的发病年龄,患者的症状和体征差距很大。**在儿童中,最常见的症状是无痛性腰胁部肿块;而多数成年患者表现为腰腹痛或血尿。**出血为囊肿从移行上皮细胞脱出到肾盂时产生(Uson and Melicow,1963;Aterman et al,1973;Madewell et al,1983)。

Castillo 等(1991)报道了7例双侧良性多房性囊肿,而手术切除后复发概率很小(Geller et al,1979)。至少有2例多房囊肿患者发病前明确无肾病变(Uson and Melicow,1963;Chatten and Bishop,1977)。上述例子支持了本病为肿瘤起源的理论。

(二)组织学

这些病变体积较大,外周有厚层包膜覆盖。病变周围正常肾实质常常受其压迫。有时病变会突破包膜至肾周或肾盂内。囊肿的"房",直径从几毫米到几厘米不等,相互之间不通。房内含有清亮的、淡黄色或黄色的液体,周围排列有立方或矮柱状上皮细胞。某些病例中,嗜酸性立方上皮细胞伸入囊肿腔内,形成"钉子"样的外观(Madewell et al,1983)。良性多房性囊肿的隔膜由纤维组织构成,可含有分化成熟的小管结构,无分化差的组织或胚芽细胞(Joshi and Beckwith,1989)。

在儿童患者中,虽然从良性多房性囊肿到囊性肾母细胞瘤之间有连续性,且这一系列病变可能起源于相似的细胞和组织,但没有证据表明一种病变可以转化为另一种。此外,**在良性多房性囊肿中没有发现与肾母细胞瘤相关的任何遗传性决定的表现,如偏身肥大或无虹膜症**(Banner et al,1981)。

在成人中,多房囊性病变同样存在一个系列。多房囊性 RCC 在这个系列病变中介于良性多房性囊肿和囊性恶性肿瘤之间,后者包括**多房囊性 RCC、囊性 RCC、囊性嗜酸细胞瘤及肾盂内囊性错构瘤**(Eble and Bonsib,1998;Kirsh et al,1999)。

无论是成人还是儿童患者,这一系列病变的偏恶性的一端(如囊性肾母细胞瘤和囊性 RCC)的囊肿成分决定了恶性病变的预后(Kirsh et al,1999)。如儿童患者一样,也没有证据表明在成人中存在病变之间的转化(图 10-22)。

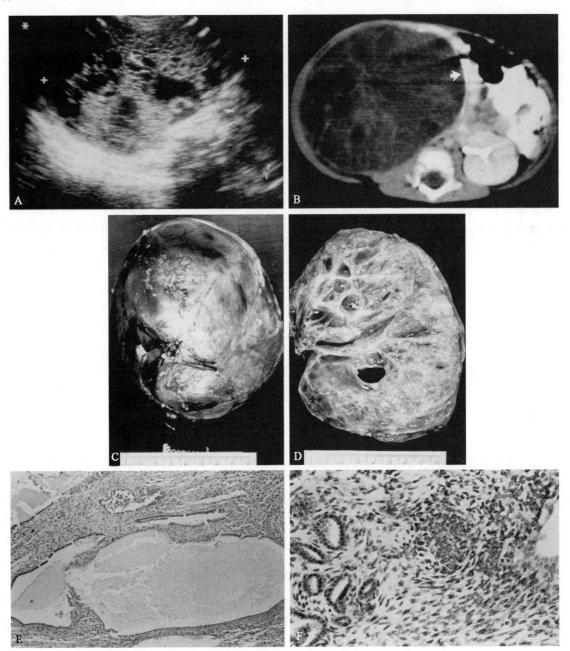

图 10-22　4 岁女童因右腹部肿块就诊。A. 肾超声发现左肾内多发囊肿;B. 增强 CT 扫描可见左肾区巨大的、表面光滑的团块,内部分隔清晰,剩余肾实质和肾盂肾盏受压被挤向对侧(箭头所指);C. 未切割的大体标本可见被光滑囊壁包裹的肾肿块;D. 肿块横截面可见多发非交通性小腔室;E. 组织切片(100×)可见囊肿区域细胞较少,以基质为主;F. 在小房间隙可见巢状胚胎细胞沿着小管结构分布(左侧),所以该患者诊断为多房囊肿伴部分分化的肾母细胞瘤(200×)

(三)诊断

超声、CT、MRI、囊肿穿刺抽吸囊液及双重对比剂造影和动脉造影等检查都对诊断有辅助价值。**超声和 CT 可以区分多囊肾和多房性囊肿,但要鉴别多房性囊肿、多房性囊肿伴肾母细胞瘤结节、肾腺瘤、中胚层肾瘤、囊性肾母细胞瘤和肾透明细胞瘤,两者都不够准确可靠。**典型的超声,"房间隔"高回声,房腔内为无回声区,如腔内有组织碎片则回声增强。CT 上"房间隔"密度稍低于正常肾实质。在儿童中病变很少出现钙化(Madewell et al,1983)。

(四)治疗

任何多房囊性病变,即便是良性程度最高的,其治疗手段都是肾切除术。如病变非常局限,周围正常组织保存良好,也可行肿瘤切除或肾部分切除术。根据全美肾母细胞瘤协作组(NWTS)的建议,多房囊肿伴肾母细胞瘤结节和囊性肾母细胞瘤应该按肾母细胞瘤来治疗。同样地,囊性 RCC 应该按恶性肿瘤来治疗,可取得较好的预后。成人患者的良性多房性囊肿,常保留较多正常肾组织,更有条件行肾部分切除术。

要点:良性多房性囊肿

- 良性多房性囊肿是一种良性的、非发育不良的肿瘤性病变,发病年龄常在<4 岁(男性为主)或>30 岁(女性为主)。
- 无论在儿童或成人患者,如影像学怀疑为多房囊性病变,唯一的确诊方法就是手术切除。
- 良性多房性囊肿被认为是一系列类似病变中良性程度最高的一种,其他为多房囊肿伴部分分化的肾母细胞瘤、多房囊肿伴肾母细胞瘤结节和这一系列中恶性程度最高的囊性肾母细胞瘤。

如选择行肿瘤剜除或肾部分切除术,则存在复发的风险。不过,随着越来越多的肾母细胞瘤也通过局部肿瘤切除来治疗,对多房囊性系列病变,即使发现了恶性成分,只要术后坚持超声或 CT 密切随访,行肿瘤剜除或肾部分切除术也是可行的。相较而言,如术后病理证实为肾细胞癌,

则需切除剩余同侧肾组织,因为这种肿瘤侵袭性较强。如果术后多房性囊肿复发但不含恶性成分,可能提示原发灶切除不彻底。

十三、单纯性肾囊肿

单纯性肾囊肿是人类肾最常见的囊性病变。囊肿多为椭圆形或圆形;可单发可多发;囊肿可限于单侧或双侧均发生;内含血浆样清亮或淡黄色液体(Nahm and Ritz,2000;Terada et al,2002)。尽管囊肿可能起源于肾单位,但与肾单位均不相通。

单纯性肾囊肿可在宫内发生,最早在孕 14 周即可诊断。对 29 984 例胎儿的超声检查提示,11 000 位孕妇中有 0.09％胎儿患有肾囊肿(Blazer et al,1999)。**出生后到 18 岁之间,单纯性肾囊肿的发病率保持稳定**在 0.1％～0.45％,平均0.22％(McHugh et al,1991)。但在成人中,该比率随年龄增长而上升,40 岁时达 20％,而 60 岁以后高达 50％(Kissane and Smith,1975;Laucks and McLachlan,1981)。大多数报道提示本病发病无性别倾向,但也有至少 2 项研究表明男性较女性更易受累(Bearth and Steg,1977;Tada et al,1983)。

(一)临床特征

无论在儿童还是成人,囊肿本身并不引起临床症状。大多囊肿都是在超声、CT 或泌尿系造影检查时无意间发现的。不过,囊肿较大时可表现为腹部肿块或引起腹痛,囊肿向集合系统破裂后可引起血尿,囊肿压迫造成肾实质节段性缺血会引起高血压(Rockson et al,1974;Lüscher et al,1986;Papanicolaou et al,1986)。囊肿占位或压迫也可引起肾盂或肾盏梗阻(Wahlqvist and Grumstedt,1966;Evans and Coughlin,1970;Hinman,1978;Barloon and Vince,1987)。囊肿可能会随着时间推移长大,也可能并不增长。

囊肿可以破入肾盂肾盏,并保留与之交通,成为一个假性的肾盂憩室。反向过程也存在,即憩室与集合系统的交通支被关闭,形成了一个单纯性囊肿(Mosli et al,1986;Papanicolaou et al,1986)。组织学检查可以鉴别这两个过程。理论上说,憩室壁为移行上皮,而单纯性囊肿壁为单层

扁平上皮或立方上皮。

(二)组织学

单纯性囊肿的尺寸变异较大,小至直径不到 1cm,大可超过 10cm。不过,绝大多数囊肿直径<2cm(Tada et al,1983)。囊壁由纤维构成,不含肾组织成分,厚薄不一。囊肿的内壁光滑发亮,组织学上为单层扁平上皮或单层立方上皮,囊内为清亮的浆液性囊液。由于囊肿的发生概率一般随着年龄增长而上升,故认为肾囊肿是一种获得性疾病。有部分囊肿会被隔膜分隔成数个互相连通的子囊腔。这种被分隔的单纯性囊肿不应与多房囊肿混淆。单纯囊肿通常位于肾外缘皮质,会使肾轮廓改变;也可能位于皮质深层,甚至来源于髓质。囊肿与肾盂不相通。典型的囊壁薄而透明,如早期发生出血或感染,囊壁则可能增厚、纤维化,甚至钙化(Torres and Grantham,2008)。

(三)诊断

大多单纯性肾囊肿都是在无意间发现的。只要满足以下条件,超声也可以诊断典型的良性单纯性肾囊肿:①囊腔内无回声;②囊壁菲薄,边缘光滑,边界清晰;③透声性良好,伴后方回声增强;④圆形或椭圆形外观(Goldman and Hartman,1990)。若上述条件均能满足,该囊肿为恶性的概率微乎其微(图 10-23)(Lingard and Lawson,1979;Livingston et al,1981)。

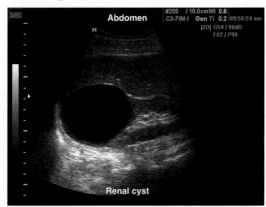

图 10-23 一个直径 4cm 单纯性肾囊肿的超声图像。这个囊肿符合单纯性囊肿的诊断标准:囊腔内无回声;囊壁菲薄,边缘光滑,边界清晰;透声性良好,伴后方回声增强;圆形或椭圆形外观

若上述条件有部分未能满足(如囊内有分隔、边缘不规则、有钙化或可疑组织),建议进一步行 CT、MRI 检查,或穿刺活检(Bosniak,1986)。如有数个囊肿聚集成一簇也是需进一步检查的指征,因为小肿瘤可能隐藏在其中。对于这种有伪装性的病变,CT 的诊断价值比超声高(Bosniak,1986)。肾盂旁囊肿往往需要 CT 来确认,因为这种位于集合系统和肾门之间的肿块会在超声图像中受到人工回声的影响(Bosniak,1986)。

单纯性囊肿的 CT 诊断标准与超声类似:①囊壁菲薄,边缘光滑,边界清晰;②圆形或椭圆形外观;③囊腔内密度均一。若能符合上述标准,CT 诊断一个单纯囊肿的准确性可达 100%(图 10-24)(McClennan et al,1979)。囊肿的 CT 值在-10 至+20HU,与水的密度相似,静脉注射造影剂后囊肿无强化。

如囊液呈高密度(如 20~90HU),但造影剂注射后囊肿未见强化,且 CT 和超声结果符合单纯性囊肿的其他诊断标准,那么仍旧可以认为这是个单纯性囊肿。高密度的囊肿必须经过窄窗扫描以确定囊内密度均一。如果要避免对高密度囊肿的进一步评估,那至少还要符合其他条件,包括囊肿大小(病变不超过 3cm)和位置(至少囊肿周长的 1/4 要凸出肾轮廓,以便评估囊肿边缘的光滑程度)(Bosniak,1991;Hartman et al,1992)。由于囊肿无血管结构,且不与肾单位直接相通,故不应有强化;如增强 CT 显示强化,则提示囊肿包含血管结构,或造影剂与囊液混合。囊肿范围内任何增强,包括囊壁和增厚的囊内隔膜,都是病变内存在血供的证据,此时需高度怀疑肿瘤的可能性。

如囊肿与 CT 或超声的诊断标准均不相符,就需要考虑不是单纯性囊肿,如复杂囊肿(囊内有出血、脓液或钙化)和囊性肿瘤的可能性。过去流行囊肿穿刺活检,同时注入或不注入造影剂,但随着如今影像学检查手段的发展,需要囊肿穿刺的场合越来越少了。目前仍需要囊肿穿刺的指征为①囊腔内可疑感染,穿刺可作为诊断同时也是治疗手段;②超声显示低回声,但 CT 符合囊肿的表现;③病变性质不清,但患者无法耐受手术。

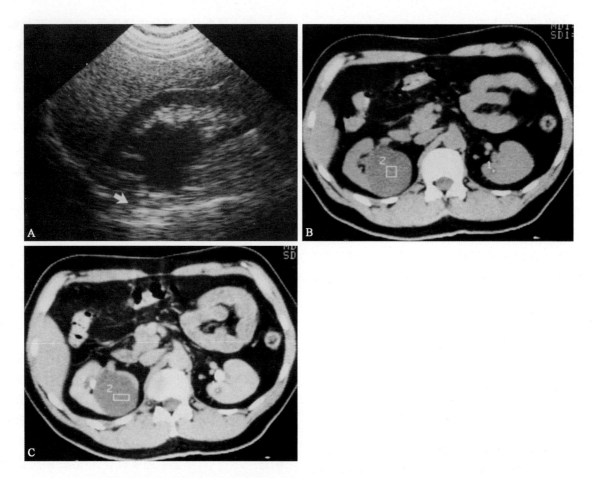

图 10-24　56 岁男性因性质不确定的左肾囊肿就诊。超声图像提示：A. 注意左肾内非球形、边缘不光滑的无回
声区。囊肿后方图像（箭头所指）亮度（白色）表明囊肿内透声好（回声增强）；B. CT 平扫提示左肾一
个非常小的囊肿①。通过超声发现的右肾囊肿②CT 值 17HU；C. 注射造影剂后，右肾囊肿 CT 值约
16HU，意味着没有增强。单纯囊肿的特点是 CT 值在 −10 到 +20HU，注射造影剂后无强化。左肾小
囊肿①尺寸太小，无法确定 CT 值（Courtesy G. Laungani, MD.）

　　2% 的单纯性囊肿和 10% 的 RCC 含有钙化
点，但单纯性囊肿的钙化点靠近边缘，而肿瘤的钙
化点更偏中心。如囊肿为多发且为双侧，而又没
有发现患者存在肝脏囊肿，则与 ADPKD 鉴别困
难。由于两种疾病的病情和预后差异巨大，应避
免在没有明确记录的常染色体显性遗传家族史或
基因检测明确变异的情况下，将有疑问的病例诊
断为 ADPKD。

　　MRI 并不能比超声或 CT 提供更多的信息，
仅对于确定囊液的性质有更多提示。Marotti 和
同事（1987）发现，如囊液在 T1 加权像呈低密度
信号（与尿液相似），那即使囊壁较厚或内有分隔，
囊肿也倾向于良性。如果该报道得到其他检查
的证实，MRI 可能会在判别哪些囊肿是良性的，

哪些需要进一步探查有一定价值。T2 加权像可
以发现很亮的血性液体。

（四）分类

　　为了更好地区别需要手术和不需要手术的
肾囊肿，1986 年 Bosniak 建议对囊肿进行分
类，并在 1997 年描述，由 Israel 和 Bosniak 在
2003 年进一步阐明（框图 10-2）。此外，Wallis
和同事（2008）建议改进 Bosniak 的分类方法以
作为指南，用于直接指导儿童肾囊肿患者的手
术干预指征。他们建议，对于 Bosniak Ⅱ 类囊
肿，如果患儿没有症状或病情没有进展，超声
随访是安全的。对于 Bosniak Ⅲ 类和 Ⅳ 类囊肿，
有很大概率隐含恶性病变，需考虑手术切除
（Wallis et al, 2008）。

框图 10-2　Bosniak 对于单纯和复杂囊肿的分类

Ⅰ型
单纯良性囊肿,满足①透声好(声影增强),②囊内无回声,③边缘光滑边界清晰;无须手术

Ⅱ型
良性,但影像学上有一些需要注意的改变,包括囊内分隔、小钙化灶和高密度;无须手术

ⅡF 型
囊壁内有钙化灶,较Ⅱ型更厚且有结节,囊内分隔轻微增强,尤其是在那些有钙化的囊肿中;无须手术

Ⅲ型
出现更复杂的变化,不易与恶性病变鉴别。钙化灶更多,较Ⅱ类有更厚的囊间隔;在良性和恶性之间更偏向于前者,但仍需要手术探查和(或)切除

Ⅳ型
巨大囊性病变,边缘不规则,倾向恶性;含血管成分;需要手术切除

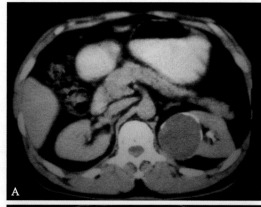

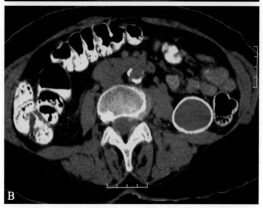

图 10-25　Bosniak 分类ⅡF 型肾囊肿的 2 个例子,CT 提示都有散在的钙化但没有囊壁的增强 (Courtesy Jeffrey Newhouse,MD.)

　　Ⅰ型囊肿是典型的良性囊肿。Ⅱ型囊肿也是良性的,伴有最轻程度的复杂改变,如囊内分隔、小钙化灶、感染或高密度,但也不需要手术。举例来说,如果一个囊肿满足单纯性囊肿的所有诊断标准,除了有小的钙化灶,或在囊壁或囊间隔上轻度增厚的钙化片段,但即使是这样,这种病变仍考虑为良性,不需要手术探查。再举一例,如囊肿有细长的横行的分隔,可能含有钙质。这种情况也不需要手术探查,除非分隔很多、不规则或很厚。

　　ⅡF 型囊肿(Israel and Bosniak,2003)是一类既不能归入Ⅱ型,也不能归入Ⅲ型的较复杂的囊肿,包含了更多钙化灶。这些钙化更厚,形成结节。尽管囊间隔可能含有一些钙化点,但不会有增强。不同于以往的认识,钙化在提示病变为恶性方面似乎并没有很大的价值。更多的注意力要放在有无增强上。如果钙化随着时间增多也无需担心,需要注意的是,囊壁或囊间隔是否增厚或变得不规则。ⅡF 型囊肿不需要手术探查(Israel and Bosniak,2003)(图 10-25)。

　　Ⅲ型囊肿是更复杂的病变,包含一些在恶性病变中也能见到的影像学改变。例如,囊肿内有更广泛的钙化灶,尤其囊壁不是铅笔线条一样薄或者囊肿边缘不规则。其他属于Ⅲ型的囊肿(如囊内多分隔)提示呈多房性囊肿或慢性感染导致

囊壁增厚。这类病变可能存在疑点,需要个体化的手术干预。在某些病例,可能需要打开 Gerota 筋膜以显露肾来检查病变或切除部分肾。

　　Bosniak 分类Ⅳ型病变是囊性恶性肿瘤,需行根治性肾切除术。

　　(五)治疗和预后
　　一旦排除了恶性肿瘤,对于没有症状的囊肿,不建议行手术治疗(Gordon et al,1979;Bartholomew et al,1980;Ravden et al,1980;Siegel and McAlister,1980)。大型肾囊肿可能会引起腹部或腰胁部疼痛,但疼痛也可能是囊肿的伴随情况引起的(如肾结石),而其他原因导致的疼痛需要被排除。其他可能由单纯性囊肿引起的症状包括囊肿向肾盂内破裂出血引起的疼痛,或囊肿挤压引起的肾盏或肾盂漏斗部梗阻。在极少数病例中可能会出现高血压,推测与囊肿压迫周围肾实质造成局段缺血有关。并发囊肿感染虽然罕见,但潜在后果严重,患者会出现发热、腰背部疼痛,常

常合并交感神经性胸腔积液（Torres and Gran-tham,2008）。大多此类患者为女性,最常见的病原体是大肠埃希菌,而尿培养结果常为阴性。

对单纯性囊肿的治疗必须针对症状。当良性单纯性肾囊肿引起肾盂肾盏梗阻或肾积水时,就需要手术治疗,方式或为囊肿去顶,或经皮囊液抽吸并向囊腔内注入硬化剂,尤其该患者前次抽吸后囊液复现。已使用过的化学硬化剂包括葡萄糖、苯酚、邻苯二甲酸酯（Pantopaque）、磷酸铋和无水乙醇,但其中没有哪种效果能成为主流选择（Holmberg and Hietala,1989）。感染性囊肿必须要引流,同时合理使用抗生素。对于有症状的单纯性囊肿,经皮切除术、肾内造瘘术（Hubner et al,1990;Hulbert and Hunter,1990;Meyer and Jonas,1990）和腹腔镜下去顶术（经腹腔或腹膜后）都是合理的选择方案。

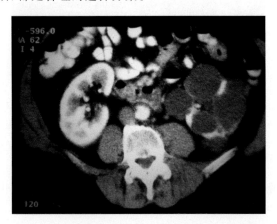

图 10-26　单侧肾囊性病。左肾可见弥散的单纯性囊肿,患儿无其他肿块或其他证据表明存在多发畸形综合征（Courtesy Jeffrey Newhouse,MD.）

单侧肾囊性疾病的特点为不同大小的囊肿并排排列,通常集中在一极。除了单侧发病以外,这类患者肾外无囊肿,没有相关的遗传学背景,且肾功能不会进行性下降,这些大体和组织学上的不同很容易将其与无症状 ADPKD 鉴别（Lee et al,1978;Kossow and Meek,1982）。重要的是,不要过度诊断单侧单纯囊性病变,因为本病的总体发生率还是很低的,初次遭遇这种情况,更可能代表了非对称的 ADPKD。由于本病似乎除了一个肾并列着许多单纯囊肿以外,并不意味着什么,所以

把它完全当成是单纯性囊肿的变异也很合理。鉴于如今针对 ADPKD、结节性硬化和 VHL 病的基因检测越来越普遍,单侧肾囊性病的诊断也相应更容易被证实（图 10-26）。

> **要点:单纯性肾囊肿**
>
> - 单纯性肾囊肿很少见于儿童;在成人,该病发病率随着年龄增长而提高。
> - 要利用超声诊断一个良性的单纯性肾囊肿,需满足:①囊腔内无回声;②囊壁菲薄,边缘光滑,边界清晰;③圆形或椭圆形外观;④透声性良好,伴后方回声增强。若不符合上述条件,则需行增强 CT。
> - 决定是否需要探查或切除一个复杂囊肿的指征,目前常基于 Bosniak 的 CT 分类（框图 10-2）。

十四、髓质海绵肾

髓质海绵肾（MSK;也被称为肾盏前小管扩张症）是在 1908 年由 Beitzke 首次发现的,1939 年由 Lenarduzzi 首次描述了该病的影像学特征。本病的命名来源于 1949 年 Cacchi 和 Ricci 发表的研究。**本病的特点为严格限于肾髓质锥体范围内的,集合管远端小管囊状或憩室状扩张。**这些扩张段小管外形类似刷子上的刷毛,在严重扩张且扩张部分内含结石时,外观就像一束花。一般来讲,经典的静脉尿路造影在发现轻中度 MSK 方面比 CT 更敏感;不过,多排螺旋 CT 尿路成像时利用三维（3D）体积渲染也能确立诊断（图 10-27）。根据目前文献,单排螺旋 CT、超声和 MRI 不足以发现 MSK 特征性的肿块。但 CT 尿路造影加 3D 体积渲染和静脉尿路造影（IVP）诊断 MSK 的价值相当（Maw,2007）。

许多 MSK 患者没有症状,他们也从未得到明确诊断,结果导致本病的真实发病率不得而知。在因为不同原因行肾盂静脉造影的患者中,每 200 人中可检出 1 例 MSK（Palubinskas,1961;Myall,1970）。MSK 在钙盐结石患者中更加常见。通常认为,本病为非遗传性疾病,从这一小部

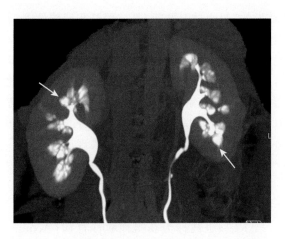

图 10-27　多排螺旋计算机断层扫描(CT)尿路成像对比剂增强最大亮度的 3D 渲染图提示，特征性的肾乳头刷状(箭头所指)，是由于扩张的集合管内散在结石。此 CT 的发现与准备充分的 IVP 静脉尿路造影具有相等的诊断价值(From Maw AM, Megibow AJ, Grasso M, et al. Diagnosis of medullary sponge kidney by computed tomographic urography. Am J Kid Dis 2007;50:146-50.)

分检出的患儿来看，本病为获得性疾病而非先天性。不过，近来有一些证据表明，本病某些类型以常染色体显性模式遗传。这一证据支持了 MSK 是在输尿管芽-后肾间叶组织或 RET/GDNF 层面的损伤导致的假说(Gambaro,2013)。

(一)临床特征

MSK 通常是良性病程，可能终身不引起临床症状，也不被发现。如有临床表现，多出现在 20 岁以后，最常见的症状是肾结石(50%～60%)，其次是泌尿系感染(20%～33%)和肉眼血尿(10%～18%)(Kuiper,1976)。从系列病例报道来看，结石患者 MSK 发生率变异很大，从 2.6%～21%。女性结石患者较男性更易合并 MSK(Palubinskas,1961;Lavan et al,1971;Parks et al,1982;Sage et al,1982;Wikstrom et al,1983;Vagelli et al,1988;Yendt,1990)。女性 MSK 患者较男性也更容易发生泌尿系感染(Parks et al,1982)。

1/3～1/2 的 MSK 患者合并高钙尿(Ekstrom et al,1959;Harrison and Rose,1979;Parks et al,1982;Yendt,1990)。30%～40%患者有不完全

性远端肾小管酸中毒(Torres and Grantham,2008)。在没有感染的情况下，MSK 患者的结石主要组分为草酸钙，可为单一成分或混合的磷酸钙。也有报道称 MSK 与罕见先天畸形相关，如偏身肥大、Beckwith-Wiedemann 综合征(巨舌症、脐膨出和巨人症)、Ehler-Danlos 综合征(全身弹性纤维发育不良综合征)、无齿症和先天性肝内胆管囊性扩张病(Caroli 症)。

MSK 的三种不同临床类型为：典型病例表现为反复出现的含钙肾结石伴肾小管损伤，包括肾性酸中毒和代谢性骨病；惰性病例很少出现或无肾结石，也没有肾小管损伤；还有一种罕见但严重的类型，患者表现为难治性剧烈肾区疼痛(Gambaro,2013)。

(二)组织学

MSK 的基本病变是肾乳头内的集合管扩张及髓质小结节，直径在 1～8mm，使肾在横截面上表现出海绵样的外观。肾通常大小正常或轻度增大。肾盏前小管扩张可以出现在一个或多个肾乳头，病变可以是单侧也可以是双侧的，其中双侧病变占到 70%。囊肿沿集合管上皮排列(Bernstein,1990)，通常与集合管相通。囊肿和扩张的集合管内可能有磷灰石沉淀(磷酸钙盐)或少数情况磷灰石混合草酸钙沉淀(Ekstrom et al,1959)。囊内含有黄棕色液体、脱落细胞或含钙物质。

(三)诊断

肾盂造影图像显示本病特点如下：①肾轮廓增大，有时可见钙化，尤其在肾髓质区域；②肾锥体可见集合管延长，管腔内造影剂充盈；③肾锥体显影并可见髓质持续造影剂充盈(Gedroyc and Saxton,1988)。小管内的钙盐沉积可表现为肾结石或肾钙质沉着症。

在罕见的病例中，MSK 在影像学上的表现类似于 ADPKD。这种情况下诊断前需要评估患者的肝脏情况。此外，如患者无家族史，CT 也没有提示皮质囊肿，也有助于明确诊断。

如发现患者有肾钙质沉着，必须要排除其他引起尿钙升高的情况，如甲状旁腺功能亢进、结节病、维生素 D 中毒、多发性骨髓瘤、肺结核或乳碱综合征。患上述疾病时，钙质会沉积在管径正常的集合管内，而 MSK 时钙质沉积在扩张的管腔内(Levine and Grantham,1990)。

(四)治疗和预后

MSK 患者在出现并发症、结石形成或发生尿路感染时需要接受治疗。考虑到患者合并高钙尿和低枸橼酸尿(可能是由于肾小管不完全酸中毒)概率较高,用枸橼酸钾来治疗结石发生和预防复发是很有效的(Gambaro,2013)。除了多饮水和低盐饮食以外,**噻嗪类药物对降低尿钙和限制结石生长有很好的疗效。如该患者不能使用噻嗪类药物,则可用无机磷酸盐替代;但无论如何,上述药物不可用于由产脲酶有机物引起泌尿系感染的患者,因为会有产生鸟粪石的风险。对于已经形成结石的患者,需要使用噻嗪类药物,无论尿钙是否升高。**

因为感染在 MSK 患者中并不少见,特别是有结石的患者,故需经常进行尿培养,在一部分患者中还需要考虑长期预防性抗生素治疗。在合并结石的 MSK 患者中培养出凝固酶阳性的葡萄球菌是很常见的,所以即使菌落计数<100 000/ml 也需要治疗(Yendt,1990)。应该避免针对血尿反反复复检查。如患者的结石已需要手术干预,可以选择标准化的操作,如体外冲击波碎石和经皮肾镜取石术。

要点:髓质海绵肾

- MSK 是一种与扩张的集合小管相关的非遗传性疾病,IVP 上显示外观如同刷子上的刷毛,扩张的管腔内可能会充满钙化点。
- 并发肾结石概率较高(50%~60%),其次是泌尿系感染(20% ~ 33%)、肉眼血尿(10%~18%)和高钙尿(33%)。

十五、散发的肾小球囊肿病

散发的肾小球囊肿病(glomerulocystic kidney disease,GCKD)是一类独立的病变,然而现在常常用以囊括所有不论何种原因导致的肾小球囊肿。肾小球囊肿是指位于双侧肾小球或 Bowman 囊内的弥散的囊肿。不过,肾小球囊肿在许多类型的肾囊性疾病中都可能出现,可能是也可能不是主要的病变。特指的肾小球囊肿病(或称"散发的"肾小球囊肿病)是一种是非遗传性疾病,表现为双肾增大,内有小囊肿,主要位于 Bowman 囊内。本病的临床意义在于,**它常常与其他表现为肾小球囊肿的疾病难以鉴别,如常染色体显性遗传的多囊肾、家族性发育不良性肾小球囊肿病,以及青少年 NPH。典型的散发 GCKD,其家族成员不会患病,也没有相关畸形的表现。**

十六、获得性肾囊性病

ARCD 也被称为获得性囊性肾病(Acquired Cystic Kidney Disease,ACKD),是指在非遗传性肾囊性疾病导致 ESRD 的患者中发现的双肾囊肿性变。诊断本病,每一侧肾内至少要有 3 个囊肿。本病 1977 年在接受血液透析患者中首次报道,不过后来很快发现,本病在接受腹膜透析的患者中十分常见(Dunhill et al,1977;Thomson et al,1986)。现在知道,透析并非 ARCD 的必要条件,更有可能是患者尿毒症的状态引起了病理性的改变;透析延长了患者生命的同时也给了囊状时间来扩张(Fisher and Horvath,1972;Ishikawa et al,1980;Kutcher et al,1983;Miller et al,1989;Truong et al,2003)。

本病的患病率和严重性随着氮质血症的时间和对透析的需要而增加。大约 10% 的未开始透析的 ESRD 患者可见获得性囊肿。开始透析后的 3 年,这一比例上升到 44%,5 年后达 60%,如果患者透析史超过 10 年,发生获得性肾囊肿的概率超过 90%。ARCD 在男性中发病率为女性的 3 倍,一般认为这种性别偏好与年龄或引起肾衰竭的原因无关。非洲裔美国人和日本人相比欧洲裔美国人更容易发生 ARCD(Reichard et al,1998)。**ARCD 也可发生在儿童身上(报道发生率大约为 23%)**(Hakim et al,1994)。过去认为,成功的肾移植可以延缓,甚至逆转囊性病变,但这点暂未得到近来研究的支持(Heinz-Peer et al,1995;Doublet et al,1997;Kliem et al,1997)

(一)病因学

针对 ARCD 的病因,存在多种理论,但确切的病因仍未知。一个理论认为:小管扩张是由于纤维化、草酸钙结石、血管闭塞或缺血导致的囊状扩张。其他理论提出了毒物致病学说。首先,囊肿、腺瘤和癌通常都是多发和双侧的,和毒素诱导大鼠的肿瘤生长情况一样。其次,成功的移植后囊肿常可以消退(Ishikawa et al,1983),提示成瘤或成囊肿的毒素被同种异体移植物消除。第三,如果移植失败了,患者又恢复透析,即便是长期排异的移植肾也会复发囊肿。另一个理论提出,生长因子的积蓄,如上皮生长因子(EGF)和其他刺激性化学物质(尿液中的),会引起囊肿增大(Bisceglia et al,2006)。但也有理论提出,肾功能的下降会刺激产生肾营养因子,介导剩余肾小球增生,囊肿产生及个别案例中肾肿瘤生成(Harris et al,1983;Yamamoto et al,1983)。

(二)临床特征

绝大多数 ARCD 没有症状。**主要临床表现是由于向一个或多个囊腔内的自发出血,引起最常见的表现是腰背部疼痛、血尿或两者同时发生。约一半的患者会发生出血**(Levine,1996)。如果出现了严重的出血,则可能引起包膜下血肿或腹膜后血肿,但是继发于肾囊肿或 RCC 都有可能。出血可能合并由尿毒症或透析时肝素化引起的凝血功能障碍。此外,更少见的并发症是囊肿感染、结石生成、血红蛋白迅速上升,这可能是与肾促红细胞生成素合成增多有关(Shalhoub et al,1982;Ratcliffe et al,1983;Mickisch et al,1984)。无论是透析患者还是移植肾受者,如果有镜下血尿(每高倍镜视野下>5 个红细胞),都应该接受影像学评估,因为形成肿瘤的风险较大(Kim,2010)。

肾肿瘤,尤其是肾腺瘤,会发生在大约 10% 接受长期血液透析的患者身上,并且患者如果出现 ARCD,后续发生肾肿瘤的概率更高,为 20%~25%(Gardner and Evan,1984;Schwarz,2007)。血液透析患者中 RCC 的总体发病率大约 1%。ARCD 患者发生肾癌的概率是正常人群的 3 倍,而囊肿大的肾发生肾癌的概率比囊肿小的肾高 6 倍(Torres and Grantham,2008)。**总体来说,透析患者发生肾恶性肿瘤的概率比正常人群高了 5~50 倍**(Resseguie et al,1978;Port et al,1989;Levine et al,1991;Ishikawa,1993;Truong et al,1995)。

与散发的形式相比,与 ARCD 相关的 RCC 患者更年轻,以男性为主,病灶呈多中心且双侧发病,侵袭性相对较弱(Gronwald et al,1999;Den-ton et al,2002;Truong et al,2003)。大约 20% ARCD 相关的 RCC 会发生转移,而这个比例在散发 RCC 是 50%。**肿瘤进展的危险因素包括男性、透析时长和肾重量,但与哪种透析方式无关。**虽然 RCC 在儿童中的发病率本来就很低,但儿童透析患者也会发生 RCC。大多数(86%)肿瘤并没有临床表现,出现的症状也多与肿瘤出血相关。很多患者仅表现为持续性血尿,但没有任何影像学证据。对于肿瘤直径超过 3cm,或肿瘤直径虽小一些但合并持续性血尿或瘤体增长迅速的,都建议行肾切除术(Truong et al,1995;Ishikawa,2000)。

(三)组织病理学

双侧肾通常比正常要小,囊肿呈多发及双侧病变。囊肿主要在皮质生长,尽管偶有髓质受累,特别当疾病进展到后期时(图 10-28)。囊肿直径平均 0.5~1.0cm,有报道最大可达 5.0cm(Miller et al,1989)。较大的囊肿是 ADPKD 特征,本病很少出现。囊肿为单房囊腔,内含淡黄色清亮或凝胶状液体,经常会发生出血和(或)肿瘤样变。

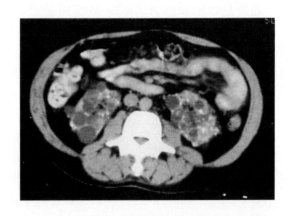

图 10-28　在一位长期血液透析患者身上发现,双侧肾增大,双肾多发囊肿及弥漫性钙化。病变类似 ADPKD。不过,囊性病并不是造成患者尿毒症的原因。该患者诊断为获得性肾囊性病(Courtesy D. Gordon,MD.)

大多囊肿为单层上皮,如扁平细胞、富含胞质和透明小滴的细胞或类似远端小管和集合管的立方细胞。囊肿常表现出继发改变,包括腔内陈旧血细胞沉积、含铁血黄素沉积,或草酸钙结晶(Hughson et al,1986;Ishikawa,1991;Truong et al,1995)。囊肿上皮细胞的核为圆形,形态正常,没有突出的核仁(Hughson et al,1980)。不过,在一些囊肿(非典型或增生)中,上皮细胞细胞核大而不规则,核仁大,可能具有有丝分裂的活性。有人认为,这种增生的上皮细胞是肾肿瘤的前体。此外,某些囊肿呈乳头样凸起改变,部分学者认为主要表现为乳头样凸起的囊肿与肿瘤界限不明。

对于肾肿瘤,区分其为腺瘤还是癌的并没有明确的界限。大多直径＜1cm的肾结节都是腺瘤,而＞3cm的是癌。直径1~3cm的结节定义就比较模糊。目前并不清楚肾腺瘤是否经历了恶变的过程。有人认为,即使囊肿没有形成也可有不典型上皮增生存在,且这些细胞是不典型囊肿和腺瘤的前体(Hughson et al,1986)。因此很可能增生性囊肿和腺瘤都可以发展成RCCs。肾移植遗留下的原位肾不可轻易忽视。在其他类型的肾囊性疾病中(VHL病和结节性硬化),增生性囊肿的上皮也被视为发展为RCC的潜在前体(Fayemi and Ali,1980)。

(四)诊断

超声是诊断和随访ARCD最常用的手段。CT和MRI可以发现更多的囊肿,尤其MRI对于发现和描述微小的病变价值更大(Heinz-Peer et al,1998)。超声可以显示小的高回声肾伴有不同大小囊肿的情况,也可以发现囊壁的钙化,但钙化灶在CT上更清晰。CT平扫或增强能更好地区别有少量单纯囊肿的肾和多发获得性囊肿的肾,也是发现肾肿瘤最有效的手段。对于还没有开始透析的ESRD患者,无论如何要避免使用增强对比剂,以免对肾功能造成进一步的损害。对于这类患者而言,超声或钆增强的MRI是更好的选择。**需要提醒的是,不管怎样,肾源性系统性纤维化(NSF)是一种在肾功能受损患者中虽然罕见,但十分严重威胁生命的疾病,与ESRD患者行增强MRI注入钆作为造影剂有关。对这些患者应谨慎使用钆。**

当尿毒症患者发热时,需要考虑到ARCD的诊断及可能发生的囊肿感染的情况(Bonal et al,1987)。如超声提示囊内回声或囊壁增厚,需要怀疑是否有感染。确诊可行囊肿穿刺,可发现造成感染的病原菌。CT可以发现感染患者增厚的囊壁。

在对ARCD鉴别诊断时,必须要考虑造成肾衰竭的原因,尤其是ADPKD的可能性。通常,ARCD患者肾偏小,囊肿也更小,且没有ADPKD那些肾外表现。在透析患者中,合并ARCD的肾往往＜300g;ADPKD的肾往往＞800g(Feiner et al,1981)。

(五)治疗

出现出血时最常采取的还是卧床休息和缓解症状的治疗。然而持续性的出血和疼痛可能需要行肾切除或肾血管栓塞术。如果在血液透析期间出现了与肝素化相关的血尿,可考虑改为腹膜透析。鉴于腹膜后血肿患者隐藏未发现的RCC的概率高,当不能排除癌症时建议行肾切除术。如有个别大囊肿引起了胁腹部疼痛,经皮囊肿穿刺＋细胞学检查是合理的保守的治疗方案,因为ARCD的囊肿最终可在肾移植后退化(Torres and Grantham,2008)。对于感染性囊肿,经皮穿刺引流是有效的。当效果不佳时,要考虑行手术引流或肾切除。

尽管小的肾肿瘤也可能扩散转移,但那些直径＜3.0cm的很少发生这样的情况(Bell,1935;Talamo and Shonnard,1980)。故目前建议,对ACKD患者,如肾内团块＞3.0cm需手术切除。对于＜3.0cm肿块,有些学者建议对能耐受手术者行肾切除术,而另一些建议每年CT复查,只有当肿瘤长大时才手术切除。虽然从数据上看,小肿瘤比大肿瘤更不容易发生转移,但小肿瘤的大小并不是不发生转移的绝对保证。对ESRD、ACKD和可疑肿瘤的患者行双侧腹腔镜下根治性肾切除术是比传统开放手术更推荐的方法(Ghasemian et al,2005)。

对接受血液透析3年及以上的患者,建议行超声或CT扫描,若未发现囊肿或肿瘤,此后每6个月超声随访;如囊肿或肿瘤＜2.0cm,则同时B超和CT随访(Sarasin et al,1995)。对这部分患者坚持随访是否有益一直是争论的焦点。有建议提出仅对55岁以下、一般状况良好的3年以上透析患者检查(Sarasin et al,1995)。也有人建议只有在患者有已知危险因素情况下再筛查,如长期透析、已确诊ARCD和男性(Reichard et al,1998)。

数项研究提示,ARCD接受肾移植后,肾囊肿

退化(Ishikawa et al,1983;Kutcher et al,1983;Thomson et al,1986)。故认为 RCC 的发生率也会随着移植量增加而下降。不幸的是,有 18% 的患者在移植以后又出现了新的囊肿,原肾也可在移植后 3~8 年出现肾癌(Ishikawa,1991;Levine and Gburek,1994)。看起来在男性患者,ARCD 的恶变的可能性在移植以后很多年仍存在,特别是老年男性受者(Heinz-Peer et al,1995)。最后,要知道,免疫抑制本身就会使这部分患者易患肿瘤。在肾移植受者中,4.5% 的恶性肿瘤发生在原肾上(Penn,1979)。ESRD 患者接受肾移植后,其发生 RCC 的概率比原先上升了 15 倍(Kasiske,2004)。原肾 RCC 和移植的同种异体肾 RCC 是可以区分的,超过 70% 的肿瘤发生在原肾(Tsaur,2010;Klatte,2011)。必须要考虑的是,对于长期血液透析患者而言 RCC 的临床意义,因为在这部分患者中,RCC 很少引起转移或死亡事件。相对地,肾癌在移植人群中表现得非常具有侵袭性,故要在肾移植前后均进行过积极的评估(Pope,1994)。

要点:获得性肾囊性病

- ARCD 与慢性肾衰竭相关,最常见于长期腹膜透析或血液透析的患者。
- ARCD 由增生性肾囊肿和腺瘤构成;两者都有可能进展成 RCC。
- 透析患者发生肾恶性肿瘤的概率是一般人群的 5~50 倍。如果要发生 RCC,最常在开始透析以后 10 年内。
- 肾移植以后囊肿常常会退化。即便如此,仍存在进展为 RCC 的可能,但概率明显降低。

十七、肾盏憩室(肾盂源性囊肿)

肾盏憩室是集合系统一块向皮髓质外凸的区域,常位于肾盏穹部。肾盏憩室覆有移行上皮细胞,呈表面光滑的球形,通过细细的通道(或称颈部)与肾盂肾盏系统相通,典型位置在肾的上极或下极。肾盏憩室有时也被称为肾盂源性囊肿,尤其当它起源于肾盏时。肾盏憩室的大小,从直径几毫米到几厘米不等。大多数憩室都是先天性的,不过类似的病变也可能是肾钝性损伤或肾盏漏斗部梗阻的结果。通常,肾盏憩室是没有症状的,偶尔可能出现结石。结石可能是单颗较大结石,或多发小结石。偶尔也可能出现肾钙乳症。结石通过憩室狭窄的颈部进入肾盏的过程会引起疼痛和血尿。

这些憩室在 IVP 上表现为肾乳头旁造影剂充盈的球形区域;而连接的颈部常常由于太细以至于无法在 IVP 上显影。在直立位片上,尿液和造影剂形成液平。肾盏憩室也可在 CT、MRI 和超声上显影,但除非注入造影剂,不然很难区分梗阻的肾盏和肾囊肿(图 10-29)。

关于本部分更深入的讨论参见第 7 卷第 9 章。

十八、肾盂旁囊肿和肾窦囊肿

肾盂旁囊肿、肾窦囊肿、肾盂周围囊肿、肾盂旁淋巴囊肿、肾门囊肿和肾盂旁淋巴管扩张都是用来形容邻近肾盂或在肾门内的囊肿。虽然部分肾盂旁囊肿是起源于肾实质的单纯性囊肿,恰巧对肾盂造成一定压迫。但真正的肾盂旁囊肿起源于肾窦,不含有实质成分。因此,肾盂旁和肾盂周围更适合形容位于实质的囊肿,而肾窦囊肿更准确地描述了所有非起源于肾实质,而起源于其他肾窦结构(动脉、淋巴组织或脂肪)的肾门内囊肿。这些为良性病变,尸检发现 15%~20% 人患有本病。现代影像学检查手段能够轻易地将本病与更严重的肾盂或肾实质病变区分开(图 10-30)。

最主要类型的肾窦囊肿似乎是淋巴管扩张结果;不过,造成具体临床表现的机制尚不明确。这些囊肿多为多发,双侧肾受累。还有一些肾窦囊肿是由于肾受局部血管疾病影响而萎缩,相应肾窦区域脂肪液化。

患者年龄多为 50-60 岁,无明显临床症状。囊肿多在因其他疾病就诊时,如泌尿系感染、肾结石、高血压或前列腺疾病,检查时无意间发现。这类囊肿很少引起集合系统梗阻。超声表现为肾窦区域多发无回声区,和肾积水鉴别有一点难度。肾积水的诊断,毫无疑问,建立在扩张的肾盏,肾

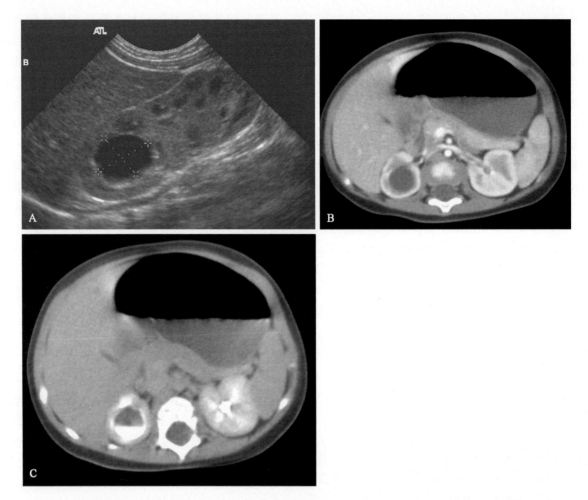

图 10-29 肾盏憩室。A. 肾超声显示一处圆形病变,易与肾囊肿混淆,该患者有反复发热性尿路感染的病史,故加行增强 CT;B. 早期增强图像显示病变无强化;不过,延迟增强图像(C)显示集合系统内液平,证实了肾盏憩室的诊断

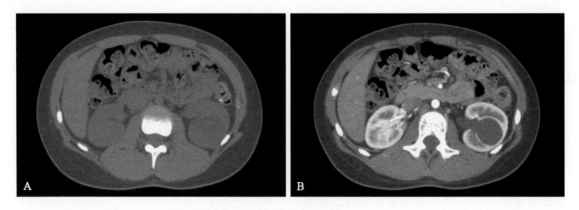

图 10-30 肾盂旁囊肿。A. 肾盂旁可见低回声、界限清晰的圆形区域;B. 静脉注入造影剂后未见延迟增强。无肾积水或输尿管扩张,注意增强图像中输尿管内的造影剂

盏与扩张的肾盂相通的基础上。在 CT 上肾窦囊肿和水的衰减值相等。囊肿位于肾窦,会将肾盏向外侧挤压。平扫时多发的囊肿类似扩张的肾盂,故会被认为是肾积水。鉴别诊断包括肾窦脂肪瘤(脂肪密度)、淋巴瘤、出血和尿液囊肿。本病主要靠保守治疗。

致谢

我很感谢 Anthony Kallas Chemaly,医学博士,在校对上给予我的帮助,他是 Femme Mère-Enfant 医院(里昂,法国)小儿泌尿外科的同道。

参考文献

完整的参考文献列表通过 www. expertconsult. com 在线获取。

推荐阅读

Al-Bhalal L,Akhtar M. Molecular basis of autosomal recessive polycystic kidney disease (ARPKD). Adv Anat Pathol 2008;15:54-8.

Avni FE,Guissard G,Hall M,et al. Hereditary polycystic kidney diseases in children. Pediatr Radiol 2002;32:169-74.

Bisceglia M,Galliana CA,Senger C,et al. Renal cystic diseases:a review. Adv Anat Pathol 2006;13:26-56.

Bosniak MA. The use of the Bosniak classifi cation system for renal cysts and cystic tumors. J Urol 1997;157:1852.

Braun WE. Autosomal dominant polycystic kidney disease:emerging concepts of pathogenesis and new treatments. Cleve Clin J Med 2009;76:97-104.

Chakraborty K,McHugh K. Cystic diseases of the kidney in children. Imaging 2005;17:69-75.

Clark PE,Cookson MS. The von Hippel-Lindau gene: turning discovery into therapy. Cancer 2008;113(Suppl. 7):1768-78.

Grantham JJ. The etiology,pathogenesis and treatment of polycystic autosomal dominant polycystic kidney disease: recent advances. Am J Kidney Dis 1996;8:788-803.

Mackie GG,Stephens FD. Duplex kidneys:a correlation of renal dysplasia with position of the ureteral orifice. J Urol 1975;114:274.

Pazour G. Intrafl agellar transport and cilia-dependent renal disease:the ciliary hypothesis of polycystic kidney disease. J Am Soc Nephrol 2004;15:2528-36.

Peters CA,Carr ML,Lais A,et al. The response of the fetal kidney to obstruction. J Urol 1992;148:503-9.

Pope JC 4th,Brock JW 3rd,Adams MC,et al. How they begin and how they end:classic new theories for the development and deterioration of congenital anomalies of the kidney and urinary tract,CAKUT. J Am Soc Nephrol 1999;61:2018-28.

Reed AB,Parekh DJ. Surgical management of von Hippel-Lindau disease:urologic considerations. Surg Oncol Clin North Am 2009;8 (1):157-74.

Shehata BM,Stockwell CA,Castellano-Sanchez AA,et al. von Hippel-Lindau (VHL) disease:an update of the clinicopathologic and genetic aspects. Adv Anat Path 2008;15:165-71.

Sweeney WE Jr,Avner ED. Pathophysiology of childhood polycystic kidney diseases:new insights into disease-specifi c therapy. Pediatr Res 2013;1-2 (75):148-57.

Torres VE,Grantham JJ. Cystic diseases of the kidney. In:Brenner BM,editor. Brenner and Rector's the kidney. 8th ed. Philadelphia:Saunders;2008. p. 1428-62.

(陈周彤　**编译**　耿红全　**审校**)

第11章 先天性尿路梗阻:病理生理学

Craig A. Peters, MD

一、临床背景

不同程度的尿路梗阻及其临床结局是儿童最常见的尿道疾病之一。梗阻性肾病是引起年龄<1岁男孩肾功能不全的最主要原因,而肾功能不全是肾衰竭行肾移植的最主要原因,约23%接受移植的儿童是由于肾功能不全(Benfield et al,2003;Seikaly et al,2003)。大量儿童患有程度更轻的梗阻,需经历数年的临床监测和影像学检查。

梗阻性改变的程度由轻到重范围较广,在是否干预的情况之间没有明确的分界线(Peters,1995),这构成了临床上的主要挑战。根据现有的影像手段可以轻易发现梗阻病变的存在,但干预的标准仍充满争议。这很大程度是由于缺乏提示梗阻形式和进展的有效标志物,以及对不同程度梗阻的自然病程的认识有限(Chevalier,2004)。在梗阻病变的范围内可以给予我们临床指导的"路标"很少。

本章将回顾先天性尿路梗阻病理生理学的现阶段认识,如何与临床情况联系,以及其与肾后梗阻的区别。可以预见,随着增进对先天性尿路梗阻机制的理解,能更好地辨别出哪些孩子需要治疗干预,哪些孩子尚不需干预。

二、梗阻的临床表现

产前超声诊断全面改变了梗阻性病变的临床表现,目前大部分病变在产前发现,许多不存在明显的临床征象。有临床表现的通常是严重梗阻的情况,如后尿道瓣膜或巨大肾积水。一些患儿还是可以发现梗阻的临床征象,通常是感染或腹痛,少见的有高血压。在全尿路梗阻的患儿中,即使梗阻解除后功能性异常仍存在,这提示梗阻对肾发育存在影响。肾小球损伤造成滤过功能下降,可引起血肌酐浓度上升,肾小管损伤引起酸中毒,而集合管异常导致肾源性尿崩症。在个别极端病例中,这些情况可以全都存在。但有时这些情况独立出现,且可能在梗阻解除后仍持续存在(Hutcheon et al,1976)。梗阻性高血压可能是肾素介导的(Riehle and Vaughan,1981;Urata et al,1985;Mizuiri et al,1992),手术纠治后或可逆(de Waard et al,2008)。

在各种不同程度的先天性梗阻性肾的研究中都曾描述过这些功能性改变的病理联系(Elder et al,1995;Stock et al,1995;Han et al,1998;Poucell-Hatton et al,2000;Zhang et al,2000;Huang et al,2006)。与程度较轻的梗阻相关病理改变的研究尚不透彻,描述了一系列性质相似的改变。在没有明显功能性改变和单侧病变的情况,判断单个受损肾的状态在临床上是一个挑战。这通常关系到手术介入是否合时宜的问题,许多争议由此引出。临床影像学研究是目前唯一广泛用于进行这类评估的手段,而其解读是存在变异的。不同程度梗阻情况的自然病程未被很好描述,但这才是临床问题的本质。应清晰了解,梗阻的程度范围很广,包含从不需要干预的情况到会产生严重肾损伤的情况,且情况可能随年龄和梗阻的持续程度改变。

三、进展性肾功能损伤

关于尿路梗阻最主要的危害在于病情可能是进展性的,导致肾功能丢失不断增加。进展可见于两种形式:一是未纠治的部分梗阻病变[如肾盂输尿管连接处梗阻(UPJO)],二是原先的梗阻已经纠治但已产生一些程度肾损伤(如后尿道瓣膜)。在第一种情况中,肾功能在影像检查中可能起先是完好的,然而一段时间后受梗阻影响的肾会出现绝对和相对功能的进行性丢失。如果可以前瞻性地获知该情况,手术干预是合适的,也应该尽早实施。挑战正在于如何预知这个情况,目前可以预测的标志物很少。单侧无症状梗阻的进行性损害的发生率为20%～40%,但随访的长度可能显著影响该数据。所有梗阻病变的前瞻性研究都记录了潜在的进行性损害(Parkhouse et al,1988;Koff and Campbell,1992;Palmer et al,1998;Koff,2000;Thorup et al,2003;Ross et al,2011)。

第二种情况反映了损伤肾失去正常肾的功能储备,因此随时间变化不能维持其绝对功能。这些损伤肾随时间表现出功能上陡然下降,常常仅在双侧梗阻中才明显。机制可能是残余肾单位的高滤过,临床上常见于后尿道瓣膜(Parkhouse et al,1988;Nguyen and Peters,1999;Heikkila et al,2011)。患儿可能在生命早期有足够的肾功能,但在青春期表现出延迟地和不可阻挡地发展为肾衰竭(图 11-1)。早期介入是否能保护他们的肾功能尚不确定,但这种可能性不能被忽视。根本上,特异性治疗干预能够靶向阻止这一进展过程。

继发于进行性或既往肾梗阻的肾损伤持续进展的预测因子有重要价值,但是可靠的还很少。

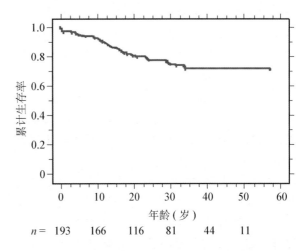

图 11-1　后尿道瓣膜患儿的肾功能进行性损害并进展至终末期肾病(From Heikkilä J,Holmberg C,Kyllönen L,et al. Long-term risk of end stage renal disease in patient with posterior urethral valves. J Urol 2011;186:2392-6.)

最显而易见的预测因子是绝对肾功能的改变,临床上由肌酐清除率或血肌酐提示,它在进展的早期阶段相对不敏感。放射性核素影像在一些病例可能有帮助,但没有金标准可以了解潜在的疾病进展。尿生物标志物已被广泛研究,尚没有一项被普遍使用(Madsen et al,2011)。

> **要点:临床背景**
> - 梗阻是年龄<1岁男孩肾功能不全的最主要原因,是肾衰竭需行移植的最主要原因。
> - 梗阻性肾功能不全的进展可见于两种形式:一是未纠治的部分梗阻病变,二是原先的梗阻已经纠治但已产生一定程度肾损伤。
> - 第二种情况反映了损伤肾失去正常肾的功能储备,随时间变化不能维持其绝对功能。
> - 肌酐升高提示绝对肾功能改变,但在进展早期相对不敏感。

四、梗阻的定义

通常由超声发现肾积水来诊断可能存在梗阻的尿路疾病并不难,但是判断特定情况是否需要手术干预以保护肾功能和肾发育却困难得多。先天性梗阻常被引用的定义(Koff,1987)为"产生尿流受限并引起肾功能损害的情况"似乎太过局限。成长期儿童的肾功能预期是显著增长的,起先增速超过身体质量,后与身体质量增速平行。如果这种功能增长没有出现,即肾功能潜能丢失,可能是比绝对功能丢失更严重的结果。因此,**肾功能发育的损害应被认为是梗阻需要干预的决定因素**(Peters,1995)。

按这个思路,梗阻性或肾积水病变如果已引起肾功能低于正常,则应考虑为可能需要手术干预。有显著肾积水的患儿,放射性核素肾图上一侧肾功能显著低于预期的 50% 则已经存在肾功能潜能的损伤,可能应认为梗阻已需要手术干预限制进一步损害。然而,恢复尚未获得的肾功能的能力无法预测。

先天性梗阻性尿路疾病(COU)的一个关键点在于认识到其与成年动物(或成年肾)的获得性梗阻的区别。COU 的梗阻发生于肾形成过程中,这产生了与成年肾的梗阻完全不同的模式(Peters,1997)。肾发育的方式受梗阻影响并最后波及肾功能,因此这些改变的机制与成年梗阻完全不同。尽管在一些改变在关键机制上可能存在重合,但大部分机制是不同的。成年梗阻相关的原则不适用于先天性梗阻。这显然影响我们对产后和成年动物的实验数据的解读,以及实验系统的选择及应用。

在先天性尿路梗阻的临床管理中让人沮丧的一点在于治疗选择的二元论,目前选项限于观察或手术。尽管手术选择已稍有扩大,两个不同选项间的鸿沟仍给患者和家庭,包括医师带来了心理压力。没有任何医学或药物治疗可以改善或预防梗阻的并发症是选择纠治疾病和选择等待自然消退的人之间产生争议的主要原因。The horizon 承诺医学治疗可通过多种方式预防肾损伤,但可能需要更全面地理解 COU 的本质才能许可这样的特异性治疗。

五、先天性梗阻性肾病的方式

(一)普遍观察

在一次理解 COU 病理生理学的尝试中,梗阻肾组织检查显示肾组织原始形式的结构紊乱,病理上定义为发育不良。虽然关于发育不良的定义没有普遍一致的观点,与梗阻相关的肾发育改变的证据却时有报道(Bernstein,1971;Matsell,1998;Tarantal et al,2001;Matsell and Tarantal,2002;Matsell et al,2002)。发育不良常被认为是不可逆的胚胎过程,但这未被证实。可以明确的是,一些发育不良是非常早期的肾发育异常引起的(Winyard and Chitty,2008)与梗阻无关,但同样明确的是梗阻过程可以产生发育不良。并不清楚这些方式间是否存在微小差别,但不难理解,一些不同的病因可在肾发育方式被破坏时产生相似的结果。

然而也有一些病例,通常是程度较轻的梗阻,不存在发育不良(Bonsib,1998;Zhang et al,2000)。这些病例中梗阻效应的机制可能是相似的但程度更轻,或者可能性质上很不相同。认识到应对梗阻的方式存在变异性是重要的。

如果梗阻可以产生发育不良或异常发育方式,那梗阻效应的特定机制应该是可辨认的。这包括肾发育的基础过程,该过程的特征可能帮助洞悉梗阻性肾病的关键机制。**发育是一个器官或组织形成时组织生长和分化的受控制的过程,调控这些过程的因子可能正是梗阻效应的靶点。**

梗阻伴随的结构变化显然有肾盂积水,但主要是肾组织正常结构的紊乱和各组成部分在量上的相对变化。有些变化虽然细微但功能上很重要。其他变化包括纤维化和间质组织增多,以及存在异常小管和小球。肾正常的有皮质和髓质区域伴内带和外带的分层结构通常被破坏或缺失(Zhang et al,2000)。不太明显的变化有构成肾单位的单个肾细胞类型分化的改变(Huang et al,2006)。细胞不能正常工作,包括以协同运作的方式与相邻细胞通讯。肾功能因此受到破坏。

与这些结构改变紧密联系的是生长调控的紊乱,即特定结构生长增多或减少。在一些病例中,梗阻肾比正常显著缩小,在发育阶段这代表着发育不全,而非萎缩。这种差别很重要,肾组织量不是丢失,而是从未形成。这是生长不足,而不是萎缩,机制上也是有差异的。

这些观察获得临床和实验研究的支持。一些活检研究报道了不同程度梗阻中提示分化和生长改变的模式,包括在双侧高位梗阻(UPJO)(Elder et al,1995;Stock et al,1995;Zhang et al,2000;Huang et al,2006)和低位梗阻(后尿道瓣膜)(Poucell-Hatton et al,2000;Haecker et al,2002)中。这些改变未被很好解释,与临床参数的相关性通常不完美。然而实验研究同样显示了发育期梗阻会对肾分化和生长调控产生改变(Beck,1971;Steinhardt et al,1988;Gonzalez et al,1990;Peters et al,1992;Wen et al,2002;Cachat et al,2003;Mure et al,2006b)。在实验模型中,这些改变随发病时间和梗阻严重程度而不同(图 11-2)(Chevalier et al,1988,1999c;Thornhill et al,2005;Klein et al,2011a;Truong et al,2011);后者很难被准确测量。然而,在我们有更肯定的相关性之前,任何这些模型系统的可信性必须视情况而定。不过可以明确,诱导梗阻可产生被视为发育不良的严重分化异常,并能对生长调控产生明确的破坏(Peters et al,1992)。因此,检查这些观察到的特定模式和这些改变的潜在机制很合理,它们都是可能参与梗阻性肾病进展的因素。

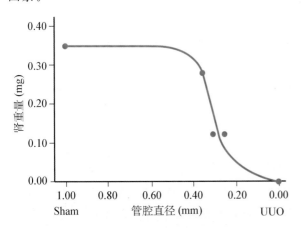

图 11-2　出生时实验造成单侧输尿管梗阻的大鼠在 2 周龄和 4 周龄期间肾重量改变。随着输尿管管腔直径减少,肾重量的锐减提示梗阻效应对肾生长调控存在阈值效应(Modified from Thornhill BA,Burt LE,Chen C,et al. Variable chronic partial ureteral obstruction in the neonatal rat:a new model of ureteropelvic junction obstruction. Kidney Int 2005;67:42-52.)

(二)效应的方式

梗阻对发育期肾的影响可总结为造成生长调控、组织分化、细胞外基质(ECM)和纤维化的改变,以及改变肾的功能整合(图 11-3)。后者很大程度是前三个主要因素的结果,涉及维持血管、神经和激素动态平衡和炎症级联反应调控的机制。理解梗阻是如何在这些系统中搅乱调控的机制可以帮我们更好理解梗阻的结局,有助于改进诊断、预后、治疗的能力。

> **要点:先天性梗阻性肾病的模式**
> - 肾功能性发育的损伤应考虑为梗阻需要干预的决定因素。
> - COU 与成年肾的获得性梗阻有区别。
> - 梗阻肾组织表现出原始组织结构的紊乱,称为发育不良。
> - 肾积水中梗阻引起的结构改变是明显的,主要是肾组织正常结构的紊乱和各部分构成量的相对变化。轻微变化在功能上很重要,包括纤维化、间质组织增加,以及异常小管和小球。
> - 发育期肾的梗阻效应随发病时间和梗阻严重程度的变化而不同。
> - 发育期肾的梗阻造成生长调控、组织分化、细胞外基质(ECM)和纤维化的改变,以及改变肾的功能整合。

1. 生长

生长调控是发育的重要部分,梗阻肾可表现为受损或加速生长。需认识到梗阻肾的缩小并非成年人中常见的萎缩,而是发育不全。肾本应经历的生长过程其实未发生。这可通过产前超声轻易看到,实验中也重复被证实(Peters et al,1992;Mandell et al,1994)。通常是肾所有部分的全面受损,兼有肾单位数目减少和肾单位缩小。肾单位节段差异性生长受损也可能存在(Cachat et al,2003;Huang et al,2006)。显著的生长受损对功能的影响是明显的,因为肾单位更少更小。应对这些改变可能有代偿,评估长期影响是困难的。肾质量减少可引起高血压和滤过功能降低,小管质量丢失可影响电解质酸碱平衡,以及水平衡。

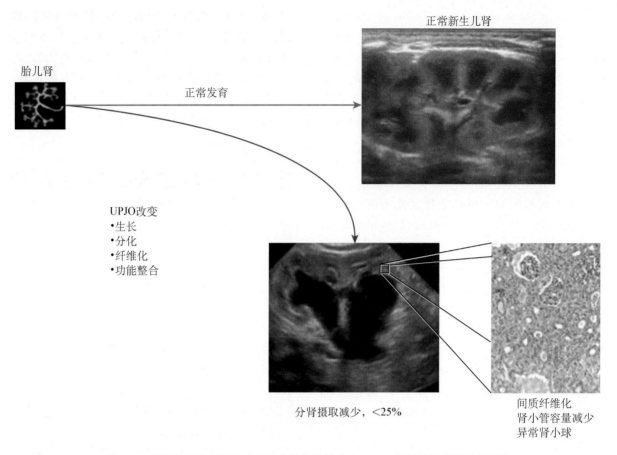

图 11-3　图示为胎儿期梗阻产生影响的关键模式。UPJO. 肾盂输尿管连接部梗阻

生长加速可见于体积大于正常的肾积水肾，虽然在人类中证实较困难，因为这种情况下很少有肾因此摘除。在动物实验中，胎儿期部分梗阻可增加肾质量（Gobet et al，1999a；Ayan et al，2001）。这并不伴有发育不良改变，也不是由水肿引起，总蛋白和 DNA 量增加。生长改变的预测因素包括梗阻的严重程度和梗阻的时间，虽然后者在人类中很难明确。生长增速的功能结局仍未知，可能与某些肾积水患者在肾图上监测到的间歇性功能亢进相关（Moon et al，2003；Maenhout et al，2005）。应对梗阻的代偿反应可能不是良性的；肾小球生长亢进发生于尿崩症早期，而后期与小球硬化相关。

（1）肾的生长调控：肾生长调控在整个发育期极其复杂且动态。已知许多生长因子在肾发育的各阶段影响肾生长，在肾单位的不同部位发挥作用。已有研究表明梗阻改变生长调控基因的表达，并影响这些基因编码蛋白的生成（Chevalier，

1996）。表 11-1 列举出一些有报道在肾梗阻中改变的因子（并不全在胎儿模型中），并且可能是重要的机制决定因素。表皮生长因子（EGF）通过外源性给药可减轻梗阻对生长的影响（Kennedy et al，1997；Chevalier et al，1998，1999a；Wen et al，2009）。许多研究聚焦在某些特定生长因子，但从肾生长发育调控的复杂性可看出，多个因子间相互作用和其信号传导通路将会更具相关性。

（2）凋亡调控：凋亡是发育期肾生长的关键部分，被描述为受调控的细胞死亡。早期胎儿肾在新细胞生成和周转上非常活跃（Carr et al，1995）。这使得发育期间可以进行重塑，并对未调控生长提供控制系统。凋亡速率的轻微增加，即使生长进度维持正常，也会引起肾质量随时间明显减少。近年来，凋亡在先天性梗阻中的作用逐渐明确，包括凋亡的细胞模式特点，以及凋亡调控分子的表达增强（Yang et al，2001b；Yoo et al，2006；Es-kild-Jensen et al，2007a；Campbell et al，2008；

Klein et al,2011a)。这种改变可能是异质性的,虽然凋亡活动受细胞因子(Cohen et al,2007;Manucha et al,2007;Campbell et al,2008;Manucha and Valles,2012)和机械因素(Nguyen et al,2000;Hsieh and Nguyen,2005)调控,但这些改变发生的准确方式仍有待明确。不合适的凋亡可能还与间质纤维化有关(Docherty et al,2006a)。我们想要理解凋亡在先天性梗阻中作用的一个重要方面在于,凋亡介质可能在尿或血液中可测量,这可能为治疗性操作提供条件(Mizuguchi et al,2008)。

表 11-1　先天性梗阻性尿路疾病的关键因素

激活凋亡	抑制凋亡
生长	
TGF-β1(Medjebeur et al,1997;Ayan et al,2001)	BMP7(Klahr and Morrissey,2003)
	HGF(Liu,1999)
RAS(Eskild-Jensen et al,2007a):AT1 受体	血管紧张素 AT2 受体(Ma et al,1998;Liapis,2003)
TNF-α/NF-κB(Misseri et al,2005;Meldrum et al,2006)	STAT6(Yukawa et al,2005a)
BAD,Bax(Liapis et al,2000)	Bcl-2(Manucha et al,2007;Manucha and Valles,2008)
ROS(Ricardo et al,1997)	过氧化氢酶,SOD(Kinter et al,1999;Truong et al,2011)
DAPK(Yukawa et al,2004)	CD44(Rouschop et al,2004)
Tubular stretch(Nguyen et al,2000;Cachat et al,2003)	EGF(Chevalier et al,1999a;Bartoli et al,2000;Grandaliano et al,2000;Bartoli et al,2011)
p53 胱天蛋白酶(Choi et al,2001;Misseri et al,2005;Nguyen et al,2006;Guerin et al,2008)	P21(Silverstein et al,2003)
FAS(Choi et al,2000)	HO-1(Kim et al,2006;Li et al,2012)
NHE1 downregulation(Manucha et al,2007)	HB-EGF(Nguyen et al,2000)
	IGF(Kiley et al,2003)
	骨桥蛋白(Yoo et al,2006)
	PAX2(Cohen et al,2007)
	SS-31(Mizuguchi et al,2008)
诱导 EMT	**抑制 EMT**
分化	
TGF-β1/Smad2/Smad3(Inazaki et al,2004;Chevalier,2008)	BMP7(Klahr and Morrissey,2003)
Snail-1(Yoshino et al,2007)	ALK TGF-β1R inhibitor(Galarreta et al,2013)
PAI-1(Zhang et al,2007)	
Leukocytes(Lange-Sperandio et al,2007)	
血管紧张素(Topcu et al,2007)	
促纤维化	**抗纤维化**
纤维化	
TIMPs(Ayan et al,2001;Mure et al,2006b)	MMPs(Gobet et al,1999a)
TGF-β1(Yang et al,2001a;Silverstein et al,2003;Lange-Sperandio et al,2007)	HGF(Mizuno et al,2001;Yang et al,2003a),BMP(Klahr and Morrissey,2003)

（续　表）

Smad2/Smad3（Inazaki et al,2004）	Smad7（Lan et al,2003；Fukasawa et al,2004；Chung et al,2009）
RAS：AT1 receptor（Manucha et al,2004）	血管紧张素 AT2 受体（Yoo et al,1997），缓激肽 B2 受体（Vari et al,1993）
缺血，缺氧，ROS（Cachat et al,2003）	iNOS（Ito et al,2004），eNOS（Chang et al,2002）
TNF-α（Meldrum et al,2007）	核心蛋白聚糖（TGF-β 抑制剂）（Diamond et al,1997；Silverstein et al,2003）
骨桥蛋白（Yoo et al,2006）	ALK5 TGF-β1R 抑制剂（Moon et al,2006）
PAI-1（Zhang et al,2007）	氯沙坦（Manucha et al,2004）
PDGF（Liapis et al,1994；Seseke et al,2004），CTGF（Yokoi et al,2004）	瑞舒伐他汀（Mazzei et al,2012）
DAPK（Yukawa et al,2005b）	
促炎症	**抗炎症**
炎症	
MCP-1（Silverstein et al,2003；Pittock et al,2005；Bartoli et al,2011；Madsen et al,2012）	坎地沙坦（AngRec inhibitor）（Topcu et al,2007）
NF-κB（Seseke et al,2004）	IκB（Tashiro et al,2003）
经典活化的巨噬细胞（Liu et al,2008）	Alternatively activated macrophage
TNF-α/NF-κB（Valles et al,2003；Meldrum et al,2006）	腺苷 A2A 受体/PDE4（Lange-Sperandio et al,2005）
Krox 24（Silverstein et al,2003）	
整合素，选择素，ICAM-1（Lange-Sperandio et al,2006）	
CCR1（Eis et al,2004），CCR2（Kitagawa et al,2004）	
趋化因子（RANTES，MIP-1 β，MIP-1 α）（Lange-Sperandio et al,2007）	

ALK. 激活素受体样激酶；AT1. 血管紧张素 1 型；AT2. 血管紧张素 2 型；BAD. Bcl-2 相关死亡；Bcl-2. B 细胞淋巴瘤 2；BMP. 骨形态发生蛋白；BMP7. 骨形态发生蛋白-7；CCR1. 趋化因子受体 1 型；CCR2. 趋化因子受体 2 型；CTGF. 结缔组织生长因子；DAPK. 死亡相关蛋白激酶；EGF. 表皮生长因子；EMT. 上皮间充质转化；eNOS. 内皮型一氧化氮合酶；FAS. 脂肪酸合成酶；HB-EGF. 肝素结合表皮生长因子；HGF. 肝细胞生长因子；HO-1. 血红素加氧酶-1；ICAM-1. 细胞间黏附分子-1；IGF. 胰岛素样生长因子；IκB. κB 抑制药；iNOS. 诱导型一氧化氮合酶；MCP-1. 单核细胞趋化蛋白-1；MIP-1 α. 巨噬细胞炎症蛋白-1α；MIP-1 β. 巨噬细胞炎症蛋白-1β；MMPs. 基质金属蛋白酶；NF-κB. 核因子-κB；PAI-1. 纤溶酶原激活物抑制药-1；PDE4. 磷酸二酯酶 4 型；PDGF. 血小板衍生生长因子；RANTES. 调节激活正常 T 细胞表达分泌因子；RAS. 肾素-血管紧张素系统；ROS. 活性氧类；SOD. 超氧化物歧化酶；TGF-β. 转化生长因子-β；TGF-β1. 转化生长因子-β1；TGF-β1R. 转化生长因子-β1 受体；TIMPs. 金属蛋白酶组织抑制药；TNF. 肿瘤坏死因子；TNF-α. 肿瘤坏死因子-α

2. 分化

分化是细胞获得特定功能特征，使其可以发挥特定功能并在组织中协调工作的过程，这是肾许多功能的基础。在严重梗阻的发育不良的肾中可以看到梗阻通过破坏整体结构影响了良好协调的模式。更细微的影响可能需要评估肾小管和小球的功能，但这都是由分化的改变引起的。分化的破坏可能早在诱导肾单位时就开始了，或者晚些发展引起调节尿浓缩功能的肾集合管细胞的损伤。这些变化中一些是可逆的，而大部分被认为不可逆，这些情况下细胞会经历终末分化。如果在发育的某个时间点终末分化没有发生，那它将不会再有下一次机会。对肾成分正常分化的破坏在先天性梗阻中是独特的，并非以成年梗阻的常见方式发生。异常的上皮间充质转化（EMT）是可以发生在成人中的一种分化改变，它是可逆的（Hay and Zuk，1995；Yang et al，2005；Docherty et al，2006b；Forino et al，2006；Higgins et al，2007；Ivanova et al，2008）。已发现 EMT 有许多介质，包括转化生长因子-β（TGF-β），纤维蛋白溶

酶原（Zhang et al，2007）和粒细胞（Lange-Sperandio et al，2007），以及抑制剂如肝细胞生长因子（HGF）（Yang et al，2005）（图 11-4）。EMT 可能在胎儿期梗阻中也是重要因素，尽管目前对其的作用所知甚少。大部分成年细胞可能受损并失去分化能力，但已经分化的细胞类型很少会改变其行为。了解分化及其调节因子的变化方式对理解先天性梗阻性肾病很关键。

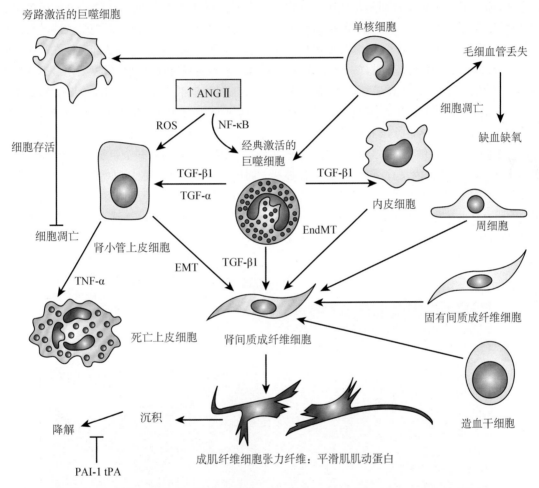

图 11-4　梗阻性肾病中肾细胞的相互作用。间质组织浸润单核细胞，可被"经典"激活为巨噬细胞会释放细胞因子如转化生长因子-β1（TGF-β1）和肿瘤坏死因子-α（TNF-α）。转而，TGF-β1 促进小管上皮细胞的表型响应，凋亡（引起小管萎缩）或上皮间充质转化（EMT），变为成纤维细胞迁移至间质组织。由激活的单核细胞产生的血管紧张素 Ⅱ（ANG Ⅱ），会刺激核因子-κB（NF-κB）的生成，招募更多巨噬细胞，并产生活性氧（ROS）加剧肾小管损伤。相反，旁路激活的巨噬细胞可以增强小管细胞的存活和增殖。内皮细胞可经历内皮间充质转化（EndoMT）或凋亡，引起毛细血管丢失和继发的肾缺血缺氧。固有周细胞和浸润的造血干细胞也能分化为成纤维细胞。在细胞因子如巨噬细胞和其他细胞产生的 TGF-β1 的刺激下成纤维细胞合成张力纤维，并进一步分化成为成肌纤维细胞。成肌纤维细胞有收缩性，可增强细胞外基质（ECM）的沉积，引起进行性间质纤维化。ECM 降解的减少可增强这一过程，由 1 型纤维酶原激活物抑制因子（PAI-1）和组织型纤维酶原激活物（tPA）介导。（From Chevalier RL，Forbes MS，Thornhill BA. Ureteral obstruction as a model of renal interstitial fibrosis and obstructive nephropathy. Kidney Int 2009；75：1145-52.）

诱导过程：肾分化开始于诱导，并由此开始对各种可能扰乱肾发育时细胞改变的正常顺序的外界影响异常敏感。梗阻引起的这些扰乱变化何时发生并不明确，但可以推测梗阻程度与范围的变化是由梗阻效应开始的时间及严重程度的不同导致的。梗阻效应的方式可能反映了发病时间，并反映在肾单位生成的数目和发育不良转化的程度上。关于梗阻是否能产生发育不良存在争议。常有人提出，如果发育不良存在，那是由于诱导异常而不是梗阻。异常的诱导和肾发生可能由多种因素引起，包括基因，或可能是机械力及后续细胞应答引起的细胞破坏造成。Maizels 和 Berman 的研究表明，鸡肾（中肾）中的发育不良仅可通过间质的机械破坏产生，而非肾盂积水。需注意的是，该研究中产生"梗阻"的方式难免相当粗糙，一些样本准备并没有被梗阻。不清楚是否所有梗阻均达到足够程度。该研究还提出，机械力可以干扰肾发生并造成发育不良，且也没有必然理由相信这不能是梗阻的结果。之后在哺乳动物胎儿绵羊中的研究显示发育不良由梗阻引起（Steinhardt et al，1988；Peters et al，1992；Matsell et al，1996），这在啮齿动物研究中也有报道（Thomasson et al，1970）。

动物实验中发育不良的关键决定因素是孕早期的完全梗阻。在胎儿绵羊中，发育不良仅见于梗阻诱导早于孕期的 50%（大部分绵羊种类为 70d，妊娠期 140～145d）。晚于这个时间点诱导梗阻即使再严重也仅引起肾盂积水改变（Beck，1971）。部分梗阻仅产生肾盂积水，没有明显的肾结构破坏。其原因推测是发育肾单位在这个时间对梗阻效应的易感性改变，或者在肾发育早期活跃的特定信号系统随着发育进展开始消退。可能是对梗阻敏感的可改变发育模式的某个信号通路的表达和活性在孕中期走到尽头。经验证的在胎儿期梗阻模型中表达受影响的肾发育介质包括 WT-1（Liapis，2003），Wnt 基因家族（Nguyen et al，1999）和 PAX2（Attar et al，1998；Mure et al，2006b；Cohen et al，2007；Fenghua et al，2009）。

肾发育不良的一个组织学特征为肾小管结构周围的纤维肌环，称为原始管。它们有特征性外表，包围肾小管的平滑肌可 α-平滑肌肌动蛋白（α-SMA）染色（图 11-5）。这提示 EMT 调控的异常（Butt et al，2007；Baum et al，2008）。原始生肾原

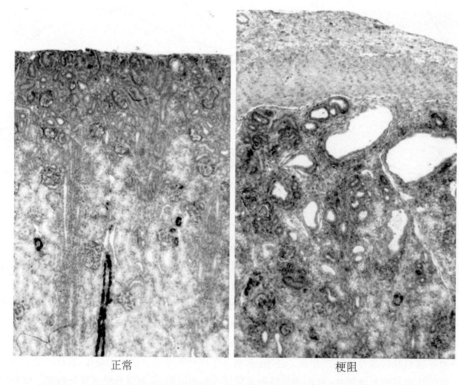

正常　　　　　　　　　　梗阻

图 11-5　正常和梗阻的足月产绵羊的肾组织学显示肾异常结构模式，间质纤维化和细胞增加，以及异常持续存在的 α-SMA（棕色染色）(From Gobet，Bleakley J，Cisek L，et al. Fetal partial urethral obstruction causes renal fibrosis and is associated with proteolytic imbalance. J Urol 1999；162：854-60.)

基的间质结构和输尿管芽突的上皮相互作用,出现从上皮表型向间质表型的分化及反转。不确定原始肾小管的存在是否提示本应向上皮转化的间质留存,或是否表示不合适的上皮间充质转化。了解该过程相关的信号通路(Roberts et al,2006;Bani-Hani et al,2008)可以直接影响我们对梗阻过程的理解。α-SMA 的持续表达可见于没有发育不良的部分梗阻,所以这可能在一些严重等级中是重要的。将这两个蛋白与生长及纤维化改变联系起来的 TGF-β1 可调节 α-SMA 的表达。

肾小球的发育是一个紧密调控的过程,包括间质和上皮间以非常特定的生长方式相互作用,以及中间结构的形成,如 S 小体。总体上,原始肾小球在梗阻改变中不明显,但可以见到显著异常的肾小球及发育不全的小球结构(Matsell et al,2002)。一些梗阻病例中,肾小球可能增大,提示我们在滤过亢进并引起小球硬化中见到的改变。肾小球与小管分离可见于早期新生啮齿类的梗阻(Thornhill et al,2007),提示发育模式的严重破坏。

3. 纤维化

梗阻性肾病的一个普遍特点是肾纤维化,尽管这是见于许多影响肾的病理情况中的非特异性模式(Eddy,2000;Klein et al,2011b)。表现为间质浸润异常数量的 ECM,包括胶原蛋白、纤维连接蛋白和其他结缔组织蛋白,它们的存在破坏了维持肾组织功能整合的正常的细胞间互相连接。肾小管细胞可能被破坏并被不当调控。细胞间通过直接连接或旁分泌信使进行的信号传导可能受破坏。组织氧合可受损。纤维化是许多肾病的组织病理学特征。

ECM 对肾维持正常功能很重要,它提供结构完整性,并参与正常信号传导系统。但当基质异常表达时,它就变得不利。ECM 稳态是合成和分解的复杂平衡。合成调控由多种机制控制,包括生长因子和最近才了解的信号系统。机械力在一些情况下参与这些信号,包括高血压和肾积水。ECM 的分解被紧密调控,是降解酶基质金属蛋白酶(MMPs)及其内源性抑制药组织金属蛋白酶抑制药(TIMPs)平衡的结果。该蛋白水解平衡由各种细胞因子、激素和机械力调控,在肾病中是研究热点,而在先天性梗阻中研究有限(Engelmyer et al,1995;Ayan et al,2001;Mure et al,2006b)。

在新生鼠类部分梗阻模型中,纤维化的程度和对侧肾肥大的程度与患侧肾盂积水的程度并不相关(Botto et al,2011)。这些系统间的相互作用很复杂,且可能存在多个代偿通路(Kim et al,2001;Chevalier et al,2009)。

发育期肾的梗阻性肾病中,氧化应激可能在纤维化和炎症通路均有参与。未成熟肾对氧化应激增加是否能发起适当响应的能力可能决定了其遭受功能和发育损伤的程度(Manucha and Valles,2008;Rinaldi Tosi et al,2010;Chevalier et al,2014)。

肾纤维化的调节可能是管理梗阻性肾病的重要的潜在靶点,但需要比目前更深程度地去认识这些因素的微妙平衡(Eddy,2005)。

要点：生长和分化

- 生长受损的影响包括肾单位数目减少和肾单位成熟延缓。
- 梗阻改变生长调控基因的表达,并影响这些基因编码蛋白的生成。
- 先天性梗阻增强凋亡调控分子的表达,增加凋亡和以凋亡为特征的细胞模式。
- 这些刺激对细胞最终的影响取决于促凋亡信号和抗凋亡信号抗衡的结果,包括生长刺激。
- 细胞的分化改变在先天性梗阻中是独特的,并不是以成年梗阻的常见方式发生。
- 动物实验中发育不良的关键决定因素是孕早期的完全梗阻。

---

4. 证据和模式

间质结缔组织增加是各种肾病理过程的标志(Eddy,1996),包括梗阻。尽管不清楚纤维化改变的机制是否通用,但我们相信它干预了细胞间信号传导,并由此改变肾功能整合(图 11-6)。造成结缔组织过多最可能的原因是合成分解不平衡引起的异常累积。这种情况也可能表示诱导信号异常造成过多上皮向间质组织和结缔组织转化(Bascands and Schanstra,2005;Burns et al,2007;Zhang et al,2007)。这些过程可能是正常的发育顺序由于梗阻效应而持续存在。

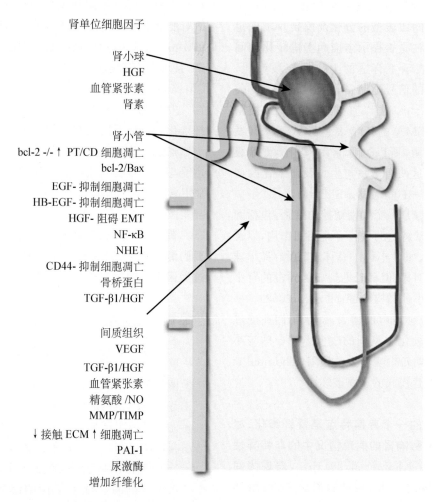

肾单位细胞因子

肾小球
HGF
血管紧张素
肾素

肾小管

bcl-2 -/- ↑ PT/CD 细胞凋亡
bcl-2/Bax

EGF- 抑制细胞凋亡
HB-EGF- 抑制细胞凋亡
HGF- 阻碍 EMT
NF-κB
NHE1
CD44- 抑制细胞凋亡
骨桥蛋白
TGF-β1/HGF

间质组织
VEGF
TGF-β1/HGF
血管紧张素
精氨酸 /NO
MMP/TIMP
↓ 接触 ECM ↑ 细胞凋亡
PAI-1
尿激酶
增加纤维化

图 11-6　图示已报道作用于特定肾单元节段的细胞因子。详述和参考见正文。bcl-2. B 细胞淋巴瘤-2；ECM. 细胞外基质；EGF. 表皮生长因子；EMT. 上皮间充质转化；HB-EGF. 肝素结合表皮生长因子；HGF. 肝细胞生长因子；MMP. 基质金属蛋白酶；NF-κB. 核因子-κB；NHE1. 钠/氢交换体-1；NO. 一氧化氮；PAI-1.1 型纤溶酶原激活剂抑制物；PT/CD. 近端小管/集合管；TGF-β1. 转化生长因子-β；TIMP. 组织金属蛋白酶抑制药；VEGF. 血管内皮生长因子

　　异常累积可能仅仅表示 ECM 合成过量而分解无改变。在梗阻模型显示胶原蛋白的合成由其基因表达上调而增加（Liapis et al，1994；Fu et al，2006）。胶原蛋白合成由各种细胞因子参与调控，包括 TGF-β 和肾素血管紧张素系统（RAS）。梗阻系统中纤维化减少可见于血管紧张肽原下调的情况下（Fern et al，1999；Kellner et al，2006）。相似的方式在非梗阻性纤维化中也有描述。

　　TGF-β 的作用是复杂的，且取决于环境，其活性的抑制也会减少纤维化（Isaka et al，2000；Miyajima et al，2000；El Chaar et al，2007）。有证据表明，TGF-β 与 RAS 相互作用且参与调节其活性，并调控细胞生长动态。胎儿期梗阻诱导 TGF-β1 表达增加（Medjebeur et al，1997；Ayan et al，2001；Yang et al，2001a）。在胎儿绵羊的输尿管梗阻中已证实有 TGF-β 的主要受体 TGF-βR I 和 R II 的上调（Yang et al，2001a）。如前所述，TGF-β1 调控 EMT，因此参与肾发育不良（Yang et al，2000）。慢性输尿管梗阻中 TGF-β 促进分化肾小管上皮细胞 EMT 的作用吸引了巨大研究兴趣。如图 11-4 所示，肾间质成纤维细胞通过转化为成肌纤维细胞，在肾盂积水肾的 ECM 沉积中起关键作用。TGF-β1 还参与肾小球的损伤应答，因为在梗阻新生小鼠模型

中受体抑制保护了肾小球完整性(Galarreta et al,2013)。

越来越多证据表明,除固有间质成纤维细胞的增殖和造血干细胞的转化之外,肾小管上皮细胞可经历 EMT 并迁移至间质,加入成纤维细胞群体(Iwano et al,2002)。TGF-β1 参与调控小管上皮细胞转化的许多步骤,包括失去细胞黏性,表达 α-SMA,肾小管基底膜破坏,以及细胞迁移至间质(Liu,2004)。TGF-β1 的信号传导部分由 Smads 介导。Smad 既可是促纤维化(Smad2 和 Smad3)也可以是抑制性的(Smad7)。因此,在输尿管梗阻的小鼠中靶向性删除 Smad3 可减少调亡和纤维化,而 Smad7 的基因治疗也减少纤维化(Lan et al,2003;Sato et al,2003)。TGF-β1 也通过下调 Smads 转录共抑制因子:SnoN 和 Ski 来发挥作用(Yang et al,2003b)。相反,HGF 通过阻断 Smad2 和 Smad3 来限制 EMT,输尿管梗阻大鼠中 HGF 基因治疗可减轻纤维化(Gao et al,2002;Yang and Liu,2003)。HGF 也通过下调 Smads 转录共抑制因子 SnoN 和 Ski 发挥作用,与 TGF-β1 的作用相抗衡(Yang et al,2005)。这些互相制衡的因子间的复杂网络为预防梗阻性肾病引起的间质纤维化的进展,甚至促进逆转提供了治疗干预的潜在机会(Fogo,2003)。

有报道,一氧化氮(NO)参与调节出生后动物中梗阻性纤维化的发展,其在出生前可能也有相似作用(Huang et al,2000;Felsen et al,2003;Manucha and Valles,2008;Yoo et al,2010)。NO 生成增加可减轻间质纤维化的程度(Ito et al,2004),单侧输尿管梗阻(UUO)在缺失生成 NO 合酶的基因的动物模型中,引起纤维化的程度比 NO 合成酶完整的动物中更严重(Hochberg et al,2000)。数据表明,来源于内皮细胞一氧化氮合酶(eNOS)的 NO 比来源诱生型一氧化氮合酶(iNOS)的作用更大(Huang et al,2000;Chang et al,2002)。

缺氧也可能是引起组织纤维化发展的因素,应答缺氧诱导因子-1(HIF1)和缺氧诱导因子-2(HIF-2)的诱导(Higgins et al,2008)。体外用 HIF-1 刺激肾上皮细胞可增加 EMT,而 EMT 已知可诱导纤维化。HIF-1α 表达缺失的基因模型在出生后输尿管梗阻情况下出现的纤维化和炎症浸润更少(Higgins et al,2007)。HIF-1 在出生前梗阻中的作用未明确,但可能也是相关的。

ECM 分解的调节改变,蛋白水解平衡改变也是梗阻的间质纤维化的潜在机制,虽然这方面研究较少。结缔组织分解受 MMPs 控制,至少有 15 个 MMPs 对特定结缔组织蛋白有特异活性。如 MMP-1 降解胶原酶(Pardo and Selman,2005),而 MMP-2 特异性降解明胶。它们的表达和活性都受到密切调控,这对维持适当的 ECM 稳态很关键。活性太高会降解组织,而活性太低引起 ECM 异常累积。这些病理改变在许多疾病状态中被提及,包括关节炎和肺纤维化(Corbel et al,2002;Vincenti and Brinckerhoff,2002)。MMPs 活性受调控的一个方式是通过内源性 TIMPs。TIMPs 的变异更少,在环境中对 MMPs 的特异性活性更低,作用于抑制 MMPs 的降解活性。它们的表达和活性被密切调控,其净活性就是蛋白水解平衡。在各种疾病状态中蛋白水解平衡的作用都是研究热点(Diamond et al,1998;Vincenti,2001)。

多种情况中的肾 MMPs 和 TIMPs 的活性和调控变化已被研究,明确它们是 ECM 状态的重要调节因子。它们在发育期肾和出生后梗阻中都有表达,而活性改变。在出生前梗阻中,它们的表达(Ayan et al,2001;Mure et al,2006b)和活性(Gobet et al,1999a)增加,先天性反流相关纤维化中也有同样表现(Gobet et al,1998)。发育和梗阻中 MMPs 和 TIMPs 的精密调控因子还不明确,但它们可能是病理性纤维化发展的重要因素。也有一些证据提示,它们受 RAS 和 TGF-β 的调控,这为治疗纤维化提供了选择(Diamond et al,1998;Ding et al,2005;Bolbrinker et al,2006;Yang et al,2007)。

要点:纤维化
- 肾发育不良的一个组织学特征为肾小管结构周围的纤维肌环,称为原始管。
- 梗阻性肾病的一个普遍特点是肾纤维化。
- ECM 分解受紧密调控,是降解酶[MMPs 及其内源性抑制剂(TIMPs)]平衡的结果。

纤维化显然是先天性梗阻病理生理学中的重要部分。理解该系统中各组成的作用和活性,可能通过尿生物标志物反映该系统的元素使得诊断更特异性。这些元素也可能成为调节 ECM 稳态、治疗干预的相关靶点。

5. 功能整合

肾功能在许多水平上受调控,包括血管、神经、激素因子,炎症过程也可能显著影响其功能。先天性梗阻改变肾功能整合的进行,以及该调控的内在机制的发展。它可以改变调控机制本身。例如,高血压被公认是梗阻可能引起的后果,而它可能造成的影响不局限于肾。更多对肾正常调控系统的微小影响可能难以发现。

炎症似乎是出生后人类和动物模型中梗阻共同的结果。获得性梗阻中的炎症获得大量研究关注,而在先天性梗阻却意外地缺少关注。对人类伴有梗阻而无感染史的肾进行活检,发现炎症浸润稀少(Huang et al,2006)。胎儿梗阻模型显示炎症证据很少(Peters et al,1992)。这种显著差异的原因不明,但这提示根本上机制不同。这再次表明先天性梗阻在许多方面和出生后获得性梗阻不同。

(1)血管性:发育期血管树在肾发育中起关键作用,任何破坏都可能引起各种异常情况,从肾小球发育缺失到肾血流调节异常。血流对激素和神经调节的敏感性也可能改变,这种影响可能是永久的。

梗阻侧肾的肾素表达增加(el Dahr et al,1993;Gobet et al,1999b;Ayan et al,2001),而对侧的表达减少。分泌肾素的肾皮质细胞在梗阻中也受到招募(Norwood et al,1994)。在新生儿梗阻中 RAS 的受体表达以特定模式改变。介导血管收缩(和生长变化)(Chung et al,1995;Yoo et al,1998)的 AT1 增加,而与其作用相反的 2 型血管紧张素受体(AT2)减少。这些改变提示肾局部 RAS 参与梗阻参与介导的血管收缩,并独立于全身 RAS。

在单侧梗阻中双侧肾对肾素介导血管收缩的敏感性都有改变。与 NO 的相互作用被认为对早期梗阻中肾小球和小管的调节很重要(Eskild-Jensen et al,2007b)。随着梗阻的解除,梗阻侧肾对血管紧张素Ⅱ介导血管收缩的敏感性降低,而

对侧增加(Chevalier and Gomez,1988)。这些观察表明,肾血管调节对梗阻存在敏感性,以及认识到双侧发育期肾间相互作用的重要性。已经认识到肾间制衡在梗阻中的作用,但对它的研究程度尚有限。这些观察的机制可能是通过肾素表达的神经调节(Chevalier and Thornhill,1995a)。

(2)神经性:肾的神经支配是血管形成和灌注的重要调节因素,并与肾的肾素表达相关(el Dahr et al,1991)。机械性或化学性去肾交感神经支配,已证明可降低梗阻中肾素表达的预期增长(Chevalier and Thornhill,1995b)。先天性梗阻中似乎保存着肾素基因表达更原始的模式,这可能导致胎儿模式神经性和血管性调节的留存。

(3)激素性调节:肾功能发育的主要激素都在 RAS 中,它们都可受到 COU 显著影响。这会引起多种影响,包括生长改变、纤维化,以及血流变化。肾对 RAS 中元素的敏感性在发育期内有所改变,可能是为了使其从氧分压降低、对肾灌注需求有限的胎儿状态转化至出生后环境。出生后所有滤过必须通过肾,而不像出生前那样可以通过胎盘。这被认为与血管紧张素受体表达的转换相关。在胎儿期,血管紧张素受体的表达以 AT2 为主;AT2 有血管舒张效应,且可能促进生长,而 AT1(1 型)活性很低直到出生后才增加,这允许出生后环境中的肾灌注的调节(Robillard et al,1995)。在胎儿期梗阻中这些受体的发育期调节可被诱导发生改变(Gobet et al,1999b)。发育期肾中 RAS 活性通过 NO 维持平衡,在梗阻的发育期肾中该平衡的变化已被阐述(Bogaert et al,1996),这可能解释观察到的尽管存在进行性胎儿膀胱梗阻,肾血流量仍保持的情况(Bogaert et al,1995;Nguyen and Kogan,1998)。相反,在完全性胎儿 UUO 中肾血流不能保持,这提示了某些肾反应中梗阻的严重程度存在阈值效应(Mure et al,2006a)。靶向这些特异性改变可能提供关于梗阻影响和治疗价值可能性的信息(Topcu et al,2007)。如果影像学可以与激素活性联系起来,在梗阻中表现不同的模式,可能研发出改良的诊断手段。例如,如果 COU 诱导出一个倾向于偏胎儿模式受体亚型的 RAS 平衡,灌注肾图或影像学结合药物移植或刺激该系统,如卡托普利肾图,可能帮助鉴别该模式(Bajpai et al,2002)。认识到 RAS 的健全对

正常肾发育的关键性很重要,其抑制可能对正常肾功能产生负面影响,甚至可能恶化梗阻效应(Coleman et al,2007)。

醛固酮可能是有效的治疗靶点,它被报道参与多种病理情况中的心脏和肾纤维化(Xu et al,2008;Ku and Campese,2009;Lea et al,2009)。在完全梗阻的少年啮齿类动物模型中使用受体拮抗药(螺内酯)实验性抑制醛固酮,发现可限制间质纤维化量(Trachtman et al,2004)。这提高了使用熟悉的药理学工具进行治疗干预的可能性,但同样也提示了肾对梗阻反应中相互作用的复杂性。

(4)肾小管功能:虽然肾小球滤过和肾血浆流量是肾功能最常被测量的指标,但肾小管功能也同样重要,尽管它在梗阻性肾病中常被忽视。小管功能调节酸碱平衡、电解质平衡和尿液浓缩,以及维生素 D 稳态。双侧病变时,这些功能的损害是重要的临床问题。当单侧病变,通常对侧肾可代偿,因此难以准确和无创地测量。有报道称在各种先天性梗阻中存在持续的肾小管功能障碍(Hutcheon et al,1976),但这不常成为临床难题。

先天性梗阻可通过实验证明能对肾小管产生功能性影响,包括酸碱、钠和水平衡。在大鼠和少年幼猪的新生儿梗阻中(Frokiaer et al,1996,1997,2003;Jensen et al,2006)已证明存在肾小管中钠转运体的特异性下调(Norregaard et al,2005;Eskild-Jensen et al,2007b),以及水通道蛋白的表达和蛋白水平减少。少年期大鼠中发现小管上皮中酸碱转运体的下调(Wang et al,2009)。有证据表明,这些转运体中的一部分还可能起到信号传导系统的作用而影响肾小管凋亡(Manucha et al,2007)。虽然正常的对侧肾可代偿这些功能障碍,控制其临床影响,这些蛋白在尿液中的变化可能用作检测严重梗阻效应的标志物(Madsen et al,2011)。

损伤的机制可能是前述这些效应的综合,靶向这些机制的治疗干预可能控制肾小管功能障碍。使用更灵敏的测量和影像技术或可使测量异常的小管功能成为可能。

6. 炎症介质

尽管炎症改变不是生后早期 COU 的主要因素(Misseri et al,2004),它发挥的作用却可能随年龄逐渐增加。有必要确认 COU 的这些因素在人类中的方式和作用,许多动物系统中表现出生后显著的炎症,尽管胎儿系统中没有炎症(Peters et al,1992)。人类的病理资料未显示大量炎症(Huang et al,2006),除非合并感染的情况(Bartoli et al,2000;Kiratli et al,2008)。如果有某个亚群的患者对梗阻存在炎症改变,似乎将是研究改进诊断和治疗能力的重要靶点(Meldrum et al,2006,2007)。出生后被研究的各种炎症级联反应都可药理学操控,这可能让我们能对肾损伤进行重要的治疗性调节(Cale et al,2000)。实验系统中表明,炎症介质如单核细胞趋化蛋白-1(MCP-1)、肿瘤坏死因子-α(TNF-α)、调节激活正常 T 细胞表达分泌因子(RANTES)等可能也能在尿液中测量(Crisman et al,2001;Silverstein et al,2003;Madsen et al,2012)。

要点:功能整合

- 血管紧张素在输尿管梗阻的许多炎症应答中是关键的调节因子。
- 梗阻侧肾中肾素表达增加,而对侧肾中降低。肾素分泌肾皮质细胞在梗阻中也受到修复。
- RAS 活性随梗阻改变,并通过包括生长、纤维化和血流量等各种变化,影响肾功能发育。

六、先天性梗阻的逆转

理解先天性梗阻的一个重要因素是,梗阻病变纠治后肾功能和发育损伤有逆转可能。当决定是否在生后或生前进行干预时,这个因素是与临床相关的。在后者情况,逆转的可能性对决定有无必要冒相关风险进行胎儿干预有重要意义。功能改善对解除梗阻后反应的期望也很重要。

Glick 和同事表示在胎儿期梗阻肾中,单侧梗阻肾的功能性挽回能力取决于梗阻的持续时间和胎龄(Glick et al,1984)。肾发育的进展和可逆性之间被证明存在直接联系(Edouga et al,2001;Fenghua et al,2009)。相似的观察也见于生后早期模型,并认识到损伤很少能达到完全逆转(Claesson et al,1987;Chevalier et al,1988,1999b,2002;Eskild-Jensen et al,2003;Shi et al,2004;Dissing et al,2008;Thornhill and Chevalier,2012)。还未找出参与改善的介质。梗阻的严重程度也是关键决定因素(Bussieres et al,1993),但是以任何有意义的方式去测量它都是有挑战的。根据 Glick 和 Adzick 在梗阻胎儿绵羊的研究,挽回能力的生物标志物已被发现并首次临床应用。由这些基础参数产生的临床预后因素,经过修正目前正用于胎儿梗阻中(Harrison et al,1982;Glick et al,1985)。**尿钠、氯、渗透压和钙的测量值与胎儿肾功能性潜能相关**(Muller et al,1993;Johnson et al,1995;Dommergues et al,2000;Biard et al,2005)。**当胎儿尿液接近血清特性时,发育期肾似乎已发生不可逆损伤。**胎儿中还发现了其他标志物,包括羊水中的 α1-微球蛋白及尿液和血清中的 β2-微球蛋白(Burghard et al,1987;Freedman et al,1997;Nicolini and Spelzini,2001;Craparo et al,2007)。

要点:先天性肾梗阻的逆转

- 单侧梗阻肾的功能性可挽回性,取决于梗阻的持续时间和胎龄。
- 尿钠、氯、渗透压和钙的测量值与胎儿肾功能性潜力相关。
- 当胎儿尿液接近血清特性时,发育期肾似乎已发生不可逆损伤。

功能性恢复的机制可能与损伤的机制相似,也可能是独特的,如果能理解并利用这些机制,或许存在促进恢复的可能性。部分地,恢复的途径包括由于梗阻受损的正常发育通路(Chevalier et al,1988)。**尿路梗阻引起的肾单位损伤存在异质性,一些肾单位经历适应性生长和高滤过,而另一些则被破坏。因此,新生儿大鼠模型在 5d 的UUO 解除后 1 个月,梗阻后肾的肾小球滤过率(GFR)正常,尽管肾小球数量减少 40%**(Chevalier et al,1999b)。**然而,梗阻解除后 1 年,梗阻后肾的 GFR 下降 80%**(Chevalier et al,2000)。虽然这个阶段没有肾单位的进一步丢失,但剩余的肾

小球进行性硬化(Chevalier et al,2000)。尽管成年大鼠中暂时性 UUO 的解除并不引起肾单位丢失,但是在紧随肾发生后的阶段,以及肾发生期间解除暂时性 UUO,存在肾小球数量减少(Chevalier et al,2002)。这强调了发育期肾对梗阻性损伤的易感性不仅存在于肾发生期,还包括后续的肾单位成熟阶段。

七、走进临床病例

(一)普遍途径

COU 的临床挑战反映了该情况本身的临床范围。必须做出决定,哪些患者需要干预以保护肾功能性发育。一些患者显然需要干预,而其他许多则不干预也能正常发育。鉴于范围之广,临床实践中划定适宜干预和无需干预间的分界线极其困难。这个问题与患有某种形式 COU 的患者数量巨大有关。是否需要干预的最终决定,可能取决于单个诊断检测,或可能基于一种随时间的变化模式,或缺少该种变化模式。这种情况下我们希望其灵敏,但也能接受其特异性降低。尽管认识到一些患者可能经历并非必需的后续评估和干预,但我们宁愿不遗漏大量需要干预的 COU 患者。

COU 的第二个挑战是处于该范围内极端的患者,他们的肾功能损伤已经发生,并面临着永久型和进行性肾功能不全的威胁。面对梗阻,最大限度地保留肾功能的最佳途径是什么?即使手术介入成功,这些患儿也面临着不可阻挡的肾衰竭进展,仍应发问,我们是否可以阻止肾衰亡。目前还没有临床可行的方法,但随之我们增进对 COU 病理生理学机制的理解,或可特异性改变系统的关键部分,对影响肾响应梗阻的机制进行更好调节。

(二)诊断

1. 普遍问题

"梗阻"的诊断由于梗阻定义的不一致变得更加困难。尽管梗阻是一种"不经纠治会引起功能损害的尿流受限"概念上是合理的,它遗漏了一些先天性梗阻背景中的重要元素。一个是发育期肾的功能应该增加,而不是维持恒定。此外,它对解释在诊断时即存在的肾功能下降没有提出任何见

解。严格解释,该肾已经被影响,其潜在肾功能受限,便应该定义为"梗阻"。然而这种解释未被广泛采用,只有在前瞻性随访过程中出现肾功能由正常值下降,才会被认为提示"梗阻"。一个更有用的定义可能是,任何已经或将会限制最终功能潜能的情况应被考虑为有临床意义的梗阻。我们应当认识到,"梗阻"并不意味着需要手术治疗。梗阻可能是轻微的、临床上不显著的。从"梗阻"诊断中排除这些患者倾向于迫使人们创造肾积水的复杂描述。

最终对肾潜在危险的决定必须在临床上做出判断,某个患儿能否从干预中获益。假设任何一个肾盂积水的肾都存在梗阻并评估风险程度,除非有证据可排除梗阻,似乎是合理和谨慎的。理解梗阻性肾病的病理学机制能提出更特异性的肾检查来了解其应答情况。应该通过肾应答来对梗阻效应做出主要判断。上尿路的流体动力学,尽管明显和肾影响相关,不应是关注重点。这可能解释了为什么许多排泄研究,包括利尿肾图和压力-灌注测试,不能完美地预测肾应答。已经知道,梗阻肾经历生长调节改变、分化异常和纤维化增加,全都由各种分子、细胞和肾稳态机制调节。这些改变模式可能反映在蛋白和化合物表达改变上,可通过尿液检测出;也可能存在全身性改变可从血液中检测出。目前对这些生物标志物的找寻仍然积极,但很少有与梗阻性肾病的病理进展肯定相关的标志物被发现(Chevalier,2006;Madsen et al,2011)。

2. 生物标志物

肾梗阻的生物标志物可能反映肾的直接应答,如参与纤维化和(或)肾上皮凋亡增加相关的生长因子的表达;也可能是反映由其他细胞因子介导特异性改变的下游效应,其本身不是直接相关但提示梗阻效应的水平和模式。现在出现了一种广谱的方法可评估尿液中所有蛋白表达的改变:蛋白组学。正常发育期肾有演变的蛋白指纹可以被明确(Lee et al,2008),而在梗阻中改变。如果改变的特定元素可以被识别,并与临床预后相关,这些模式对有功能性意义的梗阻有诊断价值。这种模式可能反映单个蛋白,可能是一个应答模式中的元素,或可能是下游产物。梗阻的最佳指示因子可能便是包含一些元素的蛋白表达特

定模式(Decramer et al,2006,2008;Stodkilde et al,2013)。这样的研究需在动物系统中开发,在人类中验证。有必要设定哪些是而哪些不是有临床意义的"梗阻",并将其与临床和功能性预后建立相关性。由于我们测量一些功能性改变的能力仍欠缺,这些改变也需要和发育期肾的组织病理学变化相关。

诊断的另一个途径可能是评估对刺激的应答。这是卡托普利肾图的基础,当 RAS 被血管紧张素转换酶抑制药卡托普利抑制时,梗阻侧的放射性核素摄取减少,而在扩张、非梗阻的系统中不减少(Bajpai et al,2002)。该检查的理论根据是之前提到的,梗阻肾中功能取决于 RAS 活性增加。通过用卡托普利减少该系统对肾功能的支持能力,可检测到肾功能的下降。这个概念是合理的,但问题在于"梗阻"的真正定义继续阻挠其广泛应用。替代的药理学操控需要在潜在梗阻肾中阐明更特异性的一个或多个功能性因素。刺激下各种细胞因子的产生可能提供了鉴别肾是否面临损伤危险的能力。

目前我们仍局限于传统的影像学模式,超声、利尿肾图和逐渐增加应用的磁共振。

(三)临床评估

1. 表现

梗阻性尿道疾病的表现方式常常会决定临床处理。表现有症状的需要仔细解剖学和功能性评估,并可能包括手术干预。那些更少离散分类的更有挑战,包括 UPJO 和输尿管膀胱连接处梗阻(UVJO)的无症状患者。如果发现后尿道瓣膜、输尿管囊肿,或异位输尿管,即使是无症状的,干预永远是正确的。非常轻度的情况,如果没有膀胱或肾功能障碍存在,可以考虑观察随访。

UPJO 和 UVJO 的症状表现几乎总是由手术干预处理。症状事件何时再次出现不可预测,但复发的可能性很高,即使复发概率从未被真正确定。感染在 UPJO 中不常见,在 UVJO 中却不少见,患儿会由于同时有感染和梗阻而病情严重。似乎梗阻的程度可由于炎症反应而加重。有报道肾盂积水的显著增加与急性感染发作相关,可能由细菌毒素作用引起(Pais and Retik,1975)。在一些 UVJO 和尿脓毒症的患儿中可见到明显的醛固酮抵抗模式,表现为危险的血钠水平低,推测

由细菌内毒素引起暂时性醛固酮抵抗引起（Vaid and Lebowitz，1989；Levin et al，1991）。即使后续缓解也不应该被错误地认为这是无关紧要的过程。

另一个临床表现形式是结石发展，常伴有血尿或疼痛。尽管这两种情况相联系，但不能假设不存在可治疗的代谢性疾病（Husmann et al，1996）。需要合理的评估。反之，影响在 UPJ 处的结石可在常规影像检查中造成先天性 UPJO 的外观。

UPJO 引起侧腹痛和恶心急性发作的典型表现在双侧情况下称为 Dietl 危象（Dietl，1864）。单侧发生更为常见，常被认为胃肠道疾病并引起错误引导后续的评估（Alagiri and Polepalle，2006）。患儿可以在任何年龄发病，尽管在儿童早期很难分辨出。模式通常是逐渐频繁和严重的急性腹痛或侧腰痛发作伴有恶心呕吐。发作可持续数分钟至数小时，且常在夜间出现。发作仅偶尔为明显由液体摄入引发。一些报道，患儿趴在椅子上可帮助缓解不适。很少有报道其他方式可减轻不适，然而一旦发作过去，他们似乎完全复原。重复的、表现一致的发作，特别是胃肠道检查未见异常的，应该迅速考虑肾原因并获取超声。进一步的利尿肾图评估常常可以明确病因（Sparks et al，2013）。在准确诊断前这些发作的误诊包括腹型偏头痛、周期性呕吐综合征、食物过敏、肌肉骨骼问题和情绪波动。在最极端的病例中，一个女性患者持续地被诊断对越来越多食物过敏，而她的肾正进行性失用，这都是由于早期评估错误。

要点：走进临床病例

- 先天性尿路梗阻的最佳定义可能为限制或可能潜在限制正常肾发育的尿流受损。
- 不是所有肾积水都代表梗阻和需要手术纠治。
- 肾梗阻的生物标志物应该反映正常发育的变化，以及由梗阻引起的特异性改变。
- 尽管大部分先天性梗阻的临床病例是无症状的，患儿仍可发现疼痛、肿块、血尿和高血压的情况。

---

2. 影像学

为明确任何潜在梗阻情况的性质和程度，有必要获取肾、输尿管、膀胱和尿道的解剖学和功能性评估。以合理的顺序实行评估可以保证正确地有选择性地检查。特定影像学检查的细节、解读和局限性在第 7 卷第 5 章阐述。

八、预后和处理策略

评估梗阻肾的可能结局，对判断干预的价值和对可能发生的肾衰竭提供临床预测很重要。这些预测可以指导治疗，并评估治疗中的风险收益平衡。但目前无论在单侧或双侧梗阻的研究中，很少有给出关于准确性的报道。梗阻中应用肾活检提示了一些模糊的相关性，但无一有临床实用性。有可能这个能力会作为更准确诊断能力的结果。

目前对 COU 的不完全认识有哪些能够用在患者的临床管理策略中？一些因素似乎来自先天性梗阻的许多矛盾和不全面的研究中。梗阻对发育期肾可以十分有害，远比成年肾中严重。由于肾实际结构和功能特性的改变，梗阻的效应可能不可逆，这不会发生在成熟肾中。似乎存在有限的时间窗允许梗阻逆转及预测临床相关的功能潜力恢复。可以明确，发育期肾也和成熟肾一样应对梗阻具有代偿能力，可以表现得健康。然而大部分生物学代偿机制维持稳态的能力终究是有限的，且这可能掩饰最终严重的功能紊乱。因此，进行干预的临床阈值最好要比成年患者设置得低一些。

发育期肾对梗阻的反应极其复杂，许多因素在各种方面参与其中。尽管这似乎是理解和临床处理这些问题的重大阻碍，但这应被视为开发这些反应的生物标志物并最终协助决策提供多种机会。很明确并非所有肾扩张的儿童都会受其负面影响；同样明显，梗阻性肾病的潜能巨大，有重要临床意义。随着对这些情况和发育期肾应答梗阻的机制增进了解，判断哪些肾面临发育障碍的风险将会变得更加准确。

参考文献

完整的参考文献列表通过 www.expertcon-sult.com 在线获取。

推荐阅读

Bernstein J. The morphogenesis of renal parenchymal maldevelopment(renal dysplasia). Pediatr Clin North Am 1971;18:395-407.

Chevalier RL. Biomarkers of congenital obstructive nephropathy:past, present and future. J Urol 2004;172:852-7.

Chevalier RL,Forbes MS,Galarreta CI,et al. Responses of proximal tubular cells to injury in congenital renal disease:fight or flight. Pediatr Nephrol 2014;29:537-41.

Chevalier RL,Thornhill BA,Wolstenholme JT,et al. Unilateral ureteral obstruction in early development alters renal growth:dependence on the duration of obstruction. J Urol 1999;161:309-13.

Daiekha-Dahmane F,Dommergues M,Muller F,et al. Development of human fetal kidney in obstructive uropathy:correlations with ultrasonography and urine biochemistry. Kidney Int 1997;52:21-32.

Eskild-Jensen A,Munch Jorgensen T,Olsen LH,et al. Renal function may not be restored when using decreasing differential function as the criterion for surgery in unilateral hydronephrosis. BJU Int 2003;92:779-82.

Galarreta CI, Thornhill BA, Forbes MS, et al. Transforming growth factor-β 1 receptor inhibition preserves glomerulotubular integrity during ureteral obstruction in adults but worsens injury in neonatal mice. Am J Physiol Renal Physiol 2013;304:F481-90.

Glick PL,Harrison MR,Adzick NS,et al. Correction of congenital hydronephrosis in utero IV:in utero decompression prevents renal dysplasia. J Pediatr Surg 1984;19:649-57.

Gobet R,Park JM,Nguyen HT,et al. Renal renin-angiotensin system dysregulation caused by partial bladder outlet obstruction in fetal sheep. Kidney Int 1999b;56:1654-61.

Heikkila J,Holmberg C,Kyllonen L,et al. Long-term risk of end stage renal disease in patients with posterior urethral valves. J Urol 2011;186:2392-6.

Huang WY,Peters CA,Zurakowski D,et al. Renal biopsy in congenital ureteropelvic junction obstruction:evidence for parenchymal maldevelopment. Kidney Int 2005;69:137-43.

Klein J,Gonzalez J,Miravete M,et al. Congenital ureteropelvic junction obstruction:human disease and animal models. Int J Exp Pathol 2011;92:168-92.

Koff SA. Postnatal management of antenatal hydronephrosis using an observational approach. Urology 2000;55:609-11.

Madsen MG,Norregaard R,Frokiaer J,et al. Urinary biomarkers in prenatally diagnosed unilateral hydronephrosis. J Pediatr Urol 2011;7:105-12.

Matsell DG. Renal dysplasia:new approaches to an old problem. Am J Kidney Dis 1998;32:535-43.

Miyazaki Y,Tsuchida S,Fogo A,et al. The renal lesions that develop in neonatal mice during angiotensin inhibition mimic obstructive nephropathy. Kidney Int 1999;55:1683-95.

Peters CA. Obstruction of the fetal urinary tract. J Am Soc Nephrol 1997;8:653-63.

Peters CA,Carr MC,Lais A,et al. The response of the fetal kidney to obstruction. J Urol 1992;148:503.

Steinhardt GF,Vogler G,Salinas ML,et al. Induced renal dysplasia in the young pouch opossum. J Pediatr Surg 1988;23:1127-30.

（林厚维　**编译**　徐卯升　**审校**）

第12章 儿童输尿管手术

L. Henning Olsen, MD, DMSc, FEAPU, FEBU, and

Yazan F. H. Rawashdeh, MD, PhD, FEAPU

肾盂输尿管连接处狭窄

巨输尿管症

本章节第一部分主要集中描述因腔静脉后输尿管、中段输尿管狭窄及重复肾畸形所导致的肾盂输尿管连接处狭窄(UPJO)的开放手术治疗。由于微创手术(如腹腔镜、后腹腔镜及机器人手术)的日益发展,该部分亦会涉及讨论。本章第二部分主要讨论先天性巨输尿管的手术治疗。

一、肾盂输尿管连接处狭窄

(一)定义

儿童肾积水定义为肾盂内的前后直径超过12mm(Dhillon,1998),区别于成年人肾积水,也并非与尿路梗阻同义。由于当前诊断工具的不精确,这使得 Koff 的定义作为尿路梗阻预测的金标准。Koff 将尿路梗阻定义为所有影响尿液排泄且若不治疗将会引起肾功能损伤的尿路狭窄。在该定义的引导下,通过大量的回顾性分析及不惜不可逆性的损伤肾功能为代价来积累手术指征。为了规避该诊断方式的应用,目前有大量相关的指南已经出版。然而,在缺少精确诊断工具的情况下,这些手术指征仍有争议(Chertin et al,2006)。

(二)证据

儿童肾盂输尿管连接处狭窄共有两种。产前诊断出肾积水,如果是单侧肾积水,他们可在出生后5~10d通过B超评估,因为新生儿的肾从出生后第一天开始已经行使功能。双侧肾积水往往有别于单侧肾积水,如果怀疑因膀胱内梗阻引起的双侧肾积水时,则需急诊行耻骨上穿刺造口或者急诊导尿。

(三)临床表现

在许多国家孕 20 周左右开始行产前 B 超检查。在所有检查出的畸形中,泌尿系统畸形占大部分,其中最为常见的是肾积水或者肾盂输尿管积水。产后诊断主要依赖于超声,或者联合随访患儿有无尿路感染的表现。大部分发热性尿路感染可以用抗生素治疗,少数发热性尿路感染合并肾积水或者肾盂输尿管积水的患者需行肾造瘘术。在大多数情况下,新生儿及婴幼儿的肾盂输尿管连接处狭窄通常由肾盂输尿管连接处本身狭窄所致(图 12-1)。该病典型的发现是肾盂输尿管连接处狭窄段的环状肌纤维发育中断,从而导致输尿管平滑肌收缩功能的不连续,并最终造成肾

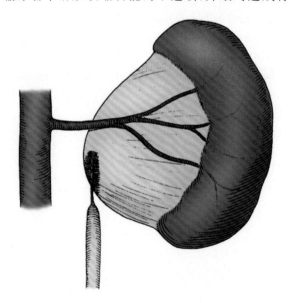

图 12-1　原发性输尿管上段狭窄所导致的 UPJO

盂排空受阻。儿童和青少年的肾盂输尿管连接处狭窄的患儿常常是由于肾下极处的异位血管使得输尿管纤曲于该血管处所致(图 12-2；Lowe and Marshall,1984)。该类患者通常会表现出腰痛、恶心、呕吐。然而,还不清楚是否输尿管内在的狭窄与肾下极血管共存是引起患儿有症状的肾积水的原因(Stephens,1982)。肾积水常见于男孩(Williams and Karlaftis, 1966；Kelalis et al, 1971；Johnston et al,1977；Olsen et al,2007),尤其是婴儿及幼童(Robson et al,1976；Williams and Kenawi,1976；Johnston et al,1977；Olsen et al,2007)。肾盂输尿管连接处狭窄患儿主要以左侧为主,双侧占 10%～40%(Nixon,1953；Uson et al,1968；Robson et al,1976；Lebowitz and Griscom,1977；Karnak et al,2008)。目前家族史患者亦呈上升趋势(Cohen et al,1978)。

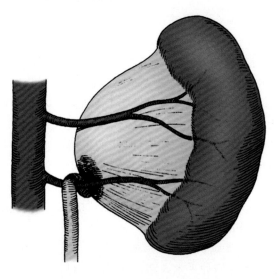

图 12-2　**肾下极横穿的血管使肾盂输尿管连接处极度扭曲,最终导致间歇性梗阻。术中经常发现当输尿管游离后没有任何狭窄的证据。然而,将输尿管离断并移动至血管前面后即可避免症状的复发**

1. 继发性肾盂输尿管连接处狭窄

在某些高级别的膀胱输尿管反流(VUR)病例中通常会引起输尿管扩张纤曲,从而使得肾盂输尿管连接处相对狭窄。该类肾盂输尿管连接处狭窄能否自行恢复或者是否需要同时手术纠正膀胱输尿管反流及肾盂输尿管连接处狭窄依然有待商榷(Lebowitz 1984；Bomalaski et al,1997)。这种继发性的 UPJO 特定存在于高级别的膀胱输尿管反流中,该类患者能否采用生物材料注射治疗 VUR 还具有一定的争议性；此外,不建议同时行输尿管膀胱再植联合离断性肾盂成形术,因为联合这两种手术可能会影响输尿管血供。因此,尽管目前缺少可信的证据,但是仍建议保守观察或者行分期手术治疗。

2. 重复肾畸形下肾的肾盂输尿管连接处狭窄

在少数重复肾畸形中,肾盂输尿管连接处狭窄通常会发生于下肾(Privett et al,1976；图 12-3)。在不完全重复肾畸形中,上极肾盂输尿管通常会采用侧侧或者端侧形式吻合于下极肾盂。在完全性重复肾畸形中,可根据上下重复肾功能及狭窄段的长度来决定是否行离断性肾盂成形术(Joseph et al,1989)。无功能或者低功能的重复肾(肾核素显像中功能低于 5%～10%)需行重复肾切除术,不建议行肾盂成形术。

(四)相关畸形

先天性肾畸形通常与肾盂输尿管连接处狭窄共存。超过 50%先天性肾畸形患儿通常患有其他类型的泌尿系统畸形(Uson et al,1968；Robson et al, 1976；Lebowitz and Griscorn, 1977；Lebowitz and Blickman, 1983；McGrath et al,1987)。其中,对侧的 UPJO 是最常见的畸形,占所有病例的 10%～40%,随后是肾发育不良、多囊性肾发育不良及肾发育不全(Williams and Karlaftis,1966；Robson et al,1976；Williams and Kenawi,1976)。先天性马蹄肾较少见,某些患者合并有 UPJO(包括原发性肾盂输尿管连接处狭窄和肾异位血管所致的肾盂输尿管连接处狭窄)(Glenn,1959；Blanc et al,2014)。VATER 综合征(脊柱、肛门、气管、食管、肾畸形)通常会伴有 UPJO(Kolon et al,2000)。另一方面,高达 40%的 UPJO 患者可合并有 VUR,尽管大部分的 VUR 具有高度的自愈性(Williams and Kenawi,1976；Lebowitz and Blickman,1983)。

(五)手术指征

仅 1/3 的 UPJO 患儿需要手术介入(Dhillon,1998)。目前,广泛接受的手术指征是超声下发现进行性增加的肾盂前后径、进行性降低的分肾功能、口服抗生素时依旧出现发热性尿路感染

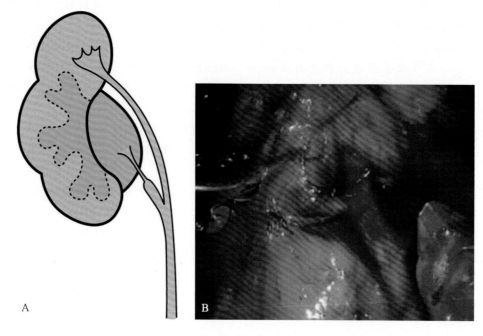

图 12-3 重复肾畸形下肾的 UPJO。A. V 字成形术

及幼童或儿童出现腰痛症状。UPJO 是婴幼儿生长发育受限、喂养困难及便秘的原因之一。然而，大部分患儿随着时间增长可以自愈，并不需要手术处理。部分患儿可出现血尿，这被认为是由于扩张的肾盂中血管黏膜的损伤引起的（Kelalis et al,1971；Williams and Kenawi,1976）。据报道，极少数 UPJO 会引起高血压，这可能是由于肾功能恶化及血管紧张素系统激活引起的（Belman et al,1968；Squitieri et al,1974；Munoz et al,1977；Grossman et al,1981）。

（六）手术修复

一旦手术指征确定后，即可行手术治疗，手术方式主要包括开放性手术、腹腔镜手术及机器人辅助手术。在婴幼儿患儿中倾向于行开放性手术，因为在婴幼儿身上的开放性手术切口与腹腔镜及其机器人的手术切口并未有明显差异。尽管目前大部分小儿泌尿外科医师在行开放手术时均行后腹膜入路，但是依然有数据进行研究实施微创手术时需行后腹膜入路还是行经腹膜入路。然而，目前为止，没有合适的随机对照研究比较腹腔镜手术中行经腹膜入路和腹膜后入路的差别。主要观点在于腹腔镜经腹膜入路的手术操作更为简单，且其术中解剖标志的辨识也更为熟悉。然而，在总结所有的手术入路时并不能只考虑操作简

单，还需将其他潜在的因素考虑进去，如术中损伤腹腔内脏器、术后尿瘘及最终延长住院时间，以上风险均高于腹腔镜下腹膜后手术入路。尽管腹腔镜下后腹膜入路的肾盂成形术需要更长的学习曲线及更长的手术操作时间，我们依然倾向于并推荐行后腹膜入路，因为其优点远大于学习该方式过程中所遇到的困难（Olsen and Jorgensen,2004；Olsen,2006；Olsen et al,2007；Olsen and Rawashdeh,2012）。

1. **离断性肾盂成形术**

无论何种手术入路，Anderson-Hynes 离断性肾盂成形术是大部分外科医师所采用的手术方式，也是其他手术的金标准（Anderson and Hynes,1949）。该手术方式起源于治疗腔静脉后输尿管所致的输尿管狭窄，随后该手术方式逐渐被大范围传播并接受为标准的 UPJO 的处理方式，其手术成功率高达 95％左右（Douville,1953；Poulsen et al,1987；O'Reilly,1989；MacNeily et al,1993；Austin et al,2000；Casale et al,2004；Bonnard et al,2005）。起初该方式术后最为关心是影响近端输尿管血供及神经分布的问题已经被彻底否认（Douville,1953）。分离肾盂输尿管连接处的好处是可以很好地保护肾下极血管，然后可以切除失去活力的部分输尿管及切除多余的肾盂

组织（图 12-4）。如果发现上段输尿管有较长段发育不良，则可完整游离整个肾，这样能大大缩短肾盂与输尿管之间的距离。此外，肾盂下端行水平切口可以保证足够的长度及行无张力吻合（图 12-5）。无论何种手术入路，Anderson-Hynes 离断性肾盂成形术的主要步骤如下（图 12-6）：打开肾周筋膜后显露并解剖游离肾盂输尿管连接处前方或者后方（取决于手术入路）。游离肾下极，避免忽

视肾附属血管，尤其是腹腔镜后腹膜入路。术中需谨慎应用电凝，减少对肾盂及输尿管血供的损伤。一条牵引线固定于近端肾盂至切缘，另一条牵引线固定于输尿管狭窄段水平处。随后切断肾盂输尿管连接处，如果有必要的话再切除多余的肾盂组织。在离断肾盂之前，需用 21-gauge（直径 0.83mm）的针头将扩张的肾盂减压，以免过多的切除肾盂组织。随后将输尿管沿

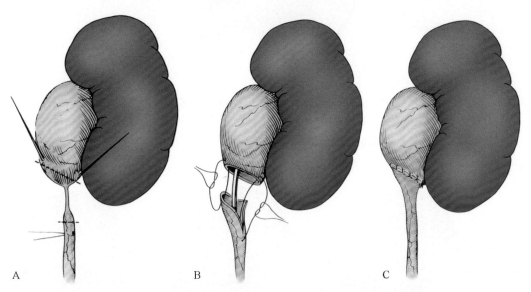

图 12-4　Anderson-Hynes 离断性肾盂成形术。A. 牵引线分别独立固定于肾盂中间部分及两侧，准备行离断性肾盂成形术，牵引线也固定于近端输尿管的侧面且低于狭窄段，这跟牵引线为后续的成形术提供持续各个方向的牵拉，B. 切断肾盂输尿管连接处，将近端输尿管的侧面剖开，剖开一侧输尿管的顶点缝合至肾盂最低的边缘处，输尿管外侧边缘缝合至肾盂最高边缘处；C. 用可吸收缝线间断或者连续全层缝合输尿管及肾盂

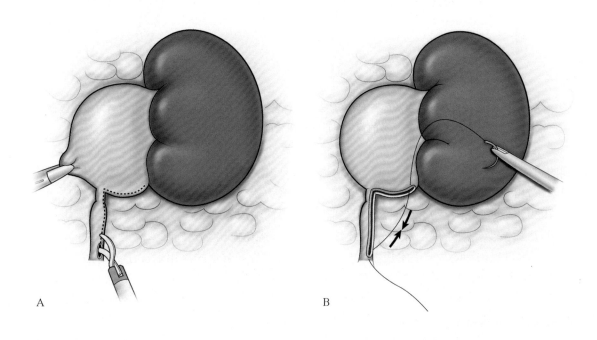

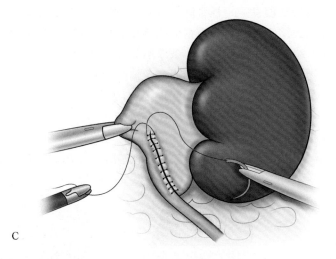

C

图 12-5　A～C 示意图表示了改良的旁路肾盂成形术,该方法不用横断肾盂输尿管连接处狭窄部分,仅将肾盂
　　　　及输尿管行侧侧吻合术。确保新的 UPJ 与肾下极皮质距离 1cm 之内。术中由于将输尿管仍固定于
　　　　肾盂上,使得输尿管依旧保持其原来的方向性,亦称为"无接触"技术

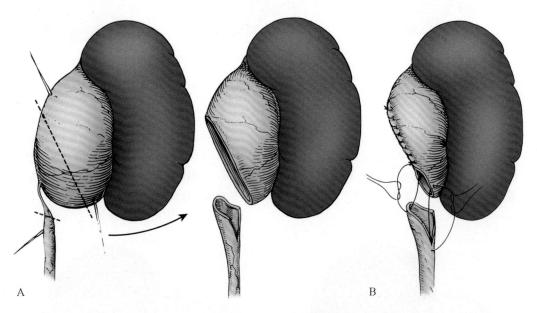

A　　　　　　　　　　　　　　　　　　　　　　　　　　　B

图 12-6　A. 切除牵引线之间多余的肾盂,将多余肾盂行肾盂成形术;B. 上端的肾盂组织用可吸收线连
　　　　续缝合至肾盂下方,将下方的肾盂与近端输尿管吻合见图 12-4

着外侧的边缘裁剪,并超过狭窄段至正常的输尿
管组织。该过程中,狭窄段的输尿管组织暂时不
能切除,因为该段可以在行吻合的过程中起到牵
引的作用,从而减少黏膜水肿的风险。连续缝合
及间断缝合均可以,这取决于手术医师的习惯。
缝线尺寸取决于解剖,但目前最常用的是 6-0 或
者 5-0 圆针可吸收单股缝线。在吻合 V 型的顶端
时必须精确缝合及达到无张力吻合。在吻合时必

须避免过度牵拉牵引线,因为一旦松牵引线解除
张力后会引起输尿管扭曲。在完成吻合前,狭窄
段的输尿管需完全切除,然后用生理盐水冲洗肾
盂,避免血块堵塞输尿管。吻合口置入支架及自
然弯曲支架管的应用取决于外科医师及各医院。
最后将肾放回其解剖位置,吻合口可用肾周脂肪
组织覆盖。通常情况下放置外引流管并不是必
要的。

2. 非离断性肾盂成形术

目前,已出现多种非离断性肾盂成形术。Casale 和他的同事们(2004)用腹腔镜手术治疗 26 例患儿,他们认为离断性肾盂成形术术后结果优于非离断性肾盂成形术。Foley Y-V 成形术是一种可行的肾盂成形术,该手术方案尤其适用于高位的顺尿管且无肾附属血管的患者(图 12-7)。在一项前瞻性的随机研究中,Szydelko 和他的同事们(2012)通过对比 Anderson-Hynes 和 Foley Y-V 成形术术后结果显示,其成功率分别是 95% 及 86%(结果无统计学差异)。对于重度肾积水合并长段输尿管狭窄患者难以行一期无张力吻合时,垂直纵向皮瓣(图 12-8)或者螺旋皮瓣技术(图

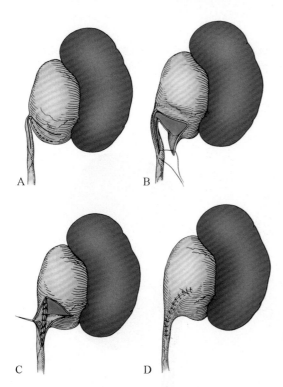

图 12-7　A. Foley Y-V 肾盂成形术适用于 UPJO 合并高位输尿管。皮瓣用固定线或者组织标记物标出。"V"字位于肾盂下方、肾盂内侧及 UPJ 的顶点。以皮瓣的顶点为起始点,沿着近端输尿管侧面往下剖开直至正常管腔,这样便形成了"Y"字的柄。B. 皮瓣用合适的剪刀修剪,将肾盂皮瓣的顶点缝合至输尿管切口的最下端。C. 后壁用可吸收线间断或者连续缝合。D. 将肾盂皮瓣的前壁缝合至输尿管切口处

12-9)亦是以可以选择的手术方式。旁路肾盂成形术(图 12-5)也是可以选择的一种方式,虽然一项综述提示该手术方案并不可取。

(七)肾盂输尿管连接处狭窄手术入路

1. 后侧腰部入路

该手术入路适用于婴幼儿或者幼童,因为随着年龄的增长,背部肌肉逐渐增强,增加了该手术方法的难度(图 12-10)。俯卧位,取垂直切口纵向切口,切断腰背部筋膜,打开肾周筋膜,显露肾盂输尿管连接处。将肾盂及近端输尿管用牵引线固定,随后采用上述方法整形肾盂。

2. 侧面入路

患儿仰卧位,患侧用圆柱体凝胶支撑。于第 11、12 肋水平取短小的水平切口。随后通过切开肌肉分离筋膜层及肌肉层。由于目前大龄儿童肾盂成形术通常采用腹腔镜手术,所以现在无须离断肌纤维组织。从腹壁肌肉上松解筋膜并向内侧推,然后显露肾周筋膜,垂直打开肾周筋膜并向内侧推移。之后切断肾盂输尿管连接处,用牵引线固定肾盂及近端输尿管,最后用上述方法行肾盂成形术。

(八)微创技术

1. 内镜技术

在 20 世纪 80 年代末至 20 世纪 90 年代,流行顺行及逆行内镜下治疗 UPJO,并均取得不同的手术结果。据报道,在远期随访中,通过气囊扩张治疗 < 18 岁的患儿所获得的成功率为 25%(Osther et al,1998);而在成人中,采用输尿管头端气囊导管治疗所获得成功率为 78%(Kim et al,1998),其中包括 2 例患者因术后肉眼血尿要求行肾下极血管栓塞术。现总结 25 年内镜下肾盂切开术经验可发现,该术式治疗原发性 UPJO 成功率为 62%,对继发性 UPJO(如瘢痕挛缩引起的 UPJO)治愈率可高达 94%(Kim et al,2012)。顺行肾盂切开术适用于患有中度肾积水的大龄儿童及青少年(Figenshau and Clayman,1998)。术前 CT、MRI 及血管彩超需检查有无肾附属血管,以避免术中损伤。此外,术中需要行 X 线摄片,让患者大幅度的接触 X 射线,这也使得该术式对小年龄儿童的吸引力下降。对于处理首次手术失败的病例(开放或者腹腔镜下肾盂成形术),内镜下肾盂切开术占有一席之地,通过内镜下切开肾

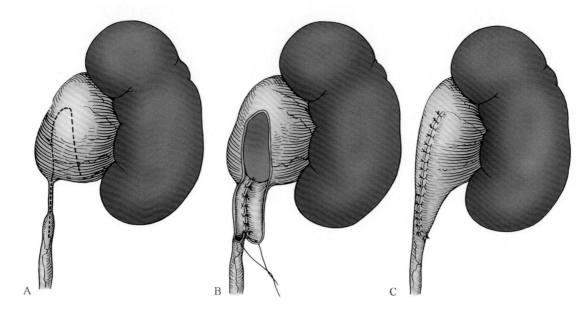

图 12-8　A. 垂直皮瓣技术适用于 UPJ 位于巨大的肾外肾盂的内侧缘。与旋转皮瓣不同的是,垂直皮瓣主要来源于肾盂
　　　　的下方,位于 UPJ 及肾皮质的中间。皮瓣由两条直线切口汇聚于前方或者后方肾盂的顶点所形成。顶点的位置
　　　　决定了皮瓣的长度,皮瓣的内侧切口持续往下延长,跨过上端输尿管狭窄处到达正常管腔。B. 皮瓣顶点缝合至
　　　　输尿管切口的最低端。C. 可吸收缝线间断或者连续缝合皮瓣边缘

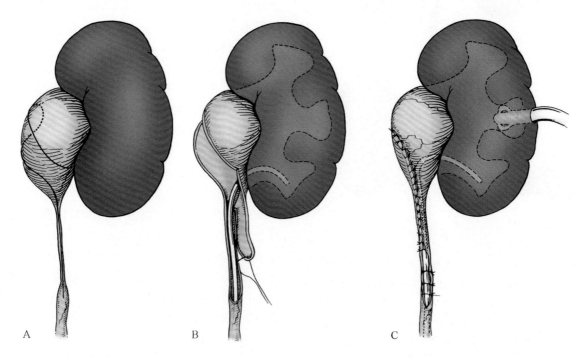

图 12-9　A. 旋转皮瓣技术可适用于近端输尿管狭窄段较长且肾盂输尿管连接处位于肾盂下垂的部分。旋转皮瓣的基底
　　　　部斜行于肾盂的下垂部分。该皮瓣的基底部位置需要位于肾盂输尿管连接处侧面,即位于输尿管开口及肾实质
　　　　之间。将皮瓣从后方旋转至前方,反过来也一样。内侧吻合的切口边缘需超过近端输尿管梗阻段到达正常管腔
　　　　的输尿管。皮瓣顶点的位置决定了皮瓣的长度,要求皮瓣跨过梗阻段。输尿管狭窄段的长度越长,皮瓣顶点选
　　　　取位置也越远,因为这样可以得到足够长的皮瓣。为了保证皮瓣的血供,皮瓣的长宽比例不能超过 3:1。B. 一
　　　　旦皮瓣形成后,将其旋转缝合至输尿管切口的最下端。C. 可吸收线缝合完成后,吻合口通常会超过双 J 管

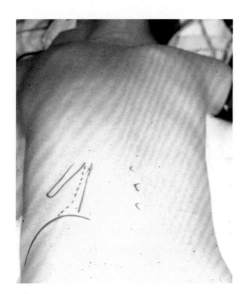

图 12-10　后侧腰部入路手术患者体位。取斜切口，起点为第 12 肋骨夹角，终点位于髂嵴处（髂后上棘至脊柱的前 1/3）

盂，随后留置 6 周双 J 管。在这些首次手术失败的病例中，必须精确了解首次手术中的解剖结构以确定不存在肾的附属血管。即便如此，患者仍需谨慎选择该方法。再次行肾盂成形术（开放或者腹腔镜手

术）依旧是最佳的选择方案。

2. 腹腔镜下肾盂成形术

1993 年报道了首例腹腔镜下肾盂成形术（Kavoussi and Peters，1993；Schuessler et al，1993）。Tan 和 Roberts（1996）首次报道了经腹腔入路的腹腔镜下肾盂成形术的初步过程；Yeung 和他的同事们首次描述了对婴幼儿及儿童患儿行后腹膜入路腹腔镜下肾盂成形术。他们所用的腔镜工具及显示器设备均被广大同行接受，且被许多中心选择（Bonnard et al，2005；Metzelder et al，2006；Sweeney et al，2011；Blanc et al，2013）。

（1）经腹腔入路或腹膜后入路：理论上来说，开放性手术中腹膜后入路是一种较为安全的手术方式。然而，有极少的研究比较后腹膜入路和经腹腔入路两种手术方式，且并未发现有任何统计学差异的结果及并发症。Abuanz 和他的同事（2010）认为在成人手术中，腹膜后入路相比较经腹腔入路有更高的中转开腹风险。这可能意味着后腹膜入路需要更高的腔镜技术。Canon 和他的同事们（2007）报道了后腹膜入路手术需要更长的手术时间。然而目前为止还没有大规模的随机对照研究。

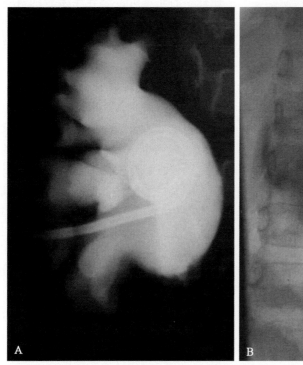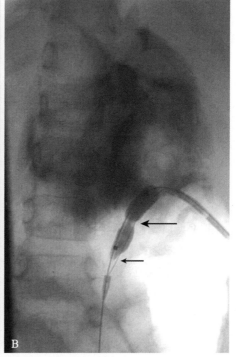

图 12-11　A. 右侧离断性肾盂成形术后 2 个月行顺行肾盂造影术，结果提示肾盂输尿管连接处持续梗阻。术后患者出现腰痛、发热、尿路感染后，留置 2 周肾造瘘管。B. 气囊充气穿过 UPJ 狭窄部分，上方箭头表示气囊，下方箭头表示切割导丝

（2）机器人辅助肾盂成形术：20 世纪初，第一例机器人肾盂成形术治疗儿童肾积水诞生了（Olsen and Jorgensen 2004；Kutikov et al，2006；Lee et al，2006）。目前，经腹腔入路肾盂成形术已经获得广泛的认可，而腹膜后入路却很少有人问津。毫无疑问，由于后腹膜有限的操作空间、难以辨识的方向及需要较大尺寸的操作工具使得后腹膜入路的手术要求更高的操作技巧（Olsen et al，2007）。机器人辅助肾盂成形术相比较腹腔镜手术需要更短更有效的学习曲线，因为 3D 眼镜提供了更好的视野，灵活的机械臂提供了更简单的操作、更精确组织分离及缝合。Barbosa 和他的同事们（2013）大规模的比较了开放性肾盂成形术及机器人辅助的肾盂成形术，他们发现两者术后恢复结果相当，但是机器人治疗组有更高的清晰度。其他学者（Lee et al，2006；Dangle et al，2013）也得出了类似的结果。Peters（2011）等具体描述了经腹腔机器人辅助肾盂成形术的手术过程，Olsen 等（2012）则具体描述了机器人辅助腹膜后肾盂成形术的手术过程。

（3）腹腔镜或机器人辅助肾盂成形术：患者取 45°～60°侧卧位，经腹腔入路穿刺孔位置如图 12-12。在重度肾积水或者年纪较小的患者中，下侧的穿刺孔可以更靠近中间部位。采用常规进腹的过程打开置入镜子的孔，随后在镜子的直视下分别穿刺其他两个操作孔。左右两侧均可以至结肠后操作。但是，大部分外科医师在行左侧手术时均偏向于经结肠系膜操作（Lee et al，2006；Gupta et al，2009；Sedlacek et al，2010；Khan et al，2011；Shadpour et al，2012）。因为这种方式相比较结肠后操作，其手术时间及住院时间更短、并发症更少，而两者的手术结果无明显差异。如果术中未找到肾盂，那么可以通过寻找可能存在的肾附属血管来找到输尿管，随后顺着输尿管找到肾盂输尿管连接处（Peters，2011）。然后将 UPJO 用牵引线固定，采用上述的手术方法行肾盂成形术。腹腔镜经腹腔入路肾盂成形术的各穿刺孔与机器人辅助手术的穿刺孔本质上是一样的。

后腹膜入路手术中，腹腔镜和机器人辅助手术的穿刺孔不一样（图 12-13）。患者均取侧卧位 80°～90°。将圆柱形硅胶腰垫置于患儿对侧髂嵴

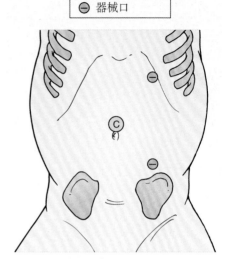

图 12-12　**经腹腔入路腹腔镜手术或者机器人手术肾盂成形术穿刺口的位置**

下，上方的腿伸展（图 12-14）。手术台不能弯曲，因为这会减小后腹膜的空间。术中外科医师需站在患者后方（背侧）（图 12-13A）（Bonnard，2005）。比较小的儿童可以躺在手术台的对角线上，这样就可以使操作器械垂直于手术医师。而在机器人辅助手术时，机器人放置位置正好与腹腔镜手术相反，机器人放置于患者头侧，摄像头的位置相对固定，且术中不能移动摄像头。该两种方式在穿刺放置摄像头的孔时均需要切断肌肉并打开腰背部筋膜。后腹膜空间根据不同年纪的患者可以充气至 200～300ml。这可以用商业化的气囊实现，也可以用将绑有外科无菌手套的 12-Fr 导尿管实现。前者由于尺寸普遍较大，所以一般很难在年纪小的儿童中应用。其他两个孔可在摄像头影像的直视下穿刺。机器人辅助手术时建议于髂窝处另行穿刺 5mm 辅助孔，该孔用来术中方便缝合及吸引，因为手术时置换机器人的操作工具既烦琐笨重又耗费时间。打开肾周筋膜，显露肾盂输尿管连接处，切开肾盂。将牵引线穿过腹壁至腹腔后，固定并牵拉肾盂，保持肾盂一定的张力。之后采用上述方法行肾盂成形术。对于马蹄肾 UPJO 患者，并不建议行后腹膜入路手术，因为从后腹膜很难探查马蹄肾肾盂。对于治疗腔静脉后输尿管引起的肾积水患者，也不建议行后腹膜入路

术式,至少在机器人辅助手术中不建议该手术入路。尽管采用标准的腹腔镜手术器械,后腹膜入路治疗以上病例是比较困难的。另一方面,腹膜

后入路机器人辅助手术治疗重复肾畸形伴下肾 UPJO 患者确实是一项具有挑战性的手术,而图 12-3 是一例完美的案例。

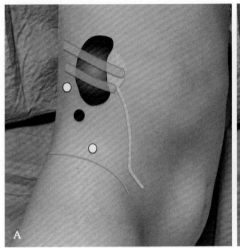
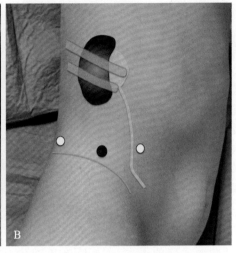

图 12-13　后腹膜入路手术穿刺口的位置。A. 标准的腹腔镜手术。B. 机器人辅助手术

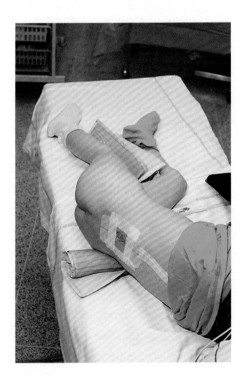

图 12-14　后腹膜腔镜手术的患者体位。患者对侧髂嵴用凝胶垫支撑。手术台不能弯曲,避免造成缩小后腹膜空间的前后径。上腿伸直,下腿弯曲。该体位不能用于成人

(4)结石与先天性肾积水:在某些情况下,肾结石可合并先天性肾积水。在治疗这种患者时,

不管采用开放性手术或是腹腔镜手术还是机器人辅助手术,均需联合可弯曲的膀胱镜检查。在微创手术中,膀胱镜可以通过穿刺孔进入。同样的,输尿管软镜也可以选择。然而,后者在取石时难度较大。正如前面章节所述,常规的取石术亦可选择。

Vascular Hitch:Hellstrøm 和他的同事们首先创始了 Vascular Hitch 技术(Autorino et al,2014)(图 12-15),该手术技术已被广泛微创外科医师所接受,或许是因为该手术方式比肾盂成形术更简单(Sakoda et al,2011)。然而,该手术方式只适用于肾盂前方有下极血管且肾盂输尿管连接处没有本质上的狭窄。Gundeti(2008)等总结该手术技术适用于以下几种病例:中度肾积水、有较好的肾皮质功能且无肾盏扩张;尿液排泄障碍且分肾功能良好;有下极血管横穿。术中手术指征包括输尿管及肾盂输尿管连接处有正常的蠕动。目前,该技术缺少长期的随访结果(Gundeti et al,2008;Schneider et al,2013)。有学者猜测道,这种肾盂包绕血管的手术方法是否在今后的生活中造成高血压。

(5)支架管引流:不管在开放性手术或是微创手术中,大部分外科医师倾向于在肾盂输尿管连接处置入支架管引流(Austin et al,2000)。支

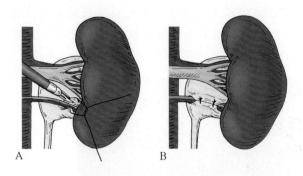

图 12-15 血管牵拉手术治疗有横穿的血管且不伴有原发性肾盂输尿管连接处狭窄的患者。切除所有 UPJ 及血管周边的附属物后,将血管往肾盂上端移动并用不可吸收缝线用肾盂组织包绕

架管减少了吻合口瘘及其引起的尿液囊肿的风险,如果是经腹腔入路的手术,支架管亦可减少因尿性腹水所致的肠麻痹的风险。而有些学者建议,吻合口无须放置支架管(Liss et al,2013)。为了避免黏膜水肿及术后吻合口狭窄及吻合口瘘,未放置支架管的肾盂成形术要求术者更细心地牵拉组织。术中留置双 J 管时,一方面在术中明显增加了手术时间,另一方面术后要求患儿再次于麻醉下行输尿管支架管取出术。逆行置入绑上线头的支架管也是一种可行的方案。术前置入双 J 管在通过肾盂输尿管连接处时可能会较困难,因为有些婴幼儿该部分特别狭窄。为了明确支架管在膀胱里位置,可以将亚甲蓝注射至膀胱内。如果术前直接逆行置入输尿管支架管可能会使吻合更加困难,但是如果对于那些因严重梗阻急诊行支架管置入术引流尿液的患者,数天或数周行肾盂成形术时,由于支架管引起的肾盂输尿管连接处局部炎症较重,从而也会使吻合更加复杂。因此我们的经验是,对于某些严重肾积水需要急诊行尿液引流的患者,比较可靠的手术是行肾造瘘术,因为肾造瘘管引起 UPJ 区域炎症比其他方法轻。

我们倾向于采用跨肾盂输尿管吻合口的造瘘管,这也是所谓的蓝色支架管(Helmy et al,2011),该支架管穿过肾皮质、穿过肾盏到达肾盂输尿管吻合口上半部分,最后从侧腹壁穿出并固定(图 12-16)。该外支架管持续引流 24～48h,随后夹毕支架管并保留在原位。术后 7～14d 拔出

支架管,无须再次麻醉。如果术后出现尿路梗阻、感染、腹痛等不适,可开放该支架管,就像肾造瘘管一样引流尿液。

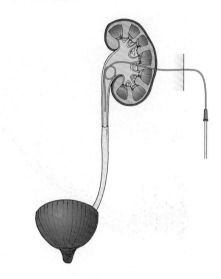

图 12-16 穿过肾盂输尿管吻合口的"蓝色"支架管。剪除末端线圈,上端引流出体外,穿过吻合口及肾皮质。该支架管开放 24～48h 后关闭。术后 7～14d 后无须麻醉下拔出支架管

术后 24～48h 常规拔出 Foley 导尿管。虽然缺少足够的证据,但是我们依然认为,在吻合口放置双 J 管后,由于膀胱内压力顺利地传递至肾盂,从而会导致膀胱输尿管反流。然而,留置外支架管时无须担心这点,因为在置入支架管时,该支架管的末端先剪去,而且整个支架管并不穿过膀胱输尿管连接处。

(九)手术效果及并发症

一般来说,肾盂成形术的成功率较高,可达 90%～100%,很少有并发症(Poulsen et al,1987;O'Reilly,1989;MacNeily et al,1993;Shaul et al,1994;Salem et al,1995;McAleer and Kaplan,1999;Austin et al,2000;Houben et al,2000;Casale et al,2004;Bonnard et al,2005 ;Peters,2011;Olsen and Rawashdeh,2012;Autorino et al,2014)。然而,手术成功的定义过于宽泛,从症状消失到症状改善;患肾皮质功能稳定到肾盂前后径的减少均属于手术成功,而术后需要再次手术或者再次干预时,则认为是手术失败。各种不同术后结果均增加了系统分析的难度。

术中并发症主要有输尿管或肾盂血管出血，这种出血大部分可以用双极电凝止血。据报道，出血是微创手术中转开腹最常见的原因，随后是 UPJ 部分解剖困难。术后感染、腹痛及肾盂持续扩张均是手术失败的早期症状（Lindgren et al,2012）。虽然吻合口血块和水肿通常会在数天内自行缓解，但是部分病例可能依旧需要采用肾造瘘术以引流尿液。在长期随访过程中，肾功能的持续降低及肾盂的持续扩张均预示着需要再次行外科干预。早期可以采用气囊扩张或者 UPJ 狭窄段切除并留置 4～6 周支架管（见图 12-11），但是最终可能还是再次需要行肾盂成形术。在这些需要再次手术的病例中，由于瘢痕挛缩后腹膜入路手术较复杂，建议行经腹腔入路手术。如果输尿管严重瘢痕挛缩，充分松解输尿管及肾后依旧无法提供充分的长度来保证无张力吻合，那么可以考虑输尿管肾盏吻合术。该手术均可以行开放手术或者腹腔镜或者机器人辅助手术（图 12-17）。

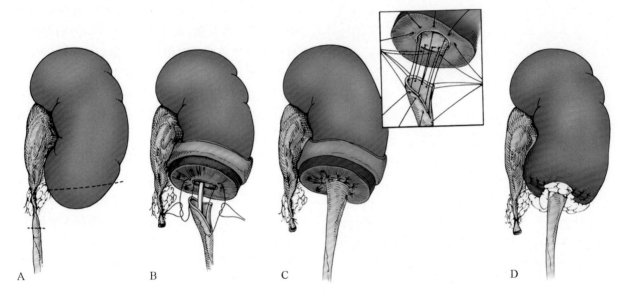

图 12-17　输尿管肾盏吻合术。A. 在后腹膜处找到输尿管，尽可能远的离断输尿管。充分游离肾，显露肾下极，随后行无张力吻合术。切除肾下极，尽可能多的剔除附属组织，充分显露扩张的下极肾盏。B. 剖开近端输尿管的侧边，越过内引流支架管行输尿管肾盏缝合术，也相当于留置了肾造瘘管。第一针缝合于输尿管切开后的顶点与肾盏侧壁；另一针缝于对侧。C. 绕圈一周缝合，一圈全部缝合完成后再依次打结。D. 关闭肾包膜，覆盖肾皮质切面。然而，肾包膜不应该靠近吻合口关闭，因为在外力的压迫下可能会影响管腔。除此之外，吻合口应当用肾周脂肪或者后腹膜或网膜覆盖保护

二、巨输尿管症

（一）定义

巨输尿管是任何原因引起的输尿管扩张的一种描述。该名词由 Caulk 首创于 1923 年，其他相似的名字有宽输尿管及输尿管积水。根据 Cussen（1967）和 Hellström（1985）的研究，巨输尿管是指直径超过 7mm 的输尿管，而正常的低于 16 岁的儿童的输尿管直径一般不超过 0.5～0.65mm。引起巨输尿管的原因有原发性（输尿管本身问题）或者继发性（继发于膀胱病变，如神经源性膀胱、膀胱出口狭窄及感染）。根据病因，巨输尿管可以分为四类：梗阻型、反流型、非梗阻非反流型及反流伴有梗阻型（Smith 1977；King 1980）。反流型巨输尿管区别于梗阻型，诊断较容易，在本书的其他章节已做说明。而非梗阻非反流的巨输尿管诊断较为复杂，这些肾积水病例中，仅仅表现为输尿管扩张，影像学中并未发现明显的梗阻征象。处理巨输尿管的难点在于早期鉴别诊断及治疗、避免肾功能恶化的同时又不能让输尿管接受不必要的干预。

要点：肾盂成形术

- UPJO 通常是由于先天性肾盂输尿管段环状肌肉组织发育受阻所导致的原发性狭窄所致，或者由于胶原纤维异常聚集和包绕肌细胞所致，或由于肾下极血管横跨于 UPJ 前端、近端输尿管所致的机械性梗阻。

- 先天性肾畸形最常见的是伴有患侧的 UPJO 或健侧的 UPJO，然后是肾发育不良和多囊肾。

- UPJO 的手术处理倾向于行离断性肾盂成形术，由于该手术的适用范围广泛、保证病理段的输尿管完整切除及必要时可行简化的肾盂成形术，使得该手术方式成为目前最有效的方法。

- 腹腔镜下肾盂成形术为术者提供了完美的解剖视觉，使切口更美观及具有开放性手术相近的结果。腹腔镜手术的技术难度促进机器人辅助手术的发展，提高了吻合水平。

- 肾盂成形术的并发症包括术后排尿延长、肾功能没有改善及术后肾积水加重和肾功能降低。每一个并发症都可能需要行内镜下治疗或者再次行离断性肾盂成形术。

（二）病因、发病率及临床表现

原发性梗阻型巨输尿管具体的病理生理学目前还未完全明确。但是目前大家已产生共识，认为原发性梗阻型巨输尿管是由输尿管末端或输尿管膀胱连接处发育异常所引起的梗阻。输尿管膀胱连接处的蠕动功能不全导致了尿路梗阻及近端输尿管的扩张。Tanagho（1973）和 Pirker 等（2007）在动物胎儿中研究指出，输尿管肌层由近及远发育，靠近膀胱的输尿管组织发育最迟，直至出生后，该部分输尿管依旧在持续发育。该研究结果与人类胎儿类似。人类胚胎时期，环状肌纤维首先发育且其发育方向由近及远，随后在出生后的整个婴幼儿期间逐渐发育成双侧肌层，这也很好地解释了膀胱输尿管连接处暂时性的功能不全及随着年龄的增加原发性梗阻型巨输尿管可逐渐自愈（Matsuno et al，1984；McLellan et al，2002）。其他研究显示，位于输尿管狭窄段有多余

的非正常的胶原沉积（Notley，1968；Gosling and Dixon，1978），也有研究显示，输尿管末端有一层较厚的肌层包绕着（Dixon et al，1998）。近年来，Kang 等（2009）发现在原发性梗阻型巨输尿管患者中，其 ICC 细胞功能异常。ICC 细胞功能与平滑肌的收缩性、起搏点的活性及蠕动功能有关。

原发性梗阻型巨输尿管的具体发病率还未清楚，但是目前认为，胎儿时期检查发现的上尿路扩张中平均有 10%～23% 为该疾病（Brown et al，1987；Gokce et al，2012）。该疾病好发于男性患儿及左侧。在所有原发性梗阻型巨输尿管患者中，有 25% 为双侧，其中有 10%～15% 同时伴有对侧发育异常或者对侧尿路梗阻（Joseph，2007）。大部分原发性梗阻型巨输尿管患儿在产前超声发现，且无明显临床症状。Brown 等（1987）明确指出，产前超声检查发现有 79% 的患儿有原发性梗阻型巨输尿管，其中有 23% 可产前检查出尿路扩张。这一结果与超声诊断之前的年代完全不同，那时只有 8% 的患儿有临床症状，并最终发现上尿路扩张而诊断为原发性梗阻型巨输尿管（Brown et al，1987）。临床症状包括有尿路感染、腹痛及镜下血尿。这可能有由于尿路过度扩张或者尿路结石破坏尿路上皮所致。以前某些患者可能表现出腹部包块，虽然在没有超声的年代，这是一个常见的症状，但是如今这种预示着肾功能严重受损的临床表现十分罕见（Shokeir and Nijman，2000）。

（三）手术指征

大部分非反流型巨输尿管预后良好且在出生后数年后能自愈（Matsuno et al，1984；Brown et al，1987；McLellan et al，2002；Shukla et al，2005）。这结论已经被 Ranawaka 和 Hennayake（2013）的前瞻性研究所证实。他们指出，原发性梗阻型巨输尿管能否自愈及自愈所需的时间主要取决于输尿管直径，输尿管直径＜10mm 的患儿很少有并发症或者发热，持续予以口服抗生素治疗后没有患者需要行手术治疗。另一方面，输尿管直径＞10mm 患者更容易出现其他症状，如反复发作的尿路感染、尿路结石及腹痛，其中有 17% 患儿完全愈合，21% 的患儿需要行手术干预。输尿管持续扩张的患儿需要定期密切超声随访，无须做其他功能性检查，直到被认为是完全自愈

或者证实输尿管不再进行性扩张。成年后依然建议继续随访,比较巨输尿管扩张程度有没有超过青春期水平(Shukla et al,2005)。

因此,在过去的 25 年中非手术治疗巨输尿管已成为一种趋势。随着对该疾病的病理生理的了解及微创手术的发展,其治疗方向已逐步往微创引导。原发性梗阻型巨输尿管手术指征包括:出现临床症状或者反复发作的尿路感染、超声检查输尿管进行性扩张、肾核素显像提示分肾功能＜40％或者比较连续几次分肾功能相差≥5％(Farrugia et al,2014)。许多研究了同位素肾图的排泄曲线来作为手术的指征,因为半排泄时间的延长就意味着有明显的梗阻。然而,仅依靠同位素肾图的排泄曲线作为梗阻的依据有一定的迷惑性,因为排泄曲线除了受梗阻影响之外,在新生儿和婴幼儿身上还受其他多种因素的影响:如肾功能、对利尿药的反应能力、水合状态、姿势、膨胀能力、集合系统的容量等,当然也包括操作及技术方面:如利尿药给药的时间。以上几种因素均会限制排泄曲线的应用,正如某些报道提出在超过44％的肾图中会出现假阳性(O'Reilly,1989;Shokeir and Nijman, 2000; Amarante et al,2003)。

(四)手术方法

巨输尿管矫正术的基本原则简单而明确,而手术方式却非常苛刻。该类手术应当由精通膀胱及输尿管手术的小儿泌尿外科医师实施,并且这些医师必须成功实施过此类手术。总的来说,切除远端输尿管狭窄段,矫正巨输尿管,在非反流型巨输尿管中,以长度与直径比为 5:1 的比例行输尿管膀胱再植术,这样增加了输尿管与膀胱接合段的管径,从而保证更有效地蠕动及尿液传输(Paquin,1959)。有多种输尿管整形及输尿管膀胱再植术的手术方法,随着时间的推移,目前已有大量的改进方法出现。随着腹腔镜及机器人技术持续推广,巨输尿管矫正术已可以采用这两种技术完成,虽然能完成的治疗中心并不多。

如果有必要急诊行原发性梗阻型巨输尿管减压术,那么可以采用肾造瘘术引流尿液;然而,肾造瘘管很难长时间留置于婴幼儿体内,且肾造瘘管也增加了尿漏、尿路感染及造瘘管移位的风险。因此,经皮输尿管远端造瘘术是一种比较理想的

方案。该技术操作简单,可以迅速对扩张的输尿管实行减压,并保证了后续行输尿管重建术。经皮输尿管远端造瘘术适用于婴幼儿患者,因为婴幼儿的膀胱通常较小,且严重扩张的输尿管使得外科医师不能安全有效的行无反流的输尿管膀胱再植术,另一方面,de Kort 等(2002)认为,在婴幼儿身上行输尿管膀胱再植术可能会导致膀胱功能不全。手术取小型腹股沟斜切口,离断肌肉组织,到达膀胱周围间隙(图 12-18)。找到扩张纤曲的输尿管末端,用无损伤钳或者无损伤 Allis 钳提起输尿管。用脱脂棉拭子剔除附着的腹膜组织。血管圈套环置于输尿管下方以保证无损伤牵拉。随后将输尿管提出切口,使之形成一环状,然后用5-0 可吸收单股缝线将输尿管固定于筋膜上。横断打开输尿管,5-0 可吸收单股缝线将其边缘外翻固定于皮肤上。引流管留置 24～48h 以引流尿液及减压输尿管。由于输尿管本身尺寸较大,所以造瘘口狭窄基本不会发生(Rabinowitz et al,1977;Kitchens et al,2007)。另一个可以在婴幼儿患者中应用的临时输尿管减压方式是通过行反流性的输尿管膀胱再植术以达到内引流目的。横断靠近狭窄段的近端输尿管,随后以高级别膀胱输尿管反流的形式将输尿管吻合至膀胱,这样将危险的梗阻转化为危险性较小的膀胱输尿管反流。以前的研究均显示该临时引流方式有一定的前景。然而,关于反流对肾功能影响还有待于长期的随访结果(Lee et al,2005;Farrugia et al,2014;Kaefer et al,2014)。

具体巨输尿管重建方式包括输尿管整形和输尿管膀胱再植术(以非反流的形式再植)。取低位横行剖腹产切口(Pfannenstiel 切口),找到膀胱;第二次手术的患者可以采用低位垂直腹部切口,因为二次手术的患者需要更多地松解近端输尿管(图 12-19)。在两根牵引线中打开膀胱,找到输尿管开口,置入 5Fr 或者 6Fr 胃管,用 5-0 可吸收单股缝线固定膀胱黏膜。这样有利于离断输尿管并便于牵拉输尿管。随后牵拉并松解输尿管,将其分为膀胱内部分及膀胱外部分植入膀胱。须谨慎操作保护输尿管末端血供。一旦输尿管松解拖入膀胱后,必须决定下一步行何种方式的输尿管膀胱再植术。膀胱内再植术,如 Cohen 术或者 Politano-Leadbetter 术,可持续在膀胱内操作。而对

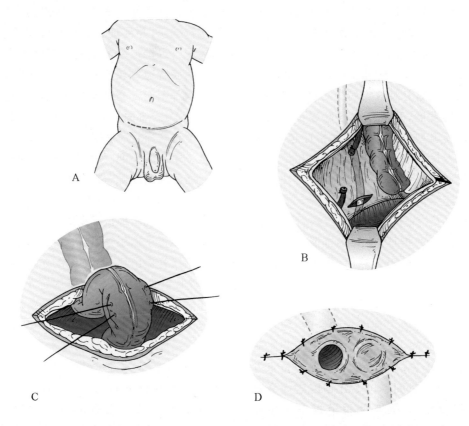

图 12-18　输尿管切开引流。A. 取小型横行切口或者腹股沟皮纹切口。B. 离断肌肉到达膀胱前间隙,找到扩张的输尿管,必要时切断并结扎闭塞的脐动脉。C. 游离并提出输尿管,将输尿管固定于筋膜上,使输尿管壁靠近切口。D. 切开输尿管,将输尿管边缘用可吸收单股缝线间断外翻缝合并固定于皮肤上

于粗大的输尿管或者需要完整切开、横断及膀胱外裁剪整形的输尿管,建议均在膀胱外操作,随后行膀胱外再植术。尤其是对于膀胱大小与输尿管直径相差悬殊的患者,更应行膀胱外再植术,这样可以避免因过多切开膀胱而造成膀胱三角区缺损(Perovic,1994)。在选择 Politano-Leadbetter 术时(图 12-19),先在一处合适的部位做一新的孔,随后将弯钳谨慎穿到原始的开口,必要时扩张一下该孔。然后在剔除来自膀胱后方腹膜组织的同时,用弯钳探查新的开口。一旦弯钳到位后,在膀胱内用手指探查下,随后将弯钳往内推入膀胱,轻轻打开钳子,在钳口分叉处切断,建立一个新的开口,之后可适当地扩张一下该口。将血管圈套环从膀胱内穿至新开口再到原始开口,随后在膀胱外横穿,此时,可将扩张的输尿管牵引至膀胱外,以保证进一步的松解及游离。裁剪整形输尿管后,将其通过新开口放回膀胱内,原始开口用 4-0

单股可吸收缝线关闭。通过新开口,创建一个新的黏膜外隧道。将输尿管拉入隧道,并剪除多余的输尿管以匹配隧道的长度。用 5-0 可吸收单股缝线在输尿管开口 6 点钟方向处固定于膀胱逼尿肌。最后用 6-0 可吸收单股缝线将输尿管黏膜间断缝合至膀胱黏膜上,共缝合一圈。术后留置 Foley 导尿管数天减压膀胱压力。

裁剪输尿管共有两种基本方法:折叠法或者锥形切除法。折叠巨输尿管需要根据年龄采用 8Fr 或者 10Fr 导尿管折叠。插入导尿管后,周边多余的输尿管组织用无损伤 Allis 钳标记,随后取走钳子,采用 Starr 折叠技术(图 12-21),即将侧面多余的输尿管折叠,然后用 5-0 可吸收单股缝线沿着钳印以 Lembert 方式间断缝合(Starr,1979)。而 Kalicinski 折叠法(图 12-22)则采用 6-0 可吸收单股缝线沿着输尿管壁的钳印由头至尾连续缝合,使侧面多余的输尿管壁失去功能,然后

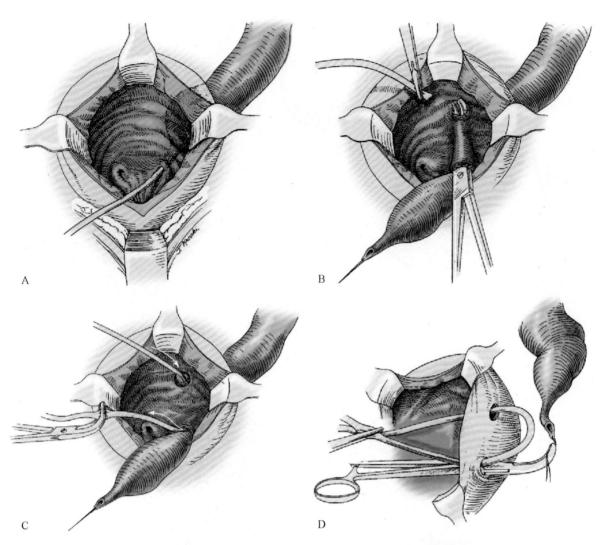

图 12-19　原发性梗阻性巨输尿管的整形与再植。A. 5-Fr 胃管穿过原发性梗阻型巨输尿管具有正常管径的膀胱段。B. 将巨输尿管从膀胱内及膀胱外游离后，用弯钳清除膀胱后方及底部的腹膜组织。如果需要行膀胱外切除输尿管，则建议在将输尿管移出膀胱前先建立一新的开口，然后将弯钳穿过新开口。C. 血管圈套环从膀胱内经过新开口拉至膀胱外，然后在通过原来的开口进入膀胱。D. 弯钳从膀胱内穿至膀胱外间隙，通过抓住输尿管上的牵引线将输尿管送至膀胱外

再将多余的输尿管向后折叠，用多根 6-0 缝线沿着导尿管管腔间断缝合（Kalicinski et al，1977）。折叠术由于保持了输尿管壁的完整性，从而减少了缺血坏死及狭窄的风险（Bakker et al，1988）。然而，折叠术仅适用于输尿管中度扩张（直径＜1.75cm）的患者（Fretz et al，2004），因为过粗的输尿管折叠后会使管壁过度增厚从而增加再植术的难度，也增加手术失败及术后并发症的风险（Parrott et al，1990）。据报道，输尿管折叠术的成功率达 90％～95％（Ehelich 1985；Perdzynski and Kalicinski，1996；Daher et al；

Fretz et al，2004）。术后体内留置胃管 7d 或者留置双 J 管 4 周，已达到引流尿液的目的。

锥形切除法首先由 Hendren（1969）提出，是锥形切除法的先驱者。有学者认为，该方式裁剪输尿管可能会影响输尿管血供（Bakker et al，1988；Whitmore and Ehrlich 1988；Parrott et al，1990）。然而，Hendren 手术也有一定的优势，尤其是对于处理无法折叠的严重扩张的输尿管；当术中担忧有损伤血管的风险时，应当最大限度地减少输尿管的裁剪。

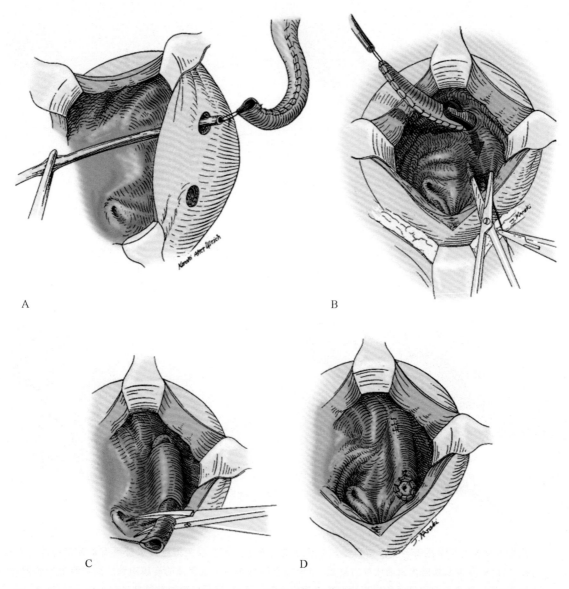

A

B

C

D

图 12-20　整形及再植原发性梗阻型巨输尿管。A. 将裁剪的输尿管通过新开口送回至膀胱。B. 关闭原始开口后,建立新的隧道至新输尿管开口。C. 切除输尿管末端以适应隧道长度。D. 修整后的输尿管间断缝合至膀胱

　　手术按照同样的原则(图 12-23):明确包含有少量血管的侧边输尿管组织,包绕 8-10Fr 导尿管。将多余的输尿管切除而不是折叠,随后用 6-0 单股可吸收缝线沿着输尿管上 2/3 长度连续锁边缝合;远端 1/3 部分输尿管采用间断缝合关闭,这样就可以保证在行输尿管再植术时适当的剪短输尿管后不影响连续缝合的完整性(Hendren,1969)。术后其注意事项及生活制度与折叠法相似。虽然该手术方式成功率较高,在某些研究中可以超过 90%(Hendren,1969;Parrott et al,

1990;DeFoor et al,2004),但是需要指出的是,最大限度地减少切除多余输尿管黏膜及肌肉组织可以保护输尿管的血供,且保留血供丰富的输尿管外膜层也会降低局部缺血坏死的风险(Ossandon et al,2005)。在所有的输尿管整形手术中,输尿管管径需要循序渐进、逐渐变细,否则会使输尿管管径突然改变,从而可能会引起输尿管梗阻。

　　腹腔镜下输尿管整形术与再植术所遵循的手术原则与开放手术相同。目前,越来越多的报道指出微创手术的近期至中期的结果与开放性手术

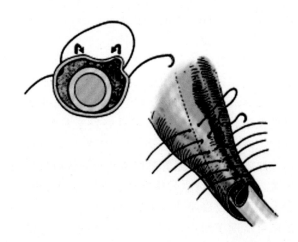

图 12-21　Starr 折叠术。用合适的支架管折叠输尿管，随后以 Lembert 方式用 5-0 可吸收单股缝线间断缝合（From Keating MA，Retik AB. Management of failures of ureteroneocystostomy. In: McDougal WS, editor. Difficult problems in urologic surgery. Chicago: Year Book Medical; 1989. p. 131.）

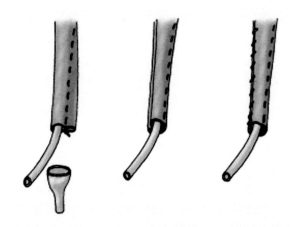

图 12-22　Kalicinski 折叠技术。沿着巨输尿管纵向缝合，建立两个管腔。将血供好的一侧管腔作为新输尿管（将支架管置入该管腔），将多余的输尿管折叠，并间断缝合（From Kalicinski ZH，Kansy J，Kotarbinska B，et al. Surgery of megaureters: modification of Hendren's operation. J Pediatr Surg 1977；12：183.）

类似（Bi and Sun，2012；Abraham et al，2012；Bondarenko，2013）。尽管目前有报道称可在气膀胱及腹腔镜下行输尿管裁剪和再植术（Bi and Sun，2012），但是由于技术上限制了在膀胱内裁剪输尿管，因此膀胱外再植术占多数。目前，已出

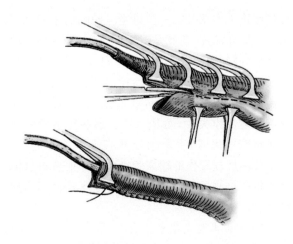

图 12-23　锥形裁剪法。新生儿用 8-Fr 红色橡胶管上制作锥形输尿管，而在大龄儿童或者成年人用 10-Fr 红色橡胶导管制作。明确输尿管血供后，用特殊的无损伤钳越过导管夹住导尿管。Allis 钳反向牵拉被切除的输尿管。这里尤其重要的是不能过多地切除输尿管。5-0 单股可吸收缝线连续缝合近端 2/3 输尿管。远端 1/3 输尿管可以用间断缝合，以保证后续可以适当地缩短输尿管末端

现机器人辅助输尿管再植术治疗儿童膀胱输尿管反流，但还未发展至治疗原发性梗阻型巨输尿管患儿（Marchini et al，2011；Smith et al，2011）。

（五）结果

一般来说，输尿管整形及再植术治疗原发性梗阻型巨输尿管还处于实验阶段，虽然有多种研究表示其成功率可以达到 90%。有趣的是，原发性梗阻型巨输尿管患儿的预后逐渐好于反流型巨输尿管患儿，可能由于反流型巨输尿管患儿的膀胱输尿管连接处的胶原组织与平滑肌的比例改变，使输尿管变得僵硬及收缩性降低所致（Lee et al，1998；DeFoor et al，2004）。也有多种不良的结果报道，如排泄功能障碍、神经源性膀胱和其他下尿路病理性改变（如后尿道瓣膜和下尿路梗阻）（DeFoor et al，2004；Carr and Casale，2012）。目前，主要报道的并发症有尿路梗阻、膀胱输尿管反流和尿路持续性扩张。术后尿路梗阻早期可以置入支架管处理，因为这通常是由于术后组织水肿引起的。术后输尿管局部缺血狭窄也会引起术后尿路梗阻，尤其是在锥形切除输尿管后。对于这类患者，需要重新行输尿管膀胱吻合术，当然会伴

有与修正手术相关的一些风险。膀胱输尿管反流应当行保守治疗,尤其是对于低级别反流患者,因为大部分膀胱输尿管反流是自限性疾病。然而,有报道据称输尿管下注射治疗的并发症较少(De-Foor et al,2004;Kitchens et al,2006)。如果输尿管下注射治疗失败,尤其是对于那些复发性发热型尿路感染患者,手术治疗是其唯一治疗方案。对于那些反复发作的输尿管瘢痕挛缩或者血供障碍所致的单侧尿路狭窄的患者,可将其患侧输尿管吻合至健侧输尿管。

1. 扩张术与支架术

近10年来,采用内镜下扩张肾盂肾尿管连接处或者在 UPJ 处置入支架术治疗原发性梗阻型巨输尿管患者已逐渐引起业内的注意。该方法比开放手术或者腹腔镜手术创伤更小,在大量研究中,其短期到中期成功率为 70%(Angerri et al,2007;Carroll et al,2010;Farrugia et al,2011)。然而,该治疗方法也有一定的并发症。据报道,支架管移位、感染、血尿及结石形成可高达 31%(Farrugia et al,2011)。此外,支架管需要重复置入、在某些难度高的病例中需要行开放手术下操作,以及输尿管损伤后需要急诊行再植术,这些弊端都限制了该方法被广泛认可(Carroll et al,2010;Farrugia et al,2011)。理论上讲,原发性梗阻型巨输尿管患者的输尿管开口很容易探查到,同样较容易在透视下置入输尿管导管或者高压气囊。随后留置 2~6 个月双 J 管。部分患者通过反复放置输尿管支架管后肾盂输尿管持续扩张或者肾功能的持续恶化得到改善,而另一部分患者则仍需行输尿管膀胱再植术(Farrugia et al,2014)。长期的随访结果还在进行中,患者需要随访至青春期(Christman et al,2012)。

2. 输尿管狭窄

先天性输尿管狭窄是一种罕见的泌尿系畸形,通常会导致肾盂输尿管积水,也会导致近端尿路扩张,但是由于该疾病发病率少,当患儿出现肾积水或者巨输尿管时通常会误诊。出生后可借助超声、MRI、逆行肾盂造影以明确中段输尿管狭窄(Hwang et al,2005;Brugnara et al,2007)。处理包括切除狭窄的输尿管段,随后行输尿管端端吻合术;切除段的长度范围在 1~3cm,病理以胶原组织过度沉积及平滑肌肥大为特征(Hwang et al,2005;Brugnara et al,2007)。

3. 输尿管息肉

输尿管息肉是另一种比较少见的畸形,也可能会导致输尿管梗阻和扩张。输尿管息肉最常见于上 1/3 段输尿管,通常也会导致肾盂输尿管连接处梗阻。该疾病男性多见且好发于左侧,有单发性息肉也有多发性息肉,某些可能生长至直径达数厘米。虽然输尿管息肉通常会导致前端尿路扩张,但由于息肉生长缓慢且是良性肿瘤,因此患儿出现腹痛及血尿的临床症状时通常较晚。临床诊断可借助于超声、增强 CT 及 MRU,通过逆行尿路造影或者是输尿管镜可确诊。治疗方法主要包括离断性肾盂成形术(息肉位于 UPJ 时,切除息肉段)或者开放手术下切除输尿管后行输尿管的端端吻合,亦可行腹腔镜手术。假如输尿管息肉较小,则可以选择行输尿管镜下息肉切除术。病理上,该类型息肉均归类于良性的纤维上皮息肉。

要点:巨输尿管

- 巨输尿管是任何原因引起的一侧输尿管扩张。
- 巨输尿管根据病因可以分为四类:梗阻型、反流型、非梗阻非反流型及反流伴有梗阻型。
- 治疗难点在于使用保守或者手术方式避免肾功能的恶化。
- 手术指征:出现临床症状或者反复发作的尿路感染、超声检查输尿管进行性扩张、肾核素显像提示分肾功能<40%或者比较连续几次分肾功能相差≥5%。
- 术中切除远端输尿管狭窄段,矫正巨输尿管,以长度与直径比为 5:1 的比例行非反流型输尿管膀胱再植术,这样增加了输尿管与膀胱接合段的管径,从而保证更有效地蠕动及尿液传输。
- 大多数外科医师建议术后临时放置支架管。

参考文献

完整的参考文献列表通过 www.expertconsult.com 在线获取。

推荐阅读

Autorino R,Eden C,El-Ghoneimi A,et al. Robot-assisted and laparoscopic repair of ureteropelvic junction obstruction: a systematic review and meta-analysis. Eur Urol 2014;65: 430-52.

Farrugia MK,Hitchcock R,Radford A,et al. British Association of Paediatric Urologists consensus statement on the management of the primary obstructive megaureter. J Pediatr Urol 2014;10: 26-33.

Hendren WH. Operative repair of megaureter in children. J Urol 1969;101:491-507.

Joseph DB. Megaureter. In: Docimo SD, Canning DA, Khoury AE,editors. The Kelalis-King-Belman textbook of clinical pediatric urology. Chichester(UK): Informa Healthcare;2007. p. 577-92.

Koff SA. Pathophysiology of ureteropelvic junction obstruction: clinical and experimental observations. Urol Clin North Am 1990;17: 263-72.

Mohan SG,editor. Pediatric robotic and reconstructive urology: a comprehensive guide. Chicester(UK): Wiley-Blackwell;2012.

（张君颀 **编译** 耿红全 **审校**）

第13章 输尿管异位开口、输尿管膨出及其他输尿管畸形

Craig A. Peters, MD, and Cathy Mendelsohn, PhD

一、分类和胚胎发育学

(一)总论

输尿管发育异常,包括输尿管异位开口和输尿管膨出,是小儿泌尿外科的常见疾病。尽管临床上对该病有广泛的认识和明确的手术策略,但病变的形式多种多样,临床工作中仍面对巨大挑战。因此,需要我们更加深入了解下尿路的解剖学和胚胎学。本章主要介绍输尿管异位开口、输尿管膨出和其他不常见的输尿管畸形的临床表现、胚胎病理学、诊断和治疗。梗阻性输尿管病变(包括肾盂输尿管连接处梗阻和输尿管膀胱连接部梗阻)在第7卷第11章已进行了详细介绍。

尽管输尿管异位开口和输尿管膨出是两种不同的疾病,但它们有许多共同特征,具有相同胚胎发育致病基础。两种疾病因在发育过程中的细微变化导致临床表现截然不同。在许多方面,这两种疾病可能有些类似,其治疗方法略有不同。某些病例呈现出介于这两种疾病之间的临床表现,提示胚胎发育的连续性。

(二)输尿管异位开口

输尿管异位开口是指单一或重复输尿管的开口不在膀胱三角区的正常位置。在重复集合系统中,异位输尿管一定是上肾部输尿管,其原因可能是上肾部输尿管芽从中肾管萌出晚于下肾部,导致其并入发育中的泌尿生殖窦的时间更晚。如果输尿管开口仅仅是靠近膀胱颈,则非真正意义上的异位,真正的异位输尿管是输尿管开口位于膀胱颈或更远处。在女性中,输尿管异位开口可能在膀胱颈至会阴的任何部位,包括阴道、子宫,甚至直肠(图13-1)。输尿管异位开口可能与Gartner管囊肿有关。Gartner管是发出输尿管芽的午非管残余物,并伴有管道的囊性扩张。在女性中,Gartner管通常平行于阴道(苗勒答结构)向下延伸,如果囊状导管结构破裂就会与阴道相通,这是输尿管异位开口的女性患者经常出现尿失禁的解剖基础。在男性中,异位的输尿管往往位于外括约肌或盆底上方的泌尿生殖系统,并且通常进入午非管结构,包括输精管、精囊或射精管(图13-2,图13-1)。男性患者较少出现尿失禁,多数表现为感染和疼痛(睾丸和附睾)。

单一集合系统的输尿管异位开口和输尿管膨出的临床表现类似,有时也与一侧明显的肾发育不良相关,通常普通的影像学检查中无法识别肾,只能通过计算机断层扫描(computedtomography,CT)对比成像,才能检测到与输尿管异位开口相关的、较小的、功能不良的肾(Borer et al,1998)。无论单一集合系统还是重复集合系统的输尿管异位开口,都可能因输尿管远端梗阻导致严重的肾积水。这可能会影响肾发育,严重者会导致肾功能丧失,因此临床上需要仔细评估。

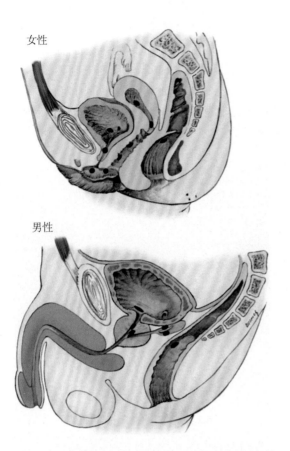

女性

男性

图 13-1　输尿管异位开口在男性和女性中的开口部位

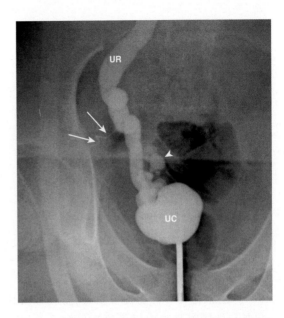

图 13-2　腹痛男性患儿行逆行造影检查发现输尿管膨出伴右肾发育不良。造影证实的膀胱内输尿管膨出（UC）与右侧精囊（短箭头）和输精管（长箭头）相通,造影剂由输尿管（UR）至右侧发育不良肾。在手术切除时,输尿管和输精管正好在精囊上方交汇

要点：输尿管异位开口

- 输尿管异位开口是指输尿管开口未进入膀胱三角区,包括单一集合系统或重复集合系统的输尿管。
- 在重复集合系统中,由于胚胎发育时上肾部输尿管芽从中肾管萌出要晚于下肾部输尿管芽并更偏向于头侧,因此输尿管异位开口一定发生在上肾部输尿管。
- 在女性中,输尿管异位开口可在膀胱颈至会阴的任何部位,包括阴道、子宫,甚至直肠,典型的症状是会阴部持续潮湿滴尿。
- 在男性中,输尿管异位往往开口于外括约肌或盆底上方的泌尿生殖系统,并且通常进入午非管结构,包括输精管,精囊或射精管,临床表现不是尿失禁而是感染。

单一集合系统同时出现双侧输尿管异位开口较为罕见,可能伴有膀胱发育不全和双侧肾异常,

通常是肾发育不良（Koyanagi et al,1977；Noseworthy and Persky,1982；Johnin et al,2007）。双侧输尿管异位开口患儿由于在胎儿期未使用膀胱进行储尿、排尿,导致膀胱结构辨识不清,部分患儿可能被认为患有膀胱发育不全症。

（三）输尿管膨出

输尿管膨出是输尿管远端有囊性扩张的输尿管异位开口的一种形式,其远端位于膀胱内或跨越膀胱颈和尿道。与输尿管异位开口相同,输尿管膨出可能发生在单一集合系统或重复集合系统中,而在重复集合系统中通常发生在上肾部输尿管（图 13-3）。输尿管膨出可延伸至尿道,但并不完全在尿道内,也不会附着在午非管结构上。

输尿管膨出有几种分类方法,但临床中最有用的分类方法是将其分为膀胱内与膀胱外输尿管膨出。膀胱内输尿管膨出完全位于膀胱内,或膀胱颈上方。该分类包括成人中"单纯"输尿管膨出,伴或不伴近端输尿管轻度扩张。但是更推荐使用"单一膀胱内输尿管膨出"这一术语（Glassberg et al,1984）。异位输尿管膨出是指"输尿管

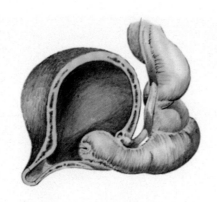

图 13-3　膀胱内输尿管开口梗阻示意图,输尿管开口位于膀胱颈近端

膨出的一部分位于膀胱颈或尿道"(Glassberg et al,1984),输尿管开口可能位于膀胱、膀胱颈或尿道,需要与排尿时膀胱内输尿管膨出脱垂至尿道相鉴别。

Stephens 等报道了输尿管膨出的分类(Stephens,1971;Stephens et al,1996),包括盲袋型输尿管膨出及狭窄型、括约肌型、括约肌狭窄型、盲端型和无梗阻的输尿管膨出(图 13-4)。从临床治疗角度来说,比较有意义的分型是盲袋型输尿管膨出,表现为输尿管开口在膀胱内,但输尿管膨出向下延伸越过膀胱颈进入尿道。该型在术前不易被发现(Smith and Parrott,1994),其复杂性会增加手术难度,尤其是经内镜切开时(见后文)。

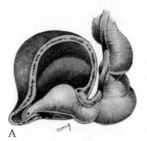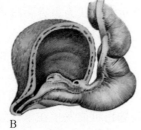

图 13-4　A. 括约肌狭窄型异位输尿管膨出示意图。B. 盲袋型输尿管膨出示意图,显示输尿管膨出管腔向远端延伸至输尿管开口,在输尿管黏膜下层犹如长舌样结构。输尿管膨出的开口与膀胱相通,开口较大且功能异常

重复集合系统的非梗阻型输尿管膨出(Bauer and Retik,1978)或"不均衡型输尿管膨出"(Share and Lebowitz,1989)是一种少见的、较难诊断的

输尿管膨出的变异情况(图 13-5),这种变异与重复肾输尿管畸形有关。通常患侧上肾集合系统没有积水,并且影像学也常常检测不到发育不良的上肾,膀胱水平以上的输尿管也没有明显扩张,膀胱中可见输尿管膨出,但是同侧肾看起来"似乎"完全正常。

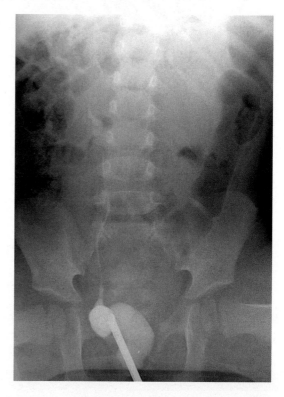

图 13-5　逆行性肾盂造影显示不均衡性输尿管膨出。注意较大的输尿管膨出与细小的输尿管及无扩张的集合系统之间的不均衡性

要点:输尿管膨出

- 输尿管膨出是表现为输尿管末端囊性扩张的输尿管异位开口的一种,位于膀胱内或延伸至膀胱颈和尿道。
- 输尿管膨出有多种分类方法,临床上最常用的分类方法是将其分为膀胱内输尿管膨出和膀胱外输尿管膨出。
- 盲袋型输尿管膨出,虽然输尿管口在膀胱内,但输尿管膨出向下延伸越过膀胱颈进入尿道。

不同类型的输尿管膨出与不同治疗方法的疗效相关,但并不具有可预测性。Churchill 等根据输尿管膨出对上尿路(包括所有的肾单位)的影响提出了一种分类系统(Churchill et al,1992),将其分为单纯上肾受累、整个同侧肾受累,以及由于反流或膀胱出口梗阻而使对侧肾同时受累,后者占报道病例的 26%。

(四)胚胎学和病因学

虽然输尿管异位开口和输尿管膨出的具体机制尚未明确,但我们可以通过新的研究方法深入了解输尿管发育过程,从而为明确上述疾病的发病机制提供有价值的思路(Mendelsohn,2009)。这些发育异常的分子机制不仅能解释发育的变异,也有望实现早期(如在胎儿期)对疾病的检测和干预,尽管宫内检测和干预目前还无法实现,但并非遥不可及。至于上述疾病的根本发病机制,仍不清楚。此外,还需要明确哪些输尿管膨出和输尿管异位开口与膀胱颈部和三角区的发育异常有关,这些发育异常可以引起尿失禁等排尿功能障碍,而这些患儿需要更进一步地治疗才能实现控尿。只有早期发现,才能采取更及时、更有效的手术治疗。

(五)胚胎学与临床相关性

由于午非管、苗勒管、输尿管芽、泌尿生殖窦和膀胱等在正常发育过程中出现异常而导致输尿管异位开口或输尿管膨出。因此,弄清其与异常输尿管之间的潜在关系,有助于解释疾病的临床表现。明确输尿管异位开口的部位有助于规划影像学检查和手术方案;认识到输尿管发育异常可能会影响膀胱和尿道的发育对于确定重建手术至关重要;同时也要注意输尿管发育异常可能合并苗勒管异常。

(六)输尿管-膀胱三角区-肾发育

伴或不伴输尿管膨出的输尿管异位开口的发病机制是输尿管-膀胱三角区连接的缺陷,进而影响同侧肾的发育。目前,越来越多的基因通路被证实对人类和啮齿类动物输尿管末端正常连接的建立至关重要,并且对小鼠动物模型的研究也使人们对输尿管末端连接的发育过程有了更好的理解。

泌尿道的正常功能取决于输尿管-膀胱三角区特有的连接和防止尿液回流到输尿管和肾的抗反流机制。抗反流瓣由相互交错的输尿管和膀胱肌纤维构成,因此异位的输尿管不能沿着正常轨迹通过膀胱壁或终止于膀胱三角正常插入部位,进而引起梗阻或膀胱输尿管反流(vesicoureteral reflux,VUR)。与输尿管异位开口、输尿管膨出或 VUR 相关的肾异常,是由于梗阻造成的肾细胞损害(见第 7 卷第 11 章),或不依赖于正常肾发育和输尿管插入所需的基因突变引起,这些基因包括 Ret、Fgfr2、Gata3 等(Chia et al,2011;Liu et al,2011;Hoshi et al,2012)。

通常认为,输尿管膀胱三角区同中肾管和输尿管一样都是起源于中胚层共同中肾管(common nephric duct,CND),不同于内胚层起源的泌尿生殖窦。根据此模型,正常输尿管膀胱的连接建立取决于 CND 的扩张,随后插入泌尿生殖窦上皮(urogenital sinus epithelium,UGE),这样既分开了 CND 和输尿管,又在膀胱中产生了成熟的插入部位(Wesson,1920;Tanagho and Pugh,1963;Woodburne,1965)。然而,通过观察到输尿管成熟过程中 CND 发生退化,发现膀胱三角区的产生可能不像以往所认为的那样(Batourina et al,2002,2005;Viana et al,2007;Chi et al,2009;Mendelsohn,2009;Uetani et al,2009;Tanaka et al,2010)。小鼠的谱系研究和组织重建研究表明,膀胱三角区是由膀胱内输尿管周围相互交错的逼尿肌和纤维构成(Viana et al,2007)。

随着输尿管芽的形成,中肾管成为 CND,尾部插入到泌尿生殖窦。动物模型研究表明,建立成熟的输尿管膀胱连接取决于输尿管成熟的过程,它是由 CND 细胞重排和凋亡驱动的一系列复杂过程。当 CND 的最远端部分开始与泌尿生殖窦合并并发生细胞凋亡时,输尿管开始成熟,此过程持续数天。第一轮的细胞凋亡导致了 CND 最远端消失,剩余的 CND 和远端输尿管组成一个环路。该环路与背侧 UGE 接触,决定了未来输尿管开口的位置。该环路与 UGE 融合后通过细胞凋亡消除剩余的 CND,使输尿管和膀胱建立了连接,此阶段是在精阜水平进行的(图 13-6)。随着膀胱和尿道的发育,中肾管和远端输尿管进一步分离。输尿管腔最初是被凋亡的细胞所阻塞的(Mendelsohn,2009)。这些细胞可能与 Chwalle 膜相对应,对人类输尿管膀胱之间建立一个开放的连接至关重要,如果出现异常,可导致输尿管膨出(Chwalle,1927)。

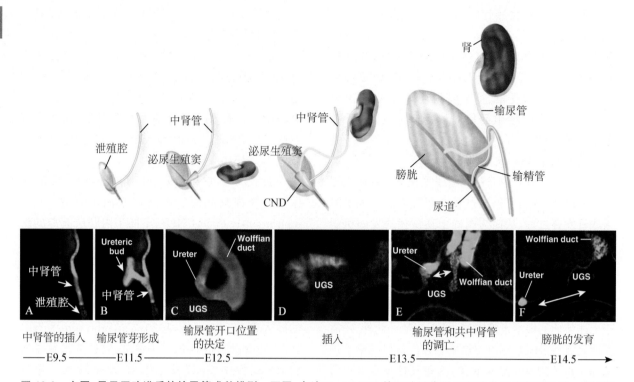

图 13-6 上图,显示了改进后的输尿管成熟模型。下图,表达 Hoxb7-GFP 的胚胎图像显示尿路发育的不同阶段。在下尿路中,Hoxb7-GFP 转基因定位于输尿管、中肾管和共中肾管(CND)(Srinivas et al,1999)。A. 来自 E9 Hoxb7-GFP 胚胎的整个泌尿生殖道用 E-钙黏蛋白复染,以显示插入原始膀胱(红色)的中肾管(绿色)。B. 来自 E11 Hoxb7-GFP 胚胎的整个生殖道泌尿道用 E-钙黏蛋白(红色)复染,CND 位于原始输尿管芽分支之下,在此阶段已经侵入肾胚芽(不可见)。C. 来自 E12 Hoxb7-GFP 胚胎的整个生殖泌尿道(绿色)用细胞角蛋白(红色)染色,CND 的细胞凋亡使得尾部大部分输尿管与膀胱对齐并紧密接触,设定未来输尿管口的位置。D. 来自 E13 Hoxb7-GFP 泌尿生殖道组织切片,用 E-钙黏蛋白(红色)染色。远端输尿管上皮细胞与膀胱上皮融合,在那里它们将发生凋亡,建立一个新的输尿管芽连接。E. 来自 E13.5 Hoxb7-GFP 胚胎的整个泌尿生殖道用层粘连蛋白染色以显示膀胱上皮的基底膜(红色)。输尿管口插入上皮并与中肾管分开一小段距离。F. 膀胱的扩张和伸长使输尿管口远离中肾管。UGS. 泌尿生殖窦

对小鼠动物模型的研究表明,输尿管异位开口的发生可能是由于 CND 和远端输尿管组成的环路与背侧 UGE 对接时出现偏差,从而导致输尿管开口插入位置的改变;还可能由于肾管插入泄殖腔延迟或缺陷,相对于泌尿生殖窦,原始输尿管芽从肾管发出的位置过高或过低,以及输尿管成熟缺陷。而 Chwalle 膜消退不全则会造成输尿管开口位置正常但伴有输尿管阻塞。改良的输尿管成熟模型证实了输尿管异位开口和输尿管膨出可能的发生机制。细胞的异常凋亡可使输尿管与午非管保持连接,并阻碍输尿管与泌尿生殖窦融合,这种缺陷会导致一侧输尿管连接到女性的中肾管残余物(Gartner 管)或男性的输精管或射精系统中。CND 部分残留可能导致输尿管连接到膀胱后部的异常位置、接近或位于尿道。

在重复集合系统中,上肾通常起源于中肾管较高位置处的输尿管芽分支,因而更易发生梗阻;而下肾的远端输尿管梗阻较罕见,因为下肾是由中肾管在适当位置发出的输尿管芽分支发育而来的。这种上肾发育缺陷反映了 CND 重塑不全,这一点也在重复集合系统小鼠模型中得到了证实。在这种情况下,如果 CNDs 与输尿管在中肾管异常靠前的部位相接并持续存在,就会导致梗阻,而二者在泌尿生殖窦附近的适当部位相接,CND 则发生退化。上述观察结果都表明来自泌尿生殖窦的信号可通过控制 CND 的重塑来调节输尿管成熟。

输尿管的最终开口位置很大程度上取决于

CND 重塑的程度,这种重塑可能被异常的细胞移动或凋亡异常所破坏。如果没有发生重塑,输尿管会连接到性腺导管上(如异位开口于男性输精管或女性 Gartner 管)。CND 部分重塑可能会产生不同程度的畸形。在这种情况下,远端输尿管将在更接近肾管处与泌尿生殖窦连接,即在精阜或泌尿生殖窦隆起的水平。在小鼠模型中也发现了类似的缺陷,包括人类 RET 基因突变所致的先天性巨结肠、肾畸形、膀胱输尿管反流和肾盂积水。在 RET 突变型小鼠模型中发现 RET 控制着输尿管芽的形成、中肾管插入和 CND 退化,提示经典的信号通路可能在泌尿系统的各个阶段、不同位置发挥着重要作用。

要点:胚胎学

- 传统的动物模型研究认为,CND 形成了膀胱三角,而改进的动物模型提示 CND 在正常动物中通过凋亡退化,由内胚层形成膀胱三角,与膀胱的胚胎发育一样。
- 输尿管膨出的传统理论由 Chwalle 提出,他推测远端输尿管扩张是由于输尿管开口处的膜性结构(Chwalle 膜)凋亡失败导致。
- 由于输尿管芽来源于中肾管(午非管),输尿管异位开口不会直接插入到副中肾管(苗勒管)中(阴道、宫颈和子宫),而是通过中肾管残余物位于苗勒管结构旁的 Gartner 管,与苗勒管建立联系。
- Weigert-Meyer 定律描述了重复输尿管开口位置的关系,与上肾相关的输尿管异位开口或者输尿管膨出开口于下肾部输尿管开口的尾端。

正如在输尿管膨出中看到的那样,梗阻并不是输尿管扩张的主要和唯一因素。在临床中我们发现输尿管膨出伴有宽大的开口的病例,并没有明显的梗阻但伴有输尿管扩张;输尿管异位开口于膀胱颈处时会发生输尿管扩张,但是没有输尿管膨出时不成比例的远端输尿管扩张。然而,梗阻在输尿管膨出的病理生理中起到一定作用,这在输尿管膨出穿刺减压中比较明显,但是否与输尿管膨出肌化程度有关尚不清楚。最近的研究显示,Chwalle 膜退化在输尿管开口和膀胱连接中发挥重要作用,这些研究指出被认为产生于泌尿生殖窦的 Chwalle 膜实际上可能来源于输尿管的腔内细胞。Chwalle 膜在肾开始出现功能之前比较晚的阶段才发生凋亡,这一过程对于远端输尿管和膀胱间建立开放的连接发挥了重要作用。

二、临床表现

(一)影像检查发现

1. 产前检查

大多数的输尿管膨出和输尿管异位开口都是在产前通过超声发现的,尽管产前不一定能确诊,但是会促使患儿生后进一步行影像学检查,这些检查会发现真正的病因并确诊。产前超声成像与产后相似,可能会出现误诊,关于产前诊断在第 7 卷第 3 章有详细描述,在此仅强调一些关键点。

产前诊断重复集合系统很困难,除非上肾或下肾扩张积水。胎儿期的肾上极囊肿很有可能是上肾积水。随着时间的推移,不易识别的轻度肾积水也会被诊断出来。输尿管扩张不容易被检测到,但是如果怀疑输尿管异常,应检查患儿的膀胱,在膀胱充盈后进行,较大的输尿管膨出可能会突出到膀胱中。

在检查时要注意上肾实质的厚度和回声特点,虽然单纯根据超声检查结果并不能决定是否可以保留上肾,但超声检查仍对临床治疗具有一定的指导意义。

输尿管异位开口会导致上肾积水、输尿管纡曲,表现与输尿管膨出相似,但是在膀胱无异常改变。偶见扩张的异位输尿管压迫膀胱,被称为假性输尿管膨出(Sumfest et al,1995)。这些特征可以在生后通过检查发现,产前超声需要经验丰富的医师才能诊断出来。

在初步诊断输尿管膨出或输尿管异位开口时,也应该仔细评估其他肾单位和膀胱。同侧下肾或对侧肾积水可能提示有反流或并不是很常见的由输尿管膨出或扩张的异位输尿管导致的梗阻。输尿管膨出导致的膀胱流出道梗阻可能会导致所有肾单位积水(Ogunyemi,2001;Quintero et al,2001;Godinho et al,2013)。虽然输尿管膨出引起膀胱出口梗阻致羊水过少是非常罕见的,但是也会发生。若对侧肾明显发育不良,可能会出现羊水过少。个别情况下需要产前干预或提前分娩，但效果不好。

对于单一集合系统输尿管膨出或输尿管异位开口，若出现明显的肾和输尿管的扩张积水，与巨输尿管或严重反流引起的肾输尿管积水较难鉴别，但是这对产前的诊治影响不大。

2. 偶然发现

当输尿管膨出或输尿管异位开口伴有重度肾积水时，可能会通过偶然检查发现这两种疾病。在一部分腹痛患儿中，可能偶然发现上述疾病，或疑诊为卵巢囊肿，而实际上是显著扩张的输尿管（Mason et al，2012）。

（二）感染

感染是输尿管膨出和输尿管异位开口临床就诊的重要原因，可发生于任何年龄段，并且表现形式不一。

临床表现：高度多样性

泌尿系感染引起脓毒血症是常见的临床表现，泌尿系超声通常可提供诊断。有研究认为，如果患儿有发热性的泌尿系感染，其胎儿期（30～32周）超声检查正常时，没有必要行急诊超声检查（Hoberman et al，2003）。但是由于产前超声诊断质量参差不齐，使得这一建议没有说服力，因此对于脓毒症患儿超声检查仍是首选。在这些发热的泌尿系感染患儿中，即使有很明显的临床症状，也很少会出现非常紧急的情况。早期检查有助于早期治疗，可以行简单的减压引流，如果患儿快速恢复，一些影像学检查可以不做。

在诊断为输尿管异位开口或输尿管膨出的急症患者中，最初的临床症状将决定干预的时机（稍后讨论）。当然，败血症患儿如果保守治疗效果不佳，可能需要紧急经尿道切开感染的输尿管膨出（transurethral incision，TUI），或者对异位开口的输尿管经皮穿刺或开放引流。开放引流常常指后文所描述的末端输尿管造口术。

输尿管异位开口的患儿往往没有急性发作症状，常表现为持续的低热伴周期性高热。有时因为输尿管异位开口的感染尿液没有排入膀胱，尿培养为阴性，患儿父母可能会发现其会阴部有脓性分泌物（See and Mayo，1991）。这种情况下应该行超声检查，可能会发现上肾集合系统或整个集合系统扩张积水。无梗阻的输尿管异位开口很

少出现感染，偶有发生可能与滴尿有关。

在男性患儿中，也会出现类似的、非特异性、亚急性感染，多表现为附睾炎。尽管附睾炎在低年龄男性患儿的阴囊急症中并不常见，他们会出现真性细菌性附睾炎，伴或不伴有尿液感染。因此，对患有附睾炎的低年龄男性患儿，谨慎起见，建议超声检查尿路以明确有无异常（Rajfer et al，1978；Umeyama et al，1985；Chu et al，2012）。年龄大的男性患者也会有类似的临床表现，但目前尚不清楚症状为什么会延迟出现。有些患者在发现病因前会出现反复发作的附睾炎。

（三）尿失禁

输尿管异位开口的女性患儿可能会表现为尿失禁，男性患儿则一般不会出现尿失禁。未经治疗的输尿管膨出无尿失禁表现。经过如厕训练的女性患儿如伴有持续滴尿，必须评估是否存在输尿管异位开口。由于患侧肾可能无扩张积水，影像学检查可能无法立即发现这种情况；若怀疑该病必须仔细询问病史，并进行查体。未行如厕训练的患儿，可能很难发现持续尿滴沥的征兆，但也有些家长会在患儿改变体位时注意到滴尿现象。小年龄患儿出现会阴部潮湿可能会被错误地归因于缺乏排尿意识，但如果存在持续潮湿，应进行进一步检查。在问诊时要注意，当被问及孩子是否可以保持30～60min外阴干燥时，父母通常回答"不能"。有些患儿是因为其他原因导致的潮湿，实际上会保持一段时间干燥，但父母可能也会说"她总是湿的"。与输尿管异位开口相关的会阴部潮湿通常每日持续存在，有时活动后会加重。少数患者间歇出现，可能是由于通过 Gartner 管膜的间歇性渗漏导致。

在年龄较大的儿童中，可能将未明确诊断的尿失禁归因于排尿功能障碍、懒惰，甚至是性虐待（Lane，1962；Carrico and Lebowitz，1998）。因此，在病史采集时应仔细询问是否伴有典型排尿功能障碍的征象，如排尿延迟，排尿姿势，是否有便秘，这些也可能是尿湿的原因。

（四）疼痛

疼痛在输尿管异位开口或输尿管膨出中并不常见，除非急性感染、输尿管异位开口出现梗阻或输尿管膨出阻塞膀胱出口导致梗阻。大龄输尿管异位开口患儿中偶尔会出现间歇性腹痛，随后会

阴部流出尿液或脓性分泌物。据推测,这是由于输尿管异位开口处梗阻导致尿液积聚,引发腹痛,尿液引流后症状缓解。

(五)脱垂

输尿管膨出脱垂是一种少见而独特的体征,通常表现为阴唇内出现光滑、有黏膜覆盖的肿块,可能伴有排尿困难。肿块是从尿道脱出,而不是从阴道脱出,既不是像尿道黏膜脱垂时呈环形,也不像肉瘤那样会为分叶状。行膀胱超声检查可确诊,同时肾超声检查也会进一步支持该诊断(图 13-7)。

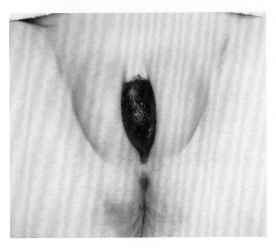

图 13-7 3 岁女性患儿,阴唇间肿块为脱垂的输尿管膨出

要点:临床表现

- 大多数输尿管膨出和输尿管异位开口患儿可通过产前超声发现,虽然生后才能进一步确诊。
- 输尿管异位开口的患儿往往没有急性发作症状,通常表现为持续的低热伴有周期性高热。有时因为输尿管异位开口的感染尿液没有排入膀胱,尿培养呈阴性。
- 在男性患儿中,也会出现类似的亚急性感染,多伴有附睾炎。
- 输尿管异位开口的女性患儿可表现为尿失禁,男性患儿则一般不会出现尿失禁。
- 经过如厕训练的女孩如伴有持续滴尿,必须评估是否存在输尿管异位开口。
- 输尿管膨出脱垂是一种少见而独特的表现,通常表现为阴唇内出现光滑、有黏膜覆盖肿块,可能伴有排尿困难。

(六)晚期表现

在青少年或成人中输尿管异位开口和输尿管膨出通常会出现感染、腹痛或罕见的尿失禁(Idbohrn and Sjostedt,1954;Abrahamsson et al,1981;Amitai et al,1992;Westesson and Goldman,2013)。在成人,非梗阻性输尿管膨出通常发生于单一集合系统,小的输尿管膨出中常有结石(Singh,2007;Mizuno et al,2008)。阴道壁脱垂与输尿管异位开口相关(Chia et al,2014)。大多数病例发展到晚期时,由于受累的肾单位已经丧失功能,上肾切除术可能是最合适的治疗方法(Brehmer et al,2007;Mason et al,2012)。

三、诊断

输尿管异位开口或输尿管膨出的治疗要基于对该病的解剖和功能的全面评估。通常很容易确诊,但某些患儿需要更多的影像学检查,如磁共振尿路成像。

(一)体格检查

体格检查有助于对输尿管异位开口和输尿管膨出的诊断。脱垂的输尿管膨出比较明显,容易做出诊断,但不常见,因此有必要进一步行详细的检查。查体发现会阴部的输尿管异位开口可以明确诊断和帮助确定治疗方案,但常常很难发现(图 13-8)。对于会阴部持续湿润或已经确诊的输尿

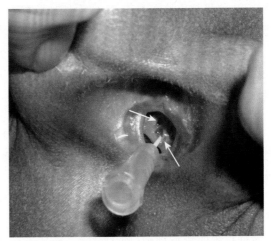

图 13-8 会阴部异位的输尿管开口(下方箭头,内插有一留置针管),位于尿道口(上方箭头)与阴道口之间的中线左侧

管异位开口的患儿,在会阴部查找输尿管开口是必要的,查体时偶然可发现扩张的 Gartner 管囊肿(图 13-9),可通过注射造影剂使这些孔或囊状结构成像。在安静状态下的婴儿,有时会扪及输尿管异位开口或输尿管膨出所导致的肾输尿管积水形成的肿块,但在年长儿中很难触及。

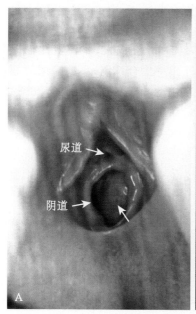
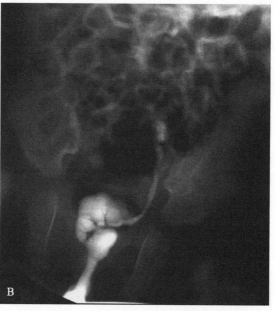

图 13-9　A. 新生儿左侧发育不良多囊肾伴有阴道内囊肿(右下箭头);B. 囊肿内注射造影剂可见囊肿与输尿管和发育不良肾相通

(二)超声

超声影像可以提供解剖学诊断并推测肾功能。**典型的产前超声发现是上肾输尿管扩张积水或单一集合系统的扩张积水。**肾实质在生后更容易分辨,如果超声检查为正常的肾实质,是否需要进行功能性的上尿路造影存在争议。从治疗的角度而言,这项检查是没有必要的,因为它不会改变治疗方案。超声图像中有功能的与几乎没有功能的上肾之间的差别通常很明显(图 13-10,图 13-11)。

由于很难鉴别膀胱上方扩张的异位开口输尿管和输尿管膨出,因此**膀胱影像学检查非常重要,因为这两种疾病的处理是完全不同的。**

膀胱影像能够鉴别输尿管膨出与异位输尿管开口,前者表现为膀胱内而非延伸到膀胱外的一个薄壁扩张的囊性结构(图 13-12)。输尿管膨出通常会偏向一侧,但如果很大也会居中。分隔型输尿管膨出可能表现为两个结构,但仔细检查会发现它们是相通的。超声很难观察到盲袋型输尿管膨出向膀胱颈下方延伸,因此即使未观察到也

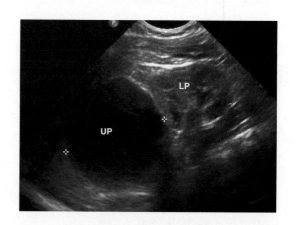

图 13-10　超声显示伴有输尿管膨出扩张的上肾集合系统(UP),肾皮质明显变薄(与图 13-34 为同一患者)。LP. 下肾

不能轻易下结论。

某些超声特征会混淆这两种疾病的诊断。一个较大的输尿管膨出可能会使膀胱内没有尿,充盈的膀胱可能会掩饰输尿管膨出而被误诊为输尿管异位开口。动态观察膀胱可以避免误诊。正如在胎儿期诊断中指出的那样,严重扩张积水的异

位输尿管可能会对膀胱造成压迫而被误认为是输尿管膨出,这种情况下它的壁是双层并且比常见的输尿管膨出壁更厚(图 13-13)。此外,还可观察到异位输尿管的管腔在膀胱壁外向下延伸。

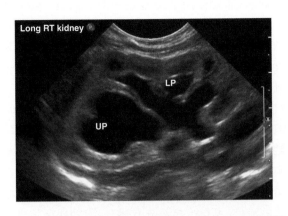

图 13-11　超声显示伴有输尿管膨出的上下肾集合系统均扩张,上肾仍可以看到肾实质,下肾集合系统的扩张是由于扩张的上肾输尿管压迫造成部分梗阻所致。UP. 上肾;LP. 下肾

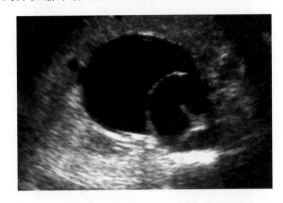

图 13-12　膀胱超声显示的膀胱内输尿管膨出超声图像

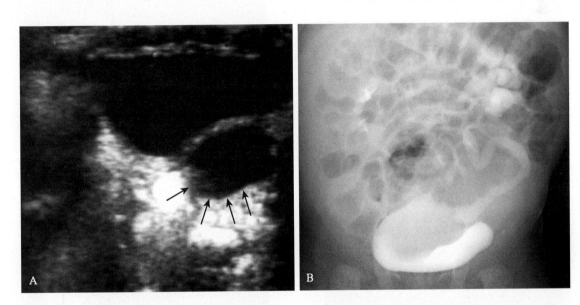

图 13-13　A,输尿管异位开口患儿的膀胱超声图像。输尿管异位开口的输尿管壁比输尿管膨出要厚,并且在膀胱外可见向下延伸的输尿管管腔;B,排泄性膀胱尿道造影膀胱外扩张的异位输尿管向前方挤压膀胱,并表现为膀胱内充盈缺损(假性输尿管膨出)(B, Courtesy Dr. Jeanne Chow, Assistant Professor of Radiology, Harvard Medical School and Children's Hospital Boston.)

(三)磁共振尿路成像

磁共振尿路成像可以显示泌尿系统异常的解剖结构并提供功能信息,尽管检查时需要镇静药并且花费较高,但磁共振尿路成像确实可以提供有价值的诊断信息,是非常不错的诊断方法。目前,该检查方法主要应用于其他影像学检查无法确诊的复杂病例,如肾输尿管严重扩张积水,不确定是否有重复肾输尿管结构,或者解剖结构明显纡曲(图 13-14)。磁共振尿路成像除了可以确定解剖关系,对肾功能的评估也同样重要。输尿管异位开口合并隐匿的重复肾输尿管畸形,磁共振尿路成像检查同样敏感(图 13-15)。

(四)功能性评估

对于输尿管异位开口或输尿管膨出患者,评

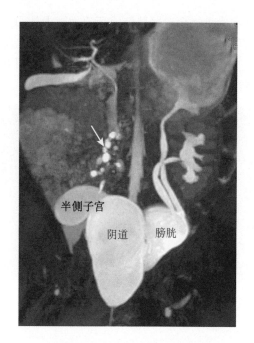

图 13-14 复杂多发畸形患儿磁共振检查图像。结果证
实该患儿为右侧发育不良的多囊肾伴输尿
管异位开口，输尿管开口于右侧梗阻的有阴
道分隔的半边阴道内，致使右半子宫积水扩
张。初步治疗时需要解除阴道梗阻，然后行
右肾输尿管切除术

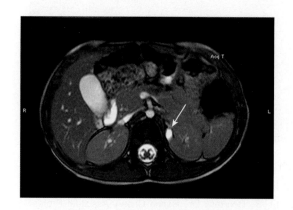

图 13-15 伴有尿失禁的输尿管异位开口患儿行磁共振
尿路成像发现输尿管异位开口来自左侧重复
肾的上肾，上肾发育较小较为隐匿。下肾肾盂
水平箭头指示的是上肾输尿管

金标准，通常使用二巯基琥珀酸（dimercaptosuc-
cinic acid，DMSA）成像。重复肾的上肾功能是评
估的重点（图 13-16），但其他正常部分的肾也需要
评估，特别是合并下肾输尿管反流或其他肾单位
肾积水时。尽管有学者试图定义与输尿管异位开
口或输尿管膨出相关的上肾功能正常应该多少，
但是目前没有统一的标准。临床的意义在于确定
是否可以保留上肾单位，但是没有客观参数来确
定上肾功能为何种水平必须保留。功能检查可以
明确有部分功能和无功能，这可能会帮助决定临
床的治疗（本章治疗部分有述）。但功能评估也有
些模棱两可的情况，而且术前的功能评估也无法
预测减压术后的效果。

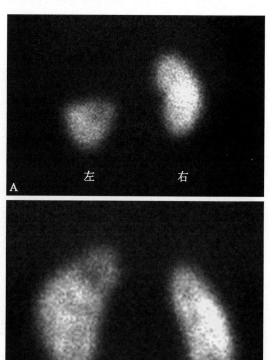

图 13-16 A. 左侧输尿管膨出患儿行 DMSA 肾同位
素扫描显示患侧上肾无功能；B. 输尿管
膨出患儿经尿道行输尿管膨出切开减压
后行 DMSA 肾同位素扫描显示患侧上肾
的分肾功能约占总的肾功能的 18%

对于输尿管膨出的随访观察，评估肾排泄功
能最好用利尿肾图替代 DMSA 扫描（Han et al，

估泌尿系功能是术前、术后随访的重要指标。输
尿管形成过程中产生的异常会影响肾和膀胱的功
能，可能最终需要复杂的外科手术干预。

1. 肾功能

（1）放射性核素肾显像：仍然是评估肾功能的

2005)。它能同时提供功能和排泄方面的相关数据,因其可以显示肾积水的排泄情况,已被证明在输尿管膨出的诊断中具有一定的临床价值,有报道排泄通畅的输尿管膨出,最终积水缓解(Han et al,2005)。合并上尿路积水的输尿管异位开口病例通常不建议随访观察,因此用利尿肾图评估梗阻的作用有限。

(2)静脉肾盂造影(intravenous pyelogram, IVP):在某些情况下可以提供详细的解剖信息和功能评估,而不需要复杂的磁共振尿路成像。然而,静脉肾盂造影提供的功能评估只是定性的。IVP 仅用于解剖结构不明确,或者确定输尿管异位开口无泌尿系统扩张的患儿尿失禁的原因(图 13-17)。

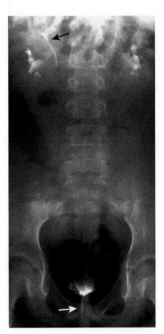

图 13-17　**10 岁患儿长期会阴部潮湿,行静脉肾盂造影证实重复输尿管畸形(黑色箭头所示为上肾),上肾无扩张积水。远端输尿管(白色箭头)绕过膀胱和膀胱颈进入尿道**

2. 膀胱功能

虽然膀胱功能不是输尿管异位开口和输尿管膨出诊断中重点关注的内容,但膀胱功能受到潜在的影响却不容忽视。膀胱功能障碍可能是由于输尿管膨出阻塞了膀胱出口,或者是输尿管异位开口或输尿管膨出导致膀胱颈口关闭不全影响了控尿。在一些罕见的病例中,双侧单一集合系统

输尿管异位开口可导致胎儿期膀胱无法充盈,从而影响膀胱的正常发育。

3. 超声

简单的膀胱超声成像可以很好地完成膀胱功能的评估。这项检查需要检查医师耐心观察膀胱的充盈和排空,以此评估膀胱的排空功能和膀胱壁的厚度(这对于出口梗阻具有一定的诊断价值)。同时可以评估输尿管膨出的性质、位置和大小(图 13-12)。在一些患儿中,超声可以观察到合并输尿管扩张的输尿管异位开口的位置。

4. 排泄性膀胱尿道造影

在输尿管膨出和输尿管异位开口的病例中,排泄性膀胱尿道造影(voiding cystourethrogram, VCUG)是评估膀胱、远端输尿管及尿道的最确切和必要的检查(图 13-18),而且在干预前就应进行这项检查。但是在某些特殊情况下,如输尿管膨出导致膀胱出口阻塞或婴儿严重的双侧上尿路梗阻,无论是否有 VCUG 的结果,都需要急症行经尿道囊肿穿刺减压治疗,并且这种情况 VCUG 结果不太可能改变治疗方案。

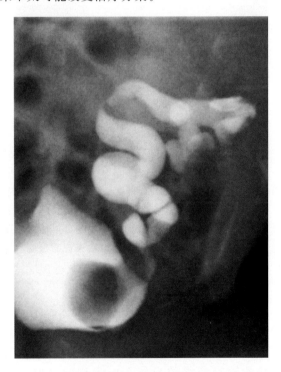

图 13-18　**输尿管膨出患儿行排泄性膀胱尿道造影检查,表现为膀胱内的充盈缺损和严重的同侧下肾部输尿管反流**

5. 膀胱输尿管反流

输尿管膨出减压后是否存在反流是后续治疗的重要参考指标。输尿管异位开口合并同侧的下肾输尿管反流一般不会自行缓解,需要行手术根治。输尿管膨出切开后,同侧或者对侧反流的存在对于治疗方案的选择也十分关键。

6. 输尿管膨出和膀胱出口

VCUG检查时充盈和排空状态下膀胱基底部的形态也会影响手术方案的选择。如果图像上显示膀胱基底部外翻提示膀胱三角区薄弱,则需要手术修复。输尿管膨出脱垂到尿道或已证实为盲袋型输尿管膨出是计划和实施TUI的重要因素,也能很好地预测二次手术的必要性。**关于输尿管膨出常见的描述性术语包括脱垂,即输尿管膨出进入尿道;外翻,或膀胱充盈和排空时膀胱底和三角区憩室状突出(图13-19);以及套叠,或输尿管膨出反向突出到输尿管中(图13-20)。**

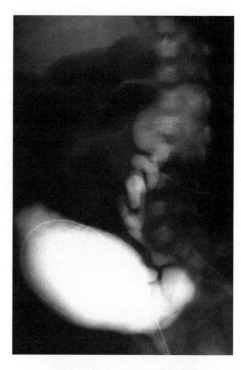

图 13-20 输尿管膨出患儿行排泄性膀胱尿道造影检查,在膀胱排空时证实有输尿管膨出外翻。表面的憩室是膀胱内压力增加时输尿管膨出向膀胱壁外延伸形成。这种情况可能在输尿管膨出外翻或套叠到其扩张的输尿管中见到,同时会伴有下肾部输尿管的反流

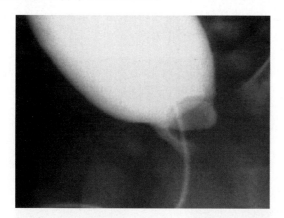

图 13-19 输尿管膨出患儿行排泄性膀胱尿道造影检查,在膀胱排尿时证实了输尿管膨出脱垂到膀胱颈。这不同于盲袋型输尿管膨出中输尿管膨出是尿道的一部分。这种输尿管膨出脱垂可能会导致膀胱出口梗阻

状态(图13-21)。在切除输尿管膨出或输尿管异位开口时行膀胱颈重建手术可能会使部分患者获益,但是这种方式也存在破坏原本功能正常的膀胱颈风险。影像尿动力学评估可能对此类患者有帮助。

(五)内镜评估

输尿管膨出和输尿管异位开口的内镜检查是评估的最后一步,但这并非是必需的。很多患者最终会选择手术治疗,在这种情况下,手术前的内镜检查是非常重要的。当然,如果患者选择内镜下切开手术,也应在切开前进行彻底的内镜检查评估,以便选择最合适的切开部位,这是非常重要的。

内镜检查时应注意观察尿道、膀胱颈及与输尿管膨出或输尿管异位开口相关的膀胱三角区的特征,其他输尿管口的位置也应该记录下来。同时应该仔细寻找患侧输尿管开口,但有时可能无法探及。如果在膀胱中没有看到输尿管开口,应

虽然在最初诊断时很难预测膀胱控尿的能力,但膀胱颈呈开放状态的输尿管膨出或输尿管异位开口可能会导致尿失禁的发生,也使得该病的治疗变得较为复杂。膀胱颈口处的输尿管膨出和开口于膀胱颈口处的输尿管异位开口都有较高的尿失禁的风险。我们观察到,在切除远端异位输尿管和在膀胱颈部外面加强术后仍然出现尿失禁,膀胱颈口仍处于开放

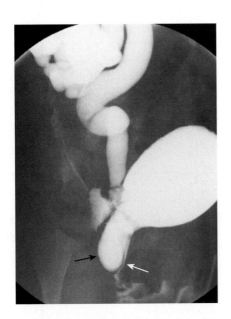

图 13-21　盲袋型输尿管膨出排泄性膀胱尿道造影图像，输尿管膨出（黑色箭头所示）延伸至尿道（白色箭头）。由于输尿管膨出累及了膀胱颈部和尿道，该病的处理具有一定挑战性

要点：诊断

- 超声能提供输尿管异位开口或输尿管膨出的解剖学诊断，并大体评估肾功能。
- 超声的典型发现是上肾输尿管扩张积水或单一集合系统的扩张积水。
- 输尿管膨出的特征为膀胱内而非延伸到膀胱外的一个扩张的薄壁囊性结构。
- 严重扩张积水的异位输尿管可能会对膀胱造成压迫，而被误认为是输尿管膨出。
- 放射性核素肾显影仍然是评估肾功能的金标准，通常使用 DMSA 进行成像。
- 重复肾的上肾功能是评估的重点，但也需要评估其他部分的肾功能。
- VCUG 检查可以准确地评估膀胱、远端输尿管及尿道。
- VCUG 检查时充盈和排空状态下膀胱基底部的形态也会影响手术方案的选择，如果图像上显示膀胱基底部外翻，提示膀胱三角区薄弱，需要手术修复。
- 内镜检查时应注意观察尿道、膀胱颈、与输尿管膨出或输尿管异位开口相关的膀胱三角区的特征。

仔细检查尿道内是否有输尿管开口。**输尿管膨出的外观会随膀胱充盈而变化，因此最好从少量充盈的时候开始检查，并缓慢增加膀胱容量**（图 13-22）。随着膀胱的充盈，输尿管膨出会逐渐变得平坦，膀胱充盈的最佳容量即是能显露输尿管膨出的最低部分，这也是切开的最佳部位。检查时如果发现输尿管膨出延伸到尿道中，提示为盲袋型的输尿管膨出，这种情况要确保在切开后，脱入尿道的部分不会导致梗阻的发生。逆行注射造影剂可以确认是否存在输尿管膨出与近端输尿管不均衡，有时造影可见狭窄的近端输尿管显影，但上肾未见显影（见图 13-5）。输尿管膨出与生殖道相通比较罕见，图 13-2 显示的是一个男性输尿管膨出患儿输尿管膨出，输尿管和输精管及精囊相通。

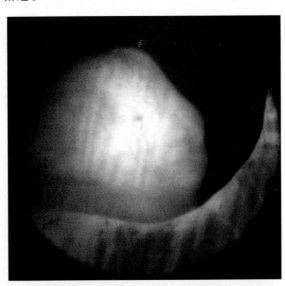

图 13-22　内镜下观察到膀胱颈部近端膀胱内的输尿管膨出

有时通过内镜很难发现异位输尿管开口，但是如果开口位于膀胱颈处可以看到开放的输尿管口（图 13-23）。输尿管异位开口的解剖关系可以通过逆行注射造影剂发现。我们曾发现一例输尿管异位开口，有一层非常薄的膜性结构与尿道分开，使其看起来更像输尿管膨出而不是输尿管异位开口（图 13-24A 和 C），这些可能与膀胱颈功能缺陷和尿失禁有关（图 13-24B）。手术需要将这些扩张的部分扩大切除，同时行膀胱颈重建，而内镜检查有利于制订手术方案。

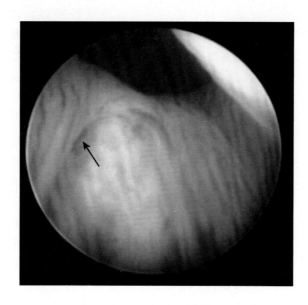

图 13-23　A、C. 内镜下观察到位于膀胱颈处的输尿管异位开口(箭头所示),此处的输尿管异位开口通常是开放的,但没有反流

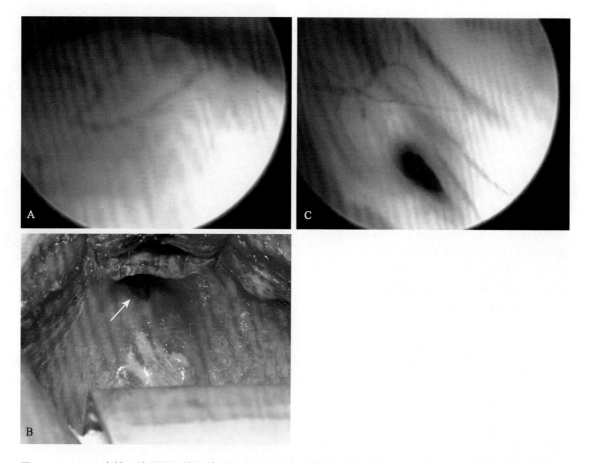

图 13-24　A、C. 内镜下膀胱颈处输尿管异位开口与无明显隆起的输尿管膨出外观相似。输尿管口处的黏膜较薄,随着冲洗而漂动,就像输尿管膨出一样;B. 在开放手术中,膀胱颈处异位输尿管开口表现为膀胱颈局部的缺陷(箭头所示),同时有尿滴沥症状。目前输尿管异位开口与输尿管膨出的关系尚不清楚

四、治疗

(一)治疗目标

需要强调的是,在进行任何手术治疗输尿管异位开口和输尿管膨出前,手术医师需要全面了解解剖和生理的异常,只有这样才能制订出合理的手术方案。尽管治疗输尿管异位开口和输尿管膨出的个体差异很大,但是治疗目标相同,在很多病例中治疗方法也是相同的。

首先应该明确治疗目标,它是制定临床决策的重要参考因素。治疗目标包括:保护肾功能,消除感染、梗阻和反流,维持可控性排尿。尽可能减少手术干预也是目标之一。尽管治疗目标基本一致,但治疗方法仍存在争议,如对重度肾盂积水的病例,预防性应用抗生素是否可减轻罹患尿路感染的风险,仍存有争议。

(二)减轻梗阻,预防反流和维持可控性排尿

对于重复肾的输尿管异位开口和输尿管膨出,治疗目标是尽可能地保护肾功能,这就需要解除梗阻,同时预防反流感染引起的肾实质损害(Churchill et al,1992)。同时需要权衡利弊,因为解除输尿管异位开口或输尿管膨出造成的梗阻往往会诱发输尿管的反流,甚至患侧上下肾均受累。但是,解除梗阻也可能会同时使下肾部输尿管反流缓解。有以下几种治疗方法。

对于输尿管开口异位,可以行上、下肾部输尿管共鞘再植或输尿管端侧吻合手术(吻合部位可以是低位或近端近肾盂处)。对于输尿管膨出,可行经尿道输尿管膨出切开或输尿管膨出切除手术,也可行上、下肾部输尿管共鞘再植或输尿管端侧吻合手术。对于上述两种疾病,如果同时存在脓毒症或患儿年龄较小,可先行尿路减压,输尿管异位开口可在膀胱附近行末端输尿管膨出减压,而输尿管膨出可行经尿道切开减压通常有效。

是否行保留肾单位的手术主要依靠经验,关于残留肾功能至何种程度可行保肾手术,目前仍缺乏客观标准。是否存在膀胱输尿管反流也是影响手术决策的因素,手术方案也应包含对膀胱输尿管反流的矫治。

输尿管异位开口及输尿管膨出均应在生后进行干预。尽管理论上认为产前诊断后,尽早减轻

梗阻可使上肾功能恢复得更好,但是文献报道即使早期减压,肾功能的恢复也有限。Tank 曾报道,对早期行内镜穿刺减压的病例,在引流前其肾功能已无法检测到(Tank,1986)。无论产前或产后确诊的病例,其上肾功能的损伤基本相同(Upadhyay et al,2002)。通常上肾功能占整体肾功能很小,但如前所述,目前尚缺乏上肾功能正常范围的统一标准。

> **要点:治疗目标**
> - 治疗的目标是保护肾功能、消除感染、解除梗阻和反流、可控性排尿。
> - 尽可能地减少手术干预也是目标之一。
> - 对于重复肾的输尿管异位开口和输尿管膨出,治疗目标是尽可能地保护肾功能。
> - 是否行保留肾手术主要依靠医师的经验,但关于残留肾功能至何种程度可行保肾手术,目前仍缺乏客观标准。
> - 对于输尿管开口异位,可以行上、下肾输尿管共鞘再植或输尿管端侧吻合手术(吻合部位可以是低位或近端近肾盂处)。
> - 对于输尿管膨出,可行经尿道输尿管膨出切开或输尿管膨出切除手术,也可行上、下肾输尿管共鞘再植或输尿管端侧吻合手术。
> - 对于特定病例也可选择随访观察保守治疗,有自行缓解的可能。

(三)治疗历史的回顾

早期输尿管膨出和输尿管异位开口的治疗目标和现在一样,在 19 世纪 50 年代早期就有关于开放手术切除输尿管膨出的报道(Gross and Clatworthy,1950;Campbell,1951)。在 19 世纪 50 年代中期又报道了完全重建手术,随着 Hendren 和 Perlmutter 的报道,使完全重建手术在 19 世纪 70 年代较为流行(Hendren and Monfort,1971;Kroovand and Perlmutter,1979)。上肾切除术成为 19 世纪 80 年代输尿管膨出的标准术式(King et al,1983)。内镜下输尿管膨出切开最初用于脓毒症患儿的姑息治疗,在 19 世纪 90 年代开始盛行(Tank,1986;Rich et al,1990),但是目前该术式有严格的适应证。近期提出观察保守治疗,但仍存在争议。

所有的输尿管异位开口通常都需要手术治疗。早期对于输尿管异位开口的临床表现和处理的描述倾向于切除相应的引起滴尿的肾（Alldred and Higgins，1951）。早期由于大多数病例的临床症状发现较晚，肾功能也较差，因此手术切除通常是最好的选择。但是随着产前诊断技术的提高，该病可较早诊断，目前的治疗更倾向于通过吻合上、下肾输尿管而保留患肾。

（四）非手术治疗

Coplen 和 Austin 报道了一组输尿管异位开口合并多囊性肾发育不良的病例（Coplen and Austin，2004），这组病例仅有轻度反流或无反流，也无输尿管扩张，通过产前检查发现，生后保守治疗，预后良好。还有一些医学中心报道了输尿管膨出的非手术治疗指征，包括同侧下肾及对侧肾无梗阻或下肾轻度反流（三级以下）（Shankar et al，2001；Direnna and Leonard，2006），上肾无功能或利尿肾图显示无梗阻（Han et al，2005）。在上述队列研究中，下肾反流（包括四级反流）的自愈率可达到 50%～100%。显然，部分患儿可行保守治疗，而另一部分患者需要手术解决上肾的积水和下肾的反流。如何给出保守治疗的建议对医师来说是比较有挑战性的，因为保守治疗在未来可能会出现不可预测的急性症状，即使发生率很低，但临床意义重大。目前，保守治疗的远期风险和风险预测因素还不确定，但经过仔细甄选、认真考虑，以及和家长详细沟通后行保守治疗，对于一些病例也是可行的。

（五）重建手术

对于输尿管膨出，部分研究者认为行上、下尿路完全重建手术是最有效的方法（Hendren and Mitchell，1979；Kroovand and Perlmutter，1979）。**在切除上肾的同时，行上肾输尿管膨出切除及下肾部输尿管再植术是有效的治疗方法，但需要两处切口，创伤较大。**对于多数患儿，经一次至多两次较小的手术就可以实现梗阻和反流的长期缓解，虽然报道的成功率较高，但是这种方法的疗效仍然不确定。没有明确的临床研究认为必须同时行两种手术，如首先行经尿道输尿管膨出切开术，则不一定需要再行上尿路或下尿路手术。年长儿如输尿管膨出较大、上肾无功能、存在严重的下肾输尿管反流，则应行上肾切除、输尿管膨出切除及

膀胱重建。目前，可经腹腔镜行上肾切除，经下腹横切口行膀胱重建和输尿管再植术。但这并非常规治疗方案。

（六）上肾切除手术

当重复肾上肾无功能或明显积水扩张、引流不畅时，上半肾切除通常是首选治疗。大量研究比较了不同手术方法的有效性，影响手术效果的因素包括有无反流、患儿年龄和潜在病理学等因素，但没有明确的数据表明，有比上肾切除更有效、更公认的手术。

无论是开放手术、传统腹腔镜手术，还是机器人腹腔镜手术，部分肾切除的手术方式相似，疗效肯定。不论重复肾合并输尿管异位开口还是合并输尿管膨出都可行上肾切除术。

1. 开放的部分肾切除或半肾切除术

半肾切除已经是一个标准化的手术（Mor et al，1994），近期几乎无重大改进，但仍需要强调几个技术要点（图 13-25）。腰肋部切口通常能更好地显露上肾血管，该手术也可通过背部切口进行，相比腰部侧切口同样有效，但对肌肉损伤较小，但是在年长儿，背部切口的显露存在一定困难。

在上肾切除术中，首要问题是避免损伤变异的下肾血管。对肾的牵拉应该轻柔，以避免使小血管受牵拉和痉挛造成血管损伤。横断上肾部输尿管并在该输尿管的近端缝牵引线，可以有效地帮助牵拉和游离上肾。输尿管通常走行于肾血管的后方，应在肾蒂血管的上下方分离输尿管使输尿管完全游离，仔细游离输尿管，避免损伤下肾血管。应依次结扎上肾血管（通常是两支或三支）。结扎上肾血管后，上下肾实质的分界变得明显。

上肾切除术中使用无创伤抓钳钳夹肾蒂，可保证在无血的视野下进行操作。在夹闭血管前后静脉注射渗透性利尿药（如甘露醇）有助于防止急性肾小管坏死；局部血管扩张药物（如罂粟碱）可用于治疗血管痉挛。通常不需处理肾蒂血管，因为很容易单独辨识和处理上肾血管。可使用电刀或其他切割设备切除上肾，切除上肾时可剥离保留肾被膜，切除后创面填塞腹膜后脂肪垫，褥式缝合肾被膜以关闭创面。

在切除上肾输尿管时，尽量沿上肾输尿管壁分离以保证下肾输尿管的血供。

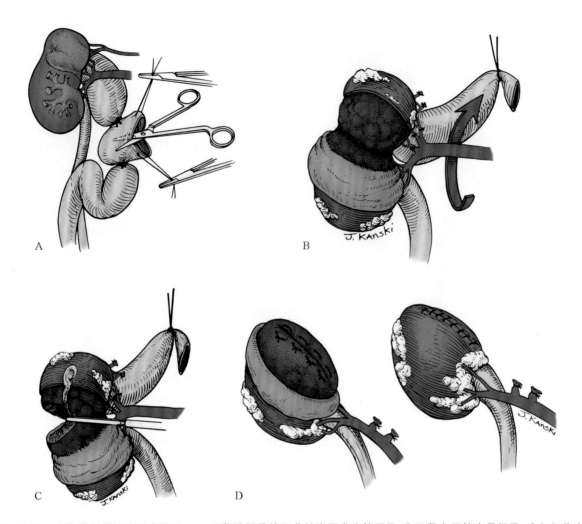

图 13-25　上肾输尿管切除手术技巧。A. 上肾输尿管的纡曲扩张通常比较明显，在下肾水平较容易探及，应仔细将上肾输尿管与下肾输尿管分离开。B. 上肾输尿管在肾门血管后方游离后，可向上方牵引，先结扎供应上肾的小营养血管，临时夹住供应上肾的大血管以了解其分布走行。钝性分离上肾输尿管被膜，显露肾实质，上肾实质较粗糙、呈囊状，很容易与光滑的正常下肾实质区分，而且上下肾之间有明显的分界。C. 牵拉下肾输尿管用电刀将上肾完整切除，临时夹闭供应下肾的血管以控制出血，也可用手指轻轻压住下肾来完成，在这一过程中血管需要单独辨认结扎。D. 应行褥式缝合切缘的下肾实质，并连续缝合残余的肾被膜以关闭创面

除梗阻外，异位输尿管反流也普遍存在，需另行切口（如 Gibson 切口）彻底切除输尿管。注意避免损伤男性患儿的输精管。如前所述，必须严格沿上肾输尿管壁进行分离。为了预防分离共鞘的重复输尿管（特别是远端）的并发症，可保留贴在下肾输尿管上的上肾输尿管的后壁，切除残余部分（图 13-26）。这样处理可避免损伤下肾输尿管的血供（此血管在两条输尿管之间走行），输尿管远端的切除应达膀胱水平，然后缝合关闭上肾部输尿管残端。

也有医师仅行输尿管远端结扎并留置在原位，因为少量的残端反流很少引起并发症（Cain et al，1998；Kim et al，2001）。合并反流或梗阻的异位输尿管口容易引起感染，因此建议尽可能完整切除，同时避免损伤膀胱颈。

在肾窝和切除输尿管区域放置烟卷引流（在皮肤上单独戳孔放置）。**术后应行超声检查下肾形态、血流及有无尿外渗**，必要时行肾核素显像明确下肾功能。

2. 腹腔镜部分肾切除术

其他的手术方式包括腹腔镜辅助下肾切除术或肾部分切除术，可以经腹腔或腹膜后途径来完

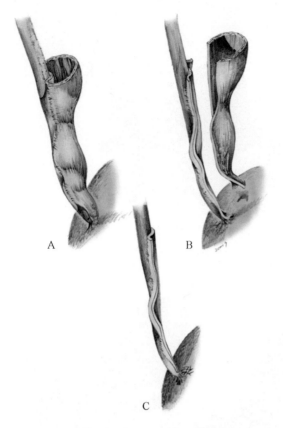

图 13-26　反流输尿管残端的外科处理。A. 远端长 2～3cm 的上肾输尿管与下肾输尿管难以被完全分离，此处也是异位输尿管的切除部位。B. 异位输尿管的外侧壁的远端切除应达膀胱水平，与下肾输尿管紧密相连的后壁可保留。C. 切除末端应贯穿缝合关闭管腔，注意不要损伤正常输尿管的膀胱入口处

成，现在可以通过机器人辅助腹腔镜完成。腹腔镜手术可以减少术后疼痛、促进胃肠功能恢复、缩短住院时间，从而减轻家长负担（Jordan and Winslow，1993；Janetschek et al，1997；El-Ghoneimi et al，1998；Wang et al，2004；Lee et al，2005；Wallis et al，2006；Lee et al，2009；You et al，2009）。腹腔镜手术的其他优势还包括手术视野的直接照明和放大，切口更美观，在肾输尿管切除术中，切除远端输尿管时不需要另做切口。

腹腔镜半肾切除术还可应用于小婴儿，且随着手术熟练程度和技术水平的提高可使手术时间缩短（El-Ghoneimi et al，2003；Wang et al，2004；Lee et al，2005；Sydorak and Shaul，2005；Piaggio

et al，2006）。新设备如 LigaSure 装置（Valley-lab，Boulder，CO）、谐波手术刀（Ethicon Endo-Surgery，Cincinnati，OH）及奥林巴斯双极超声刀（Olympus，Tokyo，Japan）能够实现在无血视野中切除上肾。

部分学者认为，经膀胱镜放置输尿管支架管有利于在腹腔镜下辨认输尿管（Yao and Poppas，2000）。

腹腔镜下行部分肾输尿管切除术在开始时与开放手术类似，钳夹病变的输尿管沿其管壁进行分离，以避免损伤正常输尿管的血供。在肾门血管后方将上肾部输尿管完全游离以便于分离上肾，然后夹闭供应上肾的血管或利用电刀切断血管。这时病变的上肾与正常下肾实质的分界清晰可见（图 13-27A）。沿上肾集合系统与下肾上极肾实质之间的平面钝性分离，有利于更完整地辨认和切除紧贴于下肾的上肾实质（图 13-27B）。利用电刀切除病变的上肾后，可以静脉注射亚甲蓝（Yao and Poppas，2000）来检查集合系统有无渗漏。Janetschek 等在手术切面放置纤维蛋白胶和止血药，然后用 Gerota 筋膜覆盖手术切面以辅助止血（Janetschek et al，1997），也可利用局部的脂肪组织填塞关闭创面（图 13-27C）。

在进行部分肾切除手术时，机器人辅助腹腔镜比传统腹腔镜更具优势（Lee et al，2009）。机器人辅助腹腔镜具有更大的放大倍数和更高的灵巧性，以及在视觉上的三维立体性，使得在肾蒂周围操作和处理上肾血管时更精确。患者的体位和鞘卡的放置同肾盂成形术，可用可吸收血管夹或金属钛夹夹闭或用缝线结扎血管，使用后者可减少在解剖游离过程中血管夹脱落的风险。通常用腹膜后脂肪填塞切除的创面，然后用 2～3 针 3-0 PDS 或 Vicryl 线褥式缝合关闭。

单部位腹腔镜手术（LESS）肾切除术可应用于单一集合系统的输尿管异位开口。这种技术代表了微创手术的最新理念，因为仅通过一个脐部切口放置 22mm 的多通道套管，就可完成整个手术（Park et al，2009）。

3. 手术效果

重复肾输尿管畸形中输尿管膨出和输尿管异位开口行上肾输尿管切除的手术效果通常非常好。输尿管异位开口的切除残端很少出问题，而

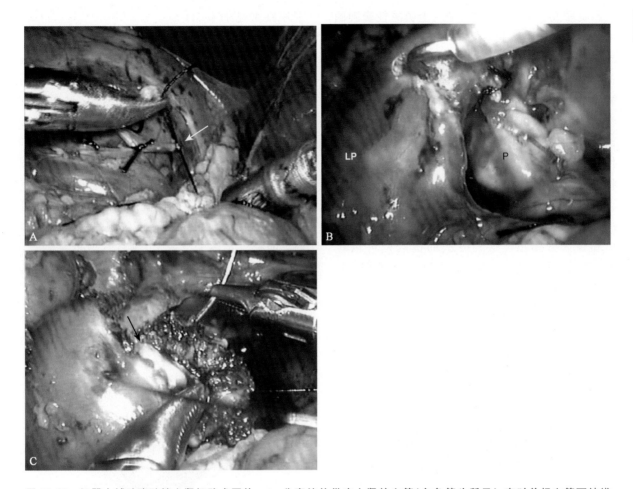

图 13-27　机器人辅助腹腔镜上肾切除术图片。A. 分离结扎供应上肾的血管（白色箭头所示），有时单根血管可被辨别，但通常是成束结扎。B. 用电刀切割分离发育不良的上肾实质、肾盂（P）和正常下肾（LP）。C. 褥式缝合关闭上肾切缘，黑色箭头指示为创面上的脂肪垫组织

输尿管膨出经常合并下肾输尿管反流，有 20％ 的反流可自愈（Husmann et al，1999），15％～50％ 术前无反流的患者术后会出现新的反流。根据文献报道，输尿管膨出行上肾输尿管切除术后总体再次手术率为 40％～50％。文献报道，再次手术率有差异主要是因为再次手术的适应证不同。在一些病例，反流仅做了简单的随访，并且反流没有引起任何问题；而另外一些病例，则认为切除无功能的上肾是必要的，这两种方法都没有经过长期数据验证。

　　上肾切除最严重的并发症是损伤导致下肾功能丧失（Mandell et al，1980；Wallis et al，2006；You et al，2009）。功能丧失可能是一个长期的问题，手术当时可能不会立即发现。临床表现为术后第 1 周持续发热、疼痛加剧和血尿。**在行腹腔**

要点：上肾切除术

- 在切除上肾的过程中，首要问题是避免损伤下肾。
- 术后最好用超声来评估下肾形态、血流是否正常，有无尿性囊肿。
- 输尿管异位开口行上肾输尿管切除术的手术效果通常非常好，输尿管残端很少出问题。
- 输尿管膨出通常合并下肾输尿管反流，有 20％ 的反流可自愈，15％～50％ 术前无反流的患者术后会出现新的反流。
- 上肾切除相关的并发症包括下肾功能丧失和术后肾上极尿性囊肿的形成。
- 应避免在膀胱内分离重复输尿管，因为它可能会损伤两条输尿管之间纵向分布的共同血供。

镜和机器人手术的病例中,术后上极尿性囊肿的发生率高达 20%,但多数无临床意义(Valla et al,2003;You et al,2009)。文献报道的尿性囊肿多存在于上肾切除创面未缝合的病例中,但尿性囊肿是由于损伤了下肾,还是上肾残留所导致尚不清楚。对于无症状或无持续加重的尿性囊肿可以观察。其他少见的并发症还包括下腔静脉裂伤、十二指肠穿孔、全肾切除术和经腹膜后手术时将腹膜撕裂。

(七)下尿路重建手术

下尿路重建手术同时适用于输尿管异位开口和输尿管膨出。这种方法的优点是可以缓解梗阻并纠正反流,缺点是手术较为复杂,并可能会导致膀胱颈和阴道的损伤。如果在其他手术治疗后仍存在有临床意义的反流,可行下尿路重建手术。

输尿管膨出切除和输尿管共鞘再植术

膀胱内入路切除输尿管膨出,如图所示在两个牵引线之间横行切开输尿管膨出(图 13-28A 至 C,图 13-29A),使输尿管膨出壁与膀胱壁之间在同一平面。将输尿管膨出从膀胱上分离直至其与下肾部输尿管交界的部位,然后将两条输尿管作为一个整体游离,可根据需要修剪扩张的上肾输尿管,将两条输尿管再植入膀胱黏膜下层。分离输尿管膨出的远端到膀胱颈水平再行切除(图 13-28D 和图 13-29B),如果膀胱颈逼尿肌力量薄弱不能提供足够的支撑力,则将其做折叠缝合。将膀胱黏膜翻起以覆盖切除的输尿管膨出区域(图 13-28E 和 F,图 13-29C)。

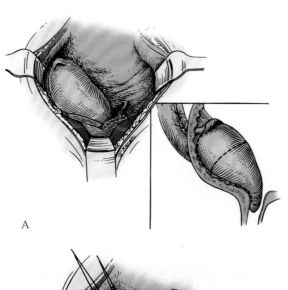

A

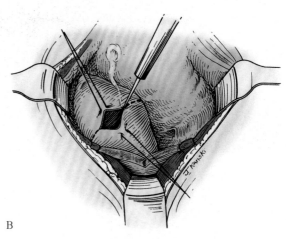

B

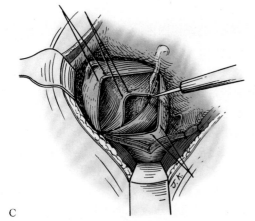

C

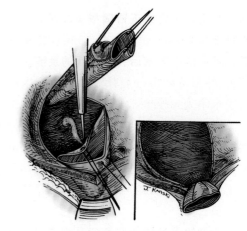

D

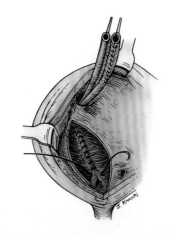
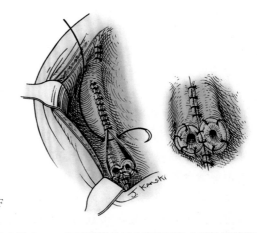

E　　　　　　　　　　　　　　　　　　　　F

图 13-28　异位输尿管膨出切除和上下肾部输尿管共鞘再植术的手术要点。A. 打开膀胱从下方观察可见右侧输尿管膨出。注意对侧输尿管开口的近端。插图中显示经切口观察两根输尿管有共同的血供。虚线示切开输尿管膨出的最初切口。B. 缝上牵引线后用电刀将输尿管膨出横行切开,显露其内腔。C. 输尿管膨出后面的黏膜壁也被横行切开,显露膀胱后壁肌肉变薄。沿着输尿管膨出在膀胱黏膜的边缘延长切口,包括下肾输尿管的开口。缝牵引线有利于术野的显露。D. 上肾和下肾的输尿管已经被游离牵至膀胱内,输尿管膨出的远端部分也用同样的方式游离。沿着输尿管膨出的边缘切开膀胱黏膜表面以便完整切除输尿管膨出。插图表明充分游离的远端输尿管膨出被牵向尾侧,显露其靠近膀胱颈部的狭窄部分。E. 输尿管膨出近端的输尿管扩张,将其管径裁剪至与下肾部输尿管相近。在膀胱壁打孔使两根输尿管都通过新形成的肌肉裂隙进入膀胱,并建立足够长的黏膜下隧道,将上肾输尿管和下肾输尿管经黏膜下隧道一同再植到膀胱内。切薄的膀胱后壁经多针间断缝合为输尿管提供足够的肌肉支撑,修剪原输尿管膨出处的膀胱黏膜以便能够缝合覆盖在再植的输尿管表面。F. 左图显示输尿管被移入新的黏膜下隧道,经调整后末端与膀胱黏膜缝合成形尿道口,输尿管用膀胱黏膜覆盖缝合,下肾部输尿管开口位于内侧。右图示再植完成后输尿管开口的最终外观

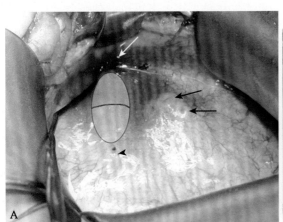

A

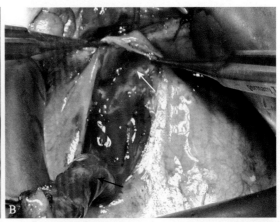

B

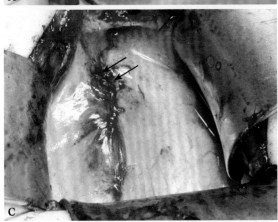

C

图 13-29　输尿管膨出切除术及共鞘再植术。A. 黄色椭圆形显示切开减压后的输尿管膨出的范围,白色箭头标记了切口部位和膀胱颈口,黑色短箭头指示下肾输尿管开口,黑色长箭头指示对侧重复肾的两个输尿管开口。B. 输尿管膨出被切开,白色箭头显示输尿管膨出的远端向下进入膀胱颈。这部分将被切除,用膀胱三角区黏膜覆盖。两条输尿管向头侧游离(黑色箭头所示)。C. 完成再植的两个输尿管口(箭头所示)的外观

再次强调,输尿管膨出切除术和两条输尿管共鞘再植术中值得注意的几点。**不要在膀胱内试图完全分离两条重复输尿管,这可能影响到纵行于两条输尿管之间的血供。**输尿管膨出下面的逼尿肌有必要折叠缝合以支撑肌肉缺失的部分。此外,输尿管膨出的远端部分可能向膀胱颈下方延伸,在分离该部分时需小心,不要损伤尿道括约肌。如果不能切除整个输尿管膨出,可以仔细电切后用两层缝合将其关闭。

在输尿管膨出切除和再植术中,膀胱颈处输尿管膨出的处理具有一定的挑战性,因为输尿管膨出的远端可以形成阻塞性瓣膜影响排尿。如果输尿管膨出不是很大,可将脱垂入尿道的输尿管膨出壁轻柔牵拉回膀胱内再行切除,双层缝合关闭创面,或电灼使膨出囊壁塌陷和闭合。不论何种手术术后都需要仔细的评估,以确定残余的输尿管膨出是否会再次阻塞影响排尿(图 13-30)。

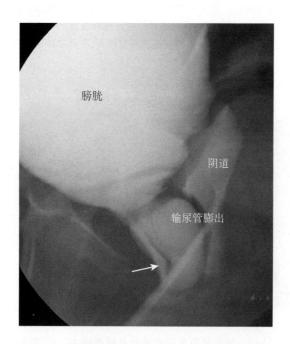

图 13-30 排泄性膀胱尿道造影显示巨大的膀胱颈处输尿管膨出向下延伸至尿道,充盈的输尿管膨出像风向袋一样造成膀胱出口的梗阻。箭头所示为尿道

另一种输尿管膨出的手术方式是开窗术,将突出到膀胱内的薄的输尿管膨出壁切除,边缘缝合。根据经验通常不需要加强后壁。文献报道该方法疗效满意(Scherz et al,1989;Lewis et al,

2008)。虽然这种方法切除了输尿管膨出,但仍有损伤膀胱三角区的风险。尽管这种风险可能并不常见,但是最好在一次开放手术时尽可能解决所有解剖和功能问题。

研究显示,输尿管膨出切除和共鞘再植术的疗效非常好,仅有 5%～10% 的患者会有持续反流,必要时行输尿管剪裁效果可能更好。而在另外一些报道中,认为这些患者不需要手术,但是如果术后持续反流,需严密随访。

要点:输尿管膨出切除和输尿管共鞘再植术

- 盲袋型输尿管膨出在进行输尿管膨出切除和输尿管再植术中具有一定挑战性,因为输尿管膨出的远端部分在排尿时可能会形成类似于后尿道瓣膜的阻塞性瓣膜。
- 输尿管膨出的另一种手术方法是开窗术,将突出到膀胱内的薄的输尿管膨出壁切除并缝合切缘。
- 输尿管膨出切除和输尿管共鞘再植术的效果非常好,尽管有 5%～10% 的患者术后会有持续反流。
- 全尿路重建手术包括上肾输尿管切除、上肾输尿管膨出切除和下肾输尿管膀胱再植术。疗效较好,但手术范围大,而且需要两个切口。

(八)肾盂输尿管吻合术和输尿管端侧吻合术

上肾部输尿管异位开口或输尿管膨出的处理取决于上肾功能及手术医师的经验,也可行肾盂输尿管吻合术或输尿管-输尿管吻合术。这两种方法都可以经开放和腹腔镜手术完成。

1. 开放手术

开放式输尿管-输尿管吻合术可在远端进行,将上肾输尿管与下肾输尿管端侧吻合,可通过腹股沟切口完成(Huisman et al,1987;Lashley et al,2001;Chacko et al,2007;Prieto et al,2009)。在这种类型的手术中,正确识别下肾输尿管非常重要,因此建议在术前先经膀胱镜放置下肾输尿管支架管。其他手术方式包括近端的肾盂输尿管吻合术或输尿管-输尿管吻合术,将上肾集合系统引流入下肾集合系统。对于上肾输尿管扩张明显的病例,这种近端吻合优于远端吻合,因为远端吻合会使更多尿液滞

留在扩张的上肾输尿管中。尿液在吻合后的两条输尿管中来回移动的"yo-yo"现象是否具有临床意义尚不明确,但是如果上下肾输尿管管径差距较大时,我们更倾向于行近端吻合。

当进行上尿路吻合术时,应尽量减少游离范围,尤其是两根输尿管之间,以防止损伤输尿管的血供。通常上肾输尿管较下肾输尿管粗,因此应在下肾盂或下肾输尿管做宽大的纵向切口,以避免上下输尿管的管径不一致,并进行端侧吻合。上肾输尿管远端部分可用吸引器抽吸减压,尽可能向下切除上肾输尿管的远端部分,小心处理输尿管壁以避免损伤邻近的下肾输尿管的血供。如果不存在反流,则尽可能地向远端切除上肾输尿管,残端可保持开放状态。如果异位输尿管合并反流,则尽可能地靠近膀胱颈关闭残端。如果合并输尿管膨出,只要将其完全减压即可,不需要将输尿管膨出完全切除。

2. 腹腔镜手术

输尿管-输尿管吻合术和肾盂输尿管吻合术均可经腹腔镜(Gonzalez and Piaggio,2007;Steyaert et al,2009),或经机器人辅助腹腔镜完成(Kutikov et al,2007;Smith et al,2009)。输尿管支架仅放置在下肾输尿管中而不需经过吻合口(图 13-31)。

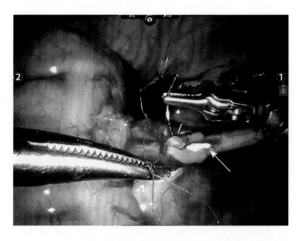

图 13-31　机器人辅助腹腔镜进行上、下肾输尿管吻合术,治疗有滴尿症状的输尿管异位开口。在髂血管水平进行两根输尿管吻合。箭头指示为下肾输尿管内放置的输尿管支架管

(九)经尿道输尿管膨出切开

对重复肾或单一集合系统的输尿管膨出最简单的治疗方法是经尿道输尿管膨出切开(tran-surethral incision,TUI),梗阻缓解率为 78%~97%(Rich et al,1990;Jayanthi and Koff,1999;Di Renzo et al,2010;Adorisio et al,2011;Palmer et al,2011;Castagnetti et al,2013)。输尿管膨出切开和多点穿刺相比,减压率没有差异,但多点穿刺引起输尿管反流的概率要低。对于急性脓毒症患儿,TUI 是最简单合适的处理方式,也可行经皮肾造瘘引流。

虽然 TUI 能够有效地缓解梗阻,但是术后会导致较严重的反流,从而引起上尿路的感染而需要再次行输尿管再植手术,因此 TUI 的疗效仍存在争议。

我们习惯采用的切开输尿管膨出的方法与Rich 及其同事(1990)所描述的方法类似:使用电刀在输尿管膨出的壁上做一全层横切口,将切口向输尿管膨出的远端延伸,尽可能到达膀胱基底以减少术中出现后向输尿管膨出内反流的概率。在此过程中可以使用 Bugbee 电极或者直角电钩。我们习惯于采用后者,因其尖端更有助于精细操作,在年龄较大的儿童中,可使用带有 Collins 热刀切除装置的尿道镜,也可使用激光(Marr and Skoog,2002;Jankowski and Palmer,2006)或冷刀切开。

切开输尿管膨出应足够深,因为输尿管膨出的壁通常都较厚,需要充分切开,并且通过观察到尿液由输尿管膨出喷出或看见输尿管膨出内的尿路上皮来证实(图 13-32)。对于延伸到尿道的异位输尿管膨出,可沿膀胱内向尿道部分纵行切开,或在输尿管膨出的膀胱段和尿道段分别穿刺,以达到充分减压引流。

输尿管膨出切开手术可作为门诊手术,不需留置导尿管。术后 4~6 周进行超声随访以评估积水缓解的程度(图 13-33),术后 2~3 个月行排泄性膀胱尿道造影,以确定输尿管膨出切开后或下肾输尿管是否有反流(图 13-34)。

据报道,输尿管膨出切开后反流的发生率为 0~50%,反流的发生与切开的方法相关(Tank,1986;Rich et al,1990;Blyth et al,1993;Jelloul et al,1997;Dahm and King,1998;Husmann et al,1999;Jayanthi and Koff,1999;Shekarriz et al,1999;Cooper et al,2000;Singh and Smith,2001;Upadhyay et al,2002;Chertin et al,2007)。部分

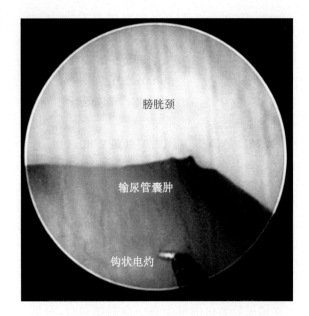

图 13-32 膀胱镜下用钩状电灼进行输尿管膨出切开,切口应向输尿管膨出的远端及内侧延伸,以减少术后向输尿管膨出反流的概率,但最关键的是要达到减压的目的。手术时应适当充盈膀胱,但也要避免过度充盈使输尿管膨出显示不清

学者主张穿刺而不是切开,但是没有数据显示两种方法存在显著差异。对于**不同类型的输尿管膨出,TUI 的手术成功率存在差异。膀胱内的输尿管膨出单纯切开就可取得较好的疗效,70%～80%的患者都可达到减压而无反流的效果。但是异位输尿管膨出更易合并持续反流或出现新的反流,从而需要再次手术**,在一些系列报道中反流率可达 70%。Byun 和 Merguerian 的 meta 分析认为,下肾部输尿管存在反流和输尿管膨出的位置对手术疗效的影响同样重要(Byun and Merguerian,2006)。该分析指出,下肾输尿管存在反流的再次手术率是无反流的 1.74 倍,异位输尿管膨出的再手术率则高出 2.78 倍,这些风险因素似乎并不累积,代表了相似的潜在原因。然而,与任何方式的开放手术相比,输尿管膨出切开是一种很有吸引力的治疗方式,操作简便,有治愈疾病的可能,尽管比例并不是很大。**即使需要再次手术,由于经尿道切开(TUI)使扩张的输尿管减了压,为二次大手术做了准备。**

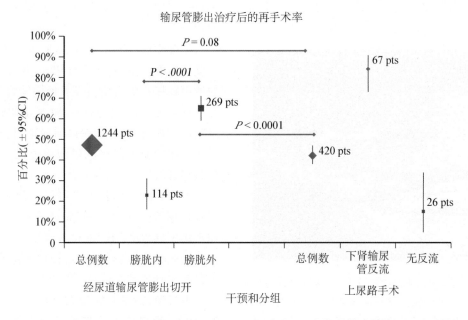

图 13-33 图为多中心报道的经尿道切开和进行上尿路手术(包括部分肾切除术或输尿管输尿管吻合术)治疗输尿管膨出的再次手术率。病例数(pts)在图中用点状标注。用 Fisher 精确检验组间的统计学差异。CI. 可信区间

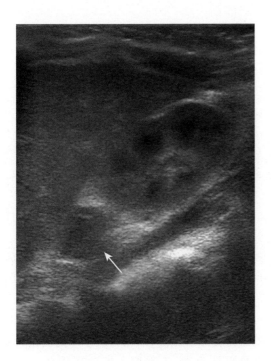

图 13-34　输尿管膨出经内镜下切开治疗后，超声显示扩张的上肾集合系统明显恢复（箭头所示）。与图 13-10 为同一患者

TUI 术后反流的发生率

TUI 术后下肾输尿管反流的自然病程尚未明确。在一些研究中，输尿管反流经过观察保守治疗可自愈（Jesus et al,2011），但是否能采取保守治疗取决于有无泌尿系感染和患儿家长的意愿。

（十）异位输尿管的输尿管造口术

对于输尿管异位开口伴有脓毒症或严重积水的新生儿患者，可行姑息性输尿管末端造口术（el Ghoneimi et al,1996），**这样做的好处是可立即减压控制感染，同时可评价减压后肾功能的恢复情况，从而制订下一步的治疗方案。**输尿管末端造口术后，如果肾可以保留再进行输尿管再植。不要切除过多的输尿管，因为随着时间的推移，输尿管会回缩变短，并且后期输尿管再植需要一定的长度。造口位置可选在下腹部腹横纹的一侧。Bilen 等在 2006 年报道也可行经皮输尿管造口术（Bilen et al,2006）。通常在 4 个月或 6 个月后评估肾功能，DMSA 放射性核素肾显像可能是最有效的手段，分肾尿液分析也可评估肾功能。如果肾功能没有恢复，则连同整个输尿管行全肾或半肾切除。

要点：经尿道输尿管膨出切开及引流术

- 据报道输尿管膨出 TUI 治疗后输尿管反流的发生率为 0～60%，反流发生率与切开方法有关。
- 输尿管膨出的类型决定了 TUI 的疗效，膀胱内的输尿管膨出 TUI 治疗效果最好。
- 如果有必要，通过对扩张的输尿管减压，TUI 可以为患者二次重建手术做更好的准备。
- 上肾或下肾的反流通常是输尿管膨出切除和输尿管再植术的指征，但也有反流自愈的报道。
- 通常无法根据临床参数准确地预测 TUI 的疗效。
- 对于输尿管异位开口伴有脓毒症或严重积水的新生儿患者，行姑息性输尿管末端造口术可以取得较好的治疗效果。
- 输尿管－输尿管吻合术可以通过在近端或远端行上下肾输尿管的端侧吻合来完成。

（十一）临床治疗总结

对于输尿管异位开口，治疗方案的制订要比输尿管膨出简单得多，手术方式取决于是否保留重复肾的上肾。如果保留上肾，那么手术方法取决于下肾输尿管是否存在反流。如果存在反流则进行上、下肾输尿管的共鞘再植，或者将上肾输尿管与下肾输尿管吻合后再行下肾输尿管膀胱再植术。如果下肾输尿管没有反流，则行近端或远端上下肾输尿管吻合术。如果肾功能不明确，可行姑息性输尿管末端造口术进行减压后再评估肾功能，尤其是输尿管严重扩张的病例。此外，如果输尿管异位开口存在反流，则需行下尿路重建手术，这也会影响手术方式的选择，避免行上尿路手术。上肾是否切除取决于积水扩张程度及是否想切除一个无功能发育不良上肾。对于单一集合系统的输尿管异位开口，是否保留肾依赖于肾功能和医师的意愿，但目前并没有客观的数据表明哪种手术方式更具优势。

对于重复肾输尿管畸形中的输尿管膨出，内镜下膨出切开手术为该病的治疗提供了更多选择（表 13-1 和图 13-35）。虽然 TUI 也是一种手术，但它与上肾切除术或下尿路重建手术有本质区别，把它们放在一起进行疗效比较是不合适的。

表 13-1 输尿管膨出的手术方式选择

手术方式	适应证	优势	局限性
经尿道膨出切除术	婴幼儿,合并膀胱输尿管反流的较大的输尿管膨出	可在门诊手术,可有效减压,有时有效	输尿管膨出可能合并反流,需行膀胱手术
重复肾上肾输尿管切除术	较大患儿,上肾输尿管扩张积水无功能,无膀胱输尿管反流	疗效确切,直接去除病变部位,避免了膀胱手术	有时疗效不确切,手术创伤较大,可能伤及重复肾的下肾,可能仍需要行膀胱手术
输尿管-输尿管吻合术或肾盂输尿管吻合术	较大患儿,上肾有功能,无膀胱输尿管反流	可解除梗阻,几乎没有梗阻或尿路感染的风险	膀胱内的输尿管膨出未处理,可能会造成反流
输尿管膨出切除及上下输尿管共鞘再植术	有反流,上肾有功能无明显扩张积水	可解除梗阻及反流,完全切除输尿管膨出;无损伤肾风险	手术较复杂,有损伤阴道及膀胱颈部的风险,可能需要行输尿管剪裁

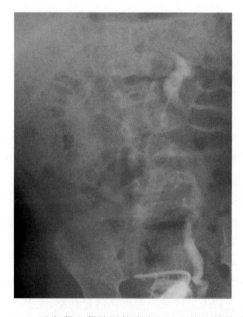

图 13-35 重复肾上肾输尿管膨出切开行排泄性膀胱尿道造影,证实上肾输尿管的反流。这种类型的反流很少自愈。虽然临床风险尚不确定,但这种反流通常是需行手术治疗的

一般而言,无法根据临床参数准确地预测个体 TUI 的治疗效果。一些患者有明显的下肾输尿管反流和上肾输尿管扩张,在进行复杂的上、下尿路重建手术前,先进行简单的切开减压处理是比较合理的选择。即使这些患者中有一半可能需要进行再次手术,可推迟手术至年龄较大时再进行更安全。TUI 的另一个优势在于它可以通过使扩张的上肾输尿管减压,降低再次手术的复杂程度,尤其是再植手术,不需要再行输尿管剪裁成形。这降低了手术并发症的发生率,也是我们治疗的目标。但是对于上肾输尿管扩张明显的大年龄患儿,TUI 的优势不大,在诊断明确后更倾向于行上肾输尿管切除术。

(十二)输尿管膨出后的排尿障碍

有研究报道,输尿管膨出行下尿路重建手术后会出现排尿功能障碍(Abrahamsson et al,1998;Sherman et al,2003;Lewis et al,2008),但发生率很低。而在其他一些研究中并没有发现尿失禁或膀胱功能障碍(de Jong et al,2000;Vereecken and Proesmans,2000;Beganovic et al,2007)。Abrahamsson 及其同事报道了 36 例患者中有 19 例出现感染性尿频,3 例出现尿失禁(Abrahamsson et al,1998)。Vereecken 也报道了相似的结果,在重复肾输尿管畸形行复杂膀胱重建手术后,少数患者出现了排尿功能障碍(Vereecken and Proesmans,2000)。Abrahamsson 认为,膀胱功能障碍是膀胱本身的原因,而不是外科手术导致的。

在输尿管膨出术后出现反复泌尿系感染或排尿异常的患儿中,必须考虑手术方式是否合适,以及膀胱三角区是否存在肌层缺失的可能,这可能导致膀胱底部薄弱,膀胱颈上方的膀胱三角区向内突出导致膀胱出口梗阻。输尿管膨出向尿道延伸经 TUI 治疗后也可能出现上述症状,从而继发

膀胱排空不全、泌尿系感染及上尿路积水。

VCUG 有助于评估排尿时膀胱解剖结构有无异常,必要时可进行影像尿动力检查,检查时需要观察膀胱侧位像,对于明确膀胱病理改变很重要。还可通过耻骨上穿刺行顺行膀胱镜检查,以便更好地评估膀胱颈。特别存在排尿梗阻的情况下,可能发生膀胱输尿管反流复发,对于发热性尿路感染患者需要复查 VCUG。

输尿管膨出术后膀胱功能障碍的治疗取决于病因,可能需要行膀胱三角区重建或膀胱颈修复、间歇性导尿,如果存在膀胱颈口关闭不全,可行内镜下注射填充剂。

五、其他输尿管发育异常

(一)输尿管数目异常

1. 分支状输尿管

重复输尿管畸形可能合并输尿管异位开口或输尿管膨出,但只要重复的输尿管原位进入膀胱,或为不完全重复输尿管,泌尿系统的功能可不受影响。重复输尿管并不罕见,尸检发现率约为 0.8%(Nation,1944;Kaplan and Elkin,1968;Timothy et al,1971;Privett et al,1976)。女性发病率稍高于男性,女性与男性发病率之比约为 1.6:1。单侧重复输尿管发生率是双侧的 6 倍。但当发现单侧重复输尿管时,仍应仔细检查对侧是否同时存在重复输尿管,这对于上肾无扩张积水合并输尿管异位开口致尿失禁的病例中尤为重要。左右侧重复输尿管的发病率无明显差别。

重复肾输尿管的上下肾肾盂各与一条输尿管相连,由于上下肾输尿管的交汇点低于肾盂输尿管连接部(ureteropelvic junction,UPJ),就形成了不完全性重复输尿管或分支状输尿管。

目前,重复输尿管伴发的肾输尿管异常的发生率越来越高,重复输尿管的汇入位置决定了临床意义。通常情况下,影响单一集合系统的异常与影响下肾输尿管的异常相同,包括肾盂输尿管连接部狭窄和膀胱输尿管反流,而上肾输尿管的异常主要是之前讨论过的输尿管异位开口或输尿管膨出。在进行临床治疗时应充分考虑这一情况。

下肾的肾盂输尿管连接部梗阻(ureteropelvic junction obstruction,UPJO)的诊断和治疗与单一集合系统的 UPJO 相似。下肾 UPJO 可能发生于部分或完全的重复输尿管畸形。对于巨大肾积水的病例,发现重复输尿管存在一定困难,但绝大多数病例中,即使超声检查未发现重复上肾输尿管,功能影像学检查如肾同位素扫描也会发现。与单纯性 UPJO 类似,即使积水比较严重,下肾输尿管 UPJO 也存在自行缓解的可能。可选用的手术治疗方案为:行下肾肾盂输尿管成形,并将上肾输尿管与下肾肾盂吻合。

上肾部输尿管 UPJO 的病例也有报道,同时也伴有下肾部输尿管 UPJO。但上肾部输尿管 UPJO 十分罕见(Ho et al,1995;Ng,1999)。

2. 三输尿管畸形

不完全性或完全性三输尿管均十分罕见。典型临床表现主要是感染及会阴部潮湿。Smith 提出,将三输尿管畸形分为四型的分类方式对临床仍然有帮助(Smith,1946)。1 型为三条完全独立的输尿管,各输尿管远端独立开口于膀胱,约占三输尿管畸形的 35%。2 型为不完全三输尿管,此型远端有 2 个输尿管开口,占三输尿管畸形的 21%。3 型为三叉输尿管,有共同的远端开口,占比约 31%。4 型为两条输尿管三个开口,此型其中一条输尿管为倒 Y 型输尿管,与之前讨论的重复输尿管类似。三输尿管的远端开口位置同样遵循 Weigert-Meyer 定律(Zaontz and Maizels,1985)。

重复的输尿管可能合并输尿管膨出,或输尿管异位开口于膀胱颈、尿道或阴道(Engelstein et al,1996;Patel et al,2001)。下输尿管和中输尿管可能会并发 UPJO(Sivrikaya et al,2007)及输尿管末端狭窄(Merlini,1983)。另外也有报道称,三输尿管发生膀胱输尿管反流(Ander et al,1997),对侧也可伴发重复输尿管畸形(Srivastava et al,1996)。也有报道合并多发畸形的病例(Pode et al,1983;Golomb and Ehrlich,1989)。

3. 四输尿管畸形

四输尿管畸形更加罕见,目前仅报告 8 例,多数为成人患者。但最近有 3 例儿童病例报道,均为一侧肾发出四条输尿管汇合成一个大的输尿管囊肿,最终通过一条输尿管进入膀胱(Klinge et al,2001；Vicentini et al,2007；Koszutski et al,2008）。另报道一例尿失禁的青年患者，四条输尿管中三条末端融合，原位进入膀胱，另外一条输尿管异位开口于会阴，异位开口的输尿管为中下输尿管，并未遵循 Weigert-Meyer 定律。

（二）输尿管息肉

输尿管息肉的临床表现包括腰痛、血尿，或因肾积水行进一步检查时发现。虽然息肉可起源于输尿管任何部位，但最常好发的部位位于肾盂输尿管连接部。输尿管息肉是 UPJO 的少见病因之一，据报道约占因 UPJO 行肾盂成形术治疗病例的 0.5%（Adey et al,2003；Kojima et al,2011）。绝大多数输尿管息肉患者为男性（89%），左侧（78%）远多于右侧。双侧息肉并不常见，但有报道指出双侧息肉可能会影响双侧肾功能（Bartone et al,1990；Lavelle et al,1997；Bhalla et al,2002；Adey et al,2003；Romesburg et al,2009）。近期一项对 9 例患儿的研究中，2 例为双侧息肉导致的 UPJO。息肉可多发，曾有 1 例病例，息肉自尿道突出，产生了严重的梗阻症状，最终证实该息肉起源于输尿管近端 1/3 处。

目前的影像学检查可能难以发现较小的息肉。有研究表明，仅 22% 因输尿管息肉导致 UPJO 的患儿术前即发现息肉（Adey et al,2003）。B 超检查可能有助于发现息肉（Wang et al,2012）。输尿管息肉常可在静脉肾盂造影时显影，但其经常被误认为是输尿管内的血凝块，特别是当患儿有血尿表现时（图 13-36）。逆行肾盂造影出现充盈缺损提示存在息肉可能，应在肾盂成形术中仔细寻找以确定是否存在息肉。息肉存在与否一般不影响手术方式，除非息肉距离肾盂输尿管连接部较远。

纤维上皮息肉的病因尚不清楚，输尿管蠕动造成对输尿管渐进性牵拉可能会促进上皮的水肿和增殖。曾有 1 例患儿因输尿管中段息肉受牵拉引发输尿管套叠。输尿管息肉一直被认为是一种混合有纤维上皮和血管成分的良性肿瘤，其表面覆盖有正常或不同程度增生肥厚的尿路上皮，通常有一纤维血管成分的核心，以及显著的基质水肿，炎症反应少见。

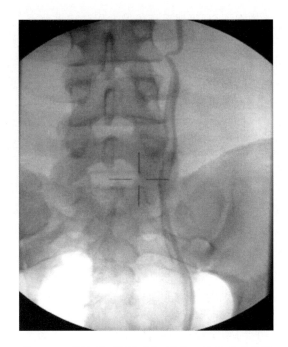

图 13-36　因血尿、排尿困难，尿道口肿物凸出就诊的青少年女性，逆行输尿管造影图像。其远段输尿管已行手术切除，长段充盈缺损为典型的纤维上皮性息肉表现，但该病易被误诊为血凝块

要点：其他输尿管畸形

- 如重复的输尿管原位进入膀胱，或为不完全性重复输尿管，那么泌尿系统功能大多正常。
- 临床如发现一侧输尿管重复畸形，应注意是否合并对侧输尿管重复畸形。
- 目前，输尿管重复畸形伴发的肾及输尿管异常的发生率越来越高。
- 通常情况下，影响单一集合系统的异常与影响下肾输尿管的异常相同，包括肾盂输尿管连接部狭窄和膀胱输尿管反流。而上肾部输尿管异常主要包括输尿管异位开口或输尿管膨出。
- 输尿管息肉的临床表现包括腰痛、血尿，或偶然检查发现的肾积水。
- 息肉可起源于输尿管任何部位，但最常好发于肾盂输尿管连接部。
- 对于肾盂输尿管连接部的息肉，最佳治疗方式为肾盂成形术，经内镜息肉切除仍有争议。
- 对于远离肾盂输尿管连接部的息肉，基于成人及儿童病例研究结果，推荐行输尿管镜息肉切除术。

输尿管息肉的治疗方案取决于临床表现及息肉位置。对于肾盂输尿管连接部的息肉,多数行肾盂成形术治疗,由于单纯行经内镜息肉切除术的病例过少,该术式能否彻底解决所有问题仍有待进一步探讨。对于远离肾盂输尿管连接部的息肉,基于成人及儿童病例研究结果,推荐行输尿管镜息肉切除术(Minevich et al,2005;Childs et al,2009;Iwatsuki et al,2010)。早期研究多建议,行输尿管袖状切除及再吻合术以防止复发,但越来越多的行输尿管镜息肉切除术的成功病例证明上述式并无必要。另有早期报道建议行肾切除术,目前来看亦无依据支持。

(三)输尿管位置异常

1. 输尿管相关的血管异常

血管位置的变异可导致输尿管梗阻,在这种病变中更多的是血管的异常而非泌尿系统异常。尽管具有临床相关性,但除副肾血管外,所有血管异常均较为罕见。

(1)输尿管前腔静脉解剖:输尿管前腔静脉常被称为环腔静脉输尿管或腔静脉后输尿管而被泌尿外科医师所熟知,后者解释了解剖学上的异常,但容易引起疾病发生上的误解(Lerman et al,1956;Dreyfuss,1959)。**输尿管前腔静脉的定义强调了环腔静脉输尿管病变起源于变异的血管而非输尿管**,更符合疾病发生发展过程,为更准确的定义。

此畸形仅发生于右侧输尿管,表现为右侧输尿管偏离原走行方向至下腔静脉后方,自内向外缠绕、跨过下腔静脉后恢复自然走行,远端进入膀胱。在跨过腔静脉后方之前,肾盂及上输尿管被拉长并扩张成 J 形或鱼钩形。这种情况下集合系统不一定发生梗阻。环腔静脉输尿管可分为两种临床类型(Bateson and Atkinson,1969;Kenawi and Williams,1976):Ⅰ型更常见,存在肾盂积水和因梗阻程度不同导致的不同程度的典型鱼钩样输尿管畸形。Ⅱ型表现为轻度的肾盂积水,甚至没有积水,在此类型中,上段输尿管没有扭曲并且于较高的位置跨过腔静脉,使得肾盂及上段输尿管处于同一水平,输尿管以一种更平滑的曲线环绕腔静脉。在Ⅰ型中,梗阻常发生在髂腰肌的边缘,输尿管在此点绕到腔静脉后方,在这之前向头侧偏移。

(2)胚胎学:最终的下腔静脉起源于胎儿静脉丛的右侧(图 13-37),起初,腹膜后静脉通路内包含着并行对称的血管,共同位于中心及背侧。后主静脉及上主静脉位于背侧,下主静脉位于腹侧。这些通路和它们的交通支在两侧形成一个环状结构,肾在上升过程中自此经过。正常情况下,左侧上主静脉及右侧后主静脉腰椎部分退化,下主静脉演化为精索内静脉,最终的右侧下腔静脉由右上主静脉形成。**如果右侧后主静脉腰椎部分没有退化并演变为右侧主要静脉,输尿管则会被"围困"在其背侧。**

当最终的腔静脉正常形成时,胎儿静脉环的腹侧部分仍然存留,会形成右侧腔静脉重复畸形,其原因为腹侧及背侧右下基底静脉永存。右输尿管位于两条腔静脉之间造成梗阻(Sasai et al,1986)。

虽然理论上可出现双侧腔静脉或左侧腔静脉(Clements et al,1978;Mayo et al,1983),在一例内脏转位的患者的案例报道中描述了双侧环腔静脉输尿管的情况(Brooks,1962)。但在双侧腔静脉合并环腔静脉输尿管的病例中,仅可见右侧环腔静脉输尿管的报道,提示右侧腔静脉发源于异常的永存下主静脉,左侧腔静脉发源于左侧上主静脉,除此之外均正常发育(Pick and Anson,1940)。

(3)发病率:**输尿管前腔静脉的尸检发病率在 1/1500 左右**(Heslin and Mamonas,1951),男性是女性的 3～4 倍,而根据文献综述报道,男女性发病率比值为 114:41(2.8:1)(Kenawi and Williams,1976)。

输尿管前腔静脉的症状主要为梗阻症状,**虽然该病为先天性**(Soundappan and Barker,2004;Acharya et al,2009),**但症状大多在 30－40 岁出现**(Kenawi and Williams,1976)。

(4)**诊断:临床上,患者可能出现腰腹部疼痛、感染或在其他检查时偶然发现。排泄性尿路造影常不能显示出输尿管 J 形钩部分**(如跨越腔静脉后方),但逆行输尿管肾盂造影常显示出 S 形曲线,其梗阻点位于 $L_{3\sim4}$ 水平的腔静脉后段(Kenawi and Williams,1976)。腔静脉造影目前已不作为必要检查。

超声(Murphy et al,1987)及 CT 或 MRI 同

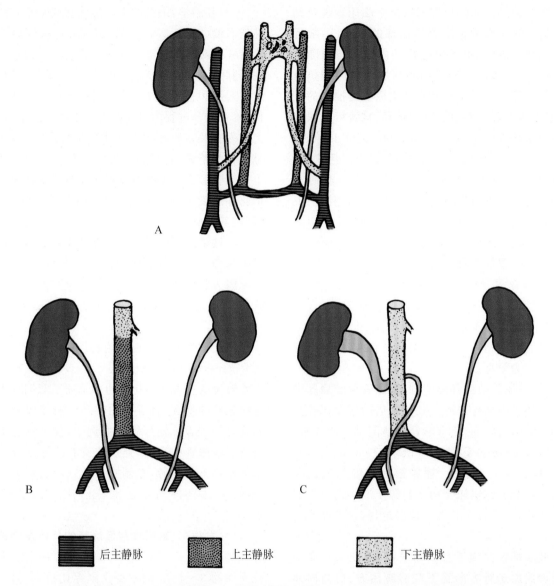

■ 后主静脉	▨ 上主静脉	░ 下主静脉

图 13-37　**胎儿静脉环(A),正常腔静脉(B)及输尿管前腔静脉(C)**(Redrawn from Hollinshead WH. Anatomy for surgeons,vol 2. New York:Hoeber Medical Division of Harper and Row;1956.)

样有助于诊断血管畸形。CT 尿路成像可做出诊断,并且避免行逆行输尿管肾盂造影(Sasai et al,1986;Kellman et al,1988)。利尿肾图扫描可区分病变为梗阻性及非梗阻性(Pienkny et al,1999)。**与 CT 及逆行肾盂造影相比,MRI 可显示输尿管前腔静脉的更多细节,同时具有损伤较小的特点**(Uthappa et al,2002)。

　　(5)治疗:手术矫正包括游离输尿管,输尿管重置,输尿管-输尿管或输尿管-肾盂吻合,同时切除或绕过腔静脉后段的输尿管,切除的这一段输尿管通常是缺乏蠕动的。需要注意的是,输尿管

血供来源于肾动脉及上方的主动脉和下方的髂动脉,如前所述,推荐的处理梗阻输尿管的方法为输尿管分离及重置。经腹腔及经腹膜后治疗儿童输尿管前腔静脉的腹腔镜手术(Miyazato et al,2002;Ramalingam and Selvarajan,2003;Tobias-Machado et al,2005;Fernandez-Fernandez and Pachano-Arenas,2008)及机器人手术(Gundeti et al,2006;Smith et al,2009)都有报道。

　　2.其他的输尿管位置异常

　　目前已有多例马蹄肾畸形的报道(Cukier et al,1969;Cendron and Reis,1972;Heffernan et al,1978；Taguchi et al,1986），畸形包括一系列肾畸形，如肾发育不良、肾积水、肾旋转不良及发育不全等（Kenawi and Williams,1976）。一条具有阻碍作用的右侧精索静脉及一支腰静脉导致了类似环下腔静脉的输尿管梗阻（Dreyfuss,1959；Psihramis,1987），同时合并髂腰肌肌腱畸形（Guarise et al,1989）。

（1）输尿管前髂动脉（髂血管后输尿管）：输尿管穿过髂总动脉后方的情况罕见（Corbus et al,1960；Seitzman and Patton,1960；Hanna,1972；Radhkrishnan et al,1980），双侧都可能出现。曾有 2 例双侧发病的个案报道（Hanna,1972；Radhkrishnan et al,1980）。梗阻位置出现在 L_5 或 S_1，此处输尿管被挤压在动脉之后。并发畸形（Nguyen et al,1989），尤其是血管畸形（Seitzman and Patton,1960；Radhkrishnan et al,1980）也很常见。

与输尿管前腔静脉类似，输尿管前髂动脉同样被认为是起源于血管的畸形，尽管尚无确切证据。通常情况下，脐动脉的原始腹侧前根被一条位于主动脉和远端脐动脉之间的、更靠背侧的发育分支所取代。如背侧支无法形成，永存的腹侧支则造成了输尿管的阻塞。

经常存在输尿管及中肾管异位（Nguyen et al,1989），Seitzman 和 Patton 等报道了 1 例输尿管异位开口沿着同侧的输精管，通过一永存共同中肾管进入近端后尿道。根据 Radhkrishnan 及同事报道，双侧髂血管后输尿管同时合并双侧输精管异位开口至输尿管（Radhkrishnan et al,1980）。Iuchtman 等报道了 1 例输尿管异位开口于阴道末端，由于处女膜闭锁，导致了阴道积液（Iuchtman et al,1980）。

Taibah 等报道了 1 例罕见的年轻女性病例，由于输尿管前髂动脉造成了左侧输尿管梗阻，该患者无其他异常。

（2）远端输尿管血管梗阻：目前，学术界报道了许多由靠近膀胱的子宫血管、脐血管、闭孔血管及髂内血管导致的远端输尿管梗阻的病例（Campbell,1936；Young and Kiser,1965；Scultety and Varga,1975）。但是，并非所有的病例都能确定梗阻是由于血管压迫扩张的输尿管所致。有时候，这些发现可能是假象——输尿管内源性

梗阻导致其扩张，从而压迫于邻近的血管上。目前，对此类畸形报道较少，因血管因素导致的原发性输尿管末端梗阻是非常罕见的。

（3）输尿管疝：输尿管疝是另一种极罕见的畸形。Dourmashkin 行文献复习，并将一系列输尿管腹股沟疝、输尿管阴囊疝、输尿管股疝进行了列表总结（Dourmashkin,1937）。其中大部分都是发生在腹膜旁——即疝出的输尿管环沿腹膜（疝囊）疝出。只有一少部分是腹膜外的（没有疝囊）。在腹膜旁输尿管疝中，输尿管环通常位于腹膜疝囊中间。在 6 例输尿管阴囊疝中，4 例没有发现腹膜疝囊，当输尿管延伸至阴囊中时极容易扩张，从而导致上输尿管梗阻。

在儿童中，输尿管疝可表现为与巨输尿管相关的肾盂积水及后尿道瓣膜切除后持续肾盂积水（Jewett and Harris,1953；Powell and Kapila,1985；Burgu et al,2009）。

输尿管内疝比前者更少见。曾有报道输尿管可以从坐骨（Oyen et al,1987；Witney-Smith et al,2007；Tsai et al,2008；Hsu et al,2010）、腰大肌和髂血管之间（Page,1955）及腰三角处疝出（Cabello et al,2008）。也有报道输尿管疝合并梗阻是肾移植的一个罕见并发症（Ingber et al,2007）。

要点：输尿管前腔静脉（环腔静脉输尿管、腔静脉后输尿管）

- 输尿管前腔静脉累及右侧输尿管，表现为输尿管偏离原走行方向至下腔静脉后方，自内向外缠绕、跨过下腔静脉后恢复自然走行，远端进入膀胱。
- 如果右侧后主静脉腰椎部分没有退化并演变为右侧主要静脉，输尿管即被"围困"在其背侧。
- 输尿管前腔静脉临床表现为腰腹部疼痛、感染或偶然发现。
- 手术治疗包括输尿管游离，输尿管重置，输尿管-输尿管或输尿管-肾盂吻合，同时切除或绕过腔静脉后缺乏蠕动的输尿管。

参考文献

完整的参考文献列表通过 www.expertconsult. com 在线获取。

推荐阅读

Adey GS, Vargas SO, Retik AB, et al. Fibroepithelial polyps causing ureteropelvic junction obstruction in children. J Urol 2003;169:1834-6.

Byun E, Merguerian PA. A meta-analysis of surgical practice patterns in the endoscopic management of ureteroceles. J Urol 2006;176:1871-7, discussion 1877.

Castagnetti M, Vidal E, et al. Duplex system ureterocele in infants: should we reconsider the indications for secondary surgery after endoscopic puncture or partial nephrectomy? J Pediatr Urol 2013;9 (1):11-6.

Chia I, Grote D, et al. Nephric duct insertion is a crucial step in urinary tract maturation that is regulated by a Gata3-Raldh2-Ret molecular network in mice. Development 2011;138 (10):2089-97.

Churchill BM, Sheldon CA, McLorie GA. The ectopic ureterocele: a proposed practical classification based on renal unit jeopardy. J Pediatr Surg 1992;27:497-500.

de Jong TP, Dik P, Klijn AJ, et al. Ectopic ureterocele: results of open surgical therapy in 40 patients. J Urol 2000;164:2040-3, discussion 2043-4.

DeFoor W, Minevich E, Tackett L, et al. Ectopic ureterocele: clinical application of classification based on renal unit jeopardy. J Urol 2003;169:1092-4.

Di Renzo D, Ellsworth PI, et al. Transurethral puncture for ureterocele-which factors dictate outcomes? J Urol 2010;184 (4 Suppl.):1620-4.

Glassberg KI, Braren V, Duckett JW, et al. Suggested terminology for duplex systems, ectopic ureters and ureteroceles. J Urol 1984;132:1153-4.

Gotoh T, Koyanagi T, Matsuno T. Surgical management of ureteroceles in children: strategy based on the classification of ureteral hiatus and the eversion of ureteroceles. J Pediatr Surg 1988;23:159-65.

Hendren WH, Mitchell ME. Surgical correction of ureteroceles. J Urol 1979;121:590-7.

Husmann D, Strand B, Ewalt D, et al. Management of ectopic ureterocele associated with renal duplication: a comparison of partial nephrectomy and endoscopic decompression. J Urol 1999;162:1406-9.

Jesus LE, Farhat WA, et al. Clinical evolution of vesicoureteral reflux following endoscopic puncture in children with duplex system ureteroceles. J Urol 2011;186 (4):1455-8.

Kenawi MM, Williams DI. Circumcaval ureter: a report of four cases in children with a review of the literature and a new classification. Br J Urol 1976;48:183-92.

Lewis JM, Cheng EY, Campbell JB, et al. Complete excision or marsupialization of ureteroceles: does choice of surgical approach affect outcome? J Urol 2008;180: 1819-22, discussion 1822-3.

Mendelsohn C. Using mouse models to understand normal and abnormal urogenital tract development. Organogenesis 2009;5:306-14.

Shimada K, Matsumoto F, Matsui F. Surgical treatment for ureterocele with special reference to lower urinary tract reconstruction. Int J Urol 2007;14:1063-7.

Stephens D. Caecoureterocele and concepts on the embryology and aetiology of ureteroceles. Aust N Z J Surg 1971;40:239-48.

Tank ES. Experience with endoscopic incision and open unroofi ng of ureteroceles. J Urol 1986;136 (1 Pt 2): 241-2.

Upadhyay J, Bolduc S, Braga L, et al. Impact of prenatal diagnosis on the morbidity associated with ureterocele management. J Urol 2002;167:2560-5.

（张丽娟 编译 刘 伟 审校）

第14章 小儿结石病的外科治疗

Francis X. Schneck, MD, and Michael C. Ost, MD

在 1990 年之前,全美每年因肾结石而住院治疗的患者占住院总人数的 1/7600～1/1000(Nimkin et al,1992)。**但近年来观察到,儿童特别是无明确代谢紊乱的青少年,泌尿系结石的发病率大幅攀升**(Srivastava and Alon,2005)。一项涉及多个急救中心的大规模多中心回顾性分析也证实了上述结论,该项分析表明,自 1999—2008年,因肾绞痛入院的儿童患者增长了近 90%(Kairam et al,2013)。在泌尿系结石患儿中,白人青少年女性发病风险最高。据推测,这可能与该部分患儿喜食高钠高糖食物有关,但至今任何一种病因学说都缺乏明确的证据支持。在泌尿系结石患儿中更易发现代谢相关的危险因素,如Dent 病、原发性高草酸尿症、自毁容貌综合征(Lesch-Nyhan 综合征)等(Sas,2011)。此外,糖尿病和高血压也被认为是促进 6 岁以下肾结石患儿病情发展的相关危险因素。尽管肥胖已成为儿童青少年群体的一个主要卫生保健问题,但升高的体质指数(限于 25.0～29.9 kg/m²)并未加重这一群体的结石形成风险(Kieran et al,2010)。迄今仍缺乏统一的小儿结石管理策略(Clayton and Pope,2011)。

对经影像学检查确诊的结石患儿,常需行全面的血液代谢检查并完整收集患儿 24h 尿样。目前尚无公认的结石患儿 24h 尿液分析的正常参考值。由于某些指标缺乏小儿正常参考值,或因某些参考值需进行烦琐的计算,许多小儿泌尿外科医师以成人参考值标准来指导结石患儿的治疗。但事实上,小儿和成人尿液化学成分的正常参考值范围存在显著差异(Battino et al,2002;DeFoor et al,2006)。此外,有关含钙结石患儿具有共性的代谢紊乱问题,相关文献报道也不一致(Lande et al,2005)。

24h 尿液分析中肌酐、钠、钙、草酸盐、尿酸及枸橼酸盐含量常用于对结石患儿的初步评估。但完整采集患儿 24h 尿液操作较为烦琐,可能影响结果的精确性,因此测定某个时间点随机尿样比值更为常用。例如,尿钙/肌酐比值诊断高尿钙症的敏感性达 90%,特异性达 84%,而高尿钙症是泌尿系结石的已知危险因素之一(Mir and Serda-roglu,2005)。但某个时间随机尿样比值测定仅限于单次尿代谢产物的测定,并且无法由此检测患儿对不同疗法的反应。此外,单纯以尿钙排泄量的值作为机体代谢紊乱的指标也是不合理的。

测量尿液中过饱和成分物质(草酸钙、尿酸)有助于对存在潜在结石形成风险的患儿进行筛查。DeFoor 及其团队(2006)的研究表明,结石患儿尿中草酸钙过饱和水平及尿钙/肌酐比值均显著高于对照组。然而这一差异可能是由于尿量不同导致的。Lande 等(2005)研究指出,小儿患者由于尿量较少,会减弱尿中过饱和成石物质水平测定在结石诊断中的作用。上述不一致的数据也给医师在通过尿液分析对小儿结石疾病进行诊断和治疗造成了一定困惑。

　　小儿结石疾病的病因与遗传、代谢、饮食及解剖结构有关。多种遗传因素可导致高尿钙性肾结石,而高尿钙性肾结石本身就是常见的小儿结石疾病之一(Stechman et al,2009)。鉴于此,药物治疗应与内镜外科治疗相结合。**对结石患儿的完整治疗方案必须强调基于饮食和用药监测的预防。**因此,小儿肾内科医师在这类患儿健康监管中的作用举足轻重。虽然在结石患儿中代谢紊乱,特别是低枸橼酸尿症十分常见(Kovacevic et al,2012),但本章不讨论关于结石患儿的代谢诊断及药物治疗的详细内容,小儿肾内科相关书籍对此有详细的介绍。Alon(2009)曾就包括按体重计算药物剂量在内的小儿肾病做过精辟论述。Litholink 网站(www.litholink.com)可为患儿家长及小儿肾内科医师提供各种有价值的信息。

一、内镜外科治疗

　　近二十年来,成人及儿童上尿路结石的治疗手段迅速发展。而小儿结石疾病治疗的进步主要得益于对成人内镜外科技术的借鉴和应用。这其中,微创技术的进步及更精密耐用的内镜器械的发展起到了最为重要的促进作用。技术的进步使得对更小年龄的患儿也可以进行内镜外科治疗(Onal et al,2013)。

　　自 20 世纪 80 年代应用体外冲击波碎石术(Extracorporeal Shock Wave Lithotripsy, ESWL)以来,改变了小儿上尿路结石的治疗方式,这一疗法至今仍广泛应用。而其他包括输尿管镜、经皮肾镜及联合治疗方案可根据患儿病情灵活选择。然而,对于上尿路结石而言,究竟何种治疗方式,特别是 ESWL 与输尿管镜技术之间,哪种是最为安全有效的,仍未达成共识。尽管缺乏上述疗法在小儿患者中关于疗效对比的科学数据,但在许多医疗中心中输尿管镜仍作为首选技术使用。

　　小儿结石一直多发于发展中国家。三聚氰胺污染的乳制品与 6—18 月龄小儿双侧肾结石相关(Wen et al,2010,2011)。但近年小儿结石疾病在西半球日益增多,这一现象已引起关注。许多泌尿系结石患儿均存在代谢异常(Jayanthi et al,1999)。对各年龄组患儿各种简单及复杂的泌尿系结石疾病的诊断和治疗需要更多小儿泌尿外科专业医师的参与。

二、影像学诊断

　　对结石患儿的影像学评估需遵循精确、经济和安全的原则。**影像学检查目的包括结石位置、大小、密度及尿路解剖。**对小儿进行影像学评估的指征包括:有急性发作症状怀疑存在结石的患儿,以及已确诊结石,需进行随访以评估结石负荷或复发的患儿。由于先天性泌尿系统解剖异常易诱发结石形成,最终需要手术治疗,对这些患儿来说,影像学评估也是十分重要的。

　　小儿患者的影像学检查与成人相似。疑似诊断结石时应进行影像学检查,这主要由患者临床表现的严重程度及就诊医院的诊疗流程决定。部分(而非大多数)肾结石患儿会到急诊科就诊,**此时螺旋 CT 平扫因其高精度和高效率而应作为首选的影像学检查。**通常,应使用薄层螺旋 CT 扫描(扫描层厚≤5mm)。CT 检查不仅可以显示全尿路以发现微小的结石病灶,还可作为一种排除诊断的检查方法。自 1995 年被首次报道用于评价泌尿系结石以来,盆腹腔螺旋 CT 平扫已取代包括静脉肾盂造影、泌尿系平片(kidney-ureter-bladder,KUB)及超声检查等较为传统的影像学检查方法,而成为青少年及成人泌尿系结石最为重要的影像学检查(Smith et al,1995)。随着泌尿系螺旋 CT 平扫技术日益广泛的应用及对其更为深入的认知,其优势也使这一技术的应用范围拓展到了儿科患者。这一技术的优势包括:高灵敏度,高特异性,即时可用性,诊断评估的高效性,以及不需静脉使用造影剂等。由于泌尿系结石患儿终生都有复发可能,而反复放射线暴露会增加发生恶性肿瘤的风险,因此审慎使用螺旋 CT 平扫对于减少患儿的放射线辐射,特别是减少对性腺的放射辐射是十分必要的。影像科医师正在不断努力监测患儿的放射线暴露情况以减少其日后致癌风险。Kuhns 及其团队(2011)估计,与儿科恶性肿瘤的自然发病率相比,因结石疾病而经历过一次 CT 扫描的患儿,其终身致癌风险会增至 2‰～3‰。

CT 检查可精确诊断结石位置,其灵敏度和特异性均＞96%(Smith et al,1996;Hamm et al,2001;Heneghan et al,2003;Palmer et al,2005)。**CT 检查还能发现泌尿系统急性梗阻的间接征象,如输尿管肾积水,肾扩大,肾周及输尿管周围"缆绳征"等;由于小儿腹膜后脂肪相对菲薄,"缆绳征"在小儿患者中可能表现不明显或呈阴性**(Smith et al,1996;Smergel et al,2001;Strouse et al,2002)。

CT 平扫技术的进步使得在不降低诊断精度的前提下减少放射剂量成为可能(Heneghan et al,2003;Cody et al,2004;Singh et al,2009)。许多研究使用儿科仿生模拟人,以确定特定器官的可承受辐射剂量,从而计算出合适的辐射剂量,并确定一次标准辐射剂量及低辐射剂量扫描的癌症的发病率及相对危险度(Brisse et al,2009;Kim et al,2010)。计算机模拟减少辐射剂量技术有助于确定儿童患者的诊断阈值。与标准辐射剂量相比,对于体重在 50kg 以下的肾结石患儿进行 CT 检查时,将电流强度减至 40mA 并未影响诊断精确度(Karmazyn et al,2009)。Spielmann 及其团队(2002)创立的 CT 检查方法,对直径 2～8mm 的结石有极好的可见性,该方法扫描所用的电流强度远低于标准辐射剂量,仅有标准辐射剂量的 1/3。**最重要的问题在于,应通过严格控制 CT 检查的适应证来减少辐射暴露,确需 CT 检查时,仅扫描目标区域,而且除非特别必要,不要同时行平扫及强化扫描**(Cohen,2009)。

与 CT 相比,超声检查诊断泌尿系结石有一定的局限性,但其具有无离子辐射的独特优势。**超声检查应作为对无急性腹痛或腰背痛患者的诊断筛查工具。**尽管超声检查有助于肾结石或肾盂积水的诊断,但是对合并有远端输尿管及膀胱异常的输尿管结石的诊断仍有其局限性。特别是在泌尿系结石的急性发作期(如出现肾绞痛、血尿等临床表现时),超声检查对于发现结石及指导治疗方面的作用有限。有研究表明,超声检查对小儿泌尿系结石疾病漏诊率为 41%,CT 检查仅为 5%,同时对 62% 的输尿管结石患儿超声检查未能发现结石(Palmer et al,2005)。在成人患者中也有类似结果。以上研究都证实了超声检查在泌尿系结石诊断中的局限性(Fowler et al,2002)。单独的超声及泌尿系平片检查适用于有明确泌尿系结石病史的有症状的患儿,以及需长期随访要尽量限制辐射剂量的患儿。研究证实,对于结石高危人群,不论儿童还是成人患者,初始行超声检查与初始行 CT 检查相比,在并发症、严重不良事件、疼痛评分,再次需要急诊处理率及住院情况等方面没有显著性差异(Johnson et al,2011;Smith-Bindman et al,2014)。

X 线透视对于实时发现及处理小儿结石疾病具有重要作用,但是同 CT 检查一样,其辐射暴露的安全性同样值得注意。术中 C 臂透视用于辅助顺行经皮入路的上尿路手术及逆行入路的下尿路手术,内镜操作也常需 X 线透视协助,X 线透视亦用于体外冲击波碎石术中定位结石及检测碎石效果。泌尿外科医师需深化对 X 线透视适用原则的认识,切实控制术中透视的时间及辐射强度,以减少患儿及术者的辐射暴露。

要点:诊断

- 小儿泌尿系结石的发病率大幅攀升,特别是白人青少年女性。
- 对小儿泌尿系结石的诊断要考虑遗传、代谢、饮食及解剖结构等因素。
- 小儿泌尿系结石的诊断目标应包括结石位置、大小、密度及尿路解剖。
- 全面的代谢病因分析应包括测定 24h 尿液中肌酐、钠、钙、草酸盐、尿酸及枸橼酸盐含量。
- 尽管 CT 平扫是诊断结石疾病最为精确和有效的检查手段,仍需谨慎使用,以尽量减少辐射暴露;超声检查应作为对无急性症状的肾结石患者的诊断筛查工具。

三、非手术治疗

只要患儿没有因泌尿系结石梗阻导致感染,

或因结石而影响生长发育,则保守疗法应作为小儿泌尿系结石的首选治疗。行保守治疗的患儿如果出现超过 24h 的食欲缺乏、持续恶心呕吐、顽固性疼痛等临床表现时,应考虑行内镜治疗。对于孤立肾结石的病例,更推荐早期外科干预而非保守治疗。**对小儿结石来说,<3mm 的结石有机会自行排出,而≥4mm 的远端输尿管结石则可能需要内镜治疗**(Van Savage et al,2000)。应充分将这一信息告知患儿家长及监护人。对于临床表现确需早期行内镜治疗的结石患儿,如有必要可先放置 4~6 周输尿管支架管,可起到减压、扩张输尿管口、缓解水肿、消除炎症的作用,以利于手术操作。

许多成人患者的研究已证实药物排石疗法有助于远端尿路结石的排出。已证实 α 受体拮抗药、钙通道阻滞药及类固醇类药物有效。基于对成人患者的有效性(Porpiglia et al,2004),α 受体拮抗药如坦索罗辛可在个体化用药的前提下作为促进小儿输尿管排石的辅助治疗方法。然而,到目前为止,仍缺乏证实上述药物疗效优于传统镇痛药物的公开数据。例如,土耳其一项研究表明,对 2—14 岁的直径>10mm 的远端输尿管结石患儿每日应用 α 受体拮抗药多沙唑嗪 0.03mg/kg,与单纯应用镇痛药相比,并未发现其具有显著的促排石作用(Aydogdu et al,2009)。

(一)儿科相关问题

对小儿泌尿系结石的内镜治疗,与儿科相关的特殊问题包括:保护肾生长发育及功能,减少辐射暴露,尽量减少再手术的概率。尽管内镜治疗器械和技术有显著发展进步,但有关冲击波碎石术可能导致日后糖尿病及高血压的问题,以及在进行内镜手术时扩张输尿管口是否会导致输尿管狭窄或膀胱输尿管反流问题仍存在争议。究竟哪种手术方式对于小儿泌尿系结石的治疗最为有效,这一问题仍缺乏国际共识。其原因在于目前尚缺乏各种治疗方式的前瞻性随机对照研究,以及新兴治疗技术的普及程度差异很大。**不论何种治疗方式,出现残留结石碎片(Residual stone fragments,RFs)均与不良预后相关**(Afshar et al,2004),应尽量通过治疗达到无结石状态。外科医师的首要目标是尽量完全清除结石,减少结石复发概率。必须基于患儿的年龄、尿路解剖特点、结石位置及负荷的结石成分等因素,按照个体化原则制订最为有效的初始治疗方案。

(二)抗生素的应用

与 2008 年美国泌尿医师学会指南中有关预防性应用抗生素疗法一样,所有接受上尿路器械操作的患者都应在围术期 24h 内预防性应用抗生素(Wolf et al,2008)。适于儿童应用的抗生素包括复方磺胺甲噁唑、一代及二代头孢菌素、联合应用氨苄西林及一种氨基糖苷类抗生素等。进行任何上尿路有创操作前,特别是对于行经皮穿刺手术的患者、高级别梗阻的患者,以及有尿路扩张的患者,必须行尿培养检查以确定尿液是否为无菌状态,同时尿培养的结果还可用于指导围术期抗生素的使用(Wu and Docimo,2004)。在我们的临床实践中,尿培养阴性、行单纯冲击波碎石或输尿管镜碎石的患儿围术期应用头孢唑林,所有行经皮穿刺手术的患儿及之前合并输尿管狭窄或带肾造瘘管的患儿应用氟喹诺酮类或联合应用氨苄西林/庆大霉素。术后预防性应用抗生素的指征目前存在争议,应根据每例患儿的不同情况制订个体化方案。最近研究表明,长期预防性应用抗生素可增加菌株耐药的风险(Conway et al,2007)。

四、冲击波碎石术

20 世纪 80 年代早期出现的冲击波碎石术(shockwave lithotripsy,SWL)给成人尿路结石的微创治疗带来了根本性的变革。自 1986 年首次报道将 SWL 成功应用于儿童以来(Newman et al,1986),大量研究报道了在并发症、安全性、结石清除率等方面与成人 SWL 相差无几(表 14-1)(Myers et al,1995;Elsobky et al,2000;Ather and Noor,2003;Muslumanoglu et al,2003;Rizvi et al,2003;Aksoy et al,2004;Raza et al,2005;Demirkesen et al,2006)。作为上尿路结石的主要治疗手段,SWL 总的有效率为 68%~84%(Myers et al,1995;Rizvi et al,2003;DeFoor et al,2005)。对于儿童单纯性肾结石及直径≤15mm 的近端尿路结石,SWL 已成为首选治疗方法。Landau 及其团队(2009)报道,对同年龄段的 216 名结石患儿(平均年龄 6.6 岁,平均结石直径 14.9mm)使用 Dornier HM3 碎石机进行 SWL,结果 3 个月内结石清除率为 80%。可见,对于适

表 14-1 儿童患者接受 SWL 治疗的大样本研究结果

文献	病例数/患肾数	碎石机型号	平均年龄(岁)	结石位置(%)	结石平均大小(mm)	二次治疗率(%)	结石清除率(%)	并发症(%)
Myers et al,1995	446	Siemens Lithostar	13.7 R 14.1 U	53.4R 44.6U	12.3 R 7.3 U	10.7R 3.5U	67.9R 91.1U	脓毒症:0.2
Elsobky et al,2000	148	Dornier MFL 5000 (106);EcholithMedTech (42)	11.2	92.6R 7.4U	10.2	64	86	石街:0.7
Muslumanoglu et al. 2003	344	Siemens Lithostar Plus	8.7	57.1R 42.9U	N/A	53.9	73.3	总体:9.6 石街:7.8 UTI:1.2 绞痛:2.9
Rizvi et al,2003	262	EDAP LT02 Technomed	N/A	67.6R 32.4U	N/A	29.5	84.2R 54.1U	绞痛:10.1 发热:8.5 石街:1.1 血尿:11.3
Ather and Noor,2003	105	Dornier MPL 9000	5.6	100R	15	N/A	95	绞痛:2.9 石街:1.9 UTI:2.9
Aksoy et al,2004	129/134	Dornier MPL 9000	8.7	84.4R 15.6U	15.7	N/A	85	总体:14.7 石街:5.4 UTI:7.8 血尿:0.8
Raza et al,2005	122/140	Piezolith 2300; Dornier Compact Delta	7.7	N/A	17.9	N/A	69	发热:2.9 绞痛:7.2 石街:2.4
Demirkesen et al,2006	126/151	Siemens Lithostar	8(中位数)	66.9R 33.1LP	10R 6 LP	40	71.5	总体:7.2 发热:0.8 石街:6.4

LP. 肾下极;N/A. 不适用;R. 肾;U. 输尿管;UTI. 尿路感染

合的病例,SWL 可达到满意的结石清除率。SWL 的并发症极低,按严重程度,包括血尿、皮下血肿、尿路梗阻所致的脓毒症等(Farhat and Kropp,2007)。

尽管儿童对 SWL 有良好的耐受性,但由于目前研究中所使用的碎石机、治疗过程中冲击次数及二次治疗率都有所差异,因此难以统计 SWL 对儿童患者的结石清除率。有数据表明,SWL 对有泌尿系统异常病史或曾行泌尿道重建手术的结石患儿的结石清除率较低(12.5%),推荐此类患儿使用其他外科疗法,如输尿管镜或经皮肾镜碎石治疗(Nelson et al,2008)。尽管 SWL 已广泛应用于儿童并取得良好疗效,但美国 FDA 仍未批准其应用于儿童。

(一)冲击波碎石术在儿童患者中的应用

对于绝大多数低年龄患儿来说,SWL 术中需进行基础麻醉以防止患儿及结石活动,避免反复重新定位。通过目前的碎石机碎石时,部分年长患儿可以在使用静脉镇静药的条件顺利下完成碎石(Aldridge et al,2006),不需要进行术前肠道准备,以免出现术后水及电解质平衡紊乱。术中冲击次数及设定的电压强度(千伏)因碎石机不同而有所差异,但目前共识是,应使用较低电压以防术中结石移位,冲击次数设定在 3000 次(低年龄患儿<2000 次)(Farhat and Kropp,2007)。有研究评估比较了 44 例儿童(平均年龄 5.9 岁)及 562 例成人患者(平均年龄 40.9 岁)粉碎结石所需的冲击次数及声波强度。结果表明,儿童及成人患者手术次数相同(1.1 次 vs. 1.1 次),但儿童患者组所需平均冲击次数(950 vs. 1262,$P<0.001$)及电压强度(11.8 kV vs. 12.4 kV,$P<0.001$)均显著低于成人患者组(Kurien et al,2009)。

对于儿童患者在体外冲击波碎石术前是否需要放置输尿管支架目前仍存争议,应根据情况行个体化应用。SWL 术前放置输尿管支架是否有助于结石碎片排出及提高结石清除率目前仍不确定。尽管 SWL 术前放置输尿管支架的比例在各报道中并不一致,目前术前是否放置输尿管支架并非基于患者的总结石负荷,其放置相对适应证包括:孤立肾、鹿角形结石、大的输尿管结石、梗阻及泌尿系统解剖异常。X 线透视下逆行输尿管插管可用于定位某些 X 线不可见的结石。

(二)结石直径、位置、成分及患儿年龄

尽管早期研究主要着眼于儿童 SWL 的可行性、安全性及有效性,目前的研究重点主要关注儿童结石的发病人群及解剖学特征,影响预后的因素及手术成功率。目前认为,直径≤15mm 的小儿上尿路结石应首选 SWL 治疗(Farhat and Kropp,2007),但仍缺乏证据支持这一结石大小阈值的确定。Ather 及 Noor(2003)研究了 105 例年龄<14 岁患儿结石的大小与清除率的关系,结果表明,上述患儿平均行 1.7 次 SWL 治疗后,总结石清除率为 95%;5% 患儿 SWL 术后仍需行 SWL 附加疗程治疗。治疗有效组的平均结石大小为 14mm,而治疗无效组平均结石大小为 16mm(Ather and Noor,2003)。相比之下,El-sobky 及其团队(2000)则报道,平均结石直径<10mm,结石清除率为 91%;而平均结石直径>10mm,清除率降为 75%。Shouman 及其团队报道了 24 例患儿,平均结石大小为 31mm,使用 Dornier DoLi S 碎石设备进行 SWL 治疗,所有患儿共行 53 次 SWL 治疗,每次治疗的平均冲击次数 3489 次,结石清除率为 83.3%,并发症发生率为 25%(Shouman et al,2009)。尽管对较大结石负荷的病例也可使用 SWL 治疗,但却需要更多的治疗次数及每次更多的冲击次数。另外,术后发生尿路梗阻的危险性也会增加。进一步研究应对单纯性上尿路结石各种治疗方案提供一个明确的结石大小的阈值,以向患儿家长提供直径为 10~15mm 的肾结石最为有效的一线治疗方案。

结石衰减值是预测碎石是否成功的重要指标。Mcdams 及其团队(2010)报道,结石衰减值<1000 HU 是预测小儿 SWL 碎石有效的重要指标。而 EI-Assmay 等(2013)的最近研究发现,结石衰减值≤600 HU,结石直径≤12mm 才是预测小儿 SWL 碎石成功的有效指标。

肾解剖及结石位置也越来越受到关注。如何确定肾下极结石最佳治疗方式,这一问题在成人患者中常常引发争议,目前在儿童患者中也没有定论。起初关于 SWL 治疗的小样本回顾性分析表明结石清除率为 56%~61%(Ozgur Tan et al,2003;Onal et al,2004),二次治疗率为 40%(Onal et al,2004)。与 SWL 治疗失败或需再次治疗相关的因素包括:较大的平均结石负荷、较长的肾盂

漏斗部及>45°的肾盂肾下盏夹角（Ozgur Tan et al,2003）。

鹿角形结石在儿童患者中少见,治疗也存在一定挑战。虽然单独使用 SWL 治疗成人的鹿角形结石的成功率不高,但在儿童鹿角形结石患者中 SWL 的结石清除水平尚可。Lottmann 等报道,23 例平均结石直径为 16mm 的患儿,SWL 总结石清除率为 82.6%,仅有 1 例出现梗阻症状,22% 的患儿放置了输尿管支架,其中<2 岁患儿的结石清除率为 88%,6-11 岁患儿的结石清除率为 71%（Lottmann et al,2001）。Al-Busaidy 等将 42 例平均结石直径为 32mm 的患儿按是否放置输尿管支架分组,发现 SWL 的总结石清除率为 79%。同时,虽然放置输尿管支架并未提高结石清除率,但却显著降低了主要并发症的发生率（Al-Busaidy et al,2003）。**儿童结石患者单独应用 SWL 治疗的成功率高于成人,其原因包括:儿童患者的结石组成成分疏松,结石体积相对较小、输尿管的顺应性较强可容纳残留结石碎片,以及儿童相对较小的体型便于冲击波在体内的传递等。**

SWL 在低年龄患儿中应用的安全性及有效性已得到证实。McLorie 等（2003）对 34 例年龄<3.5 岁的结石患儿（平均年龄为 23 个月）使用 SWL 治疗,结果总结石清除率为 86%（其中 66% 患儿经一次治疗）,无明显并发症。多数儿童结石的相关研究均表明,SWL 治疗近端输尿管结石与治疗肾结石的成功率相近,但在近端输尿管结石的治疗中,为协助结石的定位和排出,输尿管支架的应用更加普遍。由于骶髂关节的阻挡造成结石定位困难,以及冲击波可能损伤生殖系统的发育,SWL 治疗儿童中段及远端输尿管结石一直被视为禁忌。最近研究表明,坐骨大孔及坐骨小孔可能成为 SWL 治疗儿童远端结石的冲击波入路。

结石成分对成人及儿童患者 SWL 治疗成功率的影响基本一致。由于胱氨酸结石质地坚硬、复发率高,其治疗更具挑战性。报道单独应用 SWL 在成人患者中的疗效不一,相关的儿童研究报道较罕见。Slavkovic 等在一个小样本研究中,报道了 6 例胱氨酸结石的患儿（结石直径 2~25mm）,SWL 的结石清除率为 50%。虽然清除率不高,但所有患者均出现了结石碎化,术后经药物治疗均达到了结石溶解的目的（Slavkovic et al,2002）。其他研究则表明,两年之内形成的胱氨酸结石更易通过 SWL 碎化,结石数量（而非结石直径）对预测 SWL 能否成功碎石更有指导意义（Farhat and Kropp,2007）。

（三）局限性及关注点

对于儿童患者来说,究竟多大的残留结石碎片具有临床意义而需要进一步处理,目前仍未达成共识（Wu and Docimo,2004;Farhat and Kropp,2007）,因此对于儿童的"无结石状态"也无法给出一个清晰明确的定义。虽然已证实儿童自身清除残留结石碎片的能力强于成人（Gofrit et al,2001）,但残留结石碎片仍与不良预后相关（Afshar et al,2004）。Afshar 等随访了 26 例 SWL 术后出现≤5mm 残留结石碎片的病例,指出尽管有 31% 的患儿无症状也无结石碎片增大,但仍有 69% 患儿预后不良,包括结石碎片增大,或出现临床症状等。相比 SWL 术后无结石残留的患儿,有结石碎片残留的患儿会出现预后不良,而残留结石碎片的产生则与患儿本身的代谢异常有关（Afshar et al,2004）。鉴于此,目前应对有结石病史的患儿常规行代谢评估,治疗尽量达到无结石残留的目标。

尽管儿童对 SWL 耐受性良好,基本无并发症发生,但单独使用 SWL 治疗的儿童,其单次治疗后的结石清除率仅为约 44%（Muslumanoglu et al,2003）。鉴于此,儿童患者应在基础麻醉下行包含多种治疗方式在内的综合治疗（Aldridge et al,2006）。**这种包含多种治疗方式的综合治疗的必要性之所以日益受到关注,在于冲击波对肾组织的作用目前仍未完全明了。越来越多对成人患者的研究表明,冲击波本身会造成肾血管收缩,而与电压相关的冲击波空化作用及剪切应力会直接造成肾小管损伤及肾包膜下血肿**（Lingeman et al,2003）。在一项有关成人患者的大样本研究中,Krambeck 等（2006）对 340 例行 SWL 治疗的成人患者进行了平均 19 年的随访,研究发现术后发生高血压及糖尿病的风险与行双侧治疗、术中冲击次数及治疗强度有关。尽管上述结果令人担忧,但成人与儿童患者存在差异,以及基于问卷调查的回顾性研究本身的局限性,都使得这些数据难以直接应用于儿童患者。

回顾性随访研究表明,通过肾小球滤过率及多次 DMSA 肾功能检测,证明 SWL 及经皮肾镜碎石术(percutaneous nephrolithotomy,PCNL)不会造成儿童肾形态或功能的改变(Wadhwa et al,2007);但目前为止仍缺乏对儿童患者的长期随访资料。为了充分评估 SWL 术后是否有慢性肾损害风险,对儿童病例进行长期随访是十分必要的。

要点:保守治疗和冲击波碎石术

- 直径<3mm 的结石有自发排出的可能,而≥4mm 的远端输尿管结石则可能需要行内镜治疗。
- 手术治疗应预先评估以尽量达到术后无结石状态,因为残留结石碎片与预后不良相关。
- 虽然儿童 SWL 术后并发症发生率低,但却难以解释儿童 SWL 术后的结石清除率。
- 与 SWL 治疗失败或需再次治疗的相关因素包括:较大的结石负荷、较长的肾盂漏斗部及>45°的肾盂肾下盏夹角。
- 对合并其他泌尿系统疾病或有过泌尿系统重建手术史的结石患儿,SWL 的结石清除率很低,应选择其他手术方式治疗结石。

五、输尿管镜治疗上尿路结石

采用输尿管镜作为主要手段治疗小儿上尿路结石的适应证明显放宽。输尿管镜联合应用先进内镜设备和钬激光(YAG 激光)的方法治疗小儿泌尿系统结石是有效的、安全的,并且可用于结石急性发作期。由于用于成人的输尿管镜口径过大,输尿管镜在治疗小儿上尿路结石中的应用要落后于成人。然而,随输尿管镜使用经验的累积,以及近期越来越多的大型单中心回顾性对比分析 SWL 治疗儿童结石的结石清除率及并发症发生率,证实了输尿管镜在小儿中的应用越来越多。

(一)适应证

自 20 世纪 80 年代中期以来,SWL 就作为<15mm 上尿路结石的首选治疗方法,输尿管镜仅用于髂嵴以下的输尿管结石或 SWL 治疗失败的上尿路结石(Wu and Docimo,2004)。由于输尿管镜治疗存在输尿管局部缺血、穿孔、狭窄、输尿管口扩张导致膀胱输尿管反流等并发症,输尿管镜并不是儿童上尿路结石的首选治疗方法。

随着内镜设备小型化的发展、设备耐用性增强及对钬激光的接受,小儿输尿管镜技术已成为更受欢迎的选择。输尿管硬镜早期应用于远端输尿管结石,结石清除率达 86%～100%,而且并发症少(表 14-2)(Ritchey et al,1988;Van Savage et al,2000;Schuster et al,2002;Rizvi et al,2003;De Dominicis et al,2005;Minevich et al,2005;Tan et al,2005)。有研究对输尿管远端结石患儿随机行输尿管镜或 SWL 作为首选治疗方法,结果表明,输尿管镜组患儿的一期结石清除率明显高于 SWL 组(94% vs 43%)(De Dominicis et al,2005)。另有研究报道,使用 4.5Fr、6Fr 和 8Fr 输尿管硬镜治疗小儿输尿管近端结石的经验,患儿平均年龄 10.7 岁,术后结石清除率达 100%,且均未发生输尿管扩张(Lesani and Palmer,2006)。**上述回顾性研究的结果有助于辩驳以往关于小儿输尿管扩张会导致膀胱输尿管反流或加重输尿管狭窄的观点。**Schuster 等(2002)对 221 篇关于小儿输尿管镜的文献进行系统回顾,指出仅 2 例术后发生输尿管狭窄,膀胱输尿管反流发生率也很低。最新的 4.5Fr 输尿管半硬镜,其工作通道适用于 2.4Fr 内镜碎石设备,在不进行输尿管扩张的情况下,可治疗多数小儿输尿管远端结石。

输尿管远端结石治疗的标准化使得多个儿童医疗中心将输尿管镜的应用扩展到上尿路结石(表 14-2)。据报道,其结石清除率可接近 100%,并发症的发生率与成人相近(Minevich et al,2005;Lesani and Palmer,2006;Cannon et al,2007;Corcoran et al,2007;Smaldone et al,2007)。Smaldone 等随访了 100 例行输尿管镜治疗的患儿(52% 为输尿管上端结石),平均随访时间为 10 个月,平均结石直径为 8.3mm,结石清除率达 91%;二次手术率为 9%。输尿管穿孔的发生率为 4.2%,需置入输尿管支架管处理,1 例输尿管远端狭窄的患儿行膀胱造瘘治疗(Smaldone et al,2007)。Corcoran 等回顾分析了 47 例应用

表 14-2　儿童接受输尿管软/硬镜治疗的大样本研究结果

文献	病例数(例)/手术次数(次)	平均年龄(岁)	结石大小(mm)	结石位置(%)	输尿管口扩张(%)	结石清除率(%)	分期手术(%)	术后支架管置入(%)	并发症(%)
Al-Busaidy et al.2003	43/47	6.2	12.6	100U	N/A	93	N/A	N/A	输尿管狭窄:4 输尿管穿孔:2 发热:12
Bassiri et al.2002	66/66	9	8	100U	37.9	88	N/A	N/A	绞痛:1.5 肉眼血尿:16.7 肾盂肾炎:4.5
Raza et al.2005	35/52	5.9	9.4	100U	3.9	79.3	28.6	N/A	输尿管穿孔:2 发热:10 输尿管狭窄:6
Minevich et al.2005	58/65	7.5	N/A	64.6 U 35.4 P	30	98	N/A	85	输尿管穿孔:1.3
Smaldone et al.2007	100/115	13.2	8.3	52R 48U	70	91	9	75	输尿管狭窄:4.2 输尿管穿孔:1
Cannon et al.2007	21/21	15.1	12.2	100LP	81	76	14	71	0
Corcoran et al.2007	47/61	9.4	10.2	100R	91	88	26	70	输尿管狭窄:9

LP. 肾下极;N/A. 不适用;P. 近端;R. 肾;U. 输尿管

输尿管软镜行输尿管上段结石钬激光碎石术的患儿（平均年龄 9.4 岁），其中平均结石大小为 10.2mm，结石清除率达 88%，二次手术率为 26%。**以上研究表明，改良的输尿管镜应用于小儿输尿管上段结石，对于直径 15mm 结石的治疗可以达到与成人相同的**

安全性和有效性（Corcoran et al,2007）。即使小儿输尿管镜技术非常熟练，在内镜治疗前也需要放置一定时间的输尿管支架管。例如，当输尿管口较细，进镜阻力大时，可留置输尿管支架管 6～8 周以扩张输尿管口（图 14-1）。

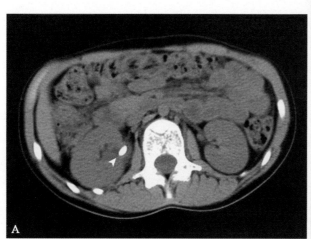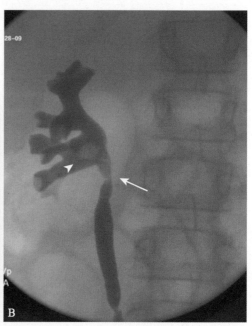

图 14-1　葡萄糖转运缺陷的 10 岁女性患儿的 CT（A）和逆行肾盂造影（B）结果，肾盂内可见 9mm 大小的结石（箭头所示）。本病肾结石的发生率仅次于低枸橼酸尿症和高钙尿症。由于输尿管近端狭窄（长箭头所示），无法首选输尿管镜碎石术。输尿管支架管留置 8 周后，再行输尿管软镜激光碎石及取石术

采用在成人患者中使用的技术，特别是输尿管口序贯球囊扩张技术，以及使用输尿管镜鞘的使用，进一步促进了输尿管镜在儿科的应用。Singh 等（2006）首先报道了 8 例患儿行输尿管镜治疗时应用输尿管镜鞘，有助于输尿管镜重复进入输尿管上段，减少肾内压力，缩短手术时间，提高结石清除率。对于肾下极结石也可应用输尿管镜鞘及 6.9Fr 输尿管软镜；但这个位置的结石应首选 SWL 或 PCNL 治疗。Cannon 等报道了 21 例肾下极结石的患儿，结石平均直径为 12.2mm，结石清除率达 76%。平均观察时间 11.4 个月，未发现明显的并发症（Cannon et al,2007）。笔者所在医疗机构，儿童结石的首选治疗方法正逐渐由 SWL 向输尿管镜转变，目前输尿管镜手术的禁忌证包括更适合行 PCNL 的复发性鹿角形结石，解剖结构异常导致逆行插管困难的病例和之前内镜手术失败的病例。

（二）仪器设备

保持设备更新、充足及手术人员熟悉如何操作设备对高效的手术治疗至关重要，这往往需要护理人员对仪器设备进行维护与保养，以保证其正常使用；一般在使用 20～30 次后要进行例行维护。这里列出了"基本"的输尿管镜套件，但制造商不同可能会有差异。除输尿管镜鞘外，各种小儿输尿管半硬镜和软镜可以从多个公司购得（Buscarini and Conlin,2008）。一般来说，输尿管半硬镜的工作通道通常为 2.4～3.5Fr；输尿管软镜的工作通道为 1.8～3.5Fr。输尿管软镜的远端尖端最大弯曲角度可达 270°，可探及大多数肾下极结石（图 14-2 和图 14-3）。**然而，由于儿童患者较小的操作范围，以及术中通过偏斜的输尿管软镜工作通道更换器械会比较困难，因此限制了输尿管软镜在一些病例的应用**（图 14-4）。

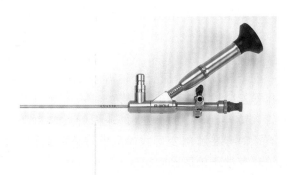

输尿管镜基本组件包括：6.9Fr 输尿管软镜，4.5Fr 和 6.5Fr 输尿管半硬镜。

内镜设备：导丝，0.035inGW 传感器，0.018～0.025in 导丝；结石回收篮、Zero-tip；8/10Fr 输尿管扩张器；输尿管镜鞘（内径 9.5Fr 和 11Fr）；输尿管"双 J 管"支架：3Fr，4.8Fr，6Fr。

（三）小儿输尿管镜技术

为防止患儿术中活动，尽可能降低输尿管穿孔的风险，所有的输尿管镜手术均在全身麻醉下进行。若临床条件允许，术前应行尿培养以确认无泌尿系感染。预防性应用广谱抗生素后，患者取截石位，行膀胱镜检查（7.5Fr，11Fr 或 18Fr），进行逆行肾盂造影并在透视引导下放置一导丝，

图 14-2　小儿半硬性可扩张性输尿管镜可用于幼儿的输尿管镜手术。远端为 4.5Fr 鸟嘴样的头部容易插入，而近端部分为 6.5Fr（Photo provided by：Richard Wolf；© Richard Wolf，all rights reserved.）

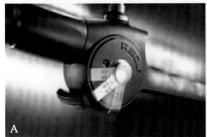
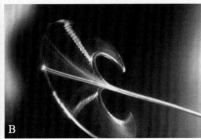
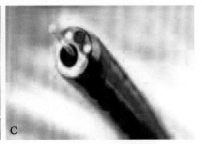

图 14-3　仅用拇指即可操作的输尿管软镜（A）。可进行双向 270°偏转（B）。工作通道为 1.8～3.6Fr，可以容纳钬激光：YAG 光纤通过（C）（Photos provided by：Richard Wolf；© Richard Wolf，all rights reserved.）

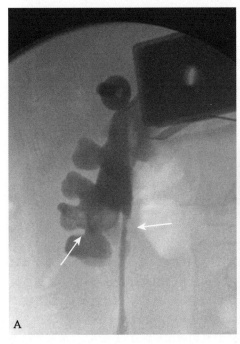
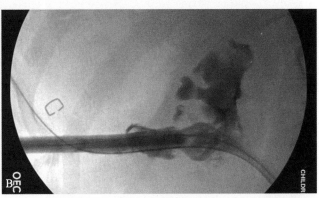

图 14-4　A. 1 例 7 岁男孩，下肾盏可见 2 个 7～9mm 结石（左箭头）。尝试使用输尿管镜碎石，但肾盂肾下盏夹角＞270°（右箭头），限制了输尿管镜的进入及视野。B. 随后行经皮肾镜取石术，一次清除了所有结石

对于未预先放置输尿管支架或输尿管硬/软镜进镜困难的情况,可使用 8/10Fr 输尿管扩张器,在透视引导下行输尿管口扩张术。由于扩张过程中缺乏控制及触感,而且可能会导致缺血性输尿管狭窄,一般不使用输尿管球囊扩张术。如果放置 8/10Fr 扩张器困难,更倾向于放置输尿管支架,并择期行二次手术而不是继续行输尿管扩张。

根据结石的大小和位置、解剖因素和外科医师个人经验选择输尿管软镜(6.9Fr)或输尿管半硬镜(7.5Fr)。输尿管硬/半硬镜结石手术常规放置一安全导丝,而输尿管软镜需放置安全导丝和工作导丝。输尿管镜鞘(内径 9.5Fr)常规用于输尿管软镜碎石,特别是较大的输尿管近端和肾盂结石。**对存在解剖变异或输尿管纡曲的病例,放置镜鞘有助于输尿管软镜进入**(图 14-5)。

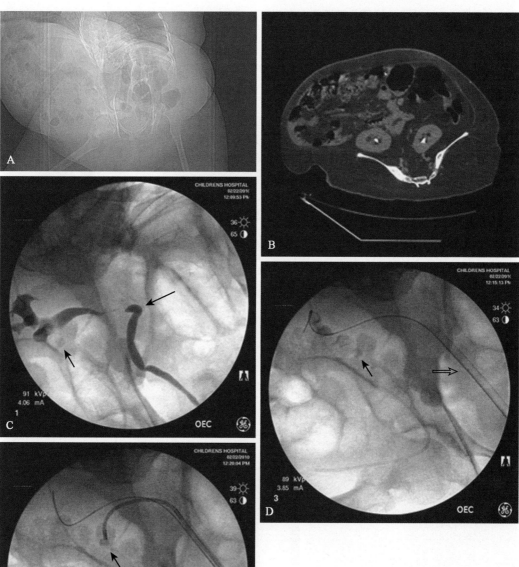

图 14-5 17 岁脊柱裂患儿存在解剖变异。该患儿出生时患有胸椎脊髓脊膜膨出症(A)。由于血尿症状行 CT 检查,发现双侧肾盂结石(B)。右侧逆行肾盂造影(C)显示肾下极结石(短箭头)几乎与纡曲的输尿管垂直(长箭头)。放置输尿管镜鞘(D)拉直输尿管后(空心箭头),使输尿管软镜(E)更容易到达结石部位(图 D 中短箭头所示)

可以在加压后使用灌注液,灌注时应保证灌注液等渗和等体温,以避免低钠血症和体温过低。当结石大小合适或者用钬激光打碎到适宜大小时可用结石篮取出。**术后是否留置输尿管支架管取决于手术持续时间,输尿管镜进出输尿管的次数,以及肉眼可见的输尿管损伤或水肿程度。**如果患儿可以耐受,尿道内留置支架管尾线 3～7d,可由患儿父母在家中取出支架管,或者 7d 后在基础麻醉下取出。

(四)局限性和并发症

随着输尿管镜在小儿泌尿内镜中的地位越来越突出,应充分预计其可能的并发症,而且也需要进一步探讨一些未知的问题。**输尿管镜手术最常见并发症是目前易被忽略的输尿管损伤,包括黏膜肿胀和撕裂、穿孔、假道形成,以及部分或完全性撕脱伤。**早期发现并及时中止手术、放置输尿管支架管可以减轻损伤,避免诸如输尿管的剪切力损伤、缺血性损伤、灌注液或尿液外渗等并发症的发生。损伤可能发生在输尿管镜进入的过程中或仪器设备(导丝、取石网篮、扩张器等)在输尿管顺行/逆行移动的过程中,特别是输尿管结石嵌入的部位。如取石网篮套取的结石相对于输尿管过大时,在取出过程中就可能导致上述损伤。青春期后患儿体重与成人相近,输尿管镜入路也与成人相似。然而,对于青春期前的患儿,是不行输尿管扩张直接置入输尿管镜取石,还是在输尿管镜治疗的同时进行扩张,抑或治疗前放置支架管扩张,目前仍无定论。Herndon 等报道了 29 例因输尿管远端结石行输尿管半硬镜(4.5Fr 和 6.5Fr)检查的患儿,平均年龄 11 岁,只有 14% 的患儿预先放置了输尿管支架管,所有患儿术中输尿管镜进镜顺利,结石清除率达 96%(Herndon et al,2006)。笔者所在医疗中心使用 6.9Fr 输尿管软镜和 4.5Fr、6.5Fr 输尿管半硬镜的治疗经验可进一步证实上述报道。但是对于幼儿,还是倾向于使用 8/10Fr 输尿管扩张器进行连续扩张。如果扩张困难,则放置支架管而不强行扩张。这种方法可以最大限度地降低手术风险和潜在的的远期并发症,特别是对于输尿管上段结石的处理。然而,这增加了需要二次麻醉和手术才能达到无结石状态的比率。研究表明,40% 输尿管上段结石的患儿至少需要两次手术,这表明行单次输尿管镜治疗的结石清除率不一定高于 SWL(Corcoran et al,2007)。有报道表明,超过一半的≥6mm 结石的患儿进行了二次手术治疗(Tana-

ka et al,2008)。

对于小儿输尿管镜手术后放置输尿管支架管的必要性目前尚有争论,尽管有大样本研究倾向于肯定的结论(Smaldone et al,2007),仍有部分研究报道指出,输尿管支架管留置比例<20%,但并未发生近期或远期并发症(Herndon et al,2006)。根据有关经验,输尿管镜治疗后是否放置支架管,应根据患儿本身的特点、术者的经验及手术结束时所见的输尿管损伤程度,综合制订个体化方案。

要点:上尿路结石的输尿管镜治疗

- 内镜小型化及耐用性的发展、成人输尿管镜设备和技术的采用,促进了输尿管镜技术在儿童中的应用,使得儿童上尿路结石(直径 15mm)的治疗变得更为有效和安全。
- 可以在加压后使用灌注液,使用时应保证灌注液等渗和等体温,以避免低钠血症和体温过低。
- 小儿单纯输尿管镜手术后放置输尿管支架管的必要性尚不确定,这取决于手术持续时间,输尿管进出镜次数,以及肉眼可见的输尿管损伤或水肿程度。
- 输尿管镜手术最常见也最容易被忽略的并发症是输尿管损伤,包括黏膜肿胀和撕裂、穿孔、假道形成,以及部分或完全性撕脱伤。

六、经皮肾镜碎石术

经皮肾镜碎石术治疗成人巨大结石的安全性和有效性已得到很好的证实。因为担心相对较大的操作设备可能损伤儿童肾实质及肾功能,儿童辐射暴露问题,以及出现包括脓毒症和出血在内的并发症的风险,泌尿科医师起初并不赞成将 PCNL 应用于儿童。此外,PCNL 应用于儿童还面临其他问题,如长时间灌注后造成的低体温有引发潜在后遗症的危险(如凝血障碍)。**然而,随着手术经验的不断积累,目前对儿童尿路结石的治疗,PCNL 既可作为单一治疗方法,也可与 SWL 联合使用(三明治疗法),可使结石清除率达 68% ～ 100%**(表 14-3)(Rizvi et al,2003;Mahmud and Zaidi,2004)。**虽然目前尚无国际共识,**

表 14-3　儿童接受经皮肾镜治疗的大样本研究结果

文献	病例数(例)/患肾数	平均年龄(岁)	设备	结石大小(mm)	输血(%)	结石清除率(%)	三明治疗法(%)	并发症(%)
Badawy et al.1999	60	6	US	N/A	3.3	90	1.7	发热:8.3 结肠损伤:1.7 漏尿:3.3 中转开放手术:5
Zeren et al.2002	55/62	7.9	US,EHL	16.8	23.9	86.9	1.6	发热:29.8 中转开放手术:1.6
Rizvi et al.2003	62	N/A	US	47	25.3	67.7	27.4	中转开放手术:4.8 发热:46.8 漏尿:6.4 胸腔积液:1.6
Desai et al.2004	56	9.1	EHL	18.4	14.3	89.8	5.4	漏尿:5.4
Salah et al.2004	135/138	8.9	US	22.5	0.7	98.6	0	漏尿:8
Holman et al.2004	138	8.9	US	22.5	0.4	98.5	0	发热:1.1 漏尿:8
Samad et al.2006	169/188	8.2	N/A	27.2	4	59.3	34.5	发热:42.8 低钠血症:0.1
Shokeir et al.2006	75/82	6.6	US	14.4	1.2	95.1	4.8	梗阻:0.1 漏尿:1.2

EHL. 电液压碎石;N/A. 不适用;US. 超声

但 PCNL 作为儿童泌尿系结石主要治疗方式之一，其相对适应证包括：较大的上尿路结石（＞15mm），＞10mm 的肾下极结石，合并泌尿系畸形导致梗阻及结石清除障碍，以及已知的胱氨酸或磷酸氨镁结石（Wu and Docimo，2004；Farhat and Kropp，2007）。

儿科 PCNL 最早使用的是成人设备。Woodside 等（1985）首次报道了一组 7 例患儿（年龄范围 5—18 岁），使用成人经皮穿刺技术和设备进行碎石，术后无结石残留，也未发生并发症。Mor 等（1997）随后报道了另一组使用成人器械的小儿 PCNL 手术。考虑到可能损伤肾实质，这些早期 PCNL 手术往往避免用于较小的儿童（＜5 岁）。与上述顾虑相反，越来越多的报道表明，使用成人器械的小儿 PCNL 手术，即使用 30Fr 扩张通道，并发症的发生率也较低，同时可达到较高的结石清除率（Zeren et al，2002；Salah et al，2004；Samad et al，2006；Bilen et al，2007）。最近的数据表明，可以在很小的患儿中使用成人器械开展 PCNL（Nouralizadeh et al，2009）。研究表明，经 PCNL 治疗的儿童肾功能受损的风险性较低。Mor 等（1997）对 10 例患儿在 PCNL 前后行放射性同位素扫描检查，未发现肾功能的变化，也无明显瘢痕形成。

虽然成功将成人器械应用于小儿 PCNL 手术，但仍希望在不影响 PCNL 手术效果的前提下，尽可能地减小经皮穿刺通道。Jackman 等（1998）报道了一种新的经皮穿刺技术（mini-perc），对 7 例患儿（平均年龄 3.4 岁，平均结石负荷 1.2cm^2）的 11 次手术中使用了 13Fr 剥皮鞘管，结石清除率达 85%（图 14-6）。采用这种技术，目前可将 PCNL 应用于学龄前儿童。采用微通道的好处在于，操作性更强，出血减少，住院时间缩短。然而手术时间的延长及出血带来的视野缺损使这项技术不适用于有较大结石负荷的患儿。

仪器设备的发展进步，如小型肾镜（15～18Fr），包括钬激光在内的更高效的用于体内碎石的能量源及小型超声气压弹道碎石机等，极大地促进了 PCNL 在儿科的应用（图 14-7）。因此，PCNL 已替代开放手术，成为有较大结石负荷患儿的首选治疗方式。

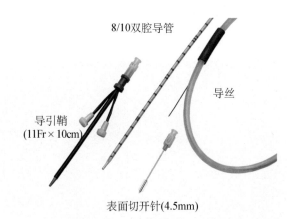

图 14-6　微通道经皮肾镜器械。使用 11～13Fr 剥皮鞘管，内置输尿管镜或膀胱镜作肾镜使用，用于学龄前儿童经皮肾镜取石术

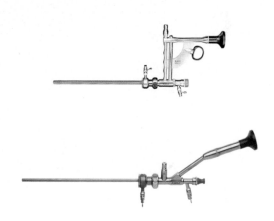

图 14-7　带有偏置镜头的小口径肾镜（15～18Fr），极大地促进了 PCNL 在儿科的应用（From Wolf JS Jr, Bennett CJ, Dmochowski RR, et al. Best practice policy statement on urologic surgeryantimicrobial prophylaxis. J Urol 2008; 179: 1379-90.）

(一)术前准备

行小儿 PCNL 前需要进行充分的术前准备。需重新仔细阅片以确定结石是否适合行 PCNL。例如，儿童肾钙质沉着症可能会与鹿角形结石混淆，但两者的病因和治疗大相径庭（图 14-8）。感染是形成鹿角形结石最常见病因；PCNL 是其首选治疗方法。肾钙质沉着症的最常见病因是遗传性肾小管疾病和维生素 D 中毒（Ammenti et al, 2009）。髓质海绵肾是一种以髓质肾小管囊性变为特征的肾畸形，常合并有肾钙质沉着症和结石形成（Gambaro et al, 2006）。由于结石位于集合系统之外的肾实质内,肾钙质沉着症通常不适合内镜治疗,往往会选择药物治疗,目的是阻止肾结石的进一步发展,这也是导致患儿肾功能受损的原因。

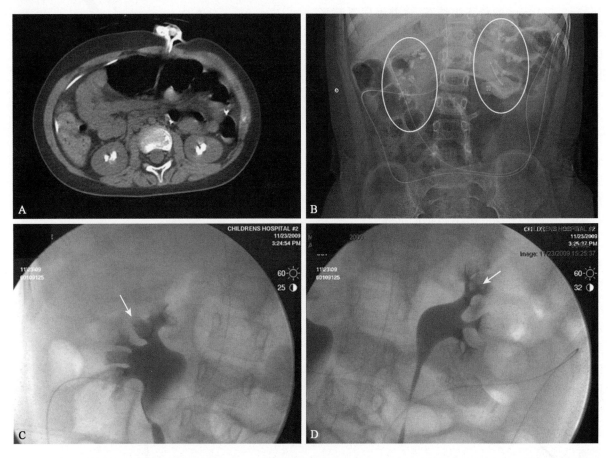

图 14-8　患有脑瘫和肉眼血尿的 9 岁男孩。CT 扫描显示双侧肾结石(A),考虑为鹿角形结石。平片(B)和双侧逆行肾盂造影(C 和 D)显示肾钙质沉着(图 C、D 中的箭头,图 B 中白圈所示),考虑为髓质海绵肾。随后的代谢检测证明了存在肾小管酸中毒伴高钙尿症

必须向患儿父母或监护人详细阐明 PCNL 的风险。**应当明确,PCNL 的主要风险包括:术中出血过多而需要输血、迟发性肾出血需要血管栓塞治疗及脓毒症、气胸、血胸、尿外渗、结石清除不完全和邻近肾的器官损伤。**

术前应积极治疗尿路感染和(或)尽可能地减少菌尿的发生。术前 3 周应进行尿液培养和药敏试验。如细菌培养阳性,需要制订完整的抗生素治疗方案,并再次行尿培养以进一步确诊。即使细菌培养阴性,术前 3～5d 也推荐预防性应用抗生素。术中应静脉应用广谱抗生素(氨苄西林和庆大霉素)。

所有 PCNL 均采用全身麻醉。**温度适宜的手术室,预热的等渗灌注液,较短的手术时间(不**超过 1.5h),以及适当输液和体温监测可以降低术中低体温和低钠血症的发生率。患儿于截石位诱导麻醉后,行逆行肾盂造影对集合系统进行显像,经皮穿刺过程中留置封闭球囊或 5Fr 开放式输尿管导管以更好地显示集合系统。患儿取俯卧位,将患儿躯干抬高 30°(Farhat and Kropp,2007)。

合并脊髓损伤和先天性畸形(如脊柱裂)的患儿在术前准备时应特别注意,这类患儿由于脊柱僵硬和肢体挛缩,摆放合适的体位可能存在一定困难(图 14-9)(Ost and Lee,2006)。既往有脊柱手术史,包括椎体融合或哈氏棒置入术的患者,可能合并脊柱活动受限、脊柱侧弯、脊柱肌肉萎缩或肢体挛缩(图 14-10)。**肾解剖变异的发生率仅次**

于脊柱侧凸、前凸或后凸,上述情况均使经皮穿刺损伤邻近器官(如造成气胸)的风险相应增加。对这类患儿行躯干和四肢活动度的评估对 PCNL 术前准备至关重要(图 14-11)。这类患儿必须被安置在最适宜的体位,尽可能避免关节过度扭曲及弯曲。对于脊髓脊膜膨出的患儿,必须特别注意采用乳胶垫的预防措施,而且对所有患儿躯体受压处都必须放置合适的垫子。

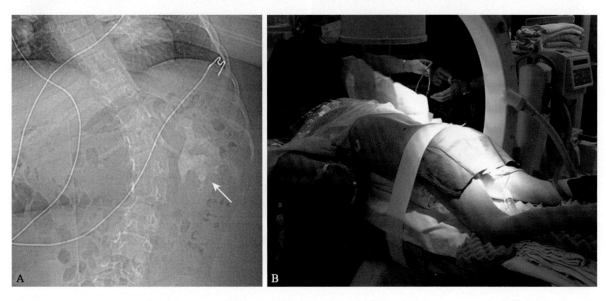

图 14-9　A. 10 岁部分性四肢麻痹患儿,合并重度脊柱侧弯及完整鹿角形结石(箭头所示);B. 防止脊柱弯曲和肢体挛缩(左臂)的最佳体位为俯卧位,注意在俯卧位时将所有关节垫起

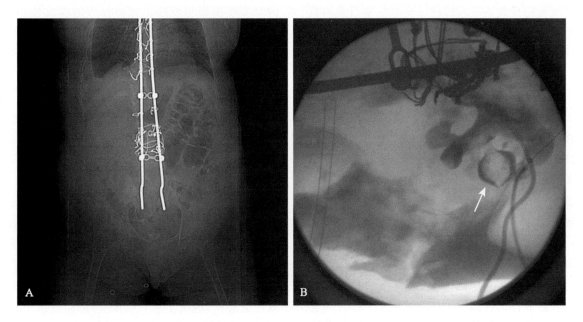

图 14-10　A. 16 岁行哈式棒治疗的脊柱裂患儿。B. 右侧集合系统俯卧位 X 线片上可见充盈缺损处(箭头)为中肾盏结石。当 C 型臂在 30°位置时,金属植入物阻挡了近端输尿管及中肾盏的入口

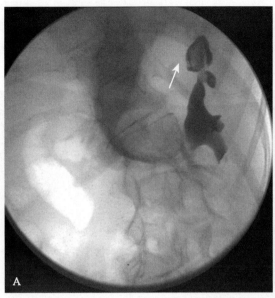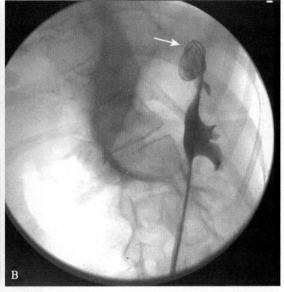

图 14-11　A. 患有先天性脊柱裂和脊柱侧弯的 14 岁男性患儿，伴左肾上极部分鹿角形结石（箭头）。B. 脊柱的解剖变异导致了肾解剖位置异常（箭头）。在第 10 和第 11 肋间进入肾会增加气胸的风险

（二）手术方法

确定好目标肾盏，在透视下倾斜 30° 置入一 16 号或 18 号的腰穿针，最理想的入路是可以直接以最短路径到达结石部位。复杂性结石多占据多个肾盏，包括肾下极；第 12 肋上后侧入路可以更好地显露上肾盏和肾盂，便于进入肾盂和输尿管；也可直接进入下肾盏便于器械操作并使器械作用于集合系统上的扭矩最小化（El-Nahas et al,2008）。将穿刺针定位于肾皮质内后，不应尝试移动穿刺针以免造成肾损伤。C 臂垂直透视，明确穿刺针的深度及向肾内延伸情况。通过尿液或灌注液回流确认穿刺成功后，通过穿刺针向集合系统置入一弹性导丝直接通过输尿管向下进入膀胱。用 11 号手术刀做一皮肤小切口，8Fr 和 10Fr 扩张器通过导丝进入集合系统，到位后放置一 Amplatz 超硬导丝作为工作导丝。

有多种扩张通道的方法，最常用的技术是在 X 线引导下，用 Amplatz 扩张器通过工作导丝连续扩张，然后内镜引导下置入鞘管。对于体型较小的患儿和小的结石，需在 X 线透视引导下将 11～13Fr 剥皮鞘管（Docimo Mini-Perc；Cook Urological Inc.,Spencer,IN）和套管穿过导丝到达肾盏。对于球囊扩张导管，可以使用 Bard X-Force 或者 NephroMax 高压肾造瘘球囊导管

（Boston Scientific,Marlborough,MA）。两种导管在 17 个大气压的压力下均可以扩张至 30Fr，这种技术可以同时扩张和放置鞘管，减少了潜在的肾实质损伤和硬性扩张器导致的持续性出血。应根据患儿的年龄、解剖学特征和结石大小来决定行微通道或扩张手术建立通道，熟悉上述所有技术有助于使并发症的发生率降至最低（图 14-12A 和 B）。

通路一经建立，即可通过经皮肾镜利用各种能量源进行碎石。经皮肾镜的外径范围为 15～26Fr。目前已研制出具有 6Fr 工作通道的 15Fr 纤维软性肾镜。此外，具有 5Fr 工作通道的 7Fr 和 8Fr 膀胱镜或 7～9Fr 的输尿管软镜，可通过 11Fr 鞘管在低压灌注下进行操作，达到满意的结石清除率（Wu and Doimo,2004）。能量源包括超声波、液电和钬激光；选择何种能量源取决于手术可行性和术者的临床经验。术后是否放置支架管或肾造瘘管，取决于患者的依从性，应根据个体化原则决定。与成人手术类似，无管化 PCNL 具有一定理论上的优势，包括减轻术后疼痛和缩短住院时间等，但有关儿科患者的数据仍较为有限（Khairy Salem et al,2007）。

（三）手术疗效

大样本回顾性研究表明，单用 PCNL 治疗结

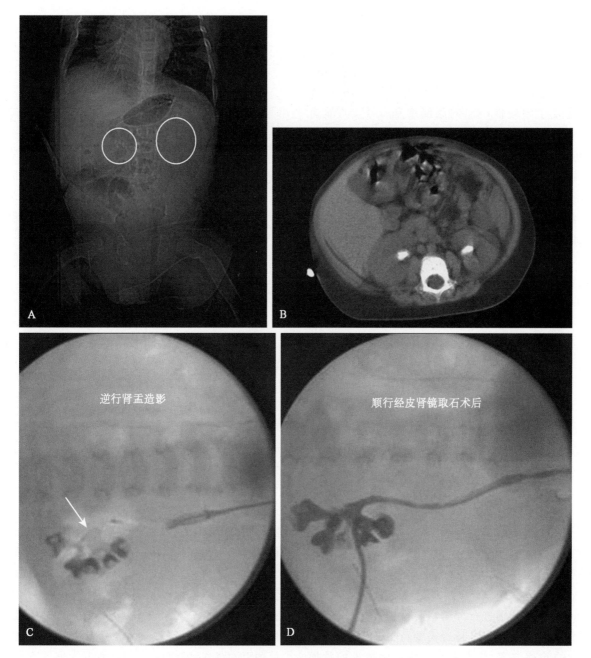

图 14-12　22 个月男性患儿患有先天性簇绒肠病而导致的婴儿难治性腹泻,正在等待小肠移植。导致肾结石的风险因素包括依赖性全肠外营养、骨软化症、慢性脱水、低枸橼酸尿和高草酸尿症。A. 泌尿系平片可见轻度不透 X 线的结石。B. 随后的 CT 检查证实双侧鹿角形结石。C. 对该患儿行左侧逆行肾盂造影,充盈缺损处(箭头)提示为鹿角形结石,经 PCNL 治疗结石。D. 经 6Fr 肾造瘘管行顺行肾盂造影,显示结石全部清除

石的有效率高达 90%(表 14-3)(Zeren et al,2002;Desai et al,2004;Bilen et al,2007)。Desai 等(2004)报道了 56 例患儿(平均年龄 9.1 岁,平均结石负荷 337.5mm²),通过 14Fr 肾镜及 20~24Fr 鞘管使用液电碎石,结石清除率可达 89.8%。其中 61% 的患儿需建立多个通道,45% 的患儿需要分期手术。结果表明,结石的数目和大小与术后血红蛋白下降(平均 1.9 g/dl)和总输血率(14%)密切相关(Desai et al,2004)。Zeren 等(2002)报道了 52 例患儿(平均年龄 7.9 岁,平均结石负荷 282mm²),使用 18~30Fr 鞘管扩张后进行超声及液电碎石,结石清除率为 87%。并

发症包括术后发热(30％)和输血(24％)。是否输血与手术时间,鞘管直径和结石负荷有关(Zeren et al,2002)。Salah 等报道了 135 例患儿(平均年龄为 8.9 岁,平均结石负荷为 $507mm^2$)通过 26Fr 肾镜行超声碎石,结石清除率达到了 98.5％,并发症发生率较低(8％的尿漏率和 0.7％的输血率),仅 1 例患儿需二次手术(Salah et al,2004)。Bilen 等报道了 46 例患儿(平均结石负荷为 $332mm^2$)使用液电、超声波和钬激光碎石,按鞘管大小分组(14 Fr,20 Fr 和 24 Fr),各组碎石效率相似,但在 14Fr 鞘管组中未出现并发症且未输血(Bilen et al,2007)。一项大规模多中心研究表明,影响并发症发生率最显著的因素是手术时间、鞘管大小、中肾盏穿刺和鹿角形结石(Onal et al,2014)。

为了减少建立通道数及相关并发症的发生,部分医疗中心使用 SWL 辅助 PCNL 清除残留结石。Mahmud 和 Zaydi 报道的一组 29 例患儿(平均年龄 3.8 岁,平均结石大小 24mm)的小样本病例,仅使用 PCNL,通过 17Fr 肾镜使用液电碎石,结石清除率为 60％,而通过辅助 SWL 三明治疗法治疗后结石清除率达到了 100％(Mahmud and Zaidi,2004)。Samad 等报道了包含 169 例患儿(结石平均大小 31mm)的一项较大样本病例研究,其中 96％的患儿在治疗中仅建立单通道,一次手术结石清除率为 59％,约 1/3(34.5％)患儿在首次手术失败后辅助 SWL 治疗,所有病例的累积结石清除率为 93.8％,输血率为 3.6％(Samad et al,2006)。根据年龄、解剖、单/双侧发病,肾功能情况分别进行分组,各组的"无结石状态"结果无显著性差异。是否需要行 SWL 辅助 PCNL 的治疗方案,与术者对经皮穿刺技术的掌握和现有技术水平有关。**有学者倾向于在患儿第一次住院期间通过原通道进行二次肾镜检查以确保结石完全清除,而非应用辅助 SWL 三明治疗法。**第一次手术过程中的内镜探查所见即可确定二次肾镜检查的必要性,这样可不必行额外的影像学检查,避免相关的射线暴露(Roth et al,2009)。随着技术和设备的不断发展进步,儿童 PCNL 的适应证将会增加。PCNL 在技术上有一定的难度,外科医师 PCNL 的手术经验对于制定个性化治疗方案,提高疗效,降低并发症来说至关重要。

要点:经皮肾镜碎石术

- PCNL 作为儿童结石首选治疗方式的相关适应证包括:较大的上尿路结石(>15mm),>10mm 的肾下极结石,合并泌尿系畸形导致梗阻及结石清除障碍,以及已知的胱氨酸或磷酸氨镁成分的结石。
- PCNL 术前 3 周应进行尿液培养,即使细菌培养阴性,术前 3～5d 也推荐预防性应用抗生素,以减少泌尿系感染。
- 尽管 PCNL 有效率接近 90％,但仍存在包括术中出血、迟发性肾出血、脓毒症、气胸、血胸、尿外渗、结石清除不完全和邻近肾的器官损伤等风险。

七、腹腔镜及机器人辅助肾盂切开取石术

儿童巨大结石手术技术极具挑战性,手术通常非常复杂。腹腔镜及机器人辅助腹腔镜手术在成人中已用于肾盂输尿管连接部结石造成的交界性梗阻及鹿角形结石的一线治疗,近期才有在儿童中应用该技术的个别报道。Casale 等(2004)报道了 8 例患儿行腹腔镜肾盂切开取石术,平均年龄 4 岁,平均结石大小 29mm,手术均成功,平均住院时间为 2.15d,平均手术时间 1.6h,无严重并发症发生。Lee 等首次报道了在儿童应用机器人辅助腹腔镜肾盂切开取石术的经验:5 例患儿中,有 4 例是对 PCNL 及 SWL 治疗效果不好的难治性胱氨酸鹿角形结石,1 例合并肾盂输尿管连接处梗阻的草酸钙结石。4 例在机器人辅助下完成手术,其中 1 例患儿肾下极残余 6mm 结石,另 1 例患儿中转开放手术。5 例患儿平均手术时间为 315 min,平均失血量少于 20 ml,平均住院天数为 3.8d(Lee et al,2007)。以上早期经验表明,小儿腹腔镜下肾盂切开取石术替代开放性手术是可行的、安全的、有效的,但其能否完全取代开放手术还有待进一步研究。然而,由于腔镜手术对手术技术要求高,这类手术的开展很可能局限于具有丰富的腹腔镜和儿童机器人外科手术经验的儿童医学中心。

八、经皮膀胱镜碎石术治疗膀胱结石

小儿膀胱结石在发展中国家更为常见,可能与营养不良有关。一般认为饮食中除了维生素 A 缺乏之外,动物蛋白质和磷含量低(母乳与牛奶相反)也是导致膀胱结石的原因。**这些发展中国家患儿发生的膀胱结石通常由尿酸铵组成。**相比之下,在发达国家膀胱结石最常见于脊髓损伤和(或)先天性疾病如脊柱裂等畸形的儿童,这些患儿往往进行了膀胱扩大术和(或)通过清洁间歇导尿替代自主排尿。**据报道,50% 行膀胱扩大术的患儿在其一生中会发生膀胱结石**(Palmer et al,1993)。**尿潴留、细菌定植、尿液中尿素分解有机物导致的感染、黏液残留及异物存留等都是形成膀胱结石的原因,绝大多数膀胱结石成分为磷酸铵镁。**

开放性膀胱切开取石术是传统的治疗膀胱结石的方法。经尿道膀胱镜碎石术是另一种替代治疗方式,但对儿童患者疗效欠佳。儿童尿道直径较细,从而增加了较大膀胱结石的治疗难度。经皮膀胱镜碎石术因其具有住院时间短、瘢痕小、术后留置导尿管时间短等优势,使其在世界范围内得以广泛应用(Al-Marhoon et al,2009)。目前,经皮膀胱镜碎石术为治疗膀胱结石的首选治疗方式,也可应用于膀胱重建的病例(Paez et al,2007)。在发展中国家,对于未行膀胱扩大术的膀胱结石病例,经皮膀胱镜碎石术已成为治疗膀胱结石的首选治疗方法。例如,Salah 等报道了巴基斯坦和也门 155 例儿童膀胱结石的治疗经验,其中患儿平均年龄 4.5岁,平均结石大小 23mm(范围 7~40mm),所有患儿均安全、成功地接受了治疗。手术经耻骨上 1cm切口,通过 30Fr 鞘管放置 26Fr 肾镜进行碎石治疗(Salah et al,2005)。

经皮膀胱镜碎石术已成功用于治疗不足 1 岁婴儿的膀胱结石。Gan 等(2010)报道了使用输尿管镜通过 16Fr 剥皮鞘管治疗 15 例男性患儿膀胱结石的经验(结石平均大小 14mm,患儿平均年龄8.2 个月)。

小儿经皮膀胱镜碎石术可在超声或透视引导下进行,大部分可行门诊手术。无论是哪种方式,都需先用水或造影剂充盈膀胱。患儿需置于双下肢外展体位以减少在进入膀胱过程中及扩张/建立通道时造成肠管的损伤。用 18GA 穿刺针在耻骨上方 1~2 指、膀胱中线处穿刺入充盈的膀胱。当有液体回流时,将导丝通过穿刺针进入膀胱。然后,综合考虑结石直径及患儿膀胱大小,选择合适管径的通路。最常见的是用球囊扩张器(也可使用Amplatz 扩张器)建立一个可以通过 30Fr 鞘管的通道。26Fr 肾镜用于取出<10mm 的结石,硬性取石钳或超声碎石可用于>10mm 的结石。手术结束时,尿道或造瘘口留置 Foley 尿管 1 周。用 2-0 可吸收线缝合腹直肌筋膜缺损(图 14-13)。

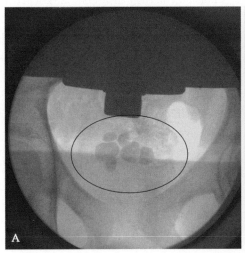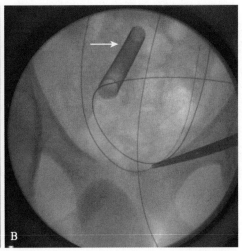

图 14-13　A. 12 岁男性脊膜膨出患儿,行回肠膀胱扩大术,因复发性奇异变形杆菌感染进行检查发现多个较大的膀胱结石;B. 使用超声波碎石机行经皮膀胱镜碎石术,通过一个30Fr 的鞘管(箭头),清除扩大的膀胱内所有的结石

要点：膀胱结石

· 50%行膀胱扩大术的患儿在其一生中会发生膀胱结石。尿潴留，细菌定植，尿液中尿素分解有机物造成的感染，黏液残留，以及异物存留等都是形成膀胱结石的原因，绝大多数膀胱结石成分为磷酸铵镁。

九、"无结石状态"的确定

虽然小儿泌尿系结石手术治疗不断发展，但仍缺乏统一的对术后"无结石状态"的定义。尽管有争议，但所有成人患者的残留结石均认为具有临床意义，并可导致结石复发（Krambeck et al，2008）。儿童患者残留结石的存在同样与预后不良相关（Afshar et al，2004），对于儿童来说，任何大小的残留结石都可能需要再次手术治疗。儿童患者中<4mm的残留结石需要二次干预的比率较高；这些患儿中40%有临床症状，临床经验表明20%结石会复发（Dincel et al，2013）。但是，由于通常B超或者KUB难以发现残留结石，确诊往往需要依赖CT检查。

患儿后期治疗中，因为结石检测而导致的辐射暴露风险和二次手术的麻醉风险，二者如何平衡取舍，对当代小儿泌尿外科医师来说是一个充满挑战性的难题。新型高速螺旋CT可减少辐射量，而且很少需要应用静脉镇静药。此外，通过直视下输尿管镜及经皮肾镜的探查，以及高分辨率实时X线透视，可最大限度地发现术中结石碎片，这可能会减少对术后影像学检查的依赖，并减少二次手术（包括使用肾镜/输尿管镜观察，SWL或三明治疗法）的可能性（Ost and Lee，2006）。在儿童辐射风险未明确前，应对这类患儿根据其年龄，解剖特点，结石负荷和潜在的代谢异常而进行个体化监测随访。

十、小结

微创技术的发展及仪器设备的小型化为小儿结石疾病的治疗带来了变革。然而，尽管疗效令人鼓舞，但仍需密切关注内镜治疗对于小患儿的安全性及对生长期肾后续的影响。尽管SWL依然被认为是<15mm的上尿路结石的首选治疗方法，越来越多的临床经验表明，在治疗儿童上尿路结石疾病中，输尿管镜激光碎石术及取石术与SWL相比更有效。对于较大的上尿路结石，PCNL仍是最有效的方法；但也有报道在腹腔镜及机器人辅助技术经验丰富的儿童医学中心会使用腹腔镜和机器人辅助腹腔镜肾盂切开取石术。通过前瞻性研究确定儿童上尿路结石首选治疗方式，虽困难重重但却十分具有指导意义。目前，儿童结石治疗方式的选择上更依赖外科医师的个人经验。小儿泌尿科医师的手术熟练程度及经皮肾镜和内镜设备及技术的不断发展进步，将推动整个小儿泌尿系结石治疗变得更加有效、微创。

致谢

感谢 Marc C. Smaldone 博士对本章节的贡献。

参考文献

完整的参考文献列表通过 www.expertconsult.com 在线获取。

推荐阅读

Alon US. Medical treatment of pediatric urolithiasis. Pediatr Nephrol 2009;24 (11):2129-35.

Bilen CY,Kocak B,Kitirci G,et al. Percutaneous nephrolithotomy in children:lessons learned in 5 years at a single institution. J Urol 2007;177 (5):1867-71.

Cannon GM,Smaldone MC,Wu HY,et al. Ureteroscopic management of lower-pole stones in a pediatric population. J Endourol 2007;21 (10):1179-82.

Desai MR,Kukreja RA,Patel SH,et al. Percutaneous nephrolithotomy for complex pediatric renal calculus disease. J Endourol 2004;18 (1):23-7.

Krambeck AE,Gettman MT,Rohlinger AL,et al. Diabetes mellitus and hypertension associated with shock wave lithotripsy of renal and proximal ureteral stones at 19 years of followup. J Urol 2006;175 (5):1742-7.

Krambeck AE,LeRoy AJ,Patterson DE,et al. Long-term outcomes of percutaneous nephrolithotomy compared to shock wave lithotripsy and conservative management. J Urol 2008;179 (6):2233-7.

Kuhns LR,Oliver WJ,Christodoulou E,et al. The predicted increased cancer risk associated with a single computed tomography examination for calculus detection in pediatric patients compared with the natural cancer incidence. Pediatr Emerg Care 2011;27 (4):345-50.

Landau EH, Shenfeld OZ, Pode D, et al. Extracorporeal shock wave lithotripsy in prepubertal children: 22-year experience at a single institution with a single lithotriptor. J Urol 2009;182 (4 Suppl.):1835-9.

Lottmann HB, Traxer O, Archambaud F, et al. Monotherapy extracorporeal shock wave lithotripsy for the treatment of staghorn calculi in children. J Urol 2001; 165 (6 Pt 2):2324-7.

Onal B, Citgez S, Tansu N, et al. What changed in the management of pediatric stones after the introduction of minimally invasive procedures? A single-center experience over 24 years. J Pediatr Urol 2013;9 (6 Pt A): 910-4.

Onal B, Dogan HS, Satar N, et al. Factors affecting complication rates of percutaneous nephrolithotomy in children:results of a multi-institutional retrospective analysis by the Turkish Pediatric Urology Society. J Urol 2014;191 (3):777-82.

Raza A, Turna B, Smith G, et al. Pediatric urolithiasis:15 years of local experience with minimally invasive endourological management of pediatric calculi. J Urol 2005; 174 (2):682-5.

Rizvi SA, Naqvi SA, Hussain Z, et al. Management of pediatric urolithiasis in Pakistan:experience with 1,440 children. J Urol 2003;169 (2):634-7.

Smaldone MC, Cannon GM Jr, Wu HY, et al. Is ureteroscopy first line treatment for pediatric stone disease? J Urol 2007;178 (5):2128-31,discussion 2131.

Wen JG, Li ZZ, Zhang H, et al. Melamine related bilateral renal calculi in 50 children:single center experience in clinical diagnosis and treatment. J Urol 2010;183 (4): 1533-7.

（崔明宇　王晓庆　**编译**　刘　伟　吴荣德　**审校**）

第四篇

下尿路疾病

第15章 儿童下尿路功能的发育与评估

Chung Kwong Yeung, MBBS, MD, PhD, FRCS, FRACS, FACS,
Stephen Shei-Dei Yang, MD, PhD, and Piet Hoebeke, MD, PhD

在过去十年内,我们对于非神经源性下尿路(lower urinary tract,LUT)功能障碍造成各种儿童泌尿系统异常的理解与认识不断加深,这对治疗这类疾病时采取的策略与方案造成了深远的影响。之前被认为是原发或特发的疾病,如原发性膀胱输尿管反流或遗尿症,都可以通过尿流动力学检查从而被归为潜在的下尿路功能障碍(LUT dysfunctions,LUTDs),并通过改善膀胱生理功能而得到纠正(Koff and Murtagh,1983;Homsy et al,1985;Watanabe et al,1994;Yeung et al,1998,1999)。相反的,如果未能正确认识或治疗该类问题,则会导致疾病持续存在,甚至进一步恶化。

要完全了解新生儿及儿童的下尿路功能障碍或正常下尿路生理是一件很复杂的事情。这不仅因为儿童下尿路的尿流动力学及功能紊乱完全不同于成人,而且正常儿童在发育成熟过程中其膀胱-逼尿肌也处于持续变化与发育的过程(Yeung et al,1995a,1995b;Sillen et al,1996;Holmdahl,1997)。更令人感到困惑之处在于,某种LUTD随着时间推移会不知不觉演变成另一种LUTD,在这两个阶段间并没有非常明显的界限与分隔。最后,尤其对于小年龄组,由于尿流动力学指标缺乏年龄与性别特异性的正常参考值,使得研究人员更加困惑(Yeung et al,1995b)。

近期,随着针对新生儿及婴幼儿特别设计的尿流动力学检查不断发展与进步,对于下尿路功能的评估越来越准确,这为更好地了解下尿路功能提供了帮助,同时也为更好地认识与治疗下尿路功能障碍提供了科学依据(Hjalmas,1988;Perez et al,1992;Bauer,1997;Norgaard et al,1998)。由于下尿路功能障碍与多种常见的泌尿系统异常都有重要的相关性,故泌尿外科医师应该对这一系列功能障碍及相对应的恰当的诊疗手段都非常熟悉。

一、正常新生儿与儿童的下尿路功能

(一)膀胱的解剖

膀胱在人体中是一个特殊的器官,不仅是因为其同时具备储存及排空尿液的双重功能,更因为其功能同时受到自主与非自主神经的混合支配。对于下尿路的功能性解剖认识来源于数十年来无数的尸检研究(Gosling et al,1981;Gosling,1985;DeLancey,1988;de Groat,1993;Zvara et al,1994)。

膀胱是一个腹部器官,在新生儿及婴幼儿期由于盆腔较浅,当膀胱充盈时可以在腹部被扪及(Wiegel,1990)。膀胱壁由三层组织组成:黏膜、逼尿肌及浆膜。逼尿肌由许多平滑肌纤维网组成,平滑肌纤维被有序分配于一个个单一功能的单元中,这些单元组合在一起使得平滑肌纤维收缩与放松的长度能达到一个很大的范围,从而能最大限度地利用肌张力,使得膀胱能在一个比较低的压力状态下储存来源于上尿路的尿液(顺应性)(Mattiasson,1994)。膀胱储存尿液的能力（储尿功能）取决于逼尿肌与膀胱出口（包括膀胱颈、近端尿道及盆底横纹肌）的协调活动（de Groat,1993）。

膀胱括约肌（包括内括约肌及外括约肌）可以关闭膀胱颈及近端尿道，因此在控尿方面扮演着重要的角色。外括约肌从解剖上来看呈一个圆柱状的环形结构，在前方较厚而在后方较薄甚至缺如，导致从横截面上看起来呈特征性的马蹄形或"ω"形。其内层由平滑肌组成，外层由横纹肌组成。在男性，其从前列腺尖部一直延伸覆盖至全部膜状尿道；在女性，其发育相对薄弱，从膀胱颈部延伸至中段尿道。相对而言，内括约肌则较难从解剖上进行描述。通常认为，内括约肌由来源于膀胱基底部与三角区的平滑肌纤维组成，这些肌纤维横贯了整个膀胱颈并延伸至近端尿道。从放射学检查及膀胱压力检查中更容易观察到内括约肌的存在。在排尿期，膀胱基底部、膀胱颈及近端尿道会像一个整体一样进行收缩，形成漏斗样效应，从而打开膀胱出口，继而开始排尿。

同样的，我们对括约肌结构发育及成熟的自然过程及作用机制几乎一无所知。既往文献将逼尿肌-括约肌不协调归因于逼尿肌过度收缩导致排尿间断，这种情况通常发生于出生后的 1～2 年（Sillen et al,1992;Yeung et al,1998）。Kokoua 和他同事在一项针对人类胎儿、新生儿及婴幼儿开展的,旨在研究尿道外括约肌的尸检研究中发现，与成人相比,儿童的括约肌组织结构明显呈年龄相关性变化。括约肌的横纹肌纤维最早大约出现于孕 20 周,随后逐渐集聚成一个闭合的环型，并且在后方形成一个指向会阴部的尾状结构。在 1 岁以内这个尾状结构被逐渐吸收,与此同时,括约肌的闭合环形从尾端开始向头端逐渐开裂，最后转变成为最终的"ω"形结构（Kokoua et al,1992）。由于有 40% 的婴幼儿在 1 岁时括约肌的闭合环形结构仍持续存在,所以可以推测这种情况与婴幼儿尿流动力学检查时普遍容易观察到的膀胱内高压及间断性排尿密切相关（Sillen et al,1992;Yeung et al,1995b,1998）。

膀胱的神经支配

各部分膀胱逼尿肌复合体的活动、协调与整合均由中枢神经及自主神经两个系统通过三种末梢神经进行控制:骶副交感神经（盆神经）、胸腰段交感神经（下腹部神经及交感神经链）及骶部体神经（主要是阴部神经）（de Groat,1993;Mattiasson,1994）（图 15-1）。

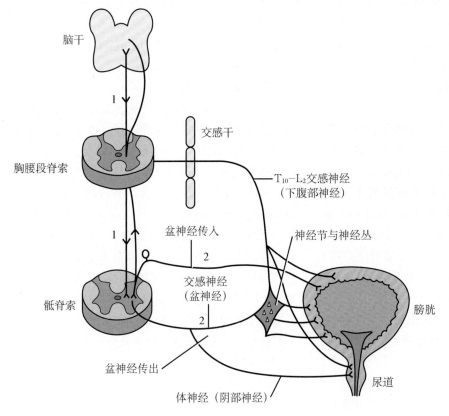

脑干

交感干

胸腰段脊索

T₁₀-L₂交感神经（下腹部神经）

盆神经传入

神经节与神经丛

交感神经（盆神经）

骶脊索

膀胱

盆神经传出

尿道

体神经（阴部神经）

图 15-1　**图示膀胱-逼尿肌复合体的神经支配**（From Yeung CK,Barker GM,Läckgren G. Pathophysiology of bladder dysfunction In: Gearhart JP, Rink RC, Mouriquand PDE, editors. Pediatric Urology. 2nd ed Philadelphia: Saunders; 2010,p 353-365.)

盆神经(S_{2-4})由副交感神经纤维组成,并在进入膀胱前形成盆腔及膀胱神经丛。在这些神经丛及膀胱壁上均可找到副交感神经节。交感神经来源于脊髓的 $T_{10}-L_2$ 段,通过交感干进入肠系膜下神经节,随后从中通过腹下神经发出神经纤维汇入盆腔及膀胱神经丛(Bradley et al,1974)。$T_{10}-L_2$ 段发出的交感神经同样支配逼尿肌及尿道括约肌。体神经系统(阴部神经)主要控制盆底肌肉群(Mattiasson,1994)。支配膀胱与尿道括约肌的感觉及运动神经纤维均包括以上三种不同的神经系统。它们起源于骶椎脊索的第二、三、四段的副交感神经节(Bradley et al,1974)。来源于膀胱的信号通过脊髓与其他内脏及体神经的信号进行整合,并上传入脑干系统,支配排尿周期(Harrison and Abrams,1994)。

(二)正常下尿路功能的发育及排尿控制

正常婴幼儿的尿流动力学检查提示低龄儿童的 LUT 功能与成人截然不同。在初始的 2～3 年,婴幼儿从最初的无节制排尿模式逐渐向更具社会性的、有意识的自主性排尿模式或所谓成人排尿模式过渡。通过主动训练学习,儿童最终能养成自主排尿的习惯,从而更具有社会适应性。这种膀胱控制能力的自然发育过程需要一个完整的健康的神经系统,并取决于三个平行发生的事件:①膀胱储尿容量的进行性增加;②尿道括约肌的自主控制能力逐渐成熟,以及也许是最重要的一点;③随意直接控制膀胱括约肌单位的能力逐渐发育成熟,这样儿童才能自主排尿并习惯排尿反射。家庭如厕训练时,儿童逐渐意识并接受了相关的社会准则,这点同样会对上述过程产生重要影响(Yeung,2001)。

1. 下尿路功能参数的改变

(1)排尿频率:孕晚期时,胎儿大约每 24 小时会排尿 30 次左右(Goellner et al,1981)。然而一旦出生之后,排尿频率就会在生后几天内迅速下降,接着在出生的第一周后,2-4 周前再次上升至峰值,大约为每小时 1 次左右。之后这个频率再次下降,在 6-12 个月下降至 15/d,2-3 岁时至 10/d(Goellner et al,1981;Yeung et al,1995b;Holmdahl et al,1996)。这种在出生头几年内明显的排尿频率下降可能主要与膀胱容量平行于体格生长的增加有关,并且这种容量的增加速度相

对应地超过了每天产生尿量的增加(Yeates,1973;Koff,1997)。在 12 岁之前,儿童的排尿频率基本可以达到 4～6/d,已经非常接近成人的模式了(图 15-2)。

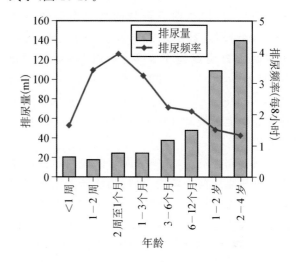

图 15-2 从新生儿至幼儿早期排尿量及频率的改变

(2)膀胱容量及排空效率:膀胱容量随着生长发育的增加对于膀胱功能及尿控能力而言至关重要。有足够的储尿功能才能在儿童生长期间满足不断增加的产尿量及降低排尿频率。

有些研究发现,可以精准预测与年龄相关的膀胱容量(即在一定年龄能达到的最大容量),这种容量可以一定程度反映在这个年龄段膀胱的功能,并与性别无关(Holmdahl et al,1996)。

在婴幼儿可以用以下公式计算:预估膀胱容量(ml)＝38＋2.5×月龄(月)(Koff,1983)。

大一点的儿童则更多使用 Koff 公式:预估膀胱容量(ml)＝[年龄(年)＋2]×30。或者类似的也可以使用 Hjalmas 公式:预估膀胱容量(ml)＝30＋[年龄(年)×30](Hjalmas,1976,1988)。

与膀胱容量增加相对应,平均每次排尿量也随着年龄而增加。有研究发现,即使在 1 岁之前的婴幼儿,其逼尿肌-括约肌协调功能尚未成熟的情况下,仍有相当比例(＞80%)的人能基本完全排空膀胱(Yeung,1995;Yeung et al,1995b,1998;Holmdahl et al,1996;Bachelard et al,1999;Sillen et al,2000)。

(3)排尿时逼尿肌的压力:由于尿流动力学本身的技术难点及出于伦理学的考虑,有关正常婴幼儿期排尿时逼尿肌压力测定的研究非常有限。

仅从这些有限的数据中我们可以得知,在对正常下尿路(通过排泄性膀胱尿道造影可知)的婴幼儿及因为肾盂输尿管连接部梗阻而接受肾盂成形的患儿或因发育不良肾接受肾切除的患儿进行膀胱灌注研究时,排尿期记录到的最大逼尿肌压力(Pdetmax)明显高于正常成人。同样发现,男婴排尿期压力明显高于女婴(平均 Pdetmax：118 vs. 75 cmH$_2$O,$P<0.03$)(Yeung et al,1995a,1995b,1998)。类似发现也在健康无症状型膀胱输尿管反流的婴幼儿中有报道(Bachelard et al,1999)。

研究同样发现,这种排尿时的逼尿肌高压主要出现于生后第一年内,以后随着年龄增加而递减。并且在一半以上的患者中能观察到间断性排尿或尿线中断的现象(Yeung et al,1995a,1995b,1998)。这种现象被认为与逼尿肌压力波动有关,当压力达到最大时排尿中断,而当压力迅速下降的同时又恢复了排尿。**排尿时逼尿肌高压能反映出婴幼儿 1－2 岁时逼尿肌-括约肌协调发育过程的多样性及个体化**(Yeung et al,1995a,1998；Holmdahl et al,1996；Bachelard et al,1999；Sillen et al,2000)。

我们通过荧光造影剂与普通尿流动力学检查相结合,对有尿路感染史的婴幼儿进行影像尿流动力学检查,同时联合会阴部肌电图(electromyography,EMG)检查,进一步确认了上述发现。在排尿过程中可测及间断性的会阴部或括约肌 EMG 活动,随即逼尿肌压力达峰并突然出现尿流中断。相反的,继续排尿与尿道外括约肌松弛和反常性逼尿肌压力下降相关。并且,当开始出现排尿时的逼尿肌压力值通常显著低于最大逼尿肌压力值,后者甚至明显高于正常成人的数值(图15-3)。

2. 正常排尿控制的演变

传统认为,新生儿及婴幼儿膀胱完全充盈以后出现脊髓反射,从而诱发一次排尿过程。这个过程基本不涉及或极少涉及高级神经中枢。随着发育逐渐成熟,到成人期可以形成自主排空膀胱的神经反射。一些特殊的情况,如原发性遗尿症被认为是膀胱控制能力推迟所致,因此传统观点认为,随着年龄增长,所有的遗尿症均会得到改善(Nash,1949)。然而,近期研究认为这种观点过

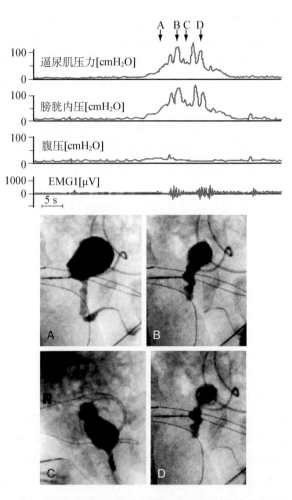

图 15-3 通过视频化膀胱尿道造影及会阴部肌电图检测所揭示的由于逼尿肌-括约肌不协调引起的间断性排尿模式。上图箭头所指对应下图中相应的造影片。A. 排尿开始。B. 影像学改变提示不成熟的括约肌收缩及尿道关闭,同时记录到括约肌肌电图活动,随即出现逼尿肌压力迅速达峰,同时出现反常的尿流中断。C. 括约肌放松同时尿流再次出现。D. 括约肌再次收缩并引起又一次的逼尿肌压力快速上升及反常性排尿中断 (From Yeung CK, Barker GM, Läckgren G. Pathophysiology of bladder dysfunction. In: Gearhart JP, Rink RC, Mouriquand PDE, editors. Pediatric urology. 2nd ed. Philadelphia：Saunders；2010. p. 353-65.)

于简单化了。目前认为,即使在足月的胎儿期或新生儿期,排尿也是由高级神经中枢调节的。Ohel and associates (1995)发现,胎儿期排尿基本都是发生于胎儿清醒的时候,而不是随机分布于其他各种时期(如睡眠或刚醒过来的时候)。此

外,在足月胎儿期也观察到,声音刺激可以引起排尿动作。这些都提示即使在孕期,胎儿的排尿反射可能都是由更高级的神经中枢所控制的(Zimmer et al,1993)。出生之后这种调节与控制会进一步加深与延伸。

联合使用移动膀胱监测仪及多导睡眠图仪对正常新生儿进行研究发现,**即使在新生儿,睡眠时也不会出现排尿**(Yeung et al,1995b)。在睡眠时,膀胱通常是静止的、稳定的,不易诱发逼尿肌收缩;而当清醒状态下,会监测到明显的逼尿肌收缩活动。当膀胱充盈时,脑电图记录仪可以记录到与之相关的明确的大脑皮质唤醒活动,睡眠中的婴儿会在膀胱再次活动之前清醒过来,随后进行排尿动作。然而,这个唤醒的过程通常非常短暂,婴儿只会在这个短暂过程中出现哭吵、活动、随即排尿,然后又像没有苏醒过一样回到睡眠状态。这种针对膀胱充盈的唤醒反应可能涉及更多的神经通路及高级中枢,远比现有认识要复杂得多(图 15-4)。

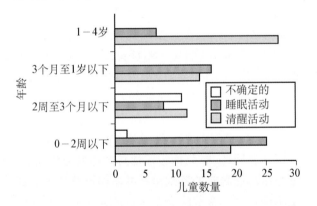

图 15-4　**根据年龄分组,在不同睡眠时期的排尿发生概率**

这些结果同样与近期的一些动物研究相关,研究表明,在动物出生后不久,排尿中枢会与外周神经通路进行复杂的二次整合(Maggi et al,1986;Thor et al,1989)。De Groat 与他的同事进行了大量的动物研究(de Groat,1993;de Groat et al,1998;Sugaya and de Groat,1994;Araki and de Groat,1997;Sugaya et al,1997),认为出生的膀胱发育过程可能表现在不同的层次:①逼尿肌控制的变化;②支配膀胱的外周神经发育;③膀胱副交感神经反射通路中的中枢突触环路与神经可塑性的调节。对新生大鼠的膀胱平滑肌自主运动进行记录发现,与成年大鼠相比,前者收缩的幅度更大,且同步收缩的节律更多更明显(Sugaya and de Groat,1994)。这提示了大鼠出生后组成逼尿肌的平滑肌细胞间的通信会出现进行性退化,因此减少了膀胱自主运动,从而使得膀胱可以储存更多的尿液。此外,外周及中枢神经机制这个时期也发生了广泛改变。新生儿期的猫及其他一些动物排尿依赖于一些外周刺激诱发的体-膀胱反射,如当母猫舔舐幼猫的会阴时会诱发幼猫排尿(de Groat et al,1993,1998;Araki and de Groat,1997)。这种由骶脊髓控制的体-膀胱反射到动物大一些的时候就会消失,但在脊髓损伤后又会再次出现。更进一步的神经解剖研究认为,脊髓-膀胱反射是由局部的中间神经元与邻近的骶节前神经元形成的快速突触连接所介导的(Sugaya et al,1997)。这种中间神经元-节前神经元的突触传导在出生后即刻生效,但当出生后第三周左右脊上排尿反射开始形成并成熟后,这种传导就会突然下调甚至消失(Araki and de Groat,1997)。如果切断脊髓可以阻止这种下调,提示更高级的神经中枢在这种突触调节中发挥着重要的作用,这对出生后的排尿反射发育非常重要。

在 2-3 岁龄时,儿童发育进步,逐渐倾向于自我克制的社会意识,并开始有意识地或像成人一样自主控制排尿。孩子较之前更能感受到膀胱的充盈,并形成排尿的急迫需求。与此同时,由于社会意识的成熟,他会对尿失禁感到尴尬。在这个主动的学习过程中,孩子养成了主动排尿的习惯,并且学会在社会习俗不允许或不方便的情况下进行憋尿,而在条件允许的情况下,即使膀胱不是很充盈,也能主动排空膀胱。这种排尿控制能力的自然发育依赖于完整的神经通路及对社会规范的逐渐认识,同时还包括膀胱功能性容量的逐渐增加、逼尿肌-括约肌的协调及整个膀胱-括约肌-盆底复合体自我控制能力的逐步发育等多方面因素。通常在 3-4 岁时这种发育可以完全成熟,大多数儿童就能像成人一样控尿并保持白天与晚上都不出现尿失禁。这些孩子学习到了抑制排尿反射和延缓排尿,并能在社会规范允许的时间与地点进行主动排尿。控尿与自主排尿的发育同样依赖于行为训练,受到排尿训练影响的同时反过来也依赖于泌尿系统感知功能的天然发育与成熟。因此,可以认为这是一系列复杂事件综合的结果,而且这些事件如果出现异常则被高度怀疑与各种类型的功能障碍有关。

正常的排尿神经控制发生于中枢神经系统的各个层面,从骶椎脊髓的排尿中枢到脑干的脑桥排尿中枢、小脑、基底核、边缘系统、丘脑及下丘脑,还有大脑皮质都参与了控制(Blaivas,1982;McLorie and Husmann,1987;de Groat,1993;Fernandes et al,1994)。必须指出的是,膀胱是一个独特的内脏器官,因为它的功能既受到躯体神经系统的支配,也受到自主神经系统的支配。除了乙酰胆碱和去甲肾上腺素外,膀胱还接受类似前列腺素 P、阿片样肽类、肠血管活性多肽及神经肽 Y 等多种神经递质的信号刺激(Fernandes et al,1994)。单纯阻断肾上腺素或胆碱能受体只能阻断部分神经刺激的效应,这也解释了为何经典的神经递质(乙酰胆碱及去甲肾上腺素)阻断药物不能达到预期的临床效果。

(三)婴儿期短暂的逼尿肌-括约肌失协调

研究表明,在从婴儿排尿模式向成人排尿模式转变的过程中,所有孩子均会短暂地出现不同程度的膀胱-括约肌功能异常(Koff,1997)。例如,研究明确表明很大比例的正常新生儿在 1～2 岁期间会表现出明显的逼尿肌-括约肌不协调,并出现间断性排尿,表现为不寻常的尿线中断,有的甚至可以完全中断 1～2min 再次出现排尿,呈一种少量的断断续续的排尿模式(Yeung et al,1995a,1995b,1998)。尿流动力学检查提示,出现排尿期高压及间断性尿流,但并不影响到膀胱完全排空。**然而,这种功能异常通过一段时期的排尿训练就能缓解,只是一种临时或间断性的现象而非持续存在。因此,医师在对婴幼儿排尿障碍进行评估时要非常注意,避免将这种间断性的临时性的症状过度解读为病理性改变,并进行过度检查。**然而,如果排尿障碍在整个排尿训练过程中持续存在,特别是与各种泌尿系统并发症如反复发作的尿脓毒症等相关时,应该考虑可能存在潜在的解剖与神经方面异常,并应进行相应的评估。

二、儿童下尿路功能异常的流行病学及专用术语

(一)流行病学及患病率

儿童非神经源性 LUTD 可能比我们看到的要多得多,但只有当孩子出现泌尿系统感染、膀胱输尿管反流或尿失禁时,他们才会来找我们就医。据报道,约 15% 的 6 岁儿童都有类似的问题(Hoebeke,2002)。虽然各种各样的问题被归于非神经源性的 LUTD 范畴,但我们必须强调,处理这些问题时不能僵化地认为它们是孤立的或特征明显的疾病,而应该把它们视为一种逐渐变迁的多阶段的复杂症候群。例如,一个有排尿障碍的女孩可能在初始时表现为逼尿肌过度活跃,伴随括约肌与盆底肌群的过度活跃,随后逐渐转化为分次排尿及残余尿进行性增加,最后进入膀胱失代偿阶段,出现"懒惰膀胱"症候群(van Gool et al,1992)。必须强调的是,所谓"非神经源性改变"的诊断纯粹取决于没有明显的确诊的神经病理学诊断。然而,有些情况如尿面部(Urofacial)综合征(Ochoa 综合征)及 Hinman 综合征(严重的膀胱与肠道功能异常)常表现出类似标准的神经源性的膀胱-逼尿肌功能异常。这很容易让人猜想尽管目前尚不能准确识别神经解剖上的损害,但这些综合征确实存在潜在的神经源性病因的可能。因此,**有关神经源性与非神经源性膀胱-逼尿肌功能异常的鉴别诊断并不如传统想象的那么明确。**这一章节将会把重点放在非神经源性的 LUTD 上。而神经源性 LUTD 的细节讨论则会放在第 7 卷第 4 篇第 16 章。

在成人而言,LUT 的功能已被充分研究过了,20 世纪 70 年代早期国际尿控协会(International Continence Society,ICS)的一个工作小组就已经建立了相关的术语与标准(Bates et al,1976a,1976b,1979)。相反的,儿童膀胱-逼尿肌单元的神经控制却随着年龄而变化,并且比成人更复杂更多变。因此,有关正常与非正常 LUT 功能的定义远未被标准化(Lapides,1970;Bellinger,1996;Wein,1998)。**在过去几十年中,儿童膀胱功能异常被分为各种不同的类型与等级。为了避免混乱,国际儿童尿控协会(International-**

Children's Continence Society, ICCS)在 1998 年提出了一系列有关不同 LUT 症状与功能异常的标准术语与定义(Norgaard et al,1998),随后又分别在 2006 年及 2014 年进行了部分修订(Nevéus et al,2006;Austin et al,2014)。本章节使用的术语除特殊说明外,均使用了 ICCS 所推荐的标准化术语(Norgaard et al,1998;Nevéus et al,2006;Austin et al,2014)。

(二)下尿路症候群的术语

下尿路症候群(LUT symptoms,LUTS)与 LUTDs 最好能根据它们在储尿和(或)排尿期的膀胱功能来进行分类(Norgaard et al,1998;Nevéus et al,2006;Austin et al,2014)。由于经常会缺少界定症状程度的定量资料(特别是在儿童),ICCS 有关 LUTS 的标准术语更喜欢用描述性的表达而非定量表达(Nevéus et al,2006;Austin et al,2014)。ICCS 用 5 岁作为 LUTS 的参考标准,因为第 5 版的诊断与统计手册(Diagnostic and Statistical Manual,DSM-5)与国际疾病分类-10(International Classification of Disease-10,ICD-10)都将这个年龄段作为尿失禁的参考标准(Chase et al,2010)。当然也必须意识到,LUT 功能的成熟在不同的儿童有着显著差异,因此 LUTS 术语也可以选择性地适用于那些虽然不到 5 岁却已经可以自主控制 LUT 功能的孩子。更重要的是由于症状的多变性,任何症状的持续时间对于诊断潜在的 LUTD 都非常关键。而且其他一些可变因素同样也会影响 LUT 的功能与尿控,如患儿自身发育程度及其他一些共存的行为异常,这些都应该加以综合考量。出现肠道功能异常的最小年龄在 4 岁,由于膀胱与肠道间错综复杂的关系,共同出现的膀胱与肠道功能异常也非常常见,这被称为膀胱-肠道功能异常(bladder and bowel dysfunction,BBD)。BBD 是一个综合性的术语,可进一步细化分类于 LUTD 及肠道功能异常的种类。

三、膀胱-肠道功能异常

BBD 是在 2014 年 ICCS 出版第 3 版有关 LUT 功能(Austin et al,2014)的标准化术语中提出的新名词(Norgaard et al,1998;Abrams et al,2002;Nevéus et al,2006;Dannaway et al,2013)。

这个新名词体现了膀胱功能与肠道排空的共通性。既往如 Hinman 膀胱、非神经源性膀胱、隐性神经源性膀胱及排空功能障碍症候群等旧名词均已过时了。通过这个新名词可以充分认识到肠道与膀胱功能之间的密切关系,将重点放在了肠道与膀胱功能关系的重要性上。

直肠与膀胱在解剖上相邻,它们共同受 S_{2-4} 的副交感神经系统及 L_{1-3} 的交感神经系统神经根的支配。正由于这样密切的关系,才将膀胱-肠道共存的功能失调称为 BBD。BBD 更多被认为是一个用来描述膀胱与肠道功能同时失调的综合性术语,这个术语不能用病因学来解释,主要是为了强调两者间并行联系的关系。BBD 是一个综合性的术语,可进一步细化分类于 LUTD 及肠道功能异常的种类。

BBD 比较普遍。**大约有 40% 就诊于小儿泌尿外科的患儿与 LUTD 有关**,30% 就诊于小儿消化科的患儿与肠道功能异常有关。差不多 50% 就诊于小儿泌尿外科的患儿同时有 LUTS 与功能性便秘(Burgers et al,2013a,2013b)。

不少 BBD 的患儿会表现出心理上的问题,如注意力问题与对抗性行为。这类患儿通过包括泌尿外科、消化科及心理学科专家的多学科联合治疗可能会得到好转(Wolfe-Christensen et al,2013)。

四、儿童下尿路症状的临床评估

用于评估儿童 LUT 症状的工具可见框图 15-1。儿童 LUT 症状的评估应包括系统且细化的病史、排尿频率/尿量表格及体格检查(*Nevéus et al*,2006)。也可以增加尿流率及泌尿系统超声检查。

对不能控尿的儿童通过上述方法进行筛查后,应挑选出可能通过进一步尿路动力学检查获益的患儿。此外,在这些筛查后应该能筛查出其他一些诸如神经源性膀胱、LUT 解剖结构异常或尿路感染的患儿。

框图 15-1　排尿功能异常的评估
必要的
病史
临床体检
尿液分析
排尿频率表格
尿流率
可选择的
可视性尿流动力学
腰骶椎磁共振
膀胱镜
躯体感觉激发电位及肌电图

(一)病史

既往病史、调查问卷及打分系统

有关这个主题的文献非常稀少,仅有 ICCS 在近期有关标准化术语的报道中做出的一些简评(Nevéus et al,2006;Austin et al,2014)。儿童 LUTDs 的病史采集必须是系统化及细节化的。其中必须包括非常明确的问题用以排除神经性及先天性的异常。肠道功能异常可同时存在大便失禁、便秘及大便结块等症状,这些都应该在采集病史时加以特别记录。泌尿系统的病史则应把重点放在与储尿与排尿两者相关的症状上。如果可能的话,采集病史应该同时询问患儿自身及其父母或监护人。这样就能用从父母处采集得到的病史来核对验证从患儿处采集的病史并加以补充完整。大部分非神经源性 LUTD 的患儿表现为接受排尿训练后仍存在的夜间和(或)日间尿失禁症状。偶然情况下,有些患儿因出现了尿路感染或膀胱输尿管反流的症状,在较早期就能被确诊。

对于尿失禁的评估应该遵照 ICCS 的标准。对于持续性及间断性的、日间与夜间的尿失禁均应该加以严格区分。对于漏尿量进行量化通常是主观的,因此如果必要的话,可以用尿垫称重的方法,这样会更客观一些。

询问内科病史首先应该从母亲孕史开始,询问包括有无宫内窒息、缺氧、产伤、产前肾积水及羊水过少等情况。应该对各个生长发育阶段的里程碑进行评估。遇到任何与排便有关的问题均应怀疑是否与神经损伤有关。采集有关排尿训练的各项信息及在日间与夜间分别达到控尿的时间有助于鉴别这些可能有 LUTD 风险的患儿。早期接受排尿训练及早期就达到尿控被认为是进展性 LUTD 的危险因素。而且,应该评估排尿频率、漏尿频率、尿急及相关反应等指标。这些采集到的资料均应与排尿表格中采集到的资料加以对照。

排尿习惯与主观的尿线量化评估都是重要的参数。排尿时是呈一条尿线还是尿线间断?患者自身很难鉴别何为间断排尿,但他们更容易分辨出何为分次排尿。排尿时患儿必须要用力吗?尿线如何?特别是女孩,应该询问尿线有无各种变异,以及排尿姿势对排尿有无影响。许多女孩在排尿时喜欢取前屈位,使得尿线向前偏斜。同时应该评估尿急及相关的反应。大多数家长会说自己孩子在去两次如厕间间隔了太长的时间以至于尿急。但事实却非如此,这是因为儿童的膀胱收缩出现太早。有些孩子在下蹲时能有助憋尿,用踮起脚后跟并前倾下蹲的姿势来控尿即被称为"Vincent 式屈膝礼"征(图 15-5)。

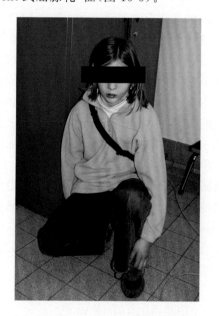

图 15-5　"Vincent 式屈膝礼"征

必须询问既往的尿路感染史及相关的手术史。同时应该询问肠道功能(顽固性便秘,污粪)、月经史及性功能(适龄时)。家族史同样应该被包括于询问范围内,尤其是 LUTD 的患儿,他们的家族史通常是阳性的。其他普通病史还包括有关神经性与先天性异常的问题。应该采集既往所有与诊断和治疗相关的事件。

一般而言,儿童尿失禁的评分系统能对排尿的病理情况做出更标准的评估,但这种系统在小儿泌尿外科医师中并不受欢迎。由于 LUTD 逐渐被视为一种影响许多儿童的临床问题,随之两种评分系统应运而生。第一种评分系统曾被国际反流研究组织用于儿童组研究,并由 Jan van Gool 及他的同事(1992)做了相关报道。这种系统虽然被国际反流研究组织加以解释,但尚未得到验证,同时并未被用于日常实践中。Akbal 与相关人员(2005)近期发表的一种评分系统也是基于这个系统所设计的。第二种评分系统由 Toronto 团队发表于 2000 年(Farhat et al,2000)。这个系统是由 10 个问题组成并被证明对排尿功能异常具有良好的敏感性与特异性。同样是这个团队还发表了这个评分系统对于预测排尿功能异常引起的反流在治疗后的转归效果(Upadhyay et al,2003)。

评分系统的主要优势在于能帮助那些经验不多的人们。每日从事治疗 LUTD 患儿的医师们从长期的经验中学习掌握了准确诊断的技能。但对那些经验较少者来说,评分系统可以帮助他们认识 LUTD 究竟有哪些表现,随后可以进行排尿日记、尿流率测定等进一步的检查。除了帮助诊断以外,评分系统还能在治疗中作为量化 LUTD 的工具,依靠得到的资料与证据可以比较不同治疗方法的效果,从而有助于选择对患者最好的治疗方法。

近年来,有关 BBD 的问卷与评分系统在不断改进中,并被证实是有效且可靠的(Afshar et al,2009;Drzewiecki et al,2012)。一个有效的膀胱/肠道功能异常问卷量表对一个与内科合作良好的小儿泌尿外科临床团队来说是一项非常有用的工具。它能帮助患者及其家庭在就诊前更好地评估自身的膀胱/肠道症状;但同时要注意,有些家庭可能并不能准确填写这些量表。

(二)频率-尿量表格或排尿日记及肠道日记

所谓频率/尿量表格是一种记录 24h 内摄取液体及排出尿液总量的日记。出现尿急或尿液漏出的情况同样可以记录下来。尿液漏出时可以根据是否需要更换衣物来量化漏出的量(通常将需要更换记为比较重要的尿失禁)。通过表格可以得知摄入水量、排尿次数、排尿量及尿液漏出情况(Olbing,1992)。既可用于诊断也可用于治疗。如果用于诊断,表格至少需要完整记录 3d 的数据。如果用于治疗必须确保患儿能负责地填写这个表格,这对于提升患儿积极性及鼓励其参与训练有很大帮助。

我们能从这个表格中获取到很多信息,如下所述。

- 排尿频率。
- 24h 的总尿量。
- 平均每次排尿量。
- 日间与夜间尿量分布情况。
- 尿液漏出情况。
- 饮水量。

由于膀胱与肠道功能间存在密切联系,故应仔细筛查肠道功能异常以排除 BBD。ICCS 有关诊疗存在 LUT 症状的功能性便秘患儿的指南中概括了 BBD 患儿肠道功能异常的推荐检查手段(Burgers et al,2013b)。简单来说,推荐使用一个包括了 Bristol 粪便量表在内的 7d 的肠道日记。对于功能性便秘患儿的诊断存在争议,目前大多数指南将 Rome-Ⅲ 标准作为诊断的主要依据(Rasquin et al,2006)。

(三)体格检查

除了常规的儿科体检之外,应将检查重点放在腹部触诊以寻找有无粪块、肛周及会阴部的感觉、肛门括约肌紧张性及球海绵体肌反射上。整个会阴部是由 S_{1-4} 神经支配,这也是支配膀胱及尿道括约肌的部分神经之一。

体检还需要对背部进行完整的评估,特别要注意有无皮肤异常(脂肪瘤、皮肤色素减退及毛发增生)以排除隐性脊柱裂,这对于排除任何潜在的神经系统病因是非常重要的(Mandell et al,1980)。对于下肢的体检可以发现与之相对应的影响腰部脊索的神经性疾病。肌肉萎缩、足部畸形及任何下肢的不对称都应该引起我们的重视。同样,应该进行外生殖器体检,在女孩主要检查阴道、尿道开口位置及是否存在处女膜,在男孩主要检查阴茎及尿道开口(Hoebeke et al,1999)。

(四)尿液分析及其他实验室检查

尿液分析可以提供临床检查遗漏的信息。有时能在尿失禁的儿童中发现无症状型菌尿。感染可能是排尿功能异常的结果,因为排尿时尿线形成湍流可以将细菌从尿道逆向带至膀胱。另一方面,感染也可以是一些膀胱刺激症状的起因。尿中存在葡萄糖或蛋白质可帮助发现代谢性或肾方面的疾病,这些疾病也可能会干扰到膀胱的功能。

(五)超声

所有患有 LUTD 的患儿均应接受超声筛查。在绝大多数情况下超声应作为儿童非神经源性 LUTD 的一线检查手段,因为它是一种方便、快捷、无创的检查工具,在有经验的儿童影像学医师操作下能同时提供解剖与功能两方面的信息。通过超声检查排尿后的膀胱可以获知残余尿量。

超声同样可以被用于研究盆底肌群。男孩在做憋尿动作时可以通过超声观察外括约肌、耻骨直肠肌与球海绵体肌的收缩。在女孩则可以观察到尿道延长及膀胱颈向耻骨联合方向移动。然而大约有 1/3 的非神经源性膀胱-逼尿肌功能障碍的患儿无法引出上述盆底活动或出现反常活动。上述情况的实际临床意义尚不明确,但当患儿接受了一段时间尿疗法后,上述症状能得到明显改善。在观察膀胱颈活动的研究中也有类似超声发现。在对一些关节软化的女孩进行研究时发现,当她们咳嗽或用力时会导致膀胱颈与尿道开口明显增大,对于这类女孩进行尿疗法效果不大,有些人最后必须接受膀胱颈的外科手术治疗(de Jong et al,2006,2007)。

最近,超声被用于测量膀胱的各项参数,包括膀胱壁的厚度、计算膀胱容量及膀胱壁厚度指数(BVWI)。根据测量的结果,可以将 BVWI 分为正常、增厚或过薄。**膀胱壁的厚度对于 LUTD 来说有着较好的特异性,并且可以作为一个可靠的手段来指导是否需要进一步的有创检查**(Yeung et al,2004)。而且超声还可以探查尿路的解剖结构异常。发现上尿路扩张通常意味存在 VUR 或膀胱输尿管连接部/肾盂输尿管连接部梗阻。儿童超声检查的优势在于这是一项完全无创无痛苦的检查手段,与其他影像学检查相比没有放射性危险。

(六)其他影像学检查

必须进行脊柱的放射学检查以排除任何引起膀胱-逼尿肌功能异常的神经性病因。也可通过排泄性膀胱尿道造影排除 VUR。必须注意膀胱的排空效率,尿道的形态也需重点观察以排除任何出口梗阻的可能。

(七)尿动力学检查

尿动力学检查被用于评估膀胱在充盈及排空时的各项生理学指标,包括尿流率检查、残余尿测定、括约肌肌电图及 4h 排尿观察在内的各项检查属于无创检查范畴,可作为检查 LUT 功能的一线项目。逼尿肌活动、膀胱感觉、膀胱顺应性与容量,还有膀胱测压时尿道在充盈及排尿相的功能都可以在尿流动力学检查时进行测定,并作为 LUTD 鉴别诊断时的依据。可视化尿路动力学检查可以在储尿及排尿期进行摄片,从而对了解 LUT 功能提供更好的依据。

1. 尿流率及残余尿

尿流率检查通常用于已接受过排尿训练的 LUTS 和(或)尿路感染的患儿(图 15-6)。虽然目前对这项检查没有特殊的禁忌证,但一般不推荐那些急性起病的或尿路感染活动期的患儿进行检查。在检查前,应该校准尿流计量仪,并将记录界面的刻度调整至流率(ml/s):时间(s)=1:1。计量仪应该被置于一个安静且隐私的环境中,这样可以使患儿感到舒适及放松。患儿可以在有正常尿意时进行排尿。在对尿流率结果进行解读前应对任何人为干扰现象(排尿曲线中出现锐利的高峰但持续时间不超过 2s)进行矫正。

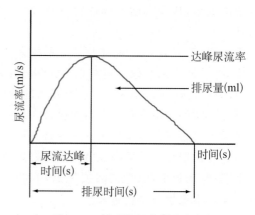

图 15-6　钟型排尿曲线的参数

2. 预期膀胱容量及最佳膀胱容量

尿流率中最相关的各项指标为尿量、最大尿流率及排尿曲线模式。因为这些参数都依赖于膀胱容量（尿量＋残余尿），ICCS 则将预期膀胱容量（EBC）定义为（年龄＋1）×30ml，可以在不同年龄的儿童对两者进行比较。尿量少于 50ml 者通常被视为无效数据（Norgaard et al，1998），而当膀胱容量＞115％的 EBC 或尿量＜100％的 EBC 时，则应考虑非正常的排尿模式，同时应高度怀疑 PVRs（Yang and Chang，2008；Chang et al，2011）。因此只有当膀胱容量在 50％～115％ EBC 时，即所谓最佳膀胱容量时，才可对尿流率数据进行可靠分析（Yang et al，2003；Hoebeke et al，2010）。当膀胱过度充盈引起参数异常时，应

该重复进行尿流率检查。

3. 达峰尿流率

达峰尿流率（Q_{max}）是指在排尿时达到并持续 2s 以上的最大尿流率。Q_{max} 被 ICCS 认为是在评估膀胱出口阻力时最相关的参数（Nevéus et al，2006）。有不少文献均报道了 Q_{max} 的列线图（Yang and Chang，2012；Gupta et al，2013；Yang et al，2014）。其中 Yang 和同事们用等级法建立了 Q_{max} 列线图（图 15-7），根据他们的结果，将第 5～10 个百分位的 Q_{max} 作为最低有效 Q_{max}，可以得知当儿童 4—6 岁时这个数值为 11.5ml/s，7—12 岁时为 15.0ml/s（Yang and Chang，2012；Yang et al，2014）。

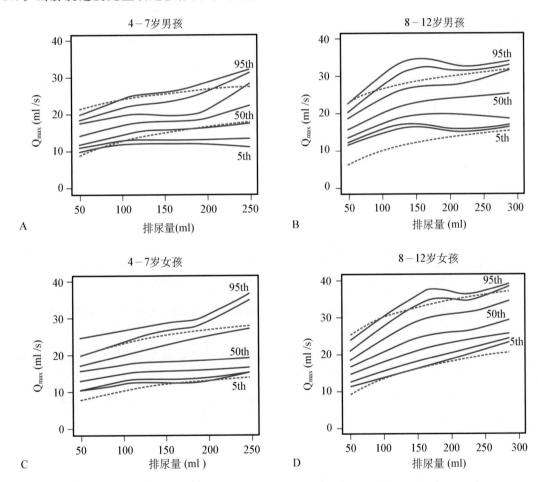

图 15-7　4－7 岁、8－12 岁男女达峰尿流率的列线图（从下往上，这些线段分别代表了第 5、第 10、第 25、第 50、第 75、第 90 及第 95 百分位数的数值）。同时将第 5、第 95 百分位的 Miskolc 列线图（虚线）作为对比

4. 尿流模式

在某些情况下,儿童逼尿肌收缩功能足够强,从而可以克服膀胱出口的阻力,这会使得 Q_{max} 在评估膀胱出口梗阻时变得不那么可靠。因此有人认为,尿流模式比 Q_{max} 更重要。尿流模式能为寻找 LUTD 患儿潜在病因提供线索。ICCS 建议将尿流模式分为钟型、间断型、波动型、塔型及平台型。只有钟型才是正常的排尿曲线。当排尿过程中尿流率变为 0 被称为尿流间断(图 15-8A),提示可能存在排尿时逼尿肌无力或盆底肌过度活动。平台型尿流模式(图 15-8B)则是持续的、缺少高峰的、平坦的曲线。达峰尿流率比该年龄段

应该达到的最低 Q_{max} 还要低并持续 4s 以上,具备以上两点即可定义为平台型模式,提示存在膀胱出口机械性梗阻或括约肌异常收缩。不规则的波动的尿流曲线被归为波动型尿流模式(图 15-8C),而且在尿流率高峰与低谷之间的波动幅度应该大于 Q_{max} 的平方根。波动型排尿模式多数是由于括约肌的过度活动。塔型模式(图 15-8D)是指突然达到一个异常高峰的尿流曲线,提示可能存在逼尿肌过度活跃,达峰时间通常 <2s,达峰曲线的左侧缘几乎垂直于 X 轴。所谓异常高峰是指最大峰值大于年龄特异性 Q_{max} 列线图的95% 百分位。

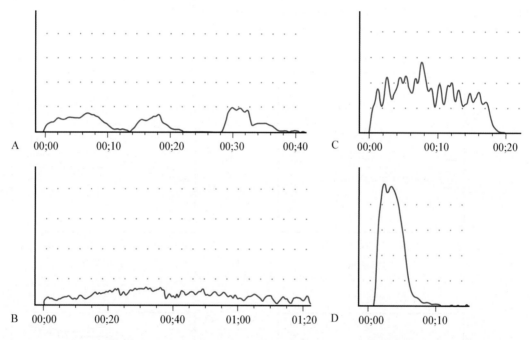

图 15-8 尿流曲线模式。A. 间断型曲线。B. 平台型曲线。C. 波动型曲线。D. 塔型曲线

健康儿童中也有 2.8%～37% 的人排尿为非钟型曲线,然而在他们中间仅有 3.8% 的人重复检测排尿曲线为非钟型曲线,最终定义为异常(Mattsson and Spangberg,1994;Bower et al,2004;Yang and Chang,2008;Yang et al,2014)。由于判断尿流模式存在主观化的人为偏倚(Kanematsu et al,2010)和大量观察者在判断异常尿流模式时存在意见不同(Chang and Yang,2008),因此对于是否存在异常而进行争吵与辩论。此外,有些尿流曲线可能同时符合两种不同尿流模式的标准(图 15-9)。对于临床工作来说只

需简单鉴别尿流模式正常与否就足够了(Yang and Chang,2012)。当出现任何异常尿流模式时应该重复进行尿流率测定,当再次出现异常情况时可以考虑侵入性 UDS。

5. 尿流肌电图

EMG 的作用存在争议。EMG 可以在出现波动型或间断型尿流模式时帮助鉴别诊断逼尿肌及括约肌/盆底肌失协调(Wenske et al,2012)。然而,通过肛周皮肤测定的 EMG 容易受到人为干扰,从而无法真实反映尿道括约肌的活动。

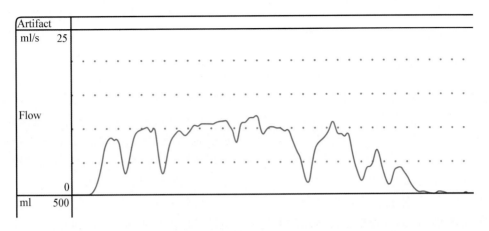

图 15-9　一个 12 岁前尿道瓣膜男孩的尿流模式,符合波动型及平台型两种模式的标准

6. 残余尿

PVR 是指在排尿后 5min 内通过腹部超声测定膀胱内残留的尿液。虽然通过尿道留置导尿测定会更准确,但这样可能会引起尿路感染,并且导致不适感,这些都妨碍了后一种方法作为一种广泛应用的筛查手段。直到最近为止,初次 PVR 列线图来源于 1128 名儿童(Chang et al,2013)（图 15-10）。就 4—6 岁的儿童而言,如果单次 PVR＞30ml 或＞21％的膀胱容量,或者重复测定的 PVR＞20ml 或＞10％的膀胱容量,则应该被认为 PVR 超标。在 7—12 岁儿童,如果单次 PVR＞20ml 或＞15％的膀胱容量,或者重复测定的PVR＞10ml

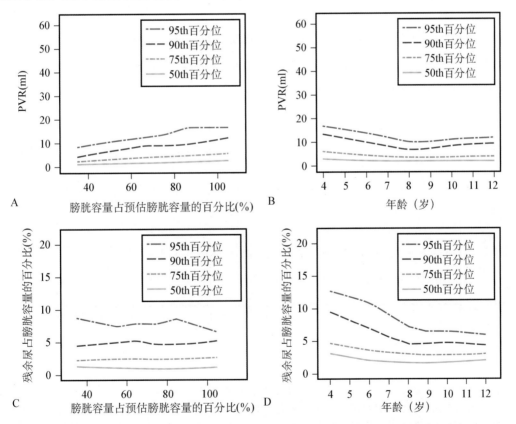

图 15-10　通过两个连续研究的低值所建立的残余尿列线图:用毫升计量的残余尿及残余尿占膀胱容量的百分比,对应不同年龄段及不同膀胱容量/预估膀胱容量比值。在列线图中分别标注了第 50、第 75、第 90 及第 95 百分位的线段

或>6%的膀胱容量,应被认为PVR超标(Chang et al,2013;Austin et al,2014)。由于PVR检测的变异性较大,故当初次PVR过高时应进行重复检查(Chang and Yang,2009)。PVR列线图为临床工作提供了参考值,但对于尿路感染来说,PVR值并无一个明显的临界点可以判断是否为高危值。

7. 4h排尿观察

观察4h排尿对于评估新生儿及排尿训练前儿童的LUT功能是一种非常有用的手段。这种方法需要连续利用超声多次观察自由活动的婴幼儿膀胱充盈情况及每次排尿后残余尿的情况。同样,需要通过尿布称重的方法测量排尿量(Austin et al,2014)。这种方法可以鉴别新生儿LUTD,对于尿路感染及膀胱输尿管反流治疗的效果有一定影响(Sillen et al,2010)。

8. 传统的充盈性尿路动力学检查

这项检查需要将导尿管通过尿道或耻骨上置入膀胱,意味着操作更复杂及对患者创伤更大。耻骨上穿刺置管被推荐作为经尿道置管的更好替代方法。虽然看起来更具侵袭性,实际上与尿道内插导尿管时排尿相比,这个方法更符合生理学,尤其是对于低龄儿童来说更是如此。插导尿管不仅意味着在排尿时对尿流是一种阻碍,更重要的是在检查前插导尿管本身就有可能造成伤害,引起强烈的不适感。相反的,如采用耻骨上穿刺导尿,可以在镇静的情况下在耻骨上穿刺置入一根6Fr的双腔导尿管并留置24h后再进行尿流动力学检查。

耻骨上的导尿管与一台电脑系统相连,从而可以进行膀胱内的测压。在直肠内需留置另一根导管以测量膀胱周围的腹内压。将膀胱内压减去腹内压后即得到逼尿肌压力。我们也可以同时通过记录会阴部EMG来测量括约肌的活动。所有收集到的数据都被汇总入电脑进行分析,并通过图表形式展示出来。一次尿路动力学检查应同时包括膀胱充盈及排尿两个时期。根据膀胱感觉、逼尿肌活动、膀胱顺应性及膀胱容量来描述膀胱充盈与储尿能力。随后在排尿期可以进行压力-流率研究(图15-11)。

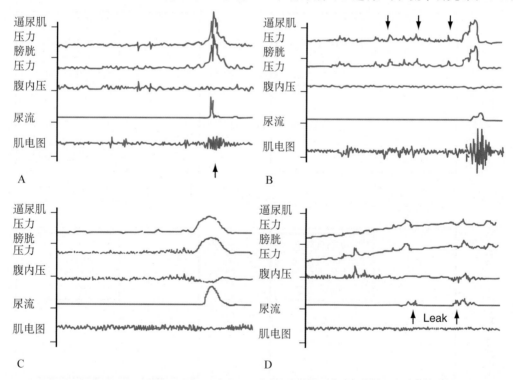

图15-11 不同的膀胱功能模式。A. 在排尿时括约肌肌电图活动明显增加(箭头所示),提示失协调模式,导致尿流间断。B. 膀胱过度活动,以储尿期频繁的不稳定的逼尿肌收缩(箭头所示)为特征。C. 正常女性排尿模式,注意排尿期其腹内压明显下降,证明其盆底处于放松状态。D. 低(差)顺应性膀胱,由充盈期膀胱内压力快速上升可以得知,通常与尿液漏出(箭头所示)相关(From Yeung CK,Barker GM, Läckgren G. Pathophysiology of bladder dysfunction. In: Gearhart JP, Rink RC,Mouriquand PDE, editors. Pediatric urology. 2nd ed. Philadelphia: Saunders;2010. p. 353-65.)

传统情况下,为了加速膀胱充盈过程,可以人为向膀胱内以 10%EBC/min 的速度注入生理盐水。询问被测儿童是否有排尿欲望(如果孩子年龄够大的情况下),随后可以让孩子坐在一个特殊设计的座位上进行排尿使得尿液可以被尿流量计收集测量。观察者在观察上述过程同时还应该记录研究中出现的任何事件(如患儿大幅度的活动、咳嗽,或特别是尿液滴沥外漏的情况)。

可视化尿流动力学检查。将膀胱测压与透视检查结合起来就是可视化尿流动力学检查,通过

这种检查可以摄录膀胱、膀胱颈及尿道的 X 线影像片(图 15-12)。具体操作为让患儿坐在透视检查的房间内的一个特殊座椅上,接受传统的尿路动力学检查。在充盈期及排泄期均进行透视摄片。与传统检查相比,这样做的好处在于可以在充盈与排尿期观察膀胱的形态、确认有无 VUR、同时了解尿道及盆底结构。在那些不具备可视化尿流动力学检查的单位,可以采用传统的尿流动力学检查与排泄性尿路造影相结合的方法作为替代。

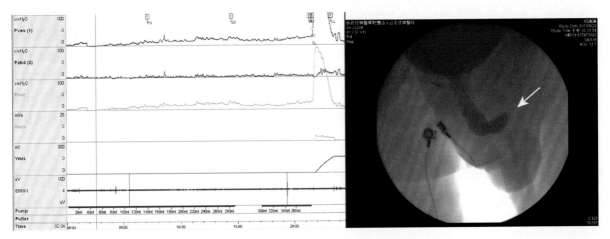

图 15-12　一个被诊为膀胱过度活动症合并双侧肾积水的 13 岁男孩接受可视化尿流动力学检查。在压力-流量曲线研究中显示存在高逼尿肌压力合并低尿流率,同时影像学检查显示球部尿道水平(箭头所指)远端狭窄合并近端扩张

9. 自然充盈型尿流动力学检查

最近研究表明,在传统尿动力检查时,即使在很低的灌注速度的情况下,非生理性的膀胱充盈仍不能代表正常情况下的膀胱充盈状态。因此,可以让儿童饮水使膀胱自然充盈并接受尿动力检查,这种方法被称为自然充盈型尿流动力学检查。对那些膀胱过度活动症的儿童进行尿动力检查通常可以发现由小容量膀胱引起的逼尿肌过度活动,但有些情况下也会表现为正常。这种情况是由于在检查过程中出现了不易察觉的尿失禁所致,特别是在选用传统尿动力学检查而非自然充盈型检查时更明显。人工充盈膀胱会抑制逼尿肌反应从而降低其最大收缩潜力,导致不易引出及察觉逼尿肌不稳定状态。因此,对儿童推荐使用自然充盈型尿动力检查。更好的方法是将人工灌注与自然充盈膀胱结合起来进行尿动力学检查,

这对于准确描述潜在的膀胱功能异常有明显帮助(Yeung et al,1995a,2010)。

10. 移动尿流动力学检查

不熟悉的医院及尿动力室环境,以及检查医师在旁边等因素有时会导致患儿感到明显不适,特别是那些低龄儿童更加明显。为了克服这个问题,可以采用移动尿流动力学检查(ambulatory urodynamic studies,AUDS)。AUDS 最大的优势在于可以让膀胱自然充盈,这样就可以用于那些抗拒标准的尿疗法及不能忍受传统 UDS 或传统检查结果不可靠的患儿。然而人力及时间消耗明显增加两个特征使得 AUDS 无法大规模应用于儿童。而且有些儿童即使接受了 AUDS,仍会感到明显不适而无法排尿(Deshpande et al,2012)。

AUDS 系统通过红外线或蓝牙途径接受数字压力信号。评估时间从 45min 至 24h。在检查

过程中患儿可以在父母陪同下不受打扰地在一个私人环境内进行正常活动,完全不受限制。需要连续记录包括活动、滴沥排尿、尿失禁、尿急及正常排尿等各种事件。总的来说,AUDS 可以在一个接近正常的环境下持续监测儿童膀胱功能。对于已接受排尿训练的儿童,可以让他们去尿计量计旁排尿测量尿流率。

现有的研究有限且仅包括了很少数量的儿童。在解读 AUDS 结果时需非常仔细。AUDS 能比传统的 UDS 检测出更多的逼尿肌收缩、更低的排尿量及更明显的排尿压力(Yeung et al, 1995a;Deshpande et al,2012)。传统 UDS 中常见的储尿末期高压在 AUDS 中不常见,而且人为干扰会使得解读结果更加困难。需要更多的研究来确定来源于标准的 AUDS 操作步骤及参数。通过这些明显的优势,可以有希望从更自然的途径来评估儿童膀胱尿道功能。

五、小结

尽管有大量的临床与动物研究,我们可能仍要尴尬地承认,有关新生儿到婴幼儿,乃至其后儿童准确的排尿控制神经发展机制,还有各种类型 LUTD 的病理生理学通路都有很大部分尚未探明。然而,我们能明确的是,从胚胎时期开始膀胱就与大脑存在着恒定的交流联系,随后在孕早期排尿反射就出现了非常迅速及广泛的改变与调整,在这过程中有很大可能出现发育异常及排尿功能障碍。在过去十年内,我们了解到无论正常或异常的 LUT 功能都是动态改变的,变化远比我们之前认为的要多。新的研究工具与调查使得我们在包括神经病学、肌肉、尿动力学及激素机制等各个方面的认识上更趋细节化及精准化。上述这些方面可能无序地互相影响,并引起不同种类的 LUTD 及各种不间断的动态性的改变。

要点:

- 低龄儿童的 LUT 功能与成人具有显著差异。婴幼儿排尿时逼尿肌最大压力明显高于正常成年人,男性婴儿排尿时压力明显高于女性。
- 排尿时的高逼尿肌压力仅在出生后第一年可以被观察到,之后压力就随着年龄增长进行性下降。在出生后 1～2 年这种压力改变很可能代表了不同个体的婴儿排尿过程中逼尿肌与括约肌协调的不同过程。
- 在出生后 2～3 年排尿模式会进行性地从初始的无意识的婴儿排尿模式向更具有社会意识的自主或成人排尿模式改变。
- 儿童可以通过一个主动学习的过程养成自主排尿习惯或在社会允许的时间才开始排尿,掌握控制排尿的能力。
- 膀胱控制的自然进化过程需要一个完整的神经系统并依赖于至少三个平行发生的主要事件:①膀胱储尿功能的进行性增加;②尿道横纹括约肌自主控制能力的成熟及可能是最重要的;③随意直接控制膀胱括约肌单位的能力逐渐发育成熟。这样儿童才能自主排尿并习惯排尿反射。
- LUTS 及 LUTD 最好根据它们与储尿期和(或)排空期膀胱功能的相互联系来进行分类。
- 目前已较好地认识到 LUTD 与肠道功能异常有关,这种现象被称为 BBD。
- BBD 较为普遍,就诊于小儿泌尿外科的患者中大约有 40% 与 LUTD 有关。
- VUR 是 LUTD 中第二常见潜在病因,特别在女孩更是如此。
- 一份合格的病史应包括先天性异常、排尿及失禁模式(包括一份排尿日记)及肠道功能的评估。系统性问卷在这方面会非常有用。
- 脊柱下段的病变应该被仔细探查以排除隐性脊柱裂的可能。
- 超声对于评估膀胱功能、膀胱壁的厚度乃至盆底功能都非常有用。
- 正常的尿流曲线形状应为钟型。可以有效地通过年龄及性别特异的达峰尿流率及 PVR 来发现儿童 LUTD。
- UDS 需要同时研究膀胱充盈期与排尿期。
- 人工灌注膀胱可能抑制逼尿肌反应并减弱其最大收缩潜力,导致不易引出及察觉逼尿肌不稳定状态。

参考文献

完整的参考文献列表通过 www. expertconsult. com 在线获取。

推荐阅读

Austin PF,Bauer SB,Bower W,et al. The standardization of terminology of lower urinary tract function in children and adolescents:update report from the standardization committee of the International Children's Continence Society. J Urol 2014;191:1863-5.

de Groat WC,Booth AM,Yoshimura N. Neurophysiology of micturition and its modification in animal models of human disease. In:Maggi CA,editor. Nervous control of the urogenital system,vol. 3. London:Harwood Academic;1993. p. 227-90.

Hoebeke P. Voiding dysfunction,recurrent UTI,constipation and vesicoureteric reflux:a common disease complex. Dialog Pediatr Urol 2002;252-3.

Hoebeke P,Bower W,Combs A,et al. Diagnostic evaluation of children with daytime incontinence. J Urol 2010;183:699-703.

Nevéus T,von Gontard A,Hoebeke P,et al. The standardization of lowerurinary tract function in children and adolescents:report from the standardization committee of the International Children's Continence Society. J Urol 2006;176:314-24.

Norgaard JP,van Gool JD,Hjalmas K,et al. Standardization and definitions in lower urinary tract dysfunction in children. International Children's Continence Society. Br J Urol 1998;81(Suppl. 3):1-16.

Yeung CK,Godley ML,Dhillon HK,et al. Urodynamic patterns in infants with normal lower urinary tracts or primary vesico-ureteric reflux. Br J Urol 1998;81:461-7.

（孙会振　**编译**　吕逸清　**审校**）

第16章 膀胱输尿管反流

Antoine E. Khoury, MD, FRCSC, FAAP, and Darius J. Bägli, MDCM, FRCSC, FAAP, FACS

膀胱输尿管反流（vesicoureteral reflux，VUR）是指尿液从膀胱逆流至上尿路。膀胱输尿管反流是一种很常见的临床问题。其临床挑战性在于膀胱输尿管反流通常无临床症状。然而，当膀胱输尿管反流出现临床症状时，会导致肾盂肾炎瘢痕形成，并且和先天性肾畸形有一定联系。目前，仍有很多有关膀胱输尿管反流的病因、诊断和治疗的问题未得到解决。本章旨在通过诠释文献中的最有价值的信息来解决其中的部分问题。至于其他未解答的部分，可能需要更多严谨的研究来揭示。其中有部分问题可能在相当长一段时间内无法得到解决。

一、历史回顾

膀胱输尿管反流的独特之处在于其于公元前

1世纪一个解剖学中的疑点发展到现如今泌尿外科中最具争议和复杂的领域之一。Galen 和 da Vinci 首次从西医角度提及膀胱输尿管反流,他们提到输尿管膀胱连接处(ureterovesical junction,UVJ)作为一个中介使尿液从肾单向流向膀胱。虽然人们在狗和兔中首次发现膀胱输尿管反流时认为这种现象是正常的(Semblinow,1907),但是一次妇科的意外事故揭示人类成年人中,膀胱输尿管反流可能不是一个正常状态(Pozzi,1893)。1907 年,Sampson 认为斜形进入膀胱壁的输尿管在输尿管膀胱连接部形成了一个锁扣机制,他同时还第一个提出膀胱输尿管反流可能导致肾感染(Sampson,1903)。虽然不可能在所有人中统一地通过尸检来证实膀胱输尿管反流(Young,1898)。但直到输尿管膀胱连接部被清晰地解剖出来后,人们才发现膀胱输尿管反流的发生和输尿管在膀胱内斜形段的长度及膀胱三角区的结构有关(Gruber,1929)。

随后,该领域有了重大发现。Hutch 在 1952 年报道了偏瘫患者膀胱输尿管反流和慢性肾盂肾炎之间的关系。Hodson 在 1959 年发现膀胱输尿管反流的儿童中尿路感染(urinary tract infection, UTI)和肾瘢痕发生率高。

两项重大的研究奠定了现代的膀胱输尿管反流理论。首先,Ransley 和 Risdon(1979)的工作,通过揭示感染、反流和肾盂肾炎瘢痕形成的关系,定义了反流性肾病的病理生理学。其次,这些发现补充了 Smellie 及其同事在 1991 年报道的临床研究。后者揭示了临床尿路感染、细菌性肾盂肾炎、肾瘢痕和膀胱输尿管反流的内在相关联系。1985 年,Lebowitz 及其同事在国际反流研究组(International Reflux Study Group)审议的基础上发表了关于反流的统一分级体系的共识。

迄今为止,关于使用药物预防尿路感染和手术纠正反流之间孰优孰劣的争论已经持续了 20 多年。然而,最近有关可生物降解的交联多糖聚糖苷和稳定的透明质酸用于内镜下注射治疗反流的介绍,以及对药物治疗的基础和反流风险的再评估,已经引起了对反流所有方面的再审查。从年龄对反流的影响,到抗生素的药物预防、膀胱造影的侵袭性,手术治疗的传统适应证,反流的影响和其治疗方式如今正被广泛探究。虽然反流性疾病的基础生物学重要性并未被提及,但在未来十年内反流诊断和治疗的

各方面会被研究,并会带来崭新的局面。

二、人口统计学

(一)患病率

膀胱输尿管反流很难从一个给定的人群中归纳出正确的患病率,一方面是因为膀胱输尿管反流有自行消退的倾向,另一方面是因为异常膀胱动力学使膀胱输尿管反流持续存在。一篇关于儿童由于不同原因接受膀胱造影的 meta 分析研究文章中指出(Sargent,2000),反流的患病率在尿路感染儿童中约为 30%,无尿路感染的儿童中约为 17%。**相比之下,伴随尿路感染的婴儿中反流的发生率高达 70%**(Baker et al,1966)。在一项对 157 名无肾异常证据的偶发性高血压的成年患者研究中发现,膀胱输尿管反流的患病率约 19%,反流组中超过一半属于高级别反流(Barai et al,2004)。反流在成年男性中相对少见(Chapple et al,1990)。在随访无症状的产前肾积水婴儿时,反流的患病率范围从 15%(出生后超声检查无或轻度肾积水的婴儿)(Phan et al,2003)到 38%(伴随各种出生后上尿路超声异常如肾积水、肾囊肿和肾缺如等的新生儿)(Zerin et al,1993)。

(二)性别

男性和女性之间反流率的差异可能表明存在下尿路、膀胱出口和尿道三方面在功能上的性别差异。在一项对 117 名胎儿期发现上尿路扩张的婴儿的反流情况进行评估的研究中发现,76% 的反流婴儿为男性(Ring et al,1993)。尽管在大龄儿童中反流患者女性居多(85%),但在以后的生活中,伴随尿路感染的反流仍是男性多于女性(Shopfner,1970)。影响正确理解反流中男性与女性之间性别差异的一个混杂因素是尿路感染的性别倾向。未行包皮环切术的男婴患尿路感染的可能性比行包皮环切的高 12 倍,这与其尿道周围隐匿有大量尿道致病菌群有关(Wiswell et al,1988;Wiswell and Hachey,1993)。尿路感染的高发病率意味着需要更频繁的评估及对人群中膀胱输尿管反流进行监测。现在还不知道如在女婴中像男婴一样加强对反流的检测是否会增加其反流的发生率。在一个相关研究中,被选入国际反流研究组的美国患儿中只有 10% 是男性,而欧洲

却有 24%。后者包皮环切比例只有 5%,而美国有 62%($P<0.001$)(Weiss et al,1992b)。

(三)胎儿中的反流

大多数对于胎儿反流的研究并不是真正意义上监测胎儿反流,而是在新生儿时期将胎儿肾积水的参数与反流联系起来。然而,胎儿肾积水很常见,通常会自愈,并且对出生后的膀胱输尿管反流仅有很低的特异性。不过,胎儿肾积水和出生后检测到的反流有很常见的联系。Zerin 及其同事们(1993)描述了在 130 例有胎儿肾积水的新生儿中有 38%的反流检出率,其中有 19%的反流是双侧。有人认为,胎儿定义为肾积水的阈值越低(骨盆直径在毫米级),出生后反流的检出率越高(Anderson et al,1997)。这引起人们的推测,是否反流是人群中一个正常的变异,仅仅因为易致尿路感染而造成相应的临床症状,通过观察证实,没有感染的反流可能没有临床意义。男孩似乎在生后更常出现反流,一项对 27 个患者的研究报道提示男女比例为 6:1(Marra et al,1994)。最高级的反流通常和肾核素检查时显示出的畸形相关。在许多病例中,即使从出生后没有任何感染史,一旦核素显像发现肾功能整体降低的小肾,往往提示该显像畸形可能与发育过程中输尿管芽畸形有关,伴随着高级别反流或本身就继发于反流(Oliveira et al,1998;Stock et al,1998)。

(四)年龄

如前所述,因为反流的自然病程中包含了随时间推移自行消退,因此不言而喻的是,和婴儿相比,大年龄儿童原发性反流的发病率更低(表 16-1)。即使存在感染或无症状菌尿,反流也是在年轻患者中更常见(Smellie,1991)。

表 16-1　合并尿路感染患者的反流发生率

年龄(岁)	发生率(%)
<1	70
4	25
12	15
成年	5.2

From Baker R,Maxted W,Maylath J,et al. Relation of age,sex,and infection to reflux:data indicating high spontaneous cure rate in pediatric patients. J Urol 1966;95:27

(五)种族

有关反流在全世界的种族倾向性还知之甚少,因为反流研究目前局限于西方国家。**目前在数个研究中证实的一个差异是非洲裔的女性反流发生率较其他种族要低 10 倍**(Skoog and Belman,1991;Chand et al,2003)。另外,反流在该人群中消退得更快($P<0.005$)。在一组男女比为 4:1 的有色人种儿童中,58%的患儿<1 岁,其中表现为尿路感染占 72%,排尿困难占 10%,以及其他畸形占 14%,但仅 10%存在反流(Westand Venugopal,1993)。即使在产前有肾积水的患者的随访中,反流在 51 例非黑人儿童中发生率为 17.6%,而在 58 例黑人儿童中发生率为 0(Horowitz et al,1999)。这些差异可能是与白人患儿中抗反流机制成熟延迟有关,因为在 10 岁以后各种族的反流发生率变得相等(Melhemand Harpen,1997)。

> **要点:人口统计学**
> - 伴随尿路感染的患儿年龄越小,发现反流的可能性越大。
> - 膀胱输尿管反流在非洲裔患儿中相对罕见。

三、遗传学

(一)同胞共患反流

一个近期关于同胞共患反流的 meta 分析研究显示,膀胱输尿管反流在同胞中的患病率约为 32%(Hollowell and Greenfled,2002)。然而,在年长的同胞中患病率可能低至 7%(Connolly et al,1996),在同卵双生子中高达 100%(Kaefer et al,2000)。**后者毫无疑问地支持了膀胱输尿管反流具有遗传性这一观点**,并且其遗传模式在某些情况下可能是常染色体显性遗传。尽管在反流患者的同胞中反流的患病率更高,反流会自行消退的自然病程提示那些年长的同胞和年幼的同胞相比,罹患反流的可能性更低,(Connolly et al,1996)。然而,现有的关于同胞共患的研究中并未严格地指出同胞共患反流的发病率是否与该同胞比反流患者年长或年幼有关。由于是筛查发现,因此共患反流的同胞在诊断时通常是无症状的。另外,反流在引起肾改变(如影像学方法发现的局部瘢痕)前有自行消退的倾向,这进一步复杂化了同胞共患的反流的治疗。这些临床特征强调了很难对筛查发现的共患反流同胞提出有意义的治疗建议。

很多对筛查发现的同胞共患反流的关注来源于这些患者超声检查或肾核素显像时发现的肾异常的报道。

在一项对 123 例筛查的同胞组的回顾性研究中发现,44 例(36%)患者在排泄性膀胱造影时表现为膀胱输尿管反流(Houle et al,2004)。在这些患者中,37 例接受了肾影像学检查。在超声检查中 30% 患者存在异常,而在肾核素显像时异常率为 28%。然而,在>2 岁的同胞中,肾核素显像的异常率为整组异常率的 2 倍。作者认为,肾损伤在年长同胞是进展性的,并建议反流患者的同胞要尽早筛查。然而,这项研究忽略了一个事实:肾损伤或者畸形形成可能很早就发生,并且随着时间发展(>2 岁),肾发育可能会夸大了核素检查时肾畸形的表现。核素检查结果可能会因为在肾瘢痕周围的正常皮质不能生长或对侧肾代偿性肥厚而显得更严重。**缺失的一个环节是没有对无症状反流患儿同胞从出生起就进行前瞻性的核素检查或超声随访。**最后,很多对于反流患儿同胞核素检查结果的研究因为没能把与重度反流相关的肾发育畸形和继发于感染和炎症的真性瘢痕区分开来,而使得结果被混淆。另外,由于先天性发育不良和瘢痕形成有关,故目前还不具备调节发育不良的进程的能力。在缺乏这些数据的情况下,面对具有侵袭性的反流检测"金标准"——膀胱尿道造影,引出了以下疑问。

同胞中无症状反流是有临床意义的吗? 如果有尿路感染的倾向,不论是否合并膀胱输尿管反流,如能确定和基因调节有关,这种情况下需要强调对于同胞共患的反流筛查。由于在反流患者或他(她)的同胞中无法明确其生物学感染倾向,因此发生尿路感染的可能性不能被用来作为支持筛查同胞反流的证据。所以需要综合分析那些存在问题的反流同胞的临床信息。**由于争论的重点是肾反流产生的后果,而非是反流本身,对反流同胞而言首先行对皮质异常的非侵入性筛查可能更**

好,如果有合并尿路感染或肠和膀胱功能异常等既往史的同胞需要筛查反流。无论是使用超声做大体筛查或用核素扫描以精确测定,肾评估的强度可受到临床因素的调节,包括家族史、患者和家属对随访的依从性、血压、尿路感染和发热的病史,以及排尿功能障碍等。没有肾影像学异常,会使得临床医师认为,即使存在反流,就目前而言也还没有造成肾结构的不良后果。

筛查依赖于同胞的年龄吗? 因为 5 岁以上儿童在肾盂肾炎后形成新的肾瘢痕的风险更低,所以年长的同胞由于新发的反流引起的肾盂肾炎而导致肾病变可能低。和婴儿或年龄<5 岁的同胞相比,>5 岁的儿童从确诊反流及预防性使用抗生素这两件事中获得的收益甚少。不过,如果年长同胞有未治疗的发热性感染的病史,那么支持进行肾评估甚至膀胱造影。

因此,首先进行肾影像学检查,再进行输尿管膀胱连接部的完整性评估,临床上建立了一套合理的由上至下的同胞共患反流的筛查路径。这个路径在侵袭性的反流检测和传统预防方法与首次监测到的肾皮质异常之间建立了一个平衡,这种肾皮质异常可能是过去发生过的反流或持续存在的反流所引起的。如果同时考虑到年龄和肾完整性的因素,可以在不同年龄患儿(小于或大于 5 岁),以及伴或不伴肾结构异常的同胞患儿建立一个分级筛查路径。在评判反流同胞是否需要使用膀胱造影筛查膀胱输尿管反流的存在时,近期的泌尿系统病史或排尿情况在其中起到决定性作用。在肾结构正常的 5 岁以上反流同胞中,对反流进行监测所得的收益甚少,该反流不能以在一般儿童人群中通常所说的引起发热性尿路感染的表达来定位。事实上,已知的膀胱输尿管反流的患儿(指示患者)可能会增加家庭的注意及年长同胞对自身的泌尿症状的关注。对于 5 岁及以上存在肾结构异常的同胞来说,他们过去可能罹患过反流或目前持续存在反流。通过膀胱造影来明确或排除反流的诊断也依赖于平日的排尿习惯及近期是否有泌尿系统病史。对于<5 岁且具有正常肾结构的同胞,处理取决于临床所评估的发生感染的可能性,而不需要立即确诊反流。<5 岁且有肾皮质缺陷的反流同胞最有可能因为反流引起发热性感染而导致皮质缺损,并有伴随因为感染

触发的反流引起的肾盂肾炎而增加皮质缺损的风险(Hunziker et al,2014)。既然这样,如果有下述情况的任何一种均需要考虑行膀胱造影:合并有发热史的潜在高反流发病率的同胞、无法解释或合并尿路感染,或有严重肠功能紊乱。在任何同胞中,一旦确诊了反流,对反流治疗的适应证同普通儿童反流人群一致。

(二)相关基因

除了同胞共患反流外,对于反流患者后代的前瞻性筛查中发现其子嗣中有66%的反流患病率(Noe et al,1992),这无疑证明了反流的关于常染色体显性遗传的遗传机制的说法。和普通人群相比,反流指示患者(index patients)的同胞和后代的更高的反流发病率意味着他们对于肾病的易感性。以往的分离和连锁分析提示了在膀胱输尿管反流的发病机制中涉及了许多基因,但迄今为止还没有确认任何特异性的基因产物或功能作用(Chapman et al,1985;Feather et al,2000)。一些研究使用形态基因路径来寻找导致膀胱输尿管反流的候选基因。Mackie 和 Stephens 在1975年对输尿管芽起源的研究中将起源于中肾管(wolffian)的输尿管芽的位置和输尿管孔的最终位置相关联,该研究结果为膀胱输尿管反流基因解释提供了现代基础。研究者发现,有一些基因参与这些发育过程的调控,被延伸认为是输尿管膀胱连接部完整性的潜在调节器,尽管这些基因与膀胱输尿管反流的联系在临床上尚未被证实。事实上,输尿管芽的遗传失调被认为是许多先天性肾和尿路畸形的原因(通常被视为同 CAKUT 一样)(Miyazaki and Ichikawa,2003)。PAX2 是一个调节小鼠肾、中枢神经系统和眼睛发育的转录因子。它对小鼠输尿管芽的发育至关重要(Keller et al,1994)。PAX2 定位于人体染色体10q,人类综合征中已有报道如果它变异会引起肾的缺损和畸形,包括发育不全、发育不良、肾小球肾炎和膀胱输尿管反流(Sanyanusin et al,1995)。然而,PAX2 并非是原发性膀胱输尿管反流的主要决定因素(Choi et al,1998;Cunliffe et al,1998)。神经胶质来源的神经营养因子(Glial-derived neurotrophic factor,Gdnf)和其受体 RET 对小鼠输尿管膀胱连接部的形成至关重要(Yu et al,2004)。小鼠 RET 的过度表达会导致输尿管芽的

位置异常,并与新生小鼠高达30%的膀胱输尿管反流发病率有关,而野生型小鼠的膀胱输尿管反流发病率为4%。不过,在人体内并未发现 Gdnf-Ret 信号复合物介导膀胱输尿管反流(Shefelbine et al,1998)。关于反流基因研究的文献中存在一些自相矛盾研究,其中一个是在某些特定人群中存在着内在遗传背景,膀胱输尿管反流相关的假定的基因偶尔会被扩增,但是这些基因并非作用于所有人群中。一个 RET 相关的最新研究显示,来自加拿大魁北克地区的原发性膀胱输尿管反流患者中存在非常高频的 RET 多态性,但是来自爱尔兰的原发性膀胱输尿管反流的相似患者队列中并没有此现象(Darlow,2009)。另一个吸引人的膀胱输尿管反流的动物模型是在敲除尿溶蛋白Ⅲ基因(uroplakin Ⅲ,UPK3)后发现的(Hu et al,2000)。然而在对膀胱输尿管反流的人类队列研究中并未发现此基因的结构性改变(Giltay et al,2004;Jiang et al,2004)。这一发现的一个解释是可能尿溶蛋白的主要突变对于人类而言是致命的。最后,肾素-血管紧张素蛋白家族被认为与一些肾输尿管发育异常有关,包括肾盂输尿管连接部狭窄和巨输尿管症(Hohenfellner et al,1999)。尽管血管紧张素受体-2(angiotension receptor-2,Agtr2)(Yoneda et al,2002)和血管紧张素转化酶(angiotension-converting enzyme,ACE)(Liu et al,2004)基因与膀胱输尿管反流之间的联系已被发现,但是并未发现确切的病因学联系。相似的,在近期一个关于在伴有或不伴有肾瘢痕的儿童中进行特定 ACE 多态性的插入或敲除的研究中,即使已经对年龄或膀胱输尿管反流进行了分级,仍然无法证实之前怀疑的敲除 ACE 多态性的纯合子与瘢痕之间的关系(Sekerli et al,2009)。虽然有研究发现在某些家族中存在常染色体显性遗传的模式,以及确切的反流动物基因模型支持人类中更加复杂的多基因机制,但目前还无法证实人类原发性膀胱输尿管反流中明确的遗传机制。事实上,目前在最大的全染色体关联组和对原发性无症状反流的初始扫描中,先前报道的候选基因中并没有发现存在明显的重叠(Cordell,2010)。确切来说,该研究没有发现膀胱输尿管反流与 AGTR2、HNF1B、PAX2、RET、ROBO2 或尿溶蛋白Ⅲ之间有任何联系。作者认为,在目前测试

的常见膀胱输尿管反流的人群中可能尚不存在主要的基因位点。

要点:筛查,遗传和基因

- 同胞中反流的患病率更高。
- 有常染色体显性遗传模式的倾向。
- 可能与多种基因有关。
- 不能假定所有的反流同胞均存在肾皮质异常。缺乏前瞻性的研究,故应当对同胞进行大规模的筛查。

四、输尿管膀胱连接部的胚胎学

关于膀胱三角区和输尿管口胚胎学的完整讨论在本文其他部分已经详述。简单来说,膀胱三角和输尿管口的发育同时进行支配了输尿管膀胱连接部的最终位置和完整性。一方面,来自中肾管(或 Wolffian 管)的胚胎性输尿管芽决定了后肾管或早期婴儿输尿管。Wolffian 管(早期输精管)和早期的输尿管被认为是形成 Y 型的两条上臂,远端的中肾管是 Y 型的主干。当生芽时,远端中肾管被牵拉且合并入泌尿生殖窦(Urogenital Sinus,UGS)区域,后者之后变成膀胱。合并过程持续到整个主干被吸收,并让留下来的 Y 型的两臂分别进入膀胱——其中一臂作为输尿管,另一臂作为位于男性尿道前列腺部的精索和输精管(或是女性阴道中退化的 Gartner 管)。一旦 Y 型的两臂接触到泌尿生殖窦或膀胱壁,这两臂就会相对地旋转,致使输尿管口接近输精管口。如果输尿管芽过早到达泌尿生殖窦(被认为发芽早),过度旋转会使得输尿管位置被拉得相对于膀胱壁过高、过偏,这会导致合并不充分、膀胱壁内段长度不足,甚至发生反流(Mackie et al,1975)。如果输尿管芽到达泌尿生殖窦过迟(因为发芽晚),会导致旋转不充分,最终导致被牵拉向过远或居中而形成异位输尿管。这通常会引起膀胱颈部或其他区域的梗阻。另外,发芽过早或过晚也被认为影响了胚芽上皮和后肾之间的接触,导致肾畸形、发育不良、发育不全,甚至不发育。

五、抗反流机制的功能解剖学

膀胱输尿管反流的现象代表了几个因素的平衡。任何单独一个因素的异常或是几个因素合并异常,会引起尿液从膀胱向输尿管的逆向流动,并最终导致尿液反流至肾盂、肾小管。上述这些因素包括输尿管的功能完整性、输尿管膀胱连接部的解剖构成及膀胱的功能动力学。

首先,输尿管在抗反流中起到的是动力导管的作用,它通过神经肌肉传递蠕动波,顺行用力充分推动尿液。在这种情况下,反流自然而然被扼制了。此外,如果反流发生,取决于其程度及时机,顺行的尿液可能起到阻止尿液反流至肾盂的作用。人体抗反流的第二个组成部分是输尿管膀胱连接部的解剖学设计。这种独特机制的核心在于输尿管壁内段与逼尿肌一起穿过膀胱壁(图 16-1)(Elbadawi,1972)。在膀胱外的膀胱裂隙,输尿管的三层肌肉层是各自独立的。外层输尿管肌肉和外层逼尿肌合并以形成 Waldeyer 鞘,Waldeyer 鞘形成了膀胱三角区的深层结构。输尿管壁内段在膀胱充盈期被膀胱壁挤压,这能防止尿液反流回输尿管。足够的输尿管壁内段长度和膀胱内外点之间输尿管的固定能形成抗反流压力瓣。Paquin 在 1959 年对儿童输尿管膀胱连接部的早期解剖中发现,无反流连接部隧道长度与输尿管直径比大约是 5:1,而在反流的输尿管膀胱连接部,该比例是 1.4:1.0(见表 16-2,见 Expert Consult 网站表 137-2)。在膀胱内,输尿管内层肌肉和逼尿肌融合形成膀胱三角的浅层结构。这些输尿管内部纤维的一部分从中间穿过,形成输尿管内嵴(Mercier 嵴)。正常和反流的输尿管膀胱连接部的细胞和分子细节还是未知的。然而,除了隧道长度的结构性缺陷外,输尿管膀胱平滑肌异常和细胞外基质成分异常及神经功能异常也可能会导致反流(Oswald et al,2004)。

输尿管膀胱连接部的开放取决于隧道内纵向肌肉的主动收缩。这会拉近输尿管壁内段膀胱内外两点之间的距离,使隧道变短变宽,推挤尿液进入膀胱。事实上,当在膀胱镜下检查时能发现,输尿管口侧向移位伴随典型的尿液喷射入膀胱。尽管这样的侧向移位在功能上来说是正常的,是尿

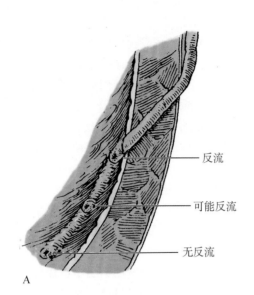
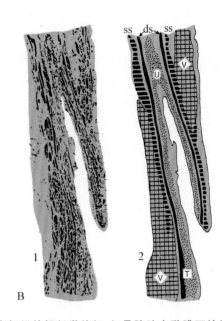

图 16-1　A. 反流的输尿管膀胱连接部和不反流的输尿管口有相似的解剖学特征,但是膀胱内黏膜下输尿管的长度不一样,一些具有边缘黏膜下隧道的输尿管口可能会间歇性反流。B. 输尿管膀胱连接部的纵切面。1,显微照片;2,示意图。输尿管肌肉(U)被输尿管周围表层鞘膜(ss)和深层鞘膜(ds)包裹,延伸到黏膜下层部分的顶部和跨过输尿管口进入膀胱三角区肌肉(T)。表层鞘膜和膀胱肌肉(V)之间的关系清晰可见。输尿管口上唇的横行束属于表层和深层鞘膜。膀胱和输尿管之间没有真正的分隔空间存在(A, From Glenn J. Urologic surgery. 2nd ed. New York:Harper & Row;1975;B,from Elbadawi A. Anatomy and function of the urethral sheath. J Urol 1972;107:224.)

液正常通过的必要条件,但是永久性侧向移位使输尿管隧道变短,这是膀胱镜下观察到反流的输尿管口的特征。输尿管膀胱连接部的关闭原因在于输尿管壁内段被挤压及随着输尿管肌肉松弛而使输尿管恢复原有长度。因此,主动和被动机制在动力学上重塑隧道,在保证尿液的顺行的同时预防反流。最后,神经生理学研究发现,在输尿管膀胱连接部和输尿管周围膀胱壁之间存在局部传入和传出神经肌协调装置,诱导膀胱充盈过程中输尿管膀胱连接部管腔内的压力升高或降低(Shafik,1996)。

> **要点:功能解剖学**
> - 抗反流机制的完整性取决于膀胱、输尿管解剖学和功能学关系的平衡。
> - 继发性反流可能起源于输尿管膀胱连接部、膀胱或膀胱出口的解剖学或功能学异常。

六、膀胱输尿管反流病因学

如同之前提及的那样,膀胱输尿管反流的发生代表了很多因素的平衡。各种因素对其发病机制的作用程度很大程度上决定了反流是原发性或继发性的。一般来说,**如果造成反流的主要原因是输尿管膀胱连接部抗反流机制的功能出现根本缺陷,而其余因素(膀胱和输尿管)维持正常或相对无影响,则反流被认为是原发的。继发性反流就是输尿管膀胱连接部的正常功能被压垮所导致的。先天性、获得性或者自然行为性的膀胱功能障碍通常是造成继发性反流的根源。**如果在某个时间点之前没有发现反流,那之后发现的反流通常被认为是继发性的。

(一)原发性反流

如同先前所说,原发性反流代表了输尿管膀胱连接部的先天性结构缺陷及随之而来的功能缺陷。即使膀胱内储存的尿液的压力足够低,反流也会发生。输尿管膀胱壁内段隧道长度/直径比率通常都要比 Paquin 在 1959 年描述的低。尽管原发性反流通常是由于隧道长度不足而不是输尿管直径的增加，但当需要进行抗反流的输尿管膀胱吻合术时，扩张的输尿管常常带来挑战。通常采用延长隧道长度（＞5cm），缩短和（或）折叠来减小输尿管直径，或者两者同时采用，来成功重建抗反流机制。另一方面，完全按照长度/直径比率 5:1 重建新的隧道来纠正反流可能并非必要。

（二）继发性反流

任何导致膀胱梗阻的病理学改变都能引起膀胱病态改变及过度充盈和排空压力，最终破坏正常的壁内段抗反流活瓣机制。这些异常可能是功能性，也可能是解剖性的。

反流消退的自然病程提示输尿管膀胱连接部的输尿管长度/直径比率会逐渐向功能性比率演变。然而，反流更可能是表现为膀胱储存和排空的动态学特征及输尿管膀胱连接部抗反流的解剖学特征之间的平衡。通过这个解释，我们推测在儿童具有反流消退能力的发育时期，反流大多数可能在任一特定时间点都是继发性的。

在儿童人群中最常见的膀胱解剖学梗阻是后尿道瓣膜（posterior urethral valves，PUVs）。48%～70%的后尿道瓣膜患者存在反流（Reuter and Lebowitz，1985；Puri and Kumar，1996；Hassan et al，2003；Priti et al，2004）。1/3 的患者在后尿道梗阻解除后反流消退。其中一项研究中，有 78% 的反流在后尿道瓣膜切除术后 6 个月内自行消退（Priti et al，2004）。这个观察结果证明，继发性反流是由于后尿道瓣膜患者的膀胱排尿压力增高导致的。甚至前列腺的增生和切除也分别与膀胱输尿管反流和缓解有关（Morita，1987）。在女性中，解剖学上的膀胱梗阻很罕见的。最常见的结构性梗阻来自向膀胱颈部脱垂的输尿管囊肿（Merlini and Lelli Chiesa，2004）。在这类病例中，对侧输尿管反流可能是由于随后的膀胱出口梗阻导致，常常可随着输尿管囊肿的减压而消退。总之，如果梗阻解除后致使反流迅速消退，那么反流很可能是继发性的。

和解剖学梗阻相比，神经功能性原因导致的膀胱压力升高同样容易导致膀胱输尿管反流。特别是脊柱裂相关的神经源性膀胱有引起反流的风险（Bauer et al，1982）。在评估儿童尿路感染时需要牢记这一事实。对于隐匿性脊柱闭合不全，包括骶骨凹陷或毛发附着、臀沟异常、直肠压力减少、明显的便秘或大便失禁，需要立即考虑检查是否合并脊柱异常。

在没有明显神经病理改变时，尿动力学的极端表现也可能会导致反流。一些研究显示了新生儿反流的继发性因素是男婴的特性。在 Yeung 及其同事们（1998）的一项研究中显示，24 例表现为尿动力学的不稳定（过度活动）的反流婴儿中，有 22 例表现为不恰当或梗阻性排尿模式的婴儿为男性。而 21 名非反流患者的对照组中，排尿模式表现为正常或不成熟，其中 16 名是男性。在婴儿中，过高的排尿压力与反流的发生有关，特别是男婴（Chandra et al，1996），这导致了了在反流婴儿中，男性占大多数。尿动力学评估提示婴儿的膀胱压力升高可能是由于在此发育期间括约肌松弛不完全造成（Chandra and Maddix，2000）。然而，在这些婴儿中绝大多数逼尿肌活性在膀胱充盈时正常，一些婴儿伴随膀胱容量轻度减小（Podesta et al，2004）。膀胱充盈时观察到活性没有被抑制的现象，仍常见于男婴（Yeung et al，1998）。同时伴有尿动力学证明的排尿压力增高的婴儿的反流患病率高，这提示了婴儿排尿模式可能是正常发育的一部分。因此，即使输尿管膀胱连接部可能会随着年龄发育成熟，输尿管膀胱连接部和婴儿排尿模式之间的相互作用可能会引起反流发生。这种反流会随着婴儿的成长以及尿动力学参数的正常而消退。

在年长儿童中，膀胱和肠功能的获得性异常通常被称为膀胱肠功能障碍综合征（bladder and bowel dysfunction，BBD），其与反流有关。排尿功能异常的原因多种多样，但是通过让儿童坚持数个月有意识的外括约肌收缩的如厕训练来获得儿童早期的膀胱收缩抑制的行为，可能会进展为排尿功能异常（Allen，1985）。如果这个行为被延长或者强化了，通常在儿童强烈的自控欲望的驱使下，膀胱排尿压力会增加。当自控逐渐替换为不完全排空，会导致更高风险的尿路感染。尽管对于尿路感染的调查可能对某些患者诊断为持续的原发性反流，但增加的膀胱压力逐渐扭曲膀胱和输尿管膀胱连接部的结构,并可能产生继发性反流(Koff and Campbell,1992)。输尿管膀胱连接部结构的损害可能是反流最关键的决定因素,因为在正常膀胱和结构完整的非反流输尿管膀胱连接部中,大约 $100cmH_2O$ 的高排尿压力很常见。事实上,输尿管膀胱连接部结构被损害后,在低压排尿或充盈早期也很容易反流,这同时是一个反流消退的不良预后因子(Koff and Campbell,1992;Hinman et al,2002)。无抑制的膀胱收缩是最常见的尿动力学异常,与神经功能正常儿童的反流有关。在一项针对 37 例原发性反流女性患儿的研究中发现,75%的患儿存在过度活跃的逼尿肌收缩(Taylor,1982)。然而,对此类患儿使用奥昔布宁进行治疗后能消除高达 80% 的输尿管反流,这项发现高度支持了频繁的膀胱过度活动会导致反流的观点,该反流可能是继发性的,也可能维持了原发性(Koff and Murtagh,1983;Homsy et al,1985;Seruca,1989)。**因此,很显然,原发性反流和继发性反流不一定是相互独立的,或者换而言之,某些被认为是原发性反流的患者,其反流可能继发于膀胱肠功能障碍综合征。**

(三)临床相关

先前的讨论很清楚地提示,如果继发性因素是可鉴别、确认和治疗的,则存在很多机会可以改变反流病程。Van gool 及其同事们(1992)发现,国际反流研究会欧洲分会注册的儿童中 18%有排尿异常,和没有排尿异常的儿童相比,伴有更频繁的尿路感染和更长时间的反流。最近瑞典反流试验研究组(Swedish Reflux Trial)发现了类似结果,他们对一组 1—2 岁、有Ⅲ至Ⅳ级反流的儿童进行研究并随访 2 年,评估其下尿路功能障碍发生率和分型(Sillen et al,2010)。20%儿童在入组时有某种形式的功能异常。在 2 年随访后功能障碍率增加到了 34%。功能障碍的随访和反流的改善呈负相关($P=0.002$)。此外,在研究登记记录的和随访的核素显像肾畸形(Brandstrom et al 定义,2010a)与功能障碍也有相关性($P=0.001$)。未能解决排尿异常会对抗反流手术产生不利的影响(Koff et al,1998)。

事实上,美国泌尿协会(American Urological Association,AUA)专家组最近汇编的关于膀胱

输尿管反流指南的 meta 分析证据提示,膀胱肠功能障碍综合征是最关键,也是最能调节的影响膀胱输尿管反流治疗的因素,其同样会影响尿路感染的发生。综合研究分析表明,**膀胱肠功能障碍综合征与以下因素相关:使用抗生素预防仍有较高尿路感染发生率、膀胱输尿管反流手术治疗后高尿路感染发生率;诊断后 24 个月膀胱输尿管反流治愈率低;以及内镜手术成功率降低。专家组选择的被认为可接受级别证据的研究中,膀胱肠功能障碍综合征并没有降低传统开腹手术反流矫治手术的成功率**(图 16-2,见 Expert Consult 网站图 137-2)。

因此,尽管膀胱肠功能障碍综合征在文章其他部分已经被详细讨论过,但对经过如厕训练的反流患儿进行全面评估时,必须将尿滴沥、尿急、尿失禁作为共存的排尿障碍征象。女孩同样会表现为排尿拖延或表现为屈膝排尿,男孩可能会挤压阴茎来抑制膀胱收缩。膀胱和肛门出口的位置毗邻会导致肛门括约肌的交感性收缩,同时会导致反流和尿路感染患者伴随频繁的便秘和大便失禁,这种情况可能是互相加重的模式(O'Regan and Yazbeck,1985;O'Regan et al,1986;Chase et al,2004)。**必须尽可能识别和消除便秘,这样才能为反流的自行消退或手术治愈提供最佳条件。**McGuire 及其同事们(1981)首次报道了膀胱完全充盈时超过 $40cmH_2O$ 的压力与反流及上尿路损害有关。通过治疗使得压力低于该阈值能使反流明显消退(Flood et al,1994)。

七、下尿路感染和反流

反流不是尿路感染的普遍原因。在没有膀胱症状或炎症时,反流更多的被认为是菌尿的临床促进剂,通过机械传递将感染的尿液带入肾盂。感染相关性膀胱炎被认为会引起膀胱应激和排尿困难,扰乱排尿模式并降低输尿管膀胱连接部的反流阈值。然而,动物实验对于感染是否能使 UVR 持续存在持有不同的观点。在灵长类动物研究中,手术建立反流模型后在膀胱内注入致病菌,类似于反流持续存在(Roberts et al,1988)。而在慢性感染中自发的原发性反流(Lewis and Roberts,1986)却不会延缓反

流的消退。

与重度反流有关的严重输尿管积水和肾盂积水，理论上扮演蓄水池的角色，能反复地顺行将致病菌引入膀胱内。有菌的尿液可能再次循环反流逆行进入上尿路。类似的，内毒素引起的输尿管松弛使得感染的尿液不能从上尿路排出，但这并没有影响反流的最终消退（Roberts and Riopelle，1978）。事实上，在瑞典反流实验组随机前瞻性研究中发现，重度反流患者中扩张的上尿路与没有使用预防性抗生素而复发率高的发热性尿路感染有关（Brandstrom et al，2010b）。反流纠正或抗生素预防会降低复发感染率至 20%（$P = 0.0001$）。有趣的是，该发现仅限于女孩，这可能反映了和男孩相比女孩对于膀胱细菌定植的解剖易感性；感染的发热本质可能因为反流将细菌冲向上尿路和肾实质。

> **要点：下尿路感染和反流**
> - 反流不是尿路感染的普遍原因。
> - 反流导致肾盂肾炎的发生。

八、反流的分级

反流的分级系统存在是为了帮助预测该分级的疾病的预后。1981 年，国际反流研究委员会（International Reflux Study Committe）提出了一个五级反流系统，在北美沿用至今（Duckett and Bellinger，1982；Lebowitz et al，1985）。**反流的五个等级目前被用来描述排泄性膀胱尿路造影（Voiding Cystourethrogram，VCUG）的放射性对比图像所显示的输尿管、肾盂和肾盏的形态**（表16-3，图16-3）。使用该分级系统有几个目的。分级标准化了临床治疗中对个体化患者反流程度的描述，同时用于临床研究和试验中研究对象的分类。分级促进了对个体化患者反流自然病史的记录。它同样用于建立反流和其他临床参数之间的量化关系，以明确这些关系是否具有临床相关性。最重要的是，原发性反流最初的分级描述是反流消退预测最重要的参数（见后）。

表 16-3　膀胱输尿管反流的国际分类

分级	描述
Ⅰ	反流入不扩张的输尿管
Ⅱ	反流入不扩张的肾盂和肾盏
Ⅲ	输尿管、肾盂、肾盏轻至中度扩张，穹隆轻度变钝
Ⅳ	中度输尿管纤曲和肾盂肾盏扩张
Ⅴ	输尿管、肾盂、肾盏整体扩张；乳头压迹消失；输尿管纤曲

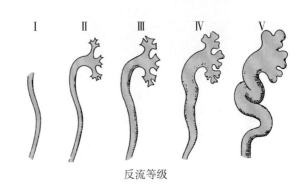

反流等级

图 16-3　膀胱输尿管反流国际分类

尽管 5 级分级系统被广泛使用，它还存在一些不足。例如，所期待的输尿管和肾盏扩张的一致性并不总是存在（图16-4）。输尿管和肾盂的扩张比例可能各不相同。和典型的上尿路反流相比，这些是否反映了生物力学组织特性或过度扩张组织的蠕动活性的异常，还不得而知。不过，使用现在的分级系统很难对此类解剖分级。同样，感染后形成瘢痕或反流消退的倾向在这个系统中是否有所改变也尚不清楚。

于是人们试图通过使用核素膀胱造影（Radionuclide Cystography，RNC）来对反流进行分级。因为 RNC 并不提供反流分级所需的输尿管和肾盏结构的离散图像，通过 RNC 来分级反流非常困难。也有人提出了选择性 RNC 分级系统（Zhang et al，1987）。该系统提出了一个合理的与经典分级体系目标一致的分级系统，即将 Ⅱ 至 Ⅲ 级和 Ⅳ 至 Ⅴ 级反流分别改为低级别反流和高级别反流（图16-5）。将 5 级分级系统（Ⅰ 至 Ⅴ 级）减少至两级（低级别和高级别），对于理解反流病理生理学和设计临床研究的影响还有待确定。

见 Expert Consult 网站。

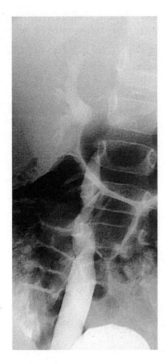

图 16-4　输尿管下端明显扩张的反流输尿管,集合系统却没有变形,可能不同于经典体系中的 II 级反流

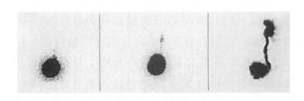

图 16-5　核素排泄性膀胱造影显示右侧反流。放射性核素轨迹能被定为(从左向右)1 级(国际分级系统 I 级),2 级(国际分级系统 II 至 III 级)和 3 级(国际分级系统 IV 至 V 级)

九、膀胱输尿管反流的诊断与评估

(一)尿路感染的确诊

可预防的反流性肾病被认为是以尿路感染和反流的综合作用而导致的,因此明确尿路感染对于恰当有效地治疗膀胱输尿管反流患者是至关重要的。许多因素有助于精确地评估和解释膀胱输尿管反流患者所发生的尿路感染,包括病史、发热情况、患者年龄、包皮环切情况、尿液标本的收集储存运输方式及尿液涂片和显微镜分析结果。尽

管通过涂片或显微镜分析来明确脓尿(菌尿除外)有助于区分细菌感染与定植,但在膀胱输尿管反流中,细菌定植即使是单独出现,也可能存在损害上尿路的风险。但这些细节也不能被过分强调,因为主要治疗方案的确定(包括手术干预以纠正反流)通常仅取决于尿路感染的诊断。相反,如果收集尿液的方式高度可疑并易受污染,那么在尿液标本中明确有无微生物生长的意义不大。明确尿路感染应从尿液标本的收集开始。如果需要保存标本,则其在转移到实验室之前应该维持在 4℃ 保存。

详情见 Expert Consult 网站。

(二)评估尿路感染

许多因素有助于检查尿路感染患者是否存在反流。在尿路感染儿童中发现膀胱输尿管反流的可能性为 29%～50%(Anonymous,1981)。而且在一些患者中,高级别反流可能与各种程度的肾实质发育不良有关(见胚胎学部分)(Nakai et al,2003)。另外,因为随着年龄的增长,反流有逐渐缓解的趋势,所以尿路感染更常见于年幼的反流患儿(Smellie et al,1981b),相对于年长的患儿,年幼患儿的肾实质在发生肾盂肾炎后更易形成瘢痕。Smellie 及其同事们也提出,对于尿路感染患者,反流通常无法提供任何有特征性的临床特征。因此,就像在寻找同胞反流时,对尿路感染患者的影像学检查,只是针对那些膀胱输尿管反流对肾功能损害风险最大的患者。所有,**目前膀胱输尿管反流的影像学检查一般适用于 5 岁以下的儿童、所有发热性尿路感染儿童、任何患尿路感染的男性儿童(无论年龄或发热情况,有性生活除外)**。最近美国儿科学会(AAP)的诊疗指南中,强调了对 2 岁以下儿童的排尿性膀胱造影检查的推荐等级,以对经严格的尿培养标准确诊的复发性发热性尿路感染的患儿(非初发病例)做进一步诊断(详见后续讨论)。

首次尿路感染后的高尿路感染复发率为某些膀胱输尿管反流的确诊提供了建议(图 16-6)。但是,考虑到尿路感染在儿童患者中很常见,当前对膀胱输尿管反流的争论,使得我们通过这些评估手段,难以发现哪些患者可能存在有明显临床意义的反流。如果检查膀胱输尿管反流的排泄性检查阴性,可进一步检查明确。但是,父母对于侵袭

性膀胱造影检查的顾虑可能首先就限制了评估手段，仅仅做超声检查以排除存在的严重结构缺陷。与 AAP 目前的诊疗指南一致，对于发生尿路感染后的婴儿或儿童，在考虑了排尿、发热和家族史等因素后，可考虑进行无创的超声检查来评估膀胱和肾。如果儿童较年长、尿路感染不伴发热或两者都具备，那么治疗尿路感染后检测是否存在反流的重要性就值得商榷。另外，如果肾结构异常或双侧明显不对称，那么有必要进行膀胱造影检查。近期更多的关于膀胱输尿管反流发病的种族差异性研究表明，非洲裔儿童的发病率较低（Askari and Belman，1982；Horowitz et al，1999），而西班牙裔儿童发病率与白种人儿童相似（Pinto，2004）。

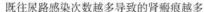
既往尿路感染次数越多导致的肾瘢痕越多

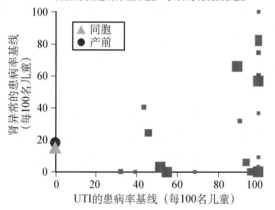

图 16-6　**尿路感染（UTI）病史**（From Peters CA，Skoog SJ，Arant BS，et al. Summary of the AUA guideline on management of primary vesicoureteral reflux in children. J Urol 2010；184：1134-44.）

产前超声的出现可能增加了对新生儿期无症状膀胱输尿管反流的发现，这是由于对这些出生后持续性肾积水婴儿进行了大量的监测和膀胱造影检查。需要注意的是，超声对肾积水的检出率明显高于肾积水的真实发生率，因为在做超声检查时，会存在一部分肾主动反流的现象。事实上，产前肾积水的程度与是否存在反流几乎没有什么必然联系（Farhat et al，2000）。一项调查研究也表明，在有膀胱输尿管反流和产前肾积水的患儿中，有 25% 的患者在出生后的超声检查显示正常（Lebowitz，1993）。

十、下尿路评估

（一）膀胱造影

膀胱输尿管反流检查的基础在于通过显影剂显示出从膀胱到输尿管和肾盂肾盏系统的逆行通路。目前可用的方法需要使膀胱内充盈一种显影剂，可应用的两种方法，即间接膀胱造影和直接膀胱造影，取决于造影剂是在排泄性尿路造影后间接流入膀胱还是直接注入膀胱（通常通过导尿）。间接膀胱造影，尽管避免了侵袭性导尿术，但是由于造影剂在经肾排泄后下行过程中，可能会残留在输尿管或肾盂中，而并非从膀胱反流而来，所以很容易导致假阳性结果；而且，如果反流的严重程度较低，也容易出现假阴性结果（Conway et al，1975）。然而，也有人认为，间接膀胱造影的价值可能在于排除膀胱输尿管反流（Carlsen et al，1986）。

VCUG 和 RNC 是直接进行膀胱造影的两种常见方式，组成了当今检测反流的金标准。近期，为了减少电离辐射，一些研究开始逐渐关注采用超声手段来检测反流，如彩色多普勒超声（Berrocal et al，2001；Darge et al，2001；Darge and Troeger，2002；McEwing et al，2002；Tasic and Todorovska，2003；Valentini et al，2004；Vassiou et al，2004；Vassiou et al，2004；Darge et al，2005）。膀胱输尿管反流直接膀胱造影的结果会受一些因素影响，包括排尿时的膀胱收缩、膀胱充盈量、感染及因此而引起的膀胱输尿管连接处的黏膜炎症等。尿液的反流可能会发生于膀胱充盈期或仅出现于排尿时的膀胱活动性收缩期。因此，如果患者不能在拍摄膀胱造影的特定程序要求下进行排尿，那么就会产生假阴性结果。更重要的是，即使在排尿时，反流也不一定会在单次的膀胱充盈-排尿循环中就出现。有些研究提示，如果多次循环地进行膀胱充盈-排尿动作，则可以提高 12%～20% 的膀胱输尿管反流检出率（Paltiel et al，1992；Papadopoulou et al，2002；Novljan et al，2003）。那么，循环 VCUG 检查就需要在 X 线透视下观察 2 次或 3 次膀胱充盈和排尿动作。这种多次循环检测的策略同样也适用于 RNC（Fettich and Kenda,1992)。经导尿管充盈膀胱也可能会出现反流。因为充盈期的膀胱内压明显低于排尿期，充盈期反流（或被动反流）通常被认为是反流消退的一个不良预后因素，并提示了膀胱输尿管连接部功能出现了明确的失代偿。这个现象在获得性或神经源性排尿功能障碍患者中很常见，其中排尿梗阻患者的膀胱壁和膀胱输尿管连接部逐渐重构，导致后期抗反流机制的完全失效，使得在膀胱充盈期的任何充盈量都会导致出现反流（Koff,1992）。这不同于仅在膀胱排空和收缩导致的膀胱内压增高时才出现的反流。因此，在影像学检查时，膀胱充盈量与膀胱容量的比值如果在技术上不一致，那么可导致反流检出率的差异；意味着在膀胱输尿管连接部存在进行性功能不全的前提下，膀胱过度充盈或充盈不全时，相应的反流检出率则可能会过高或过低。

排尿性膀胱造影研究面临的一个难题是感染活动期的膀胱造影。一方面，一些膀胱输尿管连接部仅维持最基本的抗反流机制，一般在非感染条件下具有抵抗反流的能力，但在膀胱炎条件下由于黏膜水肿和炎性改变，抗反流机制就会失效。这类患者在非感染情况下 VCUG 检查的反流结果通常为阴性，但他们会经常反复发作肾盂肾炎。如果在感染临床活动期行膀胱造影，那么这类患者可能会出现反流，但仅尿培养阳性的情况下也不一定会出现（Gross and Lebowitz,1981）。另一方面，膀胱炎活动期引发的反流，可传播细菌至上尿路和肾盂，存在引起医源性肾盂肾炎的风险。尽管如此，但一般还是认为排尿检查应推迟一周或更长，待患者从急性感染期充分恢复后再进行检查（Craig et al,1997）。只有在患儿反复出现肾盂肾炎及在此期间反复排尿检查均是阴性，必须要诊断是否存在反流的时候，才考虑在尿路感染期间进行膀胱造影。

VCUG 是一种透视性检查，可同时提供尿路功能动力学和解剖结构方面的信息。VCUG 的详细技术细节将在本书其他部分中详细论述。留置导尿管后，膀胱造影剂在重力作用下滴入膀胱，当造影剂不再流入时，记录膀胱容量。静态摄片记录膀胱轮廓、是否存在膀胱憩室或输尿管囊肿、反流分级、肾盏的结构和变钝情况及肾内反流。被动或主动反流可在膀胱充盈期或排尿期进行透视来动态观察。另外，膀胱颈的解剖结构（漏斗或扩张）和尿道的开放情况这些参数可从 VCUG 中获得。**延迟或排尿后摄片很重要，反映了造影剂从上尿路的清除情况，尤其是在伴有肾盂肾盏扩张时，造影剂的残留可预示同时伴发肾盂输尿管连接部梗阻（UP-JO），无论是原发病变或由于大量的反流逆行充盈肾盂导致的继发性 UPJ 变形（Hollowell et al,1989）。如果 UPJ 和 UVJ 都需要手术治疗，那么应先修复肾盂输尿管连接部，因为当反流纠正后阻力会加载于 UPJ，从而使梗阻随后发生**（Hollowell et al,1989）。如果很明确这两者是两个独立的疾病病程的情况下，那么这两种病变也可同时手术修复。

RNC 以往因只需相当于约 VCUG 1％的放射剂量而享有较高的声誉（Blaufox et al,1971；Diamond et al,1996a）。当前，由于现代数字技术减少了所需的放射剂量，X 线透视和 RNC 之间的差别已经明显缩小。虽然 RNC 能够提供的解剖细节很少，但它是膀胱输尿管反流筛查、监测病程、术后随访的一种理想手段。与 VCUG 不同，RNC 检查注入膀胱的造影剂（通常是^{99m}Tc），其本身就是一种放射源，用 γ 核素摄像机来摄片检测反流（图 16-7）。**由于没有 X 线透视中特有的不同密度的混杂成像，以及延长曝光的能力，所以 RNC 对 Ⅱ 至 Ⅳ 级反流具有更高的敏感度。相反，由于膀胱内造影剂的叠加曝光，导致对反流至输尿管末段的 Ⅰ 级反流的检出率很低。因此，RNC 和 VCUG 可以互补使用来平衡放射暴露，来观察动力学信息和解剖学细节**。尽管如此，现代数码透视设备已经进一步减少了传统透视检查的辐射暴露，因此缩小了这两种技术的曝光差异。

在一些诊疗中心越来越流行的另一种检测膀胱输尿管反流的方法就是超声下膀胱造影。现代化的探头联合使用回声增强造影剂，可以很好地检测年长患儿的反流（Novljan et al,2003；Riccabona et al,2003；Tasic and Todorovska,2003；Galia et al,2004），但这项技术在新生儿中的使用受限（McEwing et al,2002）。此外，虽然避免了辐射暴露，但是膀胱导尿术仍然是不可缺

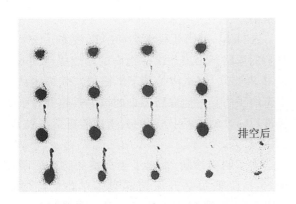

图 16-7　放射性核素膀胱造影显示右侧反流随着膀胱充盈而加重。上尿路集合系统排空完全

少的。

(二)诊断的争议:反流评估的挑战

众所周知,家庭和患者都对导尿感到苦恼,特别是儿童患者。伴随着反流患者门诊内镜治疗手段的出现,而且复发率低,似乎动摇了传统的反流管理和治疗观念。膀胱输尿管反流的各个方面,包括当前肾瘢痕和肾衰竭的发生率、肾易感的高峰年龄、纠正反流的指征(包括永久纠正反流的绝对必要性的假设),都开始逐渐被重新审视。这也给了避免导尿术带来了额外的压力。膀胱造影会给年幼患者带来创伤后遗症 (Stashinko and Goldberger,1998;Elder,2005),需要做膀胱造影时,一定要考虑到患者不同发育时期的敏感性和心理意识。镇静(Stokland et al,2003)、尿道局部麻醉(Gerard et al,2003)以及最近的催眠术(Butler et al,2005)都可减轻膀胱造影对患者的不良心理影响。然而,**父母对于反流治疗中医学模式性质的理解,必将影响他们为孩子所选择的治疗方式**(Ogan et al,2001)。**这不应该被误解为要放弃包括抗生素预防和定期膀胱造影在内的有助于及时纠正所有反流患者的常规的观察疗法**(Aaronson,2005)。相反,应该发展侵袭性更小的造影模式来检测反流,同时鼓励减少反流纠正术并发症的发生。

(三)尿流率检测

临床评估膀胱输尿管反流时,不能仅仅依靠影像学图片来评估患者的下尿路情况。因为反流是一个动态过程,膀胱的功能状况也必须考虑在内。虽然并非所有反流患者都需要进行完整的膀胱压力-容量尿动力学检查,但通过尿流率的测定可以基本了解的膀胱排空特征。尿流率测定技术细节将在本书的其他章节详细讨论。在反流患者中,重要的是要确认膀胱出口是否功能相对正常或者是否存在年轻患者中常见的出口梗阻。尿流因素,如流速曲线不平滑,提示在排尿时膀胱出口不能完全松弛。这意味着排尿期存在或出现膀胱内相对地高压,这可能会推迟反流消退的自然病程,甚至使反流持续存在。残余尿的增多可能是尿路感染的一个危险因素。在被动反流的情况下,被感染的残余尿也可导致上行感染和肾盂肾炎。

(四)自上而下的方法

自上而下的方法是一个有趣的观念,它认为只有那些有可能导致肾损伤的临床相关的反流才有进一步明确诊断的价值,并且有一个关键的假设认为没有引起肾核素显像异常的膀胱输尿管反流在将来也不太可能导致肾损害。在出现发热性尿路感染时先进行二巯基丁二酸(DMSA)肾核素显像,只有在发现扫描结果异常时才进行膀胱造影检查。DMSA 扫描结果阴性的患儿无须进行其他评估,除非出现反复发作的尿路感染,再进行VCUG 检查。

Hansson 及其同事们(2004)回顾性分析了303 例 2 岁以下的初发(病程＜3 个月)尿路感染患儿,他们都做了 DMSA 扫描和 VCUG 检查进行评估。尽管这些感染患者中有 82％是发热性的,但只有 26％(80/303)的患儿存在膀胱输尿管反流,66％的患儿 DMSA 扫描结果异常,其他27 例患儿没有发现异常。在进行 VCUG 检查之前,有一种基于检测肾皮质异常的方法,确定了66％ 的膀胱输尿管反流患儿可能有进一步形成瘢痕的风险,同时也排除了 120 例(40％)无膀胱输尿管反流或肾异常的患儿,无须进行 VCUG检查。

实行自上向下的方法显然会有 34％(27/80)的膀胱输尿管反流患儿检测不到。然而,Hansson 的研究中的患者确实接受了预防,因为自上而下的方法只是从理论角度来研究的。在自上而下的方法中,这些婴儿将不会从一开始就服用抗生素预防,可能会有尿路感染复发的潜在风险。

然而,有 74％(27/80)的患儿是低级别的膀胱输尿管反流,其余 7 例患儿(Ⅲ－Ⅴ级膀胱输尿管反流)在随访的两年时间内,或是痊愈或是病情缓解,其中有一例患儿复查 DMSA 扫描检查时发现发生了肾瘢痕。

在同一研究机构的后续前瞻性研究中,Preda 及其同事们(2007)通过对 290 例(79％为发热性)一岁以下的尿路感染患儿进行 VCUG 和 DMSA 肾扫描,证实了这个结论。这些患儿中,51％扫描结果阳性,包括 85％(44/52)的患儿后来发现存在膀胱输尿管反流。在 8 例扫描结果阴性的膀胱输尿管反流患儿中,有 7 例是低级别膀胱输尿管反流,剩下一名男孩是Ⅲ级膀胱输尿管反流,在随访过程中也没有发生肾瘢痕,尽管发生了尿路感染。

能够检测出明显膀胱输尿管反流的患儿是否有发生肾瘢痕的风险,并同时避免对无膀胱输尿管反流患儿使用侵袭性的检查手段和不必要的诊疗措施,这是很有吸引力的。但是,最近的一项 Meta 分析结果显示,自上而下的方法对于高级别的膀胱输尿管反流检测表现不佳,敏感度和特异度分别仅为 79％和 53％(Mantadakis et al,2001)。这些数据强调了通过前瞻性研究和长期随访来明确自上而下方法的有效性和安全性的重要性。

(五)国家临床卓越研究所指南

为了简化婴儿和儿童尿路感染患者的检查和治疗,英国的国家临床卓越研究所(NICE)提出了一系列指南旨在减少发病率、抗生素使用和诊疗成本(Baumer and Jones,2007)。检查手段仅局限于泌尿系超声,膀胱造影适用于 6 月龄以下的婴儿或超声发现有扩张的稍年长婴儿。他们不推荐早期进行 DMSA 肾扫描来确认或排除肾受累,而单独仅依靠超声来确定是否需要对患者做进一步的检查。这种方法的主要缺陷在于肾的超声表现与肾实质改变、是否发生膀胱输尿管反流或膀胱输尿管反流的等级之间的关联性较差。NICE 委员会没有提供任何的临床结果来证实这些指南,因此并不推荐该指南广泛的临床应用,直到通过前瞻性的临床研究证实该方法的安全性。

(六)美国儿科学会小儿发热性尿路感染的诊疗指南

2011 年,美国儿科学会(AAP)发布了 2－24 月龄的尿路感染患儿诊疗指南的修改版(Roberts et al,2011)。该指南是基于严格的文献综述和六个新的预防复发性尿路感染的抗生素随机对照试验进行修改的,这些修改的指南内容概括在表 16-4 中。

为了明确诊断,提出了更严格的感染诊断标准,包括降低每毫升尿培养集落单位的临界值(从 100 000 降到 50 000),以及对异常尿检结果增添附加要求。口服和肠外抗生素治疗现在同样被认为有效。肾-膀胱超声检查在组织结构的评估中仍具有传统的重要作用。然而,与以往的指南最明显的不同就是 AAP 推荐对首次发热性尿路感染患儿不再进行 VCUG 检查。现在关注的重点放在了熟悉的膀胱造影的影像学研究和再发或复发性的发热性尿路感染的随访上。这基本上转移了单次孤立性的发热性尿路感染的感染后损伤的潜在性,此发热性尿路感染可能再也不会复发。这也不足以解释先前就存在的、并非由尿路感染本身导致的膀胱输尿管反流相关的肾发育异常。

然而,对初发的发热性尿路感染患儿放弃进行 VCUG 检查的建议是合理的。如果存在肾积水、超声发现可能的肾瘢痕或畸形征象及其他提示高级别膀胱输尿管反流或梗阻性尿路病变,应进行 VCUG 检查。同样,任何复杂或临床非典型案例也可在发生初发性的发热性尿路感染后进行 VCUG 检查。应该记住,在许多膀胱输尿管反流患儿中,在初发性尿路感染后,VCUG 检查可能并不能发现阳性结果。因此,这个新的建议似乎平衡了婴儿的初次发热性尿路感染的发病率和 VCUG 检查伴随的侵袭性、辐射暴露及患者和家庭的惶恐。尽管有这些进展,但仍至少有一项研究表明,即使在初发的发热性尿路感染后出现超声下肾异常而进行 VCUG 检查,还是可能会出现膀胱输尿管反流的诊断延迟或错误,因为在肾超声检查结果正常的情况下,也可能会出现肾核素显像异常。这一问题的关键在于核素显像异常的程度和意义,这些内容在研究中并没有详细讨论(Suson and Mathews,2014)。

表 16-4　　美国儿科学会关于婴幼儿发热性尿路感染临床诊疗指南：关键更新

管理的区域	1999 版指南更新
诊断	确诊炎症,需尿检异常和尿培养阳性两种异常结果
	尿培养阳性定义为每毫升至少 50 000 个菌落形成单位,而不是之前的标准(每毫升至少 100 000 个菌落形成单位)
	为临床标准增加指南,建立一个阈值来决定是否需要获取尿液标本
治疗	口服药物和肠外治疗同样有效
影像学检查	首次发热性尿路感染并不常规推荐进行 VCUG;超声检查应包括膀胱和肾
随访	继发的发热性疾病,重点在于尿液检查,而不是在治疗后定期反复进行尿培养

注:本指南适用于 2—24 月龄不明原因发热的婴幼儿(Data from Roberts KB;Subcommittee on Urinary Tract Infection,Steering Committee on Quality Improvement and Management. Urinary tract infection:clinical practice guideline for the diagnosis and management of the initial UTI in febrile infants and children 2 to 24 months. Pediatrics 2011;128:595-610.)

(七)膀胱镜和定位灌注膀胱造影技术

反流的现代治疗并不包括膀胱镜检查。无论是在反流的初次诊断或后续随访过程中,很少能够通过膀胱镜为改变反流患者的治疗提供任何信息。特别是在患有尿路感染或反流的儿童中,膀胱镜的常规使用应该被认为是过时的。类似地,随着时间的推移,通过膀胱镜观察到的输尿管口形态和结构,以及输尿管壁内段的隧道长度,曾经被认为很有用,但现在已过时且几乎提供不了关于反流的诊断和分级的相关信息(Duckett,1983)。在开放手术前,膀胱镜检查可提供有用的信息,如确认输尿管开口的位置、重复情况及输尿管口附近的憩室,并明确尿道的开放情况。类似地,在内镜下纠正反流时,所有患者都可以立即获得这些膀胱镜下的参数。

最近发展的膀胱镜下输尿管口定位灌注造影技术(Positioning of the instillation of contrast at the ureteric orifice,PIC),尽管仍然存在争议(Elder,2005),该技术旨在全麻状态下检测有发热性尿路感染病史但 VCUG 检查正常的患者是否存在反流。这项 PIC 膀胱造影技术(Edmondson et al,2006)需要使用 9.5Fr 或 14Fr 的硬性膀胱镜。膀胱排空时,膀胱镜的顶端靠近并面对输尿管开口的位置。造影剂悬挂在膀胱上方 1m 高的位置,从膀胱镜的灌洗口注入输尿管口的位置,造影剂灌注的同时进行 X 线透视。如果观察到造影剂向输尿管/肾盂方向逆行流动,则证实 PIC-VUR 的存在。在检查对侧反流之前,膀胱需要排空。

可以想象,在一些复发性尿路感染患者中,抗反流机制可能几乎不起作用。在这种情况下,PIC 技术因其具有独特的但非生理性的特点,可能会发现反流。此外,PIC 膀胱造影不能根据年龄来调节灌注压力,在年轻患者中,有些压力可能过高,可能造成医源性的反流,而不是揭露相关的生理性临界反流。

一项关于 PIC 膀胱造影的多中心临床研究(Hagerty et al,2008),调查了 118 例通过 PIC 技术检测出反流的儿童患者并研究其临床意义,这些患者都有发热性尿路感染病史但 VCUG 检查结果阴性。通过 PIC 技术诊断的膀胱输尿管反流患儿接受了手术治疗(内镜下注射 104 例,输尿管再植 3 例)或抗生素预防(11 例)。在 98 例可评估的患者中,膀胱输尿管反流分级为 Ⅰ 至 Ⅲ 级,单侧发病 34 例,双侧发病 64 例。对于 PIC 膀胱造影发现的隐匿性膀胱输尿管反流,通过抗生素或手术治疗,可使发热性尿路感染的发生率降低 20 倍(从 PIC-VUR 治疗前每月每例患者 0.161 次的概率降到治疗后的 0.008 次)。

一般认为,膀胱输尿管反流不会引起尿路感染,但是在非随机研究(患者自己作为对照)中,在新发的反流患者中,PIC 膀胱造影提供了一些抗反流的依据和基本原理,特别是理论上来讲,内镜下纠正反流的同时可以进行 X 线透视检查。然而,**在前瞻性随机临床研究证实对 PIC-VUR 患者进行治疗和观察的临床重要性之前,泌尿科医师**

必须谨慎使用这种方法。

十一、上尿路评估

(一)上尿路连续评估的基本原理

已知的膀胱输尿管反流对上尿路的影响在很大程度上指导了反流诊断和纠正的需要。反流相关肾盂肾炎引起的肾瘢痕,阻碍了肾完全发育的潜能,并增加了肾血管性高血压的风险。因此,上尿路显像是为了指导通过上述参数来评估肾的结构和功能。膀胱输尿管反流患者上尿路显像的一个基本目标就是确定上尿路的异常是否是由持续存在或已治愈的反流导致的,并将其与内在发育障碍、药物性肾病或顺行性尿路梗阻区分开来。几乎总是,特别是在年幼的患者中,膀胱输尿管反流对肾功能产生不利影响的可能性是最大的,这些目标最好在数月到数年内通过一系列的肾显像来实现。

然而,一项综合了 63 项研究的 Meta 分析,评估了常规诊断性显像对预防初发尿路感染患儿发生肾损害的价值,结果并没有找到准确的证据来支持这一做法(Dick and Feldman,1996)。许多观察性研究引发了对尿路感染后遗症的关注,并强调了成功干预的可能性。不管下尿路反流状况如何,在发生下尿路感染后可能都有理由进行上尿路显像。反流状况可能是已知的、可疑的或完全未知的。这三个考虑因素,加上患者的年龄、性别、种族、反流家族史和膀胱功能状态,作为选择一种合适显像方法的指南,试图去平衡影像学检查的强度与肾损害的倾向。

(二)肾超声检查

在膀胱输尿管反流的治疗中肾显像的主要依靠就是超声检查。作为一个非电离、非侵袭性的显像平台,结合其评估肾血管的能力,它是适用于肾生长和发育的连续随访的理想手段。随着时间的推移,超声检查已取代常规的排泄性尿路造影,作为监测肾状态的显像模式。

超声检查可以很好地定量评估肾的大小(Rodriguez et al,2001;Chen et al,2002),然后可以持续监测肾的生长。肾的生长可参照标准的肾生长曲线。在新生儿期诊断出的反流,可获得肾尺寸的基线,并可持续监测大致的肾的生长。任

何并发的发热性尿路感染的影响可以通过观察对肾生长的影响来衡量。同样,如果在随访过程中的尿路感染史并不明确,连续的肾尺寸评估可以帮助泌尿科医师选择是否需要通过肾核素显像进一步评估肾功能或是否需要纠正反流。事实上,存在反流的情况下,现代出生后的肾超声为肾长度和核素显像性发育不良之间提供了良好的相关性(Farhat et al,2002a)。

超声也显示肾皮髓质分化的程度,肾皮髓质分界的消失,或肾整体回声的增强,与一定程度的肾功能损害有关。特别是在新生儿中,这些参数都可用于评估在高级别反流情况下的肾单位整体状态,甚至在尿路感染或肾盂肾炎的任何病史发生之前。结合同侧肾体积相对较小、皮髓质分界的消失或回声增强,提示存在一定程度的内在肾发育不良伴随着高级别的反流。在无感染史的新生儿中,这些发现不应与肾瘢痕混淆,这些都是炎症和感染性肾盂肾炎的直接后遗症。一般来说,常规超声是非侵袭性的,做起来相对较快,并且不需要静脉注射造影剂。

虽然肾超声检查有一定的价值,但必须牢记,单一的超声检查并不能准确地诊断膀胱输尿管反流。在出生后超声检查发现肾积水时(特别是高级别的肾积水),尽管很容易猜测存在反流,但正常的声像图与无反流之间并没有显著的相关性(Farhat et al,2000;Zamir et al,2004)。同样,肾超声在发现肾皮质异常方面的能力是受限的。超声是更适于更大范围的皮质缺损或肾大小不对称性的无创性检查(Merguerian et al,1999)。

现代超声技术的改进使得灌注异常的组织成像。反流性肾病的彩色多普勒超声显示,在较高级别的反流中,对叶间动脉和弓形动脉血流测量得到的肾阻力指数值显著增加,与同一肾单位的核素结果呈正相关(Radmayr et al,1999)。与单一的下尿路感染患者相比,在核素显像确诊的肾盂肾炎患者中检测出的阻力指数也较高(Ozcelik et al,2004)。动物实验也表明,谐波超声造影可以检测出组织学证实的反流性肾盂肾炎区域,具有非常高的灵敏度和超过 80% 的阳性和阴性预测值(Farhat et al,2002b)。

(三)肾核素显像

用[99m]Tc 标记的 DMSA 核素显像法是肾实质

功能性显像的金标准。放射性示踪剂仅被功能性近端小管组织吸收,并结合数小时。DMSA 的摄取良好地代表了肾小球滤过率(Taylor et al,1982)。肾盂肾炎损害了肾小管摄取放射性示踪剂的能力,这些区域将无法释放光子,在最终的肾皮质成像中表现为未曝光或曝光不足的区域(图16-8)。尽管肾中这些受影响的病变区域可以消退(特别是如果有可能进行及时的治疗)(Fernández-Menéndez et al,2003),但是当其持续存在时,就会发生不可逆的肾损伤或瘢痕(Rushton and Majd,1992)。在一项研究中,对 79名随访了 1~4 年,发现 DMSA 扫描对检测瘢痕的灵敏度和特异度分别为 98% 和 92%(Merrick et al,1980)。尽管 Rushton 的研究表明,随后出现的肾瘢痕与膀胱输尿管反流的存在与否并无关系(Rushton and Majd,1992),但最近的 Meta 分析发现,反流使感染后肾皮质异常的风险增加了约 3 倍(Faust et al,2009)。事实上,考虑到儿童肾盂肾炎的总发病率,在这类患者中,22%~39%都存在膀胱输尿管反流(Hoberman et al,2003;Lin et al,2003)。尽管如此,膀胱输尿管反流的重要性在于认识到它可自行消退或在肾感染人群中成为外科治疗的原因(Majd et al,1991)。

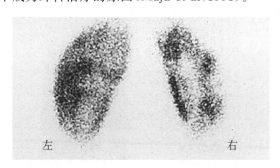

图 16-8　**DMSA 肾核素显像。针状显像显示了一个正常的左侧肾和一个多发皮质缺陷的右侧肾**

肾核素显像的一个进步就是单光子发射计算机断层扫描(SPECT 显像)。这种方法构建了肾皮质结构的三维(3D)图像,可以任意旋转 360°进行观察。尽管 SPECT 显像对肾皮质缺陷的检测提供了更高的灵敏度,但在反流的临床治疗中,并没有明显地增加标准的 DMSA 针状显像(Majd et al,1996)。

尽管核医学学会已经建立了肾皮质核素显像的指南,但是在膀胱输尿管反流随机干预(RIV-UR)的研究中,学者报道了各个机构对如何进行DMSA 扫描还是存在显著的差异,17% 的 RIV-UR DMSA 扫描因质量差而遭否决(Ziessman and Majd,2009)。

DMSA 扫描作为诊断自身反流的间接手段,在膀胱输尿管反流治疗中的作用已被文献大量的记载,可用于检测反流性肾损害和急性肾盂肾炎的变化,以及对反流的随访。然而,在反流治疗中,如何精确地应用 DMSA 尚无共识。例如,对排尿的特点和频率的关注越来越多,已经促使一些人提出只有在 DMSA 扫描发现感染后持续存在肾病变的尿路感染后儿童患者中进行膀胱造影,并指出只有少部分患儿尿路感染后的膀胱造影显示反流阳性(Hansson et al,2004)。DMSA和超声检查常常是互补的,特别是当需要了解相关肾功能情况时(Riccabona et al,1993)。一般情况下,肾核素显像提供的反流相关的数据是最好的:肾皮质缺陷成像和相关的肾功能。这个数据的有效性将取决于手中有哪种相关的临床和放射学数据。当要评估一个尿路感染的新患者,如果反流和感染史都不明确,核素显像可以为任何原因所致的皮质缺损提供金标准,并有助于对额外研究的咨询。如果潜在肾盂肾炎的原因或发热性质尚不明确(尤其是年轻患者),尿路感染后 4~6个月的 DMSA 扫描随访可发现继发瘢痕形成,特别是在先前扫描评估结果正常的情况下。如果急性感染期的肾盂肾炎诊断尚不清楚,DMSA 扫描可能会特别有用。光子辐射和急性肾盂肾炎的确认可以确保是否已提供足够的抗菌治疗。如果计划手术,超声发现双侧肾明显不对称和肾核素显像相对肾功能的定量将有助于决定是选择纠正反流或肾切除。

即使是在没有任何尿路感染或出口梗阻病史的情况下,DMSA 扫描也表明可能存在先天性肾皮质发育不良,特别是在高级别的反流患者中(Wallin and Bajc,1994;Nguyen et al,2000)。这强调了通过 DMSA 扫描检测到的皮质缺陷并不总是感染导致的;所有的 DMSA 缺陷也不一定都是瘢痕。这个区别在设计临床研究和解读反流文献中是很重要的,其中先天性皮质缺陷可能会被错误地解读和评估,误认为是由感染后瘢痕导致的。这个观察结果的一个推论是,在出生后反流史并不明确的患儿中,核素显像首次发现的肾缺陷,可能是继发于反流性肾盂肾炎瘢痕化,即使在进行研究时反流已经缓解。如果没有认识到在儿童早期首次肾核素显像发现皮质缺陷之前,反流就已经消退的话,那么就会很难判断这些缺陷是否与反流有关。

十二、肾皮质缺陷

(一)先天性缺陷与获得性瘢痕

瘢痕是指纤维组织取代了遭受破坏或损伤的正常组织。在肾环境中,这个术语常用来准确地描述被感染破坏导致的纤维化、挛缩的肾区域。这种瘢痕组织通常在核素显像中表现为较小的光子减少的区域,或当瘢痕较大时,在超声图像中表现为高回声的萎缩的区域。这种瘢痕的重要性在于认识到它们是可预防的肾盂肾炎的并发症,后者在膀胱感染的前提下可直接由膀胱输尿管反流引起。

然而,膀胱输尿管反流(尤其是更高的级别)可能会导致肾发育不良,通常与核素显像或超声下的感染后肾盂肾炎瘢痕相同(Murer

et al,2007;Peters and Rushton,2010)。因此,长久以来,在学术和临床实践中,瘢痕是用来描述感染的终产物的,现已经被掺杂进来的反流相关先天畸形混淆了。然而,畸形将仍然是一个难以预防的反流的发育后遗症,除非能够在产前(Gobet et al,1998)或在生后早期肾持续发育阶段纠正原发性反流。由于无法识别这一重要区别,研究的设计和反流文献的解读被干扰和混淆了。

(二)反流相关肾畸形

Mackie 和 Stephens(1975)提出的关于肾发育不良与最高级别反流的关系的理论,提示输尿管芽的异常起源与肾后胚芽将会产生不良的交互作用(图 16-9,见 Expert Consult 网站图 137-9)。后者的过程目前被认为是与反流相关肾畸形的可能原因。一些研究证实了膀胱输尿管反流与小于正常同侧肾、整体相对降低的肾功能,以及核素显像整体(Najmaldin et al,1990;Burge et al,1992)或局部(Risdon,1993)摄取较差之间的关系。这些婴儿往往是男性,肾单位的反流多数是Ⅳ级或Ⅴ级(Marra et al,1994,2004)(表 16-5,图 16-10)。事实上,男孩往往较少出现由感染引发的反流相关瘢痕,因为他们反复出现尿路感染的概率较低(Wennerstrom et al,2000)。

表 16-5 **先天性肾瘢痕**

膀胱输尿管反流的分级	正常患者(%)	轻微损害(%)	严重损害(%)
Ⅰ 至 Ⅲ	13(100)	—	—
Ⅳ	8(53)	5(34)	2(13)
Ⅴ	2(15)	5(38)	6(46)

Modified from Marra G,Barbieri G,Dell'Agnola CA,et al. Congenital renal damage associated with primary vesicoureteric reflux. Arch Dis Child Fetal Neonatal Ed 1994;70;F147

肾发育不良并不是原发性孤立性膀胱输尿管反流所特有的,也可能发生在各种泌尿系统环境中。重复肾(Mackie et al,1975)、梨状腹综合征(Manivel et al,1989)和后尿道瓣膜都可能表现为反流相关的肾畸形,特别是当反流的级别很高时。

(三)尿液微生物检查的需要

现在已经确定,原发性膀胱输尿管反流所致的肾病需要在正常排尿动力学下定植致病菌才会发生。事实上,目前期待的反流治疗的基础是保

持尿液无菌,同时等待反流自行消退。在没有感染的情况下,无菌的尿液反流不足以引起肾损害。这个概念已经被 Ransley 和 Risdon(1981)通过一系列的简练的实验所验证。在猪模型中通过膀胱输尿管隧道去顶来诱导反流。只有当尿液发生感染后,才能诱发肾盂肾炎和反流性肾病。无尿液感染,就不会发生肾病(Ransley and Risdon,1981)。大量的临床研究已经反复验证这些实验结果,证明只有在复发性尿路感染患儿中才会出

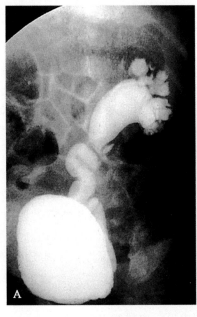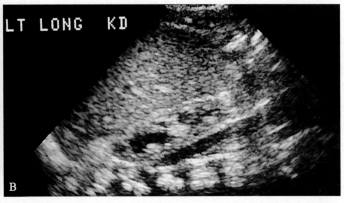

图 16-10　A. 出生前检测出肾积水的一例男孩出现严重反流。B. 超声检测显示肾内部没有明显区别。扫描未见任何功能

现新的反流相关性瘢痕（Smellie et al，1975；Huland and Busch，1984）。这些现象与 Hodson 及其同事们（1975）的早期动物实验有些矛盾，后者用无菌尿液引发了反流。然而，膀胱出口梗阻也包括在这个动物模型中，导致发现的萎缩性肾盂肾炎与梗阻性肾病类似。由于存在尿液微生物，

导致瘢痕化增强。因此，异常的膀胱流体动力学特点甚至可能调节无菌反流，但是膀胱功能相对正常的情况下，无菌尿液反流的临床意义可能不大。然而，Hodson 的这些早期发现强调了在等待反流消退的同时改善膀胱和肠道功能的重要性。

（四）获得性瘢痕的病理生理学

肾瘢痕是感染性肾盂肾炎的后遗症。肾瘢痕形成的病理生理学在本书其他章节有全面的讨论。然而，膀胱输尿管反流引起的几种情况，容易导致瘢痕形成。最重要的一点是，**反流提供了一种机械性流体动力学机制，有助于微生物从膀胱逆行进入肾**。因此，在膀胱内出现细菌定植后，**反流可被认为是促使肾组织感染的催化剂**。这一原理已被研究证实，表明了肾盂肾炎在高级别反流中的发病率明显高于低级别的反流（Majd et al，1991）。此外，瘢痕本身发生的频率似乎与它相应的反流分级成正比（Winter et al，1983；Weiss et al，1992a）。反流纠正后的观测结果也支持这一原理。一项研究发现，74 例患者术前和术后都进行了核素显像，平均随访了 19 个月，超过 90% 的纠正反流后的肾单位没有再发生新的瘢痕，尽管在随访期间有 47% 的患者出现无症状菌尿（Choi et al，1999）。

要点：膀胱输尿管反流的诊断与评估

- 尿液收集方法和存在脓尿对于尿路感染的诊断至关重要，以避免尿培养假阳性。
- 放射学检查应根据年龄、性别和临床表现（即发热）来决定。
- 反流诊断的金标准需要进行膀胱导尿管置入术。
- 核素膀胱造影虽然更敏感，但提供的解剖细节信息要比 VCUG 少得多。
- 在治疗儿童反流时，必须考虑家长对反流治疗的看法。
- 在反流治疗中，常规膀胱镜检查是禁忌。
- 上尿路的评估基于连续的研究。
- 上尿路研究的强度可能与肾损害的倾向成正比。
- 影像学检查的挑战是区分先天性反流相关的肾畸形与感染后获得性肾瘢痕。

1. 年龄

肾对肾盂肾炎后瘢痕化的易感性与年龄成反比。这一点是关于反流的诊断和治疗方案选择的所有决定中必须考虑的指导原则。出生后第一年,发生感染后肾瘢痕的风险最高(Winberg,1992)。同样地,<4 岁的患儿在单次尿路感染后比年长的患儿更容易形成瘢痕(Smellie and Normand,1985),尽管瘢痕在 5 岁以上也可发生(Smellie and Normand, 1985; Benador et al, 1997)。事实上,尽管年幼的儿童更容易形成瘢痕,但年长的儿童形成瘢痕往往是由于延误诊断、感染治疗不及时或不充分,以及一些经常干扰患者治疗的社会因素所导致的。因此,在年长的反流患儿需要从泌尿专科医师转回至家庭医师进行护理的考虑中,在转移患者之前需反复强调要根据充分的临床症状及时地发现尿路感染和及时地治疗这个至关重要的基本原则(Coulthard,2002; Coulthard et al,2009)。

Ransley 和 Risdon(1981)的开创性研究提出了一个关于婴儿肾盂肾炎后瘢痕的起源的"大爆炸"理论。他们发现,第一次肾盂肾炎后大部分肾最终倾向于产生瘢痕,而在没有反复肾盂肾炎发作的情况下不可能进一步瘢痕化。因此,提出假设,在后续的核素显像随访过程中,最初形成的瘢痕将不会有太大的变化。然而,以下的因素可能会导致不确定性:①较年轻患儿的肾更易瘢痕化的假设证据等级较低;②重要的反流研究中,随访过程中新发瘢痕的报道(见后面的讨论);③无法鉴别感染性肾盂肾炎后显像缺陷与反流相关的内在发育畸形;④随着时间的推移,肾发育过程中成像缺陷的影像学变化;⑤比较反流相关文献中不同成像方式(尿路造影与核素显像)的能力有限,使得首次感染后的肾实质缺陷最严重的观念受到了挑战。

要点:皮质缺损

- 无菌回流被认为是良性的。
- 年龄越小的患者肾盂肾炎后发生瘢痕的风险越大。
- 多数的肾实质异常是在第一次肾盂肾炎后检测出的。
- 躯体生长准确反应肾皮质的完整性。

---

2. 肾乳头解剖

另一个与肾瘢痕易感性有关的因素是肾乳头的结构,因为肾乳头的导管开口于肾盏。具有凹形结构的肾乳头(复合型乳头)的导管开口呈直角状,而更多的凸形结构乳头顶端导管开口倾斜,具有防止尿液向髓质集合管反流的活瓣作用(图 16-11)。与中盏相比,上下极肾盏多由复合型乳头组成。两极的肾盏是更常见的肾内反流的位置(向乳头内导管反流),也是瘢痕易感区域。此外,尸检研究发现,反流到复合型乳头所需的压力低于单纯型乳头(Funston and Cremin,1978)。新生儿在 2mmHg 的压力下就可发生肾内反流(图 16-12)。1 岁时,所需的压力要高一个数量级(Funston and Cremin,1978),这有助于解释肾内反流在年长儿童中发生率较低。

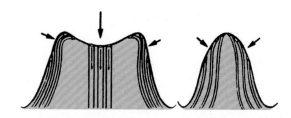

图 16-11　肾内反流的乳头结构。一个突出的乳头(右侧)不反流,因为它的集合管倾斜于乳头上,呈新月形或裂隙状。相比之下,一个凹陷(左侧)或平坦的乳头发生反流,因为它的集合管以直角开口于平的乳头上[From Ransley PG, Risdon RA. Reflux and renal scarring. Br J Radiol 1978;14(Suppl.):1.]

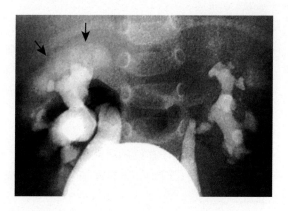

图 16-12　VCUG 显示肾内反流(箭头)

3. 细菌毒力

见 Expert Consult 网站。

4. 宿主易感性与反应。

见 Expert Consult 网站

5. 高血压

长期以来膀胱输尿管反流被认为是儿童高血压的主要原因。可能涉及肾素-血管紧张素系统和钠-钾腺苷三磷酸酶活性的动脉性紊乱（Goonasekera and Dillon，1998），虽然具体的病理生理学机制目前尚不清楚。尽管一些方法学上的缺陷影响了对儿童泌尿外科人群的高血压研究，但一项连续的血压动态监测的研究揭示了儿童高血压进展和更严重的反流性肾病之间的某些关联（Lama et al，2003）。最近一项针对 157 例成人高血压患者的研究，通过膀胱造影发现潜在的膀胱输尿管反流存在于 20% 的受试者中，但没有肾异常的证据参数，表明在成年期反流和高血压之间存在显著的关联（Barai et al，2004）。在成年期首次确诊的膀胱输尿管反流与动脉性高血压之间的显著关联，也强调了在反流患者群体中要对未治疗的感染保持警惕（Kohler et al，1997）。然而，是否感染后瘢痕化相关的肾病、反流相关的先天性畸形或者是两者的组合，容易导致高血压，这目前还不清楚（Wolfish et al，1993）。那么，接下来的问题是，在膀胱输尿管反流治疗中感染后瘢痕本身的预防，对已存在先天性肾畸形的患者，是否有助于降低发生高血压的风险。反流相关高血压的潜在病因可能与肾实质缺陷导致的微血管机制紊乱有关，这表明仅仅成功纠正反流也不太可能改善血压（Wallace et al，1978）。事实上，通过选择性的肾静脉采血测定的小动脉或节段血管肾素水平来去除肾段，可在慎重选择的患者中维持持久的正常血压（Tash et al，2003）。有时，完全切除单侧先天性畸形或完全瘢痕化萎缩的肾也可以纠正肾血管性高血压（Dillon and Smellie，1984），因为这样的肾显然不适合肾部分切除或肾段切除。

6. 肾发育

一些研究试图证明，纠正反流可恢复与反流相关的肾发育迟缓，特别是仅存在单侧肾发育缺陷时。但是，纠正反流也并不能说明这些肾就可以恢复生长（Hagberg et al，1984；Shimada et al，1988）。影响同侧肾发育的一个重要因素就是其对侧肾的功能。尽管在大多数情况下，预防膀胱输尿管反流相关的感染可以保持正常的肾生长轨迹（Smellie et al，1981a），但必须记住，对侧肾的代偿性肥大会加强感染对肾发育的已知影响，因为当同侧肾不能发挥最佳的功能时，对侧发育的肾将承担所需的肾功能。当反流的纠正与肾发育改善有关时，很可能是因为解除上行感染的倾向，而不是本质上消除反流（Willscher et al，1976a，1976b）。

7. 肾衰竭与躯体发育

现在，由原发性膀胱输尿管反流相关的感染引起的肾衰竭应该很少发生，尽管仍然会出现。这主要是因为在 20 世纪 70－80 年代，Smellie 及其同事们对儿童反流和感染的关键研究中倡导的反流治疗虚拟模式的转变。在过去的 30 年中，作为终末期肾病主要原因的慢性肾盂肾炎，所占的比例从 15%～25%（Advisory Committeeto the Renal Transplant Registry，1975）降至 2% 以下（NorthAmerican Pediatric Renal Transplant Cooperative Study，2004）。然而，所有形式的反流性肾病是非黑人儿童移植受者中常见主要诊断的第四位（North American Pediatric Renal Transplant Cooperative Study，2004）。与肾瘢痕化有关的内科肾病（Hinchliffe et al，1994），包括超过滤、浓缩障碍、蛋白尿、微量白蛋白尿（Lama et al，1997）、肾小管酸中毒（Guizar et al，1996）和钠镁的排泄比例增加。尽管所有这些可能都是肾小管和实质损伤或结构异常的直接结果，但是已有报道认为在无菌反流的情况下，肾小管酶（Carr et al，1991）的浓缩障碍和浓度增加，与感染本身无关（Walker et al，1973）。浓缩障碍与反流分级成正比，反流停止后会有所改善。这些现象表明，反流的逆向性特点可产生相对的尿流阻力，提示反流的病理过程中发生功能性梗阻的可能性会增加。然而，在理论机制上，顺流、逆流和膀胱动力学之间的准确关系还不清楚。

儿童肾功能的最佳整体参数之一就是躯体生长曲线。许多患有膀胱输尿管反流的儿童的生长发育低于该年龄段相对应的正常生长曲线范围，特别是在双侧反流和存在一定程度的肾损害的患儿中。此外，通过药物预防感染或手术纠正反流成功地防止肾盂肾炎，可以促进恢复生长发育，包括身高和体重（Polito et al，1996，1997）。虽然对改善生长发育和肾盂肾炎后肾瘢痕化的药物和手术治疗的优势还有待进一步证实，但是当反复出现感染提示抗生素预防感染失败时，手术纠正反流有益于躯体生长（Sutton and Atwell，1989）。

十三、相关结构异常与状况

(一)肾盂输尿管连接部梗阻

膀胱输尿管反流（Vesicoureteral reflux，VUR）和肾盂输尿管连接部梗阻（Ureteropelvic Junction Obstruction，UPJO）是小儿泌尿外科中最常见的两种病理类型疾病。因此，这两种类型的疾病很少合并出现。这两种疾病同时出现是随机还是具有相关性，目前仍不清楚。推测可能是因为输尿管芽的发育异常导致输尿管膀胱连接部（VUJ）和肾盂输尿管连接部（UPJ）的结构缺陷（Bomalaski et al，1997a）。

合并 UPJO 的 VUR 发生率为 9% ～ 18%（Lebowitz and Blickman，1983；Maizels et al，1984；Hollowell et al，1989；Bomalaski et al，1997a；Kim et al，2001）。当这两种疾病都是原发性存在时，研究中大多数患者都存在反流，且都是低级别的，并随时间发展可自行消退。这类患者代表性地说明输尿管的最低程度的扩张和肾盂的显著扩张之间存在明显差异。因此，反流分级可能会被高估，根据反流分级制订的治疗方案也将不准确。

相反地，合并反流的 UPJO 的发生率为 0.75%～3.60%（Lebowitz and Blickman，1983；Bomalaski et al，1997a），**UPJO 合并高级别反流出现概率可能比合并低级别的高 5 倍**（Lebowitz and Blickman，1983；Bomalaski et al，1997a）。事实上，在一项关于儿童反流和肾积水的研究中，超声诊断的重度肾积水患者有 50% 通常存在相关的高级别反流，并且在呋塞米（速尿）核素显像中表现为梗阻曲线（Stauss et al，2003）。

三种影像学征象可能提示在反流中同时合并 UPJO 的存在。首先，如果肾盂少量或无充盈而输尿管扩张，可能提示存在某个继发于反流的扭曲点，或存在原发性 UPJO（图 16-13）。其次，由于造影剂进入大容量的肾盂后出现稀释，导致造影剂在肾盂内显示不明显，且与输尿管或膀胱内的造影剂相比，肾盂内造影剂的放射密度明显减弱。最后，造影剂在巨大的肾盂内不能迅速排泄而是持续存在，也可以提示 UPJO。

合并 VUR 的 UPJO 的影像学研究可以表明真实的解剖学梗阻或单纯性扩张（伴随高级别反流所致的肾盂输尿管扩张）。Hollowell 及其同事们（1989）提到伴发梗阻和反流的三种临床分类：第一组为原发 UPJO 伴低级别反流；第二组为高级别反流导致的继发性 UPJO。这两类均代表了解剖学梗阻，推荐进行肾盂成形术。第三组表现为仅有明显的上尿路扩张，膀胱造影或肾核素扫描显示排泄良好可证实为此类。

继发性 UPJO 的病因还不清楚。有些因素可能会导致甚至加重 UPJ 水平的潜在狭窄。高级别反流可能会造成上段输尿管和毗邻的肾盂连接部扭曲。反流的慢性影响也可能拉伸肾盂以致张力缺乏及尿液无力通过 UPJ（Whitaker，1973）。反流可以使得尿路感染的细菌繁殖到上尿路，炎症和输尿管炎也可引起 UPJ 部位短暂或慢性梗阻。

如果一个患者同时存在这两种类型的输尿管异常，则会出现治疗上的附加问题，即当治疗其中一个异常时可能会影响另外一个的自然病程。**虽然如此，指导性治疗原则是保护肾功能。虽然可以观察到无菌性反流，梗阻（即使在不存在感染时）仍可能损害肾功能。因此，当存在反流时，如果留置导尿管时核素扫描仍提示梗阻存在，就应该进行肾盂成形术。**反流导致的 UPJ 继发损害是一个演变的过程，并不能通过手术修复反流而得到有效的或充分的纠正。此外，单纯纠正反流所致的术后下尿路水肿期间，上尿路扩张的风险会增加，也造成了 UPJ 梗阻处隐匿的感染蔓延至肾盂的风险。

同时进行开放手术纠正 UPJO 和反流，常使人们担心上下段输尿管过多手术操作对输尿管血供造成潜在的不良反应。但是，内镜注射治疗的出现增加了行肾盂成形术治疗继发性或原发性 UPJO 的同时，纠正反流的可能性。自从内镜治疗的出现，反流纠正的适应证正在被重新评估，这点将在后面的内镜治疗的章节中再讨论。

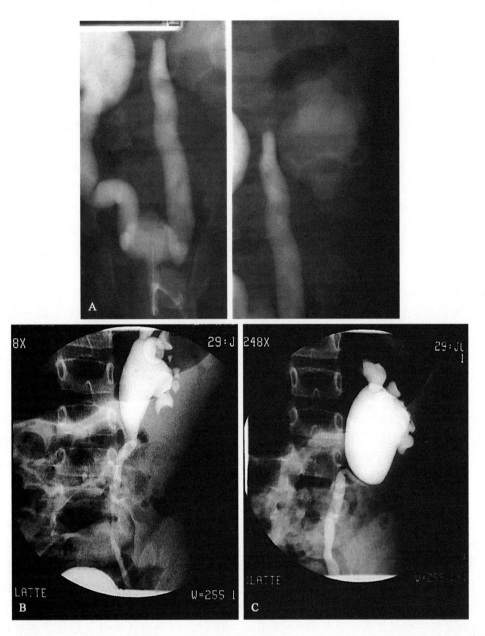

图 16-13 反流和肾盂输尿管连接部梗阻。A. 左侧输尿管明显反流至 UPJ 水平，肾盂内极少造影剂充盈是 UPJ 梗阻的一个征象。B. 另一位患者，在膀胱充盈时可以看到反流。C. 排尿时观察到 UPJ 处明显扭曲

（二）重复输尿管

膀胱输尿管反流是完全重复输尿管最常见的伴发畸形。重复输尿管的胚胎学起源支持反流常发生于下支输尿管的现象。这个关系是基于 Weigert（1877）和 Meyer（1946）的研究，他们证明了下支输尿管的插入点更靠近内侧和近端，UVJ 处的壁内段更短（图 16-14，见 Expert Consult 网站图 137-14）。

反流在完全重复输尿管患者中发生率有所增加（Privett et al，1976）。因为缺乏对照组及患者的随机选择和随访时间过短，早期的研究的观点是狭隘的，即不能明确是否是重复的输尿管的反流增加了患者的风险。现在有一些基于重复畸形本身存在来纠正反流的趋势。甚至在不存在输尿管囊肿、输尿管开口异位造成的梗阻时，重复畸形的低级别反流也比单一系统反流需要更长的时间

来消退(Estrada et al,2009),尽管它不会增加反流分级、感染进展或者瘢痕形成的风险(Ben-Ami et al,1989;Husmann and Allen,1991)。近期一系列低级别反流的研究支持了这种发现,但是在女性患者中下支输尿管的高级别反流更容易爆发感染和瘢痕化,应该可能需要更加积极的治疗(Afshar,2005;Estrada et al,2009)。

(三)膀胱憩室

膀胱憩室的详细讨论在出现在本书其他章节。由于没有任何肌肉支持,逼尿肌束间黏膜出现外翻,通常引起膀胱憩室,其在理论上有两种方式影响膀胱输尿管反流的自然进程。最常见的,如果 VUJ 被所谓的输尿管旁憩室(在 UPJ 或靠近 UPJ 处与 UPJ 共享一个解剖学起源点)所扭曲,在理论上憩室结构可能会损害膀胱输尿管连接部的抗反流机制从而引起反流(图 16-15,见 Expert Consult 网站图 137-15)。第二个是更加少见,一个巨大的输尿管旁憩室在 Waldeyer 筋膜内扩张而引起输尿管梗阻或向膀胱内凸出引起膀胱出口梗阻,如像输尿管囊肿一样引起继发性反流(Boechat and Lebowitz,1978)。普遍认为,尽管后者需要膀胱镜检查明确诊断,但膀胱镜检查或影像学检查均不能预测输尿管旁憩室是否真正的影响了反流的消退。Hutch(1961)首次认识到膀胱憩室是一种原发于儿童正常光滑膀胱壁的先天畸形。自 1966-2004 年,近 40 年回顾未能提供任何的客观病例对照或队列研究以支持反流的常规修复,唯一的指征是存在输尿管旁或 Hutch 憩室。然而一项对 84 例患有输尿管旁囊肿和反流的患者的当代回顾性队列研究显示,有无憩室存在的反流消退发生率是无明显差异的(Ⅰ至Ⅱ级、Ⅲ级和Ⅳ至Ⅴ级伴有输尿管憩室的反流发生率为 60%、39%、22%,对比对照组中的 95 例无憩室的反流患者为 52%、28%、33%)。尿路感染的发生率和瘢痕化发生率在两组中也是相似的。多因素分析显示,在两组中反流的级别是反流消退的唯一预测因素(Afshar,2005)。**因此,伴发输尿管旁憩室的反流的消退率与原发性反流相似,应该根据反流本身的流行病学特征来治疗,而非憩室。**然而当反流的输尿管进入憩室时,憩室不再位于输尿管旁,有肌肉支撑膀胱输尿管连接部,反流就不能消失。对于一个患者,关于修复的适

应证既需要联合考虑反流不能消退的潜在影响,也需要单独考虑憩室本身是否有足够的大小和结构导致并发症。

(四)肾畸形

在定义上,原发性反流代表膀胱输尿管连接部的功能障碍。因为输尿管膀胱连接部和肾本身发育都是起源于输尿管芽,所以无论是肾结构异常或数目异常时,考虑反流的存在都是合理的。**与反流相关的肾畸形主要有多囊肾(Multicystic dysplastic kidney,MCDK)和肾发育不良,这两种情况一经发现就需行 VCUG 检查。**在迄今为止最大的一项研究中,75 例 MCDK 患者中对侧反流发生率为 26%(19 例)并且半数的患者是低级别反流(Ⅰ至Ⅱ级)(Miller et al,2004)。无论级别如何,反流自行消退的平均时间为 4.4 年,只有一例患者接受了反流纠正手术。在一项关于输尿管开口异位的小样本研究中,发现一例 MCDK 患者的对侧输尿管插入输精管内(Wunsch et al,2000),进一步强调在 MCDK 患者中明确对侧肾输尿管结构的重要性。虽然对侧肾生长通常表现为代偿性增大,一项研究发现如果 1 岁时对侧反流消失,(Zerin and Leiser,1998)则对侧肾代偿性程度较小(肾长度中位数 5.1vs.6.2cm,$P=0.001$)。

肾发育不全与对侧膀胱输尿管反流发生率较高相关。一项 46 例单侧肾发育不全儿童的回顾性研究发现,对侧肾疾病发病率为 46%。膀胱输尿管反流是最常见的对侧缺陷,发病率为 28%(Cascio et al,1999),伴发膀胱输尿管连接部梗阻和肾盂输尿管连接部梗阻的发生率分别为 11%和 7%。1 例患者中肾盂输尿管连接部梗阻和反流同时出现。在另一项研究中,51 例同侧肾发育不全的患者中 19 例观察到对侧反流(Song et al,1995)。9 例患者反流修复,7 例患者反流持续存在,仅 3 例患者反流自发消退。目前尚不清楚肾发育不全是否代表了包括 MCKD 在内的连续体的极端。尽管如此,这些结果仍提示与 MCKD 伴发的反流相比,肾发育不全伴发的对侧反流可能自然消退趋势更少。

(五)巨膀胱-巨输尿管综合征

大量的双侧膀胱输尿管反流会引起整个上尿路逐步重塑。巨大的无效的膀胱同时向体外和上

尿路排出尿液,当反流的尿液再次流入膀胱后导致膀胱逐渐扩张。这种情况持续存在会引起输尿管扩张,导致出现巨大的输尿管积水和扩张的薄壁膀胱的影像学表现(Burbige et al,1984)。这种现象与巨膀胱-巨输尿管联合征或综合征有关。这种结构甚至在子宫内的胎儿中就可以观察到(Mandell et al,1992)。其在男性中更常见,且与后尿道瓣膜的区别至关重要(Kaefer et al,1997)。后尿道瓣膜是梗阻性损害所致,而巨膀胱-巨输尿管是一种非梗阻情况,类似于瓣膜关闭不全出现反流引发的心脏扩张。排尿检查可以很容易地明确后尿道是否开放,同时区分巨膀胱-巨输尿管、后尿道瓣膜或 Prune-Belly 综合征。大量残余尿的持续存在是引发周期性尿路感染的危险因素。膀胱造口术可以通过排出残余尿和确保安全的排空上尿路以延缓病情,直至输尿管再植术可以进行。鉴于反流会加重菌尿的影响,且 UPJ 功能障碍实际上是这个综合征持续存在的主要因素,表明需要手术纠正反流。为了改善已存在的膀胱出口未闭而做治疗,这是禁忌的,因为有感染风险,且会导致原发性因素的纠正失败。膀胱的修复期需要术后严格排空膀胱(Koefoot et al,1981)。这样通常会恢复到正常的膀胱容积和收缩行为。这提示如果反流可以纠正,膀胱就可能恢复到正常的生理状况。

(六)其他畸形

膀胱输尿管反流已在一系列相关的先天性疾病和综合征中被描述。没有一个准确的普遍的遗传学结果可以解释这些关系。一项由约翰·普霍金斯大学(Johns Hopkins University)创立,由国家生物技术信息中心(National Center of Biotechnology Information)维护的人类孟德尔遗传学在线数据库(Online Mendelian Inheritance in Man Database)的完全的调查显示超过 40 种不同的综合征中出现了 VUR 的描述(http://www.ncbi.nlm.nih.gov/Omim/getmap.cgi?l193000)。其中包括了 VACTERL 综合征(脊柱、肛门、心脏、气管食管、肾和四肢异常),CHARGE 综合征(眼部缺损、心脏病、后鼻孔闭锁、智力发育迟缓、生殖器发育不全和耳部异常)和肛门闭锁。在这些预期有膀胱输尿管反流的病例中,VCUG 是揭示 UVJ 和整个膀胱功能障碍及膀胱出口解剖的首选方法。

(七)妊娠和反流

妊娠初期尿路的形态学出现改变且这种改变在随孕期发展逐渐增加(Beydoun,1985)。**由于孕期所致的水肿、充血和使患者容易发生菌尿,膀胱的紧张度降低。另外,因妊娠引起的生理性扩张导致上方的集合系统尿量增加。**尿液排空减慢会增加微生物的生长和肾盂肾炎发生的倾向。可以合理地假设,在妊娠期间如果存在本身已容易出现菌尿的 VUR,则菌尿的发生率会增加。已有很多研究旨在检验这个关系。

活跃性反流的存在可能会对受累的母亲造成危险。Hutch 在 1958 年描述了 23 位有反流和菌尿病史的妇女在孕期中肾盂肾炎的发生率增高(Hutch,1952,1961)。Heidrick 及其同事们(1967)评估了 321 位在孕期最后 3 个月或分娩后 30h 内行膀胱造影的女性。存在反流的妇女中肾盂肾炎发生率为 33%,而没有反流的女性肾盂肾炎发病率仅为 5%。最后,对 100 例孕期存在无症状性菌尿的女性,在产后 4~6 个月进行膀胱造影,发现反流发生率为 21%。在无反流的患者中菌尿更容易治愈,治愈率为 67%,而有反流的患者菌尿治愈率仅为 33%(Williams and Hulme-Moir,1970)。

如果包括既往反流病史、肾瘢痕化和出现尿路感染趋势,母亲的病史也成为一个因素。Martinell 及其同事们(1990)对比了 41 例儿童期尿路感染后有或无肾瘢痕化的妇女怀孕结果,发现有前期感染病史的妇女在孕期菌尿的发生率较高,而且有肾瘢痕化和反流持续存在的患者更容易进展为急性肾盂肾炎。在一项相似的研究中报道了 88 例有菌尿病史的妇女的怀孕结果。已知存在肾瘢痕的妇女高血压发病率增加了 3.3 倍,先兆子痫发病率增加了 7.6 倍,产科干预率也变高。在妊娠最后 3 个月有正常肾的反流妇女出现高血压的风险也会增加(McGladdery et al,1992)。双侧肾瘢痕的孕期妇女中先兆子痫的发病率与单侧肾瘢痕的妇女相比也是增加的,分别为 24% 和 7%(El-Khatib et al,1994),那些肌酐水平增高的妇女也存在风险(Jungers et al,1987)。在一项158 例患有反流性肾病的妇女的大样本研究中,血压和肾功能正常的妇女孕期平稳,而在肾功能受损的孕妇中胎儿死亡和孕妇肾疾病加剧的风险是增加的(Jungers,1996)。

Austenfeld 和 Snow(1988)研究了再植手术的并发症,他们发现 31 例在儿童时期做过输尿管再植术的妇女发生尿路感染和流产的概率增高,尽管畸形已经得到了纠正。一项随访研究对比了这些妇女和另外一组对照者,发现因尿路感染和反流接受了再植手术的患者(提示初始反流级别高、肾瘢痕化加重)在妊娠期间仍有较高的尿路感染风险(Mansfield et al,1995)。然而流产率与普通人相比并无增高风险。在一项曾行输尿管再植术的 41 例妇女的 77 次妊娠的大样本研究中,Bukowski(1998)及其同事们报道了孕期肾盂肾炎发病率较普通人群轻度增加,但是当出现肾瘢痕或高血压时,胎儿与孕妇都有明显的危险。虽然这些研究最初可能提示在之后的妊娠中输尿管再植术的益处是有限的,但有些因素必须谨记于心。没有任何一项研究可以证实这些妇女有任何相关的 BBD,BBD 可能在儿童时期就已经存在并且持续到育龄期。另外,孕期由于子宫的体积变大而引起膀胱动力学变化。虽然在儿童期纠正反流之后妊娠时仍然不反流只是一个假设,通过影像学证实手术纠正膀胱输尿管连接部且仍保持无反流是不可能的,并且这些数据也是不可用的。最后,仍不能确定是在这些成人患者中以前的反流肾单位导致了肾盂肾炎潜在的发病倾向,还是在妊娠期间由于童年早期感染后的损害和(或)与反流相关的先天畸形而提高了肾盂肾炎的易感性,尽管做了膀胱的手术这两种情况都会持续存在。然后,近期在考虑反流治疗时应该重点考虑以前的肾情况,至少有一项关于妊娠与反流相关性的 meta 分析也提出肾瘢痕化的存在是这类妇女在孕期发病增加的主要因素,而非反流的存在与否(Hollowell,2008)。当结合已知的孕期的肾和膀胱的生理学变化,就有理由推测这种肾有肾盂肾炎的高发倾向。

总体来说,绝大多数妊娠期关于 VUR 影响的研究提示,无论反流是否纠正,因为感染相关性并发症,所以有反流病史的妇女孕期发病率会增加。**高血压和肾衰竭的妇女十分危险。**没有被纠正的反流者似乎尤其危险,妊娠前应该纠正反流以减少孕妇和胎儿的发病率。伴有持续反流但无

肾瘢痕的妇女在妊娠期的发病率还不确定,但是尿路感染发生的趋势似乎是增加的。因为这类亚群患者的预后是很难预测的,多数临床医师对反流持续超过青春期的女孩推荐手术纠正,尽管对活动性反流的年长女童已经有停止预防性抗生素使用的趋势。这些患者在青春期的长期随访研究结果还没有获得(见后续讨论)。

要点:妊娠与反流

- 妊娠期间输尿管和膀胱的生理学改变会影响伴有反流的孕妇发生反流相关性肾盂肾炎的趋势。
- 在缺乏明确的对比研究下,反流应该在妊娠前得到纠正。

十四、自然病程与治疗

(一)自行消退

膀胱输尿管反流的一个特点就是自行消退,这对父母和护理人员来说是很大的安慰,但同时在反流相关研究设计和理论解释上带来了困扰。事实上,当代医学治疗的基础是判断反流自行消退的预期率。患者出生后,原发性反流自行消退率与反流初始级别大致呈相反关系。如果一个患者在年长时才发现反流,在任何时间点的消退发生率取决于最初的反流级别(如果知道),以及初始反流的年龄。例如说,出生后单侧反流Ⅲ级的患者在 5 岁前消退率为 70%,但是如果一个 6 岁膀胱功能正常的孩子发现Ⅲ级反流却很难消退。目前存在一种趋势,即在一些医师中经过一段无随访的"假期"之后(5 岁到十几岁)重新评估女性患者的反流持续情况及内镜纠正的可能性,仍可能需要学习新的关于反流自行消退的信息。因为一定时间后膀胱输尿管连接部重塑,伴随输尿管壁内段的逐步延长和抗反流机制的巩固,以及膀胱动力学的稳定,导致反流可以自行消退。相反地,在很多患者中,膀胱动力学不稳定可能会导致反流持续存在,超过了正常的统计学标准。实际上,无法严格理解膀胱功能,可能导致反流自行消退率的早期预测结果的曲解,但是一旦做到了,就

提供了一个自行消退的真实情况。

(二)消退与分级

多数低级别的反流(Ⅰ、Ⅱ级)都将消退。一些研究也证明了这类反流有较高的自行消退率。但是对于低级别反流自发消退率的报道不尽相同,如有的报道Ⅱ级反流是 63%(Duckett,1983),有的Ⅱ级反流是 80%(Arant,1992),有的Ⅱ级反流是 85%(Edwards et al,1977)。这掩盖了下尿路动力学可能在减轻自发性消退中发挥作用的事实。

Ⅲ级反流的消退率约为 50%(Duckett,1983;McLorie et al,1990)。更高级别的反流(Ⅳ、Ⅴ级,双侧Ⅲ级)很少会自行消退。分析包括国际儿童反流研究(International Reflux Study in Children)在内的一些资料发现,高级别的反流自行消退率普遍较低,不超过 25%(Weiss et al,1992b),且可低至 9%(Skoog et al,1987)。高级别反流之间的消退率可能没有明显的差异(Tamminen-Mobius et al,1992)。考虑到任何一级的反流都是在排尿动力学基础上研究的,尤其是在评估高级别反流时,事实上可能会存在至少一个级别的差异。因此试图区分Ⅲ级反流和更高级别反流之间消退率的真正差异,可能并无很大的临床意义。

(三)消退与年龄

与反流级别本身相比,反流开始的年龄或首次确诊的年龄在反流患者的治疗中发挥了更加重要的作用。显而易见,如果反流是一种可以在一段时间内自行消退的先天性疾病,那么它将在新生儿和幼儿中多见,并且证明在这个年龄段内有最高的消退趋势。然而,在任何研究中,如果反流真的是原发性,从出生时就已存在并持续到年长期,这就已经证明了反流有持续存在的趋势,且是自发性的,这种反流不大可能消退(Skoog et al,1987)。1977 年,AUA 指南提供了按年龄和级别划分的消退率的大量可信的统计学评估(Elder et al,1997)(图 16-16)。近期很多随访研究(Connolly et al,2001)提示,在 5 岁和婴儿期诊断的患者,不论何种年龄有相似的消退率(每年 20%)。但是首先需要牢记的是 5 岁发现反流的患者 5 年后消退,一共需要 10 年反流才能消退,而出生时就发现的只需 5 年。此外,

McLorie 及其同事们(1990)发现,出生后就发现高级别反流的患者小于和大于 1 岁的消退率没有明显差异,可能反映了出生后伴有高级别反流的患者通常消退率不高。因此,早年的持续反流可能会导致年长后反流仍持续。这些原则可能是基于反流消退时的观察,即反流消退常常是出生后最初几年内发生的。Skoog 及其同事们(1987)研究发现,这类反流每年有 30%~35%消退。出现在小年龄儿童(<12 月龄)比年长患者反流消退更快(1.44 年 vs.1.85 年,$P<0.02$),Ⅲ级反流比Ⅱ级反流消退需要更长的时间(1.56 年 vs.1.97 年,$P<0.04$)。

传统观察反流消退的周期是 5 年,可能是基于最大的生长倾向和膀胱输尿管连接部的解剖重构完成情况。McLorie 及其同事们(1990)研究发现Ⅲ级反流中 92%的消退发生在 4 年内。有一种趋势认为,这受益于对反流逐级间断缓解的观察。这些发现可能预示着消退的进展,但是最终它仍带来了使尿路感染变为肾盂肾炎的同样的风险,所以当家属咨询时应该谨慎解释。随访到青年和成人的 VUR 消退率目前仍不清楚。清楚的是,反流消退依赖于发现消退的时期。

(四)治疗原则

反流的药物和手术治疗已经给患者提供了相似的效果(表 16-6,见 Expert Consult 网站表 137-6)。这引起了在基本治疗选择的问题上长达数十年的争论。确定反流治疗方案的压力来源于手术纠正反流的治疗效果是近乎完美的,目前成功率普遍在 98%以上。但是,反流的传统治疗方式却坚信——结果并不能证明方法:不能仅仅是因为可以简单和可靠地纠正反流,就说明有纠正的指征。如前文所述,大约 80%的低级别反流和半数的Ⅲ级反流可以自行消退。Walker(1994)总结的反流治疗中的要点如下。①反流的自行消退是很常见的。②高级别反流自行消退可能性小。③无菌性反流是良性的。④预防性抗生素的推广使用是有益的。⑤(开放)手术纠正的成功率非常高。

以上原则提供了个体化治疗的充足空间而非严格的治疗指南,个体化治疗是基于特定的参数和医师、家属及患者对每条治疗原则所带来的各

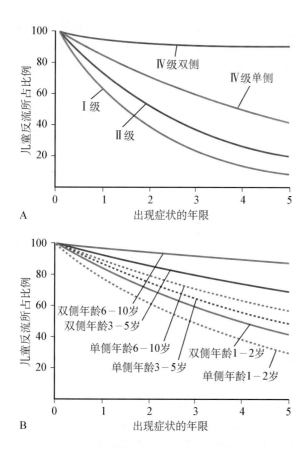

图 16-16 A. 初次评估后 1~5 年中持续Ⅰ、Ⅱ和Ⅳ级反流的百分比变化。B. 初次评估后 1-5 岁患者持续Ⅲ级反流的百分比变化（From American Urological Association. Report on the management of vesicoureteral reflux in children. Baltimore：American Urological Association, Pediatric Vesicoureteral Reflux Clinical Guidelines Panel；1997. ）

种压力的耐受情况。**经典的治疗方法是每天提供低剂量的预防性抗生素来抑制感染，其作为一线治疗方案，需遵从一项原则，即不论级别高低，每例反流的患者应该给予充足的时间至反流自行消退。**明显来说，反流出现的年龄和级别会成为反流何时消退和是否会消退的影响因素。另外，单次或多次诊断为肾盂肾炎发作，以及肾核素显像提示瘢痕存在的患者，会倾向于延长预防治疗和观察的决定，尤其是在广泛瘢痕化、高级别反流和肾功能整体降低或一侧或双侧肾存在先天性畸形的情况下。在这些病例中，尽管有预防治疗的存在，但患者对另一种感染的耐受性可能会很低，或

者对反流进展会有所担忧，因此他们强烈考虑纠正反流。

如前所述，目前还不清楚在不同患者中反流消退需要等多长时间。在新生儿患者中，假设期间没有感染的发生，等待到 5 岁左右是合理的。超过这个年龄，普遍认为即使在肾盂肾炎发生后肾也不容易出现瘢痕化（Olbing et al，2003），尽管前文提到反流文献中对影像学本身的解释存在局限性，但也应该被牢记。因此，有些医师在孩子近 5 岁时取消了预防性抗生素治疗。在这个年龄之后，无症状反流的男性患者很少需要随访或不需要常规的随访，只要强调终身注意良好的膀胱习惯，如果将来发生肾盂肾炎再立即对他们进行医疗干预并且对反流进行重新评估。然而，即便认为无菌性反流是良性的，无症状的双侧高级别反流伴正常肾实质和肾功能的年长男孩是否需要纠正反流，这一分歧仍存在。传统上女孩需要接受开放的纠正手术，即便是在 5 岁时还未能消退的无症状反流，为了降低将来在妊娠时孕妇和胎儿的发病率。在年长儿童应采用抗生素治疗撤销原则，一项研究表明，低于 10% 的患者后续会出现复发性的发热性尿路感染并需要手术纠正反流，虽然只是有限的临床随访和仅用超声来评估肾健康情况（Cooperet al，2000）。儿童反流治疗的临床指南见表 16-7（见 Expert Consult 网站表 137-7）。

成人患者伴有非梗阻性腰痛、发热性尿路感染或肾盂肾炎，且被发现有膀胱输尿管反流，传统上均需要接受抗反流手术。对非复杂性的成人患者也可以进行内镜治疗（Arce et al，2009）。

内镜纠正反流的新作用

见 Expert Consult 网站。

（五）内科治疗：观察等待

尽管有些文献提示，高级别的无菌性反流至肾乳头时会出现"水锤样"肾损害（Hodson et al，1975；Hagenand Klevmark，1991），但并没有临床病例可预测证实这一说法。由于反流本质上并没有真正地被治疗，**反流疾病的观察性治疗的特点可以更加精确的定义为"观察等待"，通过合理的每日一次低剂量预防性抗生素治疗来维持尿液的无菌性。**通常是每日一次给予抗生素口服液治疗，最好是晚上服用。当感染可能出现时，夜间用

药可以使抗生素在膀胱尿液中最长时间地生理性停留。对于<2 月龄的儿童，最常用的药物是甲氧苄啶和阿莫西林。

2 月龄以下的儿童相对肝不成熟且不能有效的清除体内磺胺甲噁唑；该药物会取代新生儿胆红素，导致黄疸。2 月龄后的患者，抗生素的选择变为复方磺胺甲噁唑（Septra，Bactrim）。像任何药物一样，应该考虑其有包括胃肠功能紊乱和过敏在内的一些轻微的不良反应。虽然复方磺胺甲噁唑已报道有暂时的白细胞降低，但这是罕见的，停止使用该药物后可以消失，但是没有足够的重要证据说明需要在所有服药的儿童中常规监测白细胞计数。另外一种最常用的药物是呋喃妥因。呋喃妥因可能减少对粪便微生物的耐药性发展，而粪便微生物近期已经成为泌尿系感染最大的致病菌。目前已知呋喃妥因会导致肺部纤维化和罕见的间质性肺炎。但是，因为味道差和胃肠反应大，呋喃妥因口服耐受性低于复方磺胺甲噁唑。由 Karpman 和 Kurzrock（2004）报道的关于这些药物在儿童使用的文献综述显示，明显的肝（5例）和肺部（9例）不良反应的发生率很低，几乎所有都是与足量抗生素治疗相关，而不是因每日一次低剂量治疗引起的。最后，关于益生菌使用（活微生物，如乳酸杆菌的菌株，可以替代和抑制尿道致病菌的生长）在儿童预防尿路感染治疗相关的文章在逐渐增多（Bruce and Reid，2003；Reid and Devillard，2004；Salvini et al，2004）。关于益生菌治疗的益处的机制研究正在兴起（Reid and Bruce，2006；Storm et al，2011）。对于明确在治疗反流患者中使用这种吸引人的方法，仍需要进一步的研究。

当预防性抗生素治疗期间发生发热性尿路感染或肾盂肾炎，通常被认为是终止观察等待并需要纠正反流的指征。然而，感染是否真实发生的个体化确诊的差别很大，因此可能会出现过早纠正反流（假阳性）和未对反流进行纠正的情况（假阴性）。这种可能性强调了正确选择抗生素的剂量、患者和家长对所选治疗的接受程度及依从性、严谨对待尿液的正确收集和尿培养标本的处理（见前文）的重要性。虽然宿主防御力和细菌毒性因素之间相互作用是感染发生的理想标志，**Smellie（1991）已经对引发感染进展的因素提供**

了合理的解释：①如果微生物对于所给的预防性抗生素是敏感的，那么患儿或父母可能缺乏依从性或所使用的剂量过低；②如果微生物对于所给的预防性抗生素是耐受的，或者是由于残余尿量太多、太频繁或是剂量太大（Smellie，1991）。事实上，许多起因于尿路感染的确诊的反流的纠正，推荐长期足量应用抗生素。

一旦放射学检查明确反流消退，通常在造影检查后几天，终止预防性抗生素的治疗。但是，反流的消失可能预示着患者脱离了常规泌尿系随访，却也是终生养成良好的排尿习惯和膀胱行为一个好时机。

和反流消退的观点一致，最近的研究已经进行了多因素分析来构建预测反流消失的模型（Knudson et al，2007；Estrada et al，2009）。假设反流消退的可能性小，在个别患者中后续可能会出现并发症，医师可能会倾向早期治疗或更加积极的考虑纠正反流。但是反过来讲也可以认为，对终身反流包括持续反流本身可能永远不会是任何疾病的原因。然而，目前仍缺乏预测这种发病率的标准仪器。反流消退相关的因素似乎已经跟与并发症相关的更重要的因素结合起来。近期对反流并发症的各项危险因素如突发性尿路感染的研究发现，在 2 年的随访中，联合反流级别和临床患者特点（性别、反流诊断方式、肠道/膀胱功能障碍），运用 logistic 回归分析模型得到预测尿路感染发生的低、中、高危险因素（Hidas et al，2013）。这些和之后的工具可能会有利于在医师和家属关于反流干预或减缓随访的咨询中提供更直接迹象，包括重新考虑预防性抗生素治疗的持续需求。最大的威胁在于反流的结果；预测结果的能力比预测反流持续存在或消失更具有临床意义。

（六）里程碑式研究

药物治疗的有效性取决于一些关键性研究，它们明确和建立了观察等待作为治疗反流疾病的基石。Smellie 及其同事们进行一系列研究，反复证明在大多数儿童反流消退期间，小剂量预防性抗生素治疗可以防止感染和肾瘢痕化的发生（Edwards et al，1977）。从那以后，另外两个大样本前瞻性研究证实了这个方法，并且帮助进一步确定了膀胱输尿管反流的自然病程。

1. 国际儿童反流研究

国际儿童反流研究是南美(Weiss et al,1992a)和欧洲(Tamminen-Mobius et al,1992)合作的一项随机选出 9 岁以下伴有高级别反流儿童,采用预防性观察等待或开放手术纠正反流的研究(见表 16-6,见 Expert Consult 网站表 137-6)。**尽管手术后一些患者出现了暂时性梗阻这一复杂情况,但相比预防来讲更能减少而非消除肾盂肾炎的发生。**但是,尿路感染的发生率(38%)在两种方式中是一样的,而且两种方式在减低而非消除新的肾瘢痕形成上也是一样的。只有欧洲分支研究分层归纳了影响功能障碍性排尿行为(18%)的数据(van Gool et al,1992)。**如果不治疗,排尿功能障碍会伴发更多的尿路感染和更多的反流持续的病例,并且在随访中出现更大的分级差异。**

2. 伯明翰反流研究

对一组进行药物和手术治疗的随机选择的 104 例高级别反流患者进行了超过 5 年的前瞻性比较(Birmingham Reflux Study Group,1987)。再次证明两种治疗方式中新生肾瘢痕的发生率是一样的。尽管超过一半的患者持续反流 5 年,所有新发肾瘢痕的病例均出现在最初两年内,与前文提到的感染后肾损伤的"大爆炸"概念相符。

3. 其他前瞻性研究

西南儿科肾学组织对进行单独药物治疗的 59 例患者(84 侧反流的输尿管,Ⅰ～Ⅲ级)进行评估(Arant,1992)。有 67% 反流消退,33% 出现尿路感染,10% 的低级别反流和 28% 的Ⅲ级反流出现新瘢痕化。Scholtmeijer(1993)证实 47 例Ⅲ～Ⅳ级反流患者在进行 5 年的观察等待或预防治疗后,57% 患者反流消退。有趣的是,15 例患者在尿路感染后接受手术纠正治疗,其中有 6 例出现随后发生新瘢痕,当中 2 例因新发瘢痕而使用药物治疗。

4. 随机干预在研究膀胱输尿管反流治疗中的应用

尽管使用预防性抗生素治疗膀胱输尿管反流是药物治疗中长期存在的标准,但是长期低剂量抗生素治疗仍让人担忧。这些担忧至少部分是因为在医疗领域和食物链中大量的使用抗生素,以及抗生素耐药性发病率的升高(Cheng et al,2008;Alam et al,2009)。此外,更新的前瞻性研究开始对日常抗生素预防性治疗的作用提出疑问,即这种治疗是否可以确实地降低尿路感染的发生(见后文)。由于不同的医师可能在反流治疗建议上存在不一致性或看似随机性,如使用或不适用预防性抗生素来等待观察,或一线内镜/腹腔镜治疗,或开放手术纠正,反流的治疗正面临着进一步的挑战。在以往反流的回顾性研究中缺乏适当的(安慰剂)对照组或观察组,使得他们的研究结果存在问题。如果用日常低剂量预防性抗生素作为一线治疗来稳定不同的病情,治疗的真实效果需要更加严格的审查。解决这一问题的一项主要研究被称为膀胱输尿管反流治疗的随机干预(RIVUR study)。RIVUR 是由国家健康研究院采用多中心、双盲、随机、安慰剂对照试验的设计,旨在评估预防性抗生素在初次尿路感染后发现反流的儿童中的治疗效果。15 家合作机构登记了近 600 例Ⅰ～Ⅳ级反流患儿,这些患儿反流是在首次、再次或症状性尿路感染后发现的。研究对象被随机分为口服安慰剂组和口服复方磺胺甲噁唑预防性抗生素治疗组。最初的疗效测量是复发性发热或症状性尿路感染的进展(Chesney et al,2008;Greenfield et al,2008;Keren et al,2008;Mathews et al,2009;RIVUR Trial Investigators et al,2014)。结果提示,预防性抗生素治疗可以降低 50% 复发性尿路感染的发生(39/302 抗生素组 vs. 72/305 预防组),特别是在有发热性尿路感染或肠道/膀胱功能障碍基础的患者。但是肾瘢痕化的发生与预防性治疗无关(在抗生素组和预防组中分别为 11.9% 和 10.2%)。在进行此类研究时的一些限制重申了所面临的重大挑战。依从性图表显示约 75% 抗生素研究对象服药的时间仅为 75%,分析可知几乎 1/3 的患者出现中断服药或不服药,并且每组 2% 患者报道出现药物不良反应。对治疗失败采用更严格的标准(多次尿路感染复发、伴/不伴发热、伴/不伴症状等),安慰剂组患者治疗失败是其 2 倍(9.5% vs. 5% 抗生素组)。但是相反的是,90% 的治疗成功是单独使用安慰剂治疗的。最后,两组中 484 例(83%)在感染发生后 1～4 个月进行基线核素显像。但是,扫描结果不能推断阳性基线结果是感染造成的还是反流本身的肾畸形相关。尽管存在这些局限性,但对于患者和家庭整体(重大疾病、住院治疗、失业)而言,研究强调了尿路感染的后果与反流背景下尿路感染的预防之间平衡的重要性(5%预防组 vs.9.5%安慰组),而对反流的肾单位本身没有明显的好处。对于患者选择上的更多的关注,在于有助于识别可从预防治疗中获得临床利益的一些特定的儿童群体。

(七)抗生素治疗争议与潜在新方法

抗生素治疗反流的主要原理是预防尿路感染,主要是可能导致感染后永久性肾瘢痕化的发热性肾盂肾炎。推动这一理论的部分原因是,认为在反流存在时第一次发热性尿路感染会形成有更大临床意义的感染后瘢痕化,尽管事实是这种担忧是基于在动物正常肾发育前试验性诱发反流形成的感染后瘢痕化模型(Torres et al,1985)。反过来,这一信念推动产前肾积水进行常规广泛的超声随访,为出生后肾积水提供依据。如果存在肾积水则需要通过膀胱造影明确反流是否存在,如果反流存在需要立即开始预防性抗生素治疗以防止第一次发热性尿路感染的发生。

然而,近期一些前瞻性研究对长期低剂量使用预防性抗生素来预防儿童尿路感染的能力提出质疑。例如,Ⅱ～Ⅳ级反流的儿童在首次尿路感染之后,从预防性抗生素治疗组和无治疗组中每组随机选择 50 例患者,结果显示两组中再次尿路感染发生率和肾瘢痕化发生率是无差别的(Pennesiet al,2008)。在一项 225 例 1-3 岁患者多中心研究中,随机分为预防性抗生素治疗组和无治疗组,尽管预防性抗生素治疗组在Ⅲ级反流的男孩子中有一些获益,但结果发现在预防性抗生素治疗组中尿路感染的发生并没有统计学上总体的降低(Roussey-Kesler et al,2008)。由此类推,预防性抗生素中断治疗的持续性反流的患者与那些同年龄段预防性抗生素持续治疗的反流患者相比并没有增加尿路感染的风险(Leslie et al,2009)。同样的,那些内镜治疗反流失败的患者不管是否持续抗生素预防治疗,也没有出现尿路感染发生率增加的情况(Moore et al,2009)。

这种类型的研究充满了许多重要的缺点,包括患者数量少、失访率高、尿液采集方法不准确(如集尿袋)、没有安慰剂对照组、包括在未行包皮环切的新生儿筛查中收集尿液标本在内的常规筛查而非评估症状、未区分发热性和非发热性尿路感染。在大样本的 RIVUR 研究中,这些缺点中的多数问题正在得到解决。不管怎样,尽管这些研究存在局限性,但是也成功的对预防性抗生素在反流治疗效果中的真实性和精确性提出了质疑。然而近期瑞典反流研究(Brandström et al,2010c)对伴有Ⅲ至Ⅳ级反流的 1-2 岁女孩采取前瞻性随机分组,发现预防性抗生素治疗组与随机观察组(无预防性抗生素治疗)和内镜治疗组的患者相比,新生肾瘢痕的发生率明显降低。新生瘢痕更常见于发热性尿路感染后(11/49,22%)。相反,152 例无发热性尿路感染的患者中只有 4例出现了相关的新发肾损伤($P < 0.0001$)。在男孩中新发肾损伤的概率低(75 例男性中发现 2例)。这些数据支持在<2 岁伴有Ⅲ至Ⅴ级反流女童中使用预防性抗生素。

内镜纠正膀胱输尿管反流的治疗方法并不能降低新生肾瘢痕或发热性尿路感染的概率。然而,在研究中发现内镜治疗的成功率相对较低(54%完全治愈,17%降至Ⅰ至Ⅱ级),可能否定了内镜治疗反流的潜在优势。

当对长期使用抗生素增加潜在关注时,对预防性抗生素疗效质疑的研究促使了反流治疗替代方案的出现。低剂量预防性抗生素治疗作用是存在疑虑的,但适当全量抗生素治疗对尿路感染有退热和消除急性症状或消灭感染的作用,这点毋庸置疑。因此,其中一种替代治疗就是密切观察没有预防性抗生素治疗的尿路感染症状,加上精确治疗经尿培养证实的尿路感染。但是最近两项关于尿路感染的儿童肾病学研究(Doganis et al,2007;Hewitt et al,2008)提出,如果尿路感染累及肾,早期(24h 内)和晚期(4～7d)预防性抗生素治疗并不能降低肾盂肾炎后瘢痕化的发生率,尽管早期治疗可能减少最初的肾受累(Doganis et al,2007)。此外,在这两个研究里没有发现反流是影响瘢痕化的一个重要变量。两项研究都存在局限性,如精确了解尿路感染发病的时间和前文提到 DMSA 扫描在鉴别肾畸形与真正的感染后肾瘢痕化(先前没有任何一项研究对象做过感染前扫描)的局限性仍然存在。

关于内镜纠正反流方面,有别于前文提到的抗生素预防和侵袭性造影的担忧,内镜治疗简单轻松,所以尽管内镜相对于开放手术治疗成功率低(Ogan et al,2001),但父母仍倾向选择内镜治疗,这可能是促进反流中内镜治疗的再次兴起和逐渐增加的原因。如果这种趋势在没有严格的前瞻性分析的情况下持续,潜在地将这种技术作为反流确诊后另一个一线治疗方法,就会破坏平衡。虽然关于早期内镜治疗方法的研究是从南美和欧洲兴起的(Nortes Cano et al,2008),并没有北美研究认可这个作为对低级别反流治疗的首选方法。尽管内镜治疗并不是首选方法,与国际反流研究组的结论相似,一项非对照的回顾性研究已经提出内镜纠正反流可能降低后续尿路感染的发生(Wadie et al,2007)。更重要的是,内镜纠正反流的持久性还是个问题,两项最近研究证明在最初反流成功纠正后有 20% 和 27% 的延迟性反流复发率(Sedberry-Ross et al,2008;Holmdahl et al,2010)。因此,首选内镜治疗反流的指征,需要周密地设计一个前瞻性随机研究,并把患者年龄、伴随的肾发育的阶段和出现肾瘢痕化的易感性放入研究中。另外,其他已知的可改变手术结果的患者因素必须要被考虑,如功能障碍的消失是在手术之前还是手术之后。最后,考虑到正常人群中偶然发现和无临床表现的反流的高发生率,以及随着时间的推移,反流消退的高倾向性,在不知道哪些患者会从生理上或临床上获益的情况下,首选内镜纠正反流,可能会导致两个不必要的反流纠正——注定会自然消退的,和(或)没有临床获益的反流纠正。

预防性抗生素并非万能药——没有充分宣教和定期温习会阴部卫生知识、及时排空膀胱习惯和解决便秘措施,这个方法是注定会失败的。同样的,家属对预防性抗生素执行和影像学随访观察的依从性是非常不同的(Wan et al,1996)。在每个病例中需要仔细地讨论和预测,以评估观察等待是否可行。选择隔日使用预防性抗生素或使用足量抗生素早期积极治疗尿路感染而无其他预防治疗,这些方法需要很强的依从性,虽然概念很吸引人,但可能有降低依从性的危险,尤其是出现一个可以放松日常规律和警觉性的新机会时。如果家人或患者愿意但是不能保持观察等待治疗中的所有准则,开放手术或内镜纠正膀胱输尿管反流可能是相对适应证。

> **要点:自然病程和治疗**
> - 反流有自行消退的自然趋势。
> - 反流消退的可能性与反流级别呈反比。
> - 维持尿液的无菌性(通过预防性抗生素治疗和严格注意膀胱和肠道管理)是观察等待治疗的基石。
> - 持续性预防抗生素治疗可以稍微降低尿路感染的发生,但不能减少肾瘢痕化或慢性肾病的发生。
> - 预防性抗生素治疗对高级别反流、膀胱功能障碍、发热性尿路感染伴 BBD 或初始就存在的发热性尿路感染的患者可能更受益。

十五、手术治疗

从 Hutch 最初报道的 9 例截瘫患者中有 7 例患者的膀胱输尿管反流获得纠正开始(Hutch,1952),多种手术技术被描述用来有效纠正膀胱输尿管反流。最近,这些技术的原则已被纳入一些结果极好的程序中。这些程序的选择是个体化的,需要根据术者的经验和患者自身的条件决定。

(一)反流纠正的外科原则
反流纠正的外科原则包括以下几点。
- 排除继发性膀胱输尿管反流的因素。
- 在没有张力或者损害其纤细的血供的前提下,充分游离远端输尿管。
- 建立一个黏膜下隧道,保证宽内径和满意的 5:1 长宽比,正如 Paquin(1959)所推荐的。
- 注意输尿管进入膀胱的点(裂隙),黏膜下隧道的方向,以及输尿管黏膜的吻合,以避免输尿管狭窄,成角或扭曲。
- 注意输尿管的肌肉支撑,以获得有效的抗反流机制。
- 膀胱需轻柔对待,以减少术后血尿和膀胱痉挛。

基于输尿管的路径不同,手术方式可分为膀胱内、膀胱外或混合。此外,还可以根据黏膜下隧道与原输尿管裂隙的相对位置分为裂隙上或者裂隙下。

下述部分适用于各种手术技巧。术者可以自由选择适合患者解剖学的方式,以获得输尿管再植手术的成功。预防性抗生素可以在麻醉诱导时给药。患者通常在准备手术的早期就同意手术,除非特殊理由需术前同意手术。灌肠仅在选择性病例中进行,因为所有排泄功能不良的相关问题均应在膀胱输尿管反流确诊前处理。

(二)膀胱镜检查

历史上,许多中心在确诊膀胱输尿管反流后还要进行膀胱镜检查,它可以为膀胱输尿管反流的自行消退的可能性提供预测性评估。输尿管口形状(与高级别反流相关的高尔夫球洞口除外)、输尿管孔的位置和黏膜下隧道的长度,后来都发现没有预测价值(Duckett and Bellinger,1982)。因此,膀胱镜检查在膀胱输尿管反流的保守治疗中,仅用于确认和治疗其他影像学发现的异常(Ferrer et al,1998)。

一些外科医师选择在进行输尿管再植手术的麻醉诱导后行膀胱镜检查。这有助于发现术前影像学检查未检出的细微异常,特别是当使用膀胱外技术,且膀胱未被打开时。术前膀胱镜检查可以发现炎性改变、小梁形成、重复畸形,或者输尿管膀胱连接处的解剖异常(如小输尿管囊肿或憩室)。

膀胱检查应在其扩张时进行,因为只有当膀胱适当扩张时,输尿管旁憩室才可能出现。一些作者建议使用输尿管孔水扩张检查法(Kirsch et al,2004),特别是针对对侧的输尿管,可以预测术后对侧输尿管是否会出现反流。PIC 膀胱造影(Rubenstein et al,2003)也已经被推荐用于检查有发热性尿路感染而 VCUG 呈阴性的儿童的反流。这两种技术中膀胱镜的顶端都位于输尿管开口,冲洗液(有或没有造影剂)水流指向输尿管。输尿管前壁的隆起致输尿管内腔可见,和(或)透视检测到的输尿管内造影剂逆流,都表明输尿管膀胱连接处不完整,致使在发热性尿路感染期间或在对侧手术后可能会出现反流,但是这些征象仍需要被验证。

在膀胱镜检查结束后,如果计划行膀胱内技术,则应使膀胱保持半充盈状态。如果计划行膀胱外技术,可以插入三腔导尿管使膀胱充盈,有利于逼尿肌瓣的解剖。

(三)体位

儿童置于仰卧位。有利于暴露膀胱,特别是对于年长儿童和青少年,一个毛巾卷可以置于骶骨上方的位置,或轻微活动手术台使骨盆下部及髋部抬高。所有的受压点都要适当垫起,并进行大范围的手术准备。在女孩,可以轻度髋外展以备需要进入尿道;在男孩,阴茎需要备皮且包含在手术铺巾范围内。

(四)切口

沿皮纹做一个 Pfannenstiel 皮肤切口,从耻骨联合上约 2cm 到腹直肌外侧缘。如果患儿异常超重,可以延长经典的 Pfannenstiel 切口。横向打开腹直肌前筋膜,向上提至脐下,向下提至耻骨联合。锥状肌附着于耻骨和腹直肌前鞘之间,因此不应从腹直肌上被分离。中线处分开腹直肌,暴露膀胱;或者,在皮肤和 Scarpa 筋膜被切开后,皮肤可直接与腹直肌前鞘分离,沿中线打开腹白线。

十六、膀胱内手术

(一)处理输尿管

轻轻将腹膜与膀胱顶部分开,此操作在膀胱适度充盈时较易。沿中线向下打开膀胱至膀胱颈上约 2cm 处。在膀胱顶部侧缘和切口尖部下缘使用 3-0Prolene 缝线进行 8 字缝合,以避免切口延长至膀胱颈。Denis-Brown 牵引器可以提供良好的暴露。盐水浸透的海绵折叠后轻轻填充至膀胱顶部和膀胱切缘。使用三叶牵引器牵开膀胱侧壁和顶部。牵引叶片安放时应极其小心,尽可能少地触碰、抽吸或摩擦膀胱黏膜,避免黏膜水肿或炎症,这些会导致出血和黏膜的解剖困难,以及可能加剧术后的膀胱痉挛。

(二)膀胱内输尿管松解术

输尿管内插入 3Fr 或 5Fr 硅胶胃管,使用 5-0Prolene 缝线将输尿管和输尿管开口下缘的膀胱黏膜缝合。这可以在整个手术过程中保持输尿管的位置,并可以轻轻牵拉输尿管。在行输尿管松解术之前,一些外科医师在黏膜下注射 1:200 000 的肾上腺素以减少出血。采用针状电刀,在距输尿管开口 1～2mm 处的膀胱黏膜上做一个环形切口。轻轻牵拉胃管，输尿管可以在膀胱内被松解。输尿管的游离最好从 6 点位开始，先将组织剪向后方轻轻展开。一旦进入正确的层面，解剖就可以沿圆周走向进行。一定不能损伤输尿管外膜，以避免输尿管缺血性损伤。轻轻牵拉胃管，使用良好的直角钳和电刀，将输尿管从膀胱上游离下来。继续解剖输尿管至可以无张力的牵拉至对侧膀胱壁。此时，外科医师可以依靠经验和实践，通过相同的输尿管裂隙或者裂隙上方的技术，建立黏膜下隧道。

十七、输尿管裂隙上方隧道

（一）Politano-Leadbetter 技术

最早由 Politano 和 Leadbetter（1958）报道的这项技术，其原理是将输尿管植入原开口上方的一个新的裂隙。在膀胱三角区和输尿管原开口之间建立黏膜下隧道。这个技术的优点在于可以建立较长的隧道，适合较高级别的反流。这个抗反流机制可以进一步被腰大肌悬吊法所加强。

（二）技术

完成膀胱内输尿管松解后，在原裂隙直线上方选择新裂隙的位置（图 16-17）。打开膀胱和牵拉侧壁后，不熟练的外科医师可能会倾向将新裂隙的位置放置于后壁偏外侧。一旦膀胱被关闭和充盈，输尿管进入前外侧壁，向后钩回三角区形成典型的"钩型"，这是导致术后输尿管梗阻的重要原因。在 Politano-Leadbetter 技术最初的描述中，用直角钳盲目地从原裂隙膀胱后方的膀胱后壁穿过创建新的裂隙。这种盲目地操作需要被阻止，因为它会引起显著的并发症，如直角钳经过输尿管穿入腹腔内，损伤肠管、输精管、阴道或其他邻近器官。目前的方法是用固定缝线或静脉牵引器牵开原裂隙的上唇，在直视下钝性分离膀胱后壁。然后使用直角钳建立一个新的输尿管裂隙，输尿管可通过此处进入膀胱。在膀胱三角区和输尿管原开口之间建立黏膜下隧道。隧道的长度取决于输尿管的直径。Paquin（1959）建议长与宽比例 5∶1 为有效的标准。在输尿管进入膀胱处将黏膜和逼尿肌分开，以便黏膜能在新裂隙处适当闭合。隧道需要足够的容积来保护输尿管的收缩。牵拉输尿管通过隧道，移除胃管。

输尿管吻合术

输尿管腹侧修剪成杓状（6 点钟方位），必要时再对边缘进行修整。用 3 根间断的 5-0 polyglactin 缝线彼此相对靠近放置，在膀胱三角区将输尿管固定缝合于膀胱肌层和黏膜。应该仔细放置固定缝线，因为杓状结构的顶点是输尿管最狭窄处。使用 3 根 5-0 polyglactin 缝线在 3、9、12 点钟位置间断缝合，完成输尿管吻合。12 点钟的缝线也可以外翻输尿管前壁，从而形成一个小袖口。虽然用 5Fr 胃管通过输尿管可以来确认输尿管未闭合及没有扭曲，但是输尿管再植术无梗阻的最确切的征象是在输尿管开口处看到喷尿。因此，在这个过程中与麻醉师沟通给予充足补液是十分重要的。使用 5-0 polyglactin 缝线连续缝合关闭新输尿管裂隙上覆盖的黏膜。使用 3-0 polyglactin 缝线分两层关闭膀胱。使用 Foley 导尿管 48h 引流膀胱，引流管与支架仅在更复杂的病例上使用。

（三）Paquin 技术

见 Expert Consult 网站。

十八、输尿管裂隙下方隧道

（一）Glenn-Anderson 技术

在 1967 年，Glenn 和 Anderson 描述了他们的再植技术（图 16-18）。通过使用同一个输尿管裂隙及将输尿管向膀胱颈部推进，避免了 Politano-Leadbetter 技术潜在的并发症，特别是输尿管扭曲。将输尿管按照之前描述的方式进行松解。使用组织剪向膀胱颈部方向建立黏膜下隧道。输尿管裂隙到膀胱颈部的距离限制了隧道的长度。Glenn 和 Anderson（1978）后来描述了一种改良的方法，通过切开原输尿管裂隙附近的逼尿肌来建立更长的隧道。逼尿肌的边缘在输尿管远端重新聚拢。随着输尿管向膀胱颈部的推进，这个技术对输尿管远端的吻合术是极有挑战性的。像其他程序一样，这项技术也很好，大约有 98% 的成功率（Gonzales et al，1972）。

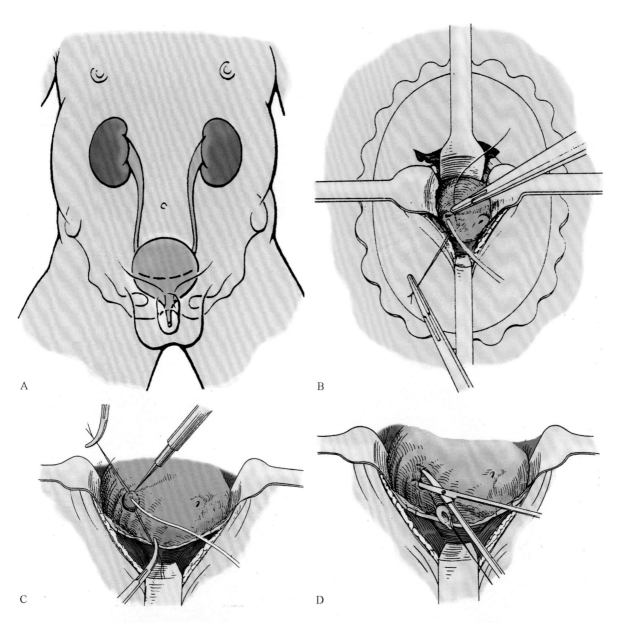

图 16-17　Politano-Leadbetter 技术。A. 再植手术进入膀胱的传统路径,于耻骨联合上一至两横指处沿皮纹做一下腹部横切口(虚线)。B. 输尿管开口上下都用缝线作牵引,在最开始解剖时,输尿管内插入一根胃管辅助。C. 使用一把针状电刀,沿输尿管开口做一环形切口。D. 最开始先用组织剪找到解剖层面,避免损伤输尿管。然后沿此层面游离输尿管周围

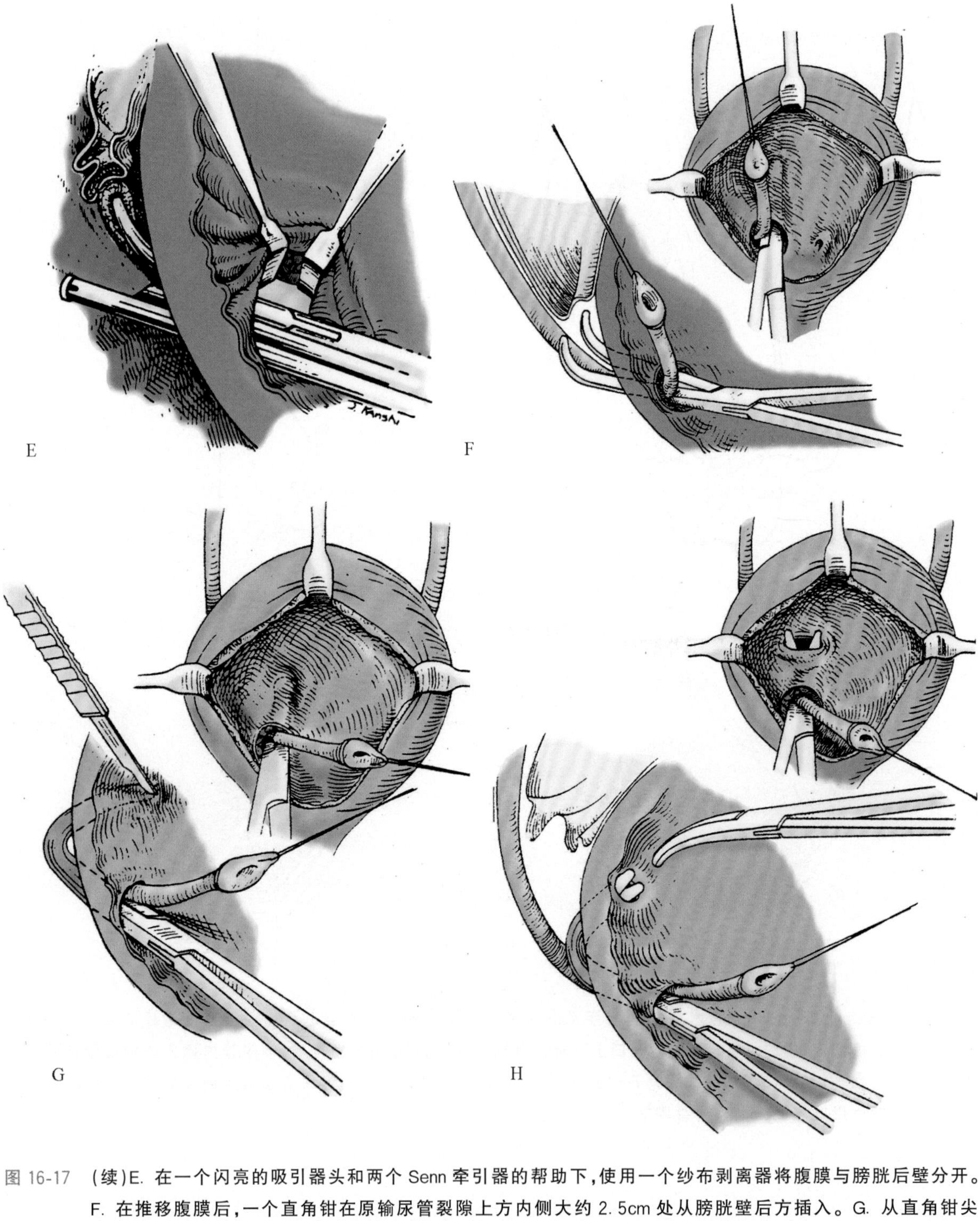

图 16-17 （续）E. 在一个闪亮的吸引器头和两个 Senn 牵引器的帮助下,使用一个纱布剥离器将腹膜与膀胱后壁分开。
F. 在推移腹膜后,一个直角钳在原输尿管裂隙上方内侧大约 2.5cm 处从膀胱壁后方插入。G. 从直角钳尖
中间切开,并扩张新的输尿管裂隙到足够宽度。H. 第二个直角钳跟随第一个钳子从膀胱内穿至原裂隙处

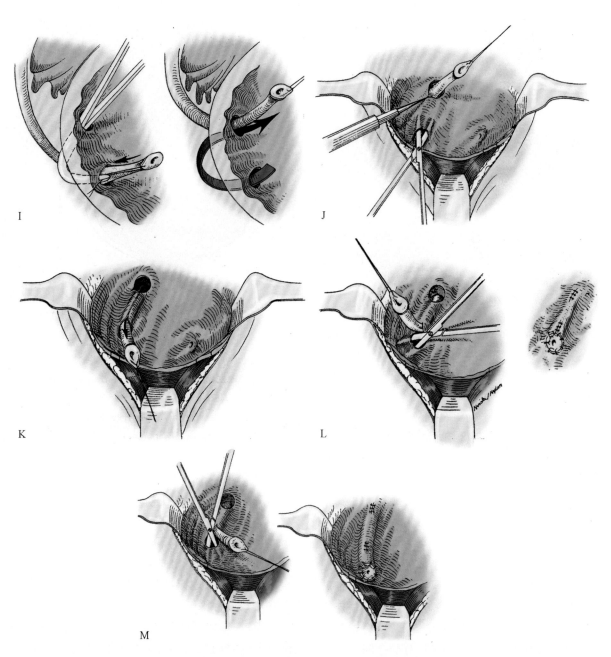

图 16-17　(续)I. 直角钳夹住牵引线,将输尿管从新裂隙处拉入。J. 用组织剪分离新裂隙下缘几个毫米的肌肉,以去除输尿管进入黏膜下隧道的角度。K. 输尿管通过新的隧道到达原裂隙处。L. 用经典的 Politano-Leadbet-ter 技术将输尿管与原裂隙吻合,关闭输尿管周围黏膜并覆盖在输尿管上,以增加额外的隧道长度。M. 输尿管的推进是有帮助的,特别是当原裂隙偏外侧时,第二段黏膜下隧道可以向膀胱颈部建立,可以在更下方放置输尿管开口以获得额外的更长的再植长度(A to D and F to M, from Retik AB, Colodny AH, Bauer SB. Pediatric urology. In: Paulson DF, editor. Genitourinary surgery, vol. 2. New York: Churchill Livingstone; 1984. p. 757-63；E, from Keating MA, Retik AB. Management of failures of ureteroneocystostomy. In: McDougal WS, editor. Difficult problems in urologic surgery. Chicago：Year Book；1989. p. 121.)

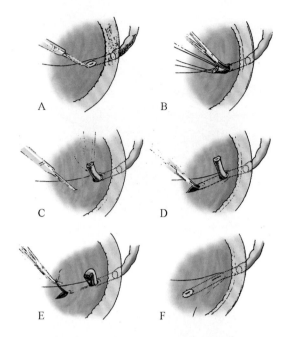

图 16-18　Glenn-Anderson 技术。输尿管被松解后,在其下方扩展一个新的黏膜下隧道 (From Glenn JF, Anderson EE. Distal tunnel ureteral reimplantation. J Urol 1967;97:623.)

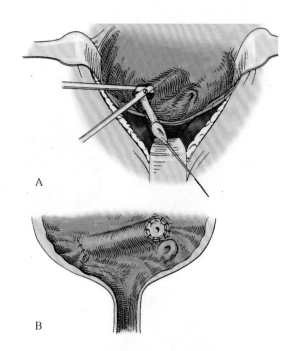

图 16-19　Cohen 跨三角区技术,单侧再植。输尿管游离后 (A),建立黏膜下隧道并在对侧输尿管开口上方建立新的黏膜裂隙 (B) (From Retik AB, Colodny AH, Bauer SB. Pediatric urology. In:Paulson DF, editor. Genitourinary surgery, vol. 2. New York:Churchill Livingstone;1984. p. 764.)

(二)Cohen 跨三角区技术

于 1975 年报道的 Cohen 技术,将隧道通过三角区朝向对侧膀胱壁,克服了 Glenn-Anderson 技术中隧道长度的限制(图 16-19 和图 16-20)。Glenn-Anderson 技术中进行远端吻合的难度也减少了。

Cohen 技术特别适合小膀胱和厚壁膀胱(PUV 或神经源性),因为输尿管从膀胱后壁推进很少其导致扭曲或梗阻。跨三角区再植也是连接膀胱颈重建手术中所选择的步骤,因为输尿管上方移位为膀胱颈的延长提供了充分的空间。

由于其简单且结果可靠[多达 99%,(Glassberg et al,1985;Kennelly et al,1995;McCool and Joseph,1995;El-Ghoneimi et al,1999)],Cohen 技术已经成为膀胱内再植手术中最常用的技术。

这项技术的缺点在于新输尿管开口偏向外侧而影响逆插造影、支架置入和输尿管结石的治疗等明显的缺点。为克服这个问题所推荐的方法包括可以在耻骨上使用鞘卡(Lamesch,1981)或者 14 号 5cm 长的静脉套管切开膀胱,膀胱镜连接后直视下置入输尿管导管,或使用一个弯曲的

静脉导管和一个尖部成角带有扭矩装置的导丝(Wallis et al,2003),或使用纤维输尿管镜。

(三)方法

(1)Cohen 和 Glenn-Anderson 技术方法的步骤在许多方面都是相似的。

(2)可以通过标准的经膀胱内入路找到输尿管并对其进行松解。

(3)在输尿管的内侧建立裂隙,减少输尿管横跨三角区时的成角,特别是当膀胱壁增厚时。如果裂隙极度扩张,可以用 3-0polyglactin 缝线间断缝合一针或多针以重新对合,从而避免憩室的形成(Ahmed and Tan,1982)。裂隙应能沿着输尿管方向较容易地容纳一个大直角钳的尖端,从而避免输尿管梗阻。

(4)如前所述,使用组织剪扩展黏膜下隧道。当只有一个输尿管再植时,隧道指向对侧输尿管开口上方。当两侧输尿管都再植时,较外侧移位的输尿管的隧道朝向对侧输尿管开口的上方。第二个隧道朝向较外侧移位输尿管开口的下方边

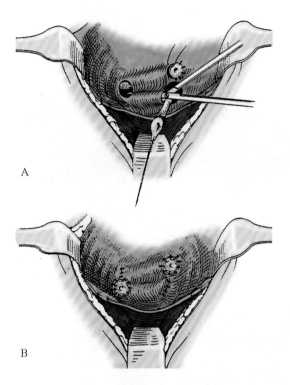

A

B

图 16-20　Cohen 跨三角区技术，双侧再植。A. 较为上方的输尿管横向隧道，新开口位于对侧输尿管开口的上方。B. 另一个输尿管在较下方建立隧道，新开口位于对侧输尿管开口的下方（From Retik AB, Colodny AH, Bauer SB. Pediatric urology. In: Paulson DF, editor. Genitourinary surgery, vol. 2. New York: Churchill Livingstone; 1984, p. 765.）

缘。常见的黏膜下隧道可成功用于双侧再植（Androulakakis et al, 2003）。

（5）按照前述的 Politano-Leadbetter 技术将输尿管修剪成匙状并与膀胱黏膜吻合。原裂隙上的黏膜使用 5-0polyglactin 缝线关闭。

（6）另一种选择，保留输尿管的袖口状黏膜，不做匙状修剪，并与膀胱黏膜吻合。

（7）虽然输尿管开口连续喷尿可以最好地保证了输尿管的开放，但还是应在输尿管内置入 Fr 胃管以确保输尿管通畅。

（8）如前所述，完成膀胱的关闭和引流。

十九、膀胱外技术

Lich 及其同事们（1961）在美国及 Gregoir（1964）在欧洲分别描述了经膀胱外入路的输尿管

再植手术（图 16-21）。在 Daines 和 Hodgson（1971），以及 Zaontz 及其同事们（1987）推行用改进的缝线锚定输尿管的改良技术后，该技术更为流行。这些改良结合了输尿管的推进及近端隧道的延长。此外，锚定缝线固定远端输尿管，这样可以维持隧道的稳定性。经膀胱外入路的优势在于没有打开膀胱，这样可以减少术后血尿和膀胱痉挛。这个技术易学易教。

这个技术的主要顾虑在于一过性的尿潴留，高达 20%（Fung et al, 1995; Lapointe et al, 1998; Lipski et al, 1998; Barrieras et al, 1999; Marotte and Smith, 2001）的双侧膀胱外输尿管再植儿童出现了此现象。可能的发生机制是因为在逼尿肌切开中过度使用了电灼，从而导致了双侧膀胱神经的破坏。其好发人群为＜3 岁的双侧高级别反流的男孩（Barrieras et al, 1999）。

Leissner 及其同事们（2001）在人类尸体上研究了盆神经丛的局部解剖，试图发现膀胱外再植手术损伤神经丛的机制。他们发现，在成人尸体中盆神经丛主要位于输尿管膀胱连接部的背部和中部附近 1.5～2cm。较小的神经分支走行于输尿管中间，在围绕输尿管的薄层组织（输尿管中层）的外面。基于他们的解剖学描述，如果在解剖远端输尿管时，在输尿管中层和外膜之间进行，可以避免盆神经丛分支的损伤。Yucel 和 Baskin（2003）通过对正常人类胚胎（21－40 周孕期）用免疫组化分析和 3D 影像技术，进一步确定远端输尿管和输尿管膀胱连接部的神经解剖。他们证实沿输尿管内侧走行的神经恰好位于 Waldeyer 鞘外。在输尿管膀胱连接部，输尿管外围神经形成网络状，一旦远端输尿管进入膀胱，神经定位于输尿管远端和外侧的逼尿肌。这两项研究提示，双侧膀胱外再植术后出现尿潴留源于外科技术。损伤应限于较小的神经分支，而不是真正的盆神经丛，后者位于中间及后侧。神经横断、电灼术，或者手术创伤所致神经失用症，均会导致神经损伤。可以通过将解剖层面局限于输尿管外膜外，减少电灼的使用和功率，限制输尿管膀胱连接部远端逼尿肌的切开，轻柔处理组织等来预防神经损伤（David et al, 2004）。

出现尿潴留的患者，可以通过留置 Foley 导尿管或者间断导尿，1～2 周可以排尿（Minevich

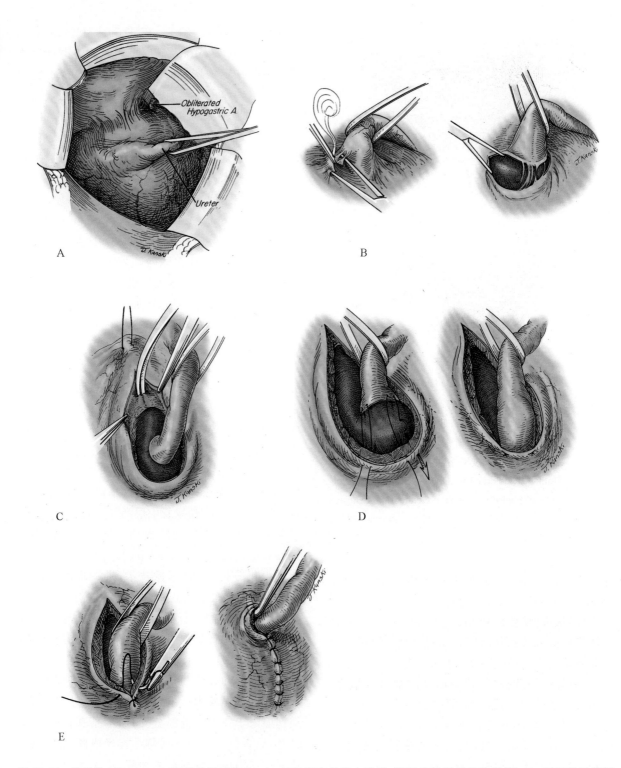

图 16-21 改良的 Lich-Gregoir/逼尿肌切开技术。A. 结扎闭塞的髂内动脉,找到并轻轻提起输尿管。B. 切开输尿管裂隙水平的逼尿肌,在输尿管汇入膀胱处周围剥离输尿管一周。C. 从膀胱输尿管连接部向头侧偏外直线打开膀胱浆膜层和肌层(4~5cm),建立再植的隧道。使用定位缝线有助于定位。D. 游离膀胱黏膜与肌层,将逼尿肌远端切缘与输尿管外膜近端做褥式缝合,打结后可使输尿管向三角区推进。E. 缝合逼尿肌,建立一个长的黏膜下隧道,完成修补(From Peters C,Retik AB. Ureteral reimplantation including megaureter repair. In:Marshall FF,editor. Textbook of operative urology. Philadelphia:Saunders;1996. p. 868-70.)

et al,1998a;Barrieras et al,1999),因此说明神经损伤的可逆性。

(一)处理输尿管

如前所述,使用 Pfannenstiel 切口。最好使膀胱适度充盈,以便解剖膀胱侧壁的腹膜。确认闭塞的脐动脉。输尿管从髂内动脉发出的闭塞脐动脉起源处中间穿过,这是识别输尿管很好的解剖标志。分离闭塞的脐动脉有利于输尿管的解剖和游离。一些作者担心在分离闭塞的脐动脉时,膀胱的支配神经会出现损伤。但是,Lipski 及其同事们(1998)证实了不管闭塞的脐动脉是否被分离,两组患者的结局都没有明显差异。从输尿管表面前方仔细地分离腹膜。为了避免损伤盆神经丛的分支,推荐手术者在解剖输尿管时保持正确的层面,小心勿损伤输尿管外膜走行的血管。用止血带围绕输尿管起牵引作用。输尿管应在逼尿肌下隧道位置的远端进行解剖和游离。

(二)建立膀胱外隧道

当膀胱位于正常解剖部位时,可以识别输尿管沿膀胱前壁走行的路径,并标记 5cm 的长度。膀胱被翻向内侧,Denis-Brown 牵引器在这个过程中是非常有用的。应检查输尿管走行的轮廓。需要轻轻将腹膜反折提离膀胱壁。拉开膀胱后,隧道方向需指向前腹壁。保持膀胱充盈和一定程度的张力而不是过度拉伸是很重要的。使用低流量电灼(15W)切开逼尿肌,来创建新的黏膜下隧道。之后,用组织剪沿原切口直线分离逼尿肌纤维至膀胱黏膜。注意沿直线切开逼尿肌纤维,不要偏离,这有利于在分离逼尿肌和黏膜时,最低限度地损伤逼尿肌及其支配神经。血管很容易被看作是切断的逼尿肌纤维,需要用双极电凝选择性地电灼。关键的是,在提起逼尿肌瓣前应完全切开逼尿肌肌束。当最后一个逼尿肌肌束被分离后,一个均一的黏膜圆顶就突出来了。这给手术者确认隧道在正确的平面提供了一个很好的参照点。

从切开的黏膜两侧将逼尿肌分开,以获得比输尿管周长稍宽的宽度。最好从近端到远端切开,将输尿管的解剖作为建立隧道的最后一步。

在肌肉和黏膜之间有一个明确的无血管平面。完成这个解剖最有效的方法是在两个镊子的帮助下夹起靠近黏膜的逼尿肌肌束,并将之提离黏膜。手术者轻轻地用一只手按着隆起的黏膜,并使用组织剪沿隧道长度从两面的黏膜上锐性分离下肌束。在隧道切开过程中黏膜的损伤是可以避免的,除非膀胱壁厚充满小梁。不慎损伤黏膜时可以用 6-0 polyglactin 缝线 8 字缝合。除非输尿管极度扩张,否则不需要建立宽的隧道。

在解剖输尿管周围时需要特别注意。小心分离输尿管周围的逼尿肌纤维,保持贴近输尿管,避免损伤任何进入膀胱的末梢神经分支。沿输尿管外侧和内侧松解,不要向远端延伸。

Zaontz 及其同事们(1987)描述的经膀胱外入路的最初改良包括距输尿管开口远端 5~10mm 处切开逼尿肌,通过两个固定缝线帮助输尿管推进。Leissner 及其同事们(2001)证实,这一技术的特别之处在于可能导致三角区膀胱支配神经的损伤,以及在双侧膀胱外再植术后可能会导致尿潴留。因此,为了避免神经被损害,这项操作应该避免,除非存在输尿管旁憩室需要同时进行修补时(Jayanthi et al,1995)。在这些病例中,输尿管远端的逼尿肌切开需要谨慎进行。

一旦黏膜下隧道建立完成,就可在逼尿肌缝合前减压膀胱。输尿管被放置在新的隧道中,用 3-0polyglactin 缝线间断缝合逼尿肌。为了得到直线走行的隧道,最好先在新输尿管裂隙处放置最近的缝线,不打结,用蚊式钳牵引。拉直缝线,提起逼尿肌肌瓣,使术者在缝合逼尿肌时避免损伤输尿管或者黏膜。缝合应从最远端开始。输尿管外膜用 1~2 针固定来稳定隧道,预防在隧道最远端或者最近端形成憩室。缝合完成后,裂隙处需要用直角钳测试确保输尿管没有受到任何挤压。

再次充盈膀胱,并且移去牵引器。再次检查输尿管路径,确认其在腹膜后腔没有扭曲,以及隧道内没有任何黏膜的隆起。

留置一根 Foley 导尿管 24~48h;有一些作者推荐不需要留置导尿管(Marotte and Smith,2001)。如果置入硬膜外管用于术后镇痛,应该在拔除导尿管前 6~12h 停止。

观察到无排尿问题后,患儿可以出院,通常在术后 3 个月随访超声和 VCUG 检查。

二十、术后评估

对于专家而言,在低级别原发性膀胱输尿管反流患者中进行膀胱输尿管吻合术的成功率高达100%。由于这些出色的结果,一些中心评估了术后做侵袭性造影检查的必要性。绝大多数人赞成在术后6～12周进行超声检查。Barrieras 及其同事们(2000)在一项大规模研究中,评估了723个肾单位。术后1年,低级别原发性膀胱输尿管反流(99%消退)和高级别原发性膀胱输尿管反流(94%消退)的患者手术转归有明显的差异。因此,对于最初为低级别原发性反流的患者,如果术前及术后超声检查正常,没有排尿功能障碍或者反复尿路感染(Lavine et al,2001),无并发症的膀胱输尿管吻合术的成功率可达100%(Bisignani and Decter,1997;Bomalaski et al,1997b;El-Ghoneimi et al,1999;Barrieras et al,2000;Grossklaus et al,2001)。基于这些报道,在这组患者中,建议术后可以不必进行 VCUG 检查。这个推荐应该根据家庭情况及手术中心的经验进行个体化实施。一些家庭随访反流很多年,急于确认反流是否已消退。另外一些家庭,儿童很不愿意再次接受 VCUG,在这种情况下,不进行术后检查是合理的,除非他们出现膀胱功能障碍,或者术后肾积水进展,或者出现尿路感染。但是,高级别反流的低成功率仍支持大多数患者应进行完整的术后检查。

输尿管膀胱吻合术后,在术后早期超声检查中出现轻度的输尿管扩张和低级别的肾积水并不罕见(Bomalaski et al,1997b;Barrieras et al,2000)。事实上,这一普遍的发现应该能说明不支持术后过早进行相关检查。另一方面,持续扩张超过3个月或者病情进展,都应该进一步检查(Aboutaleb et al,2003)。另外,如在后期超声随访中发现肾瘢痕进展、肾生长异常或反复尿路感染,都可能提示患者需要进行完整的影像学再评估。

如前所述,有肾瘢痕的儿童必须在其家庭医师每次到访时测量血压。

二十一、输尿管再植的早期并发症

1. 持续反流

输尿管膀胱吻合术后早期反流通常不是一个重要的临床问题,通常一年后复查膀胱造影时发现其消退。Barrieras 及其同事们(2000)的报道中,723个肾单位中有49个在术后3个月时仍有反流,其中11个是对侧的。在12个月的随访中,38例同侧输尿管反流中有20例,11例对侧输尿管反流中有8例自行消退。术后1年持续反流较常出现在术前高级别反流的患者中。在他们的研究中,手术的患者中有30%术前为高级别反流。其中2/3(12/18)术后1年持续反流的患者在这一组。因此,绝大多数术后3个月进行早期 VCUG 检查发现低级别反流的患者其反流可自行消失,可能是因为术后早期出现的膀胱炎症的消退,以及膀胱功能障碍得到了改善。

2. 对侧反流

在过去的15年中,一些文献报道了对侧反流的相关主题,其绝大多数是回顾性的(Hubert et al,2014)。Minevich 及其同事们(1998b),以及 Burno 及其同事们(1998)分别报道了单侧膀胱外逼尿肌切开术后对侧出现反流的非常低的发生率,分别是5.6%和11.6%。Diamond 及其同事们(1996b)在一项针对141例患者的多中心研究中报道了对侧膀胱输尿管反流的发生率为18%。针对这些患者初始反流的级别、Hutch 憩室的出现、重复系统,以及纠正反流的技术进行了分析。在各种手术技术方面没有区别,但在纠正一侧高级别反流和重复系统反流时,对侧反流的发展有明显的倾向性。他们推断对侧膀胱三角区畸变并非是导致对侧反流的因素,而高级别反流(V 级)则是其因素,并且,重复系统使患者术后容易处于进展为对侧反流的危险行列。相反,Kumar 和 Puri(1997)报道了495例接受输尿管下 Teflon 注射的单侧反流患儿。诊断为新的对侧反流的仅37例儿童(7%)。他们在术前的单侧反流级别和术后对侧反流级别方面没有任何相关性,提示新发对侧反流的低发生率可能是由于相对于开放性反流纠正方法,内镜治疗对对侧三角区的干扰较小些。他们反驳了解释对侧新发反流的 pop-off

机制的存在,因为新发对侧反流的风险与术前反流级别(Ⅳ至Ⅴ级)没有相关性。Sparr 及其同事们(1998)回顾了一组 143 例接受保守治疗的患者,他们最初诊断为单侧反流,但随后发展为异时性的对侧反流。对侧反流的发生率为 33%,因此提示不同原因出现的对侧反流与手术无关。他们推断对侧反流实际上是同步的(如双侧),但是在最初的造影时未被发现,或者单侧或双侧反流的自然病程可能是一侧膀胱输尿管反流间断出现或消失。

基于反流的高消退率,为了避免对侧反流而对单侧反流进行预防性双侧再植手术是不对的(Burno et al,1998)。对侧反流的推荐治疗方案从对绝大多数患者进行观察,到对临床型肾盂肾炎进行干预治疗。在 4~5 岁的无症状儿童中,对于术后出现对侧反流的患者推荐使用预防性抗生素,尤其是为了保持术前接受药物治疗的同侧反流患者的治疗的持续性。如果儿童维持无症状且无感染,不必要进行重复的 VCUG 检查,因为绝大多数儿童的对侧反流可以自行消退。对于青春期的女性,关于是否进行 VCUG 及纠正反流的持续争论是必要的。来自波士顿的 Hubert 及其同事们(2014)的一项最新报道中,10% 的儿童发现了新发的对侧反流(Ⅰ级 18%,Ⅱ级 70%,Ⅲ级 12%)。小年龄(<6 岁)和低膀胱观察容量(<50% 预期容量)的患者是对侧反流多变量分析中的重要预测因素。随访的膀胱造影检查表明近 80% 的对侧反流在中位时间 21.5 个月时可消退,证明了这个犯难的问题的良性本质。

3. 梗阻

在术后早期超声检查中发现轻到中度肾积水并非罕见(如前所述),但会随着时间的推移自行消退。急性术后梗阻可能是因为技术性问题,如输尿管在新隧道中扭曲、壁内血凝块、吻合部位黏膜下血肿或水肿导致壁外压迫等。而且,明显的梗阻通常在术后 2 周内出现。这些患儿通常表现为典型的急性输尿管梗阻症状,包括急性腹痛、恶心和呕吐。虽然感染很少见,但是如果发生,将高度怀疑存在梗阻。梗阻很容易通过超声检查诊断,严重的肾盂输尿管积水可以通过肾核素显像的功能和排泄延迟证实。在梗阻更明显的病例

中,通过逆行置入双 J 管或经皮肾造口术引流尿液是必要的。肾造口管需尽早置入,避免再植失败。许多这样的病例无须其他手术梗阻可自行消退。

二十二、输尿管再植的远期并发症

(一)梗阻

再植术后输尿管和肾的进行性扩张可归因于几个因素,并且可以根据梗阻部位进行分类。

1. 裂隙上

操作不当造成的输尿管扭曲和缺血是输尿管裂隙上梗阻的最常见原因。

2. 裂隙

输尿管在进入新输尿管裂隙处成角,最常见于裂隙位置太靠侧面或者前面,当膀胱充盈时,输尿管就横向或者向前走行,导致"高再植"现象。这些输尿管在膀胱排空时引流较好。这种情况可能会自行消退,但是偶尔也需要置入支架或者重新手术。

3. 隧道

黏膜下隧道未充分建立,可以导致隧道内梗阻,从而引起输尿管的压迫。黏膜下隧道在异常膀胱内明显更难以建立,如 PUV 或神经源性膀胱。由于肌肉肥大、小梁小房形成而造成的膀胱不规则,使得建立一个光滑宽敞的黏膜下隧道相当有挑战性。输尿管和黏膜下隧道的缺血是另一个重要因素,来自于输尿管操作不当导致的血流障碍。黏膜下隧道明显梗阻时可以用球囊扩张和支架置入一段时间来解决。如果保守治疗无效,需要再次行再植手术。

4. 开口

输尿管与膀胱的吻合及新裂隙的位置是再植手术中最重要的技术环节。最易发生梗阻的部位是构状输尿管口的顶点。顶端缝线必须万分注意确保有足够的开口管径。狭窄也可以由缺血性改变导致。孤立的开口梗阻可以用扩张和支架治疗。如果黏膜下隧道足够长,于隧道远端几毫米行内镜下去顶术,包括输尿管开口,在保证抗反流机制下可以缓解梗阻。

(二)复发或持续反流

在原发性低级别反流患者中抗反流操作失败

是非常少见的。大多数失败发生于高级别反流或者没有足够的隧道长度和输尿管直径比例的患者。一个短隧道的建立和无法缩窄一个过宽的输尿管,都是明显的重要因素。持续或复发反流的另一个重要因素是因为没有辨认出继发性反流,特别是与神经源性膀胱和 PUV 膀胱有关时。**这些情况下的反流,是继发于膀胱储存不良或者排空不良的特性。这些问题需要在准备再植手术前得到处理和优化。**在大多数情况下,联合使用抗胆碱能药物和间断自行导尿来改善膀胱的储存和(或)排空功能,可导致继发性反流的自行消退(Agarwal et al,1997)。在存在膀胱异常时继续行再植手术只会恶化输尿管的扩张和盆腔瘢痕组织沉积,并在未来纠正反流时带来更多的困难。

二十三、重新再植

重新再植在技术上更具有挑战性,并且需要仔细注意细节和精细的手术技术。为了获得足够的黏膜下隧道,需要切开和广泛松解输尿管。仔细地切开输尿管时最好通过膀胱内和膀胱外的联合松解来完成。需要仔细评估输尿管并切除缺血段。应该观察分离的输尿管远端有无活动性出血,需要评估其蠕动活性以确定肌肉和血供的正常。最好建立新的裂隙和黏膜下隧道。如果输尿管过短,可以使用腰大肌悬吊法(psoas hitch,图16-22),来促进抗反流机制的建立。应在建立黏膜下隧道前使用不可吸收缝线进行腰大肌悬吊法。膀胱被固定在髂血管两侧的腰大肌鞘上,以获得稳定的膀胱后壁。在儿童,膀胱可充分松解后提至近髂血管的分叉处,这样可以充分弥补远端输尿管的缺损。腰大肌悬吊法可以仅在一侧进行。应该避免两侧同时进行腰大肌悬吊法,以免两侧均无法提供足够的长度。如果双侧输尿管都短缺,可考虑于一侧行腰大肌悬吊法来获得满意的抗反流机制,在另一侧行输尿管-输尿管吻合术。

针对输尿管过短的其他技术,包括 Boari 皮瓣(基于膀胱后壁近端可以旋转,皮瓣可以从膀胱顶延伸至膀胱前壁)。这个皮瓣需要有足够的宽度,允许建立黏膜下隧道和成管。在短输尿管情况下,输尿管乳头瓣可以和短的黏膜下隧道一同

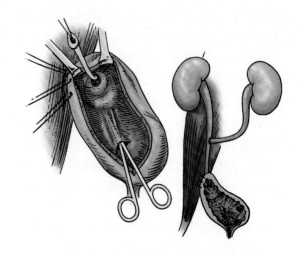

图 16-22 **腰大肌悬吊法可以有效地用来弥补明显的输尿管短缺。当两侧输尿管均为再次手术时,其与输尿管-输尿管吻合术结合是理想的**(From Keating MA, Retik AB. Management of failures of ureteroneocystostomy. In:McDougal WS, editor. Difficult problems in urologic surgery. Chicago:Year Book;1989.p.140.)

建立。乳头瓣在扩张的输尿管中特别有用,可以被做成杓状结构并自我折叠。

在输尿管明显缩短的情况下,如 Pope 和 Koch(1996)所述,可以使用一段改装的肠管替代。结肠或者回肠可以类似于 Monti 技术那样改装。这项技术比传统的逐渐变细的回肠代输尿管技术拥有更大的优点,它允许用一个短的结肠肠段来建立一个不会变细的长管,因此减少了代谢的影响。另外,肠系膜位于管道的中间,促进了黏膜下隧道的建立。

二十四、膀胱输尿管反流的内镜治疗

膀胱输尿管反流的内镜治疗见图 16-23。

Matouschek(1981)首先描述了在输尿管开口注射聚四氟乙烯(PTFE)糊剂来纠正反流。O'Donnell 和 Puri(1986)普及了这项技术,当时他们发表了 103 例用内镜成功纠正原发性膀胱输尿管反流的结果,其一次注射后的成功率为 75%。他们创立了单词 STING(输尿管下 Teflon 注射)。这项技术在很多国家开始流行,但是在美国并没有获得广泛使用,因为考虑到 PTFE 颗粒的潜在迁移可能,其未获得食品与药品管理局

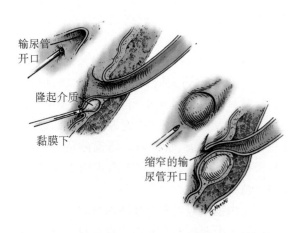

输尿管开口

隆起介质

黏膜下

缩窄的输尿管开口

图 16-23 内镜治疗反流的原则。用针头在输尿管开口下方注射一个小丘,在输尿管远端提供一个支撑并使其闭合

(FDA) 的许可 (Malizia et al, 1984a, 1984b; Aaronson et al, 1993)。但其在大量患者中纠正反流的能力[最近更多的研究报道提示对于低级别原发性反流患者在一次注射去反流剂后可以获得 90% 的成功率(Kirsch et al, 2004)],只需要在门诊进行简单操作、具有极低的并发症率等优点,促使人们寻找更为安全的材料。评估内镜下纠正治疗的报道时需要注意一点,即谨慎解释报道中有些作者将反流降级至 I 或 II 级作为成功的结果。因为这对于倾向于做开放手术的大多数外科医师而言是难以接受的,故成功的定义应该统一标准。

由于这个技术的并发症很低,对于接受内镜注射治疗的新发反流患者而言,其优势在于利用计算机建模来评估减少并发症、减少重复 VCUG 的费用,以及减少长期抗生素的使用(Kobelt et al, 2003)。需要对各种治疗方法进行严格的比较,在获得这些研究的结果前,纠正反流的适应证应该保持不变,无论反流时通过手术纠正,还是内镜治疗,或者腹腔镜治疗。

反流内镜治疗的两个关键问题是结果的可重复性及持续性。长期随访将决定使用目前可获得的材料是否可行内镜治疗,这需要经受时间的考验;或是否成功率达 95%～99% 的开放手术仍将是最有效地永久纠正反流的方法。

(一)内镜下注射技术

经典的 STING 技术是由 O'Donnell 和 Puri

(1984)描述的(图 16-24)。预防性抗生素通常在麻醉诱导时使用。应该在打开材料之前先进行膀胱镜检查,以免因膀胱炎症改变而取消手术。如果使用硬针,需要补充使用注射范围的透镜检查。如果使用可折针,则可以使用标准的 0° 或 30° 膀胱镜。针的尺寸取决于材料的黏度,范围在 3.7～5Fr。材料的黏度也决定了是否可以在注射材料时使用普通的注射器或者需要齿轮金属注射架。3Fr 输尿管导管可以用来提起输尿管前壁,确认隧道的轴向。针以斜面朝 6 点位置插入。O'Donnell 和 Puri 最初的描述建议在输尿管膀胱连接部远端 2～3mm 处进入黏膜,在黏膜下进针 4～5mm 的距离。对于高级别反流和没有黏膜下隧道的输尿管,Dublin 组建议直接在输尿管进针,增加膀胱内输尿管长度(Chertin et al, 2002, 2003)。Kirsch 及其同事(2004)推广了这项技术(壁内段输尿管黏膜下再植),与传统技术相比,该技术对于各种级别反流都有更好的结果(92% vs. 79%)。他们进一步改进了此项技术,通过在输尿管开口进行第二次注射,并将其命名为两次的膀胱扩张再植技术(HIT),在中期及远期预后中改善明显(93%)(Kalisvaart et al, 2012)。

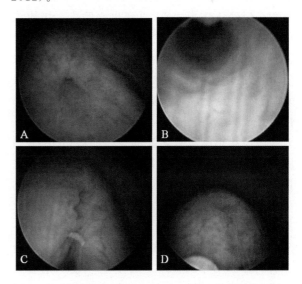

图 16-24 经典的 STING 技术。A. 膀胱充盈前的输尿管开口形态(B)。C. 进针点位于输尿管开口 6 点下方 2mm 处。D. 完成注射后的小丘样外观

进针点的准确性及针的放置对于手术的成功都很重要（图 16-24）。不适当的穿刺可能无法形成预期的小丘，因此对于输尿管膀胱连接部不能提供足够的支持。如果针头需要重新放置，再植材料可能会在第一次注射部位漏出，导致操作失败。

注射应该慢慢进行。如果针放置在黏膜下平面，在起初注射 0.1～0.2ml 后小丘开始出现。这是技术中的关键点，在注射的初始阶段，如果小丘的形成和位置不令人满意，提示针尖部位不正确。慢慢撤针后重新放针，在注射中继续进针，并轻轻旋转针斜面（取决于小丘的侧向位置），应该可以获得期待的效果。一旦在小丘顶部出现火山口状输尿管开口，应继续注射直到输尿管开口变成新月形或裂隙状。此时获得的小丘形状可以作为成功的明显征兆。获得一个火山口形的小丘有 87% 的成功率，而其他形状仅有 53% 的成功率（Lavelle et al，2005）。对于大多数材料，针头应在注射后原位放置 1min 以减少注射部位材料的外漏。对于去反流剂（Defulx），这一步不是必不可少的。膀胱被排空，然后在膀胱排空和充盈状态下分别检查小丘，以确保输尿管有足够的持续的支撑。在穿刺部位很少出血，最好排空膀胱，用内镜头轻轻压住出血点，直到出血停止。烧灼该部位是不可取的，因为它可导致黏膜脱离和注射材料的外漏。在操作结束时，将利多卡因注入尿道，导尿管引流是不必要的。一般来说，儿童在恢复室观察片刻后即可出院。所有的活动可以立即恢复。

内镜纠正反流有明显的学习曲线（Kirsch et al，2003）。在 Herz 及其同事（2001）的研究中，强调了学习曲线的重要性。在他们学习的第一个 6 个月中，在 18 例患儿的 28 个反流输尿管中，治疗成功率为 46%。在剩余的 18 个月的学习中，在 56 例患儿的 84 个反流输尿管中单次内镜注射治疗后的总成功率为 93%。尽管这项技术学会后变得十分简单，但是仍有一些技术细节需要特别注意。

（二）随访

患儿用抗生素维持治疗 3 个月，然后进行超声和 VCUG 检查随访。如果反流持续，可在初次注射 6 个月后考虑再次注射。如果仍没有消退，

推荐进行开放手术。

迄今为止，大多数报告没有指出用 Deflux 进行内镜下纠正后再行开放手术会增加额外的难度（Herz et al，2001；Lackgren et al，2001），但是采用其他材料时已经遇到了困难。在开放手术时，注射材料或者根本看不到，或者包裹完好但是被放置在错误的层面、膀胱内外错误的位置上。材料易于被完整去除，并且可以毫无困难地进行开放的再植手术。

（三）内镜下纠正反流使用的材料

作为一个理想的注射用生物材料，必须无毒、稳定且不会迁移到重要器官。它应该引起最小的局部炎症，同时能很好地被正常纤维组织和纤维细胞包裹。该材料应该容易通过大部分标准内镜设备且容易通过长针进行注射。它必须有足够的黏稠度，以防止从穿刺点漏出，并且在正常交换和排泄任何载体分子后仍能够保持它的注射体积和小丘形状。

已有几种试剂被用来进行内镜下纠结膀胱输尿管反流。这些材料可被分为**颗粒型或可降解型，以及自体型或非自体型**（框图 16-1）。

框图 16-1　膀胱输尿管反流内镜下纠正所用药物
非自体型材料
聚四氟乙烯（PIFE）
交联牛胶原
聚二甲基硅氧烷
聚糖酐透明质酸共聚物（Deflux）
羟基磷灰钙
自体型材料
软骨细胞
脂肪
胶原
肌肉

人们对颗粒型的顾虑在于其迁移性，而对可降解型的顾虑在于其持久性。远处的迁移可以通过两种机制发生。推注时的扩张可能导致远端输尿管区域和三角区的小血管破裂，导致材料进入血管内。<50μm 的颗粒可能会绕过肺部血管床

从而进入体循环并且到达身体的其他器官。第二个迁移机制是通过组织间巨噬细胞或血源性单核细胞吞噬注射颗粒。颗粒的大小决定了是否会发生吞噬作用，一般来说吞噬作用需要颗粒之间<80μm。

二十五、非自体材料

(一)聚四氟乙烯凝胶(Teflon 凝胶)

很多年以来，PTFE 已经被用来作为许多生物材料和注射药物的组分之一。它被用于制造人造血管、心脏瓣膜/植入物、手术缝线、美容手术和疝修补补片(Monaghan and Meban，1991；Godin et al，1995；Sayers et al，1998；Briguori et al，2001)。Teflon 凝胶也被用作血管栓塞的注射药物(Weingarten and Kauffman，1977)，用于声带注射(Kasperbauer，1995)和尿失禁的膨胀剂(Politano，1992)。

1981 年，Matouschek 第一次报道了使用Teflon 凝胶作为膨胀剂来纠正反流。O'Donnell和 Puri(1984)及 Chertin 和 Puri(2002)推广了这项技术，报道了数百名使用患者的随访资料(Puri，1995；Chertin and Puri，2002)。一项欧洲多中心关于 4166 个患儿的 6216 个输尿管的十年随访研究证实，在 1~4 次注射后治愈率达 86%(Puri et al，1995)。最长的随访来自于都柏林，对接受 Teflon 凝胶治疗的 247 例患者随访了 11~17 年，报道持续治愈率为 95% 和复发率为 5%(Chertin and Puri，2002)。

Teflon 凝胶相对便宜，它是黏稠的，需要齿轮注射器注射。尽管在欧洲广泛使用，Teflon 凝胶一直没有在美国获得 FDA 的批准，这是出于对PTFE 颗粒远期迁移的顾虑。Malizia(Malizia et al，1984a，1984b)在实验研究中证实了 Teflon 可以迁移到区域淋巴结和远处器官，包括肺和大脑。Malizia 的发现被几个临床报告所证实，他们确认了颗粒的迁移(Claes et al，1989；Aaronson et al，1993；Dewan and Fraundorfer，1996；Steyaert et al，2000)。颗粒迁移被认为是与 Teflon 凝胶颗粒的小尺寸有关，它们的范围在 4~100μm，且 90%的颗粒<40μm。

随着其他可能更为安全的注射药物的获得，

PTFE 已完全不受欢迎并且被摒弃了。

(二)交联牛胶原

见 Expert Consult 网站。

(三)聚二甲基硅氧烷

见 Expert Consult 网站。

(四)聚糖酐和透明质酸共聚物

聚糖酐/透明质酸共聚物(DX/HA)(Deflux)由悬浮在稳定的透明质酸溶液载体凝胶中的交联的聚糖酐微球形成(直径 80~250μm)。DX/HA是生物可降解的，载体凝胶可被吸收，聚糖酐微球可被迁移的成纤维细胞和生成的胶原所包裹。DX/HA 在超过 3 个月的随访时发现减少了约23%的体积(Stenberg and Lackgren，1995)。

Deflux 是由瑞典研究组的 Stenberg 和 Lackgren(1995)首次提出的，并于 2001 年获得 FDA的批准。此后，来自欧洲和美国的几个临床报告证实其成功率在 68%~89%(Lackgren et al，2001；Puri et al，2003；Kirsch et al，2004；Lavelle et al，2005)。亚特兰大研究组介绍了重复的膀胱扩张再植技术(HIT)，指出其在 336 名患儿的反流治愈率高达 90%(Kaye，2012)。

Lackgren 及其同事们(2001)的一项长期随访研究，对 221 例采用经典 STING 技术注射的患儿平均随访了 5 年，其中有 68% 在最后一次VCUG 中显示了维持Ⅰ级及以下的膀胱输尿管反流。没有显著的长期不良反应的报道。使用DX/HA 的内镜治疗失败后的抢救性输尿管再植术通常可以毫无困难地完成。植入物往往在膀胱外的输尿管周围被发现，且包裹完好，炎症反应较轻(Sparks，2011)。

DX/HA 的吸引力在于它是一个自然产物，可以不需要齿轮注射器，而仅通过小号针就可以容易给药。它是目前大多数中心在内镜纠正时的首选用药，但是，用 DX/HA 纠正反流的持久性还有待证实。

(五)羟基磷灰钙

羟基磷灰钙(CaHA)(Coaptite；Bioform Medical，SanMateo，CA)是人工骨材料。颗粒统一呈球形，直径范围在 75~125μm。这种材料容易通过 21 号针注射，而不需要齿轮注射器。Mevorach 及其同事们(2002)提出了一项临床试验的初步结果，包括 98 名患者的 155 个Ⅱ至Ⅳ级反流输尿管,67％的患者和 75％的输尿管反流消退了。在斯坦福大学最近的一系列案例中,Ca-HA(52％)的每个输尿管的成功率低于 DX/HA(78％)(Ngo et al,2013)。

二十六、自体材料

脂肪、胶原蛋白、肌肉和软骨细胞已被评估作为膨胀剂。这些材料的关键优势在于它们不是外源性材料,但是明显的缺点是可以观察到其容量的丢失[使用脂肪的病例丢失可达 100％(Matthews et al,1994)],并且在注射前它们需要被收集及扩充(使用软骨细胞和肌肉的病例)。自体材料可以表现为注射部位的游离移植物,因此材料的重吸收是令人担忧的,可能会导致不理想的结果。

(一)其他可注射材料

见 Expert Consult 网站。

(二)膀胱输尿管反流内镜治疗后的复发

使用任何特殊材料的膀胱输尿管反流内镜治疗纠正成功后的真实复发率很难确定,因为除非在研究计划的背景下,否则初次检查阴性后无法重复进行 VCUG 检查。

仅有少数报道在初次检查阴性后采用重复 VCUG 进行长期随访的研究。Chertin 及同事们(2002)报道了用 Teflon 凝胶长达 17 年的随访中有 5％的复发率。在瑞典的反流试验中,20％先前成功治疗的儿童在随访 2 年后复发(Holmdahl et al,2010)。

Deflux,作为一种可吸收药物,复发率更高并非意外。然而,如果没有反复尿路感染,证实是否存在长期的膀胱输尿管反流的意义并不大。而且,即使可吸收的膨胀剂随着时间的推移出现体积减小或者完全重吸收,膀胱输尿管反流也可能因为儿童的生长及膀胱输尿管连接部的成熟而持续消退。这些注射药物可能只是为这个过程争取了时间。这些患者在青春期发生反流复发的并发症,这在目前还无法得到充分的明确。最近的证据表明,接受内镜治疗的儿童,如果他们有多次发热性尿路感染、膀胱肠功能异常及肾瘢痕的既往史,哪怕初次 VCUG 是阴性,术后出现复发性感染和晚期出现膀胱输尿管反流复发的风险较高

(Sedberry-Ross et al,2008)。

内镜下治疗膀胱输尿管反流是对考虑手术的儿童的一个合理的替代选择方案。但是,应告知患者的家长各个中心的成功率有不同,且效果可能无法持久。

(三)腹腔镜在反流纠正中的应用

输尿管再植的腹腔镜路径在理论上提供了开放手术的成功率和持久性,同时避免开放手术的并发症发病率。腹腔镜有三种方式:膀胱外再植、Gil-Vernet 技术和 Cohen 跨三角再植。

除了长的手术时间和陡峭的学习曲线之外,腹腔镜下再植最初的经验在建立黏膜下隧道、维持完整的膀胱尿路上皮和缝合技术方面受到了明显的技术上的挑战。虽然机器人强化了灵敏性,提供了出色的视觉效果,这些有助于腹腔镜再植手术,但是,当前使用的穿刺器大小对于较小的儿童仍不理想。开放再植手术的继续精炼、最近取消的术后膀胱导尿管的使用和过夜住院的需要,将给腹腔镜路径的支持者带来更大的压力,去更好地定义这个最小侵袭技术的理想条件。

二十七、腹腔镜手术

(一)Gil-Vernet 技术

在这项技术中,三角区黏膜被垂直切开,两个输尿管在靠近中线处黏膜下单针固定缝合。这项技术为腹腔镜辅助下经膀胱内完成,成功率有限。Okamura 及其同事们(1999)和 Cartwright 及其同事们(1996)报道了成功率分别为 59％和62.5％。反流的复发被认为与三角区的分离和输尿管的横向移位有关。这是描述的三种腹腔镜技术中成功率最低的一个,几乎已被完全舍弃。

1. 腹腔镜下经膀胱外再植

1994 年,Ehrlich 和同伴们首先描述了经腹腔入路的膀胱外 Lich-Gregoir 技术(Ehrlich et al,1994)。这是腹腔镜纠正反流最常用的手术方法。这个技术有一个陡峭的学习曲线,最初的经验描述了其挑战性在于输尿管的暴露、输尿管损伤的避免、在不损伤膀胱上皮的前提下建造黏膜下隧道的困难性,以及长的手术时间。

腹腔镜下将膀胱上皮和逼尿肌分离是很困难的,原因在于充分膨胀的膀胱凸出并进入有限的

骨盆操作空间,阻碍了腹腔镜下的解剖。另外,由于手术器械进入腹腔后的术野暴露和角度原因,充分牵拉切开的逼尿肌边缘以建立更宽的沟槽的能力是有限的。

Lakshmanan 和 Fung(2000)描述了有关这项技术的几个变动,使其更为有效地缩短了手术时间,并获得了接近于开放手术的效果。

2. 鞘卡放置

一个 5mm 的 0 度腹腔镜从脐部插入。另外三个工作孔沿 Pfannenstiel 切口的中间及两端,插入下腹部。

3. 输尿管解剖

输尿管在盆腔边缘最容易辨认出,并且从远端走行过来。覆盖在上面的腹膜被横向切开。在老年患者中,于膀胱内下置入输尿管导管可以有助于辨认输尿管。一旦找到输尿管,可用 Bab-cock 镊子抓住并从周围组织中游离出来。在男性,腹膜切口应该在输精管尾侧进行,以便输精管和腹膜可以在头侧方向显露出来。使用血管阻断带或者 Diamond-Flex 牵引器穿过输尿管来牵引。

4. 建立隧道

当膀胱在其正常部位半充盈时,用电灼来标记隧道十分重要。在逼尿肌隧道近端使用 4-0Prolene 缝线牵拉。缝线用直针穿过腹壁,用于牵拉膀胱,然后针再次穿出,以提供外部控制来获得所需的张力和逼尿肌高度。由近及远切开逼尿肌。浆膜用电灼刻痕,但大部分的切开需要用剪刀进行,避免损伤膀胱支配神经,如前面章节讨论的开放膀胱外再植时那样。在腹腔镜下提起逼尿肌瓣很困难,因此像开放手术一样获得一个足够宽的沟槽是不可能的。围绕输尿管向远端继续解剖,保持远端结构的完好。黏膜膨出也不如开放手术时明显,因为膀胱充盈相对少且被气腹所挤压。

5. 肌肉切开术后的关闭(逼尿肌缝合术)

输尿管被放置在新隧道中,用 3-0polyglactin 缝线在最接近末端处固定输尿管,从输尿管裂隙远端开始,用间断缝线促进逼尿肌的重新闭合。由于远端输尿管是完好的,所以不需要固定。逼尿肌缝合术完成后,松开膀胱牵引缝线,充盈膀胱。在新隧道中观察输尿管,以确认其没有成角或扭曲。术后 12~24h 可在膀胱内留置导尿。

Lakshmanan 和 Fung(2000)做出了关于 71 例腹腔镜下输尿管再植的最大规模的报道。在这个研究的早期,发生了 3 例输尿管损伤,有 2 例需要开放再植,1 例需要用支架引流尿性囊肿。其他患者没有发生反流或者梗阻。

(二)机器人技术

尽管很早就有腹腔镜技术的成功报道,但是它的广泛使用受到了限制,包括重要的技术需求及手术时间长。在 2004,Peters 首次描述了儿童机器人辅助腹腔镜下输尿管再植术(RALUR)的最初经验(Peters,2004)。与腹腔镜技术相比,机器人的主要优势在于 10 倍的视觉放大和 3D 视野,以及减少小空间内精细缝合的技术挑战。外科医师在手术中坐在机器人控制台,并受益于控制台的人体工程学的改进,特别是在手术时间长和双侧手术时帮助更大(Lendvay,2008)。

在最近的研究中,报道的机器人膀胱外再植术的成功率已接近开放手术。Casale 及其同事们(2008)报道了 41 例经腹腔途径机器人手术的成功率为 97.6%。最近他们的经验更新已发表(Kasturi et al,2012),记录了在 150 名反流级别在Ⅲ级及以上的双侧膀胱输尿管反流患者的反流缓解率为 99.3%。1 例失败是一名双侧Ⅳ级反流患者,术后降级为Ⅱ级,随后在发生肾盂肾炎后,经输尿管下注射治疗治愈。值得注意的是,这 150 例经过排尿训练的患儿,没有一例出现排尿功能障碍。在一项对照研究中报道了与开放手术相比,机器人手术住院时间缩短,术后阿片类药物使用减少(Smith et al,2011)。

与腹腔镜相比,机器人目前的优势预期通过改进设备及减小穿刺器及器械的尺寸来进一步提高。然而,RALUR 相关的控制台、器械、一次性用品的费用明显更高,在很多国家这可能是一个关键性的限制因素。

(三)内镜下跨三角区再植

为了避免侵犯腹腔和儿童盆腔小带来的挑战,其他研究组发展了跨膀胱技术,与 Cohen 跨三角再植技术类似,使用二氧化碳气体充盈膀胱(pneumovesicum)。

Yeung 及其同事们(2005)最先描述了用标准腹腔镜设备进行的技术。Peters 和 Woo(2005)随后报道了用机器人辅助技术帮助建立黏膜下隧道和输尿管吻合术。

1. 操作孔放置

患者取仰卧位,双脚岔开便于行膀胱镜检查和术中膀胱内留置导尿管。进行膀胱镜检查,用生理盐水充盈膀胱。膀胱镜直视下,用一根牵引缝线经皮在膀胱顶部固定膀胱壁,防止其在切开膀胱顶部放置目镜孔时移位。Yeung 及其同事们(2005)描述了一种 U 型钩针的放置,在腹部外通过一个短橡皮管收紧,来防止操作孔的移位和气体向膀胱外泄漏。之后,膀胱镜直视下置入 5mm 操作孔。移去膀胱镜,插入导尿管。二氧化碳气体充气压力开始为 10mmHg,插入 5mm 的 30°镜。直视下于两侧各置入一个 3mm 操作孔。

2. 输尿管的解剖

将 5cm 长的 5Fr 胃管插入输尿管,用 4-0Prolene 缝线固定。导管有助于输尿管的把持和解剖,像开放 Cohen 技术中描述的一样。通常一开始用钩状烧灼术环形切开来松解输尿管。3mm 内镜剪可用来从输尿管远端开始扩展解剖层面。解剖需环状切开 2～3cm。在建立隧道前,可用 4-0 可吸收缝线修补输尿管裂隙的肌肉缺陷,以减少气体泄漏。

3. 建立黏膜下隧道

用钩状烧灼术在新输尿管孔通过膀胱后壁的位置做切口。用内镜剪从旧裂隙开始朝新裂隙建立黏膜下隧道。用抓钳通过新裂隙置入,用胃管拉住输尿管通过隧道。

4. 输尿管膀胱再造口术

6 点钟方向裁剪输尿管呈匀状,用 6-0 间断缝线在新位置吻合。Peters 和 Woo(2005)描述了用机器人辅助来促进腹腔镜下的精细缝合,并提高手术的效率。膀胱内的操作孔被关闭,留置导尿管 24h。Yeung 及其同事们(2005)的研究证实在 16 例患者中有 15 例反流消退,Peters 和 Woo(2005)的研究证实在 6 例患者中有 5 例反流消退。Jayanthi 和 Patel(2008)提供了膀胱镜技术中细微差别的详细描述,并报道了一个 103 例大样本患者中,成功率有 94%,其中 10 例为内镜注射治疗失败的病例。在他们的早期经验中有 3 个患者转为开放手术。在 77 个接受了术后膀胱造影的患者中,证实了 72 个患者反流缓解(成功率94%)。所有失败都在前 30 例中,而后 47 例无一失败。

尽管与内镜技术及腹腔镜技术相比,开放手术仍是纠正反流的金标准,使用微创技术带来的技术进步和预后改善逐渐获得更多的支持。

要点:外科治疗

- 排除继发性反流。
- 开放性手术矫正的成功率非常高。
- 充足的输尿管松解和输尿管血供的保护是至关重要的。
- 始终需要一个宽大的黏膜下隧道。
- 应该注意避免成角和扭曲畸形。
- 肌肉的支持很重要。
- 膀胱黏膜必须轻柔对待。
- 始终需要在术前考虑膀胱及肠道功能,特别是在所有持续性或复发性反流病例中。
- 直到适当的前瞻性研究证实其他情况之前,反流纠正的指征应始终如一,无论是计划行开放手术,还是内镜、腹腔镜,抑或是机器人手术。

参考文献

完整的参考文献列表通过 www.expertconsult.com 在线获取。

推荐阅读

Arant BS Jr. Medical management of mild and moderate vesicoureteral reflux: followup studies of infants and young children. A preliminary report of the Southwest Pediatric Nephrology Study Group. J Urol 1992;148:1683-7.

Birmingham Reflux Study Group. Prospective trial of operative versus nonoperative treatment of severe vesicoureteric reflux in children:five years observation. Birmingham Reflux Study Group. Br Med J (Clin Res Ed) 1987;295:237-41.

Brandström P, Esbjorner E, Herthelius M, et al. The Swedish reflux trial in children. I. Study design and study population characteristics. J Urol 2010a;184:274-9.

Brandström P, Esbjorner E, Herthelius M, et al. The Swedish reflux trial in children. III. Urinary tract infection pattern. J Urol 2010b;184:286-91.

Brandström P, Neveus T, Sixt R, et al. The Swedish

reflux trial in children. IV. Renal damage. J Urol 2010c; 184:292-7.

Connolly LP , Zurakowski D , Connolly SA , et al. Natural history of vesicoureteral reflux in girls after age 5 years. J Urol 2001;166:2359-63.

Cooper CS , Chung BI , Kirsch AJ , et al. The outcome of stopping prophylactic antibiotics in older children with vesicoureteral reflux. J Urol 2000: 163: 269-72 , discussion 272-3

Edwards D , Normand IC , Prescod N , et al. Disappearance of vesicoureteric reflux during long－term prophylaxis of urinary tract infection in children. Br Med J 1977;2:285-8.

Farhat W , McLorie G , Geary D , et al. The natural history of neonatal vesicoureteral reflux associated with antenatal hydronephrosis. J Urol 2000:164:1057-60.

Ferrer FA , McKenna PH , Hochman HI , et al. Results of a vesicoureteral reflux practice pattern survey among American Academy of Pediatrics, Section on Pediatric Urology members. J Urol 1998;160:1031-7.

Hodson CJ , Maling TM , McManamon PJ , et al. The pathogenesis of reflux nephropathy (chronic atrophic pyelonephritis). Br J Radiol 1975:(Suppl. 13):1-26.

Hohenfellner K , Hunley TE , Yerkes E , et al. Angiotensin II, type 2 receptor in the development of vesico－ureteric reflux. BJU Int 1999;83:318-22.

Holmdahl G , Brandström P , Läckgren G , et al. The Swedish reflux trial in children. II. Vesicoureteral refl ux outcome. J Urol 2010;184:280-5.

Kaefer M , Curran M , Treves ST , et al. Sibling vesicoureteral reflux in multiple gestation births. Pediatrics 2000;105:800-4.

Koff SA , Campbell K. Nonoperative management of unilateral neonatal hydronephrosis. J Urol 1992; 148: 525-31.

Lebowitz RL , Olbing H , Parkkulainen KV , et al. International system of radiographic grading of vesicoureteric reflux. International Reflux Study in Children. Pediatr Radiol 1985;15:105-9.

Majd M , Rushton HG , Chandra R , et al. Technetium－99m－DMSA renal cortical scintigraphy to detect experimental acute pyelonephritis in piglets:comparison of planar (pinhole) and SPECT imaging. J Nucl Med 1996;37:1731-4.

Olbing H , Smellie JM , Jodal U , et al. New renal scars in children with severe VUR:a 10－year study of randomized treatment. Pediatr Nephrol 2003:18:1128-31.

Podesta ML , Castera R , Ruarte AC. Videourodynamic findings in young infants with severe primary reflux. J Urol 2004;171:829-33 , discussion 833.

Ransley PG , Risdon RA. The pathogenesis of reflux nephropathy. Contrib Nephrol 1979;16:90-7.

Roberts JA. Vesicoureteral reflux and pyelonephritis in the monkey:a review. J Urol 1992;148:1721-5.

Sillen U , Brandström P , Jodal U , et al. The Swedish reflux trial in children: V. Bladder dysfunction. J Urol 2010;184:298-304.

Smellie JM. Reflections on 30 years of treating children with urinary tract infections. J Urol 1991;146:665-8.

Tamminen－Mobius T , Brunier E , Ebel KD , et al. Cessation of vesicoureteral reflux for 5 years in infants and children allocated to medical treatment. The International Reflux Study in Children. J Urol 1992; 148: 1662-6.

（梁　奕　王　林　蒋文彬　**编译**　陈　艳　**审校**）

第17章 儿童膀胱畸形

Dominic Frimberger, MD, and Bradley P. Kropp,
MD, FAAP, FACS

膀胱与脐尿管的发育

膀胱畸形的分类

小结

尽管泌尿生殖系统异常是最常见的产前畸形之一，但是完全先天性膀胱畸形的发生率很低（Carrera et al,1995）。**同时膀胱畸形通常是由于膀胱远端梗阻的结果，或者是更严重多处畸形的一部分，而不是孤立的膀胱结构畸形。**严重的膀胱畸形可导致尿路梗阻，甚至肾衰竭。因此，早期诊断与干预对于防止泌尿生殖系统失代偿改变非常关键。膀胱畸形往往通过出生前、出生后及围生期的超声检查，往往需要排尿期的观察以便于明确诊断。由于膀胱以下部位梗阻引起的继发性膀胱畸形不是本章节讨论内容，本章节重点回顾出生前及出生后的先天性膀胱畸形。本章主要讨论了先天性畸形的最初表现、诊断和针对不同类型当前的治疗选择，并根据膀胱畸形的产前和产后表现进行了分类。

一、膀胱与脐尿管的发育

全面了解膀胱和脐尿管的胚胎学发育特点，可以正确理解与解释产前和产后的症状与表现，也有助于建议父母选择最佳的治疗方案。

在妊娠的第 4～6 周，尿直肠膈将泄殖腔分为背侧的原始直肠组织与腹侧的尿生殖窦两个部分。尿生殖窦的起始部分与尿胚胎囊腔相延续，进一步发育为膀胱和盆腔段尿道。尿生殖窦的尾侧部分上升，在男性发育为阴茎部尿道，女性发育为远端尿道。与男性不同，女性的全部尿道发育来源于尿生殖窦的盆段。尿胚胎囊腔由卵黄囊发育而来，成为胚外腔隙，与泄殖腔的起始部腹侧相延续，最终发育为膀胱。在妊娠的第 4～5 个月尿胚胎囊腔与泄殖腔的腹侧部分发育为膀胱并下降至盆腔。因为尿胚胎囊腔不与胚胎同步发育，在这个下降过程使得尿胚胎囊腔不断被拉长延伸。而且这一逐渐上皮化的纤维肌肉管腔不断变窄，甚至闭锁，形成较为肥厚的纤维索状结构，即脐尿管（Moore,1982）。闭锁的脐尿管形成中脐韧带连接脐部与膀胱顶壁（Nix et al,1958）。

正常产前膀胱超声检查影像

胎儿期的膀胱位于骨盆内，呈一个充满羊水液体的椭圆样结构，其范围两侧与脐动脉水平相同，前面是耻骨，后面是直肠乙状结肠交界处。膀胱壁的厚度一般不超过 3mm，膀胱黏膜、肌肉与盆腔内其他结构具有相似的超声回声影（McHugoand Whittle,2001）。**在妊娠第 10 周的胎儿骨盆中，大约有 50% 的情况下可以观察到膀胱，同时观察到尿液的产生**（Green and Hobbins, 1988）。**到妊娠第 11 周，可在盆腔内探查到膀胱的概率上升到 78%，到妊娠 12 周时为 88%，到妊娠 13 周时几乎为 100%**（Rosati and Guariglia, 1996）。与经腹部超声检查相比，经阴道超声影像改善了所获得图像的质量和提高了阳性检测率。正常情况下胎儿膀胱每 15～20 分钟排空一次，因此在不能探查到膀胱的情况下，则必须在相同模式下进行再次超声波检查。膀胱直径在妊娠初期逐渐增加，但不超过 6～8mm。

胎儿性别的差异、羊水量的多少及脐尿管存

在与否在鉴别诊断异常膀胱畸形结构中越来越重要。在妊娠第 14 周之前确定胎儿性别是十分困难的,应以是否能观察到睾丸的影像为准,而不是阴茎体的存在与否(Efrat et al,1999)。产前超声检查影像中一个关键点就是测量羊水量的多少作为衡量胎儿尿液产生与否的指标。妊娠 16 周前羊水主要由胎盘产生,16 周后羊水由胎儿尿液组成(Takeuchi et al,1994)。脐带由两根动脉与一根静脉组成,脐尿管内并没有液体的残迹(Bronsthein et al,1990)。

二、膀胱畸形的分类

膀胱畸形可由出生前超声影像检查异常而诊断,也可以是出生后发生症状,或者是作为不相关的一类症候群中的一个组成部分而被发现后诊断。

膀胱结构畸形的种类繁多且发生率较低,同时往往合并其他生殖系统畸形,导致了膀胱畸形分类的困难。本章节根据其表现的不同分为以下两个大类。

(1)出生前发现:有扩张,无扩张。

(2)出生后发现:脐尿管异常,膀胱憩室,重复膀胱,其他类型。

(一)出生前发现的膀胱畸形

胎儿期的膀胱畸形可表现为扩张的膀胱、发育不良的形态及超声检查下无阳性结果。膀胱扩张的表现可能是由于梗阻因素引起,或者是膀胱本身排空不完全而非机械性梗阻造成。膀胱在非扩张状态下,可表现为膀胱缺如或由于发育不全而未见液性暗区。

1. 胎儿期膀胱扩张

在妊娠早期若超声影像提示膀胱直径＞7mm 则认为是膀胱扩张畸形。如果在之后的随访中发现膀胱持续充盈而且未见尿液循环,要高度怀疑尿路梗阻的可能。如果羊水量未见增加则提示可能疾病会发展为羊水过少。**在此期间胎儿的性别鉴定十分关键,因男性性别更容易合并类似后尿道瓣膜或梨状腹综合征等疾病。而在子宫内很难辨别导致胎儿膀胱扩张的梗阻原因。**Kaefer 及其同事 1997 年回顾性分析了 15 例胎儿期膀胱扩张畸形的患者,发现其中 8 例合并梗阻

而另外 7 例患者不合并梗阻。所有梗阻患者均表现为中度至重度的羊水过少,且肾回声表现明显增强,而 7 例无梗阻的患者除 1 例外,均有正常的羊水量和正常的肾回声表现。因此,非梗阻型膀胱扩张畸形的患者在整个妊娠期可产生足够的尿液来维持肾功能,以及产生足够的羊水并维持在一个较高水平(Mandell et al,1992)。

2. 梗阻因素引起的膀胱扩张

尿道畸形及膀胱出口梗阻:导致胎儿膀胱扩张的解剖变异因素主要包括尿道畸形及外源性的膀胱出口梗阻。**尿道畸形包括先天性尿道狭窄、前/后尿道瓣膜及尿道闭锁。**膀胱出口区域外源性压迫因素有:梗阻型脊膜膨出并脊髓空洞、骶尾部畸胎瘤、盆腔神经母细胞瘤、骶骨前脊髓脊膜膨出或直肠畸形。机械梗阻因素导致的膀胱变化,此时是膀胱发育的关键时期,由于梗阻的持续存在导致膀胱壁的肥厚和结构的重塑(Pagon et al,1979;Beasley et al,1988;Stephens and Gupta,1994)。

3. 非梗阻因素引起的膀胱扩张

梨状腹综合征与神经源性膀胱:此类患者出生后行排尿期检查或膀胱尿道镜检查可排除明显梗阻迹象,除非合并尿道闭锁时才出现梗阻表现,而这些表现与后尿道瓣膜造成的症状相似。梨状腹综合征的患者巨大扩张的膀胱可能是由于胎儿在子宫内的暂时性压迫所致,也可能同时合并尿道闭锁而引起。另一个造成膀胱扩张的原因是胎儿期神经发育的异常导致膀胱排空障碍。

4. 先天性巨大膀胱

巨膀胱症常常用于描述子宫内胎儿扩张膀胱的表现,并不涉及扩张的病因。过去先天性巨大膀胱曾被认为是由于膀胱颈部梗阻引起的,导致了大量的双侧输尿管膀胱反流(vesicoureteral reflux)和菲薄的膀胱壁(Williams,1957;Paquin et al,1960)。甚至上述作者也认为,即使进行膀胱颈部的手术重建也不会改变远期预后的效果。Harrow(1967)复习文献重新研究了这个问题后认为,此类患者有正常的尿道,行排泄性膀胱尿道造影(voiding cystourethrography)时可见膀胱完全排空。**因此,引起反流的存在并不是因为梗阻,而是上尿路与膀胱间尿液不断循环而引起的膀胱扩张**(Harrow,1967)。先天性巨大膀胱目前定义

包括巨大的膀胱容量、膀胱壁菲薄、延长的膀胱三角区距离及发育不良。双侧输尿管开口距离延长，大量反流的存在（图 17-1）。虽然每次排尿时存在输尿管膀胱反流，但是膀胱的收缩力正常，无神经源性异常。大多数患者出生前即可诊断该疾病，应在出生后即预防性运用抗生素治疗（Mandell et al,1992）。**纠正反流常可恢复正常排尿动力，应在出生后 6 个月内进行手术。**也可考虑行膀胱缩小成形手术，但并不是必需的（Burbige et al,1984）。虽然即使是较小的婴儿其膀胱容量足够大以适应较细小的输尿管，但是由于膀胱壁较薄，手术操作困难。前尿道瓣膜也与先天性巨大膀胱有关，瓣膜切除后患者症状有所改善（Confer et al,2010）。

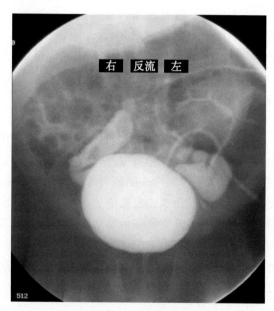

图 17-1 巨大膀胱症。先天性巨膀胱排泄性膀胱尿路造影（VCUG）提示存在反流

先天性巨大膀胱可合并细小结肠-肠蠕动迟缓综合征，是一种较为罕见的先天性疾病，表现为非梗阻性膀胱扩张及胃肠道（gastrointestinal）蠕动迟缓。这种综合征可以通过产前超声检查，观察到膀胱扩张的影像来辨别。文献报道，女性多见且常认为是致命的（Srikanth et al,1993；Lashley et al,2000）。据报道，目前仅 10 例患者存活超过 1 岁，而且需要完全肠外营养支持。出生后一旦确诊，需要间歇导尿或者行膀胱造口术来引流尿液缓解过于膨胀的膀胱。由于患者寿命较

短，关于泌尿系统变化的长期随访数据匮乏（Bloom and Kolon,2002）。

5. 非扩张型或膀胱缺如

要通过超声影像诊断胎儿膀胱缺如，必须在 15～20min 后重复检查，以排除胎儿膀胱充盈不足。

（1）泄殖腔与膀胱外翻：膀胱外翻的特征是仅存在有膀胱基部，因此在胎儿超声检查中若发现没有显著周期性的膀胱充盈，则需要怀疑此类疾病。膀胱外翻与膀胱缺如的鉴别在于膀胱基部是否位于下腹壁的位置，以及羊水量在整个妊娠期是否维持在正常范围（Mirk et al,1986；Gearhart et al,1995）。

（2）膀胱发育不全：在胎儿期由于尿液的充盈与存储不足造成膀胱的发育不良，尽管膀胱是在胎儿发育过程中形成的，而且在整个妊娠期间可以通过产前超声检测，但其达不到足够正常的容量。胎儿膀胱发育不全可见于膀胱出口不全梗阻（如严重的尿道上裂）、分裂缺陷（如尿生殖窦畸形）、肾发育异常（如双侧肾发育不良或缺如），或尿液不流经膀胱（如异位输尿管）。一旦畸形矫治后部分膀胱可继续发育，但是从远期来看如果期望达到一个正常的膀胱容量往往需要通过膀胱扩大术来解决（Gearhart,2002）。

（3）膀胱缺如：膀胱缺如病因很难从胚胎学上来解释，此类患者的直肠结构是正常的，一般认为泄殖腔分化为尿生殖窦与肛门直肠的过程也是正常的，因此可能是由于尿生殖窦起始部萎缩的结果，或者是由于中肾管及输尿管汇入三角区时融合不良所致（Krull et al,1988）。膀胱缺如常合并神经、骨骼及泌尿生殖系统畸形，如肾发育不良/肾缺如，前列腺、精囊、阴茎、阴道的缺如（Aragona et al,1988）。此类疾病极为罕见，据英国文献报道已知的 45 例中仅有 16 例存活的婴儿，除 2 例为男性外其余均为女性（Adkes et al,1988；Gopal et al,1993；Di Benedetto et al,1999）。在以下一些特殊情况下患儿得以存活，女性有异位输尿管开口于发育正常的副中肾管结构，男性有异位输尿管开口于直肠。在存活的婴儿中可以通过异位输尿管开口行逆行输尿管肾盂造影以明确诊断，可以通过行输尿管乙状结肠吻合或者输尿管皮肤造口外引流来挽救肾功能（Glenn,1959；Berrocal et al,2002)。

> **要点:出生前发现的膀胱畸形**
> - 胎儿期膀胱畸形可分为扩张型与无扩张型。
> - 扩张型膀胱畸形是由于解剖性或功能性梗阻引起,常常合并多种严重畸形,导致羊水过少,需要出生前或出生后立即干预以避免胎儿死亡。
> - 非扩张型膀胱畸形多合并较严重的先天性泌尿生殖系统畸形,如膀胱外翻或泄殖腔外翻,羊水量正常范围内。
> - 膀胱缺如的患者需存在异位输尿管开口引流尿液时才能存活。

(二)出生后发现的膀胱畸形

此类患者出生前即可通过超声检查影像来明确诊断,然而大多数患者是由于出生后有症状或在非相关性疾病的检查过程中被诊断的。出生前即发现的畸形往往比较严重,可影响胚胎的发育且常常合并多种类型的畸形,往往出生前或出生后即需要干预。另一方面,出生后发现的膀胱畸形一般不影响胚胎的发育,通常可采取保守的方法或单一的外科手术来治疗。尿路感染、血尿、排尿困难、解剖结构上的畸形或肿物、脐部有尿液流出时要考虑到婴儿或儿童膀胱畸形的可能。

(三)脐尿管畸形

充分了解脐尿管的胚胎学发育及其独特的解剖结构是理解先天性脐尿管畸形的关键所在,大体上脐尿管位于腹膜外锥形腔隙的正中央,该腔隙被闭锁的脐动脉贯穿,其基底部分位于膀胱前壁顶部,尖端直至脐部(图 17-2),脐尿管长度为3~10cm,直径为 8~10mm,由一根或两根闭锁的脐动脉连接。微观上脐尿管有三层组织构成,最内层是由移行上皮或立方形上皮组成,周围包绕一层结缔组织,最外层是平滑肌组织延续参与逼尿肌的构成,而脐尿管被脐膀胱筋膜包绕,脐尿管相关疾病常常发生于这个锥形腔隙中(Hammond et al,1941)。脐尿管的完全开放或部分开放的特点可致全部脐尿管中的任何一个部位发生病变。

Ashley 及其同事(2007)回顾性分析了 176

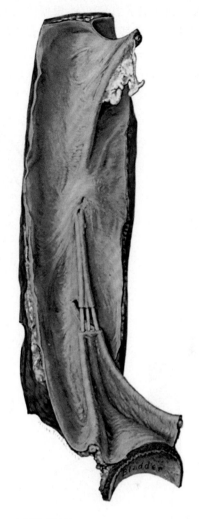

图 17-2　**脐尿管解剖**(From Cullen TS. Embryology,anatomy and diseases of the umbilicus. Philadelphia:Saunders;1916.)

例诊断为脐尿管畸形的患者手术记录发现,在 46 例儿童与 136 例成人中有脐尿管的残迹,儿童患者大部分接受了体格检查与脐带引流处理,其中74%的患者进行了手术切除,成人患者中 66%有血尿表现与疼痛,90%接受了手术切除。儿童接受手术处理较简单,完整切除即可;而 50%的成年病人由于恶变风险需要部分或根治性膀胱全切除术,由此得出结论:脐尿管畸形在儿童与成人中的表现与进展不同,建议在儿童期完成手术,以避免远期风险及恶性肿瘤病变的可能。**目前没有确切证据表明儿童时期脐尿管残迹会引发远期的癌变**(Ashley et al,2007)。Galati 及其同事(2008)报道了 23 例合并脐尿管残迹的儿童中有 10 例由于出现了症状而接受了手术切除,根据他们的治疗策略,无症状的脐尿管残迹患者体格检查与超声检测来进行随访管理后发现在<6个月的患者中有出现经过非手术治疗的自愈,如果>6个月的患儿持续存在有症状及残迹并未消失则建议手术。以下

是脐尿管残迹畸形常见的4种类型(图17-3)。

（1）脐尿管未闭(50％)。

（2）脐尿管窦道(15％)。

（3）脐尿管囊肿(30％)。

（4）膀胱脐尿管憩室(3％～5％)。

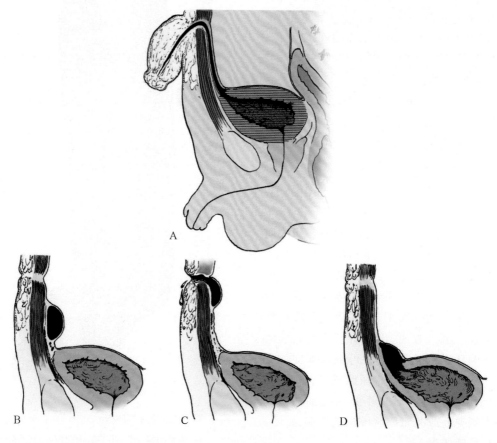

图17-3　脐尿管畸形。A. 脐尿管未闭 . B. 脐尿管囊肿 . C. 脐尿管窦道 . D. 膀胱脐尿管憩室

1. 脐尿管未闭

脐尿管未闭常被认为是膀胱未下降完全的一部分,或者普遍的解释是被覆上皮的脐尿管未闭(Gearhart,2002),过去认为胎儿发育过程中的膀胱梗阻因素是导致脐尿管囊样结构残留的原因。然而也有学者观察到胎儿期严重膀胱梗阻的患儿其脐尿管常常是闭合的,同时仅14％的脐尿管未闭的患儿出生后被证实存在有胎儿期膀胱梗阻(Schrenck and Campbell,1972;Mesrobian et al,1997)。这样看来,脐尿管闭锁与否与膀胱扩张程度无关,所以考虑脐尿管未闭的原因是由于脐尿管的再通而不是脐尿管原发性未闭。这一理论可以被出生后膀胱梗阻所致的脐尿管瘘所证实(Schubert et al,1983;Berman et al,1988)。

新生儿期如果有尿液持续或间断自脐部流出应考虑脐尿管未闭的可能。脐部尿液培养的细菌中最常见的包括有葡萄球菌、大肠埃希菌、肠道球菌、枸橼酸杆菌及罕见的变形杆菌(Mesrobian et al,1997)。增大水肿的脐部及延迟愈合的脐带残端也是提示脐尿管未闭的证据(Razvi et al,2001;Schiesser et al,2003)。可依靠超声检查探及纵形有液体的囊管样结构、经瘘管逆行造影或是排泄性膀胱尿道造影(voiding cystourethrography)来确诊(图17-4)(Mesrobian et al,1997)。计算机断层扫描(computed tomography,CT)可用于帮助诊断,但需要膀胱是充盈状态,脐尿管未闭与脐肠系膜管未闭的鉴别诊断较为重要,同一患者同时合并两种畸形的情况较为罕见(Mendoza et al,1968)。

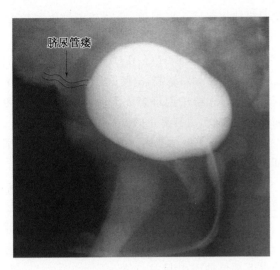

图 17-4　脐尿管未闭。新生儿脐尿管瘘的排泄性膀胱尿道造影(VCUG)

感染的脐尿管脓肿的治疗包括彻底引流与抗生素治疗,一旦感染控制好以后,需要将包括部分膀胱顶壁在内的全长脐尿管未闭结构切除(Nix et al,1958)。必须将类似脐尿管未闭样结构组织全部切除彻底,以避免复发、结石形成及较为少见的脐尿管恶性肿瘤的发生(Blichert-Toft and Nielson,1971;Sheldon et al,1984;Goldman et al,1988;Upadhay and Kukkady,2003)。

脐尿管未闭的传统手术切除方式是选择脐下横切口或者脐下正中切口,术前留置气囊导尿管以便于术中扩张膀胱。而婴儿期手术选择脐下小切口,因为膀胱顶部位置较高。可以经脐尿管留置小儿胃管或是小号的导尿管方便术中辨别脐尿管。出于美观的考虑可以将脐尿管沿边缘完整切除,并保留脐部。纵形打开腹直肌筋膜后,解剖分离腹直肌以便于暴露出扩张的膀胱顶壁,鉴别并游离解剖脐尿管,放置血管夹结扎血管,在腹膜外继续沿脐部游离脐尿管至离断处后移去标本。膀胱顶部包括脐尿管插入处标记后予电凝切除,两层缝合关闭膀胱确保无漏尿,留置导尿管1日后次日早晨可拔除。

此外,腹腔镜技术也可用于治疗脐尿管残余,甚至在<6个月的婴儿患者中开展(Fahlenkamp et al,1995;Cadeddu et al,2000;Khurana and Borzi,2002)。Khurana 与 Borzi(2002)报道了4例年龄介于5个月至10岁患者实施腹腔镜治疗脐尿管未闭的经验,认为该术式是安全有效并适合所有年龄段的患儿。技术上他们采取三通道的方法,在脐部与剑突连线的中点置入腹腔镜镜头,另外2个工作通道建立在两侧中上腹部 1/4 象限处。Turial 和他的同事们(2007)报道了平均年龄 4.7 岁的 27 例患者的治疗经验,早期病例手术时其将观察通道建立在脐部,而两个工作通道分别建立在左/右上腹部,后期他们将观察镜通道建立在左下腹以便于观察脐带部的解剖结构,2个 2mm 大小的工作通道分别建立在左下腹部与左上腹部。其报道术中术后无并发症且没有复发,平均手术时间 35min 左右。腹腔镜技术的优势是可直视下观察脐尿管走行与膀胱顶壁的结构,缺点是需要建立进入腹腔的通道,感染或恶变的组织有向腹腔内扩散的风险。机器人辅助切除或者单孔腹腔镜操作也是可考虑的选择。

2. 脐尿管窦道

脐尿管在膀胱端闭锁,但是在脐部端未闭造成脐部存在一个持续向外开放的窦道,临床表现与脐尿管瘘类似。临床诊断依靠经窦道造影,脐尿管窦道的末端充满了脱落的上皮细胞,与膀胱不相通。需要与脐部肠系膜管未闭鉴别诊断,脐部肠系膜管未闭表现为与脐部相连的 Meckel 憩室,由于其与膀胱不相同且肠管可在造影上显现,很难与脐尿管窦道相鉴别。但是无论脐尿管窦道还是脐部 Meckel 憩室都需要彻底切除畸形的组织。与脐尿管窦道不同,脐部 Meckel 憩室术后病理表现为胃与小肠黏膜组织。

3. 脐尿管囊肿

脐尿管囊肿与膀胱或脐部都不相通,但是囊液可间歇地经脐部外引流或是通入膀胱。脐尿管囊肿多发于脐尿管的远端,成人较婴幼儿常见(Cilento et al,1998)。囊肿内含脱落的上皮细胞,这些细胞易被感染,最常见的类型是金黄色葡萄球菌感染(Mesrobian et al,1997)。

一旦感染,临床上往往表现为脐部脓肿或是膀胱炎症。其他合并症状包括有下腹部疼痛、排尿相关症状,甚至是触痛明显的包块。疾病的诊断依靠超声检查,可见腹壁与腹膜间局限的囊性包块。感染较严重或是超声显示不清时,CT 有助于确定脐尿管囊肿的解剖结构与范围(Berrocal et al,2002)。若未及时诊断,感染的囊肿会穿入膀胱(Maruschke et al,2003)或是向腹腔内破溃,可造成腹膜炎乃至形成肠瘘(Ohgaki et al,2003;

Quek et al,2003)。治疗方案包括外引流感染病灶,后期完整切除脐尿管的残余结构。

4. 膀胱脐尿管憩室

除了靠近膀胱顶壁部分外脐尿管几乎完全闭合,此处形成一个大小不一的憩室。常常是无任何症状,偶尔在其他不相关的影像学检查时被发现。尽管合并膀胱梗阻时憩室可扩大,但此类疾病极少引起临床症状,因为憩室与膀胱相通后引流良好。有报道,憩室可并发结石的形成及泌尿系感染,特别是合并憩室颈部狭窄时往往需要外科手术干预。

要点:脐尿管畸形

- 脐尿管畸形通常是出生后脐部反复液体流出而被发现。
- 脐尿管残迹感染时应给予抗生素对症处理与外引流,然后考虑外科手术切除,无症状的患者可保守处理,部分患者可能自愈。
- 影像学检查包括 B 超、CT、VCUG。
- 无法自愈的脐尿管畸形需要外科干预,以避免远期进展为脐尿管腺癌的风险。

(四)膀胱憩室

膀胱憩室可由膀胱以下部位梗阻、膀胱手术后的医源性因素或先天性畸形引起。无论病因如何,膀胱憩室主要表现为膀胱黏膜由缺失的膀胱平滑肌纤维间向外膨出。膀胱憩室颈部大小取决于膀胱肌层缺损程度。据报道,膀胱憩室发生率较低,1.7%出现于因有症状而行放射检查的特定小儿人群中(Blane et al,1994)。在成人中因膀胱以下部位梗阻发生率相对较高,故膀胱憩室其发生率也较高。在小儿人群中因许多先天性膀胱憩室无症状而很难被发现,故其真正的发生率难以评估。

1961 年 Hutch 描述了在膀胱憩室在输尿管开口处的两种分类。

(1)原发性输尿管旁憩室:膀胱壁光滑,单发,间歇性出现,发生于无膀胱以下部位梗阻的患儿。

(2)继发性输尿管旁憩室:膀胱内见多处小房小梁,膀胱内亦有多处憩室,持续性出现,常由膀胱以下部位梗阻引起。

原发性憩室常表现为膀胱黏膜通过位于膀胱内输尿管与输尿管开口顶壁之间的薄弱处局部疝出,此类憩室被认为是先天性憩室,多由先天性膀胱壁缺损引起(图 17-5)。有学者认为,本症是由 Waldeyer 鞘单独缺失引起,然而先天性憩室常出现于一侧,而双侧病变罕见(Stephens,1963)。先天性憩室多见于合并广谱的结缔组织病,如 Ehlers-Danlos、Williams elfin-facies 或 Menkes 综合征的患儿(Babbitt et al,1979;Daly and Rabinovitch,1981;Levard et al,1989),此类憩室如有症状可予以切除。然而由于结缔组织病使此类患儿愈合能力减弱,因此术后憩室复发和伤口愈合相关的并发症也较常见。

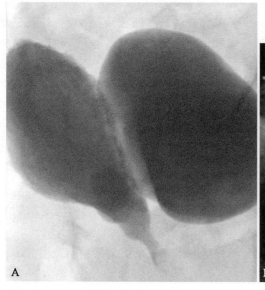
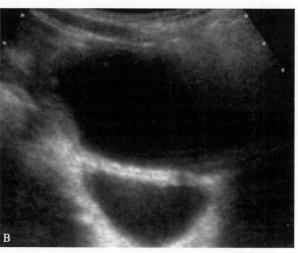

图 17-5 原发性输尿管旁憩室。A. VCUG 显示较大的原发性输尿管旁憩室;B. 同一憩室的超声影像

继发性憩室为获得性的,因膀胱以下部位梗阻引起。膀胱以下部位压力升高,使膀胱黏膜膨出于膀胱肌束间。这些憩室也可因感染(Barrett et al,1976)使膀胱肌束收缩能力减弱或因膀胱手术后肌层缺失而引起(Sheu et al,1998),可出现于膀胱任何部位。

在两种类型的憩室中,憩室增大最终会使Waldeyer鞘功能受损。增大的憩室会使膀胱内输尿管离开其固有位置,导致输尿管膀胱连接部功能紊乱。最终,增大的憩室会导致输尿管梗阻,甚至导致肾衰竭的发生(Amar,1972;Livne and Gonzales,1985)。

过大的输尿管旁膀胱憩室或低位的膀胱憩室可压迫膀胱颈部或后尿道,膀胱出口梗阻可使憩室不断被尿液充盈而导致憩室增大。憩室增大可使梗阻加重,从而可形成恶性循环,并最终导致完全性尿潴留(Sheldon and Essig,1994;ZiaUl-Miraj,1999)。

膀胱憩室可在胎儿期由产前超声发现(Gaudet et al,1999),但大多数是由于感染、血尿、尿失禁或梗阻等情况于就诊检查时被发现。超声检查可提示憩室,特别是膀胱充盈异常时要高度怀疑本症。排泄性膀胱尿路造影(voiding cystourethrography)是诊断本症的金标准,同时可提示膀胱输尿管反流(vesicoureteral reflux)的存在。当肾积水存在时,如果未见 VUR,斜位观察静脉肾盂造影(intravenous pyelogram)可显示膀胱憩室与输尿管的位置关系。同样,肾核素显像亦可获得解剖、肾功能和输尿管梗阻的信息。必须清楚的是,先天性膀胱憩室具有动态特征,不是每一次影像学检查均有阳性发现。在临床高度怀疑本症时可重复行影像学检查。

在诊治其他疾病过程中发现的小的无症状的先天性憩室可予以定期随访。许多外科医师建议,合并 VUR 的输尿管旁憩室可予以切除。女性患儿膀胱憩室伴 VUR 的自愈率较男性患儿高。Amar(1972)研究了 304 例合并 VUR 的患儿,发现男性患儿自愈率较低,认为与男性即使在没有膀胱以下部位梗阻时的排尿高压有关。

对获得性膀胱憩室,需首先解除膀胱以下部位梗阻。当膀胱出口梗阻解除时,膀胱可重塑,憩室亦无须切除。如果有症状存在时应将憩室切除。若膀胱憩室内有输尿管口或在其附近,同侧的输尿管应再植。传统的手术方式为经膀胱手术,然而膀胱外途径更加安全(Jayanthi et al,1995;Yu,2002)。腹腔镜下膀胱憩室切除已在 6 岁儿童成功实施(Kok et al,2000)。甚至在合并原发性输尿管旁憩室时,亦有于内镜下输尿管下注射聚糖酐/透明质酸(Deflux)用于 VUR 治疗的报道(Perez Brayfeld et al,2004)。机器人辅助下行憩室切除已被用于 14 例患儿的治疗,并被报道其可作为开放手术的一种安全有效的替代选择(Christmas and Casale,2012)。

要点:膀胱憩室

- 膀胱憩室可由产前超声诊断发现,但 VCUG 仍是诊断金标准,其可显示是否合并 VUR。
- 原发性憩室表现为输尿管开口处的局部膀胱黏膜膨出,先天性膀胱壁缺失是最常见的原因。
- 继发性输尿管旁憩室为获得性,由输尿管以下部位梗阻引起。
- 有症状的憩室,特别是合并膀胱输尿管反流(VUR)时,应予以手术治疗。

(五)重复膀胱

膀胱及尿道重复畸形可为完全性和不完全性,可发生于冠状位或矢状位。Abrahamson(1961)尝试对各种膀胱畸形进行分类,发现矢状位完全性膀胱畸形最为常见。不完全性重复膀胱两个腔相通,并通常有一根尿道排尿。在完全性重复膀胱中,两个膀胱彼此完全分离并含有正常的膀胱黏膜和肌层,中间由腹膜褶分隔(图 17-6)。虽然每个重复膀胱的容量和质量有差别,但各自均匀其独立的输尿管,并有其独立的尿道及尿道外口完成排尿(Esham and Holt,1980)。极少数重复膀胱中有一个膀胱缺少尿道,可导致同侧肾因完全梗阻而发育不良(Cheng and Maizels,1996)。两个膀胱均可有足够的控尿能力,或者一侧控尿能力减弱可导致尿失禁的发生。

本症合并外生殖器重复畸形的发生率高达90%,42% 的合并下消化道重复畸形(Kossow and Morales,1973)。重复阴道可与单角子宫相连,

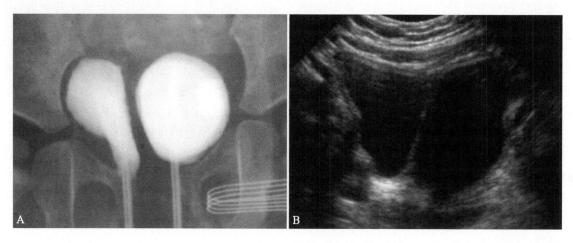

图 17-6　完全性重复膀胱。A. VCUG 示完全性重复膀胱,尿管插入各自独立的尿道,注意每个膀胱容量大小有差别。B. 同一患者的超声影像

重复阴茎可有其独立的尿道。其他的泌尿系畸形,如 VUR、肾异位或肾发育不良也常合并出现。合并的其他的非泌尿系先天畸形于矢状位更多见。已有报道描述了更多的畸形表现,包括胃肠畸形、重复脊柱、脊柱裂、泌尿生殖道与胃肠道间形成的各种瘘管(Berrocal et al,1999)。与经典的泄殖腔-膀胱外翻复合畸形相似,患者除了有腹内正常闭合的膀胱外,还具有外翻的膀胱和尿道(Perren and Frey,1998)。

不同重复畸形的胚胎学发育过程还不清楚。胚胎尾端局部双生可导致完全性膀胱和后肠重复畸形(Ravitch and Scott,1953)。也有人认为,这是由于尿直肠膈在分离泌尿生殖系统和消化窦时,在泄殖腔板上出现矢状裂所致(Bellagha et al,1993)。

本症在解剖上的较大差异可解释畸形发生的不同时间点和不同表现方式。合并胃肠道或外生殖道畸形时于新生儿期即可诊断。然而,有些患儿在出现反复感染或尿失禁于医院检查时才明确诊断。虽然有相似性存在,但每个病例情况不同,需选择个性化治疗。术前行染色体检查、超声、IVP、影像尿动力检查、泌尿生殖道及消化道造影检查有助于评估畸形的解剖学异常。VCUG 和核素肾扫描可提供 VUR 和肾功能的相关信息。完全了解本症的所有畸形较为困难。通常最终的治疗计划需要内镜和外科明确畸形后才可制订。**最初的治疗目的主要为保护肾功能,通过解除可**

能的泌尿生殖道梗阻来预防感染。远期目标包括可实现控尿和内外生殖道的重建。不完全性重复膀胱,如果两个膀胱可由同一尿道完成排尿可不必行手术治疗。完全性重复膀胱两个膀胱可融合为一个。如果两个尿道括约肌均可实现控尿,远端尿道可融合。如果一个括约肌无功能,则相应的膀胱颈部可关闭,相应的尿道也可予以切除。重复阴道在中线融合可行外阴成形术。无症状的泌尿生殖道畸形可不予处理。Gastol 和其同事(2000)报道了 2 例 26 岁的无症状患者的成功妊娠。由于本症罕见,畸形表现多样,外科手术也需个体化,并且应在有复杂泌尿生殖道重建经验的医疗中心进行。

要点:重复膀胱

- 重复膀胱常合并外生殖器和下消化道的重复畸形。
- 最初的治疗目的是保护肾功能,通过解除可能的泌尿生殖道梗阻来预防感染。
- 长期目标包括实现控尿和内外生殖道的重建。
- 因本症罕见,畸形表现多样,外科手术治疗应遵循个体化选择原则。

(六)其他膀胱畸形

1. 肾源性膀胱腺瘤

肾源性膀胱腺瘤为罕见的膀胱良性肿瘤,多

见于成人。儿童散发病例报道多见于对感染、结石、创伤或外科手术后的反应。Heidenreich 及其同事（1999）发现本症主要在女性中出现（女男之比为 5∶1），典型表现为血尿及膀胱刺激症状。膀胱镜下活检后可确诊。治疗可行经尿道电灼或切除，可长程联合预防性应用抗生素。虽然未见恶性变的相关报道，80% 的患儿可有肿瘤复发，潜伏期为 4 年。亦有应用肾源性膀胱腺瘤切除，然后采用长期布洛芬和复方磺胺甲噁唑的相关治疗（Voss and Peppas,2013）。

Hungerhuber 及其同事（2008）等报道了一例交通事故后引起神经源性膀胱的 25 岁罕见腺癌患者。该患者随后又出现了肾源性膀胱腺瘤，并予以多次切除。虽然最初的病理结果为良性，中度分化的腺癌在多次切除后出现。最后为其行全膀胱切除而再无肿瘤复发。

Kao 及其同事（2013）回顾性分析了 21 例膀胱活检确诊的肾源性膀胱腺瘤患者，其中大多数

病例有膀胱扩大合并反复结石形成和感染的病史。免疫组织化学结果提示肾源性膀胱腺瘤源自于远端管状细胞。

2. 嗜酸性细胞膀胱炎

小儿嗜酸性细胞膀胱炎目前仅见散发病例报道，男童多见。**病因不明，组织学表现为大量嗜酸性炎性细胞浸润膀胱壁全层**（Tsakiri et al,2004）。临床表现包括排尿困难、血尿、耻骨上区疼痛和尿潴留。可通过超声检查发现，但需通过膀胱镜下经尿道活检确诊（图 17-7）。免疫性疾病或过敏可能是本症病变进展的原因。Van den Ouden（2000）分析了多达 135 例本症病例，发现应用经尿道电切联合皮质醇、抗组胺药或抗生素对各年龄段患者均有效。在婴幼儿本症为自限性，可予以观察（Al-Omar et al,2005）。在一项研究中发现，联合应用类固醇、抗组胺药及抗生素对临床怀疑本症并经活检确诊的 4 例 5d 到 18 岁患者均有效（Sparks et al,2013）。

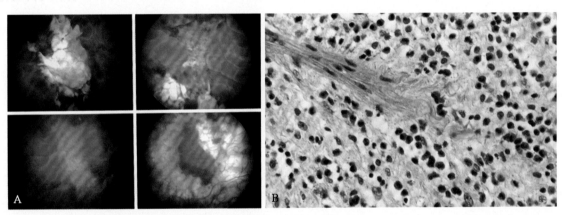

图 17-7　嗜酸性细胞膀胱炎。A. 青少年男性表现为严重排尿困难和肉眼血尿，超声提示肿块的膀胱镜下病变。B. 黏膜层活检显示嗜酸性细胞浸润，未见恶变表现

3. 膀胱血管瘤

本症为良性血管瘤，常与 Klippel-Trenaunay 综合征合并出现。病变可局限于某处，也可多发于膀胱壁。本症最常见的症状为严重血尿，于膀胱镜检时可发现血管瘤。可予以钕-钇铝石榴石（Nd∶YAG）激光照射治疗（Kato et al,2000）。

4. 膀胱疝

在常规疝修补手术过程中，极少数情况下可发现膀胱位于疝囊内。在巨大疝、术中或术后有尿液自疝囊内排出或术后开始出现血尿应怀疑膀

胱疝。Manatt 等（2006）报道了一例早产儿因肾盂积水行膀胱 X 线检查时发现的膀胱疝，在疝修补中，膀胱容量减少，未见其他问题出现。

三、小结

单纯的先天性膀胱异常非常罕见，大多数已发表文献中所报道的膀胱畸形为多种复合畸形之一，治疗也有个体差异。膀胱畸形多由于膀胱以下部位梗阻，或作为影响其他泌尿生殖系或非泌

尿系综合征的一部分。产前超声可早期发现膀胱病变，对出生前后畸形的处理具有非常大的帮助。然而，由于膀胱畸形多样，目前仍缺乏大样本人群的长期随访资料，治疗仍需个体化。严重的畸形有时很难理解，需集中于专业的医疗中心进行治疗。

参考文献

完整的参考文献列表通过 www. expertconsult. com 在线获取。

推荐阅读

Abrahamson J. Double bladder and related anomalies: clinical and embryological aspects and a case report. Br J Urol 1961;33:195-212.

Berrocal T, Lopez—Pereira P, Arjonilla A, et al. Anomalies of the distal ureter, bladder and urethra in children: embryologic, radiologic and pathologic features. Radiographics 2002;22:1139-64.

Gearhart JP, Ben—Chaim J, Jeffs RD, et al. Criteria for the prenatal diagnosis of classic bladder exstrophy. Obstet Gynecol 1995;85:961.

Harrow BR. The myth of the megacystis syndrome. J Urol 1967;98:205.

Hutch JA. Saccule formation at the ureterovesical junction in smooth walled bladders. J Urol 1961;86:390-9.

Kaefer M, Peters CA, Retik AB, et al. Increased renal echogenicity: a sonographic sign for differentiating between obstructive and nonobstructive etiologies of in utero bladder distension. J Urol 1997;158（3 Pt 2）: 1026-9.

Mesrobian HGO, Zacharias A, Balcom AH, et al. Ten years of experience with isolated urachal anomalies in children. J Urol 1997;158:1316-8.

（郭海林　编译　吴　旻　审校）

第18章 膀胱外翻-尿道上裂复合畸形

John P. Gearhart, MD, and Ranjiv Mathews, MD

一、膀胱外翻-尿道上裂复合畸形

膀胱外翻-尿道上裂复合畸形是泌尿生殖系统的一系列先天性畸形的统称,既包括了简单的畸形,如龟头性尿道上裂,又包括了泌尿生殖系统的整体畸形,如泄殖腔外翻(图18-1)。本章节综合概述了膀胱外翻-尿道上裂复合畸形到泄殖腔外翻的疾病/畸形谱。此外,目前膀胱外翻的治疗方法、并发症及其结果均有涉及。

(一)膀胱外翻简史

据史料记载,亚述人-巴比伦人首次记载了公元前1—2世纪的膀胱外翻。在当时,人和动物的出生畸形会被详细地记录在骨片/泥简上,因为占卜师会将其作为征兆的一种解释依据。Feneley和Gearhart(2000)研究了大英博物馆的楔形文字记录有关于亚述-巴比伦人的先天性畸形的描述。虽然有关于外生殖器畸形的记录很常见,如,雌雄同体、外生殖器缺如畸形、单侧或双侧未下降睾丸,但有关于肾和膀胱的发育畸形很少有记录,且难以从医学的角度加以描述。重复畸形及单侧畸形因其更为明显的外观而被详细的描述,但是复合畸形并未有记录。根据著名亚述学专家的以上研究,关于膀胱或泄殖腔外翻的一段记录未被证实。**首次对尿道上裂病例进行描述是拜占庭皇帝Heraclius(公元610—641),而Schenck在1595年首次对泄殖腔外翻进行描述**(Feneley and Gearhart,2000)。

(二)膀胱外翻的发生率及遗传

来自英国国际交流中出生缺陷监测系统的数据显示,发生率为2.2例/10万(Siffel et al,2011)。膀胱外翻的男女比例为2.3:1.0(Shapiro et al,1984)。然而另外两则报道中,膀胱外翻的男女比例则为(5~6):1(Ives et al,1980;Lancaster,1987)。

在已发生膀胱外翻的家庭中,其重复发生率的风险约为1%(Ives et al,1980)。Shapiro和他的同事(1985)在一项调查问卷研究中发现,膀胱

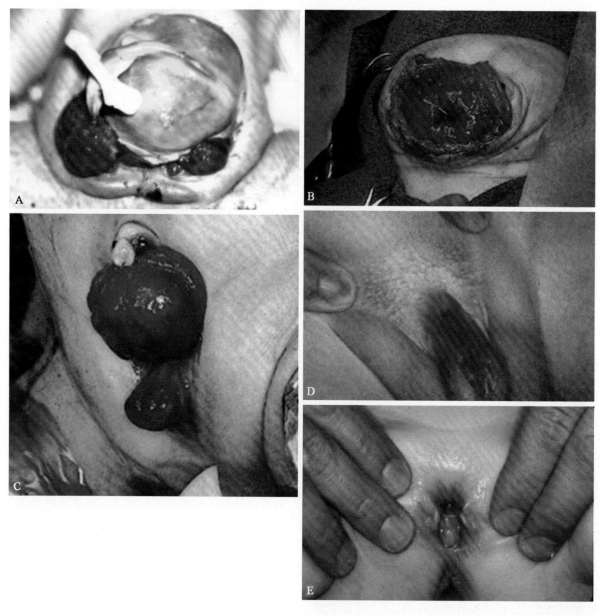

图 18-1　膀胱外翻-尿道上裂复合畸形。A. 泄殖腔外翻。B. 膀胱上部开裂。C. 典型膀胱外翻。D. 男性尿道上裂。
E. 女性尿道上裂

外翻和尿道上裂的再次发生的风险约为 9/2500。
Lattimer 和 Smith（1966）报道了一组均患有膀
胱外翻的双胞胎和另一组只有一个患有膀胱外翻
的双胞胎。Shapiro 报道，5 组男女性非同卵双胞
胎中，仅有 1 胎有膀胱外翻；5 组男性同卵双胞
胎中，双胎均患膀胱外翻；1 组男性同卵双胞胎
中，仅 1 胎患膀胱外翻；3 组女性同卵双胞胎中，1 胎
患有膀胱外翻（Shapiro 1984）。Reutter 和他的
同事（2003）报道了 6 组家庭中有 2 对发现膀胱外

翻-尿道上裂复合畸形，其中 1 组家庭的首发病患
者是近亲结合所生，4 组家庭为双胞胎构建组成。
Boyadjiev 和他的同事（2004a）也有 151 组家庭中
有 4 对（2.7％）患有膀胱外翻-尿道上裂复合畸形
的报道。有 3 对双胞胎，其中 2 对是单卵的，只有
1 对双胞胎均一致性，有一组家庭为近亲血缘结
婚。20 世纪 80 年代，才有了父母为膀胱外翻-尿
道上裂复合畸形的后代罹患膀胱外翻或尿道上裂
的报道。Shapiro 和他的同事（1984）**报道，患有膀**

胱外翻-尿道上裂复合畸形的个体,其后代再次罹患膀胱外翻的风险是 1/70,这一水平是普通人群罹患膀胱外翻风险的 500 倍。Boyadjiev 和他的同事（2004a）研究了 200 组家庭同胞患儿的数据,发现除首发病患者之外,259 例子女无膀胱外翻。26 例首发病患者分别患有 1 度、2 度和 3 度的、与膀胱外翻-尿道上裂无关的先天性畸形,其更多的是靠近中线的缺陷和唇裂。4 例首发病患者的 7 例自然生产后代,未患有膀胱外翻-尿道上裂。Boyadjiev 和他的同事（2004a）发现,膀胱外翻患儿母亲和父亲的平均年龄分别为 34 岁和 32 岁。此外,49％的首发病患者为第一胎。这也可能说明了母亲晚育和辅助生殖技术应用的社会变化（Wood et al,2003）。

近来,北美和欧洲的一项多中心研究,分析了 441 组家庭的膀胱外翻。根据严重程度分为轻度尿道上裂（$n=43$）、中度膀胱外翻（$n=366$）和重度（泄殖腔）膀胱外翻（$n=31$）。研究中,男性超过全组的整体水平。唇裂和腭裂较为多见。孕早期母亲吸烟与泄殖腔外翻关系密切,母亲孕期叶酸的补充与最轻型的表型（尿道上裂）相关（Reutter et al,2011）。

对膀胱外翻-尿道上裂复合畸形的可能原因仍在探索中。一则以色列的报道表明,孕早期,应用大剂量黄体酮的母亲,生育膀胱外翻的概率要高 10 倍。Woodet 和他的同事（2003）报道了应用辅助生殖技术生育且患有膀胱外翻病例的大宗研究。其研究发现,应用体外受孕时,膀胱外翻的发生率增加了 7.5 倍。这两项研究表明了激素变化与膀胱外翻-尿道上裂复合畸形的病因相关。在一组 214 组家庭的研究中,表明膀胱外翻与父母年龄、母亲生育史及母亲围孕期的饮酒史、服药史、放射线暴露史、感染史无关（Gambhir et al,2008）。然而在母亲围孕期的吸烟史方面,泄殖腔外翻较典型的膀胱外翻-尿道上裂复合畸形要更为常见。

对于膀胱外翻-尿道上裂复合畸形的基因位点的相关研究也在继续。Boyadjiev 和他的同事（2004b）发现,在 9 号染色体的 CASPR3 的 5 区有断裂。这一观察首次表明了膀胱外翻-尿道上裂复合畸形的发育可能是有遗传学基础的。近期,Ludwig 和他的同事（2009）报道了膀胱外翻谱的

风险位点研究,发现了七个染色体的相应区域上有七个疑似的位点。

Qi 和他的同事（2011）以全基因组表达技术,分别对小鼠和人膀胱外翻和正常的胚胎膀胱平滑肌组织进行了研究,筛选出 162 个基因有两倍以上差异。他们还发现了脐下内胚层和中胚层中表达的 16 个候补基因。这些基因多有与细胞集结、肌肉骨骼系统发育和结缔组织形态相关的功能。这些基因的 30％与韧带体结构和细胞骨架组装相关,69％在膀胱外翻有低表达。此研究还发现,在外翻的膀胱组织中,与外翻膀胱中第六高表达的桥粒蛋白相互作用、起编码肌肉特异性蛋白作用的结蛋白和融合蛋白两种基因,下调最为显著。Ching 和他的同事（2010）和 Qi 和他的同事（2013）分别报道了新生儿外翻膀胱组织中 p63 有明显的异常调节。

（三）胚胎学

膀胱外翻、泄殖腔外翻和尿道上裂为膀胱外翻-尿道上裂复合畸形的变异类型（图 18-1）。其病因认为是中胚层内向生长加强泄殖腔膜失败的结果（Muecke,1964）。泄殖腔膜是位于脐下腹壁的胚盘尾端的一双侧膜结构。间充质内向生长于泄殖腔膜的内外胚层之间,形成了下腹部肌层和盆骨。泄殖腔膜属于胎膜早破,取决于脐下缺损程度和破裂发生期间发育的分期及膀胱外翻、泄殖腔外翻或尿道上裂的结果。

间充质内向生长发生之后,尿直肠隔向尾端生长,将泄殖腔分为向前的膀胱和向后的直肠（图 18-2）。在远端,尿直肠隔与泄殖腔双层膜残迹相遇,最终穿透并形成尿生殖开口和肛门开口。成对的生殖结节向中迁移并于中线处融合,穿透前头端是向背侧的。

Marshall 和 Muecke（1968）提出了外翻畸形中胚胎发育不良的理论：这一本质的缺陷是,孕 4 周内泄殖腔膜腹部部分的发育过度,进而阻止了间充质向中线的迁移和下腹壁的适当发育。有缺陷的泄殖腔膜破裂的时机决定了膀胱外翻-尿道上裂复合畸形的类型。这一复合畸形患儿中,典型的膀胱外翻要占 50％以上（Muecke,1964;Marshall and Muecke,1968）。Martinez-Frias 和他的同事（2001）基于流行病学的指标——低体重、双胞胎、单脐动脉和相关缺陷,假设泄殖腔外

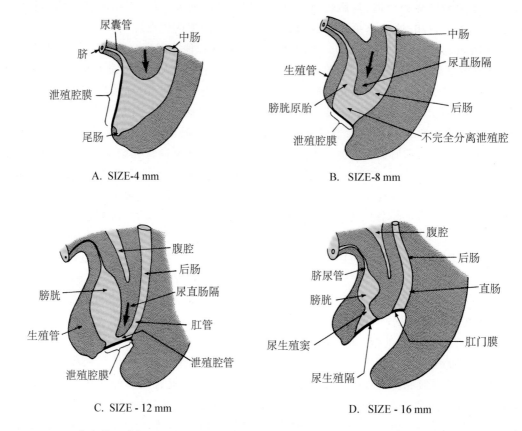

图 18-2　4～16mm 大小的胚胎期泄殖腔及泄殖腔膜的发育。尿直肠隔的尾端生长致使前方的泌尿生殖窦与后方的直肠分离

翻和膀胱外翻为主要发育缺陷的两个不同表型，并且认为泄殖腔外翻是早期的缺陷。Sadler 和 Feldkamp(2008)提出了单侧或双侧腹壁向中线迁移不足的假设。所以，如果腹部及盆腔处闭合失败，会引起外翻畸形；如果仅骨盆部位闭合失败，会引起典型的膀胱外翻。

也有一些其他关于膀胱外翻-尿道上裂复合畸形可能的原因。另有一些学者（Patton and Barry，1952；Ambrose and O'Brien，1974）认为，正常部位尾端的生殖器岗异常发育，在中线处融合于较泄殖腔膜以下的位置，而非较上的位置。另一有趣而富有争议的假设认为体蒂异常的尾端插入，致使中线处间叶组织的插入失败（Mildenberger et al,1988）。这一失败会导致泄殖腔向腹腔深层迁移的失败。残留在浅层脐下位置的泄殖腔膜表明胚胎处于不稳定状态，具有强烈的剥离倾向（Johnston and Kogan,1974），Thomalla 和他的同事（1985）通过实验也证实了这一点。

盆骨的发育异常（而不是软组织缺损）被认为是膀胱外翻的刺激因素。Beaudoin 和他的同事(1997)认为骨盆环的始基的旋转不良阻止了在中线处连接到骨盆环上的结构，使得膀胱疝发生。这一旋转不良的原因仍不甚清楚。

二、典型膀胱外翻

(一)解剖原因

膀胱外翻属于一系列异常的一部分，这一系列的异常包括尿路、生殖道、骨骼、肌肉系统，有时还包括肠道。典型的膀胱外翻包括腹壁、膀胱、生殖器、盆骨、直肠以及肛门的缺陷。因为这一缺陷性质的不同，本节将按照各个受影响的系统加以描述。

1. 骨骼缺陷

以前，典型膀胱外翻被认为是髋骨沿两侧骶髂关节在矢状面上旋转不良，致使特征性的耻骨联合增宽。**然而，CT 三维重建的现代影像学的应**

用,逐步揭示了之前未知的旋转及空间结构异常(Sponseller et al,1995)。旋转异常包括①骨盆/髂翼的向外旋转;②前段盆腔向外旋转;③骶髂关节的冠状旋转;④髋臼后倾;⑤髂骨翼会聚融合;⑥股骨后倾。空间结构异常包括①增宽的耻骨分离;②缩窄的前耻骨段;③增宽的 Y 型软骨之间的距离。

　　Sponseller 和他的同事(1995)以 CT 三维重建盆骨的方法,首次精确描述了典型膀胱外翻和泄殖腔外翻的骨性缺陷。Sponseller 和他的同事(1995)通过以骨盆 CT 扫描随访大量膀胱外翻患者和同龄的正常人,发现典型膀胱外翻患者双侧后骨盆沿回旋的髋臼外旋,平均为 12°;前骨盆沿缩短 30%的耻骨支,平均外旋 18°。此外,还伴有前述的耻骨联合分离(图 18-3)。长期随访中,足前进角外旋 20°～30°,超出了患儿早期正常的上限,但是这一状态会随着年龄的增长而改善。同样,在泄殖腔外翻的患者,不但骨盆畸形程度更明显,而且前述骨盆双侧的参数也是不对称的,这些参数包括,骶髂关节畸形和偶发的髋关节脱位(Sponseller et al,1995)。

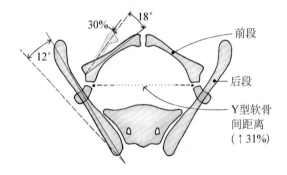

图 18-3　典型膀胱外翻中的盆骨异常。骨盆后段部分外旋(双侧平均 12°),但长度未变。前段也外旋(双侧平均 18°)并缩短 30%。Y 型软骨间的距离增加 31%

　　Stec 和他的同事(2001a)利用 CT 三维扫描模型发现,外翻骨盆组闭合前的骶髂关节角为 10°,比对照组要大,相对于矢状面更接近冠状面 10°(图 18-4);外翻骨盆组的骨盆较对照组多下旋 14.7°。此外,外翻患者的骶骨容量较对照组大 42.6%,表面面积较对照组大 23.5%。

**　　骨盆骨骼结构的这些旋转畸形导致了膀胱外翻患者阴茎短和摇摆。**

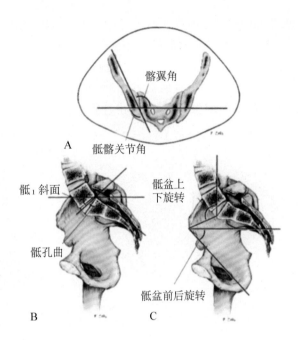

图 18-4　膀胱外翻儿童的骶髂关节角在膀胱闭合前较正常对照组大 10°。盆骨下旋 14.7°(From Stec AA, Pannu HK, Tadros YE, et al. Evaluation of the bony pelvis in classic bladder exstrophy using 3D-CT: further insights. Urology 2001;58:1030-5.)

　　髋骨的外旋和侧向移位也可以解释髋关节间距增宽、摇摆步态和下肢外旋。但是这些改变本身很少导致明显的残疾,而且随着时间的增长而有所恢复。外翻骨盆患者骨骼 30%的缺乏是无法解释的。Stec 和他的同事(2003)通过研究胎儿外翻样本和正常的引产儿的盆骨断面,发现骨的超微结构、骨发生、显微生长方式和软骨内骨化在两组是绝对相同的。所以,在更闭合、功能更趋于正常的骨盆,骨盆生理外形的恢复可能会使骨生长更趋于正常,骨短缺降低,机械和发育力学的分布更加适当。

　　对外翻患者脊椎异常的发生率研究甚少。Cadeeddu 和他的同事(1997)对 299 例膀胱外翻的研究发现,无临床意义(如脊柱裂、腰椎骶化、骶椎腰化)的脊椎异常为 11%,单纯脊柱侧凸为 2.7%,脊柱裂(包括脊髓膜膨出、脂肪瘤、镰刀骶骨和后椎板缺损)为 4%。脊柱裂中有 1 例无任何神经功能异常证据(Cadeeddu et al, 1997)。

　　2.骨盆底缺陷
　　Stec 和他的同事(2001b)对典型膀胱外翻病

患儿和同龄正常对照儿童的 CT 三维扫描研究发现,膀胱外翻患儿的耻骨直肠悬吊的体腔面积较正常组高 2 倍。膀胱外翻患儿提肛肌束的位置更靠后:有 68% 的在直肠后方,32% 的在直肠前方(正常组的情况分别是 52% 在直肠前方,48% 在

直肠后方)(图 18-5)。肛提肌外束旋 15.5°,在冠状面较正常组要平 31.7°。这一偏离使得外翻患者的耻骨直肠悬吊较正常的圆锥形要变平。在外翻患者和正常儿童,这些肌肉组织的长度和厚度无差异。

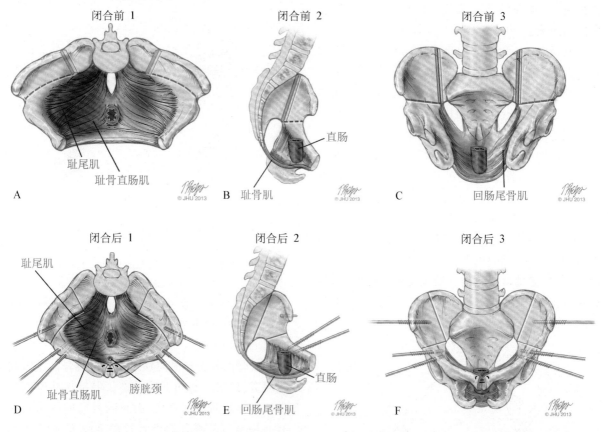

图 18-5　A. 膀胱外翻未闭合之前的盆底解剖,截骨术切口已标记。B. 盆底解剖侧面观,示直肠后方的盆底肌后置。C. 盆底肌肉组织正面观,示前方盆底肌肉组织的缺失。D. 盆骨骨性闭合后盆底解剖,有髓内固定针的留置和骨并拢。E. 闭合后盆底解剖的侧面观,示盆底肌组和髓内针留置的新前后空间分布。F. 骨盆肌组织的正面观,示肌肉和骨性并拢的新前后空间分布(Used with permission of Brady Urological Institute.)

　　一项对未闭合外翻患者和正常对照组的磁共振三维研究发现,前者的肛提肌更为扁平和不规则(Williams et al,2004)。同样,耻骨分离的距离和肛提肌束不成比例的弯曲程度无关。此外,Halachmi 和他的同事(2003)报道了术后三维 MRI 的盆底外观。在 2 例尿失禁患者,内耻骨联合最短,肛提肌分离的角度更接近正常,膀胱颈在盆地最深部。Gargollo 和他的同事(2005)报道了一组混合患者,发现无尿失禁患者的耻骨直肠角比关闭膀胱之前要小。这两项研究纠正了 Gearhart 的观点:在无尿失禁的成人,

其耻骨直肠角<65°。近期,Stec 和他的同事(2012b)再次以 MRI 三维成像对关闭膀胱前后的盆底进行研究。19 例患儿中,12 例新生儿期进行了非耻骨截骨的膀胱关闭手术,7 例非新生儿进行了耻骨截骨的膀胱关闭手术。对比手术前后的 MRI 发现:①关闭可对骨盆具有重塑效果——由像开启的盒子变为像内旋的吊床一样;②一部分的肛提肌束被重新分布到前间隔;③促进盆底平滑均匀的轮廓。这一结果支持充分游离和后膀胱尿道部后置入骨盆的必要性和骨盆截骨及骨盆固定的作用。

3. 腹壁缺损

腹壁三角形的缺损由泄殖腔膜的异常早破引起,进而使得这一缺损区域为外翻的膀胱及后尿道所填充。腹壁缺损局限于内耻骨联合韧带,这代表了分离的尿生殖膈。内耻骨联合韧带将后膀胱尿道部连接入解剖学意义上的耻骨支上。直肠肌前鞘于尿道和膀胱颈后呈扇形展开,并穿插进入内耻骨联合韧带。Wakim 和 Barbet(2002)对直肠肌和筋膜与尿生殖膈的关系进行了研究,未发现有大体或组织学方面纹状括约肌的存在证据。然而,Wakim 和 Barbet(2002)却发现了膀胱肌肉组织向侧面延伸至耻骨的依据,膀胱肌肉组织于耻骨处与来自直肠筋膜的纤维合并,共同形成纤维性尿生殖膈。Gearhart 和他的同事(1991)发现了从尿道板侧面向下至耻骨支下方和肛提肌层面的这些纤维完全切除后,对于之后将尿道放置到骨盆深处位置的重要性。在一些闭合手术失败患者,再次行关闭手术时,发现这些纤维在很多患者中仍完整的保留着。

腹股沟斜疝的频发是因为鞘状突的存在,内外环口较大,腹股沟管倾斜度欠缺。Connolly 和他的同事(1995)回顾了 181 例膀胱外翻患儿,发现腹股沟疝在男孩为 81.8%,女孩为 10.5%。在关闭膀胱时,应予以切除疝囊、修复腹横筋膜和肌肉缺损以防止斜疝的复发或腹股沟直疝的发生。对健侧也应予以探查,因为两侧同时或先后发生疝的发病率是 81.8%。Lavien 和他的同事(2014)研究了 136 例膀胱外翻关闭情况,明确指出膀胱关闭时如果进行了耻骨截骨术,疝的发生率是很低的,进行疝气修复术后复发则更低。

4. 直肠肛门缺陷

会阴区短而宽,肛门直接位于尿生殖膈后方,其位置向前移位,与三角筋膜缺陷后缘相对。Stec 和他的同事(2011)近期研究了 678 例典型膀胱外翻病例,发现结肠直肠异常的发生率为 1.8%。最为常见的异常依次为肛门闭锁、直肠狭窄、先天性直肠脱垂。以上的发生率虽然很低,但是正常人群的 72 倍。

肛提肌和耻骨直肠肌的分离和外括约肌解剖结构的扭曲导致了不同程度的肛门失禁和直肠脱垂。肛门的控制功能经常出现在早年。直肠脱垂常发生于未经治疗的膀胱外翻患者,经常是一过

性的,且易回纳。在膀胱关闭和耻骨闭合之后,直肠脱垂会消失。如果婴儿出现直肠脱垂,意味着有需进行外翻膀胱治疗的指征。**若闭合术后仍出现直肠脱垂,应考虑后尿道/膀胱输出道梗阻,须立刻进行膀胱镜检查,以评估输出道的情况**(Baker and Gearhart,1998)。

5. 男性生殖道缺陷

男性生殖道缺陷很严重,是外科重建最为麻烦的问题(图 18-6)。以前认为膀胱外翻患者的阴茎海绵体只是因为阴茎脚附着处分开较大、持续性阴茎背屈和尿道沟缩短,而引起阴茎海绵体较短,其直径正常。但是,Silver 和他的同事(1997b)首次详尽地描述了生殖道缺陷。其对成年膀胱外翻男性和年龄及人种相同的对照组进行了 MRI 研究。他们发现膀胱外翻男性患者的前海绵体长度较正常对照组要短 50%(图 18-7)。然而,虽然后海绵体的长度和同龄对照组是等长的,但是其前段海绵体的直径较正常对照组要大 30%。此外,MRI 同时显示了耻骨联合分离增加了联合间和海绵体间的距离,但是由于海绵体是平行分开的,所以海绵体之间的角度无变化。所以,阴茎外观短小不仅是因为耻骨联合的分离,还

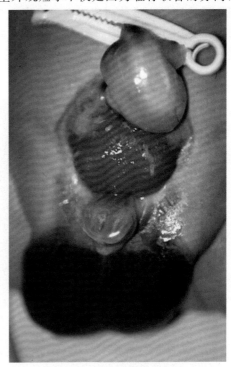

图 18-6　**男性新生儿的典型膀胱外翻,背屈阴茎,短尿道板,阴囊扁平**

因为前海绵体组织明显的先天缺陷(Silver et al, 1997b)。近期 Perovic 和 Djinovic (2008)的一项外科解剖学研究中,详尽描述了阴茎缺陷包括

①海绵体分离且外观呈三角形;②阴茎腹侧表面长且突出和背侧短且呈"V"形;③血管神经束长度取决于其伴行的阴茎海绵体。

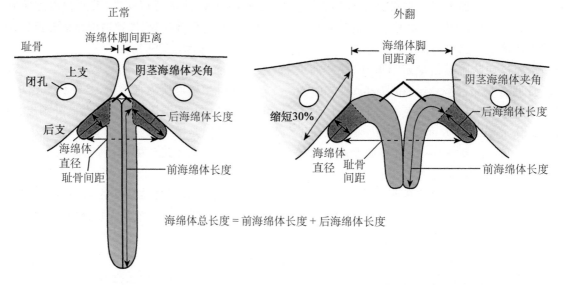

图 18-7　典型膀胱外翻伴前段海绵体先天缺损的男性患者,其耻骨分离致阴茎外观缩短

Gearhart 和他的同事(1993c)以盆腔 MRI 成像来评估 13 例膀胱外翻成年男性的前列腺和生殖附属器官的大小及结构。发现患者的前列腺体积、重量和最大横截面积都在已发表文献的正常范围内(图 18-8)。但是没有 1 例患者的前列腺包饶尿道,且他们的尿道都在前列腺前方。

Silver 和他的同事(1997a)报道了膀胱外翻成年男性的游离和总的前列腺特异性抗原(PSA)水平。虽然可被检测到,但他们低于正常同龄对照组正常水平的上限。膀胱外翻患者的输精管和射精管正常,平均精囊长度较文献报道的对照组属正常。

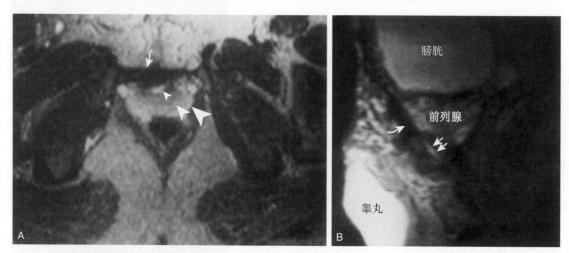

图 18-8　A. 冠状位磁共振 T2 像显示 1 例 20 岁的膀胱外翻合并可控尿的患者的前列腺中部。小箭头所示为尿道腔,中箭头所示为移行带,大箭头所示为边缘带,弯箭头所示为耻骨联合纤维连接带。B. 矢状位 T2 像显示前列腺中部:前面的尿道(双箭头所示)和后面的前列腺,联合间纤维带(弯箭头所示)贯穿整个前列腺

阴茎海绵体受海绵体神经发出的自主神经支配。这些自主神经在外翻患者中向两侧移位（Schlegel and Gearhart,1989）。这些神经在手术后保留有性更能外翻患者中,几乎都保留了下来。然而,在有膀胱闭合和(或)后续膀胱经重建手术史时,可能会发生逆向射精。

尚未有大规模研究膀胱外翻患者青春期后睾丸功能的报道。一般认为,睾丸功能障碍不会影响生育能力。睾丸通常停留在分开较大的耻骨结节和宽阔平坦的阴囊之间不下降。大多数睾丸可回缩,精索足够长,睾丸可到达阴囊且无须固定手术。

6. 女性生殖缺陷

女性外生殖器的重建没有男性患者那样复杂(图 18-9)。其阴道较正常短,很少有＞6cm 深的,但直径却正常。阴道口常狭窄,向前移位,阴蒂分叉,且其阴唇、阴阜及阴蒂散开分布。子宫明显地进入了阴道,使得子宫颈位于阴道前壁。输卵管及卵巢正常。在初次关闭膀胱手术时,要将两边的阴蒂连接起来,并将两侧小阴唇的尾端做成阴

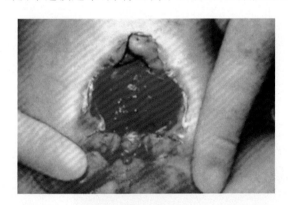

图 18-9　女新生儿的典型膀胱外翻:尿道板开裂,阴蒂分叉,阴道口前移

唇系带。成年女性需行阴道扩张术或外阴切开术以达到满意的性交。Stec 和他的同事(2011b)发现,虽然肛提肌孔的前后径长度正常,但是其宽度是接近正常的 2 倍。Ebort 和他的同事(2009)以三维超声的方法也证实了这一观点。盆底缺陷致使成年女性易发生子宫脱垂,有必要进行子宫悬吊术。经常发生于分娩后,但也见于未生产的女性。一项对大宗成年女性研究发现,56 例患者中,有 10 例出现子宫脱垂,平均年龄为 16 岁。6

例患者进行了包括后髂截骨术在内的重建手术(Mathews et al,2003a)。平均截骨手术年龄为2.1 岁。以前的观点是新生儿或儿童早期进行截骨术可预防成年子宫脱垂的发生。然而,Anusionwu 和他的同事(2013)对于大量膀胱外翻妇女的研究的新数据发现,成年女性耻骨分离的宽度是预测成年子宫脱垂的唯一单变量因素。

7. 尿路缺陷

出生时,膀胱黏膜外观往往正常;但在膀胱表面常存在错构瘤性息肉。在关闭膀胱以前,应经常用生理盐水进行冲洗膀胱黏膜,以防止一些形式的保护黏膜破坏后所致的损伤,进而防止膀胱黏膜囊性变或化生的发生。

外翻膀胱的大小、延展性、神经肌肉功能及膀胱肌肉附着的三角筋肌肉缺少的程度,影响膀胱修复策略的制定。在过去几年里,多项基础研究进一步描述了新生儿外翻膀胱的确切本质。Shapiro 和他的同事(1985)首次描述了膀胱神经肌肉的功能。他们对对照组和典型膀胱外翻患者的毒蕈碱胆碱能受体的密度和受体的结合亲和力进行了检测。研究发现,毒蕈碱受体的密度及其结合亲和力在两组研究对象中的情况相近。因此,作者在外翻发生的过程中,外翻膀胱的神经生理组成不会有显著的变化。有些探究探讨了新生儿外翻膀胱的神经支配、肌肉和胶原成分。Lee 和他的同事(1996)对 12 例患有膀胱外翻新生儿和正常对照组的膀胱活检结果进行了研究,发现外翻膀胱组的胶原比肌肉的比值有所升高。他们利用抗胶原抗体检测膀胱标本的胶原类型,发现初步关闭膀胱的新生儿中,其膀胱中 I 型胶原的含量与对照组相比无统计学差异,但 III 型胶原的数量却增加了 3 倍。Peppas 和他的同事(1999)发现,在进行成功闭合手术、无继发感染且获得了足够膀胱容量并等待随后膀胱颈重建的患者中,胶原比平滑肌的比值明显下降。Lais 和他的同事(1996)发现,在膀胱成功闭合之后,平滑肌比胶原的比值有所下降。

在一项对以上研究的后续研究中,Mathews和他的同事(1999b)观察了外翻患儿和正常对照组的膀胱每视野髓鞘神经的数量,发现外翻患者较对照组的膀胱髓鞘神经有显著性下降。神经纤维的下降可能是小神经纤维数目减少,而较大神

经纤维保留的结果。根据这些发现,认为新生儿外翻可能代表了膀胱发育和分化的一个早期阶段。

Rosch 和他的同事(1997)在一项大规模研究中,对尿道上裂和典型膀胱外翻患者的免疫细胞化学和组织化学的多项标志物进行了研究。这些研究包括了肠血管活性多肽(VIP)、神经肽 Y(NPY)、P 物质(SP)、降钙素基因相关肽(CGRP)、蛋白基因产物(PGP)9.5、烟酰胺嘌呤二核苷酸磷酸黄递酶(NADPHd)的间接免疫化学。没有证据表明在任何一例典型膀胱外翻患者中存在形态学上的膀胱肌肉神经调控的紊乱。因此,尽管膀胱外翻新生儿可能存在膀胱发育成熟的延迟,但是当成功完成初期闭合术后,这些膀胱仍有继续发育成熟的潜力。

当膀胱小、有纤维化、缺乏弹性、长满息肉时,就很难再进行功能性修复了(图 18-10)。Novak 和他的同事(2005)研究了这些小膀胱中息肉的病理学和恶性潜能。发现了两种类型的息肉(相互之间有所重叠):纤维型和水肿型。近 50% 的患者的这两种息肉表面有鳞状上皮化生。此外还发现,有不同程度的 vonBrunn 巢、囊性膀胱炎和腺性膀胱炎。发现二次关闭的膀胱中,腺性膀胱炎最为常见。腺性膀胱炎有发生腺癌的风险,建议随访尿细胞学检查和膀胱镜检查至其成年后。那些更为正常的内陷膀胱或仅从小的筋膜缺损中膨出的膀胱,提示在成功进行完初次膀胱闭合手术之后,膀胱容量可能会恢复到令人满意的程度。一定要在麻醉下对膀胱的实际缺陷程度进行检查,否则盆腔内膀胱回缩的深度不能很好地予以评估。

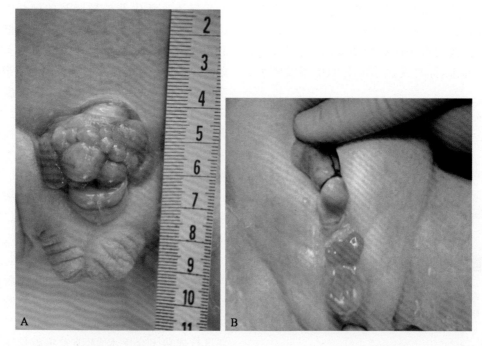

图 18-10　A. 被覆有息肉的小膀胱板,无法进行闭合手术。B. 新生儿极小的膀胱板,无法进行闭合手术

有人对一组有正常收缩并能控制尿流的外翻患者的膀胱功能进行了研究。70%～90% 的患者膀胱内压正常(Toguri et al,1987)。Diamond 和他的同事(1999)研究了 30 例不同分期重建的外翻患者,发现 80% 的患者膀胱颈部重建前膀胱的顺应性及稳定性均较好。在膀胱颈重建后,约有

50% 的患者能维持正常的顺应性,能维持膀胱稳定性的患者更少。作者认为,膀胱颈重建后顺应性及稳定性是受影响的,有 25% 的患者在重建后可能保留正常的逼尿功能。

Hollowell 和他的同事(1993)早前发现:重建手术前,21 例患者中有 13 例表现不自主收缩,

4 例膀胱稳定。同时 21 例患者中有 7 例膀胱内压增高（>10cmH$_2$O），说明膀胱顺应性降低了。这两个不同尿流动力学发现难以从实验角度来解释。但是，膀胱颈重建手术没有标准的方法，这两组患者在术后尿流动力学上表现出的差异，可能反映了各自手术方式的差异。

Mathews 和他的同事（2004）通过在重建的各个阶段（新生儿期膀胱闭合术、膀胱颈部重建术、膀胱扩大成形术）获得外翻膀胱的标本，发现膀胱外翻一些有趣的微结构信息。作者发现在细胞水平有重要的差异。细胞膜性小腔是负责细胞间通讯的一个重要的细胞内结构。在闭合手术成功、膀胱容量显著改善的患者，膜性小腔的数量正常；而在最终需要行膀胱扩大成形术的患者中，膜性小腔明显缺乏（图 18-11）。此外，闭合手术失败的患者其细胞的超微结构也不正常。Suson 和他的同事（2012）尝试对进一步区别外翻膀胱和正常对照组的平滑肌的相同和差异。>95% 的外翻膀胱和对照组的平滑肌细胞，其肌动蛋白和肌球蛋白染色阳性。而外翻膀胱平滑肌细胞内的钙浓度较对照组要低。虽然不知道细胞迁移是否有定向性，外翻组的细胞迁移较对照组要多。两组之间的细胞增殖无差异。第二项研究中，Suson 和他的同事（2012）发现膀胱外翻平滑肌细胞的迁移是过剩的转化生长因子 β$_1$ 信号传导的结果，但是不受细胞内钙离子浓度的增加。

膀胱外翻患者的上尿路一般正常，但也有发育异常。Stec 和他的同事（2012a）近期回顾分析了 674 例膀胱外翻患者。462 例进行了超声检查，其中 13 例患者有肾异常。最常见的畸形为集合系统重复畸形（6 例）；其他还包括肾发育不良或肾缺如（3 例）；盆腔异位肾（2 例）；肾盂输尿管连接处梗阻（1 例）及多囊性肾发育不良。这一发生率较产前筛查并随访 2～4 年的发生率的 0.57% 要高（Rosendahl，1990）。输尿管常发生末端异常。膀胱和直肠之间的道格拉斯（Douglas）窝增大，且异常变深，进而使得输尿管穿过真性骨盆的路径从两侧向下偏离。输尿管远端路径在输尿管膀胱内开口的侧下方接近膀胱，在进入膀胱时没有或仅有很小的斜度。因此，膀胱外翻的患者膀胱闭合后均会发生输尿管反流，所以膀胱颈部重建时需同时进行输尿管再植手术。如果在首次闭合术或行膀胱外翻-尿道上裂联合闭合术后输尿管输出道出现严重的梗阻，并发反复感染，即便是抗生素治疗也不能解决问题时，必须在膀胱颈重建手术前行输尿管再植术或 Deflux 注射抗反流术。

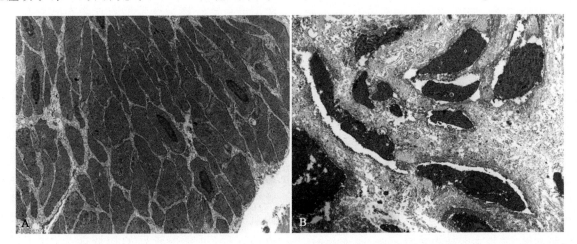

图 18-11　外翻膀胱的超微结构改变。A. 新生儿膀胱中正常的肌肉神经分布。B. 前期闭合术失败后，免疫组化法发现细胞间胶原增加及肌肉退化，提示明显恶化（From Mathews R，Gosling JA，Gearhart JP. Ultrastructure of the bladder in classic exstrophy：correlation with development of continence. J Urol 2004；172：1446-9.）

(二)膀胱外翻的并发症及变异类型

除了膀胱外翻-尿道上裂复合畸形(典型膀胱外翻)、泄殖腔外翻、尿道上裂三种主要表现外,还发现了许多解剖的变异和缺陷的类型。因所有这些缺陷可能起源于共同的胚胎,主要由三方面的构成:骨骼、尿路和生殖器。外翻异常的特征性肌肉骨骼异常、但不伴发尿路异常的表现被命名为假外翻(Marshall and Muecke,1968)。其主要特征包括拉长的低位脐和附着在分离的耻骨上、散开的直肠肌。在此类型变异中,中胚层的迁移仅在其前方受到干扰,所以腹壁下部的肌肉骨骼呈楔形被分开,但生殖结节的形成不受影响。

在膀胱上部开裂的外翻类型中,肌肉组织和骨骼的缺陷与典型外翻的表现高度相同;但是基本的泄殖腔膜缺损仅可见于最上部的位置,且膀胱上部的窦道实际上类似于膀胱造口的效果。膀胱经此排出少量的尿液,仅见于脐部正常的情况(见图18-1B)。

在回顾了815例外翻患者,Lowentritt 和他的同事(2005)报道了25例外翻复杂外翻变异,6例为泄殖腔外翻变异。膀胱颈重建后的控尿率和典型膀胱外翻相仿。Arap 和 Giron(1986)报道了3例有肌肉骨骼缺陷的患者,其中2例可控尿。此2例男性患者中,1例为完全膀胱外翻,另1例为完全正常的阴茎。所以,膀胱外翻变异中,外生殖器的表现可以有很大差异。

除假外翻外,膀胱上部开裂、重复膀胱外翻和孤立的覆盖外翻也有报道(Cerniglia et al,1989)。此种变异称为分裂联合变异。此类患者的一个共同的特征是,肌肉骨骼的缺陷和典型膀胱外翻相似,但无明显尿路缺陷。Chandra 和他的同事(1999)报道了1例覆盖外翻合并不完全膀胱重复畸形。但是,Narasimharao 等(1985)和 Cerniglia 等(1989)报道了数例覆盖外翻,发现有一段孤立异位肠位于下腹壁靠近生殖器区域,这一肠段是结肠或回肠,不与下方的胃肠道相通,此类型中,男性患者仅为尿道上裂。

他们中心报道了1例有大多数分裂联合变异典型外观的患者,可以通过下腹壁的薄膜观察到膀胱(图18-12);该例患者有膀胱外翻的典型的肌肉骨骼表现。此类患者应在出生后予以标准的外翻关闭手术。

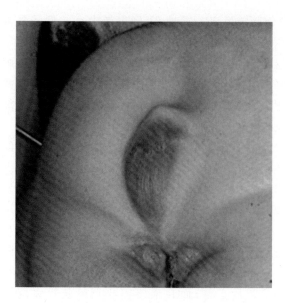

图 18-12　女性患者有皮肤覆盖的外翻膀胱。膀胱内尿道良好,皮下的位置位于腹壁皮下。腹壁处无肠管,同此类变异类型的患者相同

重复外翻膀胱畸形有两种不同的表现:前后重复畸形和左右重复畸形。前者表现为前腹壁有一块外翻的膀胱黏膜突出合并另一位于盆腔内的膀胱。输尿管与闭合的膀胱相连通,使得表面的膀胱黏膜干燥(图18-13)。治疗的主流观点是切除异位的膀胱黏膜并关闭腹壁缺损。另一类型的重复外翻膀胱畸形表现为左右侧并存有完全分开的膀胱,中线处有一个肌性的隔,其各有自己的输尿管和括约肌,但耻骨联合和腹直肌常是分开的。

膀胱外翻-尿道上裂及泄殖腔的并发症包括了广泛的外观表现。变异虽然少见,但是对于认识出生时不同外观是极其重要的,因为初期的治疗会影响长期的治疗结果。两组患者的结果较具有膀胱上部开裂和皮肤覆盖泄殖腔外翻的典型表现的患者结果要好。因其括约肌完整,膀胱上部裂隙的患者经过规律的如厕训练后,可获得较好的控尿能力,并不需要之后的膀胱颈修复。很多有关外翻变异的报道就包括此类患者,因此会有一个误导:变异的外翻患者较膀胱外翻的患者状态要好。Lowentritt 和他的同事(2005)报道,除膀胱上部裂隙,所有的变异类型在出生后即应予以正规的外翻闭合,之后也予以相应的诊治。

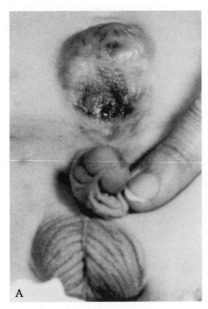

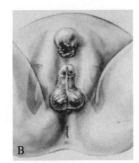

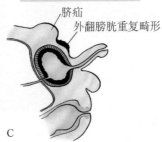

脐疝
外翻膀胱重复畸形

图 18-13　一例男童的重复外翻膀胱,下尿路未损伤

(三)产前诊断

即便有现代的超声检查方法,目前仍很难对膀胱外翻进行产前诊断和描述。通常人们会忽略外翻情况,而误诊为脐膨出或腹裂。常规产科超声检查时,使用高分辨率实时元件的超声来评估胎儿情况,可以对胎儿的解剖情况做彻底的检查(Gearhart et al,1995a)。一些研究组列出了产前诊断典型膀胱外翻的一些重要标准。这些文献认为,反复检查发现正常充盈膀胱的缺失,同时伴有下腹壁一处异常回声的组织,提示膀胱外翻诊断(Mirk et al,1986;Verco et al,1986)。**在对 25 个产前做过超声检查、产后发现典型膀胱外翻的新生儿的病例回顾后,Gearhart(1995a)制定以下观察目标:①膀胱缺乏充盈;②脐位置偏低;③耻骨支宽;④外生殖器较小;⑤下腹部团块连同腹腔内脏器一同随孕期增加而增大**(图 18-14)。

三维超声和胎儿 MRI 在膀胱和泄殖腔外翻的诊断帮助有限,只有约 25% 的膀胱外翻综合征病例可以在产前被诊断出来(Goyal et al,2012)。在笔者的临床工作中,胎儿 MRI 用于那些三维超声不足以明确区分典型膀胱外翻和泄殖腔外翻的病例,或者是怀疑其他严重畸形者。对膀胱外翻进行产前诊断的目的是为告知家属该疾病状况的利弊及其他方面情况。通过恰当的建议,安排孕妇到专门的膀胱外翻疾病中心进行生育,在那里可立即进行外翻的重建手术。在特定的外翻中心分娩,能使家长接触到多学科的专业知识,包括产下如此严重缺陷患儿家长的心理学支持。

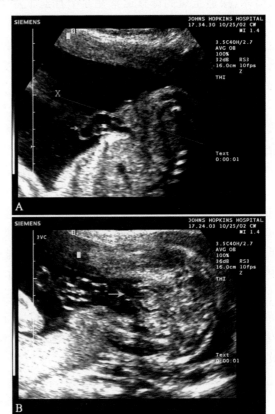

图 18-14　产前 B 超显示膀胱外翻。A. 纵位相显示脐带低位(蓝绿色箭头),腹腔内无膀胱,下腹壁肿块(红色箭头)。B. 横位相通过 A 的平面(X)显示的是脐带(蓝绿色箭头)及高回声的膀胱上缘(红色箭头)

三、膀胱外翻的手术重建

Sweetser 等(1952)最早描绘了膀胱外翻的分期手术治疗方法,在膀胱闭合前的 4～6d 行双侧髂骨截骨术。尿道上裂的修补另选时间进行。尿流控制手术仅为松解联合间纤维束带,闭合时将其围绕在尿道周围,以此增加流出道的阻力。

最初阶段的膀胱功能性闭合治疗包括了 3 个独立的阶段:膀胱和腹壁的闭合;膀胱颈重建和抗反流治疗;后期的尿道上裂修复。自 20 世纪 70 年代早期,这一方法被推荐应用于大多数的膀胱外翻的重建治疗中(Cendron,1971;Jeffs et al,1972;Williams and Keaton,1973)。**虽然这一手术方式是成功的,其后 15 年还是经历了很大的改良,包括在新生儿阶段完成膀胱、腹壁的闭合及后尿道闭合,如有指征,还要行双侧无名骨和髂骨的截骨术;尿道上裂的修复通常在 6 个月到 1 岁完成;膀胱颈重建和抗反流手术在 4-5 岁时进行,这时患儿已经有了足够的膀胱容量以适合进行膀胱颈重建手术,且能够配合参与手术后的排尿方案**(Gearhart and Jeffs,1998)。

除此之外,还有一些用来治疗膀胱外翻的方法。Grady 和 Mitchell(1999)提出在新生儿期联合膀胱外翻闭合术和尿道上裂修补术来进行治疗。Baka-Jakubiak(2000)推荐先在新生儿阶段完成膀胱外翻的闭合,当儿童发育到能开始学习自主排尿时再进行膀胱颈重建和尿道上裂的联合手术。Kelly(1995)介绍一种不需要截骨的分期手术,二期手术时在尿道修复前进行"彻底地软组织游离"。Schrott 和他的同事(1984)提出膀胱闭合、输尿管再植、尿道上裂的修补和膀胱颈重建在新生儿期就要进行。后来,Stein 和他的同事(1999)推荐新生儿期进行输尿管乙状结肠吻合术及腹壁和膀胱闭合术。

(一)出生时的评估和处理

出生时,虽然膀胱黏膜通常是光滑的、颜色粉红且没有受损,但它很敏感并容易脱落。出生时需要用 2-0 丝线在靠近腹壁处结扎脐带,防止脐带夹损伤细嫩的膀胱黏膜,导致其表面脱落。膀胱表面可以被覆非黏附性的塑料薄膜(如 Saran 薄膜)(图 18-15)防止膀胱黏膜与衣服或尿布粘

贴在一起。另外,每次换尿布的时候,必须去除塑料薄膜,用无菌生理盐水冲洗膀胱表面,同时还要清洗覆盖在膀胱表面的塑料薄膜。

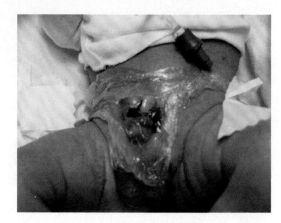

图 18-15　在关闭膀胱前用塑料薄膜保持膀胱湿润

这个阶段家长尤其要有耐心,不能烦躁。如果产前超声诊断胎儿存在外翻症状,那么在孩子出生前就要对家长进行心理辅导并考虑决定最终的治疗方案。必须要由有处理膀胱外翻或泄殖腔外翻经验且有责任心的外科医师对家长进行培训。必须成立一个膀胱外翻处理小组,其中包括一名儿科矫形外科医师、一名儿科麻醉医师、社会工作者、具有处理外翻患者经验且有责任心的护士及一名有对生殖器异常儿童进行心理辅导相关专业知识及经验的心理医师。膀胱外翻儿童协会已经成立,家长和其他家庭成员可以登录膀胱外翻儿童协会的网站进一步获取有关膀胱外翻的知识。

在出生后几个小时内就可以进行心肺和身体一般情况的评估。做得好的超声检查可以提供肾的结构、功能和引流情况,甚至可以在出生后几个小时内(行膀胱闭合术前)进行评估。

如果出生时环境不是很理想,需要转到一个大型的儿童医疗中心才能对胎儿进行全面的评估。在目前的交通条件下,只要几个小时就可以到达一个新生儿中心进行全面的诊断和咨询。在转院过程中需要使用一个塑料薄膜(与在温床时相同)来保护新生儿娇嫩的膀胱黏膜以免受到损伤。

1. 进行立即闭合手术患者的选择

膀胱外翻患者获得成功的功能性闭合术有赖

于经验丰富的膀胱外翻外科医师对每一个患者出生时就仔细地评估其手术能够成功进行的可能性。逼尿肌的大小和功能对于功能性闭合能否最终成功有重要作用。要明确表面膀胱大小和潜在膀胱容量之间的关系。轻度外翻（接近完全尿道上裂合并尿失禁这种情况）时，膀胱可能虽小但仍具有适当的容量，膀胱在小孩哭时会鼓出来或者在手术室麻醉情况下用戴无菌手套的手指轻触后很容易收缩。**还有一些以前没有注意到的位于筋膜后的膀胱在麻醉检查下可以被发现**（Gearhart and Jeffs，1998）。一旦不再受到表面刺激和反复创伤的影响，小膀胱可以变大。同时，在括约肌不活动且输出道阻力最小时，膀胱容量也会增加。

2. 不适合行新生儿闭合手术的小膀胱

沿小三角筋膜缺陷边缘拉伸的纤维化的小膀胱片，由于缺乏弹性和收缩性不能用来进行常规的闭合手术（Gearhart and Jeffs，1998）（见图 18-10A）。有时为了能充分评估膀胱，需要患者在麻醉情况下进行检查，尤其是在出生后到检查前的这段时间有严重水肿、表皮脱落和息肉形成的患者。**患者是否适合进行膀胱闭合手术还需要等待观察，要由那些有大量处理外翻经验的外科医师来决定**（Gearhart and Jeffs，1998）。有些情况会妨碍初步膀胱闭合，包括重复阴茎阴囊、被挤出的膀胱内有异位小肠（相对禁忌证）、膀胱发育不全及显著的双侧肾积水。

Lakshmanan 和他的同事（2008）对 1248 例经典外翻病例资料库总结发现，生后初始判断有 46 例患儿膀胱容量过小不适合立即行关闭术。分别为 36 名男孩和 10 名女孩，在平均 13.2 月龄时行延迟关闭术，41 人（89%）行截骨术。延迟的一期缝合均取得成功。18 名男孩同时行尿道上裂修补术。61% 患儿膀胱容量发育至足够行膀胱颈重建手术，余 39% 排尿可控。与 Novak 和他的同事（2010）的数据相比较，前者初次膀胱闭合失败而二次闭合成功患儿的排尿可控率较后者在一倍以上。

因此，对于膀胱容量小的患者，在不恰当的时间对小膀胱板行闭合术，结果出现开裂或尿失禁的风险远大于生后 6—12 月待膀胱板发育成熟后再行手术。若 6—12 月后膀胱仍不能发育至足够

的容量行闭合手术，其他选择包括膀胱切除术和抗反流的输尿管结肠吻合术或输尿管乙状结肠吻合术。

3. 截骨术

外翻患儿不仅有膀胱外露，还有耻骨支的分离（平均 4.8cm），导致骨盆环开放。此外，膀胱板越大，耻骨支分离就越宽，越需要行截骨术。臀部和下肢的肌肉骨骼功能在整个儿童期表现为正常，而步态表现为足外旋，随着下肢肌肉功能的发育增强，这种足外旋步态会减轻（即使未行截骨术）。

在初次外翻关闭时有数种骨盆截骨方式可以帮助关闭骨盆环，减少腹壁张力，提高将来行泌尿生殖系统重建的效果。据笔者所知，Shultz（1958）是首位将双侧髂骨后截骨作为膀胱外翻分期手术一部分的医师。双侧髂骨后截骨完成后 1~3 周再行外翻关闭术。这种早期截骨伤口裂开率低，可使泌尿生殖重建更安全、效果更好。

在外翻修复的任何阶段，如果耻骨分离阻碍泌尿生殖系统重建都应进行骨盆截骨。**通常情况下，我们对新生儿不常规行截骨术，除非耻骨分离超过 4cm 或骨盆延展性较差。**在最初的 48~72h，骶髂韧带的松弛通常可以允许缺损的关闭而没有过度的张力。我们在首次膀胱关闭的麻醉状态下，与骨科医师一同做出此决定。

截骨方式包括双侧耻骨上支截骨、髂骨翼斜行截骨、前髂骨横行截骨和髂骨垂直截骨。目前常联合前髂骨横行截骨和髂骨垂直截骨术，有以下原因：①截骨术与泌尿修复手术同为仰卧位，避免术中患者体位翻转变换；②截骨术是前路手术，有利于直视下放置外固定器及骨内钉；③对大多数患者骶骨相邻的髂骨的旁弯骨折类型楔形截骨，可以得到两个较大的骨碎片易于移动；④这种截骨术较采用髂骨后路径所进行的手术更美观（Gearhart et al，1996b）；⑤上骨盆延展性较好，易于耻骨重置且没有张力。

在有显著耻骨分离、首次关闭失败的儿童，以及具有较大膀胱板和泄殖腔外翻的患者，通常都需要骨盆截骨。当耻骨分离在极端情况下（>6cm），腹壁关闭时耻骨的一次性闭合不可能完成。在这种情况下截骨术后采用骨盆的分期闭合取得了成功。该技术在耻骨分离极端的患儿，甚至是年龄较小者或是泄殖腔外翻者都可应用于

治疗。

初次闭合时行耻骨截骨术有如下优点,包括:①耻骨联合容易对合,减小了腹壁闭合后的张力,减少了所需的筋膜皮瓣;②将尿道放置在骨盆环的深部,增加膀胱输出道阻力;③将较大的盆底肌肉带到靠近中线位置,起到支撑膀胱颈的作用,有助于后来的尿流控制(图 18-16)。行截骨术将耻骨靠近后,有些患者能控制停止或开始排尿,通过锻炼而保持干燥,有些患者甚至能完全控制排尿(Gearhart and Jeffs,1991a)。回顾大量的在外翻手术失败后来我们中心就诊的患者,其中大部分存在部分或完全膀胱开裂或较严重的膀胱脱垂,

在初次行膀胱闭合术前没有进行截骨术(Gearhart and Jeffs,1993b)。我们推荐,对出生 72h 后的患者行膀胱闭合手术时,要进行两侧横向无名骨和纵向髂骨的截骨术(图 18-17)。另外,如果患者麻醉后的初次检查显示骨盆韧性不好或耻骨分离超过 4cm 时,应该行截骨术,即使闭合术是在出生 72h 内进行的,也应该行截骨术。一个良好协作的外科和麻醉团队可以在不引起患儿过度失血或延长麻醉时间的情况下进行截骨术和闭合术。但是,有一点必须清楚,那就是进行截骨术的同时进行后尿道、膀胱闭合和腹壁闭合手术,在这些婴儿需要 5～7 个小时的时间。

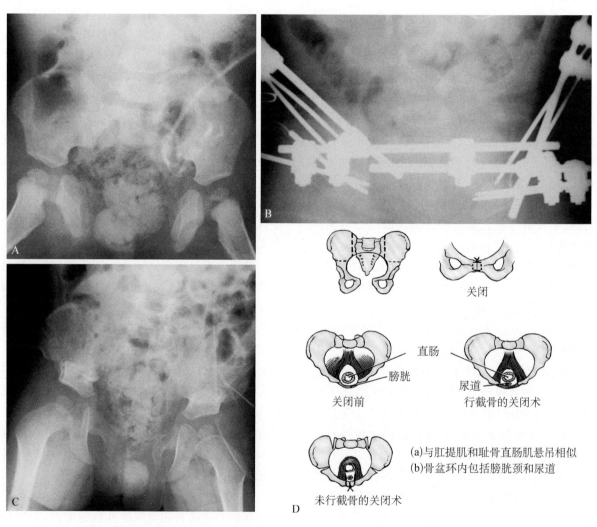

图 18-16　A. 一个 8 月龄患儿在出生时进行不截骨的经典膀胱外翻关闭术后出现伤口完全裂开。患儿在 8 月龄时的情况如图。B. 患儿经过前无名骨和垂直髂骨截骨术,并置入骨钉和外固定架固定。C. 同一患儿移除外支架和骨钉后 4 个月 X 线摄片图。关闭术取得成功。D. 联合截骨技术的骨切点位置示意图

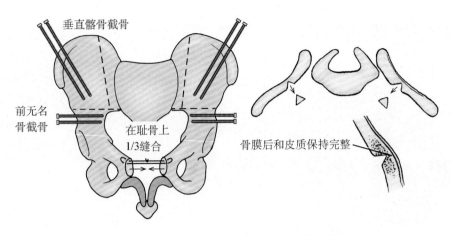

图 18-17　显示联合截骨中截骨线路和骨钉位置

　　如果患儿生后不足 72h,麻醉状态下检查显示耻骨可塑性好,通过内旋大转子很容易在中线处缝合起来,则可以不进行截骨术而只进行闭合术。然而,往往没有机会做出如此重大的决策,如果不是很确定,截骨术就必须进行。

　　目前最常用的截骨术是由 Gearhart 和他的同事于 1996 年提出的双侧前无名骨合并垂直髂骨的截骨术(Gearhart et al,1996b)。这一方法相比以前需要旋转患者的方法,更容易将外翻患者的耻骨对合起来。根据我们的经验,本方法要优于单纯两侧横向前无名骨截骨术,甚至是耻骨支切除术中所用的耻骨活动法。**这种联合截骨术是耻骨对合变得容易,腹壁中线处闭合张力减弱,膀胱开裂和膀胱脱垂的发生率明显下降**(Gearhart and Jeffs,1998)。另外,盆腔的闭合使肛提肌相互靠近,加强了耻骨直肠悬韧带,使膀胱颈和后尿道在骨盆环的位置加深,增加了尿流控制率。还可以使盆底肌处于盆底较前的位置,对前部的盆腔器官提供更好的支撑。

　　行联合截骨术的患者取平卧位,肋弓以下皮肤需要消毒、铺巾,在外翻膀胱部位覆盖柔软的潮湿纱布。从髂骨翼区向下至耻骨结节向后至骶髂关节暴露骨盆。要仔细分离骨膜和坐骨切迹,用 Gigli 锯在髂前上棘和髂前下棘之间横向切开无名骨(图 18-17)。为了方便在远端放置外固定钉,该截骨术的手术部位比 Salter 截骨术稍靠近头部些。除了横向截骨外,后方的髂骨也可以从前路被切除,便于彻底纠正畸形。对这一部分患者进行截骨,我们可利用骨凿在骶髂关节旁边凿

出一条垂直的闭合楔形骨沟。邻近的后方髂骨皮质要保持完整,起到一个铰链的作用。这一联合截骨术很容易纠正骨盆腔前后段的畸形。

　　两个固定骨钉被置于下方骨段,两个钉固定于上方髂骨翼上。通过拍摄平片确定骨钉放置是否正确,然后缝合软组织,最后进行泌尿系统的整形手术(图 18-16)。手术最后,通过缝合两个耻骨支最终闭合盆腔。然后利用骨钉间的外固定器来保持骨盆处于一个正确的位置。对于骨量少于最佳量的新生儿,在髂骨翼的上方和下方只放置 1 个骨钉即可,而在年龄大些的患儿每个髂骨翼都要使用 2 个骨钉。

　　手术后 7～10d 拍平片观察耻骨联合分离是否好转。如果分离没有完全好转,通过调节外固定器几天可以使左右耻骨逐渐接近。纵向的皮肤牵引用来保持双脚不动(图 18-18)。患者术后约 4 周都需要通过牵引来保持仰卧位,以防止导管脱出和骨盆不稳定。外固定保持 4～6 周,直到截骨位置已经很好地愈合了(图 18-16B 和图 18-17)。那些只进行膀胱闭合术而没有行截骨术的新生儿,术后在出生最初的 48～72h 需采用改良的 Bryant 牵引固定于两髋有 90°屈曲的体位。采用改良的 Bryant 牵引,一共需要牵引 4 周。在膀胱闭合后,采用 2 号尼龙线对两侧耻骨支纤维软骨行水平褥式缝合,并在耻骨闭合前方系紧。**Sussman 及其同事 (1997)采用完整小猪骨盆模型进行的生物力学实验的证据表明,任何耻骨靠近方法的效果与完整的耻骨联合相比都显得薄弱。然而,采用 2 号尼龙线行水平褥式缝合能获得最大的失效负载比。**

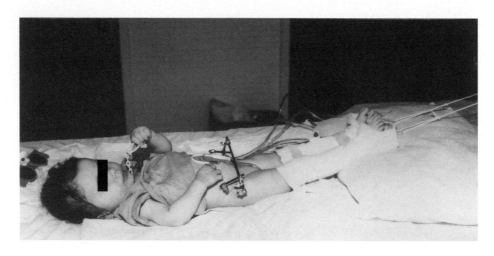

图 18-18　15 月龄再手术的膀胱外翻患儿进行外支架固定和改良的 Buck 牵引

(二)截骨术和固定术的并发症

固定不充分导致的并发症包括关闭失败、膀胱脱垂、耻骨弓上造口管和输尿管支架管的脱落。不适当的疼痛和控制活动也与固定不充分密切相关。随着硬膜外隧道置管 2~3 周,骨盆截骨处伤口骨痂形成可以增加伤口稳定性,使疼痛和活动得到控制。

一些中心仍然喜欢采用人字形石膏或木乃伊式捆绑。Shnorhavorian(2010)在西雅图的研究提示,人字形石膏固定(伴或不伴截骨)较其他技术可以缩短住院时间。而 Meldrum 和他的同事(2003)回顾了 86 例初次外翻闭合手术失败的患者。他们大部分采用木乃伊捆绑或人形石膏来固定。97% 采用外固定架和改良的 Buck 牵引的患者都能确保手术成功。

Sponseller 和他的同事(2001)报道在 88 位儿童中,有 86 例进行了联合双侧前方无名骨和垂直髂骨截骨术。其中 10 名有泄殖腔外翻,72 名有膀胱外翻,都进行了至少 2 年的临床随访(平均 4.8 年)。术后并发症包括 7 例患者有短暂的左侧股神经麻痹,术后 12 周内完全好转。虽然是同样的医师采用相同的技术作用于两侧,但是没有一例患者存在右侧股神经麻痹。有短暂股神经麻痹的患者在最初 6~8 周是在床上休息的,需要使用一个膝盖固定器并持续 6 周直到麻痹消退。其他并发症还包括:3 例患者出现了髂骨延迟愈合;1 例患者出现髂股切口处的浅表感染,需要进行冲洗和清创术;1 例患者出现了短暂的右大腿外展肌无力;1 例在骨钉周围的髂骨处出现了感染而需要清创引流;还有 1 例出现了短暂的右侧腓神经麻痹。几乎所有的患者在骨钉周围都有皮肤炎症,尤其是近端部分(髂骨嵴)。这些炎症通常采用口服抗生素就可以控制。Satsuma 及其同事(2006)的文章比较了髂后截骨和联合截骨。横向无名骨结合垂直髂骨截骨术后的耻骨接近更好,平均复发率较低。因此,与骨盆后截骨相比,联合截骨比可以纠正并维持骨盆环,并发症少。

术后 X 线检查骨组织愈合较好后,可在患者镇静状态下床旁移除固定装置及骨钉。固定维持时间由患者年龄决定。尽管经典膀胱外翻具有更好的矫正率,然而对先前的截骨方式总结后发现,经典膀胱外翻和泄殖腔外翻预后结果差别不大(Gearhart et al,1996b)。新生儿期术前准备时间越长,最佳骨密度越少,手术关闭骨盆并维持的难度就越大。

在我们的印象中,典型外翻患者(甚至是截骨后)的耻骨分离只达到部分恢复有两种原因。①在截骨部位完全愈合前,由于骨钉较早松弛,使得骨盆可能部分退旋,这主要见于婴儿。再大一点的儿童,骨密度的增加使得能够维持更坚硬的外固定,从而更好地维持在矫正位置。②长期坐耻骨发育不良,据显示当骨盆长成后,其在外翻成人比正常人要小 33%。由于没有矫正外翻,耻骨分离随着患者的生长而加大。因此,即使后来出现一些分离,但与没有手术的患者相比仍有显著的矫正。**我们认为,截骨术的主要目的是缓解膀**

胱、后尿道和腹壁修复后愈合过程中的张力。我们很少将截骨术用于新生儿和小婴儿,因为他们韧带较松弛,能允许盆腔在无张力的情况下闭合。但是在闭合手术失败的大龄儿童、有泄殖腔外翻的患者及耻骨分离较大但有很好膀胱板的新生儿,截骨术就变得很重要。对进行膀胱外翻闭合和尿道上裂修复联合手术的患者,截骨术可以让耻骨联合起来,使得易于将海绵体带到闭合近端尿道的上方(Gearhart et al,1998)。在对一系列膀胱外翻手术失败行再关闭手术的患儿(平均年龄 23.2 个月),56 例进行了再次的骨盆截骨术(Nelson et al,2006)。所有行再关闭手术患儿手术均成功,再截骨术后 95% 患儿步态正常。没有人出现股神经或坐骨神经麻痹,只有 5 例出现局部骨针伤口感染,简单处理痊愈。经过经验丰富医师的再次截骨,安全有效,并发症低。

不管采用哪种截骨术,盆腔环的闭合不仅让腹壁结构在中线处靠近,同时也使肛提肌和耻骨直肠肌对膀胱出口提供了潜在的支持,从而加强了尿流出道的阻力(见图 18-16D)(Sponseller et al,1991;Gearhart et al,1993b,1996b;Schmidt et al,1993;McKenna et al,1994)。其后可在闭合骨盆环内距表面有一定深处的膀胱颈和尿道处行尿流控制手术,而不需要另外移动两边的耻骨。尿道和膀胱颈在真正的盆腔位置要更深,两者的联系也更正常而不是急剧成角。

(三)新生儿典型膀胱外翻的手术选择

虽然现代分阶段外翻修补术(modern staged repair of exstrophy,MSRE)受到了大部分人的推崇,但是还存在一些可用来进行外翻初步重建的术式在一些著名医疗中心被应用。这一段将描述这些重建式中的一部分,以及他们在小儿膀胱外翻中的应用。预后情况和并发症也将分别介绍,大多结果相似。

1. Warsaw 术式

这一式式由 Baka-Jakubiak 在 2000 年第一次描述,在 Ⅰ 期闭合手术时包括了膀胱、后尿道、耻骨和腹壁的闭合,有些行截骨术而有些不用,但是通常有术后适当的固定。截骨用于年龄>72h或耻骨分离>5cm 的患儿。术后用人字形石膏固定 3 周,再用弹力绷带固定 3 周。当膀胱达到足够的容量(>70ml)并且患儿关心尿失禁情况时,

可以进行膀胱颈修复和尿道上裂修补术。Baka-Jakubiak 采用这种方法治疗了 100 名典型膀胱外翻和完全尿道上裂患儿。术中要常规切断联合间带,以便更好地暴露膀胱颈和后尿道区域。这一手术过程还有另外一个好处,就是可使膀胱颈和后尿道在第二次手术中更直,以方便术后安放导尿管和进行膀胱镜检查。这一手术的并发症发病率为 10%,主要是尿道瘘和尿道狭窄。

2. Kelly 修复

Kelly 在 19 世纪 80 年代末和 90 年代初,在 Ansell(1983)技术的基础上,发明了避免骨盆截骨(为获得无张力关闭术)的彻底的软组织游离手术。这种多阶段修复包括:①生后行膀胱关闭和疝修补术;②生后 3~6 个月行近端尿道和括约肌的重建以延长阴茎体,在男性患儿阴茎阴囊部行尿道造口;③3 岁时完成阴茎阴囊部尿道下裂手术。该技术的独特之处在于第二阶段手术需要对盆底肌进行更加彻底的游离,尤其要对内外括约肌相连的坐骨和耻骨的骨膜组织,以及阴部神经及血管进行游离。然后将游离下来的肌肉组织包绕新成形的近端尿道,达到控尿的目的。再行阴茎体分解,将阴茎海绵体背侧游离下来的尿道板构建新尿道。与阴茎分解技术不同的是,该手术先将尿道口固定在阴茎阴囊部,择期再行尿道成形手术将尿道口前移至阴茎远端。

3. 完全修复

由 Mitchell 发展而来。完全修复手术结合了标准膀胱闭合手术和用于修复尿道上裂的"阴茎解体"技术,以达到减少重建所需手术的数量并且可能在不需要以往的膀胱颈重建手术的情况下就能达到尿流控制(Grady and Mitchell,1999)。

该阴茎修复技术由 Mitchell 和 Bägli 在 1996年介绍,目前在所有的新生儿外翻初次完全闭合都应包含该操作。

阴茎体被分解成 3 个部分,两侧的阴茎海绵体及其关联的半个阴茎头和呈楔形的尿道板及其深面尿道海绵体(图 18-19)。如同 Cantwell-Ransley 修复术,分解从阴茎体腹侧开始。首先在 Buck 筋膜表面平均分开,深至两侧海绵体的白膜。小心操作以保存楔形的尿道海绵体,向后分离至膀胱颈部。然后阴茎体被分解为前述三个部分。有些作者发现,将重建的尿道开口恢复至

阴茎头前端存在困难,建议间断缝合尿道板或如同 Cantwell-Ransley 修复术将阴茎头部尿道板暂不缝合。其他作者考虑到缺少尿道板,建议先将患儿转变为尿道下裂,择期再行尿道下裂修复术。据报道,这种尿道下裂的比例为 30%~70%。若尿道长度可以达到阴茎头,则可以得到正常的尿道开口。利用 PDS 缝线间断褥式缝合使阴茎头对合,再用 7-0 非单线水平褥式缝合阴茎头上皮

组织。用 7-0 编织线将尿道间断缝合在阴茎头上。再将海绵体间断缝合覆盖新成形的尿道。采用可吸收性良好的缝线进行皮肤覆盖与标准尿道下裂修复相似。若外翻关闭同时完成,分解并成形的组织被移至骨盆深部。在新生儿期关闭术时完全修复的另一部分是对膀胱颈的"裁剪",以提供流出道阻力(图 18-19)。

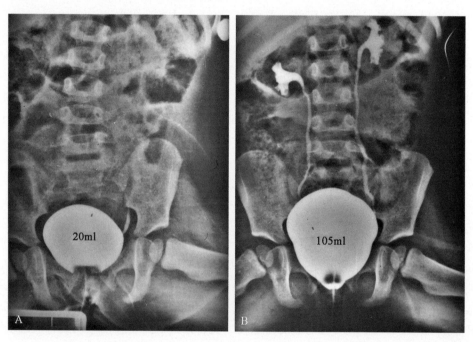

图 18-19　A. 膀胱关闭后麻醉下初始膀胱造影显示膀胱容量小。B. 尿道成形后显示膀胱容量增加

　　Mitchell 强调将会阴筋膜从耻骨上分离的重要性,这样可以将膀胱和后尿道放到盆腔的深部。这一特点在所有正确进行的外翻重建手术中是普遍的,可以帮助确保成功率。将尿道板从阴茎海绵体分离导致了 60%～75% 患者尿道下裂(Hafez and El-Sherbiny,2005),并且 50% 的儿童需要在 1 岁以内行输尿管再植术(Grady and Mitchell,1999)。

　　4. Mainz 修复

　　Hohenfelner 和他的同事首先在外翻手术失败和小膀胱板的患者采用输尿管乙状结肠吻合术,随后在初次外翻关闭的患者也应用该技术。自 1964 年起,无论出生时膀胱板尺寸如何,所有膀胱外翻新生儿都开始应用。2 岁时,患儿进行输尿管乙状结肠吻合术。剩余的部分膀胱被做成

小精囊,同时阴茎被重建。在女性患儿,外生殖器被重建,子宫进行前固定。男孩和女孩随后都需要进行美容整形手术。然而,这通常只是一个进一步的操作。1996 年,Fisch 和他的同事报道 MainzSigma 袋的长期结果(Fisch et al,1996)。该设计旨在降低结肠内压力,维持更好的控便能力。大多数患者需要立即开始口服碱性物质。

　　5. Erlangen 方法

　　这一术式无疑包括了最多的初次修复技术。Erlangen 方法由 Schrott 发明,由 Rosch 推广普及,若膀胱板尺寸足够大,可在 8 周龄时完成"完全"修复。如果尿道板在出生时太小,膀胱关闭同时要进行双侧腹股沟探查、闭合耻骨、修复上裂而不需要截骨。在经典的 Erlangen 完全修复,膀胱关闭的同时需要进行双侧膀胱输尿管再植术、膀

胱颈成形、双侧腹股沟探查、上裂修复和耻骨闭合，而不截骨，还要保留 5d 硬膜外导管。只有在泄殖腔外翻和再次手术的患儿进行截骨手术。因此，该术式是真正的完全修复，即在一次手术中完成所有外翻相关畸形的修复（Schrott et al，1984）。

无论为新生儿采取何种外翻重建方式，都应遵守以下外科原则：①将后尿道膀胱连接处与周围组织进行彻底的游离；②只对仔细挑选过的患儿同时进行外翻关闭和尿道上裂手术；③腹壁缺损和耻骨联合的闭合必须无张力，必要时可进行截骨；④对于新生儿期手术的选择标准必须严格定义。

（四）膀胱外翻的现代重建

功能性膀胱闭合的首要目的是将膀胱外翻转化为一个完全的尿道上裂（其尿道沟位于阴茎上方）。继发的尿失禁（具有平衡的后流出道阻力）不仅保护了肾功能，同时也可以刺激膀胱的生长。一般来说，尿道上裂的修补在 6 个月进行，术前先用睾酮刺激。膀胱颈修复通常是在患儿 4－5 岁时进行，此时患儿有足够的膀胱容量，更重要的是能够配合术后的排尿训练。例如，Erlangen、Kelly 和 CPRE 等修复方式声称不需要进行膀胱颈修复也可控尿，但最近的文献报道提示几乎所有的患者都需要进行流出道的修复（Gearhart et al，2005，2007；Shoukry et al，2009；Gargollo et al，2011）。

（五）膀胱，后尿道和腹壁的关闭

初步膀胱闭合术的各个步骤如图 18-20A－H 所示。从远端的三角区到底下的精阜（男）或阴道口（女）取一宽约 2cm 的黏膜条，在男性可以用来重建前列腺尿道和后尿道，在女性也足以用来进行尿道闭合。男性尿生殖沟的长度足够，不需要在尿道板上行横切口来延长尿道（图 18-20A）。我们倾向于不切开尿道板，除非从精阜到尿道阴茎头的尿生殖沟太短影响了阴茎的最终长度并减小了背侧的角度。如果确实很短，可以按照 Johnston（1974）或 Duckett（1977）的方法来延长尿生殖沟。图 18-20B 和 C 显示了从脐开始沿膀胱与周边皮肤连接线向下到尿道板的切口标记。

从脐上一个比较合适的平面开始进入，此平面位于腹直肌筋膜和膀胱之间（图 18-20D）。脐血管需要双重结扎后切断以使其回到盆腔。要将膀胱顶部的腹膜分开，这样闭合的时候能将膀胱放入盆腔深部。沿着膀胱和直肌筋膜向下分开直到两侧泌尿生殖膈。在这个位置可以遇到耻骨，将双叉的皮肤拉钩插入耻骨，向两侧拉开以暴露尿生殖膈纤维，以便医师能充分切除位于膀胱颈、后尿道和耻骨之间的这些纤维（图 18-20E）。轻轻地牵引阴茎头，在这里可以看到阴茎海绵体插入到耻骨的侧后方。用电刀完全切除这些尿生殖膈纤维直到骨盆底（图 18-20F）。如果这一步不能很好地完成，后尿道和膀胱就不能放到骨盆深处，当两侧耻骨对合后，后方的膀胱组织会被向前带至不满意的位置，不利于以后的 Cantwell-Ransley 尿道上裂重建。如果尿道板缺乏连续性，就必须将其游离至前列腺水平以获得尽可能多的尿道和阴茎长度。在尿道上裂修复时可以进一步延长尿道的长度。

通过暴露阴茎海绵体的两侧，同时解除海绵体与耻骨支下前方的悬韧带的连接可以达到延长阴茎的目的。**但 Silver 和他的同事（1997b）研究显示，外翻患者的海绵体比正常对照要短 50%，所以任何延长实际上只是矫正了阴茎下弯和阴茎的角度而不是真正地延长了阴茎。**将尿生殖膈的宽纤维束带和肌肉组织沿骨膜下从两侧的耻骨上分离（图 18-20E）。没有将膀胱颈和尿道从耻骨支下方很好地分离，会使得新膀胱的开口向头侧偏移，一旦在愈合过程中耻骨发生分离会增加膀胱脱垂的概率。然后将膀胱和尿道的黏膜肌肉在阴茎上方中线处缝合（图 18-20G）。该后部的膀胱尿道连接处应逐渐变窄同时可以通过 12Fr 尿道探子为宜，目的是为了使其细长从而可达骨盆深部。开口的大小要能产生足够的阻力以助于膀胱的适应和防止膀胱脱垂，但阻力又不能大到引起上尿路的改变。如果可能的话，后尿道和膀胱颈区域要用附近的组织加强一层。术后应采用耻骨上非乳胶 Malecot 导管于耻骨上膀胱引流 4 周。尿道中不要安放支架，以防止分泌物在新尿道中积聚而导致坏死。在术后最初的 10～14d，由于小膀胱闭合手术后的压力引起的水肿会阻塞输尿管，导致梗阻和一过性低血压，安放输尿管支架可以起到引流作用。如果支架在愈合过程中没有出现什么问题，我们一般留置 2～3 周。

当膀胱和尿道已经闭合,引流管也已安放,从两侧大转子处加压可使得耻骨更靠近中线处。采用水平褥式缝合耻骨,在远离新尿道处打结(图18-20H)。我们常常利用2号尼龙线将腹直肌筋膜的末端缝合到耻骨上。这一步骤增加了耻骨闭

合的安全性。取腹壁上正常脐位置的"V"形皮瓣,将其转移至腹部筋膜,并在此安放引流管。我们目前最常应用的方法是由 Hanna(1986)提出的。术前和术中,通常给患者使用广谱抗生素,试图将污染的切口转变成清洁的手术切口。

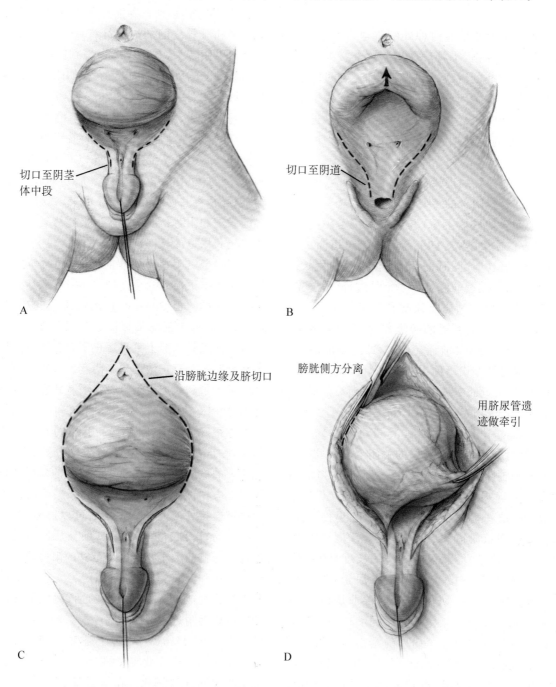

图 18-20   初始关闭膀胱和后尿道的步骤(伴或不伴耻骨截骨)。膀胱板从前腹壁上游离下来。A. 男性膀胱颈边缘的分离(膀胱板的初始切口);B. 女性膀胱颈边缘的分离(膀胱板的初始切口);C. 膀胱底及脐切口;D. 膀胱侧方分离

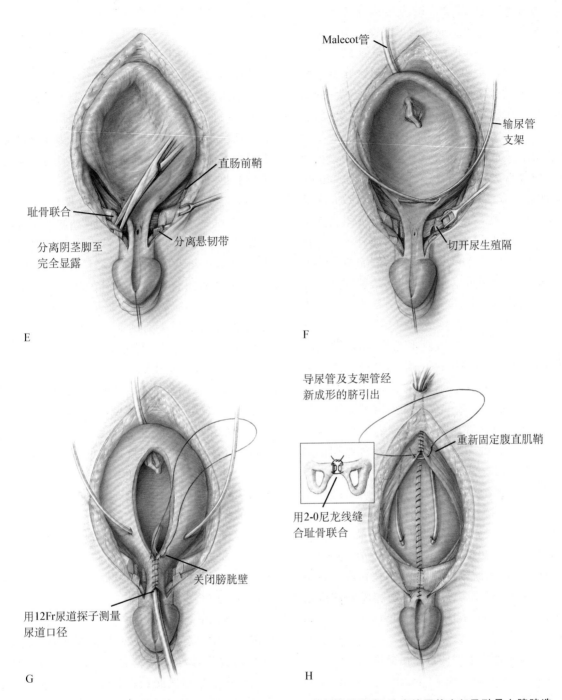

图 18-20　(续)E. 分离耻骨联合区域的阴茎脚；F. 尿生殖膈纤维的分离，注意输尿管支架及耻骨上膀胱造口管；G. 最开始一层的膀胱关闭，尿道口插入 14Fr 管，输尿管支架穿出膀胱；H. 用 2 号尼龙线褥式缝合耻骨(见插图)，完整关闭腹壁，将耻骨上膀胱造瘘管及输尿管支架穿出新形成的脐

出生时阴茎非常短的患儿，必须横断尿道沟。如 Duckett 于 1977 年描述那样，将深至精阜的薄的、黏膜成分的(外翻组织周围无毛发生长的皮肤)尿道沟自后尿道、膀胱颈部至阴茎体、阴茎头，保持其连续性游离下来。这部分薄的游离皮瓣随

后旋转并前移至阴茎体背侧表面用于重建尿道沟。此时阴茎海绵体不进行对合，将在其后的 Cantwell-Ransley 手术时得到修复。

(六)膀胱关闭结合尿道上裂修复

现代分阶段膀胱外翻修补术在外观和功能上

取得了良好的效果,截骨术的应用提高了初次膀胱闭合和尿流控制手术成功的可能性。**为了减少手术费用、减少与多次手术相关并发症的发生率及可能对尿控产生的影响,人们对部分合适的患儿进行一期重建手术或联合手术治疗产生兴趣。**该技术由 Lattimer 和 Smith(1966)第一次描述,但由于其高并发症和失败率,在 19 世纪 70 年代遭到废弃。其后被 Gearhart 和 Jeffs(1991a)再应用于外翻闭合失败的患者,最近 Grady 和 Mitchell 又将这一方法用于新生儿患者(1999)。在膀胱外翻合并尿道上裂手术修复时,膀胱闭合术与改良的 Cantwell-Ransley 尿道上裂修补术联合进行(Gearhart and Mathews, 2000; Baird et al, 2005c)。这一技术可以应用在初次膀胱闭合手术延迟进行及闭合失败的患者。该方法不需要患者经过尿道下裂这一中间步骤。

在婴儿阶段进行单阶段重建手术(膀胱闭合和尿道上裂修补)的结果在一组男性患儿中已经显现出来(Gearhart et al, 1998; Baird et al, 2005c)。我们认为,这一技术必须限制年龄比较大(6 个月以上)的男孩,因为证据表明这些联合手术的潜在并发症是导致阴茎及海绵体组织的显著损失,带来进一步的重建问题(Cervellione et al, 2010)。应仔细挑选患者,并且如此复杂的手术不推荐由那些较少进行外翻手术的外科医师来操作。**患者的选择要考虑以下几个方面:在首次闭合手术延迟的患者要关注阴茎的大小和长度、尿道沟的深度、膀胱板的大小;在那些首次闭合手术失败的患者,还要考虑膀胱周围和尿道的瘢痕情况**(Gearhart and Jeffs, 1991a; Gearhart et al, 1998; Baird et al, 2005c)。

(七)膀胱外翻Ⅰ期闭合术后处理

MSRE(modern staged repair of exstrophy)的第Ⅰ期术后,患者的临床表现由膀胱外翻转变为尿道上裂及尿失禁。**术后 4 周,在拔除耻骨上膀胱造口管之前,膀胱出口由导尿管或尿道探子标示,并保持引流。全泌尿系超声用以监测肾盂及输尿管状态,由于膀胱Ⅰ期闭合术后均存在膀胱输尿管反流的问题,故予适量抗生素预防感染。**通过夹闭耻骨上膀胱造口管来测定残余尿量,出院前完善尿培养检查,定期检查是否有感染并保证膀胱排空状态。若初次超声检查提示尿路引流通畅,则于出院后 3 个月随访超声,并在随后的 2~3 年里每隔 6 个月至 1 年检查是否有反流、感染及梗阻导致的上尿路改变。由于所有膀胱外翻Ⅰ期闭合术后患者均存在膀胱输尿管反流,故需长期使用预防量抗生素。如果Ⅰ期术后能有效地控尿,则进一步尿控手术不一定需要实施。然而,这种情况很少见。当膀胱外翻转变为完全性尿道上裂合并尿失禁后,膀胱容量将逐渐增加,同时黏膜炎症也有缓解。

值得注意的是,膀胱外翻的延期关闭,如膀胱板小、转院不及时或有计划延期(如同在部分医疗中心采用 CPRE 手术预防阴茎缺血和软组织缺失)。Baradaran 等(2012a)统计了 92 例患者,其中 33 例延期闭合膀胱,59 例在新生儿期闭合膀胱,膀胱容量纵向数据分析提示,与新生儿期闭合膀胱相比,膀胱板小而延期闭合组的膀胱容量平均减少 36ml,转院不及时组的减少 29ml。但是三组膀胱生长率是相同的。

几乎所有患者每年要通过随访膀胱镜及膀胱造影来评估反流级别及膀胱(Gearhart and Jeffs, 1998),**甚至在完全尿失禁的患者,通过膀胱造影也可以了解到膀胱可以膨胀到的真实容量。**小年龄的儿童在做膀胱造影时需在麻醉状态下进行,因哭闹及扭动的婴儿膀胱充盈时的数值是有较大偏差的(Gearhart and Jeffs, 1998)。若患儿 1-2 岁龄时,膀胱容量仍未达到 30ml,则需告知家长不宜实施进一步的尿控手术。目前,能够预测手术成功的最佳指标是生后膀胱板大小及无感染性Ⅰ期膀胱闭合手术。

一旦膀胱出口梗阻加重,以致尿潴留、反流及输尿管扩张,发展成泌尿系感染,则需行尿道扩张或开始实施清洁间歇导尿(Baker et al, 1999)。有时候尿道梗阻发展到需要行经尿道狭窄切开来保证足够的后尿道引流。如果膀胱出口梗阻及感染持续存在,需在Ⅰ期闭合膀胱后 6 个月至 1 年里尽早实施抗反流手术(Mathews and Gearhart, 2003)。在实施 CPRE 修复后,50% 的患者在闭合膀胱后一年内需要行输尿管再植。因此,有些单位试行Ⅰ期关闭膀胱同时行输尿管再植,但是实施数较少(Braga et al, 2010)。如果出现了严重的上尿路改变,则需取转移皮瓣至膀胱出口处或修复狭窄以组织瘢痕增生及梗阻加重。正如前述,在手术修复前,应尝试经尿道狭窄切开来获得相对平衡的膀胱流出道。

我们必须知道何时不去尝试功能性闭合手术及何时行尿流改道手术以保护肾功能。如果在Ⅰ期闭合手术时已建立了良好的膀胱流出道,或者有关于膀胱及后尿道的细致随访,那么很少需要改变治疗计划。必须重点提示的是,如有发生反复泌尿系感染及超声提示膀胱扩张,则需行膀胱镜检查。对后尿道前方需仔细检查是否有耻骨间缝线的侵蚀,这可能是引起复发性感染的原因(Baker et al,1999)。如果在后尿道发现耻骨间缝线,应行耻骨上小切口去除缝线,也可经尿道取出(如果可以的话)。Husmann 等(1990)说明了Ⅰ期闭合术后联合长期预防性抗生素治疗可以获得令人满意的上尿路功能,并可将残余尿控制在50ml 以下。在最近一项研究中,Schaeffer 等(2013)检测了膀胱闭合术前及膀胱颈重建术后1年的 GFR,发现与正常值无明显差异。

(八)其他可选择性膀胱闭合手术

1. Kelly 修复术

分期 Kelly 修复的第一步是将膀胱闭合至后尿道,并将耻骨于中位并拢。与其他修复术不同的是,Kelly 修复的第二步是软组织的完全性松解。该术式取原膀胱关闭切口进入,松解膀胱周围组织,沿尿道板两侧做平行切口至精阜及尿道口中点处。这种操作可以在阴茎体向耻骨走行的路径上从侧面显露阴茎体。因部分黏膜来自于膀胱,故尿道板两侧的黏膜予以切除(图 18-21A,B)。向两侧延伸的切口可以较好地显露阴茎背侧神经及海绵体耻骨附着处(图 18-21B)。将尿道板从海绵体上游离后转移至海绵体腹侧,转为阴茎阴囊型尿道下裂。

从侧面进入腹直肌后腹膜外空间,将脉管系统还纳(图 18-21C)。在耻骨上缘向下做切口,做一个耻骨小薄片,以使得阴茎海绵体及尿生殖膈可以贴附(图 18-21D)。然后将切口向肛提肌上缘延伸。手术切口穿过肛提肌,直至耻骨背侧肛提肌支点的表面。游离阴部血管神经,当血管神经完全显露后,切除耻骨薄片,尿道和膀胱颈区域及肌肉可以无张力缝合在一起。

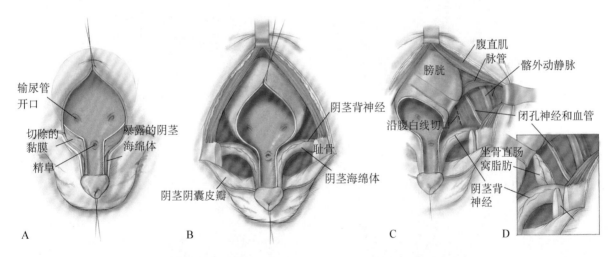

图 18-21 Kelly 手术。A. 阴茎皮肤脱套,龟头牵引牵拉至阴茎。显露阴茎海绵体耻骨附着处。可见阴茎背神经自盆腔走行至海绵体耻骨附着处。B. 显露左侧腹直肌后的腹膜外平面,可见贴附于腹膜的血管,寻及髂外血管及闭孔神经和血管。分离至耻骨,取耻骨小骨片,仔细游离至背神经入阴茎处。C. 打开盆壁,将膀胱及直肠向中线牵拉。从肛提肌内侧至白线做切口。切口延伸至骨盆外,故可将耻骨背侧肛提肌附着处耻骨小骨片一起游离。D. 往深处解剖,可见坐骨直肠窝,此处可寻及并游离阴部神经。一旦血管骨片完全游离后,即可重建阴茎、膀胱颈及尿道(A and B,Redrawn from Kelly with permission.)

2. Mitchell 修复术

和所有膀胱闭合手术一样,Mitchell 修复也是在新生儿期实施。主要的差别是在Ⅰ期闭合术时,Mitchell 修复是将尿道游离后置于海绵体和盆膈下方。Mitchell 的意图是获得较好的膀胱颈及盆腔内后尿道的位置。这种将膀胱闭合及阴茎修复结合起来的操作最初认为可以达到尿控的效果,然而大部分这类患者都需要膀胱颈修复手术(Gearhart et al,2005;Shoukry et al,2009;Gargollo et al,2011)。

闭合手术的开始如标准操作,但是切口要至尿道板,注意保护尿道血供及避免损伤海绵体。这时阴茎就被分离为三部分:右侧阴茎海绵体、左侧阴茎海绵体及尿道楔(图 18-22A),因为每个阴茎海绵体是有其独立血供的。但是,尿道板的血供来自于海绵体,故可能发生缺血。手术解剖开阴茎头并切开 intersymphyseal band。和 MSRE 操作一样,从内侧面解剖至耻骨下方,切除后尿道附着纤维组织直至肛提肌裂孔(Gearhart et al,2007)。关闭膀胱的同时,修剪膀胱颈,缝合尿道并将尿道成形至阴茎头(图 18-22B)。如果尿道远端无法达到阴茎头,大多数(70%)可将尿道固定于阴茎体腹侧,使之成为尿道下裂的外观表现(图 18-22D)。女性患者的修复与之类似,亦仔细游离膀胱颈、尿道及阴道。类似于 MSRE 但不同于 Kelly 的是,不论男女均需行截骨术来减轻髋部负重。

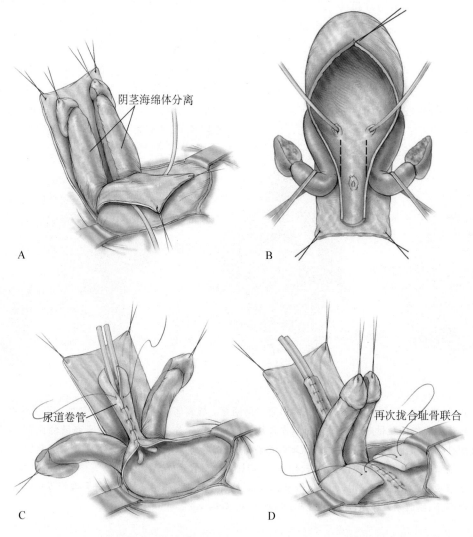

图 18-22 Mitchell 修复。A. 海绵体分离机尿道板游离,形成阴茎完全解离。B. 初期修复膀胱外翻时修剪膀胱颈。C. 间断缝合尿道板卷管,以期延长尿道板。D. 海绵体向中线旋转同时再次拢合耻骨联合,将成形尿道转至海绵体腹侧,形成尿道下裂外观(A、C、D, Redrawn from Grady with permission.)

(九)膀胱外翻的阴茎及尿道重建

1. 尿道上裂修补

传统上,膀胱颈重建在阴茎及尿道重建之前。但是,尿道上裂修复术后膀胱容量的升高提示手术治疗方案的(Gearhart and Jeffs,1989a)(见图18-19)。一组Ⅰ期膀胱闭合术后小膀胱容量的患者,男性患者在尿道上裂修复术后22个月膀胱容量平均提升55ml。但是,在MSRE中,不会在患儿6—10月龄时行尿道上裂修复。Kufner等(2010)最新研究表明,生后1岁前完成尿道上裂修复可获得更好的膀胱最终容量。通过这一改进,也许所有患者在身心完备,接受膀胱颈重建术前均能达到合适的膀胱容量。因大部分膀胱外翻的男孩都有一定程度的小阴茎及阴茎皮肤的短缺,故所有患者在尿道成形和阴茎重建前均需睾酮刺激治疗(Gearhart and Jeffs,1987)。

典型膀胱外翻患者阴茎及尿道重建的方法有很多。现在常用的术式有:Cantwell-Ransley修复术(1989),改良 Cantwell-Ransley 修复术(1995),以及 Mitchell 和 Bägli(1996)描述的阴茎分离术。

对于膀胱外翻患者,无论采用何种术式重建阴茎,要想重建一个功能及外观均令人满意的阴茎,需满足以下四点:①矫正阴茎背屈;②尿道重建;③龟头成形;④阴茎皮肤重建。

尽管Ⅰ期膀胱闭合术时,可部分延长阴茎及矫正弯曲,但是在膀胱外翻患者仍需进一步延长阴茎及矫正弯曲。Silver等(1997b)研究明确提示,这种延长只是外观上而非真正意义上的延长,因膀胱外翻患者的前部阴茎海绵体比同龄儿短50%。所有Ⅰ期闭合术后的阴茎悬韧带及陈旧瘢痕组织必须切除。同时进一步将海绵体从耻骨下方游离。让人惊讶的是,初次闭合术时从耻骨上游离的海绵体是如此之短(Gearhart,1991)。

尿道沟延长是很重要的。Mitchell and Bägli(1996)提出的阴茎解离术中,尿道板需与阴茎头完全分离,超过70%的患者尿道板长度不足以到达阴茎头,而形成尿道下裂外观,从而需要择期重建(Hafez,Sherbiny,2005)。

2. 阴茎弯曲

除延长尿道沟外,阴茎弯曲也必须矫正。通过切开及吻合两侧阴茎海绵体可以延长海绵体背侧部分,从而缓解阴茎背屈(Gearhart et al,1992)。同时可通过皮瓣移植延长海绵体背侧部分而延长阴茎(Woodhouse,1986)。然而,大部分手术方法,尤其是移植物,仅用于青春期或成年尿道上裂患者需要延长阴茎及矫正残余阴茎背屈的修复。

3. 尿道重建

尿道重建是膀胱外翻外生殖器重建的重要部分。已报道的很多手术方法都可以达到这个目的,大部分都已不再采用,如:①背侧尿道沟卷管;②外阴及外阴部意外游离移植物;③腹侧横裁岛状皮瓣;④双面腹侧岛状皮瓣。现如今合并膀胱外翻的尿道上裂大多采用尿道板卷管,然后将之转移至阴茎海绵体腹侧以降低尿道皮肤瘘,同时尿道向下的走行可更容易留置导尿(Surer et al,2000)。阴茎解离术中,因尿道板完全游离后形成的尿道下裂外观,常使用间断缝合尝试将尿道成形至阴茎头远端。尽管部分学者报道了阴茎解离后尿道下裂修复的简单和有效性(Shnorhavorian et al,2008),但是一个欧洲的大样本研究(Berrettini et al,2011)发现了高达50%的并发症发生率。而那些尿道成形前采用移植物的分期手术患者取得良好的结果。

如果尿道沟足够长,则我们更愿意采用改良Cantwell-Ransley修复术(Gearhart et al,1992,1995c,2005)(图18-23)。目前,在膀胱外翻分期修复中,尿道上裂的修复往往在6—10月龄时实施。Ⅰ期闭合术时尿道紧密贴附于阴茎体。

改良 Cantwell-Ransley 修复第一步在阴茎头横缝一针作为牵引。沿着阴茎背侧两条平行的标记线做切口,保留尿道黏膜宽18mm,自前列腺部尿道至阴茎头尖端(图18-24A)。尿道板远端切口要垂直且深。用6-0可吸收缝线横向缝合关闭切口(图18-24B—D)。这步操作可使远端尿道板平坦,并可将尿道成形至阴茎头尖端,因此尿道重建术中在龟头翼闭合后可获得完美的阴茎头尿道开口。阴茎头背侧尿道板周围黏膜予以切除,将阴茎头厚皮瓣两侧对称成形(图18-24F),游离两侧皮肤将之覆盖。耻骨上区域Z形皮肤切口可以获得更良好术野,以便于游离悬韧带及切除Ⅰ期闭合术后形成的陈旧瘢痕组织(图18-24F)。

将阴茎腹侧皮肤脱套至阴囊（图 18-24E）。注意保护尿道板系膜，其由阴茎近端发出，在阴茎海绵体中间上升至尿道板。从阴茎腹侧入路，游离 Buck 筋膜，进而分离海绵体。继续分离至阴茎背侧阴茎海绵体及尿道海绵体之间，先是一侧然后另一侧（图 18-24F,G）。血管束位于阴茎海

绵体上，一直游离至阴茎体近前列腺部水平，以使得尿道板从阴茎体完全游离。尽管当游离至外翻皮瓣和尿道板连接处可能会遇到一些困难，然而我们从没遇到过，保持在阴茎海绵体上的游离直至近端尿道。同样，远端尿道一直游离至阴茎头与阴茎海绵体结合处。这才能使游离足够充分，

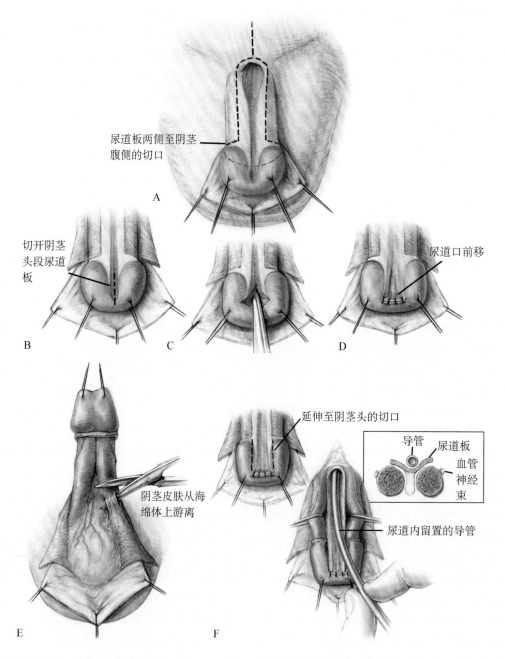

图 18-23　改良 Cantwell-Ransley 尿道上裂修复术。A. 沿冠状沟及尿道板周围切开包皮；B－D. 尿道口前移；E. 腹侧包皮脱套；F. 游离阴茎海绵体，尿道板两侧做平行切口直至阴茎头，做出龟头翼，注意侧面的血管神经束（NVB）（插图）

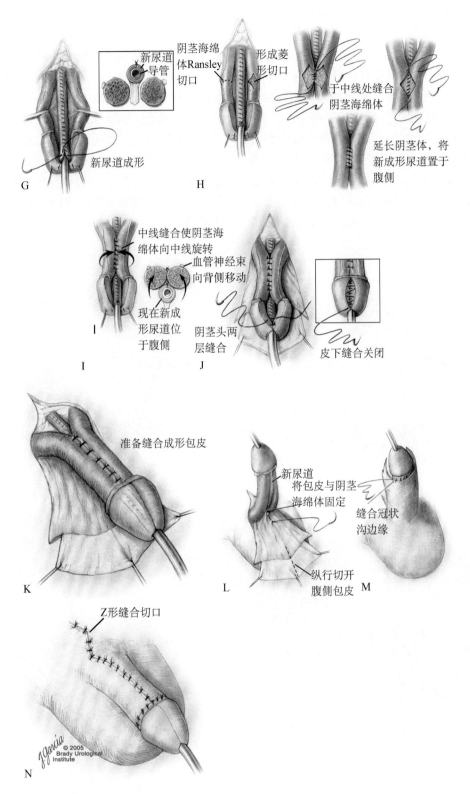

图 18-23 (续)G. 连续缝合将尿道卷管。H. 如有必要可在切开海绵体以使海绵体并拢。I. 海绵体并拢后位于尿道背侧。J. 两层缝合重建阴茎头(插图)。K. 准备缝合成形包皮。L. 于阴茎根部将包皮固定于海绵体上,同时建立阴茎阴囊脚(插图)。M. 包皮缝合至冠状沟。N. 完全修复阴茎表面皮肤,取类 Z 形切口使阴茎下垂(© Brady Urological Institute.)

这样就不难在冠状沟处将阴茎海绵体置于尿道之上。如此阴茎分离为三个部分：两个阴茎海绵体及尿道板（图18-24F）。但这三部分并不是完全游离的，因最远端1cm尿道板及阴茎头保留了连接（Surer et al,2000）。如果阴茎海绵体旋转包裹尿道后可以有效伸直阴茎，则对于年龄小的患者，保留背侧血管神经束（Buck筋膜及海绵体白膜之间）贴附于海绵体上。如果不可以伸直，则需从海绵体上游离血管神经束及周围的血管束，这样就能避免切开海绵体及海绵体旋转至新成形尿道上时造成对血管神经束的损伤（图18-24H）。阴茎海绵

体切开或旋转至尿道之上后，用6-0可吸收缝线将尿道板围绕8Fr硅胶管缝合成管。上述步骤完成后于海绵体弯曲最严重处在勃起组织上做菱形切口，切开海绵体（图18-24H）。用两根5-0PDS将两侧海绵体于新成形尿道上并拢缝合，并将两侧菱形切口对位缝合。这样就可以有效地将尿道置于阴茎腹侧正常位置。如此，不仅可以使阴茎获得一个下垂的位置，还可以帮助延长阴茎体。尿道转移至腹侧后，进一步用4-0可吸收缝线缝合两侧阴茎海绵体以将尿道埋藏更深，特别是冠状沟水平阴茎头及阴茎海绵体结合处（图18-24I）。

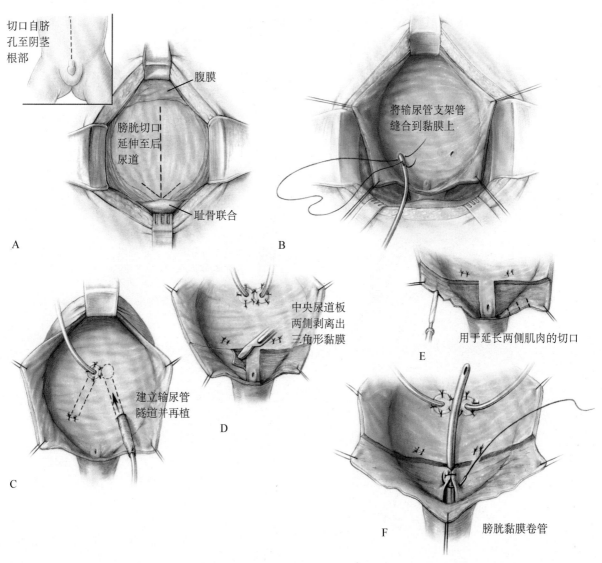

图18-24 改良Young-Dees-Leadbetter膀胱颈重建。A. 膀胱区垂直切口，远端延伸至耻骨下膀胱后尿道交界处。B和C. 寻及输尿管，游离并再植于膀胱三角区。D和E. 剥离用于成形新尿道的中间黏膜带（1.5cm×3cm）周围的黏膜，膀胱肌层小切口可延长膀胱颈。F. 连续缝合卷管成形尿道

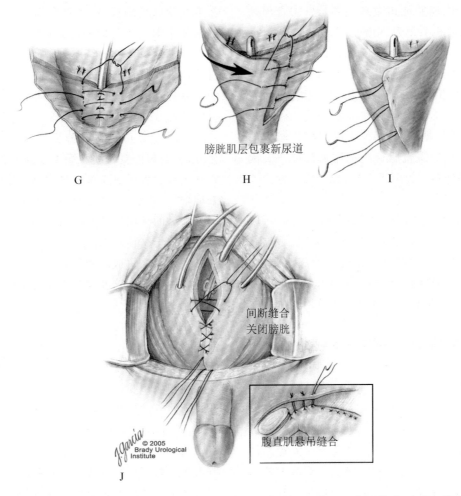

膀胱肌层包裹新尿道

G   H   I

间断缝合
关闭膀胱

腹直肌悬吊缝合

J

图 18-24 (续)G. 重建后尿道及膀胱颈。H 和 I. 膀胱肌层双层包裹新尿道。J. 关闭膀胱,腹壁远端悬吊缝合(插图)。留置膀胱造瘘管及输尿管支架管;无须留置导尿管(© Brady Urological Institute.)

然后用 5-0 可吸收缝线皮下缝合将龟头翼于尿道上方缝合,再用 6-0 可吸收缝线缝合阴茎头上皮(图 18-24I)。提起腹侧皮肤与腹侧冠状沟边缘缝合,设计皮瓣使之足够覆盖及延长阴茎背侧。用 5-0 或 6-0 可吸收缝线间断缝合关闭表面皮肤。5-0 或 6-0 可吸收缝线间断缝合关闭阴茎根部 Z 形切口。新尿道内留置硅胶管,引流 10～12d(图 18-24)。

4. 阴茎皮肤闭合

若重建外生殖器时遇到皮肤缺乏,导致表面皮肤关闭困难,可取阴茎根部 Z 形切口来避免皮肤挛缩及阴茎上翘。中线处纵行切开阴茎腹侧皮肤,将其从两侧转移至阴茎背侧来覆盖阴茎体。如果皮瓣不对称,背侧缝合会产生交错,并导致轻微上翘。此外,可于腹侧包皮取纽扣样孔洞然后

转移至背侧覆盖阴茎体。所有患者均于术前 2 周及术后 5 周肌内注射庚酸睾酮(2mg/kg)。

5. 术后相关问题

大面积的外生殖器重建术后疼痛及膀胱痉挛需麻醉及外科共同的疼痛管理。控制膀胱痉挛是最重要的,因其与尿外渗及瘘的形成相关。所有患者均于术中放置骶尾部硬膜外导管,术后立即给予奥西布宁降低膀胱痉挛的发生,使患者更加舒适。出院时,患儿阴茎外保留塑料保护罩,同时带麻醉药、解痉药及合适的广谱抗生素出院。

(十)女性膀胱外翻

女性膀胱外翻的处理原则类似于男性。但是对于女性患者,我们推荐以下几点:①将膀胱及尿道从与阴道相连的周围组织上完全游离;②从侧面将后尿道膀胱及阴道从与盆壁游离;③无张力

缝合关闭腹部、膀胱尿道及外生殖器；④合理采取截骨术，合理的骨盆及四肢制动。

在男性患者，如果骨盆分离超过 4cm 或麻醉下无可塑性，则需行截骨术。常用的是髋骨横行截骨或髂骨垂直截骨术。在软组织手术完成后置入骨块间螺钉及固定器。有意思的是，在超过 1287 个患者的数据库中，即使是膀胱板比较大的女性患者，他们的腹直肌分离也比男性要小。因此，女性膀胱外翻的关闭更容易，也不像男性患者一样常规需要截骨。

手术时阴道也是用碘消毒液消毒过的，所以如果术中发现阴道打开可直接缝合关闭。术中，从阴蒂或海绵体中线部分开始向下分离至骨盆。使用低功率针尖样电刀既可以控制出血也可以减少组织损伤。从侧面及后方游离阴道。不分离尿生殖膈以保护其血供。和男性患者一样，向后下方游离至提肌裂孔，尿生殖膈纤维在膀胱尿道板及阴道的侧后方。这样可以将其置于骨盆深处，避免骨盆并拢后位置过前。

用 3-0 可吸收缝线单层八字缝合关闭膀胱以保证闭合后最大膀胱容量。根据组织厚度，尿道采用 4-0 或 5-0 可吸收缝线单层缝合。留置 2 根细的胃管作为支架管及耻骨上膀胱顶部造口管，4 周后拔除。这些留置管经新脐孔出腹壁（Hanna，1986）。尿道内不留置导管，因其可致伤口感染、黏膜脱垂及伤口裂开等。2-0 尼龙线水平褥式缝合并拢耻骨。耻骨联合成形后，缝合皮下及皮肤。然后成形阴阜，5-0 可吸收线缝合阴蒂处皮下组织，6-0 可吸收缝线缝合皮肤。如果有必要，则行 Y-V 阴唇成形以使阴道开口更突出。

如行截骨术，需安装外固定器及随访骨盆平片。如果螺钉及固定器放置理想，则小婴儿需行改良 Buck 牵引 4 周。如未行截骨术，则予 Bryant 牵引 4 周。术后护理同男性患者，硬膜外置管及通过硬膜外或口服途径给予奥昔布宁来控制膀胱痉挛。

（十一）尿控及抗反流手术

尽管现在有些膀胱外翻的修复手术声称不通过标准的膀胱颈修复来达到有效地尿控作用，但是我们接收了很多仅行新生儿期修复或者新生儿期修复术后在膀胱颈部注射各种药物的患者，仍然有尿失禁的存在。同样，也有别的医师报道了

新生儿期修复的预后，大部分需要行某种流出道的相关手术。在我们医院，每个患儿在新生儿膀胱闭合术后每年都要行麻醉下膀胱镜及重力性膀胱造影来评估膀胱生长。Gearhart 和 Jeffs 早年的研究提示，新生儿膀胱闭合术后 2 年的膀胱容量应增加 54ml 左右（Gearhart and Jeffs，1989b）。Chan 等（2001）发现，在我们机构完成了膀胱闭合、尿道上裂修复及膀胱颈重建的患者，那些接受膀胱颈重建术后完全没有尿失禁的患者膀胱容量平均增加 100ml。这样的患儿大多 5－7 岁，能够配合术后的排尿性检查项目。由一个资深泌尿外科专科护士、资深临床护士及一个排尿相关的儿童心理学专家组成的膀胱颈重建前项目紧张有序地开展着。通常这些项目在流出道相关手术前至少 6 个月开始开展，参与人包括患儿及其父母。为了在术前成功地完成这些项目，需要制定日程表。

图 18-23 展示了我们所实施的尿控及抗反流手术的相关步骤。横行切开膀胱颈，然后沿垂直方向延伸。之后在中线处关闭此切口即为膀胱颈宽度，并可扩大膀胱的纵深（膀胱外翻患者通常较短）（图 18-23A）。通过 Cohen 跨三角区输尿管再植术或三角区头侧再植术，使输尿管穿过膀胱达三角区上方或者三角区边缘（图 18-23B－C）（Canning et al，1992）。如果输尿管位置较低位于三角区，则需将输尿管开口向上转移，向头侧方向切开输尿管开口，跨三角区将输尿管再植于三角区上方（图 18-23C）。尿流控制手术首先取自三角区中部至前列腺或后尿道宽 15mm，长 30mm 黏膜带（图 18-23D）。将黏膜带侧面的膀胱肌层从黏膜上剥离。这时候通常使用 1～2 块肾上腺素海绵对于控制出血及显露术区视野很有帮助。通过在两侧肌层的游离缘做多个小切口有利于将剥离的膀胱肌层裁剪为三角形，这样可以使得重建区域更接近头侧（图 18-23E）。**如经典 Young-Dees 手术描述的，这些肌瓣不仅小且不可在头侧横向切开，以避免去神经化及缺血的发生。这样操作的基本前提是在肌锥内建立一个黏膜化管道，其与膀胱连接部开始变窄并向尾部延伸。**黏膜边缘及其下的肌层用 4-0 可吸收线间断缝合（图 18-23E）。邻近的游离肌瓣用 3-0PDS 重叠缝合，以进一步加固膀胱颈及尿道的重建（图 18-

23G-I）。在后尿道及膀胱颈重建时使用 8Fr 尿道支架管引导，但术后即予以拔除。膀胱颈重建后，将其悬吊至腹直肌筋膜（图 18-23J，插图）。**膀胱、膀胱颈及后尿道需要非常彻底的游离，不仅仅骨盆内，耻骨支后方亦如此，这样可以使膀胱颈重建获得很好的游离度。这样可以使膀胱颈收缩，加固膀胱颈修复及后续的后尿道及膀胱颈悬吊。** 对于那些新生儿期接受 CPRE 修复和膀胱闭合术后发生膀胱皮肤瘘的患者，在游离膀胱颈前方时需特别仔细，因该部分组织与耻骨联合间带背侧粘连较紧密。如果观察到后尿道存在一定的问题，则可切开耻骨联合间带，这可以使术野更宽阔。用 2-0PDS 缝合并拢耻骨联合间带。如果耻骨联合间带切开了，术后需维持下肢外展位以促进耻骨联合间带的愈合。

术后护理

再植的输尿管内留置输尿管支架管，并从膀胱壁穿出，耻骨上膀胱造口留置 3 周。**三周快结束时夹闭耻骨上膀胱造瘘管，锻炼排尿。一开始夹闭不超过 1h。如果无法排尿，则麻醉下置入 8Fr Foley 导尿管，留置 5d 后拔除，再次锻炼排尿。** 这一阶段需要患者及家庭的共同努力。有些患儿在发生排尿前需反复置管。如果可以较好地排空膀胱，则可拔除耻骨上膀胱造口管。膀胱颈修复后的前几个月需频繁行膀胱及肾超声检查。

四、现代膀胱外翻初次修复：疗效和结果

膀胱外翻功能性重建的应用已显著提升了重建修复的成功率。部分研究（Purves et al，2008；Shnorhavorian et al，2008）揭示了早期新生儿期联合或不联合截骨的膀胱闭合术的应用获得成功。一些重要的以前的研究已经提示，接受早期治疗的大部分患者可获得不错的尿控及肾功能保护。

两个最可信任的预测最终尿控的指标是出生时膀胱板大小及成功的初期膀胱闭合术。不管采用何种方法，新生儿期无并发症地关闭腹腔、骨盆、膀胱及后尿道或全部尿道可带来令人满意的远期结果。Surer 等（2001）进行的大宗膀胱外翻患者研究提示，早期成功实施Ⅰ期闭合术的重要

性。68 个患者（57 男，11 女）是其他中心Ⅰ期闭合术后为行膀胱颈重建入院。20％的患者在行Ⅰ期闭合术同时接受了截骨术。大部分患者在生后 72h 内接受了膀胱闭合术。在行膀胱颈时平均膀胱容量为 121ml。83％的患者可以控制并通过尿道排尿。这种由一个医师完成初期闭合术，由另一个医师实施成重建手术，无疑表明了不论是谁实施的初期闭合术，成功的初期闭合术是决定最终膀胱容量和顺应性的最重要因素。

（一）Ⅰ期闭合术

现代膀胱外翻各种手术修复方式的远期随访数据是很难获得的。尽管如此，本章节将处理分期近期文献上获得的数据。大部分数据来自于 MSRE 和 CPRE 工作组。从我们的数据库中提取一组数据，其中 Hernandez 等（2008）曾报道的一个大宗系列报道，包括从 1988—2004 年接受初期闭合手术的 189 例患者的临床资料。

135 例患者（其中男性 95 例）在 1988—2004 年由同一名外科医师实施了 MSRE 及改良 Cantwell-Ransley 修复，对他们进行了至少 5 年的随访。Oesterling 和 Jeffs（1987）及 Husmann 等（1989a）强调了成功的初期闭合手术的重要性，他们发现尿流控制的发生是很快开始的，在那些实施了成功的初期闭合手术（伴或不伴截骨术）的患者实现尿流控制的概率比较高。此外，Novak 等（2010）报道了接受了不止一次膀胱闭合手术的患者，他们发现接受了两次闭合手术的患者，拥有可行膀胱颈修复的合适膀胱容量的概率是 60％，实现尿流控制的总体概率是 17％。而接受了三次闭合手术的患者，拥有合适膀胱容量的概率仅 50％，达到尿流控制的概率＜16％。在这组选定的患者组中，80％的患者在初期闭合术时没有实施任何形式的骨盆截骨术。因此，实施超过一次膀胱闭合术的患者达到足够的膀胱容量及最终尿流控制的机会有显著的降低。这些令人不太满意的结果强调了安全牢固的腹腔、骨盆及膀胱后尿道的闭合在新生儿膀胱外翻中是多么重要。

同时，和其他很多修复方式比较，我们也获得了一些实施 CPRE 修复的单位的数据。Shnorhavorian 等（2008）系列报道中，39 例患者有 2 例发生筋膜裂开，9 例发生膀胱皮肤瘘。CPRE 修复中出现的并发症类似于 MSRE。但是也有一些特

别的并发症。Shoukry 等(2009)报道了单中心的大宗膀胱皮肤瘘系列病例,部分行截骨术。此外,有些报道了膀胱闭合术后需尽早行输尿管再植,以及很多患者出现了重要的上尿路改变(Grady and Mitchell,1999)。这一报道推动了膀胱外翻闭合术同时行输尿管再植的呼声(Braga et al,2008)。

尽管早期报道的病例数较少,但是膀胱脱垂及裂开的报道很少。但是,在 Shoukry 等(2009)近期大宗的关于 CPRE 初期修复的报道中,即使行截骨术膀胱脱垂及裂开的发生率为 15.8%。在这篇报道中,可见很多患者因新生儿期 CPRE 修复术后伤口完全裂开及膀胱大部脱垂而就诊。然而,除了前面提到的,其他的复杂原因包括软组织的大量丢失,包括 9 例患者部分或全部的阴茎头缺失及 2 例尿生殖膈的缺失。Hammouda (2003)报道 42 例 CPRE 修复术后患者中,5 例发生了缺血性的阴茎头组织缺失。因此,CPRE 及 MSRE 修复的并发症是类似的,但是软组织的缺失是比较严重的并发症。

来自华沙的 Baka-Ostrowska 等(2013)报道了 100 例初期修复术后的患者,31 例发生了完全的伤口裂开,其中 24 例未行截骨术,7 例仅行髂后截骨术。在 47 例生后 72h 内接受膀胱闭合术的新生儿患者(均未行截骨术),有 13 例出现了伤口裂开。所有患者均予人字髋固定 3 周,然后弹力绷带固定 3 周。这些作者现在都推荐所有耻骨联合分离>5cm 及生后 72h 后行膀胱闭合术的新生儿均行截骨术。

Rosch 等近期报道的 100 例行 Erlangen 修复的患者,总体的并发症较轻,尿道皮肤瘘发生率为 2%,20%患者有轻度肾积水,只有 3%的患者有需要进一步手术处理的重度肾积水(Rosch et al,2001)。无膀胱脱垂及伤口裂开的发生。所有患者均未行截骨术,但是所有患者均使用了一种设计闭孔的复杂的结合技术。

Kelly(2008)等报道了 28 例接受 Kelly 手术的患者,其中 25%的患者发生了需要处理的膀胱脱垂。阴茎头软组织丢失发生 2 例。

关于这种严重新生儿出生缺陷并需在新生儿期手术的关注从治疗结果延伸到了治疗的经济效益。Nelson(2005)等报道,实施大量手术的医院

(每年膀胱外翻手术量>5 个)比那些实施较少手术的医院(每年膀胱外翻手术量<5 个)每个患者的总体花费要少。此外,Nelson(2008)等发现一个成功的新生儿期膀胱闭合术的花费(扣除物价上涨的因素)比再手术的患者低,因为手术时间及住院时间相比较短。

Meldrum(2005)等总结这些文献后推论,当膀胱闭合失败需再次手术时,由经过 fellow 培训的小儿泌尿外科医师实施的手术在手术成功率及最终尿流控制上优于其他外科医师(普泌科医师、未经 fellow 培训的小儿泌尿外科医师及小儿普外科医师)实施的手术。在这组选择性的患者中,19 例患者(n=23)在 I 期闭合术时未行截骨术。6 例患者在实施膀胱颈重建时有令人满意的膀胱容量;3 例患者无尿失禁,3 例有尿失禁。9 例患者经观察膀胱大小生长无法令人满意。实施超过一次膀胱闭合手术达到令人满意的膀胱容量及最终尿流控制的概率明显降低。最后,Husmann (1989a)等强调了早期膀胱闭合的重要性,他们发现 1 岁前接受膀胱闭合术的患者只有 10%需要最终膀胱扩大,相比之下,较晚实施膀胱闭合术的患者则有 40%需要接受膀胱扩大。

(二)尿道上裂修复

虽然尿失禁是影响尿道上裂和膀胱外翻患者生活质量的最严重的问题,但是对男性患者而言,外生殖器的外观和功能欠缺也是大问题。1998年,我们已开始在典型膀胱外翻和尿道上裂患者中应用改良 Cantwell-Ransley 手术,并报道了我们早期的相关经验(Gearhart et al,1992,1995c)。

从 1988 年起,已有 129 例男性患者(97 例典型膀胱外翻和 32 例尿道上裂)行改良 Cantwell-Ransley 术,年龄范围是 1-18 岁,平均 19 个月。在 97 例膀胱外翻患者中有 31 例患者因尿道沟过短在初次膀胱闭合手术时需要利用外翻膀胱旁的皮瓣组织进行阴茎延长。32 例尿道上裂患者中有 26 例为阴茎耻骨型尿道上裂,其余 6 例为阴茎型尿道上裂。

这一手术方式曾用于 106 例膀胱外翻和 32 例尿道上裂患者的尿道整形。另外,在 15 例膀胱外翻和 8 例尿道上裂患者中改良 Cantwell-Ransley 术还作为首次尿道整形手术失败后的再次手

术方案,并且在 18 例患者中与膀胱外翻闭合术联合运用。早期尿道上裂修补在患者 6 个月至 1 岁时就进行了。然而,由于大家越来越关注在阴茎头水平要将尿道放置在海绵体的下方,从 1994 年开始我们进一步改良了 Cantwell-Ransley 术式,将尿道板从冠状沟分离,仅保留尿道板远端 0.5~1.0cm 的组织与阴茎头连接。

120 例患者站立时阴茎呈水平或者向下。尿道皮肤瘘的发病率在手术后即刻为 16%,3 个月后降到 12%。9 名患者在尿道近端吻合口处出现狭窄,12 名患者阴茎背侧皮肤闭合处有轻度的皮肤分离。120 名患者行膀胱镜显示尿道通畅。8 名患者需要进一步行阴茎矫直手术。15 名年龄>16 岁的患者都可进行满意的性交,都报道有高潮和射精,勃起时阴茎都能直伸。仅 1 例患者报道阴茎较术前短小。

现代阴茎重建技术应当重建一个直伸且有功能的阴茎,开口要在阴茎头,还要保证成形的尿道方便置管(方便术后留置导尿),同时外观还需令人满意。很多青少年患者认为,他们在长大后阴茎会又短又宽,外观会十分奇怪,从而发展成为比尿失禁还严重的心理问题,因此需要努力将阴茎外形恢复到正常状态。1989 年,Ransley 和其同事介绍了缓解阴茎背屈的观点:通过切开和吻合阴茎海绵体的背侧内侧,将其转到尿道上方,同时在阴茎头远端将尿道口腹侧切开让尿道口转移到更正常的位置,从而保证尿线方向正常(反向 MAGPI)。Ransley 团队报道了 95 例行改良 Cantwell-Ransley 术患者的长期随访结果:尿道瘘发生率仅有 4%,尿道狭窄为 5%(Kajbafzadeh et al,1995)。

分离尿道板并将其置于到阴茎头内部,可使尿道更靠近腹侧位置,在阴茎头水平将尿道包埋于阴茎海绵体,可使阴茎头组织于尿道背侧缝合。这解释了为什么和 Young 手术修补方式相比,在冠状沟处很少发生尿道皮肤瘘。在我们的患者中,尿道皮肤瘘通常发生在阴茎根部,在此处尿道向上与阴茎海绵体接近。在现代膀胱外翻重建手术中,大多数外科医师在行外翻闭合术时都尽量保护尿道板。因为目前认为使用外翻膀胱周围皮瓣与尿道狭窄有关,这些皮瓣仅限于那些用常规方法不能足够延长阴茎的患者。

已有几个机构报道了使用 Mitchell-Bägli 阴茎分解术式的结果。其并发症发生率和尿道上裂其他修复方式十分类似(如尿瘘、尿道狭窄)。且有很多患者由于阴茎完全分解而没有使尿道开口于阴茎头,而是开口在阴茎腹侧,外观看起来像尿道下裂。初次手术做成尿道下裂外观的比例达到 38%~83%。

在前面的外翻膀胱闭合章节中提到,Hammouda(2003)和 Husmann 等(2004)已经报道在 Mitchell-Bägli 术后阴茎头、尿道板和海绵体的缺血性损伤。Cervellione 及其同事(2010)也报道了在膀胱外翻-尿道上裂中最大系列的阴茎缺血性损伤。很多发生在外翻膀胱闭合术后,24 例患者有 19 例没有行骨盆截骨,原因可能是骨盆并拢后对阴部血管有挤压或者直接损伤阴部血管。因此,作者推荐如果发生这种情况,应该立即停止闭合膀胱,先行骨盆截骨,这样可使血管有充足时间再灌,减少损伤。

Seattle 团队报道修复那些"尿道下裂"患者并不困难,除非合并其他主要的并发症。而 Hafez,El-Sherbiny(2005)和 Gearhart 和 Baird(2005)的资料却提示尿道下裂的修复是有困难的。为了防止这种情况的发生,El-Sherbiny 和 Hafez(2005),还有 Perovic 等(1999)改良了 Mitchell 术式,使之类似于改良 Cantwell-Ransley 术式(Gearhart and Baird,2005):在单独的尿道上裂修复或者在一期联合膀胱外翻关闭和尿道上裂修复手术(CPRE)中,通过保持尿道板与阴茎头远端相连来避免把阴茎重建成尿道下裂外观。

我们认为,现在的尿道上裂修复手术没有一种术式可以通过完全游离整个尿道板,或利用游离移植物来显著延长阴茎。Silver 及其同事(1997b)的资料清晰地显示,尽管膀胱外翻患者前端阴茎长度显著缩短,但后端长度是正常的。这些发现提示,尿道上裂修补过程中阴茎的延长手术改善了阴茎的表观长度,同时也使阴茎变直,但没有转移其他组织到阴茎海绵体内。我们发现,改良 Cantwell-Ransley 术在有效地矫正背屈的同时还使得阴茎长度有所增加。另外,该手术方式还可以矫正青春期生长突增的阴茎背屈。根据我们的长期经验,有严重阴茎背屈的青春期男性膀胱外翻患者,需要按照 Perovic 及其同事(1999)

的方法:游离神经血管束后使用游离移植物纠正阴茎背屈可以比单纯行海绵体切开再吻合获得更好的长期疗效。按照我们一般经验,切开旋转阴茎海绵体适用于那些显著背弯的年龄较大的患者。在海绵体只旋转而没有切开吻合的患者中,其血管束也保持了完整,并没有从血管床分离。虽然回顾以前的研究发现几乎所有患者的阴茎都是挺直或者偏下方的,但这些患者很多还是年幼儿童。通过对改良 Cantwell-Ransley 术在膀胱外翻患者进行阴茎尿道重建的长期评估显示患有膀胱外翻和尿道上裂的患者,阴茎长度会有所增加,并且可以达到足够的尿道直径正常排尿和射精,手术后很少出现问题。Mitchell-Bägli 手术的长期随访报告也表明患者阴茎可保持直伸(Grady,2003)。

(三)膀胱颈修复术

已经有几个研究团队报道了膀胱外翻患者进行膀胱颈重建的结果。较多的临床经验是来自欧洲里昂和巴黎的研究小组。Mouriquand 和其同事(2003)报道了 80 例膀胱外翻儿童和 25 例有尿失禁的尿道上裂患者。随访时间 1～11 年,其中 45% 的膀胱外翻患者和 52% 的尿道上裂患者白天有超过 3h 的干燥间隙。虽然尿流控制率很低,但是其中很多膀胱外翻患者是在 6—12 个月大时才行闭合手术。很多患者是在膀胱颈重建后行尿道上裂修补手术,这是目前所知的影响膀胱最终容量和尿控的一个因素。Lottmann 和其同事(1998)报道了进行了完全重建患者的长期随访结果。通过采用 Young-Dees 术式,他们使 71% 的男性患者和 53% 的女性患者实现了尿控。进行膀胱颈修复后平均 12 年的随访期内总共有 65% 的患者达到了尿控。另外,北美的系列研究主要采用典型的 Young-Dees-Leadbetter 术式,其尿控率可达 60%～82%(表 18-1)。**从这一系列研究中我们发现,影响患者长期预后最重要的因素是行膀胱颈重建时的膀胱容量,这是手术最终能否成功的最重要的决定因素。**

表 18-1 功能性膀胱闭合后尿流控制情况

	Mollard et al(1994)	Mcmahon et al(1996)	Lottmann et al(1998)	Baied et al(2007)	Purves et al(2008)	Schaeffer et al(2011)
术后确认不漏尿的患者数目	73	33	57	67[*]	41[†]	27[‡]
白天干燥时间>3h[§]	69%	70%	67%	70%	74%	56%

*. 全部为男性;†. 全部为女性;‡. 新生儿膀胱外翻完全重建后用 Young-Dees-Leadbetter 术式;§. 患者自诉白天可保持超过 3h 不漏尿

Baird 和其同事(2007)回顾了 1988－2004 年期间在我们中心由同一位医师实施的 95 例现代膀胱外翻分期修复手术(MSRE)疗效。该研究中有 67 名患者重建膀胱颈并且进行了最短 5 年的随访。每位患者的排尿情况均由患者及其父母提供或者直接由医护人员观察所得。根据患者自行排尿而不是进行间歇性导尿的程度将其分为 3 种情况:①完全干燥:内裤全天都能保持干燥;②社交性尿控:白天至少能保持 3h 干燥,晚上偶尔湿裤;③湿裤:白天保持干燥<3h,晚上会湿裤(表 18-2)。

表 18-2 62 例初次行膀胱颈重建术后患者的尿流控制情况

结果	平均干燥间期	患者人数	患者百分比
达到尿流控制	3h	47	70%
社交性尿流控制(白天干燥时间,夜间偶然遗尿)	3h	7	10%
湿裤	<3h	13	19%

67 名进行膀胱颈修复的男性患者中，Ⅰ期闭合时平均年龄为 4 个月（年龄范围 6 小时到 4 个月）。在平均年龄为 4.8 岁时（范围 40—60 个月）行膀胱颈修复，其膀胱平均容量为 98ml（范围 75～185ml）。在这 67 例患者中，47（70％）名患者能达到尿控，从尿道排尿，不需要行膀胱扩大术或者间歇导尿。7 例（10％）达到社交性尿控，晚上偶尔湿裤。尿控术后要经常采用静脉肾盂造影或者超声来评估患者术后肾功能。1 例患者在膀胱颈重建和两侧输尿管再植术后出现了反流和肾积水，后来发展为左侧肾盂肾炎并有轻微瘢痕形成。利用二巯基丁二酸（DMSA）扫描发现这名患者两侧肾功能相似。经过一段时间膀胱输尿管反流的保守治疗，患者的反流得到缓解。1 例患者术后尿道梗阻，需要再次手术再植。18 例患者由于膀胱输出道梗阻需要行膀胱镜和 8Fr 尿道置管，13 例患者耻骨上造口引流管要延迟拔除。13 例（19％）患者膀胱颈重建完全失败，其中 6 例行尿流改道术，7 例需要进一步手术治疗。所有患者达到白天尿流控制的平均时间 14 个月（4～23 个月），达到夜间干燥平均时间 23 个月（范围 11～34 个月）。在膀胱颈重建年龄和实现尿控年龄之间没有发现关联。

通过这一系列研究我们发现，那些在出生 72h 内行初次膀胱外翻闭合术或者 72h 后行截骨术的幼儿更有可能实现尿流控制。这些发现与 Husmann 及其同事（1989a）的研究结论相一致，他们发现Ⅰ期闭合手术延迟或者没有行截骨术的患者尿控率仅为 10％。这一研究又揭示了另一个预后相关因素。我们可以从行膀胱颈修复时的膀胱容量估计哪些患儿将来可以获得尿控并且谁先达到尿控效果。如果把患者根据术前膀胱容量分为＞100ml 和＜100ml 两组，结果显示大容量膀胱组有更高的尿控率：50 例中有 42 例完全尿控，而低容量 17 例患者仅有 5 例。另外，在高、低膀胱容量组的平均获得尿控时间分别为 10 个月和 21 个月（所有组平均为 14 个月）。

在 Purves 和其同事（2008）相似的研究中，女性患儿的结果与男性组类似，尿控率（日夜均保持干燥）达到 74％，社交性尿控率为 10％。同样，膀胱容量＞100ml 的患者预后更好。另外，还发现一个在男性患者中没有找到的现象：6 名患者（20％）仅在行膀胱和骨盆闭合后就可获得尿控。

尿控手术应推迟到患者膀胱容量达到 100ml 进行，并且儿童有意愿保持干燥并能积极配合术后排尿训练。大多数患者在膀胱颈修复 12 个月后可以实现白天干燥。一小部分患者在膀胱颈重建的第二年获得了更长的白天干燥。然而，那些在术后 2 年内没有实现尿控的可以考虑为尿失禁，即重建手术失败。达到夜间尿控一般需要 2～3 年时间，普遍比实现白天尿控所需时间长。在 Baird 及其同事（2007）的一系列研究中，25％的患者需要醋酸去氨加压素（DDAVP）或者奥昔布宁以实现夜间尿控。

Dave 和同事（2001）通过对外翻重建患者进行尿动力学评估得出，术后尿控好的患者与那些仍然尿失禁的患者相比，其膀胱有较大容量和良好顺应性。然而，两组患者都存在不稳定膀胱收缩。他们也报道了在排尿末期膀胱充盈压力较高的患者中，即使能达到尿流控制，非梗阻性肾积水的发病率也较高。这些加上 Bolduc 等学者（2002）的发现共同表明，在儿童时期成功进行膀胱颈重建术后，也要对患者进行密切的终身随访。

五、其他现代膀胱外翻修复：尿控结果

（一）Warsaw 术式

一项关于这种手术方式的研究纳入了 36 例典型膀胱外翻患者和 37 例尿道上裂。中长期随访显示，89％的尿道上裂患者白天能保持尿控，但超过 40％的患者夜晚仍会湿裤。75％的典型膀胱外翻的患者白天能够正常控尿，但 9 例夜晚偶尔湿裤。11 例男孩需要短期内行间歇性导尿，这很容易由父母或其他家人操作。除 2 例患者外，所有患者都在 3～5 个月时间开始自行排尿，并且只有 2 人持续应用间歇导尿。膀胱颈重建或者尿道上裂修复时并没有同时行输尿管再植，但是很多患者后期因为加重的肾积水需要行再植术。

与以上经验相比，Mathews 及其合作者（2003b）报道了一组患者在行膀胱颈重建和尿道上裂修补术后同时行输尿管再植术。这些患者没有人形成反流或者有进行性加重的肾积水。Baka-Jakubiak（2000）推荐在患者膀胱容量＞100ml 和阴茎大到可行尿道上裂修复术时进行以上联合

手术。随访的尿动力研究发现,大部分患者逼尿肌功能正常,尽管有少数患者排尿压过高或者逼尿肌收缩差。如果发现逼尿肌收缩压过低,必须延长间歇导尿时间;收缩压过高则需要进行抗胆碱能药物治疗。很多患者需要终身治疗,同时要将膀胱颈重建时行输尿管再植术作为标准方法普遍执行。

(二)Erlangen 术式

Rosch 及其同事(2001)报道了 100 例进行此术式的新生儿和闭合失败患者,包括 91 例膀胱外翻(69 例男孩和 22 例女孩)和 9 例完全尿道上裂(7 例男孩和 2 例女孩)。47 例患者行完全单阶段修复手术,包括膀胱闭合术(未截骨)、膀胱颈重建术、抗反流术和使用 Cantwell-Ransley 的外翻修复术。另外有 53 例患者是在别处行的初期重建术,然后在由该团队行膀胱颈重建和尿道上裂修复。尿流控制定义为超过 3h 保持干燥且没有夜间遗尿症状。部分尿流控制定义为保持 1～3h 干燥,或者超过 3h 才发生偶发压力性尿失禁或者夜晚遗尿。患者保持干燥时间<1h 则认为尿失禁。在单阶段修补的 39 例患者中,有 34 例(72%)保持干燥且通过尿道排尿,2 例需要行间歇性清洁导尿术(CIC),3 例在行膀胱扩大术后进行 CIC。4 名患者达到部分尿流控制,2 名 患者需要服用去氨加压素才能保持干燥。53 名在别处行Ⅰ期闭合的患者,55% 可以达到尿流控制,且其中 7 人行了膀胱扩大术。14 名患者达到部分尿流控制;有 10 名术后尿失禁,其中 4 人行了尿流改道。

(三)完全修复手术

很多研究报道了完全手术修复的疗效,包括在出生后 1 年内需要行膀胱再植术,术后需要再次行尿道下裂修复患者的数量,还有并发症发生率。然而,这类患者的长期尿控结果和是否需要膀胱颈重建目前还没有人报道。Borer 和同事(2005)报道有 65%～70% 的新生儿期行 CPRE的患者需要再次行膀胱颈重建。Gargollo 及其同事(2011)经长期随访发现有 80% 的患者需要行膀胱颈重建。Hafez 及其同事(2005)报道,在一些延迟或者初次闭合术失败的患者中,有 84% 的男性和 50% 女性需要再次行膀胱颈重建以实现尿控。而在另一项由 Shoukry 及其同事(2009)执行的大型研究中,没有患者在仅完成 CPRE 术后

达到尿控,很多患者需要行膀胱扩大术以实现不漏尿。更重要的是,早期的干燥时间间隔和后来的尿控分级没有关系。

Mitchell 和 Grady(2008)回顾了他们随访超过 19 年的 39 例患者的 CPRE 经验。经过 4 年的随访,有 74% 的患者(不论性别)达到了白天排尿控制。然而,仅 20% 的男孩和 43% 的女孩不需要膀胱颈修复而实现尿流控制。18% 的患者仅需膀胱颈注射达到不漏尿。最近的一项研究纳入的是经 CPRE 再次闭合或者成功闭合后行膀胱颈重建的患者,其结果十分有趣(Schaeffer et al,2011)。所有患者的手术均是由一名资历丰富的医师完成。有 14 例患者在新生儿期成功完成CPRE 手术,都存在尿失禁。19 例在新生儿期行闭合术而产生的并发症的患者,完成了膀胱颈重建手术,其中 25% 的患者通过尿道排尿并实现尿控。初次闭合成功的患者中(14 例),57% 达到日夜不湿裤,28% 的仅在白天保持干燥(Schaeffer et al,2011)。有趣的是,在膀胱颈重建获得尿控的患者中,都行了膀胱闭合和截骨术,且在 1 岁前完成尿道修复,在膀胱颈修复前没有患者需要输尿管再植。这些数据清楚地说明了绝大多数行完全修复术的患者还需要行膀胱颈重建。然而,像所有的修复术一样,减少膀胱干预和手术次数是成功闭合膀胱的前提,从而增加膀胱发育和实现尿控的机会。

一些手术方式在治疗男性患者时将尿道上裂修复与膀胱外翻闭合联合进行。在一项纳入 38 名典型膀胱外翻男孩的研究中,Baird 及其同事(2005c)评估了以此联合手术作为初次膀胱闭合失败的Ⅱ期手术或者延期膀胱闭合患者的初期手术的结果。这些患者术后存在膀胱外翻修复常见的并发症:包括尿道皮肤瘘、尿道狭窄等。3 名男孩仅行联合闭合就可保持干燥。19 名男孩需要继续行改良 Young-Dees-Leadbetter 术进行膀胱颈修复,其中 12 例(63%)可保持全天完全干燥。这些结果和 Mitchell 和 Grady 的研究共同表明,尿道上裂修复和膀胱外翻闭合可以联合进行,且疗效可以接受。然而,并发症是真实存在的,并可能预示任何自主控尿机会的丧失,因此手术应由有丰富外翻治疗经验的医师进行,而不是随意挑选。

(四)Kelly 修复术

对 Kelly 手术长期随访的文献报道不是很多。然而,最近 Melbourne 团队的文献中提供了目前最好的随访结果(Jarzebowski et al,2009)。团队收集了 4 岁以上患儿的资料,他们把完全尿流控制定义为日夜均可保持超过 3h 的干燥(且每月夜间遗尿不多于 2 次)。部分尿控定义为白天保持超过 2h 的干燥时间且每月夜间遗尿不少于 3 次,或者存在压力性尿失禁。31 名患者中有 24 名可以自主排尿;有 17 名患者不需要其他辅助方式排尿(如间歇性导尿或者膀胱扩大术)。所有患者尿控率为 71%,17 名中有 3 例(18%)不需要辅助排尿且达到完全尿控,9 例(53%)获得部分尿控。18% 的干燥率和排尿率与最近的 CPRE 手术报告的结果相比具有优势。来自意大利的研究(Berrettini et al,2009)结果显示,9 例男孩中有 5 例实现尿控,1 例实施了 Mainz pouch 术,2 例行间歇性导尿,2 例自主排尿。9 例患者有 1 例阴茎头缺失(Berrettini et al,2009)。

六、膀胱外翻重建失败和并发症

(一)膀胱关闭失败

任何形式的修复手术,都可能出现如下失败:膀胱完全裂开、膀胱脱垂、新尿道狭窄和梗阻、软组织损失、膀胱皮肤瘘(Massanyi et al,2013)。Meldrum 及其同事(2005)报道了一组外翻重建手术失败后到三级医院再次治疗的儿童。在这 101 例患者中,51 例最初的手术是由正接受小儿泌尿外科培训的住院总医师执行,18 例由普通泌尿外科医师执行,6 例由小儿外科医师完成,还有 9 例手术者当时情况尚不清楚。重新闭合手术成功后,38 例患者最终达到了能够进行膀胱颈重建所需的合适膀胱容量,其中只有 10 例(26%)最终实现尿控。这些资料强调了初次重建手术成功的必要性,并提示手术者必须能够应对手术的复杂性。那些只见过几个病例的医师必须谨慎,可考虑将病情复杂的患者转移给经验丰富的中心和医师。

在由 Schaeffer 及其同事(2008)完成的大规模研究中,接受他们完成闭合手术的 185 名患者都进行了主要和次要并发症的检查(表 18-3)。有

63 名患者同时行截骨和初期闭合术。有 14 例(11%)发生主要并发症,27 例(14%)发生次要并发症。有 6 例(3%)男性患者发生了泌尿外科主要并发症,包括膀胱脱垂或膀胱开裂,他们所有人都成功完成了再次闭合手术。63 名截骨患者有 4 例(6%)发生骨科并发症,主要并发症包括:2 例患者发生骨不愈合,1 例发生下肢不等长,1 例有持续性的关节痛。185 例患者中有 4 例(2%)发生神经方面的主要并发症——股神经麻痹。21 例(11%)患者发生泌尿系统次要并发症,包括 4 例膀胱出口梗阻,2 例尿道皮肤瘘,2 例耻骨上造口管脱落,4 例耻骨间固定缝线侵蚀滑脱,6 例发热性尿路感染,3 例手术部位感染。6 例(3%)患者发生骨科次要并发症,1 例骨盆骨髓炎,3 例针道感染,1 例制动处压痛。

表 18-3　185 例初次膀胱外翻闭合手术出现的泌尿系统、骨科、神经相关并发症

泌尿系统并发症	数量
膀胱脱垂和开裂	6
输出道梗阻	4
耻骨上造口管脱落	2
耻骨间固定缝线侵蚀滑脱	4
发热性尿路感染	6
伤口感染	3
膀胱结石	5
骨科并发症	
截骨后不愈合	2
下肢不等长	1
持续性关节疼痛	1
骨盆骨髓炎	1
针道感染	3
压痛	1
神经系统并发症	
股神经麻痹	4

盆膈分离不完全、术后骨盆固定不充分、伤口感染、腹胀或导尿管功能不良均可使伤口裂开,在**再次尝试手术前需要 6 个月的恢复时间**(Gearhart and Jeffs,1991a;Gearhart et al,1993b)(图 18-25 A)。CPRE 术后伤口裂开和膀胱脱垂也有

报道,可能与阴茎头、海绵体、尿道板及其他重要软组织的损失有关(图 18-25B 和 C)。通过截骨术和外固定术达到无张力闭合对于首次和随后的闭合都很重要。不幸的是,经过多次不成功的闭合手术后,患者达到能够进行膀胱颈重建和最终

实现尿控所需的足够膀胱容量的概率明显降低(Gearhart et al,1996a;Novak et al,2010)。同样,膀胱脱垂也被认为是手术失败,需要再次闭合手术或者进行修正。

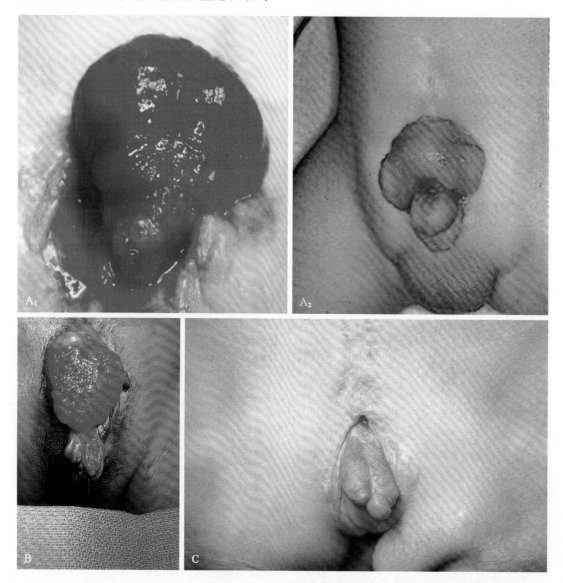

图 18-25　A₁. 女性新生儿闭合失败;A₂. 未截骨的 CPRE 膀胱脱垂;B. CPRE 术后膀胱完全开裂,右阴茎头和海绵体组织缺失;C. 新生儿阴茎拆解术后右边阴茎头和尿道组织缺失(全层皮瓣移植前睾酮刺激)

最近一项包括 122 例再次膀胱闭合患者,平均随访 14 年的单中心研究结果显示,其尿控率为16%(Novak et al,2010)。在膀胱脱垂或裂开的患者进行再次闭合手术时,我们在闭合膀胱、后尿道和腹壁时应进行尿道上裂的修补手术(Gearhart et al,1998)。在手术前 5 周和 2 周,肌内注

射庚酸睾酮,然后再进行截骨术和膀胱、尿道、腹壁的闭合手术。较大的软组织损坏见于 CPRE 术后,因此术前需要全面考虑,可能还需要运用口腔黏膜、全层皮瓣移植物或组织扩展术来修补(Gearhart and Baird,2005)。

Baird 及其合作者(2005c)报道了 38 例进行

联合膀胱外翻闭合和尿道上裂修复加截骨术的膀胱外翻男孩，其中 30 例患者是因为先前的重建手术失败。这组的并发症仅限于尿道皮肤瘘和尿道狭窄。尽管再次闭合术的结果没有初次闭合成功的患者好，但结果尚可，可能不需要行膀胱扩大术。

新尿道形成狭窄经常与外翻膀胱旁皮瓣、耻骨线结反应和腐蚀、尿道支架使用相关。有时不易被发现，但是一些症状包括尿路感染、超声可探测到膀胱容量增加、膀胱结石、尿控时间间隔延长和不能解释的直肠脱垂。Baker 及其同事（1999）回顾了 41 例后尿道梗阻患者发现，很多尿道狭窄发生在初次闭合术后 60d 内。如果尿流改道超过了 6 个月，膀胱最终需要进行扩大手术。如果没有超过 6 个月，大多数重建手术不需要利用肠管。也有团队发现行 CPRE 和 Kelly 术后有膀胱出口梗阻发生，甚至包括完全梗阻（Hernandez et al，2008）。而出口梗阻是尿道板的缺血性损伤还是手术过失引起，这点还不明确。因为两个手术方式的长期随访数据很少，故所有膀胱外翻患者初期术后膀胱排尿情况必须严密监测。最后，任何手术方式，只要外翻闭合术成功实施，后尿路梗阻的发生率都会明显下降。后尿路梗阻是上尿路的高危风险，必须早期发现。

尽管所有的外翻膀胱闭合后都会出现膀胱输尿管反流现象，但是严重的输出道梗阻的最终结果是上尿路情况的恶化。此时的处理方法包括：尿道扩张（切开）、开放尿道成形术或上尿路分流术。如果肾功能出现问题，处理原则是必须确保尿路通畅，使得肾功能完全恢复。进一步的膀胱颈或者尿道重建应该在后尿道狭窄完全修复并且达到无引流液流出后才能进行。

Massanyi 及其同事（2012）发现很多患者初期闭合术后出现膀胱皮肤瘘，实际上这意味着手术失败。对 18 例膀胱皮肤瘘中 13 例进行评价，其表现为：①下腹部中部出现瘘管；②闭合手术前耻骨分离加重；③膀胱镜表明膀胱就在腹部皮肤之下。

尽管闭合手术令人满意，但还是有一些膀胱始终无法达到功能性膀胱所需的容积。Baradaran 及其同事（2011）一项研究纳入 62 例初次闭合手术失败而再次手术成功的患者，与初次闭合手术成功的患者（48 例）进行了比较。两组随访都超过 5 年。初期闭合成功的患者其膀胱容量比闭合失败的患者大，手术失败患者膀胱生长更慢，膀胱容量也更小。这些结果强调了成功完成初期闭合手术的重要性。目前已经清楚的是，很多膀胱闭合手术、膀胱脱垂、伤口开裂、膀胱结石、复发性感染和膀胱造瘘对外翻膀胱的生长潜力都有负面影响（Silver et al，1997b）。

无论什么修复方法，失败的初期闭合术确实会对膀胱的生长能力造成影响，进而影响膀胱颈重建和尿流控制。Schaeffer 及其同事（2011）报道了失败的 CPRE 患者需要更长久的治疗。在 23 例男性患者中，只有一半患者有足够膀胱容量行膀胱颈重建，只有 25% 的患者可以从尿道排尿并有尿控。Novak 及其同事（2010）报道了 122 例初期或者二次手术失败的患者，其中 94 人再次闭合成功。只有 38 人可以行膀胱颈重建，17 人（18%）可以经尿道排尿且实现尿控。因此，不管用什么修复术式，闭合手术的失败都预示着长期预后不良。

我们曾经尿道在膀胱颈周围注射胶原的办法以增加输出道阻力，从而刺激膀胱生长。然而，我们的手术效果并没有 Caione 及其同事（1993a，1993b）报道的那么成功。如果膀胱没有生长到进行膀胱颈重建所需的足够大小，那么推荐行膀胱颈扩大术。如果膀胱颈或者尿道或者两者都出现问题，可以进行导管置入的控制性造口术和膀胱扩大成形术，伴或不伴膀胱颈整形术或切开术（Gearhart et al，1995b）。

（二）膀胱颈修复失败

就算是一位经验丰富的膀胱外翻手术医师，也有可能发生失误，并且膀胱颈重建后仍有一部分儿童因为如下问题存在尿失禁：①尿道阻力不够；②膀胱容量过小（膀胱颈重建后生长不足）；③膀胱顺应性减小；④这几种因素的组合。

如果进行膀胱颈重建手术后 2 年内没能达到尿控（定义为 3h 的干燥间隙），那么就可以认为没有实现尿控。如果干燥间隙偶尔能接近可接受的白天干燥间隔（如＞2h），那么可以采用经尿道注射填充剂避免膀胱颈重建手术（Burki et al，2006）。胶原曾经是填充剂的选择之一，但经常需要多次注射（Ben-Chaim et al，1995a）。一项来自巴黎的大型研究中,Lottmann 及其同事(2006)报道了因各种原因导致尿失禁的儿童使用聚糖酐作为填充剂的使用情况。26 例患者有膀胱外翻-尿道上裂症状。在 9 例膀胱外翻患者中,4 例成功实现尿控;尿道上裂组成功率更高(通过导尿或者排尿可以>3h 不湿裤)。

在最近一项大型膀胱外翻-尿道上裂的研究中(Shah et al,2014),有 41 例患者在膀胱颈重建前进行了注射,25 例在重建后进行注射,平均随访期 8 年。在重建之前注射的有 50%患者其膀胱容量足够可行膀胱颈重建,但只有 9 例(22%)可保持干燥。膀胱颈注射后膀胱容量是预测膀胱颈重建能否成功最可靠的指标。重建后注射的 25 名患者中有 16 例达到部分干燥(可维持 1~3h),所有患者在膀胱颈注射后达到社交性尿控(保持不漏尿>3h)。剩下 9 例干燥时间间隔<1h,膀胱颈注射没有起到作用。**因此,如果在开放膀胱颈手术下干燥时间间隔令人满意,膀胱手术失败后再行膀胱颈注射成功率更高。**最近来自 Alova 及其同事(2012)的资料提示,膀胱颈注射聚糖酐后行膀胱颈手术,手术过程没有更难,且长期随访发现成功率可令人接受。然而,手术失败后反复聚糖酐注射并没有实现成功控尿。

在膀胱颈张开、膀胱容量足够并且尿动力学检查显示膀胱稳定的情况下,一些患者经过反复的 Young-Dees-Leadbetter 术修复可以取得成功(Gearhart et al,1991)。在这项研究中,前期膀胱颈重建失败的患者中仅有 50%适合再次手术。在这个高度选择性的群体,再次膀胱颈重建后尿控率还是可以令人接受的。在再次手术前,那些尿控成功的患者其膀胱容量都足够大(>100ml),且尿流动力十分稳定。绝大多数膀胱颈重建失败最终都需要行膀胱扩大术或者尿流改道(Burki et al,2006)。人工尿道括约肌已经在部分有良好膀胱容量的患者身上取得成功。然而,绝大多数重建失败患者膀胱容量都比较小,需要行膀胱扩大术。在再次手术时,一般采用 Mitrofanoff 替代术在靠近前列腺处横断膀胱颈,或者采用尿流控制性手术,如人造括约肌。根据我们多年处理膀胱颈重建失败患者的经验,很多患者在膀胱颈区域行过几次手术,基本不可能保持干燥。Novak 及其同事(2009)的研究报道 31 名患者先前行膀胱颈重建,其中很多患者是经过多次手术才达到尿控。行膀胱颈横断伴肠代膀胱成形术后初次尿控率达 86%。有 7 例患者经历了更多的膀胱颈手术,其中 90%通过间歇性导尿才能实现干燥。有 1 例患者一个肾单位丢失,8 例发生非阻塞性肾积水,30%发生膀胱结石。

有报道显示,由于青春期前列腺的生长,一些男性患者在进入青春期后实现了尿控。MRI 显示膀胱外翻患者的前列腺呈三叶草形,并且前部缺失,其平均重量,最大横切面和体积都正常(Gearhart et al,1992)。因此,关于异常构型的前列腺生长会多大程度上影响膀胱颈重建失败后的尿流控制,目前仍不明确。

(三)泌尿生殖道重建失败

现代尿道上裂修复的常见并发症包括尿道皮肤瘘的形成。已经报道此并发症发生率少的在 4%,多的达 19%(Kajbafzadeh et al,1995;Surer et al,2000)。现代尿道上裂修补术很少会出现尿道扭曲,使得导管置入困难或者尿道狭窄。自从应用 Mitchell-Bägli 术式来修复尿道上裂后,出现了一些更新更显著的并发症(Hammouda,2003)。Gearhart and Baird(2005)报道,并发症除阴茎皮肤、尿道板的损失外,还包括阴茎头缺失、海绵体缺失,或两者均有(图 18-25D)。并发症产生可能由手术意外导致,或阴茎血供受损,或手术本身,目前仍存在争论。这些并发症的处理,需要进一步的手术,包括组织扩展术、全层皮瓣移植、口腔黏膜移植及其他的复杂手术。在一些明显缺失的患者,组织工程技术可能会提供最终整形手术所需的材料。Massanyi 及其同事(2012)最近的研究提示,对于尿道上裂修复或者阴茎组织本来就很少的泄殖腔外翻患者,术后阴茎头组织缺失,海绵体组织缺失,或其他软组织缺失中,桡动脉前臂静脉成形术有一定适用性。这种替代方案可以为这一特殊类型的外翻失败患者提供一种有感觉功能的阴茎美容重建。

当患者年龄增大时,难看的阴茎瘢痕及阴茎短小可能促使患者进一步寻求手术处理。如果阴茎皮肤足够,瘢痕切除后可以重新塑形缝合皮肤。此外,还可以应用皮瓣和全层皮肤移植物。对于一些严重患者,组织扩张器可以安放在阴茎皮肤下,逐渐膨胀 6 周以上,以获得足够多的阴茎皮肤,避免进行皮肤移植。解除所有的瘢痕组织和悬韧带可最大限度增加阴茎长度。背侧皮肤海绵体移植、腹侧海绵体皱褶或者旋转术在矫治阴茎上弯的同时还能延长阴茎的长度。但必须认识到,与年龄、种族相匹配的正常对照组相比,膀胱外翻患者前端阴茎存在先天缺陷,这点可以经MRI 检测(Silver et al,1997b)。因此,过度激进地尝试延长阴茎长度可能会导致海绵体去神经化和去血管化,而不是延长阴茎。

(四)可选择的重建技术

因膀胱板较小或者有显著的肾积水,并不是所有膀胱外翻患儿在首次评估时都适合进行分期功能性闭合手术或者其他的 I 期修复手术。寻找其他修复方法的原因还包括会遇到 I 期闭合手术失败并剩下很小的膀胱、尿流控制手术失败,或者两者并存。除 I 期手术失败患者外,这里讨论的前提是外科医师不选择现代分期性修复手术,或由于其他原因不适合进行这些手术时可以选择的治疗方式。

1. 输尿管乙状结肠吻合术

不管选择何种尿流改道手术,上尿路和肾功能情况最开始都是正常的。这就允许将正常大小的输尿管以一种可靠的、不发生反流的方式再植到结肠或其他合适的储尿器中。输尿管乙状结肠是历史上第一种用于外翻患者的尿流改道方式。尽管在最初的一系列患者中出现了较多的代谢问题,但是再植技术最新的发展使得手术结果有了明显的好转(Zarbo and Kay,1986;Koo et al,1996)。输尿管乙状结肠吻合术还是受到一些人的欢迎,因为其不需要在腹壁上造口。**然而,这种尿流改道方式只有在确定患者肛门排便功能正常,并且告知患者家属该手术潜在的严重并发症(如肾盂肾炎、高钾酸中毒、直肠失禁、输尿管梗阻,以及将来可能发生的恶性肿瘤)后,才可以用到患者身上**(Spence et al,1979;Duckett and Gazak,1983)。最近,输尿管乙状结肠吻合术又被作为膀胱外翻的首选治疗方式被提了出来,因为经过 10 多年的随访发现该手术取得了令人满意的尿控及肾功能保护结果。在瑞士的 Gobet 及其同事(2009)进行的纳入 42 名患者的长期研究中,50％患者在 50 多岁排便控制功能良好。但另一个来自瑞典 Pettersson 及其同事(2013)的大型

研究发现,他们比来自瑞士的研究结果有更高的结直肠癌发病率和有更高比例的行再次分流术。行输尿管乙状结肠造口术的平均时间为 38 年。几乎所有的恶性肿瘤都是低分化腺癌。这两项欧洲研究结果的差异尚不清楚,但必须强调需要终身警惕癌症的发生。

Stein 及其同事(1999)采用 Mainz 法行输尿管乙状结肠吻合术治疗了 128 例膀胱外翻-尿道上裂联合畸形患者。通过构建 Mainz Sigma 囊,从而将输尿管以无反流的形式再植。然后重建腹壁,将膀胱作为储精囊在前列腺上方闭合,一段时间后再重建阴茎。D'elia 及其同事(2004)报道了26 例行该手术的膀胱外翻-尿道上裂复合畸形患者,与标准的输尿管乙状结肠吻合术相比,其结果显示了良好的尿控率及长期的上尿路保护作用。95％的采用直肠储尿囊的患者达到了尿流控制。他们推荐存在严重肾功能损害的外翻患者最好选择应用结肠进行尿流改道。对于上尿路正常或仅有轻度扩张并且肛门括约肌完整的患者,推荐使用 Mainz 直肠储尿器。虽然根据 Mainz 团队的报道,进行输尿管乙状结肠吻合术的患者经过长期随访没有发现有癌症发生,但是发生恶性肿瘤的风险仍然存在。在重建过程中患者始终有尿和粪便混合的情况,将来会发展成癌症的高风险(Smeulders and Woodhouse,2001)。I 期重建失败和反复闭合手术后出现息肉的膀胱外翻患者,今后转化为恶性肿瘤的风险更高(Novak et al,2005)。仔细进行长期随访也难以保证不发生意外,这句话在当今复杂异变的环境下非常正确。所有行输尿管乙状结肠吻合术的患者都应该在成年后每年行肾超声和结肠镜进行复查。

2. 膀胱外翻患者尿流改道

现代小儿泌尿外科很少有需要对膀胱外翻患者进行尿失禁尿流改道手术。在患者膀胱太小无法闭合或闭合手术失败后膀胱板太小不适合进行再闭合手术时,我们推荐进行无反流的结肠改道方法。这可以防止膀胱输尿管反流发生,保护肾功能,等患者年龄足够大时可以根据临床指针考虑进行尿流复道术。

过去几年中,下尿路重建手术在膀胱外翻患者身上已取得进步(Cervellione et al,2008)。多数情况下,膀胱颈重建手术失败的患者需要进一

步的重建手术。如果患者没有达到进行膀胱颈重建手术的标准（如膀胱容量不足或不能完全控制排尿），推荐延期进行手术。膀胱颈重建失败的患者基本上只能进行膀胱扩大成形术或可控性尿流改道术。Surer 及其同事（2003）报道了进行可控性尿流改道手术的 91 例膀胱外翻-尿道上裂复合畸形患者。大多数患者（62 例）此前膀胱颈重建手术失败。79 例患者（87%）就诊前曾行外翻闭合手术，53 例同时进行了膀胱颈重建手术，而有 29 例患者始终没有达到进行膀胱颈重建手术所需的合适的膀胱容量。这 53 例中有 10 例之前经历过一次尝试，35 例行过两次，有 8 例行过三次尝试。59 例（65%）行膀胱扩大成形、可控性尿流改道和膀胱颈闭合的联合手术，18 例患儿行再次膀胱扩大和可控性尿流改道。41 例患者采用回肠膀胱成形术，30 例患者采用乙状结肠膀胱扩大成形术，67 例患者采用阑尾进行可控性尿流改道术。93% 的患者通过吻合口间断导尿实现尿控，术后最常见的并发症是膀胱结石，发生率达26%。尽管膀胱外翻患者的尿流改道手术很少失败，但还是存在（Frimberger et al, 2003）。最常见的失败形式是乳头瓣膜的去肠套叠，阑尾通道的隧道不足，或持续的膀胱颈功能不全。绝大部分并发症都可以成功修复。根据 Baird 和其同事（2005a）报道，甚至在此前平均经历八次手术的青少年患者中，手术同样取得了成功。

少数情况下，尿流改道手术必须在很年幼的时候进行（5 岁或更小），这是膀胱外翻患者上尿路功能改变和社交影响的需要，并且年幼时手术术后尿流控制结果也更好。最近 Baradaran 及其同事（2012b）的资料提示，有 19 例患者在早期完成尿流改道手术（14 例患者实现尿控，5 例失禁）。早期行可控性尿流改道术的患者中，7 例是希望早期手术以实现不漏尿；4 例有持续的严重肾积水；1 例有严重的复发性肾盂肾炎；1 例重复做过可控性尿流改道手术；1 例无法正常随访；只有 2例行 I 期闭合术时是成功的。3 例行膀胱再造，10 例行可控性造口膀胱扩大术，2 例行输尿管乙状结肠吻合术。如今，所有造口的患者都行间歇性导尿术以保持干燥。在大多数膀胱颈重建失败的膀胱外翻患者中，一般通过行膀胱扩大成形和膀胱颈闭合术，都可以实现尿控。如果一名患者

的在行最终的膀胱颈重建时膀胱容量不可能增长到足够容量，最好早日行可控性尿流改道手术。需要长期关注的是，可控性尿流改道手术患者有发生恶性肿瘤的风险。近期 Husmann 和 Rathbun（2008）指出相关患者的恶性肿瘤发生率还是很低的，除非患者本身有共存的致癌因素（长期吸烟、慢性免疫抑制状态）或者膀胱外翻患者自身的遗传风险。

七、青少年和成人的膀胱外翻-尿道上裂复合畸形

当膀胱外翻患儿进入成年期，就越来越需要解决患者多器官出生缺陷方面长期的功能和心理问题。性功能和尿控方面对所有尿道上裂-膀胱外翻患者都是一样的。然而，在泄殖腔外翻患者中还有其他神经系统和骨科方面的问题，可能导致严重的残疾。

膀胱外翻-尿道上裂复合畸形的功能重建主要是保护肾功能，相关患者术后都保有较好的肾功能（DeMaria et al, 1980；Schaeffer et al, 2013）。然而，尿流改道术后肾功能可能受到损伤（Husmann et al, 1988）。虽然尿流改道已被成功地用作上尿路减压的临时方式（Baradaran et al, 2012b），但大多数儿童最终都会行尿流改道复原术依靠可控储尿囊来控尿。长期的尿流改道目前很少用于膀胱外翻-尿道上裂复合畸形患者。

八、尿流控制

膀胱外翻患者早期手术治疗包括初次膀胱切除术和用回肠导管或输尿管乙状结肠吻合术。由于结肠癌死亡率的增加，输尿管乙状结肠吻合术已很少使用（Gobet et al, 2009）。然而，肾功能在大多数输尿管乙状结肠吻合术中得以保留。也有一些机构一直在使用储尿袋来管理膀胱（Nerliet al, 2008）。然而，最近有报道显示在大部分患者身上，膀胱颈重建或者膀胱闭合合并膀胱扩大成形术已经成功达到尿流控制效果（Novak et al, 2009；Kavanagh et al, 2012）。膀胱扩大成形术的远期并发症也需要留意。Fontaine 及其同事（2000）评估了 53 例膀胱扩大成形术患者，至少随

访 10 年。80％患者 GFR 没有显著性下降。发现可补救的原因是剩下的 20％患者 GFR 显著性降低,因此研究人员认为,膀胱扩大成形术能有效储存尿液而不影响长期肾功能。由于行过输尿管乙状结肠吻合术的患者一直有致癌风险,膀胱扩大成形术患儿也有肿瘤发生可能。Husmann 和 Rathbun(2008)回顾了 153 例行膀胱扩大成形术的患者:38 例有膀胱外翻,其中 3 人发展为多灶性腺癌,这表明行了膀胱扩大术的膀胱外翻患者可能存在长期致癌的内在风险。吸烟暴露增加了膀胱扩大成形术患者发生癌症的可能性,使用免疫抑制进行移植后管理也是如此。故建议在重建 5 年后进行内镜排查肿瘤。然而,术后膀胱很难鉴别出相关的早期病变。最近在膀胱外翻患者中观察到大便失禁,并且似乎可以持续到成年(El-Hout et al,2010)。尽管其他研究人员尚未注意到这一点,但对这种心理衰弱问题的持续评估应该是合理的。

九、性征

(一)男性问题

男性膀胱外翻患者倾诉最多的男性问题涉及阴茎长度、外观和轴偏差(上弯)。脱套阴茎并清除所有残留瘢痕组织和去除任何残留的悬韧带可以获得功能性阴茎长度。阴茎延长术后皮肤覆盖是一个重大问题。使用组织扩张器将允许局部皮肤用于覆盖;但是,这需要预先置入扩张器。放置组织扩张器和随后的扩张可能需要 4~6 周时间。如果阴茎皮肤不适合扩张,全层游离皮瓣将是一种合适的选择(Hernandez et al,2008)。

童年时期重建术后的残余背弯并不少见。移植物(真皮移植物、睾丸鞘膜、人造真皮)可以用来延长阴茎的背侧。我们的首选是人造真皮,因为它易于获取,耐用且易于使用。由于阴茎解剖特点,必须从背侧打开阴茎,必须按照 Perovic 和 Djinovic(2008)的描述,将其阴茎周长的一半打开,以延长和拉直阴茎。人工勃起实验下的早期测量数据必须是足够的,因为植入后人工勃起状态下缝合线盐水泄漏可能会误导矫正充分性。

在泄殖腔外翻患者中,海绵体结构可能非常小,而获得功能性阴茎的唯一选择是带蒂皮瓣阴茎成形术(见前文)。保留所有的海绵体和龟头组织将为重建新阴茎提供锚定点(Ballaro et al,1999)。

膀胱外翻患者的性功能和性欲是正常的(Woodhouse,1998)。尿道上裂修复后,勃起机制似乎没有受损。在 Hopkins 系列报道中尿道上裂修复后有 87％的男孩和年轻男性发生勃起(Surer et al,2000)。Woodhouse(1998),Ben-Chaim 和同事(1996)及 Ebert 及其同事(2008)报道了大多数患者有满意的高潮体验。在有性交经历的男性患者中,女性伴侣也表达了性满足感。在 Ben-Chaim 的系列研究中,唯一没有射精的是 2 例接受过膀胱切除术的患者。Castagnetti 及其同事(2010)通过国际勃起功能指数问卷对 19 例膀胱外翻患者进行评估。与正常男性相比,勃起功能障碍的发生率(58％)高于正常对照组(23％)。在有多次手术治疗尿失禁的患者中勃起功能更差。性高潮功能在男性膀胱外翻患者中也较低。值得注意的是,两组人群在性欲、性满意度或总体满意度方面没有差异,从而作者得出结论:男性膀胱外翻患者似乎与同龄人有一样满意的性生活。总的来说,从许多研究人员的报道中可以看出,大多数膀胱外翻男性能够达到正常的勃起功能并且有满意的性生活。

随着男性进入成年期,其他问题也会变得愈加明显,需要向成人泌尿科专家寻求帮助。膀胱外翻男性将越来越多地寻求前列腺增生和前列腺癌的评估(Berkowitz et al,2008)。Silver 和他的同事(1997a)报道,膀胱外翻男性可检测到 PSA。PSA 低于年龄特异性正常范围的上限,表明 PSA 的变化指标可能在膀胱外翻男性中变弱。常规直肠指检和 PSA 筛查应该成为男性膀胱外翻患者标准随访的一部分,与正常男性的年龄相关性筛查一样。

(二)女性问题

女性担心的主要问题有三个:外生殖器外观、阴道口开放程度和子宫脱垂。尽管在出生时对女性外生殖器缺陷进行了初步矫正,但有时需要在青春期进行"修补"手术。由于耻骨分离导致了下腹部瘢痕变宽和阴毛分离,最终使外生殖器的外观受到影响。另外,阴蒂分叉也可能比较有特征性。为了在青春期修复这种缺陷,将阴阜皮瓣从两侧移到中线处,并很容易缝合到筋膜和阴阜。在极端的情况下,存在严重的有瘢痕组织的扁平阴阜,这时组织扩张器可以放置在阴阜侧面,并逐渐膨胀 6 周以上。将这些皮瓣向中间移动重建阴阜。将假包膜在中线共同卷起,使阴阜外观更加隆起。移动侧面的阴阜皮瓣,带着阴蒂接近中线,使它们更容易形成一个整体。在进行外生殖器手术前外用雌激素软膏,每天 3 次,持续 2 周,以软化瘢痕、增加皮肤活力并改善局部血供。与正常女性相比,膀胱外翻女性阴道口更为垂直并且有些狭窄(Cervellione et al,2010),因此置入卫生棉条和性交都很困难。将会阴部皮肤做成倒 U 形皮瓣并旋转到切开的阴道后壁可使阴道口扩大(Stein et al,1995)。在阴道壁减少的女性中,子宫脱垂的发生率可能更高(Mathews et al,2003a)。在阴道重建后,如果患者没有性活动,可以每天使用一次阴道扩张器,直到有性行为发生。

年龄较小的女性膀胱外翻-尿道上裂复合畸形患者中发生子宫脱垂的病例更多(Mathews et al,2003a)。Woodhouse(1999)报道了许多例脱垂,并且认为这是一个亟须解决的问题。有 7 例患者完全脱垂,其中 1 例从未发生过性行为或妊娠。Woodhouse 认为,怀孕后多达半数患者可能出现脱垂。在 Mathews 和合作者(2003a)的报道中,阴道和子宫脱垂很常见,通常在较早年龄就可出现(平均 16 岁)。尿道悬吊术对于防止脱垂复发仅有很小的作用。德国的 Stein 和他的同事(1995)进行的一项大型外翻研究,对 13 例患者进行了超过 25 年的长期随访。发现这些患者均需进行子宫固定术来矫正脱垂。他们推测阴道口的前移和背侧直肠悬韧带因前部的缺陷而出现的显著后移可能是引起脱垂的原因。截骨术的应用亦未减少脱垂的发生。然而,耻骨分离程度也被证明是有意义的(Anusionwu et al,2012)。**脱垂的程度取决于耻骨分离程度及阴道与直肠提肌间隙的开口直径**(Miles-Thomas et al,2006)。我们利用人造皮肤或 Pelvicol 耻骨阴道悬吊术将子宫悬吊在骶骨上。悬吊物从子宫颈和子宫顶缝到子宫,使它可以紧贴悬挂在子宫前面的韧带上。无论何种修复方法,子宫必须被固定在盆腔内,以减少脱垂的发生。

有人认为,尿道重建的膀胱外翻女性患者在青春期行预防性子宫悬吊可以预防脱垂(Stein et al,1999)。但 Woodhouse(1999)认为,尽管预防性手术可能会有帮助,但一旦脱垂发生,前面的固定手术将不足以矫正膀胱外翻患者的子宫脱垂症状。Woodhouse 推荐从子宫颈两侧固定到子宫顶端,直至骶前韧带。

Mathews 及其合作者(2003a)报道了一项纳入女孩和成年女性的外翻患者研究。所有>18 岁的女孩都指出她们有正常的性需求,很多患者性欲还很活跃。她们开始性生活的平均年龄为 19.9 岁。尽管一些患者抱怨性交比较困难,但大多数能够达到正常的性高潮。一些患者指出外生殖器外观限制了她们在性交时的积极性。因此,阴阜成形术非常重要,通过利用无毛发的皮肤和脂肪覆盖中线的缺陷部位,可以让婴儿或者青春期女性获得满意的外生殖器外观。正如之前提到的,我们在初次闭合时就可进行此项整形。当然,亦可以在患者到达青春期后采用 Kramer 及其同事(1986)推广的菱形皮瓣法进行修复。

十、生育能力

(一)男性

重建男性外生殖器和保护生育能力不是膀胱外翻早期手术处理的主要目标。已有膀胱外翻男性患者致孕的散在报道。有两个大型膀胱外翻研究记录了男性的生育情况。一项研究中(Bennett,1973)68 位患者中有 3 位成为父亲。而在另一个研究中(Woodhouse et al,1983)的 72 位患者只有 4 位。患者尿道开口不管在远端还是近端都有致孕的报道(Woodhouse,1999)。**另一个大型研究统计了 2500 名膀胱外翻和尿道下裂患者(Shapiro et al,1985),其中有 38 位男性患者成了父亲。**

Hanna 和 Williams(1972)比较了进行Ⅰ期闭合和输尿管乙状结肠吻合术男性患者的精液分析情况。功能性闭合后 8 位男性患者中只有 1 位精液计数正常,有 4 位进行了尿流改道。观察到的生育能力不同可能是由于在功能性闭合手术或者膀胱颈重建过程中医源性精阜损伤造成的。逆向射精也是引起功能性膀胱关闭手术后精子数目减少的原因。在我们中心的一项长期研究中,

Ben-Chaim 及其同事(1996)发现 16 位中有 10 位能射出几毫升精液,3 位患者只能够射出几滴,还有 3 位没有射精。从 4 位患者身上获得的精液分析显示:3 位患者无精子,1 位患者少精。进行精子计数的患者所射出精液的平均体积为 0.4ml。来自德国的 Stein 及其同事(1994)研究显示,没有一例接受外生殖器重建的患者能够正常射精和生育小孩。5 位没有进行外生殖器重建的患者可以正常射精,其中 2 位还成了父亲。所以我们得出以下结论:进行过生殖道重建和尿道闭合手术的男性患者发生不育的风险很高。在由 Ebert 及其同事(2008)进行的关于初次闭合成功患者的研究中,21 例患者有 18 例精子计数差,且有 25% 患者的尿促卵泡素增加(Ebert et al,2009)。Ebert 及其同事(2010)报道了 17 例经历 Erlangen 式Ⅰ期手术的膀胱外翻男性患者。平均随访期为 19 年,有 15 例保全了膀胱,12 例通过尿道排尿。16 例能够射精,其中 3 例精子计数正常,7 例少精,6 例无精。在仅行了一次膀胱颈手术的患者中正常精子计数的可能性更大。

辅助生殖技术已经开始应用于外翻患者(D'Hauwers et al,2008)。不管用什么方式重建外生殖器和膀胱颈,输卵管配子移植术(GIFT)或是精子卵浆内注射技术(ICSI)都可以用来帮助渴望致孕的患者。有 21 例膀胱外翻男性使用 GIFT 或在 ICSI 成功致孕,且后代没有发生膀胱外翻。

(二)女性

Krisiloff 及其同事(1978)报道 45 例膀胱外翻女性成功生育 49 个正常后代。妊娠后经常发生的主要并发症是子宫颈和子宫脱垂。Burbage 及其同事(1986)描述了 40 例年龄在 19－36 岁的女性患者,她们在婴儿时期就进行了膀胱外翻的治疗,在 11 例患者的 14 次妊娠中,有 9 次正常分娩,3 次自然流产和 2 次人工流产。这 11 例患者中有 7 例在妊娠期出现子宫脱垂。所有患者之前都行永久性尿流改道手术。这些患者分娩都是经阴道自然分娩,而那些进行了功能性膀胱闭合的患者为了减轻分娩时对盆底的压力、避免损伤尿道括约肌而采取了剖宫产(Krisiloff et al,1978)。随着现代重建技术的发展,目前已经有了接受过可控性尿流改道手术的女性患者成功妊娠的报道(Kennedy et al,1993)。Giron 及其同事(2011)报道了 14 位重建成功的女性患者一共有 22 次妊娠。其中 17 次妊娠产下了健康婴儿,包括 1 例早产但婴儿健康,4 次妊娠因生殖器脱垂而流产,1 次产后夭折。分娩之后,3 位母亲发生短暂的尿失禁,1 位母亲发生膀胱皮肤瘘,7 位(50%)发生生殖器脱垂。Deans 及其同事(2012)的研究报道了 52 名女性的生育情况。在计划怀孕的女性中,66% 取得成功;有 19 例患者怀孕,包括 3 对双胞胎共有 57 次妊娠。57 次妊娠中有 34 例活产(56%),有 21 例流产(35%),1 例终止妊娠,4 例死产。有 4 起分娩主要并发症发生,包括 1 例输尿管横断,1 例瘘管形成,2 例产后出血。Deans 及其同事(2012)认为,膀胱外翻患者妊娠对母亲和胎儿都是高风险的,并强调需要转诊至三级医疗中心以保证成功妊娠。在大多数情况下,剖宫产应该是最安全的分娩方式。

十一、生活质量

总体和健康相关生活质量(QoL)已经越来越重要,因为重建技术已经得到改善,患者生存问题已经得到解决。多数团队已经将他们的研究集中在完全性膀胱外翻上。QUALEX(膀胱外翻生活质量)研究(Jochault-Ritz et al,2010)的初步调查结果表明,手术重建后患者 QoL 评分下降。与成人和儿童相比,青春期患者人群中 QoL 评分更高。Wittmeyer 及其同事(2010)对 47 名患者(9 名成年女性和 16 名成年男性)的研究也表明,患者生活质量评分低于正常水平;然而,评分低主要基于健康概念,包括身体活动受限和一般健康认知。Dodson 及其同事(2010)报道青少年整体生活质量与正常水平相当,但患者父母反映青少年的一般健康状况和家庭活动明显下降,增加父母负性心理。Schaeffer 及其同事(2013)证实,与正常水平相比,膀胱外翻的青少年似乎具有良好的生活质量评分;虽然失禁患者的 QoL 评分较低,但所评估的样本量并不足以证实统计学显著性。

十二、长期适应问题

关于膀胱外翻患者的长期适应性问题越来越受到人们的关注。有过多次重建手术的外翻患者,其出现尿失禁和性功能障碍等问题的可能性更高。然而,衡量最终结果比较好的方法是观察患者在社会上总体的适应性。外翻疾病的严重性预言了这一先天性缺陷对于心理将有严重影响。双亲对于患儿病情的反应也将可能改变父母与患儿的交流方式。尿失禁将对患者的社会功能和自尊心产生负面影响。多次入院治疗致使患儿不可能像正常儿童那样生活。考虑到潜在的对身体和心理的影响,外翻儿童将会面临更多的困难。

之前很少有文献报道这种疾病及其治疗情况是否会对患者及其家庭产生负面影响。Montagnino 及其同事(1998)对表现较差和有行为问题的儿童进行了评估,尤其是与学校学习所需的技能方面。其中在 5 岁后才实现尿控的患者更容易产生显露的(潜意识)行为问题。无论患者性别、膀胱外翻还是泄殖腔外翻,采取何种尿流控制手术类型,或者有没有变性,他们之间在适应性方面没有差异。这一长期研究的结论是:外翻患者不存在临床上的精神病理性问题(Montagnino et al,1998)。这是显露的行为,不是抑郁或者焦虑。这一结果提示,将重点放在培养患者的正常适应能力,而不是施加心理压力上,将会取得更好的预后。另外,早期重建达到尿流控制,对于患者心理也有潜在好处。这一结果得到了 Catti 及其同事(2006)的支持,他们发现尿控良好的患儿成年后 QoL 评分更高。Reiner(1999)研究了 42 例外翻患儿,初步结果提示这些患者与那些存在其他异常、有显著身体畸形和自尊心受到伤害的患者相比,更易出现更严重的行为和发育方面的问题。Reiner 推荐,对外翻患者及其家庭进行早期心理干预和支持直到成年。一项欧洲的研究中,Feitz 及其同事(1994)对 11 例外翻女性和 11 位外翻男性进行评估,发现更为乐观的结果。其中 9 位女性患者(82%)和 10 位男性患者(91%)没有显示出任何达到临床水平的心理压力。作者认为是这些成年患者对生活有着乐观积极的心态。在使用结构化的仪器及适当的评估和交谈后,Reiner 和 Gearhart(2006)认为 20 例患者都达到了至少一种焦虑症的标准。年纪较大的患者都经历了一段时期的焦虑,因为发现部分患者在重建成功后还是有尿失禁发生。随着年龄增加所有患者的性活动都有所加强。来自 Reiner 及其同事(2008)关于男性患者的大型系列研究提示,14% 的患者曾经有过自杀的想法。随着年龄的增长,31% 的患者产生过这种想法;少数未成年人或青年人也有过自杀行为,且 1 人成功。这些发现强调随着患者年龄增长,关注患者心理健康是十分重要。

Lee 和他的同事(2006)进行的一项重要研究发现,与男性相比,女性与健康的同伴有更密切的友谊、更少的不利条件、更多的伙伴关系。教育和职业生涯的适应性没有性别差异,总体而言都非常好。Ebert 和他的同事(2005)通过问卷调查 100 名外翻青少年,发现教育和社会融合度很高。所有患者都是异性恋者,将近 50% 性生活活跃,但近 60% 表达了对性活动的焦虑。最重要的是有 94% 的患者对心理援助表现出兴趣,这点强调了儿童早期干预的重要性。

先天性膀胱外翻患者在儿童期不会出现心理问题。外翻患儿更多地倾向于出现潜意识显露行为或缺乏与年龄相应的适应性行为等问题(Montagnino et al,1998;Reiner,1999)。因此,膀胱外翻-尿道上裂复合畸形患者早期的心理辅导应该成为患者标准管理策略的一部分。另外,应该鼓励患者及其家属寻求心理学支持和咨询直到患者成年。

> **要点:膀胱外翻-尿道上裂复合畸形——处理时需要优先考虑的事项**
>
> - 膀胱板的大小和质量。
> - 耻骨分离程度和骨盆延展性。
> - 十分需要行截骨术。
> - 尿前板的长度和宽度。
> - 阴茎大小。
> - 相关异常。

十三、尿道上裂

尿道上裂程度不一,轻度的仅有部分的阴茎头缺陷而阴茎覆盖完整,重度的如阴茎耻骨型,无论男女均可能出现完全性尿失禁。它常常作为膀胱和泄殖腔外翻的一部分出现。

(一)男性尿道上裂

单独的男性尿道上裂很少见,据报道在男性

中发病率只有 1/117 000。大多数男性尿道上裂患者(约 70%)是完全型尿道上裂并伴有尿失禁(Gearhart and Jeffs,1998)。尿道上裂畸形包括尿道背侧壁缺陷。患者正常的尿道被一覆盖在阴茎背侧并向膀胱延伸的宽大黏膜条所取代,通常伴有括约肌功能不全。移位的尿道口不存在畸形,并且尿失禁的发生与尿道口向背侧移位的程度相关(Gearhart and Jeffs,1998)。移位的尿道口可以出现在阴茎头、阴茎体或阴茎耻骨部。所有类型的尿道上裂都有不同程度的阴茎背屈(图18-26)。阴茎耻骨型或连接下型尿道上裂的整个阴茎部尿道都是开放的,膀胱出口处可大到在检查时容下一根手指,提示存在严重尿失禁(见图18-1D)。由于无名骨的外旋,尿道上裂患者耻骨联合存在特征性增宽,但是程度较典型膀胱外翻轻。耻骨的分开引起阴茎耻骨连接部的分叉,导致阴茎短小和阴茎的背屈。因此,阴茎的畸形与膀胱外翻患者的畸形观察到的实际上是相同的。据报道,尿道上裂男女比例为 3:1 (Dees,1949)至5:1(Kramer and Kelalis,1982a)。

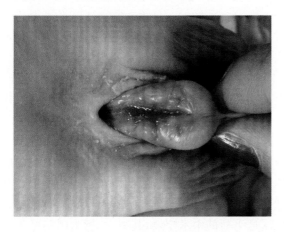

图 18-26　男性完全尿道上裂

Kramer 和 Kelalis (1982a)回顾了 82 例尿道上裂男性患者的治疗经验。其中阴茎耻骨型 49例,阴茎型尿道上裂 21 例及阴茎头型尿道上裂12 例。尿失禁发病率,在阴茎耻骨型中为 46/49,在阴茎型中为 15/21,但无一例阴茎头型尿道上裂患者发生尿失禁。完全型男性尿道上裂的治疗目标包括达到正常的尿控,并且建立一个挺直、美观、长度足够进行正常性交的阴茎。

1. 伴随畸形

与完全尿道上裂相关的畸形通常局限于外生殖器畸形、耻骨联合分离和尿流控制机制缺陷。11 位尿道上裂患者中观察到唯一的肾异常是左肾发育不良(Campbell,1952)。Arap 及其同事(1988)在一篇综述提到,38 例患者有 1 例存在肾发育不良,1 例存在异位肾。

在完全尿道上裂患者中存在输尿管膀胱连接部先天缺陷,并且很多研究报道反流的发生率在30%～40%(Kramer and Kelalis,1982a;Arap et al,1988)。Ben-Chaim 及其同事(1995b)回顾了15 例在我们中心治疗的男性完全尿道上裂患者,发现他们膀胱输尿管反流的发生率低于典型膀胱外翻患者(100% vs.82%),腹股沟疝发生率也明显更低(33%)。与膀胱外翻患者,完全尿道上裂男性患者反流发生率更低,可能的解释是后者道格拉斯窝(pouch of Douglas)没有那么大,位置没有那么深。因此,与典型膀胱外翻患者相比,其远端输尿管以一种更加倾斜的方式进入膀胱(Gearhart and Jeffs,1998)。

2. 手术治疗

阴茎耻骨型尿道上裂的手术目标包括获得尿控、保护上尿路及重建外生殖器,使其恢复可接受的外观。其中纠正尿失禁的手术方法与膀胱外翻Ⅰ期膀胱关闭后的情况类似。

自 Young(1922)报道了首例治愈男性完全型尿道上裂尿失禁的方法,通过手术改善尿控的方法逐渐改良(Burkholder and Williams,1965;Kramer and Kelalis,1982a;Arap et al,1988;Peters et al,1988;Mollard et al,1998)。完全型尿道上裂病例如果膀胱容量合适,尿道上裂修复及膀胱颈重建可以一期进行。在早期,尿道修复手术通常在膀胱颈重建手术后进行(Kramer and Kelalis,1982a;Arap et al,1988)。后来一些学者发现,膀胱容量较小的膀胱外翻病例在Ⅰ期膀胱关闭术后膀胱容量明显增加(Gearhart and Jeffs,1989a;Peters et al,1988),启发我们改变治疗策略,在膀胱颈重建前先完成尿道修复和阴茎延长。容量小、有尿失禁、同时伴有膀胱输尿管反流的膀胱是不利于膀胱颈重建和输尿管再植的。Peters等的尿道上裂病例中,在尿道修复术后 18 个月内,膀胱容量能平均增加 95ml,其中 87% 在膀胱颈重建后恢复尿控(Peters et al,1988)。Ben-

Chaim（1995b）的完全型尿道上裂病例中，尿道修复术后 18 个月内膀胱容量平均增加 42ml，9 例（82％）在术后 9 个月获得尿控。

在尿道上裂及膀胱外翻中，膀胱容量是最终获得尿控的主要预测指标（Ritchey et al，1988）。Arap 等（1988）报道，膀胱容量大的与膀胱容量小的病例在膀胱颈重建术后获得尿控的病例分别为 71％及 20％。另外，多数完全型尿道上裂病例在术后 2 年内获得尿控。

尿道上裂病例中，分开的耻骨间存在牢固的韧带，通常不需要截骨手术。Young-Dees-Leadbetter 膀胱颈重建、Marshall-Marchetti-Krantz 悬吊术及输尿管再植术通常在膀胱容量超过 100ml，患儿年龄 4—5 岁、有意识排尿时进行。尿道上裂和膀胱外翻外生殖器重建手术步骤类似。以下这些是手术关键步骤：①纠正阴茎背屈松解阴茎悬韧带；②将海绵体从耻骨支下方游离，从而延长海绵体和尿道板的长度；③如果需要，再通过阴茎背侧切开置入补片或旋转海绵体来纠正阴茎弯曲。

完全型尿道上裂的尿道修复方法有很多种。Monfort 等（1987）采用的是横向岛状皮瓣法。Cantwell 等（Cantwell，1895；Ransley et al，1989；Gearhart et al，1992，1995c）将尿道重建后置于阴茎海绵体下。Mitchell 和 Bägli（1996）采用完全的阴茎海绵体分离手术。这种手术方式在 4 个中心、17 例病例中被采用（Zaontz et al，1998）。阴茎弯曲获得完全纠正，勃起功能不受影响，尿道置于正常位置，阴茎获得较好的外观。Caione 等（2001）采用 Mitchell-Bägli 式式治疗尿道上裂，患者获得较好尿控，不需要后期行膀胱颈重建手术。Kibar 等（2009a）认为，Mitchell-Bägli 式式在治疗完全型尿道上裂病例中的并发症是可接受的，没有出现龟头海绵体的缺血。但是多数患者需要后期进一步治疗，因为手术后会造成尿道下裂的情况。尿道下裂修复手术可能造成一定数量的并发症（Berrettini et al，2011）。Cervellione 等（2010）报道了 4 例行 Mitchell-Bägli 式式或 Kelly 式式造成严重的海绵体损伤。Ransley 等采用改良 Cantwell-Ransley 治愈严重阴茎弯曲，特别是大年龄儿童的病例（Kajbafzadeh et al，1995；Surer et al，2000）。

传统认为，完全型尿道上裂患儿如果儿童时期尿控不佳，随着年龄增长，尿道延长，同时前列腺发育可以增加膀胱出口阻力，从而改善尿控。Arap 等的报道中（1988）患者获得尿控通常在膀胱颈重建术后 2 年，与是否青春期无关。Ben-Chaim 等报道中（1995b）所有患者膀胱颈重建术后 9 个月获得白天尿控，82％获得白天及夜间尿控。所有患者能自主排尿，随访 7 年后所有上尿路及肾功能正常，并有满意的阴茎外观，勃起功能正常。1 例 36 岁患者结婚后有三个后代，其余患者为 16 岁以下儿童，尚未有性生活。很多文章都介绍了尿道上裂尿道修复的效果（Mesrobian et al，1986；Ransley et al，1989；Kajbafzadeh et al，1995；Zaontz et al，1998）。在 Surer 等（2000）的报道中，改良 Cantwell-Ransley 术后 3 个月尿瘘的发生率为 19％，尿道狭窄发生率＜10％，术后的膀胱镜检查或者留置导尿管容易操作。Mollard 等（1998）报道，尿道上裂术后尿控为 84％，尿瘘发生率＜10％。长期随访患者勃起功能正常，多数能进行性生活，多数能正常射精并使女方正常怀孕。Sure 的患者比较年轻，需要随访至病例性成熟后才能对外生殖器重建效果进行评估（Surer et al，2000）。Hafez 等（2011）报道了 3 例成年完全型尿道上裂患者，采用 Mitchell-Bägli 术式治疗后效果良好。

虽然尿道上裂修复手术方式之间存在差异，但是术后的随访、患者的选择和手术经验是治疗成功的关键。Ransley 等（Kajbafzadeh et al，1995）采用改良 Cantwell-Ransley 手术治疗大量尿道上裂，获得很好的手术效果。尿道皮肤瘘的发生率为 4％，尿道狭窄为 5.3％。Baird 等（2005b）报道了 129 例 Cantwell-Ransley 治疗男性尿道上裂的手术疗效，其中 32 例为阴茎耻骨型尿道上裂，24 例为首次手术，8 例为再次手术。皮肤尿道瘘发生率为：首次手术组 13％，再次手术组 25％，1 例发生尿道狭窄。

表 18-4 为尿道上裂术后获得尿控的情况。其中多数患者进行 Young-Dees-Leadbetter 膀胱颈重建术，其中 82％的男性患者获得尿控（Ben-Chaim et al，1995b）。如同膀胱外翻，尿道上裂膀胱颈重建术前由于尿道成形膀胱出口阻力增加，从而使膀胱容量增加。虽然完全型尿道上裂和膀胱外翻在术前均获得膀胱容量增加，但是容量增加量要高于膀胱外翻组，同时尿道上裂组的膀胱

质地更柔软、容易游离、膀胱颈重建手术更易操作。Ben-Chaim 等(1995b)报道,尿道上裂膀胱颈重建术后获得尿控的时间为 90d,膀胱外翻为 110d。综上所述,完全型尿道上裂患者相对膀胱外翻在膀胱颈部重建术前膀胱容量增加量更多、术后获得尿控更好,这可能和膀胱黏膜不向外暴露、膀胱没有首次膀胱关闭手术的瘢痕,从而膀胱延展性更好。

Duffy 等(1998)报道了膀胱颈黏膜下注射塑料微粒治疗尿道上裂术后尿失禁的方法。12 例 3-7 岁患儿均有过 Cantwell-Ransley 手术史,平均 83ml 的药物在后尿道通过 24 次注射在 59 个位点。术后随访 10.8 个月,3 例(25%)的病例获得完全型尿控,6 例尿失禁改善,3 例没有效果。Ben-Chaim 等(1995a)认为,膀胱颈黏膜下的胶原注射可以改善尿道上裂患者压力性尿失禁的情况或作为膀胱颈重建手术的辅助。

Kramer 等(1986)报道了尿道上裂术后外生殖器整形成功率,其中 70% 病例长期随访阴茎直伸无背屈,同时勃起正常,80% 性生活满意。在 29 例结婚病例中,19 例正常生育。Mollard 等(1998)也获得了类似的结果。因此,手术的另外目标是满意的阴茎外观、正常的外生殖器功能及保护生育功能。

表 18-4　完全型尿道上裂膀胱颈重建术后尿控情况

	Ben-Chaim et al (1995b)	Gearhart et al (1993a)	Kramer and Kelalis (1982a)	Arap et al (1988)	Burkholder and Williams (1965)	Braga et al (2008)
例数	15	11	53	38	27	17
男性						
膀胱颈重建手术	11		32	21	17	17
获得尿控例数	9		22	15	8	13
获得尿控比例	82%		69%	71%	47%	76%
女性						
膀胱颈重建手术	0	9	12	9	10	
获得尿控例数	0	8	10	7	7	
获得尿控比例	0	87%	83%	77%	70%	

(二)女性尿道上裂

女性尿道上裂是一种少见畸形,其发病率为 1/484 000(Gearhart and Jeffs,1998)(图 18-27)。我们目前所用的是 Davis(1928)分类方法,该方法描述了 3 种程度的女性尿道上裂情况(图 18-28):轻度尿道上裂,患者尿道口只是单纯地张开;中度尿道上裂,大部分尿道的背侧裂开;最严重的尿道上裂,患者尿道全长及括约肌裂开,并且出现尿失禁(图 18-28)。比较有特征性的生殖器缺陷为分叉的阴蒂。阴阜扁平、表面被覆的皮肤光滑、无毛。这些区域下面可能有适量的皮下组织和脂肪,或者皮肤紧密地覆盖在耻骨联合的前下方。小阴唇常常发育不良,末端向前与相应的半边分叉的阴蒂相连,形成退化的包皮反折。耻骨联合常常是闭合的,但通常为一狭窄的纤维带连接。阴道和内生殖器常常是正常的。由于外生殖器异常不明显,一些儿童通常因为尿失禁就诊被确诊

(Yeni et al,2004;Shetty et al,2011)。

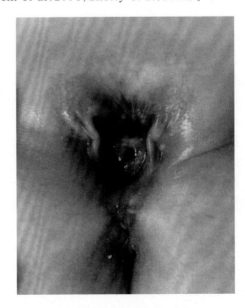

图 18-27　完全型女性尿道上裂

1. 相关畸形

尿道上裂通常伴随膀胱输尿管连接部异常，输尿管从膀胱两侧笔直进入膀胱，造成反流。其发生率为 30% ～ 75%（Kramer and Kelalis，1982b；Gearhart et al，1993a）。由于膀胱出口阻力下降，膀胱变的容量小、膀胱壁薄。首次重新手术后，尿道阻力增加促使膀胱发育，膀胱容量增加至适合膀胱颈重建手术。

2. 手术目标

女性尿道上裂修复的目标和男性患者一致：①获得尿控；②保护上尿路；③重建有功能的和外观可以接受的外生殖器。

3. 手术方法

患者截石位，伴有尿失禁的女性尿道上裂外阴缺陷明显（图 18-29A），两侧阴蒂分开，尿道在 9 点至 3 点位置裂开。平滑的尿道黏膜在头侧与阴阜表面薄的、无毛的皮肤相连。从阴阜基底部头侧行两侧纵形切口，延伸至 9 至 3 点的位置切开尿道壁的全层（图 18-29B）。保留尿道牵引线，向下牵拉尿道，沿尿道顶壁游离至膀胱颈水平（图 18-29C），通常可以将尿道游离至耻骨联合下方。以 10Fr 或 12Fr Foley 导尿管作为模板缝合尿道，缝合从膀胱颈开始，逐渐向远侧直到完成新尿道的成形（图 18-29D）。仔细游离保护两侧阴蒂和小阴唇内侧，可使术后获得较好的外生殖外观。

阴阜处脂肪和皮下组织可以用来覆盖缝线和填充补耻骨联合前的空间（图 18-29E、F）。两侧阴蒂和小阴唇用 6-0 线间断缝合并拢。将海绵体组织与耻骨前支部分分离，可以便于尿道缝合。同时将这些组织缝合在一起可以增加尿道的阻力。进一步将阴阜两边皮下组织带到中间填补耻骨前缺损，将有利于阴阜成形（图 18-29G）。皮下层采用 4-0 缝线间断缝合（图 18-29H），皮肤用 6-0 缝线间断缝合（图 18-29I～K）。

保留 10Fr 导尿管 5～7d。如果手术中同时行膀胱颈重建，尿道内暂时不需要保留导尿管，患者取仰卧位后进行腹部的手术操作。

女性尿道上裂治疗的一大挑战是同时获得满意的外生殖器外观和尿控。目前有很多尿道上裂患者接受尿控手术，但结果令人失望。这些手术包括经阴道尿道/膀胱颈折叠术、肌瓣移植、尿道扭转、尿道烧灼术、膀胱瓣和 Marshall-Marchetti 膀胱尿道悬吊术（Stiles，1911；Davis，1928；Marshall et al，1949；Gross and Kresson，1952）。这些手术或许可以增加尿道的阻力，但不能纠正尿失禁或者尿道、膀胱颈和生殖器畸形的解剖畸形。

在女性尿道上裂中小膀胱的挑战与一些膀胱外翻Ⅰ期关闭术后小膀胱情况类似。容积小、无法控尿的膀胱，无论有无膀胱输尿管反流，都不能达到膀胱颈重建和输尿管再植手术的理想情况。根据 Kramer 等（1982b）的经验，1/3 尿失禁的尿道上裂患者膀胱容量＜60ml。膀胱扩大术、膀胱颈部注射聚四氟乙烯（Teflon）、膀胱颈重建合并膀胱颈扩大术是可选的手术方法。由于膀胱外翻Ⅰ期关闭术后再行尿道成形可以增加膀胱容积，同时不导致肾积水，这一策略也被应用于男性和女性尿道上裂治疗（Peters et al，1988；Gearhart and Jeffs，1989a；Ben-Chaim et al.1995b）。我们在患者 6 个月至 1 岁进行尿道和生殖器重建手术，在 4－5 岁再进行膀胱颈重建手术。这样不仅可以让膀胱的容积增加，还可以让患儿掌握排便训练的基本要领，这一点对于术后达到满意的尿控至关重要。de Jong 等（2000）采用外生殖器成形手术、尿道成形术及皮下膀胱颈悬吊术治疗女性尿道上裂。他们认为，悬吊术可将膀胱颈部转移至腹内位置。在其报道中，1 例患者获得完全尿控，2 例需要膀胱颈黏膜注射填充剂，1 例需要清洁间歇导尿。另一组印度的报道中，Bhat 等（2008）在行尿道成形后，将会阴肌层双层包绕膀胱颈远端尿道。其中 2 例获得完全尿道，1 例部分尿控，1 例在膀胱颈重建后完全尿控。

4. 手术疗效

我们女性尿道上裂病例尿控率为 87.5%，与 Hanna 等（1972）的结果类似。另外，他们还发现具有较大膀胱容量的女性患者的尿控率为 67%。Kramer 等（1982b）也获得同样的结果，他们报道如果膀胱容量足够，患者尿控率为 83%。我们所有病例在初次治疗时膀胱容量均达到了 80ml 以上（表 18-4）。

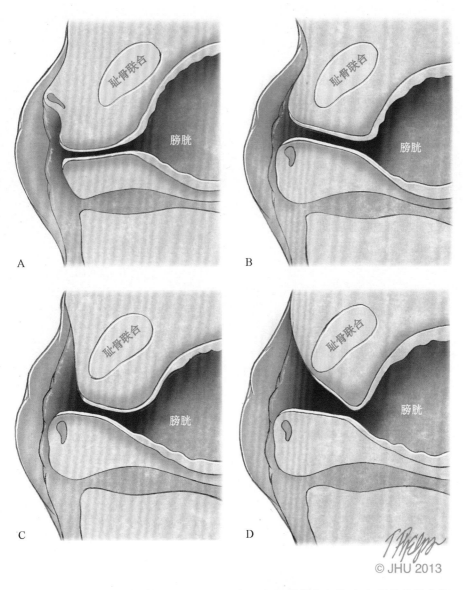

图 18-28　A. 正常女性解剖。B. 囊泡型尿道上裂-尿道基本正常,但与阴蒂位置变化。
C. 耻骨联合下型尿道上裂-远端一半的尿道存在前壁缺陷。D. 耻骨联合后型
尿道上裂-整根尿道存在前壁缺陷,括约肌通常受累

Hendren(1981)及 Kramer 等(1982b)认为,先行尿道外生殖器重建手术可以取得令人满意的结果。在我们中心,尿道和外生殖道重建术后的患者,在进行膀胱颈重建时平均膀胱容量达121ml。这样的膀胱非常适合膀胱颈重建并获得尿控,患者不需要采用膀胱扩大术或清洁间歇导尿。

在我们病例中,同时行尿道、外生殖器重建及膀胱颈重建手术的病例术后平均 18 个月获得尿控;先行膀胱颈重建手术,再行尿道、外生殖道重建的患者则需要 23 个月获得尿控。Klauber 等(1974)的病例获得尿控的时间为术后 2.25 年。Kramer 等(1982b)的研究显示,一些患者术后很短时间可以获得尿控,而另一些患者需要几年才能获得尿控。Kramer 等(1982b)认为,延迟达到尿控可能是因为盆腔肌肉发育需要时间。初步尿道成形手术在获得尿控方面看似没有作用,但是我们认为该手术在膀胱颈重建手术前增加膀胱容量,这个优点比联合手术所拥有的任何优点都为重要。Suson等(2013)比较了22例完全型尿道

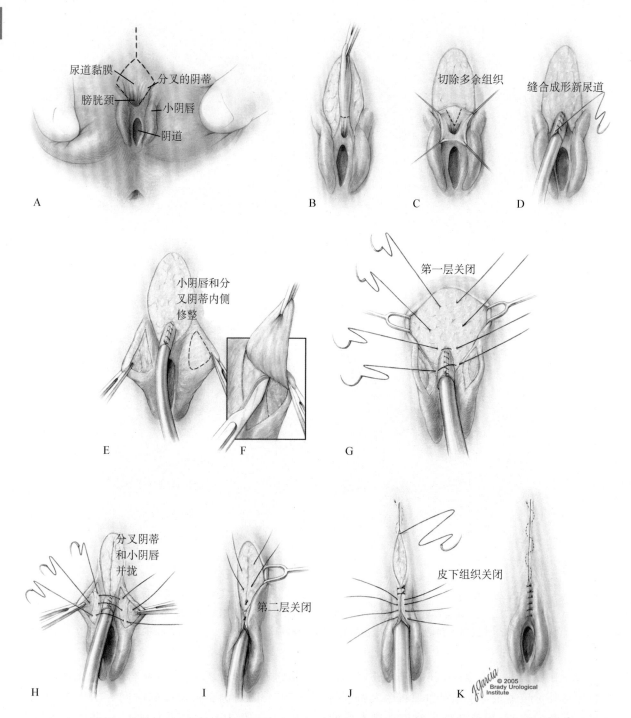

图 18-29　A. 典型女性尿道上裂,标记手术切口。B. 切开阴阜无毛皮肤。C. 楔形切除尿道背侧组织,修整尿道。D. 连续缝合重建尿道。E、F. 小阴唇和阴蒂中线并拢。G. 阴阜初步缝合并拢。H. 小阴唇覆盖尿道,中间并拢缝合。I. 阴阜第二层缝合。J. 阴蒂成形。K. 阴阜成形

上裂女性和 23 例典型膀胱外翻女性患者疗效。虽然尿道上裂组手术年龄大于膀胱外翻,但是她们的膀胱发育程度没有区别。两组间接受手术次数、最终尿控程度和尿流改道手术率都没有区别。

十四、泄殖腔外翻

泄殖腔外翻包括一系列的畸形,其主要表现

为前腹壁的缺陷，发病率为 1：（200 000 ～ 400 000），是一种少见的泌尿系统畸形异常（Hurwitz et al，1987）。尽管之前报道指出男女发病比例为 2：1（Gearhart and Jcffs 1998），Boyadjiev 等（2004）认为男女比例应为 1：1。大多数病例是散发的，染色体易位突变是潜在的致病因素（Thauvin-Robinet et al，2004），有报道发现该疾病会在同胞中发生，提示了致病因素多样性。最近报道认为，母孕期烟草接触会提高发病率（Gambhir et al，2008）。另外还发现，母亲受孕前叶酸服用也会增加婴儿发病率。其他合并的畸形如神经脊椎、肠道、泌尿生殖道和骨骼肌系统的缺陷也比较常见。当患儿合并神经脊椎缺陷、脐膨出与泄殖腔外翻时，可诊断为 OEIS 复合畸形（脐膨出、外翻、肛门闭锁及脊椎缺陷）（Keppler-Noreiul，2001）。对危重患儿处理技术的进步使得大多数患者能够存活到成年，因此现代的泄殖腔外翻治疗重点是如何改善患者生活质量（Mathews et al，1998）。

（一）解剖特点

泄殖腔外翻患者典型的异常包括膀胱外翻、完全分离的阴茎、较宽的耻骨联合分离、膀胱分离为两部分合并末端回肠在中线外翻、后肠残迹、肛门闭锁和脐膨出。很多患儿合并脊椎缺陷和各类下肢畸形（Loder and Dayioglu，1990；Jain and Weaver，2004）。泄殖腔外翻的泌尿生殖器异常与典型的膀胱外翻患者类似，但畸形程度更为严重。

1. 神经脊柱畸形

85％～100％的泄殖腔外翻患者合并脊柱、脊髓异常（Appignani et al，1994；McLaughlin et al，1995），其中多数患者存在腰部脊髓发育不良（80％），10％存在胸部脊髓缺陷，其余为骶部缺陷。来自一个泄殖腔外翻治疗中心的一项 34 例患者的大型研究显示，Mathews 等（1998）发现 17 例患者患有脂肪髓膜瘤，8 例患脊髓脊膜膨出，7 例患脊柱裂，2 例患有脊髓拴系。由于泄殖腔外翻患者几乎都有脊柱异常，一些学者建议对所有诊断为泄殖腔外翻的患者都进行 MRI 检查（Cohen，1991）。脊柱超声操作更为简单，也被用于诊断泄殖腔外翻患者的脊柱异常（Dick et al，2001），Karrer 等（1988）指出，1/5 的超声可探测

的脊柱裂患者体检时可发现骶部皮肤异常。

人们推测，与泄殖腔外翻相关的神经脊柱缺陷胚胎学基础是背侧间充质组织的分裂，而不是神经管闭合不良造成（McLaughlin et al，1995）。另外，有人提出导致泄殖腔外翻形成的缺陷同时导致了脊髓和脊柱被拉裂开（Cohen，1991）。畸形导致的功能缺陷有轻有重，较轻的患者盆腔与下肢的感觉基本正常，较重的患者则必须依靠轮椅。如果患者临床上有明显的神经异常，其尿控也会受到负面影响（Husmann et al，1999），在这一研究中，13 名存在神经病变的患者中只有 1 名患者最终获得了满意的尿控。

Schlegel 等（1989）通过神经解剖学的研究进一步指出，泄殖腔外翻婴儿的神经解剖学标记不同于正常新生儿，其膀胱的自主神经分布更偏向中线（图 18-30）。因此，在手术中分离膀胱和重建过程中可能会伤及神经，引起手术后膀胱的神经病变（Husmann et al，1999）。支配两侧阴茎海绵体的神经来自骶丛，通过中线，穿过盆底内侧，沿两侧膀胱瓣的内侧前行（Schlegel and Gearhart，1989）。Rosch 等（1997）研究表明，神经支配的异常还表现在组织学水平，与膀胱外翻患者相比，神经元的免疫组化表现存在明显的结构异常。

2. 骨骼畸形

骨骼发育异常多见于泄殖腔外翻的患者。典型膀胱外翻中所见的骨盆缺陷在泄殖腔外翻患者中表现的更加严重。Sponseller 等（1995）研究了外翻复合畸形，发现泄殖腔外翻患者的后段骨盆进一步向后成角，并且两侧不对称。同样，骨盆的前端外翻成角也更严重。但是泄殖腔外翻和典型膀胱外翻患者骨盆骨骼的实际长度相似。泄殖腔外翻耻骨分离的距离几乎是典型膀胱外翻的 2 倍。此外，还可以见到骶髂关节的畸形与两边的不对称，大多数泄殖腔外翻患儿需要进行截骨术才能达到成功的重建。Stec 等（2003）提出，在显微镜下**泄殖腔外翻儿童的骨骼与正常对照组儿童相似，按同样的比例生长，提示两者的生长潜力是相同的。**

在一项研究中，37 例泄殖腔外翻患儿中有 8 例出现与脊髓发育不良无关的脊椎异常（Mathews et al，1998）。Loder 等（1990）认为，3/5 的泄殖腔外翻患儿存在脊椎异常。

Diamond 等(1990)还报道 12%～65% 的患儿有四肢短小或缺失和畸形足的发生,很大一部分还伴有严重胫腓骨畸形和先天性髋关节脱位。

Greene 等(1998)的研究显示了类似比例的足部畸形发病率,并且提示其髋关节外展程度较正常人要大。

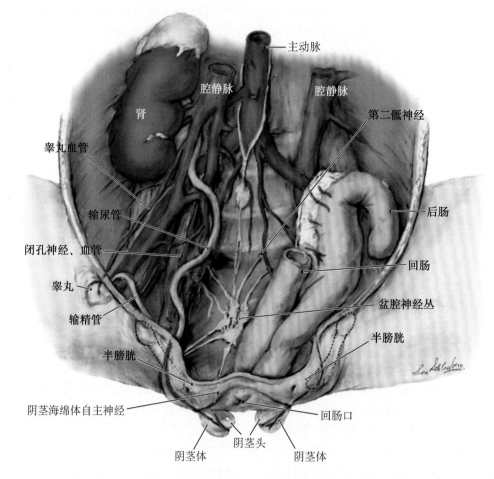

图 18-30　泄殖腔外翻内部结构。示意图显示了会阴部血管、神经,其他血管及阴茎海绵体自主神经,还显示了盆腔的内部结构及重复的腔静脉

3. 肠道畸形

消化道的异常发生于几乎所有的泄殖腔外翻患者。Diamond 等(1990)发现,脐膨出的发病率达 88%,其他研究报道的发病率在 95% 以上。Mathews 等(1998)报道,100% 患者有脐膨出,其大小不一,但内容物通常为小肠或肝。为了防止以后出现破裂,新生儿期应行脐修补术。

Hurwitz 等(1987)回顾了大量泄殖腔外翻患者,报道了 46% 患者存在消化道异常,包括旋转不良、重复畸形和肠管变短。大部分患者有大小不一的后肠残迹。Hurwitz 发现,短肠综合征的发病率为 23%,与 Diamond 报道的 25% 发生率类似(Hurwitz et al,1987;Diamond,1990)。目前已被大家接受的是,短肠综合征患者的小肠长度可能正常,提示其肠道吸收功能异常,术中强调保护尽可能多的肠管,如果后肠管不用于肠道重建,可以保留用于泌尿生殖道的重建(Mathews et al,1998)。现在的技术已经明显降低了短肠综合征的发生率(Sawaya et al,2010)。

4. 泌尿生殖道畸形

苗勒管异常常见于泄殖腔外翻患者。据报道,最常见的苗勒管异常表现为双子宫,发病率约为 95%(Diamond,1990),这些患者中大多有部分重复子宫,表现为双角子宫。65% 患者有重复阴道,25%～50% 患者可见阴道发育不良。Hurwitz 等(1987)报道了完全子宫、输卵管重复,伴重复阴道和阴道发育不良的病例。Gearhart 等（1991b）推荐保留所有的苗勒管重复畸形，以便于将来可能会用于下尿路的重建。

Diamond（1990）报道的一组病例中 41%～60% 的患者发生上尿路畸形。最常见的畸形为盆腔肾和肾发育不良，其发生率为 1/3；肾积水和输尿管积水也很常见，发生率为 1/3；多囊肾发育不良和融合异常比较少见。输尿管在男性可以开口异位至生殖系统，女性开口至子宫、阴道或输卵管（Diamond，1990）。Mathews 等（1998）也报道了类似的上尿路畸形发病率，如重复输尿管、先天性狭窄和巨输尿管症。

男性生殖器异常通常包括两条阴茎海绵体的完全分离，伴阴囊分裂。有时候双侧海绵体发育不对称，对进行重建手术提出了挑战。睾丸可能降至阴囊内，但通常会出现隐睾伴腹股沟疝的情况。女孩通常表现为很宽的阴蒂分叉。下尿路通常由中央的外翻肠段及其两侧的外翻膀胱瓣组成。一侧膀胱引流同侧输尿管，并和同侧阴茎组织紧密相连。然而解剖学上的变异在这类患者很常见，每一位患者都有独特的解剖学特征。

5. 其他系统畸形

威胁生命的心血管和肺部畸形在泄殖腔外翻患者中很少见到。曾报道过的相关病例有：2 例发绀性心脏病，1 例主动脉重复畸形，2 例重复肺和 1 例右上肺闭锁。此外，Schlegel 等（1989）在解剖一泄殖腔外翻患者尸体时发现存在腔静脉重复现象。

由于泄殖腔外翻患者病情的复杂性及有多系统受累现象，Hurwitz 等（1987）设计了一个表格用于区分每一位患者的解剖学特性，从而设计手术方案（图 18-31）。这样有利于将典型的泄殖腔外翻患者和其他变异类型区分，还可以系统地描述存在的软组织缺陷。

（二）泄殖腔畸形变异

泄殖腔畸形变异包括两侧膀胱瓣之间的肠段、脐膨出、盲端的尾肠、肛门闭锁、耻骨联合和腹直肌分开、阴茎分叉、阴囊或阴唇分裂。女性患者中存在重复阴道和子宫。由于泄殖腔畸形包括泌尿生殖、胃肠、骨骼肌肉和神经系统畸形，因此存在大量变异也在想象之中。泄殖腔畸形的治疗从以前的减轻畸形到现在的复杂泌尿生殖及胃肠道

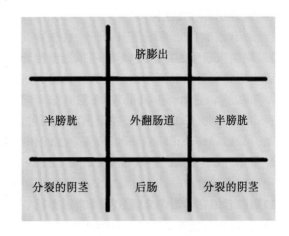

图 18-31　**典型泄殖腔外翻和其变异**（From Manzoni GA，Ransley PG，Hurwitz RS. Cloacal exstrophy and cloacal exstrophy variants：a proposed system of classification. J Urol 1987；138：1065-8.）

重建，从而使患者实现基本正常的生活状态。

Lowentritt 等（2005）报道的 6 例泄殖腔畸形变异患者中，5 例泄殖腔表面覆盖皮肤，1 例合并肠重复畸形。泄殖腔畸形治疗困难，其变异使治疗难度加大，只有通过生殖系统造影、输尿管逆行造影等研究才能了解患者的复杂解剖异常。在这组患者中，3 例没有脊柱异常，1 例存在隐性脊柱裂。3 例重建盆底，其中 2 例成功实施 Pena 手术。相对典型泄殖腔畸形患者，变异类型脊柱畸形发生率少，而大便失禁情况严重。但总体而言，这类患者合并严重畸形的可能性小，因此合适的泌尿生殖畸形治疗可能明显提高其生活质量。

（三）产前检查

人们最初对疾病进行产前诊断开始于 19 世纪 80 年代，到现在为止已有了一系列的改进（Meizner and Bar-Ziv，1985），目前认为可以采用 3 个主要标准来进行产前诊断：①脐下中线区较大面积的前腹壁缺损；②腰骶部脊膨出；③未见尿液充盈的膀胱。Chitrit 等（1993）通过产前超声诊断了一对患泄殖腔外翻的同卵双胞胎。除此之外，关于产前检查的文献多为病例报道，而且仅 15% 的泄殖腔外翻患者是通过产前超声检查诊断出来的。由于在过去 20 年间泄殖腔患者的生存率有显著的提高，同时胎儿超声检查的普遍应用，产前的早期诊断可以帮助患儿家长进行适当的心

理辅导,并在产后协助护理。

Austin 等(1998)回顾了 20 例泄殖腔外翻病例,根据临床表型的发生频率,提出了泄殖腔外翻产前诊断的主要和次要标准。主要标准是那些出现频率高于 50% 的畸形表型,诊断的妊娠时间一般在 15—32 周(平均 22 周),主要诊断标准包括:膀胱不显影(91%),脐下区中线位置大面积的前腹壁缺损或囊性前腹壁结构(82%),脐膨出(77%)和脊髓脊膜膨出(68%);次要标注包括下肢缺陷(23%),肾畸形(23%),腹水(41%),耻骨弓增宽(18%),胸腔变窄(9%),脑积水(9%)及单一脐动脉(9%)。Hamada 等(1999)报道的 1 例病例中,产前超声发现胎儿脐下的前腹壁处存在突出的波浪状的带状软组织,形态类似象鼻,后来发现这是脱垂的回肠末端,作者提议将该超声图像与 Austin 等(1998)提出的诊断标准相结合,来对泄殖腔外翻进行产前诊断。

磁共振也被用于泄殖腔畸形的产期诊断(Chen et al,2008),与超声检查结合后可提供很好的解剖学资料。当没有发现正常膀胱的时候,磁共振比超声的诊断率高(Calvo-Garcia et al,2013)。另外,磁共振更容易发现脐膨出、性别畸形及脊髓缺陷(Goto et al,2012)。产前诊断有助于患者家属咨询和产后治疗。需要让患者家属更多地了解构成这一综合征严重的解剖学异常,并且要给予心理上的支持;并将母婴转移至有经验的中心进行下一步治疗(Keppler-Noreuil et al,2007)。

十五、泄殖腔外翻的手术重建

Rickham 等(1960)首次报道了泄殖腔外翻患者的手术成功。到 19 世纪 70 年代,泄殖腔外翻患者生存率约 50%。但是到了 19 世纪 80 年代,由于治疗中心加强了出生后的护理,患者的生存率几乎达到了 100%。但在护理条件有限的地方,生存率仍会受到严重影响。

(一)出生后的评估和治疗

立即进行处理可以使婴儿身体处于稳定状态。全面的体格检查和各种解剖缺陷的确定,对于制订短期和长期的治疗策略有重要的意义(框图 18-1)。最初的治疗应该包括患者性别的确定、外翻的膀胱和肠要像处理膀胱外翻那样,覆盖塑料薄膜来保持湿润(Gearhart and Jeffs,1998)。合并脊髓神经畸形的患者需要立即进行神经外科的评估。获得社会工作者、儿骨科医师及其他相关学科的协助。外生殖器的评估和性别的鉴定必须由一个包括小儿泌尿外科医师、小儿外科医师、儿科医师,小儿内分泌科医师和小儿心理学或精神病学专家的性别鉴定小组来完成。性别决定需要患儿父母的参与,并且对他们进行适当的心理辅导。在具备处理复杂畸形的大型医疗中心中,多学科会诊须在短时间内完成。如果由于医疗条

框图 18-1　现代泄殖腔畸形功能重建

新生儿的立即评估

评估伴随畸形

决定是否进行修复手术

功能性膀胱闭合(新生儿期评估后尽快进行)

一期手术修复(伴随畸形较少)

　修复脐膨出

　将盲肠板与两侧膀胱瓣分离

　闭合膀胱、行尿道成形术

　髂骨垂直截骨、前髋骨横行截骨

　终末回肠造口术,结肠造口术

　如有需要,进行生殖器矫正手术

分期手术修复

第一期手术(新生儿期)

　修复脐膨出

　将盲肠板与两侧膀胱瓣分离

　连接两侧膀胱瓣

　对于不能进行阴茎重建手术的患儿行去势手术

　终末回肠造口术,结肠造口术

第二期手术

　闭合膀胱、行尿道成形术

　髂骨垂直截骨、前髋骨横行截骨

　如果需要,进行生殖器矫正手术

尿控及抗反流手术(4—5 岁)

　膀胱容量超过 100ml

　Young-Dees-Leadbetter 膀胱颈重建手术

　双侧 Cohen 输尿管再植手术

　肠段和(或)胃行膀胱扩大术或经腹壁、会阴的可控性尿流改道术

阴道重建术

利用结肠、回肠或全层皮片行阴道重建或扩大术

件或膀胱太小不适合闭合的原因,可先行肠道改道再行膀胱延期关闭(Mathews et al,1998)。

(二)性别决定

由于泄殖腔外翻患者阴茎海绵体和阴囊明显分裂,海绵体很小,早期治疗建议泄殖腔外翻男孩(46,XY)重建为有功能的女性(Tank and Lindenaur,1970)。手术为双侧睾丸切除术+阴茎重建成有功能的阴蒂,并早期或者延迟行阴道成形术。Reiner 等(2004)报道了 29 例泄殖腔外翻男性患者进行了变性手术。心理学研究表明,虽然这些患者没有青春期雄激素高峰,但是他们的性心理发育都明显向男性发展。Mirheydar 等(2009)报道了 1 例因异位睾丸行变性手术的 46,XY 患者的男性化情况。有人将 Great Ormond Street 医院的泄殖腔外翻患者和其他泄殖腔异常患者进行了比较,没有发现两者在社会,行为能力及心理问题上有什么差别。性别决定与儿童期的心理、情感或行为问题没有联系(Baker Towell and Towell,2003)。Schober 等(2002)报道了 14 例早期行性别变性手术的儿童,发现虽然患者在儿童期有男性化行为,但是性别认同为女性。目前,大多数学者推荐如果可能的话,需要通过染色体检查来鉴定性别(图 18-32)。一份报告指出:患者出生时睾丸的组织学形态是正常的,从而支持了以上这一措施(Mathews et al,1999a)。此外,由于阴茎重建技术的进步,目前已经能够重建出有功能并且美观的阴茎(Husmann et al,1989b;Massanyi et al,2012)。

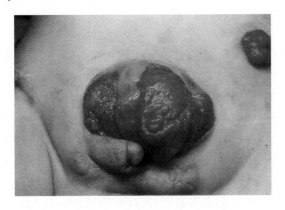

图 18-32　1 例 46,XY 泄殖腔外翻病例,右半阴茎发育好,该患者按男性进行手术重建

(三)即刻手术重建

泄殖腔外翻的重建手术必须经过仔细安排,做到个体化治疗(Ricketts et al,1991;Lund and Hendren,1993;Mathews et al,1998)。那些有脊柱裂及脊膜膨出的婴儿,须请神经外科会诊,并且在患者情况稳定时尽早进行闭合手术。脊膜膨出闭合后必须进行长期的随访,以评估神经系统的细微变化,这些变化可能会提示脊髓拴系。约33%的患儿会出现症状性脊髓拴系(McLaughlin et al,1995)。最近研究表明,57/68 例泄殖腔外翻患者存在脊柱裂(Suson et al,2010),其中 62 例可以行走年龄的患儿中,37 例可自主行走,17 例使用辅助设备行走,8 例使用轮椅。

目前推荐在新生儿期闭合脐膨出,这样可以防止其突然破裂,手术往往和肠改道同时进行。以前手术时只强调回肠造口,手术时将后肠残迹切除。自从认识到造口患者会出现代谢变化后,人们尝试利用后肠管来延长肠道,以增加液体的吸收(Husmann et al,1989a;Mathews et al,1998)。后肠被用于肠造口后,后肠残迹会增大,患儿水吸收能力也加强(Taghizadeh et al,2009)。后肠可以用同向蠕动或异向蠕动的方式吻合,从而增加蠕动能力,产生成形的粪便。那些肛门狭窄但没有肛门闭锁的患儿将来可能具有控制排便能力,可采用肠拖出手术来治疗(Ricketts et al,1991)。如果残留的后肠不用于肠管的重建,可以将其以黏液瘘管的形式保留,用于将来膀胱扩大手术或阴道重建手术(Lund and Hendren,1993;Mathews et al,1998)。如果胃肠道的重建手术和膀胱闭合手术同时进行,拉近分离的耻骨结节(通常采用截骨术)对于骨盆环的重建很有益处,还能增加膀胱和腹壁闭合成功率(Mathews et al,1998)。一些学者建议在初期肠改道手术后,经过 1~2 年的观察后再进行肠道重建(Soffer et al,2000)。可通过影像学检查来评估残余结肠的长度,如发现结肠长度接近正常,就行肠拖出术。如果结肠长度较短但是患者能够排成形便,这样的患者仍旧可以行肠拖出术,并行肠道管理来保持干净(Levitt et al,2008)。肠道延长术可用于提高肠道吸收能力和患者营养情况(Figueroa-Colon et al,1996)。粪便不成形的患者一般采用永久性腹壁造口。

在脐膨出闭合的初期,如决定不同时进行膀胱和腹壁的闭合,那就要将两侧膀胱瓣在中线处缝合,形成典型膀胱外翻外观(Ricketts et al,1991;Mathews et al,1998)。这样可以通过腹部的膨胀来扩大膀胱板,为将来的闭合手术做准备。如果残留的后肠不用于最初肠管的重建,可以将其作为黏液瘘管保留。

(四)泌尿系统重建手术

1. 现代分期重建手术

泌尿系统分期重建手术采用膀胱外翻的处理方法(Gearhart and Jeffs,1991b)。一旦两侧膀胱瓣并拢后,将膀胱边缘与腹壁分离,并在中线处缝合。类似典型膀胱外翻处理方法,将膀胱及后尿道置于骨盆深处是决定泌尿系统重建手术能否成功的关键。采用真皮补片可以减少耻骨间伤口裂开及窦道形成(Henderson et al,2010)。如果发现腹股沟疝,则必须在闭合手术时进行修补。对女性或者行变性手术的男性患者,须重建外生殖器以改善其外观。

外生殖器重建需要在产后立即进行,这样可以使外观和其性别一致。心理学研究表面,如果一侧或双侧海绵体有足够的组织,患者更倾向于按照男性重建外生殖器(Reiner,2004)。如果海绵体残留少,行阴茎重建的结果不理想,采用替代材料的阴茎重建术效果更为满意(Lumen et al,2008),多种皮瓣被应用(Bluebond-Langner and Redett,2012;Massanyi et al,2012)。那些男变女的患者在初次性别重建手术时将两边的阴茎海绵体带到中线处缝合形成阴蒂。

然而,只要有足够的海绵体组织,不管是单侧还是双侧,可以在1岁左右进行尿道上裂的修复。女性患者可以尽早行阴道重建手术。对需要重建新阴道的变性手术后的男性患者,延期重建比较合适,可以利用保存下来的后肠或者扩展的会阴部皮肤重建阴道(Belloli et al,1997)。重建的新阴道可能需要长期扩张。

耻骨并拢有利于腹壁的闭合,通常需要行截骨术,术后以牵引固定。外固定和牵引通常要保持6~8周以促进愈合。

2. 截骨手术作用

生命体征稳定的婴儿在出生后就可以立即考虑进行泌尿系统重建手术。**由于所有的泄殖腔外翻患者耻骨分离严重,在行膀胱闭合的时候都要进行截骨术**(Mathews et al,1998)。截骨术可以使得骨盆环、膀胱、腹壁闭合时没有过度的张力。患者进行截骨术可以减少伤口开裂和术后腹疝的发生。Ben-Chaim 等(1995c)进行的一项大规模研究表明,在泄殖腔外翻闭合时没有进行截骨术的患者有89%出现了严重的并发症,而进行截骨术的患者并发症发生率只有17%。无论患者是否截骨,在脐膨出大小、有无脊髓脊膜膨出和初次闭合的时间等方面都是相似的。然而截骨术对于泄殖腔患者最终控尿并没有作用。

目前,我们中心常规采用髂骨垂直截骨＋前髋骨横行截骨术(Silver et al,1999)。这种手术方式不需要患者在进行膀胱和腹壁闭合手术时在手术台上变换体位。另外,这种方法避免了应用后入路手术在闭合脊柱或背部时可能出现的并发症。Silver 等(1999)报道了耻骨极度分离达10cm 以上的5位患者,这些患者初次行骨盆截骨术后,在1~2周后逐渐收拢固定器将骨盆逐渐闭合,随后对腹壁和膀胱进行闭合手术。所有的患者闭合都成功了,没有遇到技术问题和并发症。这种分期骨盆闭合技术可以为那些不适合进行单次盆腔闭合手术(即使行盆腔截骨术)的泄殖腔外翻患者提供可靠的二期修补。术中可在耻骨间放置一块钛板固定靠近的两块耻骨,稳定骨盆并缩短耻骨间距(图 18-33)(Mathews et al,2006)。由于盆腔骨骼可能不对称,在进行截骨术和固定术时必须小心。对存在下肢异常的患者,术后进行牵引时也很具挑战性。

泌尿系统重建失败可能造成膀胱发育不良,最终需要切除膀胱板。Shah 等(2014)总结了泄殖腔外翻泌尿系统重建手术失败的可能原因。他们比较了 26 例首次泌尿系统重建失败的病例(6例 XY 男性,8例 XX 女性,12例 XY 变性手术后的女性)和 34 例首次手术成功的病例(17 例 XY 男性,12 例 XX 女性,5 例 XY 变性手术后的女性)。

其中手术失败组中 77%的病例在出生后 1周内手术,而成功组仅为 26%。另外,手术失败组内 31%的病例行截骨术,成功组为 82%。失败组中 76%的骨盆固定采用人字形石膏,成功组内56%采用 Buck 牵引及外固定支架,20%采用

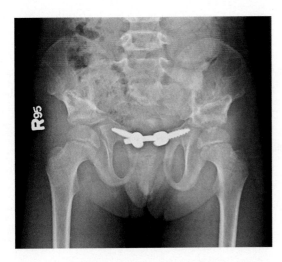

图 18-33　采用钛板并拢泄殖腔外翻耻骨（该病例术前耻骨分离 8cm）

Bryant 牵引（不一定同时使用外固定支架）。30% 首次手术成功和 50% 再次手术成功的病例采用了耻骨间金属板固定的手术。92% 再手术病例采用了截骨术。首次骨盆截骨后 2～3 周逐渐收拢固定器将骨盆逐渐闭合，再行分期闭合膀胱手术的方法也被证明有效（Mathews et al，2006）。

3. 一期重建手术

Grady 和 Mitchell（1999）报道了采用类似于膀胱外翻治疗的一期重建手术来治疗泄殖腔外翻。如果患儿合并巨大脐膨出或者生命体征不稳定，他们建议延期进行尿路重建手术。手术中将泄殖腔外翻转化为膀胱外翻，然后将膀胱及阴茎重建一期完成。Lee 等（2006）介绍了 7 例采用一期手术的经验，其中 1 例在重建前死亡，6 例完成手术，在如厕训练前可间歇保持干燥。部分患儿需要膀胱颈注射填充物增强尿控能力。1 例患儿可自主排尿，1 例患儿行膀胱扩大术。

（五）尿控技术

大多数患儿可能获得尿控，但有些需要进行膀胱扩大并采用间歇性导尿。Gearhart 等（1991b）、Mitchell 等（1990）及 Hendren 等（1992）进行的一系列研究表明，现代下尿路重建手术可以帮助这些患者达到尿控。膀胱容积的扩大可以通过利用后肠（如果可能的话）、回肠或胃段而实现。变性的男性患者要达到尿控比较困难，可控性腹壁造口可能更适用于这类患者（Mathews et

al，1998）。女性患者在进行过 Young-Dees-Leadbetter 膀胱颈重建术后可以成功尿控，但是大多数患者仍需要进行间歇性导尿（Husmann et al，1999）。Mitchell 等（1990）也报道了类似结果。Husmann 等（1999）报道，泄殖腔外翻 Young-Dees-Leadbetter 膀胱颈重建手术成功率与是否合并神经系统畸形相关。

尿控手术有多种方式。可利用阴道、回肠、胃或输尿管来重建原位尿道。在有足够肠管并保障液体损失也不成为问题的情况下，可用回肠构建可以置管的腹壁造口。可利用后肠、回肠或胃来扩大膀胱。然而可控储尿囊的手术应该推迟到患儿能掌握排尿方法、能够参与自我护理的时候再进行。选择尿道导尿或是腹壁造口要根据患儿尿道和膀胱出口情况、患儿的选择及操作灵巧程度，以及脊柱、髋关节和步态来决定。一项大规模泄殖腔外翻病例分析（Suson et al，2010）表明，50%（35/61 例）患者最终获得尿控，30/35 例使用可控造口插管导尿，其余病例可自主排尿或通过尿道导尿。需要根据每个患者膀胱大小和功能、患者精神情况、神经系统和矫形状态来选择合适的治疗方案。

十六、泄殖腔外翻的长期问题

由于患者生存率普遍提高，目前泄殖腔外翻治疗的焦点已经转移到如何提高患者的生活质量上。功能的改善是生活质量改善的主要因素。需要强调的是，虽然目前存在普遍的治疗准则，但是每个患者需要个性化治疗来获得最佳功能改善。

神经系统缺陷是患者长期失能状态的因素。早期积极评估和治疗神经系统问题并长期密切随访是否存在脊髓拴系是功能是非常重要的（McLaughlin et al，1995）。

后期管理和神经缺陷程度有关。当神经系统轻微或者没有缺陷，肠拖出手术及控尿效果会比较理想。Ricketts 等（1991）采用 6 分评分系统来评估排便和排尿控制情况（6＝最好，0＝最坏）。他们评估了 12 位治疗了很长一段时间的患儿。其中 7 位为 1 分（结肠造口伴尿失禁），只有 1 位评为 5 分（定时灌肠和膀胱排尿可控），这充分表明了手术重建所面临的困难。

一些患者需要永久性回肠造口进行粪便管理。Husmann 等(1999)发现,进行永久回肠造口的患者与进行末端结肠造口的患者相比较,早期并发症的发生率较高;然而到了 3 岁,肠道已经适应,很多患者都解决了短肠综合征的问题。如果对接受终末回肠造口的患者进一步给予高营养的积极治疗,这两组患者的生长状态就会非常相似。肠道重建技术使多数患儿避免了由于短肠综合征造成的长期虚弱状态。

过去由于男性患儿阴茎较小并且耻骨分得较开,阴茎重建的尝试很少能成功。现代重建手术技术使得一些男性患儿通过利用前臂移植组织可以进行完整的阴茎重建。男性患者通常缺乏生育能力,而女性患者生育能力正常并且有怀孕的报道。女性患者与膀胱外翻患者相比通常还有比较严重的子宫颈脱垂现象。

小结

泄殖腔外翻治疗技术的进步使得几乎所有的患者都能生存,并在外观和功能效果获得显著的改善。关于变性手术的问题仍旧存在争议,关于最佳治疗方案的长期资料仍在搜集当中。采用合适的重建方式和间歇性导尿可以获得尿控。尽管存在多方面的畸形,很多患者还是能够过上丰富多彩的生活。

要点:泄殖腔外翻治疗中优先考虑事项

- 生命体征和全身状态稳定。
- 确定性别。
- 发挥结肠功能。
- 将膀胱从消化道分离解剖出来。
- 有功能的外生殖器重建。

参考文献

完整的参考文献列表通过 www. expertconsult. com 在线获取。

推荐阅读

Baird AD, Frimberger D, Gearhart JP. Reconstructive lower urinary tract surgery in incontinent adolescents with exstrophy/epispadias complex. Urology 2005;66 (3):636-40.

Baird AD, Gearhart JP, Mathews RI. Applications of the modifi ed Cantwell-Ransley epispadias repair in the exstrophy-epispadias complex. J Pediatr Urol 2005;1 (5):331-6.

Baird AD, Mathews RI, Gearhart JP. The use of combined bladder and epispadiasrepair in boys with classic bladder exstrophy:outcomes, complications and consequences. J Urol 2005;174 (4):1421-4.

Borer JG, Gargollo PC, Hendren WH, et al. Early outcome following complete primary repair of bladder exstrophy in the newborn. J Urol 2005;174:1674-8.

Ebert A, Scheuering S, Schott G, et al. Psychosocial and psychosexual development in childhood and adolescence within the exstrophy-epispadias complex. J Urol 2005;174 (3):1094-8.

Gearhart JP, Baird AD. The failed complete repair of bladder exstrophy:insights and outcomes. J Urol 2005;174:1669-72.

Gearhart JP, Ben-Chaim J, Jeffs RD, et al. Criteria for the prenatal diagnosis of classic bladder exstrophy. Obstet Gynecol 1995a;85:961.

Grady R, Mitchell ME. Complete repair of exstrophy. J Urol 1999;162:1415.

Hernandez D, Purves JT, Gearhart JP. Complications of surgical reconstruction of the exstrophy-epispadias complex. J Pediatr Urol 2008;4:460-6.

Mathews R, Gosling JA, Gearhart JP. Ultrastructure of the bladder in classic exstrophy-correlation with development of continence. J Urol 2004;172:1446.

Schaeffer AJ, Stec AA, Purves JT, et al. Complete primary repair of bladder exstrophy:a single institution referral experience. J Urol 2011;186:1041.

Sponseller PD, Bisson LJ, Gearhart JP, et al. The anatomy of the pelvis in the exstrophy complex. J Bone Joint Surg Am 1995;77:177.

Stec AA, Tekes A, Ertan G, et al. Evaluation of pelvic floor muscular distribution after primary closure of classic bladder exstrophy by 3-dimensional magnetic resonance imaging. J Urol 2012;188:1535.

Wild AT, Sponseller PD, Stec AA, et al. The role of osteotomy in surgical repair of bladder exstrophy. Semin Pediatr Surg 2011;20:71.

（杨刚刚　包杰文　周立军　鲍星奇　编译　黄轶晨　审校）

第 *19* 章 Prune-Belly 综合征

Anthony A. Caldamone, MD, MMS FAAP, FACS, and
Francisco Tibor Dénes, MD, PhD

Prune-Belly 综合征（Prune-Belly syndrome，PBS）是由多种不同程度的病变相互影响而形成的综合性病变。主要表现为三联症状：腹部肌肉的缺失、双侧腹腔内睾丸和泌尿道异常。泌尿道异常主要表现为不同程度的肾积水、肾发育不良、输尿管扩张纡曲、膀胱扩大及前列腺部尿道扩张。常伴随呼吸道、胃肠道、心血管系统及运动系统异常。症状的严重程度差别很大，部分新生儿甚至无法存活，而其他患者可能仅受到最低程度的影响。决定患者长期存活的唯一的也是最重要的因素是泌尿系畸形的严重程度，特别是肾发育不良的严重程度。

Frolich 于 1839 年最先报道了此病腹壁的特征性改变，而 Parker 于 1895 年完整地报道了该种异常的三联症。Osler 于 1901 年生动详细地描述了患儿的腹壁形态并将其命名为 Prune-Belly 综合征（Osler，1901）。其他关于该综合征的名称包括：三联综合征、Eagle-Barrett 综合征及腹壁肌肉综合征（Eagle and Barrett，1950；Greskovich and Nyberg，1988）。

Prune-Belly 综合征在活产儿中的发病率为 1∶(29 000～40 000)，与膀胱外翻的发病率相似（Williams and Burkholder，1967），**95% 见于男性患儿**（Wheatley et al，1996）。女性患儿往往有腹壁肌肉缺失、泌尿道畸形但不伴性腺发育异常（Rabinowitz and Schillinger，1977；Reinberg et al，1991b）。双胞胎、黑人、母亲生产年龄过早时发病率较高。在发达国家，该病的发病率呈逐渐下降趋势，这主要归功于广泛的产前诊断并及时终止妊娠。Routh 和其同事（2010）基于儿童住院患者数据库（以美国为基础的），回顾性总结了 2000－2006 年期间 Prune-Belly 综合征的新生儿的首次住院的数据，经权重后的发病率估计为 100 000 例新生儿中有 38 例患者（Routh et al，2010）。

一、遗传学

男女比例的巨大差异、男性同胞兄弟和表亲之间偶见共同发病，以及双胞胎患者发病率增加均提示 Prune-Belly 综合征具有遗传学基础。然而，大部分病例是散发的且核型正常。每 23 名 Prune-Belly 综合征患婴中即有 1 名为双胞胎婴儿（Ives，1974）。但是，大部分报道显示：双胞胎患儿往往只有一方患有此病，这又不支持此病具有遗传学病因。有假说提出该病的病理基础为：在胚胎发育的第三周原条形成的关键期，间充质组织在两个胎儿间分配不均而导致单个胎儿形成 Prune-Belly 综合征（Coplen et al，1996）。有报道认为，该病与 Turner 综合征、16 号染色体单倍体异常，以及 13 号、18 号染色体三倍体异常相关（Amacker et al，1986；Hoagland and Hutchins，1987）。有关此疾病遗传类型的假说很多，如 X 连锁隐性遗传

(Fryaman et al,1993),双联常染色体显性遗传突变(Riccardi and Grum,1977),以及多基因突变学说(Garlinger and Ott,1974;Lockhart et al,1797;Adeyokunnu and Familusi,1982)。Ramasamy 及其研究小组(2005)在其报道中针对家族性 PBS 提出了一个与性别相关的常染色体隐性遗传模型。大多数学者还是认为,染色体异常的 PBS 患者占少数,绝大部分患者的基因型正常。也有报道认为,PBS 与 Beckwith-Wiedmann 综合征相关(Silengo et al,2002;Sinico et al,2004)。

二、胚胎学

有关 PBS 的胚胎形成过程有很多理论。然而,因为没有实验模型来验证这些理论,其确切机制尚不明确。目前,主要的理论有四种:①孕早期子宫内因后尿路梗阻导致的尿路扩张,可伴有胎儿腹水形成及羊水过少(Strumme,1993;Pagon et al,1979;Beasley et al,1988;Wheatley et al,1996);②侧板中胚层(输尿管、膀胱、前列腺、尿道及睾丸引带的前体)的原发性缺损(Ives,1974;Gonzalez et al,1990);③原发性尿路缺损导致的

输尿管扩张及胎儿腹水(Symonds and Driscoll,1974;Monie and Monie,1979;Smythe,1981;Nakayama et al,1984;Cazorla et al,1997);④卵黄囊缺损(Stephens,1983;Stephens and Gupta,1994)。到目前为止,尚无任何一个理论得到广泛的认同,还有不少理论介于以上四种理论之间。

三、Prune-Belly 综合征的临床特征

(一)泌尿生殖道异常

1. 肾

图 19-1 和图 19-2 展示了从正常肾实质发展

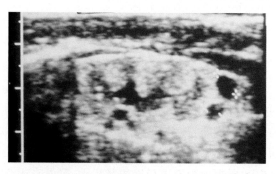

图 19-1 PBS 新生儿的肾超声波扫描显示肾实质回声显著增强且肾皮质囊肿,提示肾发育不良

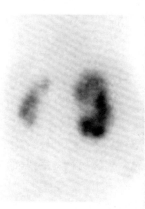

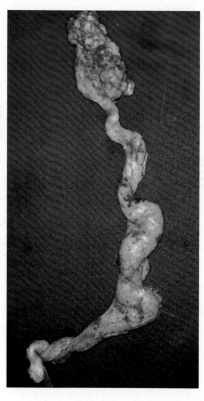

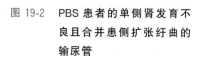

图 19-2 PBS 患者的单侧肾发育不良且合并患侧扩张纤曲的输尿管

至肾发育不良的演变过程。严重的肾发育不良通常伴有膀胱出口梗阻，在发育过程中膀胱并没有通过开放的脐尿管减压（Potter，1972）。**50%的病例都存在肾发育不良，而其在程度上和侧别有所不同且常有变异**（Rogers and Ostrow，1973；Stephens，1983）。**在 Potter Ⅱ型和Ⅳ型 PBS 中可见肾发育不良。**伴有肾单位减少及肾实质组织紊乱的 Potter Ⅱ型变异更提示肾间充质缺损，而 Potter Ⅳ型伴有皮质和管样囊肿与尿路出口的梗阻有关（Wigger and Blanc，1977）。

肾集合系统呈特征性扩张，且扩张程度较严重。然而，扩张的程度通常与肾发育不良的严重程度无关。即便出现严重的肾盂和输尿管扩张，肾盏的形态一般能得以良好的保留（Berdon et al，1977）。部分患者表现为单侧重度肾发育不良或是严重肾扩张，而其对侧肾仅有轻微的异常。此疾病可伴有原发性或继发性肾盂输尿管连接部梗阻，然而非梗阻性肾积水是其主要特征（Woodard and Parrott，1978b）。对此疾病的患者而言，肾感染比梗阻对肾功能的影响更大。

2. 输尿管

输尿管通常会有特征性的扩张、纤曲和延长（图 19-3）。虽然输尿管全程都会出现大量的扩张或狭窄，但近段（上段）输尿管的病变程度通常较远段轻。值得注意的是，很多患者的泌尿道畸形的严重程度与腹壁松弛程度不成比例。组织学切片显示病变的输尿管表现为平滑肌细胞缺失而纤维结缔组织增生。通常患者的近段输尿管还有较多外观正常的平滑肌细胞（Palmer and Tesluk，1974；Stephens，1983），这对下一步手术重建输尿管极为重要。PBS 患者的输尿管，特别是存在反流的输尿管中胶原和平滑肌细胞的比例较正常人高（Gearhart et al，1995）。超微结构病理检测显示，PBS 患者输尿管平滑肌细胞内粗肌丝和细肌丝较正常人减少，这可能是导致输尿管蠕动不足的原因（Berdon et al，1977；Stephens，1983）。

75%的 PBS 患儿存在膀胱输尿管反流现象（Berdon et al，1977；Fallat et al，1989）（图 19-4）。梗阻并不常见，但是，肾盂输尿管交界处梗阻和膀胱输尿管交界处梗阻都有报道（Wigger and Blanc，1977；Moerman et al，1982；Manivel et al，1989）。

由于输尿管壁接合异常，扩张的输尿管仅有无效的蠕动。输尿管平滑肌细胞不仅数量少，而且其收缩力由于缺乏肌原纤维而降低，因而当输尿管蠕动波向下传导时，通常被胶原斑阻隔，这就导致大量的尿液集聚在扩张的输尿管节段中而不是向下进入膀胱（Woodard and Smith，1998）。X线透视可见，输尿管无效蠕动，上尿路积水，可进一步引起感染（Nunn and Stephens，1961；Williams and Burkholder，1967）。

3. 膀胱

膀胱通常表现为重度扩张伴脐尿管处假性憩室（图 19-5）。**25%～30%的患儿在出生时脐尿管开放**（Lattimer，1958；Wigger and Blanc，1977；Stephens and Guptake，1994）。虽然膀胱壁很厚，但光滑，不像梗阻性膀胱的表现。在组织学上，无梗阻的膀胱内胶原与肌纤维的比例增高（Workman and Kogan，1990）。然而，在梗阻的 PBS 膀胱里，可见肥大的平滑肌细胞（Perlmutter，1976）。神经节细胞在骨盆的分布正常（Nunn and Stephens，1961；Burke et al，1969）；然而，α_1肾上腺受体的免疫组化染色深度降低了（Schneider-Monteiro et al，2010）。Stephens 报道，膀胱三角区扩大，双侧输尿管口向两侧、向上移位，这可能会使膀胱输尿管反流的发生率增高（Williams and Burkholder，1967）。

在排泄期，膀胱颈广泛开放至扩张的前列腺部尿道（图 19-5）。尿流动力学检查通常显示，膀胱顺应性正常，然而从初感尿意至排尿的时间延迟且膀胱容量扩大（Snyder et al，1976）。患者膀胱排空的能力差异很大，部分患者能轻松排空膀胱中的尿液，而部分患者在排尿后则有很大的残余尿量。这可能是由于患者膀胱出口相对梗阻的程度不同，以及膀胱逼尿肌收缩所能产生压力的差异所致。当排泄阻力增加导致膀胱无法有效排空时即被称为不平衡排尿（Snyder et al，1976；Kinahan et al，1992）。**尽管存在阻碍正常排尿的病理改变，约50%的 PBS 患者能在正常排空压力下自行排尿，其尿流率正常，残余尿量亦很少**（Nunn and Stephens，1961；Kinahan et al，1992）。然而，Kinahan 及同事于 1992 年报道，过多的残余尿量可能会使患者的排尿功能恶化，使平衡排尿变为不平衡排尿，因而定期评估患者的排尿功能尤为重要。

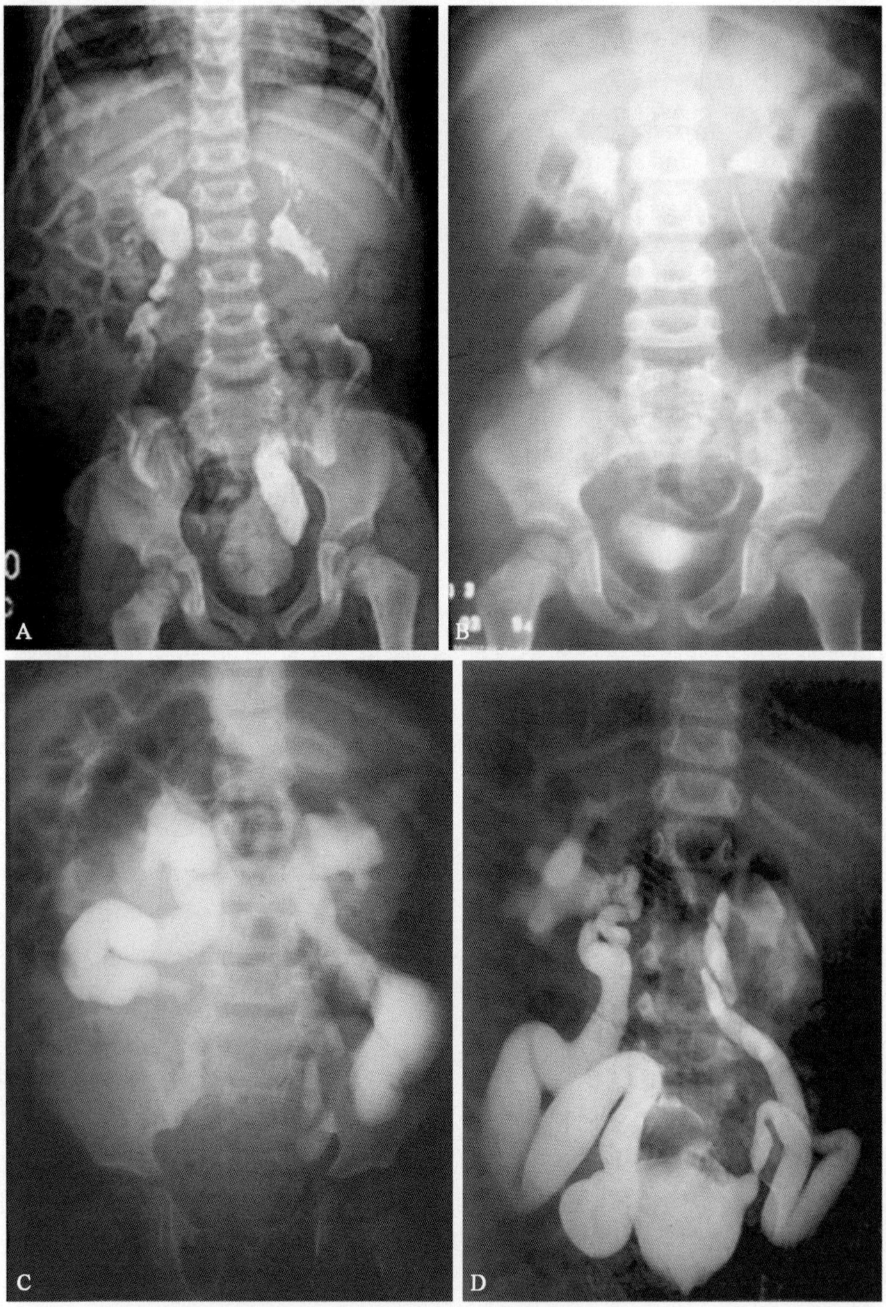

图 19-3　排泄性的尿路造影片(A-C)证实了 PBS 患者存在不同程度的肾输尿管积水。
注意虽然图 C 显示输尿管重度扩张,但肾盏的形态相对完好。图 D 显示在排尿
性膀胱尿道造影片上,可见到扩张、纤曲、反流的输尿管

4. 前列腺及性器官

前列腺发育不全导致的前列腺部尿道扩张,可能是由于胎儿间充质-上皮发育异常引起的(Stephens and Gupya,1994)。在组织学上,几乎没有前列腺细胞成分,可见上皮细胞及平滑肌细胞减少而结缔组织细胞增多(Moerman et al,1982;Popek et al,1991;Stephens and Gupta,1994)。20％的患者存在远端的后尿道的梗阻性病变,其病理改变不尽相同,有尿道闭锁、尿道瓣膜、尿道狭窄、尿道膜形成,以及尿道憩室等(Ho-

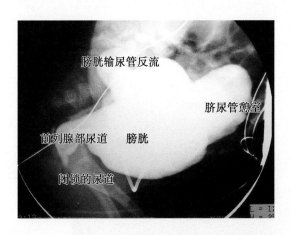

图 19-4　PBS 患儿的排泄性膀胱尿道造影图像显示：尿道闭锁、脐尿管憩室和膀胱输尿管反流（VUR）

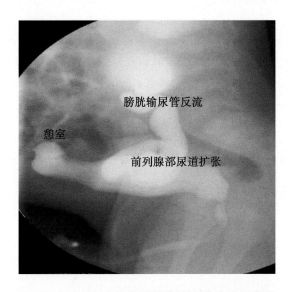

图 19-5　PBS 患儿的排泄性膀胱尿道造影图像显示：因前列腺发育不良导致前列腺部尿道扩张。同时，患儿还存在脐尿管憩室

agland and Hutchins，1987）。Stephens（1983）报道，由于前列腺实质组织缺失，尿道在排尿时形成了一个角度类似于Ⅳ型尿道瓣膜的改变。虽然目前尚存在争议，但前列腺发育不良已被认为是PBS 射精困难的原因之一（Volmar et al，2001）。**患者的输精管和精囊经常是闭锁的，尽管也有些患者表现为扩张和增厚**（Stephens and Gupta，1994）。**附睾与睾丸之间可能存在分离，类似于腹腔内隐睾的表现。**（睾丸）输出小管和睾丸网之间往往缺乏连续性。由于膀胱颈功能障碍，患者的

射精功能会进行性减退。

5. 前尿道

虽然 PBS 患儿的前尿道通常是正常的，但还是有学者报道了几种前尿道异常，常见的是尿道闭锁或发育不良及巨尿道（Kroovand et al，1982；Perrotin et al，2001）。除非合并有开放性脐尿管，尿道闭锁通常是致死性的（图 19-4）。一般认为，尿道闭锁或发育不良主要是由于尿道失用而造成的，而不是因为先天畸形而形成的。膀胱自发性破裂伴随窦道形成也有报道（Reinberg et al，1993）。

PBS 通常表现为两种类型的巨尿道（Shrom et al，1981；Mortenaen et al，1985）。**纺锤形尿道主要是由于阴茎海绵体和尿道海绵体均存在缺陷所致，而舟状尿道主要表现为尿道海绵体缺陷，而仅存龟头及阴茎海绵体（图 19-6）。排尿时，舟状尿道表现为尿道向腹侧膨隆，而纺锤形尿道则表现为全阴茎膨隆。**一般认为，纺锤形尿道主要是胚胎期尿生殖褶间充质细胞缺失所致；而舟状尿道主要是由于尿道支持组织中缺乏间充质细胞（Dorairajan，1963）。与其他综合征相比，巨尿道更常见于 PBS 患儿（Appel et al，1986）。巨尿道形成的原因可能是胚胎期龟头和尿道海绵体部连接处暂时性梗阻。

6. 睾丸

双侧腹腔型隐睾位于髂血管上且与扩张输尿管毗邻是其最典型的表现。虽然有学者认为，膀胱膨隆、腹内压等机械力量可能是导致睾丸下降不良的主要因素（Kaplan，1986；Hutson and Beasley，1988），但一部分存在典型尿路病变且腹壁肌发育系统发育异常的患者（被命名为假性 Prune-Belly 患者）往往睾丸能正常下降，这一事实对单纯用机械力理论解释 PBS 患者睾丸下降不良提出了质疑。

Pak 及其同事（1993）将 PBS 患者和非 PBS 的腹腔内隐睾患者及同年龄对照组人群的睾丸组织学改变进行了比较，发现 PBS 和非 PBS 的腹内隐睾患者的生殖细胞、精原细胞及间质细胞（Leydig 细胞）的计数均无显著性差异，然而，由于年龄＜1 岁的 PBS 患者的生殖细胞计数与年龄匹配的对照组的计数相近，提示患者将来生殖潜力主要取决于腹腔内环境（Nunn and Stephens，

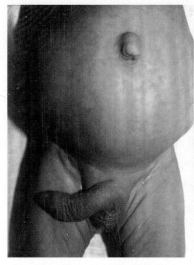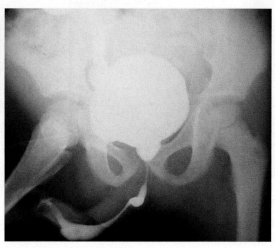

图 19-6　舟状巨尿道及前列腺部尿道扩张

1961；Coplen et al，1996）。此结论与 Nunn 和 Stephens（1961）对 PBS 胎儿和新生儿睾丸正常生殖上皮的研究结果一致。但是，Orvis 及其同事（1988）报道，PBS 胎儿睾丸中精原细胞数量减少而间质细胞增生，提示 PBS 患儿睾丸本身就存在发育不良。研究显示，成年 PBS 患者精子缺乏，而非 PBS 的腹内隐睾患者却具有生育能力（Woodhouse and Snyder，1985）。PBS 患者的不育症被认为是睾丸组织学异常、输精管结构缺损和前列腺异常综合作用的结果（Tayakkanonta，1963）。最近，有报道男性成年典型 PBS 患者利用精子回收技术和精子细胞内注射技术成功孕育出正常婴儿（Kolettis et al，1999；Fleming et al，2013）。也有报道称，女性 PBS 患者正常怀孕且在辅助下经阴道成功分娩（Hillman et al，2012）。

　　PBS 患者被报道发生睾丸肿瘤的共有 3 例（Woodhouse and Ransley，1983；Sayre et al，1986；Massad et al，1991；Parra et al，1991）。Massad 及其同事们（1991）报道这 3 例患婴睾丸的组织学类型类似于小管内精原细胞瘤。虽然由于缺乏生殖上皮细胞，PBS 患者发现睾丸恶性肿瘤的危险性相对较低（Uehling et al，1984），但是将睾丸降至阴囊并长期随访对有效降低恶性肿瘤的发病率，并提高其早期检出率还是十分必要的。

（二）泌尿生殖系以外的畸形

　　75％的 PBS 患儿存在非尿路病变（Geary et al，1986）。除明显的腹部肌肉缺失外，比较常见的病变部位还有循环系统、呼吸系统及运动系统（表 19-1）。除了这些器官特殊发病率外，50％的 PBS 患儿为早产，这显著增加了伴发疾病的发生。

表 19-1　PBS 患儿泌尿生殖系以外的畸形

共病情况	患者患有 PBS（％）
心血管	25
皮肤	2
胃肠	24
头、眼、耳、鼻和咽喉	5
血液	4
免疫性/炎性	5
代谢/内分泌	22
肌肉骨骼	23
神经	5
其他系统	6
早产	43
体重（g）	
＜2000	26
2000～2500	30
＞2500	42
呼吸	58
败血症/感染性疾病	14

Modified from Routh JC，Huang L，Retik AB，et al. Contemporary epidemiology and characterization of newborn males with prune belly syndrome. Urology 2010；76：44-8.

1. 腹壁缺损

腹壁缺损是 PBS 新生儿最具有特征性的体征(图 19-7)。虽然有部分病例表现为腹壁肌肉的整体性缺失(Manivel et al,1989),但大多数病例仅不规则地累及中下腹肌肉,表现为特征性的发育缺陷(Mininberg et al,1983;Randolph,1977)。新生儿的主要表现为腹壁皱纹,多余的腹壁皮肤向两侧膨出。腹内器官的形态可通过薄弱的腹壁显现出来。**受累最严重的部位包括皮肤、皮下脂**肪及腹膜仅有一层纤维层覆盖(Mininberg et al,1973;Baird and Sadovnick,1987)。**Randolph 进行肌电图检测,结果显示下腹部及腹内侧是最常受累的部位**(Randolph et al,1981a)。电镜结果显示,细胞内非典型形态的肌原纤维排列紊乱,Z线(即间板)排列被破坏,线粒体增殖(Afifi et al,1972;Randolph et al,1981a;Woodard and Smith,1998)。由于脊髓前角细胞正常,因而排除了神经源性因素引起腹壁肌肉发育缺陷的可能

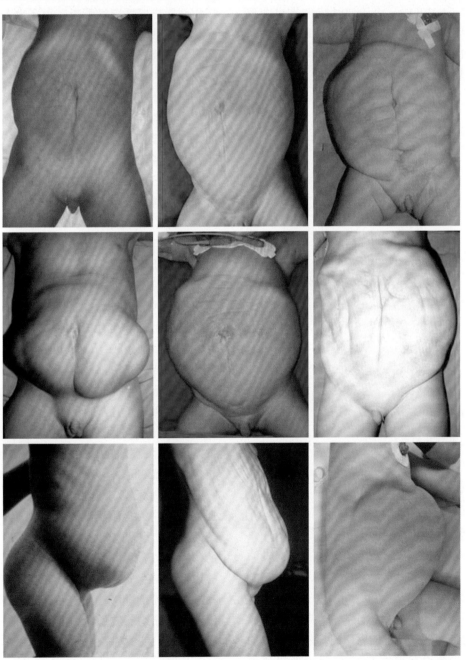

图 19-7　PBS 患者腹壁缺损的多样性

性(Nunn and Stephens,1961)。腹壁肌肉发育缺陷典型表现为具有不一致性和呈斑块性。然而，就像此前提到的，其与泌尿道畸形的严重程度不成比例。

随着年龄的增长，患者的腹部皱褶会减少，表现为大腹便便的样子(图19-8)。患儿行走可能稍迟，但步态不会受到影响；当患儿由仰卧位坐起时，习惯向一侧滚动并用手臂支撑。由于腹部对下胸壁的支撑不足，患儿的肋缘明显突出(Woodard and Smith,1998)。由于通过咳嗽排出肺部异物的能力下降，患儿更容易患呼吸系统疾病。Woodard和Smith(1998)报道，尽管腹部肌肉发育不良，但患儿腹部伤口愈合良好，感染和切口疝并不多见。

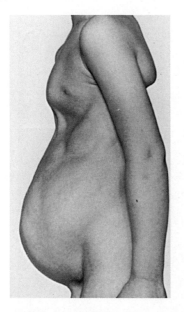

图 19-8　PBS 年长患儿，腹部皱褶消失，呈"大腹便便"外观，下肋部畸形

2. 循环系统异常

10%PBS患儿有循环系统的异常，如动脉导管未闭、房间隔缺损、室间隔缺损及法洛四联症等(Adebonojo,1973)。出生时，循环系统异常可能比泌尿系统异常更早被发现。

3. 呼吸系统

任何年龄阶段的PBS患者均可能出现呼吸困难。肾发育不良或严重的膀胱出口梗阻导致的严重羊水过少会引起肺发育不良，且可能导致新生儿死亡。另外，PBS患儿可能出现气胸或纵隔积气伴或不伴肺发育不良(Skoog,1992)。据报道,55%的PBS存活者存在严重的呼吸困难(Geary et al,1986;Routh et al,2010)。近一半的PBS新生儿，因伴随的畸形而需要插管和器械性通气支持(Routh et al,2010)。

无法产生有效腹内压可能会导致肺不张和肺炎(Alford et al,1978;Ewig et al,1996)。急性呼吸系统疾病或麻醉操作都易使PBS患者出现呼吸功能不全,PBS患者通常因反复发作呼吸系统疾病而罹患慢性支气管炎。很多患者有严重的继发于运动系统异常限制性肺病表现，如脊柱侧弯、胸廓异常及腹肌薄弱等(Coplen et al,1996)。

4. 消化系统异常

至少30%的病例可以观察到消化系统异常。大多数异常由于肠系膜宽大致中肠旋转不良而引起，最终引起肠道活动度的增加伴肠道旋转不良、肠扭转、肠闭锁及肠道狭窄(Silverman and Huang,1950;Wright et al,1986)肠系膜固定异常导致的脾扭曲也有报道(Heydenrych and Du Toit,1978;Teramoto et al,1981;Tran et al,2013)。亦有学者报道，可出现脐膨出、腹裂及肛门直肠等处的畸形(Petersen et al,1972;Morgan et al,1978;Wibert et al,1978;Short et al,1985;Walker et al,1987)。由于正常的腹内压缺失，PBS患者可能终生伴有便秘，并可能导致获得性巨结肠症(Woodard and Smith,1998)。

5. 运动系统异常

运动系统异常的发生率仅次于泌尿生殖道畸形和腹壁肌肉发育不良，为30%～45%。多数运动系统的异常均因羊水过少引起。也有观点认为，骨骼肌发育缺陷是由于孕6周时间充质发育异常所致(Loder et al,1992)。然而,Green及其同事(1993)指出，因为绝大部分病变是单侧的，推测羊水过少是最有可能的病因。膝内翻是羊水过少最常见的表现。羊水过少还可以引起马蹄内翻足(26%)、髋发育不良(5%)、先天性脊柱侧弯(4%)(Woodard and Smith,1998)。有观点认为，膨隆的膀胱压迫髂外血管可引起下肢供血不足，严重者可导致下肢发育不良、肢体缺如或需要截肢(Smith,1913;Green et al,1993)。

口腔异常：有报道存在口腔症状的综合征，包括牙齿和骨骼的畸形(Basso et al;2012;Pessoa

and Galvao,2013)。

> **要点：临床特征**
> - 输尿管肾积水常表现为重度而肾盏的形态一般都还正常。
> - 输尿管近段比远段拥有更多正常的肌肉。
> - 膀胱很大且在脐尿管处形成假性憩室，扩张的膀胱颈开口于扩大的前列腺部尿道。

四、临床表现

(一)产前诊断及处理

产前超声检查对确诊泌尿生殖系统畸形有着重要的价值。胎儿肾积水可在孕 4~6 个月被精确诊断，而大约 1% 的孕妇都存在胎儿肾积水。

然而,不是所有的胎儿肾积水都能明确其病因。Elder(1990)估计,胎儿肾积水病因诊断的准确率在 30%~85%。

PBS 产前检查所见与其他原因引起的膀胱出口梗阻相似(图 19-9),如后尿道瓣膜、巨输尿管巨膀胱综合征等(Karamer,1983)。虽然最早在孕 11~14 周就可以明确诊断 PBS(Shimizu et al,1992；Yamamoto et al,2001)(图 19-10),但输尿管肾积水、膀胱膨隆及腹围异常的典型表现直到孕 30 周也难以持续可见(Okulski,1977；Bovicelli et al,1980；Christopher et al,1982；Shih et al,1982)。胎儿早期的腹水可能与 PBS 相关(Scarbrough et al,1988)。必须要记住的是,绝大部分的 PBS 患者没有明确泌尿系统梗阻的表现,且胎儿期肾积水的严重程度与出生后的肾功能无关(Gadziala et al,1982)。

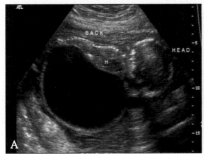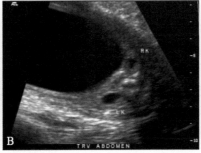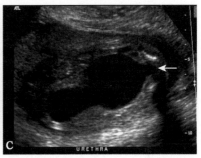

图 19-9　PBS 胎儿产前超声波图像。A. 腹腔的绝大部分被扩张的巨大的膀胱占据。注意羊水过少。B. 膀胱底到达了双侧积水肾的水平。注意肾实质。C. 扩张的膀胱有一个脐尿管憩室(箭头)及扩张延长的前列腺部尿道(Courtesy C. Peters.)

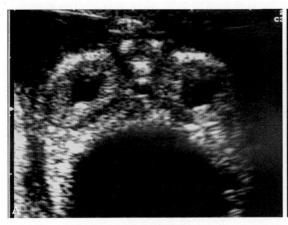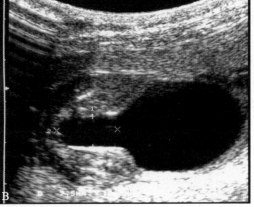

图 19-10　A. PBS 胎儿超声波图像显示扩大的膀胱和积水回声的肾。B. 扩大的膀胱和前列腺部尿道提示尿道闭锁引起的出口梗阻(Courtesy E. Ruiz.)

一些学者建议进行子宫内干预以减轻尿路扩张及羊水过少（Gadziala et al,1982;Glazer et al,1982;Nakayama et al,1984;Scarbrough et al,1988;Estes and Harrison,1993;Leeners et al,2000），而一些学者建议终止妊娠（Pescia et al,1982）。**我们无法准确地找出胎儿肾积水的病因，也无法根据尿路扩张的程度预测患儿出生后的肾功能（除少数早期或严重的羊水过少外），因而我们无法准确判断那些支持终止妊娠的观点是否正确。**没有任何证据证明 PBS 产前干预确实对患儿出生后肾功能有好处（Elder et al,1987;Sholder et al,1988;Freedman et al,1999;Biard et al,2005;Blaicher et al,2005）。产前干预只有在治疗尿道闭锁合并进行性羊水过少的罕见情况（Steinhardt et al,1990;Reinberg et al,1993;Perez-Brayfield et al,2001），或行尿道减压预防难产时才有比较明确的价值（Gadziala et al,1982）。

（二）新生儿期临床表现

无论产前是否可疑诊断为 PBS,产后一旦发现异常的腹壁表现即可提示诊断为 PBS(见图 19-7)。确诊后应注意其他系统脏器的异常,如循环系统和呼吸系统等,关注心肺病变甚至比关注泌尿生殖道畸形更为重要,因为除了真性膀胱出口梗阻(如尿道闭锁)所引起的输尿管肾积水外,一般的输尿管肾积水不会威胁生命。

（三）疾病谱

因为 PBS 畸形种类很多,因而其临床表现也是多种多样。Woodard(1985)根据新生儿期临床表现将其分为三大类(表 19-2)。

Ⅰ类包括因肾发育不良或重度膀胱出口梗阻而引起的严重羊水过少,进而导致的肺发育不良及运动系统异常的患儿。大部分尿道闭锁的患儿在此类。而尿道闭锁伴脐尿管未闭的患儿不在此类(Rogers and Ostrow,1973)。此类患者即便能活着出生也通常因肺发育不良和迟发性肾衰竭而在出生后数日内死亡。接近 20% 的 PBS 新生儿死于围生期。(Woodard and Parrott,1978b;Burbige et al,1987;Fallat et al,1989)。泌尿外科的任何干预都没有意义。单纯导尿是唯一有价值的处理。

Ⅱ类的疾病谱包括中度或单侧的肾功能不全,中到重度的肾输尿管积水。肺发育不全不是这一类患者的主要特征。这类患者的临床进程表现为肾功能稳定,肾功能指标在正常值范围内或略低于正常值,也可表现为进行性加重的氮质血症。对此类患者的治疗方法目前还存在较大的争议（Waldbaum and Marshall,1970;Randolph,1977;Woodard and Parrott,1978b）。

表 19-2　PBS 的疾病谱

类别	特征
Ⅰ	肾发育不良
	羊水过少
	肺发育不良
	Potter 征
	尿道闭锁
Ⅱ	完全三联症
	轻度或单侧的肾发育不良
	无肺发育不良
	可能发展为肾衰竭
Ⅲ	不完全或轻度三联症
	轻到中度尿路畸形
	无肾发育不良
	肾功能稳定
	无肺发育不良

Ⅲ类患者主要包括轻度三联症的患者和不完全性 PBS 患者。此类包含了大部分 PBS 患者。他们有不同程度的肾盂输尿管积水,但肾功能还是完好的（Woodhouse et al,1982;Woodard,1998）。没有证据证明此类患者伴有肺功能不全。对可能由尿潴留、膀胱输尿管反流及进行性加重的上尿路病情恶化引起的反复尿路感染,采用泌尿外科手段进行干预,这一观点几乎没有争议（Woodard and Smith,1998）。如前所述,腹壁缺损的范围与肾积水和肾发育不良的严重程度无关。其他症状之间也无必然的联系。一个尿路严重扩张的 PBS 患者,可能没有或仅有轻微的泌尿系发育不良,因而肾功能可能正常。因此,是否出现腹壁异常及肾积水的严重程度对 PBS 患儿长期预后的判断也没有太大的帮助。

（四）不完全综合征

部分男性患者可能没有出现三联症的全部典型症状但却有其他的 PBS 症状。**最典型的不完**

全性症状为患者有常见的尿路疾病和隐睾,但却不伴有腹壁缺陷的典型表现。这类患者常常在最后发展为肾衰竭,因而对这类患者应进行严密的观察和监测,并进行选择性的外科干预。Bellah及其同事(1996)报道,在他观察的患者中,假性Prune-Belly(pseudoprune)患者发展为进行性肾衰竭的危险性相对较高(8/15)。部分原因可能是由于缺乏明显的腹壁肌肉缺损表现时易延误诊断,且因此容易出现复发性尿路感染(Bellah et al,1996)。

(五)成人患者的表现

具有不完全性 PBS 症状的患者,特别是腹壁肌肉缺损特征不典型的患者直到成年才逐渐显现出肾衰竭和高血压的症状(Lee,1977;Kerbl and Pauer,1993)。虽然有个别报道发现某些成年患者无尿路感染病史,但大多数成年患者由于 PBS 引起的慢性尿潴留最终都会出现泌尿系感染(Culp and Flocks,1954)。

(六)女性症状

5%PBS 患者为女性,绝大部分女性患者都会出现腹壁肌肉缺损及尿路异常(Reinberg et al,1991b)。Rabinowitz 和 Schillinger(1977)报道了部分女性患者表现为典型的腹壁肌肉缺损但尿路正常。Reinberg 及其同事(1991b)经过统计后发现,与男性患者类似,膀胱出口梗阻的女性患儿中有 40%伴有肛门直肠畸形,40%的女性患儿无法度过新生儿期。

五、评估与处理

对 PBS 新生儿的早期评估应由新生儿专家、肾病专家及泌尿外科专家共同完成,必要时应考虑邀请其他学科的专家共同进行评估,特别是心内科专家。早期进行运动系统的评估也同样有必要。早期评估的重点在于评估患儿的心肺功能。立即拍摄胸片是必要的,它可以帮助排除常见的并发的肺部异常,如气胸、纵隔积气及通常由羊水过少引起的肺发育不良(Perlman and Levin,1974)。早期泌尿干预的指征非常有限,仅适用于膀胱出口梗阻的患儿,干预方法也仅为在新生儿重症监护室内行经皮耻骨上膀胱穿刺留置造口管。

早期评估肾功能和尿路状况也十分重要,但这必须在充分考虑新生儿生理特性的基础上进行。虽然患儿早期的肌酐水平对评估肾功能基线水平十分重要,但它更多反映的是母体的肾功能状况。因而,评估患儿出生后数日或数周内肌酐水平变化的趋势对评估患儿长期肾功能的预后更为重要。

要点:早期处理

- 评估小组包括新生儿科、肾内科、泌尿外科,还包括其余专科,如心内科专家。
- 在新生儿期预防性使用抗生素后行排尿性尿路造影(VCUG),特别是存在有肾功能不全的或膀胱出口梗阻新生儿。
- 胸片检查对于评估患儿是否存在气胸、纵隔气肿及肺发育不良等疾病是必要的。
- 对肾功能的基线评估应综合考虑肾及膀胱的超声波检查、血尿素氮、肌酐及电解质的检查结果。
- 在没有阴茎器质性病变的情况下建议行包皮环切术。
- 早期干预仅限于有明确的证据提示膀胱出口梗阻的病例,处理方式为经皮耻骨上膀胱穿刺造口术。

为评估有无因肾功能不全而出现酸中毒及电解质紊乱的可能,必须测定血清肌酐、尿素氮及电解质水平。许多报道均显示,在排除复发性肾盂肾炎损害肾功能的前提下,肌酐基线水平<0.7mg/dl 预示着患者儿童期肾功能正常(Geary et al,1986;Reinberg et al,1991a;Nob et al,1999)。

当新生儿处于稳定期后,早期行肾及膀胱的超声波检查有利于评估肾实质厚度与密度,是否存在皮质囊肿,以及尿路扩张的严重程度(见图 19-1)。

预防因尿潴留引起的尿路感染非常重要,且它经常会降低肾功能的基线水平。在没有阴茎结构异常的情况下,建议行包皮环切术以减少因而尿路感染的危险。同样,推荐预防性使用抗生素,特别是在进行泌尿系操作(包括排尿性膀胱尿道造影检查,VCUG)前更应使用。虽然无明确目的的器械检查应予以避免,但是 VCUG 可以用来评估膀胱出口及膀胱排空能力,特别是在肾功能不全时这种评估尤为重要。因而 VCUG 检查是必需的(Woodard and Smith,1998)。鉴别是膀胱出口梗阻还是尿潴留引起的新生儿肾功能不全时,需进行 VCUG 检查。高达 70% 的 PBS 患者存在膀胱输尿管反流现象(Berdon et al,1977;Fallat et al,1989)。任何器械操作必须严格遵循无菌原则,以减少尿路感染的可能。对肾功能正常且膀胱可经尿道或开放的脐尿管充分排尿的患儿应避免行早期的 VCUG 检查。

如前所述,婴儿可根据他们的疾病谱进行分类(见表 19-1)。在对 I 类 PBS 患儿的处理上争议很少。没有任何证据表明除了支持治疗还有什么方法更适合于 I 类 PBS 患儿,除了简单的膀胱导尿外,不推荐行任何其他的尿路干预,因为尿路干预也不能改变这些患儿的命运(Woodard and Smith,1998)。

在疾病谱的另一端,III 类患者也几乎不需要对尿路进行干预,这是因为患者处于一种平衡状态,虽然有肾积水,但肾功能水平就算不在正常范围内也不会太差。该型的儿童期患者需定期检测泌尿道扩张情况(超声波检查)、肾功能(血肌酐)和尿路感染情况。然而,隐睾的治疗需在其生后 1 年内完成。部分患者存在持续的膀胱输尿管反流,假如存在临床症状,需手术治疗后可能还需中期至长期的随访。其他患者可能在儿童期出现持续或进行性加重的明显腹肌无力时,则需进行腹壁重建。

II 类患者需要个性化的评估和处理,这是因为此类患者病情变异很大,在不同的方面,其病情的严重程度各不相同。因此,如何处理这类患者就存在很多争议。对于肾功能不全的患者需评估肾功能和(或)肾排泄能力。排泄性尿路造影,虽然可能动态观察尿路排泄情况(见图 19-3),但不能为评估双肾功能提供足够的信息。4-6 周患儿的肾实质功能最好用^{99m}锝(^{99m}Tc)二巯基丁二酸(DMSA)肾扫描评估,从而避免在新生儿过渡期对生理进行特殊的干扰。肾排泄梗阻时则最好用^{99m}锝-巯基乙酰基三甘氨酸(MAG3)法检测,此方法能有效评估巨大肾积水或复合型尿潴留患

者的相对肾功能。当患者肾功能较差时,用肾核素扫描评估流出道梗阻状况可能受限,此时选用 Whitaker 顺行灌注试验更有价值。

(一)关于 II 类 PBS 患者处理方案的争论

通过对 II 类预后不良患儿的早期观察,部分学者主张进行积极的外科治疗。Waldbaum 和 Marshall(1970)于 1950-1970 年间整理了大量的文献中相关病例,发现在 56 例严密随访的患者中,86% 的患儿无论是否接受了外科干预,都最终死亡。这显然提示治疗此类患儿需要更为积极有效的治疗措施以改变其命运。**由于感染和进行性肾功能不全成为威胁患儿生命和生活质量的主要危险因素这一观点得到了广泛的认同,许多学者主张通过外科重建术使患儿的泌尿生殖道达到解剖和功能上的正常。早期尿路重建手术的目的是减少尿潴留、消除反流或梗阻。术式包括:输尿管缩短术、输尿管缩窄术、输尿管膀胱再植术及膀胱缩窄成形术等。**虽然非常罕见,但当肾功能严重受损的肾发育不良或肾盂积水合并临床症状时,最终可能需切除患肾。重建术最好在患儿至少 3 个月龄、肺初步成熟时再进行。稳定的 X 线检查所见和肌酐水平及感染率的下降表明:这一措施无疑使患儿的泌尿系统获得了解剖和功能上显著的改善(Walbaum and Marshall,1970;Jeffs et al,1977;Woodard and Parrott,1978b;Randolph et al,1981b)。早期的泌尿道重建可同期进行睾丸固定术、腹壁整形术、包皮环切术,不增加手术过程的并发症发生率。一位作者(F. T. D)在报道自己行重建手术的体会时指出,经过 1~27 年的随访,在接受泌尿道重建手术的患者中,34 例患者能维持正常的肌酐水平,4 例存在中至重度肾功能不全,其中 2 例需要肾移植。

有学者提出了一种旨在减少手术干预的改良的治疗方案。支持者主张,对患儿进行严密的监护并积极应用药物治疗菌尿,手术干预仅用于那些有明确梗阻及顽固性感染的患者。关于如何处理 PBS 患儿的膀胱输尿管反流,各学者的观点存在差异,虽然没有理由忽视反流,但在如何纠正重度反流的问题上,该治疗方案的支持者的态度趋向于保守。有研究报道,通过微创手术治疗反流获得了成功(Woodhouse et al,1979;Duckett et al,1980;Tank and McCoy,1983;McMullin et al,

1988)。Woodhouse 及其同事回顾了一系列接受非手术治疗的 PBS 患者,总共 11 名患者中 9 名从婴儿期就受到严密的监测,这 9 名患者在出生后的 24 年间除偶有泌尿系感染外,健康状况良好。这些患者的排尿功能和肾功能均正常。当然,Ⅲ类患者也可以将此种治疗方案作为备选。

由于缺乏对Ⅱ类患者长期随访的资料,不同的研究小组对疾病研究程度的评估标准不尽相同,以及此疾病的自然病程本身就具有可变性,使得对此类患者进行回顾性研究十分困难。随着年龄的增长,输尿管自身的生长和延伸可能会使其在形态和功能上出现自发性的修复和改善(Duckett et al,1980),而且部分泌尿集合系统扩张的患者不经任何治疗亦能生存数十年 (Asplund and Laska, 1975; Lee, 1977; Texter and Koontz, 1980)。然而,可以预见到会发生进行性尿路疾病,而且许多 PBS 患者最终还是要接受肾移植治疗(Reinberg et al,1989)。关于Ⅱ类患者的处理方法的争论会一直持续下去,直到此疾病的临床特征被彻底研究清楚,并在此基础上提出有效的药物或手术治疗方案。Denes 及其同事(2004)根据对 32 名患者长达 17 年的治疗经验提出要重视个体化治疗原则。

(二)PBS 患者的手术治疗

手术治疗 PBS 患儿的方法主要有三种:尿路重建、腹壁肌肉重建及睾丸固定术。尿路重建的适应证有:进行性或严重的肾积水、反复发作的上尿路感染、真性尿路梗阻及进行性肾衰竭。临时的尿路改道术也可用于年龄过小、病情较重的患儿。

1. 膀胱上尿路改道术

尿路临时改道主要适用于反复发作的上尿路感染及肾功能恶化的患者。虽然经皮膀胱造口术通常可以有效地对上尿路进行引流和减压,但是在少数病例中,由于输尿管肾盂或输尿管膀胱交界处存在梗阻,适于应用更近端的尿流改道术。现在,更提倡开展经皮肾盂成形术而不是近端输尿管造口术,这是因为此术式不仅能实现更充分的引流,而且还避免了正常近端输尿管组织的缺失,有利于二期重建手术的开展。

2. 经皮膀胱造口术

尿流改道作为一项临时措施其适应证如下:急性肾衰竭、泌尿系感染引起的脓毒败血症、尿道闭锁致膀胱出口梗阻伴有脐尿管部分开放的患者(图 19-11)(Teramoto et al,1981;Joseph,1999)。**膀胱皮肤造口术是临时尿路改道的方式之一。膀胱皮肤造口术最佳方案**是由 Duckett(1974,1986)及同事描述的 Blocksom 术式。如伴有巨大的脐尿管憩室,在行此术式时可将其切除。此术式应用于 PBS 患者时推荐在腹壁的开口要较一般的开口大,以避免由于腹内压降低而引起继发性瘘口狭窄(Snow and Duckett,1987)。

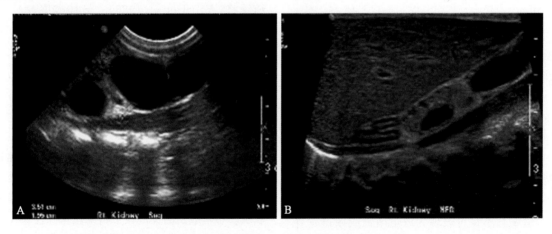

图 19-11　A. 膀胱造口前的右肾超声波图像显示巨大肾积水的肾实质回声增强。B. 膀胱造口后的超声波图像显示减压的肾图像,肾实质回声增强和皮质囊肿

3. 尿道内切开术

由于正常的尿道括约肌阻力与尿道膀胱排尿功能存在所谓的"不平衡"，造成了 PBS 患者往往有较多的残余尿量。Snyder 和 Cukier 提出，尿道内切开术降低尿道阻力有助于膀胱的排空（Snyder et al，1976；Cukier，1977）。针对患者尿流率图形的研究表明，接受手术的患者尿流率改善且残余尿量减少，上尿路在影像学上的表现也有所改善（Snyder et al，1976；Woodhouse et al，1979）。虽然远期持久的效果尚不明朗，但在残余尿量多、肾盂输尿管积水进行性加重、存在膀胱输尿管反流伴反复上尿路感染的患儿可以考虑尿道内切开术。Williams（1979）提倡利用 Otis 尿道内切开刀在前部或前外侧做 1～2 个切口，达到 24～30Fr 的口径，在直视下完成手术，切开范围可达到前列腺部尿道的远段（Smith and Woodard，2002）。有趣的是这类患者行尿道内切开术不会导致尿失禁。

4. 膀胱缩窄成形术

许多 PBS 患者都存在因膀胱收缩力降低，导致膀胱排空障碍，并发尿潴留及膀胱输尿管反流。有学者因此提出通过手术方式缩小膀胱，并将膀胱重建为更近球形以改善其收缩能力（Perlmutter，1976）。手术方式有很多种，从单纯性脐尿管憩室切除术到切除多余黏膜并对膀胱壁进行对位缝合以改善膀胱收缩力（Williams and Parker，1974；Woodard and Trulock，1986）。然而，经过一段时间，膀胱容量和残余尿量可能会再次增高（Bukowski and Perlmutter，1994）。从效果上看，膀胱缩窄成形术仅起到了切除较大的膀胱憩室或作为更大范围从内部重建膀胱的一部分。对部分患儿，从尿道或人工造口进行间断清洁导尿，直至随着年龄增长或腹壁整形术后能获得更好的排尿压力为止，对改善膀胱排空功能并减少残余尿量都有很好的远期疗效（Joseph，1999）。

5. 前尿道的扩张或重建

尿道发育不良可表现为尿道闭锁或尿道发育不良（见图 19-4）。如不进行任何干预，这类患者可能存活，但他们常常需要各种方式的改善膀胱排空的治疗。Passerini-Glazel 及同事（1988）利用循序渐进轻柔地尿道扩张治疗取得了良好的疗效。此技术可经原位尿道或经膀胱造口进行（图

19-12）。正如 Reinberg 及同事（1993）报道的那样，此技术不一定获得成功，部分患者需利用皮瓣和（或）移植物进行更为正规的尿道成形术。Kakbafzadeh 及其同事（2010）报道，尿道发育不良患者经 1～3 个周期的水扩张后，尿道口径显著改善。

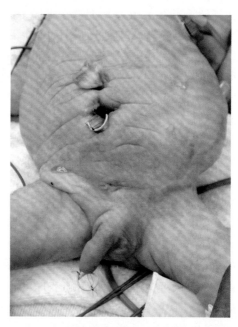

图 19-12　PBS 伴有尿道闭锁的患者。注意其在接受膀胱造口术后利用双 J 管行循序渐进的尿道扩张术

PBS 伴有巨尿道的患者其尿道往往呈舟状或纺锤状（Appel et al，1986）。最佳方案是行包皮下环状切口及阴茎脱套术（图 19-13 A－F）。切除或折叠多余的尿道以获得支撑，在合适型号的导尿管的支撑下予以重建。切除的尿道组织也可用于尿道重建的加强，如治疗伴有海绵体缺损的巨尿道。

6. 输尿管重建术

输尿管重建到目前为止还存在争议。重建最适宜在出现顽固性上尿路感染或进行性退行性上尿路病变的患儿中进行。重建的目的在于改善尿液潴留状况。手术成功的关键在于精细操作并注意保留数厘米上段扩张不太严重的输尿管以利于重建。即使这样，为了足够的再植入异常膀胱的输尿管长度，裁剪或折叠这些节段可能是必需的。由于在病变的膀胱中建立隧道是一个挑战，所以输尿管再植入膀胱相对困难（Woodard and Trulock，1986）。

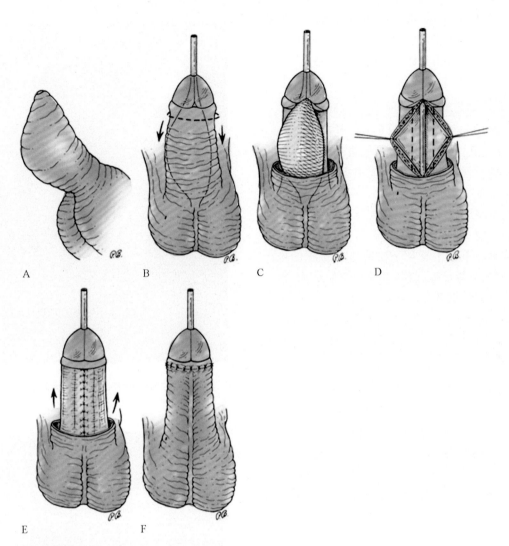

图 19-13　巨尿道的修复。A. 切除包皮并做环状切口,保留黏膜环。B. 在导管的引导下找到尿道的位置,在肉膜平面下脱套阴茎。C. 纵行切开病变的尿道,切除多余的尿道壁,使其形成大小合适的管道。D. 采用可吸收线连续缝合以关闭尿道,可能的话可在第二层留下间断的缝线以起到支撑作用。E. 阴茎皮肤向上提,再次环形切除前面多余的皮肤,使阴茎体的皮肤和皮肤黏膜边缘相互贴近并缝合(F)

对于合并继发肾盂输尿管连接处梗阻的患者,在不影响输尿管血供情况下的输尿管近段松解术可使肾盂缩小。对于真性机械性梗阻的患者,在扩张肾盂与上段正常输尿管间行非离断式输尿管肾盂吻合术可尿液的引流正常化。

Woodard 及其同事在新生儿或年长儿中开展此术式获得了成功(Woodard and Parrott, 1978b;Woodard and Zucker,1990)。但他们目前也不推荐在年龄在 3—6 月龄的婴儿中开展此种大范围重建手术。Fallat 和同事(1989)以及 Dene 和同事(2004)均报道,在一大组患者中,临床经验超过 17 年的外科医师们同期行上下泌尿道的重建手术、腹壁整形术和睾丸固定术的大范围重建手术均取得了良好疗效。

7. 睾丸固定术

目前认为,非 PBS 睾丸未降的患者应及早施行睾丸固定术,对于需暂时缓解或行重建手术的 PBS 患者也应进行睾丸固定术。虽然 PBS 患者的生育能力不强,但在 PBS 患婴中还是发现了生殖细胞。而且及早进行手术对患儿青春期激素的分泌也有好处。以上因素加上有发生睾丸癌的潜在危险性(Uehling et al,1984;Massad et al, 1991),都提示应及早行睾丸固定术。因为未下降的睾丸都在腹腔,绝大多数通过宽大的睾丸系膜位于髂血管上(Coplen et al,1996),标准的经腹股沟切口通常不能成功地使睾丸降入阴囊的合适位置。可以考虑采用其他四种改良的术式。

要点:手术重建

- 上尿路的重建是有争议的,但当存在肾积水、反复发作的上尿路感染或进展性加重的肾盂输尿管积水导致肾功能损害时,推荐开展此手术。
- 睾丸下降固定术最好尽早施行,因为这可以增加一期手术的成功率。
- 腹壁肌肉重建术有利于改善患者膀胱的排空、增加有效咳嗽、改善患者的排便功能,对其心理也有积极的影响。
- 综合的手术包含了上述所有的点,还有包皮环切术,对于绝大多数患者是可行的。

---

(1)经腹睾丸固定术:Woodard、Parrott及其他一些研究者提出,在新生儿期到出生后6个月经腹行睾丸固定术,可通过适当动员输精管血管而使睾丸成功降入阴囊(Woodard and Parrott,1978a,1978b;Randolph et al,1981a;Fallat et al。1989)。**目前认为,对于出生6个月左右的患儿也可考虑行经腹双侧睾丸固定术**(图19-14)。此手术可与其他腹部手术同时进行,如膀胱造口术、泌尿道重建术或腹壁重建术。如不需要行其他腹部手术,也可在腹腔镜下完成睾丸固定术(Philip et al,2011)。

(2)精索血管结扎:如果在出生后最初的几个月内无法完成经腹睾丸固定术,还可以选择的术式有:①Fowler-Stephens睾丸固定术(Fowler and Stephens,1959;Gibbons et al,1979;Boddy et al,1991;Kirsch et al,1998);②**分期Fowler-Stephens睾丸固定术**(图19-15)(Ransley et al,1984;Bloom,1991;Caldamone and Amaral,1994;Docimo,1995;Yu et al,1995);③**微血管自体移植术**(MacMahon et al,1976;Wacksman et al,1980;Boddy et al,1991)。Docimo(1995)通过进行Meta分析得出结论,标准的Fowler-Stephens睾丸固定术和分期Fowler-Stephens睾丸固定术分别有67%和77%成功率。Baker及同事(2001)通过对腹腔镜下睾丸固定术进行多中心

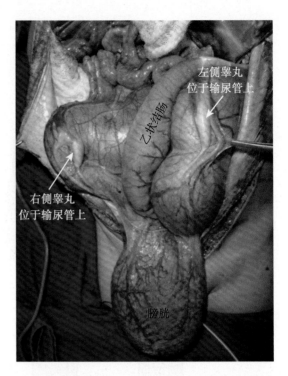

图19-14　腹腔内睾丸(箭头)位于巨大的扩张的输尿管上

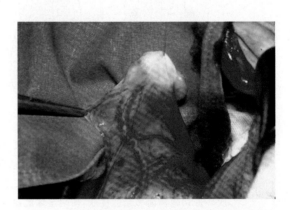

图19-15　术中照片显示行分期Fowler-Stephens睾丸固定术的第一阶段手术后4个月输精管周围的侧支循环增加

临床研究得出结论,标准的Fowler-Stephens睾丸固定术有81%的成功率,而分期的Fowler-Stephens睾丸固定术则有90%的成功率。Patil及同事(2004)报道,长期的随访结果显示,行Ⅰ期的或Ⅱ期Fowler-Stephens睾丸固定术的患儿有着满意的结局。一些学者推荐了PBS患儿行腹腔镜下睾丸固定术的数种技术改良,特别是打孔的位置,因为该类患儿放置鞘卡时几乎没有阻力(Saxena and Brinkmann,2007)。

8. 腹壁的重建

轻度腹壁肌肉缺损的患儿,随着生长发育,其腹壁松弛的情况会改善。而中度至重度的腹壁肌肉缺损的患儿则可能出现心理障碍(Ehrlich et al,1986;Parrott and Woodard,1992)。在全身着装的情况下使用弹性束腰可帮助改善患者外观,但使用起来非常不便。腹壁重建所起到的整容效果是肯定的,但能否改善膀胱、肠道及肺功能则存在争议(Smith et al,1998;Woodard,1998)。Smith 及同事报道,腹壁重建术后,患者的膀胱排空能力得到了改善,但部分患者同时也接受了尿路成形手术而使结果容易受到混淆。间接疗效包括有效咳嗽增多及排便功能改善。当需要进行其他外科手术时,特别是上尿路整形术时,应及时行腹壁重建。若不需行上尿路重建,则可在患儿出生 6 个月内择期与经腹睾丸固定术同时开展(Smith and Woodard,2002)。若在婴儿期行此手术,则必须做好术后一段时期内使用呼吸机的准备。下面就是术式的描述。

(1)Randolph 术式:Randolph 及其同事(1981a)最早推广在肌电图的基础上行腹壁修补术。肌电图显示,脐周及两侧的腹壁是受累最严重的部位,而脐上极少受累。具体手术方式如下:在 12 肋到耻骨联合再到对侧 12 肋做一横向切口,切除皮肤

全程,将腹壁肌肉、腹膜及正常的筋膜下移,并与髂嵴前、耻骨结节及下方的筋膜固定。虽然此术式能成功地形成腰身部分,但两侧的腹壁膨隆可能会持续存在。研究表明,在 16 例接受此手术的患者中,有 9 例获得了较好的外观,但仍有 7 例还是存在残余的突出部分(Fallat et al,1989)。

(2)Ehrlich 术式:Ehrlich 报道了一种腹正中纵切口并允许由腹壁下动脉的血管蒂供血保留脐的术式(Ehrlich et al,1986;Ehrlich and Lesavoy,1993)。游离皮肤和皮下组织,将肌肉和筋膜层尽量牵拉到对侧腰前方重叠缝合,保留较少受影响的侧腹肌肉及筋膜。有报道显示,该术式有良好的远期随访结果(Lesavoy et al,2012)。

(3)Monfort 术式:Monfort 提出了一种在定位上和 Ehrich 术式类型似纵切口的术式,该术式同时应用一种椭圆形的定向小切口以分离多余的皮肤(Monfort et al,1991)。第一个切口从剑突下延伸至耻骨,第二个切口则绕脐进行,保留脐在原位(图 19-16A—J)。将皮肤和皮下组织与薄弱的肌肉及筋膜分离开,并向外侧延伸到腋前线。垂直筋膜切口向外直至上腹上动脉,保留中央筋膜桥。如需行腹内手术,则此侧筋膜切口能更好地显露尿路及腹内睾丸。两侧的筋膜加强在中央筋膜桥上,切除多余的组织并使腹壁得到加强(图 19-17)。

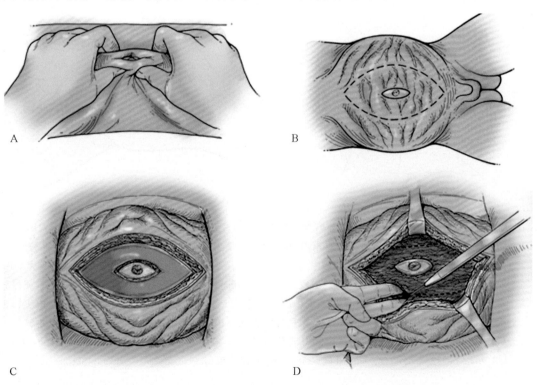

A　　　　　　　　B

C　　　　　　　　D

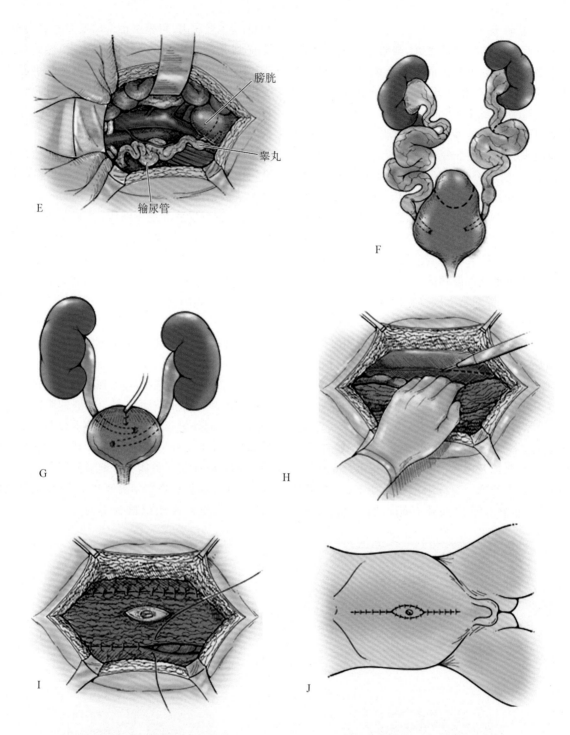

膀胱

睾丸

输尿管

E

F

G

H

I

J

图 19-16 Monfort 手术对 Prune-Belly 综合征患者行腹壁重建及尿路成形。A. 腹壁被提起时多余组织示意图。B. 皮肤切口轮廓及分离脐部的环形切口。C. 电刀切除皮肤（仅表皮和真皮）。D. 从两侧腹直肌旁切开腹壁中央板，范围从腹壁上血管至腹壁下血管，构建中央肌筋膜板。E. 充分显露以同时行经腹泌尿生殖道手术。F. 切除脐尿管憩室，仅保留更为正常的近段输尿管组织用于再植。G. 经三角区行输尿管再植，伴或不伴输尿管窄缩术。膀胱分两层缝合，放置输尿管支架（图中未见）及膀胱造口管。H. 通过电烙术在侧腹壁肌肉上标出壁腹膜，从而完成腹壁成形术。I. 按构建好的范围将中央板的边缘与侧腹壁肌肉进行缝合。J. 从中线处关闭肌层，在两侧肌层和中央板之间留置闭式引流管。围绕脐，在中线对合并缝合皮肤（From Woodard JR，Perez LM. Prune-belly syndrome. In：Marshall FF，editor. Operative urology. Philadelphia：Saunders；1996. ）

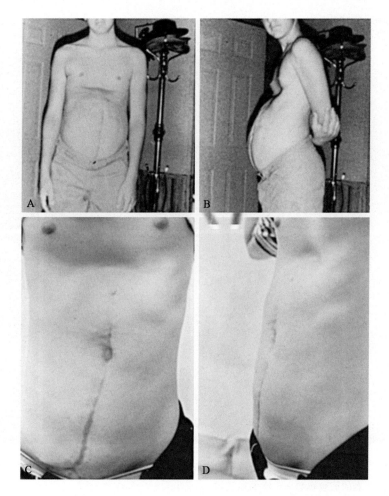

图 19-17　A 和 B. 一名 14 岁男性患儿在婴儿早期成功接受尿路重建手术的腹部正、侧面观(注意典型的腹壁外观)。C 和 D. 该男孩接受 Monfort 术式腹部成形后 1 个月,其腹壁的正、侧面观

　　有一例 Ehrlich 和 Monfort 的改良术式被报道,改良之处在于,在保留肌肉筋膜和肚脐的前提下梭形纵切除腹正中切口皮肤和皮下组织,在筋膜松弛的一侧做一个椭圆形的剑突至耻骨的切口,形成一个宽的筋膜瓣和一个窄的筋膜瓣,让肚脐完整地保留在宽的筋膜瓣上。缝合切口时,将宽的筋膜瓣缝合于窄筋膜瓣的内侧。随后,将窄筋膜瓣覆盖在宽筋膜瓣上缝合,留一个纽扣孔显露肚脐且固定在位。稍裁剪皮肤边缘后,对位缝合皮肤切口及肚脐。(Dénes et al,2014)(图 19-18,图 19-19,图 19-20)。

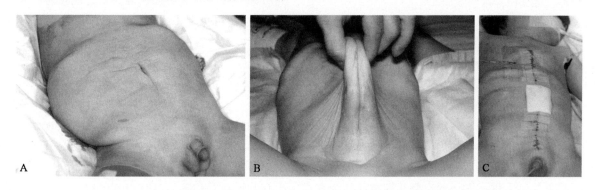

图 19-18　PBS 患者术前的腹壁外观(A),预估的腹壁切除范围(B),即时的术后外观(C)

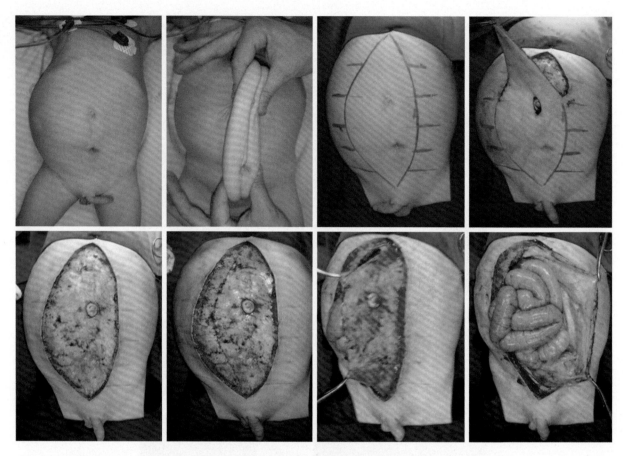

图 19-19　腹壁整形术。保留脐,椭圆形切口切除皮肤和皮下组织。在筋膜更松弛侧的肌肉筋膜上做一个偏心的椭圆形切口,形成一个宽的筋膜瓣和一个窄的筋膜瓣

Furness 及同事(1998)报道了一种改良的中线入路的腹壁成形术,此术式腹壁切开较少且无须打开腹腔,若患者不需进行腹内手术,可采用此种术式。也有报道利用腹腔镜技术进行改良 Monfort 手术以保护腹内容物(Franco,2005)。

六、远期疗效观察

婴儿期血肌酐的最低值对评价患儿远期的肾功能很有价值。如果最低值<0.7mg/dl,除非远期出现肾盂肾炎,则该患儿在儿童期的肾功能将保持稳定(Geary et al,1986;Reinberg et al,1991b;Noh et al,1999)。定期行尿培养以检测尿路情况并及时治疗感染的重要性不论怎么强调都不过分。但遗憾的是,尿路扩张和尿潴留本身增大了感染的危险性。30%的在婴儿期被评估为存在肾功能不全的患儿,在儿童期或青春期发展为

慢性肾衰竭(Geary et al,1986)。这部分患者必须通过肾移植来实现正常的生长发育,成功的肾移植可以使他们获得与同龄人相等的生活质量(Reinberg et al,1989)。Fusaro 及其同事(2004)报道了 5 名患 PBS 的男孩进行了肾移植,在维持患儿原生泌尿道情况下,其 5 年移植存活率为66.7%。大多数肾功能正常的患儿能正常生长发育,但在一组患者中也观察到有 1/3 的患儿在不伴有肾发育不良的情况下出现了发育迟缓(Geary et al,1986)。第二性征可在 PBS 患者中正常出现(Woodhouse and Snyder,1985)。虽然 PBS 患者的生殖能力低下,但早期成功实施睾丸下降固定术的患者可通过辅助的生殖技术来实现生育。

总体来说,随着药物治疗、手术治疗及尿流动力学处理技术的进步,对于 PBS 患者而言,无论生存状况还是护理质量都得到了很大的改善。然而,虽在护理方面有很大进步,因为早产及肺部相

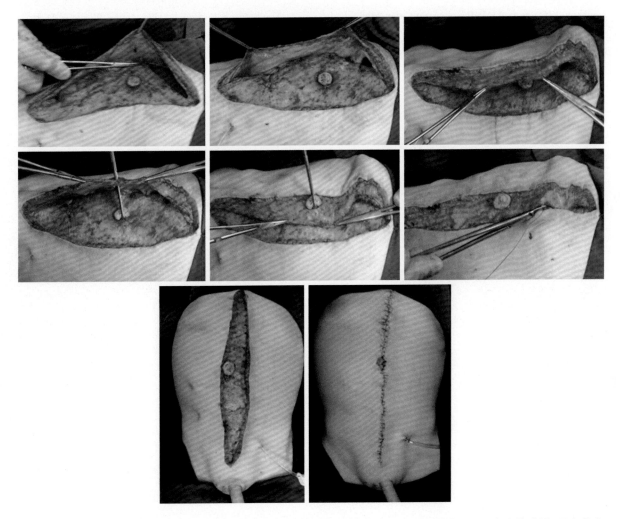

图 19-20　腹壁整形的切口关闭。将宽的筋膜瓣缝合于窄筋膜瓣的内侧,随后,将窄筋膜瓣覆盖在宽筋膜瓣(现在是内层筋膜瓣)上缝合,留一个纽扣孔显露肚脐

关的并发症,PBS 患儿的围生期死亡率仍较高 (Routh et al,2010)。对 PBS 患者治疗的关键在于个体化治疗,如部分患者需要接受大量的泌尿外科整形手术,而其他患者则不必如此。由于随着时间的推移,患者的排尿功能会发生变化,所以对其尿路必须长期监测。

参考文献

完整的参考文献列表通过 www. expertconsult. com 在线获取。

推荐阅读

Dénes FT,Arap MA,Giron AM,et al. Comprehensive surgical treatment of prune belly syndrome: 17 years' experience with 32 patients. Urology 2004;64:789-94.

Fusaro F,Zanon GF,Ferreli AM,et al. Renal transplantation in prune belly syndrome. Transpl Int 2004;17(9): 549-52.

Monfort G,Guys JM,Bocciardi A,et al. A novel technique for reconstruction of the abdominal wall in the prune belly syndrome. J Urol 1991;146:639.

Noh PH,Cooper CS,Zderic SA,et al. Prognostic factors in patients with prune belly syndrome. J Urol 1999; 162:1399-401.

Reinberg Y,Manivel JC,Fryd D,et al. The outcome of renal transplantation in children with the prune belly syndrome. J Urol 1989;142:1541.

Routh JC,Huang L,Retik AB,et al. Contemporary epidemiology and characterization of newborn males with prune belly syndrome. Urology 2010;76:44-8.

Smith CA,Smith EA,Parrott TS,et al. Voiding function in patients with prune belly syndrome after Monfort abdominoplasty. J Urol 1998;159:80-9.

Stephens FD, Gupta D. Pathogenesis of the prune belly syndrome. J Urol 1994;152:2328-31.

Woodard JR, Smith EA. Prune belly syndrome. In: Walsh PC, Retik AB, Vaughan ED Jr, et al, editors. Campbell's urology. Philadelphia: Saunders; 1998. p. 1917-38.

Woodhouse CR, Ransley PG, Innes Williams D. Prune belly syndrome-report of 47 cases. Arch Dis Child 1982;57:856-9.

（曾　莉　**编译**　黄鲁刚　**审校**）

第20章　后尿道瓣膜与其他尿道畸形

Aseem Ravindra Shukla, MD

很少有疾病像新生儿男性后尿道瓣膜一样，诊断和最初的外科治疗相对简单，但却对患儿造成长期、明显的不良后果。后尿道瓣膜是导致婴儿膀胱出口梗阻最常见的原因，在胎儿出生前就有表现，产后影像学检查即可确诊。虽然内镜下瓣膜切除或尿液转流可以解决尿路梗阻，但胎儿期病变对膀胱和肾的影响将在不同时期表现出来，这些患儿需要接受泌尿外科和肾科医师长期的随访。

一、概述

1769年，Morgagni通过尸检发现尿道内瓣状小叶可导致先天性后尿道梗阻。1802年，Langenbeck通过尸检证实了上述发现。Hugh Hampton Young首先通过内镜描述并诊断了这类尿道梗阻，并称之为后尿道瓣膜（Young et al，1919）。1920年，Randall利用当时原始的内镜器械进行了第一次内镜下瓣膜切除术，总结描述了膀胱镜下后尿道改变，并一直沿用至今。

前列腺段尿道明显扩张。膀胱颈抬高，膀胱出口松弛。前列腺段尿道侧壁可见深凹陷，在精阜末端可见小系带，系带向远端延伸约1cm，分叉并在尿道两侧各形成一个明显的瓣膜，从底部上升到两侧壁（Randall，1921）。

Young等根据最初的12例患者，在1919年首先提出了分型方法，直到今天该分型法仍广泛使用（图20-1）。Young氏Ⅰ型瓣膜占95%，被认为是下尿道嵴的肥大变体，推测其形成可能是由于中肾管远端异常插入到胚胎泄殖腔前外侧壁形成的（Stephens，1983）。瓣膜从精阜发出向前走行，在靠近尿道外括约肌平面的中线融合。有人认为，在中线看到的裂痕（Young描述的叉样结构，或从精阜发出的瓣膜）实际上是医源性的，是由围生期尿道逆行插入器械造成的（Dewan et al，1994）。

Young氏Ⅱ型瓣膜，据Young描述：从精阜发出，沿后尿道壁向上延伸至膀胱颈，一般不引起尿路梗阻。Ⅱ型瓣膜自早期报道以来未见明确报道。Stephens（1983）报道，在210名接受膀胱镜检查后尿道瓣膜的男孩中没有发现Ⅱ型瓣膜，他认为这一描述是远端梗阻在膀胱颈的继发性表现。

　　Ⅲ型瓣膜作为一个诊断也有类似争议,但通常被描述为环孔,类似于先天性尿道狭窄。Young(1919)描述了一个完全性梗阻的病例,"附着在尿道的整个一周,中心有一个小的开口"。这一从胚胎起源的变异,占膀胱出口梗阻病例的5%~10%。并被认为是尿生殖膜在尿直肠隔分离泄殖腔膜后持续存在的结构(Stephens et al,2002)。

　　关于后尿道瓣膜胚胎起源,虽然有人提出各种机制,但并没有形成共识。最早的理论认为,尿道黏膜皱褶肥大是造成梗阻的原因,后来进一步指出,尿生殖膜分隔后的泄殖腔残留导致瓣膜形成(Krishnan et al,2006)。Lowsley 根据尸检(Lowsley,1914),认为后尿道瓣膜起源于中肾管和苗勒管异常发育,但最近的一项尸检研究证实了先天性梗阻后尿道梗阻膜的存在,这与持续的斜型尿生殖膜的存在相一致,后者是医师在产后初次插入导尿管时刺穿造成的(Dewan et al,1994;Krishnan et al,2006)。

二、流行病学

　　500 例妊娠中有 1 例出现泌尿道先天畸形,其中大部分是梗阻性尿路病变(Lissauer et al,2007;Ruano,2011)。英国一项基于人口的大型登记研究表明,下尿路梗阻(LUTO)在新生儿中的患病率为 2.2/10 000,其中最常见的是后尿道瓣膜(1.4/10 000),其次是尿道闭锁和梅干腹综合征(Anumba et al,2005)。由于出生时的统计数据不包含早孕妊娠终止的病例,1995—2007 年在 West Midlands 地区进行一项**估算后尿道瓣膜发病率的研究——患病的出生数除以活产和死产的总数**——2.1/10 000(Malin et al,2012)。黑人和少数族裔群体的患病率高于欧洲白人。

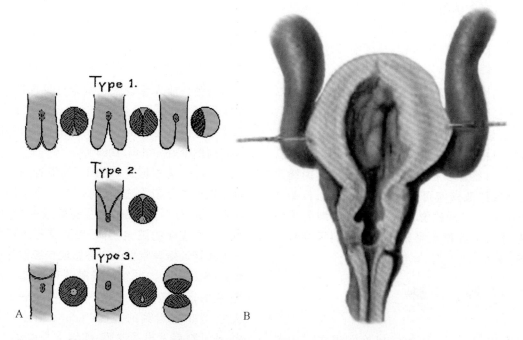

图 20-1　A. Young 于 1919 年发表论文的原创示意图,论文描述了三种类型的后尿道瓣膜。B. William P. Didusch 图解的后尿道瓣膜的病理解剖特点抬高的膀胱颈,增厚的膀胱壁和扩张的后尿道。图上可见Ⅰ型后尿道瓣膜的两个瓣叶,双侧输尿管明显扩张(From Young HH, Frontz WA, Baldwin JC. Congenital obstrution of poasterior. J Urol 1919;3:289.)

　　儿童住院数据库是美国儿童住院情况的全国数据库。对该数据库的回顾发现,1997—2009 年间,578 名男性新生儿诊断后尿道瓣膜。如果除以在此期间出生的 1000 万名活产男婴,则加权患病率为 1.6/10 000(Lloyd et al,2013)。

考虑到美国每年出生 300~500 例后尿道瓣膜婴儿,而其中 1/3 将最终进展到终末期肾衰竭(Heikil et al,2011),这种先天畸形在血液透析和肾移植方面的卫生经济学影响将是巨大的。

三、后尿道瓣膜的病理生理学

虽然后尿道瓣膜的初步治疗——膀胱镜和瓣膜切除——是一种相对简单和可重复的手术,但在胎儿发育早期,膀胱出口梗阻会造成连锁反应,常常会折磨人一生(表 20-1)。瓣膜病的长期后遗症与膀胱功能障碍、肾发育不良、多尿,以及其他多种解剖生理因素有关。简单来说,膀胱由于进行性梗阻而变得代偿性肥厚,在代偿期维持膀胱良好排空。然而,随着时间的推移,由于肾发育不良和持续的肾小球和肾小管损伤引起的多尿症使得膀胱没有足够的膀胱排空时间,导致膀胱失代偿,残余尿增加。进一步加重了肾积水和肾损害。

表 20-1　后尿道瓣膜所致损害

器官	后果	自然病程
肺	肺发育不良	胎儿或新生儿,如果婴儿能够存活,很少成为长期问题
肾		
肾小球损害		
梗阻性尿路疾病	可逆性的肾功能不全	通常在治疗后好转,但膀胱功能障碍可能会复发
肾发育不良	可逆性的肾功能不全	永久性的肾损害使肾发育受限,并导致进行性肾功能衰竭和高血压
肾小管损伤	无法限制的钠和水的丢失	随年龄而进展,肾性尿崩症
膀胱	低感觉性、高收缩力和低顺应性、最终肌肉失代偿可能造成尿失禁和膀胱排空障碍	膀胱问题将伴随终生,而且会随着年龄的增长而发生改变
输尿管	收缩力差,失去蠕动输送尿液的能力	大多数病例在初期会得到改善,但会有慢性肾积水

(一)下尿路

不能夸大后尿道瓣膜引起的潜在并发症——肾功能不全、尿液反流、肾积水加重——是由于膀胱功能障碍所致。Mitchell(1982)在描述 11 例膀胱充盈和排空与肾盂扩张程度及肾功能障碍密切相关的患者时,提出了瓣膜膀胱综合征一词。这一概念后来被说明为导致瓣膜膀胱综合征的"恶性循环"。由于胎儿期膀胱出口进行性梗阻而变得代偿性肥厚,导致排尿压力增加,在代偿期维持膀胱良好排空。排尿压力的增加导致膀胱壁改变,进一步增加排尿压力,最终导致排尿后膀胱残余尿过多,膀胱排空能力衰竭。

随着患儿生长发育,尿量增多、肾发育不良引起潜在多尿、膀胱排空不良引起的肾小球压力升高,这些因素共同导致了上尿路内残留尿量增加。当膀胱部分排空时,这部分尿液充盈膀胱,使得膀胱没有获得一段充分空虚、松弛的时间,这将把代偿期的膀胱推向失代偿。必然的,这将会导致膀胱残余尿增加、充盈性尿失禁和进一步的肾损害(Close et al,1997)。

在胎羊和兔模型上模拟了高压下尿液的储存和排尿过程,模拟并研究了影响膀胱平滑肌改变的一系列因素。部分膀胱出口梗阻加剧了膀胱扩张(Kirsch et al,2003),而扩张、收缩不良的膀胱

（模拟失代偿性膀胱）导致上尿路扩张。因此，膀胱扩张的加剧使上尿路处于危险状态。该模型和一些其他研究证实了细胞外基质在膀胱出口梗阻后，膀胱逼尿肌平滑肌细胞中的作用——如同在瓣膜膀胱中的现象（Workman Kogan，1990）。需要注意的是，膀胱储尿期压力明显升高作为一种病理现象，必须与作为新生儿和婴儿膀胱正常发育特征的排尿压力升高鉴别（Sillén et al，1992）。

对于瓣膜膀胱形态改变是否可逆仍存在一些争议。与之相反，神经源性膀胱表型改变大多是永久的（Keating，1994；Hutcheson et al，2004）。

细胞外基质的沉积导致膀胱收缩和被动舒张，这可能导致多种细胞内的变化，如逼尿肌血流量减少引起缺血、自由基毒性。这些变化改变了逼尿肌肌球蛋白束和肌动蛋白相关纤维的表型（Ghafar et al，2002；Shukla et al，2004；Levin et al，2005）。**膀胱尿道造影检查发现，瓣膜梗阻还会导致：后尿道明显扩张、膀胱颈肥大、射精管扩张、精阜变平**（图 20-2 和图 20-3）。在瓣膜切除、远端梗阻被解除后，上述改变似乎能部分恢复。

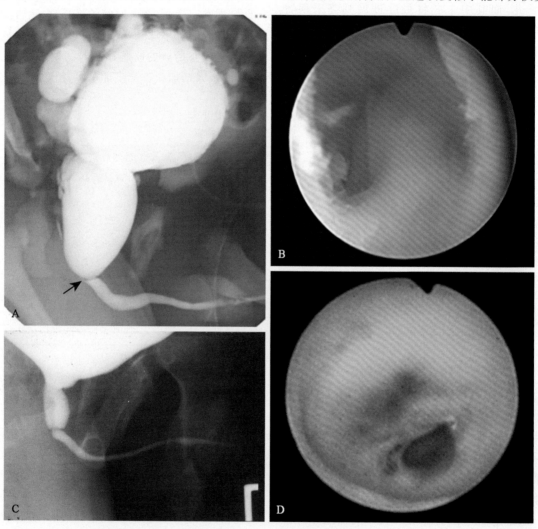

图 20-2　A. 排泄性膀胱尿路造影示尿道多发憩室，扩张的后尿道，尿道在瓣膜梗阻位置狭窄。B. 膀胱镜所见 A 图所示相应梗阻位置，箭头所指位置的瓣叶将在瓣膜切除术时切开。尿道瓣被认为是从精阜产生的小叶，在尿道括约肌平面的中线融合。精阜位于瓣叶近端。C. 排泄性膀胱尿路造影示膀胱颈抬高，梗阻部位近端后尿道扩张，这是典型的后尿道瓣膜的影像学表现。D. 膀胱镜所见 C 图所示相应梗阻位置。同心圆形狭窄与标准的Ⅲ型瓣膜相关，但也可能原本是先天性后尿道梗阻膜，在最初放置导管时梗阻膜穿孔所致

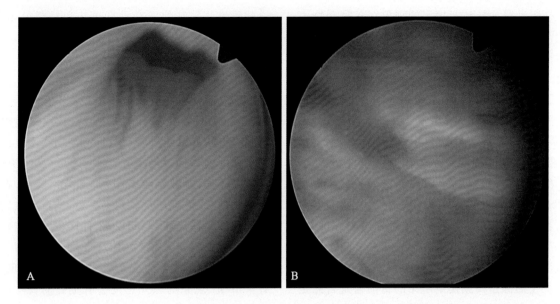

图 20-3　膀胱镜下可见后尿道瓣膜(A),膀胱颈抬高,膀胱小梁形成和梗阻性尿路疾病一致(B)

(二)上尿路

受后尿道瓣膜影响的膀胱,经历一系列变化,器官储存和排空尿液的功能发生变化。膀胱功能障碍将在婴儿期和以后表现为不同方式,并将在后面讨论。**显而易见的是,长时间膀胱储尿压力增加,将这种压力传递给输尿管、肾盂,最终传递给肾小球单位,将导致上述部位结构和功能发生改变**(Koff et al,2002)。临床上严重的肾输尿管积水预示存在这些结构改变,这种情况在后尿道瓣膜病例较为常见。肾实质变薄,回声增强,皮髓质分界不清,同样意味着明显的肾发育不良(图20-4A)。

输尿管扩张是由于功能障碍膀胱直接传递压力造成的,70%的后尿道瓣膜患者存在膀胱输尿管反流(Puri and Kumar,1996;Sarhan et al,2011)。进行性肾损害和先天性肾发育不良所致的多尿症也共同导致输尿管扩张(Smier et al,1991)。慢性输尿管扩张被认为会导致输尿管壁增厚、失去蠕动功能和黏膜附着、增加尿潴留、感染和肾单位内压力升高的风险(图 20-4B)(Parkhouse et al,1988;Glassberg,2001)。肾盂压力升高继发于膀胱和输尿管压力升高,并导致肾形态和功能出现显著变化。**后尿道瓣膜所致肾功能不全有两种特殊病因:梗阻性肾病和肾发育不良。**

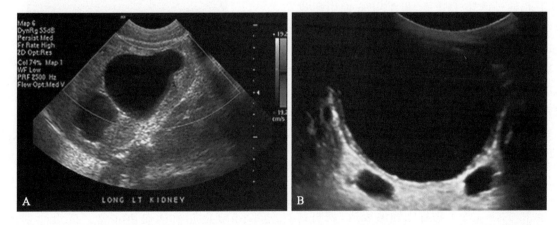

图 20-4　A. 患后尿道瓣膜新生儿左肾超声可见严重集合系统扩张,实质变薄回声增强,皮髓质分界不清。
　　　　　B. 同一个患儿(未留置尿管)盆腔超声可见膀胱扩张,双侧输尿管远端扩张

梗阻性肾病导致肾损害的现象在各种动物模型中常见。胎羊输尿管梗阻模型清楚地表明,梗阻后迅速出现肾积水,进而出现不可逆的肾结构变化(Peters et al,1992;Chevalier,2004)。在小鼠膀胱出口梗阻模型、输尿管梗阻模型,发现小鼠肾细胞凋亡和氧化应激增加(Kawada et al,1999;Chevalier,2004)。

梗阻造成的泌尿道压力增加损害肾小管细胞,导致尿液浓缩不良(Li et al,2004;Nguyen et al,2005 a)。梗阻还可能通过减少肾髓质的血流量而影响尿液浓度,导致髓质浓度梯度丧失,继而出现严重的多尿,甚至在后尿道瓣膜患儿保留尿管后出现去梗阻后利尿(Dinneen et al,1995)。

关于后尿道瓣膜病例所见的肾损害是否完全是由梗阻引起的继发性改变还存在一些争议。而且即便产前早期干预也不一定能阻止远期肾病,因此肾发育不良可能与后尿道瓣膜同时发生,而不是后尿道瓣膜的后果(Haecker et al,2002)。有研究者证实,对后尿道瓣膜患儿行肾切除术后,组织学检查发现:软骨样化生,发育不良的肾小球和肾小管(Haecker et al,2002)。

在后尿道瓣膜病例中发现严重肾发育不良与肾素-血管紧张素活性下降存在相关性,也和血管紧张素 I 型受体遗传多态性的减少存在相关性(Peruzzi et al,2005)。Bajpai 等(2005)发现,血浆肾素活性升高先于肾损害的临床表现(如血清肌酐升高、肾瘢痕和肾小球滤过率降低)。虽然血管紧张素 II 通过改变肾小球血流动力学而导致肾损害,但它也通过诱导 TGF-β_1 和 TNF-α 而引起成纤维细胞作用和炎症反应(Kagami et al,1994;Furness et al,1999;MacRae Dell al,2000)。这些细胞因子被认为是潜在的生物标志物,似乎随着瓣膜切除后肾功能的改善而降低,而升高则提示加重。

在实验研究中,血管紧张素转换酶抑制药(ACEI)通过减少纤维化显示出治疗的潜力。(Yu et al,2004;Gagliardini and Benigni,2006),在一项后尿道瓣膜临床研究中 ACEI 似乎降低了 TGF-β_1 和 TNF-α 等生物标志物的表达,表明具有潜在的治疗作用(Mandelia et al,2013)。进一步证实的假设是:后尿道瓣膜患儿肾功能损害的原因除了梗阻,还有部分原因是肾发育不良;后尿道瓣膜患儿与其他发育不良患儿和对照组相比,ACEI 基因表达明显增加,血管紧张素受体基因(ATR)的表达减少(Perzzi et al,2005;Laksmi et al,2010)。

(三)膀胱输尿管反流和肾发育不良

Hoover 和 Duckett(1982)发现,后尿道瓣膜患儿高级别膀胱输尿管反流往往与功能不良的肾处于同一侧,而对侧肾功能似乎得到了保护(图 20-5)。**他们假设反流是一种 pop-off 机制,在这种机制中,尿液反流至发育不良肾,发育不良肾作为泄压库,减轻对侧肾的损害,并产生了膀胱输尿管反流和肾发育不良(VURD)一词。在最初的一组病例中,13%的后尿道瓣膜患儿存在这种现象。有 pop-off 现象的患儿远期会有更好的肾功能的理论被广泛接受。**

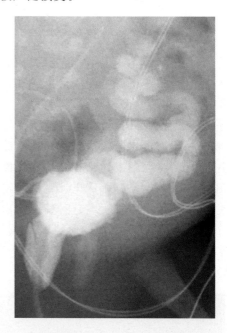

图 20-5 膀胱造影可见左侧膀胱输尿管严重反流,这种反流通常在功能不良肾的同侧,称为膀胱输尿管反流与发育不良综合征

然而,长期研究证实,VURD 综合征并不能改善肾的预后。在首次描述 VURD 综合征 15 年后,Cuckow 等(1997)发现,67%的 VURD 患儿在出生的第 2 年,血清肌酐正常,但只有 30%的 8—10 岁患儿血清肌酐正常。值得注意的是,75%的患儿即使在出生后前 2 年,肾小球滤过率就已经异常。另一项观察表明,即使 VURD 患者无反流的对侧肾也有很高的先天性肾皮质损害的

风险,意味着远期预后较差,也意味着不能被 VURD 产生的虚假安全感麻痹,与其他后尿道瓣膜患者一样,都需要强制性密切随访(Narasimhan et al,2005)。

要点:后尿道瓣膜的病理生理学

- 后尿道瓣膜患儿肾功能不全、膀胱输尿管反流及排尿功能障碍是由功能失调的膀胱导致的。
- 后尿道瓣膜患者肾损害是由于肾发育不良和梗阻性尿路疾病引起的。
- VURD 综合征对肾远期预后没有保护作用。

四、诊断

(一)超声

随着产前超声的普及,后尿道瓣膜和其他下尿路梗阻(如尿道闭锁或狭窄)在胎儿期越来越多地被发现。在 1250 次产前超声检查中,约有 1 例发现后尿道瓣膜,并导致 1/3 存活婴儿患双肾疾病,占产前发现泌尿生殖系统严重畸形的 10%(Thoma and Gordon,1989;Gunn et al,1995)。**膀胱增厚、膀胱扩张及双肾、输尿管积水的超声表现具有较高的敏感性(95%)和特异性(80%),羊水过少和后尿道扩张显示"钥匙孔征",进一步证实了下尿路梗阻的存在**(图 20-6,图 20-7)(Peters,1998;Robyr et al,2005)。肾回声增强,是判断后尿道瓣膜患儿肾损害的可靠指标。

然而,虽然产前检查有机会诊断下尿路梗阻,但要将瓣膜病变与尿道闭锁、梅干腹综合征、高级别膀胱输尿管反流,或双侧原发梗阻性巨输尿管进行鉴别是困难的。仅用产前超声检查诊断后尿道瓣膜的准确性只有 50%(Abbott et al,1998)。因此,**如果男性婴儿产前检查发现膀胱增厚、膀胱扩大和双肾、输尿管积水,伴或不伴有羊水过少,需要在产后出院前进行早期超声检查和排泄性膀胱尿道造影**(Lee et al,2006;Herndon,2012;St. Aubin et al,2013)。

胎儿磁共振成像(MRI)是产前诊断的辅助手段,在大型医疗中心越来越普及。与超声检查一

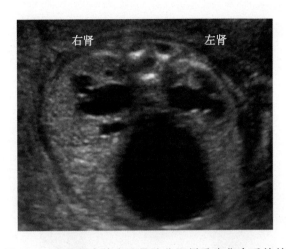

图 20-6　产前超声检查可见胎儿双侧重度集合系统扩张,膀胱扩张(Courtesy Dr. Mark P. Johnson, Children's Hospital of Philadelphia.)

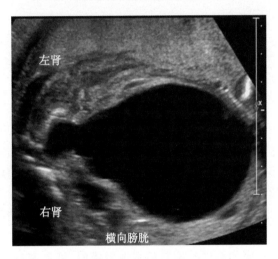

图 20-7　胎儿超声检查可见膀胱壁增厚,扩张的膀胱和后尿道形成"钥匙孔征"(Courtesy Dr. Mark P. Johnson,Children's Hospital of Philadelphia.)

样,胎儿 MRI 通过检测尿道扩张、增厚扩张的膀胱、羊水减少来判断尿道梗阻的程度(图 20-8)。肺发育不良和肾实质囊性改变在 MRI 上也很明显,虽然肾发育不良发生率与肾实质囊性改变不一定存在相关性(Chauvin et al,2012)。一项关于妊娠早期胎儿 MRI 检查的研究表明,该方法修正了 30% 病例的初步超声检查诊断(Poutmo et al,2000)。**在对下尿路梗阻病因诊断中,MRI 确实提供了更多的信息,但是与超声检查相比,MRI 的实用性受到限制**(Miller et al,2002)。

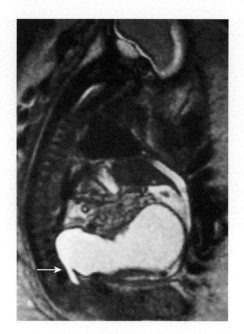

图 20-8 胎儿 MRI 检查发现下尿路梗阻,出生后证实为后尿道瓣膜。T2 像可见扩张的膀胱直到后尿道(箭头)

(二)排泄性膀胱尿道造影

排泄性膀胱尿道造影(VCUG)仍然是诊断后尿道瓣膜最重要的检查方法。当怀疑有后尿道瓣膜时,VCUG 检查应在出生后早期,在肾和膀胱超声检查后尽快完成。

后尿道瓣膜患者膀胱常出现膀胱增厚、小梁形成、多发性憩室,类似神经源性膀胱的表现。大约一半的患者在诊断后尿道瓣膜时,可见高级别膀胱输尿管反流(Hassan et al,2003)。排尿期见造影剂经肥大抬高的膀胱颈和严重扩张的后尿道排出(图 20-9)。尿道在尿道膜部或前列腺尖平面突然变细,代表膀胱镜检查所见的梗阻瓣膜小叶位置。这是后尿道瓣膜的病理征象。

检查前,首先向尿道插入 6Fr 或 8Fr 的导管,导管可能在巨大的后尿道内或肥大的膀胱颈卷曲,所以需要使用库德(Coudé)导管插入膀胱。通常情况下,检查时导管可能已经就位,需要注意的是,在检查排尿期时,导管要逐渐退至后尿道远端,以免影响后尿道段的造影图像。

(三)放射性核素肾扫描

放射性核素肾扫描能够定量检测分肾功能,若检查时发现皮质缺陷可能意味着在新生儿期后

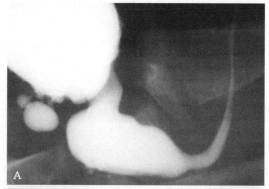

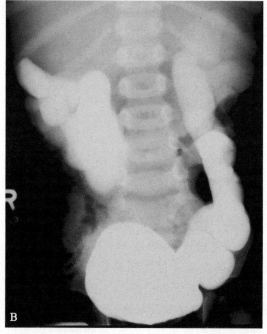

图 20-9 A. 排泄性膀胱尿路造影可见拉长畸形的膀胱,扩张的后尿道,典型的后尿道瓣膜的影像学表现。B. 双侧扩张膀胱输尿管反流

出现肾发育不良。巯基乙酰基三甘氨酸(MAG3)是评估肾功能的一种放射性核素。虽然,长期扩张的集合系统里,核示踪剂延迟排空不一定被解释为需要干预的肾盂输尿管连接处梗阻。对于膀胱输尿管反流患者放置导尿管是必不可少的,以减少计算肾功能的误差。

(四)实验室检查

由于新生儿实验室检查结果受母体的影响,所以对于诊断为后尿道瓣膜的新生儿的检查结果必须谨慎解释。通过胎盘进入新生儿的母体血液一般出生后 48h 清除,这时实验室检查结果才是婴儿的基线结果。1 岁时的肌酐最低值被认为是

一个重要的诊断工具,这个值可以用来评估新生儿期治疗的即时反应。然而,即使正常儿童,血清肌酐水平也需要 65～220d 才会达到平台期(De-Foor et al,2008;Boer et al,2010)。

五、临床表现及初步治疗

后尿道瓣膜患儿可能会受到严重并发症的影响,如肺发育不良和羊水过少导致的畸形,包括 Potter 面容、足跖畸形和手畸形及腹部肌肉张力差,尤其重视早期治疗。婴儿可能出现排尿困难,尿流无力或尿流中断。若怀疑有下尿路梗阻,应在新生儿 ICU 插尿管,通常选择 5Fr 或 7Fr 喂养管,或类似口径的导尿管。**喂养管置入时可能会受到肥大抬高的膀胱颈阻碍,盘曲在后尿道内。在这种情况下,使用库德(Coudé-tipped)导管,或者使用探条将导管顶端弯曲,将有助于插入膀胱引流。气囊尿管的气囊尽可能小,以避免诱发膀胱痉挛,新生儿膀胱容量小,肥大的膀胱发生痉挛可能会阻塞输尿管膀胱开口**(Jordan and Hoover,1985)。膀胱内放置导管可以通过膀胱超声,或必要时膀胱造影来证实。

(一)肺发育不良

尽管后尿道瓣膜多影响下尿路和肾,但严重下尿路梗阻患儿最严重并发症和围生儿死因仍然是肺发育不良。发绀的婴儿需要高级呼吸支持是拖延外科手术干预处理瓣膜的原因。在产前发现羊水过少的婴儿中发现肺发育不全,可能是导致这类患儿围生期死亡率高的主要因素,需要尽快监护治疗(Pinar,2004)。

后尿道瓣膜、羊水过少和肺发育不全之间的关系已为人们所认识(图 20-10),但肺发育不全的病因尚不明确,有可能是多因素的。人们认识到,由于肺发育不良导致的肺泡扩张减少,影响了胎儿肺树的发育,肺树的发育需要腔内压力、容积和流量,同时向正在发育的肺泡提供细胞信号(Husain and Hessel,1993;Laudy et al,2002)。

由于肾积水和膀胱扩张,加上羊水过少使得胎儿宫内压力增加,妨碍胎儿膈肌扩张并影响肺容积和生长,这一理论似乎是合乎逻辑的,但是对于肺发育不全与羊水过少之间的相关性尚缺乏明确充分的解释。发现异常肺发育开始于胚胎发生

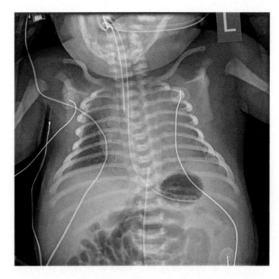

图 20-10 患有后尿道瓣膜和支气管肺发育不良,需要气道支持的 5 日龄新生儿,胸片可见肺容积减少,左肺上叶和下叶肺不张

早期,表明肺发育不全实际上可能早于尿路病理改变(Smith et al,2006)。Peters 及其同事(1991)提出了早期肺发育受"肾生长因子"控制的两阶段关系,而胎儿后期的肺生长和成熟更容易受羊水容量变化的影响。

(二)尿性囊肿

在所有的后尿道瓣膜病例中,3%～10% 的患儿会合并与之相关的尿性囊肿(图 20-11)(Greenfield et al,1982;Patil et al,2003)。1979 年,开展肾超声检查以来,将尿性囊肿的检出率提高到 15%(Heikkila et al,2011)。肾小球结膜破裂在肾超声上表现为肾包膜内积液所致的肾实质扭曲,而经腹膜渗出液或膀胱破裂则表现为新生儿腹水(Greenfield et al,1982)。虽然 VCUG 或同位素膀胱造影可以发现腹水的渗漏部位,但原因往往难以确定(Patil et al,2003)。

尿性囊肿通常通过恢复正常尿流和治疗下尿路梗阻病因,使液体重新吸收来解决。只有在腹水引起呼吸窘迫、严重腹胀或其他临床症状的情况下,才需要经皮引流或穿刺腹水,这些措施并不常用。

关于尿性囊肿对于患侧肾功能是好是坏,存在争论。许多研究都假设尿性囊肿是一种 pop-off 泄压机制,可以在一定程度上减轻肾发育不良,并且一些研究表明肾功能得到全面保护,包括

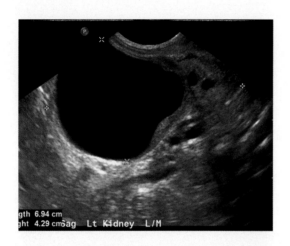

图 20-11 患后尿道瓣膜的新生儿,左肾超声可见巨大的储尿囊。储尿囊在肾包膜内,压迫肾实质

远期肾严重性指数(Rittenberg et al,1988;Wells et al,2010)。其他研究认为,尿性囊肿,尤其是在肾包膜内并压迫肾的尿性囊肿,损害同侧肾功能,预示着肾预后差,或对远期肾功能没什么关系(Patil et al,2003;Kleppe et al,2006;Heikkila et al,2011)。

(三)迟发表现

在产前超声检查已广泛普及的时代,婴儿期后尿道瓣膜相关的迟发表现已不太常见。尽管如此,Engel 和他的同事(2011)报道说,在接受瓣膜切除的 228 名患儿中,20 名(62%)有尿道瓣膜的临床表现,而产前检查没有发现肾积水或羊水过少。多达 64% 患儿有正常的产前超声检查,其中10% 的儿童出现泌尿道感染、排尿困难和急性肾衰竭(Engel et al,2011)。费城儿童医院的另一项最新研究追踪了 1988-2011 年间的 138 例后尿道瓣膜患者,其中 60 人(43%)在出生后 6 个月后出现症状(Pulido et al,2013)。因此,对于出现下尿路症状,特别是复发性尿路感染,但也有充溢性尿失禁、肉眼血尿、肾功能不全和不太常见的射精功能障碍的男孩,仍值得高度怀疑后尿道瓣膜(Bomalaski et al,1999;Schober et al,2004)。在这些患者中,肾超声检查常发现膀胱壁增厚和远端输尿管扩张,这需要排泄性膀胱尿道造影来证实。

> **要点:诊断、临床表现和初步处理**
> - 产前发现膀胱壁增厚和双侧输尿管扩张应通过产后早期超声检查和排泄性膀胱尿道造影来评估。
> - 后尿道瓣膜患者 VCUG 表现为膀胱壁不规则、膀胱颈肥大和抬高、后尿道扩张和伸长。
> - 后尿道瓣膜婴儿早期死亡最常见的原因是肺发育不良。

六、外科手术

(一)瓣膜切除

今天,新生儿后尿道瓣膜,治疗首选膀胱镜下瓣膜切除。治疗目的是恢复尿道排尿,并使膀胱正常充盈-排空循环,这比导尿和尿液转流更合理(Smith et al,1996;Close et al,1997)。实验模型证实了膀胱充盈-排空循环的重要性,其中一种尿液转流和非转流模型证实了:尿液转流情况下,停止膀胱充盈-排空循环后膀胱的改变(Chun et al,1989)。一种胎羊模型发现,尿液转流后膀胱细胞外基质表达和细胞凋亡增加(Chun et al,1989)。

历史上成功地实施过几种瓣膜切除方法,使用钩子逆行进入尿道,并感觉钩子勾住导致梗阻的组织。Innes Williams 首先描述了使用钩子切开瓣膜,Whitaker 和 Sherwood(1986)改进了钩子,除了最远端其他部分都绝缘。钩子的远端直径 6~7Fr,可以在没有全身麻醉的情况下在床旁进行操作,并可在切除瓣膜时使用电凝。

随着内镜光纤和数字影像技术小型化,现今多数医学中心首选内镜下切除技术对新生儿进行膀胱镜检查和瓣膜切除。具有偏移透镜的 7.5Fr 或 9Fr 婴儿膀胱镜可以使用多种切除装置,包括 BugBee 电极,可用于在腹侧 5 点和 7 点方向切开瓣膜,加或不加背侧 12 点方向切开;也可以选择单独在 12 点钟方向切开瓣膜。另一种选择是尖端弯曲并穿过 3Fr 输尿管导管的导丝,即在可视引导下的 Fogarty 栓子切除术导管(Soliman,2009)。在正常口径尿道中,9.5Fr 切除镜可与 Collins 刀组件配合使用(图 20-12)。

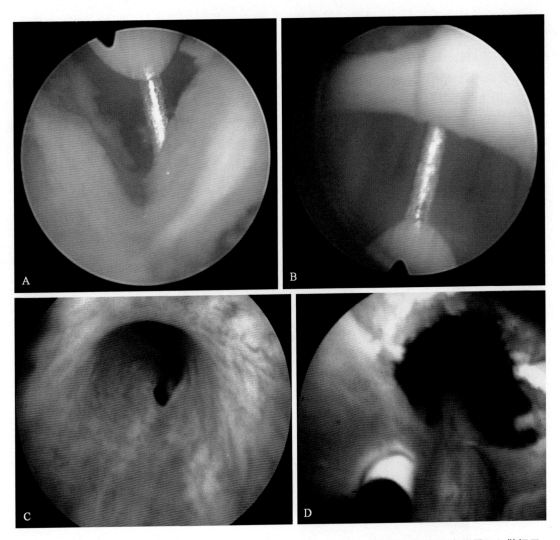

图 20-12　膀胱镜下切开后尿道瓣膜。A 和 B. 使用 Collins 刀在 5 点位置(A)和背侧 12 点位置(B)做切口。C 和 D. 使用 Bugbee 线切除瓣膜前(C),切除后(D)。输尿管插管能通过瓣叶上的孔洞

后尿道瓣膜壁薄伴有小血管,切除操作应轻柔。对于可置入电切镜的年长儿,可选择使用电切镜切除瓣膜,但存在尿道狭窄的风险,应谨慎使用(Sarhan et al,2010)。

术后导尿管通常留置至少 24h。当患儿因肾功能或呼吸问题在 ICU 监护治疗期间,留置尿管的时间可相应延长。瓣膜切除术后 1 个月复查 VCUG,以确保瓣膜消失。一般术后立即观察到膀胱压力降低、包括肾盂扩张和膀胱输尿管反流改善。

膀胱颈肥大和继发性膀胱颈抬高,以及患儿在瓣膜切除后仍持续存在的膀胱不完全排空的现象,促使人们对瓣膜切除时或切除后加做经尿道膀胱颈切开感兴趣(Androulakis et al,2005;Ka-jbafzadeh et al,2007)。虽然一些研究证实,膀胱颈切开有利于神经源性膀胱排空,但逆行射精与对照组比较疗效无显著差异,限制了这项技术的开展。除非获得更长期的数据支持(Christensen et al,1985;Sarin and Sinha,2013)。

(二)膀胱造口术

随着内镜小型化,膀胱造口术主要用于极低出生体重儿,尿道无法置入内镜的新生儿,以及在瓣膜切除或导尿后,肾功能仍持续受损,膀胱高容量,上呼吸道功能恶化的患儿。膀胱造口术确实降低了膀胱储尿压,并可能在某些情况下改善肾小球滤过率(Kim et al,1997)。关于膀胱造口可能使膀胱功能丧失并导致顺应性下降的观点已被

驳斥。因为适当的膀胱造口后,尿液通过膀胱造口排出,尽管膀胱造口漏尿压力较低,膀胱仍保持了充盈-收缩功能(Hutcheson et al,2001)。膀胱造口术可以被视为后尿道瓣膜患儿最佳的临时尿液转流方法,因为与瓣膜一期切除相比,膀胱造口术不会改变临床结果,也不会影响远期肾移植时膀胱储尿功能(Fine et al,2011)。

经典的膀胱造口术在耻骨联合和脐连线中点做 2cm 横行皮纹切口(图 20-13)。分离腹直肌,显露膀胱,缝牵引线,将腹膜推向头侧远离膀胱后壁和膀胱顶。通过游离脐尿管可以识别膀胱顶。结扎脐尿管后,显露膀胱顶,部分切开膀胱顶,将逼尿肌缝合到膀胱造口边缘下方 1cm 的腹直肌筋膜上。**膀胱造口术的关键是使膀胱后壁紧绷,将膀胱顶拖向腹壁,以防止膀胱后壁经造口处脱垂**(Hutcheson et al,2001)。

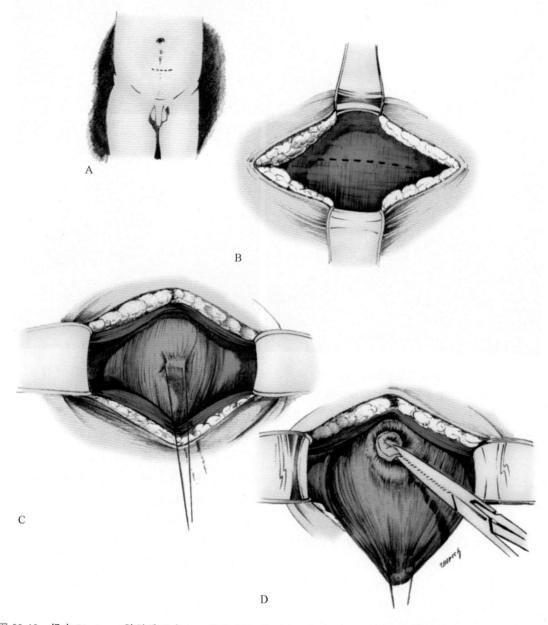

图 20-13　经皮 Blocksom 膀胱造口术。A. 膀胱充盈后,脐与耻骨连线中点附近做横行皮纹切口。B. 横行切开腹直肌筋膜,显露膀胱逼尿肌。C. 用固定缝线或无损伤钳游离膀胱,钝性将腹膜从膀胱顶推开。D. 结扎脐尿管,确认膀胱顶部

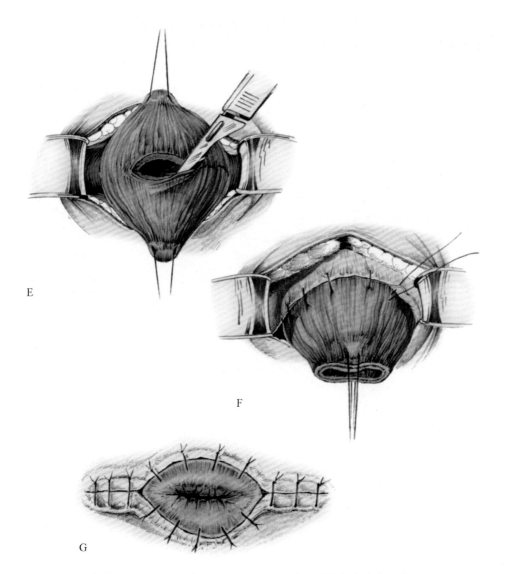

图 20-13　（续）E. 在膀胱顶做横行切口。F. 距膀胱切口 1cm 处，将膀胱壁缝合在腹直肌筋膜上。G. 膀胱切口直接缝于皮肤上形成造口（From Gonzales ED. Posterior urethral valves and other ureteral anomalies. In：Walsh PC，Retik AB，Vaughan ED，et al，editors. Campbell's urology. 8th ed. Philadelphia：Saunders；2002. ）

（三）上尿路尿液转流

膀胱上的尿液转流的支持者认为，直接经皮输尿管造瘘或肾盂造瘘可使肾直接低压引流尿液，从而改善肾功能（图 20-14）。当膀胱已充分引流，而肾扩张和肾功能生化指标未能改善时，上尿路高位转流被认为可以保护上尿路免受影响。在这种情况下，输尿管或肾盂的尿液引流的同时也不影响膀胱充盈-排空循环，从而减轻对膀胱功能丧失的担忧（Pinto et al，1978；Churchill et al，1990；Kim et al，1997）。

近来的研究和长期随访发现高位尿液转流

未能对肾起到长期保护作用，还是需要儿童发育成熟后进行复杂的封瘘手术（Smith et al，1996）。此外，在高位尿液转流手术时同时进行的肾活检均显示肾发育不良，转流也不能防止肾衰竭。这一发现表明，早期胎儿发育中出现的肾发育不良是影响肾最终结局的主要因素，而不是新生儿的任何一种复杂的外科手术（Tietjen et al，1997）。

在下尿路已经充分减压的婴儿中如果出现肾功能恶化，上尿路扩张，出现败血症的征象，可以考虑进行上尿路转流。由于缺乏对照研究或其他可用研究,尚不能明确断定上尿路转流术或膀胱造口术对肾功能的保护是否优于单纯进行瓣膜切除。然而,上尿路转流需要二次手术,并且膀胱可能长期处于无功能时期,可能继发顺应性和收缩性损害的风险(Close et al,1997)。**对于患后尿道**

瓣膜的婴儿,首选的一期手术方法是内镜下瓣膜切除。在不能进行一期瓣膜切除或者仅通过插入导尿管或瓣膜切除不能实现膀胱减压时,可选择合适的膀胱造口或上尿路分流手术。

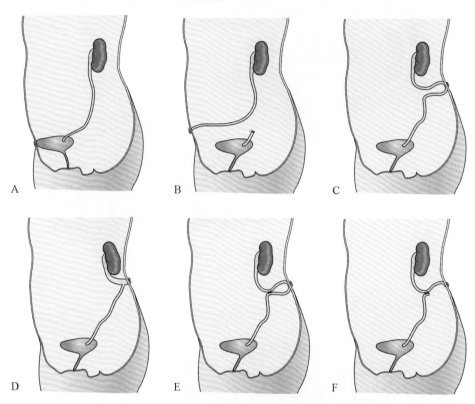

图 20-14　治疗后尿道瓣膜的尿路分流方式。A. 膀胱造口术。B. 远端输尿管造口术。C. 近端输尿管襻造口术。D. 经皮肾盂造口术。E. 环状输尿管造口术。F. Sober Y 型输尿管造口术(From Glassberg KI,Horowitz M. Urethral valves and other anomalies of the male urethra. In: Belman AB, King LR, Kramer SA, editors. Clinical pediatric urology. 4th ed. London:Martin Dunitz;2002. p. 899-945.)

(四)包皮环切

由于后尿道瓣膜患儿合并膀胱输尿管反流、膀胱排空不全和严重上尿路扩张,尿路感染可迅速发展为肾盂肾炎和脓毒症。**后尿道瓣膜患儿泌尿道感染的总体风险为 50% ～60%,比一般男孩的风险(1%)高得多**(Mukherjee et al,2009;Bader and McCarthy,2013)。**包皮环切术能将尿路感染的风险降低 83% ～92%,降低到与一般男性患儿相似的水平**(Wiswell et al,1988;Mukherjee et al,2009)。建议将包皮环切术作为后尿道瓣膜病男性患儿的预防感染措施。一部分男性患儿由于反复发热性尿路感染而准备做输尿管再植手术,在输尿管再植前应先完成包皮环切术。

(五)肾输尿管切除术

肾输尿管切除术历来被认为是后尿道瓣膜患者出现膀胱输尿管反流肾发育异常综合征的一种适当的治疗措施。无功能肾单位与扩张的反流尿液长期被认为是感染和脓毒症的潜在来源,预防性切除被认为是合适的。在近来的临床实践中,由于对膀胱排空和包皮环切术的关注,降低了尿路感染的发生率,很少选择肾输尿管切除术。事实上,即使是功能不全的肾单位也能产生一定的尿液,相比无尿来说,更容易处理,因此保留患肾也是有意义的。**如果无功能肾单位频繁发生尿路感染,则建议肾切除,保留输尿管以备以后可能的重建,如输尿管膀胱扩大术**(Husmann et al,2004)。

七、膀胱输尿管反流的处理

排泄性膀胱尿道造影发现在接受后尿道瓣膜检查的婴儿中，50％～80％存在膀胱输尿管反流（见图 20-9）（Puri and Kumar，1996；Tourchi et al，2014）。如上一节所述，尿道瓣膜患儿泌尿道感染风险增高。如果一个病例同时存在膀胱输尿管反流和尿道瓣膜，提示有行输尿管再植入的可能。要了解反流是梗阻的后果，控制继发性膀胱压力升高十分重要，输尿管再植只是针对那些虽经规范有效的治疗，仍继续尿路感染的非典型病例的治疗选择。事实上，25％～40％的患者仅切除瓣膜或膀胱造口就能解决之前出现的输尿管反流问题（Hassan et al，2003；Tourchi et al，2014）。

> **要点：外科处理**
> - 膀胱镜检查与膀胱镜下瓣膜切除是首选的治疗方式。
> - 由于膀胱持续收缩，膀胱造口术无法抑制膀胱恶性循环，但在瓣膜切除手术无法实施的情况下，可以作为选择。
> - 高位尿液转流无法对肾提供保护，且需要复杂的二期手术来封瘘。
> - 推荐包皮环切术作为后尿道瓣膜病患儿预防性手术，尤其是有尿路感染史的男性患儿。

Hassan 等（2003）发现，是否存在尿液反流与肾最终结局无关，单纯反流不应作为手术干预的指征。针对后尿道瓣膜患儿膀胱输尿管反流有症状的，治疗重点是解决膀胱出口梗阻，使用抗胆碱药物降低膀胱压力，治疗潜在的膀胱功能障碍（常见于胎儿期膀胱出口梗阻的膀胱）。尿动力检查有助于指导这方面的治疗（Kim et al，1997）。

在一些后尿道瓣膜患儿合并复发性尿路感染的病例，需要进行外科干预，手术前的膀胱管理是保证手术效果的关键因素（Hunziker et al，2012）。

考虑到，如果将扩张的输尿管再植到尚未适当恢复的增厚膀胱，将使术后狭窄和反流持续的并发症发生率增高（Coleman and McGovern，1978；Atwell，1983）。事实上，任何针对严重排便功能紊乱的儿童尿液反流的治疗都可能使已经受损的肾单位面临进一步恶化的危险，而这在后尿道瓣膜的男性患儿中十分常见（SeeleN et al，2010；TEKG UL et al，2012）。后尿道瓣膜的患儿行腔镜下治疗反流，肌肉损伤较少，输尿管膀胱切开术后肾功能恶化的风险较小，但总的手术成功率低于无尿道瓣膜的普通患儿（Puri and Kumar，1996；Tourchi et al，2014）。

八、膀胱功能障碍和瓣膜膀胱综合征

由于膀胱在发育的最初阶段受到出口梗阻的影响，膀胱是后尿道瓣膜男性患儿终身管理和康复的重点（Parkhouse et al，1988）。膀胱受影响的程度和继发性功能损害可能不同，膀胱及膀胱功能开始一系列病理生理改变，包括排尿障碍、尿液反流、肾发育不良和梗阻性尿路病变恶化。这些功能障碍的最终表现就是瓣膜膀胱综合征。

尿流动力学通过监测患儿膀胱功能各种指标变化，在监测患儿疾病进展中发挥着重要作用。膀胱在儿童时期经历了三种不同的收缩模式：①婴儿期和幼儿期，逼尿肌反射亢进；②儿童期，膀胱内压降低，膀胱顺应性改善；③青春期，膀胱容量增加，出现低收缩性和低张力（Peters et al，1990；de Gennaro et al，2000）。Holmdahl 等（1995）指出，上述模式不是任意的，在大多数儿童是一致的，是长期监测和管理儿童的指南。Mitchell（1982）提出了排尿功能障碍恶性循环概念，以膀胱出口梗阻开始一连串的事件最终导致终末期膀胱或瓣膜膀胱的级联事件。膀胱出口梗阻导致逼尿肌肥大，排尿压力增加，尽可能完成排空。然而，随着膀胱进一步改变，随着尿量的增加，残余尿也增加。最终，膀胱不能满足排空需要，逼尿肌失代偿。

对既往有瓣膜切除史的患者，即便没有临床表现，也应怀疑有膀胱功能障碍。在对 1474 例经内镜瓣膜切除后患者，进行了肾功能、膀胱输尿管反流及尿动力学等 34 项检查，回顾发现患者自报尿失禁发生率在 0～70％，平均 19％。然而，当进行尿流动力检查时，膀胱功能障碍的发生率上升到平均 55%(Hennus et al,2012)。**仅依靠临床检查或患者调查表可能严重低估膀胱功能障碍,有后尿道瓣膜病史的儿童进行如厕训练时,应常规检测尿流率和残余尿量。上尿路超声可作为评估高风险膀胱功能和治疗反应的一种简单有效的监测方法**(Lopez Pereira et al,2013)。

(一)膀胱管理

对后尿道瓣膜切除后患儿膀胱功能的随访主要集中在观察,临床病史和尿流动力检查。对父母和成长中儿童的健康教育是膀胱管理的重要组成部分,也是行为治疗成功的关键。他们建议,家庭无须让患儿过早进行如厕训练,与正常人群相比会有明显延后。后尿道瓣膜切除术后的患儿白天出现尿失禁的情况并不少见(7%~35%),约1/4患儿存在夜间遗尿的现象(Hennus et al,2012)。一旦完成了如厕训练,儿童和照顾者会被告知可以摄入足够的液体,取消定时排尿,并练习二次排尿。生物反馈治疗和家庭盆底锻炼也被证明是有效的(Ansari et al,2008)。

辅助药物作用尚不清楚。首选的干预措施取决于瓣膜切除后排尿功能障碍的原因:膀胱颈功能性梗阻是由于膀胱颈肥大和外括约肌反射亢进所致,或因逼尿肌壁增厚引起的膀胱壁增厚。一项研究建议,残余尿多的患儿使用 α 受体阻滞药来缓解括约肌张力、放松膀胱颈,使残余尿显著减

少(Abraham et al,2009)。Casey 等(2012)对 18 名瓣膜切除后 3 个月,尿流动力检查发现膀胱排尿压力高或膀胱容量小的婴儿连续使用奥昔布宁0.1 mg/kg,2/d。虽然这两项指标在奥昔布宁的作用下都有显著改善,但由于缺乏对照组,而且在新生儿中逼尿肌过度收缩和排尿压力升高是正常情况,因此有必要进行更严格的前瞻性研究(Sillén et al,1992;Casey et al,2012)。如果选用奥昔布宁,必须监测使用是否有效,如果一个成长中的儿童发现膀胱残余尿增加,应停止使用奥昔布宁。在 Casey 等(2012)的研究中,18 名患者中4 人停止了治疗。另一项研究发现,肌源性膀胱功能衰竭需要间歇性导尿(Kim et al,1997)。目前,尚不清楚肌源性膀胱功能衰竭是否是后尿道瓣膜固有的膀胱功能障碍的结果,还是继发于奥昔布宁的结果,但在治疗期间应谨慎行事。

(二)瓣膜膀胱综合征

1982 年,Mitchell 回顾了 11 名患者治疗经验后,提出了"瓣膜膀胱综合征"一词。虽然没有膀胱出口残余梗阻的临床证据,但 11 名患者的肾盂积水和肾功能继续恶化(Lloyd et al,2013)。**Mitchell 的概念,如图 20-15 所示,并在上文所述,认为虽然膀胱最初通过产生较高的排尿压力来代偿出口梗阻,但随着儿童成长尿量增加,膀胱容纳了更多尿液。肾损害继发的肾源性尿崩症引起多**

瓣膜膀胱的演变

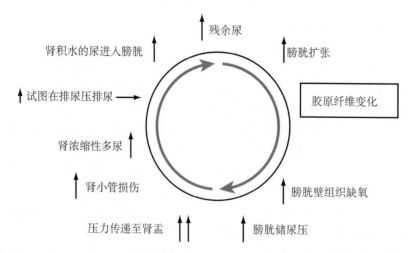

图 20-15　瓣膜膀胱的"恶性循环"。受累膀胱残余尿增加,持续的膀胱扩张会导致胶原沉积增加和其他变化,并使得增加的压力传递到肾盂。继发性肾小管损伤导致多尿和增加已经排空不全膀胱的容量,并且循环继续,导致额外损害

尿,增加了进入膀胱的尿量,膀胱完全排空越来越难。随着残余尿的增加,膀胱不再有完全松弛期,逼尿肌纤维持续处于部分或完全伸展状态,开始了一系列基因表达和表型变化,进一步损害膀胱的收缩能力(Kirsch et al,2003;Hutcheson et al,2004;Shukla et al,2004)。当膀胱部分排空后,已经储存在扩张上尿路中的尿液再次迅速排入膀胱,使逼尿肌失去松弛的时间。收缩功能受损和不断增加的残余尿将增加的膀胱压力传递给肾,使已经受损的肾功能进一步恶化。

总之,在后尿道瓣膜患者中,有三个因素容易使膀胱恶化为瓣膜膀胱:①多尿;②膀胱顺应性差,高压排尿,膀胱壁张力高;③残余尿。这三个因素共同促成膀胱过度扩张,这是导致瓣膜膀胱的原始损害(Koff et al,2002)。

尽管膀胱功能障碍治疗目的是阻止向瓣膜膀胱综合征晚期进展,但瓣膜膀胱综合征实际上是描述膀胱功能障碍连续症状的广义术语。如上一节所述,监测残余尿、尿流率和排尿压力,以及定时排尿、二次排尿和抗胆碱能药物或 α 受体阻滞药的使用,构成治疗的主要内容。如果出现肌源性膀胱功能衰竭,有必要进行清洁间歇导尿(CIC)。

夜间膀胱引流是一种重要辅助治疗手段,在瓣膜膀胱综合征患儿典型证据中被作为一种标准干预措施(Koff et al,2002;Nguyen et al,2005b)。如果输尿管扩张和肾积水对行为治疗没有反应;或患儿肾功能恶化;或复发性尿路感染,则应实施夜间膀胱引流。通过夜间膀胱保留尿管 7～10h,进行持续膀胱引流,这样可以延长膀胱空虚时间,即使肾排空尿液,也不会遇到白天排尿或静息膀胱压力增高的情况。该方法中断了导致膀胱结构改变的“恶性循环”,以及慢性膀胱扩张引起的肾改变。Koff 等(2002)和 Nguyen 等(2005 a)都注意到,在实施夜间膀胱引流后,肾积水、尿失禁和尿路感染有了明显的改善。

当 CIC 或夜间膀胱引流因膀胱颈抬高或敏感尿道而难以实施时,应用 Mitrofanoff 方法(Mitrofoff,1980)的阑尾造口术是一个有用的选择。许多医学中心越来越多地采用微创技术,利用腹腔镜和机器人辅助方法来建立这种可插管通道(Mitrofoff,1980;Hsu and Shtliffe,2004;

Nguyen et al,2009;Famakinwa and Gundei,2013;Famakinwa et al,2013)。机器人辅助的方法对解剖的范围有一定限制,单次机器人对接,对于年长儿手术时游离阑尾,吻合阑尾-膀胱都比较困难。在这种情况下,可以采用普通的腹腔镜方法来游离阑尾,然后使用标准三鞘卡法对接机器人,机器人术野中心点放在骨盆中线,最后进行阑尾吻合术。

现在,膀胱扩大术很少用于瓣膜膀胱,这可能是由于人们对膀胱功能障碍、行为治疗和及时进行夜间膀胱引流的认识提高了。然而,当面对小容量、高压、厚壁的膀胱和上尿路结构性改变日益恶化,难以保守治疗时,可以考虑进行膀胱扩大。利用输尿管进行膀胱扩大是后尿道瓣膜患儿的首选,因为它不存在肠黏液多,酸中毒,结石形成等回肠膀胱扩大术常见的风险。因此,对于合并严重输尿管扩张或单侧膀胱输尿管反流的后尿道瓣膜男性患儿,有一个理想的临床方案,输尿管可以去管化用于修补劈开的膀胱,而不需要进行肠道操作。Johal 等(2008)报道说,在输尿管膀胱扩大术后平均 4.5 年的随访中,膀胱容量增加和充盈期压力降低,给患儿带来了持续的益处。

> **要点:膀胱输尿管反流的处理,膀胱功能障碍,瓣膜膀胱综合征**
>
> - 后尿道瓣膜患儿膀胱输尿管反流治疗的重点是以膀胱为中心,很少进行输尿管膀胱再植。
> - 后尿道瓣膜患儿膀胱的演变有三种类型:①婴儿期和幼儿期逼尿肌反射亢进;②儿童期膀胱内压降低、膀胱顺应性改善;③青春期膀胱容量增加,出现低收缩性和低张力。
> - 在残余尿增加,尿路感染或肾积水和肾功能恶化的情况下考虑进行夜间膀胱引流。

九、妊娠期治疗

20 世纪 90 年代中期,随着纤维光学和内镜小型化的发展,能够开展复杂的胎儿手术,针对拟诊下尿路梗阻的胎儿,产前干预开始兴起。在一些医学中心,当产前超声发现染色体核型正常的胎儿,在没有肾皮质囊性病变的情况下出现羊水过少、膀胱扩张和严重肾输尿管积水时会考虑进行干预(RuaNo,2011)。胎龄在 20 周以上即可获得胎儿尿样,如果尿钠 < 100mEq/L,氯化物 < 90mEq/L,渗透压 < 200mEq/L,β_2-微球蛋白 < 6 mg/L 提示预后良好(Nicolini and Spelzini, 2001)。

膀胱羊膜腔分流术治疗羊水过少对肺功能有潜在的改善作用,是胎儿产前干预的第一阶段,文献中报道了数百例分流手术(Ruano,2011)。胎羊模型证实了这一方法,证明羊水量的恢复可以防止肺发育不全,尽管文献中缺乏对照研究,限制了关于其有效性的结论(Kitagawa et al,2006)。此外,虽然一项系统评价提出了接受膀胱羊膜腔分流术婴儿的生存优势,但缺乏随机试验(Clark et al,2003 年)。一项研究对比了经皮膀胱羊膜腔分流术和保守治疗方法治疗下尿路梗阻(PLU-TO),试图填补这一空白,但由于收受试者招募和终止妊娠的限制,每个研究组只有 12 例活产。结果显示,分流组胎儿 28d 生存率有提高的趋势,但两组总体生存率都很低,只有 2 名婴儿存活至 2 岁,肾功能正常。因肺发育不全致死率高。分流组胎儿由于手术并发症和早期羊膜破裂,妊娠失败的风险也更大(Morris et al,2013)。

Biard 等(2005)报道了对有明确的单独下尿路梗阻和可靠尿样结果的 20 例接受膀胱羊膜腔分流术的单胎男性胎儿进行平均 5.83 年的随访。发现,总的 1 年生存率为 91%,与健康相关的生活质量参数与健康儿童群体相似。在近来的临床实践中,膀胱羊膜腔分流术是一种潜在的干预手段,用于治疗罕见的下尿路梗阻并发羊水过少,但应限制在有经验、具有多学科能力的医学中心开展。

没有类似于产前下尿路梗阻试验的研究去尝试更复杂的胎儿产前干预,如胎儿膀胱镜瓣膜切除,甚至胎儿手术。胎儿膀胱镜检查,使用 1.0mm 胎儿镜,以顺行方式进行,经皮切口经输尿管进入膀胱。当通过尿道颈部进入后尿道时,使用 Nd:YAG 激光或电灼导丝穿透梗阻瓣膜(Quintero et al,1995,2000;Ruano,2011)。Holmes 等(2001)报道了一组 14 例后尿道瓣膜

的胎儿外科手术,包括产前瓣膜切除、膀胱羊膜腔分流、皮肤输尿管造口术和膀胱造口术。早产儿和呼吸衰竭导致婴儿死亡 6 例。8 例存活,平均存活 11.6 年,其中 5 例肾衰竭。在考虑进行胎儿产前干预前,胎儿手术 43% 的胎儿死亡率是任何产前咨询必须重点提及的部分,虽然尚未证实,但这可能为尚未选择的妊娠组提供潜在益处。

十、肾功能预后指标

尽管在产前诊断和干预及产后快速评估和治疗方面取得了许多进展,但后尿道瓣膜男孩终末期肾病的终生患病率在 20%~50%(Parkhouse et al,1988;Smith et al,1996;Sarhan et al,2011)。影响后尿道瓣膜患儿预后的危险因素包括诊断年龄、伴有或不伴有膀胱输尿管反流的肾发育不良、一岁以内肌酐最低值、反复尿路感染和膀胱功能障碍。

长期以来,肌酐最低值一直被认为是一种相对容易的方法来预测患儿长期肾结局。**1 岁时测得的肌酐最低值作为一种预测工具,似乎比 1 个月时的数值更准确**(Drozdz et al,1998;Lal et al,1999;Heikil et al,2011)。**血清肌酐 < 0.8 mg/dl 似乎表明风险最小,而 1 岁时 > 1.2 mg/dl 则预示更高的患终末期肾衰竭风险**(Drozdz et al,1998;DeFoor et al,2008)。研究表明,治疗后 1 个月的血清肌酐是一个更准确的预测肾功能的指标。同样,治疗后 1 个月血清肌酐 < 0.8mg/dl 似乎预示着更好的长期结局(Rittenberg et al,1988)。

诊断时的年龄仍然是远期肾结局的一个不明确的预测因素。关于产前检查能更快速诊断后尿道瓣膜,从而预先阻止肾损伤,这一假说尚未得到证实。事实上,Heikkil 等(2011)发现,在没有超声检查以前(1982 年之前)诊断后尿道瓣膜患者患终末期肾病的风险为 16.8%,而在超声后时代诊断为后尿道瓣膜患者患肾衰竭的风险则为 36.6%。另一项研究发现,在 1 岁前诊断为后尿道瓣膜患者中,41% 的患者出现长期肾功能不全,而在 1 岁后诊断为后尿道瓣膜的患者中,有 15% 出现肾衰竭(Parkhouse et al,1988)。这种差异可以解释为:在没有超声检查诊断的时代,危重婴儿很可能在诊断完成前就死亡,而在当今时代早

期干预,包括胎儿产前干预措施,大大提高了存活率。那些 1982 年以后出生的婴儿,换作以前可能已经死亡,并且倾向于有更严重的瓣膜病和相关并发症,导致更严重的肾结局。

另一个尚未证实的假设是:晚发病患儿可能是一种较轻的瓣膜疾病,在明显排尿功能障碍症状出现前,可以在几年内不被发现。然而,一些报道发现,在新生儿期后发病的尿道瓣膜患儿,结局要糟糕得多,会导致极高的氮质血症、血清肌酐升高和长期肾功能恶化(El-Sherbiny et al,2002;Ziylan et al,2006;Sarhan et al,2011)。

如果没有肾活检来量化肾发育不良,则需要依赖现有的影像学技术,包括肾超声和同位素显像。肾高回声、皮质囊性改变和皮髓质分界不清都被认为是预后不良的征兆(Robyr et al,2005)。Pulido 等(2013)分析了肾实质区(定义为肾减去出生后第一次超声测得的集合系统区域)与终末期肾病的关系。通过回顾 60 例患者出生后 393人次/年的第一次超声图像,作者发现,对于出生后 1 个月血清肌酐在 $0.8 \sim 1.1 mg/dl$ 的婴儿,肾实质面积每增加 $1 cm^2$,患终末期肾病的风险就会降低(Pulido et al,2013)。这项研究强调,有必要采用新的方法来预测后尿道瓣膜患儿的肾结局,遗传学和生化标记可能成为更明确和有力的预测工具(Farrugia et al,2006)。

十一、肾移植与后尿道瓣膜患者

在后尿道瓣膜病史的男性患儿中,终末期肾病的患病率高达 50%。2006 年度北美儿科肾试验和合作研究报道将梗阻性尿道疾病列为肾移植的第二常见原因,这是基于自 1987 年以来在8990 例移植病例中梗阻性尿路疾病占 1424 例(15.8%)(Smith et al,2007)。

后尿道瓣膜患者是接受肾移植的一个特别困难的群体。这些男性患儿可能患多个并发症,包括高级别膀胱输尿管反流,原发性无功能的肾,膀胱壁厚、膀胱收缩不良或高收缩性的瓣膜膀胱综合征。小儿泌尿科医师必须是移植团队的重要成员,并参与移植前评估,仔细检查肾移植计划受者。膀胱功能不全未得到充分改善或膀胱储尿功能未得到改善的受者,肾移植后并发症发生率和

移植失败率明显较高(Sheldon et al,1994;Mendizabal et al,2005)。

后尿道瓣膜患儿肾移植后的结局不定。与非后尿道瓣膜移植队列相比,后尿道瓣膜患者中单因素和多因素分析显示膀胱壁增厚是输尿管梗阻发生率明显增高的一个因素。但最近的研究发现尽管输尿管梗阻,支架置入或扩张,并没有增加移植失败或患者死亡的风险(Indudhara et al,1998;DeFoor et al,2003;Smith et al,2010;Fine et al,2011;Fine and colleagues,2011)。Fine 等(2011)报道了 59 例接受肾移植 8 年随访的瓣膜患者,发现无论这个男性患儿是接受了一期瓣膜切除、膀胱造口还是上尿路转流,结局都类似;尽管膀胱功能障碍增加了移植失败的风险,但并不显著。

为了确定膀胱的安全储尿压力和今后的储尿收缩功能,需要对移植候选者进行影像尿动力检查。肾移植前可开始夜间膀胱引流或 CIC,以改善膀胱功能,并学习适当的膀胱管理技巧,这将是移植后成功的关键。移植前很少需要肾切除,只有在蛋白尿或严重多尿影响血流动力学的情况下才考虑。

对于储尿期压力高的不安全膀胱,可以考虑在移植前后进行膀胱扩大。虽然以前经验认为,免疫低下儿童或年幼儿童很难维持导尿管和尿袋清洁和安全,可以考虑在肾移植前进行膀胱扩大。但最近的经验认为,即使肾移植到造瘘膀胱也是一种安全的选择,直到儿童成长到可以接受膀胱成形术以及伴随的 CIC 治疗(Rigamonti et al,2005;Christman et al,2013)。

十二、后尿道瓣膜患儿生活质量

必须强调的是,后尿道瓣膜有终身影响。成年后的瓣膜患者有必要了解这些长期危险因素及其对生活质量的影响。

后尿道瓣膜患者所面临的瓣膜膀胱的进展和相关肾移植并发症与众所周知的风险有关,包括勃起功能障碍和不育。后尿道瓣膜患儿成年后下尿路症状对他们的影响是普通人群的 2～3 倍(Tikkinen et al,2011)。对 67 名后尿道瓣膜患者成年后的调查发现,勃起功能障碍或不育的总体发生率与普通人群没有差别(Taskinen et al,

2012）。然而,对患有尿失禁或肾功能不全的患者进行的亚组分析表明,后尿道瓣膜患者生活质量受损的证据最明显,因此强调到成年都需要长期随访和积极治疗的必要（Jalkanen et al,2013）。事实上,慢性膀胱功能不全、尿路感染的风险和肾功能障碍的后遗症要求儿科和成年泌尿科医师之间进行沟通,即使成年泌尿科医师也应该了解后尿道瓣膜的病理生理学,并准备好在这些患者进入成年后为他们提供治疗。

要点:妊娠期处理,肾功能预后指标,肾移植与后尿道瓣膜患者

- 在膀胱壁增厚、肾输尿管积水和羊水过少的胎儿可考虑行产前膀胱羊膜腔分流。虽然它可以减少肺发育不良的严重程度,但该手术对肾损伤的保护有限。
- 1 岁时肌酐最低值<0.8 mg/dl,可显著降低终末期肾病的发生风险。
- 肾移植到受瓣膜病变影响的膀胱,可能有较高输尿管梗阻风险,但与对照相比,移植肾丢失的风险没有增加。

十三、其他尿道畸形

(一)前尿道瓣膜

前尿道瓣膜是最常见的先天性前尿道梗阻病变,但发病率比后尿道瓣膜少 25～30 倍（Confer et al,2010）。它们通常被发现与大的前尿道憩室相关,因此常常被不同地描述为由于憩室壁阻塞尿流或从前尿道壁垂下的半月形瓣膜阻塞尿流而造成的梗阻（Tank,1987;Paulhac et al,2003）。前尿道瓣膜的胚胎学原因尚不清楚,前尿道瓣膜病变部位的尿道海绵体发育不良提示尿道黏膜与上皮的错位结合。此外,扩张的尿道球部海绵体破裂也被认为是病因之一（McLellan et al,2004）。这些瓣膜可能位于尿道球部、阴茎根部或尿道悬垂部（Firlit et al,1978）。

不同年龄的前尿道瓣膜患者症状表现基于梗阻程度。**症状可能包括尿后滴沥和轻度尿失禁、阴茎远段明显隆起、扪及梗阻扩张的膀胱,甚至肾**

功能不全、尿路感染（Cruz-Diaz et al,2013）。诊断需要仔细检查外生殖器,挤压阴茎远段,可见尿液自憩室流出。**通过膀胱尿道造影来确诊,可见前尿道扩张并伴有瓣膜近端慢性梗阻的表现,包括膀胱憩室和大量膀胱输尿管反流。**

前尿道瓣膜的治疗方式因起病年龄、上尿路损伤程度和前尿道畸形程度不同而不同。在早产儿或小婴儿中,可能需要膀胱造口来解除梗阻,直到患儿尿道能够容纳膀胱镜或能接受进一步重建手术。**多数情况下,使用 Bugbee 电极或激光进行膀胱镜下瓣膜切除作为初步治疗是可行的,如果成功,则无须行进一步的尿道重建手术**（Cruz-Diaz et al,2013）。在严重尿道憩室等较严重的情况下,可能需要对尿道进行手术重建。

多达 80% 的前尿道瓣膜患儿尿动力检查会发现膀胱功能障碍,不稳定膀胱、逼尿肌反射亢进、膀胱顺应性和容量下降（Kajiwara et al,2007）。与后尿道瓣膜一样,长期肾功能取决于术前肌酐和肾小球滤过率。Routh 等（2010）对包括 229 名前尿道瓣膜患者,97 项研究进行多因素分析,发现治疗前氮质血症、膀胱输尿管反流和尿路感染共同增加不良肾结局的风险达 25 倍。不过,**由于前尿道瓣膜临床表现相对较轻,总的保留肾功能比例高于后尿道瓣膜,78% 的患者治疗后肾功能正常**（Routh et al,2010）。

(二)尿道闭锁

尿道闭锁或先天性尿道狭窄可能由于患儿死亡率高,相关报道较少。如果婴儿存活下来,因为不全梗阻或由于产前分流或脐尿管减压,结果可能类似于后尿道瓣膜患儿（González et al,2001）。**典型的梗阻膜出现在前列腺段尿道的远端,而远端的尿道可能发育不良。尿道闭锁作为产前发现的下尿路梗阻的,胎儿出生后经膀胱镜检查可以确诊**（图 20-16）,通常需要膀胱造口术（Freedman et al,1999）。

尿道闭锁是否是导致梅干腹综合征的诱因,至今仍有争议,但尿道闭锁或先天性尿道狭窄的婴儿常会出现羊水过少、双侧肾输尿管积水和腹壁肌肉组织薄弱。依次选用扩张器,逐级扩张尿道被认为是在某些不需要复杂重建手术的情况下恢复尿道连续性的一种安全的替代方法（Pserini-GLazel et al,1988;Stalberg and González,2012）。

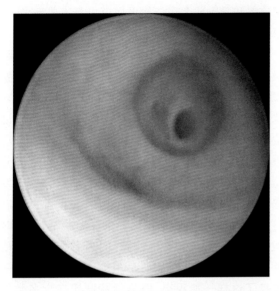

图 20-16　产前检查怀疑下尿路梗阻的胎儿出生后第二天膀胱镜检查照片。膀胱镜检查在尿道中段发现几乎完全性尿道梗阻，非常接近尿道闭锁

(三)尿道重复

尿道重复是一种罕见畸形，重复可能始于膀胱颈或其远端尿道。一根尿道通常开口于龟头正常位置，另一根尿道则可能开口于龟头或阴茎腹侧。严重的病例重复的尿道甚至可能靠近肛门括约肌。大多数的重复尿道处于矢状面，腹侧尿道通常是有括约肌和精阜的功能正常的尿道。

Effmann 等(1976)对尿道重复进行分类，该分类法被广泛使用。Ⅰ型指呈盲端的(不完全性)重复尿道或副尿道。Ⅱ型指完全性重复尿道，并有 4 种亚型。Ⅲ型指重复尿道是骶尾部重复的一部分(图 20-17)。Y 型重复指的是ⅡA2 型，重复的尿道起源于第一尿道，但偏离开口进入直肠腹侧。

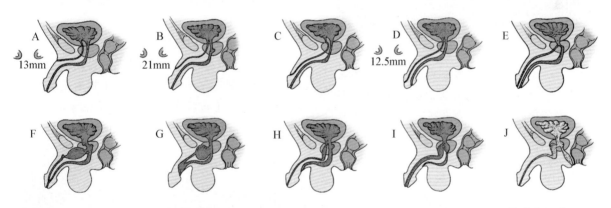

图 20-17　不同类型的处于矢状面的尿道重复。每幅图都显示腹侧尿道为通过前列腺和括约肌的功能尿道(From Colodny A. Urethral lesions in infants and children. In:GillenwaterJT,Howards SS,Duckett JW,editors. Adult and pediatric urology. 2nd ed. St. Louis:Mosby;1991. p. 2013.)

当发现阴茎头有两个不同的开口时，容易做出诊断。但在另一些情况下，近端型尿道下裂病例，发现龟头有明显开口的，需要高度怀疑。虽然对重复尿道分别进行逆行造影也可以明确诊断，但大多数情况下需要排泄性膀胱尿道造影来证实(图 20-18)(Hoekstra and Jones,1985;Podesta et al,1998)。

外科治疗是复杂的，可能需要各种一期或分期手术矫治。虽然简单的盲端副尿道可以用 Bugbee 电极对黏膜进行电灼，但与膀胱相通的重复尿道需要制订重建计划。当在龟头上发现两个尿道开口时，越靠背侧，越像尿道下裂外观。Alanee 等(2012)介绍一种方法，将两个尿道之间的隔膜切开，利用龟头背侧覆盖背侧成形的尿道。对于复杂的 Y 型尿道重复，可采用包皮或颊黏膜瓣进行分期重建，才能在龟头重建出足够宽且具有功能的通道。前矢状窦经直肠入路(ASTRA)也被推荐作为一种方法来游离肛门括约肌内的尿道开口 (Macedo et al,2012)。

(四)尿道出血

尿道出血,通常被称为特发性尿道出血,表现

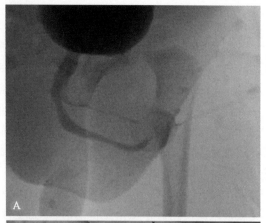

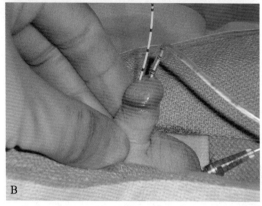

图 20-18 A. 排泄性膀胱尿路造影示 IIA2 型尿道重复,可见两个互不通联尿道通过尿生殖膈。B. 同一个患儿术中照片:在龟头可见两个尿道开口,并用导管分别标记

为排尿后内裤有血迹,或排尿后滴血。肉眼血迹往往会引起家庭的重视,但这种情况通常认为是良性和自限性的。尿道出血最常见于男性患儿。

尿道出血的病因尚不清楚,有各种假说。尿道口狭窄和排尿功能失调综合征被认为可能是诱发因素(Helz et al,2005)。支持排尿功能失调是诱因的人认为:排尿功能障碍,尿道外括约肌不完全松弛、排尿压力增加导致湍流,产生尿道负压。这种负压导致尿道黏膜隆起和血液外渗(Docimo et al,1998;Herz et al,2005)。尿道口狭窄同样是引起排尿压力增加的原因。

成人泌尿科医师认为,膀胱镜和上尿路检查是评估血尿必要的步骤,但有症状的青春期男性尿道出血自行消退率高达 92%,意味着常规膀胱镜检查是不必要的。相反,应注意详细询问病史,评估排便和膀胱功能,肾和膀胱超声,尿动力检查评估

尿流率和膀胱残余尿。如果尿道出血不典型,伴有尿道狭窄或尿道出血加重,则应行膀胱镜检查。

虽然大多数尿道出血病例属于特发性起源,但 14%~60% 的患者在评估过程中发现尿道狭窄(Dewan and Wilson,1996;Poch et al,2007)。这种强烈的关联引起了一些争论,是否是膀胱镜检查本身,在通过炎症黏膜时可能导致狭窄形成。Poch 等(2007)回顾了 66 名尿道出血的男性患儿发现,在不典型的尿道疼痛病例中,膀胱镜检查发现不同程度的尿道球部炎症,24% 的患者发现有白色膜性渗出物,随后被诊断为尿道狭窄,平均时间为 5 年。在同一组中,12% 的患者在膀胱镜检查中发现狭窄,没有任何手术史。这些发现似乎支持了这样一种观点,即虽然膀胱镜在大多数情况下是良性的,但在很小的人群中,这一操作可能会加重已经发炎的尿道症状,而这种炎症很难被任何影像学检查区分。因此,在考虑膀胱镜检查之前,必须仔细分析排尿习惯和基线尿流情况(Poch et al,2007)。

(五)男性肛门直肠畸形患儿尿道瘘

绝大多数患有肛门直肠畸形的男性患儿合并泌尿道-直肠瘘(Hu et al,1992)。由于新生儿期完成结肠造口术,在准备后续的肛门直肠成形术前检查时,在结肠远端通常可以看到瘘管(图 20-19)。

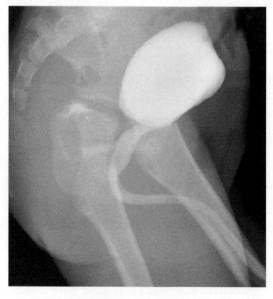

图 20-19 一个男性肛门直肠畸形患儿,排泄性膀胱尿路造影可见造影剂进入直肠,在排尿期可见细小的尿道直肠瘘

小儿泌尿外科医师是多学科小组的成员,参与治疗有肛门直肠畸形的患儿。**由于合并泌尿生殖系统畸形的比例高达 25%～50%,建议常规做影像学检查以确定是否存在肾异常和膀胱输尿管反流**(Hoekstra et al,1983)。近来一项对 190 例肛门直肠畸形患者的研究发现,31 例(16.3%)出现发热性尿路感染,其中 51.6% 诊断为膀胱输尿管反流。在多因素分析中,泌尿生殖系统畸形的存在与尿路感染有关,但相关性没有统计学意义(Sanchez et al,2014)。

当与小儿普外科医师共同制订手术修复方案时,最好采用后矢状入路,同时处理直肠尿道瘘。注意识别瘘管,切除尿道和直肠之间多余组织,确保瘘管被完全切除,如果不完全切除,这些组织可能成为憩室。

要点:前尿道瓣膜、尿道闭锁、尿道重复畸形、尿道及肛门直肠畸形

- 前尿道瓣膜和尿道闭锁是下尿路梗阻常见的原因,如果新生儿存活,其结局可能与后尿道瓣膜相似。
- 排尿功能失调引起尿流出现湍流,可能导致尿道出血。
- 治疗尿道出血应主要改善排尿习惯和保守治疗、难治病例、排尿困难的病例需要膀胱镜检查。
- 诊断为肛门直肠畸形的婴儿应进行肾超声检查和 VCUG,因为并发泌尿生殖系统畸形的风险高。

在肛门直肠成形术和瘘管修补时,需要一位泌尿科医师在场,手术从膀胱镜开始,试着通过瘘管道放置一根输尿管导管。如果瘘管口径小,也可以通过导丝放置。然后,将导尿管通过尿道进入膀胱。转俯卧位,开始后矢状肛门直肠成形术,用之前放置的导管作为指导,定位直肠,充分游离直肠远离尿道。完全切除瘘管,瘘管残端尽可能靠近尿道,减少发生尿道憩室的风险。如果有足够的肠道组织,直肠缺损可以一期关闭,并切除肠瘘部分。然后用周围健康组织填塞,保留尿管至少一周。

参考文献

完整的参考文献列表通过 www.expertconsult.com 在线获取。

推荐阅读

Fine MS, Smith KM, Shrivastava D, et al. Posterior urethral valve treatments and outcomes in children receiving kidney transplants. J Urol 2011;185(6Suppl.):2507-11.

Heikkila J, Holmberg C, Kyllonen L, et al. Long-term risk of end stage renal disease in patients with posterior urethral valves. J Urol 2011;186:2392-6.

Koff SA, Mutabagani KH, Jayanthi VR. The valve bladder syndrome:pathophysiology and treatment with nocturnal bladder emptying. J Urol 2002;167:291-7.

Mitchell ME. Persistent ureteral dilatation. Dialogues Pediatr Urol 1982;5(4).

Peters CA, Bolkier M, Bauer SB, et al. The urodynamic consequences of posterior urethral valves. J Urol 1990;144:122-6.

Smith GH, Canning DA, Schulman SL, et al. The long-term outcome of posterior urethral valves treated with primary valve ablation and observation. J Urol 1996;155:1730-4.

Young HH, Frontz WA, Baldwin JC. Congenital obstruction of the posterior urethra. J Urol 1919;3:289.

（黄一东　编译　黄鲁刚　审校）

第21章　儿童下尿路神经肌肉功能障碍

Dawn Lee MacLellan, MD, FRCSC and Stuart B. Bauer, MD

下尿路（lower urinary tract，LUT）神经肌肉功能障碍可以是先天性的或后天性的疾病。其中，神经管缺陷（neural tube defect，NTD）是泌尿外科医师最常见到的先天性病因（框图21-1）。在20世纪60年代以前，神经管缺陷的儿童预后很差，婴儿存活率不超过10%（Rinck et al，1989）。到90年代中期，由于神经外科和泌尿外科护理方面的改善，使得其存活率显著提高，患者在婴儿期的存活率超过85%（Rinck et al，1989），此后的生存情况一直稳定在这个水平（Kancherla et al，2014）。对此类患者最重要的干预措施是制定清洁间歇导尿（clean intermittent catheterization，CIC）计划以预防上尿路情况的恶化（Lapides et al，1971）。一项纵向队列研究显示，1/3的患者在5岁前死亡，另有1/4的患者在40岁前死亡（Oakeshott et al，2010）。死亡风险与神经缺陷水平相关（Oakeshott et al，2010）。随着患者寿命的延长，肾功能衰竭逐渐成为其重要死因，因此需要终身监测和管理婴儿期泌尿系统状况（Singhal and Mathew，1999；McDonnell and McCann，2000；Mitchell，2005）。对于存活下来的儿童，能否获得较好的控便、控尿（Bomalaski et al，1995；Metcalfe et al，2011）和性功能（Lassmann et al，2007）仍然存在挑战。

> **框图 21-1　下尿路神经肌肉功能障碍的原因**
>
> **先天性**
> 神经管缺陷
> 隐匿性神经管缺陷（脂肪脊膜膨出与其他脊柱裂疾病）
> 骶骨发育不全
> 肛门直肠畸形
> **获得性**
> 广泛的盆底手术
> 中枢神经系统损害
> 　脑瘫
> 　脑部疾病（肿瘤、梗死、脑病）
> 脊髓损伤
> 　创伤
> 　横贯性脊髓炎

一、神经管缺陷

（一）流行病学

儿童神经源性膀胱功能障碍最常见的原因是**椎管和脊髓的发育异常**。图 21-1 显示一开放性脊髓脊膜膨出（open myelomeningocele，MMC）的病例。脊髓发育和脊柱的形成始于妊娠第 18

天。椎管闭合从头端向尾部方向进行,并在 35 天内完成。椎管闭合和闭合不良的确切机制尚未阐明,但涉及诸多因素。NTD 的全球发病率为0.3‰至 4.5‰(de Jong et al,2008)。根据 2004至 2006 年的数据统计,在校正母亲的种族和民族后,美国脊柱裂(spina bifida,SB)(无脑膨出)的全国发病率在出生婴儿中估计为 3.5/万(Parker et al,2010),这与每年大约 1460 例的另一数据相符(Parker et al,2010)。西班牙裔女性的孩子出生时 NTD 的发病率最高(4.17/万新生儿)。非西班牙裔白人儿童的风险为 3.22/万新生儿。非西班牙裔的非裔美国人子女的风险最低,约为2.64/万新生儿(Boulet et al,2008)。NTD 的发病率存在地理和时间上的差异(Olney and Mulinare,1998,2002)。

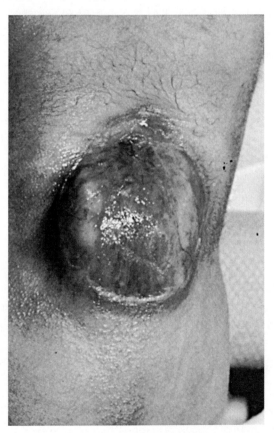

图 21-1　**新生儿开放性脊髓脊膜膨出**

既往研究显示,母亲的低叶酸水平和叶酸介导途径损害或叶酸抗体将增加后代发生 NTD 的风险(Botto and Mulinare,1999)。前瞻性随机试验证实,补充叶酸可使 NTD 的患病率降低 50%

至 70%(Prevention of neural tube defects,1991;Czeizel and Dudás,1992;Botto and Mulinare,1999)。1992 年,美国公共卫生局建议,计划育产的妇女每天服用叶酸补充剂 400μg(Recommendations for the use of folic acid,1992)。其实在大多数妇女意识到自己怀孕之前,神经管在妊娠早期就发育了(Botto and Mulinare,1999)。因此,建议补充叶酸的最佳时间在孕前至少 4 周和孕后 1 个月(Czeizel and Dudás,1992;Dawson et al,2001)。然而,只有 1/3 的女性按照建议服用叶酸补充剂(Honein et al,2001)。因此,政府在20 世纪 90 年代后期用叶酸添加剂来强化面粉和通心粉的叶酸含量(Food and Drug Regulations,1998)。用叶酸强化的谷物已使 NTD 患病率降低 20% 至 50%(Honein et al,2001;Godwin et al,2008)。

(二)神经管缺陷发生的危险因素

NTD 有很大的家族风险。有过一名 NTD孩子的母亲,生育另一名患有 NTD 孩子的风险将增加 20 至 50 倍;对于患有脊髓发育异常的女性,其生育 NTD 孩子的风险是正常人的 40 倍(Scarff and Fronczak,1981;Stein et al,1982)。

其他有证据支持的危险因素包括低龄或高龄孕产(Vieira and Castillo Taucher,2005)和孕期肥胖(Stothard et al,2009)、糖尿病(Soler et al,1976)、发热或流感(Lynberg et al,1994)、摄入咖啡因(Schmidt et al,2009)、特定的职业暴露(Blanco Muñoz et al,2005)、被动吸烟(Wang et al,2013)、惊觉压力事件(Li et al,2013)、体重增加不良(Shaw et al,2001)和使用叶酸拮抗药[如丙戊酸和(或)卡马西平等](Lammer et al,1987;Hernández-Díaz et al,2001)。孕妇的教育程度低、社会经济地位低(Blanco Muñoz et al,2005)、流产史(Blanco Muñoz et al,2006)、生育其他先天缺陷的病史(Yin et al,2010)和多次孕产(Vieira,2004)也是可能的危险因素。

由于这些患者有神经系统、肌肉骨骼、消化系统和发育方面的复杂需求,对他们的临床管理最好由专业的多学科团队来进行。

(三)发病机制

几乎所有 MMC 出生的婴儿都有 Arnold-Chiari 畸形,包括后脑疝、脑干异常、低位静脉窦和小后颅窝（Adzick et al，2011）等病变。这种畸形还与脑积水和脑发育异常有关（Adzick et al，2011），会影响运动、颅神经和认知功能。传统上，通过手术放置分流器将脑脊液转移至腹膜腔来处理脑积水（Adzick et al，2011）。近年来的报道显示，内镜下第三脑室造口术联合脉络丛烧灼可有效控制 70% 以上 MMC 患者的脑积水，避免了放置脑室腹腔分流术的需要，并具有与 VP 分流相似的神经认知结果（Warf and Campbell，2008；Warf et al，2009）。

由 MMC 产生的神经损伤是多样的，这取决于哪些神经元件（如果有的话）已经随脑脊膜膨出囊外翻。骨性椎体水平对确切的神经系统损害的水平往往没有参考价值，椎骨水平可能在各个方向与神经损伤高度相差 1 至 3 个椎体（Bauer et al，1977）。因此，这种情况产生的神经损伤可以多种方式影响下尿路的功能，并且不能仅仅通过查看脊柱异常或下肢的神经功能来判断。表 21-1 显示了 MMC 脊髓发育不良水平分布的影响。

表 21-1　MMC 脊髓发育不良水平

位置	发生率（%）
颈-上胸段	2
下胸段	5
腰椎	26
腰骶椎	47
骶尾部	20

（四）围产期问题

产前超声检查提示，MMC 对胎儿中枢和外周神经系统的影响是渐进性的，因此下肢运动可能丧失，后脑疝和脑积水可能在妊娠期间恶化（Korenromp et al，1986；Sival et al，1997）。动物研究表明，产前 SB 样损伤的保护可以保持神经功能并限制后脑疝形成（Meuli et al，1995）。据推测，SB 中的最终神经缺陷可能与这两方面的"打击"有关：①神经管形成缺陷；②因神经组织暴露于宫内所致的机械和化学创伤而引起的进行性损伤（Meuli et al，1995；Adzick et al，2011）。因此，建议宫内干预可能会改善 SB 患儿

的预后。

为了进一步评估这一理论，有机构进行了在怀孕 26 周的产前手术与标准产后 MMC 修补术之间的临床随机对照试验，即脊髓发育脊膜膨出管理研究（MOMS）。产前手术组的主要结局指标（胎儿或新生儿死亡或需要脑脊液分流）有明显降低（相对风险度为 0.70）。然而，产前闭合组中仍然有 40% 需要分流，而且并非所有患者都有神经运动功能的改善或后脑疝的完全消失。第二个主要结局指标（心理发育和运动功能在 30 个月时的综合评分）在产前治疗组中也显示出了更好的评价。两组中均没有孕产妇死亡，胎儿和新生儿死亡在两组之间也没有差异。然而，妊娠并发症在产前组更常见，包括羊水过少、绒毛膜羊膜分离、胎盘早剥、分娩时需要输血和自发性膜破裂等。1/3 的产前手术妇女在分娩时有子宫撕裂或非常薄的子宫手术瘢痕。相比于出生后手术组中的 37.3 周（没有在 30 周之前分娩的），那些进行产前手术的胎儿更可能发生早产，平均胎龄为 34.1 周（在 30 周之前分娩率 13%）。此外，产前手术组中的婴儿接受了更多脊髓拴系延迟手术，并且呼吸窘迫综合征的发生率和出生体重都更低（Adzick et al，2011）。

（五）产前关闭脊髓脊膜膨出后的膀胱功能

几个早期关于宫内闭合 NTD 的小样本量研究发现，其尿动力学参数与文献中报道的进行标准出生后闭合手术的儿童相似（Holzbeierlein et al，2000；Holmes et al，2001）。一项病例对照研究发现，与那些接受产前闭合手术的患者尿道外括约肌和逼尿肌过度活动等完全失神经支配的发生率相比，出生后接受闭合手术的患者更高（Koh et al，2006）。而几个大型研究证实，在对 CIC 的需求、膀胱容量、逼尿肌过度活动（Clayton et al，2011；Lee et al，2012b）、导尿间歇的尿失禁、抗毒蕈碱药物的使用、抗生素的使用、逼尿肌-括约肌协同失调（DSD）（Lee et al，2012b）、逼尿肌漏点压力超过 $40cmH_2O$、膀胱输尿管反流（VUR）、肠道营养的需求、手术的需求（包括膀胱扩大成形术、导尿管置入通道或 Malone 顺行性控尿手术）等方面没有明显差别（Clayton et al，2011）。

总之，产前关闭 MMC 似乎可以改善神经运

动功能并减少脑室-腹膜分流的需要。然而,这种优势可能会伴随着孕产妇妊娠并发症和胎儿早产风险的增加。此外,有明确的证据表明,与出生后接受闭合手术相比,其肠道和膀胱功能并没有改善,并且在某些情况下,还可能因产前关闭 MMC 而受到阻碍。

(六)产后初始管理

理想的情况下,最好在婴儿出生后立即进行尿动力学检测,但脊柱感染的风险和尽快完成脊柱闭合手术的需要使得这种选择没有较好的可行性。一项研究结果显示,在接受椎管关闭手术的 30 例儿童中有 1 例(3.3%)发生了神经系统的改变(Kroovand et al,1990)。因此建议婴儿出生后,应根据情况在脊柱闭合手术之前或之后**尽快进行肾超声检查和残余尿的测量**。采用 Valsalva 动作使患儿尿液排出或渗漏后,可通过超声或导尿测量残余尿(Bauer et al,2012)。在确认将患儿转运到尿动力检查室和进行相关检查测试是安全的前提下,可以适时进行尿流动力学的评估。如果明确婴儿在自发性的排尿后不能排空膀胱,即使在没有进行尿动力学评估之前,也可以先开始接受 CIC。新生儿期的正常膀胱容量为 10～15ml;因此残余尿量小于 5ml 是可以接受的。其他应在新生儿时期进行的检查包括尿液分析和培养、血清肌酐测定(在出生 1 周后可反映了孩子的肾功能状况)(Bauer et al,2012)和对下肢进行仔细的神经检查。

一旦脊柱关闭手术已经康复,应尽早进行肾超声检查评估上尿路结构和功能。如果存在肾盂积水、输尿管扩张、肾大小或轮廓偏差和膀胱壁厚度增加等情况,建议选择排泄性膀胱尿道造影(VCUG)进一步评估(Bauer et al,2012)。在初始的尿动力学评估有异常时(如膀胱逼尿肌过度活动、顺应性差、漏尿点压升高或 DSD 等),需要进一步评估 VCUG(Bauer et al,2012)。**这些评估研究提供了一些信息:关于上尿路和下尿路的影像学特征,骶脊髓发育和中枢神经系统(CNS)状况的基线情况;将初始评估信息与后续评估的结果进行比较,可以早期发现因尿道功能和尿液引流障碍或进展性的去神经支配所致的疾病恶化征兆;也有助于鉴别出可能由于 DSD 所致的膀胱低顺应性、逼尿肌过度活动或流出道**梗阻而导致尿路状况恶化风险的婴儿,从而在上尿路结构和功能发生恶化之前启动必要的预防性措施;同时,这些信息还可以帮助医师向父母提供孩子未来的膀胱和性功能方面的咨询(McGuire et al,1981;Bauer,1984a,1984b;Sidi et al,1986;Lais et al,1993)。如果在肾超声检查中检测到异常或证实存在 VUR,则推荐进一步选择二巯基琥珀酸(dimercaptosuccinic acid,DMSA)肾扫描评估。

要点:新生儿神经源性膀胱功能障碍的评估

- 出生后尽早进行肾超声检查和残余尿量测量。
- 可以将初步评估与后续观察的结果进行比较,以便可以早期发现因尿道功能和尿液引流障碍或进展性的去神经支配所致的疾病恶化征兆。
- 需要鉴别出可能由于 DSD 所致的膀胱低顺应性、逼尿肌过度活动或流出道梗阻而导致尿路状况恶化风险的婴儿。
- 这决定了在上尿路结构和功能发生任何恶化之前启动预防措施的必要性。
- 可检测到三类下尿路尿动力学指标:协同效应(26%)、有或无合并逼尿肌功能障碍的协同失调(37%)和完全的失神经支配(36%)。

(七)临床发现

初次评估时,5% 至 10% 的新生儿在影像学检查中有尿路异常表现(Bauer,1985);3% 存在继发于脊髓发育不良所致的肾输尿管积水,可能与脊柱闭合有关(Chiaramonte et al,1986);15% 可能在宫内发育时就存在异常,这可能与膀胱出口梗阻和下尿路功能异常有关(Bauer,2003)。

新生儿期的尿动力学研究显示,63% 的婴儿存在膀胱不稳定收缩。这一数据在患有上腰部或胸部病变的骶脊髓发育未受损的儿童中也是如此,其中 50% 有逼尿肌过度活动(Pontari et al,1995)。在这个亚组中,有 37% 的患者存在逼尿肌收缩无力,其膀胱顺应性好(20%)或差(17%)(Bauer et al,1984;Bauer,2003)。肌电图评估尿道外括约肌表现为完整的骶骨反射弧,在 40% 的新生儿中没有下运动神经元的失神经支配；24％存在部分失神经支配；36％的新生儿则有完全的骶髓功能完全丧失（Lais et al，1993；Bauer，2003）。

上尿路恶化风险的预测

膀胱收缩和外括约肌活动的共同作用产生三种类型的下尿路动力学特征：协同（26％）、有或无低逼尿肌顺应性的不协调（37％）和完全去神经支配（36％）（图 21-2 和图 21-3）（Sidi et al，1986；Bauer，2003）。DSD 是指在膀胱充盈期逼尿肌收缩或膀胱内压力持续增加期间，外括约肌张力未降低或反而增加的现象（Blaivas et al，1981）。通常情况下，顺应性差的高压膀胱常伴有括约肌协同不良，从而导致膀胱需要在更高的膀胱内压力

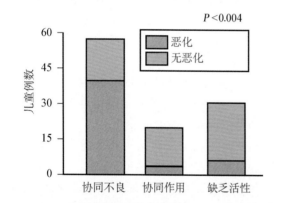

P<0.004

图 21-2 脊髓发育不良新生儿的尿道外括约肌功能对其尿路状况的影响。尿路恶化与流出道梗阻相关，但最常见的是与协同不良相关。在没有发生尿路改变之前，患儿可能已发生由协同转变为协同不良，以及完全性失神经支配者因为外括约肌纤维化所致的出口高阻力存在（From Bauer SB. Early evaluation and management of children with spina bifida. In:King LR,editor. Urologic surgery in neonates and young infants. Philadelphia：Saunders；1988. p. 252-64. ）

下排空（图 21-4）（Sidi et al，1986）。协同作用的特征是在逼尿肌收缩期间或在充盈结束时括约肌完全松弛，其排尿期膀胱内压力通常在正常范围内。在完全失神经支配时，在排尿周期的任何时间或者在骶神经刺激及 Credé 动作状态下，在外括约肌的区域内也无法检测到生物电活动。

以这种方式对下尿路功能进行分类非常有

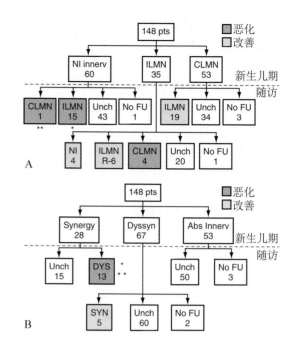

图 21-3 一组从新生儿期就开始行序贯尿动力学监测的脊髓发育不良患儿，单纯骶骨（A）和脑桥-骶骨（B）反射弧通路的神经改变。A. 双星号表明 1 例患者由协同作用变为协同不良，单星号表明 15 例患者中有 4 例发生了改变。B. 单星号表明 1 例患者从正常到部分，然后到完全失神经，双星号表明 4 例患者从正常到部分失神经。CLMN. 完全下运动神经元损伤；DYS. 协同不良；FU. 随访；ILMN. 不完全下运动神经元损伤；NI. 正常神经支配；SYN. 协同；Unch. 不变（From Lais A,Kasabian NG,Dyro FM,et al. Neurosurgical implications of continuous neuro-urological surveillance of children with myelodysplasia. J Urol 1993；150：1879-83. ）

用，因为它提示了哪些儿童有尿路状况恶化的风险，应该早期预防性干预，哪些需要密切监测随访。在出生后的前 3 年内，有 71％的 DSD 新生儿在初始评估或随后的研究中发现尿路恶化，而在协同性好的儿童中只有 17％和在完全失神经支配的个体中有 23％发生了类似的变化（图 21-2）。表现出尿路恶化的协同组中婴儿，通常与后来其括约肌功能发生不协调有关。在完全失神经支配的婴儿中，出现尿路恶化主要和尿道阻力水平增加有关，这可能是由于外括约肌的骨骼肌组分纤维化引起的。因此，膀胱出口梗阻似乎是这些儿童发生尿路恶化的主要原因。在这方面，较差的逼尿肌顺应性起着重要作用，特别是当膀胱出口

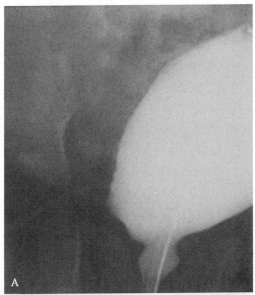

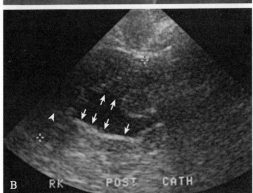

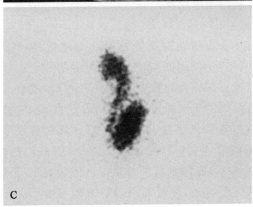

图 21-4　A. 1 例协同不良而且排尿压力升高的女性新生儿的排泄性膀胱尿路造影，显示没有尿液反流和光滑的膀胱壁。患儿最初的肾超声回声正常。她开始使用清洁间歇导尿和盐酸奥昔布宁治疗，但是没有明显反应。1 年以内，患儿出现右肾积水（B. 箭头）和在放射性核素膀胱造影（C）上显示出严重的反流

阻力超过 40cmH$_2$O 时（McGuire et al，1981；Landau et al，1994；Tanaka et al，1999）。同时，对于膀胱出口阻力高的儿童，其逼尿肌顺应性似乎也更差（Ghoniem et al，1989）。

因此，可能需要以更科学的方式观察逼尿肌充盈压，以确定它们是否是上尿路恶化的重要因素。Landau 及其同事提出了低逼尿肌充盈压（低于 30cmH$_2$O）的概念，该压力基于年龄调整的特定膀胱容量，而不是其最大容量。应用这个想法，他们观察到预测上尿路恶化的敏感度显著提高（Ghoniem et al，1989）。

（八）脊髓发育不良儿童的早期干预

早在 20 世纪 90 年代初，就已开始建立起对 DSD、低顺应性、高膀胱内压和流出道梗阻儿童进行早期干预的概念（McGuire et al，1981；Bauer et al，1984；Sidi et al，1986）。早期干预在这里被定义为 CIC 和抗毒蕈碱药物治疗。虽然关于早期干预脊髓发育异常儿童的益处还存在争议，但是还是有大量的数据显示了其对这一人群远期结局的有益影响。

1. 早期干预对膀胱功能的影响

在一项针对 26 例新生患儿使用 CIC 和奥昔布宁治疗 DSD 和高膀胱压力的研究中，结果显示该药可消除 14 例儿童中的 2 例儿童的膀胱过度活动与收缩，并降低其余 12 例儿童的峰值收缩压（图 21-5）。研究还显示，在所有 12 例顺应性差的患儿中，膀胱充盈期的压力也明显下降（Kasabian et al，1992）。在药物的使用中，观察到的不良反

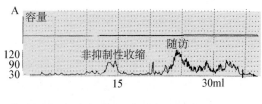

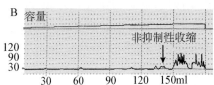

图 21-5　A. 初始的膀胱内压测量图；B. 使用奥昔布宁后的膀胱内压测量图。如这两个图所示，奥昔布宁是一种有效的抗胆碱能药物，能显著地延迟逼尿肌收缩并降低收缩期压力

应很小,而在 CIC 的应用中则没有发现明显的不良反应。早期干预也可以改善患儿的控尿能力(Kaefer et al,1999)。一项研究发现,在接受早期干预治疗后,高达 44% 的儿童在 6 岁时其尿失禁症状得到明显改善(Dik et al,2006)。

2. 早期开始清洁间歇导尿降低尿路感染的发生率

一些随访管理研究数据显示,尿路感染在 15 个月以内的儿童中占 50%,到 15 岁时为 81%。此外,反复发作的尿路感染很常见,超过 44% 的儿童发作 5 次,接近 10% 发生超过 20 次的尿路感染(Filler et al,2011)。而早期开展 CIC 的儿童平均感染次数为 0.3 次/年(Wide et al,2012)。有部分研究表明,当使用 CIC 时,在同一患者内(Olandoski et al,2011)或与对照组相比,尿路感染的发生率有降低(Kari et al,2009)。

3. 早期干预降低上尿路恶化风险

包括 DSD 在内的高风险膀胱患儿发生肾盂输尿管积水的可能性已得到充分证实。一项研究显示,在协同不良的儿童群体中,有 72% 后来发生肾积水(Bauer et al,1984)。另有研究显示,随访观察的高风险膀胱患儿的肾盂输尿管积水发生率为 18%~80%(Geraniotis et al,1988;Edelstein et al,1995;Kaefer et al,1999;Kochakarn et al,2004)。而在采取早期干预的儿童群体中,肾盂输尿管积水的发生率低至 0~15%(Geraniotis et al,1988;Edelstein et al,1995;Kaefer et al,1999;Dik et al,2006)。

4. 早期干预降低膀胱输尿管反流发生率

对脊髓发育异常和高风险膀胱患儿的随访观察研究表明,高达 50% 的患者在 9 岁以内发生 VUR(Filler et al,2011)。而在出生后就进行 CIC 管理的儿童中,VUR 的发生要少得多(28%)(Wide et al,2012)。另一项研究也发现,早期接受 CIC 治疗的儿童 VUR 发生率远低于未接受治疗或不接受治疗者(62%:92%)(Kari et al,2009)。

5. 早期干预降低对手术的需求

对一些高风险膀胱进行早期干预或随访观察的研究指出,前者可使患儿后期对手术干预的需求降低。在随访观察的这类儿童中有 11% 可能需要接受尿流改道(Filler et al,2011)。相比之下,在 41 例接受早期干预治疗的儿童中,没有儿童需要接受肾保护的相关手术。事实上,该组患儿中仅有 1 例儿童需要手术治疗尿失禁症状,6 例接受了肉毒杆菌毒素注射治疗(Wide et al,2012)。另外的研究显示,与随访观察组相比较,早期干预可以使接受膀胱扩大手术的需求减少 18%~24%(Kaefer et al,1999;Kochakarn et al,2004)。

6. 早期干预降低肾瘢痕和终末期肾病的发生率

对于可以自发排空膀胱的儿童,早期干预似乎并没有明显的优势(Torre et al,2011)。历史队列研究数据显示,27%~50% 的患儿有肾瘢痕形成(Lewis et al,1994;Müller et al,2002;Filler et al,2011)。在进行早期干预治疗的儿童群体中,肾瘢痕形成率可以降低至 4%~12%(Dik et al,2006;Torre et al,2011;Wide et al,2012)。正如预期的那样,与随访观察的患儿相比较,进行早期干预治疗的儿童其与肾瘢痕形成相关的终末期肾病(ESRD)发生率明显降低,从 30% 降至 0~1.6%(Dik et al,2006;Torre et al,2011;Malakounides et al,2013;Rickwood et al,1984)。

(九)下尿路神经肌肉功能障碍患儿的肾功能评估

尽管血清肌酐是评估肾小球滤过率(GFR)的一种广泛使用的指标,但它在评估神经源性膀胱功能障碍患儿的肾功能时并不理想。肌酐是由来自肌肉的肌酸酐的非酶促降解产生的,它被肾自由过滤和分泌(Perrone,1992),其血清水平取决于年龄、性别、身高和肌肉质量(Pham-Huy et al,2003)。肌肉量减少的个体可能表现出低内源性肌酸酐释放,尽管 GFR 减少,但可能不会导致肌酐水平升高(Quan et al,1997)。许多研究也证实,血清肌酐并不能准确反映脊髓发育异常患儿的 GFR,而这些患儿的肌肉质量通常较轻(Quan,1997;Filler and Lepage,2003;Pham-Huy et al,2003)。**测量 GFR 的金标准是肾扫描,但这是具有侵袭性的并且使患者暴露于辐射中。** 因此,在肾功能损害的高风险人群中,最好有一个血清标记物能够准确反映该类人群的 GFR。

小分子量蛋白质,例如胱抑素 C,已被认为是尿路神经肌肉功能障碍患儿 GFR 的替代标志物（Pham-Huy et al,2003）。胱抑素 C 是一种分子量为 13kDa 的半胱氨酸蛋白酶抑制药,由所有有核细胞稳定地产生,它由肾小球自由滤过,不从肾小管分泌,几乎完全在近端小管吸收并分解代谢（Grubb,2000）。因此,胱抑素 C 的血清浓度主要通过肾小球滤过功能来确定。当与通常接受的用于 SB 患儿的 GFR 测量的金标准相比时,血清胱抑素 C 水平与通过 Schwarz 公式或其他低分子量蛋白估计的 GFR 更密切相关（Pham-Huy et al,2003;Abrahamsson et al,2008）。然而,在肾功能损害的早期阶段,半胱氨酸蛋白酶抑制药 C 没有那么可靠（Filler and Lepage,2003;Abrahamsson et al,2008）。已经提出了用于估计儿童血清肌酸酐 GFR 的公式,$log(GFR) = 1.962 + [1.123 \times log(1/胱抑素 C)]$（Filler and Lepage,2003）。最近对不同人群的研究荟萃分析显示,胱抑素 C 比肌酐能更准确地预测发生 ESRD 和死亡的风险（Shlipak et al,2013）。

因此,胱抑素 C 在评估该人群的 GFR 中优于血清肌酐;然而,当怀疑轻度肾功能损害时,可能需要进行更全面精确的核医学检测。

1. 脊柱裂患者的肾大小

Sutherland 及其同事（1997）指出,SB 患儿的肾比正常同龄人小,并且绘制出了该人群中肾大小的列线图。这一发现也被其他一些研究所证实（Del Gado et al,2003;Montaldo et al,2014）。最初认为,潜在的原因可能是低水平的生长激素,但这一推测通过证实该人群中的胰岛素样生长因子-1 水平正常而被排除（Del Gado et al,2003;Montaldo et al,2014）。一项研究发现,SB 新生儿中的小肾患者其母亲也患有高同型半胱氨酸血症。这些婴儿宫内发育迟缓的发生率也较高。由于高同型半胱氨酸血症与胎盘血管病变有关,有人认为 SB 患儿小肾尺寸的机制可能与胎盘功能异常有关（Montaldo et al,2014）。SB 患儿的小肾可能与肾功能的下降有关（Del Gado et al,2003）。

2. 脊髓发育不良的肾功能不全

一些研究已经发现,SB 患儿肾功能不全的一些相关指标常常表现为异常。例如,肾病学家认为 19% 和 54% 的复发性 UTI 患儿分别有微量清蛋白尿和代谢性酸中毒（Olandoski et al,2011）。脊髓发育异常儿童高血压发生率为 12%～41%（Rickwood et al,1984;Mazur et al,2011;Olandoski et al,2011）,这显著高于全国年龄匹配的对照组（3%）（Mazur et al,2011）。高血压的风险与最大体重指数呈正相关（Mazur et al,2011）;高血压在青春期后和肾瘢痕形成后更常见（Rickwood et al,1984）。

30%～50% 的 SB 患儿有一定程度的肾功能不全（Müller et al,2002;Malakounides et al,2013）。历史研究显示,在青春期之前有 18% 的儿童和青春期之后有 30% 的儿童发生 ESRD（Rickwood et al,1984）。另外的研究表明,有 15% 的 SB 患者有 ESRD 发生。更多同期的研究显示,早期进行 CIC 和抗毒蕈碱药物干预的人群有较低的肾功能不全（6%）和 ESRD（0～1.6%）发生率（Dik et al,2006;Torre et al,2011;Malakounides et al,2013）。

脊髓发育异常综合征患者肾功能障碍风险的决定因素: 关于脊髓发育不良患儿肾功能损害的决定因素已有很多研究。在大多数研究中,肾恶化或功能障碍被定义为通过 DMSA 肾扫描中观察到的肌酐或肌酐清除率下降,或肾瘢痕造成的肾功能改变。与上尿路功能恶化如肾积水、VUR 和肾瘢痕形成等发病率增加相关的尿动力学结果包括 DSD（Bauer et al,1984;Ozel et al,2007）、高逼尿肌压力（Arora et al,2007;Ozel et al,2007;Wide et al,2012）和逼尿肌过度活动（Ozel et al,2007）。该类人群中的发热性 UTI 病史和肾瘢痕形成之间的关系已被很好的证实（DeLair et al,2007）。虽然有一项使用多变量分析的研究表明,在没有 VUR 的情况下,高压膀胱和肾积水与肾皮质损失没有明显相关（Ozel et al,2007;Shiroyanagi et al,2009）,但更多的研究仍提示肾积水（Arora et al,2007;DeLair et al,2007;Ozel et al,2007;Torre et al,2011）和 VUR（Arora et al,2007;DeLair et al,2007;Ozel et al,2007;Torre et al,2011）与肾瘢痕形成相关。缺乏对推荐治疗方案的依从性也被证明是这一人群发生肾瘢痕的重要因素（Kari et al,2009;Wide et al,2012）。

要点：神经管缺陷的早期干预和肾功能

- 早期干预（CIC 和抗毒蕈碱药物）改善尿动力学参数，并降低 UTI、VUR、上尿路恶化率和 ESRD 发病率。
- 胱抑素 C 优于血清肌酐，用于监测 NTD 患儿的肾功能。核素肾显像是估算 GFR 的金标准。
- 脊髓发育异常中肾功能恶化风险的危险因素包括 DSD、高逼尿肌压力、逼尿肌过度活动度、发热性 UTI 和 VUR。应积极管理这些病例，以尽量减少肾功能衰退的风险。

（十）性功能

随着越来越多的人成年并想要结婚或建立亲密关系，这一群体中的性行为相关问题正变得越来越重要（Cromer et al，1990）。许多心理社会因素在 SB 患儿的发育和性成熟中发挥作用。父母和医护人员通常不愿意与青少年讨论性发育问题（Sandler et al，1996；Joyner et al，1998；Woodhouse，1998）。此外，SB 的青少年经常遇到社交孤立（Dorner，1977；Joyner et al，1998）。相关研究表明，MMC 患儿与不患 MMC 的儿童相比较，更不容易让其同龄人作为他们性教育的主要来源（Dorner，1977；Decter et al，1997）。一些患有 MMC 的儿童因为其日常生活活动需依赖他人，因此经常与父母或其他照顾者住在一起（Börjeson and Lagergren，1990）。研究显示，患有 MMC 但独立生活的年轻男性其勃起功能更好，性交满意度更高（Gamé et al，2006）。**SB 患儿的父母倾向于比正常儿童的父母更加过度保护，并且不愿意授予他们自主权以获得适当的同伴和性发展**（Holmbeck et al，2002）。当被问及性功能问题时，许多 MMC 患者表示他们发现他们的父母存在过度保护或限制太多（Dorner，1977）。父母对其社会参与的宽容及与其年龄适应的相关治疗对这些青少年患者的高自尊心有着积极作用（Wolman et al，1994）。在荷兰一项关于患有 SB 的青年人群的生活满意度调查中，对伙伴关系（49%）和性生活（55%）的不满意比例最高。**超过 50% 的 SB 青年表示他们对目前的性生活不满意**

（Verhoef et al，2005a）。**患有 SB 的男性比女性对性生活更不满意**（Barf et al，2007）。

脊髓发育异常的男孩到达青春期的年龄与正常男性的年龄相似。然而与正常女孩相比，乳房发育和月经初潮在脊髓发育不良女性中可提前多达 2 年。在 15% 的脊髓发育异常女孩中，初潮的平均年龄从 10.9 到 11.4 岁（Trollman et al，1998）。这种早期激素升高的原因尚不确定，但可能与继发于脑积水的女孩垂体功能改变有关（Hayden et al，1979）。

应提供针对患有 SB 人群的性教育。乳胶过敏患者或那些被建议避免乳胶接触的人士需要使用无乳胶安全套。因为活动减少的因素，雌激素和孕激素避孕药的使用可能会增加发生血栓栓塞事件的风险。由于盆腔感染的风险，使用宫内节育器避孕是不安全的（Jackson and Mott，2007）。

性感受的程度与神经功能障碍的程度成反比（Joyner et al，1998；Palmer et al，1999；Gatti et al，2009）。此外，发现在尿失禁率更高和残疾更严重的人群中，其性行为的发生率似乎也更低。那些神经功能障碍病变最轻的人则最有可能拥有伙伴关系（Börjeson and Lagergren，1990；Sandler et al，1996；Verhoef et al，2005a；Cardenas et al，2008；Gatti et al，2009）。年龄的增加与拥有伴侣的可能性增加有相关性（Gatti et al，2009）；年龄超过 26 岁的人群拥有或成为伴侣的可能性是年龄在 18 至 25 岁人群的 2.1 倍（Gatti et al，2009）。不合并脑积水的患者是性活动的积极预测指标（Verhoef et al，2005a），这一现象在女性中比男性更显著（Cardenas et al，2008）。女性比男性的性活跃程度可能更高（Sawyer and Roberts，1999；Verhoef et al，2005a；Cardenas et al，2008）。**有 SB 的女性有遭受性虐待的危险**。在一项研究中发现，SB 女性患者中，有 37% 的人报告有意外的性关注，有 30% 的人有非自愿的性接触（Sawyer and Roberts，1999）。有 1/4 的 SB 男性表示有不适当的性接触（Sawyer and Roberts，1999）。

在一些研究中，研究人员采访了 MMC 的青少年群体，并报告说他们中有 **28%～40% 曾经有过一次或多次性接触，并且几乎所有人都渴望结婚并最终生下孩子**（Cromer et al，1990；Palmer et al，1999）。有 SB 的人中有 70% 希望进行性接触

（Verhoef et al，2005a）。评估 MMC 青少年性功能的研究显示，他们的共同特征包括因患者或其父母抗拒所导致的低参与率，以及由于严重身体残疾和（或）智力功能受损所导致的影响因素。这种背景导致了研究人群的高度选择性，如只包括部分具有良好依从性的患者群体。六项研究中的五项发现，**超过 70% 的 MMC 患者能够获得勃起功能**（范围从 70%～92%）（Cass et al，1986；Diamond et al，1986；Börjeson and Lagergren，1990；Sandler et al，1996；Decter et al，1997）。**具有射精的能力范围从 40%～75%**（Cass et al，1986；Börjeson and Lagergren，1990；Sandler et al，1996；Decter et al，1997）。在某些病例中，有逆行射精的报道（Sandler et al，1996）。不同研究人群的性活动自我报告差异很大，男性为 8%～83%（Laurence and Beresford，1975；Cass et al，1986；Börjeson and Lagergren，1990；Sandler et al，1996；Decter et al，1997），女性为 23%～69%（Cass et al，1986；Börjeson and Lagergren，1990）。

研究表明，70%～80% 的脊髓发育异常女性能够怀孕并且能顺利妊娠和分娩，尽管在其妊娠后期的尿失禁在很多情况下比较常见，在剖宫产患者人群中也是如此（Laurence and Beresford，1975；Cass et al，1986；Bomalaski et al，1995；Arata et al，2000）。在类似的研究中，17% 到 39% 的男性受试者声称他们能够生育孩子，而另外 25% 的男性人群也有较好的生育潜力（Laurence and Beresford，1975；Bomalaski et al，1995；Decter et al，1997）。**有 SB 的女性和男性与没有 SB 的女性和男性（SB 在后代的发生率为 3.7%）相比，其后代患有 SB 的风险增加**（Laurence and Beresford，1975；Bomalaski et al，1995；Decter et al，1997）。这种效应在女性中更为明显（Chatkupt et al，1992）。如果父母双方都有 SB，则生育患有 SB 孩子的风险增加到 15%（Cameron and Moran，2009）。为了减少这种风险，应该建议患有 SB 的妇女在怀孕前每天服用 4.0～5.0mg 叶酸补充剂（Visconti et al，2012）。SB 男性更容易出现勃起和射精功能问题，因为其骶髓发育经常受累，而在激素控制下的女性的生殖功能不受影响。存在 S_1 或更低位的神经系统病变的男性可能具有正常或足够的性与生殖功能，但在 S_1 水平以上病变的男性患者中，就只有 50% 以上的患者才具有足够的性与生殖功能（Woodhouse，1994，2005）。据报道，精液质量差（Reilly and Oates，1992）和睾丸活检中发现的唯支持细胞组织现象（Glass and Soni，1999）是导致男性 SB 患者不育的主要原因（除勃起功能障碍外）。

一项研究使用经过验证的问卷调查表，即国际勃起功能指数（IIEF）来评估 18 岁以上 MMC 男性的性功能状况（Gamé et al，2006）。总体而言，75% 的男性患有勃起功能障碍。有数据显示，最近发生过性行为的 16 名男性中，4 名没有勃起功能障碍，3 名轻度勃起功能障碍，4 名轻度至中度勃起功能障碍，5 名严重勃起功能障碍（Gamé et al，2006）。勃起功能与维持勃起的能力，与骶神经根损伤的存在直接相关。已证明完整的盆腔副交感神经反射活动与 MMC 男性人群中良好的勃起功能具有正相关性（Diamond et al，1986；Sandler et al，1996）。

针对勃起功能障碍的药物治疗已经被证明在这个人群中是有效的。在一项随机、双盲和安慰剂对照试验中，西地那非改善了 80% 的男性 MMC 患者的勃起功能（Palmer et al，1999）。一些初步的报道表示，试图通过将具有正常腹股沟感觉 SB 男性的髂腹股沟神经与其阴茎的同侧背神经连接，来恢复其阴茎感觉（Jacobs et al，2013；Overgoor et al，2013）。小样本的系列初步结果显示，其同侧阴茎头阴茎感觉增加，整体性功能更好，满意度也有相应增加（Overgoor et al，2013），但这些结果需要更长期和大样本的研究去验证。

（十一）脊髓脊膜膨出中神经源性肠道功能障碍的管理

便秘管理的选择传统上包括饮食调整、肛门刺激、泻药、灌肠药和生物反馈治疗。对有神经源性肠道功能障碍儿童的管理需根据患者的运动和平衡能力、自我照顾能力、手动灵活性和肛门括约肌张力等方面的情况来制定个体化的方案。

2/3 的 6 岁及以上儿童和 1/3 的 16 至 25 岁儿童和年轻人报告有大便失禁，这对他们的生活质量有较大影响（Krough et al，2003；Verhoef，et al，2005b）。大多数人建议采用 HT 来管理该人群的便秘（Vande Velde et al，2007；Burgers et al，

2013；Choi et al，2013a，2013b）。**最初阶段的治疗是选择高膳食纤维和渗透性泻药**（Vande Velde et al，2007；Choi et al，2013b），聚乙二醇已被证明比乳果糖更有效（Rendeli et al，2006）。对于那些无法坐在马桶上的患者，可选择通过**手动疏散粪便来控制便秘**，因为在这些儿童中使用大量的灌肠剂比较困难（Vande Velde et al，2007）。对于那些能够独立坐着并且有一些肛门括约肌活动的患者来说，餐后每日三次定期的餐后坐便方案显示有效，其作用机制是通过胃肠反射来启动排便（Vande Velde et al，2007）。当通过排便不能达到良好控制时，建议使用**肛门刺激**（Vande Velde et al，2007）。如果手动疏散粪便失败或存在肛门括约肌功能不全，则可以选择**逆行灌肠**（使用锥形器灌注自来水），然后辅以按揉腹部或使用经肛门的灌注装置（Ausili et al，2010）（Shandling and Gilmour，1987；Vande Velde et al，2007）。最初可每天给予灌肠药，如果成功的话，频率可以减少到隔天 1 次。初始灌肠量为 500ml，根据需要可增加至 1L。如果此时大便失禁仍持续存在，则顺行节律性灌肠（ACE）被认为是管理中的下一步选择。顺行节律性灌肠从每天 1 次开始，如果有效，可随着时间的推移减少至每周 4～5 次，灌肠量范围从 1～2L（Vande Velde et al，2007）。这种分阶段的便秘管理方法在 69％的 MMC 患者中获得成功；10％达到了排便控制。其中 16％使用手工疏散粪便，10％使用坐便方案，42％使用传统灌肠方法，32％使用 ACE（Vande Velde et al，2007）。在自来水灌肠中添加聚乙二醇（GoLYTELY）、矿物油、聚乙二醇 3350（MiraLAX）或甘油可以成功提高 ACE 方案的控便率（Bani-Hani et al，2008）。

Malone 和他的同事（1990）首次描述了通过阑尾或盲肠造瘘术来进行 SB 或肛门直肠畸形儿童的 ACE 治疗。研究显示，使用 ACE 可显著改善粪便控制，而不增加专门用于肠道护理的时间量并明显改善生活质量（Ok and Kurzrock，2011）。在特定活动期间，例如游泳，肛门塞可能对某些患者有效（Vande Velde et al，2007）。长期研究表明，大约 40％的儿童在中位时间 11 年后停止使用手术制造的造口通道。不使用的原因包括其缺乏有效性、相关的并发症、心理问题和不良的依从性（Yardley et al，2009）。在那些继续使用造口通道的人群中，他们的满意度非常高（Yardley et al，2009）。Shandling 和他的同事（1996）描述了在透视引导下为 SB 患儿放置经皮造瘘以使用 ACE 情况，这种方法体现了避免剖腹手术或腹腔镜手术损伤的优点。

（十二）先天性神经源性膀胱功能障碍儿童的初步诊断评估及随访

神经源性膀胱功能障碍的初步诊断评估将被讨论，因为它涉及贯穿本章的特定病理过程。国际儿童尿控协会最近发表了关于先天性神经源性膀胱随访的一般性建议，这些建议是在目前缺乏高水平证据的条件下而提出的最佳临床实践选择（Bauer et al，2012）。这些建议的提出，考虑了不同的发育阶段，尤其是出生后的前两年以及青少年时期的快速生长发育期，因为这期间可能会增加脊髓栓系发生的风险，并在表 21-2 中进行了总结。图 21-6 显示了 1 例脊髓栓系患者的 MRI 表现特征。最近的一项研究指出，成人时期在多学科合作的诊所接受诊治的 SB 患者，在中位时间为 12 个月时发生了泌尿系统问题，40％在 36 个月时出现无症状的泌尿系统问题。这表明成年期的 SB 患者在诊后的 12～18 个月随访期内可能需要更加谨慎（Duplisea et al，2014）。

表 21-2　国际儿童尿控协会关于儿童先天性神经源性膀胱和肠功能障碍的诊断评估与随访建议小结

年龄分组	检查类型	检查推荐频率	检查适应证
新生儿到幼儿	超声	2 岁前每半年 1 次	脊髓栓系高风险伴脊髓快速生长
	尿动力学检查	每年 1 次	尿路感染或下肢的改变
	肾扫描	有适应证时	早期的 VCUG/RNC 确定是否有膀胱输尿管反流或者发热性尿路感染

（续　表）

年龄分组	检查类型	检查推荐频率	检查适应证
幼儿到青春期	超声	每 1 到 2 年 1 次	脊髓栓系低风险伴脊髓缓慢生长
	尿动力学检查	有适应证时	行走或下肢功能的改变
	肾扫描	有适应证时	发热性尿路感染
青春期到成年	超声	每年 1 次	脊髓栓系低风险伴脊髓缓慢生长，如脊髓生长减慢，可减少至每 24 个月 1 次
	尿动力学检查	有适应证时	进展的肾积水，更频繁的 CIC 需求，新发尿路感染
	泌尿系统造影	有适应证时	复发性尿路感染
成年人	超声	每 3 年 1 次	脊髓栓系低风险不伴持续性身体生长
	尿动力学检测	有适应证时	相关的肾积水进展，更频繁的 CIC 需求，新发尿失禁，复发性尿路感染

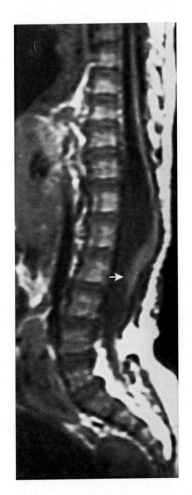

图 21-6　1 例脊髓脊膜膨出修复术后形成脊髓栓系的 9 岁女孩的 MRI，显示 L$_{3-4}$ 椎骨（箭头）对面的圆锥

二、下尿路神经肌肉功能障碍的治疗原则

下尿路神经肌肉功能障碍处理的首要原则是保护肾功能；次要目标包括获得良好的排尿和排便控制功能、避免 UTI，以及改善性功能与生育能力。**实现保护肾功能的最佳策略包括维持较低的膀胱压力、避免肾积水、积极处理有复发性 UTI 发生的 VUR。**降低膀胱压力的初始治疗包括创伤和不良反应较小的方式，如 CIC 和抗毒蕈碱药物治疗。如果初始治疗效果不佳，可选择夜间留置尿管，研究显示该方法可改善肾积水、增加膀胱容量，并降低尿路感染的发生频率（Koff et al，2005）。对那些非手术治疗失败的患者，可能需要外科手术干预。在选择手术干预时，须综合考虑与评估患者的行动状况、身体习惯、手动灵活性、治疗依从性以及自我照顾的能力。

正常的膀胱功能表现为在低压下储存尿液，并通过协调膀胱收缩和减少膀胱出口阻力来排空尿液。在神经源性的膀胱功能障碍中，尿失禁的发生可能由无法正常储存或排空尿液所致，或两者兼而有之。低顺应性、低容量、膀胱过度收缩和低膀胱出口阻力可能会影响尿液的储存。而尿液的排空可能会因为膀胱收缩乏力或 DSD 而受到影响。表 21-3 和表 21-4 提出了针对神经源性下尿路功能障碍儿童中存在尿液存储和排空功能障碍的解决方案。以下部分将介绍具体的药物和手术治疗选择。

表 21-3 神经源性膀胱功能障碍患儿膀胱储尿障碍的对策

储尿障碍的原因	微创治疗方案	更多侵入性治疗方案
低顺应性	CIC 抗毒蕈碱药物治疗 夜间导尿术	膀胱内肉毒杆菌毒素注射 膀胱扩大成形术 尿流改道术
低容量	抗毒蕈碱药物治疗 夜间导尿术	膀胱内肉毒杆菌毒素注射 膀胱扩大成形术 尿流改道术
膀胱过度收缩	CIC 抗毒蕈碱药物治疗 夜间导尿术	膀胱内肉毒杆菌毒素注射 膀胱扩大成形术 尿流改道术
膀胱出口低阻力	拟交感神经疗法	膀胱颈悬吊 膀胱颈手术 膀胱颈填充药注射

表 21-4 神经源性膀胱功能障碍患儿膀胱排尿障碍的对策

排空障碍的原因	微创治疗方案	更多侵入性治疗方案
膀胱收缩不足	CIC 夜间导尿术	神经调节
逼尿肌括约肌协同失调	CIC 抗毒蕈碱药物治疗 夜间导尿术	膀胱内和（或）括约肌使用肉毒杆菌毒素注射 膀胱扩大成形术 尿流改道术

要点：下尿路神经源性功能障碍的管理

- 管理的首要目标是保护肾功能。
- 次要目标包括控制排尿和排便、避免 UTI 以及改善性功能和生育能力。
- 通过维持低膀胱压力、积极治疗 VUR 和避免 UTI 来实现肾功能保护。
- ICCS 对随访的建议基于患儿不同发育阶段和其可能继发的脊髓栓系相对风险。
- 微创治疗应优先于更具侵入性的治疗以用于解决膀胱储存或排空障碍的问题。

（一）神经源性下尿路功能障碍的药物治疗

抗毒蕈碱药物是逼尿肌过度活动的一线治疗药物（Hood and Andersson,2013）。逼尿肌平滑肌具有 M2 和 M3 受体，M2 在数量上占主导地位，然而，M3 受体介导逼尿肌中的乙酰胆碱而发挥直接的收缩作用（Hegde and Eglen,1999）。药物的初始反应良好，然而，其不良反应和后续的疗效降低导致了患者治疗的长期依从性下降（Hood and Andersson,2013）。使用抗毒蕈碱药物治疗逼尿肌过度活动的患儿，可增加其膀胱最大容量及首次逼尿肌收缩的容量，减少其尿失禁的发生次数，以及导管插入的次数（Ellsworth et al,2005；Nijman et al,2005；Christoph et al,2007；Reddy et al,2008；Alloussi et al,2010；Bolduc et al,2010）。其常见的不良反应包括口干、便秘、视力模糊、面部潮红，以及头晕和头痛（Ellsworth et al,2005；Nijman et al,2005；Christoph et al,2007；Reddy et al,2008；Alloussi et al,2010；Bolduc et al,2010）。关于抗毒蕈碱药对认知功能是否有潜在影响存在一些担忧，但目前的前瞻性随机双盲试验显示，抗毒蕈碱药物对注意力或记忆没有明显的负面影响（Giramonti et al,2008）。

儿童中最常使用的抗毒蕈碱药物是奥昔布宁，它可以口服、透皮（Cartwright et al,2009）或膀胱内给药（Guerra et al,2008）。口服给药通常为 0.2mg/kg,每天给药 3 次。口服制剂包括片剂、糖浆和缓释片剂,这 3 种剂型都已证明对儿童安全有效(Franco et al,2005)。透皮剂量为每天 3.9mg。已经证实,经皮奥昔布宁具有良好的耐受性,是神经源性逼尿肌过度活动儿童口服奥昔布宁的有效替代方式。有些患者被观察到皮肤刺激症状,导致 20% 的儿童停止该治疗(Cartwright et al,2009;Gleason,et al,2014)。一项系统评价研究显示,目前关于奥昔布宁膀胱内使用的证据水平较低,这种途径被认为可通过避免首过代谢而具有较少的不良反应。研究表明,膀胱内给药确实可增加膀胱的最大容量并降低膀胱内压力,并且其不良反应小于口服给药;然而,还是由于不良反应等原因,有 9% 的儿童最后停止使用,22% 的儿童因为给药不便(如粉碎药丸以准备溶液)等其他问题而停止使用(Guerra et al,2008)。

非索罗定是口服抗毒蕈碱药,其活性代谢物 5-羟甲基托特酯与托特罗定相同,但非索罗定具有较小的药代动力学变异性(Malhotra et al,2011)。研究表明,每天 4 和 8mg 的剂量对于儿童来说是安全和可耐受的(Malhotra et al,2012)。它的主要优点是添加了一个甲基基团,可绕过将托特罗定转化为其活性形式的细胞色素氧化酶,从而产生更有效的抗毒蕈碱效应(Chapple et al,2007)。

在一项对奥昔布宁或托特罗定治疗抵抗神经源性或非神经源性逼尿肌过度活动儿童的开放性研究中,索利那新作为一种每天 1 次的抗毒蕈碱药物,已被证明可增加尿动力学评估中的膀胱容量和减少过度活跃的收缩,并具有可接受的耐受性和安全性(Bolduc et al,2010)。在这项研究中,21% 的儿童有轻微的不良反应,4% 有中等的不良反应,5% 因为不能容忍的不良反应而退出。

托特罗定(抗蕈毒碱)已被发现可抑制未排尿期的膀胱活动,以及减少排尿期的膀胱收缩幅度(Gillespie et al,2012)。在患有神经源性逼尿肌过度活动的儿童中,托特罗定显示出了良好的耐受性和较少的治疗相关的不良事件;增加 10 岁以下儿童的功能性膀胱容量;长期使用(12 个月)还可以减少平均尿失禁次数(Reddy et al,2008)。

米拉贝隆是一种新型的 β3-肾上腺素能受体拮抗药,能够减少排尿次数并改善控尿能力

(Yamaguchi et al,2014)。它通过刺激位于整个膀胱的 β3 受体起作用,当受刺激时,通过激活腺苷酸环化酶引起逼尿肌松弛,导致环磷酸腺苷(cAMP)和细胞内的钙水平增加(Chapple et al,2014)。该药对成人有效,但尚未获得美国食品和药物管理局(FDA)批准用于儿童的治疗。

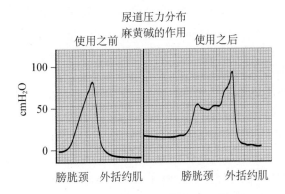

图 21-7　α-拟交感神经药物可在 α 肾上腺素受体部位的浓度最高的膀胱颈部区域发挥明显作用。药物可以增加膀胱出口阻力并改善多数患者的控尿功能

拟交感神经药见图 21-7。目前,临床应用的拟交感神经药主要有盐酸麻黄碱[0.5～1.0mg/(kg·d),每天 3 次]和伪麻黄碱(0.4mg/kg,每天 2 次至 0.9mg/kg,每天 3 次)。如果患者的尿失禁是因尿道阻力不足所导致,那么拟交感神经药可通过作用于 α-肾上腺素能受体浓度最高的膀胱颈处而增加其张力,从而增加出口阻力并改善控尿功能。目前还很难预测哪些儿童可能会对这些药物产生反应,从而通过刺激膀胱颈和膀胱三角区的受体来增加膀胱出口阻力和改善控尿;但是在一些患者中,可以看到在 CIC 期间这种效应会明显增加而达到良好的控尿。然而,拟交感神经药物的相关不良反应可能会使其临床的常规应用受到限制,其不良反应主要包括头晕、恶心、神经过敏、失眠、食欲缺乏、头痛、情绪变化和尿潴留等。

(二)神经源性下尿路功能障碍的外科治疗选择

肉毒杆菌毒素:膀胱内注射肉毒杆菌毒素 A(botulinum A toxin,BTA)是治疗神经源性膀胱逼尿肌过度活动的另一种选择。BTA 是由革兰阳性菌肉毒杆菌产生的神经毒素蛋白,它通过抑制乙酰胆碱的释放而起作用,可导致肌肉麻痹。

研究还发现,BTA 可抑制包括三磷腺苷和神经肽如 P 物质在内的其他神经递质的释放,并下调膀胱内传入神经元上的嘌呤能和辣椒素受体的表达(Apostolidis et al,2006;Chapple and Patel,2006)。首次使用 BTA 治疗神经源性逼尿肌活动异常是在成人脊髓损伤患者中。2002 年首次报道了 BTA 治疗神经源性膀胱患儿的情况(Schulte-Baukloh et al,2002)。一项关于使用 BTA 治疗神经源性逼尿肌过度活动儿童的系统评价发现,最常见的注射剂量为 10U/kg,最大总剂量可达到 300U。大多数研究都采用在全身麻醉下经尿道的硬性膀胱镜下操作,选择 30 个部位进行注射并保护好膀胱三角区。药物治疗和 CIC 治疗失败的儿童中有 65%～87% 的已经通过 BTA 注射治疗获得了控尿(Riccabona et al,2004),尿动力学参数的改善包括最大逼尿肌压力下降(33%～57%),最大膀胱容量增加(34%～165%)和膀胱顺应性改善(121%～183%)。治疗应答的持续时间从 6 个月到 10.5 个月不等(Gamé et al,2009)。常见的最小注射年龄为 2 岁,这与 FDA 批准该疗法用于治疗脑瘫的时间相符合(Gamé et al,2009)。

总的来说,患者及其照护人员对这种治疗的满意度超过了 70%(Figueroa et al,2014)。BTA 注射治疗使约 25% 的患者在接受第一次注射后可停止抗毒蕈碱药物的使用,在接受第二次注射治疗后这个比例还会再增加 10%(Figueroa et al,2014)。很少有患者报告 BTA 的相关不良反应(Kask et al,2013)。膀胱内 BTA 注射的不良反应主要包括尿潴留、尿路感染、血尿、暂时性肌肉无力、排尿困难和疼痛等(Duthie et al,2011)。报道提示,重复注射治疗会继续有效,重复注射治疗之间的间隔随着注射次数的增加而逐渐延长(Schulte-Baukloh et al,2005;Altaweel et al,2006)。重复注射治疗的剂量(200～300U)减少可能会导致症状的复发,但这可以通过重新恢复原始剂量方案而得以解决(Figueroa et al,2014)。在一项研究中,对使用 CIC 和抗毒蕈碱药物进行一线治疗失败的儿童进行了膀胱内 BTA 注射治疗;结果显示,其中近 90% 的儿童避免了膀胱进一步增厚(Figueroa et al,2014)。连续多次的 BTA 注射治疗显示出了膀胱在尿动力学参数方面的格外显著改善,这也提示重复的 BTA 注射治疗不会导致快速耐药、中和抗体形成,以及进行性的膀胱纤维化等(Figueroa et al,2014)。这一结论也得到了逼尿肌组织病理学检查证据的支持。一项研究发现,与还没有接受 BTA 注射治疗的神经源性功能障碍患儿相比较,已经接受过一次 BTA 膀胱内注射的患儿在逼尿肌组织的水肿、炎症或纤维化等方面无显著差异。但是,与没有接受 BTA 注射治疗的患者相比,重复的 BTA 注射治疗却可以使逼尿肌纤维化的程度显著降低(Pascali et al,2011)。

对 BTA 膀胱内逼尿肌注射治疗反应不佳的儿童可能其先前就存在较差的膀胱顺应性(Kask et al,2013)。对 BTA 注射治疗完全无反应的现象可能与存在 BTA 的抗体有关(Schulte-Baukloh et al,2008)。一项研究纳入了 60 例接受 CIC 和抗毒蕈碱药物治疗失败的神经源性膀胱功能障碍患儿,对他们选择不同的 BTA 注射方法(逼尿肌注射与逼尿肌和尿道外括约肌均注射)并进行比较,超过 90% 的研究人群在注射 BTA 前都存在 DSD。结果显示,那些同时接受了括约肌注射治疗的患者在排尿后残余尿量和 DSD 方面的尿动力学数据评估中显示出了明显的改善;在临床指标的评估中,对于同时接受了括约肌注射治疗的患者,在包括便秘和尿失禁趋势等方面似乎有所改善,尽管这在统计学上没有显著的差异(Safari et al,2010)。还需要更大规模的研究来确认这些初步结果。

因此,对于接受非手术治疗失败的神经源性膀胱功能障碍儿童,BTA 的逼尿肌内注射治疗可以改善其控尿功能和相关膀胱尿动力学参数,并且可能减少该类患者接受外科重建手术的需求。连续多次的 BTA 注射治疗并不会减弱治疗效果,并可能会改善逼尿肌的进行性纤维化改变。

如需深入探讨儿童神经源性膀胱的外科治疗,如膀胱扩大、自体扩大、尿流改道、膀胱颈手术和人工尿道括约肌(artificial urinary sphincter,AUS)等,请参阅 Expert Consult 网站。

(三)神经调节

1. 电刺激

大多数关于儿童神经源性膀胱电刺激治疗的研究都存在样本量小、缺乏对照组、选择不同的电刺激方法,以及不同的结果评价指标等问题。尽管一些研究显示其在临床和尿动力学参数上有所改善,但需要进行更大规模的前瞻性临床随机对照试验(Godec and Cass,1978;Decter et al,1992,1994;Balcom et al,1997;Marshall and Boston,1997;Han et al,2004;Cirović et al,2009;Kajbafzadeh et al,2009,2010;Choi et al,2013a)。

2. 骶神经调节

骶神经调节已广泛应用于治疗非神经源性膀胱功能障碍患儿,但它在神经源性膀胱功能障碍儿童中的应用还受到限制。一项针对 42 例脊柱裂儿童的前瞻性随机研究发现,在接受标准非手术治疗和接受骶神经调节治疗的两组儿童中,其尿动力学方面的参数变化没有明显差异,但非手术治疗组的功能性膀胱容量显示较好,而骶神经调节组的膀胱漏尿点压相对较低(Guys et al,2004)。另有研究显示,植入骶神经调节器组中的部分患者有临床获益,包括肠道功能的改善、尿路感染的控制,以及对更好的膀胱充盈感(Guys et al,2004)。在植入骶神经调节器组中有 7% 的患者需要接受翻修手术(Guys et al,2004)。因此,骶神经调节治疗在这类人群中的应用似乎是安全的;但与标准治疗相比,其目前的临床益处有限,需要更大样本的高质量研究来验证其疗效。

(四)神经源性下尿路功能障碍的外科手术治疗

1. 膀胱扩大术

对持续低顺应性、小容量或逼尿肌过度活动的神经源性膀胱患者可以选择肠道膀胱扩大成形术(Mitchell and Piser,1987;Sidi et al,1987)。据统计,在 21 世纪初,约 5.4% 的 SB 患儿接受了肠道膀胱扩大成形术(Lendvay et al,2006)。乙状结肠、盲肠、胃和小肠都曾被作为扩大膀胱的组织材料。对脊髓发育不良儿童应尽量避免使用回盲部来扩大膀胱,因为移除回盲部可能会加重这些儿童的肠道功能障碍。在与膀胱吻合前需要对截取肠段进行去管化处理,以最小化肠段的固有收缩,从而避免可能因它而引起的顽固性失禁(Goldwasser et al,1987;Hinman,1988)。

评价膀胱扩大成形术效果的大多数研究,纳入的是多种病因的混合人群(主要是神经源性膀胱,但也有其他疾病,如:膀胱外翻、尿道上裂、后尿道瓣膜等),而且部分病例在膀胱扩大成形术时还进行了其他同期手术,如可控性尿流输出道或导尿通道手术、抗反流手术和膀胱出口的手术等。因此,目前能评价单独应用膀胱扩大成形术治疗神经源性膀胱结果的数据非常有限。在这些研究中,显示其有效控尿可达到 90% 或以上(Shekariz et al,2000;Husmann and Cain,2001;Quek and Ginsberg,2003;Veenboer et al,2013)。报道还显示,大多数患者术后可获得平均膀胱容量的增加(Krishna et al,1995;Quek and Ginsberg,2003),膀胱顺应性的改善(Veenboer et al,2013),以及安全的储尿压力(Krishna et al,1995;Quek and Ginsberg,2003)。术前存在的肾积水在术后可获得高达 92% 的缓解率(Krishna et al,1995)。

术后的尿动力学检查可显示扩大膀胱有正常的节段性收缩(Robertson et al,1991)。目前,尚不清楚这些收缩是由肠段还是由剩余的膀胱所引起。这些收缩通常是低振幅活动($<40cmH_2O$),并且与膀胱充盈量有关,仅在尿液充盈量达到 200ml 以上时才发生(Quek and Ginsberg,2003)。报道显示,0 至 29% 的患者术后需要抗毒蕈碱药物治疗(Mitchell et al,1986;Luangkhot et al,1991;Herschorn and Hewitt,1998;Chartier-Kastler et al,2000;Quek and Ginsberg,2003)。

膀胱扩大成形术的并发症:膀胱扩大成形术的并发症发生率约为 30%(Metcalfe et al,2006b;Schlomer et al,2013)。其中大约有一半被认为是较严重的并发症(Schlomer et al,2013)。这些并发症主要包括小肠梗阻(Schlomer et al,2013)、严重出血(需要输血补充治疗)(Schlomer et al,2013)、瘘管(Schlomer et al,2013)、膀胱穿孔,以及反复发作的 UTI 或肾盂肾炎(Flood et al,1995;Bertschy et al,2000;DeFoor et al,2004)。据估计,平均每名患者每年大约需要 0.04 次的进一步外科手术干预。再手术处理主要包括需手术治疗的结石(11%~63%)(Flood et al,1995;DeFoor et al,2004;Metcalfe et al,2006a),需剖腹探查的肠梗阻(3.2%~4%)(Flood et al,1995;Metcalfe et al,2006a),修补膀胱穿孔(4%~13%)(Bauer et al,1992;Flood et al,1995;Krishna et al,1995;Bertschy et al,

2000；Shekarriz et al，2000；DeFoor et al，2003；Metcalfe et al，2006b），修复或再次的膀胱扩大手术（9.4%～16%）（Flood et al，1995；Metcalfe，et al，2006a）。

膀胱扩大成形术后结石发生的危险因素主要包括肠道膀胱产生的黏液过多（Hensle et al，2004）、回肠部分肠管的使用（DeFoor et al，2004；Metcalfe et al，2006b）、腹部造口的存在（Hensle et al，2004），以及具有感觉障碍的自我活动能力受限患者（Hensle et al，2004）。高达30%的患者存在反复的结石形成（Flood et al，1995；DeFoor et al，2004）。建议定期用水或盐水冲洗以降低与肠管黏液有关的结石形成率（Hensle et al，2004）。

膀胱穿孔是膀胱扩大成形术的致命并发症，需要及时的诊断和治疗。在部分患者中，这是一个反复出现的问题（Metcalfe et al，2006b）。膀胱穿孔的临床症状包括腹胀和疼痛、感染性休克，以及与外渗尿液引起膈肌刺激有关的肩部疼痛（Bauer et al，1992）。在一个系列研究中，脓毒症导致了25%的膀胱穿孔患者最终死亡（Bauer et al，1992）。那些有膀胱出口手术史的患者似乎面临着更高的风险（Bauer et al，1992；Metcalfe et al，2006b）。而那些具有腹壁造口或导尿管置入通道的患者，其发生膀胱穿孔的风险相对较低（Metcalfe et al，2006b），这可能是因为定时的导尿管插入使膀胱顺应性增加（Horowitz et al，1995）。关于哪个部分的肠段最易发生破裂尚存在争议。一些研究发现，乙状结肠段最有可能穿孔，在这些研究中的大部分乙状结肠段没有去管化（Metcalfe et al，2006b）；而另一些研究则发现，回肠段最有可能破裂（Bauer et al，1992）。由于存在败血症和死亡的风险，膀胱穿孔应得到及时的诊断和治疗。膀胱造影术（无论是荧光镜检查还是CT扫描）在大多数情况下可以做出诊断，但并非全部病例（Bauer et al，1992；Slaton and Kropp，1994）。据推测，与肠道去管化相关的相对缺血和过度充盈可能是膀胱破裂的重要病理生理学机制（Bauer et al，1992）。临床处理膀胱穿孔的金标准方法是剖腹探查和修补穿孔；但是也已经有报道认为，在没有血流动力学不稳定或症状恶化的患者中，可以采用扩大膀胱的导尿和腹腔尿性囊肿的经皮穿刺引流等方法进行非手术治疗（Slaton and Kropp，1994；Leyland and Masters，2003）。

长期的代谢性并发症也常见于膀胱扩大成形术后患者。**部分学者对使用胃段扩大膀胱存在担忧，因为它们可引起低钠血症、低血色素代谢性碱中毒**（Slaton and Kropp，1994；Leyland and Masters，2003）**或血尿性排尿障碍综合征**（Castellan et al，2012）。除了进行性或终末期肾功能衰竭的患儿外，目前不建议将胃膀胱扩大成形术作为常规的膀胱扩大方式（Chadwick Plaire et al，2000；Leonard et al，2000）。任何部分胃肠道的膀胱扩大成形术都可能会导致一些长期的影响，如酸碱失衡、维生素 B_{12} 缺乏、脂肪吸收、肾功能变化、异常骨代谢和发育迟缓等（Gilbert and Hensle，2005）。

有研究显示 SB 患者膀胱癌的风险有增加（Austin et al，2007）。SB 患者中发生膀胱恶性肿瘤的危险因素包括慢性 UTI、结石病、反复导管插入以及膀胱扩大成形术时肠道节段的使用等（Mehan et al，2011）。早期的报道提示，胃肠道膀胱扩大术与膀胱癌风险增加有关（Metcalfe，et al，2006a）。一项大型的研究发现，0.6%的膀胱扩大术患者发生了膀胱癌。大多数研究指出，肿瘤的出现和膀胱扩大术之间的最短滞后时间约为10年。出现的临床症状往往不典型，可能包括隐匿性腹痛、肉眼血尿、尿路感染、肾功能衰竭、导尿困难、UTI 频率增加、新出现的肾盂积水和膀胱壁增厚等（Austin et al，2007；Castellan et al，2007；Vemulakonda et al，2008；Veenboer and Kort，2011）。该类患者的膀胱肿瘤发病年龄比典型的膀胱癌发病年龄要小（Austin et al，2007；Veenboer and Kort，2011）。一项研究发现，几乎90%的患者发病时就已有局部进展表现或淋巴结转移（Austin et al，2007）。其中，尿路上皮细胞癌约占肿瘤的60%，其次是鳞状细胞癌21%，腺癌16%，胃组织印戒细胞癌5%（Austin et al，2007）。一些研究对肠道参与的膀胱扩大术和恶性肿瘤风险增加之间的关系提出了争议。例如，也有关于不使用肠道节段的膀胱自体扩大成形术患者发生恶性肿瘤的报道（Mehan et al，2011；Veenboer and Kort，2011）。此外，部分研究发现,与未行膀胱扩大术组相比较,肠道膀胱扩大术组不会导致恶性肿瘤的发生风险更高(Austin et al,2007;Higuchi et al,2010)。这些研究大部分都受到相对较少的研究数量和混杂因素(如吸烟史,已知致癌物的暴露程度和家族史等)的影响,而这些问题在将来的研究中需要得到进一步解决。但是就目前的认识而言,受膀胱恶性肿瘤影响的神经源性膀胱患者存在发病年龄较轻、症状不典型和发病后进展快等特征。因此,包括 ICCS 在内的一些研究人员建议,在膀胱扩大术后 5～10 年后开始,需要每年进行膀胱镜检查和尿液细胞学检查(Soergel et al,2004;Castellan et al,2007;Vemulakonda et al,2008;Rawashdeh et al,2012)。然而,目前还没有足够的证据来确定在这类人群中筛查膀胱癌的有效性(Kokorowski et al,2011)。事实上,6 例诊断为膀胱癌的患者中有 4 例在常规膀胱镜检查中没有发现明显的肿块(Castellan et al,2007;Vemulakonda et al,2008)。此外,假设模型预测显示,在膀胱扩大成形术后筛查膀胱癌没有成本-效益上的优势(Kokorowski et al,2011)。

已经在寻求替代标准膀胱扩大成形术的方案,以避免与该手术方式相关的短期和长期并发症。虽然有关自体组织工程膀胱扩大的初步报道很有希望(Atala et al,2006),但最近的Ⅱ期研究显示,扩大后的膀胱容量和顺应性未得到改善,而且其严重不良事件的发生率不可接受(Joseph et al,2014)。

2. 自体膀胱扩大术

由于使用肠道节段扩大膀胱在短期和长期并发症方面都存在显著的风险,因此有人主张采用膀胱自体扩大术或逼尿肌切除术(有或没有去黏膜化的肠道节段)来治疗小容量和低顺应性的神经源性膀胱患者(Cartwright and Snow,1989a;1989b)。尽管有部分系列研究显示,与肠道膀胱扩大术相比,膀胱自体扩大术在膀胱容量、顺应性和最大逼尿肌压力等方面有短期的改善(Hansen et al,2013),但膀胱自体扩大术的患者更容易发生尿失禁和需要使用抗毒蕈碱药物,而且其膀胱顺应性更差(Marte et al,2002;MacNeily et al,2003;Veenboer et al,2013)。新增肾积水(30%)(MacNeily et al,2003)和 VUR(Marte et al,2002)在膀胱自体扩大中的高发生率令人无法接

受。膀胱自体扩大的失败率及随后再选择膀胱扩大成形术的需求范围从 15%～45%(Marte et al,2002;MacNeily et al,2003;Hansen et al,2013;Veenboer et al,2013)。由于在尿动力学参数和控尿功能方面缺乏长期的改善效果,再加上手术失败率高,使得膀胱自体扩大术无法成为多数神经源性膀胱患者的可取选择。

3. 尿流改道术

尿流改道曾经被认为是治疗脊髓发育异常儿童的万能药,而现在已成为可能出现诸多新的临床问题的潘多拉魔盒(Schwarz and Jeffs,1975;Shapiro et al,1975)。在长期监测随访的儿童中,尿流改道术后经常会出现肾盂肾炎和肾瘢痕、尿路结石、输尿管肠道梗阻、输出道狭窄和造口狭窄等。近年来,除非是在选择其他膀胱外科手术时同时行可控性输出道造口术,否则已很少选择单独尿流改道手术。

(1)非可控性的尿流改道术:1996 年首次报道了使用胃造口纽扣的纽扣式膀胱造口术(de Badiola et al,1996)。它具有易于可逆的优点,并且可以用作临时处理措施。据推测,其轻微并发症如短暂性渗漏、伤口感染和肉芽组织增生的发生率约为 40%。因为感染、设备故障和严重渗漏等原因,其中约 17%需要移除或更换设备(Bradshaw et al,2014)。

目前很少需要选择膀胱造口引流术(Duckett,1974;Mandell et al,1981),但仍然适用于这些婴幼儿:①CIC 和抗毒蕈碱药物不能改善上尿路引流的严重反流;②其父母不能很好执行导尿操作;③不适合选择膀胱扩大成形术(Morrisroe et al,2005)。报道显示,几乎所有接受该手术的患者均可改善肾功能、肾积水和 VUR(Queipo Zaragozá et al,2003)。其并发症主要包括膀胱造口脱垂、造口狭窄、造口周围刺激和膀胱结石等(Queipo Zaragozá et al,2003)。

研究显示,回肠膀胱造口术比膀胱造口术更具优势,因为可以将外部器具应用于造口,从而可以不需要使用尿布(Ching et al,2014)。虽然其短期结果看起来很有希望(Ching et al,2014),但长期随访表明,有超过一半的儿童需要再次手术或额外的手术(Tan et al,2008;Hellenthal et al,2009)。

(2)尿道扩张:有报道表明,在全身麻醉下扩

张外部尿道（婴儿最大 36Fr 或大龄儿童最大 18Hegar 扩张器）可以改善部分特定神经源性膀胱功能障碍儿童（对 CIC 和抗毒蕈碱药物治疗无效）的漏尿点压力升高（Bloom et al，1990）。每名患者平均需要扩张的次数是 1.6 次（Park et al，2001）。男性的扩张可以通过经会阴尿道造口来实现（Bloom et al，1990；Miller et al，2003）。长期随访（平均 8 年）已证实，膀胱平均漏尿点压力、容量及初始和终末顺应性都已获得明显改善（Bloom et al，1990；Park et al，2001）。那些具有较高漏尿点压力和良好初始顺应性的患者似乎从该手术中获得了最持久的改善效果。然而，在扩张后大约 9.5 年，上尿路恶化在 20％的患者中被观察到（Park et al，2001）。大约 43％有 VUR 的改善，64％有肾积水的改善或恢复（Kiddoo et al，2006）。因此，尿道扩张可能对部分初始非手术治疗失败的选择性神经源性膀胱儿童病例有效，但其术后的长期随访是必需的。

4. 膀胱颈手术

（1）人工尿道括约肌：在低膀胱出口阻力的儿童中，AUS 可以增加出口阻力，同时维持尿道留置尿管的可行性。在儿童中，括约肌可能位于膀胱颈或尿道球部（男性）。该手术常常联合其他手术进行，但通常不同时进行其他手术（如膀胱扩大成形术以同期解决膀胱低顺应性和小容量的问题）。术后的控尿率在 63％～86％（Simeoni et al，1996；Spiess et al，2002；Herndon et al，2003；Catti et al，2008）。需要再次翻修手术的概率在 16％～61％（Simeoni et al，1996；Spiess et al，2002；Catti et al，2008），装置套囊的侵蚀率在 16％～20％（Simeoni et al，1996；Spiess et al，2002；Herndon et al，2003；Catti et al，2008）。4％～30％的膀胱功能出现恶化（Simeoni et al，1996；Spiess et al，2002；Herndon et al，2003；Catti et al，2008）。这在先前就存在的膀胱顺应性差或过度收缩膀胱的患者中更常见。接受 AUS 的所有患者都需要长期监测随访，因为在出口阻力增加后可能出现膀胱张力增加，这可能导致上尿路的改变，最终引起肾功能衰竭（Castera et al，2001）。如果 AUS 在青春期前植入或与膀胱扩大成形术联合应用，这些患者不太可能会自行排尿。AUS 的平均使用寿命范围为 4.6～12.7 年

（Simeoni et al，1996；Spiess et al，2002；Herndon et al，2003；Catti et al，2008）。在先前未接受过膀胱颈手术的患者中，AUS 植入后可以观察到更好的控尿效果（Castera et al，2001）。

（2）膀胱颈悬吊：由于大多数已发表的病例其术前膀胱功能基线不一致，或既往是否合并有其他手术如膀胱扩大成形术、膀胱颈重建术和可控性导尿通道手术等，因此很难通过这些数据来评价膀胱颈悬吊术治疗膀胱出口功能不全的有效性。此外，还没有标准化的控尿手术相关定义。另外，报道选用多种材料来执行悬吊，包括腹直肌筋膜（Bauer et al，1989；Walker et al，1995）、膀胱壁（Albouy et al，2007）和小肠黏膜下组织（Colvert et al，2002；Misseri et al，2005a）。虽然腹直肌筋膜最为常用，但不同悬吊材料的术后控尿成功率似乎基本相似。文献中，U 形悬吊和 360°悬吊的方法都有报道（Bauer et al，1989；Snodgrass et al，2007）。而且，报道显示上述两种方法也有相同的控尿率。在膀胱顺应性降低或收缩性增高的患者中，膀胱颈悬吊通常与膀胱扩大成形术联合使用，可使得其控尿率达到 30％～93％，大多数研究显示成功率可超过 70％（Barthold et al，1999；Dik et al，1999；Walker et al，2000；Albouy et al，2007；Churchill et al，2010）。接受膀胱颈悬吊术治疗的女性往往比男性获得更好的控尿率（Barthold et al，1999；Colvert et al，2002）。大多数研究表明，膀胱颈悬吊不会引起导尿困难（Albouy et al，2007；Dean and Kunkle，2009；Churchill et al，2010）。有人主张对神经源性括约肌功能不良、膀胱活动低下和逼尿肌漏尿点压低于 25cm H_2O（Snodgrass et al，2007）的儿童，单独使用膀胱颈悬吊，而不联合选择膀胱扩大术。报道显示，其控尿率可达到 83％（每天弄湿两张或更少的尿布）（Snodgrass et al，2007）。然而，与植入 AUS 后出口阻力增加的那些患者所面临的情况类似（Bauer et al，1986），这些悬吊术后的患者也处于发生膀胱过度收缩和膀胱顺应性降低的风险中。有报道说，在接受 360°膀胱颈悬吊治疗的患者中，约 1/3 会出现膀胱压力升高和（或）膀胱逼尿肌过度收缩（Snodgrass et al，2007；Snodgrass and Barber，2010）。这些儿童中的大多数对抗毒蕈碱药物治疗有反应，尽管 37 例患者中有 2 例（5％）

需要进行膀胱扩大成形术（Snodgrass and Barber, 2010; Snodgrass et al, 2010）。因此，如果单独选择膀胱颈悬吊术，术后需要长期监测膀胱功能的变化，以防止上尿路功能恶化。与没有联合选择膀胱扩大术的单独行膀胱颈悬吊术的患者相比，那些同时接受了膀胱扩大术的患者在术后间歇导尿的间隔时间更长，对抗毒蕈碱药物的需求更少，并且在与健康相关的生活质量评分中得分更高，更能实现自我照护的独立性（Snodgrass et al, 2009）。对于膀胱颈悬吊术后控尿效果不佳的儿童，植入 AUS 比尿道周围注射填充剂可能更有效（Barthold et al, 1999）。

5. 尿道周围填充剂注射

随着时代的变迁，用于尿道周围注射以增加膀胱颈处出口阻力的材料类型已经改变；目前，最常用的注射材料是右旋糖酐/透明质酸（Alova et al, 2012; DaJusta et al, 2013）。研究表明，经尿道逆行膀胱颈注射取得完全控尿的成功率很低，在 7%～50%，而且随着时间的推移这一结果会更差（Guys et al, 2001; Godbole et al, 2003; Misseri et al, 2005b; Guys et al, 2006; Lottmann et al, 2006; De Vocht et al, 2010; Alova et al, 2012; DaJusta et al, 2013）。数据显示，重复注射治疗似乎并没有明显好处（De Vocht et al, 2010; Alova et al, 2012）。另有研究报道，顺行注射填充剂和注射后耻骨上导管引流的成功率要好得多，从 70%～78%（Dean et al, 2007; Kaye et al, 2010; Alova et al, 2012）。因此，尽管成功率较低，但对于一些神经源性括约肌功能缺乏的儿童来说，膀胱颈注射填充剂治疗还是确实能够达到控尿。与逆行注射相比，顺行注射具有更好的成功率。

（五）人工躯体-自主反射通路手术

人工躯体-自主神经反射通路是一种有希望用于治疗 SB 患儿使其恢复膀胱功能的新方法。该手术涉及有限的椎板切除术和腰前根至 S_3 腹侧根部的显微吻合。L_5 背侧根在轴突再生后作为躯体-自主神经反射通路的传入分支保持完整（Xiao et al, 2005）。在一项包括 20 例 SB 患儿的系列研究中，17 例患者在手术后 12 个月内出现令人满意的膀胱控制和控尿。这些合并有 DSD 和逼尿肌过度活动的儿童在随访的尿动力学研究中，表现出几乎正常的储尿和协同排尿（Xiao et

al, 2005）。最近进行的一项单中心研究显示，在接受了硬膜内腰至骶神经根显微吻合术的 SB 患者（中位年龄 8 岁）中，30% 可获得早期有利的结果，并可改善控尿、肠道功能和自发排尿。术后并发症包括长时间的伤口引流，同侧足部水肿和暂时的下肢肌肉无力（Peters et al, 2010）。但是，在另外的一些研究中，其他学者却报道了不同的结果，甚至在某些病例里没有膀胱功能的改善（Nouhaud et al, 2011; Tuite et al, 2013）。因此，这种新的方法在由某些专家操作时可能似乎具有一些好的结果，但其长期结果和推广尚待确定。

要点：药物和外科治疗选择

- 抗毒蕈碱药物和 CIC 是主要的一线治疗方法。
- 尽可能将膀胱压力维持在 30cmH₂O 以下，以防止尿路功能恶化。
- 膀胱内注射肉毒杆菌毒素的耐受性良好且不良反应相对较小，避免了大部分儿童接受更多的侵入性治疗选择。
- 肠道膀胱扩大成形术是预防上尿路功能恶化的有效选择，但其术后并发症发生率较高。
- 选择单独膀胱颈手术（AUS 和膀胱颈悬吊）患者可能会出现膀胱高收缩性和低顺应性，增加上尿路功能恶化风险，须接受密切随访。

三、下尿路神经肌肉功能障碍中膀胱输尿管反流的处理

在脊髓发育不良的新生儿中有 3%～5% 可能发生 VUR，这通常与逼尿肌顺应性差、逼尿肌过度活动和（或）DSD 有关（Flood et al, 1994）。如果没有这些尿动力学检查的阳性发现，很少在新生儿中发现存在反流现象（Bauer, 1984a; Geraniotis et al, 1988; Edelstein et al, 1995）。如果不治疗这些高危婴儿，他们的反流发生率会随着时间的推移而增加，到 5 岁前有 30%～40% 的婴儿会受到影响（Bauer, 1984a; Seki et al, 1999）。对于

Ⅰ至Ⅲ级（国际分类）反流的儿童，如果他们能自发排尿或膀胱出口阻力很小或无，并且可以完全排空膀胱，针对这类人群的处理仅包括使用抗生素预防反复的尿路感染。在高度反流的儿童（Ⅳ或Ⅴ级）中，应开始 CIC 以确保膀胱的完全排空。对不能自主排空膀胱的儿童，不管反流程度如何，都可以开始 CIC 治疗以有效排空膀胱。

对逼尿肌顺应性差的儿童，不管其有或无输尿管肾盂积水，都应开始使用抗毒蕈碱药物治疗，以降低膀胱内压力以确保充分减轻上尿路的压力（Flood et al，1994）。当采取这种方式管理这些反流患者时，可以发现显著的改善，有 30％～55％的患者出现反流的缓解（Kass and Koff，1981；Bauer，1984a；Joseph et al，1989；Flood et al，1994；Agarwal et al，1997；Hopps and Kropp，2003）。虽然在坚持 CIC 的患儿中有多达 56％的儿童可能出现菌尿，但这一般没有明显的害处，除非合并有高级别的反流；因为在低级别的反流中，很少发生有症状性的尿路感染和肾瘢痕形成（Kass and Koff，1981；Cohen et al，1990）。

存在反流的儿童应尽量避免 Credé 排尿，特别是对于伴有尿道外括约肌活跃的人群。因为在这种情况下，Credé 动作会导致外括约肌发生反射反应，从而增加尿道阻力并导致排空膀胱所需的压力增加（Barbalias et al，1983）（图 21-8）。这种现象可加重反流程度，并增加其对肾的水锤效应和损伤。

这些儿童的抗反流手术指征与膀胱功能正常的儿童的并无太大区别。适应证主要包括：当儿童接受足够的抗生素治疗和正确的导尿管插入技术时，仍反复出现症状性（发热性）泌尿感染；尽管已有效地排空膀胱并降低膀胱内压力，但仍有持续性的肾积水存在；严重的反流并伴有输尿管膀胱连接处的解剖异常。

Jeffs 及其同事最早报道，**抗反流手术对于神经源性膀胱功能障碍患儿可能非常有效，只要确保与有效排空膀胱的其他措施相结合即可**（Jeffs et al，1976）。在进行这项观察之前，输尿管再植手术的结果非常糟糕，以至于大多数治疗这些儿童的医师都提倡将尿流改道作为控制反流的手段（Smith，1972；Cass，1976）。自从 CIC 出现以来，抗反流手术的成功率已接近 95％（Kass and

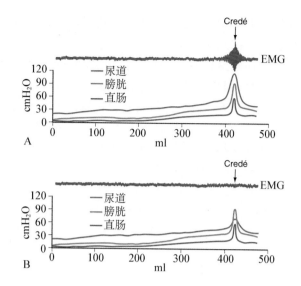

图 21-8 A. 当尿道外括约肌活跃时，Credé 动作产生的括约肌肌电图活动反射性增加，并伴随着尿道阻力的上升，从而导致高排尿压力。B. 括约肌去神经和非活跃性的儿童，Credé 动作时则不会有相应的明显肌电活动、尿道阻力升高或高排尿压力表现（From Bauer SB. Early evaluation and management of children with spina bifida. In: King LR, editor. Urologic surgery in neonates and young infants. Philadelphia: Saunders; 1988. p. 252-64. ）

Koff，1981；Woodard et al，1981；Kaplan and Firlit，1983）。对只有单侧反流的病例不需要同时做双侧手术，因为手术后一般不会再发生对侧的反流（Bauer，1984a）。

多数临床医师观察到，对于低级别反流患者只选择膀胱扩大成形术而不同时行输尿管再植，其仍然有较好的 VUR 缓解率（Morioka et al，1998；López Pereira et al，2001；Helmy and Hafez，2013）。然而，对于高级别的反流（Ⅲ级或更高）患者，如果只单纯选择膀胱扩大术治疗，其 VUR 的持续存在范围从 20％～47％（Morioka et al，1998；López Pereira et al，2001；Helmy and Hafez，2013）。因此，高度反流的儿童在进行膀胱扩大成形术的同时，应该选择同期行输尿管再植手术（Morioka et al，1998；López Pereira et al，2001；Helmy and Hafez，2013）。

各种材料的内镜下注射治疗改变了 MMC 患儿反流的临床处理（Schlussel，2004）。据报道，在神经源性膀胱功能障碍患者的 VUR 内镜治疗中,一次注射成功率为 73%,两次注射成功率可达到 91%(Misra et al,1996;Estornell Moragues et al,2008)。因此有学者提出,神经源性膀胱患儿反流的内镜治疗成功率与正常膀胱患者相比无明显差异(Routh et al,2008)。还有报道称,在内镜下治疗 VUR 的同时进行肉毒杆菌毒素的膀胱内注射,其反流治疗的成功率可高达近 95%(Neel et al,2008;Neel,2010)。

然而,这种方法的长期有效性也受到了质疑。一项研究显示,40% 初始治疗成功的患者,在初始治疗后的平均 4.5 年出现了 VUR 的复发(Polackwich et al,2012)。还有研究比较了开放手术和内镜治疗处理 VUR 在这一人群中的有效性,结果显示,传统开放手术的成功率更高(84.3%~95.5%:61%~72.5%)(Engel et al,1997;Granata et al,1999)。因此,内镜下注射治疗是传统再植手术的合理替代方案;然而,对其在神经源性膀胱功能障碍患者中的长期有效性,还需要进一步验证和评估。

要点:膀胱输尿管反流的处理

- 对没有膀胱出口抵抗且排空良好的低级别反流儿童,可以选择单独使用抗生素预防尿路感染。
- 高级别反流或伴有排空不良的患者需要同时选择 CIC。
- 对伴有或不伴有肾积水的低顺应性膀胱患者应选择使用抗毒蕈碱药物治疗。
- Credé 动作在有反流的神经源性膀胱儿童中禁用。
- 神经源性膀胱儿童的抗反流手术适应证与膀胱功能正常的儿童相似。如果能保证膀胱有效排空,其手术成功率可与膀胱功能正常儿童相似。

四、脂肪脊膜膨出与其他脊柱裂疾病

(一)临床表现

这类先天性缺陷会影响脊柱的形成,但不会导致椎管的开放(James and Lassman,1972)(框图 21-2)。这些缺陷在活产儿中的发生率为 1：4000,但是随着 MRI 对疑似病变儿童的筛查普及,检测到这些缺陷的发病率正在增加(Bruce and Schut,1979)。据计算,脂肪脊膜膨出的家族发生率为 0.043%(Sebold et al,2005)。这些病变可能非常细微并且没有明显的外部体征,但超过 90% 的患儿有覆盖脊柱下段的皮肤异常(Anderson,1975;Pierre-Kahn et al,1997)。其体表特征包括小凹痕或皮肤赘生物、一簇毛发、皮肤血管畸形,以及非常明显的皮下脂肪瘤或不对称的弯曲的臀裂(图 21-9)。此外,在仔细检查腿部时,可能会观察到高弓足、锤状趾或爪形趾等;双下肢在肌肉大小、腿长和力量等方面的差异,特别是在脚踝处;尤其是在年长的儿童中,可能存在步态异常(Dubowitz et al,1965;Weissert et al,1989;Jindal and Mahapatra,2000)。大龄儿童和年轻患者常见的症状有会阴部感觉缺乏,背部疼痛和一段时期正常控尿后的继发性尿失禁(Linder et al,1982;Yip et al,1985;Weissert et al,1989)。在 40% 至 90% 受影响的年长患者中,其下尿路功能可能出现异常,这种异常的发生率随着年龄增长而成比例的增加(Mandell et al,1980;Koyanagi et al,1997;Pierre-Kahn et al,1997;Sarica et al,2003)。这部分儿童可能会遇到下列问题:如厕训练困难,初期训练获得控尿后的继发尿失禁(特别是在青春发育生长期间),复发性尿路感染和(或)粪污现象。偶尔,一些没有明显背部病变的患者可能会被漏诊,直到青春期后出现尿路(66%)或下肢(19%)症状或背部疼痛(14%),这些表现可能与脊髓的延迟牵拉效应所致(Satar et al,1995)。

框图 21-2　隐匿性脊柱闭合不全的类型

- 脂肪脊膜膨出
- 硬膜内脂肪瘤
- 脊髓纵裂
- 终丝牵拉
- 皮样囊肿或窦道
- 异常神经根
- 骶前脊膜膨出
- 马尾肿瘤

当这些儿童在新生儿期或婴儿早期进行评估时,**大多数患儿的神经系统检查结果可能完全正**

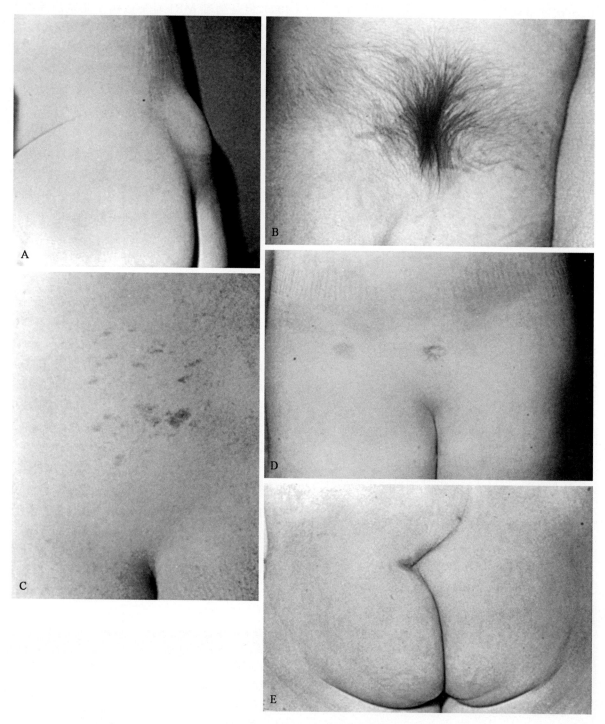

图 21-9   各种隐匿性闭合不全状态儿童中 90% 存在皮肤病变。这些病变包括：小的脂肪脊膜膨出(A)，一簇毛发(B)，
皮肤血管畸形(C)，皮肤凹陷(D)或异常臀裂(E)

常(Atala et al,1992)。然而，尿流动力学检测显示，约 1/3 的 18 个月以下婴儿其下尿路功能存在异常(Keating et al,1988)(图 21-10)。这些研究提供了可能涉及下段脊髓神经损伤的证据(Keating et al,1988；Foster et al,1990；Atala et al,1992；Satar et al,1995；Nogueira et al,2004)。当损伤存在时，最可能的异常是上部运动神经元病变，其特征表现为过度活动的逼尿肌和(或)骶脊

髓的高反射(Fone et al,1997;Pierre-Kahn et al,1997);轻微的 DSD 表现很少被观察到。去神经支配的括约肌或非收缩性逼尿肌等下运动神经元征象只在 10% 的小孩中出现。

相比之下,几乎所有 3 岁以上未曾手术或延迟诊断的隐匿性脊柱闭合不全儿童在尿动力学检测时都存在上或下运动神经元病变或者两者并存(92%)(图 21-10)或存在下肢功能障碍的神经系统体征(Yip et al,1985;Kondo et al,1986;Keating et al,1988;Atala et al,1992;Satar et al,1995;Nogueira et al,2004)。如果这些儿童在婴儿期诊断后就开始观察,则 58% 的儿童在 2 年内会出现病情的恶化(Andar et al,1997;Cornette et al,1998)。临床数据显示,似乎没有哪一种病变占主要优势(即上部运动神经元与下部运动神经元),并且多数儿童通常显示出同时存在两种病变的表现(Hellstrom et al,1986;Kondo et al,1986)。在一项对 3 岁以上儿童的研究中发现,43% 的患者在括约肌中出现去神经支配,52% 的患者有逼尿肌无收缩,共 81% 的患者存在异常表现(Satar et al,1995)。

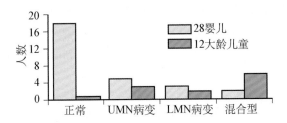

图 21-10　**大多数隐匿性脊柱闭合不全新生儿的下尿路功能均表现正常,而较大年龄儿童则逐渐表现出上运动神经元(UMN)和下运动神经元(LMN)的病变**

(二)发病机制

各种隐匿性脊柱闭合不全病变可能会导致不同的神经泌尿方面的表现。当它们确实造成了异常时,马尾脂肪瘤总是会导致上运动神经元病变(70%),单独或者合并出现的下运动神经元缺陷约占 30%(Satar et al,1995)。脊髓分裂综合征分别导致上、下运动神经元损害的比率各占 25%,或两者都存在损害的比率为 50%(Proctor et al,2000)。

导致这种神经系统表现上差异的原因可能与下列因素有关:①扩张型脂肪瘤或脂肪脊膜膨出压迫马尾神经根或骶神经根(Yamada et al,1983);②因为椎体和脊髓神经组织有不同的生长速度,而脊髓末端却被脂肪瘤或者增厚的终丝固定在了原位,所以会由此造成脊髓的受牵拉损伤效应(Dubowitz et al,1965);③椎管内的骨性棘突和纤维束使分裂的腰骶髓受到固定和限制(Pang,1992;Pang et al,1992;Andar et al,1997)。日常活动中脊柱的过度弯曲和(或)伸展时发生的脊髓明显牵拉会导致髓内(尤其是腰骶髓)神经元细胞内的细胞色素氧化酶氧化和还原反应的改变,这时可能还没有发生明显的脊髓内病理组织学改变(Yamada et al,1983;Henderson et al,2005)。正常情况下,圆锥末端在出生时刚好在 L_2 椎体下方,然后逐渐向上回退,并在成年后上升至 T_{12} 水平(Barson,1970)。当脊髓没有随之而"上升"或因前述病变导致被固定限制在某一位置时,就可能会发生脊髓的缺血性损伤(Yamada et al,1981,2004)。多数情况下,如在婴幼儿早期即纠正相关的神经系统病变,不仅可以稳定其病情,而且也使得其后期在多个方面的下尿路功能状况得到改善(Koyanagi et al,1997;Cornette et al,1998;Proctor et al,2000)(图 21-11)。60% 术前存在尿动力学参数异常的婴儿在术后相关指标可恢复正常,30% 有不同程度的改善,另外的 10% 可能会随着时间的推移而逐渐变差。而对于年龄较大的儿童,其手术后在尿动力学参数上的改善效应就会有所减弱,其中只有 27% 变为正常,27% 有所改善,27% 维持稳定,但另外的 19% 则会随着时间的推移而变得越来越差(图 21-11)(Keating et al,1988;Satar et al,1995)。在年龄较大的儿童中,合并有逼尿肌过度活跃的患者术后往往会有所改善,而那些合并膀胱收缩功能不全者则不会有明显改善(Flanigan et al,1989;Hellstrom et al,1986;Kondo et al,1986)。随后的观察显示,在接受脊髓栓系手术的儿童中,几年后有 5% 至 27% 的可能会出现继发性的栓系改变,这表明早期手术对患有此病的多数患者具有益处和持续的改善作用(Satar et al,1995;Pierre-Kahn et al,1997;Proctor et al,2000)。

这些研究结果显示,尿动力学检测可能是

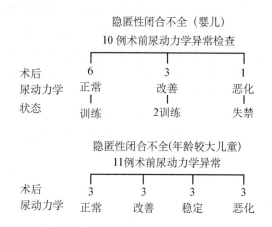

图 21-11 在婴儿中,可恢复功能的潜力最大(6:10,60%),在较大的儿童中(3:11,27%)。在功能正常的儿童中,神经组织损伤的风险很小(2:19,11%)

早期评价隐匿性脊柱闭合不全儿童是否实际上存在影响下段脊髓发育和功能的唯一方式(Keating et al,1988;Khoury et al,1990;Pierre-Kahn et al,1997;Sarica et al,2003)。随着时间的推移和技术的进步,如使用针状电极监测尿道外括约肌的单个运动单元动作电位的肌电图(EMG),将使我们进一步了解其精确的神经支配机制和病理改变成为可能。一些研究已经表明,胫骨后部的躯体感觉诱发电位是一个更加敏感的栓系指标,应该作为尿动力学评估的一个组成部分(Roy et al,1986)。这些研究发现在临床中应用的意义在于,**早期发现和早期干预可以逆转或至少稳定这些病变的进展,这种改善在大龄儿童中则不会发生**(Yamada et al,1983;Kaplan et al,1988),并且为随后可能出现的继发栓系提供一定程度的保护作用(Satar et al,1995;Pierre-Kahn et al,1997;Proctor et al,2000),因为如果病变没有在婴儿期得到及时处理,这种继发的栓系改变会更容易发生(Chapman,1982;Seeds and Jones,1986)(图21-11)。与那些在生后12至36个月接受神经外科手术处理的患者相比较,在生后12个月内进行脂肪脊膜膨出修复手术的患者其尿动力学参数改善更有优势;而在生后36个月后再接受手术的儿童中,其尿动力学指标改善的可能性则大大降低(Rendeli et al,2007)。因此,早期干预对此类患儿的远期运动和膀胱功能会产生更加积极的影响。

(三)具体建议

对所有存在脊柱下段皮肤或骨质异常的患儿,特别是在影像学上发现有脊髓发育异常者,除了MRI检查以外(Tracy and Hanigan,1990),均应开展包括尿道外括约肌EMG在内的尿动力学检测(Packer et al,1986;Campobasso et al,1988;Hall et al,1988;Meyrat et al,2003)。该检测对诊断评估骶脊髓的功能提供了相对精确的参数,当患儿选择进行手术或密切观察时,也可以作为远期随访指标进行分析比较。**在3个月以下的儿童中,因其椎骨尚未骨化;因此超声成像可作为一种有效的筛查工具来观察评估这一阶段儿童的椎管内病变情况**(图21-12)(Raghavendra et al,1983;Scheible et al,1983)。**在这个年龄段,超声成像和MRI检查之间有很好的一致性;然而,如果发现有脊髓异常病变时,MRI可提供更精确的脊髓病变判别。因此,超声检查不能作为诊断性的影像评价方式**(Hughes et al,2003)。在年龄较大的隐匿性脊髓病变儿童中,20%的可能表现有泌尿系统症状(Hsieh et al,2006),50%~60%的患儿在术前就有尿动力学参数上的异常(Guerra et al,2006)。在手术解除脊髓栓系之后,有50%~60%的患者会出现尿动力学参数的改善(Guerra et al,2006;Hsieh et al,2006)。因此,对于所有的隐匿性脊髓发育不良儿童,在其接受栓系手术之前均建议进行尿动力学检查。除了尿动力学检查之外,所有儿童在发现该问题时都应该有肾和膀胱的超声检查评估(Bauer et al,2012)。

在过去,大多数患者是通过切除浅表的病变皮肤组织而进行治疗的,而没有进一步解剖到椎管内去切除或修复整个病变。目前,大多数神经外科医师主张进行椎板切除术,并尽可能完全切除椎管内病变和解除粘连栓系,而不伤害神经根或脊髓,以防止随后的生长可能造成的进一步损伤(Linder et al,1982;Kondo et al,1986;Kaplan et al,1988;Foster et al,1990;Atala et al,1992;Pierre-Kahn et al,1997;Proctor et al,2000)。根据ICCS提出的指南建议,推荐此类患者需要长期的泌尿外科随访评估,总结见表21-2(Bauer et al,2012)。

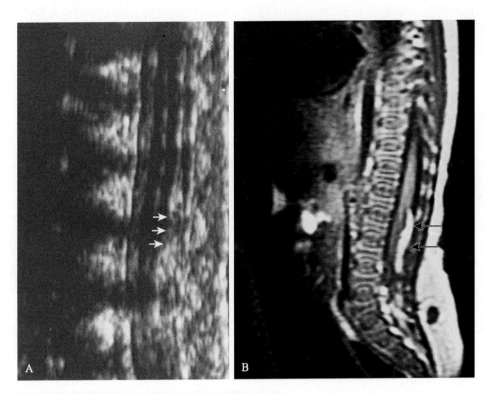

图 21-12 A. 在生后的最初几个月后椎弓还没有完全骨化,因此超声可以清楚地显示椎体内的解剖结构。可以看到,由于硬膜内脂肪瘤的压迫推移,脊髓及其中央管在 L₃ 水平前移(白色箭头)。B. 并列的 MRI 可以证实,椎管内纵行的白色肿块(黑色箭头)为脂肪瘤,纵向的灰色影像为脊髓

五、骶骨发育不全

(一)临床表现

骶骨发育不全被定义为两个或更多的下段椎体的部分或全部缺如。发病年龄的分布表现为双峰形,其中 3/4 以上的儿童在婴儿早期被发现,其余的则在 4 到 5 岁被发现(Wilmshurst et al,1999)。随着产前超声检查的使用越来越多,这些患者也越来越多的在出生之前即被诊断出来。骶骨骨化从 15 周开始,所以可以在孕期 18 周后用超声来筛查骶骨的病变,然后通过胎儿 MRI 来进行确认(De Biasio et al,2003)。如果在产前或出生时未被检测到,这些患儿则通常会被延迟诊断,直到在如厕训练的尝试失败后将其带到医院就诊时才被注意到。在 4 岁及以上患者中,可能会出现泌尿系统症状:尿失禁或持续性漏尿(85%),复发性 UTI(74%),VUR 的发生可高达 65%(Emami-Naeini et al,2012)。这些患者包括肛周

要点:脂肪脊膜膨出和其他脊柱闭合不全疾病

- 患有隐匿性 NTD 的儿童经常在 3 或 4 岁以后出现尿失禁或便秘。他们可能在迅速地生长发育期后出现与脊髓栓系有关的新的泌尿系统症状。大多数患儿都有覆盖下段脊柱的皮肤局部异常。
- 脊柱的放射影像检查,MRI 和肾超声可应用于初步的评估。对 3 个月以内的婴儿,可以在选择 MRI 之前使用脊柱的超声检查进行筛查。
- 应在脊髓栓系手术之前或之后常规进行尿动力学检查评估。
- 出生后尽可能早期干预脊髓栓系,会有更好的远期临床结局。

皮肤在内的皮肤感觉通常是完好的,并且其下肢功能也基本正常(Koff and Deridder,1977;Capitanucci et al,1997)。因为这些孩子在皮肤感觉和下肢功能方面没有明显异常,所以很少或没有接受畸形矫正手术(尽管可能会表现出高弓足、爪形趾或槌形趾等畸形),因此其潜在的病变往往可能被忽视。事实上,约20%的患者在3或4岁之前被漏诊(Guzman et al,1983)。除了高度怀疑外,这些患儿唯一的线索可能就是扁平的臀部,并伴有低矮的臀裂(Bauer,1990)(图21-13)。尾骨的触诊有助于发现缺失的椎骨(White and Klauber,1976)。诊断很容易通过下部脊柱的侧位片得到证实,因为这个区域的脊柱影像常常易被前后投影上的气体影像所掩盖(White and Klauber,1976;Guzman et al,1983)(图21-14)。MRI已被用于观察这些患者的脊髓影像;研究显示,脊髓圆锥截止点在 T_{12} 水平可作为一个特征性的影像学表现(Pang,1993;Diel et al,2001)(图21-15)。

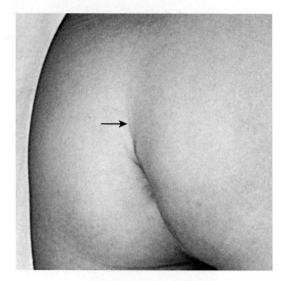

图 21-13　在典型的骶骨发育不全病例中,其臀裂较短,而且由于臀部扁平,只能在下半臀部才能看到这些皱褶(箭头以下)

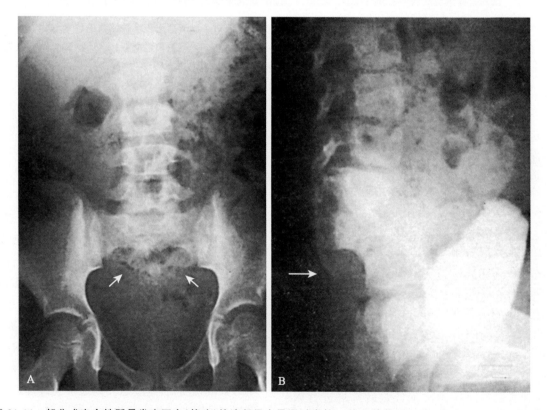

图 21-14　部分或完全性骶骨发育不全(箭头)的诊断很容易通过脊柱 X 线平片得到证实:前后位(A),如果肠气掩盖了骶骨区域,可选择侧位摄片(B)(From Bauer SB. Early evaluation and management of children with spina bifida. In: King LR, editor. Urologic surgery in neonates and young infants. Philadelphia: Saunders; 1988. p. 283-310.)

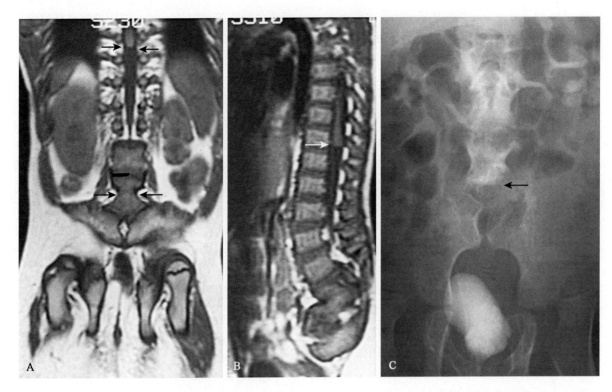

图 21-15　开始于 L_5 水平的骶骨发育不全男孩(10 岁)的冠状位(A)和矢状位(B)MRI。可以看到,脊髓的水平下限与 T_{11} 毗邻(A. 上方的箭头,B. 白色的箭头);还可以发现,由于骶骨的缺失,两个骶髂关节(A. 下箭头)在中线相邻。C. 从排泄性尿路造影的前后位 X 线片上可以看到,在 L_4(箭头)以下没有椎体的影像

在尿动力学评估中,几乎相同数量的个体表现为上或下运动神经元的损伤(分别为 35% 和 40%);20%～25% 的患者没有去神经支配的征象(Guzman et al,1983;Boemers et al,1994a)。受影响椎体的数量似乎与运动神经元损伤的类型没有相关性(Boemers et al,1994a)(图 21-16)。这些损伤看起来也比较稳定,很少出现随着孩子的成长而发生进行性去神经支配的现象。即使存在广泛的骶部运动神经功能障碍,骶部的感觉功能也相对可以保留(Boemers et al,1994a)。随着时间的推移,75% 的儿童可能被监测到 UTI 的发生,其中有 37% 被诊断出存在 VUR。反流最有可能发生在那些合并有上部运动神经元损伤(75%)或下部运动神经元损伤(40%)的患者(两者之间可能具有协同作用)(Wilmshurst et al,1999)。

(二)发病机制

引起这种疾病的原因尚不确定,但致畸因素可能起到一定作用,因为胰岛素依赖型糖尿病母亲有 1% 的机会生出患有此病的孩子。反而言

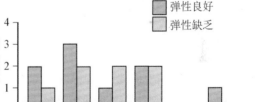

膀胱功能类型与椎体缺失高度的相关性比较

图 21-16　**膀胱收缩功能与缺失椎体的数目没有明显相关性**(From Bauer SB. Early evaluation and management of children with spina bifida. In: King LR, editor. Urologic surgery in neonates and young infants. Philadelphia: Saunders; 1988. p. 283-310.)

之,16% 或更多的骶骨发育不全儿童其母亲都患有胰岛素依赖型糖尿病(Passarge and Lenz, 1966;Guzman et al,1983;Wilmshurst et al, 1999)。通常这些母亲只有妊娠期的胰岛素依赖

型糖尿病（Landauer,1945；White and Klauber,1976）。通过将胚胎暴露于胰岛素中,该疾病模型已在雏鸡中得到复制。已有学者报道,母体的胰岛素-抗体复合物可穿过胎盘屏障,其在胎儿循环中的浓度与巨大儿的形成直接相关（Menon et al,1990）。在骶骨发育不全中可能会存在类似的因果现象。有证据表明,第 7 号染色体(7q36)缺失所导致的转录因子表达异常可能是造成这种疾病的原因之一（Papapetrou et al,1999）。此外,还有报道显示,母亲的相关药物（如米诺地尔）暴露也可能导致骶骨发育不全（Rojansky et al,2002）。

在伴有 Currarino 综合征（骶前肿块、骶骨发育不全和肛门直肠畸形）的家族性骶骨发育不全病例中,发现了 7 号染色体缺失(7q)所导致的 *HLXB9* 基因突变（Ross et al,1998）。在 21 例家族性病例中的 20 例和 7 例散发性病例中的 2 例 Currarino 综合征患者中,检测到 *HLXB9* 基因的突变(403-氨基酸蛋白的同源结构基因),而且发现这种突变可能与椎板的融合有关（Hagan et al,2000；Köchling et al,2001）。这些家族中的杂合子携带者也已被鉴定（Lynch et al,2000）。因此,骶骨发育不全可能是包含在骶脊膜膨出和肛门直肠畸形等一系列畸形综合征中的一种表现（Bernbeck et al,2004）。

(三)具体建议

由于大多数被诊断患有这种疾病的儿童都有神经功能上的障碍,所以在被诊断后都必须进行尿流动力学的检测。**肾超声检查与核素或常规的膀胱尿道造影应该被纳入评估方案的组成部分,特别是在有尿路感染发生或在尿动力学检查中发现有上运动神经元损伤的患者中。**根据孩子的病史和相关基础检查的结果,可能还需要选择其他的影像学检查评估。

对该疾病的治疗取决于尿动力学检查中所显示的神经泌尿功能障碍的具体类型。对于表现为逼尿肌过度活动的上运动神经元损伤儿童,应该给予抗毒蕈碱药物治疗;而对于表现为无法排空膀胱或在导尿之间保持干裤状态的下运动神经元损伤儿童,则应该选择 CIC 和 α-拟交感神经药物治疗。当抗毒蕈碱药物不能有效控制逼尿肌的过度活动时,可能需要选择膀胱扩大成形术以获得

足够的膀胱储存容量。对 α-拟交感神经药物治疗失败的患者,可能需要进行内镜注射填充剂甚至植入 AUS 以增加膀胱出口阻力。肠道可能会表现出相似的功能障碍征象,需要与下尿路功能障碍一样进行相应的评估和治疗。肛门直肠测压可显示肛门内括约肌和自主肛门括约肌收缩压力的异常,这种异常可导致肌肉收缩无力并伴有大便失禁（Morera and Nurko,2003）。尽可能早期诊断这些患者显得非常重要,以便使他们可以在适当的年龄获得正常的控尿和不使用尿不湿,从而避免其大便或尿失禁可能会带给他们的社会羞耻感和其他的不良心理生理影响。

要点:骶骨发育不全

- 对臀裂较短和（或）臀部变平的尿失禁或 UTI 患者,应高度怀疑其存在骶骨发育不全的可能性。
- 患有糖尿病的母亲或患有妊娠期糖尿病的母亲,其子女发生骶骨发育不全的风险增加。
- 初步的评估包括尿动力学检测、肾超声和核素膀胱造影。
- 需要长期随访。

六、盆底疾病

(一)肛门直肠畸形

1. 临床表现

肛门直肠畸形包括涉及肛门和远端直肠并可能伴有泌尿和生殖道畸形的一大类疾病。在这些畸形疾病中,有些可能比较轻微其预后较好,有些则可能非常复杂且其远期的功能结局很差（Levitt and Peña,2007）。这类畸形疾病的发生率约为 1:5000（活产婴儿）（Levitt and Peña,2007）。国际(Krickenbeck)肛门直肠畸形分类根据瘘管的位置将这类畸形分为主要临床类型和罕见或局部的变异（框图 21-3）（Holschneider et al,2005）。26%～52% 的受影响儿童合并有泌尿系统异常,其中肾发育不良（主要为左侧）和 VUR 为最常见的相关表现（Parrott,1985）。合并异常发生率最

高的是那些有高位(70%)(肛提肌上瘘管)与低位(肛提肌下瘘管)(35%)病变的儿童(Shaul and Harrison,1997;Emir and Söylet,1998),男孩比女孩更容易发生异常(50%：29%)(Metts et al,1997)。

框图 21-3　肛门直肠畸形的国际(Krickenbeck)分类法

主要临床类型
- 会阴(皮肤瘘)
- 直肠尿道瘘
  前列腺部
  球部
- 膀胱后瘘
- 前庭瘘
- 泄殖腔
- 无瘘
- 肛门狭窄

罕见或区域性变异
- 袋状结肠
- 直肠闭锁或狭窄
- 直肠阴道瘘
- H 瘘
- 其他

合并脊柱异常的发生率从 30%~44%,但高位肛直肠病变患者(48%~54%)比低病变患者(15%~27%)更易受到影响(Carson et al,1984;Tsakayannis and Shamberger,1995;Long et al,1996)。18%~50%的患者合并有脊髓发育异常,包括脊髓栓系、终丝增厚或脂肪化,以及脂肪瘤等,其发生率与直肠病变的高度成正相关(Shaul and Harrison,1997)。神经源性膀胱功能障碍是这类患儿的一种常见表现,其通常表现为失禁,但在没有合并脊髓发育畸形时其发生率很低(Hulthén de Medina et al,2004)(图 21-17)。它往往表现为在较大年龄的孩子,父母难以对其进行如厕训练。

肛门直肠畸形可能是非综合征性的,也可能和许多不同的综合征有关(Levitt and Peña,2007)。综合征性肛门直肠畸形的重要例子包括 VACTERL 综合征(脊椎异常,肛门闭锁,心脏畸形,气管食管瘘,肾异常和肢体异常)、MURCS(苗勒管发育不良,肾发育不良和颈胸体节发育不良)、OEIS(脐膨出,肛门闭锁和脊柱缺陷)和 Currarino 综合征(肛门直肠畸形,骶尾部缺损,骶前肿块)(Currarino et al,1981;Levitt and Peña,2007)。

尿动力学检查中最常见的发现是上运动神经元病变并伴有逼尿肌过度活跃和(或)DSD(Boemers et al,1994b;Taskinen et al,2002;Borg et al,2009),但也可以见到逼尿肌收缩乏力和括约肌失神经等下运动神经元病变表现(图 21-17)(Greenfield and Fera,1991;Taskinen et al,2002)。在尿动力学检查中,还可以发现膀胱漏尿点压力超过 $40cmH_2O$、顺应性降低和容量减少等参数的变化(De Filippo et al,1999;Stathopoulos et al,2012)。即使尿动力学评估指标显示为正常,也并不能排除其存在脊椎异常或脊髓发育不良的可能(Stathopoulos et al,2012)。

80%以上的 Currarino 综合征儿童中存在脊髓栓系(Lee et al,2012a),其中约 80%的术后患儿会有排尿相关症状发生,包括尿急、频率、尿失禁和尿路感染等,这些患儿中合并上尿路变化如肾积水和 VUR 者并不少见(Lee et al,2012a),脊髓栓系的手术松解对尿动力学的异常表现可能会产生不同的影响结果,有些表现出改善、有些出现恶化或没有明显变化,这类患者的尿动力学异常通常包括膀胱容量小、顺应性差、逼尿肌过度活动、DSD 和高排尿压。

2. 发病机制

导致肛门直肠畸形的病因尚不清楚,这很可能是多因素的,其中包括有一些遗传性因素(Levitt and Peña,2007)。尽管影响肛门直肠畸形发生的危险因素证据有限,但父亲吸烟、孕产妇肥胖,以及母亲妊娠前和妊娠期的糖尿病等因素与其患病风险增加有关(Zwink et al,2011)。**导致这类患儿出现神经源性膀胱的病因通常与其脊髓发育异常相关。** Peña(1986)提出的后矢状入路肛门直肠成形术(PSARP)可以最大限度地减少对盆底神经肌肉的损伤,并且似乎不会导致医源性的神经源性膀胱功能障碍(De Filippo et al,1999;Borg et al,2009)。18%至 35%的肛门直肠畸形儿童合并有神经源性膀胱(Mosiello et al,2003a;Borg et al,2009;Stathopoulos et al,2012)。在 PSARP 手术提出之前,几乎所有的患者都有异常的尿动力学检查发现（Borg et al，2009），这通常（Borg et al，2009）但不总是（De Filippo et al，

1999；Stathopoulos et al，2012）与脊髓发育异常有关。

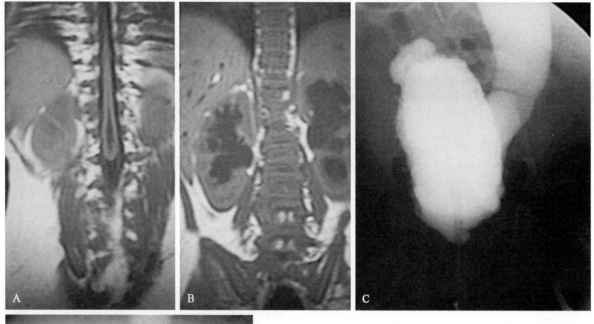

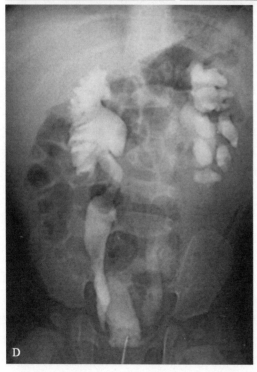

图 21-17　A 和 B. 1 岁女孩 MRI 显示，肛门闭锁和脊椎异常，同时合并有脊髓栓系和双侧肾积水。C. 排尿性膀胱尿道造影显示，有明显的膀胱小梁和左侧的膀胱输尿管反流。D. 排泄性尿路造影显示，继发于左侧膀胱输尿管反流和右侧输尿管膀胱连接梗阻的双侧肾积水。之后的尿动力学检查显示，其存在逼尿肌顺应性差和协同失调

3. 具体建议

新生儿期的初步评估应该包括仔细检查会阴以确定从肠道开始的瘘管位置、检查上肢和下肢，以及评估脊柱和脊髓发育情况（Carson et al，1984；Mosiello et al，2003a）。由于合并泌尿生殖系统异常的概率较高，所有患有肛门直肠畸形的

儿童都需要进行泌尿系统的超声检查（Levitt and Peña，2007）。如果超声检查发现存在肾积水和肾不对称等异常时，应选择 VCUG 等进一步检查。

并非所有脊髓发育异常患者都有骨缺损，因此建议所有肛门直肠畸形的患儿均应进行椎管内成像以明确脊髓发育是否正常（Rivosecchi et al，

1995；Mosiello et al，2003a；Miyasaka et al，2009）。如果孩子小于 3 个月，因为其椎体尚未骨化，建议其选择脊柱超声检查；对于大于 3 个月的婴儿，建议选择脊柱 MRI 检查以排除椎管内的异常病变（见图 21-12 和图 21-17）（Barnes et al，1986；Tunell et al，1987；Emir and Söylet，1998；Mosiello et al，2003a）。

尿流动力学评估适用于合并有脊柱骨骼异常、脊髓发育缺陷或 VCUG 及肾超声检查有异常发现的患者（Taskinen et al，2002；Mosiello et al，2003a）。这些评估应该在婴儿早期接受根治性的肛门闭锁手术之前进行，并且在行直肠拖出肛门成形术之后也要进行尿动力学检查评估，这样才能确定在这些患儿中神经源性膀胱功能障碍的真实发生率，以及手术可能导致的相关改变（Borg et al，2009）。如果在婴儿早期出现了尿动力学检查的异常，可能需要进行及时的干预以矫正其脊髓发育缺陷，或密切观察随访其病变是否有进行性的变化。随访过程中应该重复尿流动力学的检查评估，或者如果发生继发性的尿失禁或大便失禁，也应选择进行首次的尿流动力学评估（Taskinen et al，2002）。长期随访显示 ESRD 很少见，但其仍可能发生在近 2％ 的肛门直肠畸形患儿中（Giuliani et al，2013）。因此，对于已发现存在神经源性膀胱功能障碍的肛直肠畸形患儿，应定期选择超声监测及尿动力学或其他影像学检查的随访，具体建议参见表 21-2。

（二）盆底手术

1. 临床表现

已有研究明确指出，在儿童中，骶尾部畸胎瘤（Ozkan et al，2006）、盆腔横纹肌肉瘤或其他盆腔肿瘤（Yeung et al，1994），以及先天性巨结肠疾病（Holschneider et al，1982）等的盆腔或盆底手术会对膀胱功能产生不利影响。

有研究报道，在手术切除骶尾部畸胎瘤的儿童中，有 35％～45％ 的病例会出现神经源性膀胱功能障碍（Gabra et al，2006；Le et al，2011）。其通常的临床表现包括尿路感染和膀胱排空障碍（Ozkan et al，2006）。尿动力学分析显示，28％ 的患儿可能表现正常（Ozkan et al，2006），57％～81％ 的存在逼尿肌过度活动（Boemers et al，1994a；Ozkan et al，2006），14％～27％ 的逼尿肌

活动低下（Boemers et al，1994a；Ozkan et al，2006）、顺应性差（Le et al，2011）和 DSD 的占 18％～38％（Boemers et al，1994a；Ozkan et al，2006）。上尿路的恶化可能包括肾瘢痕形成或 GFR 降低（25％）（Le et al，2011）、VUR（25％～50％）和肾积水（30％～43％）（Ozkan et al，2006；Le et al，2011）。脊髓栓系可导致骶尾部畸胎瘤患者中的一小部分出现神经源性膀胱功能异常（Boemers et al，1994a；Mosiello et al，2003b）。

过去对患有泌尿生殖道横纹肌肉瘤的儿童多选择行膀胱根治性切除术。目前的研究显示，在条件允许的情况下可尝试保留膀胱的手术（Raney et al，2006）。据研究报道，接受盆腔肿瘤治疗的患儿术后有 27％～40％ 的膀胱功能表现正常（Mosiello et al，2003b；Arndt et al，2004；Hishiki et al，2013）。那些存在下尿路功能障碍症状的患者主要表现为夜间遗尿（26％）（Raney et al，2006）、日间尿失禁（14％～27％）（Raney et al，2006）、尿急（Soler et al，2005）、耻骨上膀胱充盈期疼痛（Soler et al，2005）和尿路感染（55％）（Raney et al，2006）。尿动力学评估显示，功能性膀胱容量显著降低（Yeung et al，1994；Soler et al，2005）、逼尿肌过度活动（Mosiello et al，2003b；Soler et al，2005）、逼尿肌活动低下（Mosiello et al，2003b）和 DSD（Mosiello et al，2003b）。那些选择保留膀胱手术的盆腔横纹肌肉瘤患儿，特别是接受了放射治疗的病例，存在发生下尿路症状和上尿路恶化的高风险（Yeung et al，1994；Soler et al，2005；Raney et al，2006）。这类患者中，有 1/3 表现肾功能异常，15％ 的患儿出现肾积水（Raney et al，2006）。一项大的系列研究表明，最终仍需要进行尿路重建或尿流改道的病例接近 20％（Raney et al，2006）。

高达 45％ 的先天性巨结肠症患儿会有不稳定的逼尿肌收缩，这些表现通常在切除异常的肠管后逐渐消失（Boemers et al，2001）。多达 7％ 的先天性巨结肠手术后病例中，可出现短暂的尿潴留（Ateş et al，2007）。报道显示，在术后的长期随访中，有 0～6％ 的儿童存在尿失禁表现（Holschneider et al，1982；Boemers et al，2001）。另有数据表明，大约 2/3 的患儿术后尿动力学检查结果正常（Boemers et al，2001）；2/3 患儿的最大膀

胱容量有增加（Boemers et al，2001）；另外，在55％～78％的患儿中排尿后残余尿量有增加（Boemers et al，2001；Ateş et al，2007）。很少有报道存在膀胱的低顺应性（Boemers et al，2001），相关研究提示，不同的手术方法对膀胱功能有着不同的影响（Ateş et al，2007）。

2. 发病机制

骨盆内的脏器手术可导致盆内脏神经、下腹神经或骨盆神经丛的损伤，从而可能导致自主神经的去神经支配。副交感神经的去神经支配（对盆内脏神经的损伤）可能导致膀胱收缩乏力。交感神经的去神经支配（损伤下腹神经）可能导致膀胱顺应性丧失和膀胱颈功能障碍。而混合类型的膀胱功能障碍可能与盆神经丛的损伤有关（Woodside and Crawford，1980；Blaivas and Barbalias，1983；Chang and Fan，1983；Yalla and Andriole，1984；Leveckis et al，1995）。

3. 具体建议

骨盆骶尾部畸胎瘤切除术后上尿路恶化风险较高；因此建议所有患者在术前和术后均应行尿动力学评估（Ozkan et al，2006；Le et al，2011）。对于那些表现有尿动力学检测异常或临床症状的患者，需要长期泌尿系统随访（包括每年的超声检查和相关的临床评估）。对那些无症状和（或）术后相关检查显示正常的患者，除非后期出现相关症状，不需要对泌尿系统进行长期随访和进一步评估。

由于盆腔横纹肌肉瘤手术后导致患者上尿路功能恶化的风险较高，因此建议所有的术后幸存者，特别是那些接受过放射治疗的患者，应密切监测上尿路和下尿路功能障碍（Yeung et al，1994）。推荐使用排尿日记进行初步筛查（Yeung et al，1994），尿动力学和超声检查限于那些存在功能障碍患者。同样，对于那些有尿动力参数异常或表现出临床症状的患者，需要长期泌尿系统随访（包括每年须进行的超声检查和相关临床评估）。对没有临床症状和（或）术后相关评估正常的患者，除非出现症状，不需要长期的进一步泌尿系统评估。

在接受了先天性巨结肠手术的儿童中，如果其有膀胱功能的改变，通常会有相关的症状表现，因此不建议对每个术后患儿都进行常规的尿动力学检查。然而，所有患者在术前和术后均应临床筛查是否存在下尿路功能异常并进行泌尿系统的超声检查。如果患者在术前就有相关的泌尿系症状，应在术前完成尿动力学的检查评估（Boemers et al，2001）。那些手术后有尿路症状的人应该在术后6个月完成尿动力学检查，以鉴别可能与手术相关的暂时性神经功能障碍（Boemers et al，2001）。和前述疾病相同，对于那些有尿动力参数异常或表现出临床症状的患者，需要长期的泌尿系统随访（包括每年须进行的超声检查和相关临床评估）。而对没有临床症状和（或）术后相关评估正常的患者，除非随访过程中出现尿路症状，不需要长期的进一步泌尿系统评估。

七、中枢神经系统损害

（一）临床表现

脑瘫是儿童时期最常见的躯体残疾。美国最近的一项研究发现，1000名8岁儿童中约有3.3人患有不同程度的脑瘫。其流行病学分布有种族、地域性差异。该疾病在黑人和白人儿童中比西班牙裔儿童更常见，男孩比女孩多1.2倍（Kirby et al，2011）。脑瘫是由于在胎儿或婴儿时期大脑受到非进行性损害的结果，可导致运动和躯体发育的紊乱，从而造成患者的活动受限。其感觉、知觉、认知、交流和行为也可能受到不同程度的影响（Richards and Malouin，2013）。大运动功能分类系统（扩展和修订版）（2007；GMFCS-E & R；http://motorgrowth.canchild.ca/en/GMFCS/resources/GMFCS-ER.pdf）的评估依据是基于自主运动功能，重点强调坐姿、转移和行动能力。这是一个5级量表，从1级（自由步行）到5级（借助手动轮椅转移），每个级别都有相应年龄段的具体描述。

这些受影响的孩子通常都能获得控尿的能力，虽然可能会相对晚于他们的正常同龄人（Roijen et al，2001）。一般来说，通常是先获得白天的控尿，然后在下一年里再获得夜间控尿的能力。总体而言，14％（Silva et al，2009）至34％的儿童（Richardson and Palmer，2009）可以控尿。在智力正常的双侧瘫痪或偏瘫患者中，其获得控尿能力的中位年龄为3.6-4.1岁。对于智力低下和四肢瘫痪的儿童,这个里程碑式的事件可能要很晚才能够实现(10.1－13.2 岁)(Roijen et al,2001)。多数研究都未评估其运动能力(或 GMF-CS 水平)与实现控尿之间的相关性(Ersoz et al,2009;Silva et al,2009;Murphy et al,2012)。一项对 97 名儿童进行了标准化排尿功能障碍症状调查评估的研究发现,在有下尿路功能障碍的脑瘫儿童中,4 例中的 1 例可以自由行走,而 4 例中另外 3 例存在明显的运动障碍($P<0.001$)(Silva et al,2009)。随着这些儿童年龄的增长,其下尿路症状更容易发生(Silva et al,2009;Murphy et al,2012)。

研究报道的脑瘫儿童泌尿系统症状的发生率各不相同,范围从 16%(Murphy et al,2012)到94%(Gündoğdu et al,2013)。女性比男性更有可能出现下尿路症状(Ersoz et al,2009;Silva et al,2009)。最常见的症状是尿失禁,发生率为23%～94%;多数研究报道的患病率为 35% 至45%(Roijen et al,2001;Richardson and Palmer,2009;Murphy et al,2012;Gündoğdu et al,2013)。尿急和尿频在研究中也有报道(Murphy et al,2012)。单症状性夜遗尿的发生率为 3%(Richardson and Palmer,2009)至 13%(Silva et al,2009)。UTI 的发生也各不相同,发生率为 5%～57%(Ersoz et al,2009;Silva et al,2009,2010;Gündoğdu et al,2013)。在临床评估中,便秘在这些患者中的检出率在 33%～66%(Silva et al,2009,2010;Gündoğdu et al,2013)。主要表现为肾积水的上尿路恶化并不常见,其发生率低于5%,范围在 0.5%～12%(Silva et al,2009,2010;Gündoğdu et al,2013)。其他上尿路恶化表现包括不对称肾大小,VUR 和微小结石病(Silva et al,2009,2010;Gündoğdu et al,2013)。增加上尿路功能恶化风险的因素包括年龄增长、DSD 相关的临床症状(尿潴留、排尿中断、排尿踌躇)和复发性 UTI(Gündoğdu et al,2013)。

(二)发病机制

与运动和交流能力的下降相比较,脑瘫儿童发生尿路症状的原因更可能与其下尿路功能异常有关。

1/3 的脑瘫儿童尿动力学评估可能显示正常(Silva et al,2009)。研究报道,逼尿肌过度活动

的发生率为 30%(Murphy et al,2012;Gündoğdu et al,2013)至 61%(Decter et al,1987);逼尿肌活动低下的发生率约为 6%(Murphy et al,2012);膀胱容量低于预期的占 42% 至 93%(Ersoz et al,2009;Silva et al,2009;Gündoğdu et al,2013);而 DSD 的发生约占 12%(Decter et al,1987;Gündoğdu et al,2013)。

13% 的患者可能有排尿后残余尿量的增加(Silva et al,2009)。尿流模式包括 63% 的钟形曲线,17% 的 Staccato 模式,13% 的间歇性模式;平台型模式占 3%,塔形模式占 3%(Ersoz et al,2009)。

(三)具体建议

虽然许多受影响的儿童可能有下尿路症状,但出现上尿路功能恶化的现象却很少见。因此,在初期的大多数儿童可以通过简单的评估和非手术治疗进行处理。在尿频、尿急和(或)尿失禁的患者中,初步评估应包括尿液分析和尿培养以排除 UTI,以及无创的尿流率检测和排尿后残余尿量的测量。可以采取定时排尿或联合抗毒蕈碱药物等非手术治疗措施。如果这些非手术治疗措施失败,可能需要进一步的尿动力学评估。此外,已知存在上尿路功能恶化相关因素的儿童,即复发性 UTI 或 DSD 的相关临床症状(尿潴留,排尿中断,排尿踌躇),应接受包括肾和膀胱超声及尿动力学检查等在内的更进一步评估。在有 UTI 或DSD 存在时,可选择 VCUG 检查。

八、脑部疾病(肿瘤、梗死、脑病)

(一)临床表现

中枢神经系统肿瘤引起的神经源性膀胱儿童最常见的临床表现是尿失禁和尿潴留(Soler and Borzyskowski,1998;Nguyen et al,2010)。其他症状包括尿路感染、排尿费力或排尿困难、肾积水或尿急等(Soler and Borzyskowski,1998;Nguyen et al,2010)。在一些儿童中,膀胱症状的发展预示着疾病的进展或复发(Soler and Borzyskowski,1998)。

(二)发病机制

由中枢神经系统肿瘤引起的神经源性膀胱儿童的尿动力学检测主要表现为顺应性差、排尿困

难、高排尿压力,逼尿肌过度活动和排尿后残余尿;在肌电图显示上,括约肌动作电位可以存在也可以不存在(Soler and Borzyskowski,1998;Nguyen et al,2010)。肿瘤的具体部位与具体的尿动力学参数之间没有明显相关性。如颅内肿瘤与颅外肿瘤或骶骨上肿瘤与肿瘤累及骶骨患者之间的尿动力学表现没有明显差异(Nguyen et al,2010)。

目前,有关其他脑部疾病如儿童脑病和脑梗死引起的神经源性膀胱功能障碍的文献很少。一项研究指出,患有缺氧缺血性脑病(HIE)的新生儿的排尿量和排尿意识率显著低于无 HIE 的新生儿(Wen et al,2012)。研究还指出,患有 HIE 的新生儿其残余尿量和排尿频率明显较高(Wen et al,2012)。

(三)具体建议

不同类型的储尿和排尿功能障碍可能与肿瘤发生的部位无关;建议在所有的中枢神经系统肿瘤患儿中进行泌尿系统的常规评估,包括肾超声和尿动力学检查(Soler and Borzyskowski,1998;Nguyen et al,2010)。患有脑病的儿童可能存在发生膀胱功能障碍的风险,应进行临床病史的筛查。对有尿路症状者,应接受肾超声和尿动力学的进一步检查评估。

九、脊髓疾病

(一)创伤性损伤

1. 临床表现

尽管儿童暴露在外伤性脊髓损伤中的风险有增加趋势,但这种损伤在儿童中还是相对很少发生。瑞典儿童每年的发生率为 2.6/100 万(Augutis and Levi,2003)。**随着年龄增长,其发生率呈几何增长趋势**(Anderson and Schutt,1980)(图 21-18)。当这种损伤出现时,其发生在男孩身上的可能性似乎要大于女孩,通常是由于机动车或自行车的事故所造成(24%~52%),另外还包括高处坠落、枪伤、潜水或运动损伤等(Cass et al,1984;Hadley et al,1988;Decter and Bauer,1993;Brown et al,2001;Augutis and Levi,2003;Cirak et al,2004)。致伤原因的类型随年龄而有不同,婴儿更容易受到机动车事故的伤害(71%),

幼儿和儿童更多因跌倒或高处坠落而受伤(分别为 48%和 34%),青少年则更容易发生运动相关的伤害(29%)(Cirak et al,2004)。在矫正脊柱侧弯、后凸畸形或其他椎管内手术后,以及先天性主动脉异常或动脉导管未闭的矫治术后,都有可能发生医源性的脊髓损伤(Cass et al,1984;Batista et al,1995)。在接受高位产钳分娩的过程中,特别容易造成新生儿的脊柱过伸损伤(Adams et al,1988;Lanska et al,1990)。在年幼的儿童中,女孩受到损伤的机会与男孩相似(Ruge et al,1988)。

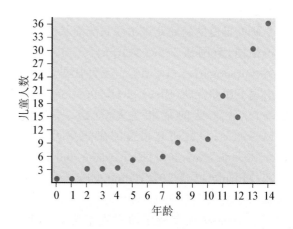

图 21-18　**发生脊柱损伤的概率随着年龄的增长而增加**(From Anderson JM, Schutt AH. Spinal injury in children: a review of 156 cases seen from 1958 through 1980. Mayo Clin Proc 1980;55:499-504.)

2. 发病机制

儿童的脊髓损伤与成人脊髓损伤有着本质上的不同,其原因是多方面的,包括损伤的机制以及儿童与成人在脑干和脊髓结构上的差异。此外,儿童的一些生理解剖因素如:椎体中小关节的水平与垂直关系有可能导致儿童椎体容易出现前后半脱位,脊柱旁肌肉和韧带的发育延迟和支持作用相对较弱,以及头部的相对沉重等因素,可导致婴儿上颈椎区域形成最大的屈曲以及幼儿的脊柱高度活动性,从而使儿童脊髓处于缺血性坏死的风险中(Decter and Bauer,1993)。

3. 具体建议

随后发生的下尿路功能障碍通常不是孤立发生的事件,常伴有下肢的感觉丧失和麻痹。尽管脊椎韧带的牵拉所引起的骨性结构瞬间半脱位可导致脊髓神经损伤,但在影像学检查上可能不会显示出任何骨性的异常表现(Pollack et al,1988)。这种情况仅见于儿童(通常年龄小于 8岁),并被定义为无影像学异常的脊髓损伤(SCIWORA)(Pang and Wilberger,1982;Pang and Pollack,1989)。总的来说,SCIWORA 在儿童脊髓损伤中的比例可高达 38%(Brown et al,2001)。脊髓成像和 CT 显示病变水平以下的脊髓肿胀(Adams et al,1988;Lanska et al,1990)。**通常情况下,最初看起来似乎是永久性的损伤会随着时间的推移而逐渐改善。**尽管下肢感觉和运动功能可能恢复得相对较快,但膀胱和直肠功能障碍可能会持续相当长的时间。

在损伤的急性期,下尿路通常表现为膀胱收缩乏力和尿道括约肌无反应性,尽管在括约肌肌电图上可能会记录到正常的生物电势(脊髓休克)。在不同的时间段内,逼尿肌收缩力和括约肌反应性随着脊髓水肿的消退而逐渐恢复。随着这种功能的恢复,**如果脑干与外侧的网状脊髓通路被破坏,则会出现逼尿肌过度活跃和膀胱-括约肌的协同失调。当病变影响到马尾神经时,膀胱或尿道括约肌的功能可能几乎不能恢复。**骶部的感觉和外周反射并不是最终下尿路功能好坏的良好预测指标(Shenot et al,1998)。随着时间的推移,胸段水平病变患者的主要尿动力学表现主要是伴有 DSD 的逼尿肌过度活动、高排尿压,以及最终的肾积水和膀胱输尿管反流。通常,儿童膀胱表现出高度的顺应性,这是膀胱充盈过程的一部分,但随后会出现 C-纤维介导的、小而无效的逼尿肌节律性收缩,同时伴有尿道外括约肌活动的减弱。**这些逼尿肌的收缩可能会发生一些尿液渗漏,但一般来说它们可导致膀胱的完全排空。**上胸段或颈部病变的患者可能表现为自主神经反射障碍,在膀胱充盈期间 α1 兴奋递质自发释放,导致逼尿肌收缩。因此,**这些患者在进行 VCUG 或尿动力学检查期间,须密切监测血压和使用 α受体拮抗药**(Perkash,1997;Vaidyanathan et al,1998)。

如果在损伤后立即出现了尿潴留,可选择短时间地留置 Foley 导尿管直到患者的病情稳定,**并尽快安全地开始定期的清洁间歇导尿**(Guttmann and Frankel,1966;Barkin et al,1983)。使用无菌或清洁导尿技术排空膀胱的患者,其泌尿系感染发生率或结石发生率无明显差异(Prieto Fingerhut et al,1997;Van Hala et al,1997)。在创伤后的最初 5 年内,患者的泌尿系感染率高达 60%～80%(Biering-Sørensen et al,1999),结石发生率为 1.5%～3%(Donnellan and Bolton,1999;McKinley et al,1999)。当孩子开始重新自行排尿时,可以调整间歇导尿的时间,也可以将其用作测量自发性排尿后残余尿量的方法。残余尿量小于或等于 25ml 被认为是足够安全的,这时可以减少间歇导尿的频率或甚至停止间歇导尿(Barkin et al,1983)。在受伤 4 至 6 周后,如果下尿路功能还没有明显改善,则需要进行尿动力学评估以确定该病症是否是脊髓休克或是神经根及脊髓损伤所导致的。在这种情况下,逼尿肌收缩乏力并不少见(Iwatsubo et al,1985)。另一方面,括约肌的肌电图常显示正常的运动电位而没有颤动电位,但缺乏骶骨反射和在膀胱充盈期的括约肌松弛,这些征象表明存在短暂性的脊髓休克现象(Iwatsubo et al,1985)。这种情况的远期结果多数是良好的,因为大多数情况下会随着脊髓水肿的消退而完全缓解,从而不会造成永久性的伤害(Iwatsubo et al,1985;Fanciullacci et al,1988)。

在一项猫的动物研究中(Xiao et al,1999)显示,如果膀胱功能有恢复但不能完全排空,可以通过刺激外周 L_7 皮区而引发不合并 DSD 的排尿反射(Xiao et al,2003)。在对 15 例患有脊髓损伤、逼尿肌过度活动和 DSD 的成年人的初步研究中,通过建立人工躯体/中枢神经系统/自主神经反射通路,使 67% 的患者获得了满意的膀胱控制。随访的尿动力学监测显示,患者可表现为几乎正常的储尿和无 DSD 的协同排尿功能(Xiao et al,2003)。最近的一项研究显示,在 6 至 12 个月内,有 75% 的完全性骶上水平脊髓损伤患者获得了令人满意的膀胱控制。然而,受伤后的平均和中位时间为 9 个月,因此受伤的时间可能是影响本研究的一个因素(Lin et al,2009)。合理使用 α-交感神经抑制药物可能会改善排空不全的情况(Al-Ali et al,1999)。**目标是在压力低于 40cmH$_2$O 的情况下平稳排尿**,这可以将管理不善患者的上尿路恶化风险降低 30%(Giannantoni et al,1998；Kim et al,1998）。如果不能达到这个目标,则需要继续坚持 CIC。抗毒蕈碱药物无论是口服还是膀胱内（Vaidyananthan et al,1998；Wein,1998）或辣椒素（C 纤维刺激抑制药）（Wiart et al,1998）已被用于临床治疗这些患者,其可有效控制逼尿肌的过度活跃,但代价是具有比较显著的不良反应。有效确保膀胱低压完全排空的替代治疗方法包括尿道外括约肌切开术（Kim et al,1998）、尿道支架植入（Chancellor et al,1999）或外括约肌的 BTA 注射等（Schurch et al,1997；Kuo,2003）。在一些下段颈椎或上胸段病变的患者中,可能需要建立可控性的肠道-尿路腹壁造口,以方便这些患者更容易完成自我的间歇导尿（Sylora et al,1997）。

大多数永久性的创伤性损伤涉及上胸椎或颈椎脊髓,但也有一些马尾部位的神经损伤。骶髓损伤最可能导致与尿道横纹肌括约肌功能相关的下运动神经元损伤,这通常可引起低压的膀胱排空,从而使其上尿路恶化的风险明显减小。然而,这些患者可能面临尿失禁的风险,并需要药物和（或）手术治疗来恢复控尿功能。另一方面,上段脊髓损伤产生的上运动神经元型损伤通常表现为逼尿肌的过度活跃和 DSD。这种膀胱流出道梗阻的潜在危险是显而易见的（Donnelly et al,1972）。大量残余尿、高压反流、尿路感染及其后遗症是脊髓损伤患者长期发病率和死亡率的主要原因（Giannantoni et al,1998）。即使那些可自发排尿并且能控尿,或者是非自发但可自然排空的患者,也不能避免其尿路功能恶化的风险（Decter and Bauer,1993）。**尿动力学评估对于确定哪些患者处于危险中非常必要（Barkin et al,1983）。这些评估应在伤后 2～3 个月内、6～9 个月后,以及伤后 2 年内多次进行**,以确定其下尿路功能的稳定性,以及是否需要持续的 CIC 或者是联合药物或手术治疗等综合措施以期取得长期的良好预后。如果能够合理地采用这些措施,就可以实现对这些患者的有效临床管理（Pannek et al,1997）。**建议早期的肾超声检查随访,以及当尿动力学检查显示存在膀胱出口梗阻征象或反复发生尿路感染时,可进一步选择 VCUG 检查。如果患者反复发生尿路感染或肾积水,可选择进行放射性核素膀胱显像（Phillips et al,1997）。由于可能**存在结石形成的隐患,因此定期的肾和膀胱成像是必要的。在尿路的放射线检查之前,如能早期识别和合理处理膀胱出口梗阻,则可明显降低其带来的相关临床症状和不良影响（Pearman,1976；Ogawa et al,1988）。

（二）横贯性脊髓炎

1.临床表现

横贯性脊髓炎是一种由免疫介导的炎症过程作用于脊髓所引起的临床综合征（DaJusta et al,2008）。美国每年大约有 1400 例新确诊病例,其中 28% 为儿童（Krishnan et al,2004）,发病高峰在 10－19 岁和 30 岁左右（Krishnan et al,2004）,男性和女性有着相似的发病率（DaJusta et al,2008）。横贯性脊髓炎的公认诊断标准包括脊髓功能受损引起的感觉、运动或自主神经功能障碍、双侧的神经系统体征和（或）症状、明确界定的感觉水平,以及由脑脊液淋巴细胞增多和 MRI 上 T_2 信号增多等所提示的脊髓炎症（图 21-19）（Krishnan et al,2004）。

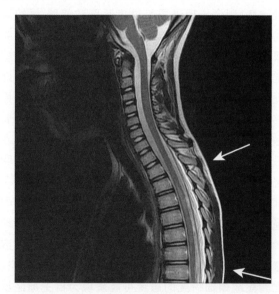

图 21-19　患有下肢无力及尿潴留的 8 岁男孩的脊椎矢状面 T_2 加权 MRI。可以看到,从 T_3 到 T_8（箭头）脊髓信号强度明显增加

横贯性脊髓炎通常表现为突然的下腰部疼痛或下肢肌肉无力,病情迅速进展为瘫痪状态,并常常发生尿潴留（Knebusch et al,1998）。膀胱功能障碍可能与运动功能障碍同时发生,或更常见于在其之后发生（DaJusta et al,2008）。在发病时,

肠道功能障碍也可能同时发生（DaJusta et al，2008）。在横贯性脊髓炎的急性阶段，可能存在持续长达 6 周的不同时期的脊髓休克，并逐渐发展到痉挛状态（Guttmann，1970）。受该疾病影响的脊髓节段决定了其运动障碍的类型（DaJusta et al，2008）。在疾病的急性期阶段，其治疗选择包括类固醇激素、血浆置换和静脉内免疫球蛋白 G（IgG）使用等（DaJusta et al，2008）。该病的恢复通常在症状发作后的 2 周到 3 个月内开始。最明显的恢复出现在疾病发生后的前 6 个月内（Da-Justa et al，2008），但有时这种改善可能会一直持续到病后 2 年左右（Krishnan et al，2004）。

2. 发病机制

研究报道已表明，横贯性脊髓炎患儿最常见的泌尿系症状为尿潴留；实际上，在疾病的急性期有超过 95% 的受影响儿童存在尿潴留表现（Gatti et al，2001；Kalita et al，2002；DaJusta et al，2008）。**急性期最常见的尿动力学发现是逼尿肌无反射或活动低下，可以出现在近 70% 的患者中**（Kalita et al，2002）。在急性期，约 13% 的患者表现出逼尿肌过度活动；30% 的有膀胱顺应性下降，20% 的可能存在 DSD（Kalita et al，2002）。**在脊髓休克恢复以后，其尿动力学参数模式可表现为逼尿肌过度活动（59%～90%）、顺应性降低（47%）、DSD（17%～80%）和逼尿肌漏尿点压力大于 40 cmH$_2$O（12%～33%）。在疾病急性期过后，很少能看到有逼尿肌的活动低下存在**（Ganesan and Borzyskowski，2001；Kalita et al，2002；Tanaka et al，2006）。

大约 1/3 的儿童在急性期过后能自发排尿（Tanaka et al，2006；DaJusta et al，2008）。有些儿童（57%～73%）需要采用 CIC 来帮助排空膀胱（Tanaka et al，2006；DaJusta et al，2008）；14%～64% 的患者可能需要使用抗毒蕈碱药物来治疗逼尿肌过度活动的相关症状（Ganesan and Borzyskowski，2001；Tanaka et al，2006；DaJusta et al，2008）。对于因小膀胱容量，顺应性差或持续性逼尿肌过度活动而导致的尿失禁儿童，如经过 CIC 和抗毒蕈碱药物治疗效果不佳者，进一步选择膀胱内注射肉毒杆菌毒素和膀胱扩大术可能会有帮助（Tanaka et al，2006）。多达 77% 的患者可能伴有持续性的肠道功能障碍；因此，多数患者

需要积极的肠道症状管理（Tanaka et al，2006）。

尽管在一些报道中，没有将下尿路功能的恢复与运动功能的恢复相关联（Ganesan and Borzyskowski，2001；Tanaka et al，2006），但是其他更大的研究已经证明了这种相关性（Dunne et al，1986；Kalita et al，2002；DaJusta et al，2008）。一项研究发现，运动功能充分恢复的儿童下尿路功能也可能完全恢复，即可正常排尿和控尿，并且不再需要使用抗毒蕈碱药物等来治疗。还有报道指出，运动功能的部分恢复与下尿路功能的部分恢复有关，这意味着儿童可以自发排尿，但可能还需要抗毒蕈碱药物来治疗尿失禁。运动功能没有恢复或依赖轮椅的儿童可能需要 CIC 和可能的抗毒蕈碱药物治疗（DaJusta et al，2008）。

严重的泌尿系统并发症在横贯性脊髓炎儿童中的报道较少，主要包括尿路感染（DaJusta et al，2008）、膀胱输尿管反流（Tanaka et al，2006）、肾积水（Tanaka et al，2006）、慢性肾功能不全（Tanaka et al，2006）、膀胱结石（Kalita et al，2002）和膀胱憩室（Kalita et al，2002）。一项研究报道显示，较晚开展 CIC 可能与膀胱顺应性降低和上尿路恶化的风险增加有关（Tanaka et al，2006）。在该研究的患者中，5% 的儿童出现了以肾积水或 VUR 为主要表现的上尿路恶化（Tanaka et al，2006）。该研究还指出，无论是神经系统的检查还是泌尿系统的症状均无法预测上尿路恶化的风险。此外，患儿的步态是否异常与尿动力学参数之间可能也没有直接的关联（Tanaka et al，2006）。

3. 具体建议

建议在神经系统损伤的急性期稳定后，即进行尿动力学评估和基线的肾与膀胱超声检查，以确定那些可能存在 DSD 的患者。患有膀胱活动低下和（或）DSD 的儿童，将分别受益于早期开展的 CIC 和抗毒蕈碱药物治疗（Tanaka et al，2006）。在疾病的急性期（大约 6 个月）缓解后，应再次进行尿动力学评估，以指导尿失禁和保护上尿路功能的治疗选择。当存在 DSD 或 UTI 时，可选择排尿性放射性或核素膀胱造影。由于这些患儿有上尿路功能恶化的风险，建议选择包括肾超声检查在内的年度定期随访评估，详见表 21-2。如果下尿路症状或超声图像有变化，则建议进行

尿动力学检查评估。

参考文献

完整的参考文献列表通过 www. expertcon-sult. com 在线获取。

推荐阅读

Bauer SB，Austin PF，Rawashdeh YF，et al. International Children's Continence Society. International Children's Continence Society's recommendations for initial diagnostic evaluation and follow-up in congenital neuropathic bladder and bowel dysfunction in children. Neurourol Urodyn 2012;31 (5)：610-4.

Lapides J，Diokno AC，Silber SJ，et al. Clean intermittent self－catheterization in the treatment of urinary tract disease. J Urol 1972;107:458.

McGuire EJ，Woodside JR，Borden TA，et al. The prognostic value of urodynamictesting in myelodysplastic patients. J Urol 1981;126:205.

Rawashdeh YF，Austin P，Siggaard C，et al. International Children's Continence Society. International Children's Continence Society's recommendations for therapeutic intervention in congenital neuropathic bladder and bowel dysfunction in children. Neurourol Urodyn 2012；31 (5);615-20.

（马　学　编译　黄鲁刚　审校）

第22章　儿童下尿路功能障碍

Paul F. Austin, MD and Gino J. Vricella, MD

临床意义

流行病学

自尊和生活质量问题

并发症

术语

日间尿失禁和膀胱功能障碍

遗尿

一、临床意义

下尿路（lower urinary tract，LUT）功能障碍包括膀胱储尿期和（或）排尿期的功能异常，临床上由多种不同的因素引起，预后不尽相同。这些儿童的功能障碍不伴有神经或解剖系统异常，而是由于不良的如厕训练行为，导致无法养成正常的排尿习惯。下尿路功能障碍（lower urinary tract dysfunction，LUTD）、膀胱和肠道功能障碍，以及曾用的排泄功能障碍综合征，这些术语都是用于描述包括膀胱过度活动症（overactive bladder，OAB）、排尿延缓、膀胱活动不足、排尿功能障碍、原发性膀胱颈功能障碍、笑性尿失禁、阴道反流、尿频和遗尿等常见的症状。

下尿路功能障碍的儿童容易出现反复的尿路感染（urinary tract infections，UTIs）和膀胱输尿管反流（vesicoureteral reflux，VUR），随后有可能严重影响下尿路功能及肾功能，循证医学证据支持该假说。除了这些主要的泌尿系统后遗症，一些症状如日间尿失禁，对一个孩子的日常生活中的行为、情感和社会功能方面都有很大的影响。因此，及时诊断并合理应用有效的治疗措施，对患儿身心健康的恢复至关重要。

二、流行病学

临床上，LUTD 很常见，小儿泌尿外科每年门诊此类患儿就诊比例高达 40%（Feldman and Bauer，2006）。横断面研究证实功能性下尿路问题很普遍，22% 的学龄儿童至少有一种下尿路症状。最常见的泌尿系症状包括憋尿动作（19.1%）和尿急（13.7%）（Vaz et al，2012）。

（一）美国情况

在美国，受日间尿失禁影响的 6 岁以上儿童估计多达 700 万名（Franco，2012）。OAB 是儿童最常见的下尿路功能障碍，尽管很难确定其真正的患病率，但发病的高峰年龄似乎在 5－7 岁（Franco，2007）。至今，研究主要集中在区别日间尿失禁与遗尿，并没有区分日间尿失禁的类型。Chandra（1998）报道，在 583 份由 5－9 岁孩子参与的家庭问卷调查中，最常见的问题为尿急、通过盆底收缩来延迟排尿及预防尿失禁。急迫性尿失禁在女孩中占 7%，在男孩中占 3%（Chandra，1998）。

（二）国际情况

Hellström 及其同事对 7 岁时入学的瑞典儿童进行研究，发现有 21% 的女孩和 18% 的男孩有中重度尿急症状。3.1% 女孩和 2.1% 男孩每周发生一次日间尿失禁。日本研究了 6917 名学龄儿童,表明 OAB 总体发病率为 17.8%(Kajiwara et al,2006)。有趣的是,这次流行病学调查发现不同性别患儿的发病率几乎相等,OAB 在男生和女生发病率分别为 19.1% 和 16.6%。澳大利亚也研究报告了学龄儿童排尿障碍的发生率(Sureshkumar et al,2009)。这项研究纳入 2856 名学生,19.2% 的孩子在过去的 6 个月内至少有一次日间尿失禁,16.5% 孩子有超过 1 次尿湿裤子,只有 0.7% 孩子每天尿湿裤子。日间尿失禁独立的危险因素包括遗尿、女性性行为、UTIs 病史和大便失禁(Sureshkumar et al,2009)。

韩国进行了一项针对 19 000 多名儿童的大型横断面研究,对 5-13 岁儿童的父母进行 OAB 患病率的问卷调查(Chung et al,2009)。他们发现 OAB 总体患病率为 16.6%,13 岁时,患病率从 23% 下降至 12%(Chung et al,2009)。与其他儿童相比,这些儿童更容易出现遗尿、便秘、大便失禁、尿路感染、膀胱控制迟缓和如厕经历不佳。

（三）性别及年龄

Robson(1997)发现**日间尿失禁发病率因性别、年龄而不同**,5-6 岁儿童每两周一次日间尿湿裤子的比例为 10%,6-12 岁为 5%,12-18 岁为 4%。在一项年龄 1.5-27 岁,样本量 1192 人的调查中,发现 4 岁儿童日间尿失禁的发生率为 13%,5 岁儿童为 7%,6 岁儿童为 10%,7 岁儿童为 5%(Bloom et al,1993)。**对于学龄期排尿障碍患病率的研究显示,日间尿失禁的发病率女孩是男孩的 2～5 倍**(Sureshkumar et al,2009)。Hellström 及其同事(1990)也发现,日间尿失禁在女孩更常见(6.7%),男孩为(3.8%),并且大多数尿失禁儿童会出现其他的下尿路功能障碍(LUTS)。

三、自尊和生活质量问题

多个流行病学和横断面研究表明,5%～20% 的儿童患有日间尿失禁(Hellström et al,1990;Kajiwara et al,2004;Joinson et al,2006;Sureshkumar et al,2009)。据报道,尿失禁的发病率从每天发生 1.2% 至每周至少 2 次 3.6%(Hellström,1990)。值得注意的是,接受调查的大多数家长没有因孩子尿失禁而就医,教师们在教室发现日间尿湿裤子的孩子仅占总数的 3%(Sureshkumar et al,2009)。这些统计数据表明,LUTD 及其后遗症对小儿童日常生活影响可能不大。不同的研究观察到像尿失禁等症状对孩子的自尊和生活质量的影响则不然。

近十年,对患者卫生保健方面有了新的认识,在有关尿失禁研究中,生活质量评估是一个非常重要的组成部分。通过评估尿失禁对儿童日常生活造成的影响来衡量尿失禁患儿的生活质量。在一项针对美国和澳大利亚 1185 名儿童调查研究中,要求学龄儿童对 20 种不同压力生活事件的严重程度进行评分(Ollendick et al,1989)。调查中,发现"在课堂上湿裤子"的压力程度排在第三名,由此强调学龄儿童控尿的重要性。

Thibodeau 和同事(2013)前瞻性研究了 40 例非神经源性日间尿湿裤子的儿童(其中 10 例男童和 30 例女童),年龄在 5-11 岁,使用 Farhat 和同事(2000)最先提出的功能失调性排尿症状评分(dysfunctional voiding symptom score,DVSS),来量化 LUTS 的严重程度,由父母和孩子共同完成,父母和他们的孩子也同时完成了由 Bower 和同事(2006b)首先提出的小儿尿失禁生活质量评分问卷表(pediatric urinary incontinence quality of life score tool,PIN-Q),用于评估尿失禁对孩子情绪的影响。结果显示,对症状评分(DVSS)和生活质量评分(PIN-Q),父母和孩子之间的差别没有显著差异,提示父母非常了解孩子的症状及对他们产生的影响。DVSS 和 PIN-Q 的评分具有正相关性(即随着 DVSS 评分增加,PIN-Q 评分相应增加)。

四、并发症

（一）泌尿系感染

已有多中心研究反复证明,在 LUTD 和 UTIs 之间存在非常明确的关联,然而两者孰因孰果的关系还不清楚。这最可能与研究的设计和解释有关。Bauer(2002)认为 UTIs 不仅仅是排尿功能障碍的结果,还可能促使 LUTD 加重,尤其是 OAB。

Hellström 及其同事(1990)对多达 3500 名学龄儿童进行了一次问卷调查,分析排尿习惯和

UTIs 病史的关系。有日间尿裤、尿急和膀胱排空障碍症状的女孩,比没有症状的女孩既往 UTIs 发生率高。Hoebeke 和同事(2001a)4 年间对 1000 名儿童进行了前瞻性研究,采用影像尿动力学检查来确定 LUTD 的原因及流行病学,女孩 UTIs 发生率显著高于男孩。此外,LUTD 没有增加男孩发生 UTIs 风险。在膀胱活动低下的女孩中,UTIs 发生比例明显更高。

Chen 及其同事(2004)通过对 2759 名儿童的多变量分析研究阐明排尿功能障碍、UTIs 和 VUR 之间的关系。他们的研究数据表明,女孩 LUTD 的发生率(43.7%)高于男孩(23.8%),其中 44% 有 UTIs 病史的儿童也伴有 LUTD。有趣的是,他们没有观察到 LUTD 单纯与 UTIs 或 VUR 之间有关联,而是发现 LUTD 仅出现在 UTIs 和 VUR 都存在的情况。这项研究挑战了当前关于 LUTD 与 UTIs 之间独立影响的主流观点。

为了判定有多少最初因 LUTD 就诊的儿童既往有 UTIs,Van Batavia 及其同事(2013)做了一项回顾性研究。研究发现,623 例 LUTD 儿童中,1/3 有 UTIs 病史,女孩患病率比男孩高得多。对特定的 LUT 分层分析后发现,膀胱活动低下及排尿障碍的女孩 UTIs 发病率最高。这并不奇怪,在 LUT 导致尿潴留时经常会观察到 UTIs 和 LUTD 存在关联。

(二)膀胱输尿管反流

已知 LUTD 和 VUR 之间有关联,但是 VUR 是否继发于 LUTD 尚存争议。Lapides 和 Diokono(1970)首次描述了排尿功能障碍和 VUR 之间的关系(Lapides and Diokono,1970)。从那时起已有许多文献对两者的关系和本质开展了进一步研究。在 20 世纪 70 年代后期,Koff 及其同事(1979)证明排尿时对抗闭合的括约肌会增加膀胱压力,并可能进一步导致 VUR。LUTD 患儿发生膀胱排空不全时可引起尿潴留,并导致随后的 UTIs,使膀胱壁发生炎症改变,刺激膀胱壁肥厚和过度活跃。这特别常见于出现发热性泌尿感染并且已经完成排尿训练的大龄儿童。这个理论认为逼尿肌肥大可以改变膀胱输尿管连接处的闭合机制,导致反流发生(Yeung et al,1998)。

作为第一批系统性研究 LUTD 和 VUR 之间关联的学者,Van Gool 和同事(1992)向所有国际儿童反流研究欧洲分支机构注册登记的儿童发放问卷,从问卷调查结果推断,排尿功能障碍的发病率约为 18%,并发现复发性 UTIs 和 LUTD 之间有很强的关联性,排尿功能障碍的发生率在那些反流能够自愈的儿童中要低得多。

Koff 及同事(1998)报道了 143 例儿童 VUR 自行消退或经过手术治疗的经验。66 例(总数的 43%)出现 LUTD,而这 66 例儿童中有 54 例(82%)有严重的 UTIs 并行输尿管再植术,而没有 LUTD 者仅 18% 出现严重的 UTIs 行输尿管再植手术。在 70 例有严重 UTIs 的儿童中,54 例(77%)合并 LUTD;而另 73 例没有明显 UTIs 的患儿,仅 12 例(16%)出现 LUTD。另外,比较 VUR 自行消退的时间,合并功能障碍者 VUR 自行消退时间比不合并功能障碍者增加了 1.6 年。最后,手术治疗不成功的结果,包括持续的、反复发作的反流,以及出现对侧反流,仅发生在有排尿障碍的儿童。

已经有很多临床研究证实,LUTD 与反流手术治疗失败有关系。无论手术治疗方式如何(内镜或者开放再植术),持续的 LUTD 与手术失败率高有关。Capozza 及其同事(2002)对 320 例、年龄 3—11 岁、反流 Ⅱ～Ⅳ级的患儿,进行输尿管下注射治疗,发现未经治疗的 LUTD 与术后 6 个月随访时内镜治疗失败高度相关。

已经证实治疗 LUTD 可以提高 VUR 的自然消退概率(Willemsen and Nijman,2000;Fast et al,2013)。近期 Fast 及其同事(2013)研究了 LUTD 伴有或即将诊断的 VUR 患儿的诊断和治疗,针对不同的功能障碍治疗同时,应用预防性抗生素。该研究连续应用排尿性膀胱尿道造影或影像尿动力学来监测 VUR。经过平均 3.1 年的治疗后,58 例患者的中 26 例 VUR 缓解。所有这些患者在针对性的干预之前都有 UTIs 病史。有趣的是,他们发现 VUR 的自然消退概率与 VUR 级别无关。在排尿功能障碍患者中反流治愈或明显改善的比例较大(70%),而 OAB 和膀胱活动低下的患者则仅有 38% 和 40%。

(三)心理学问题

最近,人们对儿童神经精神疾病和 LUTD 之间的关系逐渐有了更深入的认识。事实上,很多人认为 LUTD 的功能性原因是源于儿童的行为问题,而这些行为问题又是由于儿童个人压力和(或)如厕训练这段时间的不良事件造成的(Feldman and Bauer,2006)。如果 LUTD 没有解决,这种行为或习得反应保持很久。限制自由进出洗手间,或更糟糕的是阻挠孩子尿急时去排尿,而这些孩子脑皮质抑制排尿功能还没有完全发育,这些情况可能改变膀胱和括约肌之间的正常协调功能(McKenna and Herndon,2000)。

20%～40%患有日间尿失禁的儿童受到共患的行为问题的影响(von Gontard et al,1998b;Joinson et al,2006)。此外,一些流行病学研究发现,多达 1/3 的遗尿患者临床上存在明显的行为问题(Hirasing et al,1997;Liu et al,2000)。这比没有遗尿儿童高 2～4 倍,并且与其他儿科慢性病组中存在社会心理问题的发生率相当。其他研究调查了心理问题与日间尿失禁特定症状的关联性。这些调查人员发现与主诉尿急的儿童相比,排尿迟缓的儿童行为问题的发生率较高(Lettgen et al,2002;von Gontard et al,2011a)。此外,有研究者认为,自发憋尿以延迟排尿是后天获得的,并且可能反映存在行为问题(von Gontard et al,1999)。

最近,Oliver 及同事(2013)研究了合并社会心理疾病发生率及其与儿童 LUTD 发病之间的关系(Oliver et al,2013)。这是一个前瞻性的研究,患儿年龄 6－17 岁,患儿父母完成了一个有 21 个问题的 LUTS 评分表。这个表是基于一份经过验证的问卷和一份用于筛选生活压力性事件和心理诊断的社会心理调查问卷共同构成的。在所调查的 358 例患者中,32%有近期生活压力,23%有合并的社会心理疾病,并且年龄越小,LUTS 评分越高。近期有生活压力、精神疾病或两者均有的儿童,LUTS 评分显著高于没有这些情况的儿童。这项研究推荐,在评估小儿 LUTD 时也要筛查社会心理疾病。

以下这项研究也许是有关儿童日间尿失禁和神经精神疾病之间关系的规模最大的流行病学研究之一。研究人员发现和裤子干燥的儿童相比,尿湿裤子的儿童心理问题的发生率显著增加(Joinson et al,2006)。这项研究涉及超过 8000 名 7.5－9 岁的儿童。研究表明,日间湿裤的儿

童,注意力缺陷/多动症(attention-deficit/hyperactivity disorder,ADHD)(24.8%)、行为障碍(11.8%)、分离焦虑(11.4%)和对立行为(10.9%)等表现增加。由于儿童日间尿失禁导致心理脆弱性增加,因此这些父母寻求早期干预非常重要,这有助于防止随后的心理问题。另外,临床医师也应该注意存在的合并疾病,比如 ADHD 伴有日间湿裤,因为这很有可能会关系到治疗能否成功。

(四)肠功能紊乱

人们早已认识到,后肠和 LUT 功能之间存在一种密切关系。30%便秘儿童确实患有 LUTS(Belman and Loening-Baucke,1998)。先前的报道已经表明,这些情况在首诊中存在明显的重叠,近 1/4 功能性便秘的儿童同时患有日间尿失禁(Loening-Baucke,2004)。正如人们所预料的那样,这些共患病的发病率在三级医疗中心中更高。Burgers 及同事(2013a)最近报道,在小儿泌尿科诊所,近半数 LUTS 患者也存在功能性便秘。

肠道与膀胱异常活动的关联被称为肠-膀胱功能障碍(bowel-bladder dysfunction,BBD),作为排泄功能障碍综合征的一部分,最初是由 Koff 及其同事(1998)提出的。国际儿童尿控协会不鼓励使用排泄功能障碍这一术语,因为这隐含着一种特定的疾病或异常情况(Austin et al,2014)。BBD 则是一个更具描述性的综合术语,并不一定需要解释其发病机制,而是涵盖这种类似的功能障碍。无论如何,Koff 认识到了肠功能障碍的重要性;明确肠功能障碍的诊断和治疗对成功治疗 LUT 至关重要。Koff 及其同事(1998)建议,诊断 LUT 时发现伴发任何肠功能障碍者,通常要根据情况采用相应方式,先对肠功能障碍进行治疗。

目前还未阐明关于 BBD 明确的病理生理学基础,但已有一些理论假说。其中一种理论支持排便时直肠的扩张对膀胱后壁施加了直接压力,并且这一持续力量会导致膀胱逼尿肌不稳定,可能会促使膀胱过度活跃和影响膀胱有效排空(Lucanto et al,2000)。另一种理论假设尿道和肛门括约肌由共同的传入神经支配。直肠内粪便的压迫导致肛门括约肌长期收缩,盆底肌肉组织同样也不适当地收缩,导致继发性逼尿肌-尿道外

括约肌的协同失调。这种协同失调的恶性循环导致了膀胱过度活动、尿失禁、反复 UTIs，以及 VUR(O'Regan et al,1985)。

请参阅 Expert Consult 网站以了解更多详情。

要点：流行病学，自尊和生活质量问题和并发症

- LUTD 在日常临床实践中经常遇到。
- 学龄儿童日间尿失禁的发生率因年龄和性别而异，似乎在女孩中更常见。
- LUTD 和尿路感染之间有明确的紧密关系，尤其在发生尿潴留时。
- 已知 LUTD 和 VUR 之间存在关联。持续存在的 LUTD 是纠正反流手术失败的危险因素。针对 LUTD 的治疗已被证明可以提高 VUR 自行消退率。
- 临床医师应该认识到神经精神疾病和 LUTD 之间存在关系。没有充分解决这些并发症很可能会影响治疗效果。
- 肠道与膀胱异常活动的关联被称为肠-膀胱功能障碍(BBD)，如果确实存在肠功能障碍，其明确诊断和治疗，对成功治疗 LUTD 至关重要。

五、术语

国际儿童尿控协会(International Children's Continence Society,ICCS)是一个全球性、多学科关注 LUTD 患儿的临床医师组织(Austin et al,2014)。ICCS 最有影响力的贡献之一是首先提出了定义小儿下尿路功能状态的术语(Nevéus et al,2006)。在新术语发表前，LUTD 的术语没有统一标准，有的不够精准并常引起混淆。此外，这也导致了一些不确定性使不同机构的研究及结果很难比较。儿童和青少年下尿路功能标准化术语为不同机构的医师更好地理解、交流和治疗 LUTD 提供了一个重要的平台。最近，ICCS 根据当前儿童及青少年下尿路功能新的研究进展和共识的更新，对最初术语进行了修改(Austin et al,2014)。

当前由于缺乏定量的数据资料，LUTS 的术语都应用描述性(与定量相反)语言。在描述 LUT 功能时，术语常涉及儿童年龄。ICCS 常用的年龄参照点是 5 岁或以上(肠功能障碍参照点是 4 岁)，因为第五版精神疾病诊断与统计手册(Diagnostic and Statistical Manual of Mental Disorders,DSM-Ⅴ)(American Psychiatric Association,2013)和国际疾病分类 10(International Classification of Diseases 10,ICD-10) 应用这个年龄来描述尿失禁问题(American Psychiatric Association,2008)。然而，制定 ICCS 术语的作者明确指出，变异性和成熟性差异会影响 LUT 的功能，事实上 5 岁以下儿童就有自愿控制 LUT 功能的能力。因此，医师在年幼的儿童群体中可以有选择地使用这些术语(See "Terminology Document" by Austin and associates,2014,for specific terms and their definition.)

六、日间尿失禁和膀胱功能障碍

(一)评估

对可疑患有排尿功能障碍的儿童或青少年，首先从详细全面的病史和体格检查开始评估。**评估最重要的目标是确定患者是否有充盈或排空(或两者)阶段异常。如果发现异常，那么评估应该针对确定根本的病因，分辨功能障碍是源于解剖还是功能方面的问题。最后一点很重要，因为病因关系到治疗方案的制定。**

(二)病史

全面的病史在确定是否存在膀胱功能障碍以及具体类型方面非常重要。一般来说，尽可能向孩子询问病史(而不是其监护人)，根据成熟年龄判定相对应的膀胱和肠道控制能力。我们首先辨别当前症状是否由解剖或神经性疾病引起，一旦排除器质性因素，接下来区分存在哪种类型的膀胱功能障碍。**重要病史通常包括排尿时间表、症状、排便习惯、家族史、孕妇产前病史、围产期病史、发育时间表、如厕训练、神经精神性并发症、药物/手术治疗史、社会史、饮食和既往 UTIs 病史。**

(三)膀胱和肠道日记

排尿日记也许是医师诊断儿童 LUTD 最有用

的诊断工具之一。它的用途在于客观记录孩子的排便习惯和排尿模式。日记应包括排尿量、每次排尿时间和尿失禁情况、每次排便及污粪的时间，以及液体摄入量。

在 LUTD 的评估中**通过频率/容量图记录24h 的液体摄入量和尿量**（Bower et al，1997；Hoebeke et al，2010），可以应用于诊断和治疗。用于诊断时，至少记录 48h，但不一定需要连续记录 2d（Austin et al，2014）。另外，还应记录尿急

和尿失禁情况。失禁的尿量是通过尿失禁后是否需要更换衣物来定量的（是否有显著的尿湿裤子）。该图表提供了有关液体摄入量、排空次数、排空容量和尿湿量等信息（图 22-1）。我们还使用 Bristol 粪便量表（Lane et al，2011）来记录 7d 的肠道日记以排除 BBD。虽然对诊断儿童功能性便秘的最佳方式仍存在争议，但 ICCS 建议使用罗马 III 标准（Rasquin et al，2006）。

患者姓名

液体摄入量及排尿日记

说明：从早上起床开始并持续记录24h。要求记录48h，注意这48h不需要是连续的，但需要确保这48h每一次排尿情况都有记录。使用提供的"ml"量杯记录尿量，用"oz"记录液体摄入量。记录包括所有事件的大致时间、尿漏的严重程度及是否同时伴有尿急症状。

时间	尿量(ml)	尿漏 1=潮湿 2=湿透	尿急 1=是 2=否	液体摄入量(oz)	时间	尿量(ml)	尿漏 1=潮湿 2=湿透	尿急 1=是 2=否	液体摄入量(oz)

图 22-1 48h 日间尿频率及尿量表

（四）问卷

评估 LUT 功能的问卷已成为更客观地将某些主诉转化为半定量数据的有用工具（Akbal et al，2005）。这些评分系统不仅可以让医师更准确地衡量 LUTD 的程度，还可以作为治疗结果的评估工具（Afshar et al，2009）。目前儿科有两种主要关于 LUTD 的问卷，分别是 LUT 功能障碍和心理状态筛查量表。

1. 排尿功能障碍症状评分

2000 年，Farhat 及其同事（2000）提出了参照良性前列腺增生的国际前列腺症状表，建立

DVSS 量表。DVSS 是这类疾病中的第一个评分系统表，并已用于各种临床情况。已有 10 个定量和定性的泌尿系统参数转化为与儿童年龄匹配的泌尿系症状相关的问题，如尿失禁、排尿习惯、尿急、排尿姿势、排便习惯和生活压力性事件。根据问卷调查前一个月的发病情况来进行问答这 10个问题，每题权重相同，得分均为 0～3 分，最大得分为 30 分（图 22-2）。

2. 小儿尿失禁生活质量评分

Bower 及同事（2006b）研制了小儿尿失禁生活质量评分问卷表（PIN-Q），是测量尿失禁对儿

童情绪影响的工具。已发现这种尿失禁生活质量评估工具没有文化差异，反复测试的可信度和准确性都很高（Bower et al,2006a）。它包括 20 个与尿失禁相关生活质量的问题，这些问题的评分等级为 0～4 分（0 ＝否，1 ＝几乎没有，2 ＝有时候，3 ＝经常，4 ＝所有时间），总得分为 80 分。总分表示尿失禁对儿童生活质量的影响程度，分数越高表示影响越显著。PIN-Q 和 DVSS 问卷被认为是互补的两个量表，为儿童 LUTD 的状况及其对生活质量的影响提供了客观的临床标准（Thibodeau et al,2013）。

患者姓名： 医院名称： 评估缘由： 日期：					

上一个月	几乎 从来不	小于一 半时间	大约 一半时间	几乎每次	不清楚
1.白天我把衣服或内裤尿湿了	0	1	2	3	NA
2.当我尿裤子时内裤湿透了	0	1	2	3	NA
3.我没有每天大便一次	0	1	2	3	NA
4.我必须费力才能解出大便	0	1	2	3	NA
5.我每天只去卫生间1～2次	0	1	2	3	NA
6.我能通过腿交叉下蹲来憋尿，或者"小便舞"	0	1	2	3	NA
7.当我必须解小便时，我不能等待					
8.我必须费力解小便	0	1	2	3	NA
9.我解小便时会痛	0	1	2	3	NA
10.父母回答：您的孩子是否经历过以下的压力	否(0)			是(3)	
总分					

- 新生儿
- 新家
- 新学校
- 学校问题
- 虐待（性/身体）
- 家庭问题（离婚/死亡）
- 特别活动（生日）
- 意外/伤害
- 其他

图 22-2　**排尿功能障碍症状评分问卷**（Modified from Farhat W,Bagli DJ,Capolicchio G,et al. The dysfunctional voiding scoring system:quantitative standardization of dysfunctional voiding symptoms in children. J Urol 2000;164:1011. ）

（五）心理问题筛查

BBD 儿童常合并行为及情绪失调。一些代表性的研究报道，20％～30％的遗尿、20％～40％的尿失禁和30％～50％的大便失禁的孩子，均受到合并的行为障碍的影响（Tekgul et al,2009；von Gontard et al,2011）。**心理筛查的原则是医师在排除 LUTD 的器质性病因后，同样需要进行行为方面的评估。**因此，所有治疗儿童 BBD 的医师都要掌握基本的心理学原理，才能更好地治疗他们的疾病。

1. 儿童行为筛查

儿童行为筛查量表（Child Behavior Check List,CBCL）是一份针对患儿父母的调查问卷，对儿童各种行为和情绪问题进行评分（Achenbach and Ruffle,2000）。它是儿童心理学中使用最广泛的标准化测量方法之一，用于评估年龄在 1.5—5 岁的学龄前儿童，以及年龄在 6—18 岁的儿童及青少年，评估他们不良的行为和情绪问题。

学龄前检查项目包含 100 个问题,学龄期评估项目包含 120 个问题,用李克特(Likert)量表记录答案。通过量表评估内化(即焦虑、抑郁)和外化(即积极、多动)的行为。同时评定几个亚区,包括躯体症状、焦虑、抑郁、破坏性行为、社会问题、思维问题、注意力问题、攻击性行为和犯罪行为。

2. 遗尿心理问题的简易筛查工具

"遗尿心理问题简易筛查工具"(Short Screening Instrument for Psychological Problems in Enuresis,SSIPPE)是由 CBCL 的 7 项内化量表和破坏性行为障碍量表的注意不集中多动症量表中的 6 项共同构成的简易测量工具(Van Hoecke et al,2007)。每位 LUTD 孩子的父母至少完成一个简易并经过验证的筛查问卷,如 SSIPPE(或 CBCL)。如果在初步评估没有检查出问题,并且没有表现出行为问题,建议只治疗 BBD。如果每个部分(SSIPPE)有两个以上的项目被选中"是",家长应填写一份长的有效的问卷,如 CBCL。如果 CBCL 测评出明显的行为或情绪问题,则应全面评估儿童的心理问题。

(六)体格检查

体格检查侧重于泌尿生殖器解剖和神经功能的检查。对怀疑 BBD 的儿童解剖方面初步评估的关键是要看内裤的外观。如果内裤上出现黄色污渍,提示可能是由于尿急或充盈性失禁或排尿后滴沥导致。内裤污粪也是很重要的发现,可以提示存在胃肠功能障碍,包括功能性便秘、大便失禁等。

(七)腹部检查

如前所述,伴排便功能障碍的 BBD 儿童和青少年最常见的症状之一为便秘。腹部检查的关键是确定结肠中是否有粪便。对于便秘的儿童,腹部检查中可发现左上和下腹部有压痛,是由于粪便嵌塞和(或)胀气导致的结肠扩张所致。

1. 背部及脊柱检查

在绝大多数病例中,检查背部和脊柱下方常表现为正常外观的背部和肛皮皱褶。尽管发生率低,但仍要**特别注意由隐性脊柱裂和骶管发育不全所引起的背部下方的皮肤表现**(图 22-3)。这些表现包括不对称的臀裂、骶前窝、脂肪瘤、丛状毛发、皮肤窦道和真皮性血管畸形。通常出现这些病变时应通过腰椎和骶骨 MRI 做进一步评估。

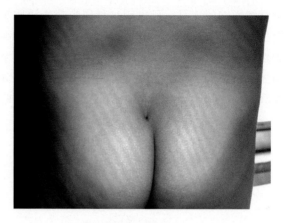

图 22-3　隐匿性脊柱裂儿童骶管部位酒窝征(Ourtesy Elaine Fonseca,MD.)

2. 对生殖器检查

对于男孩,必须检查尿道外口以排除尿道狭窄。虽然直接检查尿道外口可能就够了,但是更应强调在排尿时观察尿流情况,注意尿道口口径和尿流方向,因为尿线向上偏转有可能不是真正的尿道狭窄,而可能是腹侧尿道口膜性组织引起的(图 22-4)。尿道狭窄几乎总是发生在包皮被环切后的男孩,因为包皮可以保护尿道口免受慢性刺激,避免随后腹侧尿道口膜样组织上皮化。男性排尿协同功能失调可出现睾丸附睾炎。该理论认为,膀胱压力增加可导致具有腐蚀性的尿液逆行反流入射精管,导致输精管、附睾和睾丸发生炎症。

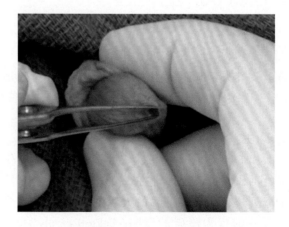

图 22-4　腹侧的膜状组织导致尿道口狭窄使尿流向上偏斜

对于女孩,尿道口畸形也被认为与下尿路排尿功能障碍有关(Hoebeke et al,1999;Klijn et

al,2012)。该理论认为特定的尿道口异常的女孩(即,类似于男性的尿道口腹侧膜样组织造成的狭窄),尿流方向偏前,因此不能按常规姿势在坐便器上排尿。从而导致如厕行为训练的成功率较低。Hoebeke 及同事(1999)证实,与对照组相比,尿道口畸形的年轻女性在尿动力学检查中常诊断为更严重的排尿功能障碍。并且这些患者经过手术矫正后,排尿姿势明显改善,并且症状明显减少。Klijn 及同事(2012)的另一项研究也证实了这一发现,他们发现,39%的排尿功能障碍的女性患者尿流方向偏前。经过外科矫正后,一半女孩排尿功能障碍的症状消失,并且不需要进一步的行为训练。阴唇和阴道口的检查可以排除阴唇粘连可能。虽然阴唇粘连通常是导致膀胱出口阻塞(bladder outlet obstruction,BOO)的原因,但在临床中很少遇到这种情况,除非粘连致密严重需要进行手术分离。更常见的是,少量尿液潴留在小阴唇粘连(通常从后到前)所形成的小袋袋中,少量尿液可能会在排尿间歇时间滴入内裤,这种情况也取决于孩子的排尿姿势。滞留的尿液容易导致无症状菌尿和 UTIs(Leung and Robson,2004)。因为雌激素的保护作用,在青春期前后小阴唇粘连可自愈(Leung and Robson,2004)。有些患者可能会出现会阴部表皮剥脱或发红,这通常是持续的或严重漏尿导致慢性炎症的表现,一般不会继发真菌感染。

3. 神经系统检查

神经系统检查重点应包括评估下肢肌力和腱反射、步态、会阴和肛门感觉,以及直肠张力。应评估肛周反射(即"肛门舒张闭合")和球海绵体(Osinski)反射,判定骶反射弧($S_2 \sim S_4$)是否中断。任何神经系统检查的异常提示可能存在影响膀胱功能的神经源性病变,应进行合适的脊髓影像学评估。

(八)辅助检查

1. 尿常规检查

尿常规是所有 LUTD 儿童最重要的、必须做的实验室检查。尿常规检查有助于鉴别儿童的症状是真正由 UTIs 造成,或仅是与 BBD 相关的排尿困难。**尿常规中特别重要的检查项目包括比重和白细胞或红细胞、细菌、蛋白质和葡萄糖。**低比重尿可能由于肾浓缩功能异常引起,通常会出现多尿症状。尿白细胞(WBC)高提示存在感染和(或)炎症。同时有尿红细胞和白细胞增高提示尿路感染,单独红细胞高可继发于储尿和排尿动力异常的 LUTD 儿童。单独尿蛋白增高在儿童中很常见,提示有良性病变或严重的潜在肾疾病或全身性疾病。根据蛋白尿的程度,并结合血清肌酐水平来估计肾小球滤过率。尿糖明显增高可以考虑诊断糖尿病,常常导致明显的多尿。

2. 尿培养及药敏

如果确实考虑存在 UTIs,应该做尿培养检查。我们通常不建议所有患者都做尿培养,因为单纯细菌定植的患者无疑会被检测出阳性结果,如果进行治疗有可能造成潜在细菌的耐药和更致命微生物的感染。

3. 尿流率测定

尿流率分析包括测量尿流速度(每单位时间的排尿量)、检查排尿期间尿流模式。儿童将尿液排进收集装置形成尿流曲线,可以得到最大尿流率(Qmax)、平均尿流率(Qavg)、排尿量、尿流时间和尿流形状的数据。可以同时测量尿流率与肌电图(electromyography,EMG),肌电图是通过在会阴部粘贴极板来测试骨盆底肌肉组织和尿道外括约肌的肌电活动。**结合肌电图与尿流率检测的优点是能够判定膀胱与盆底-括约肌复合体之间的协调性。**

Qmax 是最常用的评估膀胱流出量的定量变量。曲线中最高峰值通常是伪像,只有在峰值水平持续时间超过 2s 时才能记录为最大尿流率(Szabo et al,1995)。在正常儿童和成人的研究中,在最大尿流率和排尿量的平方根之间存在线性关系(Chang et al,2013)。如果最大尿流率的平方(ml/s^2)等于或超过排尿量(ml),则这个最大尿流率很可能是正常的。

有几个注意事项。**首先,要获得可分析的尿流率,孩子必须接受过如厕训练;其次,尿流率曲线仅提供关于膀胱排尿期的相关信息,而不提供储尿期的信息;第三,排出足够多的尿量是很重要的,尿液排出量小于与年龄相应的膀胱容量的50%,曲线会发生变化(Austin et al,2014);最后,多次重复测量可以提高测试的准确性、可靠性和数据的可解读性。**

测定尿流率可以提供关于尿流曲线的模式和

形态信息,常常可以用于诊断病因。事实上,获取充分的尿流模式以及结合详尽的病史和体格检查,通常可以避免一些侵入性尿动力学检查,一般只有在诊断不明确时才做进一步检查。精确的尿流曲线形状取决于逼尿肌收缩力,并受腹部压力、膀胱出口肌肉组织的协调性,以及任何解剖性梗阻等因素的影响。ICCS 通过 5 种类型尿流模式图,判定哪种形态是正常或异常的模式(图 22-5)。通过每种特定模式都不能确诊某种疾病,而是可以提示可能存在某种特定疾病。

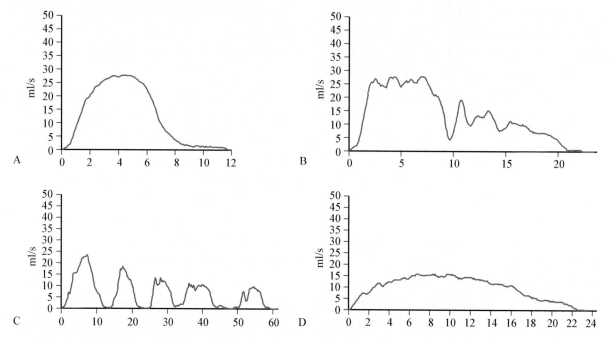

图 22-5　常见尿流模式图。A. 钟形;B. 断续形;C. 中断形;D. 高原形(From Austin PF,Bauer SB,Bower W,et al. The standardization of terminology of lower urinary tract function in children and adolescents:update report from the Standardization Committee of the International Children's Continence Society. J Urol 2014;191:1863-5.)

(1)钟形曲线:无论性别、年龄和排尿量多少,健康儿童的尿流量曲线应为平滑的钟形曲线。

(2)塔形曲线:塔形曲线是突然的、短时间的高振幅曲线,提示排尿是爆发性膀胱收缩导致的 OAB。需要注意的是,OAB 患儿也可能表现为钟形曲线,因为这种 LUTD 主要与膀胱充盈期有关。

(3)断续形曲线:断续形曲线是在整个排尿期不规则的、波动的曲线,但是在排尿期间尿流是连续的并且从未达到零值。这种模式提示排尿期括约肌间歇性过度活动,通常与排尿功能障碍有关。在尿流曲线中常表现为有尖峰和低谷。波动值大于最大尿流率的平方根才符合断续曲线的要求。

(4)中断形曲线:中断形尿流曲线显示为离散(尽管低振幅)峰值,类似于断续形曲线;然而,在这些峰值之间会出现尿流完全停止尿流率为零的部分。这种尿流模式表明膀胱活动低下,因为每个峰都代表腹部肌肉用力(即 Valsalva 动作),是排尿主要的力量。在两次腹肌用力之间,由于逼尿肌收缩无力或消失,导致尿流停止。这种尿流模式可见于膀胱逼尿肌和尿道外括约肌之间的协同失调,结合 EMG 和(或)压力流量分析通常有助于区分两者。

(5)高原形曲线:高原形曲线是一个扁平的低振幅延长型的尿流曲线,提示存在 BOO。BOO 可以是解剖性的(例如,后尿道瓣膜或尿道狭窄)或动力性的(例如连续的强直性括约肌收缩)。尿流 EMG 可以区分 BOO 亚型。膀胱活动低下的患儿在长期连续腹部用力期间,可以看到平坦的曲线。排尿过程监测腹部压力可以帮助描绘膀胱活动低下的状况。

4. 盆腔超声

盆腔超声是评估小儿 LUT 功能的主要检查,可用盆腔超声初步评估所有疑似 BBD 儿童

（图 22-6）。除了提供关于儿童排尿模式的客观信息之外，还可以用于监测疾病的进展情况。超声检查可以测量膀胱容量，以及排尿后残余尿量（postvoid residual，PVR）及直肠和膀胱的解剖细节（例如膀胱壁厚度、粪便情况和直肠扩张程度）。

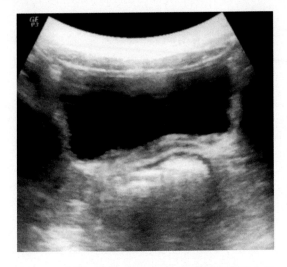

图 22-6　盆腔超声检查显示膀胱壁增厚，直肠内有大量粪便

5. 残余尿测定

神经系统正常的儿童残余尿（PVR）变化很大，个体差异显著。Chang 和 Yang（2009）认为，异常残余尿量定义为，在没有膀胱过度扩张情况下，反复排尿测得 PVR 大于 20 ml（>10% 预计的膀胱容量）。最近，对台湾地区 4—12 岁 1128 名尿流模式为钟形、排尿量大于 50ml 的健康儿童进行调查发现，异常升高的 PVR 符合以下标准的第 95 百分位数（Chang et al,2013）。

4—6 岁儿童：单次 PVR 大于 30 ml 或大于 21% 的膀胱容量（bladder capacity，BC），其中 BC 等于排尿量（voided volume，VV）+PVR，预期膀胱容量（expected bladder capacity，EBC）= ［年龄（年）+1］×30ml。建议复查 PVR，PVR 大于 20ml 或大于 10%BC 为显著升高。

7—12 岁儿童：单次 PVR 大于 20 ml 或 15% BC 或复查 PVR 大于 10 ml 或 6%BC 时为升高。

根据 Chang 及其同事（2013）建议，测量 PVR 应满足如下标准条件：测量时与 EBC 相关的膀胱容量不应该充盈不足（<50%）或过度充盈（>115%）；PVR 必须在排尿后立即测量（<5min）。这些标准需要在不同文化群体中进一步验证。

6. 膀胱壁厚度

在日常临床实践中，增厚的膀胱壁提示患者存在慢性尿潴留和排尿问题。**充盈时膀胱壁厚度通常小于 3mm，相对排空时，膀胱壁厚度小于 5mm**（Jequier and Rousseau，1987）。增厚的膀胱壁提示由解剖性或功能性出口梗阻导致膀胱逼尿肌肥大；膀胱壁增厚最常见的原因是 OAB（Yeung et al,2007）。**可以在膀胱充盈或排空状态测量膀胱壁厚度，厚度与膀胱充盈程度成反比。**

请参见 Expert Consult 网站了解详细情况。

7. 直肠扩张

尽管没有足够的证据表明单纯测量直肠直径能预测是否有便秘和粪便嵌塞，但已有一些作者做了一些研究（图 22-7）。Klijn 及其同事（2004）比较便秘合并排尿功能障碍的患者与排便正常的患者超声测量的直肠直径，发现在便秘合并排尿功能障碍组患儿的直肠直径明显大于对照组。

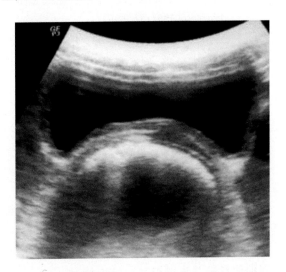

图 22-7　盆腔超声显示扩张的、充满大便的直肠压迫膀胱后壁

8. Bristol 粪便量表

Bristol 粪便量表或图是很实用的工具，它将人类粪便的形态分为七类。在英国有时称之为 Meyers 量表，是 1997 年 Bristol 大学开发研制的（Lewis and Heaton,1997）。七种粪便类型（从最坚硬的 1 型至最松软 7 型）（图 22-8）。

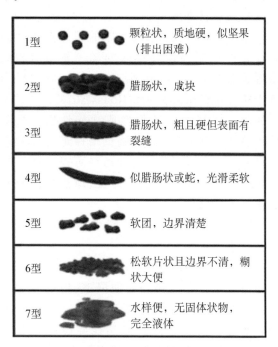

1型	颗粒状，质地硬，似坚果（排出困难）
2型	腊肠状，成块
3型	腊肠状，粗且硬但表面有裂缝
4型	似腊肠状或蛇，光滑柔软
5型	软团，边界清楚
6型	松软片状且边界不清，糊状大便
7型	水样便，无固体状物，完全液体

图 22-8　Bristol 粪便量表（Modified from Lewis SJ, Heaton KW. Stool form scale as a useful guide to intestinal transit time. Scand J Gastroenterol 1997;32:920-4.）

　　类型 1:很难分离,如磨料块,像坚果(难以排出,因为粪便缺乏水分,非常干燥)。

　　类型 2:香肠形,但为块状;表现为多个类型 1 的大便凝结成一个大块,这是典型的功能性便秘。

　　类型 3:像腊肠一样,但是表面有裂缝。

　　类型 4:像腊肠或蛇一样,光滑柔软,是每天排便者典型的粪便类型。

　　类型 5:边缘清楚的软粪块,通常很容易排出,经常每天排多次。

　　类型 6:边缘锯齿样松散的碎片,糊状,常有强烈的便意感并难以控制。

　　类型 7:含水量多,没有固体粪块,完全为液态。

　　我们常将其作为与患者及家属的临床沟通时的辅助工具,作为明确补充纤维素或应用泻药的依据。

要点:日间尿失禁和膀胱功能障碍的评估

- 评估的目标是确定患者是否存在膀胱充盈或膀胱排空期(或两者均有)的异常。如果发现异常,那么评估应该是确定根本原因,并区分是解剖性还是功能性疾病。
- 病史的重要组成部分包括排尿时间表、症状、排便习惯、家族史、孕妇产前病史、围产期病史、发育时间表、如厕训练、神经精神并发症、既往药物/手术史、社会史、饮食和既往尿路感染病史。
- 排尿日记是医师诊断 LUTD 儿童最有用的工具之一。
- 体格检查时,应特别注意腰骶部隐匿性脊柱裂的皮肤表现。
- 所有 LUTD 儿童都应进行尿液分析(尿常规),包括尿比重和尿白细胞、红细胞、细菌、蛋白质和葡萄糖。
- 尿动力学检查能提供尿流曲线的模式或形状,通常可用于发现潜在原因。Qmax 是评估膀胱排空时的最常用变量。
- 超声检查可计算膀胱容量,因此可用于测量排尿前膀胱容量及残余尿量,并可提供膀胱和直肠的解剖细节(例如膀胱壁厚度,大便瘀积,直肠扩张)。

(九)治疗

　　ICCS 已经发布了关于各种原因的 LUT 及伴发疾病的治疗指南(Chase et al,2010;Hoebeke et al,2010;Franco et al,2013;Burgers et al,2013c;Austin et al,2014)。治疗儿童或青少年 LUTD 主要是针对改善症状[例如,尿和(或)大便失禁,复发性 UTIs],以及防止上尿路发生永久性损害。治疗 BBD 儿童必须依据特定的 LUTD 类型和不同的临床症状。治疗时需要注意的主要事项,包括根本原因、患者年龄、诊治意图和患儿发育成熟水平、症状严重程度和持续时间、既往干预措施,以及合并上尿路损害的潜在危险因素(即储尿期膀胱内高压,VUR,复发性 UTIs)。

　　我们采用递进式方法治疗有 BBD 症状的儿童(Thom et al,2012)。通常我们会采用从侵入性最小到最大的阶梯式步骤进行,首先采用非手术治疗措施(例如治疗便秘,行为矫正),如果非手术治疗失败才会依次使用药物治疗、物理治疗、生物反馈、神经调节或手术干预。

根据 ICCS,研究人员和(或)临床医师应该明确关系到治疗结果的三个基本原则(Austin et al,2014),首先分别记录初始时和治疗后的出现症状的频率;其次治疗效果的评估必须基于治疗初始前记录的症状出现的频率;第三应该注意治疗期间的反应以及停止治疗后特定期间的反应,因为这两个结果可能并不一样。相关情况概述如下。

- 初步有效(基于症状频率):
  - 没有反应:减少 50%以下;
  - 部分反应:减少 50%~99%;
  - 完全反应:减少 100%。
- 长期有效:
  - 复发:每月不止一个症状重新出现;
  - 症状控制:停止治疗后 6 个月内没有复发;
  - 彻底治愈:停止治疗后 2 年内没有复发。

泌尿系统治疗

泌尿系统治疗是一种非手术治疗方式,通过修复 LUT 治疗 LUTD,涉及很多领域[Austin 术语文件(Austin,2014)]。主要包括排尿行为矫正(即定时排尿时间表)、生活方式改变和治疗便秘。虽然没有一项随机对照研究比较非手术治疗与其他治疗方法的疗效,但几项回顾性研究表明严格的非手术治疗可使多达 70%的患者临床症状减少(Wiener et al,2000;Allen et al,2007)。

泌尿系统治疗可分为标准治疗和特殊干预。标准治疗包括以下内容。

(1)告知和开导:向父母和孩子解释正常的 LUT 功能以及孩子的异常表现。

(2)指导:如何治疗 LUTD(即行为改变、定时排尿、治疗便秘)。

(3)生活方式的建议:包括均衡的液体摄入量和饮食调整;减少刺激性饮食,如咖啡因、碳酸饮料、柑橘、巧克力和辛辣食物;定期排空膀胱和肠道;对因大小便失禁引起会阴部刺激反应行皮肤护理。调整排尿的最佳姿势也有帮助(即坐在马桶中间、脚跟平放在地上或支撑在脚凳上)。教会孩子正确的直立姿势排尿的一种有用的方法是让孩子跨过马桶座,并且面向马桶排尿,因为这会使腿分开(防止用力交叉双腿的憋尿动作),迫使他

们在马桶座上维持平衡时挺直背部。这种操作也可以成功纠正尿液向阴道反流。

(4)记录症状和排尿习惯:使用排尿日记或排尿频率图表,以及应用必要的移动工具。

(5)支持和鼓励:通过与护理人员的定期随访完成。

泌尿系统治疗的特殊干预措施,包括各种形式的盆底肌肉再训练(即生物反馈)、神经调节和间歇性导尿。

(十)保守管理

1. 肠功能障碍

诊治的第一步是根据病史、体格检查和盆腔超声,判断是否合并肠功能障碍。如前所述,肛肠和 LUT 功能密切相关。如果确实存在肠功能障碍的证据(情况通常如此),我们通常先处理肠道功能问题,包括高纤维膳食和增加液体摄入量。我们建议每日纤维摄入总克数为年龄加上 15~20g。需要提醒父母,增加膳食纤维而没有同时增加液体摄入量,可能会使病情变得更糟,它会使较小的大便球结合在一起,从而加重孩子的便秘症状。

如果增加纤维不能解决问题,我们通常建议口服聚乙二醇,促使儿童每天能排出 Bristol 第 4型的大便。病情严重情况下,推荐完全的肠道净化方法(即化学性解除嵌塞),我们称之为"魔法慕斯",辅助自来水灌肠以减轻直肠穹隆部嵌塞的粪便造成的远端梗阻。魔法慕斯包括三个简单的成分:1 杯冰淇淋、1 杯 180ml 布丁和适量矿物油,混合在一起并冷冻(Campigotto, personal communication,2014)。6 岁以下的儿童每天 2 次,每次用 4 汤匙(美制 1 汤匙约为 5ml),6 岁或更大的儿童每日 2 次用 2 倍剂量。由于孩子可能对这种方式的反应相当强烈,出现多次甚至无法预估次数的排便,因此对在学校或日托的孩子,通常是在周末进行。**在整个治疗过程中,肠道治疗必须持续进行,既能促使对膀胱功能障碍的治疗取得最好疗效,又能抵消抗胆碱能药物引起便秘的不良反应。**

大样本回顾性研究证实了处理便秘问题对 BBD 患者的重要性。该研究纳入接受便秘治疗的 234 例慢性便秘和大便失禁的儿童,启动治疗后至少在 12 个月后重新进行评估(Loening-

Baucke,1997)。发现这些儿童中 29% 有日间尿失禁,34% 有遗尿;UTIs 占 11%,女孩更常见。**随着便秘症状的缓解 89% 患者的日间尿失禁消失,63% 患者的遗尿消失。在没有尿路解剖异常的患者中,没有 UTIs 发生。**

2. 行为矫正

恢复孩子正常的排尿习惯是任何结构性行为矫正计划的最终目标。针对这个目标,关键是通过制定个性化的排尿训练的方案,养成规律排尿的习惯。**传统的方案要求白天每 2 小时定时排尿一次。**这种方法对避免膀胱过度活动和尿急症状至关重要,当膀胱充盈达到引发排尿意识的膀胱临界容量时出现这些症状。我们向所有患者推荐使用手表警报器,这些警报器可以帮助年长的、更独立的儿童定时排尿(Hagstroem et al,2010)。使用手表振动警报器也是不错的选择,因为它不会干扰同伴,只有本人知道已经到了排尿时间。无论使用什么方案,都是鼓励孩子在感觉尿急之前排尿,完全排空膀胱,避免腹部紧张。

定时排尿治疗方案通常与记录孩子日间排尿次数的排尿日记的正向强化方案相结合。研究证明,建立奖赏制度可以显著改善儿童的自尊心和依从性(Allen et al,2007)。具体而言,奖赏方案主要是奖励孩子遵循了推荐的计划(例如,孩子在日间每次小便时都贴一标签),而不是简单地要求"不湿裤子"。显然,对大龄儿童(年龄超过 8 岁)由于有来自同伴的压力通常可以激发他们的积极性,并且已经足够成熟去回应和遵循指令,因此行为矫正治疗更成功(Curran et al,2000;Heilenkötter et al,2006)。

3. 生物反馈

生物反馈是使用电子或机械仪器传递知觉证据来帮助人们实现对生理过程或生理功能控制的一种治疗方式(Liberati,2005)。这种方法已应用于泌尿系统超过 30 年,采用无创的尿动力学仪器来测量记录,提供儿童直接的、瞬间的有关排尿功能的信息(Maizels et al,1979)。实时尿流率测定可以观察患者尿流速度,同时在会阴部放置粘合垫测量括约肌和(或)盆底活动;如果需要也可以进行腹部肌电图检测。每次过程持续大约 45min,并由经过专业训练的医师负责监督治疗。视觉和听觉的反馈是通过教导他们在排尿期间如

何自主放松括约肌和盆底肌肉组织,让孩子意识到并控制下尿路功能,防止逼尿肌-括约肌不协调。事实上,许多生物反馈是通过使用被盆底收缩、放松与尿流率共同控制的交互式计算机游戏,为儿童定制治疗方案(McKenna et al,1999)。该系统改进了培训过程并降低了能够成功接受治疗儿童的年龄;但是必须记住大多数 5 岁以下的儿童通常不能定期接受生物反馈治疗。

许多观察性研究已经记录了生物反馈治疗可以减少 LUTD 相关症状的作用(Yamanishi et al,2000;Chin-Peuckert and Salle,2001;Nelson et al,2004;Klijn et al,2006)、加速膀胱输尿管反流的缓解(Palmer et al,2002;Kibar et al,2007),以及消除复发的 UTIs(Nelson et al,2004)。最近的一项系统性回顾评估了生物反馈治疗 BBD 患儿的疗效(Desantis et al,2011),研究纳入 27 项目(1 项随机对照试验和 26 项病例对照研究)。综合评估显示,83% 的 UTIs 和 80% 的日间尿失禁者有症状改善。与标准的泌尿系治疗相比,唯一一个随机对照研究更支持生物反馈治疗[相对风险(relative risk,RR)1.4,95% 置信区间(confidence interval,CI)0.98~2],但是结果并不具有统计学意义。对纳入的所有研究进行分析,发现便秘(18%~100%)、尿频(67%~100%)、尿急(71%~88%)和 VUR(21%~100%)也都有改善。

4. 清洁间歇导尿

Lapides 及其同事(1972)首先介绍了清洁间歇导尿(clean intermittent catheterization,CIC)作为神经功能受损患者膀胱的排空方法。自其第一次描述以来,这种治疗策略逐渐用于具有各种类型的 LUTD 的神经系统完好的患者。在排尿功能障碍和推迟排尿的儿童中,逼尿肌持续紧张,膀胱长期过度扩张,随着时间的推移,这种反复的行为可能会导致膀胱松弛,最终导致膀胱肌肉衰竭。在这些情况下,膀胱排空通常不完全,排尿后大量尿液残留,导致尿失禁及由尿潴留引发的反复 UTIs。CIC 是一种安全、有效且耐受性良好的治疗方法,有助于控尿并降低 LUTD 患儿复发性 UTIs 的发生率(Pohl et al,2002)。与感染患者及其家属讨论这种干预措施的优点尤为重要,能够最大限度地保证治疗的依从性。

（十一）药物治疗

传统上来讲，治疗儿童 LUTD 的药物包括增强膀胱充盈的抗胆碱能药物和有助于膀胱排空的 α-肾上腺素能受体拮抗药（即 α 受体阻断药）。一旦所有其他非手术治疗失败，我们通常会使用这两种药物中的一种或两种。在某些情况下，我们先开始使用 α 受体阻滞药，并结合生物反馈治疗，而具体选择哪种药物治疗，最终由治疗组自行决定。

1. 抗胆碱能药物

抗胆碱能药（即抗毒蕈碱药）是目前用于治疗有 OAB 症状的患者的金标准。毒蕈碱受体是在人的膀胱逼尿肌中发现的，从胆碱能神经中释放的乙酰胆碱刺激这些受体后使膀胱收缩。抗胆碱能药物的主要作用是针对 M1 和 M3 两种受体亚型，这两个亚型被认为和逼尿肌过度活动有关（Chapple et al, 2002）。**这些药物通过降低膀胱充盈期间逼尿肌异常收缩的频率和强度，增加膀胱功能容量及其顺应性**（Nijman, 2004; Finney et al, 2006）。临床疗效取决于各种因素，如受体亲和力、药代动力学和膀胱特异性。

奥昔布宁是第一代现代抗毒蕈碱药物，可用于治疗儿童尿失禁。目前美国已批准五种抗胆碱能药物用于治疗 OAB（达非那新、奥昔布宁、索利那新、托特罗定和曲司平），其中仅有两种（奥昔布宁和托特罗定）已正式获得批准用于儿童。奥昔布宁具有抗毒蕈碱、解痉和镇痛特性，它通过阻滞钙通道而具有解痉作用，镇痛和解痉作用使该药物特别具有吸引力。然而，这些作用只会发生在超生理剂量应用药物的情况下，因此出现的不良反应限制其应用（Chapple, 2000）。

已知药物非选择性发挥作用及透过屏障可诱导全身和中枢系统的不良反应。长效缓释制剂（奥昔布宁 XL）也被美国食品药品监督管理局（FDA）批准用于儿童，这种新型给药方式是通过大肠吸收药物（Youdim and Kogan, 2002），从而避免了首过效应。但这种给药方式可降低 N-去乙基奥昔布宁的代谢活性，因而可导致奥昔布宁许多不良反应的发生。**主要不良反应包括便秘、口干、视物模糊、出汗减少、潮红，以及行为和认知改变。奥昔布宁是脂溶性的，因此可以穿过血脑屏障，据报道会干扰成人的认知活动。**然而，在非随机的 25 例儿童试验中，Sommer 及其同事（2005）发现奥昔布宁与认知功能障碍无关。此外，Veenboer 及其同事（2013）的一项研究表明，对椎管闭合不全儿童长期使用或不使用，他们的行为没有显著差异。

其他奥昔布宁的给药方法包括膀胱内途径和经皮途径。与口服速释型奥昔布宁相比，膀胱内给药避免了首过效应并使奥昔布宁的有效剂量增加。但用药时需要插入导尿管，因此在非神经源性、感觉正常的患者中其使用受到限制。**透皮贴剂与速释型口服药一样有效，但几乎一半患者出现口干**（Davila et al, 2001）。**超过 1/3 的患者出现这种给药途径所特有的不良反应，即可见的局部皮肤红斑和瘙痒**（Gleason et al, 2014）。

2. α 肾上腺素能受体拮抗药（α 受体阻滞药）

已经证实在下尿路中存在 α 肾上腺素能受体，主要位于膀胱颈和尿道（Ek, 1978）。**阻滞 α 肾上腺素能可导致平滑肌松弛和膀胱出口阻力降低。**在早期，由于药物的不良反应如低血压和头晕，限制了其应用。20 世纪 80 年代随着更多的"选择性"α 受体阻滞药被开发出来，仅靶向阻滞 α_{1a}，而不是同时阻滞 α_{1a} 和 α_{1b} 肾上腺素能受体，使这些药物的不良反应大大减少。选择性 α 阻滞药包括阿夫唑嗪、多沙唑嗪、哌唑嗪、西洛多辛、坦索罗辛和特拉唑嗪。

目前，α 受体阻滞药是促进成年人膀胱排空的主要药物，尤其是患有良性前列腺增生症的成年男性。Austin 及同事（1999）早期通过 α 受体阻滞药对儿童 LUTD 疗效的研究，率先引入 α 受体阻滞药用于治疗儿童的排尿问题。在这份研究报告中，17 例患者接受 α 受体阻滞药治疗，82% 测量指标有改善。对他们初期研究的患者随访发现，55 例使用多沙唑嗪治疗的排尿功能障碍的儿童，多种 LUTS、白天尿失禁和残余尿的症状都出现改善（Cain et al, 2003）。

请参阅 Expert Consult 网站了解相关资料。

通过逐渐升级的综合治疗方案（Chase et al, 2010; Thom et al, 2012）或通过辨别具有特征性尿流异常的患者（Van Batavia et al, 2010），选择需要行 α 受体阻滞药治疗的 LUTD 患儿。尿流率测定发现"肌电图时间滞后"延长与膀胱颈和尿道内括约肌失协调有关，可以作为进行 α 受体阻滞药治疗的依据(Van Batavia et al,2011,2014)。EMG 滞后时间是外括约肌放松后与尿液排出之间的时间。滞后时间延长大于 6s 是应用 α 受体阻滞药治疗 LUTD 的可靠指标(Van Batavia et al,2014)。需要进一步的研究来验证这些尿流率结果的可靠性和可重复性。

　　3.肉毒杆菌毒素

　　近期在临床上试用肉毒杆菌毒素(botulinum-A toxin,BTX-A)处理难治性 LUTD 病例。毒素通过抑制突触前神经肌肉连接处释放乙酰胆碱(acetylcholine,ACh)发挥作用。抑制 ACh 的释放会导致注射局部肌肉收缩性下降和肌肉萎缩。化学性的去神经支配是一个可逆过程,最终毒素被灭活并被清除。药物注射后 5～7d 内开始起效,在 4～6 周内达到最大效果(Game et al,2009)。诱发肌肉麻痹的持续时间依治疗肌肉的不同类型而改变,效果可持续 3～12 个月(Riccabona et al,2004)。

　　临床上,BTX-A 注射剂已被安全地应用于治疗许多临床疾病(Maria et al,2005),包括神经源性 LUTD(Game et al,2009)。随后 BTX-A 也被用于治疗非神经源性 LUTD,已有很多关于

BTX-A 治疗儿童 OAB 和排尿功能障碍的报道(Steinhardt et al,1997；Hoebeke et al,2006；Mokhless et al,2006；Radojicic et al,2006；Franco et al,2007；Petronijevic et al,2007；Vricella et al,2014)。在膀胱镜引导下,将 BTX-A 直接注射到逼尿肌(OAB 患者)或尿道外括约肌(排尿功能障碍患者)。这种治疗方式的主要缺点之一是需要重复注射,由于化学去神经支配的可逆性,注射后 6 个月内会出现终末突触信号的重建。幸好,初步研究表明在儿童中重复注射 BTX-A 是安全的,不会导致膀胱壁的纤维化(Pascali et al,2011)。

　　(十二)神经调节

　　在过去的 20 年中,电神经刺激也称为神经调节,已用于治疗儿童非神经源性 LUTD(表 22-1)。有研究报道经神经调节治疗后,会发生一系列改变,包括显著增加膀胱容量、降低尿急症状的严重程度、改善控尿能力和减少尿路感染(Bower et al,2001；Hoebeke et al,2001b；Roth et al,2008)。反映膀胱顺应性的尿动力学参数,以及不自主收缩次数和初始逼尿肌收缩时膀胱体积也均有显著改善(De Gennaro et al,2004)。

表 22-1　神经调节治疗儿童下尿路功能障碍的研究

参考文献	神经刺激方式	LUTD	例数	治疗方案	频率/振幅	治疗时间	随访(个月)	结果(%)
Hoebeke et al,2001b	TENS	OAB	41	S_3,2h/d	2Hz/未阐明	6 个月	12	56 治愈,20 缓解
Bower et al,2001	TENS	OAB	14	耻骨上/S_{2-3},1h,每天 2 次	10 或 150Hz/未阐明	1 个月	1	50 治愈,23 缓解
Barroso et al,2006	TENS	OAB	19	S_3;20min,每周 3 次	10 Hz/6～42 mA	1 个月	14	63 治愈,32 缓解
Hagstroem et al,2009	TENS	OAB	25	S_{2-3},2h/d	10 Hz/37.5 mA	1 个月	1	0 治愈,61 缓解
Malm-Buatsi et al,2007	TENS	OAB	18	S_{2-3},20min,每天 2 次	100 Hz/0～60 mA	8 个月	13	13 治愈,60 缓解
Lordêlo et al,2010	TENS	OAB	37	S_{2-3},20min,每周 3 次	10 Hz/未阐明	7 周	16	62 治愈,90 缓解
Hoebeke et al,2002	PTNS	DV	31	30min/周	20 Hz/未阐明	10 周	3	尿急:25 治愈,36 缓解 尿失禁:17 治愈,52 缓解
De Gennaro et al,2004	PTNS	OAB DV	10 7	30min/周	20 Hz/0～10 mA	12 周	3	OAB:56 治愈,80 缓解 DV:50 治愈,71 缓解

（续　表）

参考文献	神经刺激方式	LUTD	例数	治疗方案	频率/振幅	治疗时间	随访（个月）	结果(%)
Capitanucci et al,2009	PTNS	OAB DV	14 14	30min，每周 1 次＋维持（每月 1 次）	20 Hz/0～10 mA	12 周	24	OAB:36 治愈,86 缓解 DV: 86 治愈, 100 缓解
Humphreys et al,2006	SNM	BBD	23	S_3	未阐明	13 个月	13	UI:16 治愈,68 缓解 UR:33 治愈,60 缓解 膀胱疼痛/尿急/尿频:67/75/73 缓解 便秘:80 缓解
Roth et al,2008	SNM	BBD	20	S_3	未阐明	27 个月	27	UI:75 治愈,88 缓解 UR:25 治愈 尿急/尿频:83/78 治愈,89 缓解 便秘:41 治愈,59 缓解
Stephany et al,2013	SNM	BBD	14	S_3	未阐明	6 个月	6	生活质量分数（心理社会总分）和 LUTD 分数都显著改善

注:BBD. 肠膀胱功能障碍；DV(dysfunctional voiding). 排尿功能障碍；ES(electrical stimulation). 电刺激；LUTD. 下尿路功能障碍；OAB. 膀胱过度活动；PTNS. 经皮胫神经刺激；SNM(sacral nerve modulation). 骶神经调节；TENS. 经皮电神经刺激；UI(urinary incontinence). 尿失禁；UR(urinary retention). 尿潴留；S_3. 第 3 骶神经

在神经调节治疗中，电刺激以非侵入方式通过改变已经存在的神经传导模式，以调节逼尿肌的活动。它可能的机制是通过调节中枢神经系统兴奋和抑制信息的释放，使得神经调节恢复到更平衡的状态。已经研究了一些儿童的神经调节方式，包括骶神经调节、阴部神经刺激和胫神经刺激。因为缺乏对照试验和大部分的作用机制还模糊不清，尽管神经调节的初步疗效令人鼓舞，但对非神经系统 LUTD 患儿的作用仍然存在争议。

经皮电神经刺激（transcutaneous electrical nerve stimulation,TENS）的表面电极放置在 S_3 和 S_2 椎管水平的两侧。通常，每次 20min，每周 3 次。经皮胫神经刺激（percutaneous tibial nerve stimulation,PTNS）使用 34 号不锈钢针头插入内踝头侧大约 5cm 处，另一极片放置于内踝后方。通过观察儿童同侧足底和（或）脚趾屈曲或张开确认针的正确位置。虽然作用机制观点不一，但 PTNS 是基于中国传统的针灸覆盖胫后神经的三阴交穴位做法（van Balken et al,2004）。胫后神经是起源于 L_4 至 S_3 脊髓神经根感觉和运动的混合神经，具有控制膀胱、尿道括约肌和盆底肌的感觉和运动的功能。均在门诊进行治疗，每周 1 次，每次通常 30min。

自从最初报道以来，有大量应用植入电极刺激骶神经根的研究报道。近十年，成人的骶神经调节（SNM）已被广泛认可，并且被 FDA 批准用于治疗泌尿外科尿急、尿频、急迫性尿失禁、盆底功能障碍和非梗阻性尿潴留。尽管 SNM 治疗儿童非神经源性 LUTD 不是适应证，但已有许多研究报道治疗的经验（Tanagho,1992；Humphreys et al,2006；Roth et al,2008；McGee et al,2009；Stephany et al,2013）。

进行骶部植入之前，必须建立经皮-椎间孔达到 S_3 脊神经的通道。获得正确的刺激反应后，首先植入神经刺激器装置的四极尖头导线。经过皮下隧道连接到外部神经刺激器装置上，进行测试评估。如果成功，接着将永久性神经刺激器装置植入臀部上方的皮下脂肪中。通常植入式 SNM 装置的并发症是装置局部和（或）伤口感染、电极移位、装置失效和导线断裂。返修率在 7%～18%，主要是由于电极移位、连接错误和感染。

(十三)下尿路功能障碍的特殊情况及治疗

1. 笑性尿失禁

笑性尿失禁是好发于学龄女性儿童一种不常见的日间尿失禁。往往是由于单纯笑声引起中等至大量的漏尿。公认的理论是与笑声相关中枢神经系统(central nervous system,CNS)失活(即猝倒)导致的尿失禁(Sher and Reinberg,1996)。应该强调的是，这种尿失禁发作症状总是很明显，通常整个膀胱的尿液都被排空。OAB患儿也可见到笑性尿失禁，并且比单纯的笑性尿失禁更常见。笑性尿失禁的诊断依靠排除法，通常根据病史，以及缺乏其他排尿症状和检查结果等正常来确定诊断。笑性尿失禁对社会生活有重大的不良影响，而这往往是患者就医的原因。目前，治疗方法包括生物反馈或哌甲酯治疗(Berry et al,2009；Richardson and Palmer,2009)。

2. 尿频(特殊的白天尿频)

这是一种日间排尿频率异常高的症状(有时每天高达50次)。鉴别这种症状与OAB最关键的一点为该症状仅限于白天，通常可以因此确诊。这在男女幼儿(4-6岁)都能看到，并与家庭中最近的死亡或危及生命的事件有关联。通常情况下，它会是一次历时大约6个月的良性自限性的病程(Bergmann et al,2009)。除了对患者安慰治疗外，没有必要进行其他的特别处理。然而，这种尿频儿童需要进行临床调查以排除其他病理原因。

3. 不活跃膀胱

顾名思义，不活跃膀胱描述的是患儿需要提高腹内压力以启动、维持并完成排尿。一旦排除了BOO的功能性或解剖性原因，该病症有以下两种主要处理方式。首先是定时排尿和双重排尿，更有效地排空膀胱并降低PVR。如果这种治疗策略无法达到预期效果，我们则通常建议使用CIC，其频率取决于症状的严重程度。显然，这需要给患者和护理人员合理的建议和周到的指导，特别是对神经功能正常的儿童。

4. 阴道反流(阴道尿液滞留和阴道排尿)

在没有其他LUTs的情况下，阴道反流的特征是在正常排尿后出现小便失禁。这通常在青春期前的女孩身上出现，典型的病史是正常排尿后10～15min出现内裤浸湿。由于会阴部皮肤暴露于相对有腐蚀性的尿液，引起的局部慢性刺激和炎症。唯一需要的治疗是再次确认诊断和调整排尿姿势，保证阴道彻底排空。

要点：日间尿失禁和膀胱功能障碍的管理

- LUTD儿童或青少年的治疗是针对改善症状[例如尿和(或)大便失禁，反复发作的UTIs]，以及保护上尿路免受永久性损害为目的。

- 一般而言，采用从最少到最大侵袭性的阶梯式的治疗方法，采用保守措施(例如治疗便秘，改善行为)无效后，逐步开始药物治疗、物理治疗、生物反馈、神经调节或手术干预。

- 在一项大型研究中，仅缓解便秘即可使89%的日间尿失禁消失，63%遗尿症消失(Loening-Baucke,1997)。

- 目前应用抗胆碱能药物治疗OAB是金标准。这些药物通过降低膀胱充盈期间不受控制的逼尿肌收缩的频率和强度，增加膀胱的容量和顺应性。主要不良反应包括便秘、口干、视物模糊、出汗减少、潮红以及行为和认知改变。

- α肾上腺素能阻滞药可以松弛平滑肌，并降低膀胱出口阻力，促进膀胱排空。

- 在神经调节中，电刺激以非侵入的方式调节逼尿肌活动，并改变了现有的神经传递模式。其机制是中枢通过重新调节兴奋性和抑制性信息，使神经驱动恢复到更平衡的状态。许多电刺激模式已经在儿童中被研究，包括SNM、阴部神经刺激和胫神经刺激。

七、遗尿

在过去的几十年中，我们对遗尿的认识发生了很大变化。通过对遗传和病理生理机制的认识，以前的自主控制理念已被取代。众所周知，遗尿是儿童常见的疾病(Shreeram et al,2009)，影响全球数百万儿童，并且对儿童自尊和与健康相关的生活质量产生重大负面影响(Wolfe-Christensen et al,2013)。

(一)术语和背景

术语遗尿与夜间遗尿是同义词,都定义为不存在先天性或获得性神经系统异常的 5 岁以上的儿童在睡眠期间出现尿失禁。"日间遗尿"一词已被完全废除。白天和晚上湿裤的孩子可以分别称为日间尿失禁和遗尿或非单一症状的遗尿。

遗尿分为单一症状(monosymptomatic,MSE)或非单一症状(nonmonosymptomatic,NMSE)遗尿。**MSE 定义为没有任何其他下尿路症状且没有膀胱功能障碍史的儿童遗尿。MSE进一步细分为原发和继发两种形式。儿童从未获得令人满意的夜间干床者(约 80％的遗尿儿童符合这一定义)称为原发性 MSE**(Friman and Warzack,1990)。**在至少 6 个月的夜间干床者,儿童再次出现遗尿者称为继发性 MSE**(von Gontard and Nevéus,2006),继发性遗尿通常归因于在孩子生命的脆弱时期,发生异常的压力性事件(例如父母离异、同胞出生、性虐待)或器质性疾病(例如 UTIs、糖尿病、阻塞性睡眠呼吸暂停、神经源性膀胱)或心理原因(例如 ADHD 或品行障碍)。那些越可能患 NMSE(见下文)的孩子治疗效果越不佳。继发性 MSE 的确切病因仍不十分清楚。儿童原发性和继发性 MSE 的临床表现相似,这提示两者可能具有共同的发病机制(Robson et al,2005)。此外,大量的家庭调查表明继发性 MSE 与原发性 MSE 在病因学上通常没有不同,过分强调他们的差异是没有根据的(Schaumburg et al,2008)。

伴有日间下尿路功能障碍的遗尿定义为NMSE(Franco et al,2013)。白天有 LUTS 提示存在 NMSE,包含日间尿失禁(非强制性)、尿频、生殖器或下尿路疼痛,以及憋尿行为(即延迟排尿策略)等症状。常需要通过详细询问病史得出这些症状,这些症状通常表明不是存在 OAB(即储尿期问题)如尿急,就是有排尿功能障碍(即排尿期问题),如尿踌躇、尿费力、尿线细、间断排尿、感觉尿不尽。

MSE 和 NMSE 的发病机制、评估方法和治疗方式都非常相似(Nevéus et al,2010)。15％～30％的遗尿儿童合并日间 LUTs;然而,这些数据

可能被严重低估(Järvelin et al,1988;Gumus et al,1999)。**事实上,该领域的大多数专家估计,真正单一症状遗尿儿童的比例不到所有尿床儿童的一半**(Franco et al,2013)。

儿童 NMSE 最初诊疗的方法与 LUTD 基本相同。首先从详细的病史和体格检查,以及适当的实验室和影像学检查入手。就 NMSE 治疗而言,我们从对便秘的鉴别和治疗开始。正如我们以前所看到的,肠道问题的有效治疗可以促使日间尿失禁的自行缓解(Loening-Baucke,1997)。我们也会首先治疗明显的 LUTD 症状,因为通过有效治疗 OAB(或排尿功能障碍)能使遗尿完全停止(Franco et al,2013)。如果合并行为障碍,应由精神专科医师处理;如果在上述提到的干预措施治疗以后遗尿仍然存在,那么可以开始 MSE的标准治疗。本章的其余部分将特别关注 MSE及其流行病学、病因、评估和治疗方法。

(二)流行病学和自然病程

遗尿是一个常见的问题,仅在美国就有 700万儿童患有这种疾病。根据英国最近的一项大型纵向研究,一年级的孩子中至少有 20％每周偶尔尿床,有 4％的孩子每周尿床两次或更多次(Butler and Heron,2008)。患病率随年龄而变化,表明与下尿路和神经系统发育的不成熟有关(图 22-9)。在一项对近 11 000 名美国儿童的研究中发现,7 岁和 10 岁男孩的遗尿发病率分别为 9％和7％,对应年龄的女孩分别为 6％和 3％(Byrd et al,1996)。目前普遍认为,在西方**大约 15％的儿童在 5 岁时会有一定程度的夜间尿床,每年自愈率约为 15％**(Forsythe and Redmond,1974)。**因此,在 15 岁时,只有 1％～2％的青少年仍然会尿床**(Klackenberg,1981)。**也有研究表明,遗尿持续的时间越长,其自愈率越低**(Forsythe and Redmond,1974;Bakker et al,2002)。

男孩的遗尿似乎比女孩更常见,大多数报告显示比例为 2:1。虽然其他研究人员对这一观点有争议,但一致认为在青春期,男性和女性的患病率基本相同(Yeung et al,2004b)。

遗尿也常见于伴有行为异常的儿童,例如ADHD、对立违抗性障碍、品行障碍、焦虑和抑郁等(Baeyens et al,2004;von Gontard et al,2011)。据估计,20％～30％的遗尿患儿患有临床上符合

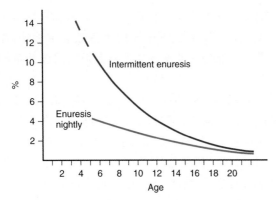

图 22-9 Prevalence rate of enuresis from childhood through young adulthood. (From Austin PF, Nevéus T. Evaluation and management of enuresis. AUA Update Series, Vol. XXI, 2012.)

DSM-Ⅴ精神疾病标准的行为障碍,如果不积极治疗,随后可能对依从性和最终治疗结果都具有负面影响(von Gontard et al,2011)。

(三)遗传学

遗尿包含了复杂的、多因素的病理生理学过程,有很强的遗传倾向(von Gontard et al,1998a;Schaumburg et al,2008)。当父母一方或双方都有长时间的夜间尿床病史时,分别有43%和77%的子女有遗尿;当父母双方都没有夜间尿床病史时,仅15%的后代有遗尿(Bakwin,1973)。此外,单卵双胞胎之间的一致性几乎是双卵双胞胎之间一致性的2倍(68%:36%)(Bakwin,1971)。**已报道遗尿与染色体12、13和22上基因位点有关联,具有常染色体显性遗传和高外显率;然而,主要的基因位点尚未被确定**(Eiberg et al,1995,Eiberg 1998;Arnell et al,1997)。对家族和双胞胎的研究表明存在位点的异质性,并且表型-基因型的相关性差(von Gontard et al,2011b)。对这些基因的鉴定肯定会减轻遗尿儿童的负疚心理,并且有助于改变遗尿源于行为因素,并可以完全受自身控制的理论。

(四)病理生理学

人们普遍认为,**遗尿症源于对膀胱控制的最终发育过程出现了成熟迟缓**(Järvelin,1989;Light,1998)。这种争论的根源在于无论使用何种干预措施,即使遗尿未被治疗,大多数儿童最终

都不会再出现夜间尿床。神经生理学数据支持原发性遗尿患儿与对照组相比中枢神经系统成熟存在差异这一假设(Iscan et al,2002)。许多有遗尿症儿童的膀胱稳定性和脑电图(EEG)结果显示两者都随患儿年龄增长在逐步成熟,表明中枢神经系统对膀胱充盈程度的认识逐渐增加,并最终有能力抑制膀胱收缩(Watanabe and Azuma,1989)。这进一步证明膀胱控制延迟成熟在 MSE 中发挥一定作用。

简单地说,**涉及遗尿发病机制的三个器官包括膀胱(即夜间膀胱容量降低)**(Yeung et al,2004a)、**肾(即夜间多尿)**(Nørgaard et al,1989a;Vande Walle et al,2007)和**大脑(即睡眠唤醒障碍)**(Watanabe and Azuma,1989;Iscan et al,2002)。推断遗尿是由于一个或多个关键器官的功能受损或成熟滞后所致(图 22-10)。

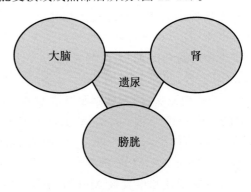

图 22-10 器官系统参与遗尿的发病机制

1. 膀胱过度活动和夜间低膀胱容量

似乎有一部分患有原发性 MSE 儿童会出现夜间膀胱过度活动与夜间尿量多少无关(Yeung et al,1999)。Yeung 及其同事发现,日间膀胱功能正常,但在睡眠时出现明显的逼尿肌过度活动导致遗尿的患儿,近一半接受标准治疗(即去氨加压素或湿度感应器)时失败。这些孩子几乎都没有夜间多尿症。

在睡眠期间进行尿动力学研究,患与不患 MSE 的儿童之间唯一的区别是遗尿时膀胱收缩率的增加(Nørgaard et al,1989b)。此外,睡眠期间的尿动力学研究表明,夜间遗尿与盆底活动有关。当盆底活动随着逼尿肌收缩而增强时通常可避免尿床,患者随后往往会醒来去排尿。相反,当盆底活动不增强时,逼尿肌收缩通常导致尿床

(Nørgaard et al,1989b)。

请参阅 Expert Consult 网站了解详细资料。

2. 夜间多尿症

夜间尿量增加在夜间遗尿中发挥重要作用(Nevéus et al,2010)。在没有遗尿的儿童和青少年中,一天尿液生成的节律是夜间尿量减少,大约为白天尿量的50%(Rittig et al,1995,2010)。目前广泛认可的发生机制是认为调节游离水排泄的垂体后叶释放的抗利尿激素(antidiuretic hormone,ADH)在夜间出现生理峰值所导致的。其他夜间尿量增加可能的机制包括睡前饮水量增加(Robson,2001)、对 ADH 反应迟钝、晚间饮食溶质性负荷增加导致夜间尿液渗透压增高(Dehoorne et al,2006)、肾对钠重吸收异常(与血管紧张素Ⅱ,醛固酮和利尿钠肽的释放异常有关)、肾小球滤过率生理节律的异常(De Guchtenaere et al,2007)、钠和钙排泄异常(Raes et al,2006),以及阻塞性睡眠呼吸暂停/通气不足(Su et al,2011)。

无论其机制如何,夜间尿量正常情况下会减少,而继发于这些节律系统异常时,尿量则不会减少,从而导致夜间多尿,超过膀胱的功能容量,导致发生遗尿。Rasmussen 及其同事(1996)通过增加正常健康儿童夜间尿量可诱发出现遗尿的试验证明了这一理论。然而,尽管看似简单的因果关系,但是夜间多尿症和对 ADH 的反应是非常复杂的现象,因为并非所有遗尿的患儿都有夜间多尿,而在有夜间多尿的患儿中夜间 ADH 也可能是正常的(Steffens et al,1993)。事实上,据观察患有和不患有 MSE 的儿童的尿渗透压相似,并且晨尿的渗透压随年龄增长而增加(Kawauchi et al,1996)。这表明对 ADH 分泌的反应可能是一个逐渐成熟的过程,这进一步支持了成熟理论的假说。

3. 唤醒和睡眠

无论孩子是否有逼尿肌过度活跃和(或)夜间多尿,这两种现象都不能解释为什么患有遗尿的孩子在尿床发作之前无法从睡眠中醒来去排尿。已知膀胱扩张和逼尿肌收缩都是强烈的唤醒刺激(Koyama et al,1998),奇怪的是,遗尿的儿童在夜间睡眠期间,无法被膀胱充盈或收缩的刺激唤醒。父母总是将他们孩子的遗尿描述为睡得过深(Wille,1994;Nevéus et al,1999a)。当患儿进行

报警治疗时,经常遇到父母被闹醒,而患儿却继续沉睡的情况。Nevéus 和同事(1999a)从 1413 名 6—10 岁的小学生问卷调查中发现,遗尿与患儿主观上唤醒阈值高,分不清睡眠及觉醒状态有关。Wolfish 和同事(1997)对 33 名 7—12 岁男孩(15 例患有遗尿和 18 名年龄匹配的对照者)进行了实验室研究,发现唤醒对照者往往比唤醒遗尿者更容易(分别为 40%和 9%)。

经 EEG 测量发现主观深度睡眠与客观深度睡眠不同。Freitag 和同事(2006)研究了 37 例 MSE 儿童的脑干诱发电位与 40 名年龄匹配的对照组进行比较,发现 MSE 患儿脑干诱发电位的潜伏期延迟,可以用脑干成熟缺陷解释这一现象。然而,其他睡眠研究表明,患和不患遗尿儿童的睡眠模式相似(Ritvo et al,1969;Bader et al,2002)。这些研究表明,遗尿现象是在夜间随机发生的,但主要是发生在非快速动眼(nonrapid eye movement,non-REM)期(Nevéus et al,1999b),以及膀胱充盈至相当于日间最大功能容量时(Mikkelsen,1980;Nørgaard et al,1989b)。一项关于 35 例儿童在香港地区接受针对 MSE 治疗的研究结果表明,尽管这些儿童看起来是深睡眠者,但事实上,这些儿童的睡眠主要是浅度睡眠(Ⅰ/Ⅱ非快速动眼期),而不是深度睡眠(Ⅲ/Ⅳ非快速动眼期)。大脑皮质接收了睡眠 OAB 信息的传入引起频繁的皮质刺激,但却未能唤醒遗尿患儿,推测这是意识觉醒阈值异常升高导致。OAB 相关的皮质唤醒可能导致从深睡眠到浅睡眠的转变,但没有完成唤醒,可能是因为来自膀胱的信号对睡眠唤醒中枢的长期过度刺激所致。总之,这些研究表明,尿床儿童的睡眠是正常的(即各阶段睡眠的分布和比例都在正常范围内),但却不能因夜间逼尿肌收缩或膀胱充盈的刺激而唤醒。

(五)评估

MSE 患儿的基本**评估包括病史、体格检查和尿液分析,包含排尿日记的病史是评估的关键指标**(Robson,2009;Nevéus et al,2010)。如前所述,排尿日记客观记录了排尿模式(参见膀胱和肠道日记章节)。当病史不清时,排尿日记特别有用。排尿日记应该由父母保管,有助于评估孩子排尿时间;排尿和普通生活事件之间的关系,如膳食、在学校休息、游戏活动、是否出现尿急或尿失

禁,以及排尿量。**评估的主要目的是排除以 BBD 或遗尿为临床表现的其他潜在疾病(例如后尿道瓣膜、椎管闭合不全、糖尿病),并确定遗尿是否真正是单一症状。如果存在 BBD,应该按照之前描述的方法先进行治疗,然后治疗 MSE**(Franco et al,2013)。

一旦 MSE 得到确诊,通常需要进一步描述遗尿的情况,如频率和尿量。应该尝试区分原发和继发 MSE,主要目的是用于判断预后,而治疗方式通常是相同的。重点询问是否存在夜尿,如果有说明患儿的唤醒不是非常难。社会史也特别重要,因为先前无尿床的儿童比原发性 MSE 的患儿更容易出现躯体和心理共病的情况(Robson et al,2005)。遗尿的家族史通常有助于明确遗传模式;此外还要明确家庭已有的干预措施。

要重视体格检查,检查项目与前面 LUTD 章节要求的类似。简而言之,体查要包括通过腹部触诊排查便秘,检查下腰骶椎是否有脊柱闭合不全的皮肤表现,检查生殖器是否有尿道口狭窄、阴道口红斑或内裤潮湿,评估骶反射弧及腿部肌力、肌张力、反射和感觉功能,以排除神经源性膀胱。

在实验室检测方面,应进行简单的尿液分析,以检测是否有糖尿、蛋白尿、血尿、脓尿和(或)菌尿。放射影像和尿动力学在 MSE 评估中没有任何作用。如果根据病史和体格检查怀疑患者有 NMSE,建议按照先前描述的 LUTD 患儿的检查方法进行评估(即盆腔超声和尿流率测量)。

(六)治疗

遗尿的常规治疗包括行为改变、遗尿"潮湿"警报器和药物治疗(例如去氨加压素、抗胆碱能药、丙咪嗪)。目前大部分治疗遗尿患儿的证据都很薄弱(Nevéus et al,2010)。考虑到遗尿的自限性,可以选择观察,允许等待先天决定的自然病程。然而,据报道,即使每月一次的遗尿也会伤害患儿的自尊心,无论采用何种方法治疗及疗效如何,只要治疗了就有维护自尊心的作用(Hägglöf et al,1998;Longstaffe et al,2000)。

一般应以儿童的关注程度和动机为指导决定何时开始治疗,而不是父母。 对于孩子来说,通常在影响其与同龄人交往的能力时(例如外宿、夏令营)夜间遗尿问题变得突出(Jalkut et al,2001)。**确定孩子是否足够成熟有能力完成治疗计划非常**

重要,如果父母看起来对治疗比孩子更感兴趣,并且孩子不愿意或没能力完成治疗计划,应该延迟治疗。孩子必须很积极参与到治疗计划中,可能需要数月才能取得成功。尽管应该给予所有尿床儿童一般性建议,但在 6 岁以前通常不应积极治疗(Nevéus et al,2010)。年龄不是开始积极治疗的唯一标准。

1. 行为治疗

目前缺乏关于行为治疗疗效的随机试验数据(Pennesi et al,2004;Caldwell et al,2013),但是临床经验(即 4 级证据)表明行为治疗是有益的(Nevéus et al,2010)。同样,虽然对临床医师的行为影响因素尚未有正式研究,但临床经验表明,与儿童建立融洽关系,激发并保持积极态度对于行为治疗的成功非常重要。**行为疗法的基本目标与治疗日间尿失禁非常相似,都围绕着建立良好的排尿和排便习惯。**

孩子们应该在日间规律排尿,直至睡前白天总共要排尿 6～7 次。特别是在傍晚时间,应避免食用高糖和咖啡因性饮料。每天的液体摄入量应该集中在早晨和下午的早些时候,并且在晚上应该尽量减少液体和溶质的摄入量。仅限制夜间液体摄入,而没有增加日间液体消耗的补偿,可能满足不了孩子日常的液体需要量,这种方法通常是不成功的。

在实践中,当父母和孩子了解正常膀胱功能和遗尿的发病机制后,其依从性能够得到改善。**要让儿童消除疑虑,知道遗尿不是他们的错,孩子尿床不应该受到惩罚,否则常常适得其反**(van Londen et al,1993)。通过个体化治疗方案制定一系列切实可行的目标并每月随访,来保持治疗的积极性,可以改善治疗效果(Glazener and Evans,2004)。记录个性化日记,包括日间尿失禁和遗尿事件、排便的频率和时间,有助于家长和孩子跟踪其治疗进展。

开始积极治疗原发性 MSE 时,有 1 级证据支持使用遗尿警报(Glazener et al,2005)、**去氨加压素**(Glazener and Evans,2009)、**抗胆碱能药**(Austin et al,2008)**和三环类抗抑郁药**(如丙咪嗪)(Glazener and Evans,2000)、**可以单独或联合治疗。**一般来说,除行为治疗外,目前 MSE 的两种一线治疗还包括遗尿警报和去氨加压素。它们都是有效的治疗方法,但采用哪种治疗方式要根据患儿、医师以及疾病相关参数所提供的与预后相关的信息来决定(图 22-11)。**遗尿警报似乎最适合积极治疗的家庭及没有多尿症但排尿量少的儿童**(Nevéus et al,2010)。**去氨加压素似乎最适合用于夜间多尿和膀胱储尿功能正常的患儿**

(Hunsballe et al,1998)**、不经常发生尿床及遗尿警报治疗失败或拒绝使用遗尿警报的患儿**(Nevéus et al,2010)。**一线治疗失败的儿童应该接受另一种治疗**,对于两种治疗均失败者,可以单独或联合使用二线和三线治疗(例如去氨加压素加奥昔布宁)。

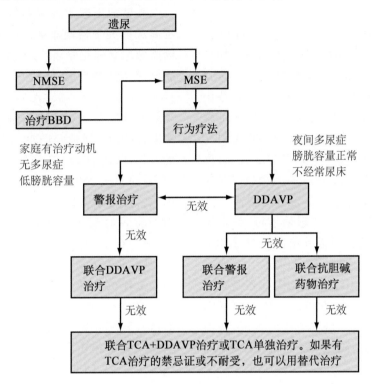

图 22-11　遗尿患儿评估与治疗的流程图

BBD. 肠膀胱功能障碍;DDAVP(1-deamino-8-D-arginine vasopressin).1-脱氨基-8-D-精氨酸加压素(去氨加压素);MSE. 单一症状遗尿;NMSE. 非单一症状性遗尿;TCA(tricyclicantidepressant.). 三环类抗抑郁药

2. 遗尿警报

应用警报训练是长期治疗 MSE 治疗中最有效的方式(Glazener et al,2005)。自 20 世纪 30 年代以来警报训练一直在使用,代表着经典的巴甫洛夫条件反射作用,但遗尿警报的工作原理仍然有点神秘,因为严格来说,经典的条件反射在睡眠期间是不应该起作用的。其可能的机制包括抑制膀胱在睡眠期间排尿、增加夜间膀胱容量(Hansen and Jørgensen,1997),并在遗尿时通过刺激信号唤醒患儿并起床排尿。有趣的是,大多数使用遗尿警报而不会尿床的孩子,实际上是睡了一夜,并不一定会醒来小便。这种反应比去氨加压素更加平缓和持续,约 2/3 儿童在配合治疗期间没再尿床,

将近半数在治疗完成后不再尿床(Glazener et al,2005)。当放置在内裤或床垫上的传感器检测到水分时,遗尿报警就会启动,这两种放置传感器的方式同样有效(Butler and Robinson,2002)。唤醒装置通常是闹铃和(或)振动。

应该告知家人,让孩子自己操作警报器。警报器报警时,患儿自己应该关闭报警器,起床并去厕所排尿。我们经常提醒父母,在开始治疗初期,孩子可能不会醒来,而父母应该在闹铃响起时唤醒孩子。让孩子完全清醒,意识到所发生的事情对于警报治疗的成功至关重要。然后,孩子应该返回卧室,更换床上用品和内衣裤,更换传感器,继续睡觉前重置警报器。日记应记录晚上是否尿床,对于一晚上没有尿床及按顺序成功完成了一

系列上述事件的孩子需给予正性强化。大约
30％患者由于各种原因停止使用遗尿警报,包括
皮肤刺激,其他家庭成员受到干扰和(或)未能唤
醒孩子(Schmitt,1997)。警报的不良影响包括警
报器失灵、警报器误响、其他家庭成员的生活受到
干扰,以及因使用警报器有困难而缺乏依从性
(Glazener et al,2005)。

患儿连续不尿床至少14d,治疗方可停止
(Nevéus et al,2010)。在接受警报训练6周后,
没有持续改善的儿童,提示很难通过该方法达到
不尿床(Taylor and Turner,1975),需要其他替代
治疗。对于复发患儿(2周内超过两次夜间尿
床),可以再次使用警报治疗。基于第一次警报已
经成功治疗过,在停止警报治疗后复发的儿童,再
次治疗通常快速有效(Tuncel et al,2008)。对这
种复发的患儿,可以通过超量学习方法提高长期
治愈率(Morgan,1978)。所谓超量学习,就是治
疗达到不尿床后,睡前摄入额外液体同时继续进
行警报训练(Young and Morgan,1972)。在没有
超量学习的孩子,可以训练抑制排尿,而不是学习
夜间醒来去排尿。一个系统性回顾表明,超量学
习方法训练孩子在感觉到膀胱充盈时觉醒,从而
减少警报治疗停止以后的复发(Glazener et al,
2005)。

(七)药物治疗

1. 去氨加压素

去氨加压素[1-去氨基-8-D-精氨酸加压素(1-
deamino-8-D-arginine vasopressin,DDAVP)]是
人工合成的脑垂体后叶释放的抗利尿激素类似
物,通过增加集合管对水的重吸收来减少尿液产
生。过去40年,DDAVP一直用于治疗遗尿症。
去氨加压素的给药相当容易,起效很快,口服时血
清半衰期为2～3h(药效学作用的持续时间接近
于小学年龄儿童的平均睡眠时间)。在美国,有口
服(可嚼碎)片、舌下含服和鼻内喷雾剂三种剂型。
药物安全问题主要是药物导致过量的液体再吸
收,引起水中毒导致低钠血症性癫痫发作。鼻内
给药剂型因其半衰期延长,导致安全风险偏高,因
此不鼓励使用喷雾剂(Robson et al,2007)。一旦
发生体液和(或)电解质失衡(例如发热、呕吐或腹
泻、剧烈运动或与水消耗增加的其他状况),应该
暂停治疗。

通常睡前1h口服,起始剂量为0.2mg,并可
以在睡前将药物按0.2mg递增至最大剂量
0.6mg。孩子们睡前必须排尿。液体摄入量减少
到最多240ml,直到第二天早晨完全禁水,将低钠
血症的风险降低到几乎为零(Glazener and Ev-
ans,2009)。

去氨加压素对夜间多尿症(由ICCS定义为
夜间尿量大于预期年龄膀胱容量的130％)并且
膀胱储尿功能正常者(最大排泄量＞70％的预期
膀胱容量)治疗最有效(Rushton et al,1996;
Hunsballe et al,1998;Austin,2014)。不同研究
疗效差异较大,不考虑夜间尿量最可能的原因是
患者人群的异质性(MSE:NMSE)、行为治疗建议
的差异,以及DDAVP剂量或剂型的差异。总体
而言,约30％的患者达到完全不尿床,另外40％
的患者夜间尿床显著下降(Nevéus et al,2010)。
但停药后的复发率很高(60％～70％)(Wille,
1986)。对47项随机试验(3448例儿童)进行系
统回顾,研究人员指出与安慰剂相比,使用去氨加
压素治疗的儿童更容易不再尿床,尿床减少至
1.34次/周(Glazener and Evans,2009)。然而,
与遗尿警报相反,停药后治疗效果不能持续维持,
与遗尿警报相比,分别有65％和46％的复发率
(Glazener and Evans,2009)。

应在2周内评估对去氨加压素的治疗反应
(Schmitt,1997),如果有良好的效果(例如尿湿面
积更小,更少的湿裤),应继续治疗。如果遗尿患
者在使用去氨加压素后有所改善或缓解,家人和
孩子可以决定是否每天晚上使用,或者只是在特
殊场合使用(例如外宿、夏令营)。每天使用
DDAVP时,通常规律给药3～6个月后,暂停约1
周,以评估是否需要继续给药。

2. 三环类抗抑郁药

已经证实三环类抗抑郁药(tricyclic antide-
pressants,TCAs)可以减少快速动眼(eye move-
ment,REM)睡眠时间,刺激ADH分泌并通过
弱的抗胆碱能作用松弛膀胱逼尿肌。由于其
作用在肾或膀胱水平,更可能是去甲肾上腺素
脑干部位,特别是蓝斑核区的结果(Gepertz and
Nevéus,2004),所以它抗遗尿作用可能很小。
考虑到遗尿警报和DDAVP的疗效和安全性,
TCAs(例如丙咪嗪、阿米替林和地昔帕明)是

其他方法治疗 MSE 无效时的第三线治疗 （Nevéus et al，2010）。

1 级证据表明，与安慰剂相比，TCAs 更有效地减少夜间尿床数量，并能连续 14 夜不尿床（即治愈），但一旦终止治疗后基本无效。

请参见 Expert Consult 网站了解详细资料。

虽然其他三环类抗抑郁药也有效，但治疗遗尿最常用丙咪嗪。 丙咪嗪有 10mg，25mg 和 50mg 片剂。睡前 1h 起始剂量为 10～25mg；如果 1 周后还没有反应，可以再增加 25mg （Schmitt，1997）。平均来说，5－8 岁儿童的睡前剂量为 25mg，而年龄较大的儿童为 50mg。6－12 岁的儿童剂量不应超过 50mg，12 岁以上的儿童不得超过 75mg（Glazener and Evans，2000）。

应在 1 个月后评估对丙咪嗪治疗效果。如果 3 个月后还没有效果，应该逐渐减量停药（与其他 TCA 一样）。与其他治疗遗尿的药物一样，我们每 3～6 个月给患者一次停药间歇期，要在 2 周内逐渐减量停药（Gepertz and Nevéus，2004）。

TCA 治疗的不良反应相对少见。接受 TCAs 治疗的儿童中约 5% 出现神经症状，包括紧张、人格改变和睡眠紊乱。美国食品药物监督管理局要求服用 TCAs（与其他抗抑郁药一样）需给予警告，对有自杀倾向特别是先前存在抑郁症状的患者可增加黑匣子。**TCAs 最严重的不良反应为心血管系统，包括心脏传导障碍和心肌抑制，特别是在药物过量的情况下**（Swanson et al，1997）。在应用 TCAs 开始治疗之前，应详细了解心脏病史（例如心悸、晕厥）和家族性心脏病史（例如心律失常、心源性猝死），如果病史或体格检查有怀疑有心脏疾病，应进行心电图检查以排除 QT 间期延长。

3. 抗胆碱能药物

单用抗胆碱能药物，如奥昔布宁或托特罗定，已经不能作为有效治疗 MSE 的第一线药物（Lovering et al，1988；Persson-Jünemann et al，1993）。虽然缺乏随机试验的有效证据，但非对照性研究显示，某些 NMSE 患儿的症状有所改善，大概是因为其中许多儿童的膀胱功能容量低（Caione et al，1997；Nevéus，2001）。还有一些证据表明夜间逼尿肌过度活动（特别是

没有夜间多尿者）在遗尿的发病机制中起作用，因此抗胆碱能药物是有吸引力的一个选择（Nevéus，2001）。

对 DDAVP 单药治疗效果不佳的儿童，联合抗胆碱能药治疗确实具有重要作用。 在第一个关于联合应用抗胆碱能药物的随机对照研究中，Austin 和同事（2008）研究了 34 例原发性 MSE 患儿，给予最大剂量 DDAVP 单药治疗失败后，以双盲方式给予托特罗定缓释剂或安慰剂，并且所有患儿都继续服用 DDAVP。治疗 1 个月后，再次评估患者 1 周的夜间记录。他们发现与安慰剂组相比，联合用药治疗组平均夜间尿床数显著减少。使用广义估算方程的方法，与安慰剂组相比，尿床发生风险显著降低 66%。最近，Montaldo 和同事（2012）报道了 206 例 DDE 单药治疗难治性 MSE 患儿的结果，患儿随机给 5 mg 奥昔布宁或安慰剂，随访 1 个月，将膀胱体积和壁厚指数、夜间多尿和排尿延迟期都作为预测因素。和 Austin 和同事的研究成果一致，奥昔布宁组显示出比安慰剂组更高的完全和部分有效率。奥昔布宁和去氨加压素联合治疗有效者的膀胱容量和壁厚指数明显低于无应答者。

4. 联合疗法

许多研究者（Sukhai et al，1989；Bradbury，1997；Leebeek-Groenewegen et al，2001；Fai-Ngo et al，2005）研究了遗尿警报与去氨加压素联合治疗的疗效。

请参见 Expert Consult 网站了解详细资料。

与单一疗法相比，联合应用去氨加压素和遗尿警报能持续地观察到尿床次数减少。然而，研究者在一些长期随访中也发现了有遗尿复发。

5. 替代疗法

其他药物，包括吲哚美辛、麻黄碱、阿托品、呋塞米和双氯芬酸治疗遗尿也在试图用。最近一项对除 TCAs 和 DDAVP 以外其他药物的随机试验的系统性回顾研究发现，尽管吲哚美辛、双氯芬酸和地西泮在减少尿床次数方面优于安慰剂，但没有一种药物优于去氨加压素（Deshpande et al，2012）。近期另一项关于催眠、心理治疗和针灸这些其他辅助治疗的回顾性研究发现，支持使用这些方法治疗遗尿的试验均为小样本，并且方法有

限,因此证据有限(Huang et al,2011)。

要点:遗尿症

- 大多数遗尿儿童是非单一症状。
- 遗尿的自愈率每年约为15%,因此只有大约1%的青少年会持续遗尿。
- 遗尿源于最终膀胱控制功能成熟迟缓,其发病机制涉及膀胱、肾和大脑三个器官系统。
- MSE患儿的基本评估包括病史(包括排尿日记)、体格检查和尿液分析。评估的主要目的是排除BBD或以遗尿作为临床表现的其他潜在疾病(例如后尿道瓣膜、脊柱胸痛、糖尿病),并确定遗尿是否是真正的单一症状。
- 常规遗尿治疗包括行为治疗、遗尿警报和药物治疗(例如去氨加压素、抗胆碱能药、丙咪嗪)。

参考文献

完整的参考文献列表通过 www.expertconsult.com 在线获取。

推荐阅读

Austin PF,Bauer SB,Bower W,et al. The standardization of terminology of lower urinary tract function in children and adolescents:update report from the Standardization Committee of the International Children's Continence Society. J Urol 2014;191:1863-5.

Burgers RE,Mugie SM,Chase J,et al. Management of functional constipation in children with lower urinary tract symptoms:report from the Standardization Committee of the International Children's Continence Society. J Urol 2013;190:29-36.

Chase J,Austin P,Hoebeke P,et al. The management of dysfunctional voiding in children:a report from the Standardisation Committee of the International Children's Continence Society. J Urol 2010;183:1296-302.

Franco I,von Gontard A,De Gennaro M,et al. Evaluation and treatment of nonmonosymptomatic nocturnal enuresis:a standardization document from the International Children's Continence Society. J Pediatr Urol 2013;9:234-43.

Hoebeke P,Bower W,Combs A,et al. Diagnostic evaluation of children with daytime incontinence. J Urol 2010;183:699-703.

Nevéus T,Eggert P,Evans J,et al. Evaluation of and treatment for monosymptomatic enuresis:a standardization document from the International Children's Continence Society. J Urol 2010;183:441-7.

von Gontard A,Baeyens D,Van Hoecke E,et al. Psychological and psychiatric issues in urinary and fecal incontinence. J Urol 2011;185:1432-6.

(许辉煌 **编译** 徐 迪 **审校**)

第23章　排便障碍的管理

*Martin Allan Koyle, MD, FAAP, FACS, FRCSC, FRCS (Eng),
and Armando J. Lorenzo, MD, MSc, FRCSC, FAAP, FACS*

流行病学和排便障碍的分类	治疗
正常肠道功能与异常肠道功能	预后
排便异常的评估	外科治疗
影像学研究	

　　乍看起来，关于肠道管理的章节似乎不应该出现在关于泌尿系统疾病的论著中。然而，临床经验已经让人们注意到泌尿功能和肠道功能之间有着紧密的联系。实际上，在过去十年中，人们对盆底有了更深刻的了解：它被视为一个功能单位，并且融合了为专科培训而设置的人为界限。下消化道和泌尿生殖道有着共同的胚胎起源，相同的解剖位置，相同的神经支配（运动神经和感觉神经）；两者在正常发育情况下同样随意控制，也有同样的括约肌作用机制。这一点在详细询问病史和查体的临床工作中已经得到了验证：神经系统疾病经常表现为双重功能障碍（如脊髓下段疾病所致的神经源性膀胱及肠道），由于扩张的直肠导致的膀胱容量变小（图 23-1），以及只有在极少数情况下，排泄功能障碍且仅影响一个系统（相反，这类患儿经常同时表现出泌尿系统和肠道症状）。**因此，如果没有全面考虑及处理包括排便在内的排泄功能各个方面的问题，对泌尿系统功能障碍的理解是不全面的。**

　　肠道和泌尿生殖道的功能性、解剖性和神经性异常时常共存。**便秘和直肠扩张可能对膀胱功能造成不良影响**（Burgers et al, 2010），**导致功能性膀胱容量降低、尿失禁及易于罹患尿路感染；便秘和直肠扩张还可能导致或加重膀胱输尿管反流**

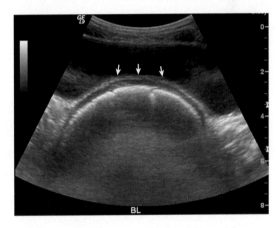

图 23-1　盆腔超声显示直肠腔内大量积粪导致膀胱壁前移及功能性膀胱容量减少（箭头所示）

（图 23-2 见 Expert Consult 网站图 144-2）（Yazbeck et al, 1987, Loening-Baucke, 1997）。此外，便秘也是治疗下尿路症状的药物（抗胆碱能类）常见的不良反应。由于这种常见的关联，在过去的几十年中，儿科泌尿专家逐渐习惯了在日常护理患有泌尿生殖疾病的儿童和青少年的同时评估并处理他们的肠道问题。尤其是对于排泄功能不良的儿童，现代疾病管理要求在进行治疗的同时必须对胃肠道和泌尿生殖道进行常规的评估。泌尿专家往往需要同时治疗排尿和排便的问题，因此，这类治疗要求专家必须对药物治疗和手术治疗都要有很好地理解（Burgers et al,2013）。

要点：引言

- 膀胱不是一个孤立存在的器官。相反，它与周围的组织器官包括下消化道有着密切的功能上及解剖上的联系。
- 便秘很常见，仅通过对患儿及其父母询问病史难以确诊。
- 正如神经源性膀胱功能紊乱，神经源性疾病可以累及多个系统。
- 通常用于治疗膀胱功能障碍的药物对于肠道功能往往存在不良作用（尤其是抗胆碱能类药物）。
- 基于现有的转诊模式，允许小儿泌尿科医师同时有效地治疗就诊患儿的肠道功能，可以为这些患儿的身体健康及生活质量提供积极的影响。

一、流行病学和排便障碍的分类

排便障碍在人的一生中很常见，儿童时期也不例外。儿童的排便障碍经常表现为没有根本器质性病因导致的肠道活动频率减少，因而被称为"功能性"便秘。据报道，该病在儿童中发病率为0.7%～29.6%，男孩和女孩的发病率没有明显差异（van den Berg et al,2006）。排便障碍是家庭医师、儿科医师、小儿消化科医师、儿外科医师接诊的常见问题之一，而且小儿泌尿科医师也时常因为患儿排便障碍伴随的下尿路症状而接诊这类患儿。常见的症状包括排便次数减少、腹胀或肠胀气、排便疼痛、腹痛及大便失禁等（Nurko and Scott,2011）。尽管患儿可能存在多种潜在病因（框图23-1），但是绝大多数相关检查结果都是阴性的；即便如此，对器质性病因的担心经常触发一系列过分详细，有时甚至是侵入性的，且费用高昂的诊断检查。实质上，对功能性便秘的诊断是一种排除诊断法，它特指与先天性、继发性异常，以及特定药物影响无关的排便障碍。

在儿童所有的功能性胃肠紊乱[即肠易激综合征(IBS)、功能性腹胀、功能性便秘，以及功能性腹泻]中(Longstreth et al,2006)，便秘是小儿泌尿科医师最常遇到的症状，这就要求专科医师必须知道如何有效地治疗便秘，同时排除其他需要特殊评估及治疗的病因。因此，现代专科治疗中心的团队应包括熟悉处理排泄功能障碍的医护人员。

框图 23-1   慢性便秘的鉴别诊断

- 特发性或功能性
- 行为异常：由于刻意抑制排便、智能障碍、心理问题，以及生活中的负面因素导致排泄功能紊乱
- 不良的饮食习惯：液体及纤维素摄入不足
- 器官结构缺陷：肛门直肠畸形、肛门狭窄、先天性巨结肠、盆腔包块导致的肠管腔外压迫、腹壁肌肉缺损（特别是梅干腹综合征）
- 神经系统疾病：单纯脊髓病变（脊髓脊膜膨出、脊髓栓系、外伤、横贯性脊髓炎、术后、肿瘤）、脑性瘫痪、肌营养不良、神经退行性疾病
- 与慢性脱水相关（例如尿崩症）及电解质紊乱相关的（最多见于高钙血症及低钾血症）内分泌疾病、甲状腺功能减退症、维生素 D 过多症
- 囊性纤维化
- 乳糜泻
- 结缔组织病：例如先天性结缔组织发育不全综合征（Ehlers-Danlos 综合征）
- 食物不耐受（牛奶）及其他食物过敏
- 药物：抗胆碱能类、阿片类镇痛药、抗惊厥药、抗抑郁药和抗精神病药物、铁及钙补充剂、解痉药、利尿药
- 其他肠道运动障碍性疾病：结肠动力障碍、慢性假性肠梗阻

二、正常肠道功能与异常肠道功能

正常肠功能须根据年龄、发育情况和文化期望来定义。虽然看似简单，但正常肠功能通常难以明确界定。不同孩子的如厕训练年龄就会有所不同，但通常情况下，父母期望自己的孩子在 2 岁左右开始练习如厕，并在 3 岁时能够完全控制排便过程（Wald et al,2009）。在这之后，（正常情况下的）排便频率在每周 3 次到每天 3 次，大部分5—8 岁的正常儿童在没有用力排便或者克制排

便的情况下每天或隔天会排便 1 次（Fontana et al，1989；Wald et al，2009）。不幸的是，不规律排便、不完全排便和（或）排便次数减少的儿童也许没有明显症状；父母也经常忽视孩子的日常肠道活动，这实在令人吃惊。**为了有助于评估，便秘应该通过例如 Rome Ⅲ 标准（框图 23-2）等标准化的诊断工具来确诊**（Hyman et al，2006；Rasquin et al，2006）。这些标准考虑了 3 个重要方面：不存在器质性病因、发育年龄和症状持续时间。

框图 23-2　功能性便秘的罗马Ⅲ诊断标准

没有器质性病理改变，至少符合 2 条以上的下列标准：

A. 4 岁以下小儿（至少符合下列 2 项标准，并持续 1 个月）

1. 每周排便≤2 次
2. 能够自行排便后每周至少有 1 次大便失禁
3. 有大量粪便潴留史
4. 排便疼痛或排便困难史
5. 直肠内有巨大粪块
6. 排出的粪便粗大以致堵塞马桶

伴随症状包括易激惹、食欲缺乏和（或）早饱，一旦排出大量粪便，这些症状很快会消失

B. 4 岁及以上小儿，在不满足诊断肠易激综合征的前提下（至少符合下列 2 项标准，症状每周至少出现 1 次，并且在确诊前持续 2 个月以上）

1. 每周排便≤2 次
2. 每周至少有 1 次大便失禁
3. 有过度抑制的粪便潴留史或有与粪便潴留有关的姿势
4. 排便疼痛或排便困难史
5. 直肠内有巨大粪块
6. 排出的粪便粗大以致堵塞马桶

三、排便异常的评估

良好的病史询问和体格检查是评估基础，足以满足大部分儿童诊断和初步处理的需要。详细的病史询问显然与排便异常的评估息息相关，要积极收集的关键信息包括症状发作年龄、未能在适龄和发育时间表范围内接受如厕训练的细节、排便频率、粪便的稠度〔通过外观评估，并最好用已有的粪便量表记录，例如 Bristol 粪便量表（Lewis and Heaton，1997；Longstreth et al，2006）（图 23-3）或其儿科修正表（Chumpitazi et al，2010；Lane et al，2011）〕、排便时疼痛、直肠出血、伴随出现的腹痛及其性质、大便失禁、抑制排便的行为、饮食史、食欲变化、恶心呕吐、体重下降、生长模式（包括身高和体重）、发育迟缓和生长不良的特征。**症状发作的年龄是最容易获得也是最重要的信息之一，因为它可能是一些器质性疾病的重要指标**（框图 23-3）。详细的手术史也具有重要价值，尤其应注意先前的肛门直肠畸形矫正手术、骶尾部畸胎瘤或其他盆腔肿瘤切除手术、椎管闭合不全的修复手术、脊髓拴系松解手术以及为譬如梅干腹综合征等情况所开展的泌尿生殖系统重建手术。

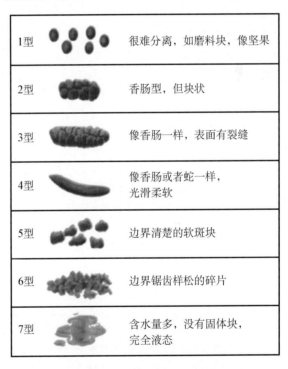

1型		很难分离，如磨料块，像坚果
2型		香肠型，但块状
3型		像香肠一样，表面有裂缝
4型		像香肠或者蛇一样，光滑柔软
5型		边界清楚的软斑块
6型		边界锯齿样松的碎片
7型		含水量多，没有固体块，完全液态

图 23-3　Bristol 粪便性状量表

体检的关键项目包括肛门周围区域和会阴的外观、腹部检查（包括存在可触及的肿块、肌肉张力、腹胀及检查时的疼痛）、提睾反射和肛门反射、臀沟和骶区的评估〔丛状生长的毛发，偏斜的臀裂（图 23-4，见 Expert Consult 网站图 144-4）、骶部皮肤隐窝（图 23-5，见 Expert Consult 网站 144-5）、臀部扁平（图 23-6，见 Expert Consult 网站图 144-6）〕，以及下肢检查（肌无力、协调性、肌肉萎

缩,肌力下降、深部腱反射异常,步态异常)。梅干腹综合征体征明显,体检时容易诊断,对于有隐睾(或早先曾因腹腔型双侧隐睾行睾丸固定术)、腹壁松弛和下尿路问题的患儿应注意是否存在梅干腹综合征,应该对腹壁成形术进行适当的评估,考虑将其作为解决排泄时腹内压力增加困难的一个手段。

框图 23-3　警示性体征及症状

- 早期如厕训练过程中,特别是 1 岁以内发生的便秘、粪便嵌塞[*]
- 慢性或复发性呼吸道问题[†]
- 1 岁以内特别是母乳喂养的婴儿需要药物干预或直肠内刺激协助排便
- 血便
- 便秘与腹泻交替
- 严重或持续性腹痛
- 肠梗阻病史
- 合并体重减轻、生长迟缓、生长不良[‡]
- 肌张力低下、发育迟缓[§]
- 食欲缺乏、早饱
- 胆汁性呕吐
- 丝带状大便
- 能自行排便后出现大便和小便失禁
- 相关的神经系统症状,特别是下肢(无力,步态异常,肌肉萎缩,感觉异常)
- 腰骶部异常(骶部皮肤陷窝,脂肪瘤,丛生毛发,臀裂偏斜)
- 刺激直肠后(手指或栓剂)或直肠检查后,爆破样排便或排气

---

[*] <1 个月婴儿出现症状或足月新生儿胎粪延迟超过 48h 时,应怀疑有器质性疾病,特别是 Hirschsprung 病(Ghosh and Griffiths,1998),应考虑排除直肠活检的诊断

[†] 怀疑囊性纤维化

[‡] 怀疑腹腔疾病、甲状腺功能减退和 Hirschsprung 疾病

[§] 与甲状腺功能减退和 21 三体综合征有关

体格检查还应包括体重和身高(根据正常生长参数绘制曲线图)和肛门区域的检查(肛门部位、肛门周围或内裤上有无粪便、创伤的迹象、肛裂,感觉)。虽然直肠指检可能被认为是完整体检步骤的一部分,但它不应作为儿童体检的一种常规检查,

仅适用于治疗困难的病例,并且应该由专业医护人员完成,而且这些专业人员要熟悉肛门直肠解剖异常的特征(Mugie et al,2011),能够评估肛门狭窄、大量粪便堵塞或者直肠空虚等情况。如果患儿在肛门检查时出现极度的恐惧、肛门存在肛裂或者创伤的迹象,应怀疑可能存在性虐待行为。

对功能性便秘患者的评估体检结果通常是正常的。这些孩子整体外观都是正常的,体重和身高在正常范围,肛门及其周围区域外观正常,柔软的腹部(偶尔会胀气或在左下腹部有可触及的粪块),皮肤外观和腰骶部/臀部区域的解剖结构正常,步态正常,肌张力正常和下肢反射正常。此外,这些患者在出生后至少几个月内不会有临床表现,有正常的胎粪排出史(在出生后的 24～48h 内)。一些诱发因素可以导致临床表现出现或恶化,而这些诱因包括饮食习惯改变(如停止母乳喂养后的过渡)、新的药物治疗(如用于治疗尿频的抗胆碱药)或心理社会应激有关因素(如搬家、开学或转学、父母分居、新的兄弟姐妹、家庭重大疾病、旅行)。

除了身体检查异常之外,根据病史和辅助检查情况,一些儿童应该接受某些器质性疾病的相关特殊检查,而这些器质性疾病有它们自己的临床表现,或者同时伴有排泄的问题。这些疾病包括囊性纤维化、甲状腺功能减退症、乳糜泻、饮食过敏、先天性巨结肠症或结肠无神经节细胞症、肛门狭窄和 21 三体综合征。对于难治性病例或伴有令人担忧的检查结果,会采用乳糜筛查试验和甲状腺功能检查(TSH,T_4)等一系列实验室检查。对于年龄较大的儿童和青少年,还需排除其他疾病,诸如心理健康问题(抑郁症)、饮食失调、性虐待和 IBS(肠易激综合征)(Longstreth et al,2006)。IBS 是一种功能性肠病,表现为与排便相关的腹痛或排便习惯的改变,其诊断要点包括最近 3 个月以来至少每个月 3 天的反复腹部不适、排便时症状可改善、病情发作或加重时排便频率或大便性状改变。

四、影像学研究

尽管临床价值有限,并且伴随一个非常低剂量的辐射暴露,腹部 X 线摄影仍然常用于排便障

碍尤其是便秘的诊断和处理。**腹部 X 线摄影诊断儿童便秘的敏感度和特异性远非最佳,分别为 60%～80% 和 40%～90%**(Reuchlin-Vroklage et al,2005;Mugie et al,2011)。显然这项检查的判读是主观的,而且检查阳性结果取决于孩子最近一次排便的时间。然而,人们已设计出有助于标准化评估的各种量表,这些量表是根据肠管扩张程度以及结肠中粪便的形态、数量与分布情况设计并进行评分,有助于诊断、监测和临床研究(Barr et al,1979;Blethyn et al,1995;Leech et al,1999;van den Bosch et al,2006)。仍坚持常规放射学评估的学者认为,影像学检查可以清晰地显示积粪的数量,也能够显示粪便在整个结肠和直肠的分布情况(图 23-7),并且可以帮助确定是否存在粪便嵌塞(这包含了重要的治疗指征)(图 23-8)。此外,它还可以显示相关的病理改变,例如隐形脊柱裂或骶骨发育不全等骨骼异常(图 23-9 见

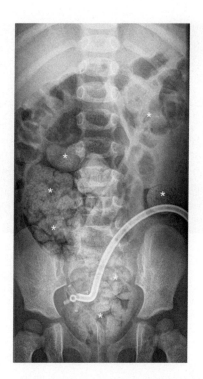

图 23-8　腹部 X 线片显示粪便嵌塞(星号所示),该患儿表现急性尿潴留(注意已留置耻骨上膀胱造瘘管)

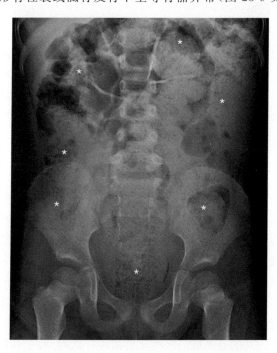

图 23-7　腹部 X 线片显示该患儿整个结肠内积粪(星号所示),导致腹胀、大便失禁以及尿频

Expert Consult 网站图 144-9)。这项检查为孩子的父母和亲属提供直观的影像,有助于他们意识到孩子尽管既往有规律的排便史,仍然存在粪便潴留的情况。进而言之,对于那些对是否存在便秘有不同意见或者持怀疑态度的病例(特别是患者仅因为下尿路症状或尿路感染来咨询时),影像

学检查有助于最大化患者对治疗的依从性。尽管许多人会认为只需考虑症状改善就足够了,但连续 X 线摄片检查也可以提供一个客观的手段来监测患者对于粪便嵌塞解除治疗和(或)维持治疗的反应(需考虑"最低合理可行"的辐射暴露原则)。在超声检查中以膀胱后方的积粪作为诊断便秘的辅助标志,因此在某些情况下,下腹部和盆腔的超声检查可以替代腹部 X 线摄片或者作为它的补充检查(Klijn et al,2004;Joensson et al,2008)(图 23-10)。最后,如果在病史询问和体检中明显存在便秘和粪便嵌塞或积粪的症状与体征,无须影像学检查而只需基于临床资料进行治疗是合理的,并且推荐可用于日常临床实践中(Tabbers et al,2014)。

结肠传输时间检查,也就是通过连续 X 线摄片评估不透 X 线标志物沿着胃肠道的移动情况,不建议用于功能性便秘的常规诊断。然而,对于难治性或治疗效果不佳的病例,结肠传输时间检查可能具有一定的价值,作为大便失禁患者的一项常规检查,可能提示患者是非潴留性排便障碍或者本身病史不可靠。

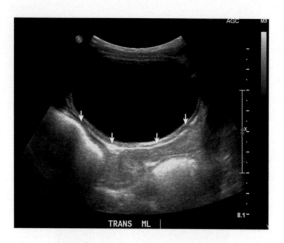

图 23-10 盆腔超声检查评估直肠内积粪。膀胱后可见粪便声像（箭头所示）。由于排便疼痛而主动抑制排便，从而导致排尿次数减少以及膀胱不完全排空，进而引起膀胱扩张

对于临床表现提示可能有先天性巨结肠（Reid et al, 2000；Langer, 2013）（图 23-11）以及曾接受修复手术的先天性解剖结构畸形（如肛门直肠畸形）的儿童，对比灌肠造影对于评估病情是有价值的。对于考虑可能存在神经源性疾病和（或）低位脊柱部位的皮肤有红斑或窦道的患者，可用脊柱超声检查评估（适用于出生后 3～6 个月椎体钙化之前的检查）（图 23-12 见 Expert Consult 网站网 144-12），对于年龄较大的儿童则采用腰骶椎核磁共振检查（图 23-13 见 Expert Consult 网站图 144-13）；对于怀疑骶骨发育不全的患儿，应该拍摄下位脊柱侧位片/骨盆平片来进行进一步的评估（图 23-6 见 Expert Consult 网站图 144-6）。

要点：排便障碍的流行病学及分类
• 对于儿童功能性便秘的诊断推荐使用罗马Ⅲ标准。 • 功能性便秘的诊断基于详细的询问病史和体格检查。 • 特征性的体征和症状或者难治性便秘需要检查并评估是否存在器质性疾病。 • 常规应用腹部 X 光摄片检查的临床价值有限，仅适用于选择性病例，例如怀疑粪便嵌塞以及病史询问、体格检查困难或者不可靠的病例。

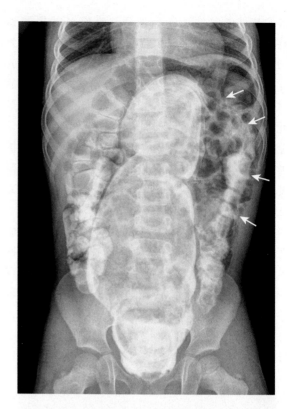

图 23-11 出生后即出现排便困难的患儿进行可溶性造影剂对比灌肠造影检查。结果提示有先天性巨结肠，直肠及乙状结肠明显扩张，近端延续至外观正常的结肠（箭头所示）。随后的直肠活检证实为先天性巨结肠

对于疑似患有先天性巨结肠即结肠无神经节细胞症的儿童，应采用直肠黏膜抽吸活检（包括黏膜下层）（Langer, 2013），活检采用经肛门途径，在齿状线上 2～3cm 的肠壁取材。检查发现神经节细胞缺如、肥大的神经纤维，以及在肠壁的固有层和黏膜肌层乙酰胆碱酯酶活性的增加将支持诊断。肛门直肠测压只适用于在特定的病例，例如疑似先天性巨结肠和肛门内括约肌失弛缓症的患儿。这些患儿的直肠肛门松弛反射消失。然而，对于怀疑患有功能性便秘的患儿，直肠肛门测压对于诊断或治疗策略几乎没有帮助（van Ginkel et al, 2001）。

五、治疗

就像许多其他疾病一样，应该考虑首先用更为保守的、非手术的治疗方案（图 23-14）。对大多数慢性便秘患者来说，一项包含行为干预、改变饮

食、使用大便软化药和轻泻药,以及正确使用逆行灌肠的治疗计划,通常是足够的。此外,排便教育和关于如厕训练的启蒙教育(发育年龄至少 4 岁以上的儿童)是至关重要的,而这些作为成功治疗

的组成部分的训练却往往被忽视(van der Plas et al,1997)。很明显,无论是功能性的问题还是器官相关性的问题——特别是考虑到合并的不同类型的泌尿系统疾病——更适合个体治疗。

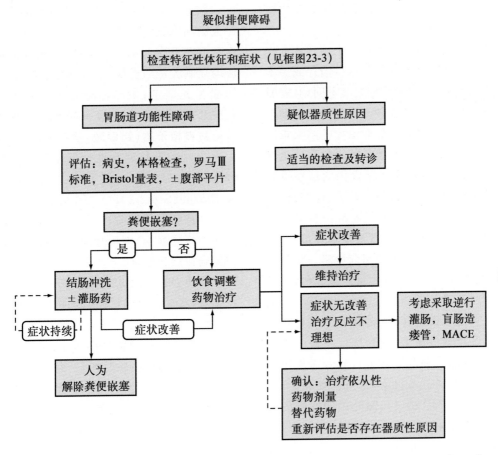

图 23-14　小儿泌尿科关于儿童排便障碍的处理步骤。充分治疗至少 3 个月后便秘恶化、无好转或治疗效果不满意,才能认为是治疗无改善或难治性便秘。MACE. Malone 顺行可控性灌肠手术

处理下尿路症状首先要治疗便秘。这两者之间的联系已被接受,许多小儿泌尿专科在对患儿进行综合评估时往往同时评估便秘和下尿路症状,这些评估通常由护士和其他医务人员来完成。这个观点的普及是基于 Loening-Baucke 一项具有里程碑意义的研究中的数据(1997),他报道了对于患有便秘、大便失禁和相关的尿失禁和尿路感染的 234 例的治疗结果。其中 52% 的患者便秘成功缓解,与此相关的是 89% 患者的日间尿失禁问题得以解决、63% 患者的遗尿症及全部泌尿系感染问题得以解决。尽管治疗经验及随后的病例分析支持缓泻药治疗,因其可改善尿失禁、排尿

量和残余尿等问题(Erickson et al 2003),但是一项随机对照试验对于普遍使用轻泻药来治疗有膀胱过度活跃症儿童的应用价值提出质疑(Bush et al,2013)。尽管如此,国际儿童尿控学会强调如果这类患者怀疑有便秘,应推荐积极治疗(Burgers et al,2013)。

(一)非药物干预

如果筛查检查及影像学检查结果是阴性的,诊断限于功能性排泄问题和(或)慢结肠传输,治疗遵循一个逐步的过程,这一过程从内科保守疗法结合行为疗法开始;这个过程包括充分摄入液体和纤维素、有规律的排便、利用胃肠扩张消化过

程引起的结肠运动增加（即所谓的胃结肠反射）餐后定时排便、如厕时适当的姿势和放松的体位（有良好的足部支撑并向前倾斜，弯曲大腿以便靠近腹部并增加腹部压力）。然而，在怀疑存在潜在的器质性病因的情况下，应该对病情做针对性的检查、诊断后寻求特定疗法。

治疗者经常建议首先采用行为干预和饮食作为一项独立的治疗策略或者作为内科治疗或手术干预的一种辅助手段，因为治疗方案不同，对安慰剂反应率增高及广泛使用各种不同的治疗方案与患者的流失（患者失随访）导致对治疗的结果难以评估（Bush et al，2013）。虽然有限的数据不足以证明非药物治疗的收益，许多家庭仍尝试在没有医务人员的推荐及监督管理下开始尝试试验性治疗，由于非药物治疗的不良反应通常是轻微的或者基本没有不良反应，因此尽管治疗不一定有效，他们通常还是倾向于非药物的治疗策略。在早些时候，家长期望孩子们能摄入大量的液体（与对于有下尿路症状儿童的期望一致）、优化饮食（包括以水果和蔬菜为形式的自由纤维的摄入）、建立一个利用胃结肠反射的排便习惯、确保积极的生活方式（提倡体育活动和避免久坐）、并考虑使用益生元和（或）益生菌（Chmielewska and Szajewska，2010；Korterink et al，2013）、额外添加纤维的摄入（Staiano et al，2000；Loening-Baucke，2004；Castillejo et al，2006；Chmielewska et al 2011）或生物反馈训练（van der Plas et al，1996a，1996b）。遗憾的是，治疗方案通常是基于经验而非证据（Tabbers et al，2011），因此没有高质量的数据来证实对于功能性便秘有积极作用的治疗建议（Pijpers et al，2010）。

在大约40％的患有功能性便秘的儿童中，因为排便障碍的慢性病程特点，以及对于每日用药时产生的不良反应或者可能产生药物依赖的担忧，导致他们会寻求其他形式的替代治疗（Vlieger et al，2008）。其中很多治疗，除了有效性不能确定外，可能出现其他重要的并发症或者不适（催眠疗法、针灸、顺势疗法、骨疗或脊椎肌肉骨骼按摩疗法、经皮神经刺激疗法），应该在被精心设计的研究结果所证实之前，这些治疗手段应该避免使用或只能在研究环境下使用。特别是植物疗法（被那些认为"天然"即安全的家长接受），因为植物可能被污染，无法量化测定植物类药物的活性成分，可能存在未知的杂质或直接毒性作用，从而会引起严重的不良反应。

（二）粪便嵌塞解除法和大肠、直肠冲洗

制定一个理想的内科治疗方案的第一步是减少大肠和直肠腔内的积粪。粪便嵌塞定义为在下腹部或左下腹部出现一个硬块，或者扩张的直肠腔内充满大量的粪便，可由直肠检查、盆腔超声或腹部X光确定（不考虑患儿产生粪便的能力）。**这些儿童可以排便，但没有有效排空，偶有排稀便可能被自相矛盾（错误地）诊断并当作腹泻治疗。**大约30％的有长期功能性便秘的儿童表现粪便嵌塞，且经常伴有大便失禁（Mugie et al，2011；Nurko and Scott，2011）。因此在开始内科治疗方案的维持肠道管理阶段治疗之前，需要注意可能存在粪便嵌塞；否则治疗将会失败或适得其反的使胃肠道症状恶化。

粪便嵌塞清除以及肠道冲洗，顾名思义，就是在相对较短的时间内解决功能性肠病的问题，患者需接受使用灌肠药或肠道兴奋药，并且可以忍受粪便失禁症状的暂时性恶化、腹胀及治疗过程的不适感。与维持治疗阶段形成鲜明对比，在解除粪便嵌塞这一阶段，灌肠药和栓剂被作为常规的干预手段，可以有助于清空直肠内大且质硬的积粪。用药方案根据粪便的数量、在结肠内的分布情况、患者的年龄、患者对于经直肠给药的耐受性、治疗者的经验，以及文化背景的多样性来确定，常见的治疗程序包括"高剂量"聚乙二醇（PEG，每天1～1.5g/kg，3～6d），同时使用（或不使用）氯化钠、磷酸钠或矿物油灌肠药（每天1次，3～6d）（Tabbers et al，2014）。最终目标是产生软的、含水量多的粪便，从而达到腹胀缓解，先前腹部检查或直肠检查可触及的粪块消失，通过腹部X线平片或盆腔超声确定积粪清除。

在极少数情况下，只有将患儿收住入院，并采取更为积极地给药，才能达到肠道清理，在治疗过程中同时辅予鼻饲和静脉输液以防止脱水（类似术前肠道准备治疗方案）。如果治疗失败，即患儿不能耐受，或者由于直肠腔内质硬体积大的"干结粪块"排出困难而导致下腹部剧烈疼痛时，可能需要在麻醉下通过手指来清除直肠内的粪便嵌塞。随后需要定期（通常是每天1次）的门诊复诊，根据患者治疗的反应来调整灌肠液的用量及成分，以适应每个患者的个体需要。通常使用生理盐水作为灌肠药的溶液；基于个人偏好和习惯使用其他的添加剂（甘油、肥皂，或磷酸盐）。市售的磷酸钠制剂例如（快速灌肠液）可被用于治疗困难的病例，但在患有肾损害的儿童中应谨慎使用这些药物。药物的剂量需按年龄调整：小于 4 岁的儿童 30ml，4－10 岁儿童 60ml，10 岁以上的儿童 120ml。灌肠剂的总容量取决于患者个体情况，便秘患者经常需要 500～1000 ml。如果内裤在 24h 内保持清洁，可以认为治疗是成功的。

（三）维持治疗

在开始任何维持治疗方案之前，即使认为肠道清洗已经充分，治疗者仍需核实患者的直肠乙状结肠不再有粪便嵌塞，否则，维持阶段肠道管理必定失败，治疗反而可能导致粪便充盈性失禁或因口服药而引起疼痛和痉挛。与粪便嵌塞的治疗相对比，常规直肠内给药应避免作为维持阶段的一线治疗方案。尽管一些儿童可以忍受使用灌肠来替代口服药物治疗，但这一治疗手段并没有显示增加更多的治疗收益（Bongers et al，2009）。因此，除了对于严重的、治疗困难的病例，灌肠剂、栓剂或直肠刺激药物的使用范围是有限的。

渗透式泻药，如乳果糖、镁乳和聚乙二醇，通常以溶液或可溶于水的粉剂形式销售，对于儿童而言，相对容易给药，使他们成为首选药物。它们通过不易吸收的高渗分子起效，增加粪便含水量（使得粪便更软，更容易排出），并增加结肠蠕动。而刺激性泻药（匹可硫酸钠、番泻叶、比沙可啶），直接作用于肠黏膜，增加水分电解质的分泌，通常用于二线用药或辅助用药（间歇性治疗），只在特定的（即难治性病例）情况下使用。

随着在常规临床治疗中聚乙二醇的使用，药物治疗的耐受性进一步改善，目前在许多治疗中心将其作为首选用药。聚乙二醇与其他药物例如乳果糖、矿物油及镁乳（氢氧化镁）（Gordon et al，2012，2013）相比耐受性更好，更易于给药。聚乙二醇维持剂量是每天 0.2～0.8g/kg，根据患者的治疗反应进一步调整，每天服用 1 次或 2 次并配合补充液体。聚乙二醇是无味的，并且在几秒钟内就会快速溶解，其最常见的不良反应是水样粪便或腹泻，可以通过减少每天服用的剂量来解决。

如果聚乙二醇无效时，可以使用乳果糖作为替代（1～2 g/kg，每天 1 或 2 次）（Tabbers et al，2014）。

目前在治疗中引进了新的药物，这些药物大多已在成人人群中使用，预计会慢慢地过渡使用于儿童。这些新的药物包括鲁比前列酮、二核苷酸，以及普卢卡必利（Tabbers et al，2014）。普卢卡必利（一种口服选择性的高亲和 5-HT$_4$ 受体拮抗药），可以促进胃肠活动，显示出特别的应用前景，对于那些对较为保守的治疗措施无反应的儿童可作为一个合理的选择（Winter et al，2013）。

在尝试逐渐缓慢停药之前，维持治疗至少要持续 2 个月，症状应该完全消失 1 个月以上。如果孩子正在如厕训练，只能在这个发育过程的重要阶段完成，而且没有排便困难后方可停药。如果症状没有改善或者加重，则提醒治疗者患者可能存在再度的粪便嵌塞、对所用药物缺乏依从性、药物剂量不足或者新使用的药物可能加重便秘等情况。患者出现新的症状、新的体征或者原来的症状无法改善，提醒治疗者需要重新关注患者可能存在其他器质性原因。难治性便秘，表现为患者再度粪便嵌塞，很可能是患儿排便时的习惯性姿势、肛门括约肌功能失调，以及直肠运动或功能的异常所致（Youssef and Di Lorenzo，2002；Voskuijl et al，2006；Bongers et al，2009）。

六、预后

对于某些儿童，功能性便秘可以是个难以治疗并且长期存在的问题。尽管如此，随着充分的治疗，在随访监测 6～12 个月后，将近 50％的患儿可以痊愈并成功停药。另一方面，高达 80％的患儿在使用常规干预措施后可以得到充分的控制（Pijpers et al，2010）。**遗憾的是，后续的复发也相当普遍，在成功治疗后 5 年内，高达 50％的儿童经历一次复发**（Loening-Baucke，1993；van Ginkel et al，2003）。对于可靠的预后因素缺乏数据支持，例如排便次数，可以通过这些因素确认患儿的暴露风险（Pijpers et al，2010）。所纳入患者群体会明显影响报告的数据，在专门的转诊中心，尽管对患者应用了大量的药物和行为治疗,可能也会显示很低的治疗率,还有一些在青春期后出现持续症状的儿童,特别是那些发病年龄较大及初始治疗延迟的儿童,治疗率也低(Bongers et al,2010)。重要的是,80%在早期得到充分治疗的儿童中可获得痊愈,随访6个月不再需要药物治疗。与之相比,只有30%延迟治疗的儿童(即最初的药物治疗延迟3个月以上)会痊愈。最终,数据清楚地表明,未经治疗的便秘并不会随着时间或青春期后自行改善(van Ginkel et al,2003)。早期适当的治疗干预是有益的,有助于在改善儿童生活质量的同时获得成功的长期结果。

要点:治疗及预后

- 对于适龄儿童的一线治疗措施应包括适量摄入液体及纤维素、进行体育活动、避免久坐、教育以及指导如厕训练。
- 尽管临床价值有限,对于有意愿的家庭可以推荐使用发生不良反应风险低的干预措施,例如行为治疗或生物反馈治疗。
- 聚乙二醇为便秘治疗的一线用药(初始治疗阶段以及维持治疗阶段)。
- 灌肠对于粪便嵌塞的患儿短期治疗有效,但不推荐作为维持治疗阶段的常规治疗措施。
- 对于症状消失至少1～2个月的患者可以逐渐停止治疗,但需警惕复发的可能。

七、外科治疗

未能通过药物治疗得到控制的一小部分儿童可能需要考虑手术治疗。手术治疗难治性的排便障碍并非新的概念。**对于严重病例的手术治疗方式,已从最初的改道(结肠造口)发展至如今广泛使用的灌肠及积极的结肠排空术。为了试图治疗伴有脊柱裂的难治性粪便失禁,一项全新的成功率高的手术治疗方案诞生了,即1989年开始开展的顺行可控性灌肠(ACE)或Malone顺行可控性灌肠(MACE)的手术方式**(Malone et al,1990)。**Koyle随后在北美开展这一手术**(Koyle et al,1995)。**该手术的设计理念**简单精致,即在结肠处(通常是在盲肠的位置)造口,通过顺行灌注液体的方法定期排空肠道(所谓肠道"冲洗")(图23-15)。

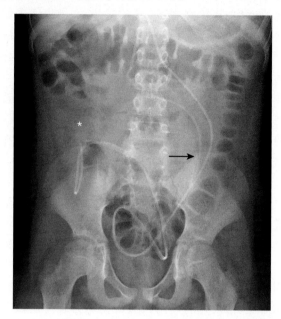

图23-15　顺行灌肠清除结肠内容物。洗肠后12h摄腹部X线平片,显示除了盲肠及升结肠内有少量粪便(星号所示),结肠内积粪已清除。可见脑室腹腔分流管(箭头所示)

在本质上,MACE结合了儿科泌尿专科医师和外科医师公认的三大手术原则:①通过完全的结肠排空实现控便;②顺行的结肠排空是可行的;③可控性膀胱或肠道的皮肤造口所遵循的Mitrofanoff原则成功率高而且重复性好。基于这些原则,当患者如厕时通过结肠造口使用可控性间歇性插管并顺行给予灌肠剂,可以排空结肠并达到控便。许多文献报道成功应用这种方法,并且此方法在全球得到了广泛应用(Squire et al,1993;Griffths and Malone,1995;Koyle et al,1995;Malone,1995;Dick et al,1996;Gerharz et al,1997a;Schell et al,1997;Peeraully et al,2014)。

最初的文献描述在根部切断阑尾,然后将其再植于盲肠的结肠带处,这一手术方式就像Penn式可控储尿囊一样被推广。改良的手术方式是将阑尾保留于原位并向盲肠内陷,使得结肠浆膜可以包埋部分阑尾以达到抗反流的目的,可以通过开放,腹腔镜或机器人辅助腹腔镜等途径行该术式(图23-16)。

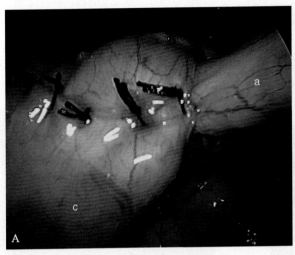
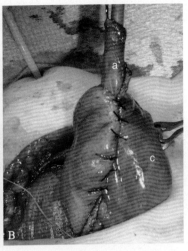

图 23-16 腹腔镜下 Malone 顺行可控性灌肠手术中盲肠包埋阑尾(A)及开放 Malone 顺行可控性灌肠手术中盲肠包埋阑尾(B)。可见阑尾位于原位,内陷并被结肠浆肌层包埋,形成抗反流机制。a. 阑尾;c. 盲肠

(一)患者的选择和准备

对于那些保守治疗无效、对逆行灌肠不配合,以及那些经直肠灌肠治疗获得成功但是渴望或者需要一种更方便治疗途径的孩子,可以考虑MACE 手术治疗。尽管经直肠灌肠与顺行灌肠能达到类似的控便效果(Matsuno et al,2010),但是顺行灌肠,可以获得更好的操作独立性。因此,MACE 手术可以保证患者能独立操作并且能避免经直肠使用器械。对于相关器质性病因的诊断很重要,因为它会影响治疗的成功率。其他需考虑的问题还包括阑尾的位置、长度和质量,泌尿系重建的需求和时机,患者的年龄、智力,以及灵活性、行走状态和身体情况。

神经源性肠道及肛门直肠畸形患者似乎比慢性特发性便秘患者手术效果更好(Curry et al,1998)。尽管如此,随着经验的增加,成功的概率有所提高(Curry et al,1999;Kokoska et al,2001)。患者手术年龄也很重要,无论诊断如何,对于年幼患者的治疗更常失败(Curry et al,1998)。这可能是因为幼儿无法在完全排空肠道前坐在马桶上长达 1h,以及缺乏对主动控便的需求(年长儿童往往因为学校和同龄人的压力,有主动控便的动力)。治疗效果在青春期后再度变差(Gerharz et al,1997b;Christison Lagay et al,2010)。造成这一现象可能是因为患者身体情况

的改变及与以下因素的转变有关:神经系统的疾病、尝试在更少护理支持的情况下独立生活和对洗肠方案的依从性。

与其他的插管治疗方案相似,确保患者及其护理人员之间加强沟通、相互理解至关重要。在术前和术后应提供持续细致的咨询及各种支持治疗,其重要性怎么强调都不过分(这些工作理想情况下应由治疗团队中训练有素的专职人员提供,如执业护士)。这些对于确保患者在治疗过程保持充分和持续的积极性至关重要,否则会导致治疗失败。MACE 手术的理想患者年龄应该在 5-12 岁,诊断为神经源性肠病、肛门直肠畸形或先天性巨结肠症、能获得家庭良好的鼓励,并且已经尝试各种保守治疗均无效。

(二)手术技术

虽然术前肠道准备利于术后开始顺行灌肠,但没有必要在这个手术前进行侵入性的洗肠。在围术期给予适当的预防性抗生素,若术中同时进行泌尿系重建则需调整用药。在大多数情况下,要同时进行泌尿系手术时,依据患者的身体情况、既往手术瘢痕和外科医师的偏好,来选取低位的中线切口或下腹横切口(Pfannenstiel 切口)。由于腹腔镜手术可确定阑尾的情况和结肠活动度,特别适用右半结肠位于腹腔高位、邻近肝的情况(图 23-17)。对于某些病例(常见的如有既往腹部

切口和接受脑室腹腔分流术的脊柱裂患者），腹腔镜探查避免了大切口。此外，腹腔镜手术还可确认阑尾的是否存在及其状态。如果只进行MACE造瘘手术，可根据个人情况、外科医师的经验和操作的舒适度，选择全腹腔镜手术、机器人手术或经阑尾切除术切口进行的开放手术。

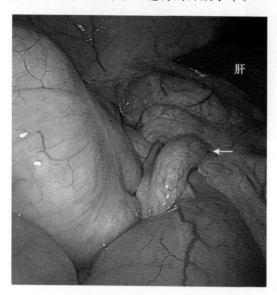

图 23-17　经腹腔镜或腹腔镜辅助 Malone 顺行可控性灌肠手术的第一步，为诊断性腹腔镜探查。可以明确阑尾是否缺如及其位置、质量。图为 1 例脊柱裂的患儿，其盲肠及阑尾（箭头所示）靠近肝

在大多数的可控性顺行灌肠（ACE）手术步骤描述中，"防回流"瓣膜机制的设计是为了防止肠内容物由皮肤造口漏出。目前更多术者倾向于保持阑尾原位，用盲肠壁来包埋阑尾，正如 Koyle 遵循 Nissen 胃底折叠术的原理所做的调整（Koyle et al，1995）。这种手术可以通过微创的途径进行（Webb et al，1997；Nanigianand-Kurzrock，2008；Lawal et al，2011）。为了降低阑尾血供受压的风险，将阑尾系膜开窗，使缝合线和组织能通过而不会影响阑尾血供（图 23-18）。结肠也可以缝合到前腹壁内侧，以供插管用的导管不会游离在腹腔中，从而避免置管时导管扭曲和置管困难。有人提出没有必要建立抗反流结构，也有人主张免去这一步骤，仅将回盲部吻合至腹壁造口即可，该方法适用于单纯腹腔镜或机器人辅助手术（即所谓的腹腔镜下顺行可控灌肠）

（Webb et al，1997；Thakre et al，2008）（图 23-19）。迄今为止，基于比较 MACE 有盲肠包埋与无盲肠包埋术式回顾性研究所得的数据，并没有发现造口粪便失禁情况的增加（Koivusalo et al，2006；Nanigian and Kurzrock，2008）。

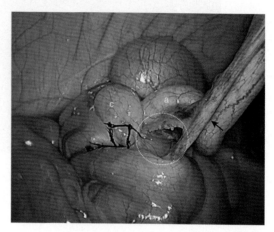

图 23-18　腹腔镜 Malone 顺行可控性灌肠手术中先将阑尾系膜开窗，便于缝线穿过以及盲肠包埋阑尾时避免压迫影响阑尾血液供应（箭头所示）。a. 阑尾；c. 盲肠

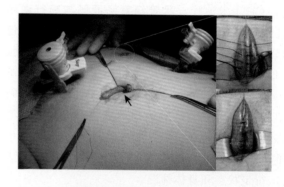

图 23-19　腹腔镜辅助盲肠造瘘管还纳，同时利用阑尾建立 Malone 顺行可控性灌肠通道。直视下修剪原盲肠造瘘管瘢痕重新缝合包埋阑尾以形成"抗反流"机制。图为通过脐部观察镜鞘通道拖出阑尾末端（箭头所示）

如果患者要求同时行膀胱重建及同时进行MACE 和 Mitrofanoff 尿流改道术，可为患者提供了彻底双重控制大小便的机会（Roberts et al，1995；Wedderburn et al，2001；Casale et al，2006）。如果考虑同时进行 MACE 和膀胱阑尾造口手术，则需要对这项技术进行改良。

如果阑尾足够长且血管解剖结构合适,则有可能将分离后的两部分阑尾分别用于 MACE 手术及阑尾膀胱造口术(图 23-20)。如果阑尾不宜分离或缺如,则必须考虑替代方法。在这些情况下,可以相对容易地将结肠瓣卷管成形(图 23-21)或者用直线切割吻合器连接阑尾残端的盲肠分离并延长成管状(图 23-22),均取得良好效果,并发症的发生率也可被大家所接受(Kiely et al,1994;Herndon et al,2005)。也可用 Monti-Yang 术式作为替代通道(Monti et al,1997),遵循 Mitro-fanoff 阀瓣原理将其植入肠壁。有些作者将此方法作为阑尾缺如时手术的推荐方案(Sugarman et al,1998),此方案尤其适用于明显肥胖患者,使用螺旋切开或两段肠管能制成足够长的管道,几乎适用于所有患者。

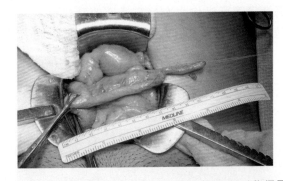

图 23-20　阑尾足够长且血管解剖结构合适,可以将阑尾分成两部分同时分别用于 Malone 顺行可控性灌肠术及阑尾膀胱造口术

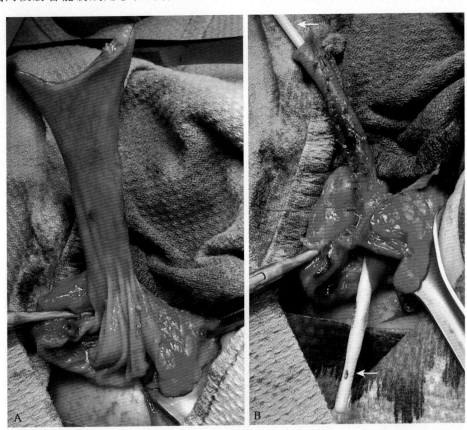

图 23-21　利用结肠瓣重建通道(A),卷管边缘重叠缝合(B)。这种手术方式适用于插管清洗左半或右半结肠。结肠瓣包绕导尿管缝合卷管成形(箭头所示)

另一个值得考虑的手术方案是使用盲肠造瘘管(C 管)或盲肠纽扣。自 Chait 和他的同事首先报道以来(1997a,1997b),这一技术已被不断改良,该盲肠造瘘管可定期更换、长期使用,而且其纽扣式体外部分呈扁平状(类似于纽扣式胃造瘘管)。如果患者阑尾缺如(例如阑尾切除术后),可首选 C 管方案。在已知阑尾缺如(即阑尾切除术后),而且拒绝间歇性肠道插管冲洗的患者,发生

诸如肠造口狭窄之类并发症时(对于此类情况,盲肠造瘘管可以作为 MACE 通道的替代品),盲肠造瘘管就成为人们比较青睐的一种临时治疗手

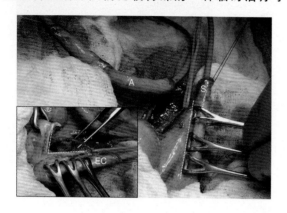

图 23-22 用直线切割吻合器分离连接阑尾残端的盲肠,并延长成管状,随后将管道重叠缝合以防止漏液。A. 阑尾远端部分用于阑尾膀胱造口术;EC. 延长的盲肠;S. 阑尾残株

段,该方法也可以用来判定顺行灌肠的反应,或是判定永久性 MACE 的最理想通道位置应该在右半结肠还是左半结肠,并且对于那些青睐非手术处理方式的病例,这可以是一种永久性的选择。Chait 和其同事开展了 X 线透视引导下盲肠造瘘管(C 管)置入术,他们分析总结的(1997a)长期临床数据显示,在大量的儿童中造瘘管置入手术都很成功,获得了满意的治疗效果,其结果与其他方

法类似(Chait et al,2003)。在进行可控性阑尾膀胱造口术的同时,盲肠造瘘管置入也可以开放或者在腹腔镜引导下完成(Lorenzo et al,2007)。该方法主要的缺点是造瘘管留置部位外观不美观、有肉芽组织增生和偶尔发生的粪漏(图 23-23)。在这些病例中,患者可能会选择经腹腔镜或者开放手术方式转为正式的基于肠道的 MACE(图23-24)。无论如何,盲肠造瘘管即纽扣式造口随时可以转换为顺行可控性灌肠(ACE),因此对于复杂病例盲肠造瘘管置入是合理的初始手术方式及应急治疗手段。

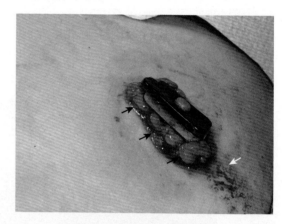

图 23-23 盲肠造瘘管周围的肉芽组织(黑色箭头所示)以及漏液(白色箭头所示),随着时间出现造口部位外观不美观及造口部位周围污便,最终导致造口改道,转为 Malone 顺行可控性灌肠通道

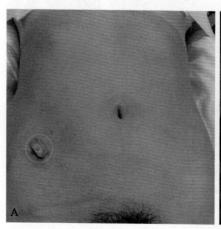
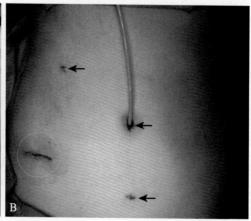

图 23-24 操作鞘放置的位置(箭头所示)以及腹腔镜辅助盲肠造瘘还纳及重建 Malone 顺行可控性灌肠通道术后的外观效果。A. 术前外观;B. 术后即刻外观

特别是对于患有严重便秘和结肠冗长的儿童和青少年,偶尔遇到的问题就是需要耗费大量时间的肠道冲洗工作。这个问题可能会导致治疗受挫、失败以致患者放弃肠道灌洗(Griffiths and Malone,1995)。为了尝试解决这个问题,一些学者主张将导管置于左半结肠,而不是盲肠。这样做可以减少灌洗结肠的长度,并且理论上,完成成功灌肠所需的时间也会相应减少。使用这种方法的结果令人鼓舞,在与传统 MACE 相比具有相似的效果和并发症发生率的情况下(Liloku et al,2002;Churchill et al,2003;Meyer et al,2008;Sinha et al,2008;Blackburn et al,2012),灌肠液使用量更少,洗肠时间也更短(Sinha et al,2008)。对于患有严重便秘的患者,强烈推荐左半结肠 MACE。选择左侧入路还是右侧入路可能很困难,可以通过临时结肠造口或经皮置入结肠造瘘管来解决。如果在右半结肠造瘘洗肠效果相同或者更好,则可以选择原位阑尾造口作为更简单的手术方案。

(三)灌肠治疗方案

虽然治疗方案不同,第一次灌肠通常通过留置导管或经皮穿刺造瘘管进行,在术后无肠梗阻的情况下开始渐进式结肠灌洗。考虑到个别患者的需要和不同的反应,治疗过程需要不同的尝试甚至可能存在失误。尤其是在手术后早期的数周或数月,最重要的一点就是建议患者不要期望立即成功,因为早期治疗结果可能令人失望,从而导致患者挫折感以及治疗失败。事实上,许多儿童可能在长达 6 个月的时间内无法获得稳定的状态或可靠的常规灌肠(Curry et al,1998)。患者还可能在肠道冲洗完成后的头几个小时内出现一定程度的直肠粪漏,但这似乎不是一个长期存在的问题。虽然肠道冲洗主要在家中完成,但是与协助管理治疗过程的专业护理人员保持定期联系非常重要。

各中心的灌肠方案各不相同,患者及其家庭经常会对其进行修改,以适应自己的特殊需要。最初,鼓励患者按照 20ml/kg 体重的溶液量进行肠道冲洗,当患者对这个过程感到舒服,并建立了一个常规后,他或她可能尝试将洗肠频率减少到隔天一次。一天中进行灌肠的时间取决于患者,大多数家庭更喜欢在晚餐后的傍晚时间进行灌肠。选择这一时间是为

了在就寝前有充足的时间达到预期的灌肠效果。少数情况下,部分患者认为每天两次灌肠是必要的,并相应地调整灌肠频率。结肠灌洗时长在 30~60min。由于患者必须长时间坐在马桶上,可能会出现臀部压疮,使用马桶坐垫可以减少这一并发症的发生。结肠灌洗可以用自来水(Koyle et al,1995;Yerkes et al,2001)或盐水,适当的混合各种添加剂,如甘油、比沙可啶、磷酸盐、枸橼酸镁、矿物油或聚乙二醇效果更好。结肠灌洗可能会出现水中毒和(或)电解质异常,这种情况不常见,而且取决于所使用的溶液(Hunter et al,1993;Schreiber and Stone,1999)。只有在监督下才能变更方案和试验,以减少上述风险的发生。在治疗方案达到稳定状态后,大幅地干预或修改该方案没有益处。

灌肠过程中可能会遇到一些困难,最常见的是灌肠过程中的疼痛或不适感(Curry et al,1998)。在大多数患者中,这是一个短暂的现象,会在前 3 个月内消退。疼痛或不适感如果持续存在超过 3 个月,会导致灌肠治疗的终止。这些患者可以尝试加热溶液、降低溶质浓度、降低结肠灌洗速度、在灌肠前使用解痉药或使用甘草根溶液。即使有规律的冲洗也有可能发生结肠远端粪便嵌塞,因此确保疼痛不是由肠道远端粪便嵌塞所致非常重要(图 23-25)。这些患者可能偶尔需要逆行灌肠,或者需要重新定位结肠灌洗通道的位置(盲肠或右半结肠)(Liloku et al,2002;Churchill et al,2003)。

(四)手术结果

在一项由英国儿外科医师协会成员们完成的对 300 例 ACE 手术的调查中,Curry 与其同事们报道治疗成功率取决于最初的诊断(表 23-1)。这一全国范围的大型调查研究报道的 ACE 治疗的完全成功率和部分成功率之和为 79%,并发症的发生率低于早期的文献报道,尤其是吻合口狭窄率降低到 30%。

标准的评估量表已经被用来评价患者生活质量(Shankar et al,1998)、自尊、社会心理功能(Aksnes et al,2002),以及与大便失禁和便秘相关的生活质量(包括焦虑和家庭担忧)的改善情况(Ok and KurzRock,2011)。一些非权威的调

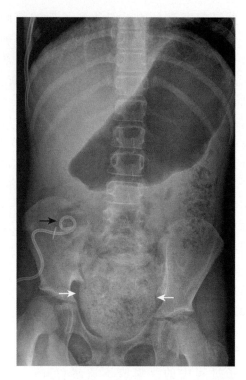

图 23-25 远端结肠及直肠内见大量粪便(白色箭头所示)。该患者不经常经结肠造口通道顺行灌肠治疗(黑色箭头所示),导致粪便嵌塞。尝试通过顺行结肠灌洗来清除积粪,但是仅仅造成患者腹痛、无法耐受及治疗效果不佳。应先逆行结肠灌洗,然后再有规律地、积极地顺行灌肠,才能达到完全清除肠腔积粪的治疗目的

表 23-1 伴有器质性疾病的 Malone 顺行可控性手术成功率与失败率统计分析

诊断	完全成功(%)	部分成功(%)	失败(%)
脊柱裂	63	21	26
肛门直肠畸形	72	17	11
先天性巨结肠	82	9	9
特发性便秘	52	10	38
其他	44	25	31

完全成功:夜间洗肠后完全清除肠道内粪便,极少直肠漏粪。

部分成功:肠道清洁但有明显的直肠漏粪,偶尔有大量漏粪,仍需要穿戴尿布,但患儿及其父母可感觉到症状改善。

失败:仍有规律性的污便或便秘仍持续,没有感觉到症状改善,或者放弃灌肠治疗

查问卷显示出很高的调查满意度,大多数被调查者向其他患有难治性排便障碍的人推荐了这一手术(Hoekstra et al,2011)。

对于一期同时行膀胱重建和 ACE 手术的患者,可以预期获得比较好的控便和控尿结果,并发症发生率不定(Kajbafzadeh and Chubak,2001;Wilderburn et al,2001),与分期重建的患者相比没有不良后果(Casale et al,2006)。造口相关并发症和导管插管困难仍然是术后最重要的问题(Barqawi et al,2004)。例如,Curry 及其同事(1998)报道,造口并发症的发生率为 55%。当 MACE 造口于脐部以外位置时,Ransley 的 VQZ 皮瓣技术可以减少造口狭窄的发生率(Malone et al,1998;McAndrew and Malone,2002;Landau et al,2008)。极少发生导管穿孔及灌肠液漏至腹腔的情况(13 年间发生率 3.7%),但这些情况会导致患者出现严重的临床并发症,需要紧急外科手术探查。对于疑似病例,经灌肠通道的造影检查可以帮助明确诊断(图 23-26)。

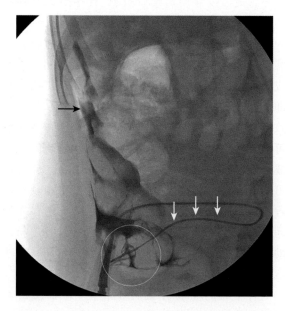

图 23-26 通过 Malone 顺行可控性灌肠通道留置的导管注入水溶性造影剂检查(白色箭头所示)以判断是否存在穿孔(黑色箭头所示)

要点：外科治疗

- 通过可插管通道（MACE）或盲肠造瘘管通道进行顺行灌肠的治疗理念是外科治疗排便障碍的一个变革性飞跃。这便于患者可以定期排空结肠，避免粪便嵌塞及减少大便失禁的发生。

- 患者的选择至关重要，这些患者在准备接受侵入性治疗措施前已经接受最大限度的保守治疗，并均告失败。

- 尽管存在个体差异性，通常要求患者有规律的洗肠（每天 1 次或者隔天 1 次）以达到控便的目的。

- 在大多数病例中，同时进行胃肠道和泌尿生殖道重建手术是可行的，术中利用适宜的肠段重建膀胱及肠道的输出段。

- 手术方案包括开放手术、腹腔镜手术、机器人辅助腹腔镜手术，以及经皮技术。

参考文献

完整的参考文献列表通过 www. expertconsult. com 在线获取。

推荐阅读

Burgers RE，Mugie SM，Chase J，et al. Management of functional constipation in children with lower urinary tract symptoms：report from the Standardization Committee of the International Children's Continence Society. J Urol 2013；190（1）：29-36.

Bush NC，Shah A，Barber T，et al. Randomized，double—blind，placebocontrolled trial of polyethylene glycol （MiraLAX） for urinary urge symptoms. J Pediatr Urol 2013；9（5）：597-604.

Chait PG，Shandling B，Richards HF. The cecostomy button. J Pediatr Surg 1997a；32（6）：849-51.

Curry JI，Osborne A，Malone PS. The MACE procedure：experience in the United Kingdom. J Pediatr Surg 1999；34（2）：338-40.

Koyle MA，Kaji DM，Duque M，et al. The Malone antegrade continence enema for neurogenic and structural fecal incontinence and constipation. J Urol 1995；154（2 Pt 2）：759-61.

Lane MM，Czyzewski DI，Chumpitazi BP，et al. Reliability and validity of a modified Bristol Stool Form Scale for children. J Pediatr 2011；159（3）：437-41，e1.

Loening-Baucke V. Urinary incontinence and urinary tract infection and their resolution with treatment of chronic constipation of childhood. Pediatrics 1997；100（2 Pt 1）：228-32.

Malone PS，Ransley PG，Kiely EM. Preliminary report：the antegrade continence enema. Lancet 1990；336（8725）：1217-8.

McAndrew HF，Malone PSJ. Continent catheterizable conduits：which stoma，which conduit and which reservoir？ BJU Int 2002；89（1）：86-9.

Pijpers MA，Bongers ME，Benninga MA，et al. Functional constipation in children：a systematic review on prognosis and predictive factors. J Pediatr Gastroenterol Nutr 2010；50（3）：256-68.

Tabbers MM，DiLorenzo C，Berger MY，et al. Evaluation and treatment of functional constipation in infants and children. J Pediatr Gastroenterol Nutr 2014；58（2）：265-81.

Wedderburn A，et al. Synchronous bladder reconstruction and antegrade continence enema. J Urol 2001；165（6 Pt 2）：2392-3.

Yerkes EB，Rink RC，King S，et al. Tap water and the Malone antegrade continence enema：a safe combination？ J Urol 2001；166（4）：1476-8.

（何少华　**编译**　徐　迪　**审校**）

第24章 小儿尿路重建

Mark C. Adams, MD, FAAP, David B. Joseph, MD, FACS, FAAP, and John C. Thomas, MD, FAAP, FACS

存在膀胱及其出口异常的儿童,尽管其治疗的基本目标是尽量减少手术介入,但是"正常"的下尿路,必须具有保护肾功能、避免泌尿系统感染和最终提供控尿的基本功能。对于一些患者来说,通过外科手术重建仍然是一个重要而有效的方法。重建前,需要对患者进行全面的评估。每个儿童都是独特的个体,疾病具有不同的病理生理学特点,必须综合考虑可选择的手术方式以取得最佳的疗效,同时减少并发症的发生。

本章覆盖范围较广,对膀胱扩大术进行了详细的回顾。在一些泌尿外科领域,已经广泛应用肠管行膀胱重建术。复杂膀胱功能障碍的患者可能合并有膀胱颈和外括约肌疾病,本章介绍了增加儿童膀胱颈和外括约肌阻力的外科技术。**也许,影响下尿路重建最重要的一项贡献是** Lapides **(1972-1976)和同事在** Guttmann **和** Frankel **(1966)工作基础上提出的间歇性清洁导尿术**(clean intermittent catheterization,CIC)。正是由于许多膀胱和括约肌功能障碍的患者在重建术后不能充分地排空膀胱,所以创造一种简便可靠的导尿技术很重要。本书介绍了这样做的方法,以及相关的研究结果。

大部分行下尿路重建手术主要是为了矫正对药物治疗不敏感机体的异常下尿路功能。膀胱颈和括约肌功能障碍是最复杂的小儿泌尿系统疾病之一,而其中合并脊柱裂的患者构成了需要这种外科干预的患者的主体。因此,本文将集中讨论神经源性疾病患者的治疗结果。膀胱外翻、泄殖腔和尿生殖窦残留、后尿道瓣膜、双侧单纯输尿管异位开口,以及梅干腹综合征的患者需要进行类似的重建手术治疗。

影响小儿尿路重建手术效果最关键的因素是保证患者和其家庭获得良好的护理。确定能否得到这种保证有时是非常困难的,但是绝不能低估其重要性。

一、"功能性"尿路

膀胱的生理活动分为被动储尿和主动排空两个动态阶段。在被动储尿阶段,膀胱作为一个储尿器官,能够维持低压储尿并且无漏尿。在主动排空阶段,膀胱收缩有效排空尿液。

(一)膀胱的基础功能

1. 被动:储尿

正常的储尿需要膀胱具有良好的顺应性,以及随年龄而变化的容量。以年龄为基础的膀胱容积可以通过以下公式计算。Koff公式:膀胱容积(ml)=30×(年龄+2),或者Kaefer公式:2岁以下小儿膀胱容积(ml)＝ 32×(2 ×年龄＋2),2 岁以上小儿膀胱容积（ml）＝30×（年龄 ÷ 2＋6）(Koff,1983;Kaefer et al,1997c)。膀胱顺应性被定义为膀胱容积变化值除以膀胱内压力的变化值。正常情况下,膀胱是一个具有高度顺应性的囊腔,能够缓冲尿液充盈带来的压力,不至于使膀胱内压力骤然升高。这种性能的形成源于多方面的因素。最初膀胱处于塌陷状态,通过简单的扩展,使尿液能够在低压状态下快速充盈。随着膀胱继续扩大,逼尿肌的弹性和黏弹性特点参与其中。弹性使逼尿肌能够在无张力增加的状态下伸展直至达到极限容积,此容积应大于膀胱的预期容积。黏弹性使膀胱内压力随充盈发生连续而轻微的改变。充盈压力的小幅度升高被膀胱内压力的快速下降所平衡(Zinner et al,1976;Wagg and Fry,1999)。自然状态下缓慢的膀胱充盈,膀胱内压力在达到临界容量前无明显变化。膀胱的黏弹性也被称为应力松弛,当膀胱充盈的速度超过了自然灌注,其作用会减弱（Mundy,1984;Finkbeiner,1999)。在尿流动力学评估时,如果膀胱灌注的速度相对于患者的年龄及膀胱体积过快(Joseph,1992)时,常常可以看到这种伪像。每个孩子膀胱的正常弹性和黏弹性最终会被克服,此时,膀胱内压力迅速上升。**膀胱肌肉和胶原蛋白成分的合理组成,保证了膀胱具有正常的弹性和黏弹性,从而使薄的膀胱壁具有满足储尿功能的良好动力学特性。**影响膀胱顺应性的不利因素包括逼尿肌肥厚、纤维化、出口梗阻和反复尿路感染(Mundy,1984;Joseph,1994)。

膀胱储尿期间的可控性,需要膀胱颈和尿道外括约肌的闭合。出口梗阻、神经源性功能紊乱,以及慢性炎症都会影响上述功能,导致膀胱功能异常,出现低顺应性、上尿路损害和尿失禁等临床表现(Brading,1997)。

2. 主动排尿

正常情况下,主动排尿期膀胱在膀胱颈下降后开始收缩(Morrison,1997)。膀胱颈的松弛性开放及随后尿道外括约肌的放松形成低压排尿,并完全排空。同样,梗阻、神经源性的功能紊乱及慢性炎症等引起的病理改变,会影响逼尿肌、膀胱颈和外括约肌三者之间的协同作用,称为协同失调(Mundyet al,1985)。去神经纤维化的外括约肌功能减退,无法适当松弛,导致排尿压力升高。最终,逼尿肌的病理生理学改变影响了膀胱原本稳定性的、协调的收缩能力,导致尿液完全排空障碍。

(二)功能障碍

1. 上尿路

进行任何大的重建手术前,了解整个尿路的动力特点是至关重要的。如果存在肾积水,则一定要排除是否存在上尿路梗阻。上尿路梗阻常继发于严重和持续存在的膀胱功能异常,包括低顺应性和排空障碍。膀胱内留置导尿管后行肾素扫描有利于排除原发的上尿路疾病。如果存在上尿路梗阻,在进行膀胱-括约肌重建时必须同时解除梗阻。

膀胱功能异常时伴发的膀胱输尿管反流可以是原发性或者继发性的,区分两者可能很困难。如果早期评估阶段没有出现反流,那么新发的反流通常是继发于膀胱功能异常。神经源性膀胱的反流本质上是继发的。早期研究发现,继发于膀胱功能异常的膀胱输尿管反流,如果膀胱异常得到充分的治疗,反流就可以不用外科处理。行膀胱扩大术治疗的神经源性膀胱患者,术中未同时行输尿管再植术,继发性反流术后可以消失(Nasrallah and Aliabadi,1991;Morioka et al,1998;López Pereira et al,2001;Soylet et al,2004;Juhasz et al,2008)。如果可以获得一个大容积、高顺应性的膀胱,反流是否还会是一个严重的问题引起了人们的关注(Soylet et al,2004)。重建后无论是否出现反流,细菌数都会升高,一些可控性尿流改道手术表明,即使缺乏抗反流机制,只要膀胱的顺应性好,术后肾盂肾炎发生的危险性并没有增加(Gonzalez and Reinburg,1987;Helal et al,1993;Pantuck et al,2000)。我们认为,大部分继发性反流通过适当的膀胱重建可以自发消失,但出现高级别反流时,还是需要予以矫正。在处理慢性扩张和瘢痕化的输尿管时要十分小心,这种情况应该矫正反流,但是过度的裁剪或隧道成形不当,会引起输尿管梗阻(Hendren,1998)。

上尿路的功能异常表现为肾积水、肾盂肾炎、肾功能损害。当下尿路功能障碍的患者合并上尿路损害时,需要进行全面的评估和处理。重建手术前或手术时应考虑到所有的问题,以期获得最好的疗效。

2. 膀胱功能异常

膀胱功能异常包含多种生理学异常，分别评估膀胱的主动功能和被动功能，有助于对疾病的认识。**若膀胱压力长期高于 40 cmH$_2$O，则升高的被动灌注压力在临床上具有致病性**（McGuire et al,1981；Wang et al,1988；Weston et al,1989）。压力在这个水平持续存在一段时间，将会影响输尿管引流，导致肾盂肾盏变形、肾盂输尿管积水、肾小球滤过率下降。另外，持续的灌注压力升高，还会导致获得性膀胱输尿管反流（Sidi et al,1986a；Cohen et al,1990）。

药物治疗有助于降低膀胱灌注压力，特别是出现逼尿肌过度活动时。药物联合间歇性导尿治疗有积极的作用，特别是对于神经源性膀胱的儿童（Rink and Mitchell,1984；Aslan and Kogan,2002；Verpoorten and Buyse,2008）。如果药物对膀胱顺应性的治疗无效，则需要行膀胱扩大术来改善膀胱的储尿功能。但重建手术后，有可能出现逼尿肌收缩明显减弱，不能有效地排空膀胱。因此，患者或监护人必须在术前接受并学会间歇性清洁导尿术。CIC 的应用允许外科医师通过更激进的膀胱扩大术解决膀胱储尿问题。自主排空虽然仍是治疗的一个目标，但自从 CIC 可以有效解决术后排空问题后，自主排空已经不再是必需的了。

尿失禁是膀胱功能障碍的突出表现。控尿能力依赖于膀胱颈和尿道外括约肌收缩产生的出口阻力。日常活动时，出口阻力必须高于膀胱储尿压力。当膀胱颈和尿道外括约肌异常时，出口阻力下降，常常会出现尿失禁。α 受体阻断药治疗可以加强出口阻力，但是更多的患者仍需要行重建手术治疗。

由于出口阻力减弱导致的储尿期尿失禁，不但要对膀胱颈和尿道外括约肌的功能进行评估，而且要了解逼尿肌特性。临床经验表明，术前没有表现出来的异常逼尿肌特性，可以在膀胱颈重建术增加出口阻力之后出现，导致储尿期高压或者无抑制性收缩等（Bauer et al,1986；Churchill et al,1987；Dave and Salle,2008）。因此，为了鉴别患者是否存在这些潜在风险，进行任何膀胱颈重建手术前，要将膀胱颈堵住行激发性的尿流动力学检测。

正常的协同性排尿过程为膀胱颈下降、松弛、开放，紧接着尿道外括约肌放松，逼尿肌收缩，实现低压排尿。发生在这个阶段的排尿功能失调，是膀胱颈、尿道外括约肌、逼尿肌不协调活动的结果。这种逼尿肌-括约肌协同失调、高压排尿，长期持续会对膀胱和上尿路造成损害（Mundy et al,1982；Bauer et al,1984）。纤维化僵硬的外括约肌也会出现类似的现象。首选治疗方式包括药物治疗和 CIC，使患者避免异常排尿。

3. 其他问题

在对任何患者行膀胱重建手术前，都需要对其肾功能进行评估，特别是当患者存在肾积水或者严重的肾瘢痕时。**Demos（1962）与 Koch 和 McDougal（1985）提出尿溶质，特别是氯化物，可以被与尿液接触的小肠和结肠黏膜吸收**。肾功能正常的患者，肾代谢这种来自重吸收的氯化物和酸性物质并不困难。然而肾功能减退的患者可能因为这样的重吸收而继发严重的代谢性酸中毒。如果患者术前已存在酸中毒，术后尿液潴留于小肠和结肠里将会加重酸中毒（Mitchell and Piser,1987）。发生梗阻或者感染后，首先减退的是肾的浓缩功能，功能受损的患者的尿量可能会大幅度增加。**膀胱重建术后，新膀胱的容量必须适应患者可接受的一段时间内的尿量，通常是 4h**。相反，合并肾衰或者其他疾病的患者，可能会出现少尿。过低的排尿量导致黏液的聚集和浓缩增多，影响扩大的膀胱或者肠管储尿囊。

其他器官的功能异常同样会增加肠膀胱重建术的风险。与尿液接触的小肠或结肠黏膜会重吸收尿液中的氨，对于合并肝功能衰竭的患者是很危险的（McDougal,1992a）。一些通过尿液排泄的药物也会被肠黏膜重吸收（Savauagen and Dixey,1969）。因此，患者术前需要进行肝功能及动脉血气分析检查。医师要仔细询问患者术前的肠道功能，尤其当患者可能有获得性或继发性胃肠道疾病时。泄殖腔外翻畸形、肠切除术后、既往有明显放射线接触史的患者，要考虑有短肠综合征的可能。术前有慢性腹泻或大便失禁病史的患者，尿路重建时要慎重考虑是否使用回盲瓣。

一个需要考虑的关键因素是保证患者和其家庭能获得良好的护理。尿失禁在有些时候可以使

患者避免尿路感染和上尿路损害。如果膀胱不能定期地完全排空，那么有效储尿能力将会增加患者出现上述问题的风险。所有医师在进行膀胱重建和控尿手术的过程中必须意识到对患者及其家庭所承担的责任。

外科手术时机的选择因人而异，如果患者的上尿路和肾功能受到威胁，应该早期进行重建手术。这种情况通常是在高出口阻力和低膀胱顺应性时出现。临床工作中建议用膀胱扩大术纠正膀胱功能异常以减缓上尿路功能的恶化，即使当继发于上尿路损害导致的肾功能不全已经存在时（Ivancic et al，2010），早期手术干预会更好地避免这些损害。通常，针对控尿的重建手术可以在以后进行。尿失禁或者临时分流术形成的造瘘口在什么年龄会被社会所不接受，因患者和家庭而异。

明确患者所有的问题和需要之后，再进行膀胱重建手术对患者和其家庭有益。但这种情况并不总是可行，患者常常因为感染和肾积水需要提前介入治疗。为了实现控尿而进行重建手术时，最高效的方法是发现所有重建手术的问题，并在一次手术中予以全部解决。通常有必要进行尿流动力学检查以决定患者除了行膀胱扩大或替代手术外，是否有必要进行增加出口阻力的操作。术前有必要向患者介绍间歇性清洁导尿术，因为其能使患者展示继续规律排尿的能力和愿望。它还有助于医师明确是否需要为患者做腹壁可控性造瘘口，以提升导尿的可靠性并增加患者的独立性。同样，在神经源性膀胱的患者中，还要考虑哪些患者可以从顺行结肠灌洗中获益。毋庸置疑，无论是对患者还是外科医师，一次手术同时解决所有问题比进行连续手术解决要好得多，后者可能会增加术后发生并发症的风险。

二、患者评估

膀胱重建前对每一个患者都应进行上尿路影像学检查。作为监测的一部分，大多数患者需要常规进行超声检查。**一旦发现肾积水，需要通过影像学检查以明确是否有尿路梗阻及膀胱输尿管反流。**膀胱留置导尿管进行肾核素扫描对于排除原发性上尿路梗阻通常是足够的。可以单独通过排泄性膀胱尿路造影或将其作为影像尿流动力学检查的一部分来排除反流。患者只要有肾积水，就要检测血电解质、尿素氮和肌酐。存在血肌酐升高或明显肾积水的患者需要做肾病方面的评估，要留 24h 尿测定肌酐清除率和尿量。

需要特别关注曾经行尿流改道术的患者。目前永久性尿液肠道分流术仅适用于因为膀胱肿瘤需要行膀胱切除术的患者。实际上现行的大部分尿流改道术都是暂时的。**尿流改道复原术的关键点是理解导致需要行尿流改道术的原发性疾病的病理学。**

(一)尿流动力学检查

1. 膀胱动力学检查：容量和顺应性

下尿路尿流动力学检查对于膀胱重建手术至关重要，婴儿和儿童的结果是可重复的，但需要密切关注细节（Joseph，1994）。一些机械因素可以影响尿流动力学检查结果导致人造伪像的出现，如有没有意识到，它会对正确评估造成不利影响。检查时通常经尿道置入导管，导尿管的管径会影响漏点压和排尿压力的测量，使膀胱不能完全排空，特别是在婴儿和年幼的男孩中（Decter and Harpser，1992）。耻骨上置入导尿管可以避免出现上述问题，但在大多数病例中不太实用。灌注的介质和速度会影响检查结果。灌注二氧化碳气体不如液体灌注可靠，特别是在评估膀胱顺应性和容量时。最常用的灌注液是生理盐水和碘对比剂，能够提供可重复的结果，灌注液的温度应接近体温（Joseph，1993，1996）。即使简单地改变灌注速度也会显著影响灌注期末压力和膀胱顺应性（Joseph，1992）。Bauer（1979）建议膀胱测压时灌注速度每分钟不超过预计膀胱容量的 10%。

行膀胱造瘘尿流改道术后，尿流动力学检查需要做一些特殊细微的改变。在这种情况下，任何膀胱都会有容量变小的表现。通过临时关闭造瘘口数日，恢复膀胱尿液循环，膀胱容量可能随循环迅速增大，此时，重复检查可以更好地评估膀胱的功能（McGuire，personal communication，1996；Errando et al，2005）。用纽扣式胃造瘘管行膀胱造瘘术，通过其上的开关临时关闭膀胱造瘘口，更有益于检测（de Badiolaet al，1995）。

2. 括约肌动力学：出口阻力

膀胱颈和尿道外括约肌协同工作，仅需要其

中之一参与就可以维持控尿。神经源性膀胱经常导致膀胱颈和尿道外括约肌功能异常,造成储尿期出口阻力降低或排尿期协同失调。需要通过监测尿道外括约肌电活动,评价排尿的协同性及是否存在逼尿肌-括约肌协同失调。应用会阴表面电极、腹壁传感器、肛门塞、阴道监测器、电线和集中针式电极等行肌电图检查(Joseph,1996)。将集中针式电极或双针式电极穿过25G(25-gauge)针头,可以提高测量神经源性膀胱患者括约肌活动的准确性(Blaivas et al,1977;Joseph,1996)。

尿道外括约肌的功能性尿道长度在出口阻力中也发挥作用,可以通过尿道压力测量剖析图(urethral pressure proflometry,UPP)对其进行测量。但儿童的尿道长度较成人短,直径细,而机械性牵拉装置又不适用于儿童,使得该项检查从技术上比成人更难进行。进行UPP检测时,采用Harvard泵以2ml/min恒速灌注递质(Joseph,1996),以消除使用标准滚轴球灌注泵时出现的压力波伪像。手动牵拉导管在记录条带上每5min做一标记。对于有检查经验的医师和配合度好的患者,可以获得可靠的结果。与标准尿道压力图相比,这种特殊的尿道压力描记价值有限,但是,它可以提供患者术前的基础信息,有利于在术中和术后帮助分析功能性尿道长度。

一些医师喜欢在被动灌注和Valsalva动作时,用漏点压评估出口阻力。但是在男性较小的尿道内置入测压管会使漏点压人为升高(Decter and Harpster,1992)。这些测量参数之间的相关性还有待研究。Khoury和同事(2008)发现膀胱小梁形成通常预示患者有足够的出口阻力,这些患者仅行膀胱扩大术,就可以取得较好疗效。

3. 膀胱排空

在进行重建手术前需要认真评估患者的排空能力。影响膀胱排空的有效参数包括肌电图显示的尿道外括约肌协同性松弛、尿流率和排空后残余尿量。神经系统功能正常、术前能够排空膀胱的患者,比那些神经源性膀胱功能异常或术前不能排空膀胱的患者,在重建手术后排空膀胱的可能性更大。没有哪一种检查可以保证患者在膀胱扩大术或其他重建术后能够自主排尿和很好地排空膀胱。因此,所有患者必须要做好术后间歇性清洁导尿的准备。应该检查患者原有的尿道是否

适合导尿。理论上患者在术前应该学会间歇性清洁导尿并反复练习直到患者自己、家长和医师都确信能够很好地自主导尿。必须考虑患者生理上和社会心理上的种种限制对患者自主导尿和自我照顾的能力的影响。即使技术再完美,膀胱重建术后导尿和排空失败也会造成患者上尿路损害、尿路感染或膀胱穿孔。自主经尿道导尿和腹壁造瘘口导尿的两种方式相比,大多数患者更乐于接受后者(Horowitz et al,1995)。

三、患者准备

膀胱和括约肌重建手术仍然具有挑战性。为了获得最好的治疗效果并使并发症降到最低,通常要求患者处于最佳的身体状态。应评估所有患者术前的营养和水化状况,纠正存在的异常。术前应妥善处理并发症,尤其是心血管和呼吸系统疾病。

(一)肠道准备

为了减少手术中因使用肠道而导致的潜在风险,所有患者都应在术前做好肠道准备。即使原计划是行输尿管膀胱成形术或其他替代手术,也可能因为术中发现的情况而需要使用肠段。在肠道准备前2天给予患者清流质饮食可以帮助清除其肠道内的固态粪便。手术前1天,患者应进行完全的机械性肠道准备。以往,患者的肠道准备是在住院后完成的(O'Donnell,2007),而现在趋势是患者可以在院外完成肠道准备。大多数重建手术耗时均较长,患者损失大量体液,因此保证患者的机体在手术时已被充分水化很重要,必要时在术前1天使用静脉输液进行水化。曾经常规术前口服抗生素做肠道准备,现在根据医师的个人习惯而定。对神经源性膀胱功能异常的患者进行肠道准备时要特别注意,因为大多数患者有长期便秘的病史。这些患者要达到充分的术前肠道清洁很困难,手术前几天在家中开始口服泻药对于患者的肠道准备是有益的。肾功能不全的患者在进行肠道准备期间要注意防止水电解质紊乱。

理论上,胃的内容物是无菌的,因此胃膀胱成形术术前不必要肠外应用抗生素和进行肠道准备。Gundeti和同事(2006)建议,对于行回肠膀胱成形术的患者也不需要进行常规的肠道准备。

（二）尿培养

所有患者在膀胱重建手术前几天都要进行尿培养。尿培养阳性的患者，手术前应口服或于膀胱内灌注抗生素治疗，并再次进行尿培养直至尿液无菌。许多接受膀胱扩大术的儿童存在脊柱裂或脑室腹腔分流，如果尿培养阴性并进行了良好的肠道准备，脑室腹腔分流感染或其他问题的发生率就会很低（Yerkes et al，2001；Hayashi et al，2008）。

（三）膀胱镜检查

术前膀胱镜检查是评估患者的膀胱、膀胱出口或输尿管口的最后步骤。应该在麻醉后膀胱重建术前进行膀胱镜检查。根据病史，有些患者术前需要行内镜或放射性胃肠道影像检查。

要点：评估和准备

- 如果存在肾积水，应评估肾功能、上尿路梗阻和膀胱输尿管反流情况，尽管上述改变大多数继发于膀胱功能异常。
- 仔细进行尿流动力学评估对帮助理解造成这种功能异常的病因很重要。
- 患者在重建术后很可能需要间歇性清洁导尿，并且一定要有能力使其切实可行。
- 明确对患者和其家庭所承担的义务至关重要。
- 基本的术前准备包括确认尿液无菌和彻底的肠道准备。

四、抗反流

所有小儿泌尿科和重建外科医师都应熟悉扩张或不扩张输尿管膀胱再植术的标准步骤。其远期手术成功率高且并发症少。在下尿路重建手术中，这种再植手术更可取并且经常被应用。需要特别注意，经过尿流改道术后的输尿管有时较短而且存在慢性瘢痕化。Hendren（1998）总结大量尿流改道复原手术的经验发现，大多数并发症的发生与这些输尿管有关。

（一）输尿管-输尿管吻合术和单根输尿管再植术

有时患者的膀胱较小，不适合同时进行双侧输尿管再植，需要考虑其他的替代方法。两根输尿管分别再植当然很好，**但是如果原膀胱较小仅能做一根输尿管再植，行输尿管-输尿管**（transureteroureterostomy，TUU）**吻合后，再将单根输尿管再植的方法更可行**（图 24-1）。通常，将条件较好的输尿管植入膀胱，将另一根与之吻合。游离交叉（供体）输尿管，使其无张力地穿过腹腔至对侧（受体）输尿管。为了保证输尿管的血液供应，游离时应仔细保护输尿管的外膜并尽量保留其周围组织。应仔细操作避免交叉的输尿管在肠系膜下动脉下方成角。交叉输尿管在受体输尿管的后内侧与其切口吻合。不要游离或向中线牵拉受体输尿管去迎合交叉输尿管的末端。输尿管-输尿管吻合只要操作适当，成功率很高，且很少出现吻合口瘘或梗阻等并发症（Hodges，et al，1963；Hendren and Hensle，1980；Noble et al，1997；Mure et al，2000；Iwaszko et al，2010）。既往有过结石病史是该术式的相对禁忌证。

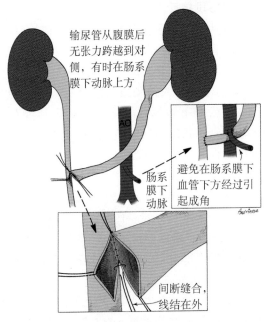

输尿管从腹膜后无张力跨越到对侧，有时在肠系膜下动脉上方

AO

肠系膜下动脉

避免在肠系膜下血管下方经过引起成角

间断缝合，线结在外

图 24-1　输尿管-输尿管吻合技术。AO. 腹主动脉
（Courtesy W. Hardy Hendren.）

打开膀胱会有利于单根输尿管再植。应用大的、基底位于头侧的 U 形切口，而不用前正中切口切开膀胱前壁。这样可以使用于输尿管移植的膀胱后壁能向任一侧延伸，与单根输尿管行无张力地吻合。完成输尿管再植术后可行膀胱腰大肌固定术,形成长、直的输尿管隧道。这种膀胱切口对在脐部放置可控制的管状造瘘口也有帮助。

(二)膀胱腰大肌固定术

将膀胱固定于腰大肌,能够准确地控制再植输尿管的长度和方向。膀胱腰大肌固定术应避免植入的输尿管随膀胱充盈而成角。扩张或瘢痕性输尿管成角更容易引起问题或造成梗阻。用不可吸收线将膀胱缝合在腰大肌和筋膜组织上。缝线不要穿透膀胱壁,否则易发生结石。在腰大肌及筋膜上固定的针距应该宽而浅,不要将坐骨神经缝在里面。固定线也不要太紧以免切割膀胱或腰大肌。有时可以分离对侧膀胱血管蒂以增加膀胱的活动度和固定的长度。虽然 Hendren 和 Hensle (1980)建议,膀胱腰大肌固定前先行输尿管再植比较容易,但是无论先进行哪个步骤,都必须有良好的视野条件,确保操作的精确性(图24-2)。

(三)肠段抗反流

是否需要将输尿管植入一段肠管有时会决定用哪段肠管做膀胱扩大或替代手术。利用输尿管乙状结肠吻合和结肠输出道尿流改道术的长期经验表明,输尿管植入结肠段内可以有效地避免反流。在结肠带下做输尿管隧道起到了活瓣的作用。输尿管乙状结肠吻合术的原则是将黏膜与黏膜直接吻合并使黏膜下隧道有足够的长度。此技术是基于 Coffey(1911)最初的报道,自 20 世纪50 年代起至今术后长期疗效令人满意(Nesbit,1949;Goodwin et al, 1953;Leadbetter and Clarke,1954)。输尿管再植术可在肠段还未关闭时从储尿囊内部进行,或者在肠段已经被重构关闭后,从储尿囊外进行。

如果用胃做膀胱扩大或替代术,输尿管再植入胃的方法与输尿管再植入自身膀胱的吻合方式相似。黏膜隧道的长度取决于输尿管的口径,这也与形成膀胱黏膜下隧道的原理相同。在回肠上建立起有效的输尿管抗反流机制更加困难。Griffith 描述的劈裂乳头技术至少在膀胱低储尿压时可以起到抗反流的作用(Turner-Warwick and Ashken,1967;Patil et al,1976;Stone and MacDermott,1989;Sagalowsky,1995)。对输尿

管远端行纵向短距离劈开后再将输尿管壁向后翻转,乳头长度至少应是输尿管宽度的两倍。袖套应与输尿管本身固定。紧靠袖套处的输尿管外膜在裂口处被拉入回肠内全层固定,使袖套突入肠腔内。Le Duc 等(1987)描述了一种通过回肠裂口将输尿管植入回肠壁的方法。通过这个裂口将回肠黏膜切开并游离裂口的边缘做成一个可容纳输尿管的沟槽。铲形的输尿管置于这个沟槽内,使输尿管末端紧靠肠黏膜。回肠黏膜缝合在输尿管的侧壁上,黏膜最终将生长覆盖输尿管。这两种技术的长期效果尚存在质疑。除一例外(Lugagne et al,1997),还未证实其在抗反流方面的疗效和形成隧道的输尿管结肠吻合术一样可靠(Patil et al,1976;Le Ducet al,1987;Rowland,1996;Bihrle,1997)。Abol-Enein 和 Ghoneim 提出在回肠的两端做浆膜下隧道可能也会起到抗反流的作用(1999;Soygur et al,2005)。

加强的回肠乳头瓣被广泛应用于 Kock 囊袋法中起抗反流作用(Skinner et al,1989)。经Skinner 几度改进、可以获得良好的长期效果。他的技术需要相对较长的回肠段和使用永久性的钩环。已经有人尝试不用钩环或网来固定输尿管乳头(Hanna and Bloiso,1987;Gosalbez and Gousse,1998;Tsuchiya et al,2004)。保持套叠状的袖套是手术成功的关键因素。同样的压力压迫外翻或游离状的乳头可以起到抗反流作用。一个回肠乳头瓣对于短而扩张的输尿管特别有用。同向蠕动的回肠段可以与乳头一起替代短的输尿管。同样,抗反流机制依赖回肠段而非输尿管。在一些新成形膀胱中,一段顺行蠕动的肠段可以接到输尿管和储尿囊之间,至少在压力低的情况下可以起到抗反流的作用(Studer and Zingg,1997)。

要点:抗反流

- 最好是将输尿管植入到原来的膀胱内,最初膀胱切口的选择关系到手术操作的便利。
- 在任何肠段上都能够建立抗反流机制。但在回肠段上是最难的。

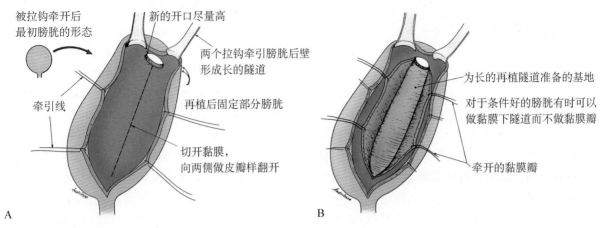

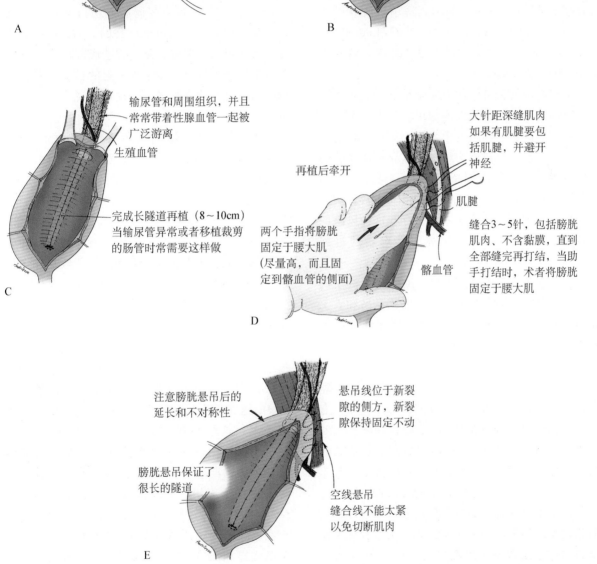

图 24-2　膀胱腰大肌固定术,此方法适用于需要做长段输尿管再植隧道的病例,且可以避免植入的输尿管或尖端逐渐缩窄的肠段随膀胱充盈而成角。用单股不可吸收线将膀胱缝合在腰大肌上。缝线不要穿透膀胱进入膀胱腔,否则缝线上容易形成结石 (Courtesy W. Hardy Hendren.)

五、膀胱颈重建

提供可靠的足够的出口阻力以实现控尿是外科医师在膀胱重建时面临的最大技术挑战之一。导致膀胱颈功能失调的原因可以是原发性神经源性的或解剖性的,如膀胱外翻、双侧异位输尿管、输尿管囊肿等。解决出口阻力时,要考虑到每个特殊的问题。已报道的用于膀胱颈重建的手术方法有很多,没有哪种单一的术式适用于所有患者(Kryger et al,2000;Cole et al,2003;Lemelle et al,2006)。**要反复强调术前评估和对患者特殊生理条件的全面了解。**

根据膀胱能否持续收缩完全排空尿液或是缺乏反射性收缩的能力选择增加出口阻力的手术方法。所有提高出口阻力的手术都会对逼尿肌的收缩力产生影响。出口阻力增加可以导致逼尿肌的顺应性降低,但是原因尚不明确(Bauer et al,1986;Burbige et al,1987;Churchill et al,1987)。激发性膀胱测压仅能发现一部分存在这种风险的患者,因此,术后必须密切观察其疾病的进展(Kronner et al,1998b)。

有很多紧缩膀胱颈的技术,包括活瓣机制的建立、人工或自体膨胀剂的放置、筋膜悬吊和人工尿道括约肌(AUS)等。**应该根据患者疾病病理过程、需求、想要达到疗效和对独立自理的渴望,个体化地选择手术方案。**

要着重考虑患者术前及术后排空尿液的能力。很多修复手术可以抑制膀胱的自主排尿。有些神经源性功能异常的患者,需要行膀胱扩大和增加出口阻力的手术,术后需要行间歇性清洁导尿。对于其他疾病,特别是不需要行膀胱扩大术的患者,术后可以自主排尿才是治疗目的。

以下部分涵盖了通过对膀胱颈和尿道外括约肌重建实现控尿的各种手术方式。大多数结果是源自对脊椎闭合不全患者的治疗经验,手术方法也可用于治疗儿童的其他疾病。所有的手术方法均有其学习曲线,因此需要认真分析结果以及如实报道。一篇关于膀胱颈手术的循证调查发现,评估手术效果受限于缺乏对“成功”和“控尿”真实一致的定义、没有考虑到患者是否同时进行膀胱扩大手术、没有考虑到研究对象为多种病因混杂的小样本人群等因素(Joseph et al,2003)。

(一)Young-Dees-Leadbetter 手术

Young-Dees-Leadbetter 膀胱颈重建手术是最受公认的增加出口阻力的手术方式之一。原先的 Young 术式已经被改良并且仍是膀胱颈外翻重建术的首选方法(Ferrer et al,2001)。

1. **方法**

Young(1919)最初描述了切除一部分膀胱颈,然后在一根银棒上紧缩膀胱颈的方法。Dees(1949)将其改良,提出将膀胱颈切口延长至膀胱三角区。接着,Leadbetter(1964)将输尿管从膀胱三角区置于更偏向头侧的膀胱底部。这样可以在三角区卷管以进一步延长尿道的长度。膀胱外翻的章节已对此进行了详细描述和说明。

2. **结果**

无论是在患者数量上,还是在症状改善上,关于 Young-Dees-Leadbetter 膀胱颈重建手术治疗儿童神经源性括约肌功能障碍的成功报道有限。Tanagho(1981)和 Leadbetter(1985)分别回顾了各自神经源性功能异常患者的远期治疗效果,发现成功率较低。他们推测是由于潜在的神经病变导致包裹用的肌肉缺乏张力和活性所致。许多早期治疗的患者未进行膀胱扩大术,可能会伴有尿失禁。与膀胱外翻患者治疗结果的报道相反,大多数患者由于膀胱颈神经功能不全需要进行膀胱扩大术和间歇性清洁导尿。Sidi 和同事(1987b)报道的 11 例患者中,尽管 10 例在重建术后需要导尿,9 例需进行膀胱扩大术,但有 7 例能够控尿达4h,这7例中的5例为了达到完全控尿需要再次手术。这组小样本研究是近期关于 Young-Dees-Leadbetter 重建手术治疗神经源性功能异常患者的远期效果的报道之一,虽然这项技术已经不再广泛应用。为改善 Young-Dees-Leadbetter 手术治疗的效果,Mitchell 和 Rink(1983)提出在重建的膀胱颈周围放置一个硅胶鞘以增强外部的支撑和压迫。这为后来在需要时放置人工括约肌袖套的工作建立了一个平台。通过加强对合或使修复部位保持在更好的解剖位置,硅胶鞘可以提高手术的疗效。但大多数的较厚的硅胶鞘最终将侵蚀膀胱或尿道(Kropp et al,1993)。Quimby 和同事(1996)使用较薄的硅胶鞘并在修复部位与硅胶鞘之间插入网膜,减少了侵蚀的风险。作者报道硅胶鞘的应用提高了控尿能力，需要时更容易行人工尿道括约肌的植入。

Donnahoo 和同事（1999）回顾了一个用该术式治疗神经源性尿失禁的大规模研究（38 例患者，其中 25 例女童）。24 例为首次治疗，6 例为第二次手术，首次治疗采用硅胶鞘有 8 例。第一次手术后获得部分控尿 26 例（68%）。使用硅胶鞘的患者起初均能控尿，但 5 例出现了硅胶鞘侵蚀的现象。另外，35 例（92%）需进行膀胱扩大术，避免逼尿肌激惹特性，以实现控尿。作者认为尽管该术式可以达到控尿，但患者需行膀胱扩大术并进行多次手术治疗。Cole 和同事（2003）也有相同报道。

（二）筋膜悬吊

悬吊手术的目的是增加膀胱颈阻力，可以采用人工或自体筋膜。通过膀胱颈对合、抬高，使相对的上皮面相互靠近，增加了出口阻力，对抗静息膀胱压和压力性活动或 Valsalva 动作产生的压力，从而实现控尿。悬吊对合后，膀胱颈保持固定，尽管在逼尿肌强力收缩时也能产生足够的排空压力以排出尿液，但若存在解剖和神经源性疾病时则很难充分排空膀胱。大多数患者做完悬吊手术后要准备进行间歇性清洁导尿。过度的膀胱收缩或顺应性下降所引起的压力升高有可能会超过膀胱颈悬吊后所增加的出口阻力。因此，据报道，55%～100%悬吊术后实现控尿的患者也同时进行了膀胱扩大术（Bauer et al，1989；Elder，1990；Decter，1993；Kakizaki et al，1995；Perez et al，1996a；Dik et al，1999；Walker et al，2000；Bugg and Joseph，2003；Cole et al，2003；Dik et al，2003；Godbole and Mackinnon，2004）。只有 Snodgrass 和同事报道了仅行筋膜悬吊而未行膀胱扩大术的患者术后疗效良好，然而对这 109 例患者从 2000－2014 年随访发现，70%需要额外行控尿手术，30%需加行膀胱扩大术，50%出现上尿路改变，20%继发了慢性肾疾病（Grimsby et al，2015）。可以用同样方式使用展开的碳聚合物（Gore-Tex）作为筋膜的替代物，但不能在早期维持控尿（Godbole and Mackinnon，2004）。生物可降解的支架可以获得较好的早期疗效（Colvert et al，2002）。

1. 方法

分离膀胱颈周围脂肪组织和侧骨盆内筋膜以暴露膀胱颈，在骨盆内筋膜上做一约 2cm 的切口。经尿道放置导尿管入膀胱，轻轻拽动导尿管使气囊退到膀胱颈部，可以辨别出膀胱颈与近端尿道结合部。钝性分离形成膀胱颈后壁与阴道（女童）或与直肠前壁（男童）之间的平面。沿膀胱及输尿管后上方的潜在腔隙解剖更容易分出合适的平面（Lottmann et al，1999；Badiola et al，2000），如果该界限不易被分辨出来，在二次修复手术分离时将很困难。可能需要切开膀胱以避免分离时意外损伤尿道或后面的组织。Dik 和同事（2003）提出，经阴道入路可以避免切开膀胱，同时进行膀胱颈与阴道前壁之间的分离。

筋膜组织悬吊手术从 McGuire 和 Lytton（1978）描述的治疗压力性尿失禁的方法衍变而来的。取宽 1cm 和适当长度的腹直肌筋膜，依据最初的皮肤切口，采取水平或垂直的方式截取筋膜。用类似方式可以使用其他部位的筋膜，但需要再次切口。也可使用尸体组织或生物可降解物质（Colvert et al，2002；Misseri et al，2005；Albouy et al，2007）。所有用来做悬吊的组织通常需要与两侧的腹直肌前筋膜固定。利用自体固有筋膜组织可以起到有压迫性包裹和悬吊膀胱颈及近端尿道的双重效果。已经报道有几种放置和布局筋膜的方法（Woodside and Borden，1982；McGuire et al，1986；Elder，1990；Perez et al，1996a；Bugg and Joseph，2003；Dik et al，2003）。利用筋膜悬吊和包裹治疗神经源性括约肌尿失禁时，不必担心悬吊或包裹得过紧，因为大多数患者术后都将进行间歇性清洁导尿。目前微创外科医师正在探索使用腹腔镜或机器人辅助下膀胱颈部悬吊术（Storm et al，2008；Mattioli et al，2010；Bagrodia and Gargollo，2011），放大的视野并且能够深入骨盆达到膀胱颈，似乎有助于游离和放置筋膜。

2. 结果

尽管近期在男童的治疗中获得了一些成功的经验，筋膜悬吊技术还是被更广泛地应用于女童的神经源性括约肌功能不全的治疗，而且效果更好。对于神经源性功能异常的患者，筋膜悬吊的远期成功率差异较大，从 40%～100%（Kryger et al，2000）。一些技术的变化，包括筋膜环形包绕膀胱颈，被认为有助于提高手术的成功率。因其增加了膀胱颈和后尿道受压的面积,从而均衡分担了所受的压力(Walker et al,1995;Strang et al,2006)。也可在包裹的同时配合进行悬吊(Bugg and Joseph,2003)。各种改良技术报道的成功率波动较大,所以很难评价哪种技术能够确切增加控尿比率。大多数患者在进行筋膜包裹悬吊的同时行了膀胱扩大术。**几乎所有报道都表明,和大多数重建手术一样,膀胱扩大术可改善此类患者筋膜悬吊术的成功率**(Castellan et al,2005)。Perez 和同事(1996a)回顾了 39 例儿童悬吊膀胱尿道固定术的效果,其中 15 例为男童,应用了这四种不同技术之一。根据患者的年龄、性别、诊断、术前尿流动力学检查、手术方式和肠道膀胱成形术等因素评价术后控尿时,仅同时进行肠道膀胱成形术可以作为手术成功的预测因素。Snodgrass 的结论与其不同,他报道了仅行膀胱颈悬吊术不需行肠道膀胱成形术即取得的良好疗效的病例。Snodgrass 和同事(2010)报道了对 26 例膀胱功能异常患者的治疗结果,只行单纯悬吊术,而未行膀胱扩大术。仅行单纯悬吊术的 35 例患者中 46% 实现了控尿,17 例行悬吊和 Leadbetter-Mitchell 膀胱颈重建术的患者中 82% 实现控尿(Snodgrass and Barber,2010)。

与硅胶相比,筋膜悬吊很少出现组织侵蚀。Gormley 和合作者(1994)报道筋膜悬吊手术的再手术率为 15%。筋膜的悬吊不能排除今后放置人工尿道括约肌的可能性(Decter,1993;Barthold et al,1999)。对于正要做膀胱扩大术并需要行间歇导尿的患者,如果其膀胱颈和尿道外括约肌功能不佳,加用筋膜悬吊是可行的。

(三)膀胱颈膨胀剂

Vorstman 和同事(1985)是使用膀胱颈部注射膨胀剂治疗小儿尿失禁的报道者之一。由于对在动物实验中出现的聚四氟乙烯微粒移位到周围或其他部位,包括盆腔淋巴结、肺、脑、肾以及脾的担忧,人们应用聚四氟乙烯进行注射治疗的热情迅速降温(Malizia et al,1984)。目前研究者仍对注射技术感兴趣,并开始评估聚四氟乙烯的一些替代物的应用价值,如戊二醛交联胶原、聚糖酐透明质酸共聚物、聚二甲基硅氧烷(PDMS)(Leonard et al,1990a;Guys et al,2006;Knudson et al,2006;Lottmann et al,2006;Dean et al,2007;

Alova et al,2012a)。牛胶原产品没有进行乳胶脱敏,故不能用于对乳胶敏感的脊柱裂患者(Kryger et al,2000)。为了获得理想的注射物质,正在研究从自身其他部位分离出自体软骨细胞,在藻酸盐基质中培养后行内镜下植入(Bent et al,2000)。对成年压力性尿失禁妇女的初步研究表明膀胱颈膨胀剂注射治疗的疗效令人满意。对于小儿神经源性括约肌性尿失禁而言,这种膨胀剂或其他物质是否可以作为合适的替代物还有待研究。

为了减低注射外源性生物产品如牛胶原等所带来的危险,目前正在研制替代品。聚二甲基硅氧烷是其中之一,它由平均 $200\mu g$ 大小的无菌固态的硅树脂质地的微粒组成,悬浮在生物性氢的载体之中。这种较大的微粒确实能减少向淋巴和远端部位的移位现象(Beisang and Ersek,1992;Guys et al,1999;Halachmi et al,2004;Guys et al,2006)。据近年报道,外科医师更偏爱使用聚糖酐透明质酸共聚物(Lottmann et al,2006;Dean et al,2007;Dyer et al,2007;Kitchens et al,2007;Kaye et al,2010;Alova et al,2012a)。

1. **方法**

通过膀胱镜检查可以定位近端尿道和膀胱颈,可通过内镜(通常带有补偿透镜系统)的工作通道直接进行注射。理想的注射部位是在膀胱颈部上皮下,使膀胱部上皮向膀胱颈腔内隆起。围绕膀胱颈部注射一圈后,上皮充分对合,可以有效提高出口阻力。另外,对于女性患者也可以经会阴或耻骨上使用长针在尿道周围进行注射。Dean(2007)和同事建议采用顺行和逆行入路相结合的方法进行注射。没有证据能够证明哪一种入路影响治疗的成功率,但是选择精确的注射部位很重要,通常首选经尿道注射的方式。

2. **结果**

对于小儿患者,特别是有神经源性功能异常的患儿,膀胱颈和近端尿道注射治疗的成功率和持久性还有争议。真正控尿的定义为患者能够在两次排尿或导尿的 4h 间隔期内保持干燥。有报道,膀胱颈注射膨胀剂治疗达到控尿的概率最高为 78%,最低为 5%(Leonard et al,1990a;Capozza et al,1995;Bomalaski et al,1996;Perez et al,1996b;Sundaram et al,1997;Silveri et al,

1998；Guys et al，2001；Godbole et al，2003；Halachmi et al，2004；Dean et al，2007；Kitchens et al，2007；De Vocht et al，2010；Kaye et al，2010；Alova et al，2012a；DaJusta et al，2013）。一些因素对治疗结局产生影响，其中包括患者是否有任何膀胱颈手术的病史。通过升高膀胱颈尿道上皮增加成功率的方法可能会受到以前手术形成瘢痕的影响。**通过微创手术加强常规的膀胱颈重建手术的疗效，这一观念是诱人的。只不过目前还没有数据证实膀胱颈注射具有持久性价值，以及哪种情况需要再次注射治疗**（DeVocht et al，2010；Alova et al，2012a；DaJusta et al，2013）。

Sundaram 和同事（1997）报道了 20 例患者应用戊二醛交联牛胶原注射的疗效和持久性，其中 12 例是神经源性括约肌功能异常的患者。一半以上的患者需要进行 2 次或 3 次的独立注射治疗。仅 1 例患者（5％）成功实现控尿，5 例有一定的改善，10 例无改变或仅有 2～90d 的暂时改善。研究负责人认为，胶原注射仅推迟了最终要行膀胱颈重建手术的时间。Perez 及合作者（1996b）在 32 例患者中应用牛真皮胶原进行膀胱颈上方皮下注射，仅 20％的神经源性功能异常患者经单次注射后实现控尿。作者认为尽管成功率不高，但是上皮下注射的并发症低且操作简便，还是可以选择性地试用于一些患儿。

Guys 和合作者（2006）采用聚二甲硅氧烷治疗 49 例患者，其中 41 例是有神经源性膀胱颈及括约肌功能异常的尿失禁患者。注射后控尿能力经过 18 个月的减退后保持稳定。经过平均 73 个月随访，16 例（33％）患儿成功实现控尿，7 例（14％）患儿控尿能力有所提高。Godbole 等（2003）、Halachmi 等（2004）及 Dyer（2007）等通过各自研究得出不论应用何种注射物（聚四氟乙烯、胶原蛋白、聚二甲基硅氧烷、聚糖酐透明质酸酶），短期均可以取得一定疗效但不长久的结论。Alova（2012b）和同事发现了聚糖酐透明质酸酶注射 1 年后治疗的失败主要源于神经源性膀胱功能异常和恶化。但是注射治疗失败并不影响后续更大侵入性治疗取得成功（Alova et al，2012b）。

膨胀剂治疗的花费较大，与正式的重建手术相比没有任何经济上的优势（Kryger et al，

2000）。**目前，膨胀剂注射治疗在提高出口阻力中的作用有限，仅高选择性地针对部分患者有效，如何选择这部分患者群体尚没有明确的标准。**出口阻力处于正常边缘的患者比术前出口阻力很低的患者更适合注射膨胀剂治疗。

（四）人工尿道括约肌

人工尿道括约肌（sphincter urinary artifcial，AUS）**被认为是选择性地针对部分患者，使其在保存自然排尿能力的同时能立即控尿的装置，**由 Scott（1974）和同事提出。该装置最初的设计理念被保留至今，但是经过了不断的改进提高了人工尿道括约肌的远期疗效。目前 AS800 型号包括无缝的加压球囊储存器、无扭结的连接管，同时对袖套进行了改进，以利于放置并且使膀胱颈和近端尿道有效对合（Light and Reynolds，1992；Barrett et al，1993；Ruiz et al，2006；Lai et al，2007；Catti et al，2008）。AS800 的替代品也正在研制中（Vilar et al，2004；Farrugia et al，2012）。

1. 方法

所有女性患者和青春期前男童，袖套应放置在膀胱颈水平（图 24-3）。这对处于青春期前的男童和神经源性括约肌功能不全的成年男性也是最为理想和有效的放置部位。对于海绵体发育成熟的男性，人工尿道括约肌也可以放置在球部尿道。Levesque 和同事（1996）指出，围绕膀胱颈放置袖套时不需要考虑年龄因素。他们还发现患儿进入青春期后，并不会因为生长得过快而需要常规更换以前放置的袖套。人工尿道括约肌的袖套可以被放置在完全尿路重建所用肠段的周围，但更易被侵蚀。一些作者报道了将袖套放置在某些病例的肠段周围并取得成功，特别是采用将大网膜间置在肠管和袖套之间的技术（Burbige et al，1987；Weston et al，1991；Light et al，1995）。

小儿人工尿道括约肌的放置方法和成人一样。建立一个适合放置袖套层面的方法实质上与筋膜悬吊术中所用的方法相同。袖套大小应适宜，不能过紧地围绕膀胱颈。显然，为了避免发生感染，无菌环境对于人工尿道括约肌的放置十分重要。因此，术前需要使用抗生素，并进行尿液检查，证实尿液无菌。做了这些预防措施后，术中就可放心地打开膀胱，分离膀胱颈周围的组织了，这样做常有利于膀胱颈的分离并且可以保证装置放

置在适合的位置上。AS800 型的泵上还有一个锁定装置,不用二次手术就可以使人工尿道括约肌激活或失活。经验表明,装置失活后,袖套泄气并与放置位置周围组织形成假包膜,可以减少侵蚀风险(Furlow,1981;Hanna,1981;Sidi et al,1984)。非循环使用的人工尿道括约肌有时也可以提供足够的阻力以实现控尿,并消除了装置需要激活的缺点(Herndon et al,2004)。

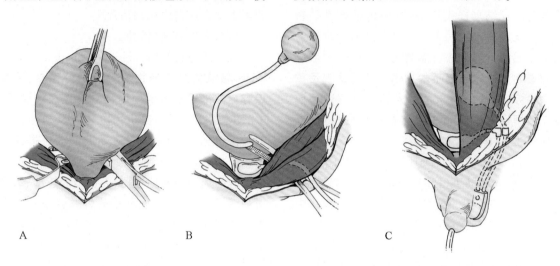

A   B   C

图 24-3   儿童人工尿道括约肌的放置。A. 对于青春期前儿童袖套放置于膀胱颈。触摸导尿管和球囊或后入路有利于分离出膀胱颈,若分离困难,可以打开膀胱。B. 储尿囊放置于腹直肌下方。C. 在放置储尿囊的同一侧做隧道至阴囊或阴唇,并放置泵。连接导管在腹侧连于腹直肌筋膜,且此装置最初处于未开启状态

2. 结果

人工尿道括约肌植入后,有大量关于短期和长期控尿的资料,其中 Herndon 和同事(2003)提供了大量的研究数据。**在研究控尿时,还必须要考虑到由于机械装置故障所造成的二次手术及更灾难性的并发症,如装置引起的感染和侵蚀给患者带来的痛苦。**装置在技术改良上已有巨大的提升,避免了二次手术。已有人工尿道括约肌应用于儿童的 10～15 年的长期随访报道(Levesque et al,1996;Kryger et al,1999;Castera et al,2001;Kryger et al,2001;Hafez et al,2002;Herndon et al,2003;López Pereira et al,2006;Ruiz et al,2006)。这些报道均提示患者的控尿比率达到80%,尿道括约肌功能良好率达95%。这些报道的结果与以往的报道相一致,以往报道的患儿控尿比率达 75%～90%,尿道括约肌功能良好率达85%～97%(Nurse and Mundy,1988;Gonzalez et al,1989a;Bosco et al,1991;O'Flynn and Thomas,1991;Aprikian et al,1992;Simeoni et al,1996;Singh and Thomas,1996;Ruiz et al,2006;

Catti et al,2008)。Herndon 和同事(2003)提出了更全面的长期随访数据,142 例患者平均随访10 年,86% 的患者术后达到了完全控尿。何时放置人工括约肌似乎并不影响控尿效果(Kryger et al,2001)。

虽然放置人工尿道括约肌是少有的既实现控尿而又不影响自主排尿的手术之一。但是对于约75% 的神经源性括约肌功能不全的患者,间歇性清洁导尿仍是重要的辅助措施,并且可以通过袖套成功完成导尿(Diokno and Sonda,1981;Gonzalez et al,1995;Levesque et al,1996;Kryger et al,1999;Castera et al,2001;Kryger et al,2001;Hafez et al,2002;Herndon et al,2003;Ruiz et al,2006;Catti et al,2008)。当男童接近青春期时,逐渐出现自主排尿困难,推测是与前列腺增大后引起出口阻力增加有关。Kaefer 和同事(1997a)研究增加袖套尺寸是否有利于男童自主排尿,从其有限的病例研究中,发现增加袖套尺寸并不能恢复患儿自主排尿的能力。Jumper 和同事(1990)报道了接受人工尿道括约肌治疗的脊椎

闭合不全的青春期男童的性功能和前列腺的发育情况,发现人工尿道括约肌没有改变患者的性发育、前列腺的发育或形态。

Herndon 和同事(2003)报道了 AS800 型以前的型号和 AS800 型人工尿道括约肌的装置故障率分别为 64% 和 30%。AS800 型和以前的型号发生括约肌侵蚀的概率相差不大,分别是 16% 和 19%,他们的经验与其他的报道相似(Ruiz et al,2006;Bauer,2008)。严格注意操作中每一细节和无菌操作可以减少感染的风险,但不能消除。在无侵蚀而仅出现感染的情况下,可以移出装置,待感染控制后再安装(Nurse and Mundy,1988)。术前保持尿液无菌、仔细清洁手术切口、术前肠道准备、术中静脉应用抗生素,以及应用大量抗生素冲洗伤口等措施可以最大限度减少感染的发生。更新型号的袖套以及延迟 6 周激活有助于形成一个厚的假包膜,可以大幅度减少对膀胱颈和近端尿道的侵蚀。Kryger 和同事(1999)认为,将袖套作为膀胱颈功能不全首要的治疗方法可以从本质上消除侵蚀的发生。他们和其他作者(Aliabadi and Gonzalez,1990;Gonzalez et al,1995;Levesque et al,1996;Simeoni et al,1996;Castera et al,2001;Hafez et al,2002;Herndon et al,2003)发现,有既往修复手术失败史的患者发生人工尿道括约肌侵蚀的风险会显著增加,只有 Ruiz 和同事(2006)报道了与此相反的结果。术中正确辨别女性患者的膀胱颈阴道间隙和男性患者的膀胱颈直肠间隙,保护膀胱颈和近端尿道的血液供应,可以减少侵蚀的发生(Aliabadi and Gonzalez,1990)。首先从膀胱后方开始暴露可能有帮助(Hanna,1981;Lottmann et al,1999)。Shankar 和同事(2001)建议,经腹暴露膀胱颈可以减少前列腺静脉丛出血的潜在风险,并能更清楚地看清直肠壁。

Levesque 和同事(1996)根据人工尿道括约肌植入的日期和位置,对其远期疗效进行了评估。1985 年以前有 36 例患者植入人工尿道括约肌,1985-1990 年又有 18 例。前一组的 36 例患者中,24 例装置没有移位,22 例功能良好;12 例需要至少一次的翻修。装置的平均寿命是 12.5 年。5 年和 10 年的成功率分别是 75% 和 72%。1985 年以后植入的患者中,78% 括约肌功能良好。两组患者的完全控尿比率为 59%。括约肌寿命达到 10 年的概率约 70%。男性与女性患者手术的失败率并无差别,但是以前接受过膀胱颈手术的女性更容易发生侵蚀。36 例(67%)患者术后无须间歇导尿,可以自主排尿。同一时期的其他研究也支持上述结果(Levesque et al,1996;Kryger et al,1999;Castera et al,2001;Kryger et al,2001;Hafez et al,2002;Herndon et al,2003;Ruiz et al,2006;Catti et al,2008;Bar-Yosef et al,2011)。Bauer(2008)对 585 例行人工尿道括约肌植入的儿童进行 Meta 分析,发现 80% 保留人工尿道括约肌的患者实现了控尿,接近 32% 患者可自主排尿,28% 患者需要二次手术,19% 患者出现了累及膀胱颈的侵蚀,其中 50% 患者既往有膀胱颈手术史,并且发现使用低压球囊储存器(61~70cmH$_2$O)似乎更有利。Viers 和同事(2014)报道行膀胱扩大术时仅放置袖套就可以实现有效的控尿,同时减少并发症发生的风险。

据报道,人工尿道括约肌植入后,15% 的患者出现了肾积水等上尿路改变(Light and Pietro,1986;Churchill et al,1987;Gonzalez et al,1995;Levesque et al,1996;Kryger et al,1999)。在严重的病例中,还出现了肾功能不全。**现在已经认识到,对于神经源性括约肌功能不全的患者,膀胱颈闭合后,逼尿肌的问题会显现出来或加重,表现为膀胱顺应性减退或逼尿肌过度活动**(Bauer et al,1986;Bauer,2008)。**术前仔细进行尿流动力学评估只能帮助识别出一部分存在危险的患者**(Kronner et al,1998b;Dave et al,2008)。当术前发现存在这些膀胱功能异常时,给予抗胆碱能药物对治疗反射亢进性收缩有效,但通常需要进行膀胱扩大术以改善膀胱低顺应性。Churchill(1987)和同事报道虽然在人工尿道括约肌植入后,膀胱能维持良好的功能,但还需要对每一个膀胱重建的患者进行密切观察,在引起上尿路改变之前发现任何膀胱动力学上的早期恶化现象。

一些行人工尿道括约肌植入的患者也需要行膀胱扩大术,由于担心人工尿道括约肌感染,对这两个手术时机的选择尚存在争议。Light(1995)和同事报道同期行膀胱扩大术的感染率为 50%,而分期手术时只有 9.5%。相反,同一时期 Miller(1998)和同事的回顾性研究却发现 29 例同期手术的患者中,只有 2 例(7%)因感染而需要取出装置。感染的低发生率与其他作者的研究结果相同(Gonzalez et al,1989b;Strawbridge et al,1989)。一些研究评估了多种因素后,发现选择用来扩大膀胱的肠段是影响结果的唯一因素,用胃组织行膀胱扩大对感染的抵抗力最低(Ganesan et al,1993;Miller et al,1998;Holmes et al,2001)。Gonzalez(2002)和同事报道了浆肌层结肠膀胱成形术同时放置人工尿道括约肌的手术方法,89%的患者不需增加其他手术而实现了控尿,并且未出现上尿路功能减退的问题。虽然人工尿道括约肌感染仍然是一个焦点,但是可以同期成功应用于完全控尿性肠道膀胱重建术(Bar-Yosef et al,2011)。

AS800 型人工尿道括约肌是被讨论得最多的装置,其他可替代的装置也有报道。Lima(1996)和同事、de O Vila(2004)和同事报道联合应用肠膀胱成形术和一种"新型"人工尿道括约肌的治疗方法,这种新型装置有一个单片可调袖套,与一个膨胀端连接。这种袖套可以提供静态、固定的出口阻力,加强控尿的同时可以进行间歇性导尿。它的注射端置于皮下,可实现经皮调节袖套容量和压力,以实现控尿。特别为无法主动给AS800 泵水的患者提供了便利。Farrugia(2012)还特别报道了应用替代装置取得了良好的早期疗效。

人工尿道括约肌植入最大的好处是患者可以获得较高的控尿比率,同时还能维持自主排尿。实际上,膀胱扩大术后需要行间歇性导尿时,利用自身组织达到控尿,可以消除对感染、侵蚀及装置故障的长期担忧。

(五)尿道延长

Young 最初描述的膀胱颈重建手术(1919)包括切除膀胱颈尿道前壁一段组织、再紧缩相邻的后壁组织两个部分。但最终还是失败,因为膀胱内的管状部分依然未得到支撑。Dees(1949)和 Leadbetter(1964)对其加以改进,使膀胱颈良好的肌肉张力最大化,并且延伸尿道管至通过膀胱三角区。

利用相似的原则,Tanagho(1981)描述了一种以头侧为基底的利用膀胱前壁逼尿肌卷管、关闭管状的膀胱颈形成环形走向的肌肉纤维的方法,Tanagho 称之为括约肌机制。然而,他提出对于部分神经源性膀胱患者应用此技术要慎重,因为管状膀胱颈有塌陷的潜在风险且疗效不佳,其他基于活瓣机制维持储尿的手术方式不断发展。Kropp 和 Angwafo(1986)报道了对神经源性膀胱颈及括约肌功能障碍患者行尿道延长术和活瓣成形术。该技术建立在前壁逼尿肌卷管的基础上,继续保留了尿道的连续性及管状,并植入膀胱三角区的黏膜下隧道内。理论上讲这种手术方式是有效的,但是存在导尿管插入困难的问题。

1. **方法**

将一 Foley 管置于膀胱内,充分灌注膀胱,经腹正中切口或下腹横行切口暴露膀胱。轻柔地牵拉导尿管可以识别膀胱颈,然后分离膀胱颈及尿道基底 6cm×2 cm 矩形瓣,牵引缝线、游离与近端尿道相连续的皮瓣。然后将膀胱颈部分逼尿肌从膀胱与尿道分离出来,或者在 5 点和 7 点位置保持完整。女孩的阴道前壁、男孩的精囊被暴露出来,以原尿道为基底将矩形瓣环绕导尿管在后方用可吸收线连续缝合成管状,管状瓣远端部分间断缝合,以便在不破坏缝合线的情况下剪切多余组织。为新尿道做一个穿过膀胱三角区的黏膜下宽大的隧道(图 24-4)。宽的隧道可以防止新尿道在膀胱颈水平扭曲,阻碍导尿管的插入。消除从尿道口到膀胱的无效腔很重要,可以通过在膀胱颈局部侧向缝合固定来完成。这个逼尿肌管必须在隧道内被拉直,无弯曲无偏移,以利于顺利插入导尿管。Waters 和同事(1997)及 Kropp(1999)发现,没有必要将两侧输尿管再植在头侧的位置,目前他们仅对存在反流的输尿管进行这种标准的移植手术(Kropp,1999)。在闭合膀胱时,将膀胱颈区域的侧翼向中线靠近,并与新尿道外膜缝合 2~3cm 长,通常直至膀胱扩大处,可以加强水密闭性。这个管状的新尿道应该足够长,到达真正的膀胱内腔,暴露在膀胱压力中形成有效的压力活瓣。

由于导尿管插入困难,已有对 Kropp 膀胱颈手术进行改良的报道。Belman 和 Kaplan(1989)报道了一个简易的方法。与 Kropp 手术相似,在膀胱前壁取一矩形皮瓣,而膀胱侧壁及后壁肌肉均未切开,且近端尿道与膀胱也没有分离。将矩形瓣包绕 8F 尿管形成管状。与 Kropp 所做隧道相反,切开膀胱基底部上皮,将该管置入槽内,将近端与膀胱基底部分缝合固定,然后将槽的上皮边缘与管的侧壁固定。在起初的描述中,尿道管状成形的缝合线后方与三角区肌层相对。关闭膀胱时首先将膀胱侧壁向管状尿道拉近直到膀胱边

缘对合。膀胱的剩余部分用行膀胱扩大术的组织覆盖。不论 Kropp 膀胱颈技术如何改良,导尿管插入困难仍然是潜在问题,因此患者应做好经腹壁造瘘口导尿的准备。

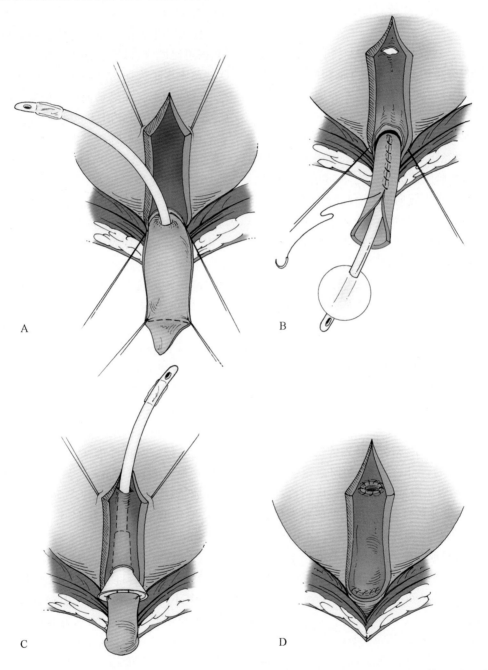

图 24-4　Kropp 膀胱前壁逼尿肌管。A. 游离与近端尿道相连续的膀胱前壁皮瓣(宽 2cm,长 5～6 cm)。B. 将皮瓣围绕导尿管缝合成管状。在膀胱三角区两输尿管口间做与逼尿肌管等长的黏膜下隧道。C. 将逼尿肌管穿过该隧道。D. 用可吸收线将逼尿肌管与膀胱三角区底部做间断缝合固定

Chrzan 和同事(2013)对 18 例患者进行了一项创新性实验,使用气膀胱技术暴露膀胱颈。Chrzan 等通过在膀胱颈至膀胱顶上皮层行 U 形切口的方法来延长尿道。这种切口可以避免损伤输尿管口及用于既往膀胱颈部手术失败的患者。但是,这种手术远期的疗效有待观察。

2. 结果

Snodgrass(1997)评估了 23 例患者的治疗效果,其中 22 例为神经源性括约肌功能不全,发现超过 90%的患者实现控尿。最常见的并发症是插入导尿管困难,尤其是男孩。在 Sriadrass 的研究中仅不足一半的男孩可以通过自身尿道导尿,大多数需要经腹壁造瘘口导尿。18 例患者中有 9 例术后出现膀胱输尿管反流,Snodgrass 推测这是由于输尿管发生侧向回缩引起的。他们建议行膀胱扩大时保持膀胱后壁敞开和展平可以防止输尿管扭曲。Kropp(1999)的患者们导尿不再像之前一样困难,取得了较高的控尿比率,同时新的反流发生率不高。

一些经尿道延长术建立有效活瓣机制的患者从不经尿道漏尿,但也存在潜在的上尿道损害及膀胱破裂的危险,尤其当他们不能进行可靠的导尿时。Snodgrass(1997)认为,他的改良在一些方面是有益的,如使新尿道在膀胱内的隧道变短,允许膀胱过度灌注时经尿道漏尿。

(六)Pippi-Salle 术

为了最大程度发挥 Kropp 技术的优势并减少导尿管插入的问题,Salle(1994)和同事报道了膀胱前壁 onlay 黏膜肌瓣成形的方法。应用这种方法,新尿道的后壁延续性存在,理论上能减少插管过程中潜在的困难。自从首次报道后,不断改良方法,提高了皮瓣成活率,将形成瘘管的概率降到最低,并将手术适应证扩大到神经源性膀胱以外的疾病(Salle et al,1997)。

1. 方法

取以膀胱颈为基底 5cm×1cm 全层膀胱前壁黏膜肌瓣,裁去距边缘 0.1 cm 上皮边缘,防止重叠缝合边缘。自膀胱颈向膀胱三角区黏膜上做两条平行的深达肌层的切口。用可吸收线将膀胱前壁黏膜肌瓣与膀胱三角区中央黏膜瓣对边缝合,制成的皮管即为延长的尿道。可切开膀胱后壁黏膜瓣边上的两侧肌层

的浅层,与膀胱前壁黏膜肌瓣的肌层进行第二层缝合,以防止瘘管形成(图 24-5)。将三角区更侧方的黏膜移至中线缝合以覆盖尿道。膀胱颈部肌肉紧紧地包绕远端尿道,使其关闭。近端尿道延伸至膀胱腔内。

2. 结果

这种手术方法的早期并发症包括持续性尿失禁、尿道膀胱瘘,以及膀胱内新尿道部分坏死。在膀胱颈水平扩大尿道基底部能够最大程度减少此类问题的发生。如果稍偏向一侧取膀胱前壁黏膜肌瓣,以绕开中间陈旧性的缝合线,既往做过膀胱手术的患者也可以进行二次 Salle 修补术。

Salle 和同事(1997)报道 17 例患者中有 12 例(70%)实现控尿超过 4h。17 例患者中仅有 3 例出现导尿困难,其中 1 例随后做了阑尾膀胱造口术。2 例患者在膀胱内尿道近端与膀胱之间的皮瓣基底部出现尿瘘,导致尿失禁复发。通过手术时增宽皮瓣基底部并且广泛修整上皮边缘似乎可以减少此类问题的发生。Jawaheer 和 Rangecroft(1999)报道了 Salle 术后日间控尿 3h 或 3h 以上比率达 61%,然而,仅 44%的患者在夜间不漏尿。与 Kropp 相比,Salle 术后导尿困难较少出现,也很少成为问题。但在大部分研究中 Salle 术后控尿比率并没有那么高(Rink et al,1994;Mouriquand et al,1995;Coleet al,2003)。

为了加强出口阻力,同时尽量减少使用膀胱和避免输尿管膀胱再植,Canales(2006)和合作者采用一种长度较短(3cm)和半径(8F)较小的膀胱内尿道延长术。经过 2.5 年随访,9 例患者中有 8 例实现了控尿,并且平均漏点压可以达到 71cmH$_2$O。

(七)膀胱颈分离

增加膀胱出口阻力的终极操作为分离膀胱颈,使其不再与尿道连续。但这种操作必须同时构建可控性的腹壁造瘘口,并且仅适用于能够可靠导尿的患者。如果有效,可以防止漏尿或经尿道滴尿。如果不能排空,则会增加上尿路损害及膀胱破裂的风险。分离术很少作为首选术式,但是如果前述重建手术失败则可以考虑采用此方法(Khoury et al,1999;Bergman et al,2006;Landau et al,2009;De Troyer et al,2011;Baradaran et al,2012;Kavanagh et al,2012)。

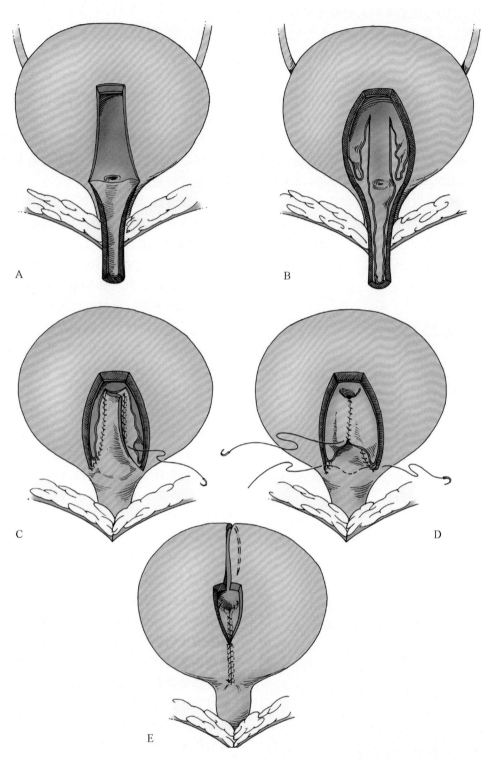

图 24-5　Pippi-Salle 膀胱前壁 onlay 黏膜肌瓣成形术。A. 膀胱颈为基底,游离全层膀胱前壁黏膜肌瓣[1x(4～5) cm]。B. 自膀胱颈向膀胱三角区平行切开两侧上皮层游离中央黏膜瓣。C. 膀胱前壁黏膜肌瓣与膀胱三角区中央黏膜瓣采用两层缝合,黏膜层为第一层,肌肉为第二层。D. 膀胱三角区侧方的黏膜移至中线缝合以覆盖尿道。远端,关闭膀胱两侧切口,需要带上一部分前壁逼尿肌瓣以确保其水密封性。E. 如有必要行膀胱扩大术,远端膀胱缝合之后,留一部分膀胱敞开

关闭膀胱颈将重建手术引入可控性尿流改道领域。从生理学观点看,虽然膀胱被作为储尿器的一部分,但是膀胱颈被废弃了。有效分离膀胱颈不是一项简单的操作。膀胱与尿道必须广泛彻底地分离。将膀胱颈后唇和膀胱三角向前卷曲并与远端尿道彻底分离后,应逐层关闭膀胱远端。需要将网膜或者腹直肌插入其中(Smith et al,2010),否则就会形成瘘管或者经尿道漏尿(Khoury et al,1999;Nguyen and Baskin,2003)。通过广泛地游离,可以降低尿瘘发生率(Thomasch et al,2009)。虽然不能再次使用膀胱,但远期随访绝大部分患者手术都取得了成功(Landau et al,2009;De Troyer et al,2011;Kavanagh et al,2012)。

要点:膀胱颈重建

- 除了植入人工尿道括约肌外,其他任何膀胱颈重建手术都可能导致自主排尿不充分,尤其是联合行膀胱扩大术时。
- Young-Dees-Leadbetter 术对于合并脊柱裂患者的手术成功率随潜在神经源性功能紊乱严重程度而异。
- 筋膜悬吊在神经源性括约肌功能不全的女孩中较男孩应用更广泛,且效果更好,虽然结果差异很大。
- 还没有经验表明膀胱颈注射膨胀剂对治疗重度神经源性括约肌功能不全患者长期有效。
- 功能良好、位置适当的人工尿道括约肌通常可以提供较好的出口阻力,患者能充分排空膀胱的同时又可自主排尿。
- 尿道延长术为控尿构建了有效的活瓣机制,但是不能自主排尿,同时可能会使经尿道导尿困难。
- 对于神经源性膀胱患者,如果同时行膀胱扩大术,大多数膀胱颈重建术的成功率都会提高。
- 任何膀胱颈重建术都会暴露或引起新的膀胱功能异常,必须谨慎随访。

六、膀胱扩大术

不论选用哪段肠管行膀胱扩大术,最初的步骤是相似的。术前应行膀胱镜检查,以发现任何可能影响手术及术后护理的可疑解剖异常。如果还要做其他的膀胱手术,如输尿管再植术,膀胱镜检查后应保持膀胱充盈。如果仅行扩大术,膀胱排空后较容易进入腹腔。

一般而言,肠膀胱成形术首选腹正中切口,既往如果没有腹部手术史,也可以取下腹横切口。腹腔镜辅助下游离肠管可以使膀胱扩大术通过更小的低位切口完成(Hedican et al,1999)。与膀胱有关的操作在打开腹腔前进行,可以减少第三间隙液体的丢失。胃膀胱成形术需要将切口从耻骨延长至剑突以增加头侧的暴露。不论有无机器人技术的辅助,膀胱扩大术都可以在腹腔镜下完成(Lorenzo et al,2007;Wang et al,2007;Passerotti et al,2008)。

经脐旁或脐上置入 12mm 的观察鞘,另外5～8mm 操作鞘最多可取 4 个。当需要使用切割吻合器时,可以选用较大的操作鞘。可以根据需要选择辅助操作臂,应用机器人技术时可以用第4 个辅助操作手臂辅助牵引、缝合等操作(Gundeti et al,2008)。

(一)自身膀胱的处理

以往在准备行膀胱扩大术前,建议将"有病变"的膀胱大部分切除,这意味着需要切除膀胱三角区以上的部分,仅留下小部分袖套样膀胱组织与肠段吻合。尽管剩余了一部分膀胱,但该部分对于需要吻合的肠段来说,仍然相对较小,肠段大部分仍需与其自身进行吻合。**许多术者现在主张尽可能保留自身膀胱,使其最大限度地展开,这样可以防止由于吻合口缩窄导致的用于扩大术的肠段呈憩室样改变**(图 24-6)。矢状位将膀胱切开呈双瓣状通常是非常有用的(图 24-7)。该切口从膀胱颈头端几厘米开始延至三角区后上方。该切口使膀胱与肠段吻合更容易操作,并且保留了自身膀胱,增加了整体容积。如果需要的话,可再横行切开已呈双瓣状的膀胱,使膀胱的切口呈星状,这样就增大了膀胱与肠段吻合的周径。有报道称保留自身膀胱行扩大术后,有些敏感的男童会产生阴茎和会阴疼痛（Phelps and Malone，2004）。虽然 4 例有上述症状的患者需要二次手术切除膀胱，但此类问题尚未频繁出现，不需要在行膀胱扩大时常规切除膀胱。

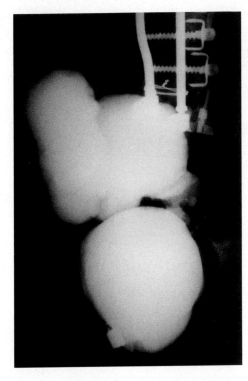

图 24-6　膀胱扩大术后尿道造影显示，肠段与膀胱吻合口狭窄，肠段表现似膀胱憩室

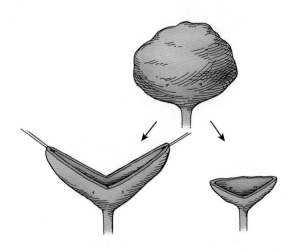

图 24-7　自身膀胱的处理可以选择在三角区上切除病变膀胱。更为典型的做法是于矢状位双瓣状切开膀胱（左）

（二）肠段的处理

Hinman（1988）和 Koff（1988）证实了在肠系膜对侧缘打开肠段有利于肠段去管状化及肠段重构。**肠段重构成球状有多种优势，包括在任何给定的表面积下可以获得体积的最大化，使肠收缩减弱，提高整体容积及顺应性。**所有完整的管状肠段收缩时可以产生 $60\sim100cmH_2O$ 的压力（Kock，1969；Light and Engelmann，1985；Fowler，1988；Camey et al，1991）。去管状化可以将右半结肠最大收缩压从 $63cmH_2O$ 降低到 $42cmH_2O$，将回肠最大收缩压从 $81cmH_2O$ 降至 $28cmH_2O$（Goldwasser et al，1987）。此外，用更短的肠段重构同样可以获得与原来呈管状时相同的容积。**应该在行膀胱扩大术时一同完成肠段的去管状化和重构。**

基于所用肠段的长度和宽度通过数学模型就可以预测出所需的容量，但较为复杂（Rink and Mitchell，1990）。根据需要的容量，一般应用 $20\sim40cm$ 的回肠或约 20cm 的结肠行膀胱扩大术。这在一定程度上取决于被扩大的膀胱的固有容量。如果在因无抑制性收缩产生过高的压力的中等容量的膀胱上行扩大术，所用肠段长度应小于容量小的膀胱。除非存在其他禁忌，医师要避免的是将膀胱重建得过小而不是过大。患者尿量可能也会影响所需膀胱的大小。存在上尿路损害的患者，可能会出现尿量大幅度增多，因而需要更大的膀胱。

（三）回肠膀胱成形术

Goodwin 和同事（1959）第一个演示了当回肠被去管状化并尽可能重构成球状后，有多种方法可将一段回肠与自身膀胱吻合。

方法

应选取距回盲瓣近端至少 $15\sim20cm$ 的一段回肠。回肠末端因独特生理学特性，不适合选用。根据患者体型、原膀胱容量及最后需要的膀胱容量，分离的肠段长度应该为 $20\sim40cm$。如果输尿管较短，可以另取同向蠕动带蒂的回肠，连接缩短的输尿管。与 Kock 或半 Kock 囊相似，为了防止反流，同样需要构建回肠乳头瓣。重构回肠乳头瓣需要应用长达 60cm 的小肠。**所用肠段的肠系膜应该足够长，将其无张力牵至膀胱。**选择合适的肠段后，游离肠管两端的一小段肠系膜，形成系膜裂孔。截取这段肠管,然后通过手工缝合或吻合器进行回肠-回肠吻合。肠段吻合完毕后,缝合关闭系膜裂孔,防止内疝形成。用 0.25% 新霉素溶液冲洗截取的肠段,并切开对系膜侧的肠管(图 24-8A)。**将回肠折叠成 U 形是最常用的方法,较长的肠段还可以折叠成 S 形或 W 形。**回肠之间用可吸收线连续全层缝合并使肠黏膜内翻(图 24-8B)。从后方开始行回肠和自身膀胱的吻合比较容易。吻合口用可吸收线缝合一层或两层,使黏膜向膀胱腔内翻(图 24-8C)。任何膀胱成形术都应避免使用不可吸收线,因为线头会成为促进膀胱结石形成病灶。在可操作和确保安全的情况下,耻骨上膀胱造瘘管应从原来的膀胱组织穿出,然后再完成前方对应部分的吻合。在膀胱旁边放置引流,并另做切口使引流管穿出盆腔。如果术后没有尿液引流出来则应尽快拔除引流管,尤其是在做了脑室-腹腔分流术的神经源性疾病的患者。

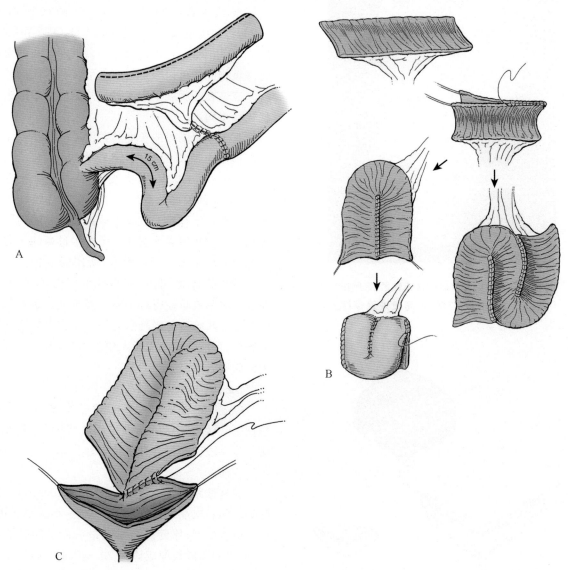

图 24-8 A. 回肠膀胱成形术。取距回盲瓣至少 15cm 的 20～40cm 的肠段,在对系膜缘剖开,回肠端-端吻合,重构肠段。B. 对打开的肠段进行重构。可以重构成 U 形或 S 形或者 W 形,也可进一步折叠成杯状的补片。C. 将重构的回肠段与自身膀胱进行广口吻合

（四）盲肠膀胱成形术和回盲部膀胱成形术

Couvelaire（1950）报道了用盲肠行膀胱扩大术后，众多的报道相继而来。目前，盲肠膀胱成形术被应用及讨论得很少，取而代之的是各种各样的回盲部膀胱成形术。应用这个方法时，盲肠被切开、重构后独立用于扩大膀胱，剩下的回肠与输尿管吻合，或是用于构建成为可控性的腹壁造瘘口。另外，可以将回肠切开后作为盲肠的补片，行膀胱扩大术。

1. 方法

虽然存在许多成形方法，但是所有式样都需要先沿 Toldt 筋膜的白线切开腹膜至结肠肝曲，从而显露松解盲肠和右半结肠。一般取 15～30cm 的末端回肠。手术的方式决定所需要的回肠的长度。对于所有肠膀胱成形术，在分离肠段之前，都需要确定是否能无张力将肠段牵到膀胱并与之吻合（图 24-9A）。

用新霉素溶液冲洗分离出的回盲肠，沿肠管的对系膜缘，经过回盲瓣切开全部肠管。在标准的回盲肠膀胱成形术中，所截取回肠及盲肠的长度要相等，使其打开的边缘能够对位吻合，且通过折叠后成杯状与膀胱成形（图 24-9B）。用可吸收线单层或两层缝合重构的肠段。重构后肠段的开口要足够大，能与双瓣状的膀胱进行广口吻合。

如果需要获得更大的容量可以增加所取回肠长度，先自身折叠然后再与盲肠吻合。Mainz 回盲部膀胱扩大术中应用的回肠的长度是盲肠的 2 倍，然后将这个回盲肠的复合补片与膀胱进行吻合（图 24-10）。关闭肠系膜裂孔，在自身膀胱中放置耻骨上膀胱造瘘管，穿出腹壁后固定。

2. 阑尾

阑尾回盲肠膀胱扩大术的潜在优势是阑尾的存在。尤其是在儿童，阑尾可用作稳定的可控性腹壁造瘘口。将阑尾连同一小段盲肠壁分离出来，在膀胱或盲肠带隧道内潜行以抗反流。同样，也可以将阑尾留于原位，在结肠带隧道下潜行。在标准的回盲肠膀胱扩大术中，如果不需要用阑尾，必须切除。

3. 回盲瓣

在成人，多用回盲肠做膀胱重建及膀胱替代。在儿童中则应用得不多，因为大多数儿童是由于存在神经源性功能异常而进行膀胱扩大术，而神经源性功能异常会同时影响膀胱和肠道的功能，因此儿童少用回盲肠扩大膀胱。并且，在这部分儿童中去除回盲瓣会导致难治性腹泻（Gonzalez and Cabral，1987；King，1987）。因此应尽量避免使用该肠段，除非手术后的益处大于腹泻和大便失禁带来的问题。

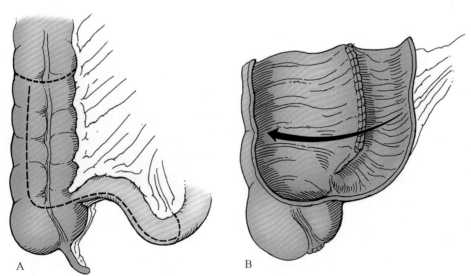

图 24-9　回盲肠膀胱成形术。A. 选择回盲部肠段，依据不同手术方式的需要截取合适长度的回盲部肠段。游离后，于对系膜缘剖开肠段（虚线）。B. 采用标准的回盲部膀胱成形术将剖开的盲肠和回肠段重构成杯状

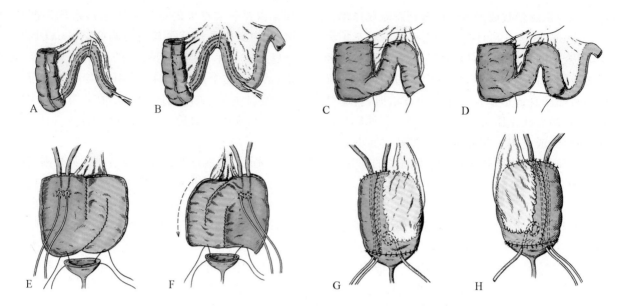

图 24-10　Mainz 回盲部膀胱扩大术。A 和 B. 截取的回肠肠段长度是截取的盲肠的 2 倍。C 和 D. 剖开肠段的对系膜缘。E 和 F. 如需要，将输尿管再植入盲肠段内。G 和 H. 回盲部肠段与自身膀胱吻合[From Thuroff JW, Alken P, Hohenfellner R. The Mainz pouch（mixed augmentation with ileum and cecum）for bladder augmentation and continent diversion. In: King LR, Stone AR, Webster GD, editors. Bladder reconstruction and continent urinary diversion. Chicago: Year Book; 1987. p. 252.]

用回盲肠成形膀胱还有很多潜在的优势。必要时较容易在盲肠带内做抗反流隧道。此外，对于输尿管短的患者，回肠尾端可以代替输尿管与原输尿管连接。而叠瓦状的回盲瓣可以起到抗反流的作用。与 Indiana Pouch 方法中一样，应用有叠瓦状的回盲瓣可以构建可控性腹壁造瘘口（Cain and Husmann, 1994; Cain et al, 1999）。

（五）乙状结肠膀胱扩大术

1912 年 Lemoine 首先报道用乙状结肠做膀胱扩大术（Charghi et al, 1967），广泛应用至今。**由于乙状结肠单位收缩力较强，必须将其去管状化重构，以降低它的收缩性，达到最大的顺应性。**

方法

确定并游离 15～20cm 长的乙状结肠。首先通过透光法辨别肠系膜血管弓的分布，明确了肠管的血液供应之后，还要确保能将这部分肠管无张力牵至膀胱。游离带蒂肠段，两断端行结肠-结肠吻合（图 24-11A）。仔细包裹乙状结肠两断端，防止肠道的内容物污染腹腔。肠管去管状化和重构的方式由医生的偏好来决定。乙状结肠补片与双瓣状膀胱的吻合方式与先前介绍的回肠膀胱成形术相似。同样，耻骨上留置较粗的膀胱造瘘管，并从原有膀胱组织穿出，在膀胱及皮肤固定。引流的放置如前所述。

乙状结肠的重构：乙状结肠重构一般选择以下两种方式。Mitchell（1986）建议闭合乙状结肠的两端，在对系膜缘纵行切开该肠段。去管状化的乙状结肠无论在矢状位还是冠状位都可以很好地与双瓣状的膀胱吻合（图 24-11B）。另一种更彻底的重构方式是通过将乙状结肠折叠成 U 形，可以破坏乙状结肠单位的收缩（Sidi et al, 1987a）（图 24-11C）。采用这种方式进行重构的乙状结肠肠段应该截取的稍长一些。

（六）胃膀胱扩大术

胃膀胱扩大术有两种基本方式。

1. 胃窦膀胱扩大术

Leong 和 Ong（1972）报道带有一小块胃体的整个胃窦替代膀胱。通常应用胃网膜左动脉作为血管蒂。如果胃网膜右动脉占优势且左侧的血管终止于胃大弯上方，保留胃大弯侧胃网膜左血管至胃窦之间的一小块胃体，以保证充足的血液供应（Leong, 1988）。然后，行毕Ⅰ式胃十二指肠吻合术恢复上消化道的连续性。

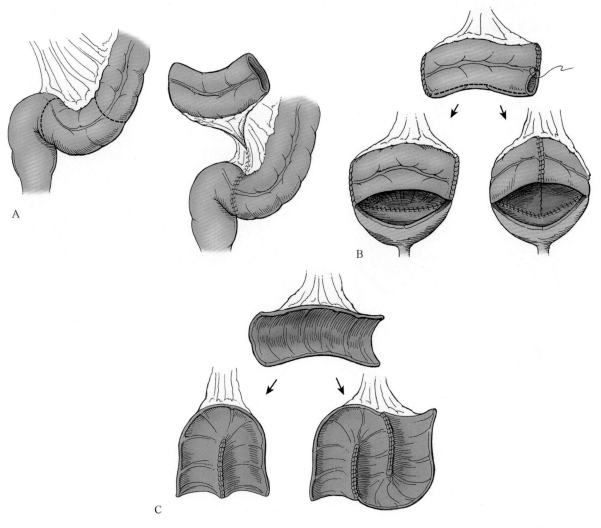

图 24-11　乙状结肠膀胱成形术。A. 从胃肠道截取长度适当的一段乙状结肠,并行结肠-结肠吻合术。B. 按照 Mitchell 的方法,将肠段两端缝合,将对系膜缘剖开,并与双瓣状切开的膀胱吻合,有时需将肠管旋转 180°以利吻合。C. 剖开的乙状结肠可以重构型成 U 形或 S 形,这样可能会降低肠内压

2. 胃体膀胱扩大术

利用楔形切除胃大弯中部替代膀胱(Adams et al,1988)(图 24-12A)。**这部分组织主要由胃体构成,此处高度集中了大量泌酸细胞。可以用胃网膜左或右动脉作为这部分胃组织的血管蒂。**经常使用右侧的动脉因其通常占优势。这段楔形的胃组织包括胃的前、后壁。根据患者的年龄和所需要的膀胱容量,沿胃大弯取长 10～20cm 的胃组织(图 24-12B)。楔形切口不能到达胃小弯,以免损伤支配胃排空的迷走神经的分支。在胃切开之前首先要原位缝扎位于切口顶点头侧的胃左动脉,以免造成大量出血。将无损伤肠钳平行夹住胃切口两端,避免过多出血和胃内容物的溢出。

原有的胃组织要缝合两层关闭,外面的浆肌层需要用不可吸收线缝合。

游离右侧到胃窦或左侧胃体上部的胃网膜血管分支,形成有游离度的胃网膜血管蒂。如果以右侧血管为蒂部,截取靠头侧的胃大弯,如果以左侧血管为血管蒂,截取的组织靠下,保证血管蒂足够长,可以被无张力牵至膀胱。血管蒂不能随意游离于腹腔。要将截取的组织和血管蒂穿过横结肠系膜和远端回肠系膜,仔细固定于后腹膜。应该游离足够的长度的血管蒂,但有时截取的胃体仍无法无张力地牵至膀胱。任何胃网膜动脉分支都可以游离至接近起始的部位以延长蒂的长度。游离胃体所带的网膜动脉的前几个分支也可以被

离断。由于胃壁黏膜下层有丰富的血管丛，截取的胃体不会发生缺血。在一些少见的情况下，需要将一些游离胃段在一角互相吻合。用可吸收线

将这段胃体和自身膀胱做一至两层的缝合，注意黏膜要内翻缝合(图 24-12C)。

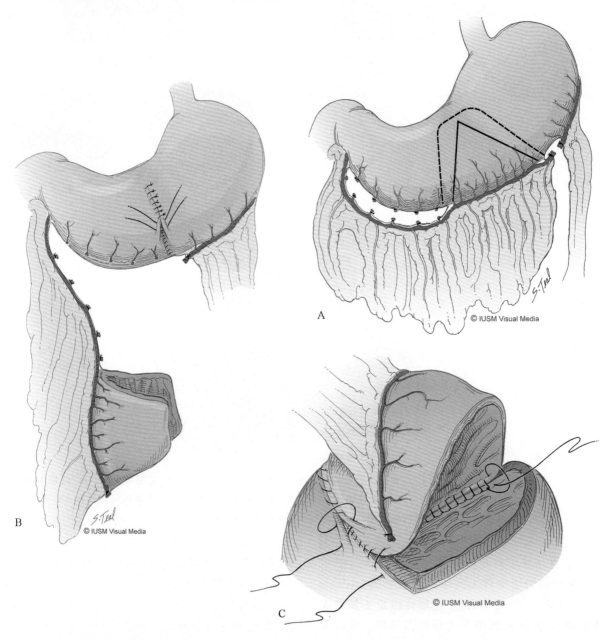

图 24-12 用胃体部行胃膀胱成形术。A. 可以利用游离胃网膜右动脉供应的胃段，也能利用胃网膜左动脉，但是血管蒂均不能随意漂浮穿过腹腔。B. 沿胃大弯截取更长段的胃组织使尖部更宽，为扩大术提供更大的表面积。C. 胃体段与双瓣状切开的膀胱进行黏膜内翻吻合(© Indiana University Medical Illustration Department.)

Raz 和同事（1993）与 Lockhart 和同事（1993）报道应用胃大弯长而窄的组织扩大膀胱。这段组织包括胃体和胃窦，使得除了胃底和幽门部分外的全部胃腔变窄。Raz 和同事应用胃肠切割吻合器截取这段组织，不需要打开胃腔。**术后膀胱及胃内引流与行肠膀胱扩大术时相同。术后早期常需应用 H_2 受体阻滞药抑制胃酸分泌以促进愈合**（Rink et al,2000）。

(七)术后处理

1.早期处理

无论应用哪段胃肠组织行膀胱成形术,患者术后的护理都是类似的。**通常,所有的患者都要持续经鼻胃肠减压,直至肠功能恢复。**尽管 Gundeti 和 Erickson 研究认为回肠膀胱成形术后不需要胃肠减压(Gundeti et al,2006;Erickson et al,2007)。**术后注意水电解质的平衡很重要,因为这种创伤大的重建手术会造成大量第三间隙液体的丢失。**通过耻骨上膀胱造瘘术持续引流尿液。小肠及大肠分泌的过多黏液可能造成引流管阻塞。**耻骨上膀胱造瘘管应每天至少冲洗 3 次,黏液堵塞导致引流速度减慢时应随时冲洗。**如果没有尿液引流出,膀胱外引流术后几天后可以拔除。为了避免感染,行脑室-腹腔分流术的患者的引流管通常需要更早拔除。一些医师选择患者出院前行膀胱造影检查,另一些医师选择术后 3 周行造影检查,然后再夹闭膀胱造瘘管。所有的患者都需行间歇性清洁导尿,最初是白天每 2～3 个小时导尿 1 次,夜间 1～2 次。在患者能很好地进行规律导尿后,拔除膀胱造瘘管。随后几周内可以逐渐延长导尿的间隔时间,但白天不能超过 4～5h/次。没有神经功能损害的患者最终要尝试自主排尿。所有的患者都需要检查膀胱排空后残余尿量,如果残余尿较多则需要继续导尿。

2.后期处理

需要在膀胱扩大术后 6 周、6 个月和 1 年时行常规的上尿路影像学检查。多应用超声进行常规检查。术后第 1 年中,需要反复检测几次血电解质、血尿素氮、血肌酐及尿培养。间歇性清洁导尿患者的尿培养阳性不是都需要处理。由尿素分解形成的有机物引起的症状性膀胱炎或感染需要处理。随后每年要进行 1 次超声和血生化检查。每年可行膀胱镜检查监测肿瘤的发生。对于膀胱镜检查的开始时间及检查频率尚未达成一致的意见。Higuchi(2010)和同事建议对存在高风险因素的患者,如瓣膜移植后处于免疫抑制状态的患者,或具有膀胱腺癌高遗传风险的膀胱外翻患者,应该增加检测范围和力度。Castellan(2012)和同事的报道发表后,胃膀胱扩大术后检测力度可能加强了。应该注意的是,尚没有经验证实常规的监测对于这个患者群体很有益或者很成功

(Higuchi et al,2011;Kokorowski et al,2011),迄今为止,美国梅奥医院建议停止这种常规监测(Higuchi et al,2011)。

(八)膀胱扩大成形术的影响和并发症

应从两个方面考虑膀胱成形术对患者的影响。首先,要考虑切除相对较小部分胃肠道用于重建泌尿系对胃肠道造成的影响。**即便从膀胱的角度来看结果是完美的,仍然应该避免胃肠道发生任何微小问题。**其次,必须对膀胱扩大术后膀胱功能的变化进行评估。膀胱扩大术主要的目的是提供具有顺应性的储尿囊。**因此,膀胱扩大术后主要关注的是成形后膀胱的储尿压力和容量。**对于膀胱的其他影响是由于肠管在生理学上不能完美替代正常膀胱而引起的不良反应或并发症。膀胱扩大成形术后,可以确定约 1/3 的患者由于各种问题需要进一步手术(Metcalfe et al,2006;Kispal et al,2011)。

1.对胃肠道的影响

膀胱扩大成形术后肠梗阻很少见,发生率约 3%(Gearhart et al,1986;King,1987;Mitchell and Pizer,1987;Hollensbe et al,1992;Rink et al,1995a)。**不可控性尿流改道与可控性尿流改道术后发生肠梗阻的概率相当**(McDougal,1992b)。精细操作、关闭肠系膜以及消除可能形成内疝的隐患有益于避免肠梗阻的发生。基于所用肠段的不同,各研究得出的肠梗阻发生率也不同,在多数研究中这种差异并不一致,因此可能没有重要意义。

关于单纯行膀胱扩大术后出现慢性腹泻的报道很少。截取大段回肠可导致腹泻,然而,截取扩大膀胱术通常所需长度的肠管,在无其他病症的情况下,很少引起并发症。标准的结肠膀胱扩大术很少会改变肠道功能;截取包括回盲瓣在内的肠管更有可能导致腹泻。一些有神经损害的患儿依靠受控性便秘而达到排便控制。回盲部的丧失将明显减少食物的传输时间,还会造成细菌反流进入回肠,影响脂肪和维生素 B_{12} 的代谢。研究表明,10%～23% 的神经功能障碍患者在去除回盲瓣之后会发生慢性腹泻(King,1987;Roth et al,1995),谨慎地选择手术病例可能会使慢性腹泻的发生率有所降低(Husmann and Cain,1999)。

回肠是吸收维生素 B_{12} 的唯一场所。**因此截取远端回肠可能会造成维生素 B_{12} 缺乏和巨幼红细胞性贫血。末端 15～20cm 的回肠不应用于行膀胱扩大术,虽然即便保留该肠段,仍然可能会发生上述问题**(Steiner and Morton,1991;Racioppi et al,1999)。此外,如果较长的回肠被用于行可控性尿路改道,发生上述问题的风险也会增加。一项研究发现,行 Kock 囊袋术的患者有 35% 术后 5 年存在维生素 B_{12} 缺乏(Akerlund et al,1989)。一般来讲,用于膀胱扩大术的回肠长度不超过 Kock 囊袋术所用回肠长度的一半,因此标准的膀胱扩大术后不太可能出现维生素 B_{12} 缺乏。Canning 和他的同事对 26 例膀胱扩大或替代术术后患者进行评估,发现没有 1 例发生脂肪吸收不良或维生素 B_{12} 缺乏(Canning et al,1989)。然而,此研究中只有 3 例患者随访时间长于 3 年。由于体内原有维生素 B_{12} 的储备可持续很长时间,因此有必要进行更长时间的随访(Stein et al,1997a)。Vander Brink 及其同事(2010)对回肠膀胱成形术后患者进行平均 83 个月的评估,发现 41% 存在维生素 B_{12} 水平低于正常值或为正常低值,且经口服维生素后维生素 B_{12} 水平可上升。

胃膀胱成形术后早期可能出现饱胀感,但随着时间的推移通常会消失。很少发生胃排空紊乱,尤其是应用胃体成形的病例。

2. 膀胱扩大术后膀胱的顺应性

对膀胱扩大成形术以往临床经验的早期认识肯定了去管状化和肠管重构的价值(Hinman,1988;Koff,1988)。虽然缺乏应用相同长度肠段的对照实验,一些具有丰富的膀胱扩大成形术经验的医师认为,从扩大术后膀胱顺应性的角度考虑,回肠优于其他肠段(Goldwasser and Webster,1986;Rink and McLaughlin,1994;Studer and Zingg,1997)。然而,另一个报道指出,较长的被折叠成 U 形的结肠比回肠更具优势(Shekarriz et al,2000)。尽管应用不同的肠段,绝大多数病例都获得了良好的效果。对每个病例而言,用好截取的肠段比选择特定的肠段更重要。

膀胱扩大成形术后偶尔会出现无抑制性收缩造成的压力问题,应用肠管扩大膀胱时更明显。除非应用肠段时发生技术性错误,否则无法获得足够的容量或无法舒张痉挛肠段的情况极其罕见。膀胱扩大术后,当膀胱发生压力性收缩时,经常表现为节律性或是正弦的收缩波形,偶尔波幅增大(图 24-13)。膀胱在充盈晚期出现低幅收缩,当充盈至接近其容积时该收缩增强,这可能没有临床意义。早期高压收缩可导致持续性尿失禁、延迟性穿孔、肾积水或膀胱输尿管反流。如果患者在膀胱扩大术后存在上述问题,必须反复进行尿流动力学检查,任何人都不能主观臆断扩大术后的膀胱具有顺应性。**所有被用于行膀胱扩大术的肠段在术后都会发生节律性收缩,但是应用回肠的病例发生明显尿流动力学异常的可能性最小,应用胃的病例发生的概率最大。**

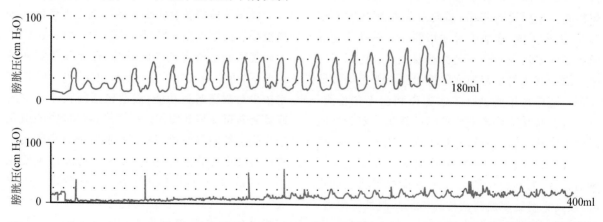

图 24-13 膀胱扩大术后可出现节律性正弦收缩(上图),本例是采用胃膀胱扩大术。在充盈早期出现大幅度收缩者偶尔需要行二次膀胱扩大术。采用回肠行二次膀胱扩大术后(下图),尿流动力学检查显示收缩仍然存在,但压力显著降低,且至充盈晚期才出现

在膀胱扩大或替代术后,尿流动力学评估提示,虽然进行了去管状化成形,结肠(无论盲肠或乙状结肠)仍较回肠产生更大的压力(Berglund et al,1987;Jakobsen et al,1987;Thuroff et al,1987;Lytton and Green,1989;Studer and Zingg,1997)。另一些研究则证实,随着时间的推移,结肠的压力性收缩逐渐减弱(Hedlund et al,1984;Sidi et al,1986b)。Goldwasser 对于肠膀胱成形术的回顾发现,回肠膀胱成形术后 42% 的患者膀胱收缩压力高于 15cmH$_2$O,而结肠膀胱成形术后有 60% 的患者膀胱收缩压力高于该值(Goldwasser et al,1987)。显著性收缩的定义为膀胱容量不足 200ml 时压力超过 40cmH$_2$O。在所有肠膀胱成形术后患者中有 10% 持续存在显著性收缩,但在回肠膀胱扩大术后患者中未发现这个问题。而他们的研究与 Berglund 和其同事(1987)、Studer 和 Zingg(1997)的结果一致,这些学者均提倡用回肠作为储尿囊,因其术后膀胱的基础压力低、蠕动活动少。需要注意的是,这些研究均未严密控制截取肠管的长度或手术方法。事实上,一个应用相同大小肠段进行部分膀胱替代术的犬模型试验,无论离体或在体内都无法证明使用不同肠段的效果存在差异(Nelson et al,2005)。

高达 62% 的胃膀胱成形术后患者存在节律性收缩(Adams et al,1988;Atala et al,1993a;Gosalbez et al,1993a;Roth et al,2000)。最初,用于膀胱扩大术所截取的胃组织较回肠或结肠所用组织要小得多。应用沿胃大弯截取的长条状较大块胃组织最终改善了膀胱扩大术后的尿流动力学检查结果,减少了显著性收缩(Adams et al,1995;Kurzrock et al,1998;Koraitim et al,1999;DeFoor et al,2003b)。Leong(1988)提出采用胃窦组织行膀胱扩大术较少会引起显著性收缩。

印第安纳大学的 Hollensbe 和他的同事对儿童膀胱扩大术可能拥有最丰富的经验,他们发现膀胱扩大成形术后近 5% 的患者存在导致临床问题的、明显的不可抑制性收缩(Hollensbe et al,1992)。Pope 和 Rink(1999)发现,在既往接受过膀胱扩大术的 300 多例患者中有 6% 因类似问题需要再次行膀胱扩大术。在更长的随访过程中发现,这组患者中有 9% 最终接受了膀胱再次扩大术(Metcalfe et al,2006)。再次手术意味着第一

次手术的失败,未达到扩大膀胱的主要目的,即获得理想的膀胱容量和顺应性。在这些研究中,需要再次手术的概率由大到小依次是乙状结肠膀胱成形术、胃膀胱成形术和回肠膀胱成形术。需要注意的是,这个报道中所截取的结肠末端被封闭,而不是像经典做法那样重新折叠。其他的研究表明,采用胃段比采用结肠段更可能需要再次手术(El-Ghoneimi et al,1998;Castellan et al,2012)。

3. 代谢并发症

(1)氯化物的吸收和酸中毒:**首先发现的与肠段储存尿液相关的代谢并发症是输尿管乙状结肠吻合术后出现的高氯性代谢性酸中毒**(Ferris and Odel,1950)。合并这种代谢紊乱的患者具有乏力、虚弱、食欲缺乏和烦渴等临床表现。Koch 和 McDougal(1985)**阐述了尿液与肠黏膜接触后,其中的酸被机体吸收的机制**。酸以氨基的形式被重吸收,导致慢性酸过量。肾功能正常的患者通常能排泄肠黏膜吸收的过量氯化物和酸而不会有明显的酸中毒。Mitchell 和 Piser(1987)**发现每例肠膀胱扩大成形术后的患者在术后都会发生血清氯化物增加和碳酸氢盐减少**,不过如果肾功能正常,很少会发生酸中毒。但是也有报道,在肾功能正常时也会发生需要治疗的酸中毒和电解质紊乱(Schmidt et al,1973;Whitmore and Gittis,1983)。如果没有发现和治疗,这种紊乱可能会使患者衰竭(Heidler et al,1979)。**Hall 和其同事注意到,即使没有出现明显的酸中毒,也会出现伴随骨缓冲消耗的尿酸负荷增加**(Hall et al,1991)。骨缓冲消耗会导致骨骼脱钙,并可能导致膀胱扩大成形术后的患儿生长缓慢(Abes et al,2003;Hafez et al,2003;Vajda et al,2003)。酸中毒的患者应该接受碳酸氢盐治疗。Nurse 和 Mundy(1989)认为,在检测酸中毒时动脉血气分析的碳酸氢盐或氯化物水平比血清的更敏感。Stein 及其同事(1998)认为,检测动脉血气剩余碱可早期发现并治疗酸中毒,避免骨质脱钙。对重症酸中毒的患者,可用氯丙嗪和烟酸阻滞氯化物转运。

尽管很少应用空肠行膀胱重建术,但空肠储尿囊会导致特有的低钠、低氯和高钾性酸中毒。这个问题常与严重的低血容量相关。

胃黏膜可以阻碍氯化物和酸的吸收并分泌盐酸(Piser et al,1987)。应用胃组织重建泌尿道时

首先要考虑到这种差异。对于酸负荷过高的氮质血症动物，这种泌酸性是有益的（Piser et al，1987；Kennedy et al，1988）。**肾功能正常或受损的患者，无论应用胃窦或胃体行膀胱成形术，术后血清氯化物均减少，碳酸氢盐轻度增加**（Adams et al，1988；Ganesan et at，1991；Kurzrock et al，1998）。21 例肾功能不全的患者，除 1 例外，胃膀胱成形术后血清碳酸氢盐均有增加，其中许多患者术前需要口服碳酸氢盐治疗，但是术后不再需要（Ganesan et al，1991）。在一组肾功能衰竭的患者中也观察到类似的益处（Sheldon and Gilbert，1991）。

（2）患儿的生长：以前已经发现，一些患儿行肠膀胱成形术后出现生长延迟或生长缓慢（Wagstsff et al，1991；Mundy and Nurse，1992；Wagstsff et al，1991）。在约 200 例没有明显生化异常的患儿中，20% 出现线性生长延迟，不过该研究没有设立对照组。由于在行膀胱扩大成形术的患儿中脊髓发育不良占大多数，而预测这些患儿的身体状态和生长情况很困难。Gros 和他的同事（2000）评估了膀胱外翻患者的生长情况，将需要行膀胱扩大和不需要行膀胱扩大的类似患者进行回顾性配对研究，两组都仅有 1 例患者出现酸中毒，但是对其他可能影响患儿生长的因素，如泌尿系感染，没有进行对照。手术前及术后对 17 例患者进行了充分的测量，其中 14 例（82%）术后身高百分位数下降。实际身高较预期身高降低 1.5in。在这个研究中，行膀胱扩大术与未行膀胱扩大术的患者的生长模式明显不同。尽管该研究样本量小，且没有评估家族性生长模式或最终身高对结果的影响，但结果还是很令人担忧，尤其是 Feng 及其同事（2002）在膀胱外翻患者中也发现了类似的差异。由于血清检查没有任何异常，生长延迟的确切机制尚不明确，尽管这似乎与亚临床的酸中毒有关（Koch and McDougal，1988；Bushinsky，1989；Hochstetler et al，1997）。需要注意的是，Taskinen 及其同事（2008）发现，膀胱扩大术对于膀胱外翻患者的身高生长没有不良影响。

最近 3 个研究发现一些患者的骨密度确实受到肠膀胱成形术的影响（Abes et al，2003；Hafez et al，2003；Vajda et al，2003），而另外 2 个研究没有类似发现（Mingin et al，2002；Haas et al，

2012）。必须谨慎地判断是膀胱扩大成形术还是其他潜在的病理状态导致类似的变化（Boylu et al，2006；Taskinen et al，2007；Haas et al，2012）。更好地分析肠膀胱成形术后患者细微的代谢变化，可以更好地理解手术对生长的影响，将影响降到最低，或有助于早期治疗以避免并发症的发生（Brkovic et al，2004）。

（3）碱中毒：在胃膀胱成形术后，胃黏膜的分泌特性有时对患者是有害的，会发生两种特有的并发症。37 例胃膀胱成形术后的患者中有 5 例在急性胃肠疾病后出现低钾、低氯性代谢性碱中毒（Hollensbe et al，1992）。因病情重，所有发生这种急症的患者均需入院治疗，其中 2 例为复发病例。5 例患者中有 3 例合并肾功能不全，由于出现酸中毒而不适宜用其他肠段代替进行膀胱扩大术。Ganesan 及其同事发现，21 例肾功能不全的患者行胃膀胱成形术后，有 5 例出现类似的碱中毒（Ganesan et al，1991）。**那些适宜行胃膀胱成形术的患者最有可能出现这种不同寻常的并发症。**碱中毒可能是由于氯化物从成形膀胱的胃组织持续丢失，同时经口摄入减少。Gosalbez 和他的同事（1993b）证实，尽管存在严重的低氯血症，氯化物的分泌仍持续增加，这提示胃异常分泌可能是原发因素。在他们的研究中，1 例患者由于反复出现碱中毒，最终需要切除 3/4 用于成形膀胱的胃组织，数例患者需要应用 H_2 受体阻滞药或 H^+-K^+ 泵抑制药治疗。据报道，3%～24% 的患者会间断发生这一问题，故所有的患者及家属都应知道这个潜在的并发症。尽管用胃和回肠或结肠形成的复合储尿囊通常只用于极其复杂的病例或病情，但是这种复合储尿囊可能更有利于代谢的稳定（McLaughlin et al，1995；Austin et al，1997，1999，2001）。

（4）血尿-排尿困难综合征：**胃黏膜的泌酸功能会导致胃膀胱成形术后另一个独有的问题，即血尿-排尿困难综合征。**Mitchell 带领的研究小组阐明了这一问题的发病机制（Nguyen et al，1993；Plaire et al，1999）。**几乎所有的胃膀胱成形术后膀胱感觉功能正常的患者，偶尔都会在排尿或插导尿管时出现血尿或者排尿困难，然而在其他肠段膀胱形成术后的患者中较少出现上述症状**（Leonard et al，1999）。尽管大多数患者仅间

断出现轻微且不需要治疗的症状,仍需要提醒所有患者有可能出现这一潜在问题。由于这一问题,一些学者建议避免对膀胱外翻的患者行胃膀胱成形术(El-Ghoneimi et al,1998)。这种排尿困难不像神经源性膀胱功能障碍患者表现的那样严重。据 Nguyen 和其同事的经验(1993),胃膀胱成形术后 36% 的患者出现血尿-排尿困难综合征的症状或体征,14% 的患者需要接受药物治疗,其中 9% 需要较长时间的规则治疗。尿失禁或者肾功能减退的患者需要药物治疗的风险增加。另一些研究发现,胃膀胱成形术后患者需要类似的短期和长期药物治疗(Hollensbe et al,1992;Adams et al,1995;Castellan et al,2012)。H_2 受体阻滞药以及质子泵抑制药可以很好控制血尿-排尿困难综合征的症状。用碳酸氢钠进行膀胱冲洗也可能有效。已证实胃膀胱成形术后的患者餐后尿 pH 明显下降(Bogaert et al,1995)。血尿-排尿困难综合征的症状和体征很可能是由胃酸刺激引起。研究提示**幽门螺杆菌**可能与这一并发症的发生有关(Celayir et al,1999)。胃窦膀胱成形术后也会发生这些问题,但是由于胃窦处壁细胞较少,所以发生率较低(Ngan et al,1993)。

尿液中的酸性物质同样可以引起局部刺激。Leong 首先发现 1 例胃膀胱成形术后有排尿症状的患者出现阴茎头表皮脱落(Ngan et al,1993)。Nguyen 和他的同事发现 57 例胃膀胱成形术后的患者中有 8 例出现皮肤表皮脱落,这 8 例患者都有一些尿失禁的表现(Nguyen et al,1993)。**胃膀胱成形术后患者必须能有效控制排尿,因为漏尿将使皮肤直接暴露于胃分泌物,且漏尿也使胃分泌物没有得到充分稀释。**这种稀释很重要。Reinberg 及其合作者曾报道 1 例胃膀胱成形术后膀胱无功能的患者出现膀胱内胃段穿孔(Reinberg et al,1992)。他们评估了犬行胃膀胱成形术后尿液对储尿囊的影响(Castro-Diaz et al 1992),发现术后储尿囊不能有效充盈的犬模型中,原有膀胱及所用胃段均出现了明显炎症;9 只犬中 3 只出现溃疡及穿孔。H_2 受体阻滞药可以在一定程度上保护这些动物,但是临床上应该避免这种情况。临床上膀胱有功能的患者很少出现溃疡或穿孔(El-Ghoneimi et al,1998;Mingin et al,1999b)。

4. 黏液

肠膀胱扩大成形术后,肠段会继续分泌黏液。在排尿或间歇清洁导尿时这些物质可能会阻碍膀胱排空,尤其是儿童,因为需要使用小口径的导尿管。黏液在膀胱中长期滞留可能成为感染或者结石的原发灶。膀胱成形术后当发生膀胱炎时黏液产物往往增多。Kulb 及其合作者(1986)通过犬实验证实,结肠分泌黏液量多于回肠,而胃黏膜分泌的黏液量最少;临床上也有类似发现。多数胃膀胱成形术后患者无须常规行膀胱冲洗。已证实回肠用于膀胱成形术后会发生绒毛萎缩。有人认为这种萎缩将导致黏液生成减少(Gearhart,1987),但是并没有明确的实验室证据证明黏液生成量随时间推移而减少(Murray et al,1987)。Hendren 等(1990)曾发现数年后结肠段生成黏液量减少,然而其他学者不认同这种变化(Rink et al,1995a)。组织学上也没有发现结肠黏膜腺体萎缩(Mansson et al,1984)。**常规每天膀胱冲洗防止黏液聚集可以减少肠膀胱成形术后尿路感染和结石等并发症的发生**(Hensle et al,2004)。

5. 尿路感染

膀胱成形术后菌尿症很常见,尤其是那些需要间歇导尿的患者(Gearhart et al,1986;Hendren and Hendren,1990;King,1991)。近来肠代膀胱的经验证实,能够自然排空膀胱的患者往往可以保持尿液无菌。**间歇性清洁导尿似乎是导致膀胱扩大成形术后患者菌尿症的重要因素。**尽管患者坚持每天口服抗生素或用抗生素灌洗膀胱,仍会存在菌尿症(Gearhart et al,1986;Casale et al,1999)。据 Hirst(1991)的经验,50% 采用乙状结肠扩大膀胱的患者持续或反复出现菌尿症,而回肠扩大膀胱术后患者中仅有 25% 出现这一问题。Hollensbe 和他的合作者发现无论应用哪段肠管,在那些需要间歇性清洁导尿的患者中菌尿症都更为普遍(Hollensbe et al,1992)。膀胱成形术后症状性膀胱炎的发生率可能取决于随访的期限及对症状关注的程度。应该告知所有患者及其家属,有可能出现膀胱炎的症状或体征。在印第安纳大学,23% 的回肠膀胱成形术后患者、17% 的乙状结肠膀胱成形术后患者、13% 的盲肠膀胱成形术后患者,以及 8% 的胃膀胱成形术后患者因反复出现症状性膀胱炎而需要治疗(Hollensbe et al,1992)。另外 231 例膀胱扩大术后患者中有

13％出现发热性尿路感染。尽管所选用的肠段不同,术后均有发生发热性尿路感染的倾向,不同肠段之间发病率无显著统计学差异。只要纠正上尿路问题,膀胱扩大成形术后无论是否存在反流,肾盂肾炎的发生率都与尿流改道术后相似(McDougal,1992b)。对于免疫功能不全的患者,感染有时更难以处理(Alfrey et al,1997),但情况并非总是如此(Traxel et al,2011)。

对于间歇性清洁导尿的患者,并不是每一次无症状菌尿症都需要治疗。有明显症状,如尿失禁或耻骨上区疼痛的菌尿症患者需要治疗;合并血尿、尿臭或黏液分泌物明显增多的患者可能也需要治疗。当尿培养证实有可分解尿素的病原体生长时,菌尿症应该予以治疗。这些病原体可能导致结石。为减少感染,患者必须按时进行间歇清洁导尿以避免储尿囊压力升高,并尽量完全排空膀胱。经可控性腹壁开口插管的患者应予以特殊护理,这些患者经独立的腹壁开口排空膀胱更加困难,但大多数患者经过努力均可以做到(Ludlow et al,1995)。尽管导尿术不是常规的无菌操作,但是仍需强调适当的清洁技术。

6. 结石

另一个膀胱扩大成形术后的远期并发症是膀胱结石。在20世纪90年代早期,就有多个研究报道,18％的膀胱扩大成形术后患者出现膀胱结石(Hendren and Hendren,1990;Hirst,1991)。Blyth及其同事报道30％的此类患者出现结石;他们发现通过腹壁开口进行导尿的患者出现这个并发症的风险最高,这可能与不能完全排空膀胱有关(Blyth et al,1992)。Palmer和他的合作者(1993)报道膀胱扩大成形术后52％的患者出现尿石症。Metcalfe及其同事(2006)报道对500例肠膀胱成形术后患者进行长期随访,发现膀胱结石的发生率为15％。结石发生率差别如此显著的原因尚不清楚。这些患者的绝大多数结石成分为磷酸铵镁结石,而菌尿症是一个重要的危险因素。应积极治疗任何分解尿素的病原体导致的感染。需要进行间歇性清洁导尿的患者,尤其是那些已经形成结石的患者,应在每次插管导尿时尽量排空膀胱。如果在膀胱扩大术后自主排尿的患者中发现结石,应重新估计膀胱的排空效率。尿潴留与结石形成明显相关。常规膀胱冲洗以避

免浓缩黏液的聚集可以清除结石形成灶。印第安纳研究组以及其他学者已经强调膀胱冲洗的重要性,并且要求患者及其家属在膀胱扩大术后常规每天数次进行膀胱冲洗(Rink et al,1995a;Hensle et al,2004)。采用各种肠管成形膀胱,术后均有发生结石的报道,并且大肠与小肠之间无显著性差异。胃膀胱成形术后形成感染性结石的可能性较低(Kaefer et al,1998;Kronner et al,1998a),这可能是由于黏液的分泌量较少而且酸性产物能够减轻菌尿症。胃膀胱成形术后膀胱内可出现尿酸结石(Kaefer et al,1998)。很显然任何异物都将成为结石形成灶,所以肠膀胱成形术中应该避免在尿路中使用不可吸收线或钉。Khoury和其合作者(1997)研究了膀胱扩大成形术后患者的代谢问题,发现这些患者无论有无结石,其尿中枸橼酸盐水平都很低。他们认为膀胱排空差以及黏液聚集是更为重要的因素。

7. 肿瘤形成

输尿管乙状结肠吻合术后一个众所周知的并发症是肿瘤的形成,主要是输尿管结肠吻合口处的腺癌。Husmann和Spence(1990)的综述中报道输尿管乙状结肠吻合术后形成肿瘤的潜伏期为3～53年,平均是26年。腺癌最常见,也可见到良性息肉以及其他类型上皮癌。Eraklis和Folkman(1978)估测输尿管乙状结肠吻合术后患者出现这些肿瘤的危险性比年龄匹配组人群增加了7000倍。Pettersson及其同事(2013)回顾了1944—1961年接受输尿管乙状结肠吻合术的24例患者资料,发现绝大多数病例最终没有改道;7例发生侵袭性大肠癌,其中5例死亡。这组患者的肿瘤患病风险是普通瑞士人的42倍。

这种危险性增加的原因尚不明确。不过尿液和粪便混合物中产生的N-亚硝基复合物可能有致癌性。已在尿流改道及膀胱扩大术患者的尿液中检测到这些复合物(Treiger and Marshall,1991)。Husmann和Spence(1990)认为,这些复合物更像是肿瘤生成的加速剂而不是一个引起肿瘤生成的独立因素。有学者认为,吻合口处的炎症反应可能促使生长因子产生,而这些因子反过来加速了细胞增殖。Filmer和Spence(1990)报道,膀胱扩大术后14例患者发生腺癌,随后有更多的病例被报道。14例中9例肿瘤发生于回肠

膀胱成形术后,5 例发生于结肠膀胱成形术后。另一个研究发现,胃膀胱成形术后肿瘤的发生率更高(Castellan et al,2007)。大鼠实验证实,无论采用哪段肠管进行膀胱扩大,术后均出现增生现象,但无一特定肠段危险性明显高于其他肠段(Klee et al,1990;Buson et al,1993;Spencer et al,1993;Little et al,1994;Kispal et al,2012)。输尿管乙状结肠吻合术后肿瘤生成的潜伏期长,这就提示膀胱扩大成形术后短期的随访不足以评估肿瘤的发生情况。文献报道膀胱扩大成形术后最早 4 年即发现肿瘤形成(Carr and Herschorn,1997)。**膀胱扩大成形术后每位患者都应该警惕发生肿瘤的潜在危险性。**每年应进行扩大膀胱的内镜检查,只要潜伏期不确定这种检查就是必要的(Vajda et al,2002;Higuchi et al,2011)。吻合口附近的移行细胞癌、增生,以及不典型增生都有报道(Gregoire et al,1993;Barrington et al,1997;Soergel et al,2004)。与膀胱扩大成形术相关的移行细胞癌具有侵袭性,患者发病时常常已经有转移病灶(Metcalfe et al,2006;Higuchi et al,2010)。有研究通过活检发现邻近吻合口的尿路上皮遗传性不稳定(Appanna et al,2007)。Castellan 及其同事(2012)在 29 例胃膀胱成形术后患者的胃段内发现 3 例致命性腺癌,这个结果令人警醒。膀胱成形术后最常见的肿瘤是良性的肾源性腺瘤(Franke et al,2011)。

8. 迟发性自发性膀胱穿孔

膀胱扩大术后另一个令人烦扰的并发症是迟发性自发性膀胱穿孔。膀胱扩大术后发生自发性膀胱穿孔的患者一般病情较重,表现为腹痛、腹胀和发热。脓毒症常见,恶心、排尿量减少,以及膈肌激惹引起的肩部疼痛均有报道。在检查无症状盆腔包块患者时也曾发现为膀胱穿孔(Pope et al,1999)(图 24-14)。**神经源性膀胱功能障碍患者下腹部感觉多减弱,因此较迟出现症状,患者常较晚就医,可出现严重的脓毒症甚至死亡。**胃膀胱成形术后患者发生穿孔后由于酸性刺激多迅速出现症状,患者常立即就医。**提高对膀胱穿孔的警惕性是必要的,膀胱对比造影检查对多数患者具有诊断意义**(Braverman and Lebowitz,1991;Rosen and Light,1991;Bauer et al,1992)(图 24-14)。深入掌握膀胱造影技术对于准确诊断相当

重要(Braverman and Lebowitz,1991)。一些研究发现,膀胱造影术假阴性率较高(Rushton et al,1988;Sheiner and Kaplan,1988;Pope et al,1999),并认为超声及 CT 可以提高诊断的准确性。因此,他们推荐对于最初膀胱造影结果阴性的可疑膀胱穿孔患儿,应进行上述检查中的一项。

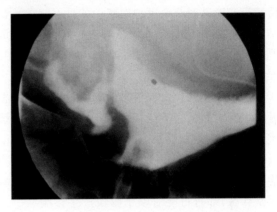

图 24-14 **膀胱造影。完全充盈膀胱后再排空造影剂,侧位片显示造影剂自膀胱后方漏出,提示膀胱自发性穿孔**

(1)病因学:**迟发性膀胱肠段穿孔的病因尚不清楚。**有报道认为一些膀胱穿孔可能与插管损伤有关(Elder et al,1988;Rushton et al,1988)。先前未做过扩大术的膀胱在间歇性清洁导尿术后也可发生穿孔(Reisman and Preminger,1989)。插管损伤不太可能是导致大多数病例膀胱穿孔的独立因素。不同患者穿孔部位不同,甚至同一患者可发生多处膀胱穿孔。此外,穿孔也可以发生在膀胱扩大术后根本没有插管导尿的患者。另一些学者认为,膀胱成形术后肠段粘连固定导致膀胱排空及充盈时形成剪切力,这可能导致穿孔(Elder et al,1988)。膀胱壁全层感染可能也是穿孔原因之一。**对穿孔部位肠段的组织学检查发现存在坏死、血管瘀血、出血,以及含铁血黄素沉积,这与慢性肠壁缺血的表现一致**(Crane et al,1991)。**膀胱长期过度充盈可能导致这种缺血。**犬模型试验发现,高膀胱内压可导致肠膀胱扩大术后肠段血液灌注减少(Essig et al,1991)。这些变化在肠系膜对侧肠管边缘更显著。Anderson 和 Rickwood(1991)报道,穿孔可发生于膀胱扩大术后出现明显无抑制性收缩的膀胱,其他学者也有类似发现(Pope et al,1998)。**高流出道阻力可阻止漏**

尿和膀胱压力下降,维持膀胱高压,这可能加重缺血(Martinez del Castillo et al,2005)。单纯的逼尿肌反射亢进可能不是引起穿孔的独立因素。在采用肠段去管状化和重构的技术之前,膀胱扩大成形术后持续高压收缩很常见,膀胱穿孔这一并发症还没有得到认识。**一旦肠管重构,膀胱高压持续存在时其对缺血更加敏感。**如果不能在需要排空膀胱时及时进行间歇性清洁导尿,问题将更严重(DeFoor et al,2003b;Martinez del Castillo et al,2005)。

大多数膀胱扩大成形术后发生膀胱穿孔的患者都患有脊髓发育不良。在因其他疾病接受膀胱重建术的患者中,膀胱穿孔的发生率较低(Hendren and Hendren,1990)。尚不明确神经源性功能障碍在膀胱穿孔的发病中起什么作用。无论病因是什么,都有可能对整个肠段产生影响。一旦患者出现自发性膀胱穿孔,那么复发的概率很高(Hollensbe et al,1992;Martinez del Castillo et al,2005),约 1/4 病例会复发(Metcalfe et al,2006)。如果反复出现穿孔,则最终必须考虑切除原有肠段,并用其他肠段代替。

(2)发生率:膀胱扩大成形术后早期出现肠与肠或者肠与膀胱吻合口漏比较少见,多由于存在技术性错误或者早期愈合问题。**迟发性穿孔多发生于肠段自身,表明术后肠段长期储存尿液存在问题。**似乎没有哪段肠段存在更高的穿孔危险性。在印第安纳大学,500 例膀胱扩大成形术后患者中有 43 例(8.6%)出现穿孔(Metcalfe et al,2006),平均发生于术后 4.3 年。分析其经验发现,使用乙状结肠是唯一显著增加穿孔风险的因素。然而其他一些大规模研究发现,采用乙状结肠的患者迟发性穿孔的发生率较低(Sidi et al,1987a;Hendren and Hendren,1990;Shekarriz et al,2000)。在波士顿儿童医院回肠膀胱扩大术后穿孔发生率最高(9.3%),而回盲部、乙状结肠以及胃段发生率都较低(Bauer et al,1992)。**鉴于多个大型研究的结论都不一致,似乎并不能说某一特定肠段穿孔的危险性明显高于其他肠段,穿孔的危险性受多种因素的影响。**最高的穿孔发生率为 16.6%,见于一个相对较小规模的研究报道(Martinez del Castillo et al,2005)。然而,依据印第安纳大学的经验,告知患者及家属有 9% 左右

的穿孔可能性是合理的(Metcalfe et al,2006)。

(3)治疗:**膀胱扩大术后自发性穿孔的标准治疗是手术修补。**也有文献报道对于可疑穿孔患者采用非手术治疗(Slaton and Kropp,1994)。非手术治疗包括留置导尿、应用抗生素及一系列腹部检查等措施,成功率达 87%,尽管 13 例疑诊患者中仅有 2 例经 X 线检查后证实存在穿孔。即使一些患者在急性期非手术治疗效果较好,但是最终多数仍需要手术干预(Pope et al,1999)。非手术治疗仅适用于没有菌尿的病情平稳的患者,一旦病情加重即应手术修复。多数穿孔患者患有脊髓发育不良,由于感觉减弱导致就医较晚。诊断和治疗延迟造成脓血症及死亡病例增加。

9. 妊娠

关于膀胱扩大成形术后女性妊娠结局的文献很有限。在膀胱重建术后妊娠这一章节中我们主要讨论膨胀的子宫如何影响重建膀胱的蒂部、怀孕期间如何治疗菌尿症、是否所有或者部分这样的患者需行剖宫产三大问题。

Hatch 和其合作者(1991)及 Schumacher 和其合作者(1997)在剖宫产时发现用于扩大膀胱的肠段的血管蒂似乎并没有受到牵拉。这些病例肠段血管蒂并不在隆起的子宫前壁附近,而是偏离到外侧。Schilling 和其合作者(1996)发现尿流改道术后存在类似情况,肠段血管蒂均偏离子宫;但是膀胱扩大术后确实偶有发现肠段血管蒂覆盖于子宫前方。这两种情况都不会妨碍妊娠期间子宫增大。作者推测肠系膜发生适应性变化,使其能够偏移或伸展而不对血液循环产生不利影响。尚无报道由于增大的子宫对肠段血管蒂的机械压迫导致膀胱扩大术失败的病例。妊娠本身也不会对扩大的膀胱造成不利影响,但有些病例可出现暂时性尿失禁,尤其是在妊娠最后 3 个月。

对于接受包括膀胱扩大术在内的尿路重建术的女性,妊娠期间尿路感染是一大问题。输尿管扩张、残余尿量增加,以及上尿路损害都是重要的危险因素(Hil et al,1990;Hatch et al,1991)。由于妊娠期间无症状性菌尿症进展为症状性感染及肾盂肾炎的风险增加,且肾盂肾炎可能导致严重后果,所以妊娠妇女的无症状性菌尿症通常需要立即治疗。一旦怀孕,关于抗生素的作用及膀胱成形术后间歇性清洁导尿导致女性患者发生无症

状性菌尿症的风险还有很大争议（Thomas and Adams，2009）。如果使用抗生素，必须选择无致畸性的种类。

一些膀胱扩大术或其他形式的尿道重建手术（Pedlow，1961；Asif and Uehling，1969）后的女性已经成功受孕，并经阴道自然分娩（Quenneville et al，2003）。Schumacher 和其合作者（1997）总结了可控性插管回盲部改道术后患者妊娠及分娩的经验，未发现主要并发症。其他形式的重建术后情况类似（Wren et al，2003）。有文献报道 Kock 可控性回肠造口术后远期出现插管困难（Ojerskog et al，1988），这种情况可发生在任何可控性腹壁造口术后（Greenwell et al，2003）。

膀胱重建术后的孕妇需要行剖宫产的情况并不普遍。然而，经阴道自然分娩需要松弛、可扩张的盆腔组织，而这种结构在经过广泛盆腔手术后可能不复存在。先前手术修复的组织能否经受分娩创伤及分娩后能否恢复到妊娠前的状态尚不清楚。我们的意见偏向于如果女性患者接受过广泛的膀胱颈修复术，采用剖宫产比较合适，尤其是那些经阴道自然分娩进程缓慢甚至困难者。尽管有报道一些装有人工尿道括约肌的产妇可自然分娩（Fishman and Scott，1993；Creagh et al，1995），但是长时间及困难的分娩可能导致这个装置对周围组织造成损伤。

如果需要或者已经选择行刮宫产，必须保护膀胱的扩大部分或可控性造口及其血管蒂。尽管需要付出时间和耐心以保护膀胱，但也应该可以显露子宫前部而不损伤膀胱。如果存在多个腹壁造口，则这种显露更加困难。在剖宫产过程中熟悉患者病情及其解剖结构的重建泌尿外科医师应该在场。

(九)肠段及入路的选择

在大多数药物治疗失败的患者中采用肠膀胱成形术可以有效地增加膀胱容量和改善其顺应性。从前面的讨论可知，显然没有哪段肠段对所有患者都是理想的。所有胃和肠段都被采用过而且效果都不错，也将继续被应用。对于慎重选择的病例，如果应用恰当，膀胱扩大成形术后较少出现持续存在的问题。综合考虑所有问题，没有哪段肠管比其他肠段更有优势。对于某一特定患者，应从其诊断、解剖以及生理学方面考虑采用某

段肠管更加合适。因此，有志于膀胱扩大成形术的医师应该熟悉针对不同病例应用每段肠管的优点及缺点。

对于许多常规病例，术者常单纯依据个人喜好及熟练程度选择膀胱成形术所采用的胃肠段。术者应用某段肠管的经验和信心是相当重要的。**作者认为没有任何一段肠段对所有患者都是最理想的，只有根据患者的需要选择合适肠段并正确应用该肠段才能获得最佳疗效。**在没有明显的优点或者理由支持使用其他肠段时，我们更倾向于使用回肠。仅对于肾功能不全、酸中毒、短肠综合征以及接受重度放疗等特殊患儿才考虑采用胃膀胱扩大术。即便如此，必须慎重考虑胃膀胱成形术后可能出现的并发症（Castellan et al，2012）。对部分患者我们仍然采用乙状结肠膀胱成形术。如果使用恰当，采用任何肠段都能取得较好的疗效。

腹腔镜膀胱扩大成形术通常在机器人辅助下进行。该技术起源于早期的自体膀胱成形术，经过改进目前已经可以进行完全腔镜下肠膀胱成形术（Ehrlich and Gershman，1993；Docimo et al，1995；Lorenzo et al，2007；Gundeti et al，2008）。不同报道中手术所用的时间有很大差异，这与下列因素有关：术者的经验；先前的手术及有效的操作空间等患儿自身的因素；采用纯腹腔镜技术还是机器人辅助腹腔镜技术。短期随访疗效与开放重建手术相似（Traxel et al，2010；Gundeti et al，2013）。微创手术的潜在优点包括术后恢复更快及美容效果更好（Hasan et al，2011）。腹腔镜技术的经验已经迅速累积。然而需要全面评估才能确定微创手术是否具有高成本效益比，尤其是对神经源性疾病的患者。

(十)减少必要性

尽管膀胱扩大成形术对多数患儿效果良好，而且对肠膀胱成形术替代方案的研究可能会降低并发症的发生。但是对于每一位小儿泌尿科医师来讲首要目标还是尽量减少行膀胱成形术的患者数量。使用一些新的药物疗法、注射肉毒杆菌毒素 A（Schulte-Baukloh et al，2005；Altaweel et al，2006；Game et al，2009；Stoehrer et al，2009；Pascali et al，2011），以及神经调节治疗可能会对一些目前非手术治疗无效的患者有效（Aslan and

Kogan,2002；LansenKoch et al,2012)。Xiao 等 (2005；Peters et al,2010)持续改进一种用于神经源性膀胱功能障碍患儿的人造躯体-自主神经反射通路。无论是何种诊断,对膀胱功能障碍患者尽早积极治疗都能够减少对膀胱的损害,使其最大限度恢复膀胱功能。后尿道瓣膜男性患儿早期接受尿流动力学评估能够及早发现需要治疗的膀胱问题,改善膀胱及肾的预后(Misseri et al,2002；Casey et al,2012)。Grady 和其合作者 (2003)指出,对于膀胱外翻的患者,早期彻底修复膀胱使其及早发挥功能可以改善膀胱最终的功能,并且减少行膀胱扩大成形术的可能性。

Kaefer 及其同事(1999a)发现,严重神经源性膀胱功能障碍患者在诊断时立即开始治疗者仅17%需要行膀胱扩大成形术,而那些情况相似但治疗较晚者则有 41%需要手术。这可能是迄今为止最强有力的证据。尽管这些研究未包括相关的尿流动力学数据并且可能受时间偏移的影响,但是笔者仍认为两组结果存在显著差异。由于目前尚无关于早期诊断和治疗小儿膀胱功能障碍的前瞻性随机试验,因此非手术治疗可以减少膀胱扩大成形术必要性的观点(Bauer,2003；Mitchell,2003)尚无法得到证实。有学者发现,早期检查、早期处理膀胱问题并不降低膀胱扩大成形术的手术率(Lendvay et al,2006)。然而,最近的再评估发现,过去 10 年膀胱扩大术的手术率下降了25%(Schlomer et al,2013)。仍需要对这种治疗进行批判性、前瞻性研究,以期揭示成功治疗这类患者的方法。治疗方法的改进可能会减少行膀胱成形术的必要性,但并不能彻底取代它(Cain and Rink,2010)。

(十一)改善生活质量

重建膀胱以获得可控性被认为可以改善健康相关的生活质量。与术前检查结果或未行手术的对照组相比较,对一小部分接受包括膀胱扩大成形术在内的重建手术的患儿术后早期通过客观问卷调查进行评估,发现病情并非总能得到改善(MacNeily et al,2005；Parekh et al,2006)。很少有研究评估经通道插管导尿而不是经尿道排尿对患者的社交影响(Kari et al,2013)。患儿报告的评分与家长的评分并不总是一致。迄今为止,绝大多数对手术方法的评价都是从医师的角度聚焦于结果和并发症。未来的评价内容应该包含客观的、由患者自己反馈的问题。能够获得这些信息的工具必须能有效应用于对这些病例及其疾病进程的纵向研究。

要点:膀胱扩大成形术

- 胃肠段先重新构型、再与膀胱行广口吻合,以最大限度增加膀胱容量和顺应性。
- 少数(5%～10%)病例术后无法获得满意的顺应性,这种情况常与膀胱节律性压力收缩有关。
- 胃肠道反应少见,仅神经源性患者采用回盲部重建膀胱后可能出现慢性腹泻。
- 氨的重吸收会导致代谢性酸中毒,尤其是肾功能不全的患者。
- 膀胱成形术后常出现菌尿症,但并不都需要治疗。
- 膀胱扩大成形术后 10%～30%患者出现膀胱结石。
- 有报道膀胱扩大术后最早 4 年即可出现侵袭性腺癌,但发生率较输尿管乙状结肠吻合术后低。
- 膀胱扩大术后预计 5%患者出现肠段延迟穿孔,神经源性患者的结肠段最容易发生。
- 早期正确治疗膀胱功能障碍可能减少行膀胱扩大成形术的需要。

(十二)胃肠膀胱成形术的替代方法

很大程度上由于前面讨论的这些并发症的存在,能够获得大容量、顺应性好的储尿囊的替代方法仍然很有吸引力。人们在这方面做了很多努力,从合成材料、通过构建膀胱憩室(自体膀胱扩大)的自体移植到各种形式的神经刺激。**其中有些似乎有希望,但是与肠膀胱成形术相比都还经不起时间的检验。**

可以增加膀胱容量、改善顺应性的理想组织应该含有移行上皮,它渗透性低,可以避免代谢变化。内层还不应产生黏液,也不增加形成肿瘤的危险。两种此类替代方法分别是输尿管膀胱成形术和自体膀胱扩大术。采用输尿管膀胱成形术时,移行上皮下有肌肉组织支撑;采用自体膀胱扩大术时,移行黏膜最终将由胶原支撑。

1. 输尿管膀胱成形术

长期以来已经注意到后尿道瓣膜患者,其单侧输尿管反流就像一个安全阀,降低了膀胱内压并且保护对侧上尿路(Hoover and Duckett,1982;Rittenberg et al,1988;Kaefer et al,1995)。**因此使用输尿管扩大膀胱是合理的。**

(1)方法:输尿管膀胱成形术可以取腹中线经腹切口。这种切口便于显露肠管,但不便于游离输尿管。Bellinger(1993)、Dewan 和同事(1994a)、Reinberg 和同事(1995)**展示了两种完全在腹膜外行输尿管膀胱成形术的切口**。手术大体方法相同,行标准的肾切除术时要格外小心以保留肾盂及上段输尿管的血供。为保护输尿管的血供,在游离输尿管时应将所有外膜及输尿管周围组织从腹膜游离,保留在输尿管侧。在输尿管近端,血液供应通常来自内侧。随着输尿管进入骨盆,血供也随之来自后侧和外侧。游离输尿管进入骨盆后,矢状位切开膀胱,后壁切口偏离中线直接切至用于膀胱成形的输尿管开口。不要将输尿管与膀胱切断,仅纵向全程剖开输尿管并且注意避免损伤其主要血供(图 24-15)。切开膀胱及末段输尿管时注意避免损伤膀胱上动脉分支,因为它是游离后输尿管的重要血供。将输尿管自身折叠,然后用可吸收线连续缝合输尿管-输尿管及输尿管-膀胱吻合口。经耻骨上留置引流管于原有膀胱内,保留 3 周。膀胱造影显示无漏尿后,开始行间歇性清洁导尿。任何试图自主排尿的患者均需要通过测量残余尿量来证实是否可以充分排空膀胱。

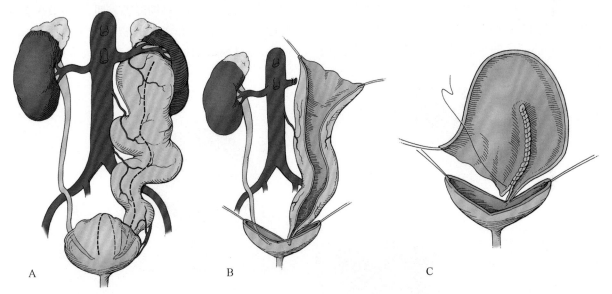

图 24-15 输尿管膀胱成形术。A. 切除肾后,纵行将膀胱切开使其成两瓣,膀胱后壁切口偏离中线,向扩张侧输尿管延伸至输尿管开口。不要将输尿管从膀胱上离断。B. 在输尿管主要血供的对侧壁切开输尿管。C. 在与膀胱吻合前,输尿管先像肠膀胱成形术的肠段那样重新构型

或者也可将膀胱切开至距离输尿管口 2cm 处,并在原位保留相同长度的末端输尿管不切开。这种小的完整的输尿管襻不会引起临床问题或明显影响膀胱最终容量(Adams et al,1998)。这种技术改进简便,可避免损伤输尿管的血供。

(2)结果:这种方法的早期经验认为,可以保留整个肾盂以便有更多的组织用于成形膀胱(Churchill et al,1993;Landau et al,1994;Mc-Kenna and Bauer,1995;Reinberg et al,1995)。

像肠膀胱成形术那样,将输尿管折叠成球形可以最大限度地增加膀胱容量。如果明显扩张侧输尿管引流的肾有功能,则可以仅用远端输尿管扩大膀胱,近端输尿管再植入膀胱或者与对侧输尿管吻合(Bellinger,1993)。许多研究报道,使用输尿管扩大膀胱的疗效较好,有些已随访 8 年。几乎所有患者上尿路情况都保持稳定或者有所好转,并发症很少见。Landau 和其合作者(1994)比较了年龄和诊断匹配的、输尿管膀胱成形术后和回

肠膀胱成形术后的患儿。**结果显示,输尿管膀胱成形术组膀胱最大容量平均为 470ml,而回肠膀胱成形术组为 381ml。当膀胱内压为 30cmH_2O 时,两组的膀胱容量分别为 413ml 和 380ml。**输尿管有效增加膀胱容量,并改善其顺应性。该组中仅有 1 例患儿手术失败,其末段输尿管不能提供足够的容量。实践证明,单根扩张的输尿管通常足够行膀胱成形术(Zubieta et al,1999;Kajbafzadeh et al,2010)。

输尿管膀胱成形术主要的缺点是适合的病例数量有限,需要这些患者扩张的输尿管引流的肾无功能。McKenna 和 Bauer(1995)曾报道,使用正常大小的输尿管行输尿管膀胱成形术。使用正常输尿管行输尿管膀胱成形术能否最终成功需要进一步随访,尤其是 Gonzalez(1999)报道,在他的研究中有 1/4 的后尿道瓣膜患者采用扩张的输尿管行输尿管膀胱成形术后,由于尿量太多而导致失败。Husmann 和其同事(2004)指出,如果所用

的输尿管直径小于 1.5cm 则效果更差。Atala 和他的同事(1994)提出一种缓慢扩张输尿管以供后期使用的实验方法。后续研究还在猪的模型上继续进行(Srifelman et al,1998;Desai et al,2003)。然而尚未证实这一原理在临床可行。

2. 自体膀胱扩大术

(1)方法及结果:Cartwright 和 Snow(1989a,1989b)描述了一种采用自身尿路上皮组织来改善膀胱顺应性并增加容量的术式,该术式被称为**自体膀胱扩大术**。术中需切除膀胱顶部的逼尿肌并保留完整的膀胱黏膜,使之膨出形成一个广口的膀胱憩室。最初他们沿中线切开膀胱肌层(图 24-16A)。当用生理盐水灌注膀胱时,膀胱黏膜自切开处膨出,然后游离肌层并在各个方向自内向外切开(图 24-16B)。之后将逼尿肌的外侧缘与双侧腰大肌固定,以防止憩室塌陷(图 24-16C)。早期经验表明,大多数患者顺应性得以改善,部分患者的膀胱容量增加(Cartwright and Snow,1989a)。

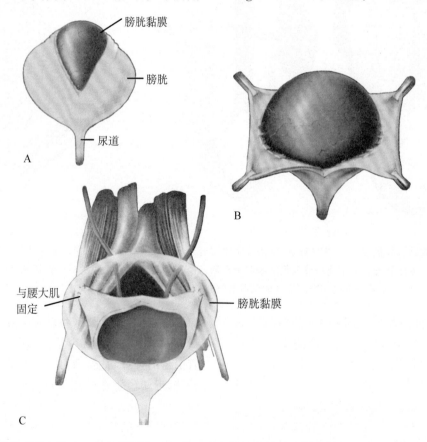

图 24-16 **自体膀胱扩大术。A. 切开逼尿肌。B. 从黏膜表面剥离并切除逼尿肌。C. 将逼尿肌两侧固定以使黏膜在膀胱充盈时膨出**(From Cartwright PC,Snow BW. Bladder autoaugmentation:early clinical experience. J Urol 1989;142:505.)

后来众多外科医师改良了该术式,根据逼尿肌是单纯切开还是部分切除以形成憩室,术式被冠以不同名称。为了比较单纯切开和切除肌肉两者的优劣性,Johnson 及其同事对 32 只兔模型采用膀胱缩容术建模,然后 16 只行膀胱逼尿肌切开术,另 16 只行逼尿肌切除术(Johnson et al,1994)。结果显示,膀胱功能容量增加了 43.5%,两者比较无显著统计学差异。他们随后对 12 例神经源性膀胱功能障碍患者行膀胱逼尿肌切开术,结果显示,膀胱容量平均增加 40%(Johnson et al,1994)。他们认为,与切开术相比,逼尿肌切除术不存在优势,所有患者的膀胱容量均有增加,增加幅度从 15% 到 70%。早期随访显示,没有患者出现临床表现恶化或者需要行肠膀胱成形术。

Landa 和 Moorehead(1994)推荐行逼尿肌切除术,同时在膀胱顶部留下一小块肌肉,通过此处行耻骨上插管。他们认为,这些术式通常可以改善膀胱顺应性,但是容量只是略有改善。这个观点也得到其他专家的认同(Snow and Cartwright,1996;Cartwright and Snow,personal communication,1998)。在一项 12 例逼尿肌切除术的报道中,5 例效果良好,2 例效果一般,1 例失访;有 4 例手术失败,其中 3 例再次接受了传统的膀胱扩大术(Landa and Moorehead,1994)。在一项两个单位的联合研究中,仅有 52% 的患者获得较好的效果,而 20% 患者疗效较差(Snow and Cartwright,1996)。逼尿肌切除术不会增加日后行肠膀胱成形术的难度。在行膀胱扩大成形术时,发现尿路上皮憩室增厚、纤维化,貌似"皮袋"。

总体来说,自体膀胱扩大术并发症较少。穿孔是肠膀胱成形术后主要关注的一个问题,但自体膀胱扩大术后膀胱穿孔的病例尚无报道。如果术中不慎打开黏膜,将增加剥离逼尿肌的难度,并延长术后尿外渗的时间。膀胱引流后尿外渗通常会停止(Landa and Moorehead,1994;Stothers et al,1994),但延长引流时间会导致憩室塌陷,可能影响手术效果。Rocha 及同事(2011)建议早期使用硅胶气囊保持膀胱充盈以改善疗效。如果同时行输尿管再植或膀胱颈手术,许多学者建议先完成上述手术,膀胱关闭后再行逼尿肌切除术(Stothers et al,1994)。

Ehrlich 和 Gershman(1993)首次报道腹腔镜下逼尿肌切开术。腹腔镜手术切口小,可能会缩短术后住院时间;腹腔镜下可以有效地固定逼尿肌,但是不容易达到好的黏膜膨出效果。

(2)关注点:**自体膀胱扩大术的主要缺点是增加的膀胱容量有限,因此术前足够的膀胱容量是手术成功最重要的预测因素**(Landa and Moorehead,1994)。如果术前膀胱最大容量与膀胱压力 $40cmH_2O$ 时的容量相似,那么尽快行肠膀胱成形术对患者可能更有利。有报道,自体膀胱扩大术后患者临床症状明显改善而尿流动力学参数并无明显变化,出现这种情况的原因尚不明确。

大多数关于自体膀胱扩大术的研究发现,无论采用哪种方法,在进行最初的手术时都偶有发现患者膀胱无法被充分扩大。大多数这样的病例需要立即进行肠膀胱成形术(Landa and Moorehead,1994)。医师和患者都必须对这种偶发的状况有所准备。Stohrer 研究组(1999)以及 Leng 和他的同事(1999)都报道对逼尿肌反射亢进患者,此法的疗效较好。即使最初膀胱容量可以有效地扩增,但是这种改善能否长期维持还有待观察(Dewan et al,1994b)。动物研究发现由于胶原浸润,局部黏膜持续增厚并挛缩,自体膀胱扩大部分的面积在术后 12 周时减少近 50%(Johnson et al,1994)。Milam(私下交流,2000)发现近一半膀胱反射亢进的成人患者自体扩大术后最初疗效较好,但长期随访发现效果不佳。儿童患者也出现相似的远期效果(Lindley et al,2003),其中一个研究发现远期效果非常差(MacNeily et al,2003)。相反,Hansen 及其合作者(2013)发现早期容量下降的患者,远期效果反而更好。

从这点来讲,自体膀胱扩大术仅适用于那些有合适的膀胱容量,但由于无抑制性收缩导致膀胱顺应性较差的患者。**如果需要显著增加膀胱容量,那么自体膀胱扩大术可能不是最好的选择。**

3. 浆肌层肠膀胱成形术

鉴于自体膀胱扩大部位存在胶原沉积及挛缩的问题,有学者研究采用去黏膜的肠段来覆盖膨出的尿路上皮。将剥除黏膜的肠段应用于膀胱的技术并不是新技术。动物研究发现,一旦黏膜下组织暴露在膀胱腔内可出现尿路上皮再生,而再生部位常出现挛缩(Oesch,1988;Salle et al,1990)。有几个研究评估了去黏膜膀胱扩大术在患者中的应用,这些研究均小心保留了黏膜下组织。尽管第二个研究出现化生的肠黏膜再生长的问题,这些研究仍然获得一些令人鼓舞的结果(Lima et al,1998;Dayanc et al,1999;de Badiola et al,1999;Lima et al,2004)。早期放置硅胶气囊或模具可以防止挛缩的发生(Lima et al,2004)。

　　方法和结果:为避免挛缩,目前已联合使用逼尿肌切除的自体膀胱扩大术及去黏膜的肠段覆盖技术。Buson 和他的同事(1994)采用重构的去黏膜乙状结肠覆盖尿路上皮[内衬尿路上皮的浆肌层结肠膀胱成形术(SCLU)]。Buson 及其他学者认为,保留肠黏膜下组织对避免挛缩有重要意义(Buson et al,1994;Vates et al,1997)(图 24-17)。该技术已应用于临床,早期报道多数患者取得了较好的效果(Gonzalez et al,1994),16 例患者中 14 例术后膀胱容量平均增加了 2.4 倍

(139 ～ 335 ml),充盈末期压力平均由51.6cmH$_2$O 降至 27.7cmH$_2$O;2 例失败并需行回肠膀胱成形术,其尿流动力学数据未纳入分析:另外 2 例患者出现沙漏畸形(Gonzales et al,1994)。内镜下活检发现这些肠段的变化很有意思。在活检的 10 例标本中,1 例尿路上皮伴有局部结肠黏膜岛,另外 2 例仅发现结肠黏膜。当采用乙状结肠时要剥离所有黏膜,以防止形成黏液囊肿或者肠黏膜过度生长(Gonzalez et al,1994;Lutz and Frey,1994)。Dewan 和他的同事(1997)认为,保留黏膜下组织最终会促进肠黏膜再生。这两种组织的相互作用值得进一步研究。目前尚不清楚尿路上皮和浆肌层肠段对彼此产生的长期影响。研究证实,全部采用移行上皮衬里可以预防代谢问题并防止产生黏液(Denes et al,1997)。

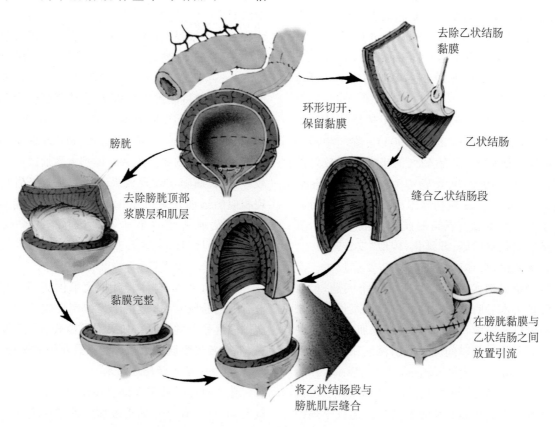

图 24-17　浆肌层乙状结肠膀胱成形术。与自体膀胱扩大术类似的方法切除逼尿肌,用去除黏膜的乙状结肠段覆盖膨出的黏膜(From Buson H,Manivel JC,Dayanc M,et al. Seromuscular colocystoplasty lined with urothelium:experimental study. Urology 1994;44:745.)

Dewan 和 Byard(1993)以及 Close 和其同事(2004)转而采用去黏膜胃组织覆盖自体膀胱扩大部位。该研究先在羊模型上进行,然后应用于患者。早期结果显示无论是临床表现还是在尿流动力学方面膀胱功能均有所改善(Horowitz and Mitchell,1993;Dewan and Stefanek,1994;Horowitz et al,1994;Robinson et al,1994),但远期结果不尽如人意(Carr et al,1999)。这些方法与单纯膀胱扩大术或者自体膀胱扩大术相比,技术上要求更高,并且存在失血较多以及手术时间较长的缺点(Gonzalez et al,1994;Horowitz et al,1994),尤其是采用胃组织时出血更多。这些内衬尿路上皮的浆肌层肠膀胱扩大术理论上可行,但是到目前为止,手术失败率及再手术率仍然比标准肠膀胱成形术高(Vates et al,1997;Carr et al,1999;Shekarriz et al,2000;Jung et al,2012)。采用结肠进行手术效果最好(Shekarriz et al,2000;Jung et al,2012),这种复杂的新技术需要一定的学习曲线,因此早期结果不满意可能与此有关。需要进行长期随访以明确并发症的发生率是随着经验的积累而下降,还是由于两种组织结合带来的问题而升高。

4. 膀胱再生

自 20 世纪 50 年代起,有学者尝试寻找肠膀胱成形术的替代方法,他们采用人工材料替代膀胱组织(Gleeson and Griffth,1992;Kropp et al,1995b,2004;Kanematsu et al,2007;Lewis and Cheng,2007;Yamzon et al,2008;Roth et al,2011)。由于异物并发症的存在,早期研究仅取得了部分成功,但为再生医学打下了一定基础。随后的研究采用一种生物可降解、富含胶原的材料作为膀胱再生的支架,联合或不联合细胞种植以重建膀胱(Kelami,1971;Fishman et al,1987;Atala et al,1992;Kambic et al,1992;Kropp et al,1995a;Zhang et al,2004;Harrington et al,2008)。Atala 和其合作者(2006)首次报道对神经源性膀胱患者使用含种植细胞的生物可降解材料行膀胱扩大术,该报道促进了新材料原位新膀胱重建术的前瞻性多中心研究,且这些研究得到了相关行业资助(Joseph et al,2009)。遗憾的是,只有 4 例患者的膀胱顺应性在术后 12 个月获得改善,5 例患者术后 36 个月膀胱顺应性获得改善;没有患者获得临床表现或统计学意义的改善,膀胱容量也没有增加(Joseph et al,2014)。

采用取自病变神经组织的自体组织重建膀胱存在细胞数量不足的缺点(Subramaniam et al,2011),甚至可能诱导异常组织生长。使用干细胞等其他细胞作为再生细胞的来源可以避免上述缺点,但是应用干细胞存在一定问题(Aboushwareb and Atala,2008;Aitken and Bägli,2009;Soler et al,2009;Chen et al,2011)。再生组织工程的临床应用还需要进一步研究,该技术很有可能替代重建性膀胱手术。

要点:胃肠膀胱成形术的替代方法

- 输尿管膀胱成形术可避免与肠段相关的并发症,但是如果用于成形的输尿管没有明显扩张,则该术式可能无法增加足够的膀胱容量。
- 自体膀胱扩大术很少显著增加膀胱容量,并且不是总能长期改善膀胱顺应性。

七、可控性尿流改道

可控性尿流改道在儿童的应用频率取决于可控性改道的定义。与成人相比,儿童由于肿瘤需行膀胱切除者较少。除了膀胱肿瘤,偶尔有些患儿会因先天性膀胱缺如或者无实际功能的小膀胱,行单纯可控性尿流改道(标准的 Indiana 手术或 Kock 囊袋术)。儿童可控性尿流改道已同成人一样取得了满意的效果(Stein et al,2005)。儿童极少行原位新膀胱术。由于很多病例存在膀胱出口神经源性或者解剖学病变,从而导致患者不能自主排尿。偶有神经源性膀胱功能障碍患儿可以行原位膀胱替代术(Stein et al,2000,2005),但术后有多少患儿能充分排空膀胱尚不清楚。

一些学者将可控性改道定义为膀胱扩大结合可控性腹壁造口,以及处理膀胱出口的一些手术操作(Kaefer et al,1997b)。切断并关闭膀胱颈以防止尿失禁的方法适用范围较广。以上方法通常只用于一些复杂病例,这些病例膀胱存在多个需要解决的问题,并且多数先前已经接受数次手术。

（一）思考

可控性尿流改道需要使用的肠段长度取决于患者的病情。全膀胱替代术比单纯膀胱扩大术需要更长的肠段。通常 Kock 囊袋术需要切取 40cm 小肠作为回肠储尿器，而膀胱扩大术仅需 20cm。同样 Indiana 囊袋术需要使用包括肝曲在内的整个右半结肠，而结肠膀胱扩大成形术仅需 15～20cm 的结肠。为了避免切取大段肠管可能带来的问题，如果患儿自体膀胱能够提供一定的容量则应予以保留。然而这样做对于出口阻力低的患儿还需修复膀胱出口。

在成人及儿童可控性尿流改道中，已经证实回盲瓣与末端回肠套叠是一种构建有效输出道的简单而且可靠的方法。医师对截取回盲瓣可能导致神经源性功能障碍患者大便失禁的担忧持续存在，尽管有报道某些特定患者的结果与之相反（Husmann and Cain，1999）。可控性改道时阀瓣的控尿机制为有上述担忧的医师提供了多种选择。近年来随着使用阑尾及锥形肠段取得良好效果，更多的术者采用这类方法。

保留自身尿道用于导尿是理想化的选择，但不一定在所有的患者中均适用或可行。膀胱颈重建后经尿道插管往往比较困难。**神经源性括约肌功能不全的患儿可能合并相关神经系统问题，这会增加经尿道插管的难度，尤其是对于需要坐轮椅的患儿。对于没有神经疾病的患儿，由于尿道感觉正常，插管时的不适感使其不能配合日常的插管。因此，可控性腹壁造口是一种更加合适而且有时更为切实可行的选择。**

（二）可控性机制及导尿通道

1. 输尿管乙状结肠吻合术及其变异术式

对于某些患者来讲，输尿管乙状结肠吻合术是一种有效的可控性尿流改道方式。它的主要优点是可以自主排空尿液和粪便。其主要的并发症包括高氯性酸中毒、感染、肾积水及结肠恶性肿瘤。这些并发症使其应用减少，尤其是在美国。**尽管有报道部分患儿采用标准的输尿管乙状结肠吻合术后取得良好效果，但是像先前描述的那样，这种方法已经很少被采用。酸中毒及上尿路改变的风险会随时间的延长而增加，因此对于可长期存活的患儿，这些并发症更令人担忧。术后腺癌的发生率较高，为避免这种肿瘤患者需要终生密**切随访。经典的输尿管乙状结肠吻合术不太可能再用于儿童。

为减少严重并发症，学者对输尿管乙状结肠吻合术进行了多种改进。**最根本的改进是 Sigma 直肠或者 Mainz Ⅱ型囊袋的应用。**将直肠乙状结肠连接处近端和远端各 6cm 肠管沿肠系膜对侧切开。输尿管行抗反流再植，然后将结肠段重构后缝合。这样就形成一个直肠乙状结肠低压储尿囊以保护上尿路。Mainz Ⅱ型囊袋已经用于膀胱外翻患儿（Stein et al，1997a）。如果选择的病例合适，术后控尿良好。但是由于整个结肠暴露于尿液中，酸中毒仍然是一个显著的问题（Fisch et al，1996；Gerharz et al，1999；Mingin et al，1999b）。这种技术不能减少术后腺癌形成的风险，必须长期随访才能判断输尿管植入部位乙状结肠的重构能否有效保护上尿路。输尿管结肠吻合口狭窄是短期随访发现的最常见的并发症（Fisch et al，1996）。

为了控制暴露于尿液的结肠段长度，Kock 及其合作者（1988）描述了一种可以将尿液限制在远端肠段的结肠直肠瓣。这种套叠的乳头瓣用不可吸收钉固定。打开远端直肠段，并用回肠修补以降低压力。术后短期随访显示这种阀瓣效果良好，患者无须碳酸氢钠或枸橼酸钾治疗（Kock et al，1988；Mahran et al，1999）。尿流动力学检查提示直肠储尿囊压力低（Kock et al，1988），但对儿童患者仍需要长期随访以明确采用该法后感染，以及上尿路损害是否确实有减轻。

如果应用结肠直肠瓣可以防止输尿管乙状结肠吻合术后代谢性酸中毒的发生，而且可以构建低压储尿囊以有效保护上尿路，那么最后需要着重关注的问题就是输尿管乙状结肠吻合术后肿瘤形成的问题，这个问题很突出。在波士顿 94 例输尿管乙状结肠吻合术后患儿中，7 例出现腺癌，其中 4 例死于肿瘤（Rink and Retik，1991）。Kock 和其合作者（1988）以及随后的 Skinner 及其合作者（1989）采用一种半 Kock 囊袋来扩大远端直肠段，并用结肠直肠瓣将尿液限制在远端结肠储尿囊内。这种输入侧乳头瓣可以使粪便远离输尿管回肠吻合口，这样可能会降低肿瘤的发生率。Simoneau 和 Skinner（1995）曾报道 15 例患者采用上述方法治疗的结果，其中包括 4 例儿童患者。

在他们的研究中无论早期并发症还是晚期并发症发生率都相对较高。考虑到这种方法相对复杂，这样的结果并不令人惊讶。他们认为儿童患者更适合应用此方法。Rink 和 Retik（1991）提出可以采用类似方式用抗反流的回盲部肠管来扩大直肠。

在考虑输尿管乙状结肠吻合术的各种改良术式之前，必须首先确保肛门括约肌的功能。用来评估括约肌完整性的检测方法包括测压法、肌电描记法，以及对其在直立位保留麦片灌肠剂于直肠内一段时间而不漏出的能力的实际评估。粪便及尿液混合物失禁会导致污秽不堪的结果，必须避免。多数神经源性功能障碍患者在腹泻时不能控制排便，不适宜采用此法。在肛门括约肌内将粪便和尿液分离的方法已有报道，但是目前尚未在儿童中广泛应用。

2. 乳头瓣

Kock 囊袋术是使用最广泛的应用乳头瓣实现控尿的术式。Skinner 和他的合作者（1989）做了一系列的改进来维持输入端乳头瓣结构。尽管在这方面已具有一些经验并且进行了改进，但失败率仍达 15％ 甚至更高（Benson and Olsson，1998）（图 24-18）。不少学者已经报道 Kock 囊袋术的再手术率接近 33 ％，其中大多数都与输出端乳头瓣有关（deKernion et al，1985；Waters et al，1997）。对于儿童患者，应用乳头瓣与 Kock 囊袋术可取得相同的效果（Hanna and Bloiso，1987；Skinner et al，1988；Kaefer et al，1997b；Abd-El-Gawad et al，1999）。最近的一个研究发现，术后高氯性酸中毒及新发肾积水的发生率仍较高，然而这似乎与患者本身病情的复杂程度有关，而与采用的可控性改道术无关。

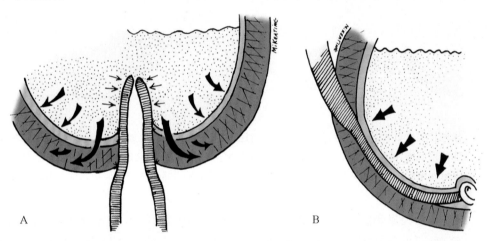

图 24-18　可控性机制。A. 产生可控性的压力常使乳头瓣回缩。B. 阀瓣不会出现类似情况，用于儿童重建手术更可信赖

套叠的乳头瓣也被应用于结肠及回结肠储尿囊，尤其是 Mainz Ⅰ型囊袋。随着时间的推移，应用于 Mainz 囊袋的乳头瓣也不断得到改进（Thuroff et al，1986，1988；Hohenfellner et al，1990；Stein et al，1995）。最近学者将套叠的回肠先用钉固定，穿过完整的回盲瓣后再次固定。与 Kock 囊袋术相似，随着经验的积累及技术的改进，乳头瓣术后尿失禁明显减少。最新改进的 Mainz Ⅰ型囊袋术已经在儿童患者中取得满意的效果，术后尿失禁的发生率较低（Stein et al，1995，1997a；Steiner et al，1998；Stein et al，

2000），正常的上尿路得到很好维持且很少出现代谢问题（Stein et al，1997b）。

3. 阀瓣以及 Mitrofanoff 原理

Mitrofanoff（1980）描述了一种将阑尾以及输尿管做成阀瓣的控尿装置。他认为任何管状结构都可以有效地植入低压储尿囊。这种控尿装置可以规避许多截取回盲瓣或者利用其他胃肠段行尿流改道手术可能继发的并发症。

Mitrofanoff 原理成功的基础是建立一个可容纳柔软的、小直径管道的黏膜下隧道。当储尿囊充盈时，升高的膀胱内压通过上皮传导并到达

植入的管道,使其管腔紧密闭合(图 24-19)。**阑尾是一种理想的管腔结构,可以将它安全地从胃肠道切除并且不会导致严重的并发症。由于阑尾的管腔细小,更容易利用它在膀胱壁构建一条短的功能性隧道。既往经验显示仅需 2cm 长的阑尾管道即可实现控尿功能**(Kaefer and Retik,1997)。无论是将其再植于肠段成形的新膀胱还是自体膀胱,阑尾都已经被用作输出道并取得了满意的疗效(Jayanthi et al,1995;Kaefer et al,1997b;Mollard et al,1997;Cain et al,1999;VanderBrink et al,2011)。阑尾作为输出道特别适用于儿童,因为儿童阑尾相对较长而且腹壁普遍较薄。阀瓣可能是所有外科重建控尿装置中最可靠的一种。一些使用阀瓣控尿的患者几乎没有出现造瘘口漏尿的情况。但是这些患者如果没有常规插管导尿,则出现上尿路损害及膀胱或储尿囊自发性破裂的风险升高。

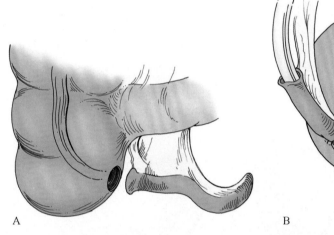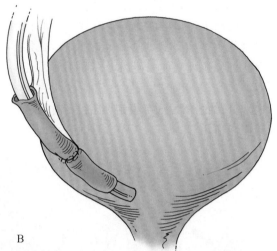

图 24-19　阑尾膀胱造口术。A. 截取带盲肠袖口的阑尾,保留带阑尾动脉的宽系膜。也可以截取与阑尾相连的盲肠瓣,缝合成管状以延长导尿管道的长度。B. 切除阑尾尖端,阑尾远端经膀胱黏膜下隧道植入膀胱以获得控尿能力。将带盲肠袖口的阑尾近端自脐部或右下腹提出作为导尿的瘘口

利用原位阑尾作为控尿装置的可控性储尿囊必然包括右半结肠。Duckett 和 Snyder(1986,1987)对儿童患者采用右半结肠及阑尾构建可控性储尿囊取得了满意的效果。对于多数病例,阑尾系膜较游离,使得阑尾可被植入自体膀胱或几乎所有的储尿囊。

(1)方法:对于大多数患儿下腹部正中切口或横切口可以很好地显露阑尾及储尿囊。少数情况下,某些患儿的盲肠位置较高,需沿 Toldt 线松解游离升结肠以便于显露阑尾及其系膜。Cadeddu 和 Docimo(1999)曾报道利用腹腔镜辅助游离升结肠和盲肠,充分游离盲肠后,在阑尾根部袖状切除阑尾,使其带有小片盲肠壁。利用袖口样的盲肠端与腹壁皮肤吻合造口可以减少造瘘口狭窄的发生。采用类似于开放阑尾切除术所应用的方法缝合关闭盲肠切口。如阑尾长度不足,可多切取部分盲肠壁组织,以增加功能性阑尾的长度(Cromie et al,1991;Bruce and McRoberts,1998)。

切取阑尾后需选择阑尾植入膀胱的位置。植入的位置取决于阑尾的长度、膀胱的移动度,以及阑尾腹壁造口的位置。虽然可以选取膀胱前壁作为阑尾植入部位,但标准的做法是将阑尾远端经黏膜下隧道植入膀胱后外侧壁(图 24-19)。不论是否切开膀胱,建立隧道都非常容易(Vander-Brink et al,2011)。建立有或没有浆膜基底的膀胱外隧道,然后将两侧游离的膀胱浆膜覆盖隧道,这样也可以达到成功控尿的目的(Elshal et al,2011;Baradaran et al,2013)。

将阑尾根部提至术前根据患者情况预设的腹壁造口位置,必须确保可无张力将阑尾根部提至腹壁皮肤。当阑尾穿经腹壁筋膜层时,需注意避

免阑尾扭转或阑尾管腔因被卡压而闭塞。虽然阑尾造瘘口很小,仍可将阑尾根部造瘘口隐藏于脐部以避免明显可见的腹壁造口带来的美观问题。由于阑尾根部直径小,容易发生造瘘口狭窄,学者们采用多种方法以预防这个问题。许多学者报道了多种用于防止造瘘口狭窄的皮瓣技术(Keating et al,1993;Kajbafzadeh,et al,1995;Kaefer and Retik,1997;Frane-Guimond et al,2006;Berretti-ni et al,2008;Landau et al,2008)。Weikert 和同事们(2012)报道了在输出道系膜较短时应用脐部旋转皮瓣技术以增加皮瓣活动度来降低吻合的张力。尽管采用了各种方法,造瘘口狭窄仍然是最常见的并发症。长期坚持夜间使用导管扩张输出道可以减少这一并发症发生的风险(Mickelson et al,2009)。

为了减少输出管道扭转以及导尿困难,应使输出管道尽可能短。将阑尾和膀胱壁固定于腹壁筋膜层内侧的腹膜上有助于减少储尿囊充盈时输出管道扭转的问题。当采用阑尾或其他管道构建可插管的造瘘口时,应该在重建过程的每一步骤完成后,反复试插管以确认导尿管能够顺利通过输出管道。如果导尿管不能顺利通过输出管道进入储尿囊,则需要修正前一手术步骤。如果手术过程中外科医师插管遇到困难,则术后患者插管将更加困难。在储尿囊不同的充盈状态下插管也有利于确认储尿囊是否正确固定及输出道有无扭转。开放手术中重建可插管输出管道所遵循的基本原理也适用于腹腔镜手术及机器人辅助腹腔镜手术,以获得同样成功的治疗效果(Hsu and Shortliffe,2004;Wille et al,2011;Badawy et al,2013;Famakinwa et al,2013;Rey et al,2013)。

术后愈合过程中应在可插管的输出通道内留置 6～12Fr 的支架管 10～14d。在患者或其家属试行输出道插管前,外科医师需要先亲自试行插管。白天应至少每 4 小时插管导尿一次,以保持管道通畅,尽可能减少发生造瘘口狭窄的风险。对于那些以前曾接受阑尾切除术、阑尾的位置或长度异常、先天性阑尾缺如、阑尾粘连或阑尾已被用于顺行可控性灌肠的病例,阑尾不能被用作输出道。据报道 30% 患者存在阑尾组织学异常(Liebovitch et al,1992),且随着年龄增长发生率升高,但是这些异常极少影响阑尾的临床应用

(Mulvihill et al,1983)。

(2)结果:一些文献回顾分析了大量阑尾膀胱造口术后的病例(Kaefer et al,1997b;Cain et al,1999;Harris et al,2000;Thomas et al,2006;Welk et al,2008;Vander Brink et al,2011)。除了阑尾已经被用于顺行可控性灌肠外,其他不能应用阑尾的情况很少。阑尾膀胱造口术后控尿结果令人满意,控尿率通常高于 95%(Kaefer and Retik,1997;Mor et al,1997;Suzer et al,1997;Gerharz et al,1998;Gosalbez et al,1998;Cain et al,1999;Castellan et al,1999;Liard et al,2001;Elshal et al,2011;Vander Brink et al,2011;Bara-daran et al,2012)。**应用 Mitrofanoff 方法很少发生尿失禁,一旦发生可能是由于阀瓣的长度不够,或是储尿囊压力持续升高。**需要行尿流动力学检查以明确尿失禁的原因。局部注射膨胀剂可用于治疗流出道阻力不足,据报道短期成功率高达 50%(Welk et al,2008)。但常常需要更规范的治疗方法,即切下并修整漏尿的 Mitrofanoff 瓣(Kaeferand Retik,1997)。**最常见的并发症是造瘘口狭窄,总体发生率为 6%～10%**(Thomas et al,2006;Welk et al,2008;Leslie et al,2011;Ardelt et al,2012)。造瘘口狭窄导致的插管困难可在术后早期出现,并需要正式的翻修手术(Harris et al,2000)。Mickelson 和他的合作者(2009)成功应用"L 型"支架管以及局部使用激素软膏作为一种有效的非侵入性的造瘘口狭窄治疗方法。另一个被人们认识到的并发症是阑尾穿孔。与造瘘口狭窄以及假道形成(穿孔)相关的绝大多数问题都发生在储尿囊重建术后的最初几年,但确实也会发生一些需要终身随访的长期问题(Thomas et al,2006;Leslie et al,2011)。近来有报道在所有类型的插管通道中,都有出现良性纤维上皮息肉和炎性肉芽组织。Groth 及其同事(2013)对他们的患者进行术后 7 年随访,发现息肉的发生率为 20%,其中 50% 有症状,45% 息肉切除后复发。极少发生造瘘口狭窄或坏死,尤其是采用阑尾根部的盲肠延伸部分成形造瘘口的病例。由于腹壁造口术后可能存在储尿囊不完全排空,故腹壁造口术后更可能合并储尿囊结石。

最近文献报道术后随访的平均时间大约为 4 年。Mitrofanoff(1980)早期治疗的患者目前已随

访超过 30 年,这表明对于儿童患者阑尾是一种经久耐用的造口材料,其他学者也得出了相同的结论(Cain et al,1999;Harris et al,2000;Liard et al,2001)。一些关于成人患者的小样本研究也得出类似的结果(Gowda et al,2008;Van der Aa et al,2009;Ardelt et al,2012)。

(3)其他选择:当不能使用阑尾时,可以采用其他管状结构做成类似装置用于插管导尿,并提供控尿机制。Mitrofanoff(1980)描述了采用输尿管作为输出道的相似技术(Kaefer et al,1997b)。必须小心保护输尿管远端血液供应,以防止缺血坏死。膀胱外输尿管再植术后反流的输尿管也可被用作输出道(Ashcraft and Dennis,1986;Duel et al,1996;Kaefer et al,1997b)。可能是由于血液供应受限,采用输尿管作为输出道较阑尾更易出现造瘘口狭窄的问题。此外,插管时输尿管的扩张可使一些患者产生不适感(Duckett and Lofti,1993)。

Woodhouse 和 MacNeily(1994)采用输卵管作为储尿囊的输出道,患者可耐受插管导尿,但造瘘口狭窄仍然是个显著的问题。如果同侧卵巢功能正常,需要评估截取输卵管对生育能力的影响。有学者将回肠肠段锥形裁剪后制成足够长的、均匀一致的管道(Adams et al,1992)。通过沿着系膜边缘用不可吸收钉纵向缩窄一段回肠,可以建立一段易于插管且能达到良好控尿效果的输出道。其他学者(Woodhouse and MacNeily,1994;Hampel et al,1995)采用锥形回肠肠段作为输出道也取得了类似的成功。供插管用的管道必须有足够的长度,使其可以无张力地从储尿囊连接到皮肤,然而,为便于插管还需尽可能使其保持短而直的状态。太长或活动度太大的插管管道可能扭转,导致插管困难甚至穿孔。

Yang 和 Monti 根据 Mitrofanoff 的原理,创新出一种采用一段锥形肠管再植于膀胱,以构建输出道的改良方法(Yang,1993;Monti et al,1997)。截取一段很短(1 至 2cm)的小肠肠管,沿肠系膜对侧缘纵向剖开,然后横向缝合(图 24-20)。重新构型后原来肠段的周径变为重建后管腔的纵向长度,原来的纵向长度变为重建后管腔的周径,这样形成一个肠系膜局限于中间部位的、管腔内径均一的管道,此管道的两端没有肠系膜,这有利于成

形管道的两端分别被包埋进膀胱壁内隧道以及穿经腹壁。如果肠管的纵向切口恰好位于肠系膜的对侧缘,则成形后管道两臂等长;如果肠管纵向切口偏向一侧,则成形后管道一臂明显长于另一臂。既往经验表明,应用如此细小的管道植入膀胱或储尿囊时,植入部分较短即可实现控尿,而通常将长臂穿过厚的腹壁到达皮肤,行造口术。

采用 Yang-Monti 管作为可插管输出道,获得很好的疗效,同时也有效地利用了肠管(Leslie et al,2011;Vander Brink et al,2011;Nerli et al,2013)。一些医师认为,它较纵向裁剪成锥形的回肠输出道更易于插管,因为重构后其环形黏膜皱襞转成纵向,与插管的方向一致。回肠构成的造瘘口较阑尾构成的造瘘口发生狭窄的概率要小(Kaefer et al,1999b)。Yang-Monti 管的一个潜在弊端是仍相对较短,肥胖患者的输出道很难无张力地到达皮肤。尽管广泛应用了皮瓣,这种张力仍会导致造瘘口狭窄。这两种独立的重构管道可以吻合在一起,以延长输出道的长度(Kaefer and Retik,1997)。Casale(1999)用一段 2 倍长的肠管,中间部分劈开,然后在对侧螺旋形切开使之形成更长的条带,并缝合成连续管腔。Narayanaswamy 和其同事(2001)在一项大规模研究中发现,由于 Yang-Monti 管呈"囊袋样扩张",导致 28% 的患者插管困难。而大多数研究并未出现这个问题。输出道太长可能使这种扩张更容易导致问题。

4. 回盲瓣

Gilchrist 及其同事(1950)最早使用回盲瓣作为控尿装置,而印第安纳研究组推广了这种技术(Rowland et al,1985;Bihrle,1997)。现已形成了多种改良方法。总的来说,都是取一小段套叠或裁剪过的末端回肠作为输出道。该肠段应尽量短且直,以便于日后间断导尿。可控性的实现是基于套叠的回盲瓣,而不是输出道的长度。通常用不可吸收缝线间断缝合最远端回肠和回盲瓣,以确保所需的套叠结构,缝合后套叠部将进入盲肠。

儿童患者和成人一样,应用 Indiana 囊袋也取得了很好效果。除阑尾以外,这种控尿装置可能是最简单、最容易掌握却能获得可靠疗效的一种方法。据报道其在保留正常上尿路的同时能够达到 95% 的控尿率(Rowland et al,1985;Lockhart et al,1990;Rink and Bihrle,1990;Hensle and Ring，1991；Rowland，1995；Kaefer et al，1997b）。另一个研究报道其尿失禁率较高（Canning，1998）。Husmann 和 Cain（1999）利用盲肠

扩大膀胱并形成输出道以构建一个可控性膀胱造瘘口，取得很好疗效。他们发现该方法极少对神经源性功能障碍患者的胃肠功能造成不利影响。

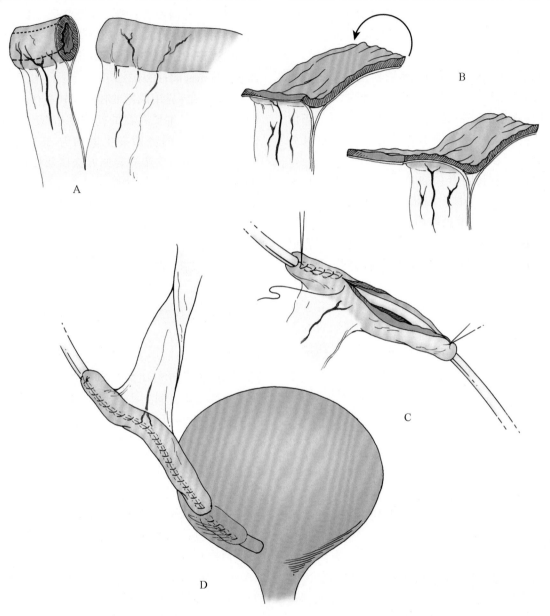

图 24-20　有效构建导尿管道的 Yang-Monti 方法。A. 截取 2cm 长的回肠，可单独取或连同一段用于扩大膀胱的肠段。沿纵轴剖开肠管，展开后呈长方形，再沿其长轴缝合成管状。B. 如果沿肠系膜对侧剖开肠段，则肠系膜血管蒂居中，肠段的两臂等长。如果偏向一侧剖开肠段，则肠段短臂植入膀胱，长臂提出腹壁。C. 重新构型的回肠段包绕 12Fr 导尿管，用可吸收线双层缝合成管状。D. 可控的导尿造口完成

5. 液压瓣

Benchekroun（Benchekroun，1982；Benchekroun et al，1989）发明了液压瓣作为控尿装置，后来 Guzman 及其合作者（1989）对其进行了改良。

从储尿囊中溢出的尿液进入插管输出道周围的回肠套筒并产生压力。理论上对内管的压迫提供了控尿机制。早期的经验令人鼓舞，最初控尿率达 75%，经过单次改造后达 90%（Benchekroun et al,1989)。但是其他学者无法获得同样的效果(Sanda et al,1988;Leonard et al,1990b)。Koff及其同事(1989)在 Indiana 囊袋的输出端肠管周围增加一个类似的液压袖。但是目前大部分这样的瓣已经被舍弃了。

6. 可控性膀胱造口术

Yachia(1997)报道利用膀胱前壁一宽大的黏膜肌瓣制成膀胱管。他们试图将膀胱管穿过腹直肌,利用腹直肌对膀胱管的压迫控制排尿。在他们的小规模研究中,短期控尿率达 100%,但其后尚无其他学者重复这一结果。

Hanna 和其同事(1999)报道了一种在肠膀胱成形术后利用膀胱黏膜肌瓣或肠段组织获得控尿的方法,并在很少患者中应用了该方法。包绕14~16Fr 导尿管,将与膀胱连续的矩形瓣缝合成管状,并将膀胱壁折叠包绕此管状结构的近端3cm,用不可吸收线将其缝合成类似于胃底折叠术中的乳头。Macedo 和 Srougi(2000)报道了在最初行膀胱扩大术的同时构建类似控尿装置的方法,共有 9 例患儿,其中 8 例获得可以接受的控尿效果。该方法简单,对于需要行膀胱扩大术及没有阑尾的患者可能具有吸引力。然而根据以往经验,该控尿机制的乳头瓣难以长期维持,产生控尿机制的压力往往会破坏控尿装置。

Casale(1991)报道了一种可控性膀胱造口术,其控尿机制是利用缝合成管状的膀胱黏膜条制成的阀瓣。该术式尤其适用于膀胱顺应性好且容量大的患儿。膀胱前壁逼尿肌条也被用来构建导尿通道。

(1)方法:于膀胱前壁平行切取一宽约 3cm 的长方形黏膜肌瓣。应测量腹壁厚度以确保该瓣足够长,可以无张力到达腹壁皮肤。将全厚的黏膜肌瓣卷成管状直达基底部。该黏膜肌瓣分为两层,肌层较宽大,确保可无张力包绕一圈且能提供良好的血液供应。而黏膜层在管状化前应修剪缩窄以避免冗余。于膀胱内沿游离的膀胱管基底部两侧直线切开黏膜层,取一 2~3cm 长、1.5cm 宽的黏膜条。游离黏膜条边缘使其可全长管状化。最好仅游离一侧并覆盖至对侧,这样可避免缝合的切口重叠。Casale(1991)最早报道在拟缝合成管的膀胱黏膜条近端横行切断黏膜,但 Rink 及其同事(1995b)建议应保留完整黏膜(图 24-21)。游离管道两侧的膀胱黏膜,缝合覆盖于黏膜管上方以形成阀瓣。应充分游离黏膜管对侧的膀胱黏膜,这样可以避免两层黏膜缝合的切口重叠,从而减少尿瘘和尿失禁的发生。术后通常于管内留置一根支架管 3 周以防止狭窄。如果术后没有规律插管导尿则管道容易狭窄;与其他插管通道相比,该管道更容易出现狭窄(Cain et al,2002;Thomas et al,2005)。

(2)结果:应用阀瓣的控尿率较高(Cain et al,1999,2002)。主要存在的问题是造瘘口狭窄,据印第安纳大学的经验发生率约为 45%(Cain et al,2002)。使用皮瓣缝合的方法以及使输出道无张力到达皮肤可以减少狭窄的发生,但不能完全避免。该术式的优点在于避免了腹腔内操作及肠吻合,还可以保留阑尾用于灌肠。由于该术式需要使用一部分膀胱,减少了膀胱容积,所以对于部分患儿是不适用的。

要点:可控性尿流改道

- "单纯"可控性尿流改道已经应用于儿童患者,并取得与成人类似的良好效果。
- 利用阑尾或重构的肠段构建阀瓣可提供可靠的控尿机制。
- 输出道应该尽可能短且直,以方便导尿。
- 造瘘口狭窄是儿童可控性尿流改道术后最常见的并发症。

(三)儿童可控性尿流改道的结果

儿童可控性尿流改道所面临的最主要挑战,是如何构建一个能可靠控尿和易于插管的输出道(Ardelt et al,2012)。小儿泌尿外科医师最熟悉的控尿装置是阀瓣。阑尾阀瓣有使用简单、适用于大多数患儿且控尿率很高的优点。如果患儿无阑尾或阑尾需用于顺行结肠灌肠,锥形肠管是较好的替代材料。乳头瓣是最复杂的控尿装置,因此需要更长的学习曲线。经验丰富的医师采用乳头瓣,术后控尿率约 85%(Kaefer et al,1997b;Benson and Olsson,1998)。采用其他输出道,儿童术后控尿率可达 90% 以上,甚至接近 95%(Duckett and Snyder,1986;Hensle and Ring,1991;Kaefer et al,1997b;Surer et al,2003;Ardelt et al,2012)。

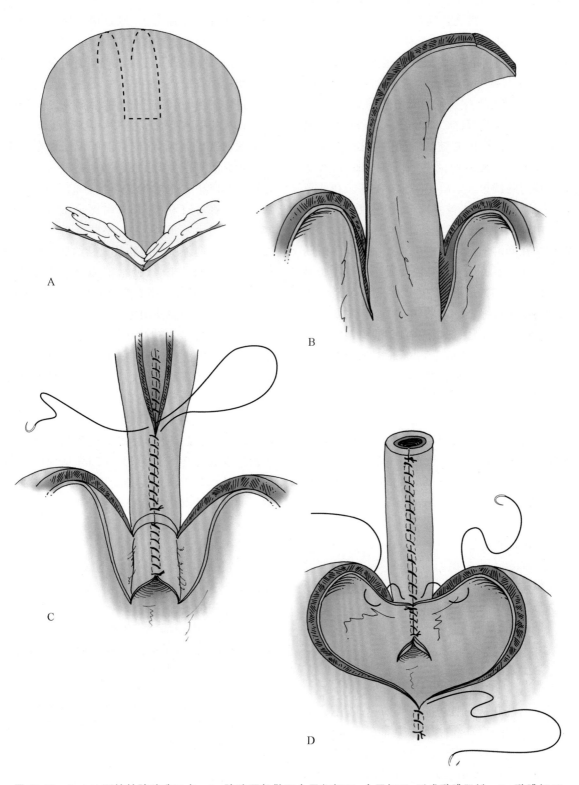

图 24-21　Casale 可控性膀胱造口术。A. 膀胱顶部做两个平行切口,全层切开,形成黏膜肌瓣。B. 黏膜切口继续向膀胱内延伸 2.5cm。游离黏膜边缘,使其可卷成管状。C. 用可吸收线从膀胱内向外至黏膜肌瓣顶端将黏膜层缝合成管状。用可吸收线将肌层也缝合成管状。D. 重新用可吸收线对合膀胱内上皮边缘,覆盖黏膜管。用可吸收线缝合膀胱切口时第一针将膀胱管一起缝合以防止其扭曲

行尿流改道的患儿预期寿命较长。选择适当的病例并正确进行操作，儿童尿流改道术后很少发生肾积水。与非可控的尿流改道相比，可控性改道术后肾积水发生率没有增加（Stein et al，2000）。但是术后如果没有进行可靠的插管导尿，有报道会出现肾积水（Abd-El-Gawad et al，1999）。毫无疑问，随着随访时间的延长，可控性尿流改道术后并发症的发生率相应增加，这些患者会出现与膀胱扩大术后相同的并发症。在儿童患者中，部分并发症未被发现，而在尿流改道术后的成人中，所有的并发症包括感染、肾积水、结石、自发性穿孔和肿瘤，均有报道。这主要与使用肠管作为储尿囊有关。因为可控性尿流改道比膀胱扩大术使用更多的肠管，其并发症发生率最终也会比肠膀胱扩大术高。有报道，在可控性尿流改道术后出现高氯血症、低碳酸血症、酸中毒等血清学变化（Allen et al，1985；Ashken，1987；Thuroff et al，1987；Boyd et al，1989；McDougal，1992a）。自发性穿孔的发生率达 1.5%（Mansson et al，1997）。

迄今为止，儿童可控性尿流改道手术最常见的并发症是造瘘口狭窄。造瘘口狭窄常发生于脐部，阑尾输出道较锥形回肠发生狭窄的概率高（Fichtner et al，1997；Kaefer et al，1999b）。可将各种皮瓣嵌入阑尾或肠管末端以减少狭窄的发生，但是不能消除这一问题（Kajbafzadeh et al，1995；Landau et al，2008）。Ardelt 等（2012）回顾大量文献发现，没有统一的观点认为某种输出道是最优选择，他们认为应该依据病情个性化选择术式。

八、小结

对于膀胱和括约肌功能障碍的患儿，不论病因如何，都应尽早积极治疗膀胱功能障碍，以尽量减少需行重建手术的病例。对于某些患儿重建手术仍然是必要的，术前必须详细评估病情以确认所有存在的问题，并通过手术一一解决。术者应该掌握应用不同肠段进行重建手术的方法，并为每个病例选择最合适的方案。**尽管随着经验积累和信心的增强，术者应用某种方法的疗效会逐渐提高，但是针对每例患者特有的病情和解剖，总有**某些方法优于其他选项，应该避免采用同一种方法治疗所有患者。

术前评估应该识别患儿是否存在上尿路梗阻或膀胱输尿管反流，如果存在，这些问题应该在手术中得到解决，尽管膀胱功能障碍恢复后低级别继发性反流通常会自行消失。应该为患者提供足够大的膀胱或储尿囊，使其能够低压储存两次排尿或导尿间隔产生的尿液。这可以通过采用胃肠段进行膀胱扩大术或构建可控性储尿囊来实现。每种方法都各有利弊，选择时需慎重考虑。如果膀胱出口阻力不足，需要行膀胱颈手术以防止尿失禁。应该训练所有因膀胱或括约肌功能障碍而接受重建手术的患者，使他们能够规律可靠地进行间歇导尿，因为大多数病例术后需要常规导尿，尤其是对于神经源性功能障碍患者。

小儿泌尿系重建手术应尽可能保留自身尿路。应用尿路上皮衬里能避免许多与肠段相关的并发症。如果需要，下尿路几乎任何部位都可以使用肠段进行重建或替代。然而不幸的是，应用肠段进行尿路重建或替代有时确实会发生并发症，肠段在生理上并非完美的替代物。尿路重建术后患者需要终身随访，并仔细评估他们真实的生活质量。对于病情复杂的患儿，避免并发症最重要的因素是患儿及其家庭有获得成功治疗的动力，这一点至关重要。

参考文献

完整的参考文献列表通过 www.expertconsult.com 在线获取。

推荐阅读

Ardelt PU, Woodhouse CR, Riedmiller H, et al. The efferent segment in continent urinary diversion: a comprehensive review of the literature. BJU Int 2012;109 (2): 288-97.

Cain MP, Casale AJ, King SJ, et al. Appendicovesicostomy and newer alternatives for the Mitrofanoff procedure: results in the last 100 patients at Riley Children's Hospital. J Urol 1999;162:1749-52.

Filmer RB, Spencer JR. Malignancies in bladder augmentations and intestinal conduits. J Urol 1990;143:671.

Hendren WH. Urinary tract refunctionalization after long-term diversion: a 20 year experience with 177 patients. Ann Surg 1990;212:478-95.

Herndon CD, Rink RC, Shaw MB, et al. The Indiana experience with artificial urinary sphincters in children and young adults. J Urol 2003;169:650-4.

Husmann DA,Snodgrass WT,Koyle MA,et al. Uretero-cystoplasty:indications for a successful augmentation. J Urol 2004;171:376-80.

Koch MO,McDougal WS. The pathophysiology of hyper-chloremic metabolic acidosis after urinary diversion through intestinal segments. Surgery 1985;98:561-70.

Kropp KA,Angwafo FF. Urethral lengthening and reim-plantation for neurogenic incontinence in children. J Urol 1986;135:533.

Kryger JV,Gonzalez R,Spencer Barthold J. Surgical man-agement of urinary incontinence in children with neuro-genic sphincteric incompetence. J Urol 2000;163:256-63.

Lapides J,Diokno AC,Gould FR,et al. Further observa-tions on selfcatheterization. J Urol 1976;116:169-71.

Liard A,Seguier－Lipszyc E,Mathiot A,et al. The Mitro-fanoff procedure:20 years later. J Urol 2001;165:2394-8.

McGuire EJ,Woodside JR,Borden TA,et al. Prognostic value of urodynamic testing in myelodysplastic pa-tients. J Urol 1981;126:205-9.

Rink RC,Hollensbe D,Adams MC. Complications of aug-mentation in children and comparison of gastrointestinal segments. AUA Update Series 1995;14:122-8.

（康映泉　林　珊　**编译**　徐　迪　**审校**）

第五篇

生 殖 器

第25章 儿童男性外生殖器畸形的管理

Lane S. Palmer, MD, FACS, FAAP, and

Jeffrey S. Palmer, MD, FACS, FAAP

正常男性外生殖器	疝与鞘膜积液
阴茎异常	阴囊急症
阴囊异常	精索静脉曲张
生殖器血管病变	附睾和输精管异常

阴茎的正常解剖包括包皮、龟头、尿道口、冠状沟和阴茎体。阴茎体的腹侧中缝与阴囊中缝相连续。阴茎和阴囊的异常较为常见，这种异常可能由先天性的、后天的或医源性的原因造成。先天性异常可由性别分化、生殖器分化或生殖器生长障碍造成，并可能与其他综合征或器官系统相关（表25-1见Expert Consult网站表146-1）。例如，高达50%的先天性肛门直肠畸形患者，同时患有相关的泌尿系统畸形。

虽然超声技术近十年来发展迅速，已经能够早期进行胎儿的性别鉴定，但是这种鉴定在妊娠12周前是不准确的，因此不建议进行。然而，对于外生殖器没有畸形的胎儿，妊娠13周后，超声检查性别的准确率可达99%至100%（图25-1见Expert Consult网站图146-1）（Odeh et al, 2009）。宫内超声检查可发现男性生殖器异常，包括模糊外生殖器和阴茎阴囊转位（Cheikhelard et al, 2000; Vijayaraghavan et al, 2002; Pinette et al, 2003）。最新的超声技术，包括三维（3D）超声，也被用来评估胎儿的外生殖器，但尚无确切证据表明该技术的诊断更精准（Verwoerd-Dikkeboom et al, 2008; Abu-Rustum and Chaaban, 2009）。

了解男性外生殖器的正常解剖和胚胎发育的相关知识，是认识和治疗阴茎阴囊畸形的基础。

新生儿期即被关注的生殖器畸形，往往不是生殖器外观模糊不清，而更多的是阴茎显露不良或阴茎方向异常。美国儿科学会（American Academy of Pediatrics, AAP）遗传学委员会及内分泌科和泌尿外科分会，2000年出版了外生殖器正常胚胎学，以及模糊生殖器胚胎学改变、评估和处理的指南。

一、正常男性外生殖器

胚胎学

男性生殖器的正常胚胎发育包括阴茎和阴囊的形成。在妊娠第9周之前，两性外生殖器的早期发育是相似的（Ammini et al, 1997）。了解正常胚胎发生的各个相关因素和顺序，是了解男性生殖器畸形发病机制的基础。这些因素包括胎儿睾丸睾酮的合成，睾酮通过5α还原酶转化成双氢睾酮，具备能识别雄激素的雄激素受体。在妊娠9至13周，双氢睾酮通过雄激素受体的作用，使生殖结节分化成阴茎头，尿生殖褶分化成阴茎体，生殖膨大形成阴囊。

男性生殖器发育由近端向远端进行。在胚胎外生殖结节伸长和扩大而形成阴茎的同时，生殖褶腹侧形成尿道沟，其侧壁在中线处融合。表面上皮向内生长形成阴茎头部尿道，但这一理论受到质疑,有证据表明,阴茎头部尿道是由尿道板融合形成的(Glenister,1921;Ammini et al,1997)。尿生殖褶内下迁移并于中线融合形成阴囊,融合处为阴囊中缝。**在女性以及睾酮和(或)双氢睾酮生成异常、5α 还原酶缺陷或雄激素受体不全的男性,由于没有睾酮和双氢睾酮的作用,生殖结节、尿生殖褶和生殖膨大分别形成阴蒂、小阴唇和大阴唇。**

阴茎长度与 Tanner 分类

阴茎长度随胎龄的增加而显著增加(16 周时为 6mm,38 周时为 26.4mm)(Johnson and Maxwell,2000;Zalel et al,2001),出生后头三个月阴茎长度也有显著增加。生后阴茎的生长,是由于失去了母体雌激素对胎儿垂体的抑制作用,从而引起促性腺激素的激增,进而睾丸间质细胞分泌睾酮增加,促进阴茎的生长。在之后的儿童时期,阴茎的长度增长较慢;直到青春期,阴茎长度再次大幅度增加,直至达到最大值。**足月男性新生儿的正常阴茎长度为 3.5±0.7cm,平均直径为 1.1±0.2cm,而成年时长度为 13.3±1.6cm。**从出生到成年的阴茎牵拉长度见表 25-2。Sharony 和他的同事证明了阴茎长度在出生前后存在正相关(Sharony et al,2012)。

Tanner 分期是依据青春期的阴毛、阴茎和睾丸的生长变化,有助于对患者进行评估(表 25-3)。分期阶段从青春期前较小的阴茎、睾丸、无阴毛(第 1 阶段)到成人的阴茎、阴囊、成人阴毛分布(第 5 阶段)。

表 25-2 正常男性阴茎牵拉长度(cm)

年龄	均值±标准差	均值−2.5 个标准差
新生儿(孕 30 周)	2.5±0.4	1.5
新生儿(孕 34 周)	3.0±0.4	2.0
0—5 月	3.9±0.8	1.9
6—12 月	4.3±0.8	2.3
1—2 岁	4.7±0.8	2.6
2—3 岁	5.1±0.9	2.9
3—4 岁	5.5±0.9	3.3
4—5 岁	5.7±0.9	3.5
5—6 岁	6.0±0.9	3.8
6—7 岁	6.1±0.9	3.9
7—8 岁	6.2±1.0	3.7
8—9 岁	6.3±1.0	3.8
9—10 岁	6.3±1.0	3.8
10—11 岁	6.4±1.1	3.7
成人	13.3±1.6	9.3

Data from Feldman KW, Smith DW. Fetal phallic growth and penile standards for newborn male infants. J Pediatr 1975;86;895;Schonfeld WA,Beebe GW. Normal growth and variation in the male genitalia from birth to maturity. J Urol 1987;30;554;and Tuladhar R,Davis PG, Batch J,et al. Establishment of a normal range of penile length in preterm infants. J Paediatr Child Health 1998; 34;471.

表 25-3 男孩性成熟的 Tanner 分期

阶段	阴毛	阴茎	睾丸
1	无	青春期前	青春期前
2	稀少,长	轻微增长及色素沉着	阴囊增大
3	色深,开始卷曲量少	变长	粉红色,组织改变变大
4	与成人相近,但数量、粗细及卷曲程度略有不及	变大,阴茎头及阴茎宽度增大	增大,阴囊颜色加深
5	成人分布,延伸至大腿内侧	成人大小	成人大小

Modified from Tanner JM. Growth at adolescence. 2nd ed. Oxford (UK);Blackwell Scientific Publications;1962.

二、阴茎异常

(一)包皮

1. 包茎和包茎嵌顿

出生时孩子可存在生理性包茎(图 25-2A),

这是由于龟头与包皮内板之间的自然粘连和(或)由于存在包皮狭窄环,造成包皮部分或完全不能回缩。有两个因素可促进包皮与龟头自然分离。①包皮垢:为从出生到 3—4 岁时,堆积在包皮下的上皮碎片;②间歇性阴茎勃起:包皮可上翻率随年龄增长而增加,90% 未行包皮环切术的男孩 3

岁时包皮可完全上翻,17 岁时包皮狭窄率低于 1%(Oster,1968;Kayaba et al,1996)。因此,原发性包茎通常在儿童时期可自行缓解。继发性包茎可能是由多种原因引起的,包括暴力性的上推包皮和闭塞性干燥性龟头炎(balanitis xerotica obliterans,BXO)。应避免用力上翻包皮,形成包皮瘢痕。

未进行包皮环切的阴茎相关疾病,包括嵌顿包茎及感染、尿路感染(urinary tract infection,UTI)和恶变。嵌顿包茎(图 25-2B)是包皮卡顿在

龟头下方,如果不及时通过手法复位、包皮背侧切开或包皮环术解除包皮卡顿,就会导致阴茎缺血坏死。在发生包皮嵌顿的几个小时内包皮发生严重的水肿,这取决于包皮卡顿的严重程度,水肿使包皮复位更加困难。在大多数情况下,手法压迫龟头同时牵拉远端水肿包皮可使嵌顿的包皮环复位。其他治疗方法包括:用冰袋冷敷包皮 5min,放置砂糖 1～2h,或在水肿的包皮皮肤上多点穿刺以减轻包皮水肿(Mackway-Jones and Teece,2004)。

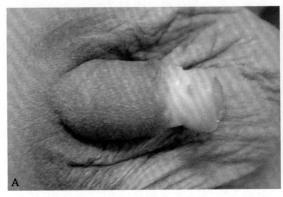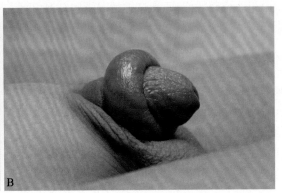

图 25-2　与未行包皮环切的阴茎有关的疾病。A. 包皮狭窄环引起的包茎。B. 与阴茎龟头后束缚性包皮有关的包皮嵌顿

需要增加包皮上翻性的指征包括持续性原发性包茎、继发性包茎、龟头炎、包皮炎(即包皮的感染)、BXO 及泌尿道感染。可以局部应用几种皮质类固醇乳膏有效治疗包茎,不良反应很少。Palmer 和 Palmer(2008)比较了两种外用倍他米松(0.05%)治疗包茎的方案,每日 2 次,共 30d,或每日 3 次,共 21d,发现其有效率分别为 84.5% 和 87%,只有 1 例有不良反应(念珠菌性皮炎)。

2. 包皮环切术

包皮环切术(割礼)可以追溯到 6000 多年前,据认为最古老的证据可以追溯到埃及的第六王朝(公元前 2345—前 2181 年)墓室艺术品上有相关的图案。不同的宗教、国家和文化对割礼的看法各不相同(Palmer,2009a)。有许多关于割礼起源的理论,包括宗教祭祀,成人仪式,保持卫生的辅助手段,区分文化群体,以及阻止手淫。

新生儿选择性包皮环切术仍有争议。AAP 曾就这个问题发表过意见。1989 年,AAP 得出结论认为,新生儿包皮环切术具有潜在的医疗益处和优点,

但也有缺点和风险,均应向家长解释告知(AAP Task Force on Circumcision,1989)。1999 年,AAP 更新了其政策声明(AAP Task Force on Circumcision,1999;Lannon et al,2000),强调局麻对手术的重要性。AAP 最近表示,尽管包皮环切对于健康的益处(**显著降低尿路感染及异性之间感染人类免疫缺陷病毒和其他性传播疾病的风险**)不足以推荐所有男性新生儿常规进行包皮环切术,但包皮环切术的好处足以支持孩子的家庭选择这一手术,并由第三方支付包皮环切的费用(AAP Task Force on Circumcision,2012)。

新生儿包皮环切术有几种技术和装置,包括 Gomco 钳、Mogen 钳和塑料钟环装置。首先将包皮与龟头完全分离,彻底检查尿道外口和冠状沟,除外存在其他阴茎异常,包括尿道下裂。**新生儿包皮环切手术时,建议使用局部麻醉。**可供的选择包括局部使用含局部麻醉药的低共熔混合物乳膏(利多卡因和普鲁卡因,eutectic mixture of local anesthetic,EMLA)、阴茎背神经阻滞和阴茎

环周阻滞（Hardwick-Smith et al，1998）。随机对照试验证明阴茎背神经阻滞优于 EMLA 乳膏（Howard et al，1999；Taddio et al，2000），EMLA 乳膏中的普鲁卡因会导致低风险的亚甲基球蛋白血症（Couper，2000）。较大的婴儿和儿童，应在手术室全身麻醉下，进行手法包皮环切术。

对于患有其他需要手术矫正的阴茎畸形的新生儿，不应施行包皮环切术。这些畸形包括尿道下裂、阴茎弯曲、背侧包皮头巾状畸形、埋藏阴茎和蹼状阴茎（见相应章节）。新生儿常见的其他疾病包括巨大的鞘膜积液或腹股沟疝，在这种情况下包皮环切术后更有可能发展成继发性包茎、隐匿阴茎和束缚阴茎。另一个禁忌证是患有凝血异常疾病。

包皮环切术的好处，包括预防阴茎癌、泌尿系感染、性传播疾病［包括人类免疫缺陷病毒（human immunodeficiency virus，HIV）］感染，以及减少龟头炎的发生风险。虽然有些人声称新生儿包皮环切术会导致性功能障碍，但长期的研究并不支持这一观点（Fink et al，2002；Bleustein et al，2005）。Schoen 等（2006）确定新生儿与新生儿后期包皮环切术相比，具有成本效益，包括手术费用及未来保健费用的减少。

阴茎癌几乎都发生在出生时未接受包皮环切的男性。包茎是阴茎癌发生的一个重要的危险因素（Tsen et al，2001）。Schoen 等（2000b）曾报道，在一个大型健康维护机构中，患有侵袭性阴茎癌的 89 例男性，只有 2 例（2%）在出生时接受过包皮环切；此外，116 例阴茎原位癌患者中，只有 16 例（14%）接受过新生儿包皮环切术。

未行包皮环切术的新生儿和婴儿易患泌尿系感染（UTIs）（Singh-Grewal et al，2005）。在一项对 100 例患有尿路感染的新生儿的研究中，Ginsburg 和 McCracken（1982）发现，62 例男孩，只有 3 例（5%）接受过包皮环切术。随后，Wiswell 和他的同事（1985）对 2500 例男性婴儿进行了研究，发现在 41 例有症状的 UTIs 患儿中，88% 没有接受过包皮环切术。未接受包皮环切术的男孩，患上尿路感染的可能性，几乎是接受过新生儿期包皮环切术的 20 倍。其他一些大样本婴儿群体的研究也证实了这些报道的结论（Wiswell，2000；Zorc et al，2005）。并证明了新生儿包皮环切术的医疗费用，要比治疗未行包皮环切术男孩

尿路感染的费用低。这种 UTI 增加的风险似乎至少影响男孩到 5 岁（Craig et al，1996），而且包皮环切也降低了附睾炎的发病率（Bennett et al，1998）。UTIs 增加的风险可归因于包皮内泌尿病原体的定植（Gunsar et al，2004；Bonacorsi et al，2005）。根据计算，每施行 111 例新生儿包皮环切术，可以预防 1 例泌尿系感染的发生（Singh-Grewal et al，2005）。Shim 和他的同事（2009）评估了 190 名没有泌尿系统异常的婴儿，其在第一次发热性尿路感染诊断后的第二年又复发，34% 包皮不能上翻的婴儿发展为反复尿路感染，而在包皮可以上翻的婴儿中只有 17.6%。

包皮环切术是否可以减少性传播疾病的风险目前仍有争议。最近有几份大样本的研究报告显示，包皮环切可降低男性 HIV 的感染率，保护效果达到 60%（Bailey et al，2007；Gray et al，2007）。然而，最近的一项研究比较了 922 名未接受包皮环切术、存在 HIV 感染的无症状男性对他们的健康女性伴侣传播 HIV 的情况。这些已感染的男性，474 例立即接受包皮环切术，而另外的 448 例仍未进行包皮环切术（Wawer et al，2009）。经过 24 个月的随访，两组分别有 18% 和 12% 的妇女感染了 HIV，因此认为，包皮环切术并没有减少 HIV 感染的男性对其女性伴侣的传染。据报道，包皮环切术可以降低女性伴侣患溃疡病、细菌性阴道病和滴虫病的风险（Gray et al，2009）。

包皮环切术预防人乳头瘤病毒（human papillomavirus，HPV）感染、单纯疱疹病毒 2 型（herpes simplex virus type 2，HSV-2）感染及其他性传播疾病的几个临床试验已经完成（Auvert et al，2009；Nielson et al，2009；Tobian et al，2009）。Tobian 及其同事（2009）评估了 5534 例艾滋病病毒阴性、未接受包皮环切的男性，其中 3393 例为 HSV-2 血清阴性。在这 3393 例男性中，1684 例立即行包皮环切术，1709 例未接受包皮环切术，评估 HSV-2 和 HPV 的传播情况。在 24 个月的随访中，HSV-2 血清转化率分别为 7.8% 和 10.3%，而高危（致癌）HPV 基因型的患病率分别为 18% 和 27.9%。这项研究支持了包皮环切术在减少 HSV-2 感染的发病率和 HPV 感染的发病率方面存在益处。

3. 包皮环切术后并发症

包皮环切术后并发症的风险为 0.2%～5%

（Baskin et al，1996；Christakis et al，2000；Ben Chaim et al，2005）。并发症可立即发生，或在术后数月至数年发生。**最常见的并发症是出血，其发生率为 0.1％，在年龄较大的儿童中更为常见。** 出血通常发生在系带处，较少发生在阴茎体上的大血管或者缝合线之间的皮肤边缘。出血通常是自限性的，个别可能需要压迫止血。偶尔需要用眼科电刀或硝酸银棒局部烧灼止血或缝合止血。伤口感染是一种罕见的并发症，在包皮环切术后使用抗生素软膏（例如枯草杆菌抗生素）可预防感染。包皮环切时皮肤切除过多，或阴茎皮肤的边缘没有附着在黏膜领处，可能会导致阴茎皮肤脱套。阴茎体通常会上皮化连接缺损处，不需特殊干预，局部无皮肤部位可以应用抗生素药膏，温水坐浴可防止焦痂形成。成桥不建议立即缝合皮肤边缘和植皮于桥接缺损处。

（1）阴茎皮肤并发症：包皮环切术中阴茎皮肤切除的数量也会导致并发症的发生。不充分或不对称的包皮切除，会造成阴茎外观异常，给父母和孩子带来社会心理问题，尤其当孩子年龄的增大时会更为突出（图 25-3A）。**与新生儿期包皮环切不同，包皮环切术后再修复，需要全身麻醉。** 已经报道了几种修复技术（Redman，1995；Brisson et al，2002；Ching and Palmer，2008a）。过度切除阴茎皮肤可导致阴茎弯曲、扭转和侧向偏移。当这些情况需要修复时，可能需要阴茎皮肤皮瓣或 Z 形切开来整复。皮肤切除过多也会导致阴茎的瘢痕束缚。可以外用倍他米松（Palmer et al，2005）、纵向切口松解及正规手术等方法处理束缚阴茎。因龟头远端残留包皮的瘢痕而导致的儿童束缚阴茎，可应用 0.05％倍他米松配合手法上翻包皮治疗，软化局部瘢痕使龟头外露，或使瘢痕减轻、软化，以适于纵向切口松解，成功率为 79％（Palmer et al，2005）。外科矫治包括切除瘢痕，可能需要阴茎皮肤皮瓣或 Z 形切开成形。

（2）龟头粘连和皮桥：龟头粘连、龟头和阴茎体皮桥形成，是包皮环切术的常见并发症，通常应引起照顾者或初级医疗保健人员的注意。**这两种情况都可能发生在包皮环切得很好的阴茎，通常是由于耻骨上脂肪垫和尿布刺激引起阴茎生理回缩造成的。** 龟头粘连是包皮内板或包皮环切切口线与龟头附着在一起，随着年龄的增长，由于粘连的上皮分离，该情况发病率逐渐下降（婴儿为71％、1—5 岁儿童为 28％、1—9 岁儿童为 8％、9岁以上儿童为 2％）（Van Howe，1997；Ponsky et al，2000）。持续的粘连可以在门诊应用表面镇痛药分离，如 EMLA 霜或 Pain Ease（Gebauer Company，Cleveland，OH）（1，1，1，3，3-pentafluoropropane and 1，1，1，2-tetrafluoroethane）（Palmer，2009b）。**小剂量皮质类固醇在松解粘连方面效果相对差。** 皮桥（图 25-3B）是一种上皮化的粘连，会导致阴茎弯曲和扭转，可在门诊应用局部镇痛药切开（Palmer，2009b），而当皮桥较宽或较厚时，可能需要切开缝合，应在手术室进行。

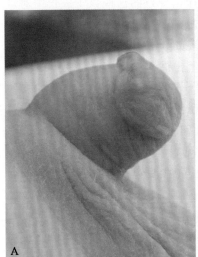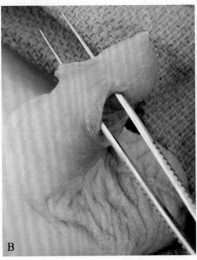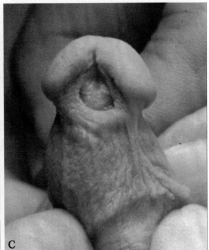

图 25-3　与包皮环切有关的并发症。A. 阴茎皮肤不对称剩余过多。B. 阴茎皮肤桥。C. 龟头及尿道切除损伤

（3）尿道口狭窄：尿道口狭窄多数发生在婴儿期包皮环切患者（图25-4A）。原因可能是先天性的，如新生儿尿道下裂，也可以是获得性的。正常尿道口口径4岁前为10 Fr，4—10岁为12 Fr，10岁后为14 Fr（Litvak et al，1976）；可以用尿道探条加以测量。继发性尿道口狭窄有几个原因。一种理论认为，分离包皮和龟头之间的正常粘连并切除包皮后，发生了明显的炎症反应，造成尿道口的感染和瘢痕形成；其他理论有包皮系带血流受阻或是尿布对暴露的、无保护的尿道口的刺激引起的尿道口炎症（Persad et al，1995；Hensle，1996）。BXO是另一种导致尿道口狭窄的原因（见后面章节）。新生儿包皮环切术后，出现有症状的尿道口狭窄相对较少。**症状包括：①由于尿道口或尿道口腹侧有遮挡物（图25-4B），引起典型的尿流向上偏移；②高速变细的尿线；③排尿时阴茎疼痛。**尿路造影通常没有任何梗阻性改变及其他泌尿系统问题，但可能存在尿路感染或尿失禁。治疗继发性尿道口狭窄，可在门诊使用EMLA局部麻醉，进行尿道口切开术或尿道口成形术（Cartwright et al，1996），或在全身麻醉下于尿道口腹侧切开成形，以达到正常的尿道口口径。采用快吸收缝线将尿道黏膜缝合到龟头上可降低复发的风险。另一种同样有效的方法是用钳夹裁剪尿道口而不需要缝合（Cubillos et al，2012）。

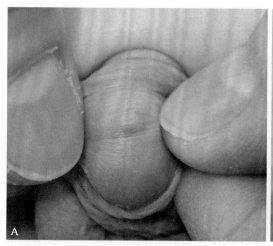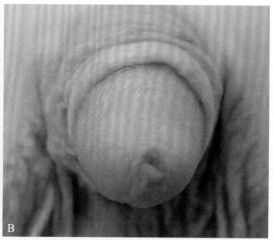

图25-4　与包皮环切术相关的尿道外口并发症。A. 尿道外口狭窄。B. 尿道外口阻挡物

（4）阴茎创伤：包皮环切术最严重的并发症是阴茎损伤，包括尿道损伤、龟头和（或）阴茎体切除及阴茎坏死（图25-3C）。尿道损伤需要行尿道成形术，采用的技术方法取决于损伤的严重程度。**龟头被切除可以通过将切除的组织缝合回阴茎来修复，通常不需要显微修复（Sherman et al，1996），如果在8h内完成，通常效果良好。**阴茎坏死由多种原因引起的热损伤造成，包括电刀接触包皮环切使用的金属环，或不适当地使用激光进行环切术。处理这种并发症，有几种选择，但均没有理想的效果，包括阴茎重建及双侧睾丸切除后转变为女性性别（Gearhart and Rock，1989；Bradley et al，1998）。虽然阴茎再造的美容和功能效果已经取得了一定进展，但仍在改进之中（De Castro et al，2007；Monstrey et al，2009）。性别转变的问题是由于宫内和新生儿期雄激素印记导致的这些孩子成长中对自身男性身份的认定（Reiner，1996；Diamond and Sigmundson，1997；Diamond，1999）。

（5）闭塞性干燥性龟头炎：**硬化性萎缩性苔藓，或称BXO，是一种慢性浸润性、瘢痕化的皮肤疾病，可导致病理性包茎（Chalmers et al，1984）（图25-5）。**BXO可影响龟头和尿道口及尿道。青春期患者的常见表现是包皮不能上翻，该病在5岁以下的儿童中很少见（Oster，1968）。其他症状包括局部感染、排尿刺激、排尿后不适、出血、偶尔造成急性尿潴留或尿失禁（Bale et al，1987）。年长儿及病变累及尿道口的患者可能有更严重的临床病程（Gargollo et al，2005）。BXO的病因尚不清楚，没有明确的病毒或细菌病原，无家族性倾向。尚未发现儿童BXO与阴茎癌之间的联系。

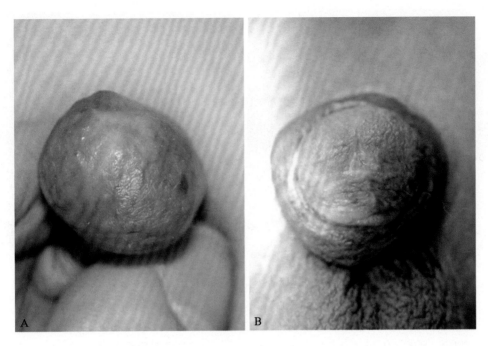

图 25-5　包皮(A)和尿道外口(B)的闭塞性干燥性龟头炎(由 Warren Snodgrass,MD. 提供)

BXO 的治疗包括药物治疗和外科治疗。对轻度 BXO,可局部使用皮质类固醇治疗,但效果有限(Vincent and Mackinnon,2005)。**包皮环切术是首选的治疗方法,如果有病变侵及尿道口,则同时行尿道口切开成形术。**尿道口受累的患儿术后应注意随访,因为存在尿道口狭窄复发的风险。Wilkinson 等描述了一种保留包皮的方法,他们对 104 例未行包皮手术的男孩,病灶处行三处放射状切口并注射曲安奈德。结果显示,81% 的患儿包皮可完全上翻,没有肉眼可见的 BXO 表现;13% 的患者出现复发症状或 BXO,需要进行包皮环切或包皮成形术。尿道口狭窄的发生率明显低于初始就接受包皮环切术的患儿(Wilkinson et al,2012)。

(二)阴茎数目异常

1. 阴茎缺如

阴茎发育不全是由于生殖结节发育障碍导致的(Roth et al,1981)(图 25-6)。这种疾病很罕见,发病率为 1/1000 万～3000 万。**患儿核型一般为 46,XY,通常表现为阴囊发育良好,睾丸位置正常,而阴茎缺失。**肛门位置通常前移。尿道在肛门的边缘开口,紧邻一个小的皮赘,或者开口在直肠。约 1/3 患儿为死胎或新生儿期死亡(Gil-

bert et al,1990)。

常见合并畸形,包括隐睾、膀胱输尿管反流、马蹄肾、肾发育不全、肛门闭锁、肌肉骨骼和心肺异常(Skoog and Belman,1989;Evans et al,1999)。泌尿生殖道和肠道之间的连接各异。Skoog 和 Belman(1989)回顾了 60 份关于阴茎缺如的报道,发现尿道口越靠近端,新生儿死亡率就越高,其他畸形的发生率也越多。60% 的患者有开口于肛门边缘的一个特殊的附属物上的括约肌后尿道口,这些患者的存活率最高(87%),合并其他畸形的发生率也最低(每个患者有 1～2 种合并畸形)。28% 的患者存在括约肌前尿道与肠道之间的交通(前列腺直肠瘘),新生儿死亡率为 36%。12% 有尿道闭锁和膀胱直肠瘘,这一组的合并畸形发生率最高,死亡率为 100%。

生后应立即对患儿进行多学科评估。**检测应包括核型和其他相应的检查,以检测相关的泌尿道或其他器官系统的畸形。**磁共振成像(MRI)有助于判断疾病的严重程度(Lapointe et al,2001)。

只有对模糊的外生殖器进行多学科系统评价,并与患儿父母充分沟通后,才能谨慎考虑性别的重新认定。一些患儿尽管按照女性进行性别重

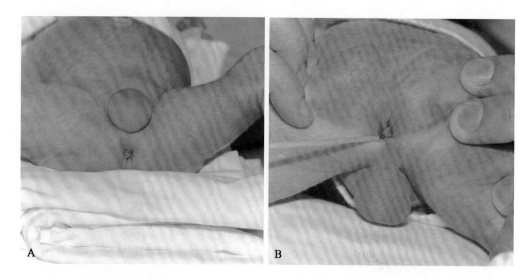

图 25-6 A. 新生儿阴茎缺如。B. 尿道口于肛周皮缘处开口

建,但其仍有男性性别认定,可能是因为子宫内或生后的雄激素印记所致(Reiner,1996;Diamond and Sigmundson,1997;Diamond,1999)。作为一名男性,患者有生育潜能。尽管目前在阴茎成形术和尿道成形术方面的进步,使其性功能和排尿功能均有提高,但生殖功能情况尚不清楚(De Castro et al,2013;Garaffa et al,2014)。性别重新认定包括在新生儿期切除睾丸和做女性生殖器成形术(Bruch et al,1996;Gluer et al,1998)以及延期的阴道重建。有报道阴茎发育不全患者在重建尿道同时,经后矢状位和腹部入路行肠道代阴道手术(Hensle and Dean,1992;Hendren,1997)。

2. 双阴茎畸形

双阴茎是一种罕见的畸形,发病率为 1/500 万(Hollowell et al,1977),可表现为一个小的附属阴茎,或完全重复的阴茎(Gyftopoulos et al,2002)。有些病例每个阴茎只有一个海绵体和尿道,而另一些病例每个阴茎有两个阴茎海绵体和一个尿道。双阴茎通常大小不等,位置相邻。常合并其他畸形,包括尿道下裂、阴囊对裂、重复膀胱、肾发育不全或异位、耻骨联合分离(Maruyama et al,1999)。肛门和心脏畸形也很常见。**评估应包括全泌尿系统的成像、肾超声和排尿性膀胱尿道造影。**可以应用超声和 MRI 检查评估阴茎的发育(Marti-Bonmati et al,1989;Lapointe et al,2001)。病因尚未确定。治疗必须因人而异,并考虑到合并畸形,以达到满意的功能

和外观效果(Dean and Horton,1991)。

(三)阴茎显露不良

阴茎显露不良是指阴茎看上去很小,但阴茎有正常的从耻骨联合到龟头的牵拉长度(见表 25-2)和正常的阴茎体直径(Bergeson et al,1993)。这种情况可能是先天性的或后天性的,往往使患儿父母非常担心。这类疾病包括埋藏阴茎、束缚阴茎和蹼状阴茎(Palmer and Kogan,1995)。**需要与小阴茎相鉴别,小阴茎的阴茎异常短小。**当婴儿存在阴茎显露不良时,及时的评估是正确治疗的必要前提,并且必须让患儿家人知道孩子的阴茎是否正常。

1. 埋藏阴茎

埋藏阴茎,也被称为隐藏或隐匿的阴茎,是阴茎显露不良的一种(Cromie et al,1998)。埋藏阴茎是正常发育的阴茎被耻骨上的脂肪垫所隐藏。**根据隐藏的原因,可分为三类**(Maizels et al,1986;Casale et al,1999):①**阴茎根部的阴茎与耻骨皮肤固定不良;② 肥胖;③阴茎手术后,通常是包皮环切术,阴茎因瘢痕而受到束缚。**

正常情况下,dartos 筋膜允许阴茎皮肤在阴茎体的深层自由滑动,先天性埋藏阴茎被认为是由于 dartos 筋膜失去弹性,阴茎的皮肤没有锚定在深筋膜上,从而限制了阴茎的延伸**(图 25-7)。肥胖造成的埋藏阴茎通常发生在年龄较大的儿童或青少年,其原因是腹壁的大量脂肪埋藏了阴茎体。另一种后天获得的埋藏阴茎,是由于包皮外口瘢痕形成,将阴茎埋藏于耻骨联合脂肪垫内。

这种畸形可能发生在新生儿包皮环切术后,患儿因疝或鞘膜积液而出现明显阴囊肿胀;或在有蹼状阴茎的婴儿,进行常规包皮环切术后出现这种情况。另外,一些新生儿的阴茎体似乎会自然收缩到阴囊内,如果在这种情况下进行包皮环切,阴茎根部的皮肤回缩,可能会在回缩的阴茎远端形成瘢痕。这种状况还应该与暂时性埋藏阴茎加以区分。在幼儿早期,耻骨联合处大量脂肪垫会造成这种暂时性埋藏阴茎,通常随着年龄和运动的增加而自愈(Eroglu et al,2009)。

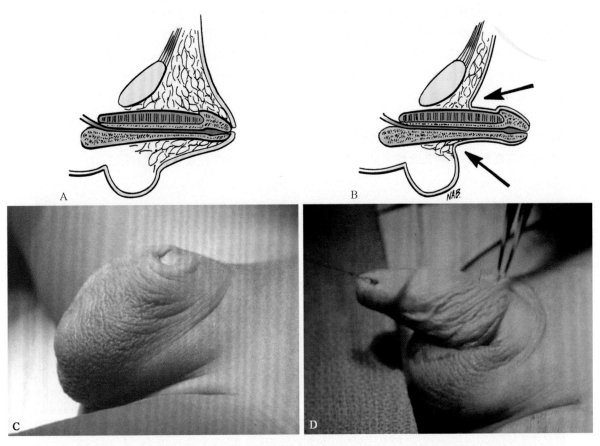

图 25-7 隐匿阴茎(A 和 C),可通过将阴茎两侧皮肤退至阴茎根部时可见阴茎体(B 和 D)

在检查时,埋藏的阴茎必须与阴茎牵拉长度异常的小阴茎加以区分。临床医师应该通过上翻覆盖龟头的皮肤来确定龟头是否能够暴露(图25-7)。如果可以,仍然需要外科医师来判断是否需要纠正。生理性包茎或包皮环切后包皮外口的瘢痕,均会造成阴茎束缚(图 25-8A),增加了排尿困难的可能,并造成卫生问题、龟头炎、泌尿系感染和社会心理问题(图 25-8B)(Kon,1983)

需要根据病因治疗儿童埋藏阴茎。继发于肥胖的埋藏阴茎,应将患者转诊给初级保健人员,以指导患儿进行减肥和锻炼。小儿阴茎手术后继发瘢痕狭窄,可在门诊注射镇痛药后,应用止血钳强力扩张治疗。或者局部应用倍他米松,配合手法上翻包皮训练(Palmer et al,2005),可以治愈大多数患儿;或者软化瘢痕后,采用简单的狭窄环切开进行治疗。这样可使需要外科手术的患者减少79%。如果局部皮质类固醇应用无效,需全麻下手术矫正。通常建议患儿至少 6 个月大时再进行选择性修复。手术技术类似于先天性隐匿阴茎。

学者们提出了许多手术方法来纠正埋藏阴茎(Maizels et al,1986;Casale et al,1999;Elder,2001;Frenkl et al,2004;Gillett et al,2005;Borsellino et al,2007;Karapetian and Palmer,2007)。但重建手术的适应证和时机是有争议的。在比较严重的病例中,位于阴茎体近端背侧表面的发育不良条索必须切除。将包皮展开,并覆盖于阴茎腹侧。此外,阴茎背侧的皮下组织应固定在耻骨筋膜上,阴茎体根部的腹侧与阴囊皮下组织相固定。手术时要注意避免损伤神经血管束（Baskin，1999；Baskin et al，2000）。皮肤覆盖也可以通过阴茎阴囊 Z 形成形术、侧方阴茎体 Z 形成形术、腹侧包皮岛状皮瓣或皮肤移植来完成。在严重的病例中，必须分离阴茎悬韧带并切除耻骨上脂肪，术中注意保护精索。据报道，吸脂术治疗严重的病例有一定帮助（Maizels et al，1986；Shenoy et al，2000）。但这一技术应该只适用于青春期男孩，因为青春期前的男孩可能会随着身体的生长发育，其脂肪垫逐渐消失。

2. 蹼状阴茎

蹼状阴茎也被称为阴茎阴囊融合，表现为阴囊皮肤延伸到阴茎腹侧，是一种先天性或后天性的疾病。先天性蹼状阴茎是阴茎和阴囊之间的附着异常，而阴茎、尿道和阴囊的其余部分都是正常的（图25-8C）。后天性的蹼状阴茎是由包皮环切术或其他阴茎手术切除了过多的阴茎腹侧皮肤引起的。

虽然蹼状阴茎通常是无症状的，但其外观往往难以接受。有几种外科技术来矫正这种病变，与治疗埋藏阴茎相似，一种方法是将阴囊的皮下组织固定到阴茎体根部的腹侧。可通过横行切开蹼状的皮肤，分离阴茎和阴囊，然后纵行缝合皮肤来纠正。还可以在距冠状沟 1.5cm 环形切开，将一个 Byar 包皮皮瓣转移到阴茎腹部，并切除多余的包皮。蹼状阴茎合并远端尿道发育不良较罕见，此时需要行尿道重建（图 25-8D）。

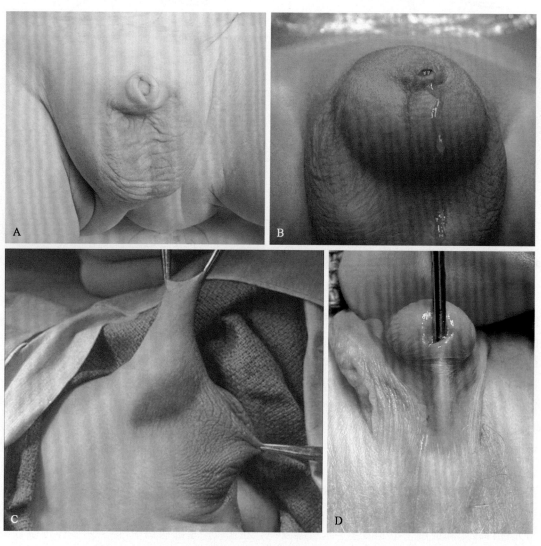

图 25-8　阴茎显露不良。A. 由新生儿包皮环切造成的瘢痕引起的束缚阴茎。B. 包皮瘢痕狭窄引起的尿液皮下积聚，增加了尿道感染的易感性。C. 蹼状阴茎时阴茎阴囊呈蹼状连接。D. 蹼状阴茎伴尿道远端发育不良

(四)小阴茎

小阴茎指阴茎外形正常,其牵拉长度比正常平均值小 2.5 个标准差以上(Aaronson,1994)(图 25-9)。其阴茎体的长度与其周长的比值通常是正常的,但一些病例存在阴茎海绵体严重发育不良。阴囊通常是融合的并且很小,睾丸通常也很小而且常合并隐睾。

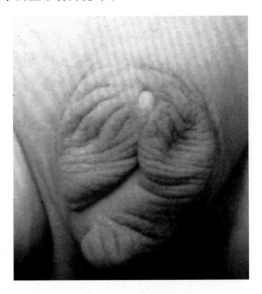

图 25-9　由低促性腺激素性腺功能低下导致的小阴茎

牵拉阴茎长度与勃起长度的相关性比萎软阴茎长度更密切,测量后应与阴茎长度标准值进行比较(表 25-2)。阴茎的牵拉长度是通过测量阴茎在耻骨联合附着处到龟头顶端的长度来确定的。对于肥胖的婴儿或儿童,必须完全压下耻骨上脂肪垫才能得到准确的测量值。一般来说,足月新生儿的阴茎长度至少 1.9cm。埋藏阴茎和蹼状阴茎与小阴茎看起来相似,但通过体检可发现正常大小的阴茎体。

小阴茎是由妊娠 14 周后发生的激素异常引起的。男性外生殖器的分化在妊娠第 12 周完成,该过程需要正常的睾丸产生睾酮,而这又需要母体绒毛膜促性腺激素(hCG)的刺激。在妊娠 24 至 36 周,阴茎生长发育受到胎儿雄激素的影响,而雄激素受胎儿分泌黄体生成素(LH)的控制。睾酮产生或利用的异常会导致小阴茎和尿道下裂,而真正的小阴茎往往是促性腺激素缺乏的结果。

小阴茎的病因多样(框图 25-1 见 Expert Consult 网站框图 146-1),包括单纯的促性腺激素缺陷或中枢神经系统缺陷造成的全身内分泌疾病。小阴茎的常见原因是低促性腺激素性腺功能减退、高促性腺激素性腺功能减退(原发性睾丸衰竭)和特发性因素(Lee et al,1980b)。另外,小阴茎常和染色体缺陷有关,包括 Klinefelter 综合征(47,XXY)和其他的多个 X 染色体综合征,以及 8 号、13 号和 18 号染色体的缺失、易位或三体(Aaronson,1994)。

小阴茎最常见的原因是促性腺激素缺乏,即下丘脑未能产生足够数量的促性腺激素释放激素(GnRH)。这种情况可能由下丘脑功能障碍引起,这些症状可发生在 Prader-Willi 综合征、Kallmann 综合征(生殖器嗅觉发育不良)、Laurence-Moon-Biedl 综合征(Walsh et al,1978;Danish et al,1980)及 CHARGE 联合征(Ragan et al,1999)。其他原因包括生长激素缺乏或先天性垂体功能减退导致的新生儿低血糖症、先天性垂体发育不全和脑中线缺陷,如胼胝体发育不全和枕部脑疝。

原发性睾丸功能衰竭性、高促性腺激素性腺功能低下是小阴茎的另一个原因,可能是由于睾丸发育不全综合征或性腺发育不全所致。其亦可发生在 Robinow 综合征中(Lee et al,1980b)。hCG 刺激后血清睾酮浓度不升高常常用来鉴别这类疾病。然而,在 Kallmann 综合征和隐睾患者中,给予 hCG 后,血清睾酮水平可能也不会升高。罕见的情况为,部分雄激素不敏感综合征,患者有小阴茎,但是通常为模糊外生殖器。小阴茎也可能是由于胎儿期的促性腺激素刺激作用时间异常或延迟所致(Lee et al,1980a)。这类患者具有特发性的小阴茎和正常的下丘脑-垂体-睾丸轴。

对小阴茎的初步评估包括完整的病史,体格检查和染色体核型检查。对阴茎长度的准确测量、对身体的仔细触诊以及对隐睾的评估,是检查的重要内容。与儿科内分泌专家协作评估,有助于确定小阴茎的病因(中枢性或睾丸性),评估其他异常情况,并帮助确定患儿阴茎生长潜能。根据测定 hCG 刺激前后血清睾酮水平来评估睾丸功能。原发性睾丸功能衰竭对 hCG 刺激无反应,同时 LH 和尿促卵泡素(FSH)基础浓度升高。在某些病例中还进行 GnRH 刺激试验。垂体前叶筛查试验包括连续测定血糖、血清钠和钾水平；测定血清皮质醇浓度和测定甲状腺功能；还需要通过脑部 MRI 来了解下丘脑、垂体前叶和中脑中线结构的解剖是否正常。

在全面评估下丘脑-垂体-睾丸轴功能之前，应给予雄激素治疗以确定终末器官的反应。一般是肌内注射睾酮 3 个月。虽然长时间的治疗可能会促进骨骼成熟，但短期治疗不会影响身高。也有使用经皮吸收睾酮的方法（Choi et al，1993）。如果新生儿的雄激素治疗成功地使阴茎大小达到正常范围，那么到青春期会怎么样？答案并不确定。在低促性腺激素性腺功能减退的小鼠模型中，青春期前使用雄激素会降低以后阴茎生长时对雄激素的反应（Husmann and Cain，1994；Mc-Mahon et al，1995）。Bin-Abbas 和 Coworkers（1999）对 8 例小阴茎患儿，在出生后和青春期给予雄激素治疗，最终阴茎牵拉长度均在正常范围内，平均 10.3cm。因此，在没有长期的研究结果之前，在出生时和青春期使用雄激素，似乎是最合理的治疗方法（Tietjen et al，1998）。

如果阴茎对睾酮刺激没有反应，可以选择性别重新认定，但仍有争议。以往性别重新认定较受推崇，但是现在受到质疑，因为有证据表明，产前的生物因素可能会影响患儿的性别认定。睾酮对大脑的雄性印记就是一个影响因素（Diamond and Sigmundson，1997）。而且由于缺乏长期数据，无法认定患者变为女性的受益及风险（Calikoglu，1999；Diamond，1999），应该慎重使用变性治疗的方案。Husmann（2004）研究了 20 例对睾酮治疗反应低下的小阴茎患者，他们按男性抚养。成年后 90% 仍为小阴茎，所有人都有男性性别认定；5 人因害怕被排斥而接受心理咨询，8 例没有性行为。

几项研究表明，尽管最终阴茎的大小可能低于正常范围，但患有小阴茎的男性均具有男性性别认定，而且大多数具有令人满意的性功能。Reilly 和 Woodhouse（1989）描述了 20 例婴儿时期诊断为小阴茎的患者，几乎所有的人都在儿童期接受过雄激素治疗，但是成人后没有一个人的阴茎大小在正常范围内。所有患者都是站立排尿。青春期前患儿组的父母均认为他们的孩子是正常的男孩，有满意的阴茎外形，但对阴茎的大小

和未来的性功能表示关注。成人组的所有患者均具有较强的男性身份认知，12 例患者中有 9 名性行为活跃。Lee 和 Houk（2004）对 22 例出生时就患有小阴茎的成年男性的研究也得到同样结论。Wisniewski 和 Migeon（2002）报道他们研究的患者均具有男性性别认定，但是总体上对他们的生殖器外观和功能不满意。

（五）阴茎方向异常

1. 阴茎弯曲

阴茎的弯曲可发生于阴茎的垂直平面（即腹侧或背侧方向）或水平平面（即横向）。阴茎弯曲可能是先天性的，也可能是在阴茎手术（包皮环切、尿道下裂修补）或创伤后获得的，会影响美观、身体形象及性功能。手术修复的指征包括存在性功能障碍、需要同时进行其他阴茎手术，以及外科医师判断随阴茎生长阴茎弯曲加重会造成性功能障碍。

阴茎弯曲最常见于腹侧方向，称为阴茎下弯，通常与尿道下裂有关。然而，阴茎下弯也可单独存在，有或没有背侧头巾状包皮（图 25-10），通常存在阴茎腹侧皮肤缺损（Cendron and Melin，1981）。没有尿道下裂的阴茎腹侧弯曲通常可以通过阴茎皮肤脱套，切除纤维组织（通常局限于 Buck 筋膜浅部）来矫正，根据术中需要应用 Byar 皮瓣进行阴茎皮肤覆盖。重度弯曲，需要进行单纯背部折叠、Nesbit 背侧切除折叠或阴茎体旋转。留置尿管有助于避免阴茎皮肤脱套时损伤尿道。在最严重的病例中存在尿道短缩，需要进行尿道重建。术中注射生理盐水行人工勃起，证实阴茎下弯是否完全矫正。有些阴茎下弯可能因明

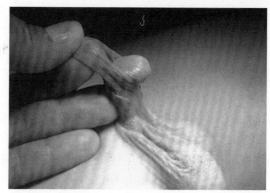

图 25-10　非尿道下裂的阴茎弯曲及阴茎背侧头巾状包皮

显的系带牵拉导致远端阴茎头偏转造成下弯加重。这时需要系带切开成形术来帮助纠正阴茎下弯。

先天性阴茎背曲可以是一种单独存在的畸形，也可伴有阴茎皮肤不对称，或与尿道上裂和腹侧头巾状包皮同时存在。无尿道异常的阴茎背曲，手术修复类似阴茎下弯，包括阴茎皮肤脱套，纤维组织切除（通常局限于Buck筋膜浅部），并设计皮瓣用于阴茎皮肤覆盖。矫正过程中，要注意避免神经血管束的损伤（Baskin，1999；Baskin et al，2000）。严重的病例需要行海绵体腹侧折叠和（或）白膜的椭圆形切除。术中人工勃起试验有助于确定弯曲的顶点和确认阴茎弯曲是否完全矫正。

阴茎侧弯通常是先天性的，是由一侧阴茎海绵体发育过度或发育不全引起的。然而，在包皮环切或其他阴茎手术中，不对称的阴茎皮肤切除或术后瘢痕，也可造成阴茎侧弯。阴茎侧弯可能在儿童后期才被发现，因为阴茎在松弛时外观是正常的，只有在勃起时才出现阴茎弯曲。先天性阴茎侧弯的外科修复包括将阴茎皮肤脱套，并在最大弯曲处行海绵体折叠和（或）椭圆形白膜切除，使阴茎伸直。矫正继发性阴茎侧弯，遵循的原则与矫正阴茎垂直弯曲相同，即阴茎皮肤脱套，切除纤维组织（通常局限于Buck筋膜浅表的区域），并设计皮瓣进行阴茎皮肤覆盖。如前面所述，术中需要进行人工勃起试验。

2. 阴茎扭转

阴茎扭转是阴茎体的旋转畸形，通常为逆时针方向（即左旋）（图25-11）。在大多数情况下，因为患者阴茎的大小是正常的，只有在行包皮环切或包皮上翻时才会发现阴茎扭转。阴茎扭转也可与尿道下裂、阴茎下弯和其他累及阴茎体皮肤的畸形有关，如单纯的背部包皮头巾状畸形。大多数阴茎扭转患者，阴茎体中缝绕阴茎体螺旋状歪斜，而不是像正常情况那样在龟头底部与尿道口成一直线。阴茎扭转的原因尚不清楚，可能是阴茎体皮肤分布异常所致。

大多数阴茎扭转都小于60°。如果考虑手术修复，则不应该在新生儿期进行包皮环切术，应在矫正阴茎扭转时进行包皮环切。虽然龟头可能偏离中线扭转90°以上，但阴茎根部的阴茎海绵体和

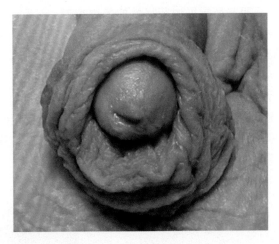

图25-11　阴茎扭转。并且在新生儿期包皮环切后剩余了过多的阴茎皮肤

尿道海绵体的方向是正常的。轻度的阴茎扭转，通常通过阴茎皮肤脱套，反向旋转龟头（即逆时针扭转畸形向顺时针旋转）矫正，并将龟头缝合到阴茎皮肤上，形成正常外形的龟头（Bar-Yosef et al，2007）。在某些情况下，中缝可能蜿蜒走行不能矫正至正常位置，但只要将尿道外口矫正到正常的位置就可以了。如果阴茎扭转大于90°或更多，简单的皮肤整形就难以奏效了。此时需要分离阴茎根部组织，切除纤维组织和发育不良的束带。如果阴茎仍有旋转，可使用不可吸收线将旋转方向对侧的阴茎海绵体根部固定在耻骨联合上（Pomerantz et al，1978；Slawin et al，1992；Elder，2001）。其他手术方法包括使用背侧Dartos皮瓣（Bauer and Kogan，2009），以及游离尿道板和尿道（Bhat et al，2009）。

（六）阴茎包块

阴茎囊肿，可以是先天性或后天性的，是儿童最常见的阴茎包块。病史、手术史，以及外观或大小的变化是评估这类病变的重要因素。

1. 尿道口旁囊肿

尿道口旁囊肿是一种罕见的疾病，表现为尿道口旁小水疱状肿物（图25-12A）。Shiraki（1975）认为，这些囊肿可能是由于尿道旁导管阻塞所致，或由于沿冠状沟包皮与龟头分离错误所致。囊壁可由移行上皮、鳞状上皮或柱状上皮组成。治疗方法是在麻醉下完全切除囊肿，注意避免引起尿道口狭窄。

2. 包涵囊肿

　　阴茎最常见的获得性的囊性病变,是不能上翻包皮下包埋的包皮垢。肿块可能会因为包皮垢而呈现黄色。包皮通常不需要上翻,因为随着时间的推移包皮会逐渐变得可以翻开。阴茎手术后,包括包皮环切术和尿道下裂修补术,可能由于皮下组织中夹杂了上皮岛状结构而形成表皮包涵体囊肿(图 25-13)。建议手术切除表皮包涵体囊肿。

　　3. 中缝囊肿

　　先天性表皮囊肿发生于龟头或阴茎体、阴囊或会阴的中缝(图 25-12B 和 C)(Little et al,1992;Krauel et al,2008)。其病因可能是尿道向内折叠过程中,残余的上皮被包埋引起的,或者代表了一种单皮层畸胎瘤。有罕见的囊肿扩大并延伸盆腔的病例报道(Huang et al,1999)。除了囊肿很小且无症状的病例,建议全身麻醉下切除囊肿。

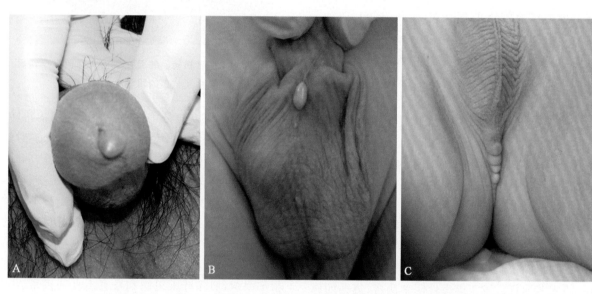

图 25-12　阴茎囊肿。A. 尿道外口囊肿呈小水疱状。B. 阴茎阴囊交界处的中缝囊肿。C. 会阴中缝囊肿

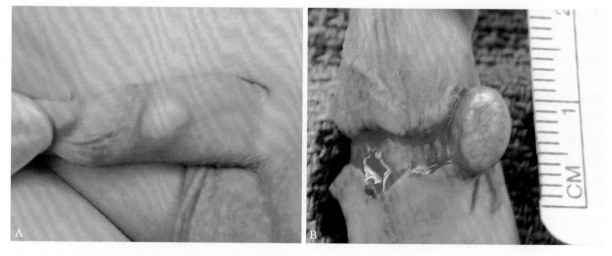

图 25-13　A. 新生儿包皮环切术后的表皮包涵体囊肿。B. 通过包皮环切原瘢痕切口,囊肿完全暴露并完整切除

4. 先天性阴茎痣

先天性阴茎痣是指在龟头和阴茎体上形成的色素性病变（图 25-14）。痣可以根据黑色素细胞的位置进行分类：真皮型（只涉及真皮）、交界型（只涉及真皮-表皮交界部）和复合型（涉及真皮和真皮-表皮交界部）。**往往是表浅的良性病变，应该手术切除**（Papali et al，2008）。

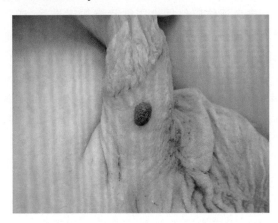

图 25-14　阴茎体上的先天性阴茎痣

5. 幼年黄色肉芽肿

青少年黄色肉芽肿是一种罕见的良性、自限性的阴茎病变，主要见于婴儿或幼儿期。这些病变表现为单发或多色结节（黄色、橙色、金色、棕色或红色），快速发病。结节的直径为 2～20mm 不等，界限清晰，质硬且有弹性。病变可能影响阴茎（Hautmann and Bachor，1993；Bradford and Choudhary，2009）或阴囊（Goulding and Traylor，1983；Dehner，2003），20％的患者在出生时即出现。病变通常是自限性的，建议观察 1 年，以避免不必要的手术。

（七）副尿道开口

1. 先天性尿道瘘

先天性尿道瘘是尿道和尿道口正常，但存在尿道皮肤瘘，通常位于冠状沟或冠状沟下。这种异常通常是孤立的畸形（Tennenbaum and Palmer，1994），但也可能与肛门闭锁或阴茎下弯相伴发（Ritchey et al，1994）。在一项 14 例患者的研究中，4 例患者存在远端尿道下裂，2 例存在阴茎下弯（Caldamone et al，1999）。其病因不明，但可能与尿道板的局灶性缺损影响了尿道皱襞融合有关。有些病例是在包皮环切术后诊断的（Cal-

damone et al，1999），提示尿道瘘可能是医源性损伤造成的。手术矫正需要沿瘘管切开，并多层缝合关闭瘘口，类似于尿道下裂术后尿道瘘的修补方法；如果龟头皮肤桥较薄，则可沿远端尿道切开腹侧龟头，然后根据需要采用 Thiersch-Duplay 卷管和尿道板纵切进行尿道修复。

2. 尿道重复畸形

尿道重复是一种很罕见的先天性畸形，只有约 200 例病例报道（Salle et al，2000；Slavov et al，2007）。**最常见的尿道重复发生在矢状面，一个尿道位于腹侧，另一个位于背侧**（图 25-15）。尿道重复发生在同一水平平面的侧支性尿道重复畸形更加罕见（Ching and Palmer，2008b）。Salle 和他的同事（2000）的研究病例中，矢状面尿道重复占尿道重复畸形的 94％。通常背侧尿道被认为是副尿道，可以有或没有尿流，而腹侧尿道可排尿，并且存在内括约肌和精阜等解剖标志。最常用的尿道重复畸形分类是 Effman 分型（图 25-16），包括三种类型：根据是部分还是完全的尿道重复分为Ⅰ型和Ⅱ型；Ⅲ型为重复尿道是膀胱重复畸形的一部分（Effman et al，1976）。尿道重复畸形的胚胎学发生机制尚不清楚，相关学说包括缺血（Woodhouse and Williams，1979；Podesta et al，1998）和苗勒管异常终止（Das and Brosman，

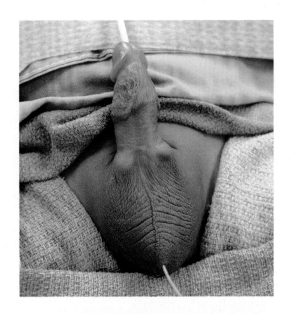

图 25-15　重复尿道，通过龟头处及会阴处尿道外口均可插入尿管

1977)。Effman 和他的同事(1976)认为尾端重复畸形可能与脊索的分离有关,随后形成了两个后肠、尿囊和泄殖腔。

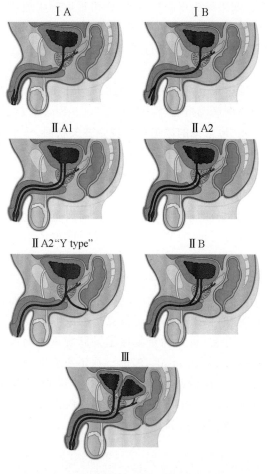

图 25-16　Effman 分类法

该畸形同时伴发泌尿生殖系统、胃肠道和肌肉骨骼的畸形。在 Podesta 和他的同事(1998)的一项回顾性研究中,7 例尿道重复畸形患者中,有6 例伴有其他相关的异常,其中膀胱输尿管反流最为常见。其他异常包括肾发育不全、双侧隐睾、骶骨发育不全、肛门闭锁、桡骨发育不良和气管食管瘘。常与其他中线缺陷伴随发生,如重复膀胱、重复结肠、肛门闭锁和肛门直肠不发育、双裂龟头、胸椎半椎骨和骶骨发育不全(Woodhouse and Williams,1979;Fenster et al,1980;Kennedy et al,1988;Salle et al,2000)。

尿道重复畸形最常见的临床表现是双尿道口和双尿流(Kennedy et al,1988;Urakami et al,1999;Salle et al,2000)。常见临床表现为尿失禁、反复尿路感染。较少见的情况包括阴茎下弯和泌尿系梗阻,梗阻是由于尿道分叉处黏膜瓣阻碍了尿流造成的(Effman et al,1976;Das and Brosman,1977;Salle et al,2000)。尿失禁的存在与否与副尿道起始部位有关;尿道重复部位越靠近端,尿失禁发生率越高,尿失禁程度也越严重(Farrell and Sparnon,1987)。

患者评估应包括排尿性膀胱尿道造影、逆行尿道造影,并且可以直接用膀胱尿道镜了解尿道的解剖情况。同时还应对其他相关畸形情况进行评估。有症状的尿道重复畸形需要治疗(Urakami et al,1999)。然而,有些学者认为使局部美观也是治疗的指征(Middleton and Melzer,1992)。副尿道由于发育不良并有尿液引流不足的风险,因此不应将其作为主尿道(Salle et al,2000)。手术修复包括完全切除副尿道、副尿道电灼或注射硬化药,若两尿道之间的隔膜较薄则行隔膜切开术,或行尿道吻合术使副尿道进入功能性尿道。具体手术方式取决于患者的解剖情况(Farrell and Sparnon,1987;Podesta et al,1998)。

(八)生殖器淋巴水肿

生殖器淋巴水肿可以是先天性或后天性的,是由于淋巴回流受阻导致的阴茎或阴囊进行性肿胀的、外观异常的疾病。先天性淋巴水肿可能是散发性的(85%)或遗传性的(15%),可以在不同的年龄阶段发病(McDougal,2003)。Milroy 病是一种常染色体显性遗传病,而 Meige 病可能是具有不同外显率的常染色体显性遗传病,在 10 岁或20 岁前发病(Wheeler et al,1981)。如果生殖器官淋巴水肿发生在青春期,并且是散发的,则称为原发性淋巴水肿。约有 80% 的先天性淋巴水肿患者在青春期发病(McDougal,2003)。水肿可能累及阴茎、阴囊或两者兼有。先天性淋巴水肿可与多种综合征相关,包括 Turner 综合征、Noonan综合征、Klinefelter 综合征和肠淋巴管扩张综合征。许多患者可能同时发生下肢水肿。

该病初期可以观察,如果淋巴水肿进展明显则需要手术治疗。手术治疗的目的是去除所有受累组织。对于阴茎体病变,需要把阴茎皮肤脱套,切除 Buck 筋膜和皮肤之间的所有组织及多余的阴茎皮肤。如果患者未包皮环切,包皮可以展开用来覆盖阴茎体(Shenoy et al,2001)。如阴囊受累则需要切除阴囊大部分的皮肤,保留阴囊后部皮肤,同时注意保护精索和睾丸(Ross et al,1998)。阴茎可用局部皮瓣覆盖,阴囊内容物可用阴囊后部未受累的皮瓣覆盖(Bolt et al,1998;Ross et al,1998)。如果正常皮肤较少,可能需要用劈开的刃厚皮片来覆盖阴茎和阴囊(McDougal,2003)。应告知患儿家长,手术之后淋巴水肿的邻近部位可能会复发。

(九)阴茎持续勃起症

阴茎持续勃起症是指在没有生理和心理刺激的情况下,阴茎持续勃起时间超过 4h,通常伴有疼痛。肿胀通常局限于海绵体(Montague et al,2003)。在某些情况下,可涉及龟头。阴茎异常勃起可分为三种类型。

1. 缺血性(静脉闭塞,低流量)阴茎异常勃起,其特点是海绵体血流量很少或没有,海绵体内血液低氧,高碳酸和酸中毒。阴茎体坚硬,触痛明显。

2. 非缺血性(动脉性,高流量)阴茎异常勃起,由不能控制的海绵体动脉血流量增加引起的,阴茎不是很硬,也不伴有疼痛。通常有外伤史,导致海绵体动脉或阴茎海绵体瘘。

3. 间歇性阴茎异常勃起,是缺血性异常勃起反复发作的一种形式,伴随着间歇性消肿的痛性勃起。

低流量性阴茎异常勃起最常见的原因是镰状细胞病,该病以镰状血红蛋白(HBS)为特征。其他原因包括白血病、血红蛋白病和局部恶性肿瘤(Dewan et al,1989;Friedman,1998)。有 2%~29%镰状细胞病男性患者会发生阴茎异常勃起(Tarry et al,1987;Hamre et al,1991;Miller et al,1995;Mantadakis et al,1999)。阴茎海绵体正常勃起时,镰状红细胞在阴茎海绵体窦内停留,导致静脉闭塞。由此导致局部 pH 降低、缺氧,这又会进一步加剧血流淤滞和镰状细胞形成(Bruno et al,2001)。阴茎异常勃起通常发生在睡眠中,由于轻度通气不足时,酸中毒降低了阴茎体中的氧分压和 pH,或由于氧合血红蛋白去饱和而引起(Roizenblatt et al,2012)。疼痛往往是缺血的征兆。

在镰状细胞病患者中,持续时间不超过 2h 的暂时性勃起、间断性勃起比长时间的勃起更常见。

伪麻黄碱是一种口服 α 肾上腺素能药物,在睡觉时给药能促进勃起组织内的肌肉收缩。如果这种治疗无效,可以使用其他药物,包括口服 β 受体激动药。最近,初步研究结果表明,长期连续口服磷酸二酯酶 5(phosphodiesterase type 5,PDE5)抑制药,可以防止反复发作的阴茎异常勃起,其原理可能是 PDE5 的调节异常与阴茎的异常勃起相关(Burnett et al,2006;Burnett,2008)。

镰状细胞病引起的低流量阴茎异常勃起症,首选非手术治疗,采用水化、氧合、碱化、镇痛和换血等方法以减少 HBS 的浓度(Seeler,1973;Hamre et al,1991;Miller et al,1995)。同时可抽吸海绵体血液并向海绵体内灌注 α 肾上腺素能交感神经药物,如去氧肾上腺素或肾上腺素溶液(Montague et al,2003)。对于药物治疗无效的患者,需要进行分流手术促进海绵体的引流(Tarry et al,1987;Miller et al,1995;Chakrabarty et al,1996)。手术分流绕过阴茎海绵体阻塞的静脉,从而加强血液引流。分流术包括远侧海绵体龟头分流(Winter,Ebbehoj and Al-Ghorab 分流)(Ebbehoj,1974;Winter,1976;Ercole et al,1981),近端海绵体窦分流(Quackels and Sacher 分流)(Quackels,1964;Sacher et al,1972),或将隐静脉与一条海绵体吻合(Grayhack 分流)(Grayhack et al,1964)。应告知患儿父母治疗的潜在不良影响,包括海绵体纤维化和勃起功能障碍。

高流量异常勃起通常是会阴损伤的结果,如骑跨损伤。其他原因包括 Fabry 和镰状细胞贫血(Ramos et al,1995;Callewaert et al,1998;Volkmer et al,2001)。海绵体灌洗是诊断和治疗手段。通常抽吸的血液是鲜红色的,血气分析与动脉血相似。彩色多普勒超声(color doppler ultrasonography,CDUS)经常能显示瘘管。治疗首选观察(Montague et al,2003),因为有自愈可能。二线治疗方案包括选择性海绵体动脉和阴茎动脉栓塞术(Callewaert et al,1998;Volkmer et al,2001;Montague et al,2003;Kuefer et al,2005)。

第四种类型,是在新生儿中观察到的可自愈的类型。病因可能包括特发性因素、分娩创伤和红细胞增多症。不需治疗,通常在 2~6d 内消失,无不良后果。

(十)阴茎阴囊转位(阴囊吞没)

阴茎阴囊转位可以是部分的或完全的转位(图25-17),较轻者被称为阴囊对裂、甜甜圈阴囊、阴茎前阴囊和头巾状阴囊。胚胎学原因可能是由于唇样隆起的阴囊向中下部移行不完全或失败造成的。孕期应用二维和三维超声可发现胎儿的此种异常(Wang et al,2011)。**经常合并会阴型尿道下裂、阴囊型尿道下裂或伴阴茎下弯的阴茎阴囊型尿道下裂**(Pinke et al,2001)。阴茎阴囊转位可以合并尾端退化(Lage et al,1987),性染色体异常(Yamaguchi et al,1989)和 Aarskog 综合征(Shinkawa et al,1983)。75%阴囊正常的完全型阴茎阴囊转位患者,有明显的泌尿道异常,包括肾发育不全和发育不良(MacKenzie et al,1994;Parida et al,1995),也可以合并其他非泌尿生殖系统异常。患者需要行肾超声和排尿性膀胱尿道造影检查。

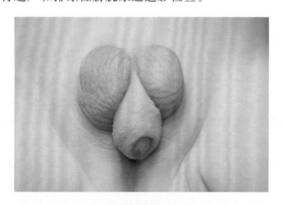

图 25-17　阴茎阴囊转位

手术修复通常是在尿道下裂或其他阴茎修补过程中同时进行的。学者们(Glenn and Anderson,1973;Ehrlich and Scardino,1982;Levy et al,1997)介绍了几种阴囊成形技术以将阴茎与阴囊分离,设计应用皮瓣,将阴囊重新定位到合适位置,并上移阴茎。当阴茎阴囊转位合并严重的尿道下裂时,修复尿道下裂采用横行岛状皮瓣与近端尿道板 Thiersch Duplay 卷管相结合的方法。为了尽量减少破坏包皮皮瓣血供,阴茎阴囊转位的矫正通常在尿道成形术后 6 个月进行(Elder and Duckett,1990;Germiyanoglu et al,1994)。如果阴茎是正常的,可在患儿生后 6-12 月时完成阴囊成形术。

阴囊成形术首先是切开每侧阴囊垂直方向的上部,然后向侧方延长切口至少达到阴囊的一半(图 25-18)。切口的内侧与阴茎的腹侧相连,并沿中缝向下切开。皮下注射利多卡因和肾上腺素溶液可使组织分层并有助于减少出血。深层解剖时,应注意避免损伤鞘膜和精索。向内侧旋转两侧的阴囊翼至阴茎下方,在中线处外翻缝合。虽然大部分病例没有阴茎体腹侧皮肤的缺损,但严重的阴茎阴囊转位背侧可能需要插入皮瓣,此时需要使用腹壁皮肤形成皮瓣(Pinke et al,2001)。

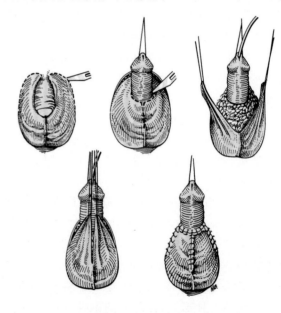

图 25-18　阴茎转位的修复(见正文中的讨论)

另一种方法是通过在耻骨联合上的表皮、真皮和脂肪穿孔来矫正阴茎位置(Kolligian et al,2000)。将阴茎脱套,阴茎体穿过切开的孔。阴茎体皮肤仍留在后面,向下劈开阴茎腹侧皮肤,并向上游离到阴茎体上。同时在带蒂的肉膜上开窗,阴茎体从中穿过。然后重新覆盖阴茎体的皮肤。

三、阴囊异常

(一)阴囊对裂

阴囊对裂是指阴囊皱襞完全分离,没有中缝。这种畸形最常合并近端型尿道下裂。手术修复通常是在尿道下裂修复过程中同时进行。矫正方法与阴茎阴囊转位修复技术相似。另一种方法是使用单一或多个 Z 形切开成形术来矫正(Mokhless et al,2011)(图 25-19)。

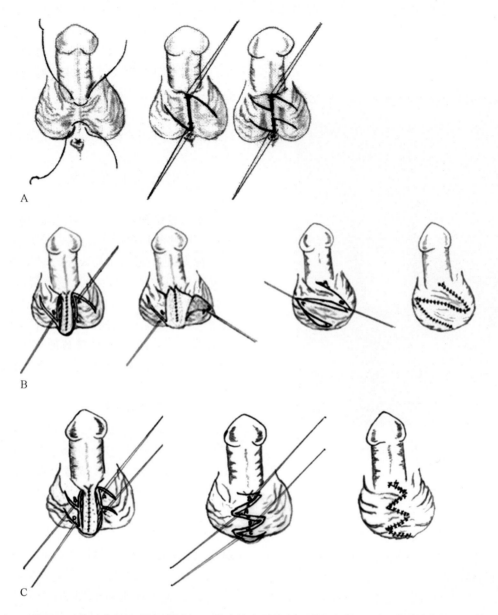

图 25-19　使用 Z 形整形术矫正阴囊对裂。A. 首先缝牵引线（左）并标记单一（中）或多个（右）Z 线的位置。按标记线设计形成单一的 Z（B）和多个 Z（C）形皮瓣并重新排列（From Mokhless I，Youssif M，El-tayeb M，et al. Z-plasty for sculpturing of the bifid scrotum in severe hypospadias associated with pe-noscrotal transposition. J Pediatr Urol. 2011 7：305-9. ）

（二）异位阴囊

异位阴囊（图 25-20）是一种罕见的疾病，指一侧的半阴囊沿着腹股沟管的位置异常分布。多位于腹股沟上，也有位于腹股沟下或会阴部者（Lamm and Kaplan，1977；Elder and Jeffs，1982）。此种畸形多合并隐睾、腹股沟疝、膀胱外翻及翼状胬肉综合征（Cunningham et al，1989）。有报道显示，70％腹股沟上异位阴囊的男孩合并同侧上尿路畸形，包括肾缺如、肾发育不良和异位输尿管（Elder and Jeffs，1982）。另一项研究发现，这些患者中 83％合并会阴部脂肪瘤，伴有脂肪瘤的患者 68％没有其他畸形，而不伴有脂肪瘤的患者 100％合并生殖器或肾畸形（Sule et al，1994）。由于引带和阴囊的形成时间和解剖结构在胚胎学上十分接近，可能因为引带的缺陷阻止了阴唇阴囊膨大的移行，导致了阴囊异位（Hoar et al,1998）。**异位阴囊患者应行上尿路超声检查**。患儿可在 6～12 个月时行阴囊成形术和睾丸固定术，如果合并的其他畸形需要手术治疗，也可以更早进行。

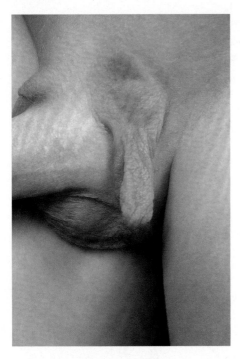

图 25-20　异位阴囊

（三）阴囊发育不良

阴囊发育不良可以是单侧，也可以是双侧，**最常见于隐睾和生殖器模糊的患儿**。该病可能是由于缺乏阴唇阴囊皱襞的引带膨大所致。

（四）阴囊缺如

阴囊或半阴囊的缺如是十分罕见的（图 25-21 见 Expert Consult 网站图 146-21）。目前仅有 7 例阴囊缺如的病例报道，均为 XY 核型，合并双侧隐睾；存在阴囊中缝结构；可伴有其他畸形，如认知障碍、双侧眼球颤动、腭裂和并指（Silay et al，2013）。另外有两例半侧阴囊缺如的病例报道，其中 1 例合并多发畸形，另一例仅有半侧阴囊缺如。两例患者的阴茎和对侧半阴囊及其内容物均正常。此外，患侧的睾丸位置正常（Flum et al，2012；Yilmaz et al，2013）。

（五）阴囊裂开

胎粪性腹膜炎有时可能造成生殖器损害，包括胎粪性鞘膜积液（Ring et al，1989）和先天性阴囊破裂，称为阴囊裂开（Gongaware et al，1991；

Salle et al，1992；Chun and St-Vil，1997；Kojori and Demaria，2007；Premkumar et al，2009）。这可能会造成一个或两个睾丸从阴囊中被挤压出来。当发现阴囊裂开时，临床医师应怀疑可能存在胎粪性腹膜炎，并进行适当的评估。治疗包括阴囊探查及睾丸固定和阴囊壁缺损的一期修补（图 25-22 见 Expert Consult 网站图 146-22）。

四、生殖器血管病变

生殖器血管病变在分类、病因和治疗上缺乏共识。这些畸形包括血管瘤和血管畸形。血管瘤发生在皮肤上，通常是先天性的，在出生后可能会出现明显的增长，而后进入一个缓慢的消退期。而血管畸形在出生时位于皮下组织中，持续存在或增大，在外伤、败血症或激素水平改变时会增大（Ramos et al，1999）。**血管畸形可细分为慢流型（毛细血管、淋巴管、静脉）或快流型（动脉、动静脉间的）**。

（一）先天性血管瘤

先天性血管瘤较常见，大约 1% 累及生殖器（Alter et al，1993）。它的起源和调节机制仍有争议（Ritter et al，2007）。**草莓血管瘤是最常见的类型，是由未成熟毛细血管增生所致**。该病因为发生在皮肤上也被归类为皮肤血管瘤。虽然病变可能会有 3～6 个月的快速生长期，但经常会逐渐退化，大多数不需要治疗（Casale and Menashe，1989；Girard et al，2006）。如果发生溃疡，则需要进行干预，防止出血。最普遍的治疗方法是短期口服皮质类固醇激素。也可以进行激光治疗，选择性光热分解和破坏浅层血管（Kennedy et al，1993；Ward et al，1998）。个别病例需要手术切除。

（二）皮下血管瘤

皮下血管瘤，也被称为海绵状血管瘤，较皮肤血管瘤少见（Sule et al，1993；Ferrer and McKenna，1995），将其归类为血管畸形更为合适。出生时或出生后即可发现。与逐渐退化的皮肤血管瘤相比，海绵状血管瘤往往会逐渐增大，应谨慎处理。查体可触及一种类似精索静脉曲张的"蠕虫袋"状包块，但患者平卧时也很硬并且不会减小。由于体检难以确定病变范围，建议用彩色多普勒超声、CT 或 MRI 来了解血管瘤的大小（Aizen-stein et al,1996）。建议采用手术完整切除，术前血管栓塞可减少肿块的大小和出血的风险。

（三）Klippel-Trénaunay-Weber 综合征

Klippel-Trénaunay-Weber 综合征是一组三联型，包括皮肤血管畸形，焰色痣及软组织和骨的肥大。此畸形在出生时即存在，典型病变累及下肢，但躯干或面部也常受累。这些血管病变容易出血。Hus-mann 和他的同事（2005）对 214 例患者的回顾研究发现，30%的患者有泌尿生殖系统、皮肤或内脏受累。48 例（22%）生殖器皮肤受累患者中，29%发生顽固性出血。手术切除会有大量失血。

（四）血管畸形

血管畸形也可能累及阴茎。虽然这些病变是先天性的，但经常到青少年或成年早期才被诊断。典型特征为浅淡的蓝斑或软的蓝色肿块。可手术切除（Kaufman et al,2010），但是如果病变累及龟头，激光治疗效果优于手术（Ramos et al,1999）。

五、疝与鞘膜积液

（一）胚胎学

腹股沟疝、鞘膜积液等腹股沟阴囊病变的患者，通常由小儿泌尿科医师进行诊断和治疗。**妊娠的第三个月在睾丸下降之前，腹膜膨出进入腹股沟形成鞘状突。睾丸下降完成后，鞘状突闭塞，**靠近睾丸的部分形成睾丸鞘膜囊。鞘状突的闭合在出生后可能继续进行，鞘状突持续存在，导致了小儿几乎所有的腹股沟阴囊区病变。在一项尸检研究中，Mitchell 发现 18%的足月婴儿在出生时鞘状突是闭合的（Mitchell, 1939）。1965 年，Rowe 发现在接受单侧腹股沟疝修补术的儿童中可能存在对侧鞘状突未闭，2 月龄以下的患儿发生率为 63%，1 至 2 岁和 16 岁前的患儿发病率相似，约为 40%（Rowe et al,1969）。在尸检或腹腔镜检查中，大龄儿童和成人中发现鞘状突未闭的发生率约为 20%（Ajmani, 1983；van Wessem et al,2003）。

定义（图 25-23）

腹股沟斜疝：延伸至腹股沟内环外宽大的鞘状突，内含腹腔内容物（肠、网膜、性腺），可进入腹股沟管、阴唇或阴囊。

交通性鞘膜积液：未闭的鞘状突，延伸至腹股沟内环外，仅含腹腔液，可延伸至睾丸，鞘膜内有积液。

精索鞘膜积液：鞘状突远端及近端闭合，在鞘状突未闭段内积液。

睾丸鞘膜积液：睾丸周围的鞘膜内有积液，与近端无交通。

腹腔阴囊积液：巨大的阴囊积液，近端穿过腹股沟内环进入腹部，但是与腹腔没有交通。

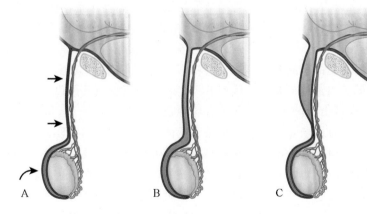

图 25-23　鞘膜积液时鞘状突的解剖。A. 鞘状突正常闭合；直箭头表示鞘状突条索；弯曲箭头为鞘膜。B. 交通性鞘膜积液时鞘状突状突完全开放。C. 鞘状突远端闭合时精索鞘膜积液；鞘状突与腹腔的交通也可能导致疝气。D. 封闭的精索鞘膜积液（From Martin LC,Share JC,Peters C,et al. Hydrocele of the spermatic cord：embryology and ultra-sonographic appearance. Pediatr Radiol 1996;26:528-30.)

(二)流行病学与发病机制

1. 腹股沟疝与交通性鞘膜积液

腹股沟疝在儿童中发病率为 1%～5%,男孩的发病率是女孩的 5～10 倍,在早产儿中发病率更高(32 周前出生的婴儿发病率为 13%,而体重不足 1kg 的婴儿发病率达 30%)。右侧比左侧多见(3∶1),这是由于右侧睾丸下降较晚(Jones et al,1998;Brandt,2008)。**女性患儿、早产儿、年龄小于 1 岁和存在隐睾病史是双侧发病的危险因素**(Ein et al,2006;Brandt,2008)。一项研究表明,母乳喂养有预防腹股沟疝发生的作用(Pisacane et al,1995)。虽然疝可能在儿童时期的任何时候发生,但发病的平均年龄为 3-4 岁,近 1/3 的病例在 6 个月前发病(Kapur et al,1998)。常常伴发鞘膜积液。Ein 等(2006)发现,在 6361 例患儿中,19% 伴发鞘膜积液(70% 为睾丸鞘膜积液,26% 为精索鞘膜积液,4% 为睾丸精索鞘膜积液)。

大多数鞘膜积液发生在出生后和青春期之前,与鞘状突未闭有关。在一项观察研究中发现,302 例 1-18 岁(平均 4.4 岁)的新发鞘膜积液患者中,59% 的患者临床上存在交通鞘膜积液(有明确的积液波动史),6% 的患者是精索鞘膜积液(Christensen et al,2006)。随访了 70 例(65%)无明显交通的鞘膜积液患者和 5 例(29%)精索鞘膜积液患者,自愈率分别为 39 例和 3 例。在接受鞘膜积液修补术的男孩中,0～22% 的病例鞘突完全闭合(Elder,1992;Barthold and Redman,1996;Han and Kang,2002)。

2. 非交通性鞘膜积液

在婴儿期自愈或在青春期之后发生的鞘膜积液大部分是非交通性的。常由于鞘膜内液体的延迟吸收或异常流体动力改变导致,也可由对肿瘤、创伤或炎症的反应造成。至少 5% 的男性新生儿发生单纯性睾丸鞘膜积液(Osifo and Osaigbovo,2008),通常为双侧,可通过液体再吸收而自愈。

(三)遗传学及相关疾病

详见 Expert Consult 网站。

(四)诊断

1. 体征和症状

腹股沟疝和交通性鞘膜积液通常表现为腹股沟或沿着精索延伸至阴囊的无痛性包块。包块可能只有在腹内压力升高(哭闹或排便)时才会出现;仰卧位有助于积液和内容物的回复。**间断出现的包块有助于区分可回复的腹股沟疝、交通性鞘膜积液和睾丸鞘膜积液或精索鞘膜积液。**当发生腹股沟疝嵌顿时,患儿往往烦躁哭闹,局部可见持续存在的或巨大的包块,不能回复,而且可能会存在拒食和肠梗阻症状(腹胀、呕吐和不排气排便)。

睾丸鞘膜积液也可能表现为炎症、感染性或创伤后的慢性或急性的阴囊肿胀。积液大小通常是稳定的,也可能会逐渐变小。精索鞘膜积液往往也是无痛的、大小可变的包块,由于其卵圆形外形,可能会与睾丸相混淆。

2. 体格检查

体检时,如患儿年龄允许,需要站立位,否则也可以仰卧位。检查从下腹部皮肤皱褶开始至腹股沟和阴囊。如果孩子哭闹,应该评估包块是否因此出现或增大,而在患儿安静后改善或消失。增加腹内压力可能会导致包块膨出(婴儿可固定四肢诱发其哭闹,大龄儿童可通过跳跃、咳嗽、大笑、吹泡泡或吹气球增加腹压)(Brandt,2008)。**如果在检查时未发现包块,则家庭成员拍摄的包块的照片,也可作为可靠的诊断依据**(Kawaguchi and Shaul,2009)。

触诊从耻骨结节上外侧由头侧向下至阴囊,以确定包块近端和远端的范围。交通性鞘膜积液和疝,由内环水平起始延伸至不同水平。于近耻骨结节处触摸精索,如存在蚕丝征(摩擦丝绸的感觉)则提示精索结构较厚。精索鞘膜积液可能易与睾丸混淆,但精索鞘膜积液的包块上下可触及正常的精索结构,而且往往可触及睾丸。睾丸鞘膜积液可能表现为阴囊内蓝色包块。鞘膜积液包块上方可触及正常的精索结构,但可能很难分辨包块是否延伸到或穿过内环(形成腹腔阴囊鞘膜积液),此时腹部检查会触及一包块。睾丸周围的积液是透光的,但新生儿肠管也是透光的。在较软的睾丸鞘膜积液中可触及睾丸位于其内,但在张力较大的鞘膜积液中则难以触及睾丸。

3. 影像学检查

通常不需要进行影像学检查。超声检查可在精索前内侧的腹股沟区发现一个较大的延长的无回声区;大的疝囊中可发现大网膜或肠蠕动(图 24-24)。如果认为存在鞘膜积液,超声影像图可以帮助识别被积液包围的无法触及的睾丸(图 25-25)。

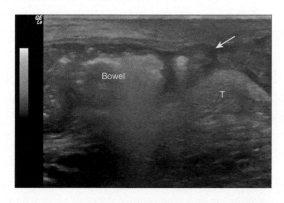

图 25-24　一个存在腹股沟阴囊包块的 4 岁男孩的阴囊超声矢状图。可见疝囊内肠管,其末端(箭头)位于阴囊内的睾丸(T)上方

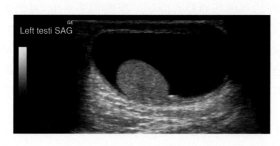

图 25-25　一个 8 个月男孩阴囊超声矢状图,患儿阴囊肿胀并且睾丸触诊不清。超声影像图显示低回声液体(鞘膜积液)围绕着正常的睾丸

(五)手术修补

1. 腹股沟疝

因为腹股沟疝相关并发症的风险很大,因此腹股沟疝应在诊断后尽快手术。 对于易回复的腹股沟疝或交通性鞘膜积液,可在诊断后几个星期内进行门诊手术;对于相对难以回复的腹股沟疝患者,手术也可以提前。应告知患儿父母腹股沟疝发生嵌顿时的症状和体征。不能回复的腹股沟疝需要立即手术探查。早产儿腹股沟疝可以在出院前修复,但对于极低出生体重(<1500 g)的婴儿或患有先天性心脏病、肺部疾病、败血症或代谢性疾病的患儿,由于麻醉风险增加,可能需要延迟修补。一些学者建议将手术推迟到受孕后 50～52 周,而不是在出院前进行手术(Stylianos et al,1993;Chen et al,2009)。

2. 鞘膜积液

婴儿鞘膜积液存在自发吸收的可能。 如果鞘膜积液在 1 岁时仍持续存在,或在观察期间明显增大,则需要手术治疗。精索鞘膜积液往往不能自愈,但很少需要紧急手术,可以在 1 岁后治疗。

3. 标准腹股沟疝修补术

传统手术方法修复腹股沟斜疝或交通性鞘膜积液,在腹股沟内环水平高位结扎疝囊,手术成功率高、复发率低,术后疼痛有限,外观满意。首先在耻骨结节上外侧的皮肤皱褶处的 Langer 线上做了一个小切口(Kogan,2007)。切开 Scarpa 筋膜暴露腹外斜肌腱膜,于腹股沟外环处剪开腹外斜肌腱膜,注意避免损伤髂腹股沟神经。在婴儿中,由于腹股沟内环和外环非常接近,在不打开腹外斜肌筋膜的情况下,就可提供足够的手术空间(Mitchell-Banks 技术)(Kurlan et al,1972)。垂直于精索分离提睾肌纤维显露前内侧疝囊。提出疝囊并与精索分离,然后钳夹离断疝囊。提拉疝囊近端将其与精索分离到内环水平并结扎,以免复发(Grosfeld et al,1991)。如果存在明显的疝内容物或疝囊巨大增厚,则应在结扎前打开,以确认没有任何组织或将肠管、大网膜或滑动的内容物还纳。如腹股沟管内环明显增宽,应在中间紧缩加固(Ein et al,2006;Brandt,2008)。当远端疝囊较小时则可旷置不予处理,当其较大时,可切除疝囊前壁。鞘膜积液手术时则应切除包块及其附属结构。

对于患有鞘膜积液的青春期男孩,如果有交通性鞘膜积液的临床证据,最好采用经腹股沟入路;否则可像成人那样进行经阴囊鞘膜积液修补术,只有当确定鞘膜积液近端相通时,应用腹股沟切口。在一项回顾性研究中,Wilson 和他的同事记录了进行鞘膜积液修补术的儿童术中情况,发现 10 岁以上及 12 岁以上患儿,非交通鞘膜积液分别为 82.1% 和 86.4%。年龄与鞘状突未闭显著相关(Wilson et al,2008)。

4. 并发症

术后早期并发症包括出血和感染,标准疝修补术后很少发生。非复杂性开放手术修补术后,**腹股沟疝复发的概率为 0.5%～1%**(Farrow and Thompson,1963;Grosfeld et al,1991;Zhang and Li,1993;Wright,1994;Vogels et al,2009),而早产儿中为 2%(Krieger et al,1994;Misra et al,1994);嵌顿性疝修补术后则达到 3%～6%(Clatworthy et al, 1954; Farrow and Thompson, 1963)。50％的疝复发发生在术后 1 年内,75％发生在 2 年内(Grosfeld et al,1991;Wright,1994)。**疝复发的原因包括在最初的手术过程中未能准确识别或结扎疝囊,疝囊撕裂而在精索上留下一条腹膜,或者是在探查中漏掉了直疝。**复发性疝的手术修复,通常可以通过腹股沟内环水平结扎斜疝的疝囊和(或)修补直疝的腹股沟管壁来完成。

与生殖道、继发性隐睾、睾丸萎缩和血管损伤有关的并发症的发生率尚不清楚。**如果存在睾丸下降不全或回缩,则应在疝修补术时进行睾丸固定术。完成疝修补术时确定睾丸位置是否正常,避免医源性隐睾的发生**(Kaplan,1976;Puri et al,1984)。在一项大的单中心病例研究中,睾丸萎缩的发生率为 0.3％(Ein et al,2006),而其他研究中为 4％～12％(Clatworthy et al,1954;Rowe and Clatworthy,1970),在不可回复性疝的患者中发生率更高(Fasching and Hollwarth,1989)。其原因包括不可回复性疝压迫性腺血管,或手术修复过程中损伤血管。年幼的婴儿有较高的风险,睾丸梗死率为 30％～33％(2 或 3 个月以下)(Slowman and Mylius,1958;Fasching and Hollwarth,1989)。**在 0.13％～0.3％的病例中发现了部分输精管结构,尽管无导管结构的胚胎残留更为常见(1.5％～2.9％)**(Popek,1990;Partrick et al,1998;Steigman et al,1999)。在婴幼儿和(或)嵌顿疝病例中,输精管损伤的风险可能更高。非横断性的输精管损伤可表现为输精管梗阻和晚期不育(Sheynkin et al,1998)。

疝修补术减压后持续存在鞘膜积液是非常罕见的[在 Ein 和同事(2006)的研究中为 0.1％],应至少观察一年看其是否可自发吸收。如果持续存在鞘膜积液,则需要进行阴囊鞘膜积液修补,如果包块存在波动意味着疝复发,需要进行再次疝修补。

5. 阴囊入路修补腹股沟疝

有报道主张阴囊入路进行睾丸固定术,因此一些作者建议采用类似的方法来治疗腹股沟疝和交通性鞘膜积液(Lais and Ferro,1996;Fearne et al,2002;Gokcora and Yagmurlu,2003)。对于双侧腹股沟疝,Shih 描述了经阴囊中缝入路的方法(Shih and Uen,2012)。初步数据表明,阴囊入路与标准腹股沟入路手术相比,成功率和复发率没有明显差异。Fearne 和他的同事(2002)对 195 名男孩在腹股沟外环水平结扎鞘状突,仅发现 1 例复发(平均随访 13 个月)。与患者年龄、疝囊结扎术水平有关的问题尚未有定论(Wilson et al,2008),值得长期随访。

6. 腹腔镜腹股沟疝修补术

腹腔镜疝修补采用两种主要技术:经腹及腹膜外入路闭合腹膜缺损(Schier,2006)(Takehara et al,2006;Endo et al,2009),已经引起了人们的兴趣。Alzaham 对 2699 例婴幼儿 10 个腹腔镜与开放腹股沟疝修补术的对比研究进行了 Meta 分析。腹腔镜手术的复发率高、单侧疝修补手术时间长、双侧疝修补时间短。腹腔镜手术组,对侧术后腹股沟疝的发生明显减少(Alzahem,2011)。**腹腔镜疝修补术可以有效治疗腹股沟疝,尽管可能随着经验的增加而降低复发风险,但是复发率仍然高于开放手术组(高达 4％)。**关于腹腔镜手术时间和手术后疼痛程度仍存在争论(Chan et al,2005;Koivusalo et al,2009)。

请参考 Expert Consult 网站了解细节。

(六)对侧内环的评价

对于单侧疝患儿,是否需要评估对侧鞘状突或内环未闭与否,仍有争议。评估对侧内环的目的是避免异时疝的发生及其伴随的风险和医疗成本。历史上曾进行常规的对侧探查,之后只对那些根据年龄、早产、性别或相关的疾病判断有发生异时疝高度风险的患者,有选择地探查对侧。在一项调查中,51％的小儿普通外科医师表示早产儿需要探查对侧,40％认为 2 岁以下的男孩需要探查,13％认为 2－5 岁男孩需要探查(Levitt et al,2002)。

与以往的方法相比,**经腹诊断性腹腔镜能快速、直接、准确地检查对侧腹股沟管内环**(图 25-26)。一项对 964 例腹腔镜检查结果的 Meta 分析显示,其敏感性为 99.4％,特异性为 99.5％。在行腹腔镜睾丸固定术时发现,无临床疝的 1 岁以下男孩中,对侧内环未闭合的发生率为 10％(Palmer and Rastinehad,2008)。在接受单侧腹股沟疝修补术的患者中,在开放手术探查时对侧鞘状突未闭的发生率为 57％～68％,在腹腔镜疝修补时为 39% ～ 61%（Tepas and Stafford，1986；Zona，1996；Miltenburg et al，1998；Saad et al，2011）。发病率与年龄呈负相关；Chin 和他的同事（1995）发现对侧内环未闭的发生率在 1 岁以下的婴儿为 41%，在 2－5 岁的幼儿约为 30%，而在 10 岁以上的儿童为 19%。成人尸检时发现内环未闭的发生率为 20%（Ajmani and Ajmani，1983）。

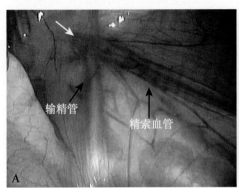

输精管　　精索血管

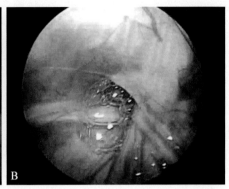

图 25-26　经腹股沟腹腔镜显示闭合(A)(白色箭头)和开放的对侧腹股沟内环(B)。注意挤压可见从开放的内环喷出的气泡(Courtesy Israel Franco, MD.)

发生异时疝的概率较低。Miltenburg 和他的同事们（1997）进行了一项 Meta 分析，分析包括对侧内环闭合情况不明者，结果显示，有 7% 的患者发生了异时疝，90% 发生在初次手术后 5 年内。Ron 和他的同事（2007）的一项系统回顾研究证实了这一发病率。在 1291 名经腹股沟腹腔镜检查，认为对侧内环关闭的儿童中，2.5% 在 12.2 个月后（中位数）发生对侧异时疝（Juang et al，2012）；293 名行单侧腹腔镜疝修补术的患者（年龄 6－42 个月，中位年龄为 24 个月），这一发生率为 3.1%（Tam et al，2013）。**遗憾的是，这些研究只是间接地观察了开放的对侧内环的自然进程，但在相应的前瞻性研究完成前，其自然发展转归情况仍不明了。**

（七）腹腔阴囊鞘膜积液

腹腔阴囊鞘膜积液不常见，在一项大的系列研究中，其占所有鞘膜积液的 1.25%（Avolio et al，2000），约有 30% 的病例为双侧（Ferro et al，1995；Nagar and Kessler，1998；Belman，2001；Bayne et al，2008；Cozzi et al，2008）。这种阴囊包块是非交通性的，往往张力较高并延伸到腹部，可在腹部触及包块。超声检查可帮助确定肿物近端界限（Belman，2001）。腹腔阴囊鞘膜积液通常在婴儿期出现，表现为阴囊鞘膜积液，可能随着时间而增大（Celayir et al，2001；Cuervo et al，2009），也可能逐渐变小（Cozzi et al，2008），或自发吸收（Upadhyay et al，2006）。相关诊断包括隐睾症、对侧疝、鞘膜积液或睾丸消失。

该病最可能病因是在鞘状突闭合后，阴囊鞘膜积液进一步扩大并延伸到腹膜后或腹膜后腹腔间隙。Bayne 和同事（2008）发现，腹腔阴囊鞘膜积液是渗出性的，认为包块体积和压力的增大会导致淋巴回流受阻，而进一步造成积液加重。巨大的肿物可延伸至上腹部，并可造成伴发肾积水、下肢水肿或阑尾炎（Cuervo et al，2009）。Chamberlain 和他的同事（1995）第一次报道了睾丸的变形伸长，Bayne 等（2008）进一步证实该结论，但是这种变化多数是可逆的（Cozzi et al，2008）。

传统的手术方法是腹股沟切口，从腹腔附着处分离近端鞘膜囊，部分或完全游离鞘膜囊远端部分，酌情行睾丸固定术。一些学者主张行睾丸固定术，以避免发生医源性隐睾症（Nagar and Kessler，1998；Bayne et al，2008）。先抽吸阴囊积液有利于包块近端的解剖游离（Cuervo et al，2009）。其他的手术方法，包括采用腹部中线入路处理巨大的双侧病例（Serels and Kogan，1996），或腹腔镜辅助腹部包块减压，然后经腹股沟切除（Abel et al，2009）。为了避免对精索或输精管的损伤，可保留其与精索相连的部分囊壁（Ferro et al，1995；Cuervo et al，2009）。有学者提到了结扎扩张的内环,但是因为患者的鞘状突往往是闭合的,这种做法可能没有必要。

　　Belman(2001)描述了一种经阴囊入路,通过有限的解剖引流和广泛折叠并切除病变的方法;Cozzi 和同事(2008)报道该方法(5 例患者)与腹股沟入路方式(13 例患者)相比,手术效果相同而并发症降低。11 例经腹股沟入路的患者发生了持续阴囊肿胀、血肿、隐睾和(或)睾丸发育不良,2例阴囊入路患者发生感染。

六、阴囊急症

　　阴囊急症是指阴囊内容物出现疼痛、肿胀和(或)触痛。需要进行鉴别的疾病不多(框图 25-2),但它们有相当多的症状和体征是交叉的,这可能会影响医师正确诊断;一些可靠的临床特征和辅助的阴囊影像学检查有助于临床确诊。最常见的是睾丸附件扭转(40%～60%),其次是精索扭转(20%～30%,不包括新生儿),附睾炎(5%～15%),其他或无病理改变(10%)(Anderson and Giacomantonio,1985;Sidler et al,1997;Van Glabeke et al,1999;Mushtaq et al,2003;Murphy et al,2006;Mäkelä et al,2007)。虽然所有这些疾病都可以在儿童时期发生,但睾丸附件扭转通常在婴儿期后和青春期之前发生,而附睾炎和精索扭转则最常见于围产期和青春期。睾丸附件扭转和附睾炎可非手术治疗,预后较好;对于精索睾丸扭转则必须及时进行手术探查,延迟就诊、诊断和治疗,都会导致性腺严重的缺血性损伤,甚至坏死。

(一)精索扭转

1. 急性鞘膜内精索扭转

　　(1)诱发因素:鞘膜内精索扭转通常被认为是由于鞘膜异常固定在精索上,出现"钟摆畸形",导致睾丸过度活动。虽然在尸检中发 12%的男性存在这种畸形(Caesar and Kaplan,1994a),但是睾丸扭转的发生率要低得多:在美国,每年 10－19 岁的男性中,每 10 万人只有 8.6 人发病(Mansbach et al,2005)。有证据显示其有家族倾向(Cunningham,1960;Collins and Broecker,1989;Cubillos et al,2011)但遗传方式不清。Cubillos 和他的同事(2011)在 10%的先证者中,发

| 框图 25-2 | 儿童及青少年急性阴囊疼痛的鉴别诊断 |

附件扭转
　　睾丸附件
　　其他附属物(附睾,旁睾,迷走输精管)
精索扭转
　　鞘内、急性或间歇性的
　　鞘外
附睾炎
　　感染性
　　　尿路感染
　　　性传播疾病
　　　?病毒性
　　无菌性或创伤
阴囊水肿或红斑
　　尿布皮炎、昆虫叮咬或其他皮肤损害
　　特发性阴囊水肿
睾丸炎
　　伴或不伴脓肿的附睾炎
　　血管炎(如 Henoch-Schonlein 紫癜)
　　病毒性疾病(腮腺炎)
创伤
　　血肿或阴囊挫伤或睾丸破裂
疝或鞘膜积液
　　腹股沟疝伴或无嵌顿
　　交通性鞘膜积液
　　有或无扭转的囊状鞘膜积液
　　与急性腹部疾病有关(如阑尾炎、腹膜炎)
精索静脉曲张
阴囊内肿物
　　睾丸囊性发育不良或肿瘤
　　附睾囊肿、精液囊肿或肿瘤
　　其他睾丸旁肿瘤
腹股沟腱炎或肌肉劳损引起的肌肉骨骼疼痛
牵涉疼痛(如输尿管结石或异常)

现有家族史(各种亲属),其中一个家庭有三代发生睾丸扭转。**能刺激诱发睾丸扭转的因素尚不清楚,**但可能包括低温(Srinivasan et al,2007;Lyronis et al，2009；Chiu et al，2012）或温度变化（Chen et al，2013）刺激发生提睾反射和（或）青春期睾丸的快速生长；然而扭转可在静止或睡眠时发生。隐睾睾丸由于位置高，扭转风险增加而且难以及时评估。而睾丸固定术后发生睾丸扭转，可能与缝合失败未能固定住睾丸有关（可吸收或不可吸收缝线）（Redman and Barthold，1995；Frank and O'Brien，2002；Mor et al，2006）。

（2）临床表现：鞘膜内睾丸扭转可发生在任何年龄，但绝大多数发生在 10 岁以后，12—16 岁为高发期（Anderson and Giacomantonio，1985；Sidler et al，1997；Mushtaq et al，2003；Mansbach et al，2005；Murphy et al，2006；Mäkelä et al，2007）。睾丸扭转的发病率为 1/4000（Williamson，1976），左侧多见，罕见有双侧发病。一般患儿主诉为休息（甚至睡眠）时，或体育活动、创伤后，出现剧烈的阴囊疼痛。**患儿之前可能发生过类似的情况。**也有部分患者可能仅有轻度的阴囊疼痛，甚至没有阴囊疼痛或可能仅有腹股沟或腹部疼痛。10％～60％的患儿出现恶心呕吐（Williamson，1976；Knight and Vassy，1984；Jefferson et al，1997；Sessions et al，2003；Mäkelä et al，2007）。是否出现阴囊水肿和红斑，取决于扭转的持续时间或程度。很少出现排尿困难和发热。

最常见的体征是睾丸触痛、睾丸方向异常和提睾反射消失。检查可以发现，由于精索短缩造成睾丸高位和睾丸横位。生殖股反射弧是通过刮划大腿内侧引起睾丸上提，该反射通常出现在 2 岁以后（Caesar and Kaplan，1994b）。一些研究报道称所有睾丸扭转的患者此反射减少或消失（Caldamone et al，1984；Rabinowitz，1984；Kadish and Bolte，1998）。但在其他的一些研究中发现，睾丸扭转患者中 10％存在反射（Hughes et al，2001；Nelson et al，2003；Karmazyn et al，2005；Murphy et al，2006）。**提睾反射的存在与正常的睾丸血流量相关，但并不明确地表明睾丸灌注正常，特别是临床表现已经提示存在睾丸扭转时。**虽然可能还存在附睾位置前置、精索增厚、睾丸硬结、睾丸与附睾边界丧失、阴囊水肿和（或）红斑，但这些症状随着睾丸扭转时间的延长而变得模糊，此时检查结果已经不太可靠。

为更好地评估睾丸扭转的临床表现，学者们做了一些工作。通过使用标准化的病史和体格检查表，Srinivasan 和他的同事（2011）发现，在多因素分析中，患侧提睾反射消失、恶心或呕吐及阴囊皮肤变化是睾丸扭转的预测因素。根据诊断工具，急性阴囊疼痛（＜72h）患者如存在以下情况则无睾丸扭转的危险（敏感性及阴性预测值为100％）：睾丸位置正常，无恶心呕吐，年龄 0—10 岁（Shah et al，2013）。Barbosa 和他的同事（2013）根据睾丸肿胀、睾丸变硬、无提睾反射、恶心或呕吐及需要进一步确定的睾丸高位而制定了评分系统。

（3）诊断研究：对于睾丸扭转的病例，尿液分析的意义有限，但可鉴别与脓尿和（或）细菌尿有关的附睾炎，或发现血尿，鉴别尿路结石。在可靠的阴囊成像技术出现之前，常规立即进行阴囊探查。放射性核素显像具有约 90％ 的敏感度和特异性，但检查时间长，操作复杂而且存在电离辐射，目前已很少使用。超声检查为评估睾丸结构、实质内血流和其他解剖细节（积液、阴囊增厚）提供了一种快速、有效和安全的方法。

睾丸扭转时，多普勒超声（CDUS）检查提示，与对侧睾丸相对比，多普勒颜色或波形减少或消失，睾丸实质回声不均（图 25-27）。**Kaye 等（2008b）和 Chmelnik 等（2010）发现，所有具有不均等回声的睾丸都是坏死的，而均匀的回声则预示着较低的睾丸切除风险。**CDUS 结果，依据睾丸内血流明显减少来诊断睾丸扭转的准确率为 97％，敏感度为 86％，特异性为 100％（Burks et al，1990），此方法已被广泛使用于临床（Kass et al，1993b），目前的研究也都反映了这一检查方法的准确性。Altinkilic 和他的同事（2013）前瞻性地评估了 CDUS 在睾丸扭转患者中的诊断价值，这些患者由一名不知晓超声结果的外科医师进行探查手术。超声检测睾丸扭转的敏感度为100％，特异性为 75.2％，阳性预测值为 80.4％，阴性预测值为 100％。据此作者认为，如果 CDUS 显示睾丸内血流灌注正常，不必进行手术探查。然而在其他研究中，精索扭转时血流减少或无血流的敏感度仅为 63％～90％，这可能是因为新的设备和（或）操作者对血流的检测能力增强了（Steinhardt et al，1993；Stehr and Boehm，2003；Bentley et al，2004；Kalfa et al，2004；

Karmazyn et al，2005）。Cassar 和 他 的 同 事（2008）对睾丸扭转患者睾丸血流存在或减少情况下的多普勒波形进行了评估，观察到微弱的异常波形，包括与正常睾丸相比振幅的增加或减少及

舒张期血流逆流，附睾增大和（或）回声增强，附睾血流改变，通常血流消失或减少，但偶尔增加，可为诊断睾丸扭转提供额外的支持（Nussbaum Blask and Rushton，2006）。

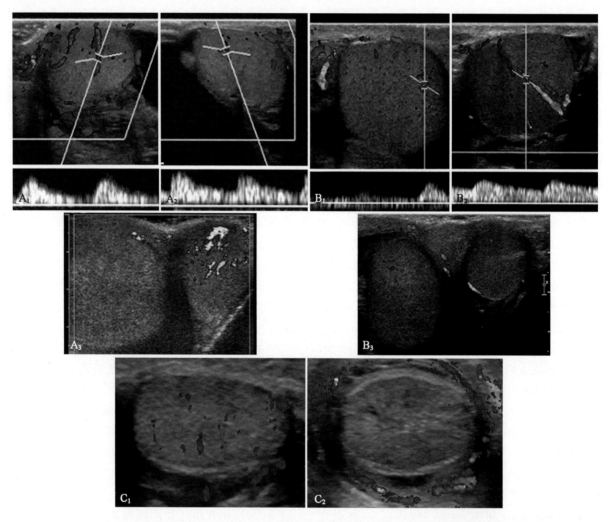

图 25-27　鞘内精索扭转的影像学图像。A. 间歇性扭转。在患儿睾丸痛 12h 时 CDUS 显示存在睾丸动脉血流，当患儿因疼痛加重而返回时，显示睾丸血流丧失并出现睾丸回声不均匀。B. 急性扭转伴动脉流量减少。C. 长时间扭转。CDUS 显示回声不均匀的睾丸，没有动脉或静脉血流显示，并存在高回声实质环

高分辨率超声（high-resolution ultrasonography，HRUS，10～20mHz 探头）检查精索长度，可提高对睾丸扭转的诊断率。利用 HRUS 直接对睾丸近端的精索进行成像，Kalfa 等（2004）在 43 例患者中，观察到精索扭曲呈一个 1～3cm 的蜗牛状包块，而在非睾丸扭转病例中则是一条完全线性的精索。在一项多机构的回顾性研究中，对 919 例阴囊急症患者进行 HRUS 精索成像检查，96% 经手术证实的睾丸扭转患者出现精索扭转，

当 HRUS 显示精索呈线性时其特异性达 99%（Kalfa et al，2007）。然而，Karmazyn 和同事（2005）观察到 41 例有部分或间歇性睾丸扭转的男孩中，有 2 例睾丸血流正常，未见精索扭转。

其他有用的诊断方法包括对比增强的脉冲反转超声（contrastenhanced pulse-inversion ultrasonography，CEUS）、红外热像仪和阴囊 MRI。通过对兔模型的研究显示，与常规 CDUS 相比，CEUS 对实验组扭转的睾丸灌注有更好的定量评

价（Paltiel et al，2006）。一项对 50 例急性阴囊疼痛或外伤患者的研究，CDUS 未明确睾丸病变性质的，进一步进行了 CEUS 检查。CDUS 的敏感度和特异性分别为 76％和 45％，而 CEUS 分别为 96％和 100％（Valentino et al，2011）。在绵羊模型中，在睾丸扭转 720°后 1h，红外热成像显示阴囊温度显著降低，扭转复位后迅速恢复正常。MRI 已用于小样本睾丸扭转研究中，可在疑难病例诊断中发挥作用。使用动态增强磁共振成像（需要造影剂钆）（Mäkelä et al，2011），或使用无对比剂的弥散加权成像，观察是否存在睾丸表观弥散系数（ADC）降低（Maki et al，2011）。

2. 管理与外科治疗

睾丸扭转是明确的外科急症，因为睾丸活力与扭转的持续时间成反比。 Visser 和 Heyns（2003）收集分析 1140 例患者的相关文献数据，发现在阴囊疼痛开始后 0～6h、7～12h、13～18h、19～24h、24h 以上、48h 以上，对应的睾丸切除术的风险分别约为 5％、20％、40％、60％、80％ 和 90％。这些数据的差异，可能与睾丸扭转的程度不同造成不完全的血管闭塞有关。在一项大型研究中，手术解除扭转后的睾丸切除概率为 30％～70％（Sessions et al，2003；Murphy et al，2006；Mäkelä et al，2007；Kaye et al，2008b），根据数据库回顾总结这一概率为 32％～42％（Mansbach et al，2005；Cost et al，2011；Zhao et al，2011）。Sessions 与同事（2003）发现，切除睾丸的中位扭转度数为 540°，保留睾丸的中位扭转度数为 360°，两组的扭转幅度均在 180°～1080°之间。对应阴囊疼痛发生时间小于 12h、12～24h、24h 以上，睾丸固定术后睾丸延迟萎缩的风险分别为小于 10％、40％ 和 75％（Visser and Heyns，2003）。部分睾丸萎缩（＜25％）可能发生在手术复位后，甚至在疼痛发作后 4h（Krarup，1978；Anderson and Williamson，1986；Tryfonas et al，1994；Sessions et al，2003）。术前手法复位可缓解症状，并允许延迟行睾丸固定术，但可能不能完全解除扭转。Sessions 和同事（2003）发现，32％的睾丸扭转为向外侧扭转（而不是向内侧扭转），行睾丸固定术的患者中，32％手法复位没有完全解除睾丸扭转。

阴囊急症有两种治疗方法。一种是为了避免延误，对几乎所有的患儿进行手术探查，以确认是否有睾丸扭转；这可能会造成许多不必要的手术（Anderson and Giacomantonio，1985；Watkin et al，1996；Sidler et al，1997；Mushtaq et al，2003；Mäkelä et al，2007）。另一种是根据病史、体格检查、CDUS 所见，对患者进行选择性手术探查（Caldamone et al，1984；Kass et al，1993b；Kalfa et al，2004；Lam et al，2005），这可能因为不典型的临床表现和（或）假阳性成像结果导致睾丸坏死。**因此，当临床及检查支持或怀疑存在精索扭转时，应立即进行阴囊探查，而不应延误。**

睾丸的手术探查应首先通过半阴囊横切口（dartos 袋）或阴囊中缝切口先解决患侧。打开鞘膜囊提出睾丸，注意睾丸的颜色、旋转的度数和鞘膜的解剖结构。**解除睾丸扭曲后，用热湿纱布外敷，观察睾丸颜色是否有改善，同时采用不可吸收缝线固定对侧睾丸，以减少对侧睾丸发生异时性扭转的风险。**再次检查患侧睾丸是否有潜在活力，行睾丸切除还是行睾丸固定，在很大程度上是由术者主观决定的。睾丸复位后可采用多普勒血流探头或观察白膜切开（Arda and Ozyaylali，2001）后出血情况，来评估睾丸内血流情况，但这些方法的可靠性缺乏有效性依据。如果要保留睾丸，可以通过 dartos 袋固定，也可以直接用不可吸收缝合线固定睾丸于肉膜上。Kutikov 等（2008）对 3 例睾丸扭转患者行扭转复位、白膜切开，发现睾丸外观改善、睾丸实质内压力降低，作者认为室间隔综合征可能导致了睾丸损伤。用一小块带血管的鞘膜修补在白膜缺损处，以维持较低的实质内压力，可减少持续缺血的可能性。Figueroa 和他的同事（2012）将这项技术应用于手术中，在认为无法挽救的 28 例睾丸中，11 例采用了该技术，55％的睾丸恢复活力。这些患者的长期疗效尚不清楚，但在大鼠睾丸扭转模型中，术后 4 周，解除扭转组与解除扭转加鞘膜瓣修补组之间无明显的组织学差异，而且两组的睾丸内压力均有降低（Oktar et al，2013）。

睾丸切除的危险因素包括年龄小、非裔美国人、参加医疗补助或缺乏保险（Cost et al，2011；Zhao et al，2011）。Zhao 和他的同事（2011）发现，儿童医院的患者，睾丸切除的比例较高。这可能是由于患者需转移到专科机构，造成治疗的延迟，在 Bayne 和他的同事(2010)的一项研究中,因患者转运使治疗延迟了 75min,睾丸切除时将精索分束结扎。如果睾丸切除,通常在患者痊愈或青春期后期,放置假体;Bush 和 Bagrodia(2012)认为,也可以同时行睾丸切除和假体放置。

3. 预后

对睾丸扭转患者的长期随访很困难,因此睾丸扭转对生育的影响目前了解不多。有少量的研究表明,大部分患者存在精液质量的轻微异常。**精液密度通常在正常范围内,但与扭转时间较短、睾丸萎缩不重有关**(Puri et al,1985;Fisch et al,1988;Anderson et al,1992;Brasso et al,1993;Arap et al,2007)。睾丸扭转持续时间与精液质量呈负相关,并且有限的对侧睾丸活检数据,均提示睾丸扭转术后可能存在睾丸整体的功能障碍(Visser and Heyns,2003)。对睾丸扭转患者的抗精子抗体分析(Puri et al,1985;Anderson et al,1992;Brasso et al,1993;Arap et al,2007)不支持自身免疫假说(Anderson and Williamson,1990)。目前动物模型和人类数据均支持睾丸扭转后存在缺血再灌注损伤(Kehinde et al,2003;Turner et al,2004)。需要更多的临床资料来明确睾丸扭转后的远期疗效和其他辅助治疗的效果。Romeo 和他的同事(2010)研究了 20 例睾丸扭转术后 5 年(平均)的患者(其中 12 例行睾丸扭转复位和睾丸固定术,8 例行睾丸切除术)和年龄匹配的 15 例对照组男性,检测了血清 FSH 和 LH(促性腺激素释放激素刺激前后)、睾酮和抑制素 B 水平。其中血清 FSH、LH 和睾酮均在参考范围内。与对照组相比,扭转组 2 例患者的抑制素 B 水平显著降低,但这两组间相比无显著差异。

(二)间断性鞘膜内精索扭转

30%～50%的患者,在睾丸扭转前发生自限性的急性阴囊疼痛(Williamson,1976;Stillwell and Kramer,1986)。这种情况无论是单次的还是多次的,通常会持续数分钟到数小时,并自发消失。Hayn 和同事(2008)观察到这些阴囊阵发性疼痛的频率与最终睾丸出现持续性扭转和睾丸坏死的风险相关;71%的患者曾被诊断为附睾炎或睾丸附件扭转,53%的患者有急性或迟发性睾丸坏死。可出现恶心和(或)呕吐或阴囊肿胀症状。正常睾丸纵轴最常见方向为垂直方向(Hayn et al,2008),但可能存在水平方向的睾丸(Schulsinger et al,1991)。体检时是否存在阳性体征取决于检查时睾丸是否扭转,有否触痛和是否存在提睾反射。Eaton 和他的同事(2005)报道了 15 例患者中 3 例无提睾反射,12 例患者中仅有 5 例的 CDUS 显示睾丸内血流量减少或消失。旋涡征或异常沼泽状条索征、扭曲精索下方出现假性包块也可能意味着存在间歇性精索扭转(Munden et al,2013)。

间歇性精索扭转的诊断还面临一定的挑战。**除非在体格检查时发现睾丸扭转复位,或者之前超声检查显示睾丸血流减少或消失,而症状明显改善后血流量增加,要高度怀疑该诊断。一旦确诊或高度怀疑存在间歇性精索扭转,需要进行双侧睾丸固定术,以避免睾丸扭转、睾丸坏死。应该告知患者和其家长,绝对确诊该病是不可能的,而且症状可能术后持续存在。**

(三)鞘外精索扭转(围产期睾丸扭转)

围产期精索扭转是婴儿的睾丸扭转,包括发生在产前(小时,天,周,月)、分娩期间或产后的扭转。是整个精索在阴囊肉膜内、鞘膜外的扭转。这种情况最常发生在分娩前,表现为阴囊内睾丸消失或阴囊内含铁血黄素的小结节,很少位于腹股沟管内。临近分娩时患儿睾丸失去血供,出生后显示睾丸坚硬而无触痛,与阴囊皮肤固定,阴囊皮肤颜色变暗或出现红斑,可能存在水肿。如同时存在鞘膜积液,可能会掩盖上述症状。发病率估计为每 100 000 名新生儿中 6.1 例(John et al,2008),并有家庭聚集发病的报道(Castilla et al,1975)。有学者提出了诸如高出生体重和(或)难产等为该病的诱发因素(John et al,2008;Kaye et al,2008a),但未得到对照研究的证实。在少数病例中,症状发生在检查为正常阴囊之后。很少发生新生儿鞘膜内睾丸扭转或无扭转的睾丸梗死(John et al,2008)。有两项研究显示(Yerkes et al,2005;Baglaj and Carachi,2007),双侧睾丸扭转发病率分别为 5%和 22%,可以同时或异时发生。有几项研究提示,异时性双侧睾丸扭转的初次扭转可发生在产前或出生后(Beasley and McBride,2005;Yerkes et al,2005;Al-Salem,2007;John et al,2008)。

阴囊显像可用于诊断围产儿睾丸扭转,但其有效性和可靠性被质疑。产前超声检查可显示睾丸扭转(Herman et al,2002)。产后超声可显示睾丸回声不均、钙化和无血流信号(图 25-28)(Arena et al,2006)。关于患儿睾丸血流情况的报道提示,产后 CDUS 可能是不可靠的(Yerkes et al,2005;Al-Salem,2007;Cuervo et al,2007;John et al,2008)。超声检查有助于区分睾丸肿瘤和睾丸扭转(Kaye et al,2008a),但其可靠性也受到了质疑(Calonge et al,2004;Al-Salem,2007)。

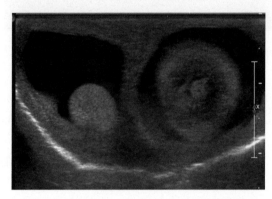

图 25-28 新生儿鞘外精索扭转。横向超声图像显示左侧增大的回声不均的睾丸和双侧鞘膜积液

关于围产期睾丸扭转的**最佳治疗方法,目前尚无共识**(Snyder and Diamond,2010)。一些人主张选择性探查,因为在大多数情况下,睾丸坏死是不可挽救的,而发生睾丸异时扭转很罕见,并且新生儿期手术麻醉风险增高(Das and Singer,1990;Brandt et al,1992;Stone et al,1995;Kaye et al,2008a)。另一些人主张立即进行手术探查,有可能部分或完全挽救睾丸(Sorensen et al,2003;Al-Salem,2007;Cuervo et al,2007),并指出在探查中曾意外发现对侧睾丸扭转或萎缩(Yerkes et al,2005;Al-Salem,2007;Baglaj and Carachi,2007;John et al,2008;Roth et al,2011)。在英国和爱尔兰接受调查的 110 名儿外科和泌尿外科医师中,很少(10.9%)使用 CDUS 指导治疗或排除睾丸肿瘤。虽然大多数(74.5%)行患侧睾丸切除术和对侧睾丸固定术(71.9%),但由于很少发现可以保留的有活性的睾丸(10%),双侧扭转更是罕见(7 例),所以很少紧急手术。部分医

师(21.8%)因担心医源性损伤而不行对侧睾丸固定(Rhodes et al,2011)。**如果出生后阴囊检查正常,之后出现症状怀疑有睾丸扭转,应及时进行探查手术以除外鞘膜内睾丸扭转。**有些外科医师使用经阴囊入路,而另一些医师则提倡经腹股沟入路以结扎未闭的鞘状突,并避免一旦发现肿瘤理论上经阴囊手术的风险。

(四)睾丸附件扭转和附睾炎

睾丸附件扭转是青春期前儿童阴囊急症的最常见原因。睾丸附件(来源于苗勒管)和附睾附件(来源于午非管)在睾丸中存在的比例分别为 76%~83% 和 22%~28%(Dresner,1973;Jacob and Barteczko,2005)。睾丸附件位于睾丸顶部或睾丸与附睾之间的沟内,附睾附件位于附睾头部,可为无蒂或有蒂结构。虽然无蒂型可能更常见(Jacob and Barteczko,2005),但有蒂的类型更容易发生扭转(Jones,1962)。其扭转的原因不明,可能与解剖、创伤和(或)青春期前增大有关。

这种疾病可发生在任何年龄,但发病高峰期为 7—12 岁(平均 8—9 岁)(Anderson and Giacomantonio,1985;Mushtaq et al,2003;Lyronis et al,2009)。症状为突然或隐匿出现的阴囊疼痛,疼痛可以是轻微的或严重的,随着运动而间歇性发作。检查结果同样取决于炎症的严重程度和症状持续的时间(Rakha et al,2006)。发病早期,在 **0~52% 的患者中可通过伸展阴囊皮肤发现"蓝点征"**(Dresner 1973),即缺血睾丸附件在睾丸上极处出现变色(Caldamone et al,1984;Van Glabeke et al,1999;Karmazyn et al,2005;Murphy et al,2006;Lyronis et al,2009)。Murphy 曾报告 1 例睾丸扭转患者出现假阳性蓝点征(Murphy et al,2006)。其他早期征象包括睾丸上方有触痛结节,睾丸局限性压痛,有对称的提睾反射。然而,随着病变持续,炎症进展,肿胀和压痛加重,睾丸和附睾之间界限变得模糊,加之阴囊壁水肿和红斑,可能使附件扭转与睾丸扭转、附睾炎难以鉴别。

CDUS 很少能显示附件异常,但通常显示附睾高灌注(Baldisserotto et al,2005)。正常的睾丸附件内无血流信号(Yang et al,2005),而扭转的附件可能表现为卵圆形高回声或低回声的无血流的异质结节(图 25-29)。Park 和他的同事

（2011）发现症状持续时间不同，病变的回声情况也显著不同：18 例发病 24h 内进行检查的患儿包块均为低回声，而发病 24h 后回声情况为低回声（6 例）、等回声（4 例）、高回声（8 例）。

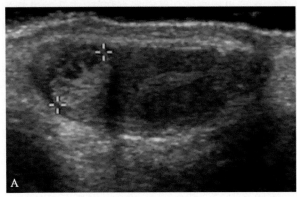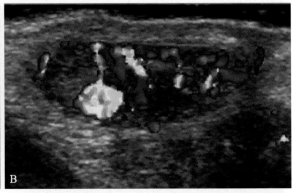

图 25-29　睾丸附件扭转。CDUS 显示附件增大且回声不均(A)，和没有血流信号，而附睾和睾丸血流增加(B)

由于附件扭转是一个自限性疾病（Koff and De Ridder，1976），因此很少需要手术治疗。治疗上可使用冰袋和口服消炎药以减轻炎症，并限制运动。手术探查仅限于不排除睾丸扭转的病例，或少数病变时间长、疼痛严重或反复发作的病例。

（五）附睾炎

附睾炎分为感染性或非感染性，是引起阴囊急症的一个广泛的疾病范畴，也可能是由于患有睾丸附件扭转的部分儿童也被诊断为附睾炎（Kadish and Bolte，1998；Lam et al，2005；Lyronis et al，2009），其发病率不清（Lau et al，1997；Merlini et al，1998；Cappele et al，2000；Somekh et al，2004；Al-Taheini et al，2008；Sakellaris and Charissis，2008）。在许多病例研究中，其发病高峰在婴儿期和青春期（Sidler et al，1997；Mushtaq et al，2003；Mäkelä et al，2007）。

一般情况下，附睾炎比睾丸扭转或附件扭转的发病更隐匿，但也可能迅速出现症状。可伴或不伴发热、排尿困难，罕见恶心呕吐。患者可能存在泌尿系感染病史、尿道分泌物及性活动、间歇性导尿（Thirumavalavan and Ransley，1992）、功能性排尿障碍（Bukowski et al，1995）、尿道畸形（Karmazyn et al，2009）或射精管先天性畸形（Pimpalwar et al，2002；Yanai et al，2005）。临床体征，初期表现为局部附睾肿大、压痛，后期阴囊广泛肿胀、红斑，**提睾反射正常**。有 20%～40% 的病例合并脓尿和（或）菌尿（Anderson and Giacomantonio，1985；Sidler et al，1997；Mushtaq et al，2003；Murphy et al，2006；Mäkelä et al，2007）。CDUS 显示附睾增大，血流增加，部分病例睾丸也增大、血流也增加。

治疗的目的是减轻炎症和合并的感染。控制炎症的措施包括使用冰袋，非甾体消炎药，阴囊抬高，休息以避免创伤性恶化。在没有泌尿系感染的情况下，即使不使用抗生素，症状也会自然改善（Lau et al，1997）。如有脓尿，应使用可覆盖革兰阴性菌的广谱抗生素（Siegel et al，1987），在某些情况下，可能需要静脉注射抗生素和住院治疗，应酌情对青少年患者治疗性传播疾病。

有选择性地对个别患者进行尿路成像检查。Siegel 和他的同事（1987）发现，47% 的青春期前男性患儿的影像学检查存在异常（尿道畸形，输尿管异位）。而其他的临床研究显示，患附睾炎的男童存在泌尿道畸形的风险很低，婴儿可能有更高的风险（Merlini et al，1998；Sakellaris and Charissis，2008）。虽然有些异常（肾盂扩张、低级别膀胱输尿管反流）可能与附睾炎没有直接的关系，但其他畸形（尿道或输尿管梗阻、射精导管或输精管异常）却对附睾炎的诊断有重要的意义。一些作者建议只进行肾超声检查（Al-Taheini et al，2008），或仅对反复发作的病例进行影像学检查（Cappele et al，2000）。**患者在青春期前尿培养阳性，是进行肾超声检查和膀胱尿道造影的指征。**在反复发作的病例中，进行内镜检查可能会发现射精管异常（Pimpalwar et al，2002；Yanai et al，2005）。反复发作的附睾-睾丸炎可能需要切除射精管囊肿,并进行输精管吻合术或输精管切除术。

(六)其他引起急性阴囊疼痛的原因

1. 特发性阴囊水肿

表现为青春期前男孩出现单侧或双侧阴囊肿胀且无疼痛或轻微疼痛(Klin et al,2002;Lee et al,2009)。相关的临床表现可能还有腹股沟或会阴区的局部红斑或水肿,腹股沟淋巴结病变,白细胞增多和(或)嗜酸性粒细胞增多。后一个指标提示其可能与过敏有关。该病的特征性表现包括阴囊的轻微疼痛或无疼痛,孤立的阴囊压痛和阴囊壁增厚。因为该病是自限性的,所以除了可能需要使用抗组胺药之外,不需要任何治疗。

2. 过敏性紫癜

是一种全身血管炎,影响皮肤、关节、胃肠道和肾。2%～38%的患者阴囊受累,表现为阴囊压痛、水肿、红斑,睾丸血肿、扭转或梗死,或精索血栓形成或附睾炎(Turkish et al,1976;Diana et al,2000;Ioannides and Turnock,2001)。通常存在臀部、会阴和下肢典型的紫癜性皮疹,但可能出现在阴囊症状之后。如果临床表现提示存在睾丸扭转,应立即行阴囊探查手术。

3. 睾丸网囊性发育不良

可表现为急性阴囊肿胀和疼痛(Noh et al,1999;Smith et al,2008;Jeyaratnam and Bakalinova,2010)。罕见的情况下,输尿管异常会导致慢性睾丸疼痛(McGee et al,2009)。这时大多数病例均存在同侧肾发育不良、发育不全或输尿管异常,可能是午非管发育不良的表现。超声检查会显示位于睾丸中心的多个小囊肿。治疗方法包括是保守性核除囊肿(存在囊肿复发可能)或观察(某些病例存在睾丸功能衰退可能)。

4. 外伤后睾丸破裂

可引起急性阴囊疼痛、肿胀和血性鞘膜积液。CDUS对睾丸破裂的诊断较为敏感。可考虑进行手术治疗(Adams et al,2008),也可以考虑采取非手术的方法(Cubillos et al,2010),对于存在血肿扩大、有症状的鞘膜积液、顽固性疼痛,睾丸无血流显示或脓肿的患者需行手术治疗。Cubillos等报道了在小样本的病例研究中,保留患儿睾丸并逐渐恢复所有体育活动,预后良好。

七、精索静脉曲张

精索静脉曲张是指精索蔓状静脉丛内的精索内静脉异常的扩张和纤曲,常见于青少年,导致成年后生育能力低下的风险很高。它对生育的影响还不很清楚,因为在人口调查中,约85%的精索静脉曲张患者都生育了自己的孩子(Pinto et al,1994;Safarinejad,2008;Bogaert et al,2013)。

(一)流行病学与发病机制

青少年精索静脉曲张的患病率为 8%～16%,与成人 15%的患病率相当(Niedzielski et al,1997;Skoog et al,1997;Akbay et al,2000;Stavropoulos et al,2002;Kumanov et al,2008;Zampieri and Cervellione,2008)。因为精索静脉曲张不会自发消失,而且很少在年长的成人中发病,因此认为青少年精索静脉曲张患者与成人患者估计是同一组人群。

精索静脉曲张的发生率和严重程度随年龄、诊断方法和 Tanner 发育阶段的不同而不同。多数精索静脉曲张出现在 10 岁以后,进展到青春期,并在 Tanner 3 期达到高峰(Kumanov et al,2008)。尽管一直以来认为精索静脉曲张主要发生在左侧,但最近的报道表明,男孩右侧精索静脉曲张的发生率正在增加。Decasto 等(2009)报道在 10-24 岁双侧可触及的精索静脉曲张患者中,1/3 进行了手术修复,CDUS 显示 7%～17%的左侧或双侧精索静脉曲张患者为亚临床型(Akbay et al,2000;Pfeiffer et al,2006;Cervellione et al,2008)。Woldu 等(2013)在 503 例患有可触及的左侧静脉曲张的青少年中,发现 40.3%存在右侧逆行血流,其中 44%为亚临床型。这些亚临床的右侧精索静脉曲张的临床意义尚不清楚。15%～50%的成年人病例为双侧精索静脉曲张(Zini and Boman,2009)。

青少年精索静脉曲张的病理生理可能是多因素的。主要原因是左肾静脉压增高、侧支静脉吻合、左精索内静脉与左肾静脉连接处瓣膜功能不全。精索静脉曲张的进展可能是持续的或自发的,而不是 Valsalva 动作引起的精索静脉反流(Pfeiffer et al,2006;Cervellione et al,2008;Zampieri and Cervellione,2008)。胡桃夹现象

（左肾静脉在腹主动脉和肠系膜上动脉之间受压）可能是一些男孩精索静脉曲张的原因（Coolsaet，1980；Kim et al，2006）。Sakamoto 和 Ogawa 报道，双侧精索静脉曲张的患者与对照组和单侧精索静脉曲张患者相比，前列腺静脉丛峰值、顺行血流和静脉直径都更高（Sakamoto and Ogawa，2008），而且存在隐股静脉连接处闭锁不全的风险更高（Karadeniz-Bilgili et al，2003），精索静脉曲张（Kilic et al，2007）反映了患者可能存在更广泛的静脉异常。遗传因素可能与精索静脉曲张发生有关；精索静脉曲张在接受输精管切除术或男性肾捐献者的一级亲属中的发病率增加 4～8 倍，而兄弟间的发病率尤其高（Raman et al，2005；Mokhtari et al，2008）。**高、瘦体质[低体重指数 (body mass index，BMI)]与精索静脉曲张发生有关**（Handel et al，2006；May et al，2006b；Nielsen et al，2006；Kumanov et al，2008；Tsao et al，2009），可能是由于精索静脉长度增加和（或）静脉压力增加，或者是由于该体型体检时易于被发现。

（二）诊断与分类

绝大多数儿童和青少年的精索静脉曲张都是由初级保健医师偶然发现的。一些青少年是因为自我检查时发现异常就诊，而少部分患者（2％～11％）是因为不适而就诊（Zampieri et al，2008a）。

患者应同时进行仰卧位和站立位检查。在静息和 Valsalva 动作时观察阴囊有否肿胀，然后触诊精索情况。精索静脉曲张临床分级为：0 级（亚临床），不可见也不能触及，仅通过 CDUS 发现；1 级，仅 Valsalva 动作时可触及；2 级，易于触及，但看不到包块；3 级，很容易看到包块。精索静脉应该在仰卧位减压后变小，如果不是如此，而且为右侧精索静脉曲张，则需要进行相关检查（CT 或超声）以除外腹部或盆腔肿块（Roy et al，1989）。注意评估双侧睾丸是否一致，受影响的睾丸可能变软。**测量睾丸体积很重要，因为它可能提示需要手术干预**。睾丸的体积应根据 Tanner 分级进行评估（表 25-4）。体积测量可以使用 Prader 睾丸测量计（由 12 个木制椭圆形球连在一起组成，体积依次增加，可与睾丸的大小进行视觉比较），Takihara 睾丸测量计（15 个椭圆环，可放置在睾丸最宽的周径处测量，环的内部尺寸与椭圆球体积相对应），或者用超声测量（测量长度、宽度和深度，并使用几种公式之一计算体积）。**这三种技术手段都是可靠的，但超声在确定左右睾丸大小的差异时更为敏感**（Costabile et al，1992；Chipkevitch et al，1996；Diamond et al，2000）。在一项以狗为试验对象的研究中，超声检查和应用 Lambert 公式计算可得到最精确的睾丸体积数值（Paltiel et al，2002）。

表 25-4 基于 Tanner 分期的睾丸体积

Tanner 分期	Daniel et al，1982				Zachmann et al，1974	
	左睾丸（cm³）		右睾丸（cm³）		总计（ml）	
	均值	标准差	均值	标准差	均值	标准差
1	4.8	2.8	5.2	3.9	6.0	2.6
2	6.4	3.2	7.1	3.9	6.8	3.6
3	14.6	6.5	14.8	6.1	9.3	3.8
4	19.8	6.2	20.4	6.8	12.6	4.2
5	28.3	8.5	30.2	9.6	16.3	4.6
6					18.9	4.0

用静脉直径和逆行血流的超声标准诊断成人精索静脉曲张是有争议的，在青少年患者中更是如此。Niedzielski 和他的同事（1997）测量了 625 例患有精索静脉曲张的男孩和 50 例正常对照组男孩，站立位时的精索静脉直径及 Valsalva 动作时精索静脉回流情况。他们发现在 1、2、3 级精索静脉曲张患儿中分别有 95％、70％和 4％为正常的精索静脉直径（正常男孩＜2 mm）；2 级或 3 级

精索静脉曲张患儿中,有 2/3 存在精索静脉反流;患儿站立时的血流速度与精索静脉曲张分级、精子活力有关。Kozakowski 等(2009)发现,仰卧位测量的精索静脉直径不是临床评估精索静脉曲张的良好标准,不能预测睾丸体积减小的风险;Valsalva 动作时精索静脉血流峰值超过 38 cm/s,与睾丸体积不对称密切相关。

(三)相关病理过程

有充分的证据表明,精索静脉曲张可能改变睾丸生长、精子发生和生育潜能。睾丸损伤的原因可能与阴囊温度升高有关。但目前对其发病机制仍知之甚少。

睾丸萎缩

由于对青少年精索静脉曲张患者不能通过直观的检查(即精液分析)来评估其对生育的影响,因此,睾丸萎缩被认为是睾丸病理变化和手术成功与否的间接标志。长期以来一直认为,睾丸体积的减少与精索静脉曲张有关(Lipshultz and Corriere,1977)。Steeno 和他的同事(1976)证实了这一点,在 34.4% 的 2 级和 81.2% 的 3 级的青少年精索静脉曲张患者中,存在睾丸体积减小。一些研究中证实了精索静脉曲张分级与左侧睾丸萎缩之间存在相关性(Thomas and Elder,2002年;Zampieri et al,2008b),但在其他研究中却未予证实(Alukal et al,2005;Kolon et al,2008)。由于精索静脉曲张修复后,同侧睾丸体积损失情况可能得到改善或缓解,因此推测睾丸萎缩反映了睾丸损伤的严重(Lyon et al,1982;Kass and Belman,1987)。Kass 和他的同事(2001)注意到,精索静脉曲张会对睾丸造成广泛影响。他们发现 Tanner 4 期的 3 级左侧精索静脉曲张患者与正常对照组相比,存在明显的右睾丸体积缩小。Okuyama 和同事(1988)报道了 22% 的 2 级或 3 级精索静脉曲张患者发生右睾丸萎缩,而且在这些双侧睾丸变小的患者中存在精子密度降低。在其他几项研究中发现,左精索静脉曲张修补术后,右睾丸体积明显增加,但在未治疗的对照组中未见增加(Laven et al,1992;Yamamoto et al,1995;Paduch and Niedzielski,1997)。

显著性睾丸萎缩定义为睾丸大小存在 10%、15%、20% 或 2~3ml 的相对差异,在 10%~77% 的患者中存在这种差异(Lyon et al,1982;Okuya-ma et al,1988;Akbay et al,2000;Thomas and Elder,2002;Diamond et al,2004b;Kolon et al,2008;Preston et al,2008)。这种变化与测量模式(见下文)、转诊模式和用于确定百分比差异的公式有关。睾丸大小的迅速增长最早可发生在 10 岁,并持续到 19 岁,这取决于青春期发育的 Tanner 分期(表 25-3)(Schonfeld,1943;Rundle and Sylvester,1962;Zachmann et al,1974;Daniel et al,1982;Matsuo et al,2000)。由于睾丸大小的个体差异性很大(Marshall and Tanner,1970),纵向测量几年比单独一次测量更能准确地反映睾丸萎缩情况,特别是对于青春期早期的患者。

有 32%~83% 的患者在精索静脉曲张手术后出现"追赶性"生长,即相对于右侧睾丸,左侧睾丸大小逐渐正常化(Cayan et al,2002;Greenfield et al,2002;Yaman et al,2006;Castagnetti et al,2008;Feber and Kass,2008;Decastro et al,2009;Poon et al,2009;Zampieri et al,2009)。在其他的系列研究中,55%~70% 的患儿存在这种**"追赶性"生长**(Barroso et al,2009)。但这种术后左睾丸萎缩的缓解反映了睾丸功能改善的假说受到了质疑,因为在未经治疗的患者中也发现了睾丸大小的差异可以自发性改善的现象(Paduch and Niedzielski,1997;Kolon et al,2008)。相反,另一些学者则报告 10%~26% 的患者,随着时间的推移会发生睾丸明显萎缩(Thomas and Elder,2002;Zampieri and Cervellione,2008;Kozakows-ki et al,2009)。然而,Diamond 等(2004b)通过一项纵向研究发现,睾丸的**"追赶性"生长和睾丸萎缩的"恶化"**没有统计学意义。Kocvara 等(2003)认为结扎淋巴管造成了术后睾丸体积的增加;但有报道表明这一点并不成立:在保留淋巴管(Poon et al,2009)和(或)保留动脉(Barroso et al,2009)的患者中,其睾丸体积在追赶增长率方面与未保留患者没有差别。Laven 和同事(1992)注意到,精索静脉曲张手术会使变小的睾丸体积增加,而对正常大小睾丸的体积没有影响。术后左睾丸肥大(相对于右睾丸体积差异>10%)与手术没有保留淋巴管或受累睾丸产生的反弹效应有关(Gershbein et al,1999;Cayan et al,2002;Koc-vara et al,2005)。

精索静脉曲张手术的主要适应证仍是左右睾

丸大小出现显著差异。目前的数据还不清楚这种差异与睾丸功能之间是否存在直接关系。需要进行前瞻性的随机对照研究,以确定单侧和(或)双侧睾丸萎缩或追赶性生长是否可以准确地预测青少年静脉曲张患者的生育潜力。

(四)睾丸组织学

对于成人精索静脉曲张的组织学变化,目前有一定了解,但对于青少年精索静脉曲张的组织学变化却知之甚少。在成年患者中(Hienz et al,1980),其组织学表现变化多样,所有患者(Fideleff et al,2000)甚至重度生殖功能低下患者(Kass et al,1987;Aragona et al,1994),光镜和电子显微镜下组织学表现可与正常人相同,也可以出现退行性管状改变,睾丸间质细胞数改变和(或)血管增生性病变(Hiunz et al,1980)。Hadzisempovic 等(1995)对一组小样本青少年精索静脉曲张患者,在手术时进行了睾丸组织活检,发现存在小管成熟异常和睾丸间质细胞数异常,但未发现其与成年期的最终精子质量存在关联。

(五)激素功能

还没有确定能否使用激素曲线来确定精索静脉曲张是否对睾丸功能造成了损害。LH 和 FSH 的基线水平,与青少年精索静脉曲张的存在与否并不一致(Laven et al,1992;Yamamoto et al,1995;Cayan et al,2005;Ku et al,2005)。与对照组比较,精索静脉曲张患者的促性腺激素基础值和刺激值变化不一致,而且术后也没有改善(Fideleff et al,2000)。GnRH 刺激可导致大约 30% 的精索静脉曲张男孩的 LH 和 FSH 反应过度,但与睾丸萎缩无关(Kass et al,1993a)。未发现抑制素 B 水平与青少年的睾丸大小或精液参数存在关联(Carrillo et al,1999;Turkyilmaz et al,2006;Romeo et al,2007;Basar et al,2010)。Guarino 和同事(2003)观察到 20 例患有精索静脉曲张、精液参数异常的男孩,LH、FSH 和刺激后 FSH 水平高于 56 例正常精液的男孩,但是这可能存在偏倚,因为 30% 患者有腹股沟手术史、双侧精索静脉曲张或隐睾症。

(六)精液质量

尽管青少年的精液采集和指标解释存在很多分歧,但精液质量被认为是提示生育潜力的最准确指标。**精子质量的逐渐提高可能与睾丸生长和性成熟同步,因此精液分析最好是在睾丸生长已经稳定的情况下进行。**在一项对 194 例、年龄 12—19 岁的男孩的研究中,Janczewski 及 Bablok(1985a,1985b,1985c,1985d)发现在 13 岁骨龄(青春期开始的 16 个月内)开始射精,并且在 17 岁骨龄时精液达到正常。Tanner 5 期的男孩有的存在弱精子症和偶发少精子症。平均睾丸大小随精液质量的增加而增加,但在精子正常的男孩中则表现为 SD 值较大,当精液正常时 LH 和 FSH 水平则显著降低。

目前还没有以 Tanner 分期或年龄为基础的可靠的精液质量标准,因此,近期对精索静脉曲张青少年精液质量的评价研究采用的是成人的标准。在大多数这些研究中,至少采集了两个精液样本,并采用了世界卫生组织的标准;然而并没有特殊强调患儿处于 Tanner 5 期。Christman 和他的同事们(2013)提倡单一的精液分析,因为他们发现有生育能力低下风险(精索静脉曲张或隐睾症)的青少年的精子总移动计数(其他参数有更大变异性)有足够的可重复性。在两项随机研究中,治疗组和未治疗组与对照组比较,各组间精液质量在初始分析或随访分析中均无差异,但治疗组精子浓度明显增加(Laven et al,1992;Yamamoto et al,1995),这可能与治疗后精子产生能力反弹有关。一些研究人员注意到左睾丸体积或总睾丸体积与精液参数之间存在相关性(Haans et al,1991;Paduch and Niedzielski,1996;Diamond et al,2007)。但另外一些研究者却没有发现这种相关(Guarino et al,2003)。Christman 等(2014年)研究 73 例 Tanner 5 期的患者,年龄在 18 岁左右,进行连续的阴囊超声检查,评估睾丸大小,并进行精液分析,随访时间平均 2.7 年,发现 48 例(66%)患者精子运动总数较低。睾丸体积差异不能预测正常的精子数量、密度、精子活力或总的活动精子计数。超声测量的睾丸最终总体积预测了总活动精子计数。研究人员无法在对照组(Laven et al,1992)和非对照组(Cayan et al,2002;Diamond et al,2007;Zampieri and Cervellione,2008)中,将左睾丸体积术后增加值或精索静脉曲张分级与精液分析数据建立对应关系。**现有的数据表明,可能仅限于一部分精索静脉曲张**

患者存在精子质量下降的趋势,但精索静脉曲张分级和术后睾丸的追赶性生长并不能可靠地预测最终的精液质量。

(七)睾丸内静脉曲张

在 1%～2% 的青少年中,CDUS 检查可发现睾丸内静脉曲张(Diamond et al,2004a;MacLachlan et al,2013)。诊断标准是在睾丸纵隔附近,发现直径大于 2mm 的无回声结构中的静脉血流,且在 Valsalva 动作时增加(Bucci et al,2008)。MacLachlan 和他的同事(2013)发现,睾丸不对称的恶化可通过手术矫正,同时发现 1 例拒绝接受手术的患者,睾丸不对称持续进展。因此他们认为,青少年精索静脉曲张手术指征是存在睾丸内静脉曲张和睾丸不对称。

(八)治疗

大多数青少年精索静脉曲张仍然选择观察,直到有手术指征为止。**尽管以睾丸萎缩为手术指征存在前文提到的局限性,但手术治疗的主要适应证仍然是出现显著的左侧(睾丸体积差异≥20%)或双侧睾丸萎缩、疼痛或精液分析结果异常,最后一点在 Tanner 5 期和(或)18 岁以上的男孩中最为可靠。**疼痛是一种罕见的手术适应证,在大多数研究中只有 2%～10% 的患者存在疼痛,68%～88% 的患者手术后疼痛缓解(Zamp-ieri et al,2008a)。

1. 精索静脉曲张的外科修复

目前纠正青少年精索静脉曲张有几种手术途径:腹股沟或腹股沟下,腹腔镜或腹膜后,或静脉造影术。手术的决策围绕着以下两点:①现有的途径是否能够保留睾丸动脉和(或)淋巴管;②对精索静脉曲张复发率和鞘膜积液形成的影响如何(表 25-5)(Poddoubnyi et al,2000;Misseri et al,2001;Greenfield et al,2002;Esposito et al,2004;Cayan et al,2005;Kocvara et al,2005;Schiff et al,2005;Yaman et al,2006;Castagnetti et al,2008;Feber and Kass,2008;Glassberg et al,2008;Barroso et al,2009;Diamond et al,2009;Tong et al,2009)。目前,缺乏长期随访数据来支持任何特定的治疗方法,因为术后随访的时间可能不足以确定有否潜在的复发(Glassberg et al,2008)或后遗症,如鞘膜积液,可能需要至少 2 年时间方可确定(Misseri et al,2001;Esposito et al,2004;Feber and Kass,2008)。许多术后鞘膜积液可能会自行吸收,但多达一半的积液由于体积大或症状严重可能需要正规的经阴囊修复(Misseri et al,2001;Esposito et al,2004;Feber and Kass,2008;Diamond et al,2009)或穿刺抽液(Esposito et al,2004)。

表 25-5　青少年精索静脉曲张修补术结果情况

术式	复发或无效	鞘膜积液	睾丸萎缩
腹股沟上开放性手术(Palomo)	2%～4%	0～30%(10%)[*]	
腹腔镜:			
不保留动脉或淋巴管	0～9%	11%～32%(7%)[*]	
保留动脉和(或)淋巴管	1～7%	0～4%	
腹股沟下显微外科手术	0～10%	0～6%	罕见
经腹股沟非显微外科手术	7%～33%	8%～14%	
硬化剂疗法	6%～35%	偶有	罕见

[*] Number in parentheses refers to meta-analysis of Barroso et al,2009.

2. 经腹股沟下或腹股沟显微外科精索静脉曲张切除术

经腹股沟下显微外科手术可保留动脉和淋巴管,成功率高,发生鞘膜积液风险低,但可能手术时间长,需要显微外科技术。儿童的手术过程与前面描述的成人手术过程相同(见第 6 卷第 16 章)。在青少年患者,术中使用放大镜(例如普通手术放大镜)的手术效果不如使用显微镜(Greenfield et al,2002;Cayan et al,2005;Diamond et al,2009)。腹股沟下入路可能导致罕见的睾丸萎缩(坏死),经腹股沟上入路手术尚未见发生睾丸萎缩坏死的报道(Diamond et al,2009)。

3. 腹膜后腹腔镜下精索静脉曲张切除术

腹股沟内环上方结扎精索内血管是一种简单的手术方法,可采用开腹或腹腔镜手术方法,成功率高,但术后发生鞘膜积液的概率亦较高。Palomo(1949)所描述的精索全部结扎手术是一种非常成功和有效的手术方法。虽然分离动脉和淋巴管可能比较困难,但保留淋巴管和(或)动脉的技术方法可以减少术后鞘膜积液的发生率,但会影响手术成功率(Kass and Marcol,1992),可能不利于术后睾丸的追赶性生长(Fast et al,2014)。Zampieri 和他的同事(2007a,2007b)报道保留动脉与提高精液质量有关;然而,缺乏随机前瞻性数据来确定保留动脉对睾丸功能的影响。理论上,睾丸萎缩可能发生在既往行腹股沟手术精索动脉被结扎的患者(Skoog et al,1997),但在小样本的病例研究中,腹腔镜 Palomo 手术后没有出现睾丸萎缩(Barqawi et al,2002)。同样,睾丸萎缩也可能发生在未保留动脉的精索静脉曲张手术后又做了损害输精管动脉或静脉的手术(疝修补术,输精管切除术)。

Palomo 开放手术是通过髂前上棘内侧分开肌肉入路进行的。向内侧游离腹膜以暴露精索血管束,根据外科医师的偏好,对其游离、钳夹或缝合结扎,或者对血管进行离断。为了减少术后形成鞘膜积液的风险,Wong 和他的同事描述了通过这个切口进行保留淋巴管的显微外科手术的方法,且术后没有发生复发(Wong et al,2009)。

使用三个通道进行腹腔镜精索静脉曲张修复术。两个操作孔放置在不同的位置:左锁骨中线脐下、下腹中线(右下象限)、两侧下象限或都在右侧直肌外缘。打开内环上方的腹膜,游离血管束和周围组织。为了帮助鉴别动脉,可以使用腹腔镜多普勒探头或罂粟碱。腹腔镜提供的放大图像有助于识别淋巴管,是伴随着动脉、静脉的清晰的管状结构(图 25-30)。使用睾丸旁组织中注入活性染料来识别淋巴管存在一定的技术难度,而且有无意中将染料注射到睾丸中的风险(Schwentner et al,2006;Makari et al,2007)。这些曲张血管可以用不吸收的缝合线或夹子结扎,也可以用超声刀或血管闭合器切断。为避免复发,应识别并结扎伴随动脉的所有静脉。Cimador 和他的同事(2008)使用 CDUS 寻找髂窝内扩张的、反流的输精管静脉,并同时结扎。在有限的青少年、成人的病例研究中,很少有损伤生殖股神经的报道,损伤常常是由于使用电灼术不当造成的(Muensterer,2008)。这一并发症表现为术后沿大腿前面近端皮肤感觉异常,常常在数周或几个月后逐渐消失。

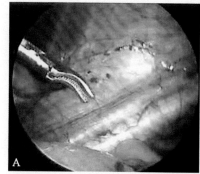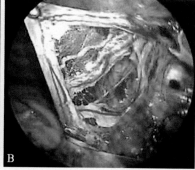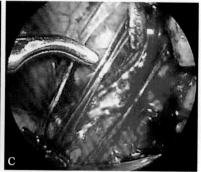

图 25-30 保留淋巴管的腹腔镜精索静脉曲张切除术的图像。A. 腹腔镜解剖后腹膜下的精索内血管。B. 游离并从后腹壁上提起血管。C. 挑拣淋巴管后给予保留并分离静脉(Courtesy Israel Franco, MD.)

4. 硬化疗法或栓塞疗法

采用血管内注射硬化药或可形成血栓的物质封堵,治疗青少年精索静脉曲张的经验有限,主要应用于复发性或持续性的病例(图 25-31 见 Expert Consult 网站图 146-31)。**这种方法的优点是可以识别和区分静脉流出和回流的可能侧支途径。**可以逆行或顺行注射药物(3%的十二烷基硫酸钠或哌啶醇,放置或不放置血管内线圈或球囊)

(Reyes et al,1994;Mazzoni et al,1999;Alqahtani et al,2002;Sivanathan and Abernethy,2003;May et al,2006a;Beutner et al,2007;Granata et al, 2008;Reiner et al,2008)。该治疗方式的优点是，可局部麻醉下(有或没有镇静)经股静脉穿刺入路进行。与外科手术(开腹手术或腹腔镜手术)相比,该方法的成功率一般较低,需要大量的射线辐射,而且由于技术原因,5%～22%患者不适于应用该方法治疗。在现有文献中,该方法的随访时间均较短(很少超过 1 或 2 年),复发率为 6%～35%。自限性的并发症包括疼痛、附睾炎、静脉炎或阴囊肿胀,罕有睾丸部分萎缩和鞘膜积液。顺行技术包括使用一个小的腹股沟下或阴囊上切口,游离一条或多条静脉,并置入套管,透视下无论有否血流顺行流入精索内静脉,均注射硬化药并结扎静脉(Zaupa et al,2006;Carmignani et al, 2009)。据报道,其成功率为 4%～12%,低于逆行硬化药注射治疗,并有类似的并发症。

八、附睾和输精管异常

先天性睾丸附属结构异常多与影响睾丸下降和生殖器官发育的原发病有关,但也可能孤立发生或作为综合征的一部分。

附睾囊肿是一种简单的囊性结构,患者或检查医师都可以触摸到,也可以偶然经超声检查发现(Homayoon et al,2004)。Posey 通过 8 年的观察发现,在所有接受阴囊超声检查的男孩中,4.4%存在附睾囊肿,并随着年龄的增长而增加(5 岁以上的男孩中达到 35.3%)(Posey et al, 2010)。附睾囊肿可能在临床上与精液囊肿难以区别,后者发生在青春期后并含有精子。关于附睾囊肿的病理生理学尚不清楚,但可能与激素环境的改变有关,有研究发现该病与接触己烯雌酚(DES)有关(Palmer et al,2009)。在超声声像图和病理上,附睾囊肿病变与 Von Hippel-Lindau 病中的附睾囊腺瘤不同(Choyke et al,1997)。Homayon 和同事(2004)在儿童病例研究中发现,许多附睾囊肿会自愈,很少需要外科治疗。

先天性输精管缺如(Congenital absence of the vas deferens,CAVD)在大多数情况下与囊性纤维化基因囊性纤维化跨膜调节蛋白(cystic fi-brosis transmembrane regulator,CFTR)的特异突变相关,但这种突变不如囊性纤维化患者严重(Kolettis and Sandlow,2002)。这种疾病可以是双侧(congenital bilateral absence of the vas deferens,CBAVD)的或单侧(congenital unilateral absence of the vas deferens,CUAVD),伴有正常或阻塞的对侧输精管,并可能伴发肾发育不全、异位和(或)部分或完全性附睾和精囊发育不全。CFTR 突变在男性 CBAVD 中更常见,而肾发育异常在 CUAVD 中更常见。这些患者通常无生育功能。输精管发育异常也可能导致与同侧肾、精囊发育不全及输精管、输尿管融合有关的中肾管异常(Kajbafzadeh and Payabvash,2006)。尿液反流到融合的午非管残迹会导致泌尿系感染和附睾睾丸炎。其他相关异常可能包括肛门闭锁、尿道下裂、气管食管瘘、法洛四联症或主动脉缩窄。

参考文献

完整的参考文献列表通过 www.expertconsult.com 在线获取。

推荐阅读

Aaronson IA. Micropenis: medical and surgical implications. J Urol 1994;152:4-14.

American Academy of Pediatrics Task Force on Circumcision. Circumcision policy statement. Pediatrics 2012; 130(3):585-6.

Baskin LS,Canning DA,Snyder HM,et al. Treating complications of circumcision. Pediatr Emerg Care 1996;12: 62-8.

Baskin LS,Erol A,Li YW,et al. Anatomy of the neurovascular bundle: is safe mobilization possible? J Urol 2000;164:977-80.

Casale AJ,Beck SD,Cain MP,et al. Concealed penis in childhood:a spectrum of etiology and treatment. J Urol 1999;162:1165-8.

Effman EL,Lebowitz RL,Colodny AH. Duplication of the urethra. Pediatr Radiol 1976;119:179-85.

Husmann DA. The androgen insensitive micropenis:long-term follow-up into adulthood. J Pediatr Endocrinol Metab 2004;17:1037-41.

Litvak AS,Morris JA Jr,McRoberts JW. Normal size of the urethral meatus in boys. J Urol 1976;115:736-7.

Maizels M,Zaontz M,Donovan J,et al. Surgical correction of the buried penis:description of a classification system and a technique to correct the disorder. J Urol 1986; 136:268-71.

Montague DK, Jarow J, Broderick GA, et al. American U-rological Association guideline on the management of priapism. J Urol 2003;170:1318-24.

Palmer JS. An international view on circumcision. Dialogues Pediatr Urol 2009;4:1.

Palmer JS, Elder JS, Palmer LS. The use of betamethasone to manage the trapped penis following newborn circumcision. J Urol 2005;174:1577-8.

Sharony R, Bental YA, Eyal O, et al. Correlation between prenatal and postnatal penile and clitoral measurements. J Clin Ultrasound 2012;40 (7):394-8.

Skoog SJ, Belman AB. Aphallia: its classification and management. J Urol 1989;141:589-92.

Walsh PC, Wilson JD, Allen TD, et al. Clinical and endocrinological evaluation of patients with congenital microphallus. J Urol 1978;120:90-5.

VARICOCELE

Barroso U Jr, Andrade DM, Novaes H, et al. Surgical treatment of varicocele in children with open and laparoscopic Palomo technique: a systematic review of the literature. J Urol 2009;181:2724-8.

Diamond DA, Xuewu J, Cilento BG Jr, et al. Varicocele surgery: a decade's experience at a children's hospital. BJU Int 2009;104:246-9.

Feber KM, Kass EJ. Varicocelectomy in adolescent boys: long-term experience with the Palomo procedure. J Urol 2008;180:1657-9.

Gargollo PC, Diamond DA. Current management of the adolescent varicocele. Curr Urol Rep 2009;10:144-52.

Kolon TF, Clement MR, Cartwright L, et al. Transient asynchronous testicular growth in adolescent males with a varicocele. J Urol 2008;180:1111-4.

Laven JS, Haans LC, Mali WP, et al. Effects of varicocele treatment in adolescents: a randomized study. Fertil Steril 1992;58:756-62.

Misseri R, Gershbein AB, Horowitz M, et al. The adolescent varicocele. II. The incidence of hydrocele and delayed recurrent varicocele after varicocelectomy in a long-term follow-up. BJU Int 2001;87:494-8.

HERNIA, HYDROCELE, AND ACUTE SCROTUM

Baglaj M, Carachi R. Neonatal bilateral testicular torsion: a plea for emergency exploration. J Urol 2007; 177:2296-9.

Brandt ML. Pediatric hernias. Surg Clin North Am 2008; 88:27-43.

Cost NG, Bush NC, Barber TD, et al. Pediatric testicular torsion: demographics of national orchiopexy versus orchiectomy rates. J Urol 2011;185 (6 Suppl.):2459-63.

Cozzi DA, Mele E, Ceccanti S, et al. Infantile abdominoscrotal hydrocele: a not so benign condition. J Urol 2008; 180:2611-5, discussion 2615.

Cubillos J, Palmer JS, Friedman SC, et al. Familial testicular torsion. J Urol 2011;185 (6 Suppl.):2469-72.

Cubillos J, Reda EF, Gitlin J, et al. A conservative approach to testicular rupture in adolescent boys. J Urol 2010;184 (4 Suppl.):1733-8.

Eaton SH, Cendron MA, Estrada CR, et al. Intermittent testicular torsion: diagnostic features and management outcomes. J Urol 2005;174:1532-5, discussion 1535.

Esposito C, Turial S, Alicchio F, et al. Laparoscopic repair of incarcerated inguinal hernia. A safe and effective procedure to adopt in children. Hernia 2013;17 (2):235-9.

Mansbach JM, Forbes P, Peters C. Testicular torsion and risk factors for orchiectomy. Arch Pediatr Adolesc Med 2005;159:1167-71.

Rhodes HL, Corbett HJ, Horwood JF, et al. Neonatal testicular torsion: a survey of current practice amongst paediatric surgeons and urologists in the United Kingdom and Ireland. J Pediatr Surg 2011;46 (11):2157-60.

Ron O, Eaton S, Pierro A. Systematic review of the risk of developing a metachronous contralateral inguinal hernia in children. Br J Surg 2007;94:804-11.

Sessions AE, Rabinowitz R, Hulbert WC, et al. Testicular torsion: direction, degree, duration and disinformation. J Urol 2003;169:663-5.

Visser AJ, Heyns CF. Testicular function after torsion of the spermatic cord. BJU Int 2003;92:200-3.

（牛之彬　陈　辉　**编译**　杨　屹　**审校**）

第26章　尿道下裂

Warren T. Snodgrass, MD and Nicol Corbin Bush, MD, MSCS

尿道下裂是指尿道外口位于龟头正位的近端。通常认为这种缺陷是尿道发育停滞引起的，但在胚胎期没有发现阴茎有类似的外观。尿道下裂可通过外科手术治疗，手术不仅仅是尿道成形术，还包括阴茎腹曲矫正术，包皮环切术或包皮成形术和阴囊成形术。手术的目的是尽可能恢复阴茎正常的功能和外观。

本章我们将从外科手术的角度来讨论尿道下裂的术前评估、术中决策和治疗、术后护理、手术并发症及其再次手术。鉴于初始手术出现并发症会增加再次手术并发症的风险，本章将详细描述手术技术，强调可降低再次手术风险的关键步骤。

每部分都简要介绍现有的最佳研究，并以粗体字形式加以总结。

一、术前评估和管理

（一）诊断

尿道下裂通过体格检查即可确诊。典型表现为包皮发育不对称，背侧包皮呈"帽兜"状，腹侧包皮缺失，龟头外露和尿道外口位于龟头正位近端（图 26-1）。其他可能存在的腹侧异常包括：龟头腹曲、阴茎中缝偏离、阴茎腹曲（ventral curvature，VC）、阴茎阴囊融合、阴囊对裂和阴茎阴囊转位。

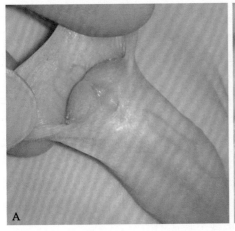
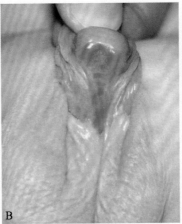
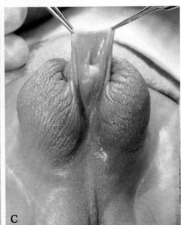

图 26-1　尿道下裂。A. 冠状沟型尿道下裂。B. 阴茎阴囊型尿道下裂。C. 会阴型尿道下裂伴阴茎阴囊转位

尿道下裂的鉴别诊断是不伴有尿道下裂的阴茎腹曲,该病是由包皮不对称发育引起,尽管定义为阴茎腹曲,但是大多数病例可通过腹侧皮肤脱套来矫正。而这一定义中有些情况还存在争议,例如尿道外口位置正常,但海绵体缺失,并且远端尿道薄。一些学者认为,上述情况应该属于尿道下裂的一种变异。我们认为,在尿道大致正常的情况下,如果阴茎腹曲并且包皮呈"帽兜"状可诊断为 VC,如果尿道存在缺陷则应诊断为尿道下裂(Snodgrass,2008)。

一些尿道下裂包皮外观正常,龟头不外露,尿道外口位于龟头至阴茎体远端。通常这种情况下,尿道板呈深沟状,有时尿道板在皮肤边缘下方横向延伸,表现为包皮外观正常的巨尿道外口(图26-2)。这种尿道下裂在包皮环切后或包皮上翻后才能发现。

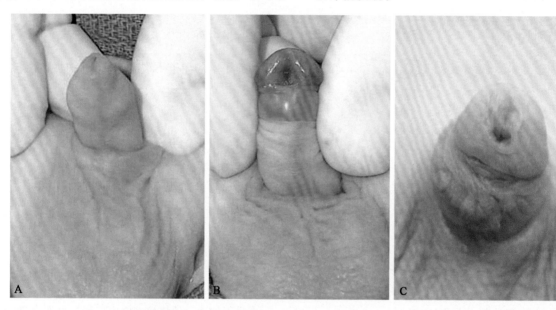

图 26-2　包皮外观正常的尿道下裂。A. 具有正常的阴茎外观,包皮完整。B. 包皮上翻后发现是冠状沟型尿道下裂。C. 包皮环切术后发现龟头处的巨尿道外口

(二)患病率和遗传性

男性尿道下裂的发病率为 1/300 (0.3%)。尿道下裂患者一级亲属(兄弟,父亲,后代)的患病风险要增加近 13 倍。

一些出生缺陷登记显示 20 世纪 90 年代尿道下裂的发病率增加。这可能与环境毒素有关,也可能是上报的标准和诊断准确度的改变引起的。丹麦、法国和意大利对出生人口的三个病例对照研究显示,男性尿道下裂的患病率为 0.3%～0.45%。患者一级亲属(兄弟,父亲,后代)再发生尿道下裂的概率会增加 13 倍以上。尿道下裂患者 9%～11% 的兄弟和 1%～3% 父亲患有尿道下裂。患者双胞胎兄弟的患病率为 50%。患者后代的患病率与一级亲属相同(Calzolari et al,1986;Stoll et al,1990;Schnack et al,2008)。

(三)综合征

约 90% 的尿道下裂病例仅表现为阴茎异常。

病例对照研究表明,在大多数患者中,只存在尿道下裂一种畸形(Calzolari et al,1986;Stoll et al,1990)。尿道下裂相关的综合征除了尿道下裂,可能还伴有发育迟缓、面部畸形和(或)肛门直肠畸形。例如:

1. Smith-Lemli-Opitz 综合征,是由染色体 11q13 上的编码 7-脱氢胆固醇还原酶的 DHCR7 基因的常染色体隐性突变引起的。患者表现为精神发育迟滞,面部畸形,小头畸形和并指(趾)。

2. WAGR 综合征(肾母细胞瘤,虹膜缺失,生殖器异常,精神发育迟滞),通常是由染色体 11p13 基因缺失造成的。

3. G 综合征(Opitz G/BBB 综合征)X 连锁的 midline-1 基因的突变或染色体 22q11 基因缺

失的常染色体显性遗传病。表现为眼距过宽,气管食管缺陷,唇腭裂和轻度精神发育迟滞。

4. Wolf-Hirschhorn 综合征,由于染色体 4p 部分缺失所致,表现为精神发育迟滞,癫痫发作,面部异常和中线缺陷。

5. 13q 缺失综合征,特征性表现为精神发育迟滞,面部畸形,肛门闭锁和尿道下裂伴阴茎转位。

6. 手足子宫综合征,由染色体 7p14-15 上的 HOXA13 基因突变引起的常染色体显性遗传疾病,导致双侧拇指和大脚趾发育不全。

(四)性分化异常

性分化异常(disorders of sex development,DSD)可能表现为尿道下裂合并隐睾,这种情况需要进行染色体核型分析。其最常见的诊断是混合性腺发育不全,其次为卵睾 DSD。

单纯的尿道下裂不考虑是 DSD。当同时存在尿道下裂和隐睾,特别是近端型尿道下裂合并不可触及型隐睾时,则提示可能存在 DSD。目前的相关研究都是回顾性研究,而且研究对象的选择具有主观性,所以不能给出尿道下裂合并隐睾患者真实的 DSD 发病率。发表的文章中没有说明为什么只选择了一部分尿道下裂合并隐睾的患者纳入研究。

例如,1999 年 Kaefer 及其同事的一篇综述写道,79 例诊断为尿道下裂合并隐睾的患者,其中只有 54 例(68%)进行了染色体核型分析。在这 79 例患者中,23 例(29%)诊断为 DSD,包括混合性腺发育不全 11 例,卵睾 DSD 5 例,5α 还原酶缺乏 2 例,Klinefelter 综合征 2 例和部分雄激素不敏感 3 例。

另外两项关于尿道下裂伴隐睾的研究报道了有 42% 和 57% 的患者进行了染色体核型分析,分别发现 17% 和 24% 的患者有常染色体异常或性染色体异常。这两项研究共包括 157 例患者,其中,混合的性腺发育不全有 5 例,卵睾 DSD 有 1 例(McAleer and Kaplan,2001;Cox et al,2008)。

对于所有近端型尿道下裂和分期再手术的患儿,我们会取睾丸鞘膜来覆盖新成形的尿道。在这一过程中偶尔会在阴囊中发现下降完全的卵睾,而这些患儿的核型为 46,XY。对于这种情况,我们会切除卵巢组织,本次手术中或后续再手术时探查对侧睾丸。

(五)影像学

无论尿道下裂严重程度如何,单纯的尿道下裂都不需要进行尿路造影。

在沙特阿拉伯曾进行了一项前瞻性研究,对 2 岁以下患儿进行静脉肾盂造影和排泄性膀胱尿道造影检查,在 1983 年以前的 11 年间,共有 153 例患儿存在尿道下裂(头型至会阴型)。其中 36 例(24%)发现有泌尿系统异常,包括膀胱输尿管反流(18 例)和各种上尿路疾病:马蹄肾、孤立肾、输尿管膀胱交界处梗阻和重复输尿管。36 例患者中有 18 例(12%)具有手术指征(Moore,1990)。

有两项回顾性系列研究分别对 41% 和 72% 的患者进行了静脉肾盂造影或肾超声检查,均报告约 18% 的患者存在异常。肾积水的发现率分别为 4% 和 1%(Lutzker et al,1977;Friedman et al,2008)。后一项研究中,有 163 例患者进行了排泄性膀胱尿道造影,其中 47% 为阴茎阴囊型尿道下裂。有 6 例(4%)诊断为膀胱输尿管反流,2 例为膀胱憩室。未发现前列腺囊(Friedman et al,2008)。

对于单纯性尿道下裂,无论其严重程度如何,我们都不会进行肾超声或排泄性膀胱尿道造影检查。

(六)手术年龄

对于足月儿,门诊手术修复尿道下裂要大于 3 个月。

确定手术的时机应考虑到麻醉风险、性心理因素,以及不同年龄行尿道成形术后出现并发症的风险。

1. 麻醉风险

2012 年 Bush 及其同事报道了 230 例 3－5 个月大的婴儿中,没有因为麻醉并发症的非计划入院,但其中有 5 例(2%)在麻醉过程中出现了支气管痉挛。早产儿可在胎龄 56 周后行门诊手术。

2. 性心理风险

美国儿科学会建议手术在 18 个月内完成,以减少性心理压力(Timing of elective surgery,1996)。然而,一项使用问卷调查和心理学家标准化问诊的研究,比较了 18 个月之前和之后进行手术的 6－17 岁患者,发现两组之间在健康相关的生活质量、心理调适、性别角色行为或阴茎自我感受方面没有差异（Weberet al,2009）。

3. 尿道成形术并发症

许多研究表明，尿道成形术并发症随着患者年龄的增加而增加，但风险增加的发生时间点尚不清楚。而与此相反，我们的数据表明，年龄并不是术后并发症发生的独立危险因素。该问题将在本章节后面的"并发症"部分的"风险因素"中详细讨论。

（七）术前雄激素刺激

雄激素可以增加阴茎长度和龟头周长，但刺激效果持续时间各异。目前只有两项关于术前雄激素治疗对术后并发症影响的研究，其中一项发现雄激素治疗组的并发症明显减少，而另一项研究发现，在龟头大小相同的情况下，经雄激素刺激组的并发症较对照组有所增加。

雄激素可以增加阴茎长度和龟头周长。然而，只有一项已发表的研究完整报道了雄激素治疗对尿道成形术后并发症的影响。另外，大多数研究在选择进行雄激素刺激的患者时使用了主观标准和经验性的治疗方案，而且没有客观的停药指标。

作者（Bush et al,2013；Snodgrass et al,2014b）发现，龟头宽度小于 14 mm 的患者尿道成形术后并发症明显增加，基于这一发现，作者制订了使用环戊丙酸睾酮肌内注射的治疗方案，将龟头宽度增加至≥15 mm。在 62 例连续的阴茎体中部型（15 例）和近端型尿道下裂（47 例）的男性患儿中，分别有 5 例（33%）和 29 例（60%）接受了雄激素治疗。最初作者按 2mg/kg 给予睾酮 2～3 次，所有阴茎中部的尿道下裂患儿都达到所需的龟头宽度，但只有 43% 的近端尿道下裂病例达到要求，这说明近端型病例可能有相对的雄激素抵抗。随后作者更改了给药计划，在每次注射后 1 个月再次测量龟头宽度，根据结果给予 2～32mg/kg 的睾酮。

接下来，Bush 及其同事（2013）分析了睾酮注射治疗的患者与龟头直径≥14 mm 未用雄激素治疗患者的尿道成形术后并发症。在治疗组中，雄激素治疗前患者龟头平均宽度为 12 mm，治疗后龟头直径增加至平均 16.5 mm。未治疗组的患者龟头平均宽度为 15.4mm。睾酮治疗组术后

并发症发生率为 34%，而非治疗组术后并发症发生率为 11%（$P<0.0001$）。

而 Kaya 及其同事（2008）的一项试验研究结果恰恰相反，他们将平均年龄 33 个月（10－159 个月）的 75 例男孩随机分配成治疗组和对照组，治疗组术前局部使用双氢睾酮（2.5% 双氢睾酮每天涂抹龟头及阴茎 3 个月，每天 1 次），比较两组术后并发症的发生率。在治疗组与对照组中，冠状沟型尿道下裂分别占 70%、84%，阴茎体型尿道下裂分别占 24%、16%，阴茎阴囊型尿道下裂分别占 5%、0。所有病例均进行尿道板切开卷管（tubularized incised plate，TIP）尿道成形术。经卡方分析显示，双氢睾酮治疗后的患者术后并发症较少（治疗组 37 例中有 1 例出现并发症，未治疗组 38 例中有 9 例出现并发症，$P=0.01$）。

（八）新生儿包皮环切术术中发现尿道下裂

包皮正常的新生儿才可以进行环切手术，而且不必担心是否存在隐藏的尿道下裂。如果术中发现尿道下裂，也可以继续行包皮环切手术。

以往的经验建议，如果发现包皮完整的巨尿道外口的尿道下裂患儿应该避免行包皮环切术。但通过对文献的回顾，发现这类患儿尿道成形时并不需要这些多余的包皮。当医师误认为有尿道缺损需要全麻来完成手术时，通常建议停止环切手术。一项对隐性尿道下裂修复的研究发现，之前做过包皮环切和没做过环切的患者，其术后并发症的发生率没有差别。因此，对于包皮外观正常的新生儿，即使怀疑存在隐性尿道下裂，也不用停止包皮环切术（Snodgrass and Khavari,2006）。

二、术中评估和管理

（一）外科修复的一般原则

1. 缝合线

缝合线材料不会影响尿道成形术的并发症。

Guarino 及其同事（2009）比较了初次远端型 TIP 术中使用两种不同缝线缝合术后尿道瘘的概率，将 100 例男孩随机分为 polyglytone（快吸收）组和 polydioxanone（慢吸收）组各 50 例。所有手术均由一名术者完成，使用皮下双层缝合成形尿道。随访时对缝线种类不知情。术后 2 年发现 50 例快吸收组中有 4 例（8%）出现尿道瘘，50 例

慢吸收组中有 6 例（12%）出现尿道瘘，两者没有明显差异。

我们更喜欢使用 7-0 polyglactin 线来缝合尿道，因为 TG-140 的针头明显小于 7-0 polydioxanone 线的针头。

2. 围手术期抗生素

目前没有关于尿道下裂术前应用抗生素的研究。只有一项研究表明，术后口服抗生素可减少发热性尿路感染（UTI）。

Meir 和 Livne（2004）将 101 例行 TIP 尿道成形术的患者随机分为术中静脉注射头孢尼西组和术中静脉注射头孢尼西加术后口服头孢氨苄组（尿液引流期间每日 3 次口服，共 8d）。两组出现尿道成形术后并发症的概率相同，但在口服抗生素治疗组中发热性 UTI 的发生率较低（分别为 52 例中有 3 例，49 例中有 12 例，$P < 0.05$）。

取口腔黏膜前，我们给予患者静脉注射头孢唑林。除此之外，我们术前不使用抗生素。术后尿液引流的患者在留置尿管期间给予复方甲噁唑。

3. 神经阻滞

一项随机对照研究（RCT）表明，对于远端尿道下裂，阴茎阻滞优于骶管神经阻滞。在骶管阻滞后，阴茎充血的可能性更大。

Kundra 及其同事（2012）的一项双盲 RCT 研究中，将 54 例年龄 4—12 岁的远端尿道下裂患儿分配到阴茎神经阻滞组或骶管神经阻滞组，在全麻诱导后使用 0.25% 丁哌卡因进行神经阻滞。两组的手术时间相似，均为（68±15）min。在手术开始后骶管阻滞组的平均动脉压高于阴茎阻滞组。阴茎阻滞组持续时间为（302±25）min，骶管阻滞组为（220±23）min，阴茎阻滞持续时间明显延长（82min）（$P = 0.00$），且阴茎阻滞组术后吗啡用量减少 43%。在阻滞前和阻滞后 10min 测量阴茎牵拉长度和阴茎体中部周长来判断阴茎充血情况，骶管阻滞组平均阴茎体积增加 27%，而阴茎阻滞组增加 2.5%（$P < 0.001$）（Kundra et al, 2012）。

对于远端尿道下裂，我们使用背侧阴茎神经阻滞并辅以阴囊中缝注射药物，因为耻骨下神经阻滞并不能作用到支配阴茎腹侧中线、阴囊和会阴区域的感觉神经分支（Kundra et al, 2012）。近端尿道下裂通常使用骶管麻醉。当不能进行骶管阻滞时，可以使用阴茎和阴囊阻滞，在阴囊基底部注射局麻药，浸润更广泛的区域，还可以在收集鞘膜一侧阴囊的侧上方进行阻滞。

4. 尿道板评估

有一项让手术医师通过图片来判断尿道板是否适合 TIP 手术的研究，发现不同的医师给出的结果一致性很差。另有三项研究表明，无论尿道板发育成何种情况，是扁平状还是深沟状，都不能预测尿道成形术后并发症的发生。

一些手术医师希望将评估尿道板"质量"作为选择手术式的一个因素。但是因为没有统一的标准，这种评估变得很主观，并使得各研究之间相互比较很困难。El-Hout 及其同事（2009）的一项研究中，要求 21 例儿童泌尿科医师使用 Likert 评分量表，通过照片评估尿道板是否适合 TIP 手术。结果发现，这些医师对尿道板评估结果的一致性很差。与尿道口位置（阴茎远端、中端、近端）和医师的资历（Kappa = 0.06）无关。

有三项研究发现，根据尿道板沟发育的情况将病例分为平、中、深三组，尿道板沟的深度在远端 TIP 尿道成形术中对并发症的发生率没有影响（Holland and Smith, 2000; Sarhan et al, 2009; Snodgrass et al, 2010）。其中两项研究发现，尿道板宽度小于 8 mm 会增加道成形术并发症发生率。其中一项研究中，有 19% 的病例新成形的尿道 <6Fr（Holland and Smith, 2000）。我们猜测，他们 TIP 术中对尿道板中线的切开不够充分。另一项 Sarhan 等（2009）的研究中，尿道口位于阴茎远端和中部的患者均被纳入，但得出结论时没有考虑到尿道口位置的不同对结果的影响。目前，我们测量尿道板牵拉时的宽度，发现只有 10% 的尿道板宽度大于 8 mm。如果尿道板宽度小于 8 mm，则 TIP 尿道成形术的并发症发生率明显增加。

Snodgrass 及其同事（2010）报道了 551 例连续的远端尿道下裂患儿的预后。全部患儿都进行了 TIP 尿道成形术，没遇到手术禁忌证。同样地，对几乎所有阴茎腹曲 <30° 的近端尿道下裂，无论尿道板外观如何，我们都用 TIP 术修复尿道。术中发现 7% 的近端尿道下裂病例存在皮下组织僵硬或缺失，不适合卷管（图 26-3）

（Snodgrass and Bush,2011）。不可否认,这种选择术式的方法很主观。在此强调的是,我们是想在所有不需横断尿道板即可伸直阴茎的近端尿道下裂病例中采用 TIP 尿道成形术。

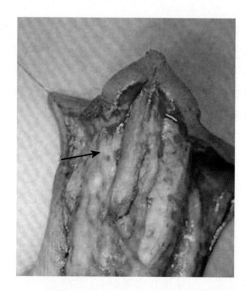

图 26-3　尿道板不适合卷管。箭头处显示单侧尿道海绵体缺失。如果尿道板处皮下组织不正常,则不适合行尿道板切开后卷管成形尿道

(二)阴茎腹曲

1. 发病率

只有 10% 的远端尿道下裂在脱套后存在阴茎腹曲,阴茎腹曲<30°。大约 50% 的近端尿道下裂病例在脱套后没有腹曲或腹曲<30°,而另外 50% 的病例脱套后阴茎腹曲>30°。

术前评估无法准确预测阴茎弯曲程度或矫直阴茎所需的方法。通常包皮脱套后,阴茎腹曲可能会改善甚至消失。而使用的按压阴茎根部组织来观察阴茎弯曲程度的方法,可能因为牵拉阴茎腹侧皮肤而夸大阴茎腹曲的程度。包皮脱套后如果尿道口周围的皮肤回缩到阴茎阴囊交界部,则说明可能是腹侧皮肤相对较短造成了阴茎腹曲。

Snodgrass 及其同事(2010)对 440 例患远端尿道下裂的患儿阴茎包皮脱套后进行人工勃起,发现有 11% 的病例阴茎腹曲<30°,还有 2% 病例存在阴茎侧弯。通过目测估计全部病例阴茎腹曲都<30°。Snodgrass 和 Prieto(2009)连续研究了 70 例阴茎近端至会阴型道下裂的患者。在包皮

脱套、分离附着的阴囊后,19% 的病例无腹曲,31% 的病例阴茎腹曲<30°,另外 50% 的病例阴茎腹曲>30°。

这些研究中,阴茎腹曲程度是通过目测估计得出的,没有进行客观的测量。很少有使用量角器来准确测量阴茎弯曲程度的研究。

2. 意义

一些关于纤维性海绵体炎(Peyronie 病)或先天性阴茎弯曲的研究表明,阴茎腹曲≥25°的患者要求进行阴茎伸直手术(Savoca et al,2000;Gholami and Lue,2002;Greenfeld et al,2006)。

3. 人工勃起

1974 年,Gittes 和 McLaughlin 首次报道了在治疗纤维性海绵体炎的手术中,向海绵体内注射肝素化生理盐水的方法使阴茎勃起。随后这一方法也用于尿道下裂手术中。

由于腹侧的阴茎体皮肤、dartos 筋膜和尿道海绵体相对较短,都会使阴茎向腹侧弯曲,所以我们在处理近端尿道下裂时,先脱套包皮、解剖 dartos 筋膜、自阴茎海绵体游离尿道海绵体翼和龟头翼,然后再行阴茎勃起实验。通常使用 23 号蝶形针头,向一侧阴茎海绵体内注入生理盐水,直至阴茎完全勃起。我们不使用止血带来减缓生理盐水回流,因为有时候扎止血带的位置正好就是发生弯曲的位置。如果需要压迫减少液体回流而达到勃起,我们使用的方法是按压阴茎基底部,将海绵体压在阴茎脚上。

超过生理量或少于生理量注射生理盐水都会影响对阴茎弯曲程度的判断。因此,有学者提出在术中使用血管活性药物来诱导阴茎勃起(Perovic et al,1997;Kogan,2000),他们认为与注射生理盐水法相比,这种方法诱导的勃起更接近自然状态下的勃起。我们没有这方面的经验。

4. 治疗方法

背部折叠术可治疗<30°的阴茎腹曲。如果包皮脱套后阴茎弯曲>30°,可采用解剖 dartos 筋膜及附着的阴囊皮肤、在尿道海绵体翼与龟头两翼融合处分开尿道海绵体两翼来治疗。然后可横断尿道板,并解剖至尿道口。若经上述处置后腹曲仍超过 30°,则需行腹侧白膜切开(加盖或不加盖移植物)。

我们使用 5-0 或 6-0 polypropylene 线进行单

点背侧中线折叠术来矫正小于 30°的腹曲。对于这种程度的腹曲,即使复发也不会影响性行为。对于大于 30°的腹曲,考虑到背部折叠的治疗效果很难坚持到成人,所以我们不采用多点折叠的方式。而是采用脱套包皮、解剖 dartos 筋膜、从阴茎海绵体还有尿道海绵体和龟头翼融合处游离出尿道海绵体来治疗。如果腹曲仍超过 30°,可于冠状沟水平横断尿道板,并向近端游离至尿道口。然后我们进行人工勃起,采用背部折叠法修复小于 30°的腹曲,采用于阴茎最弯处横行切开三处阴茎海绵体白膜的方法修复大于 30°的腹曲。

虽然也可以用单处白膜切开加覆盖移植物的方法修复＞30°的腹曲,但这样做之后就只能选皮瓣来修复尿道了。因为通常不宜将两种移植物放在一起,所以不能采用移植物来成形尿道。因为我们不用带蒂皮瓣成形尿道,所以使用切开尿道海绵体三处(不覆盖移植物)的方法来延长腹侧短缩的白膜。

5. 手术技术

(1)背部折叠:背部中线折叠方法如图 26-4所示。人工勃起确定最大弯曲点。纵向切开Buck 筋膜,暴露下方的白膜。用 6-0 或 5-0 polypropylene 在海绵体背侧折叠缝合,埋藏缝线结节。再次进行勃起实验,确认阴茎伸直良好。我们不做多点折叠。

结果:有两项研究报道有 7% 的阴茎腹曲复发。其中一项研究指出,所有复发的阴茎腹曲,其弯曲程度都大于 30°。平均进行三处折叠的成年患者,其阴茎长度缩短小于 0.5 cm。

两项回顾性研究术中使用 5-0(其中一项也使用 4-0)polypropylene 线行背部折叠,均报道了有 7% 的患者阴茎腹曲复发,其中一项研究平均随访 16 个月(Chertin et al,2004),另一项平均随访 6年(Bar Yosef et al,2004)。Chertin 及其同事(2004)并没有说明 VC 的程度,而 Bar Yosef 及其同事(2004)使用一处或两处中线折叠法,其中47% 的病例阴茎腹曲＜30°,44% 的病例阴茎腹曲介于 30°～45°之间,9% 的病例阴茎腹曲＞45°。所有阴茎腹曲复发的病例最初阴茎腹曲都＞30°,其中有 2 例阴茎腹曲超过 45°(Bar Yosef et al,2004)。

一项关于 154 例纤维性海绵体炎(Peyronie

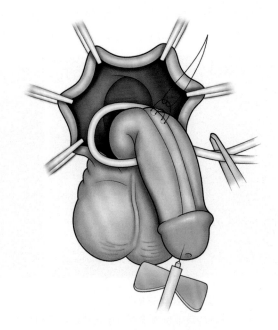

图 26-4　背侧中线折叠。暴露与腹曲处对应的阴茎海绵体背侧白膜,避开背侧静脉,然后用 polypropylene 线埋藏线结式缝合折叠白膜

病)或先天性阴茎弯曲患者的回顾性研究中,在阴茎伸直术前后对阴茎弯曲程度和阴茎长度进行客观测量(Greenfield et al,2006)。术中注射罂粟碱和盐水,使用量角器测量弯曲程度。纤维性海绵体炎患者的平均弯曲程度是 45°(25°～105°),先天性阴茎腹曲患者的平均弯曲程度是 57°(25°～90°)。对患者平均进行三处(1～6 处)背侧折叠,阴茎平均缩短 0.36 cm(0～2.5cm)。通常认为,背侧折叠术会短缩阴茎,但这项研究表明这种短缩可能是亚临床的。

(2)腹侧海绵体延长:切开腹侧白膜有两种方法,两种方法的结果相似,但会影响后续采用哪种方式修复尿道。

单一切口切开方法,是在阴茎腹侧最弯处从3 点处至 9 点处横行切开海绵体白膜,用游离移植物覆盖切口。常用的游离移植物包括腹股沟真皮(斜疝切口),小肠黏膜下层和睾丸鞘膜(也可作为皮瓣)。当采用这种方法伸直阴茎时,需采用带蒂皮瓣成形尿道。因为新成形的尿道需要放在阴茎腹侧的移植物上,如果用移植物成形尿道,可能会因供血不足导致移植物坏死。

另一种方法,是在腹曲最严重处从 4 点到 8

点横行切开海绵体白膜,再在距此处 4 mm 的近端及远端各做一横行切口(图 26-5)。这些切口处

没有用游离移植物覆盖,因此可以将游离移植物成形的尿道直接放置在白膜切口上。

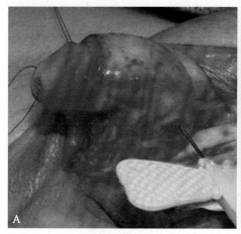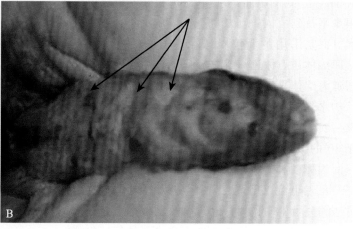

图 26-5 A. 腹侧白膜切开术矫正腹曲>30°的阴茎。B. 选 3 处横行切开白膜,切开范围从 4 点至 8 点(箭头)处。然后将游离移植物成形的尿道放在这些切口上

结果:所有的回顾性研究发现,采用腹侧白膜单切口切开加游离移植物覆盖修复阴茎腹曲的患者其复发率<10%。一项研究报道,两种方法的预后没有差异。在单处切开加移植物覆盖的患者中,有 1 例在青春期前进行手术,在成年后出现勃起功能障碍,需要使用血管活性药物。

Snodgrass 和 Prieto(2009)连续报道了 18 例近端尿道下裂患儿的预后结果,前 7 例患者采用白膜切开加真皮覆盖法,后面 11 例采用白膜三处横行切开不覆盖游离移植物法。分别随访 27 个月和 19 个月后,两种方法均无复发。这一结果表明腹侧白膜切开术并不需要游离移植物覆盖。

对单处白膜切开加游离移植物覆盖法的研究表明,无论用何种材料覆盖,阴茎腹曲的复发率几乎没有差异。例如,3 篇关于采用真皮覆盖的研究表明,在随访 2 年至 10 年后没有发生需再次手术的阴茎腹曲(Pope et al,1996;Caesar and Caldamone,2000;Badawy and Morsi,2008)。Badawy 和 Morsi(2008)对青春期前进行白膜切开并加真皮覆盖的 16 例患者进行研究,发现在青春期后有 1/3 的患者出现了勃起障碍,需要海绵体内注射血管活性药物才能维持足够程度的勃起。而据我们所知,目前还没有其他类似的报道,并且 Badawy 也表示在该研究发表后,这些患者恢复了自然勃起(Badawy,私人交流)。

单层和 4 层小肠黏膜下层均可作为游离移植物用于覆盖海绵体。3 篇相关研究中,有 2 篇报道了在随访 1.5 年和 3 年后没有阴茎腹曲复发(Weiser et al,2003;Elmore et al,2007)。另一项关于 4 层小肠黏膜下层游离移植物的综述表明,17% 的患者出现阴茎腹曲复发或可触及需要切除的纤维包块(Soergel et al,2003)。

(三)"薄"尿道

由于 dartos 筋膜和尿道海绵体覆盖不足或缺失,尿道口近端的尿道会"变薄",并且其长度不一致(图 26-6)。可根据是否能将阴茎体部皮肤和尿道分开,以及阴茎腹曲程度来处理薄尿道。通常薄尿道长仅几毫米,并且可以将阴茎体皮肤和尿道分离开。在这种情况下不影响进行尿道成形术,只是需要行尿道海绵体成形术来覆盖薄尿道。如果阴茎体皮肤与尿道不能分离,则需向近端切开薄尿道至正常尿道海绵体处,仍然附着于尿道的皮肤可以用于成形尿道。当包皮脱套后阴茎腹曲仍>30°时,需切除尿道板及"薄"尿道使阴茎伸直。

(四)术式的选择

图 26-7 为尿道下裂修补术式的选择策略,这里主要采用尿道板卷管法或新尿道替代法来修补尿道下裂。所有尿道下裂都可使用 TIP 手术或分期游离移植物尿道成形术来治疗。镶嵌游离移植物手术是由 TIP 手术发展而来。分期游离移

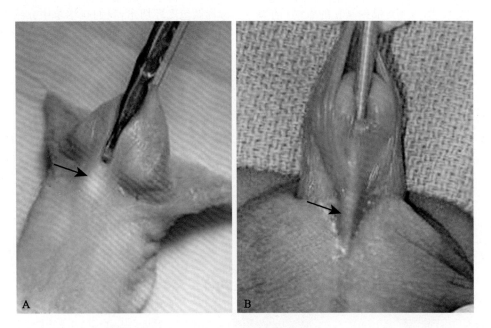

图 26-6　探查远端尿道。A. 箭头处可见皮肤和尿道之间有足够的皮下组织。开始时可以由尿道口向近端切开 2 mm。
　　　　B. 箭头处可见皮肤和尿道之间 dartos 筋膜和尿道海绵体缺失。可在薄尿道的近端及两侧做 U 形切口

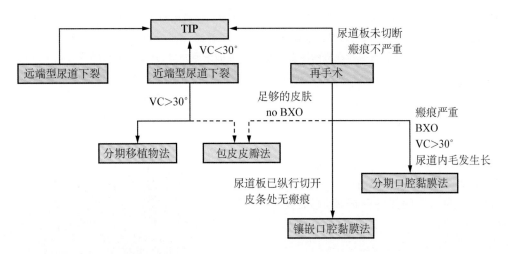

图 26-7　尿道下裂修补术式的选择。BXO. 闭塞性干燥性龟头炎;TIP. 尿道板纵行切开卷管术;VC. 阴茎腹曲

植物尿道成形术中可根据临床实际情况用包皮或口腔黏膜成形尿道。

　　图 26-7 中的虚线所示为带蒂皮瓣法。稍后我们将对皮瓣法和移植物法成形尿道进行比较。我们一般不选择皮瓣法,因为其整形的效果不如其他方法。

(五)远端尿道下裂修复

　　1. 尿道板纵行切开卷管(tubularized incised plate,TIP)法

　　(1)适应证:Snodgrass 及其同事(2010)使用

TIP 手术连续治疗了 551 例远端尿道下裂患者,未发现该式式的禁忌证。正如之前尿道板评估部分中所提到的,有 3 项关于 TIP 手术的研究指出,尿道板的深度不影响 TIP 手术的预后(Holland and Smith,2000;Sarhan et al,2009;Snodgrass et al,2010)。其中两项研究提出尿道板窄(<8 mm)会增加手术发生并发症的概率(Holland and Smith,2000;Sarhan et al,2009),但我们认为,这可能是作者未充分切开尿道板造成的。

（2）手术技术（图 26-8）：根据家长的意愿，选择做包皮环切还是包皮成形术。在美国，大多数家长选择做包皮环切术，我们在本章中介绍了包皮环切的方法，并在稍后单独介绍包皮成形的方法。

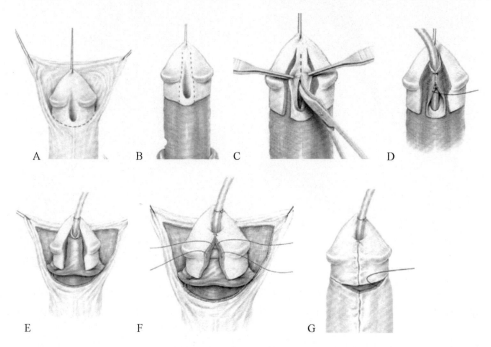

图 26-8　远端尿道下裂，TIP 手术修补。A. 环切皮肤。B. 沿龟头翼和尿道板的交界处切开。C. 向下延伸尿道板两侧切口至海绵体表面。D. 尿道板从远至近卷管，形成尿道。请注意，第一个针需距尿道板远端 3 mm，以形成一个椭圆形开口。E. dartos 筋膜覆盖新成形的尿道。F. 成形新的尿道外口，并继续向近端成形龟头至冠状沟。G. 包皮整形，完成手术（From Snodgrass WT. Snodgrass technique for hypospadias repair. BJU Int 2005；95：683-93.）

使用卡尺在最宽处测量龟头宽度（图 26-9），然后龟头缝 5-0 polypropylene 牵引线。牵拉背侧包皮并画线标记切口。在尿道口近端下方 2 mm 切开腹侧，如果术中用尿道探子探查发现为无足够 dartos 肉膜和海绵体的薄尿道，则需在更近端的地方切口（图 26-10）。如果龟头两翼未融合的头型尿道下裂，则需在冠状沟近端几毫米处起切口。背侧斜行切口是为了保证有足够的包皮内板可以转移至腹侧，并使远端包皮呈衣领状，类似正常包皮环切术后外观（Firlit，1987）。

包皮脱套有多种方法：背侧沿 Buck 筋膜进行脱套，腹侧在皮下层脱套，尽量保留 dartos 筋膜。向近端解剖至阴茎根部。行人工勃起实验，如果腹曲＜30°，可像前面部分描述的方法进行背部折叠术矫正腹曲。

接下来在阴茎基底部扎止血带，并且标记龟头翼与尿道板的交界处。在画线处注射 1：10 万的肾上腺素，并用 Beaver 69 刀片（Beaver-Visitec International，Waltham，MA）切开。切到海绵体

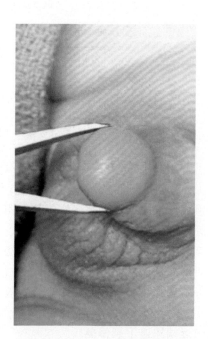

图 26-9　测量龟头宽度。如龟头宽度小于 14mm 则会增加尿道成形术后并发症的概率

表面,然后向两侧延伸到 3 点和 9 点处。如果龟头宽度小于 14mm,或"常规"分离龟头翼后仍有

张力,则需采用"扩大"解剖方法,即继续向远端切开约 4 mm(图 26-11)。

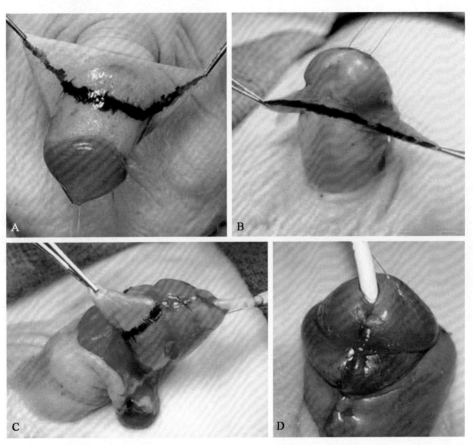

图 26-10　包皮环切术切口。A. 标记背侧切口。B. 标记腹侧切口。C. 腹侧包皮内板缝合呈"衣领"状之前去除阴茎皮肤。D. 包皮环切后呈"衣领"状外观

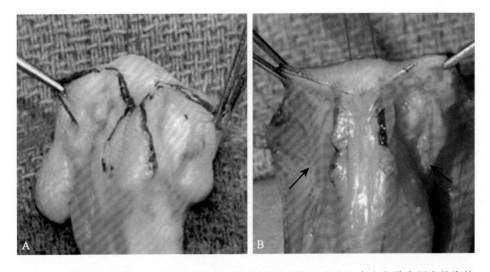

图 26-11　解剖龟头两翼。A."标准"游离:从尿道板内侧向 3 点和 9 点方向游离侧方的海绵体。B."扩大"游离,在"标准"游离基础上,沿海绵体远端继续切开约 4 mm。箭头所示为"扩大"解剖后暴露的海绵体表面

使用 0.5 Castroviejo 镊子轻轻横向拉伸尿道板。剪刀沿中线纵行剪开尿道板,从尿道外口剪至尿道板远端,深至海绵体表面。原尿道板比较浅者需要切开得更深。远端尿道板切开可能在龟头交界处遗留一个小突起,但是不能将切口延伸到龟头,可以通过其圆顿和隆起的外观来区别(图 26-12)。

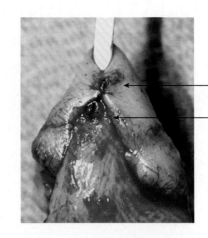

龟头两翼缝合的远端

新成形尿道的远端

图 26-13 尿道板切开卷管(TIP)龟头成形。在龟头最远端缝线关闭龟头两翼,形成新的尿道外口,通常超过新成形尿道最远端的缝线。在 TIP 手术中不需要将龟头两翼与尿道板缝合

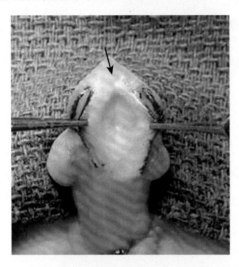

图 26-12 从尿道口至尿道板远端的末端(箭头)切开尿道板,深至接近阴茎海绵体表面

膀胱留置 6Fr 支架管并将其绑在龟头牵引线上。尿道板卷管,并用 TG-140 针及 7-0 polyglactin 线双层皮下缝合成形尿道。第一针应在距尿道板远端 3 mm 处,以形成一个椭圆形的开口(不是圆形)。如距离过近,有尿道口狭窄的风险。向近端连续缝合至原尿道口,打结。然后再向远端返回缝合,同样方法再缝合一层。然后游离 dartos 筋膜,将其尽量分成纵行的两瓣,交叉双层覆盖新成形的尿道。使用 9-0 polyglactin 线固定 dartos 筋膜。

用 6-0 polyglactin 线间断皮下缝合龟头两翼成形龟头。先远端后近端向冠状沟方向缝合。通常需缝合 3 针。考虑到可能留下瘢痕,一般不需缝合表皮。在常规游离龟头两翼后,如果关闭龟头后张力较高,则需拆除缝合线,并按前文描述的"扩大"法继续切开龟头两翼。一般不用把新成形的尿道与龟头翼缝合,即使卷管的尿道板远端与龟头远端第一针缝合处存在间隙也不用进行缝合(图 26-13)。这种间隙会自行愈合。

然后去除腹侧包皮内板上的多余皮肤,并使用 7-0 polyglactin 线间断皮下缝合切口,使包皮呈"衣领"状(图 26-10 C 和 D),再用 9-0 polyglactin 线缝合冠状沟处表皮。沿中线剪开背侧包皮至包皮内板边缘,然后 7-0 polyglactin 线皮下缝合此处。缝合腹侧中线皮肤以重建中缝,切除两侧多余皮肤完成包皮环切。所有皮肤边缘均采用皮下缝合的方式缝合。术后患者尿液引流至纸尿裤大约 1 周。

(3)替代方法:有许多手术方法可用于治疗远端型尿道下裂,并且这些方法仍在各个治疗中使用。可在其他地方找到这些手术的具体说明,本文不再详细介绍。在这些手术中,最常见的包括尿道口前移和龟头成形术(meatal advancement and glanuloplasty incorporation,MAGPI)和 Mathieu 或皮瓣翻转术。

MAGPI 手术是一种治疗龟头型和冠状沟型尿道下裂的手术,该术式在背侧尿道板中线处纵行切开,然后将尿道口背侧延伸至远端并缝合。然后将尿道口的腹侧拉向远端并在其下方缝合龟头(Duckett,1981)。

Mathieu 手术或皮瓣翻转术为治疗远端型尿道下裂的一种手术,是切取阴茎体腹侧尿道口近端矩形皮瓣,向远端翻转后与尿道板缝合,形成新的尿道(Mathieu,1932)。这种术式通常需要短时间留置支架管。

(4)结果:**大多数文章都表明,在使用 TIP 治疗远端尿道下裂时,只有不到 10% 的病例出现并发症。**

Snodgrass 及其同事(2010)报道了 426 例远

端型尿道下裂患儿的预后情况,所有患儿都由 Snodgrass 本人行 TIP 手术修复,术后平均随访 8 个月。并对其中 279 例(65%)患者进行尿道口径评估,测定尿流率和(或)行尿道镜检查。有 19 例 (4%)出现了并发症,包括尿道瘘 9 例、龟头裂开 9 例,以及由干燥性闭塞性龟头炎(balanitis xerotica obliterans,BXO)引起的尿道口狭窄 1 例。没出现尿道狭窄或憩室。

Wilkinson 及其同事(2012)系统性回顾了从 1994 年至 2009 年期间关于 TIP 手术修补远端尿道下裂的 15 篇文献,其中包括了 1872 例男孩。结果显示,尿道瘘的发生率为 4%,尿道口狭窄的发生率为 3%,无尿道狭窄。也没有龟头开裂的报告。

Snodgrass(2011)也回顾了 1994 年至 2009 年期间发表的 36 篇关于远端 TIP 手术的英文文献。发现并发症的发生率为 0~24%,其中 25 篇报道的发生率≤10%,最主要的并发症是尿道瘘和尿道口狭窄。

(六)近端尿道下裂修复

1. 术式选择

选择何种术式修复近端尿道下裂,很大程度上取决于包皮脱套和去除阴茎体上的阴囊组织后阴茎腹曲的程度。当阴茎腹曲<30°时,可选择 TIP 修复和加盖包皮皮瓣法。阴茎腹曲>30°时需横断尿道板来伸直阴茎,这就限制了手术方法的选择,只能用一期包皮皮瓣卷管法,分期包皮皮瓣法或者分期包皮游离移植物法。

2. 尿道板纵行切开卷管法

(1)适应证:当阴茎腹曲<30°时,可以选择 TIP 术式修复近端尿道下裂。阴茎腹曲>30°时需横断尿道板,因此不能采用 TIP 手术。正如前面"尿道板评估"部分中提到的,在大约 7% 的病例中,尿道板缺乏足够皮下组织来进行卷管,或者是皮下组织僵硬,不适合用于成形新的尿道。

(2)手术方法:如图 26-14 所示。之前做过包皮环切术或包皮成形术的患者,也可以用 TIP 手

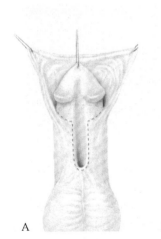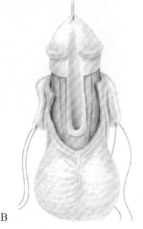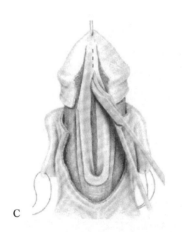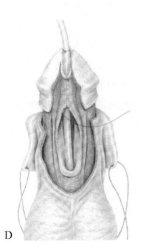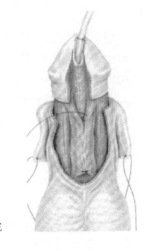

图 26-14 尿道板切开卷管修复近端尿道下裂。A. 保留尿道板的环形切口(患者希望进行包皮环切)。B. 脱套后,分离龟头翼与尿道板。游离阴茎海绵体和远端龟头两翼处的尿道海绵体,用于以后的海绵体成形术。进行人工勃起,并且如文中所讨论的那样矫正腹曲。C. 于尿道板中线处切开。D. 尿道板卷管,并使用 7-0 polyglactin 线间断皮下缝合,然后再用 7-0 polydioxanone 线连续皮下缝合。E. 海绵体成形术是将分叉的尿道海绵体翼覆盖在新成形的尿道上,然后再覆盖鞘膜瓣(From Snodgrass WT. Snodgrass technique for hypospadias repair. BJU Int 2005;95:683-93.)

术来治疗近端尿道下裂。在本部分中,我们主要介绍了家人要求包皮环切时的手术方法。家人要求包皮成形时的手术方法将在后面讨论。

首先测量龟头宽度,然后龟头缝合 5-0 poly-propylene 牵引线。距冠状沟约 3 mm 处切开背侧包皮。如果阴茎腹曲＞30°或尿道板不适合卷管行 TIP 尿道成形术,则保留大部分包皮内板作为游离移植物行尿道成形术。腹侧沿尿道板边缘并避开毛囊做 U 形切口,沿中线继续向近端延伸至阴囊。尿道板旁切口附近注射 1∶100 000 肾上腺素,以减少尿道海绵体出血。包皮脱套背侧至阴茎耻骨,腹侧至阴茎阴囊交界部,阴茎腹侧 dartos 筋膜及附着的阴囊皮肤也退至阴茎部。

接下来,沿龟头两翼与尿道板交界处做标记,并且在切开之前注射 1∶100 000 肾上腺素。沿阴茎海绵体表面解剖龟头两翼,沿海绵体表面向两侧游离至 3 点和 9 点处。如龟头宽度小于 14mm 或龟头两翼张力仍较高者,则需沿海绵体继续向远端切开约 4mm(图 26-11)。分开尿道海绵体两翼与同侧龟头翼的附着,继续从阴茎海绵体上将尿道板两侧尿道海绵体游离出来,用于后面的海绵体成形。

行人工勃起,并按前文所述方法处理阴茎腹曲。当不用横断尿道板即可伸直阴茎时,从尿道口至尿道板远端纵行切开尿道板,深至阴茎海绵体表面。膀胱留置 6Fr 支架管,皮下双层缝合成形尿道,第一层使用 7-0 polyglactin 线间断缝合,第二层使用 7-0 polydioxanone 线连续缝合。

海绵体成形术是将尿道海绵体翼覆盖在新成形的尿道上。然后选择一侧阴囊,拉出该侧睾丸。横行切开睾丸鞘膜,并在其远端缝合牵引线。在接近睾丸下极的外膜上缝合另一根牵引线。展开鞘膜,沿精索方向取鞘膜瓣直至外环附近,并去除脂肪组织(图 26-15)。将睾丸还纳至正常位置并用缝线固定,然后关闭阴囊肉膜。将鞘膜瓣覆盖新成形的尿道,光滑面向下,并用 7-0 polydioxanone 线固定。

6-0 polyglactin 线单层皮下间断缝合龟头,从远端至冠状沟处通常缝合 3 针。如 TIP 手术修补远端尿道下裂中所述,不必将龟头两翼与新成形的尿道外口缝合。

切除阴茎腹侧与包皮内板相邻的皮肤(图 26-10 C),7-0 polyglactin 线间断皮下缝合包皮形成包皮"领",9-0 polyglactin 线于冠状沟处缝合表皮。背侧

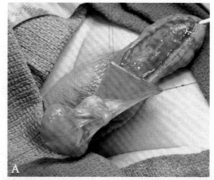

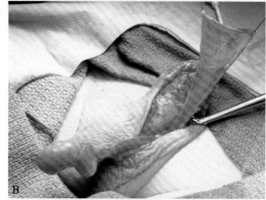

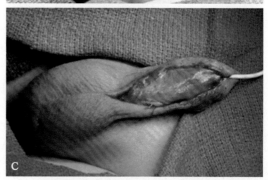

图 26-15 取鞘膜瓣膜膜覆盖新尿道。A. 拉出睾丸,横行切开睾丸鞘膜。B. 为避免覆盖新成形尿道时牵拉睾丸或阴茎,需将鞘膜游离至外环附近。C. 鞘膜瓣覆盖新成形的尿道,还纳睾丸入阴囊

包皮沿中线剪开至包皮"领"的边缘,然后 7-0 polyglactin 线皮下缝合此处。于 3 点和 9 点方向切开腹侧的阴茎阴囊交界处。避开鞘膜瓣,用 5-0 polydioxanone 线将 3 点和 9 点处两侧的阴囊在阴茎阴囊交界处水平固定在阴茎海绵体上。这种方法几乎可以修复所有的阴茎阴囊转位,不需要使用阴囊皮瓣,也不会出现由阴囊皮瓣所产生的瘢痕(图 26-16)。

裁剪多余的包皮,完成包皮环切术,闭合腹侧皮肤,成形中缝。所有皮肤均采用皮下缝合的方式缝合。术后患者尿液引流至纸尿裤 2 周。图 26-17 为术后外观。

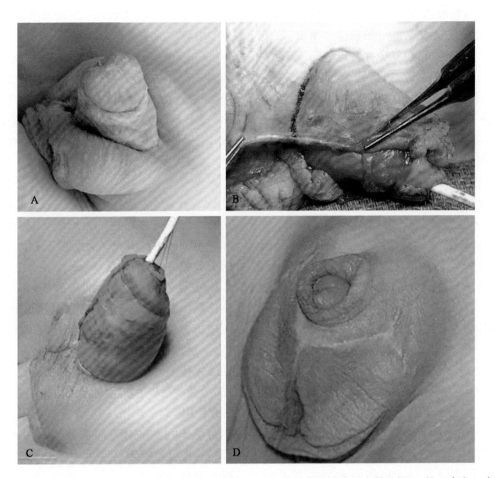

图 26-16　不使用阴囊皮瓣的阴囊成形术。A. 阴茎阴囊转位。B. 在阴茎阴囊腹侧交界处切开,沿 3 点和 9 点方向两侧延伸,将阴囊拉向下方,并将其固定于尿道两侧的海绵体上。C. 没有使用阴囊旋转皮瓣方法矫正阴茎阴囊转位。D. 使用旋转阴囊皮瓣的阴囊成形术后外观,可见阴囊处有明显的瘢痕,并且有时阴囊上的阴毛并不能遮盖这些瘢痕

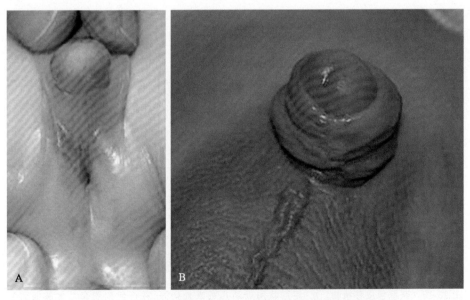

图 26-17　A. 近端型尿道下裂。B. 尿道板切开卷管修复后的外观

（3）结果：据报道,尿道成形术后并发症的发生率为15%至超过50%。一份报道中指出,尿道成形术技术的改进,可以减少并发症。

Snodgrass和Bush(2011)连续报道的59例患者中,最初15例中尿道成形术的并发症发生率为53%,接下来的20例并发症发生率为25%,最后24例并发症发生率为13%。大多数并发症是尿道瘘或龟头开裂。我们针对这些并发症(特别是尿道瘘)进行了各种技术改进,包括尿道成形时从单层缝合到双层缝合、表皮全层缝合到皮下缝合,以及手术缝线从7-0铬肠线到polyglactin线和polydioxanone线。前35例患者都使用dartos筋膜瓣覆盖新成形的尿道。最后的24例患者使用鞘膜瓣覆盖。最后一组病例中没有尿道瘘发生。龟头开裂是我们现在最常见的并发症,本章稍后将对其进行详细论述。

Ghanem和Nijman(2010)的一份关于49例使用TIP手术修复近端尿道下裂的研究中,使用6-0 polyglactin线皮下连续缝合修复尿道,并用dartos筋膜覆盖新成形的尿道。在平均3年的随访期间,12%的患者出现了并发症,包括4例尿道瘘,1例尿道外口狭窄和1例龟头裂开。

Braga及其同事(2008)的一项回顾性研究中,比较了35例TIP手术修复与40例加盖包皮瓣法修复的近端尿道下裂患者的预后,平均随访时间为3年。结果显示,TIP术后并发生的发生率为60%,加盖包皮皮瓣法为45%。两者比较无明显差异。

3. 分期游离移植物法

（1）适应证：分期游离移植物法的主要指征是在包皮脱套、切除腹侧dartos筋膜和附着于阴茎的阴囊组织后,腹曲仍大于30°的尿道下裂。需横断尿道板来伸直阴茎,并使用包皮或口唇游离移植物成形新的尿道。使用何种移植物需根据家长倾向行包皮环切还是包皮成形来决定。如果选择包皮环切,切除的包皮可以作为游离移植物成形尿道,若保留包皮,则选择下唇的口腔黏膜作为游离移植物。

（2）手术技术

①一期手术:皮肤切口与前面所述TIP术修复近端下裂的方法相同,如果需要,尽量保存包皮内板作为游离移植物。包皮脱套、解剖龟头两翼和游离尿道海绵体的方法,也与TIP手术修复近端下裂的方法相同。

在冠状处横断远端的尿道板,将尿道板从阴茎海绵体游离开,向近端游离至尿道外口,再向膜部尿道方向游离。然后将原尿道向远端轻轻拉伸,并使用6-0 polydioxanone线将尿道间断固定在海绵体上。这样做可以减少需新成形尿道的长度,也减少所需移植物的长度。在10点、12点和2点使用7-0 polyglactin线将原始尿道黏膜缝合到海绵体上。在4点、6点和8点用7-0 polyglactin线将原始尿道缝合到阴茎皮肤或阴囊上,形成近端尿道外口。

于背侧包皮角缝合牵引线,并剔除下面的dartos筋膜。通常取包皮内板作为移植物,可带少量外板。游离移植物的宽度取决于冠状沟下包皮领的下缘(图26-18)。7-0 polyglactin线间断皮下缝合背侧阴茎皮肤与包皮"领"。然后将移植物置于腹侧缺损处,先用7-0 polyglactin线在冠状沟水平将游离移植物和龟头缝合。再皮下缝合

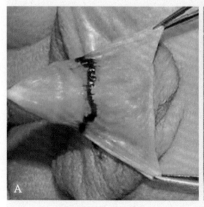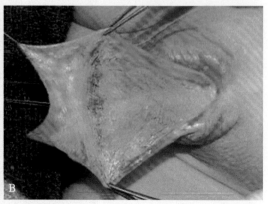

图26-18　获取包皮移植物。A. 距冠状沟近端几毫米处切开,并行包皮脱套。尽量保留包皮内板作为移植物。B. 获取移植物时的下缘切口

移植物和龟头远端,避免形成瘢痕而影响二期手术成形新的尿道口。将移植物轻轻拉向近端,并使用 7-0 polyglactin 线将其间断缝合到两侧的皮肤上。于移植物近端中线处剪开,并将其平铺至近端尿道口两侧,再于 2 点、10 点和 12 点钟处缝合移植物与两侧的阴茎或阴囊皮肤。

接下来,使用 RB-1 针和 6-0 polyglactin 线以 1 cm 为间隔将移植物绗缝到其下面的海绵体白膜上(图 26-19)。膀胱内留置尿管。然后将凡士林纱布卷(Conopco,Englewood Cliffs,NJ)铺在移植物上,用 5-0 polypropylene 线固定纱布,固定牢固但不要过紧。这种包扎可以进一步固定移植物,并有助于预防血清肿或血肿。术后 7d 拔除尿管,拆除凡士林纱布卷。婴儿和幼儿活动不受限。拆除纱布卷后,移植物处不需特殊护理。术后 6 个月后可行二期手术。

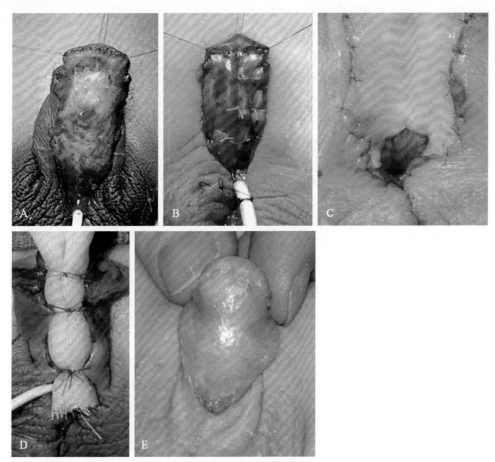

图 26-19　绗缝包皮移植物和最终结果。A. 切除尿道板,展开龟头两翼,成形近端尿道口后暴露腹侧皮肤缺损。B. 将移植物缝合固定在缺损周边的龟头、阴茎皮肤和阴囊上,然后首先沿中线将移植物缝到海绵体上,再在两侧约 1 cm 处缝合。C. 在绗缝前,将移植物延伸到近端尿道口的两侧。D. 包扎凡士林纱布卷轻轻压迫移植物,以减少血清肿或血肿。E. 移植物愈合后外观

②二期手术:在已经血管化的移植物与龟头翼及阴茎皮肤交界处标记切口,切口向下延伸到腹侧尿道外口出,去除在 4 点至 8 点处缝合的阴茎或阴囊皮肤。龟头两翼处注射 1∶100 000 肾上腺素,切开并向两侧解剖,其余部分切口也是如此。如果龟头宽度小于 14 mm,则如前所述进行"扩大"解剖,以减少后续缝合时龟头两翼的张力。

膀胱留置 6Fr 支架管,并将其固定到龟头牵引线上。包皮移植物非常薄,仍可用 7-0 polyglactin 线和 polydioxanone 线缝合两层卷管,其方法同 TIP 手术。然后获取睾丸鞘膜瓣,覆盖在新成形的尿道上。龟头成形方法也与 TIP 手术相同。

使用 5-0 polydioxanone 线缝合皮下,将阴囊

固定在尿道两侧的海绵体上,形成阴茎阴囊角。然后皮下缝合阴茎及阴囊皮肤中线。留置尿管引流2周。

(3)结果:**在少量发表的关于分期游离移植物法修复尿道下裂的研究中,术后并发症的发生率为25%～50%。**

一项包括了34例近端尿道下裂患者的回顾性研究中,尿道口位于阴茎近端至会阴处,采用分期包皮移植物法修复。这些患者术后并发症的发生率为26%,其中4例龟头裂开,2例尿道瘘,1例尿道憩室和1例尿道狭窄(Ferro et al,2002)。

我们现有24例尿道下裂患者,其随访结果尚未发表。其中阴茎体近端型3例,阴茎阴囊型6例,阴囊型7例和会阴型8例。其中20例(83%)在横断尿道板后仍需横行切开海面体白膜(不用移植物覆盖)才能伸直阴茎。3例(12.5%)均因移植物挛缩需要再次移植,其中2例使用唇黏膜作为移植物,1例使用包皮作为移植物。有13例患者(52%)出现了并发症,其中11例龟头裂开,2例尿道瘘。测量了22例患者龟头直径,平均值为12 mm,其中15例(68%)小于14 mm。由于我们那时尚未开始使用龟头两翼"扩大"解剖,因此在这些患者手术中都没有使用这种技术。

4. 包皮皮瓣法

(1)适应证:加盖包皮皮瓣和包皮皮瓣卷管一期尿道成形术是TIP和分期游离移植物尿道成形术的替代方案。

(2)手术技术

①加盖包皮瓣尿道成形术:图26-20所示为加盖包皮瓣尿道成形术方法。最初的手术切口、包皮脱套、游离dartos筋膜和附着的阴囊皮肤,以及游离龟头两翼的方法与之前描述的近端TIP尿道成形术相同。行人工勃起如果阴茎腹曲≥30°,采用背侧折叠法矫正。

背侧包皮两角缝牵引线,切取10 mm宽包皮内板皮条,保留其下方dartos筋膜的血供。向近端游离血管蒂至阴茎耻骨交界处,以防止皮瓣转移至腹侧(从阴茎一侧或龟头穿过血管蒂的纽扣孔切口)时张力过高。

将6Fr支架管置入膀胱。然后使用7-0 polyglactin线皮下将皮瓣与尿道板缝合,向远端轻轻拉伸皮瓣,并根据需要修剪。再利用血管蒂覆盖

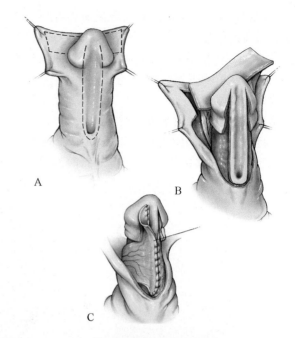

图26-20　加盖包皮皮瓣法。A. 按划线所示的切口获取包皮皮瓣,保留尿道板。B. 游离包皮皮瓣,保留其血管蒂。C. 皮瓣与尿道板缝合

缝合线。接下来,使用7-0 polyglactin线间断皮下缝合龟头两翼与皮瓣边缘,成形龟头。6-0 polyglactin线间断缝合皮下,关闭近端龟头两翼。如近端TIP尿道成形术所述方法完成包皮环切、闭合皮肤。

②包皮瓣卷管尿道成形法:图26-21所示为包皮瓣卷管尿道成形手术方法。行人工勃起,如阴茎腹曲>30°时,可横断尿道板,并根据需要采用前文所述的方法伸直阴茎。

背侧包皮两角缝合牵引线,并且在包皮内板横行标记12～15 mm宽的横行皮瓣。沿标记切取皮瓣,游离其血管蒂至阴茎耻骨交界处。6Fr支架管支持下双层缝合包皮皮瓣,卷管形成尿道,先用7-0 polyglactin线连续缝合皮下,再间断缝合。将缝合的皮管转移至阴茎腹侧,近端与原尿道口缝合,再将其向远端牵拉,并用缝线将其固定在阴茎海绵体上。用7-0 polyglactin线间断皮下缝合皮瓣与龟头两翼。用6-0 polyglactin线间断皮下缝合余下的龟头两翼。

或者,也可以在卷管前先将皮瓣转移至阴茎腹侧,并与原尿道背侧缝合。然后将它向远端拉伸,并将一边缝合到海绵体上,形成一个"假尿道

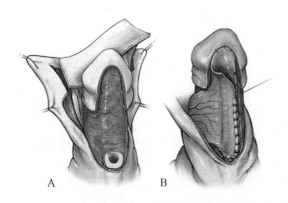

图 26-21　包皮皮瓣卷管法。A. 在包皮脱套并游离腹侧dartos筋膜后，阴茎腹曲仍大于 30°，需横断尿道板来伸直阴茎。切取约 10 mm 宽包皮内板作为皮瓣，游离其下方血管蒂，将皮瓣转移至阴茎腹侧。将该皮瓣卷管，近端与原尿道吻合，远端与龟头两翼吻合。B. 或者，可从近端的尿道口到远端龟头，采用间断缝合的方式将皮瓣的一边固定到阴茎海绵体上。然后修剪皮瓣，缝合皮瓣两边缘，形成口径均匀的尿道。龟头成形和缝合皮肤的方法同加盖包皮皮瓣法

板"。切除多余的皮瓣，并将皮瓣游离缘和已固定缘侧-侧缝合，以形成新的尿道。

（3）结果：据报道，对于近端型尿道下裂，加盖包皮皮瓣法术后并发症发生率为 27% ～45%，包皮皮瓣卷管法为 14% ～33%。有两篇文章提出，如果先将皮瓣一侧固定于海绵体上形成一个"假尿道板"，然后再卷管成形尿道，会降低并发症的发生率。

2009 年 Mattos 和 Silva 等报道了 126 例采用加盖包皮皮瓣法手术的近端型尿道下裂患者，平均随访 22 个月。术后有 27% 的患者出现并发症，其中尿道瘘 18 例，龟头裂开 13 例，尿道狭窄2 例，尿道憩室 1 例，皮瓣自尿道口脱垂 4 例（de Mattose Silva et al,2009）。另一项回顾性研究中包括了 75 例采用加盖包皮皮瓣法手术的阴茎阴囊型尿道下裂患者，平均随访 39 个月。术后并发症发生率为 45%，其中尿道瘘 8 例，尿道裂开 2例，尿道狭窄 2 例，尿道口狭窄 1 例，阴茎背侧海绵体折叠后阴茎腹曲复发 5 例（Braga et al,2007）。

一项关于包皮皮瓣卷管法预后的研究中，包括 27 例患者尿道口位于阴茎阴囊交界或更近端，

平均随访 9 个月。术后有 33% 的患者发生了并发症，其中尿道瘘 7 例，尿道狭窄 1 例和尿道口狭窄 1 例（Powell et al,2000）。

两项研究报道了包皮皮瓣卷管法的预后，这两项研究都是先将包皮皮瓣的一边缝合到海绵体上，然后再进行卷管成形尿道。其中一项研究包括了 12 例阴茎阴囊型或阴囊型下裂患者，术后平均随访 24 个月。随访期间有 2 例患者出现并发症，1 例尿道瘘和 1 例尿道口狭窄伴憩室（Shukla et al,2004）。另一项研究中，包括 22 名近端尿道下裂患者，平均随访 24 个月。有 3 例（14%）患者出现并发症，1 例尿道瘘和 2 例尿道口狭窄（Aoki et al,2008）。

5. Byars 皮瓣法

Byars 皮瓣法是一种分期手术。在一期手术中横断尿道板伸直阴茎，背侧包皮沿中线向近端剪开，将这两部分包皮连同其下的 dartos 血管蒂转移至腹侧，并缝合到从尿道外口到龟头的尿道缺损处。在二期手术中，将先前转移的包皮卷管，形成新的尿道（Byars,1955）。

一些喜欢分期尿道成形术而不是包皮皮瓣卷管法一期尿道成形的术者，愿意在阴茎海绵体白膜切开并覆盖游离移植物后使用该手术方法。但相关的研究很少。其中最大规模的一项研究纳入了 58 例患者，但在所有尿道成形术后可能出现的并发症中仅提到了尿道瘘（Retik et al,1994）。而另外三项研究中病例数较少。Shukla 及其同事（2004）的研究中仅纳入 10 例患者，平均随访 43个月。有 70% 的患者出现并发症，包括 7 例尿道瘘，3 例尿道口狭窄和 1 例尿道憩室。Gershbaum 及其同事（2002）的研究中有 11 例患者，随访 5～15 年，有 18% 的患者出现并发症（1 例尿道瘘和 1 例尿道憩室）。但作者表示另外有 2 例患者出现"尿道外口接近龟头正位，但未到达正位开口或皮肤不平整"，如果加上这 2 例患者，术后并发症的发生率会上升至 36%。此外，他们还表示，有 37% 患者有排尿异常和排尿喷洒。

我（Warren T. Snodgrass）曾使用该术式治疗过 9 例患者，并发症发生率为 100%，其中有 2 例尿道瘘，5 例尿道憩室，1 例尿道狭窄，2 例龟头裂开。虽然尿道瘘和龟头裂开在近端型尿道下裂手术中很常见，但是尿道憩室和尿道狭窄（为了避免

尿道憩室而采用较窄的皮瓣卷管成形尿道,结果导致尿道狭窄)的发生使我放弃了这种手术方式。我们不再使用也不再推荐 Byars 皮瓣法。

6. 皮瓣法对比游离移植物法

目前没有将阴茎腹曲>30°的近端型尿道下裂患者随机分配到包皮皮瓣卷管治疗组和分期游离移植物治疗组的临床试验。皮瓣的支持者声称皮瓣下方的血管蒂可以保证皮瓣的血供,而游离移植物需重建血供,所以其血供不太可靠。然而,Duckett 曾评论说,荧光染色显示皮瓣的边缘并没有血供,需要切除(Duckett,unpublished comment to Hodgson,1981)。但他从未在临床研究中发表过这些观察结果。

2002 年 Ferro 及其同事(2002)报道了 43 例使用包皮游离移植物的病例都取得了成功。我们的 65 例患者中有 4 例(6%)出现了游离移植物挛缩,并进行了部分或全部重新移植。同时,我们发现无论使用包皮还是口腔黏膜作为移植物,术后

并发症的发生无差异(Snodgrass and Bush,2015)。我们的研究与 Ferro 及其同事的研究不同之处在于,我们在 26 例患者中横行切开海绵体白膜伸直阴茎。4 例出现移植物挛缩的患者中有 3 例也使用了上述方法。没有患者需要第三次移植。

尿道口狭窄和尿道狭窄这类术后并发症的出现可能意味着皮瓣血供不足。前面提到的皮瓣卷管法术后尿道狭窄和(或)尿道口狭窄的发生率约为 8%(Powell et al,2000;Shukla et al,2004;Aoki et al,2008),而分期游离移植物法中尿道狭窄的发生率为 3%(Ferro et al,2002)。我们的患者尚未出现过上面两种并发症。

关于术后外观整形效果的数据也很少。我们曾经对其他中心实施皮瓣法尿道成形术的患者进行术后评估(存在潜在的结果偏移),最常见的是龟头裂开和阴茎不呈柱状(图 26-22)。龟头裂开可以减少尿道憩室的发生,但可能会导致尿液喷洒。

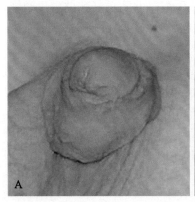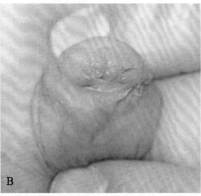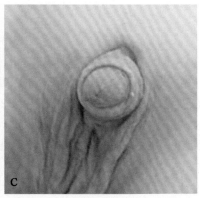

图 26-22　皮瓣法和游离移植物法治疗近端型尿道下裂术后的外观。A. 皮瓣卷管法术后阴茎呈金字塔形状。B. 同一患者,看起来有一个裂隙状的尿道外来口,实际上龟头裂开尿道口退至冠状沟处。C. 分期包皮游离移植物法治疗后的外观,术后龟头愈合良好,尿道口呈裂隙状,阴茎呈柱状

目前,仍没有足够的功能或美容方面的数据来确定最佳手术方案,以及是否值得行分期手术。

7. 包皮成形术

如果家长要求,几乎所有远端型和近端型尿道下裂患者都可以进行包皮成形术(图 26-23)。有 1% 的患者龟头较大,而背侧堆积包皮较少者不适合进行包皮成形术。如果那些需要横断尿道板来伸直阴茎的近端型尿道下裂患者要求进行包皮成形术,就需采用分期口腔黏膜游离移植的方法修复尿道。

(1)手术指征:相比包皮环切而言,如果患儿

家长更喜欢包皮成形,则任何初次手术的尿道下裂都可以进行包皮重建。我们只是简单询问家人是否在新生儿期进行了包皮环切,如果没有就可以进行包皮成形术。

(2)手术技术:背侧包皮两角缝牵引线(图 26-23 A)。自两角处顶点切开,延伸至龟头两侧,于尿道口下方约 2 mm 处汇合,切开包皮。不必脱套包皮,在腹侧皮下进行游离,保留 dartos 筋膜作为防护层,解剖至正常组织处,通常需解剖至阴茎阴囊交界处附近。

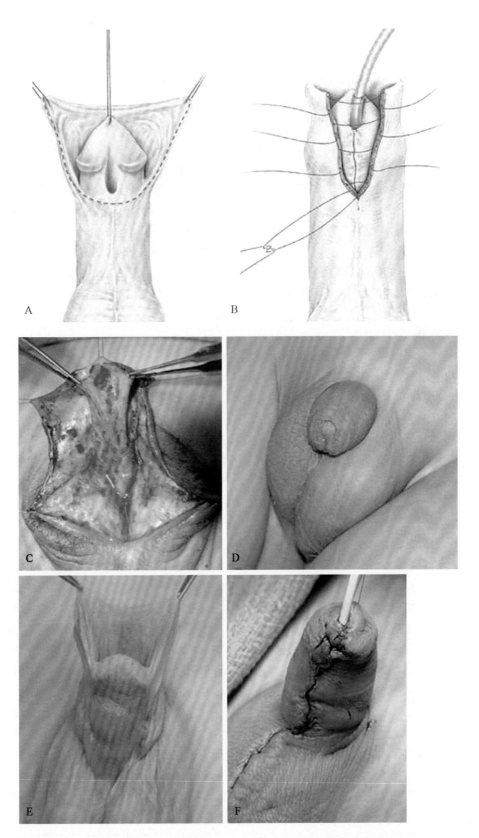

图 26-23　包皮成形术。A. 从背侧包皮两角至腹侧尿道口近端的"V"形切口。B. 缝合包皮。C 和 D. 尿道板切开卷管修复近端下裂＋包皮成形术。需要注意的是，在不脱套包皮的情况下阴茎腹侧暴露良好。E 和 F. 分期口腔黏膜游离移植物法修复近端下裂

采用前文介绍的 TIP 手术和分期游离移植物手术的方法来修补尿道、成形龟头。

在龟头成形后,牵拉包皮至龟头下方,并使用 7-0 polyglactin 线皮下缝合包皮内板。然后再向龟头远端牵拉包皮,使用 7-0 polyglactin 线皮下缝合包皮外板。以前我们会调整缝合的位置,以确保包皮上翻和复位自如。但有时这么做会使腹侧包皮看起来比较短,而且通常同龄正常男孩的包皮也不能上翻。因此,我们现在尽量将包皮缝合得美观,而不考虑其是否可以上翻。剩下的切口用 7-0 polyglactin 线间断缝合,并告知家人,不要上翻包皮。

(3)结果:**包皮环切和包皮成形对远端或近端 TIP 手术或分期游离移植物手术的术后并发症发生率没有影响。**

Suoub 及其同事(2008)比较了 25 例行远端 TIP 手术并同时行包皮成形术的尿道下裂患者和 49 例(其年龄和手术时间与前组无差异)进行远端 TIP 手术和包皮环切术的尿道下裂患者的预后。结果显示,两组在尿道成形术或皮肤方面的并发症发生率无差异。尿道成形术唯一的并发症是尿道瘘,发生率分别为 12% 和 8%。1 例患有"顽固性"包茎的患者在做了包皮成形术后又做了包皮环切术,而另 2 例患者则因"多余皮肤"在做了包皮环切术后再次接受了包皮环切术(Suoub et al,2008)。

Snodgrass 及其同事(2013)也报道了一项病例队列研究,包括连续的 428 例行 TIP 手术的远端型尿道下裂患者,其中 85 例进行了包皮成形术。没有术中转换为包皮环切术的病例。尿道成形术后并发症发生率在进行包皮成形术的患者为 8%,行包皮环切术的患者为 9%。每组中有 2% 的患者在术后进行了皮肤修复,其中包括 1 例术后 5 年的患者,因 BXO 进行了包皮环切术,和 1 例未行包皮环切术的患者,因包皮成形术后背侧有难看的螺纹进行了切除术。

Snodgrass 和 Bush(2011)对 21% 行近端 TIP 尿道成形手术患者进行了包皮成形术(均为患者要求),术后没有发生并发。对 25% 行分期游离移植物法手术的近端型尿道下裂患者进行了包皮成形术(均为患者要求),术后没有阴茎腹曲复发,也没有尿道或皮肤方面的并发症发生(数据未发表)。

由于包皮成形术不会增加尿道下裂术后并发症的发生率,因此,应该向患儿家人介绍可以选择包皮成形术或包皮环切术,并由家人最终决定患儿阴茎的外观。

8. 阴囊成形

在本书上一版中,阴囊成形的"主要"方法是皮瓣旋转法。如今我们不再采用这种方法,因为我们发现可以通过在腹侧阴茎阴囊交界处切口来矫正阴茎阴囊转位,而且不会留下明显的瘢痕。我们沿 3 点和 9 点方向向两侧切开阴茎阴囊交界处腹侧的皮肤,然后将阴囊拉向下方,形成新的阴茎阴囊交界。用 5-0 polydioxanone 线将阴囊缝合到新成形尿道两侧的阴茎海绵体上,如图 26-16 所示。

三、术后管理

(一)尿液引流

一些研究表明,对于未接受过排尿训练的尿道下裂患者,在远端 TIP 手术后可以不用引流尿液。只有不到 5% 的患者需要在术后早期留置尿管,并且不会增加尿道成形并发症的发生率。

一项研究中将受过排尿训练的患儿随机分配到引流尿液组和不引流尿液组。未引流尿液的患儿更容易出现排尿困难、尿潴留和尿外渗,有 40% 的该组患儿需要术后留置导尿。是否引流尿液并不会影响尿道成形术的并发症发生率。

没有数据表明耻骨上尿流引流比留置尿管更好,或可以作为留置导尿管的替代方法。

三项研究报道了在未接受排尿训练的阴茎远端至阴茎中段尿道下裂患者中,使用 TIP 尿道成形术,且术后没有引流尿液的结果如下。

1. Almodhen 及其同事(2008)的研究中,包括了 32 例连续的未接受排尿训练的尿道下裂患儿。这些患儿为远端、阴茎中段和近端型(6 例)尿道下裂,均行 TIP 尿道成形术,术后未留置导尿,平均随访 18 个月。1 例患儿(未说明是远端下裂还是近端下裂)在术后第二天发生尿外渗,遂留置导尿。1 例患者(3%)在随访(9±6)个月时出现尿道口狭窄。

2. Samuel 及其同事(2002)的研究中,报道了连续的 170 例尿道下裂患者(平均年龄 19 个月),行 TIP 远端尿道成形术,术后未引流尿液。没有患者出现尿潴留或需要留置导尿。在随访期间(平均随访 3 年)尿道成形相关并发症的发生率为 7%。

3. Leclair 及其同事(2004)的研究中,报道了连续的 162 名远端或阴茎体中段(6 例)尿道下裂患者,平均年龄 16 个月,行 TIP 尿道成形术,术后未引流尿液。术后 4 例患者(2.5%)因尿潴留需导尿治疗,其中 2 例患者在术后 2h 内出现尿潴留,另有 2 例在术后 1 周出现尿潴留,这些患儿后续无其他并发症发生。共有 8% 的患儿出现尿道并发症,包括尿道瘘和尿道狭窄。

El-Sherbiny(2003)的一项随机对照研究,对比了 64 名排尿训练后的尿道下裂患儿在远端 TIP 尿道成形术后留置导尿和不留置导尿的结果。患儿平均年龄 6 岁,在手术结束时决定是否留置尿管。这两组患者的尿道成形术的并发症发生率相似(35 例留置尿管患者中有 3 例发生了并发症,29 例未留置尿管的患者中有 6 例发生了并发症,$P = 0.3$)。而在未留置导尿组的患者,术后更容易出现排尿困难(14%,45%),尿潴留(0,24%)和尿外渗(0,17%)。并且有 12 名(41%)术后未留置导尿的患者在手术后 3d 内留置了尿管。

作者现在对术后患者都引流尿液,以避免少数未受过排尿训练的患者因尿潴留或尿外渗而需术后留置尿管。对青春期前的患儿作者使用 6Fr 支架管,对青春期后的患儿作者使用 12~14Fr 的尿管。对于未接受排尿训练的患儿,可以将支架管末端放入纸尿裤中。无论是初次还是再次手术的患儿,作者都不使用耻骨上途径引流尿液。

这些研究表明,大多数远端型尿道下裂的婴儿在术后不需要接受尿液引流。所以作者近期在远端型 TIP 尿道成形术中不留置支架管,这样术后可以不使用抗生素,并增加患者的舒适感,在术后 48h 后可以正常洗澡。

(二)包扎

两项研究表明,是否使用包扎不会影响尿道成形术的预后。

据我们所知,只有两项关于包扎对尿道成形术预后影响的研究。

1. Van Savage 及其同事(2000)将 100 例患者随机分配到透明防水胶带包扎阴茎(术后 2d 由父母拆开)和不包扎两组。2 例患者因手术结束时出血而被排除。平均随访 1 年时,两组患者尿道成形术并发症发生率没有差异。但是不包扎组父母的电话咨询频率明显高于包扎组(不包扎组为 0.8 次,包扎组为 0.3 次)。作者没有说明这些来电是关于伤口问题还是其他问题。

2. McLorie 及其同事(2001)在手术结束时将 120 例患者分配到透明自黏性生物膜包扎组、加压缠绕包扎组和不包扎组。不包扎组中,在每次更换尿布后使用多黏菌素 B 和杆菌肽锌的白色凡士林涂抹切口处,共 7d。有 3 名患者因出血并需要使用加压包扎被排除研究。术后 3d 以后拆除包扎敷料,然后再用白色凡士林 7d。各组在尿道成形术后并发症方面没有差异。

如果包扎不影响尿道成形术的预后,则可以避免使用去除时会引起疼痛的包扎物。我们用 Tegaderm(3M, St. Paul, MN)包扎阴茎,然后用纱布覆盖伤口处,二者都可以在家中自行脱落(图 26-24)。

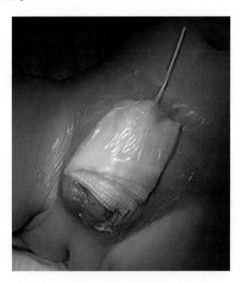

图 26-24　术后包扎

(三)药物治疗

1. 抗生素

有一项试验报道提示术后口服头孢氨苄可降低发热性 UTI 的发生率。

2004 年 Meir 和 Livne 进行了唯一一项关于尿道下裂修复术后抗生素应用的研究,他们将 101 例术中静脉应用头孢地尼行 TIP 尿道成形术的患者,按留置尿管期间是否应用抗生素分为口服头孢氨苄(术后应用 8d)和无抗生素治疗两组,观察其疗效。结果显示,两组尿道下裂预后无差别,但抗生素治疗组 52 例患者中 3 例发生了发热性 UTI,而非抗生素治疗组 49 例患者中 12 例发生了发热性 UTI($P < 0.05$)(Meir and Livne,2004)。

我们的经验是,除了对需要进行口腔黏膜取材的患者术中静脉应用头孢唑林,其他尿道下裂患者术中不使用抗生素。术后尿液引流期间给予口服复方甲噁唑治疗。

2. 镇痛药和解痉药

我们建议每日口服布洛芬 4 次止痛,对于婴儿和小于 2 岁的儿童可以用对乙酰氨基酚替代布洛芬。年龄较大的儿童可以在两次布洛芬用药间隔使用氨酚待因。

3 岁以上的患儿可以口服奥昔布宁缓解膀胱痉挛。每日 2 次,每次 0.2 mg/kg,最大剂量为 5mg,或口服缓释片,每天 1 次。

四、预后评估

尿道下裂不仅仅是简单的尿道成形术,对其预后评估还包括外生殖器外观,阴茎排尿功能、勃起功能和射精功能。对儿童患者主要是关注尿道成形的相关并发症,而很少关注阴茎外观整形效果。目前已有的关于成年患者性功能的数据详见本章节"青春期前手术的尿道下裂患者成年后的预后"部分。

(一)随访时间

80% 的尿道下裂术后并发症是在术后 1 年内出现的。1 年以后有 14 例患者需要继续随访(期限不定),因其还会出现至少一个并发症。

Snodgrass 及其同事(2014a)报道了 887 例初次和再次行 TIP 尿道下裂修复手术的患者术后出现并发症的时间。总共 125 例患者术后出现了并发症,具体为 54 例尿道瘘,59 例龟头裂开,9 例尿道口狭窄或新成形尿道狭窄和 3 例尿道憩室。其中 64% 患者的并发症在术后首次门诊复查时被诊断,80% 患者是术后 1 年内被诊断的。出现尿道瘘、尿道外口狭窄和尿道憩室的平均时间为术后 6 个月,出现龟头裂开的平均时间是术后 2

个月。根据计算,在 1 年后有 14 名患儿因最终会出现至少一个并发症,需继续随访(期限不定)(Snodgrass et al,2014a)。

目前还没有对青春期前手术的尿道下裂患者连续纵向随访至青春期的研究。一些回顾性研究评估了诊断尿道成形术后并发症的时间,这些患者由于术后 1 年后出现晚期并发症而再次就诊。Wood 和同事(2008)对尿道瘘进行了研究,发现 70% 的尿道瘘患者在 1 年内被诊断出来,术后 8 年可以发现 90% 的尿道瘘。如果随访 20 年,会发现 99% 的尿道瘘。Spinoit 及同事(2013)报道,24% 患者因尿道并发症或不满意的阴茎外观而再次手术,这些手术都在术后 2 年以上完成。而 3 年后 14.8 例患者中仍有 1 例因再次出现并发症需要手术治疗。

显然,随着随访时间的延长,可能会发现更多的并发症。虽然大部分患者不会再出现并发症,但术后 1 年后仍需要不定期随访以确定是否有并发症发生。因此,我们建议,对于远端型尿道下裂患者,在 TIP 手术后 6 周及 6 个月后(术后 8 个月)进行随访。并在最后一次随访时告知家长,未来仍有出现并发症的可能。对于近端型尿道下裂,考虑到其腹曲程度更严重,需修补的尿道更长,我们要求每年复查 1 次,以确定青春期前和青春期后阴茎的功能。

(二)尿道口径测量

在已发表的研究中,正常男孩尿道的最小口径差异性很大。一项研究发现,3 岁以内男孩中 14% 尿道小于 8 Fr。

测量新成形的尿道口径,是确定术后是否存在解剖性梗阻的客观方法。我们常规在术后 8 个月随访时,用 10 Fr 尿道探子测量接受过排尿训练的患儿的尿道。但由于梗阻的发生概率很低,我们应当限制在疑似排尿梗阻和(或)尿道口外观小的婴儿中进行尿道口径测量。

Allen 和同事(1972)使用球头探子(bougies à boule)或橄榄头导尿管,在生后第二天连续测量了 100 例足月新生儿的尿道口,确定了正常尿道口的大小。尿道口的平均值和中位数都是 8 Fr,其中一半新生儿尿道口小于 8 Fr,10% 的新生儿尿道口只有 4 Fr。另一项用球头探子对 200 例转诊患者测量尿道口的研究显示,14% 3 岁以内患者的尿道口小于 8 Fr(Litvak et al,1976)。

(三)尿流率测定

目前没有关于尿道下裂患者和正常同龄人尿流率的对比研究。由于使用的列线图的不同,根据列线图评估的预后也会不同。

根据不同的列线图,大约 25% 采用 TIP 法或加盖皮瓣法或皮瓣卷管法手术的尿道下裂患者,术后 Qmax 低于正常值的 2 个标准差,但是这些患者并没有症状。这一发现对于无症状患者的意义尚不清楚。

1. TIP 尿道成形术后的尿流率

Andersson 及同事(2011)报道了 37 例无症状行远端和近端 TIP 尿道成形术患者的尿流率。术后 1 年时,平均 Q_{max} 为 13.6 ml/s(范围 6~28 ml/s),其中一半低于 Miskolc 列线图的第 5 百分位数。在平均随访 6 年后,患儿的尿流率明显改善,平均为 19 ml/s,32% 的患者低于第 5 百分位数。作者表示,如果使用 Toguri 列线图,将有更少的患者低于第 5 百分位数(Andersson et al,2011)。

Snodgrass(1999)报道了 17 例受过排尿训练,并接受 TIP 手术患儿的尿流率。平均检查时间为术后 45 个月(6 个月~7 年)。所有患儿的峰值尿流均高于 Jayanthi 及同事(1995)所使用列线图的第 5 百分位数(文章中未提及)。

假如 Q_{max} 小于正常值 2 个标准差,可能提示尿道存在梗阻。Gonzalez 和 Ludwikowski(2011)回顾了 3 篇关于 TIP 术后尿流率的文章,这 3 篇文章中使用了不同的列线图。结果显示,在 140 例患儿中,有 36(26%)患儿无尿道梗阻症状,其尿流率却符合上述诊断梗阻的标准。

我们提出假设,Q_{max} 在术后短期几乎没有变化,但在青春期,随着尿道直径的增加,尿流率也应该有所增加。目前,我们没有很多青春期发育前、后患者的数据。有两个研究表明,在 Tanner4 期,Q_{max} 分别从 7 ml/s 上升至 19 ml/s,13 ml/s 上升至 20ml/s。而另外 3 项研究表明,在 Tanner2 期时 Q_{max} 没有变化。

2. 包皮皮瓣法术后的尿流率

Jayanthi 及同事(1995)检查了 51 例接受过排尿训练并接受加盖皮瓣法或皮瓣卷管法手术的尿道下裂患儿术后尿流率,结果有 27% 患儿的

Q_{max} 低于列线图的第 5 百分位数。

Patel 及同事(2004)对婴儿期(平均年龄 17 个月)进行尿道成形术的近端型尿道下裂患者检测了尿流率,平均检查时间为术后 14 年。结果显示,平均 Q_{max} 为 17 ml/s。加盖皮瓣法手术的患者与皮瓣卷管法手术的患者相比,术后尿流率没有明显差异。

(四)整形效果

两项使用标准化照片研究,比较了 TIP 手术与皮瓣手术后的整形效果,结果都显示,TIP 手术的整形效果更好。一项问卷调查研究比较了 TIP 术后和单纯包皮环切术后患者的整形效果,在术后 6 周时由家长填写问卷,结果显示两者的得分相似。

客观评估尿道下裂手术后生殖器外观的报道很少见。在两项盲法研究中,通过图片评分来比较 TIP 法与 Methieu 或加盖皮瓣法的术后阴茎外观。两项研究均显示,TIP 术后的评分明显高于其他两者(Ververidis et al,2005;Scarpa et al,2009)。

Snodgrass 及同事(2008)使用了一份非权威的问卷,将行远端和近端 TIP 手术的尿道下裂患者与单纯接受包皮环切手术的患者进行对比。问卷在术后 6 周复查时由家长填写(在进行体格检查前)。Likert 量表评分显示,两者在整体外观或尿道外口及阴茎皮肤的特定外观方面没有差异。

Hayashi 及同事(2007)比较了加盖皮瓣法与改良的腹侧 V 形切口法的术后图片。这种改良的 V 形切口可以使尿道外口更呈裂隙状。总体来说手术可以有效地改善外观,25 例标准做法的患者中有 8 例尿道外口呈裂隙状,而 18 例改良方法的患者中有 12 例尿道外口呈裂隙状(P = 0.03)。这种 V 形切口在 4 例尿道板呈深沟状的患者中均有效,在 9 例尿道板呈中等沟的患者中有 6 例有效,但在 5 例扁平尿道板患者中只有 2 例有效。

目前,没有关于皮瓣法修复尿道下裂后阴茎外观的其他研究。尽管 Hayashi 及同事(2007)提出的 V 形切口确实可以使更多的患者尿道外口呈裂隙状,但在皮瓣法治疗的尿道下裂患者中,术前尿道板扁平的患者术后尿道口最有可能呈圆

形。V 形切口方法在这些患者中的成功率不到 50％。

五、并发症

(一)危险因素

尿道下裂术后并发症发生的危险因素包括：尿道开口位于近端、再次手术和龟头宽度小于 14 mm。通过对术中没有对行新成形尿道做额外覆盖的病例的研究表明，没有额外覆盖也是尿道瘘发生的危险因素。

2012 年 Bush 等通过前瞻性记录的数据，连续对 669 例青春期前行 TIP 术的尿道下裂患者进行了多因素分析，评估术后发生并发症的危险因素。包括患者年龄、尿道外口位置、再手术、龟头成形缝线类型(肠线还是 polyglactin)和手术医师的学习曲线(定义为最初 50 例手术)。其中，唯一的独立危险因素是再手术[优势比(odds ratio, OR)3.07,95％可信区间(confidence interval,CI) 1.54～6.13]和尿道开口位于近端(OR 1.79, 95％CI 1.33～2.40)。

随后，Bush 等在 2013 年又分析了 391 例有龟头测量数据的病例，统计指标包括患者年龄、尿道外口位置、再手术和龟头宽度(精确到毫米)。尿道外口位置和再手术仍然是独立的危险因素，同样，龟头宽度<14 mm(OR 3.7,95％CI 1.6～8.5)也是出现术后并发症的危险因素，即使龟头宽度每增加 1 mm,也可以降低并发症发生率。

另外有两项研究回顾性收集了 TIP 尿道成形术后的数据，对其进行多因素分析。2011 年 Eassa 等评估了由 5 位术者手术的 391 例患者的临床资料，分析的指标包括患者年龄、尿道外口位置、再手术、术者、尿道成形术中所用缝线的类型(polyglactin 还是 polydioxanone)和缝合方法(间断还是连续缝合)、是否对新成形尿道进行额外覆盖和尿液引流方式。结果只有尿道外口位于近端[相对危险度(relative risk, RR)2.81, 95％ CI 1.42～5.52]、手术年龄大于 4 岁(RR 3.25,95％ CI 1.44～7.35),和没有额外覆盖 (RR 6.23,95％ CI 1.87～20.77)是术后出现并发症的危险因素。2009 年 Sarhan 等对由 5 位术者手术的 500 例患者进行了评估，分析指标包括患者年龄、尿道外口位置、再手术、尿道成形术中缝合方法(间断还是连续缝合)、是否对新成形尿道进行了额外覆盖、尿液引流方式和学习曲线(定义为最初的 100 例手术)。其中独立的危险因素是尿道外口位于近端、无额外覆盖和学习曲线。

我们不能制作额外覆盖或尿液引流的标准，因为两者都已广泛应用。如前所述，我们没有发现手术年龄是尿道成形术后并发症的独立危险因素。

(二)危险因素的改进

1. 尿道外口位置

仅 10％原发性病例的尿道外口位于阴茎体近端至会阴。美国儿童泌尿科医师向美国泌尿外科委员会报告要求增加资质证书的记录显示，平均每年进行的近端尿道下裂修复手术的次数为两次(Kogan and Fuestle,2011)。鉴于一直以来都认为尿道外口位于近端是尿道成形术后出现并发症的危险因素，我们建议各治疗中心指定一位专门的外科医师来治疗这些病例，以增加他或她的专业技能。

2. 再次手术

初次手术失败会增加再次手术失败的风险。正如我们在本章前面所述，我们建议外科医师应该回顾他们治疗的患者的预后，根据预后结果改变手术方法和(或)改进手术技术以减少并发症。本章"近端尿道下裂修复术"的结果部分详细地阐述了作者为了降低近端型 TIP 尿道成形术后并发症而做出的技术改进。

带教的外科医师在允许接受培训的医师积极参与手术的关键步骤(尤其是尿道成形术和龟头成形术)的同时，还要确保患者预后良好。

2008 年 Delar 和同事的一项调查显示，已完成 75％以上培训的大多数高年资泌尿科住院医师中，很少有人做过龟头翼解剖或尿道成形手术。在作者这里进行专科培训的医师，也是在带教医师认为他们的手术技术过关之前都只能观摩这些手术关键步骤，而且他们很少做 50％以上的操作。Bush 比较了 2 年期间 Snodgrass 本人和以前在我们这儿进行专科培训 3 年或更少年限的医师做的远端 TIP 术的患者的连续病例的预后。两组患者尿道成形术并发症发生率无统计学差异

(Bush et al,未发表)。

我们还建议,在大的治疗中心应由一位专门的外科医师进行尿道下裂再手术。

3. 龟头大小

如前面关于"术前雄激素刺激"的部分所述,术前应用雄激素可以增加龟头宽度。我们分析了接受睾酮注射治疗的患者和龟头宽度 14 mm 或以上未接受睾酮治疗的患者行尿道成形术术后并发症。接受睾酮治疗的患者刺激前平均龟头宽度为 12 mm,睾酮注射治疗后龟头宽度平均增加到 16.5 mm。未接受睾酮治疗的患者平均龟头宽度为 15.4 mm。雄激素治疗组尿道成形术术后并发症发生率为 34%,非雄激素治疗组为 11%(P<0.0001)。根据以上数据分析结果,我们认为睾酮治疗是发生术后并发症的一个独立的危险因素(OR 3.1,95% CI 1.2 ~8.1)。因此,我们停止了术前睾酮治疗(Bush et al,2013)。现在,我们使用前文所描述的扩大龟头翼解剖程度的技术来处理龟头宽度小于 14 mm 的患者。虽然我们还没有关于此项技术的预后数据,但 Tanakazi 和 Yoshino 报道 150 例平均龟头宽度为 12 mm 的患者应用这种技术后,仅 1 例发生了龟头裂开(私人交流)。

4. 尿道瘘

(1)预防:通常认为,皮下缝合方法加 dartos 筋膜瓣额外覆盖新成形的尿道可以减少尿道瘘的发生。有报道表明,用 TIP 术式治疗近端型尿道下裂中,与单层皮肤全层缝合法加 dartos 筋膜瓣作为第二层覆盖新成形尿道相比,双层皮下缝合法并用睾丸鞘膜囊覆盖新成形的尿道,可以显著降低尿道瘘发生率。

早在 1997 年,Ulman 等对尿道下裂采用 Mathieu 术式时对成形尿道皮下缝合的方式做了一项回顾性研究。他们比较了早期用 6-0 polyg-actin 线连续贯穿皮肤全层单层缝合的 36 例患者和后期用 7-0 polydioxanone 线皮下缝合成形尿道的 60 例患者的临床资料,随访期限 6 ~12 月,36 例皮肤全层缝合法中 6 例(37%)发生了尿道瘘,而 60 例皮下缝合法中仅 3 例(5%)发生了尿道瘘(P<0.01)。

2007 年,Savenelli 等对新成形尿道是否进行额外覆盖进行了临床研究,他们将 130 例远端尿道下裂行 TIP 术式的患者随机分为两组。手术术式和手术缝线均相同,共由 3 名外科医师完成。平均随访 24 个月,没有 dartos 筋膜瓣覆盖者更易发生尿道瘘,65 例没有额外覆盖的病例中 15 例(23%)发生了尿道瘘,而 65 例额外覆盖的病例中 5 例(8%)发生了尿道瘘(P=0.03)。两组尿道外口狭窄和龟头裂开的发生率相近(分别为 4% 和 5%)。

2007 年,Bakan 和 Yildiz 比较了单层 dartos 筋膜瓣覆盖和双层瓣覆盖的治疗效果。29 例患者应用了单层的远端 dartos 筋膜瓣覆盖新成形尿道,随后的 45 例患者应用双层带蒂瓣覆盖尿道。虽然第二组中尿道外口位于阴茎体中段至近端再手术的患儿比例更多,但全部术后发生尿道瘘的患者[4 例(14%):0 例,P=0.02]都来自第一组。

如前所述,我(Warren T. Snodgrass)对近端 TIP 尿道成形术进行了技术改良,将尿道瘘发生率从最初的 15 例中 5 例发生尿道瘘(33%)减少到 20 例中 2 例发生尿道瘘(10%)至 24 例患者中无尿道瘘发生(详见近端尿道下裂修补术的结果部分)。最初的 15 例患者术中使用 7-0 肠线单层皮肤全层贯穿缝合技术成形新尿道,之后的 20 例患者术中使用 7-0 polyglactin 线间断联合 7-0 polydioxanone 线连续缝合的双层皮下缝合的尿道成形技术。第二组尿道卷管成形后行海绵体成形。最后的 24 例还使用了睾丸鞘膜瓣代替 dart-os 筋膜瓣覆盖新成形的尿道(Snodgrass and Bush,2011)

(2)手术修复:手术修复包括评估远端尿道是否存在梗阻,切除尿道瘘管,关闭缺损处的尿道,然后用筋膜瓣覆盖修补处的尿道。

如果新成形的尿道远端可以插入 8 Fr 或者更大规格的尿管说明没有梗阻。将液体注入新成形的尿道检查尿道瘘的位置和数量。我们通常取环尿道瘘并向近端中缝处延长的切口(图 26-25)。切除尿道瘘管,用 7-0 polyglactin 线间断单层皮下缝合关闭尿道缺损处。

再次注入液体检查尿道瘘修补的是否确切。游离腹侧 dartos 筋膜瓣覆盖尿道瘘修补处,通常我们不留置尿管。

根据龟头融合的程度修复冠状沟处的尿道

瘘。如果龟头成形良好,修补尿道瘘时只需局部修补而不用切开龟头再次行尿道成形术;如果龟

头翼分离、仅靠皮桥相连(图 26-25 C),参照下文"龟头裂开"的部分行再次手术。

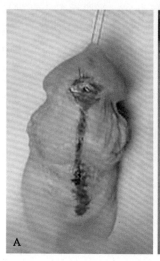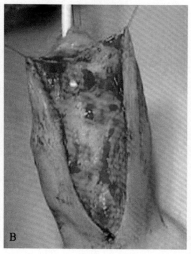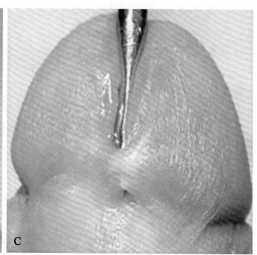

图 26-25　尿道瘘修补。A. 冠状沟处的尿道瘘,龟头两翼成形良好。沿瘘口边缘切开并向近端延伸至中缝,游离腹侧的 dartos 筋膜瓣用于覆盖尿道瘘,裁剪多余的阴茎体部包皮。B. 暴露的术野显示,可以从瘘口将包皮向上游离,以便于关闭瘘口,然后用 dartos 筋膜瓣覆盖尿道瘘口,这样可以避免再次行龟头成形术。C. 冠状沟处尿道瘘合并龟头处皮桥形成。这种情况需要做 TIP 再手术而不是单纯尿道瘘修补

(3)结果:有三篇文献报道尿道下裂术后尿道瘘发生率在 6%～29%。是否做尿液分流对尿道瘘的发生无影响。

2002 年,Shankar 等对 113 例尿道瘘患者的回顾性研究表明,7% 的患者同时存在远端梗阻。术中应用皮下缝合和皮瓣覆盖技术,术后尿液引流 1 周。29% 的患者再次发生了尿道瘘,而且多数发生在最初尿道瘘直径大于 2 mm 的患者。2002 年,Waterman 等对 100 例尿道瘘患者做了修补术,其中 54 例尿道瘘"较大"的患者留置了尿管,但仍有 29% 的患者尿道瘘复发,复发率没有变化。2003 年,Santangelo 等回顾了 69 例"简单型"尿道瘘和 25 例"复杂型"[包括直径大的尿道瘘和(或)存在远端梗阻、尿道憩室]尿道瘘。"简单型"均行尿道瘘关闭并用皮瓣覆盖,术中没有留置尿管。"复杂型"再次做了尿道外口切开加瘘修补术,术中均留置了尿管。两组的尿道瘘复发率相同,总体发病率为 6%。

除去需要行尿道下裂再手术的患者,按照前文所述的方法修补尿道瘘,我们的尿道瘘发生率为 8%(Snodgrass,无发表日期)。

(三)龟头裂开

近端型、再次手术和龟头宽度小于 14 mm 的患者,更容易发生龟头裂开。

我们将龟头翼完全分离、伴或不伴有龟头两翼之间皮桥形成的情况定义为龟头裂开(图 26-26)。除了外观异常,龟头裂开还可能引起排尿偏斜和(或)排尿喷洒等功能异常。部分龟头裂开表现为尿道外口增大,但尿道外口至冠状沟之间的龟头两翼是融合的。这类患者除非存在尿流喷洒,通常不需要手术治疗,处理原则与头型尿道下裂相同。

2011 年,Snodgrass 等对 641 例行 TIP 尿道成形术的患者进行多因素分析,这些患者包括远端型、近端型和再次手术(多数是因为上次手术后龟头裂开)者,龟头裂开的发生率为 5%。近端型尿道下裂龟头裂开风险高 4 倍,再次手术龟头裂开的风险高近 5 倍。

龟头裂开是最常见的尿道下裂术后并发症,其他研究很少报道有龟头裂开。其原因可能是我们的龟头成形技术不良和(或)其他研究并没有把这种并发症报道出来。根据在其他地方手术失败后到我们这里治疗的患者的情况,我们认为龟头

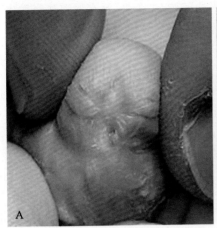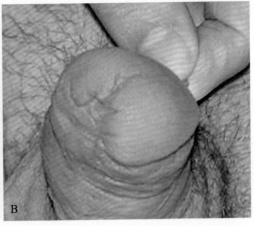

图 26-26　龟头裂开。A. 龟头两翼完全分离尿道开口位于冠状沟下方。B. 龟头两翼分离但表面有皮桥形成,使尿道外口分离。这例患者存在尿流喷洒,再次行龟头成形术治疗

裂开可能比意识到的更常见。然而,在日本观摩了宽度小于 14 mm 的龟头成形术后,我们也意识到了可以用一种更好的龟头成形方法——扩大龟头翼解剖范围,来减少这种并发症的发生,详见本章节所述。

1. 预防

当最开始认识到龟头裂开这一并发症时,我们把缝合线从肠线改为了 polyglactin,但之后统计分析表明龟头裂开和采用何种缝线缝合无关。随后,我们术前应用睾酮促进龟头增大至 15 mm 及以上,但发现这些经过治疗的患者龟头裂开的发生率并没有下降。目前,术中我们将所有患者的龟头翼都完全解剖到 3 点至 9 点,这种方法比以前的解剖方式更系统。对于龟头宽度小于 14 mm、之前有过龟头裂开病史和(或)普通方式解剖后缝合张力较大的患者,我们还会继续向上解剖龟头两翼 4mm,详见图 26-11。

2. 手术修复

应用 TIP 或镶嵌游离移植物再手术方法治疗龟头裂开,请详见下文"尿道下裂再手术"部分。

3. 结果

2012 年,Villanueva 等报道了因为龟头裂开再次行龟头成形术患者的预后,但解剖龟头的方法与目前的扩大范围龟头翼解剖不同,他们采用的手术方法只是将龟头两翼解剖至接近 3 点和 9 点位置,然后用 6-0 polyglactin 线间断皮下缝合三针缝合龟头。研究共包括了 111 例患者,其中有 18 例(16%)再次出现龟头裂开。这 18 例中有 10 例按照同样的手术方法进行了第三次龟头成形术,但 8 例随访的患者中有 5 例(63%)龟头再次裂开。目前我们的观点是,如果患者发生了龟头裂开,再次行龟头成形术时广泛游离龟头两翼后手术仍没有成功,建议对于这样的患儿在青春期后再行手术治疗。

(四)尿道口狭窄

目前,没有大家都认可关于尿道外口狭窄的定义。我们将男孩新成形的尿道外口小于 8 Fr,同时存在排尿症状定义为尿道外口狭窄。我们的结果表明,多数尿道外口狭窄都是医源性的。还没有关于尿道下裂术后尿道外口切开手术效果的报道。

我们还评估了尿道下裂术后尿道外口外观小,但无症状,并且被建议行尿道外口切开术的患者,结果 10 Fr 尿道探子很容易通过。这些患儿并不需要干预。目前还没有公认的关于尿道狭窄的定义,我们把尿道下裂术后尿道口小于 8 Fr,同时存在临床症状者[如排尿困难、菌尿、尿潴留和(或)发热性 UTI]定义尿道狭窄。2012 年 Wilkinson 等进行了标准的文献回顾,纳入了 TIP 术式治疗远端型尿道下裂的 15 组患者,共 1872 例。作者指出,尿道外口狭窄的诊断是不规范的,因此在这些文献中诊断标准可能不同,根据报道仅有 3% 的患者存在尿道外口狭窄。

2010 年,Snodgrass 等报道了用 TIP 术式治

疗 426 例远端型尿道下裂患者,其中 263 例(62%)测量尿道外口均大于 8 Fr。1 例患者在术后 6 年时因为 BXO 出现继发性尿道外口狭窄。

1. 预防

根据我们的结果,TIP 术式术后尿道外口狭窄是可以避免的。我们强调,可以通过一些技术要点减少发生尿道外口狭窄的风险,包括切口仅局限于尿道板内,不要延伸到龟头远端,并继续延伸至下方的海绵体附近组织;至少距远端 3 mm 开始进行尿道板卷管,制作一个椭圆形的尿道外口;缝合龟头两翼时不要缝合新成形的尿道。

2. 手术修复

我们将新成形的尿道外口向背侧切开,这可以扩大开口的同时而不再造成尿道下裂缺损。几乎接近闭锁的,或是由于 BXO 造成的尿道外口狭窄,需要再次行尿道下裂修复手术,具体方法详见后续"尿道下裂再手术"部分。

3. 结果

我们还没有发现能够给出尿道口狭窄的确切定义的文章,也没有报道尿道下裂术后尿道外口切开预后的文章。

(五)新成形尿道狭窄

本章所阐述的各种尿道成形术术后很少发生尿道狭窄。回顾本书的以前版本中尿道下裂章节的预后表格,也很少提及尿道狭窄,1999 年 Ghali 报道的管状包皮皮瓣尿道成形术式和 1994 年 Koyanagi 等报道的 Koyanagi 皮瓣尿道成形术式尿道狭窄发生率最高,均为 9%。

2010 年,Snodgrass 等报道的 426 例远端型尿道下裂行 TIP 手术,术后没有患者发生尿道狭窄。但是,29 例近端型尿道下裂行 TIP 术,术后 5 例(17%)出现了尿道狭窄,这些患者都保留了尿道板,术中为了矫正阴茎下弯,把尿道板和原有的尿道从阴茎海绵体上游离了出来。所有这些患者术后 6 周至 1.5 年都存在尿潴留和(或)发热的 UTI。另外,47 例近端型尿道下裂行 TIP 手术时术中没有进行这种操作,术后都没有发生尿道狭窄。因此,我们摒弃了这一手术操作,而且在本章中也没有描述它。

然而,2007 年 Bhat 回顾了 32 例术中行尿道板和原有尿道游离然后再卷管做尿道成形术(其中 20 例未行背侧尿道板中线切开)的患者,术后

平均随访 24 个月,没有尿道狭窄发生。目前我们还无法解释为什么会出现这种差异。

1. 治疗

治疗方法包括直视下的尿道内切开术(direct vision internal urethrotomy,DVIU),这种方法对于尿道板卷管法或加盖包皮皮瓣法术后小于 1 cm 的尿道狭窄有效,但不适用于管状皮瓣或游离移植物尿道成形术后发生的尿道狭窄。对于小于 1 cm 的复发的尿道狭窄再次行 DVIUs 是无效的。

据我们所知,还没有采用切除狭窄段游离尿道治疗尿道下裂术后尿道狭窄的报道。

可以根据尿道狭窄的病因(局部缺血或 BXO),新尿道闭锁的长度,以及是否存在继发于新尿道挛缩导致的阴茎腹曲,选择镶嵌或分期口腔黏膜游离移植物的术式治疗尿道下裂术后尿道狭窄,具体方法详见后续"尿道下裂再手术"部分。

2. 结果

尿道板卷管法或加盖包皮皮瓣法术后小于 1 cm 的尿道狭窄单次 DVIU 手术的成功率可以接近 66%,再次 DVIU 手术均以失败告终。一项经过 2 年的随访的研究表明,背侧镶嵌游离移植物方法治疗尿道狭窄成功率可以达到 94%。

DVIU 治疗小于 1 cm 的尿道狭窄可以缓解排尿症状,最大尿流率可以达到 12 ml/s 以上。32 例行游离移植物卷管成形尿道的患者无 1 例有效,18 例行管状皮瓣尿道成形术的患者中 2 例(11%)有效,而 11 例使用加盖包皮皮瓣法的患者中 8 例(73%)有效,11 例尿道板卷管成形尿道的患者中 7 例(64%)有效(各组间相比 P 均 < 0.05)。DVIU 术后患者随机进行尿道扩张或不扩张预后没有差异。32 例复发的尿道狭窄患者中 12 例尿道狭窄长度小于 1cm,对其再次行 DVIU,随访了至少 2 年均未成功(Husmann and Rathbun,2006)。

2008 年,Ye 等报道了应用背侧镶嵌游离移植物的手术方法治疗了 37 例尿道狭窄的患者,这些患者之前平均接受了 2 次尿道下裂手术,平均年龄 12 岁,在平均 2 年的随访期间,只有 3 例患者再次发生了尿道狭窄。

(六)尿道憩室

我(Warren T. Snodgrass)用 Byars 皮瓣方法

治疗过的 9 例近端型尿道下裂患者中，5 例出现了尿道憩室。这些病例都没有远端尿道梗阻，而且用于卷管成形尿道的皮条的宽度都接近于敞开的龟头的宽度。所以，我认为这种尿道呈气球状的扩张是由于龟头相对固定的阻力和（或）皮瓣与阴茎海绵体之间附着不良导致的湍流，因包皮皮肤被牵拉所致（图 26-27）。

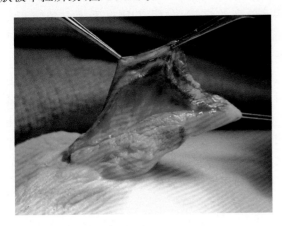

图 26-27　Byars 皮瓣

皮瓣下的 dartos 筋膜可阻止上皮附着于下面的海绵体，潜在地增加了湍流和憩室形成的风险。

1997 年，Wiener 等的一项关于加盖包皮皮瓣尿道成形术和管状包皮皮瓣尿道成形术的回顾性研究发现，在平均随访 20 个月期间，12% 行管状包皮皮瓣成形术的病例出现了尿道憩室，说明管状包皮皮瓣尿道成形术较 onlay 术式发生尿道憩室的风险更大。然而，2013 年 Vallasciani 等发表的文章指出，在平均随访 7 年期间，7% 的 onlay 术式和管状包皮皮瓣成形术式治疗的尿道下裂患者都出现了尿道憩室，均未出现远端尿道梗阻。因此，即使没有远端尿道梗阻，加盖包皮皮瓣尿道成形术术后和一期或分期管状包皮皮瓣尿道成形术后都可能出现尿道憩室。而尿道板或游离移植物卷管尿道成形术后则很少发生尿道憩室。

1. 手术修复

需要测量是否存在远端尿道狭窄。然后于腹侧正中切口暴露并切开尿道憩室，于憩室背侧标记出一个足够宽度皮条，去除两侧多余憩室组织上的皮肤。在尿管支持下缝合尿道两层，恢复尿道的正常宽度，用多余的组织和去皮肤的皮瓣，采用重叠缝合（vest-over-pants suture）技术闭合，以覆盖新成形的尿道。

2. 结果

2013 年，Vallasciani 等报道 5 例尿道憩室患者均修复成功，平均随访 9 年，无憩室复发。

（七）干燥闭塞性龟头炎（BXO）

尿道下裂修复术前术后都可能出现 BXO。可以通过受累组织变为白色的特征性表现做出临床诊断（图 26-28）。尿道外口处的 BXO 可以造成尿道外口狭窄，病情进展可以累及尿道，造成尿道狭窄。

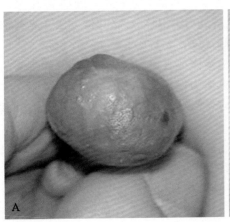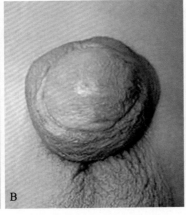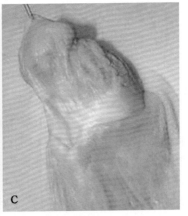

图 26-28　干燥闭塞性龟头炎（BXO）。A. 包皮成形术后 BXO 引起继发性的包茎。B. 尿道口周围的 BOX 引起尿道外口狭窄。C. 切口裂开随后发展为尿道外口周围和阴茎体皮肤广泛的 BXO

有报道可以局部使用类固醇或他克莫司药物治疗 BXO。2001 年 Kiss 等的一项双盲 RCT 研究比较每日应用 0.05％糠酸莫米松与安慰剂治疗 BXO 造成的包茎,疗程 5 周,结果发现虽然类固醇治疗可以显著改善包皮挛缩,但 BXO 的组织学改变仍然存在。因此,发生 BXO 后最好的治疗是完全切除所有受累组织,然后行口腔黏膜游离移植物成形尿道。

我们曾经治疗了 2 例患者,他们都因为切除 BXO 病变组织后行口腔游离黏膜移植,BXO 再次复发。2 例患者 BXO 复发的部位都是在龟头和新尿道交界处,其中 1 例是在术后 9 年复发。考虑到如果再次切除病变,BXO 可能再次在皮肤边缘处复发,所以 2 例患者都是通过定期局部激素治疗控制症状。

1. 手术修复

BXO 需要进行手术切除。当尿道外口或尿道内发生 BXO 时,需要切除所有受累组织,并且采用分期口腔黏膜游离移植物做尿道成形,具体方法详见下文(分期口腔黏膜游离移植物部分)。使用生殖器或非生殖器皮肤,甚至口腔黏膜行尿道成形,都可能发生 BXO 复发。

2. 结果

Braca(2011)采用口腔黏膜游离移植物替代皮肤游离移植物治疗 BXO 后,最初手术效果良好,但随后发现手术失败,BXO 复发。然而,他没有发表关于 BXO 复发率或者发生时间的数据。

据我们所知,关于口腔黏膜 BXO 的复发情况尚无可靠报道。

六、尿道下裂再手术

尽管尿道瘘是尿道下裂术后最常见的并发症,龟头裂开也是尿道下裂术后需要再次手术最常见的指征。无论是何种原因导致需要再次手术,治疗决策的总体原则是一致的。但选择如何修复需要综合考量(图 26-7)。如果尿道板仍存在而且没有瘢痕增生,则首选 TIP 术式。如果尿道板已经被切除,但原位还存在皮肤而且没有瘢痕增生,选择镶嵌游离移植物是比较好的方案。如果尿道板或者残留皮肤瘢痕增生严重及阴茎腹曲超过 30°或新成形尿道生长毛发或 BXO 或尿道

狭窄几乎堵塞尿道的情况下,建议行二期口腔黏膜游离移植物的方法修复尿道。

当包皮充足的情况下,可以用包皮皮瓣成形尿道,但我们很少能遇到这样的患者,所以通常不使用包皮皮瓣。

另外,当上一次手术是用 Mathieu 或加盖包皮皮瓣法成形尿道的患儿需要再次手术时,需要切除原来的皮瓣,并用 TIP 再手术方法成形尿道。可靠牢固地缝合龟头两翼,可以避免尿道憩室发生。

如果需要采用分期游离移植物再手术方法时,需要把不健康的新成形的尿道完全切除,直至原始尿道,这样可以使最后新尿道的组成成分相同,以减少交界处组织挛缩或不同弹性组织卷管成形尿道后憩室的发生。

(一)尿道板切开卷管尿道成形术

1. 手术指征

该术式适用于初次手术后尿道板仍可保留,而且没有严重瘢痕形成的患者。2009 年我们(Snodgrass et al,2009)报道了 133 例再次手术的病例,手术失败次数 1～3 次,平均 1.1 次,其中 69 例患者(52％)适用于这种术式。

2. 手术技术

取腹侧的 Y 形切口,沿着龟头与尿道板交界处重新游离龟头两翼,并沿中缝切开直至阴茎阴囊交界处(图 26-29)。先沿海绵体 3 点和 9 点方向横向解剖龟头两翼,然后向上继续切开大约 4mm 使龟头翼与海绵体分离,具体方法详见远端尿道下裂修复(图 26-11B)。

解剖阴茎体部腹侧时紧贴皮肤,保留腹侧的 dartos 筋膜作为保护层,除非阴茎体部背侧有多余的皮肤或者需要矫正阴茎腹曲,否则不需要做包皮脱套。

如果之前做的是 Mathieu 或加盖包皮皮瓣尿道成形术,需要切除这些皮肤。然后像初次 TIP 手术方式一样,在背侧中线切开尿道板,膀胱内留置 6Fr 尿管,尿管支撑下卷管成形尿道。在远端型病例再次手术时,用 7-0 polyglactin 线皮下连续缝合两层,成形尿道。而在近端型病例再次手术时多数用 polyglactin 线间断皮下缝合一层后,再用 polydioxanone 线连续皮下缝合第二层,成形尿道。然后用 dartos 筋膜瓣覆盖新成形的尿

道,如果 dartos 筋膜不足,可以用睾丸鞘膜瓣覆盖。

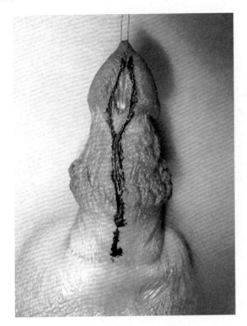

图 26-29　尿道下裂再手术的腹侧切口。这种用于尿道成形和龟头成形再手术的腹侧切口可以充分暴露腹侧 dartos 筋膜,可用于覆盖新成形的尿道,有助于修复皮肤美观,而不需要进行阴茎包皮脱套

用 6-0 polyglactin 线间断皮下缝合成形龟头,方法详见前文所述的初次 TIP 尿道成形术。需要切除多余的阴茎体部皮肤,并用 7-0 polyglactin 线缝合皮下关闭皮肤切口。术后留置尿管 7～10d。

3. 结果

据报道 TIP 再手术方法术后并发症发生率为 12%～30%。之前 TIP 或 MAGPI 手术是否切开了尿道板都不影响预后,一篇报道表明 dartos 筋膜瓣覆盖新成形的尿道可以显著降低尿道瘘发生的概率。

我们的患者 90% 为远端型尿道下裂,而且平均都经历 1 次(最多为 3 次)失败的手术(Snodgrass et al,2009)。再手术的原因 91% 为龟头裂开,其余为冠状沟瘘,尿道外口狭窄和尿道憩室。最初,我(W. S.)做手术切的口比较小,而且并不用 dartos 筋膜瓣覆盖新成形的尿道,在最初的 10 例患者有 5 例术后发生了尿道瘘后,我就

在所有其他的病例中都使用额外的保护层覆盖新成形的尿道,然后尿道瘘的发生概率显著降低,53 例中仅有 2 例发生了尿道瘘。随访时间 1～53 个月,平均随访 6 个月,63 例尿道成形术后的患者中,12 例(19%)发生了并发症,其中包括 7 例尿道瘘,5 例再发龟头裂开(均为扩大龟头翼解剖范围前发生)。原来 TIP 或 MAGPI 术中是否切开尿道板都不影响预后。

2006 年,Ziada 等的一项回顾性研究报道了应用 TIP 再手术方法治疗 30 例患儿,63% 为远端型,之前的手术次数是 1～3 次,平均 1.6 次。使用 polyglactin 线皮下缝合成形尿道后,采用 dartos 筋膜瓣覆盖成形尿道。随访期间大于 4 年,9 例(30%)发生了术后并发症,包括 8 例尿道外口狭窄(其中 5 例存在尿道瘘)和 1 例单纯的尿道瘘。

一项对 40 例患者的回顾性研究中,没有描述尿道外口的位置和之前手术的次数,在平均随访的 42 个月期间,5 例(12.5%)患者术后出现并发症(Riccabona et al,2003)。

(二)背部镶嵌游离移植物

1. 手术指征

这种手术方法用于尿道板已切除、原尿道板位置有一条健康宽大的皮肤的病例。还可用于治疗新成形尿道发生狭窄时,但是管腔狭窄已经接近闭锁者慎用,因为背侧切开和游离移植物嵌入都不适合。

2. 手术技术

手术方法和 TIP 再手术方法相同,像 TIP 术式一样将代替尿道板的皮条背侧切开。不同的是,缺损处用口腔黏膜游离移植物覆盖,如果所需的移植物小,就从上唇取材,所需的移植物大,就从下唇取材(图 26-30)。标记出需要取材的唇黏膜,缝两条 5-0 polypropylene 线牵拉唇部防止回缩,注射 1∶100 000 肾上腺素并取材。去除游离移植物的脂肪,可把获取的游离移植物放在一张湿润的纸上,这样便于使之固定。然后用 7-0 polyglactin 线将游离移植物与切口的边缘侧侧缝合,在移植物中线上用带 RB-1 针的 6-0 polyglactin 线缝合,缝合时穿透移植物并将其固定在下层的海绵体白膜上。尿道成形、龟头成形,缝合皮肤和 TIP 再手术步骤相同。

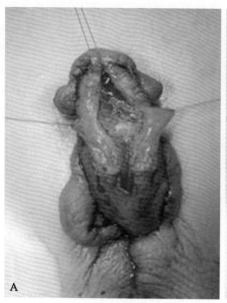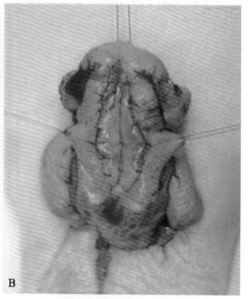

图 26-30　镶嵌游离移植物手术方法。A. 像 TIP 术式一样将代替尿道板的皮条背侧切开。B. 将口腔黏膜游离移植物缝合入皮肤缺损处,然后再进行一期的卷管尿道成形术

3. 结果

有 3 篇文章报道了镶嵌游离移植物再手术的方法,术后并发症发生率均为 15%。

有学者报道了 133 例再次手术患儿仅 16 例(12%)符合镶嵌游离移植物手术标准(Snodgrass et al,2009)。62% 患者尿道外口位于远端,手术失败次数 1～9 次,平均 1.9 次。手术指征为龟头裂开 15 例,出现尿道外口狭窄合并尿道憩室 1 例。尿道成形术后,13 例获得随诊其中 2 例(15%)出现了并发症,1 例再次发生龟头裂开,1 例发生尿道瘘(Snodgrass et al,2009)。

Ye 及同事(2008)的一项回顾性研究报道 53 例患者,手术失败次数 1～6 次,平均 2 次。70% 的病例为尿道狭窄,其余为龟头裂开。下唇黏膜游离移植物的平均长度为 5cm,平均随访 23 个月,尿道成形术后 8 例(15%)出现了并发症,其中 5 例为尿道瘘,3 例再次发生尿道狭窄,狭窄均位于近端尿道的交界处。

2006 年另一项回顾性研究报道了 32 例患者,之前接受了 1～18 次(平均 4 次)失败的手术。皮肤游离移植物长度 1～15cm,平均 4cm,取材部位包括包皮、阴茎体皮肤和腹股沟区皮肤。平均随访 30 个月,并发症发生率为 16%,包括 1 例尿道瘘和 4 例尿道狭窄,狭窄均位于近端尿道的交界处(Schwentner et al,2006)。

然而,Ye 等和 Schwentner 等的这两篇报道,都没有明确指出为什么尿道狭窄都发生在近端尿道的交界处。我们通过将背侧中线切口延长到正常尿道约 5mm 的方法,减少了尿道狭窄发生的概率。

(三)分期口腔黏膜游离移植物

1. 手术指征

当尿道板或者残留的皮肤瘢痕增生严重或阴茎腹曲超过 30°、BXO、尿道狭窄严重几乎闭塞或新成形的尿道内有毛发生长的时候,需要再手术。

2. 手术技术(图 26-31)

如前所述的其他再手术的方法一样,取腹侧 Y 形切口。重新成形龟头翼并切开中缝,然后切开整个新尿道,直到暴露正常尿道。去除海绵体腹侧表面的所有瘢痕组织,并且在龟头两翼之间重新建立了 1 个凹槽。龟头两翼冠状沟水平缝 polypropylene 牵引线。

去除新成形的尿道和瘢痕组织后,可以矫正多数阴茎腹侧弯曲,如果阴茎腹侧弯曲仍然存在,可以按照本章节相关阴茎腹侧弯曲的描述,采用海绵体腹侧横行切开或背侧折叠技术使阴茎伸直。于腹侧修剪原始的尿道使开口扩大,行近端尿道造口。在 4 点、6 点和 8 点方向将阴茎体皮

肤或阴囊皮肤与尿道进行缝合。口腔黏膜移植前静脉注射头孢唑林,口腔不需要备皮,取完口腔黏膜后也不用更换手套。在下唇黏膜标记出要取材的部位,用 5-0 polypropylene 线缝合下唇 2 针向下牵拉嘴唇,用 1 块湿纱布裹在舌头上防止血液进入咽喉。取材范围为从牙龈线到唇红边缘附近

的全部黏膜组织,两侧还可以向唇和颊交界处延伸(图 26-32)。游离移植物大小要能覆盖从龟头到阴囊深部的范围,取材前取材部位注射 1∶1万肾上腺素,用浸泡 1∶1000 肾上腺素溶液的纱布覆盖取材部位以减少出血。

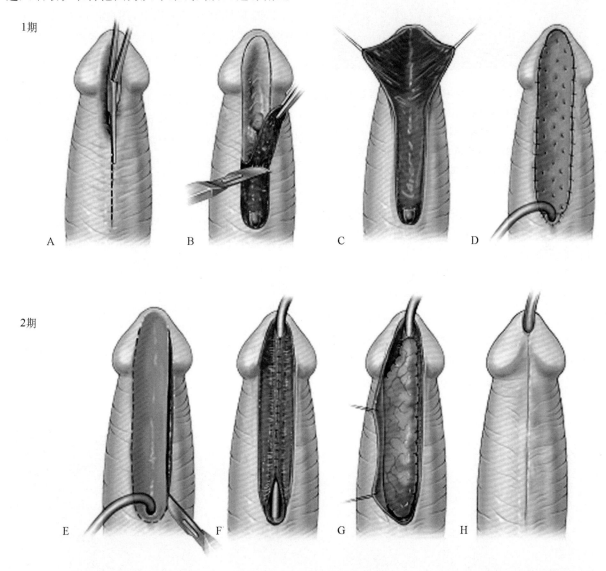

1期

2期

图 26-31　分期口腔黏膜游离移植物再手术方法。A. 腹侧切开新成形的尿道。B. 切除所有不健康的组织,通常包括整个新成形的尿道。C. 重建 1 个深的龟头沟槽,完成近端尿道造口。D. 将口腔游离移植物缝合到从尿道外口到龟头顶端的范围。在龟头和冠状沟下区域内使用唇黏膜,阴茎体部使用颊黏膜。斜形缝合唇和颊黏膜的连接处,这样可以使挛缩最小化。E. 6 个月后于尿道外口的外缘取 U 形切口。F. 双重侧-侧吻合卷管成形尿道,先用 polyglactin 线间断皮下缝合,再用 polydioxanone 线连续缝合。G. 皮瓣覆盖成形尿道,通常用睾丸鞘膜覆盖整个新成形的尿道。H. 龟头成形,并用皮下缝合方法关闭皮肤[From Snodgrass W,Elmore J. Initial experience with staged buccal graft(Bracka) hypospadias reoperations. J Urol 2004;172(4 Pt. 2):1720-4.]

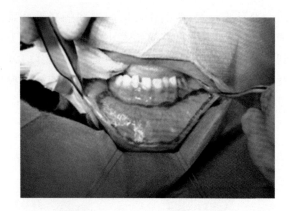

图 26-32　获取下唇黏膜游离移植物。在下唇黏膜上标记好需要取材的范围,获取从牙龈线到距嘴唇边缘 3mm 内的全部黏膜组织,获取的游离移植物需要覆盖从龟头至阴茎阴囊交界处甚至更近端的范围,取材部位不需要缝合

游离移植物去除脂肪后再放置于尿道缺损处。首先固定远端,将游离移植物用 7-0 polyglactin 间断缝合到附近的龟头上。为了防止在将来尿道外口的位置产生痕迹,采用皮下缝合方式将游离移植物沿龟头远端边缘进行缝合。轻轻地将移植物向近端铺开,并用 7-0 polyglactin 沿其四周与阴茎体部皮肤缝合。沿中线切开游离移植物的近端,将两个黏膜瓣分别插入尿道造口的两侧(图 26-33)。然后用 RB-1 针的 6-0 polyglactin 将

游离移植物缝合到下面的阴茎海绵体白膜上。从中线开始缝合,然后再缝合两侧,缝线间隔 1cm 参见图 26-33 C。

然后,于尿道造口两侧分别缝合 5-0 polypropylene 线,向远端每隔一段距离缝合两针 5-0 polypropylene 线,将一凡士林纱布卷轻轻加压放置于口腔黏膜游离移植物上,用两侧的缝线将凡士林纱布卷打结固定。保持包扎和尿道造口处留置尿管至术后 1 周。取材的下唇部位不需要处理,可以自发地再上皮化。

两次手术间隔期间不需对重新血管化的移植物进行任何护理。通常两次手术间隔 6 个月。不到 10% 的病例会出现游离移植物形成瘢痕或者挛缩,需要再次行部分或者完全移植(图 26-34)。局部狭窄可以在二期手术时通过游离移植物镶嵌方法或将阴茎体皮肤嵌入新尿道来矫正。在二期手术时,用标记笔标记好所需的口腔黏膜,龟头两翼注射 1∶100 000 肾上腺素。沿新成形的尿道板两侧缘切开,解剖龟头两翼和阴茎体皮肤。很少需要解剖新成形尿道板下面的组织,通常游离尿道板两侧缘组织足够进行尿道吻合。侧侧吻合尿道板两侧缘卷管成形尿道,先用 6-0 polyglactin 线间断缝合皮下,再用 polydioxanone 线连续缝合关闭两层。

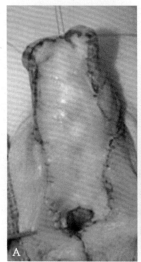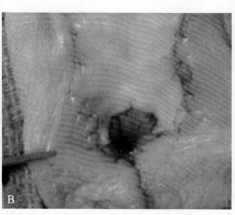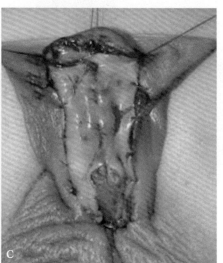

图 26-33　游离的口腔黏膜移植物。A. 从龟头到阴囊缺损的尿道由一个游离的下唇移植物填补。B. 注意游离移植物一直延伸到近端尿道造口的两侧。C. 对游离移植物进行缝合,之后用绷带包扎压迫

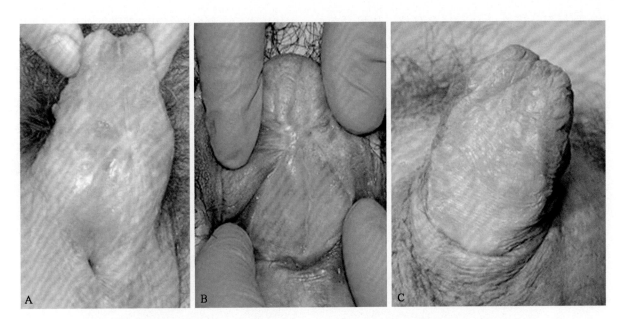

图 26-34　游离移植物瘢痕形成和挛缩。A. 移植物中段形成的星状瘢痕。B. 游离移植物远端挛缩。C. 血运良好的游离移植物理想的外观[From Snodgrass W,Elmore J. Initial experience with staged buccal graft(Bracka)hypospadias reoperations. J Urol 2004;172(4Pt. 2):1720-4.]

暴露一侧睾丸,取睾丸鞘膜覆盖成形的尿道,方法如本章节前面所述。用 6-0 polyglactin 线成形龟头,用皮下缝合的方式关闭皮肤。留置尿管 2 周。典型的术后外观如图 26-35 所示。

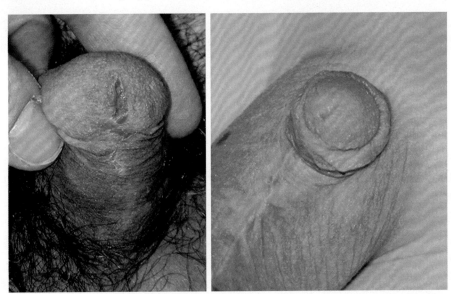

图 26-35　分期颊黏膜游离移植物尿道成形术后的外观[From SnodgrassW, ElmoreJ. Initial experience with staged buccal graft(Bracka)hypospadias reoperations. J Urol 2004;172(4Pt. 2):1720-4.]

3. 结果

（1）游离移植物的成功率:不足 10% 的分期口腔黏膜游离移植物再手术的病例因为游离移植物挛缩需要重新移植。

Snodgrass 等(2009)报道了应用此方法手术的 48 例患者,5 例(10%)需要再次移植手术,其中4例行部分移植,1例行完全移植。从那时起我们更改了移植策略,取下唇黏膜作为游离移植物供体,并且扩大了游离移植物取材面积。之后的63例患者,只有2例(3%)因为游离移植物挛缩再次手术。因为游离移植物会发生部分挛缩,我们现在做法是,尽可能在取材范围内获取最大面积的黏膜,在二期手术时再切除多余的黏膜。

另外,还有两篇回顾性研究也报道了在卷管之前重新做了移植。其中1篇报道34例口腔黏膜游离移植术后2例(6%)患者因为部分游离移植物缺失需要再次移植(Gill and Hameed,2011);而另1篇等报道30例颊和(或)唇黏膜游离移植术后4例(13%)患者需要再次移植(Leslie et al,2011)。

(2)尿道成形术后并发症:**二期尿道成形术后接近38%的患者存在并发症。**

Snodgrass等(2009)报道45例临床随访的患者,行二期尿道成形术后17例(38%)出现并发症。包括龟头裂开8例,尿道瘘7例和尿道口狭窄2例。其中龟头全部裂开的患者术中都用了颊黏膜游离移植物,而应用唇黏膜游离移植物的病例没有发生龟头裂开者,考虑可能是与颊黏膜较唇黏膜厚有关,从而使关闭龟头更为困难而且存在张力(图26-36)。

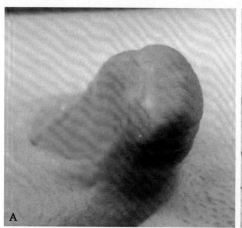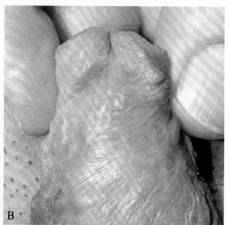

图26-36 颊和唇游离移植物对比。A. 颊黏膜移植物较厚,可能会导致龟头成形复杂化;B. 唇黏膜移植物较薄,可以显著降低龟头裂开的可能性

龟头裂开可能还与龟头的宽度有关,因为多数再手术的患者为近端型尿道下裂,但那时我们没有测量龟头的大小。之后我们发现即便是采用唇黏膜游离移植物分期手术,术后也会发生龟头裂开。因此,我们开始按照本章节描述的方法广泛游离龟头,但下唇黏膜取材方法不变,以减少术后龟头裂开的风险。

Gill和Hameed(2011)报道了100例患者,多数行分期游离移植物尿道成形术,但移植物取材不是口腔黏膜,而是包皮、耳后皮肤或上臂内侧皮肤。他们虽然没有报道发生并发症的患者总数,但指出有9例发生尿道瘘,6例发生尿道狭窄,6例存在持续的尿道下裂(类似于龟头裂开),4例存在持续的阴茎腹曲。Leslie等(2011)报道了30例患者中11例(37%)出现术后并发症,包括尿道口狭窄5例,尿道瘘3例和龟头裂开3例。

七、青春期前手术的尿道下裂患者成年后的预后

目前,对于儿童期手术的尿道下裂患者成年后排尿功能和性功能如何知之甚少。Rynja等(2011)为了评估的儿童期手术的尿道下裂患者成年后的预后,2010年进行系统文献回顾,共有20项研究、1069例患者入选。这些患者平均年龄27岁,手术时的年龄都小于6岁。平均手术次数2.7次,180例患者提供了近端型尿道下裂修复术后的预后资料。手术方式包括Ombredanne、Denis Browne、van der Meulen和Cecil-Culp(不再广泛使用),以及 MAGPI、Mathieu、加盖包皮

皮瓣、包皮皮瓣卷管和 Byars 皮瓣。742 例平均年龄 20 岁的男性作为正常对照。在那时还没有儿童期行 TIP 术式的尿道下裂患者的成年后的类似数据。

(一)排尿功能

1. 症状

与对照组相比,尿道下裂患者更容易出现排尿阻塞性症状 77/217(35.5%):30/196(15%)、尿液喷洒 245/818(30%):17/231(7%)及尿线偏斜 69/267(26%):9/81(11%)。与远端型尿道下裂患者相比,近端型尿道下裂的患者更容易出现尿液喷洒 46/106(43%):245/818(30%)。

2. 尿流率测定法

尿道下裂患者的最大尿流率(Qmax)明显低于对照组(平均 24ml/s:30ml/s),而尿道下裂患者 Qmax 小于两个标准差的比例高于对照组 36/265(13.6%):4/138(3%)。近端型尿道下裂患者的 Qmax 平均 21ml/s,明显低于远端型尿道下裂患者。

(二)性功能

1. 射精

尿道下裂患者的射精问题(包括挤牛奶样的射精和射精力量差)明显多于对照组 99/385(26%):0/48($P<0.01$)。

2. 性功能满意度

尿道下裂患者对性功能的满意度较对照组低 153/188(81%):235/252(93%)($P<0.01$)。平均每月性交次数没有差异(5.8:6.4)。

(三)外观满意度

尿道下裂患者较对照组更易对阴茎外观不满意 143/493(29%):24/581(4%)。而且近端型患者较远端型患者更易对阴茎外观不满意 25/46(54%):143/493(29%)。

八、改善预后

1999 年,我(Warren T. Snodgrass)搬迁到达拉斯后,开始将数据前瞻性地记录到 Excel 电子表格中。本章所引用的文章都是基于对这些数据的分析。现在这个数据库包含了超过 1600 例患者的连续信息。回顾这些数据可以改善手术技术和预后,更好地了解影响尿道下裂修复效果的潜在因素。

(一)结果的判定

目前,还没有计算机软件可以结合术前、术中和术后的数据的来创建一个外科医师记分卡,但是随着电子病历的发展,这只是时间问题。同时,外科医师们可以将相关数据录入 Excel 电子表格中,以快速判定他们个人的手术结果。为了判断哪些因素可以最好地预测尿道成形术后并发症的发生,外科医师只需输入患者姓名、手术日期、尿道外口位置、龟头宽度、初次还是再次手术、手术术式、随访日期以及所有发生的并发症。根据每个人所做尿道下裂修复术的数量,外科医师每周只需在手术后或者出门诊后花费几分钟的时间,坚持至少 1 年时间录入数据,就可以知道他或她自己的术后并发症发生率。

(二)技术改良

当外科医师决定对其手术效果进行质量评价时,无论是尿道下裂还是其他疾病,他们通常都会发现有改进的机会。例如,尽管我(W.S.)用肉膜皮瓣覆盖了新成形的尿道,采用 TIP 术式治疗近端型尿道下裂,术后尿道瘘的发生率可达 25%,这一结果令我感到非常惊讶。然而,对于大多数儿科泌尿科医师来说,这些近端下裂病例相对少见,根据美国泌尿外科委员会的报告,每人每年平均只有两例近端尿道下裂患者,因此,如果我们没有针对患者制作电子表格的情况下,即使是这种很高的并发症发生率也可能没有被发现,因为有并发症的患者偶尔就诊加上回忆偏倚,导致我们不能一一记住他们。在认识到这一点后,我(W.S)做了一系列手术技术改良(如前所述),大大降低了我手术患者术后尿道瘘发生率。

同样地,我们还注意到龟头裂开的发生率高于以往报道水平,最初我们以为是由于用肠线缝合龟头两翼造成的。因此,我(W.S)改为用 polygactin 线缝合,但随后我们对收集的数据进行多因素分析,结果表明缝线类型对龟头裂开的发生没有影响。即便是同一术者应用同样的龟头成形方法,与远端型尿道下裂患者相比,龟头裂开更易发生在近端型尿道下裂患者中。这一结果启发我们对开始对龟头大小进行测量,从而证实了龟头裂开和尿道成形术后其他并发症的发生与龟头宽度小于 14mm 有相关性的想法。众所周知雄激素可以增加龟头周长,我们开始为小龟头术前注射睾酮,发现这种根据客观指标选择术前雄激素治疗患者的数量是以往根据主观判定"小龟头"患者数量的 2 倍。我们在治疗过程中发现,2/3 的病例发生了雄激素抵抗,睾酮注射剂量需要大于 2mg/kg,龟头宽度才能长大到 15mm 及以上。最重要的是,回顾这些患者的远期预后发现,尽管术前雄激素治疗使龟头增大是由于降低术后并发症的发生率,但这些患儿龟头裂开的概率仍然比不用雄激素治疗的患儿大。因为我们治疗的目的是减少并发症,而不是为了使龟头长大,所以停用了雄激素治疗。

对龟头大小和龟头裂开的关注,使我(W. S.)更注重调整龟头翼的解剖方法,更愿意改进手术技术。当我观摩两位日本高年资外科医师手术时,发现他们对龟头翼的游离范围更大,我意识到了这种手术技术的潜力并将其融入到我们的手术操作中。

(三)改善手术效果

收集前瞻性的数据、定期回顾患者的预后和改良手术操作,可以使我们成为更好的尿道下裂专家,并为那些信任我们手术技术的年轻患儿改善手术效果。

其中,数据收集是最重要的,因为一旦一个外科医师从可靠的数据中认识到了他或她的实际手术效果,随之而来的肯定是手术技术的改变和手术效果的改善。相反,如果收集的数据表明并发症发生率很低,那么医师也会从中获益,知道没有必要改变目前的手术操作技术。否则只有当发生了一系列并发症时,医师才可能对目前的操作技术产生怀疑。这是循证外科实践的核心。

请访问 www.expertconsult.com 观看本章节相关的录像。

参考文献

完整的参考文献列表通过 www.expertconsult.com 在线获取。

推荐阅读

Braga LH, Lorenzo AJ, Bagli DJ, et al. Ventral penile lengthening versus dorsal plication for severe ventral curvature in children with proximal hypospadias. J Urol 2008;180:1743-7.

Bush N, Villanueva C, Snodgrass W Glans size and urethroplasty complications after hypospadias repair. Paper presented at: Society of Pediatric Urology Annual Meeting;2013; San Diego, CA. Bush NC, Holzer M, Zhang S, et al. Age does not impact risk for urethroplasty complications after tubularized incised plate repair of hypospadias in prepubertal boys. J Pediatr Urol 2012;9:252-6.

Ferro F, Zaccara A, Spagnoli A, et al. Skin graft for 2-stage treatment of severe hypospadias:back to the future? J Urol 2002;168:1730-3.

Hayashi Y, Kojima Y, Nakane A, et al. Can a slit—like meatus be achieved with the V-incision sutured meatoplasty for onlay island fl ap hypospadias repair? BJU Int 2007;99:1479-82.

Snodgrass W, Bush N. Tubularized incised plate proximal hypospadias repair: continued evolution and extended applications. J Pediatr Urol 2011;7:2-9.

Snodgrass W, Cost N, Nakonezny PA, et al. Analysis of risk factors for glans dehiscence after tubularized incised plate hypospadias repair. J Urol 2011;185:1845-9.

Snodgrass WT, Bush N, Cost N. Algorithm for comprehensive approach to hypospadias reoperation using 3 techniques. J Urol 2009;182:2885-91.

Snodgrass WT, Bush N, Cost N. Tubularized incised plate hypospadias repair for distal hypospadias. J Pediatr Urol 2010;6:408-13.

Wilkinson DJ, Farrelly P, Kenny SE. Outcomes in distal hypospadias:a systematic review of the Mathieu and tubularized incised plate repairs. J Pediatr Urol 2012;8:307-12.

(刘 鑫 刘 舸 编译 杨 屹 审校)

第27章 隐睾的病因、诊断和治疗

Julia Spencer Barthold, MD, and Jennifer A. Hagerty, DO

定义	诊断
睾丸发育和下降的胚胎学	治疗
病因	预后

隐睾，又叫睾丸未降，是一种经过了广泛研究但是机制仍未完全明确的常见的生殖系统畸形。睾丸下降是一种复杂且持续的过程，在妊娠期末三个月或出生后不久即可完成。引带，在胎儿阶段引导睾丸下降的结构，有很明确的解剖结构，其功能上尚不明确。基因、环境因素或两者的共同作用导致睾丸下降异常的原因在很大程度上仍不清楚。通常意义上说，隐睾是一种生后即可识别的先天性发育异常，但是最近的临床证据显示在新生儿期后才诊断的病例也很常见。先天性隐睾和后天性隐睾之间的临床差异很小，即便是有，也很模糊。目前的证据表明，手术是治疗隐睾的首选方法，它可以改善远期预后，包括减少对生育潜能的影响和患睾丸癌的风险。

一、定义

由于有不同的专业术语被用来描述正常或者异常的睾丸下降，或者睾丸缺如的情况，我们提供了本章中专业术语的定义如下。

- **正常睾丸位置**被定义为睾丸位于阴囊中部或者下部（Wohlfahrt-Veje et al，2009）。尽管阴囊内睾丸高位并不被临床医师认为是睾丸未降，但是在一些临床流行病学研究中，阴囊内睾丸高位仍被归类于睾丸未降（Sijstermans et al，2008）。这可能是一个特殊性的群体，包括位于阴囊中上部的

稳定的睾丸，以及不稳定的可以回缩的未下降"滑动"睾丸（Hack et al，2007）。
- **睾丸未降或隐睾**被定义为在正常阴囊位置一侧或者双侧的睾丸的缺失，在最初的临床评估过程中可以触及或不可以触及睾丸，这种情况包括隐睾和睾丸缺如。绝大多数的睾丸缺如处于睾丸正在消失的过程或者是已经消失，在最初发育时，睾丸是存在的，但由于血管意外或者因为睾丸扭转导致睾丸消失（单睾症）。双侧睾丸缺失（无睾症）非常罕见（Abeyaratne et al，1969）。
- **发育不全**是指睾丸从未存在，因此发育不全与同侧苗勒管存留相关。
- **先天性隐睾**是指出生时睾丸就未在阴囊内。
- **获得性隐睾**是指在没有腹股沟区手术史的前提下，既往查体睾丸位于阴囊内的隐睾。
- **复发性隐睾**是指在出生时睾丸未降，此后自发性下降，随后又出现睾丸不在阴囊内。
- **继发性隐睾和睾丸回缩**是指腹股沟疝术后或睾丸固定术后睾丸位置高于阴囊。疝修补术后的睾丸位置异常可源于术后瘢痕和原发性的睾丸回缩。
- **回缩性睾丸**是指睾丸可以很容易地回缩到阴囊外，但是可以手法将睾丸牵引至阴囊内一个稳定的位置，并短暂停留。严重的

回缩性睾丸,很少能在阴囊内保持一个稳定的位置(自然状态或者手法的方式),或者静息状态下停留在阴囊的高位,这种患儿在纵向对比中,有可能被诊断为获得性隐睾。

二、睾丸发育和下降的胚胎学

隐睾说明睾丸下降过程的失败,睾丸下降依赖于睾丸发育过程中的生长调节和激素功能。睾丸下降过程受到两种间质细胞激素的调节,其中胰岛素样因子3(insulin-like 3,INSL3)通过其受体松弛素和胰岛素样家族肽受体2(relaxin/insulin-like family peptide receptor2,RXFP2)发挥作用,而雄激素通过雄激素受体(androgen receptor,AR)发挥作用,但是两者的下游途径仍不明确。作为遗传或环境因素的影响的结果,参与睾丸和(或)引带发育的关键分子的表达与功能的改变,可能潜在地增加了隐睾发生的风险。

(一)睾丸的分化

性腺的分化比作为默认途径的卵巢发病更加复杂。在小鼠中,雄性和雌性的性别决定过程都需要激活特定的遗传程序(Sekido and Lovell-Badge,2013;Ungewitter and Yao,2013)。尽管近年基础方面的研究在这一领域有着较大的进步,但是睾丸的细胞特异性发育机制仍不明确(Svingen and Koopman,2013)。在胎鼠中,Sry(sex-determining region on the Y chromosome)基因在未分化性腺中触发了睾丸的发育,这个过程的一部分受类固醇生成因子(steroidogenic factor,Nr5a1/SF1)调节。相反,Sry 和 SF1 蛋白的协同作用促进了在前睾丸支持细胞中另一种转录因子 SOX9(SRY-box containing 9)的表达。SRY 对睾丸支持细胞的分化有着重要的作用,但是下游的包括 Sox9,成纤维细胞生长因子9(fibroblast growth factor 9,Fgf9),抗苗勒管激素(antimüllerian hormone,AMH)和前列腺素合成酶(prostaglandin synthase,Ptgds)在内的睾丸决定基因,对睾丸支持细胞的分化和增殖也有一定作用(Kashimada and Koopman,2010)。随后精索的形成也需要睾丸支持细胞系的建立。对胎鼠中的研究表明,睾丸的形成需要一系列的过程,包括生殖细胞迁移到未分化的性腺,以及间质细胞前体在体腔上皮和中肾中迁移的过程(Combes et al,2009;Cool and Capel,2009;Wainwright and Wilhelm,2010;McClelland et al,2012)。

在人体中排卵后 32d,含有体细胞和生殖细胞的性腺首先在泌尿生殖脊内侧出现(Hanley et al,1999)。在这个性别未分化的阶段,性腺和内外生殖器在男性和女性中是相同的。SRY 和 SOX9 的转录表达开始于第 41 至 44 天(Hanley et al,2000),随后组织学上出现睾丸支持细胞(Ostrer et al,2007),在妊娠第 6 周,原始生殖细胞从卵黄囊中迁移并分化成精母细胞,于妊娠第 8 周定位于精索中(Culty,2009)。生殖细胞在第 7 周时转变成 c-KIT$^+$,而且在孕头 3 个月的时间,细胞的数量进一步增长。在孕中期,生殖细胞的 3 个亚群,包括精母细胞、中间精原细胞和前精原细胞,可以通过特定标志物的免疫组化染色区分(Gaskell et al,2004)。POU5F1(POU domain class 5 homeobox 1,也称为 OCT4)和 c-KIT 在早期细胞系中表达,在 20 周的时候随着精母细胞的丧失殆尽而消失。黑色素瘤抗原 A 4(melanoma antigen,family A,4,MAGE-A4)免疫组化阳性表达随着前精原细胞的出现而出现(Gaskell et al,2004;Culty,2009)。睾丸间质细胞在孕 6~7 周开始活跃并增殖,直到孕 15 周,在孕 24 周后退化(Codesal et al,1990;Habert et al,2001;O'Shaughnessy et al,2007)。在妊娠第 3 个月末的时候,外生殖器的外观是完全男性化的,精索已经开始形成,同时存在增殖和退化的生殖细胞亚群。睾丸支持细胞和生殖细胞继续增殖进入孕中期(O'Shaughnessy et al,2007)。

(二)睾丸激素的生成

人类胎儿睾丸的激素功能对男性生殖道的形成和睾丸下降有着至关重要的作用。睾丸激素的激活发生于胎儿,出生后及青春期三个单独的阶段(图 27-1)。在胎儿期,睾丸间质细胞的发育分为三个阶段:孕 7-14 周的增殖分化阶段,至孕 18 周的成熟阶段,持续至孕期结束的退化阶段(Svechnikov and Soder,2008)。胎儿睾丸间质细胞合成睾酮开始于孕 6~7 周,但这个过程并不依赖于促性腺激素的刺激。胎盘人绒毛膜促性腺激

素（human chorionic gonadotropin，hCG）在孕
14－16周时刺激雄激素产生一个峰值，然后，睾
丸对胎儿黄体生成素（luteinizing hormone，LH）
产生反应。睾丸间质细胞产生的INSL3最早可
在孕13周的羊水中检测出（研究确认的最早时间
点），在孕15－17周达到峰值（Anand-Ivell et al，
2008；Bay et al，2008）。胎儿的睾丸支持细胞在
分化后不久即产生AMH（也称为Müllerian in-
hibiting substance，MIS）；而胎儿的苗勒管在孕8
周前对AMH有反应，随后在孕9－10周发生退
化（Josso et al，2006）。类固醇激素通过生殖道和
睾丸中的性类固醇受体发挥作用。尽管作用机制
不明，雄激素受体（AR）和雌激素受体β（estrogen
receptor β，ER-β）在孕7周时的未分化性腺中表

达（Shapiro et al，2005；Boukari et al，2007）。雄
激素受体主要存在于小管周肌样细胞和睾丸间质
细胞及间质细胞中，但在发育早期，不存在于支持
细胞中。由于雄激素的存在将会导致雄激素诱导
的AMH生成不足和精子早熟，雄激素受体在胎
儿期和生后早期支持细胞中缺乏有重要的生理意
义（Boukari et al，2009；Rey et al，2009）。在胎儿
睾丸中的生殖细胞，小管周肌样细胞，支持细胞和
一些间质细胞中观察到ER-β的表达，而雌激素
受体α（estrogen receptorα，ER-α）的表达很少
（Shapiro et al，2005）或不表达（Shapiro et al，
2005）。胎儿睾丸中，芳香化酶的伴随表达提示了
局部生成的雌激素在睾丸发育发挥一定的作用。

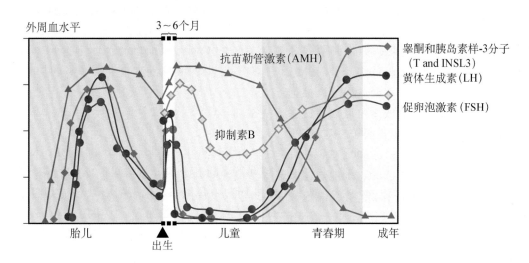

图27-1 男性外周血中下丘脑-垂体-性腺轴从受孕到青春期的变化，显示了胎儿早期睾酮（T）、胰岛素样-3分子（INSL3）、
黄体生成素（luteinizing hormane，LH）、促卵泡激素（follicle-stimulating hormone，FSH）和抗苗勒管激素（AMH）的
增加，生后不久，这些激素和抑制素B再次升高，在青春期AMH则出现抑制［Modified from Grinspon RP，Ro-
pelato MG，Bedecarras P，et al. Gonadotrophin secretion pattern in anorchid boys from birth to pubertal age：
pathophysiological aspects and diagnostic usefulness. Clin Endocrinol（Oxf）2012；76：698-705.］

　　下丘脑-垂体-性腺轴（hypothalamic-pituita-
ry-gonadal，HPG）的重新激活发生在新生儿期，
横断面研究的数据表明，激素水平峰值出现在生
后1～3个月，这种现象称为"小青春期"（图27-
1）。血清LH和FSH水平在出生后上升，随后睾
酮、AMH和抑制素B增加，INSL3水平在脐带血
和3月龄时都很高（Andersson et al，1998；Berga-
da et al，2006；Bay et al，2007；Aksglaede et al，
2010）。然而，个别纵向研究的数据表明，出生后
尿LH、FSH和睾酮水平在生后1个月或更早达

到峰值，并且在早产儿中这种现象更为明显（Kui-
ri-Hanninen et al，2011）。雄激素不敏感综合征
的研究证明，生后激素的激增是对母体雄激素戒
断后继发下丘脑垂体激素激活的结果（Quigley，
2002）。胎儿类型的间质细胞在出生后退化，随后
在2～3个月时出现新生儿类型的间质细胞群
（Prince，2001）。随着出生后激素水平的下降，胎
儿类型的间质细胞一部分退化或转变为不成熟
的、部分分化的对LH反应较差的间质细胞或组
织间质细胞。

生后激素的激增伴随着睾丸体积的增加,这一过程主要是由于支持细胞和生殖细胞的增殖导致的(Grumbach,2005)。一些研究表明,在新生儿期间睾丸显著增长(Berensztein et al,2002;Main et al,2006b;Kuijper et al,2008),而在早产儿中睾丸生长速度和 HPG 轴激活相关(Kuiri-Hanninen et al,2011),提示睾丸生长是对激素刺激的直接反应。生后第一年支持细胞持续增殖,并且决定睾丸最终大小(Sharpe et al,2003)。未分化的生殖细胞,称为生殖母细胞(prespermatogonia, prospermatogonia 或 gonocytes)(Culty,2013;McCarrey,2013),在出生后迁移到基底膜,并成为未分化的 A 型精原细胞。在人类和灵长类动物中,Ad 和 Ap 型精原细胞包括了精原干细胞亚群(Hermann et al,2010;Griswold and Oatley,2013)。由于细胞迁移发生在与 HPG 轴激活相似的时间范围内,因此我们推测两者之间可能有相关性(Hadziselimovic et al,1986;Hutson et al,2012),但对这一重要过程的调控仍然知之甚少。调节前精原细胞或生殖母细胞迁移的一些因素,包括血小板衍生生长因子、甲状腺激素和细胞黏附分子(Orth et al,2000;Tres and Kierszenbaum,2005;Basciani et al,2008;Oatley et al,2011)。如果未能发生迁移,前精原细胞或生殖细胞凋亡与恶变的风险增加(Rajpert-de Meyts and Hoei-Hansen,2007)。

(三)引带发育和睾丸下降

尽管在哺乳动物中已经详细研究了形态学发生过程,但是对人类正常睾丸下降的生理学和睾丸下降异常的原因仍知之甚少。目前仍需要通过观察研究人类包括隐睾在内的疾病和通过动物疾病模型来推测睾丸下降调节的过程。

人类未分化性腺邻近中肾发育并且悬挂在中肾上,中肾是在孕 5 周时取代了前肾(Lemeh,1960)。在头侧,一条退化的中肾韧带与隔相连,随着中肾退化在孕 13 周消失(Barteczko and Jacob,2000)(图 27-2)。性腺和这条韧带之间没有直接联系,与其他物种中观察到的不同,人类并不存在头侧性腺韧带。使用固定切片,Barteczko 和 Jacob 在妊娠 5~7 周时观察到人类的睾丸通过一条内部通道或者经腹从 C_7-T_8 下降至 T_9-L_3 的水平,并在孕 10 周时下降到骶骨水平;通过解剖的

方式,一些人在第 7 周时发现睾丸位于 L_4 水平(Lemeh,1960)或"靠近腹股沟"(Wyndham,1943)。而卵巢韧带和苗勒管的发育阻止了卵巢向尾部运动。

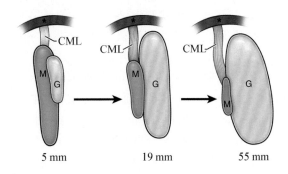

图 27-2　**中肾(M)退化时头侧中肾韧带(cranial mesonephric ligament,CML)和性腺(G)的发育,星号标记了隔膜原基**(From Barteczko KJ, Jacob MI. The testicular descent in human. Origin, development and fate of the gubernaculum Hunteri, processus vaginalis peritonei, and gonadal ligaments. Adv Anat Embryol Cell Biol 2000; 156: iii-x,1-98.)

Barteczko 和 Jacob(2000)描述了人类胎儿睾丸下降的五个主要阶段(图 27-3)。**第一阶段**(孕 5 周),中肾尾部与未来的引带结构在腹股沟管内环位置接触;**第二阶段**,生殖-股神经(genito-femoral nerve,GFN)伴随着新形成的引带结构(包括腹部,间质和皮下部分)以及鞘状突的形成(孕 7 周),随后,发生了引带的生长和鞘状突的加深,同时提睾肌纤维向间质引带生长(孕 8-10 周);**第三阶段**(孕 10-14 周),睾丸的生长伴随着苗勒管的退化和中肾的发生,两个性别的引带都以细索带的形式存在,男性的引带结构在 12 周后出现肿胀;**第四阶段**(孕 14-20 周),引带的进一步肿胀,提睾肌进一步发育和鞘状突的迁移使腹股沟管扩大;**第五阶段**(孕 20-28 周),附着于远端皮下的引带被释放,睾丸穿过腹股沟管。随后,睾丸进一步向尾端下降,直至出生时进入阴囊同时引带退化。

Barteczko 和 Jacob(2000)通过解剖学详细观察了整个妊娠期间人类睾丸下降的一些细节。例如,睾丸经腹下降发生在睾丸引带出现性别差异之前,因此推测该过程不是男性激素特异性事件。

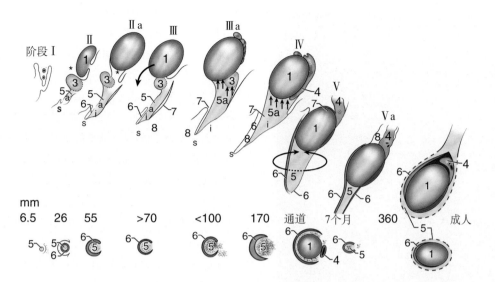

图 27-3　人类睾丸下降的概述,图中同时展示了矢状面(上部)和横断面(下部)。1. 性腺;2. 中肾;3. 午非管和苗勒管;4. 输精管和附睾;5. 引带(a. 腹侧,i. 间质,s. 皮下部分);6. 鞘状突;7. 腹股沟管内环;8. 腹股沟管外环。直箭头(第一阶段)指示腹侧;星号(I-Ⅲa)指示睾丸尾端与生殖道背侧间质之间的联系;弯箭头(Ⅲ)指示睾丸运动方向;短箭头(Ⅲa-Ⅳ)指示睾丸或附睾同引带之间的联系;椭圆形箭头(Ⅴ)表示螺栓状引带周围无附着结构(From Barteczko KJ,Jacob MI. The testicular descent in human. Origin,development and fate of the gubernaculum Hunteri,processus vaginalis peritonei,and gonadal ligaments. Adv Anat Embryol Cell Biol 2000;156:iii-x,1-98.)

随后的男性特有的引带肿胀伴随间质细胞分泌睾酮(孕 14-16 周)和 INSL3(孕 15-17 周)达到峰高值。两种性别 GFN 都是在孕早期阶段(7 周)先出现,伴随引带和鞘状突的发育,而且引带的三个部分都有平滑肌(腹部部分)和骨骼肌(间质和皮下部分)纤维。在其他人的研究中(Wyndham,1943;Lemeh,1960),但并不是所有的研究中(Heyns,1987;Costa et al,2002;Niikura et al,2008)也观察到这两种类型的肌肉。然而,对孕 20 周局部引带的研究清楚地表明,引带中存在外周和中心分布的横纹肌束(Barteczko and Jacob,2000;Niikura et al,2008)和 GFN 结构分布在引带中(Tayakkanonta,1963)。关于提睾肌纤维来自腹壁肌肉组织还是来自引带结构本身仍存在争论(van der Schoot,1996;Barteczko and Jacob,2000;Niikura et al,2008),但是,提睾肌独特的神经支配和近期转基因小鼠的研究提示来源于引带本身的可能性更大(具体研究见下文)。

引带的肿胀主要是由于细胞的增殖和细胞外基质的产生两者共同作用,这一过程对腹股沟管的扩大和睾丸通过腹股沟下降有着关键的作用

(Heyns,1987)。一旦通道形成,未知的机械因素就会引发睾丸快速通过。在睾丸通过腹股沟管的过程中和过程后,引带远端并不固定(图 27-4),并且引带的固定和睾丸下降至阴囊中是一个逐渐的过程。阴囊的发育开始自生殖膨大,早在孕 7 周时即可被观察到,而且在双氢睾酮的作用下,孕 10-12 周阴囊融合。在人类胎儿中,睾丸进入腹股沟管很少发生在孕 22 周之前,大多数睾丸是在孕 27 周后到达阴囊,在大多数人类胎儿中,睾丸在腹股沟管中的时间似乎很短(Heyns,1987;Sampaio and Favorito,1998)。睾丸快速穿过腹股沟管,胎儿引带的早期神经支配(Barteczko and Jacob,2000),GFN 在啮齿类动物中的意义(Hutson and Hasthorpe,2005)以及引带内部及外周提睾肌复杂的解剖结构(Harnaen et al,2007;Niikura et al,2008)提示了神经肌肉力量是睾丸下降所必需的。

(四)睾丸下降的调节

激素控制睾丸下降的直接证据是基于动物模型(主要是啮齿类动物)的研究。由于解剖学上的差异,啮齿类动物与人类的相关性仍有质疑,在小

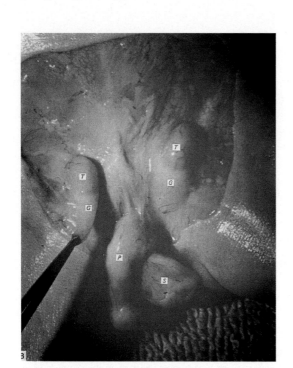

图 27-4   孕 25 周时,人类胚胎顶臀长 215 mm,在睾丸穿过腹股沟管的运动前,引带远端未固定。G. 引带;P. 阴茎;S. 阴囊;T. 睾丸(From Heyns CF. The gubernaculum during testicular descent in the human fetus. J Anat 1987;153:93-112.)

鼠和大鼠胚胎中,有不甚明显的间质结构的引带,有头侧性腺韧带,有拉长的连接引带和附睾的索样结构,在引带外周有发育良好的固有的提睾肌结构,没有腹股沟管结构,并且鞘状突不闭合(Wensing,1988)。然而,鞘状突和提睾肌的发育在物种间具备足够的解剖学相似性,这说明了可以使用啮齿动物模型进行转化研究(van der Schoot,1996;Harnaen et al,2007),并且它们的正常发育对于睾丸下降是必需的。

动物模型和间接临床证据都表明,INSL3 和睾酮是睾丸下降所需的关键激素。和雄性激素合成或作用异常的男孩一样(Barthold et al,2000;Foresta et al,2008;Gaspari et al,2011),转基因的或者自发性 Insl3,Rxfp2 或 Ar 基因失活的啮齿类动物可出现隐睾(Zimmermann et al,1999;Adham et al,2000;Overbeek et al,2001)。根据Hutson 及同事研究的模型,睾丸下降分为两个阶段,穿过腹腔和穿过腹股沟管,分别由 INSL3 和雄激素通过 GFN 来调节(Hutson and Hasthor-

pe,2005)。动物模型也显示 INSL3 和雄激素协同刺激引带的细胞增殖和生长(Adham et al,2000;Emmen et al,2000;Kubota et al,2002),在大鼠胚胎引带肿胀前或肿胀的过程中都有 INSL3 的结合和 AR 的表达(Staub et al,2005)。此外,伴随着引带的肿胀,INSL3 和睾酮水平在人类胎儿 12 周后达到峰值,但是腹腔内睾丸下降早在孕10 周前即发生(Barteczko and Jacob,2000;Koskimies et al,2003;McKinnell et al,2005)。在小鼠中,INSL3 信号传导也促进鞘状突的发育,同时雄激素信号引导了头侧性腺韧带的退化(Adham et al,2002;Koskimies et al,2003;Adham and Agoulnik,2004),在人类胎儿中不存在头侧性腺韧带这种结构。

最近的数据表明,INSL3、RXFP2 和 AR 信号传导都直接参与了引带的发育,特别是在提睾肌肌原细胞分化过程中。在引带间质(未分化的肌肉结构)中选择性敲除 Rxfp2 或 Ar 的转基因小鼠中,睾丸下降过程被阻止(Kaftanovskaya et al,2011,2012)。在引带特异性 Rxfp2$^{-/-}$ 转基因小鼠中,异常肌细胞存在于发育中引带间质的核心部位,并且提睾肌也不能正常发育,这表明肌肉前体的增殖、迁移和转化依赖于 INSL3/RXFP2 信号通路。此外,AR 阳性细胞向引带的迁移和增殖通常不会在基因型为 Rxfp2$^{-/-}$ 胎儿中发生,这表明 RXFP2 和 AR 通路之间存在相互作用。在引带间质中选择性敲除 Ar 基因时,提睾肌发育缺陷并不严重,然而,肌肉组织的生成和生长受到影响,肌肉特异性标志物的表达发生改变,而且不能发生睾丸下降(Kaftanovskaya et al,2012)。

引带发育和睾丸下降下游激素信号的相关机制和传导通路由转基因小鼠模型和患有隐睾的综合征的人类共同提供(Barthold,2008;Foresta et al,2008)。以上这些研究都强调了肌肉组织在形成引带过程中的重要性。在小鼠实验中,Notch1途径和包括 Ctnnb1、Sfrp1、Sfrp2、Wnt5a 和 Ror2在内的几种 Wnt 信号途径的基因失活,会导致胎儿肌肉形成的显著破坏(Warr et al,2009;Kaftanovskaya et al,2011;Chawengsaksophak et al,2012)。双氢睾酮(Barthold et al,2013)或 INSL3(Johnson et al,2010)刺激大鼠胚胎引带结构基因的表达也支持通过激素途径和增强转录反应的

方式来激活 *Wnt* 途径。具有同源框的 *Hoxa10* 和 *Hoxa11* 基因中任意一个转基因敲除与小鼠孤立性隐睾的发生相关（Satokata et al，1995；Potter and Branford，1998），其中 *Hoxa11* 的缺乏与引带中肌肉发育延迟相关（Harisis et al，2013）。此外，*Esr1* 基因敲除小鼠可以出现提睾肌过度发育和睾丸回缩（Donaldson et al，1996）。其他可以表现出隐睾的转基因鼠模型使人们对睾丸下降通路有了进一步的了解。这些模型包括 *Tgfb2*（Sanford et al，1997），*Arid5b*（Lahoud et al，2001），*Wt1*（Kaftanovskaya et al，2013），*Ptgds*（Philibert et al，2013）和 *Loxl1*（Wood et al，2009）这些基因的靶向敲除，以及 *Ptch1*（Sweet et al，1996）和 *Bmp5*（Green，1968）的自发突变。

对遗传性隐睾大鼠的研究也表明，引带中存在神经和（或）肌肉组织发育的破坏（Hrabovszky et al，2001；Barthold et al，2008），最近对隐睾大鼠引带三维成像研究显示存在肌肉结构的缺陷（Barthold et al，2014）。基于对啮齿动物深入研究，Hutson 及同事已经证明，GFN 对引带的神经支配对其发挥功能至关重要，他们提出 GFN 释放的降钙素基因相关肽（calcitonin gene-related peptide，CGRP）刺激了引带的发育和功能（Yamanaka et al，1993；Chan et al，2009）。尽管人类胎儿 GFN 释放 CGRP 的作用仍然不明确，但是显而易见的是，人类的引带内部及周边均有肌肉组织，并且早在孕 7 周引带就开始受到 GFN 的支配（Lemeh，1960；Tayakkanonta，1963；Barteczko and Jacob，2000；Niikura et al，2008）。

综上所述，从孕第二个月初开始，引带结构在两个性别的胚胎中开始发育，睾丸激素 INSL3 和雄激素刺激妊娠中期和妊娠晚期的引带的发育和睾丸下降。引带的发育和迁移是促进和引导睾丸向尾端运动的关键因素。INSL3 和雄激素似乎部分是通过 Wnt 信号通路协同的靶向促进引带的细胞增殖、迁移和引带内肌肉组织的形成。隐睾动物模型中比较一致的一个观点是提睾肌形成异常，提示肌肉组织形成在睾丸下降过程中起到重要作用。

三、病因

在大多数情况下，孤立性隐睾的病因尚不清楚，但间接证据表明该疾病的病因是多样性的，并且很可能是多种遗传因素和环境因素共同作用的结果。人类研究数据表明隐睾发生的遗传风险并不是由一个单一的基因位点决定的，而是多位点、复杂的遗传模式。此外，尽管动物模型表明某些环境化学物质有可能导致隐睾症的风险，但是，现有的人类研究数据并未确定与该疾病相关的任何一种明确的危险因素。明确的与隐睾风险相关的围产期因素为早产儿和（或）低出生体重儿（Damgaard et al，2008；Bay et al，2011；Brouwers et al，2012；Jensen et al，2012）。

隐睾症是最常见的先天性畸形之一，足月儿的发病率在 1%～4%，而早产儿发病率在 1%～45%（Sijstermans et al，2008）。根据 Winter-Baraitser Dys-morphology 数据库的资料（www.lmdatabases.com），隐睾与近 200 个基因有关；根据目前报道的数据隐睾和 500 种综合征相关，隐睾是在其他文献中提到的最常见的相关综合征（Foresta et al，2008；Virtanen and Toppari，2008）。大多数病例是孤立发生的，一个大规模队列研究提示，非综合征与综合征性隐睾症的比例大于 6:1（Boyd et al，2006）。一小部分综合征相关隐睾与 HPG 轴发育缺陷或激素不敏感相关。

1. 先天性隐睾症

因为查体时存在主观差异，对睾丸未降定义的不明确（主要在于阴囊内睾丸高位是否诊断为隐睾），研究人群的不同以及实验设计的差异，导致了出生时孤立性隐睾症发病率的研究变得复杂（Sijstermans et al，2008）。虽然大多数研究提出出生时患病率为 2%～4%，3 个月时患病率为 1%～2%，但在地理上有所不同，在某些研究中患病率高达 9%（Boisen et al，2004；Virtanen and Toppari，2008），支持了发病率随时间推移有可能升高。然而，其他数据表明，不同国家隐睾发生率没有增加（Abdullah et al，2007；Cortes et al，2008；Bonney et al，2009；Wagner-Mahler et al，2011），总体而言，发病率的流行病学指标也没有可重复的趋势（Sijstermans et al，2008）。与隐睾相关的围产期风险因素包括早产、低出生体重儿或妊娠期胚胎体积小、臀位和孕母糖尿病（Damgaard et al，2008；Virtanen and Toppari，2008；

Jensen et al,2012)。

在不同的研究中，出生后自发性睾丸下降的概率并不相同，其原因可能是因为上面提到的几个因素，最明显的差异是是否包括了阴囊内睾丸高位的患儿。对一些人群的前瞻性研究表明，出生时隐睾的患儿在3个月大时，睾丸自发下降的概率为50%~87%（Berkowitz et al,1993;Ghirri et al,2002;Radpour et al,2007;Wohlfahrt-Veje et al,2009;Wagner-Mahler et al,2011;van der Plas et al,2013b）。在一项小样本人群的研究中，丹麦人3个月时睾丸自发性下降的概率（68%）明显高于芬兰人（45%），这可能归因于后者的隐睾更加严重（Suomi et al,2006）。在另一个研究中，睾丸不在阴囊内的隐睾患儿在1岁时睾丸下降的可能性（50%）低于出生时睾丸在阴囊高位的隐睾患儿（87.5%）（Acerini et al,2009）。相比之下，95例就诊于一个泌尿中心的隐睾患儿，在6个月之前和6个月之后发生睾丸自发性下降的概率分别为16%和0（Wenzler et al,2004）。该研究中较低的睾丸下降率可能与该转诊人群隐睾的确定年龄和严重程度有关，因为睾丸自发下降最常见的时间是在生后2个月内（Kollin et al,2013）。复发性隐睾的长期风险尚未明确，但是在两个大型纵向研究中，10%和22%的患儿隐睾复发，大多发生在1—5岁（Wagner-Mahler et al,2011;Kollin et al,2013）。

2. 获得性隐睾

过去，认为隐睾是出生时即可识别的先天性发育异常。然而，自从40年前首次报道（Myers and Officer,1975）获得性隐睾症，**即在出生后或新生儿期已经明确睾丸完全下降的患儿，在日后被诊断为隐睾，这种情况已经在临床上被广泛接受**（Barthold and Gonzalez,2003;Taghizadeh and Thomas,2008;Acerini et al,2009;Wohlfahrt-Veje et al,2009;Hack et al,2012）。获得性隐睾患儿诊断的平均年龄为8—11岁，与先天性隐睾不同的是，此类患儿睾丸通常处于较低位置，鞘状突已经闭合以及附睾结构正常。不能早期诊断获得性隐睾的原因仍未知，可能的解释是鞘状突的纤维残余物，随着时间的推移，出现了束缚，使精索缩短，影响了睾丸在鞘膜囊内移动性（Keys and Heloury,2012）。然而，睾丸也很可能是从出生

时没有完全下降，因为许多睾丸位于腹股沟浅囊（superficial inguinal pouch,SIP）的侧方（异位）的位置（Barthold and Gonzalez,2003;van Brakel et al,2011）。这一类睾丸可能具备很大的移动度，并且最初看起来是下降的，直到患儿身体生长导致睾丸和阴囊之间的距离相对变大（Redman,2005;Agarwal et al,2006）。据报道，获得性隐睾患儿在近端尿道下裂中更为常见（Tasian et al,2010;Itesako et al,2011），并且这种隐睾与先天性隐睾一样，合并生殖细胞发育异常（Rusnack et al,2002）。

尽管睾丸在正常男孩中也可以回缩，但对于有回缩睾丸的男孩来说，他们患获得性隐睾症的可能性更大。在一项以医院为基础的非选择性研究中，4岁男孩在检查时睾丸在阴囊上部（回缩）的比例高达30%，4—12岁男孩这一比例为10%，而在超过12岁的男孩中，睾丸都位于阴囊内（Farrington,1968）。在一项基于健康人群的研究中，11岁以内的男孩中11%至15%存在可回缩的睾丸（Wohlfahrt-Veje et al,2009;Goede et al,2011），而在7—12岁的男孩中，这一比例为4%。对可回缩睾丸的前瞻性及回顾性研究都支持"随着时间的推移，其中一部分可回缩的睾丸会不再下降"这样一个观点。然而，对于有睾丸回缩男孩患隐睾疾病风险的研究存在选择偏倚，因为医师随访的可能是睾丸具有很强回缩性的男孩。例如，一项前瞻性地研究，收集了100例有单侧回缩睾丸的男孩，记录睾丸的位置，测量耻骨结节距离睾丸中点的距离，用睾丸测量器测量睾丸的大小，随访5年后，64例测量距离减少（Wyllie,1984）。尽管没有报道是否将睾丸位置和大小作为手术适应证的具体记录，但是Wyllie对其中45例进行了睾丸固定术。而在回顾性病例研究中，由同一观察者，平均观察了2.2~3.8年，高达7%~32%的可回缩睾丸的男孩被诊断为隐睾（La Scala and Ein,2004;Agarwal et al,2006;Stec et al,2007）。然而，在一项对1072例男孩的前瞻性研究中，其中520例从出生一直随访到4.5~10岁，仅有2.6%发展为单侧隐睾症，尽管另有13.5%的回缩睾丸的患者患有其他形式的隐睾症（对侧或同侧）（Wohlfahrt-Veje et al,2009）。虽然这些数据表明可回缩睾丸与隐睾之

间存在关联,但这种关联仅仅可能反映出区分这两种临床情况很困难,或者说明显的睾丸回缩可能是获得性隐睾的风险因素。而且,可回缩睾丸的体积小可能是一个共有的致病因素(Goede et al,2011)。**建议对可回缩睾丸的男孩进行定期细致的查体,以确定睾丸位置,进而识别出获得性隐睾的患儿。**

获得性隐睾的真实患病率尚未完全确定,因为能够提供既往阴囊位置的纵向数据有限,而且仅涉及最初几年。在一项研究中,742 例男孩在出生后接受了连续 2 年的检查,成功随访了 326 例(Acerini et al,2009)。2.7% 在出生时阴囊内无睾丸(其中 27% 未触及,未报道手术所见),随访中 0.2%、1.8%、0.3% 和 0 的患儿分别在 3 个月、12 个月、18 个月和 24 个月时出现阴囊内无睾丸。本研究中出生时诊断阴囊内无睾丸的数量(10 例)与随后诊断的数量相同(10 例)。尽管几乎一半的男孩在研究期间失访,但包括睾丸阴囊高位在内,共有 5.7% 的男孩在出生时诊断为隐睾,在每次随访时有 1%~4% 诊断为睾丸阴囊高位。在另一项研究中,1072 例男孩从出生到 4.5—10 岁进行了随访,500 例完成随访(Wohlfahrt-Veje et al,2009)。出生时先天性隐睾(包括睾丸阴囊高位)的患病率为 9%,但在 18 个月时降至 1%,而在随访期间有 8 例(1.6%)诊断为获得性隐睾,表明先天性隐睾和获得性隐睾的患病率类似。回顾性的研究也表明获得性隐睾较常见,但尚无法可靠地区别真正的获得性隐睾与延迟诊断的先天性隐睾(Guven and Kogan,2008;Jensen et al,2011;Barthold et al,2012;Hack et al,2012;van der Plas et al,2013b)。**获得性隐睾最有可能是一种轻型的先天性隐睾,这种情况在婴儿时期无法被明确发现。**

3. 遗传易感性

隐睾的遗传学研究表明,该病是可遗传的,但这种易感性可能是多基因和多因素共同作用的结果。报道证实隐睾有家族聚集倾向,即许多家族存在同一代中有多个个体有隐睾,但表型各异(Minehan and Touloukian,1974;Pardo-Mindan et al,1975;Czeizel et al,1981;Savion et al,1984)。研究中一般不检查扩展的谱系,但是通常将引起外显率降低的常染色体显性遗传作为可能

的遗传方式。人群的病例对照研究也支持遗传因素对隐睾的作用。根据医院注册的数据,在荷兰进行了一项超过 100 万出生男性的大型队列研究,报道了隐睾的家族聚集倾向,提示了隐睾的中度遗传风险(Schnack et al,2008)。复发风险比(risk ratio,RR)在双胞胎中为 10.1%,在兄弟中为 3.5%,在后代中为 2.3%,在同母异父兄弟中发生比例显著高于同父异母兄弟。在丹麦进行的另一项基于人群的研究使用了不同的研究方法,确定了隐睾发生率在同母异父兄弟中为 6%、同父异母兄弟中为 3.4%、异卵双胞胎为 24%、同卵双胞胎为 27% 以及其他兄弟为 9%(Jensen et al,2010b)。然而,同一研究中,对于需要手术治疗的隐睾病例,可能只限于那些持续性存在的隐睾,在兄弟中的发生率为 7.5%,异卵双胞胎中的发生率为 17%,同卵双胞胎中的发生率为 27%。这些观察结果表明,环境影响及母体遗传因素组成了丹麦隐睾的风险因素。既往小的研究曾报道,与无隐睾的个体相比,有隐睾的个体其父亲患病或兄弟患病会使其患病率增加了 5 倍或 7~10 倍,有些研究还提示,母体因素或 X 连锁等位基因可能影响疾病的表达(Czeizel et al,1981;Jones and Young,1982;Elert et al,2003;Jensen et al,2010b;Barthold et al,2012)。

在动物研究中,非综合征因素导致的隐睾最重要的候选基因包括 *INSL3*,*RXFP2*,*HOXA10* 和 *HOXA11*。然而,*INSL3* 和 *RXFP2* 这两种基因的 DNA 编码变异体在人类持续性隐睾患者中仅有 0.6%~1.8% 和 1.6%~2.9%(Foresta et al,2008)。值得注意的是,这些基因中的明显突变与一系列表型相关,包括单侧或双侧隐睾及隐睾持续或自发缓解,正常家族成员中也可能存在明显的有害突变,如 *INSL3* 突变导致受体激活减少(El Houate et al,2007)。已经筛选了超过 1500 个隐睾病例来寻找 *INSL3* 突变,但是仅鉴定出的 10 个外显子变异,几乎无明确的功能(Ferlin et al,2008;Foresta et al,2008;Bay et al,2011)。目前认为 *RXFP2* 基因的 T222P 非同义多态性是隐睾致病基因的重要候选基因,因为在正常对照组中未出现上述多态性且体外研究发现细胞膜定位受限,以及异常受体被激活(Bogatcheva et al,2007)。然而,在其他的欧洲人群中的病例组和对

照组显示 T222P 等位基因有相似频率的表达（Nuti et al，2008；Ars et al，2011）。尽管这些数据表明INSL3 和RXFP2 的突变在隐睾的情况下不常见，但其可能存在改变蛋白质表达水平的非编码变异。

对人类隐睾的其他潜在性候选基因的分析未能产生一致的结果。Kolon 及同事（1999）报道的HOXA10 突变未在其他研究中得到证实，HOXA11 也未被鉴定出突变（Bertini et al，2004；Wang et al，2007）。对隐睾中 AR 的三核苷酸多态性（CAG 和 GGN）重复序列的相关研究也显示出不同的结果，一些研究提示了隐睾病例中出现了重复长度的改变，而另外一些研究中（Sasagawa et al，2000；Ferlin et al，2005；Silva-Ramos et al，2006；Radpour et al，2007；Davis-Dao et al，2012）则没有这种提示。这些研究之间的差异可能与样本量较少（大多数研究少于 100例）和人群的差异性有关。在三个病例对照研究中，编码 ER-α（ESR1）基因的特定单倍体未显示出与隐睾的相关性（Yoshida et al，2005；Galan et al，2007；Wang et al，2008）。一项来自西班牙和意大利的大样本研究中（共 373 例），ESR1 启动子多态性与隐睾之间没有关联（Lo Giacco et al，2011）。在隐睾患儿和隐睾男性中也研究了 Y 染色体的微缺失，但是并没有观察到有意义的结果（Gurbuz et al，2008；Mamoulakis et al，2013a）。在日本一项包括 72 例男性隐睾的研究中，编码转录因子来调节INSL3，RXFP2 表达和类固醇生成基因的SF1 基因特异性多态性与隐睾相关（Wada et al，2006）。我们还注意到芳基烃受体相关基因与隐睾之间的关联（Qin et al，2012）。在性激素结合球蛋白基因（sex hormone-binding globulin gene，SHBG）或与促性腺激素分泌不足性性腺功能减退相关的基因中未发现隐睾相关变异（Laitinen et al，2011；Mamoulakis et al，2013b）。由于样本量不足和（或）缺乏在其他人群中的验证，很多研究结果的可靠性有限。

对于隐睾的无偏倚全基因组研究的结果也很有限。对生殖器发育异常男孩中拷贝数变异相关的全基因组分析中（Tannour-Louet et al，2010），在 10p14 和 Xq28 区域发现了与隐睾相关的潜在基因位点。一项全基因组相关研究中（genome-wide association study，GWAS），488 例男性至少罹患睾丸发育不全综合征（testicular dysgenesis syndrome，TDS）（Sharpe and Skakkebaek，2008）中的一种疾病。睾丸发育不全综合征（TDS）包括以下四种疾病：不育症、隐睾（138 例）、尿道下裂和（或）睾丸生殖细胞肿瘤（testicular germ cell tumor，TGCT）（Dalgaard et al，2012）。尽管作者通过严格的基因组测序没能发现与隐睾相关的基因位点，但他们仍通过系统生物学方法来识别潜在意义的次要信号基因。在这一过程中，他们确定了转化生长因子（transforming growth factor，TGF）受体Ⅲ基因（transforming growth factorreceptor Ⅲ，TGFBR3）作为与隐睾症和 TGCT 相关的潜在基因位点，该基因与基因敲除小鼠中的暂时性间质细胞发育不良有关（Sarraj et al，2010）。TGFBR3 蛋白在胎儿间质细胞中表达（Dalgaard et al，2012），并与 TGF-β2 相互作用（Bilandzic and Stenvers，2011）。报道在 Tgfb2 $^{-/-}$ 小鼠中有不完全的睾丸下降（Sanford et al，1997），但在Tgfbr3 $^{-/-}$ 小鼠中则没有报道，但这种小鼠在出生后很少存活。

在对 844 例患有非综合征性隐睾症的男孩的全基因组关联分析研究（GWAS）中，显示相关的因素包括TGFBR3 和细胞骨架相关的基因位点，但很少能够达到全基因组层面的显著差异，仅在基因亚型层面有意义，并且在独立的人群无法复制，提示存在显著的遗传异质性（Barthold et al，2015a，2015b）。

总的来说，目前的研究提示隐睾是一种遗传因素复杂的疾病，可能与多个遗传位点相关。未能找到与隐睾相关的基因位点可能与方法学有关，特别是样本量不足、表型的差异性和其他混杂因素比如环境因素。**因此，虽然多种遗传变异可能导致了非综合征型隐睾的发生，但是大多数遗传变异仍然未知。**

4. 环境风险因素

基于人群的研究表明，孕母的环境因素可能对隐睾的发生有一定影响，但目前尚不清楚隐睾发生是否与母亲不良暴露，某些特征或生活方式有直接关系。在一些研究中，母亲饮酒或暴饮暴食与隐睾有关，但是另外一些研究则持反对意见（Thorup et al，2006；Damgaard et al，2007；Jensen et al,2007；Mongraw-Chaffin et al,2008；Strandberg-Larsen et al,2009）。虽然对母亲吸烟相关数据的回顾性研究结果不一致,但提示后代患隐睾的风险有小到中度的增加(Hakonsen et al,2014）。一些研究表明,孕妇在孕中期或更早的时间使用对乙酰氨基酚或多于一种的镇痛药会导致后代患隐睾风险增加(Jensen et al,2010a；Kristensen et al,2011；Snijder et al,2012）。尽管一些数据表明园艺相关专业会增加后代患隐睾的风险,但父母的职业并不总是与后代隐睾的发生相关（Weidner et al,1998；Pierik et al,2004；Andersen et al,2008；Gabel et al,2011；Morales-Suarez-Varela et al,2011；Jørgensen et al,2013,2014）。虽然目前获得性隐睾的风险因素仍不明确,但是一项研究发现,母乳喂养减少,大豆配方使用的增加,都与隐睾在年龄较大的时候被首次诊断有关(Barthold et al,2012）。

睾丸发育不全综合征(TDS)是用于描述包括隐睾、尿道下裂、不育症和 TGCT 在内的潜在生殖相关异常症候群的一种统称(Sharpe and Skakkebaek,2008）。这一综合征提出的原因是暴露于内分泌干扰物质（endocrine-disrupting chemicals,EDCs）而导致胎儿雄激素生成不足。最早的报道是孕母接触己烯雌酚（diethylstilbestrol,DES）(Gill et al,1979）后后代患隐睾风险增加,自此人们开始关注 EDCs 与隐睾之间的联系。在一项对 1197 例曾经暴露于 DES 和 1038 例无不良暴露的男性进行的大型队列研究中,隐睾的RR 为 1.9(95％CI 1.1～3.4）。当以小于孕 11周接触和接触剂量大于等于 5g 为依据将数据进一步分组后,RR 分别为 2.9(95％ CI 1.6～5.2）和 3.2(95％ CI 1.7～6.0）,提示了早期接触和大剂量接触是最明确的风险因素（Palmer etal,2009）。目前除 DES 外的内分泌干扰物质(EDCs)导致隐睾的相关风险仍不明确(reviewed in Virtanen and Adamsson,2012）。动物实验证实了产前暴露于抗雄激素类型 EDCs 与隐睾或其他生殖终点风险之间的关系,同时也发现了化学物质的累加效应,但是实验中剂量远高于临床中的应用(Rider et al,2009）,并且存在 EDC 动物模型对人类的适用性问题(Habert et al,2014）。值得注意的是,最近的证据表明不同物种之间对

EDCs 的敏感性存在差异。人类睾丸似乎对邻苯二甲酸酯或 DES 对类固醇生成的抑制不敏感,但对双酚 A 的抑制作用则更敏感(Lambrot et al,2009；Heger et al,2012；Mitchell et al,2012；N'Tumba-Byn et al,2012）。此外,还测定了胎盘、母乳或脐带血中抗雄激素和（或）雌激素 EDCs 的含量,这些成分包括农药,多氯联苯(polychlorinated biphenyls,PCBs）、二噁英、全氟化合物、阻燃剂［多溴联苯醚（polybrominated diphenyl ehers,PBDEs)］与有机锡,这些成分浓度在患病胎儿中并不总是升高(Damgaard et al,2006；Main et al,2007；Cook et al,2011；Fenichel et al,2012；Trabert et al,2012；Virtanen et al,2012；Rantakokko et al,2013；Vesterholm Jensen et al,2014）。与邻苯二甲酸酯对人类胎儿睾丸类固醇生成过程缺乏抑制作用一样,体内邻苯二甲酸酯代谢物的水平与隐睾的发生和激素水平也没有相关性(Main et al,2006a）。

由于胎儿时期难以准确测量 EDC 暴露程度,因此我们用可测量的方式来评估男性化抑制的程度,方法是测量肛门生殖器距离（anogenital distance,AGD）和测量阴囊后缘到肛门边缘的距离。AGD 有性别差异,而且与新生儿体重相关(Sathyanarayana et al,2010）。邻苯二甲酸酯暴露、AR CAG 的重复长度、隐睾、尿道下裂及与生殖发育异常相关的基因变异（包括 ESR1 突变）会导致 AGD 值变小(Sathyanarayana et al,2012；Dean and Sharpe,2013；Eisenberg et al,2013；Jain and Singal,2013；Thankamony et al,2014）。这些结果提示了胎儿雄激素水平与隐睾这一关系仍需进一步研究。然而,TDS 作为环境因素诱导的综合征,其存在是临时性的,因为现有证据并不能强有力的支持人类 EDC 暴露与 TDS 发生之间存在直接关系(Akre and Richiardi,2009；Thorup et al,2010；Habert et al,2014）。鉴于对疾病易感的差异性,单一化学物质或 EDCs 类别与隐睾风险之间的因果关系可能难以明确,但是各种EDCs 可能对人类发挥协同作用,产生难以衡量的影响。**目前,流行病学数据表明在特定人群中存在潜在的相关性,但无有力证据表明环境中化学物质会导致人类群体中隐睾的发生。**

睾丸下降需要睾丸激素的作用,因此,激素产

生和（或）作用的障碍可能导致隐睾的发生，而且可能在生后 HPG 轴激活时表现出来（图 27-1）。不同规模和质量的前瞻性研究报道了隐睾患儿出生后的激素水平，尽管一些数据表明 HPG 轴存在异常，但结果仍相互矛盾，而且基线水平并不能直接反映生殖细胞发育状况。在一项评估隐睾患儿及正常对照男孩生后几个月内激素水平的首次报道中，17 例持续性隐睾男孩中有 7 例（41%）血清睾酮浓度较低，而 25 例睾丸自主下降的男孩中有 4 例血清睾酮浓度与对照组相当（Gendrel et al,1978）。后续的研究中一部分提示激素水平降低（Facchinetti et al,1983；Raivio et al,2003；Pierik et al,2009），而另一部分则提示激素水平没有差异（De Muinck Keizer-Schrama et al,1988；Barthold et al,2004）。在更大规模的研究中，Suomi 及同事发现血清抑制素 B 和促卵泡激素（FSH）水平存在地域上的差异，但是在 300 例芬兰对照组儿童与 399 例丹麦对照组儿童的对比研究中，芬兰隐睾男孩（88 例，36% 自发下降）和丹麦隐睾男孩（34 例，68% 自发性下降）的睾酮水平并无差异（Suomi et al,2006）。在一项相关的研究中，持续性隐睾患儿脐带血中的 INSL3 水平降低，而在 3 个月时血清中检测不到 INSL3（Bay et al,2007）。但是，这些研究表明，隐睾的男孩中 LH/睾酮和 LH/INSL3 比值升高，这表明间质细胞功能降低可能导致 LH 上升（Suomi et al,2006；Bay et al,2007）。迄今为止，一项病例数最多的关于先天性隐睾的研究中，有 225 例患者分别在 0 至 3 周，2 个月和 6 个月时测量 LH、FSH、睾酮和抑制素 B 水平（每个时间点病例数≥57），以上激素水平在单侧隐睾、双侧隐睾和可自发性缓解的隐睾患儿中没有显著差异，并且与精子产生无关（Kollin et al,2012）。

其他通过化验血清确定支持细胞功能的研究表明，隐睾患儿的支持细胞功能可能存在异常，但各个研究中的数据存在不一致。对 27 例接受睾丸固定术治疗的男孩（平均年龄 4.8 岁）的长期研究中，大多数患儿在术后 6 个月出现血清抑制素 B 增加（Irkilata et al,2004）。另一研究中，接受双侧睾丸固定术的 69 例男孩（中位年龄 2 岁），其中大多数（75%）为先天性隐睾症，17 例（25%）FSH 水平升高，9 例（13%）抑制素 B 水平降低，

生殖细胞计数与激素水平无相关性（Thorup et al,2012）。术后 14 例（82%）升高的 FSH 恢复正常。在另一项对 62 例男孩（平均年龄 7.7 岁）的研究中，抑制素 B 水平、LH、FSH 和睾酮水平在 HCG 刺激前后无差异（Christiansen et al,2002）。有三项前瞻性研究观察了 AMH 水平在隐睾患儿与同龄对照组中的区别。在一项对 104 例年龄小于 8 岁（平均 4－5 岁）的隐睾患儿的研究中 AMH 水平降低（Yamanaka et al,1991）。而在一个年龄为 12 个月的病例对照研究中（每组病例数为 20），睾丸固定术后 AMH 水平没有变化（Demircan et al,2006）。在另一项研究中，年龄为 1－6 个月的隐睾男孩（病例数为 43）与正常对照组（病例数为 113）的 AMH 水平无差异（Pierik et al,2009）。

这些研究表明，在没有全身性、持续性内分泌功能障碍的情况下，一些隐睾患儿在婴儿期可能会出现垂体和（或）性腺激素的分泌异常。导致研究结果不一致的因素可能包括研究的时间和类型、样本量的大小、基于年龄、病情严重程度、遗传背景和（或）个体之间的差异性。迄今为止，没有任何激素研究能够准确预测隐睾患儿的生殖细胞数量或远期睾丸功能。由于复杂的遗传因素和环境因素可能导致隐睾，因此在病例对照研究中难以识别出风险因素。

5. 综合征型隐睾

未下降的睾丸有时存在于雄激素生成障碍或雄激素作用减少的相关疾病中，例如雄激素生物合成障碍、雄激素不敏感、睾丸间质细胞发育不全和促性腺激素缺乏症（Barthold et al,2000；Foresta et al,2008）。这些疾病与男性化过程失败相关，被认为是性别分化障碍（disorders of sexual differentiation,DSD），这里不再讨论。苗勒管永存综合征，是一种 AMH 信号缺陷引起的 DSD，也与隐睾或睾丸横向异位相关（Josso et al,2006）。这些患者中观察到的引带缺陷可能是由于苗勒管的存在阻碍了其下降（Barteczko and Jacob,2000），和（或）丧失了 AMH 对引带的直接增殖作用（Kubota et al,2002）。Klinefelter 综合征（47,XXY）在非综合征性隐睾人群中发病率低于 2%，但在存在其他畸形，特别是尿道下裂时该比例更高（Sasagawa et al,1996；Moreno-Garcia and

Miranda,2002;Ferlin et al,2008)。超过一半患有 Klinefelter 综合征的青春期前的男孩有隐睾(Pacenza et al,2012)。其他染色体异常和三体病,包括唐氏综合征(21 三体综合征)都与隐睾的发生有关(Hadziselimovic,1983)。

某些发育异常与隐睾患病风险增高有关,这些发育异常与肌肉骨骼、中枢神经系统(central nervous system,CNS)、腹壁或胃肠道缺陷有关,包括所有典型的梅干腹综合征(又名三联征 Triad syndrome 或 Eagle-Barrett),80% 的 spigelian 疝(Durham and Ricketts,2006;Bilici et al,2012;Balsara et al,2014),41%~54% 的脑瘫(Rundle et al,1982;Cortada and Kousseff,1984),38% 的关节痉挛(Ferrara et al,1998),15% 的脊髓脊膜膨出(Ferrara et al,1998),16%~33% 的脐膨出,5%~15% 的腹壁裂(Kaplan et al,1986;Koivusalo et al,1998;Yardley et al,2012),19% 的肛门闭锁(Cortes et al,1995b),12%~16% 的后尿道瓣膜(Krueger et al,1980;Heikkila et al,2008),以及 6% 的脐疝(Kaplan et al,1986)。多系统发育异常通常与脐膨出(80%)和梅干腹综合征(45%)相关,表明这是一种综合征的因素(Loder et al,1992;Koivusalo et al,1998)。Depue 还报道隐睾症与 CNS 功能障碍存在显著相关性,特别是脑瘫(RR = 34),低智商(RR = 2.7)和肌张力降低(RR = 3.6)(Depue,1988)。Cortes 及同事报道了肾及第 10 胸椎至第 5 骶椎脊柱发育异常和隐睾有关,90% 的病例中发现患病侧睾丸与肾异常发生在同一侧(Cortes et al,1998)。此外,综合征型隐睾,尤其伴随 CNS 畸形,常常为双侧隐睾(Cendron et al,1993;Cortes et al,1995b)。这些数据支持隐睾的发生和泌尿生殖嵴、腹壁、腰骶脊柱和 CNS 发育异常为共同的起源。

隐睾与其他非生殖器畸形共同发生时可能使治疗复杂化和(或)改变治疗的时机。例如,spigelian 疝可能难以诊断,并且合并的引带和腹股沟管的缺失可能会影响睾丸固定术的操作(Bilici et al,2012;Balsara et al,2014)。据报道,50%~55% 的腹壁裂患儿会出现自发性睾丸下降(Hill and Durham,2011;Yardley et al,2012),表明这种情况应先非手术治疗。

四、诊断

为了更好地确定睾丸位置,查体时患儿应该采取仰卧位盘腿姿势,或是站立位。大腿外展有助于抑制通过刮擦大腿内侧引起睾丸升高的提睾反射。检查应包括记录是否睾丸可触及、睾丸的位置、活动度、大小以及相关情况,比如疝、鞘膜积液、阴茎大小和尿道口位置。分散患者的注意力,温暖的房间和双手,医师手上涂抹液体肥皂及当难以确定睾丸位置时反复的查体也有助于明确睾丸的位置,并限制提睾肌反射。在精索上方持续轻柔的牵引有助于抑制提睾肌反射,使一个易于回缩的睾丸至少暂时性地稳定保持在阴囊内。在单侧隐睾患儿中,阴囊不对称可能是一个有意义的临床症状(图 27-5)(Snodgrass et al,2011)。

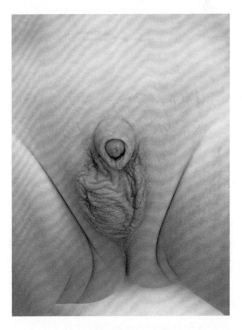

图 27-5　左侧隐睾患儿的阴囊不对称

在大样本的临床研究中,大多数(75%~80%)未下降的睾丸是可被触及的,60%~70% 的隐睾为单侧,总体而言,右侧隐睾更为常见。但是不可触及的睾丸并不是右侧常见(Hadziselimovic,1983;Cendron et al,1993;Cortes et al,2001;Giannopoulos et al,2001)。未下降睾丸的位置随研究人群的不同而有显著差异,一定程度上可能是由于不同分类技术存在差异。对手术患者的一项 meta 分析中,睾丸的位置在腹腔内占 34%,内环附近("窥视")占 12%,腹股沟管占 27%,外环以远占 27%(Docimo,1995)。在大规模单中心研究中,腹腔型隐睾占所有病例的 3%~10%,腹股沟管隐睾占 16%~27%,而大多数隐睾位于外环以远(Hadziselimovic,1983;Moul and Belman,1988;Cendron et al,1993;Kraft et al,2011)。一项包含 40 000 例欧洲隐睾患儿的多中心研究中,8% 为腹腔型,63% 为腹股沟管型,24% 为阴囊上口型,11% 为 SIP 或异位(Hadziselimovic,1983)。Moul 和 Belman 将所有位于腹股沟管以下并且有引带与外侧固定的睾丸定义为睾丸异位(占其总病例的 66%)。

相关的生殖器方面的查体最好在新生儿期完成,因其可能提供额外的诊断。如果两个睾丸都没有触及,特别是存在阴茎发育异常,紧急进行核型和激素分析以排除先天性肾上腺增生,并明确是否有未确诊的失盐型而带来的不良作用。常规的包皮环切术应该延迟到评估该患儿是一个基因正常的男性。12%~24% 的病例中尿道下裂与隐睾相关(Cendron et al,1993;Moreno-Garcia and Miranda,2002;Cox et al,2008)。如果为近端型尿道下裂,由于染色体异常的频率很高(32%~47%),则需要进行染色体分析(Cox et al,2008;Sekaran et al,2013)。据研究报道,双侧睾丸缺如导致的无睾症患儿中,46% 会出现小阴茎(也称为睾丸缺如综合征)(Zenaty et al,2006),而且在性腺功能减退症的患儿中也观察到与隐睾症相关的小阴茎。以上这些患者,在生后最初几个月,即 HPG 轴生理激活的机会窗口期,测量睾酮、LH 和 FSH 的水平,是早期识别激素缺乏症或无睾的一个重要方法(Grumbach,2005)。

(一)可触及的睾丸

未下降的睾丸可能位于腹腔和阴囊之间的正常下降路线上,但也可能是异位睾丸,最常见的异位部位是腹直肌前方(SIP),少见部位包括会阴区、耻骨前、大腿区域、阴茎周围和对侧阴囊内(图 27-6)。需要仔细检查这些区域,才能将睾丸正确分类为可触及或不可触及,这是影响进一步诊断和治疗的关键步骤(图 27-7)。查体的医师应尽一切努力来确定睾丸可能达到的最低位置。用一只手在同侧腹股沟管用力从髂前上棘到阴囊推挤,

另一只手触诊,这有助于确定可触及睾丸的最低位置。

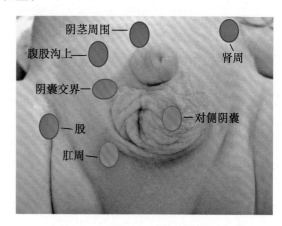

图 27-6 异位睾丸的位置。异位睾丸可位于图上的不同位置,最常见的位置为腹股沟上的浅囊

睾丸可触及时,对隐睾进行临床分类的困难在于睾丸位置的正确记录和鉴别睾丸确实为下降不全还是睾丸回缩,以上这些情况可能同时存在使问题更为复杂。诊断的金标准仍然是对患儿进行不同姿势的多次检查,或者于麻醉后对患儿查体,明确下降不完全的睾丸在阴囊中的具体位置。前瞻性研究显示,记录的睾丸位置在不同查体医师之间存在差异(Wit et al,1987;Olsen,1989)。Olsen 注意到两名医师对 37 例男孩的睾丸位置和活动度进行比例测量,最后仅有 5 例患儿测量的数据完全相同(13.5%,95% CI 4.5%~28.8%)。Cendron 及同事报道,术前睾丸位置与术中所见的相关性较差(Cendron et al,1993)。术前和术后观察到的睾丸位置的变化可能影响对隐睾患儿预后及结局的评估。

(二)不可触及型睾丸

当睾丸不可触及时,手术中可能出现的情况包括:①腹腔内或经腹股沟管"窥视"睾丸(25%~50%)(图 27-8;也可见图 27-6);②睾丸完全萎缩(睾丸缺如,15%~40%)(图 27-9);③睾丸在腹腔外,但由于体形、睾丸大小和(或)患者不合作等原因导致睾丸不能触及(10%~30%)(Cendron et al,1993;Cisek et al,1998;Kirsch et al,1998;Radmayr et al,2003;Patil et al,2005)。如果已经通过基因检测的方式明确了患儿是男性,但是双侧睾丸均不可触及,并且不在腹股沟管内环的

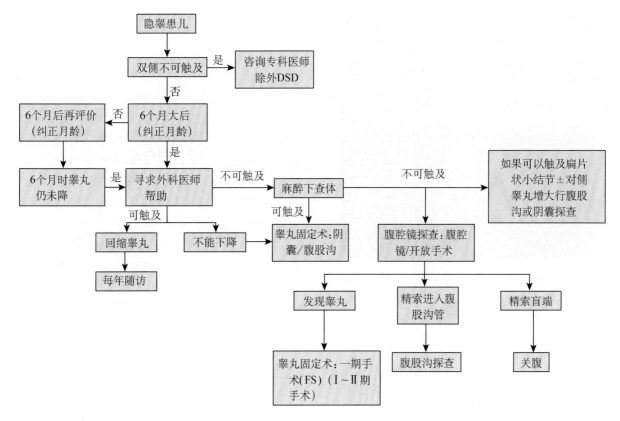

图 27-7　睾丸未降时的处置流程。美国泌尿学会指南中关于查体确认的可触及和不可触及的隐睾的诊断与治疗意见。DSD. 性别发育异常［From Kolon TF,Herndon CDA,Baker LA,et al. Evaluation and treatment of cryp-torchidism:AUA guideline. Figure 1,＜http://www. auanet. org/common/pdf/education/clinical-guidance/Cryp-torchidism-Algorithm. pdf＞;2014(accessed 05. 07. 15). ］

远端,则 95％ 的可能是腹腔型隐睾,双侧睾丸萎缩缺如的可能极为罕见(Cendron et al,1993;Moore et al,1994)。如果在腹腔镜探查时输精管和精索血管均未探及,这时应该通过腹腔镜或开放手术的方式探查膀胱周边及腹膜后,直至肾水平,来明确睾丸是否存在,因为真正的睾丸不发育很罕见。肾周或其他位置的腹腔内隐睾可能会合并多囊性发育不良肾或同侧肾缺如,也有可能合并睾丸附睾分离(Zaccara et al,2004;Foley et al,2005;Kim et al,2005)。

　　睾丸缺如的原因尚不清楚,目前认为是在完成生殖器男性化之后至睾丸下降固定至阴囊之前发生的精索扭转或血管意外。支持这一观点的证据包括在手术切除的残余睾丸组织发现了含铁血黄素(Turek et al,1994)以及报道的生后对侧睾丸扭转的病例(Gong et al,1996)。对侧睾丸增大(Huff et al,1992)和阴囊内没有可触及的附属组

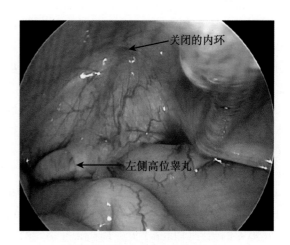

图 27-8　腹腔镜检查提示腹腔内高位隐睾,可见左侧腹腔内高位隐睾伴内环已闭

织(如鞘状突、午非管结构或引带),高度预测单侧睾丸缺如(Mesrobian et al,2002)。**对睾丸缺如的诊断需要在腹部、腹股沟管或阴囊中发现精索**

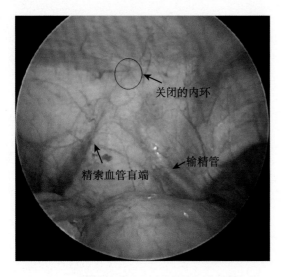

精索血管盲端

输精管

关闭的内环

图 27-9 腹腔镜检查提示睾丸缺如,注意精索血管和输精管的残端

盲端。

　　双侧睾丸缺如(无睾症)的内分泌检查提示血清促性腺激素水平升高,同时对 hCG 刺激没有反应,然而,促性腺激素在对 hCG 不敏感的患儿童年中期的浓度可能非常低(Lustig et al,1987;Lee,2000)。由于 hCG 刺激试验没能很好地标准化,而且存在潜在的不良作用和不准确性,因此不再作为无睾症的诊断标准(Kolon et al,2014)。在大多数情况下,虽然检测激素水平有助于诊断无睾症,但是大多数病例都需要行腹腔镜或开放手术探查。在没有睾丸组织的情况下,新生儿早期阶段 FSH 和 LH 水平均高于正常水平,据报道,6 岁前 FSH 一直高于 2 U/L(Grinspon et al,2012)。同时有报道认为 AMH 和抑制素 B 浓度非常低或无法检测到也是诊断无睾症的有用证据(Grumbach,2005;Brauner et al,2011;Thorup et al,2011b)。

　　对于不可触及的隐睾,腹股沟阴囊超声和 MRI 通常没有帮助,不推荐用来评估和指导不可触及隐睾的治疗(Elder,2002;Tasian et al,2011;Kolon et al,2014)。总的来说,超声定位不可触及隐睾的敏感度和特异性分别为 45% 和 78%(Tasian and Copp,2011)。在最近的 meta 分析中,MRI 识别隐睾的敏感度和特异性分别为 65% 和 100%,而且其诊断腹股沟型隐睾的敏感度和特异性比腹腔型隐睾高(Krishnaswami et al,

2013)。没有一种影像学检查可以可靠地诊断睾丸缺如。有些作者主张,如果在转诊后考虑行手术治疗,就应选择性地做一些影像学检查。在这种情况下,超声在识别腹股沟型隐睾中的敏感度高达 95%~97%,在一些病例中也可发现腹腔内隐睾(Cain et al,1996;Nijs et al,2007),但是麻醉下再次查体也可能提供相同的信息(Tasian et al,2011)。同样,虽然 MRI 在某些情况下可以用于识别不可触及的腹腔型隐睾,但是它的准确性变化较大,并且检查过程需要对患儿进行镇静,而且并不会改变治疗方案(Yeung et al,1999;Siemer et al,2000)。磁共振血管造影术(magnetic resonance angiography,MRA)在定位和区分睾丸存活以及睾丸缺如病例中具有较高的准确性(21 例患儿的 23 个不可触及睾丸,诊断率为 96%,平均年龄 2.5 岁),但是该诊断率在年龄更小的一组患儿中明显下降(26 例患儿的 29 个睾丸,诊断率为 57%,平均年龄 13 个月)(Yeung et al,1999;Desireddi et al,2008)。MRI 检查的一个指征是,通过腹腔镜仍没能定位的异位的腹腔内隐睾。**总之,影像学不适用于不可触及隐睾的诊断,因为它的准确性有限,并且不能改变手术治疗的方案。**

　　行诊断性腹腔镜检查,如果发现腹腔内有睾丸,则行腹腔镜辅助睾丸固定术,已成为诊断和治疗不可触及隐睾首选的方法。腹腔镜检查前,先在全麻下再次查体,是一种有效的辅助手段,可以进一步指导下一步的治疗。尽管有些时候腹腔镜检查不能提供直接的诊断,但在很多情况下,可以直视下看到睾丸,或者为外科医师提供下一步方案。腹腔镜检查的观察要点包括精索血管和输精管的粗细和位置、睾丸大小、质量和位置(如探查可见),以及内环是否闭合。内环已闭和精索动脉及输精管为盲端提示了腹腔内睾丸缺如(图 28-9),而腹股沟疝有时会与腹腔型隐睾或远端的隐睾相关,但这种情况并不总会发生(Elder,1994;Moore et al,1994)。精索穿过已经闭合的腹股沟内环,提示远端有睾丸缺如,但这种发现可能是主观的,相反,外观正常的精索血管可以合并睾丸缺如,也可以存在有活力的睾丸(Zaccara et al,2004)。此外,即使远端存在睾丸或有腹腔内异位,腹腔镜检查也可能看到输精管为盲端(Zaccara et al,2004;Kim et al,2005;Ellsworth and

Cheuck，2009）。**因此，如果腹腔镜检查并不能明确地定位睾丸，或明确精索血管为盲端，需要进一步的手术探查来确定诊断。可以通过放置额外的抽卡进行腹腔镜辅助下操作。**

睾丸缺如病例中是否需要行患侧切除和对侧睾丸固定术仍然存在争议。在 5%～15% 切除的患侧睾丸残迹中存在生殖细胞和（或）小管（Moore et al，1994；Tennenbaum et al，1994；Turek et al，1994；Cortes et al，1995a；De Luna et al，2003；Renzulli et al，2005；Bader et al，2011），但是其恶变的风险仍未知。Rozanski 及同事报道了 1 例睾丸残余（Rozanski et al，1996）发生原位癌（carcinoma in situ，CIS）。当精索穿过腹股沟内环时，应切除睾丸残余，并可以证明没有有活力（或萎缩）的睾丸，因为腹腔镜下的精索血管和鞘状突的外观可能具有迷惑性，不能据此可靠地排除腹股沟内无睾丸的存在（Ellsworth and Cheuck，2009）。缺如的睾丸常在阴囊内或阴囊附近，因此，当发现一侧阴囊内睾丸残余同时对侧睾丸增大（睾丸长度≥1.8 cm）时，应该考虑探查阴囊（Belman and Rushton，2003；Snodgrass et al，2007）。然而，当为腹腔内睾丸缺如时，通过阴囊的探查将会是一个徒劳的过程。此外，在睾丸附睾分离的情况下，阴囊内的睾丸残余小结节实际上可能是附睾而不是缺如的睾丸，腹腔镜方法有助于更准确地诊断和指导后续的治疗（Wolffenbutt el et al，2000；De Luna et al，2003）。**除非有明确的阴囊内睾丸残余小结节或存在其他强烈提示单睾症的体征，腹腔镜检查是确定或除外有腹腔内隐睾或睾丸残迹的有效方法。**

有一些人提倡对单睾症病例行对侧的睾丸固定术，但是这一观点没有得到普遍支持。产前扭转可能是睾丸缺如的病因（Gong et al，1996），但这并不意味着对侧睾丸也可能在生后发生扭转。然而，一些外科医师经验性地推荐行对侧睾丸固定以消除睾丸扭转这种毁灭性并发症的风险（Rozanski et al，1996），和（或）因为他们也认为对侧睾丸可能存在钟摆畸形（睾丸没有完全固定在鞘状突上）（Bellinger，1985；Al-Zahem and Shun，2006）。但是，对这种患儿对侧睾丸鞘状突解剖的回顾性研究表明，钟摆畸形是罕见的，而且在这些患儿中，对侧睾丸扭转的风险很小（Martin and Rushton，2014）。

（三）相关病理

1. 睾丸发育不良

已经发表许多关于青春期前隐睾组织学发育的观察性研究。40 多年前，Mancini 和同事系统地报道了隐睾睾丸精子细胞计数和相关的精原细胞发育停滞并逐渐丧失功能的情况（Mancini et al，1965）。随后，有一些大样本的研究发表，其中一些增加了尸检的正常数据（Hedinger，1982），或者对侧睾丸数据（疝、鞘膜积液）（Hadziselimovic et al，1986），逐渐完善了年龄相关的标准数据（Schindler et al，1987；Gracia et al，1995；McAleer et al，1995；Cortes et al，2001；Huff et al，2001），以上数据在隐睾患儿中提供了大致相同的发现。这些数据表明，隐睾侧每个精曲小管内的精原细胞（生殖细胞）数量在婴儿期后减少，而且不能随着年龄的增长而正常增加，而在对侧睾丸细胞中精原细胞的数量也处于一个较低的水平。对侧睾丸组织学异常的比例在不同的研究中各不相同，从 22% 到 95%，可能反映了不同研究人群的差异、对照组数据的不同以及方法学上的差异。此外，单次睾丸活检数据结果之间的不一致性也已经被报道（Hedinger，1982；Schindler et al，1987）。**然而，这些数据仍然为隐睾患儿婴儿早期时生殖细胞的异常发育提供了强有力的证据。**真正的睾丸异位、SIP 异位和上升睾丸这几种疾病的病理改变程度类似（Herzog et al，1992；Hutcheson et al，2000b；Rusnack et al，2002），而在脊髓脊膜膨出、后尿道瓣膜和梅干腹综合征患儿的样本中病理改变更为严重（Orvis et al，1988；Patel et al，2008）。对疝修补后的继发性隐睾患儿研究结果与上文中的发现类似，提示这些病例实际上可能是原发性隐睾（Fenig et al，2001）。在其他研究中，生殖细胞计数随年龄依赖性的间质纤维化的减少而增加（Suskind et al，2008），随手术年龄的降低而增加，也随查体时睾丸可触诊性的增加而增加（Tasian et al，2009；Kraft et al，2011）。一项对 723 例隐睾患儿（14% 为双侧）的研究发现，睾丸体积不能预测生殖细胞计数（Noh et al，2000），但是在随后的一项对来自同一机构的 1326 例单侧隐睾患儿的研究却发现，隐睾睾丸体积与患侧和对侧睾丸生殖细胞计数均呈正相关（Kraft et al,2011）。

对隐睾睾丸的小管周围肌样细胞和支持细胞的详细研究有限,但它们异常的发育和功能可能导致了生殖细胞异常。现有数据提示,存在青春期前支持细胞形态的破坏、青春期成熟的失败,以及 4 个月龄后隐睾生殖细胞数量的减少（Lackgren and Ploen,1984;Rune et al,1992;Regadera et al,2001;Zivkovic and Hadziselimovic,2009）。一种由支持细胞和肌样细胞产生的作用于细胞间通讯的物质,Ⅳ型胶原蛋白,在未下降睾丸的基底膜和对侧正常下降的睾丸中表达减少。

在隐睾睾丸中发现生殖母细胞向精原细胞转化受损,这可能有助于确定生育潜能。虽然在大约 1.5 个月大的隐睾患儿中,性腺生殖母细胞与精原细胞的比例似乎是正常的,但隐睾睾丸和对侧已经下降的睾丸对比,生殖母细胞的消失和 AD（adult dark）型精原细胞的出现都有所延迟（Hadziselimovic et al,1986;Huff et al,2001）。通过生殖细胞计数得出,隐睾中缺乏 AD 型精原细胞的比例为 17％～85％（Zivkovic et al,2009;Thorup et al,2013）。单侧隐睾患儿中,对侧的 AD 型精原细胞的数量也可能减少（Kraft et al,2011）。此外,隐睾患儿 4—5 岁时,初级精母细胞的出现也延迟（Huff et al,1989）。

Kollin 及其同事设计了一个前瞻性随机研究,使用系列超声的方式测量了未下降睾丸和阴囊中睾丸的生长情况,来了解睾丸固定术对睾丸大小的影响（Kollin et al,2006,2007,2012,2013）。他们发现,出生时未下降的睾丸与正常阴囊内的睾丸相比较体积小而且发育不佳,即使未下降的睾丸出现自主下降仍是相同结果。9 个月时接受睾丸固定术的患儿比 3 岁时接受相同手术的患儿术后睾丸生长情况更好。睾丸固定手术被推迟到 3 岁时,术中活检显示生殖细胞数量明显减少,支持细胞数量减少不明显。在这些研究中,抑制素 B 水平与睾丸体积相关,正如之前报道的新生儿正常睾丸,其抑制素 B 水平是主要反映支持细胞数量上的差异（Main et al,2006b;Sharpe,2006）。**这些严密的前瞻性研究设计强烈支持隐睾对睾丸发育有主次效应,并且即使在婴儿期出现的睾丸位置异常,睾丸发育也会受到影响。**

2.附睾、鞘突和引带的异常

隐睾患儿的附睾与睾丸之间的解剖关系可能是异常的（Marshall and Shermeta,1979）,由于这种异常的判定是主观的,所以不同文献报道的发生率差异很大,从 16％ 到 75％（Heath et al,1984;Merksz and Toth,1987;Gill et al,1989;Mollaeian et al,1994;Kraft et al,2011）。**不同异常的发病率由高至低依次为附睾头部和（或）尾部与睾丸部分或全部分离、附睾伸长和（或）成环状、附睾闭锁**（图 27-10）。附睾异常的发生与隐睾的严重程度及鞘状突是否闭合相关（Elder,1992;Barthold and Redman,1996）。附睾异常在先天性隐睾中（37％～60％）比获得性隐睾（11％～31％）更为常见（Barthold et al,2012;van Brakel et al,2012）。附睾与睾丸及附睾和输精管完全分离很罕见,可能与腹腔型隐睾更相关（Foley et al,2005;Wakeman and Warner,2010;Karaman et al,2011;Sharma and Sen,2013）,但是这种改变和睾丸的组织学改变无明确关联（Kraft et al,2011）。然而,附睾的发育异常会不同程度影响精子的转运,如果存在的话,这种对隐睾男性生育能力的潜在影响也仍未得到证实。

鞘状突未闭（腹股沟疝）和引带的异常附着是隐睾常见的并发症。Cendron 及其同事进行了一项包括 759 例患儿在内的研究,87％ 的单侧睾丸未降患儿合并同侧的鞘状突未闭,而 71％ 的双侧睾丸未降患儿也存在着鞘状突未闭。从这项研究和另一项大型研究中获得的关于引带位置的研究表明,66％～75％ 的病例中存在着引带在阴囊内的异常附着（Moul and Belman,1988;Cendron et al,1993）。上升睾丸中的 45％～50％ 有鞘状突未闭,这可能与患儿年龄较大和（或）隐睾严重程度降低有关（Barthold and Gonzalez,2003;Barthold et al,2012;van Brakel et al,2012）。腹股沟疝在隐睾患儿的家庭成员中也更常见（Barthold et al,2012）。**隐睾患儿睾丸被膜和鞘状突结构发育异常可能会导致睾丸扭转或腹股沟疝的发生,但是这种情况比较罕见。**未降的睾丸发生睾丸扭转可发生于任何年龄（reviewed by Zilberman et al,2006）,并且容易与腹股沟疝嵌顿混淆。未降的睾丸发生扭转的概率要高于阴囊内睾丸,神经肌肉系统发育异常的睾丸未降患儿,如脑瘫发生扭转的概率会更高。这种情况很容易发生诊断的延误,医师要时刻警惕这种情况,以避免睾丸丢失。

需要特别注意的是,在观察婴儿睾丸自然下降这一时间段内发生的睾丸扭转的风险,很容易延误诊断导致睾丸坏死(Singal et al,2013)。

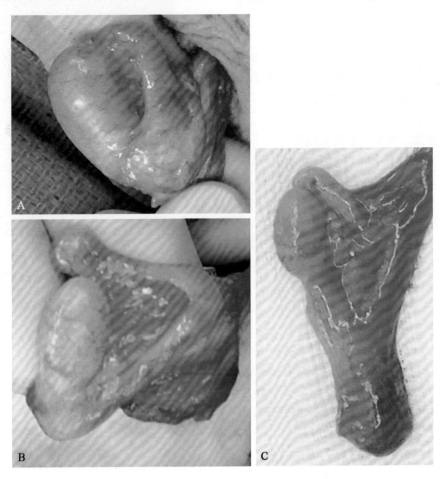

图 27-10　附睾异常。A. 正常附睾;B. 环状附睾;C. 附睾尾部不连接

3. 其他与隐睾有关的睾丸异常

有一些非常罕见的与隐睾相关的睾丸发育异常,每一种大概仅有 100～150 例文献报道,这些异常包括多睾症、脾性腺融合和横过睾丸异位。这些异常常见于腹腔型隐睾,因此,腹腔镜有助于其诊断和治疗。

多睾症是存在一个额外的睾丸,通常单侧,在左侧,儿科和成人文献的 meta 分析也报道了罕见的双侧两个或者三个额外睾丸的多睾症的病例(Bergholz and Wenke,2009)。发病原因尚不清楚,但大多数作者推测,这种异常与生殖嵴的复制或分裂有关,Danrad 和他的同事(2004)同时提出可能午非管参与了这一异常过程。据报道,多睾位于阴囊、腹股沟和腹腔型的比例分别为 75%、

20% 和 5%(Kumar et al,2008)。患有多睾症的个体通常无症状,尽管可能会出现阴囊和腹股沟区的肿块和疼痛,也可以出现扭转及合并苗勒管残余物,但是大多数是在睾丸固定术或腹股沟疝修补术时发现。目前已经提出了多种方案对多睾症进行分类,最近的趋势是基于附睾和输精管的形态来分类(Bergholz et al,2007;Khedis et al,2008;Kumar et al,2008)。Kumar 和同事提出了一种根据睾丸和输精管的关系来分类的方式,分为 A1 附睾和输精管都分离、A2 附睾分离、A3 共用附睾和输精管三种类型,以及无精索分布 B1存在附睾,B2 不存在附睾或输精管的两种类型。这种分类方式不仅基于副导管的解剖结构,也充分考虑到睾丸的位置、大小和附属结构的关系,有

助于做出治疗决策。对于超声检查正常的阴囊内的多睾应考虑观察和定期自我查体而不考虑手术,对于未降但有完整的输精管的多睾,则应考虑睾丸固定术(Spranger et al,2002;Bergholz et al,2007;Khedis et al,2008)。也偶尔有多睾发生睾丸肿瘤的报道,但目前还不清楚这是否与多睾本身或合并隐睾或苗勒管永存综合征有关(Spranger et al,2002;Ghose et al,2007)。多睾可以发生扭转(Arlen et al,2014)。

脾性腺融合是一种脾与性腺通过连续或不连续的纤维组织连接为特征的一种发育缺陷,是一种在男性中更常见的疾病(Khairat and Ismail,2005)(图27-11)。在连续型(55%)中,一条索带将睾丸与脾脏相连,而在不连续型中,脾脏组织与性腺相连,但与脾脏的主体不相连(Ferron and Arce,2013)。大约30%患病个体有隐睾,大部分病例为腹腔型和双侧隐睾(59%),其中65%和26%分别涉及左侧和右侧(Cortes et al,1996)。连续型脾性腺融合常见于综合征,与肢体缺陷、小颌畸形、小舌畸形、肛门闭锁、肺动脉发育不全有关(McPherson et al,2003),也与心脏缺陷、腭裂、肛门闭锁、脊髓脊膜膨出相关,但不常见(Lin et al,2010)。不连续型可以表现为睾丸肿块,具有独特的超声所见,为一个有明显血供的稍高回声的结节(相对于睾丸),结节内有多个低回声结节(Ferron and Arce,2013)。脾性腺融合的发病机制尚不清楚,但基于对缺陷的观察,考虑为孕5—8周脾细胞异常迁移所导致的一种发育异常。大多数病例是在行睾丸固定术或腹股沟疝修补及因疾病导致的脾组织反应性变化进而导致阴囊肿胀时被发现。和隐睾相关的恶变罕见,并且不大可能与脾组织异常有关。治疗方面,应该注意在行睾丸固定术时能够识别出这种畸形,同时避免行不必要的睾丸切除术。

睾丸横过异位可以是一个单独的畸形,也可以发生在隐睾或睾丸缺如的正常男性中,20%～50%患儿也可合并苗勒管永存综合征(De Luna et al,2003;Wuerstle et al,2007;Thambidorai and Khaleed,2008)。典型的表现为腹股沟疝合并对侧不可触及的睾丸,而两个睾丸可能在同侧阴囊中被触及。原因可能与午非管衍生物融合后下降过程发生机械障碍(Chacko et al,2006)、苗

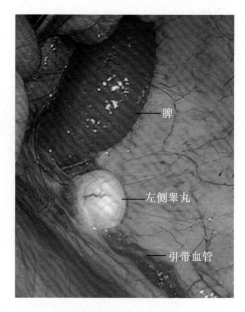

图 27-11　脾性腺融合。一个左侧不可触及隐睾的患儿,腹腔镜检查时发现连续性的脾性腺融合

勒管永存或原发性的引带缺陷有关。有趣的是,在转基因 $Insl3^{-/-}$ 小鼠中,引带的附着功能完全丧失,睾丸横向异位和睾丸扭转都可以被观察到(Nef and Parada,1999;Zimmermann et al,1999)。腹腔镜检查是诊断和治疗的有效手段。睾丸固定术可以采用开放手术或腹腔镜辅助。但在输精管融合的情况下,可以经阴囊中隔将横向异位的睾丸还纳回对侧阴囊(Chacko et al,2006;Thambidorai and Khaleed,2008)。

五、治疗

隐睾外科治疗的目标是改善睾丸功能,降低睾丸恶变的潜在风险和(或)有助于睾丸恶性肿瘤的诊断,提高美观效果,并防止疝气或扭转等并发症。除合并某些复杂的内科疾病或是生后即确诊的病例外,隐睾确诊后即应进行治疗。美国泌尿学会(AUA)隐睾指南(Kolon et al,2014)(图27-7)已经制定并发表了诊疗常规,概述了有经验的检查者确认患者为未降睾丸后,可触及型或不可触及型隐睾的推荐治疗方法。

生后即诊断的病例通常可以观察到出生后6个月,以允许睾丸自发下降。**如果睾丸未完成自**

发下降,6 个月(胎龄校正)后就应进行外科治疗。理论依据如下:①足月男婴生后 6 个月后不可能再发生睾丸自发下降(Wenzler et al,2004);②早期睾丸固定术后睾丸可恢复生长(Kollin et al,2007);③对激素激增后的小婴儿早期手术有助于腹腔型隐睾的睾丸固定。在有早产病史的男婴中,睾丸的自发下降可能会推迟,因此观察应持续到预产期的 6 个月后,特别是当睾丸处于临界位置时,可持续观察到 1 岁。**睾丸自发下降后,仍需要持续观察,因为还有复发隐睾或睾丸再上升的风险。**

荷兰的研究者(Sijstermans et al,2006;Eijsbouts et al,2007)对男孩的获得性隐睾进行了一项观察研究,发现 132 个睾丸中 75 个(57%)和 129 个睾丸中 98 个(7%)在青春期前发生了自发下降。Eijsbouts 和同事的研究发现,与睾丸固定术的男孩相比,自发下降睾丸的平均体积更接近对侧的正常睾丸。但是,在这两项研究中,大部分病例都是阴囊内较高位置的睾丸和阴囊内较低位置的不稳定睾丸(类似于回缩睾丸)。此外,Eijsbouts 和同事的研究报道,82 例单侧隐睾患者中有 19 例以前曾做过对侧睾丸固定,10 例由于腹股沟疝、疼痛或睾丸扭转而做了睾丸固定术,提示在这些患者中存在真正隐睾的可能性较高。在对 391 例获得性隐睾的 464 个睾丸的随访研究中,90% 位于阴囊内较高位置,64.5% 位于腹股沟或不可触及的睾丸,这些睾丸发生自发下降的平均年龄是 12.9 岁(Hack et al,2010)。同一机构的研究提出了相反的结果,155 例一经诊断即接受了睾丸固定术的患者(大多是在青春期前),平均随访(6.6±3.8)年后,患者青春期后的睾丸体积明显变小(van der Plas et al,2013c)。因为这部分患者 92% 是阴囊以上的隐睾,与同一机构的青春期后治疗的隐睾患者群体(Hack et al,2010)不具有可比性(Hack 研究中睾丸长期随访时生长接近正常)。此外,这些研究不是随机的,并且没有提供关于睾丸功能的长期数据。因此,这些研究不能提供有利的证据来支持将观察作为获得性隐睾的推荐治疗方法。

(一)药物治疗

激素治疗在隐睾患者中有广泛的适应证,包括区分回缩睾丸与真正的未降睾丸,刺激睾丸下降或生殖细胞成熟,也可作为腹腔内睾丸固定术的辅助治疗。**因为缺乏支持激素治疗疗效的严格数据,目前并不推荐进行激素治疗**(Thorsson et al,2007;Kolon et al,2014)。

一些已经发表的报道指出,激素治疗可以有效区分回缩睾丸与真正的未降睾丸。在前瞻性系列研究中报道,回缩睾丸对 hCG 的反应成功率从 58% 到 100%,治疗成功率不仅取决于年龄、回缩程度、诊断准确率,还取决于使用的剂量方案(Rajfer et al,1986;Miller et al,2003;Metin et al,2005)。这些数据表明,hCG 不能可靠地区分回缩睾丸与隐睾,因此仍需要对这些患者进行持续随访。

由于雄激素可以促进睾丸下降,因此,应用促黄体生成激素释放激素(luteinizing hormone-releasing hormone,LHRH)和(或)hCG 诱导睾丸下降已经 70 多年了,但其有效性仍受到质疑(Pyorala et al,1995;Henna et al,2004;Thorsson et al,2007)。虽然在随机实验中,这两种激素治疗要优于安慰剂,有效性为 20%,但这种作用在临床上并不明显。有严谨的研究数据表明,尽管 LHRH 由于其给药途径而没有在随机安慰剂对照实验中进行研究,但 LHRH 治疗仍比安慰剂略微有效,而 hCG 的效果有限。hCG 的其他应用还包括治疗获得性隐睾,有助于腹腔型隐睾的触诊及治疗(Polascik et al,1996;Baker et al,2001;Bukowski et al,2001)。

由于样本量小,缺少随机或随机不完全,睾丸活检数据可用性的差异,治疗剂量的 hCG 和 LHRH 对生殖细胞发育影响的研究结果相互矛盾(Ong et al,2005)。在一些小的回顾性研究中,hCG 治疗与活检标本生殖细胞凋亡增加和成年后睾丸体积变小相关(Dunkel et al,1997),hCG 和 LHRH 治疗与单独手术治疗相比,1-3 岁的男孩生殖细胞计数减少(Cortes et al,2000)。相反,Schwentner 和同事在术前将患儿(平均年龄 33 个月,每组 21 例)随机分为 LHRH 治疗组和无激素治疗组,研究发现 LHRH 治疗组的平均生殖细胞计数(1.05±0.71)要高于无激素治疗组(0.52±0.39)(Schwentner et al,2005)。由于缺乏大量的前瞻性研究,目前不能明确激素治疗隐睾对生殖细胞是有利还是有害。

Hadziselimovic 和同事提倡睾丸固定术联合长期使用低剂量(隔日使用,持续 6 个月)LHRH 类似物(布舍瑞林)刺激生殖细胞发育。在一项非随机的回顾性研究中,非年龄匹配的患者同时接受手术和布舍瑞林治疗,与仅接受手术治疗组相比,生殖细胞计数明显升高(Hadziselimovic et al,1987b)。这项研究对睾丸组织学变化严重的亚组患者治疗后再次活检,与一组年龄未知需要再次行睾丸固定术的患者进行比较(Hadziselimovic et al,1987a),发现手术布舍瑞林治疗组比单纯手术组在睾丸组织学上有明显改善。与上述结果相似,在一个小样本的选择性病例研究中,12 例患者接受了低剂量的 LHRH 激动药那法瑞林,对睾丸再次活检,8 例患者单侧或双侧睾丸组织学明显改善。还有一项临床匹配的随机研究,分为单纯手术组,hCG 和布舍瑞林组,hCG 和安慰剂组,每组 19 到 25 例,布舍瑞林治疗组的生殖细胞计数明显高于其他组(Bica and Hadziselimovic,1992)。另有一项非随机的回顾性研究,治疗前生殖细胞计数低下的单侧隐睾患者,大多数在 hCG 治疗后再用布舍瑞林治疗,其精子的数量与单纯手术的患者相比明显增高(每组 15 例患者)(Hadziselimovic,2008)。但这项研究也有缺陷,样本量小,非前瞻配对研究,单纯手术组患者的睾丸位置,精子计数要比典型的单侧隐睾患者低。总之,这些研究提示,布舍瑞林可能对睾丸组织学及生殖潜力有近期和远期疗效。将来还需要设计更严密的前瞻性研究,才有望将布舍瑞林用于隐睾的常规治疗。综上所述,目前几乎没有任何高质量的证据支持激素对隐睾治疗和刺激生殖细胞增殖的有益作用。

(二)可触及睾丸的手术方法

1. 手术时机

目前治疗的标准建议,是一旦睾丸不能自发下降就进行手术干预(Chan et al,2014;Kolon et al,2014),但这不是最新观点。尽管如此,许多研究显示睾丸固定术大概在 4 岁进行(Barthold and Gonzalez,2003;Kokorowski et al,2010;Bayne et al,2011;Snodgrass et al,2011;Barthold et al,2012;Bradshaw et al,2014;Nah et al,2014)。Kokorowski 和同事的一项儿科健康信息系统的

数据表明,28 204 例隐睾患者中只有 18% 是在 1 岁前进行手术治疗。延迟手术可能受很多因素影响,主要包括先天疾病延迟转诊,或者为延迟发生的获得性隐睾。先天性隐睾患者在婴儿期由于早产或其他疾病可能未被发现或治疗,可能花费了不必要的比实际需要更长的时间来观察自发下降,或是婴儿期自发下降后睾丸发生了未及时发现的再上升。有些病例延迟手术可能因为区别未降睾丸与回缩睾丸很困难。

治疗可触及睾丸传统的手术方法是经腹股沟区切口睾丸固定术,若并发腹股沟疝,则同时行疝囊结扎术(Hutcheson et al,2000a),也可以选择 Bianchi 和同事(Bianchi and Squire,1989;Iyer et al,1995)描述和提倡的阴囊切口行睾丸固定术。青春期及青春期后的患者可选择睾丸切除术,尤其是腹腔型隐睾,或是生精功能低下、睾丸萎缩、有发生 CIS 风险和睾丸扭转时更应选择切除睾丸(Rogers et al,1998)。

2. 经腹股沟区切口睾丸固定术

全身麻醉诱导后,需要对患儿进行体检再次确认睾丸是可触及的,以及确认睾丸的最低位置。在标准的腹股沟区切口的方法中(图 27-12),常取耻骨结节上外侧的 Langer 线低位横切口或是腹股沟区皮肤皱褶处或其下方的横切口。皮下组织的解剖应包括在 SIP 中寻找睾丸,识别出外环后,切开腹外斜肌腱膜显露腹股沟管,注意保护髂腹股沟神经。睾丸多位于腹股沟管内,游离精索及睾丸远端附着的引带,为避免对长襻输精管的潜在损伤需要切断远端的引带。纵向切开精索内筋膜,以便完整游离疝囊,尽量减少输精管和精索血管的骨骼化。也可在睾丸上方或沿着精索的方向向近端打开疝囊,游离到内环水平进行结扎。有必要的话,可以在内环水平切开精索内筋膜和腹横筋膜,可利于进一步向腹膜后游离输精管和精索血管。为进一步增加精索长度,还可以沿着精索切开侧方筋膜束带,向腹膜后游离,将睾丸经腹壁下动脉内侧入路下降(Prentiss 法),如果需要,切口向头侧延长。经过这些操作,睾丸很少不能牵到阴囊内。若睾丸明显异常或是萎缩,或青春期后的患者,或是输精管长度严重不足,大多会选择分期睾丸固定术或睾丸切除术。

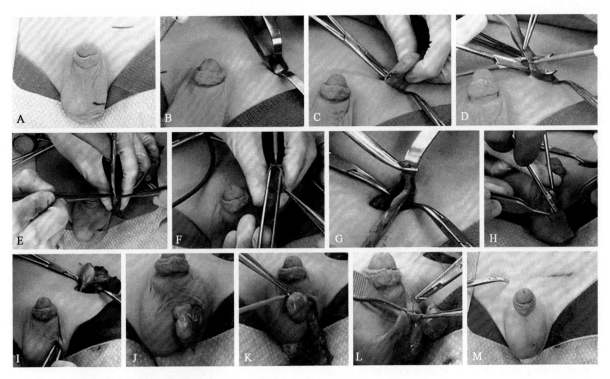

图 27-12　经腹股沟区切口睾丸固定术。A. 在耻骨结节上外侧,腹股沟区皱褶处或其下方切口;B. 切开腹外斜肌腱膜显露腹股沟管;C. 切断疝囊远端的引带;D. 切开精索内筋膜;E. 在睾丸上方打开鞘膜;F. 切口沿着精索的方向向近端延伸;G. 游离疝囊至内环水平结扎;H. 阴囊横切口,建立肉膜下的小囊;I. 用血管钳或手指建立耻骨前的皮下隧道;J. 睾丸被牵至阴囊;K. 切除附件;L. 在小囊内固定睾丸;M. 用可吸收线缝合切口

游离精索后,取阴囊横切口,做阴囊肉膜下的小窝。可以用钳子或手指建立耻骨前的皮下隧道,睾丸通过隧道牵引到阴囊肉膜,注意精索不要发生扭转。如果有睾丸附件应予以切除,注意检查附睾有无其他异常。用卡尺直接测量睾丸的三个径线计算睾丸体积,同样评估对侧睾丸体积,建立基线有助于术后评估。在精索周围无张力缝合肉膜和鞘突边缘,将睾丸固定到阴囊小囊内。需要的话,也可以用可吸收缝线缝合鞘膜和肉膜,或是固定睾丸白膜于阴囊壁。理论上固定缝线通过白膜会有炎症反应或是血管损伤,从而造成睾丸损伤。用可吸收缝线关闭切口。围术期对疼痛的控制很有必要,包括局部麻醉、髂腹股沟神经阻滞及骶管麻醉,尤其是骶管麻醉,当患者做双侧腹股沟手术,或是同时做阴茎手术时更为有用。

很多医疗中心都常规行睾丸活检,Hadziselimovic 和同事建议做活检以评估生育潜能(Hadziselimovic and Zivkovic,2007)。对于这一做法是有争议的,因其没有改变当前的治疗,仅限于临床研究,因此并不推荐(Ritzen et al,2007;Beckers and van der Horst,2008)。隐睾睾丸活检的风险都是理论上的,从长期来看并未出现增加微石症、抗精子抗体形成等风险(Patel et al,2005),从当前的研究数据中也不能明确是否有其他更微小的变化。当性别模糊或是临床上提示睾丸发育不良时应行睾丸活检。

经腹股沟切口睾丸固定术的并发症并不多见,主要是睾丸回缩及萎缩。Docimo1995 年发表了一篇关于睾丸固定术术后并发症的综述,这些患者是在腹腔镜睾丸固定术开展之前做的手术,为可触及和不可触及睾丸,睾丸萎缩和非阴囊位置睾丸的总体发生风险大约占 15%,与睾丸位于内环远端者相比(10%),位于腹腔内或窥视睾丸发生并发症风险明显增高(24%),在 6 岁以后手术的患者并发症发生风险也很高。最近,有一个机构研究了同一时期行开放睾丸固定术的 1886 例患者,18 年间发生术后睾丸回缩者不足 2%,大龄男孩风险稍高(McIntosh et al,2013)。由于没有积极随访这些患者,无法获得更详细的数据,也不能确定睾丸萎缩的发生率。一研究机构观察了356例患者行418个睾丸固定术,平均随访一年后,睾丸萎缩的发生率约为1.9%,术后睾丸回缩发生率约10.3%(Thorup et al,2011a)。然而,在这些研究中发现,年龄小时手术治疗发生并发症的风险会更高,而获得性隐睾的患者手术成功率高。研究者认为早期行睾丸固定术要求更高的技术和更专业的医师。

推荐术后至少随访6个月来明确睾丸的位置和大小,长期随访要考虑患者的生育问题,睾丸恶变的风险及自我体检的问题。也有报道睾丸固定术后发生阴囊内睾丸扭转,但很罕见,常规在肉膜下的小窝内行睾丸固定,扭转的发生率很低。如果阴囊内的睾丸术后发生完全性萎缩,不需要额外的干预治疗,但是要为患者及其家人提供选择放置假体(Bodiwala et al,2007)。假体植入至少应该在阴囊手术6个月后或是青春期后进行,最好是经腹股沟入路完成,将假体固定于阴囊肉膜,使用不可吸收线荷包缝合关闭阴囊筋膜,并发症主要是移位、疼痛或感染,发生率不足5%。临床经验表明,隐睾患者假体植入的需求明显低于青春期后发生急性睾丸缺失患者的需求(Bodiwala et al,2007)。

睾丸固定术后若睾丸不在阴囊内就需要再次手术。如果睾丸位于阴囊内顶部,就需要经阴囊途径以充分游离睾丸。如果需要探查腹股沟来提供充足的精索长度,可以选择其他一些方法。Redman描述初次手术或二次手术时需要游离腹外斜肌和提睾肌,然后在侧方游离精索(Redman,2000),以避免横断精索前方的瘢痕,提供更好的手术视野。Cartwright和同事描述游离腹股沟管内精索时,可以在其表面带着一块精索外筋膜(Cartwright et al,1993)。要强调对于高位复发隐睾术中需要处理未闭的鞘状突和(或)充分向腹膜后游离精索(Redman,2000;Pesce et al,2001;Ziylan et al,2004)。二次睾丸固定术的结果与初次手术类似,只是理论上有更高的损伤血管和输精管的风险(Pesce et al,2001)。

3. 经阴囊切口睾丸固定术

有些研究者认为,对于可触及的睾丸可以选择经阴囊入路(Bianchi and Squire,1989;Iyer et al,1995;Cloutier et al,2011),而有些研究者认为,只有当睾丸接近阴囊或是可被牵拉至阴囊才可以采取经阴囊入路(Russinko et al,2003;Rajimwale et al,2004;Bassel et al,2007;Takahashi et al,2009)。全麻诱导后,再次查体确认睾丸位置,对于任何可触及睾丸可选择Bianchi和Squire描述的阴囊上缘切口,可牵拉至阴囊的睾丸可选择阴囊下方横切口(Misra et al,1997)以及阴囊中线切口(Cloutier et al,2011)(图27-13)。

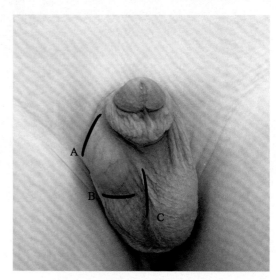

图27-13 经阴囊切口睾丸固定术。文献报道中不同的经阴囊切口:A. Bianchi切口(Bianchi);B. 阴囊下方横切口(Misra);C. 阴囊中线切口[From Cloutier J,Moore K,Nadeau G,et al. Modified scrotal (Bianchi) mid raphe single incision orchiopexy for low palpable undescended testis:early outcomes. J Urol 2011;185:1088-92.]

睾丸被牵至阴囊后,提睾肌和远端的疝囊应充分向头侧游离,达腹股沟管以上水平(Iyer et al,1995),某些病例需要转为经腹股沟入路来结扎疝囊,以获得充足的精索长度(Parsons et al,2003;Dayanc et al,2007)。Rajimwale和同事在研究中发现,许多经阴囊切口手术的病例需要再次经腹股沟区切口将疝囊高位结扎至内环水平(Rajimwale et al,2004)。许多研究报道,先用缝线穿过睾丸白膜将其固定于阴囊内,然后放置在阴囊肉膜下的小囊内(Jawad,1997;Russinko et al,2003;Bassel et al,2007;Dayanc et al,2007;Takahashi et al,2009)。Gordon和同事的综述中报道,4.4％病例需要额外的腹股沟区切口,1.6％病例发生术后早期并发症(Gordon et al,2010),再手术率为4.9％,睾丸萎缩率为0.6％。一篇涉及20个研究、1558例患者的综述报道中,术后随访3个月到5年,腹股沟疝发生率为30％,3.5％病例需要额外的腹股沟区切口(Novaes et al,2013)。并发症包括复发0.6％,睾丸萎缩或发育不良0.3％,血肿1.4％,切口感染0.8％,以及输精管损伤1例,总体并发症发生率为3％。**在许多研究中选择性应用经阴囊切口睾丸固定术,现有的证据提示疗效及并发症与标准的经腹股沟区切口睾丸固定术相似。**

(三)腹腔型隐睾的手术治疗

诊断腹腔型隐睾后,医师需要明确是选择开放手术还是腹腔镜手术,是一期还是分期行精索血管切断。睾丸切除术适合于睾丸发育不良和(或)是肿瘤风险较高的患者,部分青春期后的睾丸发育小或发育不全,我们建议采用腹腔镜方式来治疗。

1. 开放的经腹睾丸固定术

取较大腹股沟切口(Kirsch et al,1998)或高位耻骨结节内侧切口,或经腹膜前入路(Jones and Bagley,1979;Gheiler et al,1997),纵向切开腹内斜肌和腹膜,以利于充分游离输精管和精索血管。Jones和Bagley描述的步骤是分开肌肉后显露内环,打开腹膜,提出睾丸,将输精管和精索血管与腹膜分离,之后类似于腹股沟睾丸固定,建立阴囊皮下隧道,固定睾丸,成功率达95％(Gheiler et al,1997)。

2. 腹腔镜睾丸固定术和Fowler-Stephens睾丸固定术

15年前开始了腹腔镜手术方式治疗腹腔型隐睾(Caldamone and Amaral,1994;Jordan and Winslow,1994),基本的手术步骤和很高的成功率,使其经受住了时间的考验(表27-1)。腹腔镜睾丸固定术或Fowler-Stephens固定术,取决于输精管和精索血管的长度,是否有长襻输精管,以及患者的年龄。尽管腹腔镜手术为外科医师选择手术方式提供了便利,但是由于睾丸在腹腔内的位置与精索游离后的最终长度相关性很差,做出选择很困难(Yucel et al,2007)。

尽管腹腔镜手术也用于高位腹股沟管内的睾丸,但全麻后仍应再次查体触诊睾丸。膀胱和胃减压后,脐下置入5 mm抽卡,放入30°镜头可以清楚地看到内环。对于儿童患者采用开放的Hasson和Bailez技术,放置脐部抽卡可降低损伤风险(Franc-Guimond et al,2003)。CO_2气腹压力最高为8～12 mmHg,在进一步操作前要先明确睾丸的大小及在腹腔内的位置。对于一期的腹腔镜睾丸固定术,需要在左、右下腹放置2个3mm的抽卡,与脐部及同侧的内环形成三角形,若是双侧腹腔型隐睾,需要在双侧腋锁骨中线平脐水平放置抽卡。主要步骤是游离向内环延伸的远端结构,包括附睾、输精管和睾丸引带,要切断精索血管外侧和输精管远端的腹膜,向近端游离血管,保留输精管和精索血管之间的侧支循环。Samadi和同事建议,先切断睾丸引带,可以牵引引带进一步游离睾丸,尽量减少使用电凝烧灼(Samadi et al,2003)。睾丸游离后可牵拉至对侧内环已经被作为测量睾丸是否可牵拉至阴囊的一种方法,但有时也不够准确。睾丸游离后可通过腹股沟管或腹壁下动脉内侧新的裂隙牵拉至阴囊内,可以经阴囊放一血管钳或从阴囊放置一个抽卡来下降睾丸至阴囊。若睾丸牵拉仍有张力,可进一步切断精索表面的腹膜,以增加精索长度。部分睾丸只能牵拉至阴囊上部,这一手术方法的长期疗效还不明确。由于有精索血管损伤和撕脱的风险,放置睾丸时要避免精索过度紧张(Esposito et al,2002)。注意保护精索动脉和输精管之间的血供,必要时可以行Fowler-Stephens手术。

不需要闭合已经解剖破坏过的内环(Handa et al,2005;Riquelme et al,2007),开放腹股沟疝修补手术的经验表明:内环已经被破坏过就不再需要结扎(Mohta et al,2003)。一项关于腹腔镜睾丸固定术的回顾性研究发现,术后平均随访41～50个月,没有腹股沟疝复发,而仅有54％的病例术中关闭了内环(Khairi et al,2013)。一项研究表明9％的病例行腹腔镜睾丸固定术时会发现对侧鞘突未闭,推荐进行腹腔镜鞘突结扎(Palmer and Rastinehad,2008)。但是,基于腹腔镜和开放腹股沟疝修补术的研究,为了预防出现腹股沟疝而进行这项操作的必要性是存在质疑的(Schier,2007)。

表 27-1　腹腔镜睾丸固定术的结果*

手术	研究	例数/睾丸	年龄	随访时间	高位	萎缩	总成功率
腹腔镜睾丸固定术	Baker et al,2001	178/208	36个月	7.7个月(平均)	0.6%†(1/178)	2%(4/178)	97%
	Samadi et al,2003	—‡/139	—	≥6个月	3%†(4/139)	0	97%
	Handa et al,2005	58/76	—	2.2年(中位数)	0†	3%(2/65)	97%
	Kim et al,2010	—/69	2.4年	≥3个月(平均,22)	18%(9/49)	2%(1/49)	80%
	Castillo-Ortiz et al,2014	—/48	4.4年	24个月(平均)	6%(3/48)	0	94%
	El-Anany et al,2007	—/46	5年	3年(平均)	9%(4/46)	0	90%
	Kaye and Palmer,2008	19/38	9个月(中位数)	12个月	10%(4/38)	3%(1/38)	87%
	Alzahem,2013	31/35	15.4月	12个月(中位数)	9%(3/33)	3%(1/33)	88%
	Stec et al,2009	—/32	12个月(中位数)	16个月(平均)	—	3%(1/32)	97%
	Powell et al,2013	22/31	2.1年	11.3个月(平均)	3%(1/31)	6.5%(2/31)	91%
腹腔镜一期 FS 睾丸固定术	Chang and Franco,2008	38/38	2.9年	17.5个月(平均)	0†	6%(2/35)	94%
	Esposito and Garipoli,1997	33/33	3~10年(范围)	30个月(平均)	0	3%(1/33)	97%
	Baker et al,2001	25/28	31个月	8.6个月(平均)	7%†(2/27)	22%(6/27)	71%
腹腔镜分期 FS 睾丸固定术	Alagarattnam et al,2014	94/113	2.75年(平均)	2.1年(中位数)	9%(9/102)	9%(9/102)	82%
	Stedman et al,2014	78/83	1.9个月(中位数)	12个月(中位数)	7.5%(5/67)	10.4%§(7/67)	82%
	Casanova et al,2013	62/79	1.8年(中位数)	3.1年(中位数)	13%(10/77)	17%§(14/82)	70%
	Baker et al,2001	63/74	55个月	20个月(平均)	2%†(1/58)	10%(6/58)	88%
	Lotan et al,2001	59/66	14个月	3~12个月(范围)	—	—	84%
	Hvistendahl and Poulsen,2009	65/—	5.7年(中位数)	3个月	6%	14%	80%
	Dave et al,2009	—/61	36.8个月	13.5年(平均)	0	25%(15/61)	75%
	El-Anany et al,2007	—/47	5年	3年(平均)	0	4%(2/47)	96%
	Abolyosr,2006	—/41	5.3年	9~31个月(范围)	0	12%(5/41)	88%
	Moursy et al,2011	—/36	16个月(中位数)	34个月(平均)	6%(2/36)	6%(2/36)	89%
	Alzahem,2013	30/34	32.1月	15个月(平均)	7%(2/30)	30%(9/30)	63%
	Stec et al,2009	—/32	12个月(中位数)	16个月(平均)	—	32%(12/32)	68%

* 研究对象超过 30 个睾丸的腹腔镜、一期和分期 FS 睾丸固定术(一期和分期 FS 睾丸固定术没有明确记录)的文献报道。除另有说明,年龄为研究中的平均值;高位是指睾丸不在阴囊内;†表示睾丸在阴囊内的位置没有明确记录;‡和—表示信息不完整;§表示研究中发现有睾丸发生部分萎缩,非萎缩的睾丸有满意的阴囊内位置的比例

如果睾丸不在内环附近（距离内环 2～4 cm 以上），可能需要行 Fowler 和 Stephens 最早描述（Fowler and Stephens，1959）的方法横断精索血管，具有长襻的输精管有利于将睾丸游离至阴囊，但不是必需的。Fowler-Stephens 步骤是在腹腔镜下切断精索血管（Bloom，1991）后进行镜下或开放途径游离睾丸，或是 6 个月后再行分期手术。输精管血管上方的腹膜应该是完整的，引带血管也应尽可能保持完整。虽然大多数医师是在睾丸上方 1.5～3 cm 处切断精索血管，但 Koff 和 Sethi 建议在接近睾丸处结扎精索血管（Koff and Sethi，1996）。有研究比较低位及高位切断青春期前老鼠精索的差异，发现两组老鼠成年后睾丸的精子数量明显减少相类似（Srinivas et al，2005）。人类群体研究中，精索血管切断前后进行睾丸活检，精子细胞计数都明显降低，年龄小的患者更为明显（Thorup et al，1999；Rosito et al，2004）。总之，如果可以的话，术中应避免切断精索，现有数据表明对于多数腹腔型隐睾可以保留精索行睾丸固定术。有一些罕见病例，特别是睾丸位于膀胱后，输精管太短不能将睾丸牵至阴囊内，最终需要切除睾丸（Perovic and Janic，1997）。

表 27-1 所示腹腔镜睾丸固定手术、开放手术、一期和分期 Fowler-Stephens 手术的成功率分别为 74%、63% 和 77%（Docimo，1995）。目前的数据表明，腹腔镜辅助下不离断精索睾丸固定术的成功率（多数研究中都＞90%）比 Fowler-Stephens 手术（60%～97%）更高。Stec 和同事对同一单位手术的 156 例腹腔型隐睾患者进行对比研究，发现开放手术和腹腔镜手术成功率为 89% 和 97%，均优于 Fowler-Stephens 手术（一期 Fowler-Stephens 手术为 63%，分期 Fowler-Stephens 手术为 68%）（Stec et al，2009）。最近关于腹腔型隐睾的 Meta 分析和（或）系统综述（Elyas et al，2010；Guo et al，2011；Penson et al，2013；Kolon et al，2014）都是低质量的回顾性研究，缺少前瞻性对照研究。不离断精索的腹腔镜手术、Fowler-Stephens 一期手术和分期手术总体成功率分别为 95%、80% 和 85%。目前的数据表明，开放手术和腹腔镜手术在治疗效果上没有明显区别。不同研究报道的结果不同，可能是由于固有的选择偏倚所致，选择偏倚可能是患者年龄、睾丸位置、随访时间和随访治疗和（或）判定手术成功的标准不同（如阴囊内还是接近阴囊）的结果。**尽管这些研究有局限性，但是现有数据表明如果可行的话，腹腔镜下不切断精索血管行睾丸固定术仍是治疗首选。**有作者推荐术后应用超声复查睾丸活力（Esposito et al，2002）。腹腔镜睾丸固定术后并发症很少，包括膀胱和血管损伤、高碳酸血症和迟发的小肠梗阻（Esposito et al，2003；Hsieh et al，2009）。

腹腔镜技术也可用在一些少见病例，包括双侧睾丸固定、腹壁缺损、多睾症、脾性腺融合、睾丸横过异位伴或不伴苗勒管永存。许多作者推荐同时行腹腔镜辅助双侧睾丸固定术（Kaye and Palmer，2008），但当外科医师发现双侧睾丸位置很高，或是按照 Kaye 和 Palmer 的法则，发现睾丸活力无法确定时应该考虑分期手术。根据第一次手术后 6 个月的随访情况，医师可选择对侧的手术入路，这样可以最小化双侧睾丸萎缩的风险（Thorup et al，2007）。一些医师认为对于腹腔内的孤立隐睾症首选睾丸微血管自体移植手术，与开放手术的较低的成功率相比，这一手术方式的成功率达 88%（Docimo，1995）。据报道，在开展微血管自体移植经验丰富的研究中心，标准的自体睾丸移植远期手术成功率可达 96%，腹腔镜辅助下自体睾丸移植可达 88%（Bukowski et al，1995；Tackett et al，2002）。这种手术的优势是保留了精索血管，但是手术时间长，要求有丰富的微血管技术经验的外科医师来完成，术后需要住院。

六、预后

尽管隐睾很普遍，而且有很多关于隐睾的文献，但是在隐睾长期结果的认识上还有很多空白。这是因为大多数情况下手术矫正是成功的，但是延续到患者成年后的前瞻性研究很困难，而且正常健康男性的研究很难开展。这些研究需要：①考虑多重混杂变量，许多因素是无法界定的，比如疾病的程度（根据睾丸位置，侧别和附睾畸形判定），多因素病因，手术年龄，是否激素治疗，手术治疗的术式；②在充分的随访和完整的记录并发症的基础上，采用标准的治疗方法。目前需要能够提供高质量证据的精心设计的研究。

(一)生育力下降的风险

尽管很多有力的证据表明,隐睾与患者个体的生育力下降有关,但是很难定义诊断年龄、治疗的方法、疾病的严重程度对结局的影响。关于隐睾预后研究的主要局限性在于:大规模队列研究中随访不完整造成的选择偏倚、诊断和治疗时间及方法的异质性。在过去 50 年中发表的大量回顾性研究没有考虑到这些局限,也没有进行统计学的 Meta 分析,Chilvers 和同事报道了有双侧隐睾病史的患者少精症和(或)无精症的发病率为 75%,而单侧隐睾病史的患者为 43%(Chilvers et al,1986)。现有的有限的数据表明,早期治疗(9 岁以下)和晚期治疗(9 岁以上)相比,单侧(281 例)或双侧(123 例)睾丸固定术后生育下降的频率没有差异。同样,经分析也没有发现 hCG 治疗有任何疗效。后续的两个大样本研究分析了儿童时期行睾丸固定术成年后的精液参数,发现双侧和单侧隐睾之间存在差异,但总体结果不一致。Okuyama 和同事(Okuyama et al,1989)检测了未行 hCG 治疗的腹股沟型隐睾患者的精子密度,每个患者进行 3 次精液分析,发现 0 的双侧睾丸固定术(61 例)患者、72% 的单侧睾丸固定术(149 例)患者、77% 的单侧睾丸切除术(26 例)患者、42% 未治疗(38 例)的患者有正常的精子密度。相反,Gracia 和同事报道了 55 例有双侧隐睾病史的患者中 10 例(18%)有正常的精液,171 例有单侧隐睾病史的患者中 57 例(33%)有正常的精液(Gracia et al,2000)。这项研究中的睾丸大多位于腹股沟管内,80% 术前接受了 hCG 治疗。这些文章的作者指出,不同睾丸位置患者间精液质量没有差异,精液质量也与手术年龄无关。91 例青春期后行睾丸固定术(14—29 岁)的单侧隐睾患者,无精和少精的风险为 84%(Grasso et al,1991),与之前(Okuyama et al,1989)的报道一致。相反,Puri 和 O'Donnell 研究了 142 例≥7 岁行睾丸固定术的隐睾患者,其中单侧 119 例,双侧 23 例,84% 的单侧患者有正常精子密度,50% 的双侧患者有正常精子密度(Puri and O'Donnell,1988)。

随着时间的推移,治疗模式发生改变,尤其是没有激素治疗作为混杂影响,早期手术可能会改变预后。然而,由于在最近的研究中,患者的平均手术年龄仍然很高(超过 7 岁)(Vinardi et al,2001;Trsinar and Muravec,2009;Kraft et al,2012;van Brakel et al,2013,2014),而且各个研究中样本量不足 100 例,早期手术的潜在益处还没有体现出来。在这些研究中,正常精子计数的发生率与之前的报道类似,单侧隐睾波动在 60%~84%,双侧隐睾波动在 18%~53%。一项 51 例患者小样本的研究发现,2 岁前行睾丸固定术的精液分析结果明显好于之前的研究结果,27 例单侧隐睾患者 96% 有正常的精子计数,24 例双侧隐睾患者 75% 有正常的精子计数(Feyles et al,2014)。位置高的睾丸包括腹腔内睾丸 6 例(12%),腹股沟管内睾丸 20 例(39%),有 29 例术前接受激素治疗(57%)。与之前双隐睾研究结果不一致的原因还需进一步分析。

一些研究表明,睾丸活检时平均生殖细胞计数与依据平均精液分析参数测量的远期生育潜力相关(Engeler et al,2000;Cortes et al,2003a;Rusnack et al,2003),但是总生殖细胞计数对患者个体生育能力的预测作用还有限,特别是在个别病例中。最近的研究表明,Ad 精原细胞的数量可以更好地预测成年后的精液质量。Hadziselimovic 和同事报道了无论术前是否接受过激素治疗,单侧或双侧睾丸固定术后,睾丸中 Ad 精原细胞数量与成年后精子数量高度相关(Hadziselimovic et al,2007;Hadziselimovic and Hoecht,2008)。在非激素治疗的患者中,25 例双侧睾丸活检时都存在 Ad 精原细胞的患者中,84% 有正常的精子总数(射出的精液中精子超过 4000 万),而 18 例睾丸活检时 Ad 精原细胞为阴性的患者中,精子总数全部低于正常(19 例患者中 10 例有双侧隐睾病史)。研究还发现,生殖细胞总数不能预测精子的浓度(Hadziselimovic and Hoecht,2008)。Kraft 和同事对 91 例曾患单侧隐睾和 19 例曾患双侧隐睾的患者开展研究,发现如果术中双侧睾丸活检发现生殖细胞严重缺失或 Ad 精原细胞计数异常,那么成年后平均精子计数下降,FSH 水平升高。可能是由于数据的变异性大,组间的平均值仍在正常范围内和(或)没有统计学差异,这表明即使是 Ad 精原细胞分析,也不能预测个体的生育潜力(Kraft et al,2012)。成年后的激素水平也不能预测生育能力。鉴于疾病病情及其治疗都存在差异,大多数的研究无法根据精液分析来检测出组织学和表型差异与生育潜力的相关性,然而,Ad 精原细胞计数和生殖细胞缺失对于预测生育能力的预后是有潜在价值的,可能在双侧隐睾病例更加有价值。此外,还需要对婴儿期手术患者的这些参数进行大样本的前瞻性研究。

单独分析精液来确定预后和预测生育潜力是有局限性的。例如,对有生育能力的和无生育能力(伴侣有生育能力)男性的大样本研究表明,不管是否证实存在亲子关系,这些男性精液参数上存在着广泛的重叠(Guzick et al,2001)。在这个研究中,研究者制定的低生育力的阈值比世界卫生协会制定的标准要高,精液密度为 $13.5 \times 10^6/$ ml,活性＞35%,正常的精子形态＞9%。在这个研究中,约 3% 的有生育能力的男性精液密度低于 $10 \times 10^6/$ ml,测量值在 $(13.4 \sim 48) \times 10^6/$ ml 时认为生育能力是不确定的。据报道正常男性再次行精液分析可以提供可靠的数据,但是目前研究中很少有对隐睾病史的男性复查精液分析(Oshio et al,2004)。对青少年精液分析的可靠性还未完全明确。针对这一问题,Christman 和同事对 48 例患有隐睾和 31 例患有精索静脉曲张的 Tanner V 期的青少年(年龄小于 25 岁)进行研究(Christman et al,2013)。结果显示,同一个体不同样本之间精液参数也没有高度可重复性,但计算组内相关系数大体上是可靠的,特别是精子总量计数,这就意味着为了评估生育潜力,单个样本特别是结果正常的样本可能就够了。当精液分析结果异常时,应尽可能再次取样。

在判断预后时,亲子关系的确定可作为另一种测定生育能力的方法。这种方法的局限性在于,亲子关系结果矛盾,对建立亲子关系的时间及对确定亲子关系的兴趣程度存在差异。最近一篇综述(Bellis et al,2005)发现,在欧洲和美国对 17 个未特意挑选人群的研究中,亲子关系矛盾的中位数仅为 3.7%(四分位数范围为 2%～9.6%)。有两项回顾性队列研究分析曾患隐睾的男性的亲子关系,一项研究是 145 例(Gilhooly et al,1984),另一项研究是 40 例(Cendron et al,1989)。两项研究加起来 123 例单侧隐睾病史的患者中,有 100 例(81%)有亲子关系,54 例双侧隐睾病史的患者中有 19 例(35%)有亲子关系。

Lee 和同事精心设计了一项关于隐睾生育力的病例对照研究(Lee et al,1996,1997;Coughlin et al,1999;Lee et al,2000;Lee and Coughlin,2001,2002b;Lee,2005)。对 1955 年到 1975 年间接受睾丸固定术的男性进行问卷调查、激素检测、精液分析和亲子鉴定,同年龄段接受不相关手术的男性作为对照组。所有已婚或同居男性中,88 例曾患双侧隐睾患者中 32 例(36%)、609 例曾患单侧隐睾患者中 322 例(53%)、708 例对照组中 413 例(58%)育有后代。在亲子关系检测中,49 例曾患双侧隐睾患者中 32 例(65%)有亲子关系,359 例曾患单侧隐睾患者中 322 例(90%)有亲子关系,443 例对照组中 413 例(93%)有亲子关系。单侧隐睾和对照组间无明显差异,各组间在获得亲子关系的频率或其他可能影响生育能力的生活方式之间无明显差异。曾患单侧隐睾进行睾丸切除的患者和对照组成功获得亲子关系的概率没有差异。hCG 治疗增加了不育的风险(RR 4.7,$P=0.002$),但不育与隐睾位置的高低及行睾丸固定术的年龄无关。研究中全部 8 例双侧隐睾的患者精子密度降低,为 $13 \times 10^6/$ ml,但其中有 3 例育有后代(Lee and Coughlin,2001)。83% 的单侧隐睾患者的精子密度、活力是正常的,形态与对照组无差异。尽管激素水平与生育能力无直接相关,血清抑制素 B、FSH 水平和(或)精子密度异常会增加生育能力降低的风险。作者认为,当不存在无精或严重少精时,预测不育是很困难的。研究发现,有生育能力、不育与曾患隐睾的生育力能力下降男性相比,基础和刺激后的 LH 和血清睾酮的水平有差异,这表明隐睾患者存在总体睾丸功能障碍。此外,有证据显示,早期行睾丸固定术的患者血清睾酮、抑制素 B 和 FSH 水平有明显改善(Coughlin et al,1999;Lee and Coughlin,2002a)。

有一些关于成年患者可能存在精子发生缺陷的研究,这些患者存在持续睾丸回缩或轻度的获得性隐睾,伴或不伴青春期明显的睾丸自发下降。Puri 开展的一项关于预后的小样本回顾性研究发现,43 例儿童期未治疗的回缩性睾丸患者成年后 74% 有亲子关系,并且睾丸体积正常(Puri and Nixon,1977)。相反,Nistal、Paniagua、Caroppo 和同事们分析了来自不育门诊的 23 例男性和 34

例男性患者的数据,大多数患者精液参数较差,但是关于睾丸回缩的持续时间和严重程度记录不佳(Nistal and Paniagua,1984;Caroppo et al,2005)。有两项研究发现,与睾丸下降的患者相比,选择性行睾丸固定术的睾丸回缩患者,生殖细胞和支持细胞异常发育的程度变化较大,类似于隐睾睾丸的改变(Hadziselimovic et al,1987a;Caucci et al,1997)例。Han 和同事比较了 61 例睾丸回缩和 83 个隐睾睾丸活检样本,发现二者有类似的变化趋势,而对照组中则没有(Han et al,1999)。在这些研究中,方法学的局限性妨碍了明确区分获得性的隐睾与睾丸回缩。需要对具有良好特征的患者进行前瞻性研究,但是没有足够的证据表明单纯的睾丸回缩患者不育的风险会增加。

同样地,也很难解释获得性隐睾的预后数据,因为迄今为止,这些研究都是基于对青春期自发下降和早期睾丸固定术的病例的回顾性的、非随机分析。在一项回顾性研究中,45 例双侧未降睾丸患者在 10 岁后发生睾丸自发下降(没有明确记录是先天性的还是获得性的),62%的患者睾丸体积小于 15 ml,44%的患者精子计数低于 2000万/ml(Bremholm Rasmussen et al,1988)。荷兰研究人员对先天性及获得性隐睾的患者进行随访,发表了随访的生育率数据(van Brakel et al,2013,2014)。这些研究机构早期发表的文章认为大部分获得性隐睾的患者,特别是青春期发生自发下降的患者,都是阴囊高位和阴囊低位的"不稳定"睾丸(类似于回缩睾丸)(Sijstermans et al,2006;Eijsbouts et al,2007;Hack et al,2010)。Van Brakel 和同事小样本数据发现,获得性隐睾患者在青春期时睾丸自发下降(24 例)或行睾丸固定术(26 例)后精液参数和激素水平没有差异。获得性隐睾(65 例)和先天性隐睾(62 例)患者的生育潜力相似,与以前的研究一致,这表明双侧病例生育力的预后较差。关于亲子鉴定方面研究很少。不幸的是,研究者指出招募病例很困难(Trsinar and Muravec,2009),只有 12%到 31%的合格个体参与。因此,由于样本量不足和存在一定的偏倚,大多数的研究特别是在亚组分析中都不能得到有说服力的结论。**然而,现有的数据强有力的说明,双侧隐睾患者的生育能力受到影响,单**

侧隐睾患者的精液参数异常的发生率要高于根据亲子数据测量出的不育的相对风险。不幸的是,已经被全面研究的双侧隐睾患者数量有限。尽管数据表明手术年龄和不育风险可能相关,但尚需要进一步的研究来阐明这些因素之间的关系。

(二)睾丸生殖细胞肿瘤(TGCT)的风险

有隐睾病史的患者 TGCT 风险增加已是多年的共识。精原细胞瘤和非精原细胞生殖细胞瘤(nonseminomatous germ cell tumors,NSGCTs)起源于睾丸的 CIS,也称作未分化的小管内生殖细胞瘤(intratubular germ cell neoplasia,unclassified,ITGCNU),多是原发的(Rajpert-de Meyts and Hoei-Hansen,2007)。有假说认为,永存的生殖母细胞是 ITGCNU 的前体,最近的基因表达的数据也表明这两种细胞类型有共同的起源(Sonne et al,2009)。组织学数据表明隐睾睾丸中的生殖母细胞没有正常转化,而这些永久性细胞最终转化成 ITGCNU 和 TGCT。Engeler 和同事用胎盘样碱性磷酸酶(placenta-like alkaline phosphatase,PLAP)作为 ITGCNU 的标记物,发现多年前曾做过睾丸固定术及睾丸活检的 440 例患者中 5%存在 PLAP 阳性细胞,其中多数(82%)小于 3 岁(Engeler et al,2000)。尽管接近 50%有 ITGCNU 的成年患者会随时间进展成 TGCT,但有研究显示,平均随访 21 年后,22 例受累个体中 15 人没有检测到肿瘤。目前所知的未分化精原细胞的标记物有 PLAP,OCT3/4,c-KIT,NANOG 和干细胞因子(stem cell factor,SCF,或 kit 配体),它们在胎儿期表达逐渐降低,出生后消失,但当 ITGCNU 和 TGCT 存在时,这些标记物再度表达(Honecker et al,2004;Cool-set al,2005;Hoei-Hansen et al,2005;Stoop et al,2008),在有高度恶变风险的性腺发育不良的个体,这些标志物在出生后可能会出现表达上调(Rajpert-De Meyts et al,2004)。研究发现,隐睾的睾丸在生后的头几个月存在 PLAP-,c-KIT-,或 OCT3/4-阳性生殖细胞,这与生殖细胞成熟延迟一致(Thorup et al,2013;Kvist et al,2014)。PLAP 可能在预测隐睾的精子发生的预后方面起一定作用(Thorup et al,2013),但迄今为止,针对这一群体,还没有能够鉴别生殖细胞成熟延迟和 ITGCNU 的标志物。Cortes 和同事发现,在睾丸固定术时行睾丸活检的 163 例患者中,有 13 例(8%)有多核精原细胞(Cortes et al,2003b)。这种现象多发生在年轻的患者中,与生殖细胞计数有关(通常是正常的和高于大多数的病例的平均值)。尽管在正常的男孩中未证实这一发现,其与肿瘤风险的相关性仍完全未知。

最新的分析阐明了曾患隐睾的睾丸及对侧已经下降的睾丸 TGCT 风险增加的本质(Wood and Elder,2009;Banks et al,2012;Trabert et al,2013)。**隐睾患者患睾丸肿瘤的风险增加 2~5 倍,低于历史估计值。**发病率与发生 ITGCNU 的风险有关,在隐睾患者中为 2%~3%(Giwercman et al,1989);在非综合征隐睾的患者中风险较低,仅为 0~0.4%(Cortes et al,2001;Husmann,2005)。有隐睾病史的患者约 10% 发生 TGCT。单侧隐睾的患者对侧下降的睾丸也可能发生肿瘤,但 Wood 和 Elder(2009)认为与无隐睾症的一般人群相比,相对风险只有 1~2。然而,两项 Meta 分析提示对侧睾丸患肿瘤的风险增加,OR 值分别为 1.7(95% CI 为 1.01~2.98)和 1.5(95%CI 为 0.9~2.6)(Akre et al,2009;Banks et al,2012)。Walsh 和同事在另一项 Meta 分析中指出,10-11 岁后行睾丸固定术的患者与早期行睾丸固定术的患者相比,TGCT 的相对风险是 5.8(95% CI 为 1.8~19.3)(Walsh et al,2007)。以人口为基础的数据得出的结论相互矛盾,一些研究认为在 ≥13 岁行睾丸固定术的患者TGCT 的风险增高 1 倍(Pettersson et al,2007;Trabert et al,2013),而另一些研究则认为与年龄无关(Myrup et al,2007),可能与存在的一些偏倚有关。对治疗与未治疗隐睾的肿瘤病理学研究(Wood and Elder,2009)表明,精原细胞瘤与持续性隐睾有关(74%),而非精原细胞瘤大多发生在阴囊内的睾丸(63%)。

瑞典的一项以人口为基础的研究表明,TGCT 的独立风险因素中,隐睾的 OR 值为 3.16,95% CI 为 2.45~3.96,尿道下裂的 OR 值为 2.25,95% CI 为 1.17~4.32,腹股沟疝的 OR 值 1.30,95% CI 为 1.06~1.60,其他生殖系统畸形的 OR 值为 1.90,95% CI 为 1.00~3.63(Trabert et al,2013)。与之前的研究一致,青春期前诊断隐睾发生 TGCT 的 OR 值低于青春期后诊断者,OR 值分别为 2.76,95% CI 为 2.09~3.65,青春期后诊断的 OR 值为 4.96,95% CI 为 3.06~8.04,而尿道下裂和腹股沟疝却相反,这种相关性在年轻患者更明显。这些数据证明尿道下裂和 TGCT 之间存在相关性,但作者指出他们没有证实 TDS 患者存在共同风险因素(Trabert et al,2013)。

在一些综合征性隐睾中,比如染色体缺陷和 DSD,TGCT 的风险明显增高(Cortes et al,2001;Husmann,2005)。尽管对于年龄节点和青春期患者行睾丸固定时术中取活检的用处尚未明确,Husmann 仍建议在这些患者个体和对 12 岁以上行睾丸固定术的患者行睾丸活检。睾丸切除术是青春期至 50 岁隐睾患者的首选治疗方案(Wood and Elder,2009)。Swerdloff 和同事进行了一项回顾性队列研究发现,睾丸固定术时行睾丸活检的患者未来患 TGCT 的风险比未行活检的患者明显增高(RR 值 6.7,95% CI 为 2.7~13.5),但是研究中未明确指出睾丸活检的指征(Swerdlow et al,1997)。后续来自斯堪的纳维亚的大型的队列研究表明,普通的活检并没有增加隐睾患者 TGCT 的预期风险(Moller et al,1998)。

睾丸微石症,以睾丸实质内多光谱的钙化为特征(图 27-14),在 ITGCNU 和 TGCT 患者中更为多见,正常人群中的发病率为 5%~10%,与有隐睾病史患者的发病率类似(Patel et al,2005;vanCasteren et al,2009)。**尽管认为在隐睾合并睾丸微石症的患者中 TGCT 的风险更高,但是目前还没有数据支持这一假说,也没有制定相应的随访策略。**从总体而言,微石症的意义尚未明确,是否是 TGCT 的独立风险因素也尚未明确。最近的一项以人口为基础的研究显示,微石症在高加索男孩中发生率约为 4.2%,并且随着年龄的增加而增加(Goede et al,2009)。这些病例中大约一半的患者,微石症的程度是局限的,每个睾丸不超过 5 个病变区域,被认为没有临床意义。一项研究显示,在隐睾的患者中微石症总体发生率为 3.5%,在平均年龄为 18.9 岁的 261 名诊断为获得性隐睾的年长男孩中,其发生率为 6.4%(Goede and Hack,2012;van der Plas et al,2013a)。微石症患者发生睾丸肿瘤者十分罕见,尚未见报道与隐睾有相关性(Goede and Hack,

2012)。隐睾患者治疗后超声随访还可以发现睾丸网扩张（Nistal et al，1996）（图 27-13），睾丸内精索静脉曲张（Meij-de Vries et al，2013）等异常情况。对于隐睾患者来说这些异常情况的重要性尚未明确。由于 TGCT 治疗非常有效，美国联邦预防医学工作组并未推荐成人和青春期人群进行常规的睾丸自检，但该建议没有包括有隐睾病史的患者（U. S. Preventive ServicesTask Force，2011）。**医生应该向隐睾患者及家庭阐明不育和 TGCT 的风险，并告知睾丸自检的潜在优势。**

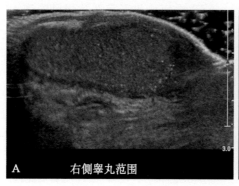
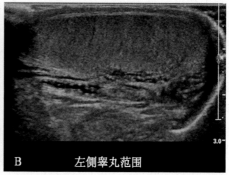

图 27-14　隐睾患儿相关超声异常改变。婴儿期行双侧睾丸固定术的 11 岁男孩超声图像显示睾丸不对称。A. 右侧微石症；B. 左侧睾丸网扩张

要点

- 性腺涉及睾丸和卵巢发育的两个独立的遗传途径。SRY 是调控睾丸决定基因的主要开关。
- 生殖母细胞、支持细胞和间质细胞的分化发生在妊娠 5－9 周，引导睾丸下降的引带出现于妊娠第 7 周。
- 间质细胞产生的睾酮和 INSL3 在妊娠 14－17 周达到高峰，对睾丸下降至关重要。
- 孕中期引带膨胀增大，为妊娠 20－28 周睾丸下降至阴囊提供空间。
- 足月男性婴儿隐睾发生率为 1％～4％，在生后的头几个月，通常是 6 个月前，睾丸有可能发生自发下降，也可能发生睾丸再次上升。
- 隐睾的病因尚未明确，但是出生体重、孕龄、遗传和环境风险因素可能增加患病风险。
- 出生时睾丸明显完全下降，或是隐睾发生自发下降后，都可发生获得性隐睾，在诊断为睾丸回缩的男孩中更为常见，推荐每年进行睾丸检查。
- 约 80％未降的睾丸是可触及型，60％～70％是单侧的。
- 很多非综合征型的隐睾患者存在附睾畸形，鞘状突未闭，一些患者在生后的激素高峰期间有 LH 和睾酮水平下降。
- 生后 6 个月睾丸仍未下降，推荐行睾丸固定术，不推荐进行激素治疗。
- 影像学检查在诊断和治疗腹腔型隐睾中作用不大，可以选择腹腔镜。
- 至少 25％有单侧隐睾病史的患者和大多数有双侧隐睾病史的患者，精子计数降低，但是有单侧隐睾病史患者的亲子率与对照组相似。
- Ad 精原细胞计数可预测隐睾患者的生育潜力。
- 隐睾患儿，特别是青春期后行睾丸固定术的患者，TGCT 风险高于正常人 2～5 倍。

参考文献

完整的参考文献列表通过 www. expertconsult. com 在线获取。

推荐阅读

Baker LA,Docimo SG,Surer I,et al. A multi-institutional analysis of laparoscopic orchiopexy. BJU Int 2001;87:484-9.

Banks K,Tuazon E,Berhane K,et al. Cryptorchidism and testicular germ cell tumors:comprehensive meta-analysis reveals that association between these conditions diminished over time and is modified by clinical characteristics. Front Endocrinol (Lausanne) 2012;3:182.

Barteczko KJ,Jacob MI. The testicular descent in human. Origin, development and fate of the gubernaculum Hunteri,processus vaginalis peritonei, and gonadal ligaments. Adv Anat Embryol Cell Biol 2000;156 :1-98.

Barthold JS,Gonzalez R. The epidemiology of congenital cryptorchidism,testicular ascent and orchiopexy. J Urol 2003;170:2396-401.

Bay K,Main KM,et al. Testicular descent:INSL3,testosterone,genes and the intrauterine milieu. Nat Rev Urol 2011;8:187-96.

Docimo SG. The results of surgical therapy for cryptorchidism:a literature review and analysis. J Urol 1995;154:1148-52.

Elyas R,Guerra LA,Pike J,et al. Is staging benefi cial for Fowler-Stephens orchiopexy? A systematic review. J Urol 2010;183:2012-8.

Gordon M,Cervellione RM,Morabito A,et al. 20 years of transcrotal orchidopexy for undescended testis:results and outcomes. J Pediatr Urol 2010;6:506-12.

Huff DS,Fenig DM,et al. Abnormal germ cell development in cryptorchidism. Horm Res 2001;55:11-7.

Kollin C,Stukenborg JB,Nurmio M,et al. Boys with undescended testes:endocrine,volumetric and morphometric studies on testicular function before and after orchidopexy at nine months or three years of age. J Clin Endocrinol Metab 2012;97:4588-95.

Lee PA. Fertility after cryptorchidism:epidemiology and other outcome studies. Urology 2005;66:427-31.

Marshall FF,Shermeta DW. Epididymal abnormalities associated with undescended testis. J Urol 1979;121:341-3.

Svingen T,Koopman P. Building the mammalian testis:origins,differentiation,and assembly of the component cell populations. Genes Dev 2013;27:2409-26.

Tasian GE,Copp HL. Diagnostic performance of ultrasound in nonpalpable cryptorchidism:a systematic review and meta-analysis. Pediatrics 2011;127:119-28.

Virtanen HE,Adamsson A. Cryptorchidism and endocrine disrupting chemicals. Mol Cell Endocrinol 2012;355:208-20.

Wood HM,Elder JS. Cryptorchidism and testicular cancer:separating fact from fi ction. J Urol 2009;181:452-61.

（赵 琦 赵 谦 孙荣国 **编译** 杨 屹 **审校**）

第28章　女童生殖器异常的处理

Martin Kaefer, MD

正如其他所有器官系统一样，女性生殖系统的发生是一个经历多个复杂的步骤，以有序的方式，并在绝大多数情况下形成一个解剖和功能上正常的儿童。然而，发育过程中也会发生错误，从轻微的无明显临床表现到严重的对患儿及其父母产生灾难性影响的畸形。这种畸形可以仅影响于外生殖器，也可以同时合并内生殖器畸形，部分可以累及其他脏器系统。这一章节中首先简要介绍正常的泌尿生殖道的发生，然后讨论异常发育发生时出现的异常现象。在这些异常中，外生殖器模糊可能是最先被发现的。

一、女性生殖器胚胎学

在第 7 卷第 1 和第 29 章，全面地描述了泌尿生殖胚胎学。为了更深入地理解外生殖器/阴道畸形患者可能出现的复杂的复合异常，下面简要地回顾一下相关的胚胎发生发育过程。

泄殖腔是内胚层的原始器官，最早发生于妊娠第 2 周的开始时（Grosfeld，1996）。这一结构在妊娠第 4 周之前，是原始尾肠（背侧）和尿囊（腹侧）的汇合处，接收中肾导管系统。尿直肠隔在发育的第 4 周首次出现，把泌尿生殖窦（腹侧）从肛管（背侧）上分开（Moore and Persaud，1995）。尿直肠隔实际上由两部分组成。第一部分是 Tourneux 折叠，它在尿囊和后肠间的夹角沿冠状平面发展，并从尾端朝着泄殖腔膜生长。由于此隔接近泄殖腔膜，内折包裹泄殖腔的侧壁形成 Rathke 皱襞，在冠状中线部结合，并形成尿直肠隔尾端。

经过 6～7 周的发育，尿直肠隔与泄殖腔膜融合，并分隔成腹侧的泌尿生殖膜和背侧的肛膜。隔与泄殖腔膜连接起来形成纤维肌性结节，作为会阴肌肉插入的关键结构，并作为分割点，把原始泄殖腔括约肌复合体分成前侧（泌尿生殖膈）和后侧（肛门外括约肌）组成。**这两个括约肌复合体的共同发生也解释了为何阴部神经支配所有这些肌肉。**

当尿直肠始基分隔的同时，正在发育中的中肾管，其已经连接至泄殖腔，并进入苗勒结节附近的泌尿生殖窦（Churchill et al，1978）。中肾管的一个分支，即输尿管芽，向顶部延伸诱导后肾芽基的发育。来自中肾管的输尿管芽终末支后来被吸收到泌尿生殖窦的壁。这一复合体的恰当结合导致输尿管开口在三角区的侧面。

在泄殖腔发育的关键阶段，来自体腔上皮的成对的苗勒管，从侧面向中肾管发展，并且向中线交叉，在中线部融合。这两个邻近管状系统的靠近有助于解释副中肾管异常和同侧肾异常的共同关联。成对的苗勒管继续向尾端发展汇入泌尿生殖窦，在那里形成叫作苗勒结节的隆起。这些管道的部分在尾端融合通常导致中线共有部分的解体，并形成一个共有的子宫阴道管，正如其名字所暗示的那样，引发了子宫、子宫颈，以及近端阴道的 2/3。中隔退化失败，将会导致许多苗勒管异常的可能。

正如 Koff 在 1993（Koff，1933）年首次描述的那样，子宫阴道原基与泌尿生殖窦的接触形成了苗勒结节，这反过来又诱发形成成对内胚层尾端外生物,称之为窦阴道球。有证据表明,这些外生囊实际上可能是 Wolffian 管的终端裂片(Bok and Drews,1983)。不论来源如何,在这些窦阴道球内的细胞经过分化形成组织脊,进而发育成为一个远端阴道板,并继续沿尾至头方向形成阴道

远端(图 28-1)。从泌尿生殖窦远端到苗勒结节的部分随后经历外翻成前庭。由于这一过程,尿道和阴道得以单独开口在外阴。阴道的宫腔通过处女膜(由泌尿生殖窦后壁内陷而形成)与泌尿生殖窦的腔分离,处女膜破裂应该发生在围产期。

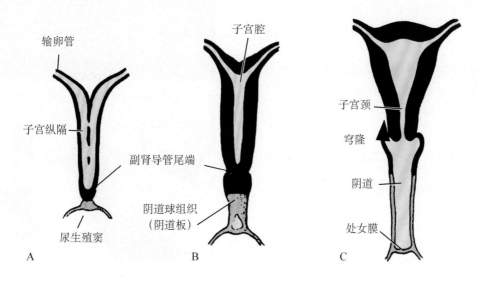

图 28-1　从窦阴道球发育至阴道(From Saler TW. Langman's medical embryology,6th ed. Baltimore:Williams & Wilkins;1990.)

各种囊性结构可形成阴道的管腔面。前列腺导管系统和中肾管的残余部分发展为分别由 Skene 和 Gardner 命名的尿道旁腺。从泌尿生殖窦发展来的赘疣形成更大的前庭腺体——巴氏腺,这相当于男性的球部尿道腺体。

骨骼形成的关键步骤发生在泄殖腔分裂的时候,并恰好形成中肾和副中肾管系统(Churchill et al,1978)。随着 25~29 个体节的结合,下肢肢芽发展,同时椎体沿着头尾方向发展,这些体节在第 4—8 周进行关键的分化发育。

从前面对尾端组织胚胎学的简短描述可以看出,在胚胎发育的第 4—5 周,胎儿是不足 10 mm 长的,如果在这一水平对尾端体节扰乱分割,可以影响到很多器官系统。在 1960 年,Duhamel (1961)描述了这些"巧合"与发生先天畸形的联系,并介绍了尾部退化综合征(caudal regression syndrome)。致畸的实验室数据支持在胚胎发育的第 4~5 周发生了一个的关键事件,结果在促进终端肠、肾、膀胱、副中肾管系统、腰骶部脊柱自然发育的过程中出了错(Mesrobian and Sessions,

1994)。这一事件真正的促发性事件尚不明确,虽然中胚层迁移紊乱、细胞增殖减少、过早凋亡都被提出作为潜在机制(Kallen and Winberg,1974;Alles and Sulik,1993)。尾部退化综合征在母亲患有糖尿病的婴儿中发病率增加,但确切机制仍不清楚(Deuchar,1978;Lynch et al,1995)。在哺乳动物基因组同源区域的特定基因缺失(该区域是哺乳动物有恰当的空间定向和分化的关键),已被证明导致了一系列解剖变异,正如 Duhamel 预言的那样(Warot et al,1997)。由于体节从头至尾进行分化,因此畸变所致的最复杂的异常(高位肛门直肠畸形)会在较早的发育阶段出现畸形。这也有助于解释与那些有较不严重的肛门闭锁的患者相比,这些患者的重症上尿路畸形、内生殖道畸变与脊柱畸形之间有更大的相关性。

中胚层的干扰不仅限于尾体节。正如椎体缺损、肛门闭锁、气管食管瘘与食道闭锁、桡骨及肾发育不良(VATER)和苗勒管发育不全、肾不发育、颈胸体节发育不良(MURCS)一样,中胚层向头端衍生的器官如第 1 颈椎体及气管食管的始基

都可能随着中肾管和副中肾管系统的先天性畸形而受到影响（Quan and Smith，1973；Duncan et al，1979）。

要点：组织胚胎学

- 泌尿生殖道括约肌和肛门外括约肌共同发生的原因解释了阴部神经为什么同时提供肌肉复合物。
- 中肾和副中肾管系统的靠近有助于解释副中肾管异常及同侧肾异常的共同联系。
- 在第4或第5周的发育过程中，尾部体节水平上的分割紊乱会导致包括泌尿生殖系统、骨骼系统和胃肠道系统的畸形，通常称为尾部退化综合征。

二、女性生殖器异常的评估与分类

　　女性外阴结构的异常多种多样，新生儿和幼儿的鉴别诊断有很多，需要彻底了解诊断的可能性和系统地进行评估。患儿的年龄和种族背景有助于缩小诊断范围，但体格检查仍然是确定病理特征时最有效的手段。

　　医师必须使女孩确信检查是没有痛苦的。当孩子处于蛙式位置时，医师应注意阴蒂的大小、处女膜的形状、尿道的位置以及阴唇间肿块的性质（如光滑、分叶状及血供状况）。**为了方便检查，可以轻轻地提起大阴唇，向两侧外下拉开，以使阴道口和阴道呈漏斗形（即所谓的下拉手法）**(Kaefer，2010)（图28-2）。通过解剖标志定位可方便确定肿物的形状。在某些情况下，肿物与阴道和尿道的关系可以通过在后方轻轻安插一个润滑棉花棒或在可疑尿道口内安放小型的喂食管（或者两者兼有）而得以确定。尽管当患者在睡梦时耳镜、鼻腔窥镜或者小儿阴道窥镜可有助于评估阴道，但认真的体格检查和在麻醉状态下进行阴道镜检查仍是检测阴道口症状（如阴道分泌物或出血）的最佳手段。骨盆超声在一些异常的确诊过程中可作为一个有效的辅助手段。

　　女性生殖系统的异常大致可分为三大类：①发育不全或不发育；②由纵向融合所造成的异

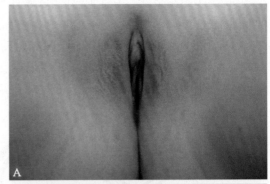
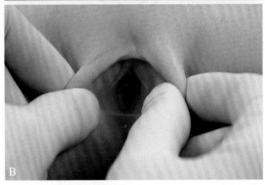

图 28-2　下拉的阴道手术图片。为了能使阴道入口看见，可以轻轻地把大阴唇向两侧外下拉开，显露阴道入口

常（苗勒结构与泌尿生殖窦非正常接触所造成的渠化异常）；③因横向融合（重复）所造成的异常。它们在临床表现、体格检查、评价及随后的治疗上有很大的差别。X线成像是明确诊断的重要检查。超声不仅有助于明确生殖器解剖，而且有助于筛查上尿路畸形的相关疾病（Rosenberg et al，1986；Fernandez et al，1996）。MRI被很多人视为诊断"金标准"来界定内部苗勒管解剖（Fedele et al，1996；Russ et al，1997；Lang et al，1999）。它在确定宫颈是否存在以及复杂异常中子宫内膜的功能方面特别有用。在复杂的病例中，更多的资料信息可以通过麻醉下的检查、阴道镜、宫腔镜和腹腔镜手术来获得（Major et al，1997）。典型的阻塞性异常需要立即采取干预措施，但非阻塞性异常通常不需要手术干预，除非患儿已经达到生育年龄和影响性交或生育能力的情况。随着最具包容性的美国生殖医学协会所制定的分类系统的提出，对这些异常进行分类的各种体系也被提了出来（American Fertility Society，1988）。

三、女性外生殖器的先天性异常

(一)阴蒂异常

1. 阴蒂肥大

阴蒂肥大最常见的原因是过量的雄激素代谢产物的结果,继发于肾上腺甾体合成中的酶缺陷(图 28-3)。最常见的先天性肾上腺增生症(CAH)综合征是由 21-羟化酶或 11-羟化酶的缺陷引起。几乎所有的女性患者都有一定程度的阴蒂增大。虽然阴蒂肥大程度与常见泌尿生殖窦的长度常有一致性,但这并不总是适用。因为绝大多数阴蒂肥大是继发于 CAH 的,所以任何有此物理意义的新生儿都应该对其血清电解质、17 羟孕酮水平和核型进行评估。糖皮质激素和盐皮质激素的替代治疗将对肾上腺产生负反馈,从而消除来自内源性雄激素对外生殖器的进一步刺激。手术在这种疾病中的作用在本章节的其他地方进行了讨论。

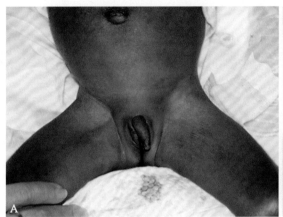
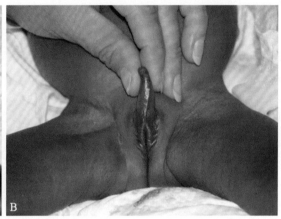

图 28-3　先天性肾上腺皮质增生症阴蒂肥大

阴蒂肥大也可由其他疾病引起。母亲体内内源性雄激素生成的肿瘤可导致胎儿阴蒂的生长。在 Turner 综合征患者中也存在一侧睾丸组织存活(Haddad et al,2003)。最后,多发性神经纤维瘤病患者邻近丛状神经纤维瘤分泌局部生长因子,导致阴蒂肿大(Rink and Mitchell,1983;Kearse and Ritchey,1993;Kaefer et al,1997;Yuksel et al,2003;Cost et al,2009)。

2. 小阴蒂

在完全雄激素不敏感综合征(CAIS)患儿中发现小阴蒂(图 28-4)。一项评估 19 例 CAIS 患者的平均阴蒂长度研究中,其长度与对照组相比有统计学差异(Crouch et al,2011)。相比之下,两组患者阴蒂至尿道间距无明显差异。

(二)阴道前庭异常

1. 尿道黏膜脱垂

尿道黏膜脱垂常涉及尿道外口水平的尿道黏膜的完全性环形外翻(图 28-5)(Lowe et al,

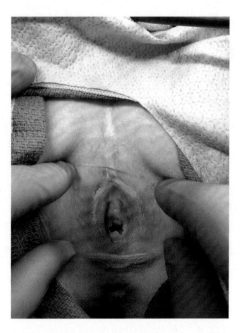

图 28-4　激素完全不敏感性综合征的小阴蒂

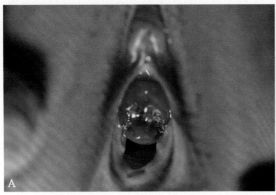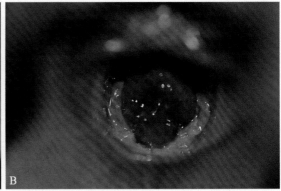

图 28-5　尿道黏膜脱垂

1986），这是 Solinger 在 1732 年第一次描述的，最常发生于青春前期黑人女孩和绝经后白人妇女（Epstein and Strauss，1937；Richardson et al，1982）。引起尿道黏膜脱垂的各种原因已被提过，包括雌激素过少（Desai and Cohen，1997）、远端尿道的内层纵向和外层环形肌的不正常连接（Lowe et al，1986）以及间断性增加的腹压（Lowe et al，1986；Desai and Cohen，1997；Valerie et al，1999）。最常见的首发症状是由于水肿及易破裂的黏膜而引起的出血，在内衣上有血迹（Richardson et al，1982；Chaouachi et al，1989）。尿道黏膜脱垂为一个在尿道口中心的环形肿块很容易被辨认出来。如果通过一条导尿管就能明确诊断，则不需要通过影像学检查（Nussbaum and Lebowitz，1983）。治疗方法包括观察等待、局部用类固醇药物和手术切除（Redman，1982；Fernandes et al，1993）。坐浴可能会有所帮助。**非手术治疗可能会使脱垂自发减少，但复发率高达67%**（Jerkins et al，1984）。有许多修复的方法已被提出。环状切除多余的黏膜后把正常尿道缝合到前庭是一种选择方法（Devine and Kessel，1980）。其他方法包括在一根经尿道的导尿管上结扎脱垂的尿道，待其自然坏死及进行冷冻治疗，但不被提倡（Owens and Morse，1968；Klaus and Stein，1973）。

2. 尿道息肉

在儿科领域出现相当于尿道肉瘤的状况，即尿道息肉是一种少见的病变，可以表现为一个阴唇内肿物（图 28-6）。真正的病因尚未被完全阐明，但是，在幼儿，可能意味着错构瘤生长或是炎

症反应。

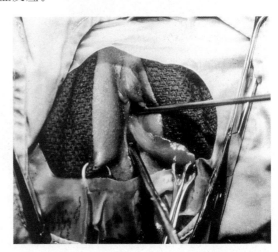

图 28-6　尿道息肉，尿道内探针、Babcock 钳所夹即尿道息肉（From Yerkes EB，Rink RC. What urologists should know about pediatric gynecologic abnormalities. Contemp Urol 2002；14：12.）

我们描述了 2 例患有阴唇内肿物的幼儿。切除后病理检查发现是移行和鳞状上皮覆盖的一种良性尿道息肉（Klee et al，1993）。在年轻的女性患者中，尿道息肉也应该被纳入阴唇内肿物的鉴别诊断范围内。

3. 前庭囊肿

新生儿外阴入口囊肿有尿道旁腺囊肿（如 Skene 管囊肿）、中肾导管系统的残余部分（Gartner 管囊肿）和隐匿性异位型输尿管三种。如果囊肿较大，而且显然源自阴道入口，要进一步通过肾盆腔超声检查来寻找重复肾。

在新生儿，尿道旁腺囊肿是指尿道周边的腺

体扩张,它恰好位于尿道口内 (图 28-7)。这些腺体类似于男性前列腺腺体,数目为 6~30 个,两个最大的被称为 Skene 周边腺 (Skene,1880;Gottesman and Sparkuhl,1979)。新生儿,这些周边的腺体,偶尔会对产妇雌激素和分泌的黏液物质做出反应,导致囊肿形成。这一情况的主要特征是由于囊肿的存在造成尿道口位置下移,从而导致泌尿系统偏离正常位置。如果可以确定尿道口与囊肿是完全分离的,则不需要进行放射线检查即可明确诊断 (Nussbaum and Lebowitz,1983)。这些囊肿多是自限性的,并经常发生自发性破裂。如果它们持续存在,影响排尿,在床旁用一个小针刺破就可以轻易处理。

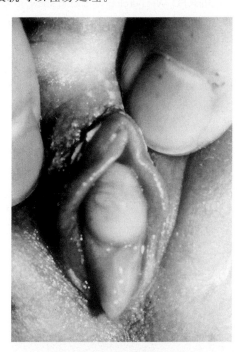

图 28-7　尿道旁腺囊肿 (From Yerkes EB, Rink RC. What urologists should know about pediatric gynecologic abnormalities. Contemp Urol 2002;14:12.)

Gartner 管囊肿是指中肾管系统囊性残余部分,可沿阴道的前内侧壁而发现 (Pradhan and Tobon,1986)。与 Gartner 管囊肿相关的囊状结构是进入阴道的隐匿性异位输尿管 (Rosenfeld and Lis,1993;Holmes et al,1999)。在胚胎阶段,输尿管不会进入阴道。然而,异位输尿管可能会在中肾管系统的某个阶段停止,这在女性就形成了一个 Gartner 管囊肿。在大多数情况下,这一囊性结构在分娩前会自发性破裂,从而造成异位性输尿管与阴道直接相连。但是,如果表皮未能破裂,在尿道内将形成有尿液充盈的隐形囊肿。术中向囊性结构内注入放射性对比造影剂将有利于明确其解剖定位 (图 28-8)。可切除囊性结构以缓解阻塞。一般来说,输尿管插入的位置越异常,其所引流的阶段的发育程度就越差。然而,异位进入阴道的肾部分有可能产生尿液。如果该肾节段有很多的尿液产生(导致尿失禁)或减压后发生了感染,则将进行肾上极部分切除术。

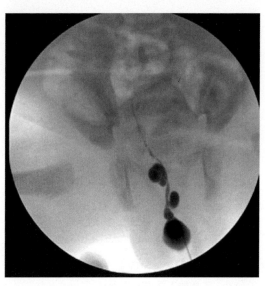

图 28-8　经异位输尿管逆行注射以显示 Gartner 囊肿,向阴道囊肿注入对比造影剂后,对比造影剂向头侧上行显示闭锁的、发育不良的输尿管

4. 输尿管膨出脱垂

异位输尿管膨出是输尿管末端部分的一种囊性扩张,主要发生在白人女性中 (Mandell et al,1980)。大约 90% 的异位输尿管膨出与上极的重复集合系统有关。尽管它们一般仍位于膀胱颈近端,但有些人可能会在排尿过程中经尿道脱垂出来,而且几乎都在婴儿期,并导致尿潴留及其相关的泌尿系急症 (Gingell et al,1971)。**随着输尿管膨出时间的长短不同,它可以呈现出从粉红色到暗紫色的不同颜色(图 28-9)。如果对输尿管膨出脱垂进行鉴别诊断,行膀胱肾超声检查来寻找重复集合系统肾上极的积水**(图 28-10)。

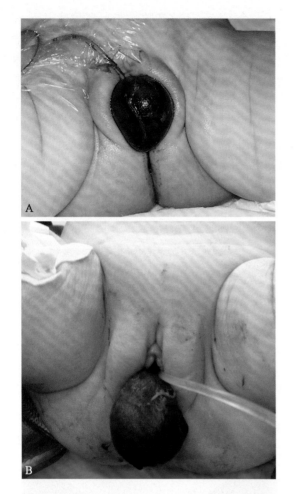

图 28-9　A. 输尿管膨出脱垂；B. 输尿管膨出脱垂，注意插入尿道的导管

要点：阴道、前庭及尿道的异常

- 小阴蒂多见于完全性激素不敏感综合征的患者。
- 大多数阴唇粘连儿童不需要治疗，除非有症状。
- 对于一个引起阴道前庭的（唇间的）肿块的儿童可能与尿道有关，需要行肾-盆腔超声检查。
- 尿道脱垂最常见于青春期前黑人女孩和绝经后白人女性。

治疗输尿管膨出脱垂，包括用针穿刺减压或切开减压，然后放置一导尿管。尽管这一操作有时可以在急诊室内完成，但婴儿腹部紧张使这种操作有时难以进行，往往需要在普通麻醉下进行。

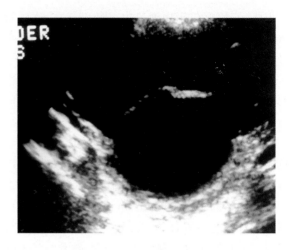

图 28-10　膀胱超声显示一输尿管膨出（From Yerkes EB, Rink RC. What urologists should know about pediatric gynecologic abnormalities. Contemp Urol 2002；14：12.）

向输尿管膨出注射造影对比剂，有助于明确相关的解剖定位。

5. 输尿管异位开口

在女性中，异位输尿管开口于尿道括约肌远端。在正常排尿习惯下，输尿管异位开口至前庭通常与白天尿失禁有关（图 28-11）。大部分异位

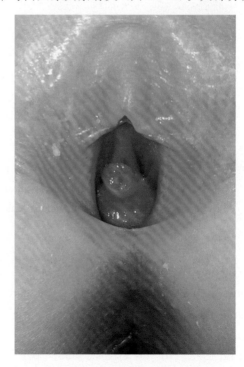

图 28-11　异位输尿管开口于前庭

的输尿管来源于重复系统的上极。然而,单一异位输尿管开口在某种情况下,也有可能与先天性肾缺如有关。有时对异位肾全面检查可以明确患者尿湿原因(Borer et al,1998)。

(三)阴道异常

1.处女膜闭锁和处女膜皮赘

处女膜皮赘实际上是一种正常的现象,而且极少有症状(图 28-12)。当有症状时(如出血),应当手术切除以确保没有恶变,并缓解症状。先天性处女膜畸形并不少见,范围从处女膜闭锁到有多个处女膜微孔。

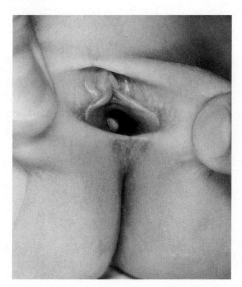

图 28-12　处女膜皮赘

处女膜闭锁可能是女性生殖道最常见的先天性梗阻性异常。常由于出生时发现存在于阴道入口后方的一个隆起而做出诊断,表现为阴道内有液体存留或触及一个耻骨上肿物,肿物来自膨胀的阴道(图 28-13)。在新生儿时期,存留在阴道内白色分泌物及隆起的处女膜,是由于母亲雌激素刺激而引起的。如果新生儿期之后再做诊断,黏液通常会被吸收,隆起的处女膜可能已不再明显。偶尔直到青春期才能做出诊断。这时患者会出现停经症状,并可能伴有周期性腹痛。在这种情况下,生殖器视诊时可观察到蓝色膨隆的处女膜,直肠-腹部触诊时可触及包块。在新生儿期,床边切开处女膜组织对其进行修复时应该横向切口,以避免不慎使前后走向的切口延长(它们可能会损伤尿道或直肠结构)。没有一个明确的引流

操作,而只是简单地抽吸是不被推荐的,因为分泌物不能完全排空容易引起细菌上行生长。对于青春期女孩,可在普通麻醉下切开多余的处女膜组织(图 28-14)。

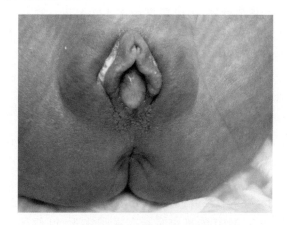

图 28-13　处女膜闭锁。阴道口可见明显的膨出物,注意来源于阴道分泌物的显著膨出

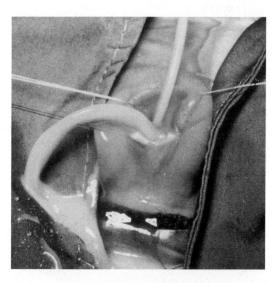

图 28-14　闭锁处女膜切开引流的术中图片(From Yerkes EB,Rink RC. What urologists should know about pediatric gynecologic abnormalities. Contemp Urol 2002;14:12.)

处女膜环的后天性获得通常是由于性虐待而造成。处女膜横断结合相关的血肿、擦伤或撕裂伤,应考虑到这种诊断的可能性。签署规范的协议书后,在普通麻醉下正确的检查受影响的部位以获得有法律效力的依据。

2.纵向融合异常

(1)阴道横隔:**阴道横隔被认为是泌尿生殖窦**

和苗勒管出现融合失败或渠化失败(或两者兼有)所造成的。阴道横隔发生率高达 1/7000 (Banerjee and Laufer,1998)。许多患者都有闭经和扩张的阴道上段。一个完整的阴道横隔可发生在阴道的任何位置,但以阴道中上 1/3 多见。在一项大型的研究发现,46% 发生在阴道上段,40% 发生在阴道中段,14% 发生在阴道下段 (图 28-15) (Lodi,1951)。该横隔通常不足 1 cm 厚,而且经常有 1 个小环或偏心小孔 (Suidan and Azoury,1979)。即使在有小孔时也会出现明显梗阻和上行感染。经阴道、直肠和腹部超声及 MRI 可能有利于确定诊断、并明确横隔的位置和厚度(Ammann et al,1983;Doyle,1992;Meyer et al,1995;Caloia et al,1998;Fedele et al,1999;Lang et al,1999)。MRI 能确定是否存在子宫颈,以便于区分高位横隔和先天性宫颈缺如。不能正确区分这两种诊断会导致高位横隔发病率增加(Casey and Laufer,1997)。

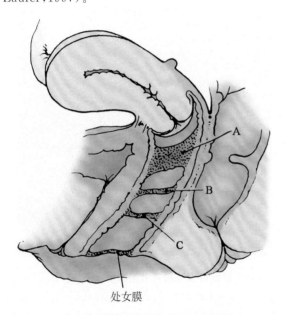

处女膜

图 28-15　阴道横隔。A. 高位(阴道上段);B. 中位;C. 低位

已开展了治疗先天性阴道横隔的几种手术方式。如果患者因为阴道积血产生疼痛,则可以通过使用促性腺激素释放激素(GnRH)激动药或持续口服避孕药来抑制子宫内膜活动而推迟手术(Beyth et al,2004)。这有可能延长扩张阴道下段的时间,增加手术修复的难度。技巧包括简单

的切口 (Brenne et al,1965;Buttram,1983),手术切除横隔直到横隔上下黏膜的横断边缘对应的(阴道壁)部分(Rock et al,1982),用于阴道黏膜修复的"Z"形整形术(Wierrani et al,2003)。最近,我们描述了一种方法,提高进入阴道阻塞段的安全性,并随后切除阴道隔膜 (Keenan and Kaefer,2010)。在超声引导下,通过阴道置入 14 号血管导管,抽吸厚厚的积血后,一个 0.35mm 的传感器线(Boston Scientifc, Marlborough, MA)通过导管置入,和肾球囊(Boston Scientifc)扩张系统放置传感器线。球囊被抽取并随后被移除,提供了一个宽大的孔,通过它可以切除隔膜的其余部分(图 28-16)。

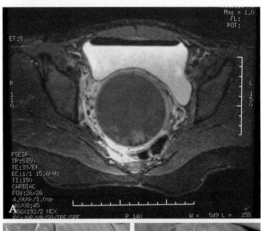

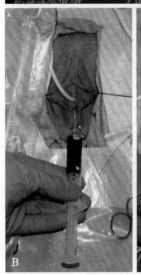
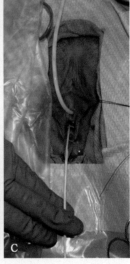

图 28-16　球囊辅助下阴道横隔切除。A. 阴道横隔导致阴道积血在磁共振水成像中表现;
B. 导管置于阴道横隔(在超声引导下);
C. 肾球囊扩张阴道横隔

阴道狭窄是术后最常见并发症（Joki-Erkkila and Heinonen，2003）。阴道黏膜修复的 Z 形成形术的主要优点，是缝合线缝合收缩时，切口更倾向于采取纵向缝合而不是横向缝合。根据报道，手术后放置阴道模具可进一步降低术后阴道狭窄的风险（Bijsterveldt and Willemsen，2009）。横隔成形术的特点与 McCune 阴道成形术不同（见后）。然而，在阴道成形术后，可以使用坚固的模具（因为没有子宫），切除横隔后使用的模具中间是空的，可以允许月经排出。

（2）阴道闭锁（远端阴道）：**当泌尿生殖窦未能有助于阴道下段（远端）形成时，则发生阴道闭锁。这种情况不同于阴道发育不全和睾丸女性化症，苗勒管结构并没有受到影响。因此，子宫、子宫颈和阴道上段结构是正常的。**在体格检查时，尿道口处可以看到一个很浅的凹陷。直肠指检可触及一个扩张的阴道，有助于区分睾丸女性化症或阴道发育不全。手术前必须进行超声和（或）MRI 检查，以充分评估了解苗勒管解剖结构。

手术矫正包括在处女膜环水平作一横向切口。沿着缺如的阴道下段的纤维面剥离，直到阴道上段。在治疗阴道横隔时，扩张的阴道累积的经血可以起到一个组织扩张器作用而提供极大的帮助。在解除梗阻及辨别出阴道黏膜后，通过牵拉阴道使扩张的阴道下降至入口。通过转移会阴皮瓣或简单地采用阴道黏膜（或两者兼有）能成功地把阴道和会阴连接起来。Ramenofsky 和 Raffensperger（1971）描述了经腹会阴联合切口方法，可以有助于暴露和吻合远端阴道至会阴部皮肤。

（3）阴道发育不全（苗勒管发育不全）：阴道发育不全在存活的女婴中发生率约 1/5000，是先天性无近端阴道，而表型（即正常第二性征）、染色体（即 46，XX）、激素（即正常水平的黄体生成素和尿促卵泡素）正常的女性（Bryan et al，1949；Griffn et al，1976）。尽管一些学者认为 Renaldus Columbus 是首次描述了阴道发育不全，而 Mayer（1829）则是第一个在死胎中报道了阴道发育不全（Lesavoy，1985）。1838 年，Rokitansky（1838）通过尸检报道了 19 例成人子宫阴道发育不全，包括 3 例合并单侧肾发育不全。在 1910 年，Küster（1910）认识到泌尿外科相关疾病，如异位肾和肾发育不全，合并骨骼畸形。Hauser 和 Schreiner（1961）对这些患者中有关肾和骨骼异常间密切联系给予了很高的关注，并强调有这些表现的患者与睾丸女性化患者之间的差异。

Mayer-Rokitansky-Küster-Hauser（MRKH）综合征其本质是由于苗勒结构发育不全引起的，它是窦阴道球未能发育和形成阴道板造成的（图 28-17）。这可能是由于来源于邻近子宫阴道原基的窦阴道球的不恰当诱导而形成的。从时间顺序来看，在子宫阴道发育的胚胎时期，其他发生于中胚层的关键器官系统也形成了，这解释了许多相关的结果。苗勒结构发育不全也与母亲体内的 1-磷酸盐半乳糖尿苷酰转移酶缺乏有关（Cramer et al，1996）。与阴道闭锁不同，在处女膜边缘通常有 1 个小阴道袋，这是由于它们在胚胎学上均来源于泌尿生殖窦。多数 MRKH 综合征患者是由于原发性闭经致初潮年龄超出了预期而被诊断的。事实上 MRKH 综合征引起的原发性闭经仅次于性腺发育不全引起的原发性闭经。少数患者因子宫内滞留经血而出现周期性腹痛。体格检查示无阴道。腹股沟疝的发生率低于睾丸女性化综合征的患者（Schmid-Tannwald and Hauser，1973）。染色体核型是一个正常的 46，XX 女性。放射线检查能充分地明确残留的苗勒结构，以及找寻与肾和骨骼系统相关的异常。

相关发现，MRKH 综合征与子宫和输卵管多种缺失或发育不全有关。约 10% 患者有 1 个正常而有梗阻的子宫，或 1 个发育不全而有功能性子宫内膜的子宫（Murray and Gambrell，1979；Singh and Devi，1983；Bates and Wiser，1985）。目前为止最大的单个报道中，Salvatore 和 Lodovicci（1978）报道了 91 例阴道发育不全的患者，其中 25% 缺乏子宫，55% 有 1 个发育不全的子宫，剩余的 30% 有其他器官异常。另外，他们还报道了虽然有 32% 的患者有正常的输卵管，其中几乎有 50% 发育不全，10% 完全缺失。虽然偶发囊肿，但卵巢一直是存在的和有功能的（Salvatore and Lodovicci，1978）。**基于苗勒管结构所残留的形态，MRKH 综合征分为典型的和非典型两类而被人随后认识**（Schmid-Tannwald and Hauser，1977）。

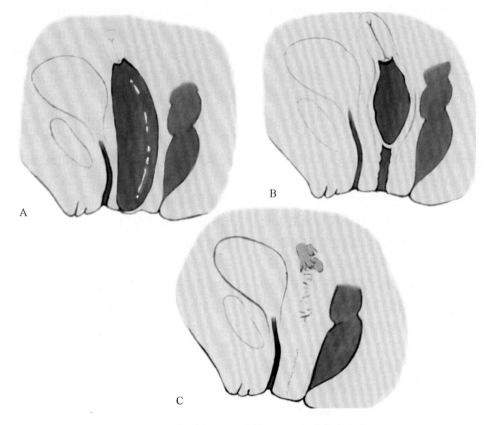

图 28-17　各种形式的阴道阻塞。A. 处女膜闭锁；B. 阴道横隔；C. 阴道发育不全 (From Yerkes EB, Rink RC. What urologists should know about pediatric gynecologic abnormalities. Contemp Urol 2002；14：12.)

要点：阴道异常

- 女性生殖系统的异常可分为三大类：①发育不全或不发育；②纵的融合；③横向融合。
- 阴道横隔，被认为是泌尿生殖窦和苗勒管出现融合或渠化失败（或两者都有）引起的。
- 阴道闭锁，发生于泌尿生殖窦未能有助于形成阴道的下部（远端）部分。
- 阴道缺如是先天性无近端阴道，但发生于表型、染色体、激素水平正常的女性。
- MRKH 综合征被众所周知的本质是苗勒管的发育不全，是由窦阴道球未能发育形成阴道板所致。

　　典型的 MRKH 综合征（A 型），患者有对称的子宫残留结构和正常的输卵管。非典型 MRKH 综合征（B 型）有不对称子宫芽或畸形发育的输卵管。这一区别很重要，因为绝大部分在其他器官系统的相关表现存在于不典型 MRKH 综合征，而

典型的 MRKH 综合征是不存在的（Strubbe et al，1992，1993）。

　　Rokitansky（1838）最先认识到，阴道发育不全与肾发育异常之间的联系。约 1/3 患者通过静脉肾盂造影或超声检查发现有异常的肾（Strubbe et al，1993）。在阴道发育不全的非典型（B 型）的患者中，几乎无一例外都有异常的肾。在 Strubbe 和他同事的研究中，51 例 B 型患者中 34 例有异常的肾，但在 40 例 A 型（对称型）患者中没有一例有这种畸形。由 Griffn 和他的同事（1976）发表的一项荟萃分析表明，在受到影响的 74％患者中，肾异常表现为单侧肾发育异常或一侧或双侧肾异位。在胚胎发育的早期阶段，中肾和中肾旁的结构相类似，可能是频发肾发育异常的原因。毫不奇怪的是，反之也如此，在有肾异常女性患者中，发生相关的生殖器畸形的比例为 25％～89％（Thompson and Lynn，1966）。

　　相关骨骼系统的先天性畸形的发生率达 10％～20％（Turunen，1967；Willemsen，1982；

Strubbe et al,1987)。众所周知,颈椎的先天性融合(分割失败)以 Klippel-Feil 综合征而闻名,而且30 000～40 000 例活婴儿中就会出现 1 例(Gunderson et al,1967)。Duncan(1977)最早认识到,颈椎体节发育异常和阴道发育不全之间的联系。他提出 MURCS 联合征的名词用于描述苗勒管发育不全、肾发育不全、颈胸体节发育不全之间的关系。这被认为是由于在胚胎发育的第 4 周,中胚层广泛无序的发育分化而造成的(Duncan et al,1979)。Strubbe 和他的同事(1992)认为 Klippel-Feil 异常只发生在非典型的 MRKH 综合征(B 型)患者。另外,脊柱侧弯及手和脸的畸形之类的骨骼异常是不太常见的(Willemsen,1982;Fisher et al,2000)。与泄殖腔分隔异常相关的苗勒管异常不同,阴道发育不全与腰骶部脊柱疾病患或隐性脊柱裂的发生率升高没有关系(Gunderson et al,1967)。

(4)阴道置换术

①建立一个皮肤性新阴道:有非手术和手术两种方案治疗这种异常。不管用什么方法,在治疗方案开始之前,让患者与此前曾经经历过类似治疗的人进行交流是很有益处的(Ingram,1981)。

对于非手术治疗方法,由 Frank(1938)首次提出的,以持续柔和的压力对阴部表面进行硬性扩张,创造一个逐渐内陷的阴道陷窝。Ingram(1981)通过将自行车座椅安装在一个凳子上来改良了这种技术。当阴道陷窝或者囊袋形成时,非手术治疗方案就取得了最大成功(Williams et al,1984,1985)。Gargollo 和同事(2009)报道分享了 69 例阴道发育不全的女性(平均 17.5 岁)使用逐步会阴扩张术的经验。88% 阴道发育不全的患者经过手术取得很好效果,即可以完成正常性交、可以用最大号扩张器扩张而无不适或阴道长度达 7 cm。作者认为,有先天性阴道发育不全的青少年应进行逐步会阴扩张术作为一线治疗方案。

对 Frank 会阴部压力技术的改进已经发展到外科安置张力缝线,以协助一个有机玻璃扩张器对阴道凹陷产生直接的压力(Vecchietti,1979)。这一模具常被认为是"橄榄",有缝线系着它,沿头向通过膀胱直肠的空间进入会阴腔,并通过腹壁带出(Vecchietti 技术)。经腹壁缝线的牵引张力将逐步增加,直到阴道达足够的长度,为避免剖腹手术,腹腔镜技术已被报道用于协助 Vecchietti 技术分割组织平面(Borruto,1992;Gauwerky et al,1992;Fedele et al,1996,1999;Brucker et al,2008)。Fedele 和其同事(2006)研究报道了所有患者被发现有正常的阴道黏膜,出生后 3 个月的平均阴道长度达 8 cm。但这项技术已很少被泌尿外科医师所使用。

如果 Frank 方式效果不好或不能作为一个合理的方法被患者或者家长所接受,那么还可以通过其他几种方法建立一个有功能的阴道(Abbé,1898;McIndoe and Banister,1938;Hendren and Atala,1994)。**第一个具有里程碑意义的阴道重建技术是由 Abbé 在 1898 年发明的。Abbé 在直肠和尿道之间做了一条管道,移植断层皮片来覆盖这片区域。这一方法后来被 McIndoe 推广,这个由他的名字命名的手术方式在美国已获得广泛的认可**(McIndoe and Banister,1938)。术前准备包括足够的器械及抗生素肠道准备。移植的皮片是从臀部获取的(0.018～0.022 in),围绕支架管(图 28-18)。在会阴部凹陷水平做横向切口,在尿道及直肠间的间隙仔细解剖,直到腹膜反折水平,然后把移植物和模具插入到潜在的间隙,围绕支架管缝合小阴唇,在最初的愈合期防止挤压(McIndoe,1950)。许多类型的阴道支架管已被应用,包括填充纱布、有保险套的木盖、硅酮泡棉、丙烯酸树脂、各类金属以及一个充注型阴道支架(Concannon et al,1993;Chen,1994;Barutcu and Akguner,1998)。Foley 导尿管被耻骨上导尿管取代,手术后患者需严格卧床休息 1 周。术后阴道狭窄的发生率高,需要进行阴道扩张(Ingram,1981)。据报道术后患者有良好满意度(Martinez-Mora et al,1992;Strickland et al,1993;Alessandrescu et al,1996)。

可以用其他局部组织建立一个新阴道,包括采用臀部的全层皮肤移植或大阴唇的全层皮瓣。使用全层皮肤移植的患者与用中厚皮片(断层皮片)移植的患者比,移植物挛缩的发生率更低(Sadove and Horton,1988)。Williams(1964)阴道成形术设计从大阴唇创立一个阴道囊袋。把这个操作和 Frank 型沿阴道轴扩张的方法结合起来,

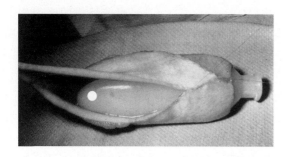

图 28-18 经阴道支架缝合的 McIndoe 阴道皮肤

就可以达到较为满意的效果。

用各种肌皮瓣(如阴部大腿肌皮瓣、腹直肌皮瓣、臀部肌皮瓣)建立一个有功能的新阴道的其他外科手术已经开展起来(McCraw et al,1976;Lilford et al,1989;Dumanian and Donahoe,1992;Wang and Hadley,1993;Joseph,1997)。盆腔腹膜及人羊膜是用来创造新阴道的另外两个供皮区(Davydov,1977;Ashworth et al,1986;Morton and Dewhurst,1986;Tamaya and Imai,1991;Marquis et al,2008)。

②乙状结肠代阴道成形术:Baldwin 于 1907年首次提出利用肠管制作阴道术式,这个手术设计一个 U 形部分乙状结肠与会阴部的吻合,随后分开插入的隔膜(Hensle and Dean,1992)。1940年 Fall 也报道了这项技术及其手术经验,但直到20 世纪 70 年代,随着患者的发病率和死亡率上升,这种术式才得到大范围的推广和接受(Fall,1940;Pratt,1972)。随着技术的改进和术后护理质量的提高,这些技术得到广泛的应用和关注(Turner-Warwick and Kirby,1990;Hendren and Atala,1994;Hensle and Reiley,1998;Tillem et al,1998)。乙状结肠、盲肠、小肠已全部成功用于建立一个有功能的新阴道。

手术前,患者经历了全机械及抗生素灌洗消化道。该步骤是在患者仰卧位、双腿外展、膝盖弯曲(青蛙腿体位)的体位下完成的。在大龄儿童中,Allen 箍筋可以使用,对于乙状结肠代阴道成形术来说,手术开始时首先是要找到一段适当长度、血液供应良好的远端乙状结肠,可以轻易到达会阴部(图 28-19)。然后切断游离的远端乙状结肠与会阴部进行吻合(图 28-20)。切除部分插入的乙状结肠(约 3 cm),可在肠管化阴道的近端缝

合处和与直肠吻合的异常结肠远端间产生一个空间。这个操作可以防止缝线重叠,因而具有防止瘘管发生的潜在优势。然后用肠管形成的阴道固定在后腹膜,来防止阴道脱垂。Gosalbez(personal communication,2009)描述了一种改良的 Monti 肠管去管状化技术用于阴道成形术,这有助于使肠管连接到会阴。通过打开靠近肠系膜一侧的结肠段,然后如 Monti 所描述的,以 Heineke Mikulicz 的方式重新有管状化,重新确定回肠部分允许肠系膜位于最前端,并允许尾端向远侧延伸。

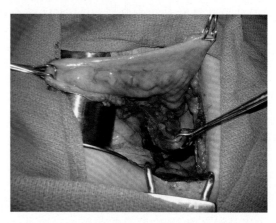

图 28-19 乙状结肠成形阴道。牵拉腹膜

尽管我们已经很成功地实施乙状结肠阴道成形术,也可选用具有血管蒂的小肠,因为小肠有足够的长度,可以达到会阴。在分离出适当长度的回肠并重建肠道的连续性后,将肠管去管状化并重构成圆锥状排列,以扩大肠腔的内径(Hendren and Atala,1994)。正如乙状结肠阴道成形术,把制作好的回肠拉到会阴的适当位置并固定缝合。为了避免进行正式的剖腹手术,腹腔镜辅助技术已被用于游离肠道和将肠道吻合至会阴部(Ota et al,2000)。

如果有一个会阴陷窝(如由泌尿生殖窦发育的部分阴道存在),应把肠管直接与会阴部陷窝直接吻合。当需要直接吻合会阴的时候,在直肠与膀胱间创造足够大的空间极其重要的,来确保肠道的血供不受到压迫。可使用逐步扩大的 Hegar 扩张器以便于建立这样的一个空间。在转移到会阴部之前,肠道内部必须安置一个大的润滑 Penrose 引流管,使得肠道平滑地移动到指定位置。

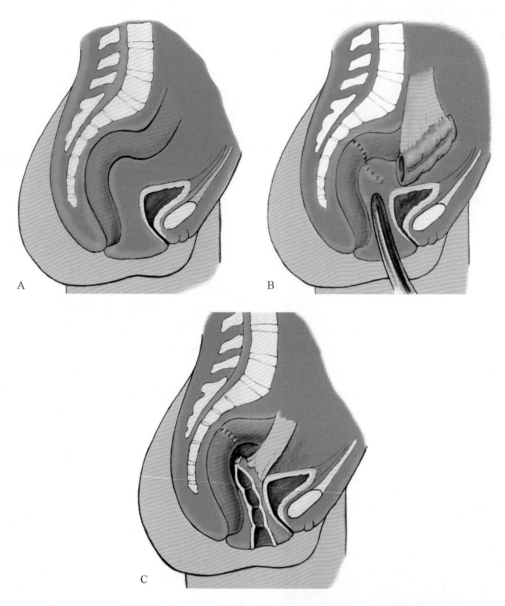

图 28-20 A. 阴道发育不全;B. 结肠管的获取和阴道的成形;C. 结肠管缝合位置

肠道代阴道成形术效果很好。 Hendren 和 Atala(1994)报道 65 例患者,其中 16 例进行了肠段轻度外翻操作,每一病例都只通过了简单的修复,8 例有轻度狭窄,后来通过适当 Z 形整形术来扩大皮肤黏膜交界面的接触面积。**患者的满意度很高,而且大部分高龄患者能够完成充分的性交** (Hensle and Reiley,1998)。

使用回肠代阴道后引起阴道狭窄已被广泛报道(Hensle and Dean,1992)。这种高狭窄率可能不仅是回肠腔内径更窄,还由于小肠肠系膜活动受限有关。因此,作者及其他学者认为应该选择

结肠。两种特殊情况下要使用回肠,即骨盆之前接受过深部放射性照射治疗结肠缺乏(即泄殖腔外翻)。当使用回肠时,可以通过很多重构方法来扩大肠腔的内径(Hendren and Atala,1994)。肠道阴道成形术较 McIndoe 法的优势在于肠道黏液的润滑功能(可能有助于性交)和降低术后阴道挛缩的发生率(从而减少术后阴道扩张)。不利因素包括由于长期阴道分泌物,经常需要使用会阴垫。有必要每天冲洗分泌的黏液。最后,潜在的经血液传播的病原体,如肝炎和人类免疫缺陷病毒的传播率可能会增加(相较鳞状上皮覆盖阴

道),这是由于肠道壁的保护作用较弱引起的。

所有使用会阴部皮肤建立一个有功能性阴道的患者,每年都需要体检,因为移植体有发生尖锐湿疣和鳞状细胞癌的报道(Duckler,1972;Rotmensch et al,1983;Buscema et al,1987)。术后对肠段阴道进行检查,因为有术后曾发生腺癌的报道(Andryjowicz et al,1985)。

最佳的手术时机仍存在很大争议,大多数支持 McIndoe 法建立一个新阴道的外科医师认为等到成年后手术,因为日常持续的阴道扩张需要有一定的生理成熟度。许多支持用肠道重建新阴道的外科医师认为肠道阴道成形术不应该推迟到成年。Hendren 和 Atala(1994)认为阴道成形术推迟到成年对于年轻的女孩子来说,是一种心理上的创伤。作者建议手术时间以基本的诊断和对新阴道的需求为准。

③特殊因素:宫颈闭锁宫颈发育不全是一种不常见疾病,与其他常见的女性生殖道阻塞性症状相关(如原发性闭经、周期性或慢性腹痛)。**如果没有正确的诊断就选择适当的外科手术进行干预,可能会带来严重性后果,甚至可能是患者死亡。**MRI 是最有价值的放射学检查(图 28-21)。在很多情况下,患者先接受子宫切除术,随后用前面所描述的方法行阴道重建术(Rock et al,1982;Cukier et al,1986)。已有由新阴道向子宫残端直接吻合成功的报道。Deffarges 和他的同事(2001)在阐述子宫阴道吻合经验时,在尝试隐瞒实情的患者中有 40%怀孕率,仅一个患者实行了环扎术。所有怀孕的患者都接受了剖宫产。**虽然这一方法在多数病例看来是成功的,但由于没有正常的宫颈屏障,使患者易于发展为对生命有威胁的上行感染**(Maciulla et al,1978;Niver et al,1980;Casey and Laufer,1997)。

在这些病例中,没有成功地实现子宫和阴道间的连续性,因此需要通过体外受精和胚胎移植技术,然后采用剖宫产才能拥有一个健康的婴儿(Anttila et al,1999;Lai et al,2001)。如果选择了这项技术,在患者准备怀孕的时候,可以通过激素阻断子宫内膜来减少不适感,并减少来自经血逆流至输卵管而发生子宫内膜异位症的概率。

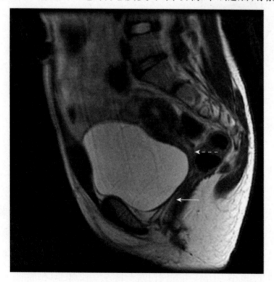

图 28-21 1 例 12 岁 Klippel-Feil 综合征女孩盆腔的 MRI。显示近端阴道及宫颈闭锁,实箭头指的是最远端的会阴阴道部分,虚箭头指的是子宫最下端部分,无法显示子宫颈位置

> **要点:阴道置换术**
>
> - McIndoe 方法(皮肤内衬新阴道),与肠道阴道成形术相比有较高的术后阴道狭窄发生率。
> - 回肠阴道建立后的阴道狭窄较结肠阴道成形术更常见。
> - 在宫颈发育不全的患者应避免由会阴部到子宫内的阴道重建(因为出现的上行感染会导致潜在危及生命的并发症)。

3. 横向融合异常

绝大多数的横向融合异常没有功能意义。除那些有双子宫和单侧阴道阻塞的患者外,大部分患者无症状。虽然对横向融合缺陷进行详细描述已超出了本章的范围,但可进行一些大致的介绍(图 28-22)。

真正意义上的重复子宫比较罕见(图 28-23)。这种异常是由于苗勒管的重复造成的,接着一侧或双侧的生殖器结构也成倍发生。最常见的双子宫异常包括两个独立的子宫腔和宫颈,是由于在发育过程中成对苗勒管的共同内侧壁吸收失败导致的。尽管达 75%患者有一个隔膜的阴道,但大多数有足够的生育能力,不需要进行手术干预。

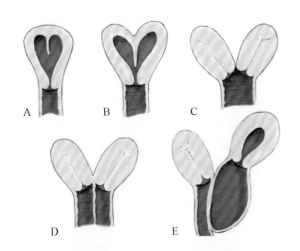

图 28-22　苗勒管融合异常。A. 双角子宫（部分）；B. 双角子宫；C. 重复子宫；D. 完全性重复子宫及阴道；E. 重复子宫及宫颈伴一侧阴道闭锁（From Yerkes EB，Rink RC. What urologists should know about pediatric gynecologic abnormalities. Contemp Urol 2002；14：12. ）

如果患者在以后日常生活中有性交困难、经阴道分娩困难或需要使用两块卫生巾的情况，应手术切除阴道隔膜。如果只残留了最顶部分的隔膜，将形成双角子宫。阴道一般是正常的，很少需要手术切除子宫内隔，除非发生反复流产的病例（DeCher-ney et al，1986）。

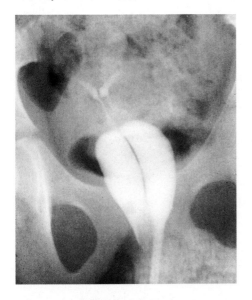

图 28-23　完全性苗勒管重复畸形的造影（独立的阴道和子宫）

重复子宫、子宫颈和单侧阴道闭锁，尽管大部分阻塞性病变是由垂直融合异常引起的，在横向融合异常中也会偶尔见到阻塞性病变（图 28-24）。国际的文献报道了 50 例以上的双子宫和单侧阴道闭锁的病例（Allan and Cowan，1963；Burbige and Hensle，1984）。如同其他阻塞性疾病一样，患者可能有周期性或慢性腹痛。然而，与其他阻塞不同，单侧阻塞的重复异常不会导致原发闭经。体格检查时，触及单一的腹盆腔包块，常表现为阴道侧壁的一个蓝色膨隆（Eisenberg et al，1982）。腹部超声和 MRI 对于确定可疑的单侧非交叉子宫角病例的解剖位置很有价值。在阻塞性异常体系的同侧常出现肾异常，其中以肾发育不全最为常见（Eisenberg et al，1982；Tridenti and Bruni，1995）。为了防止由于慢性的隐形月经和子宫内膜异位症而损害到生殖器官，所以及时而且准确的诊断非常必要。治疗方法包括通过广泛切除垂直的阴道纵隔来释放潴留的经血。

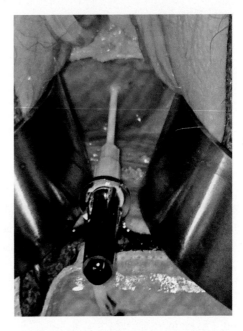

图 28-24　重复子宫阴道伴单侧阴道闭锁。经阴道植入血管导管入梗阻侧

4. 横纹肌肉瘤

阴道横纹肌肉瘤是最常见的来自前庭后方、表现为成簇葡萄样的组织（图 28-25）。原发性阴道肿瘤患者平均年龄不到 2 岁（Hays et al，1988）。在所有女性生殖道原发性肿瘤中，原发性

阴道肿瘤的预后看似是最好的。**阴道肿瘤有很好的预后被认为是占优势的胚胎细胞类型和因为出血而相对早期被发现的结果**(Hays et al,1988)。一旦经过活检得到组织学诊断,通过腹部和骨盆计算机断层摄影、胸片、骨髓活检进行正确分期至关重要,以便于这些患者选择合适的治疗方案(Hays et al,1985)。化疗的进步已经减轻了外科在治疗此病中的作用,连续的体间横纹肌肉瘤的研究实验(IRS)项目显示,后一期比前一期手术率有所下降:IRS-Ⅰ 100%,IRS-Ⅱ 70%,IRS-Ⅲ 30%,IRS-Ⅳ 13%(Andrassy et al,1999)。化疗后,局部切除可能是需要的,但它有别于阴道的其他恶性肿瘤,除持续性或复发性疾病外,无须广泛切除受累的器官(Hensley,2000)。

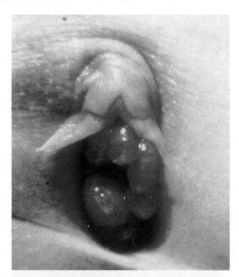

图 28-25　阴道横纹肌肉瘤(From Yerkes EB,Rink RC. What urologists should know about pediatric gynecologic abnormalities. Contemp Urol 2002;14:12.)

四、女性外生殖器后天失调

(一)阴唇粘连

阴唇粘连,也称阴唇融合,是儿童最常见的阴唇间异常,发病率从 0.6%~1.8%(Leung et al,1993;Norbeck et al,1993)。这种情况主要在出生后 2 年内,发病高峰期在出生后 13 个月至 23 个月(图 28-26)。小阴唇的融合源自于后方的阴唇系带,发育时与阴蒂之间的距离变动。这与严重的大阴唇实体融合有很重要的区别,在某些性发育异常的患者中可见。雌激素过少被认为在小阴唇粘连方面发挥着重要作用。阴唇粘连在新生儿中未见报道,也许因为是产妇雌激素的保护作用(Leung et al,1993)。**然而,许多学者对低雌激素水平的病因作用学提出了质疑**(Caglar,2007;Pulvino et al,2008)。Caglar(2007)测定了 59 例唇粘连患者和 60 例对照组的循环雌二醇水平。结果显示这两组患者中雌激素水平无差异。研究已经表明,雌二醇通过促进角质细胞中肝素结合表皮生长因子的产生可以促进伤口再上皮化(Kanda and Watanabe,2005)。**如果局部雌激素是有利,则可能是在粘连分离后促进愈合。其他非雌激素因素在阴唇粘连形成中发挥着病因学作用**(Papagianni and Stanhope,2003)。在很多阴唇粘连的病例中局部刺激和组织创伤似乎是重要的诱因。阴唇粘连很少与性虐待有关,在这些病例中,其他的检查结果也常被注意到,如血肿和裂伤(McCann et al,1988)。虽然阴唇粘连一般无症状,尿液汇合在阴道内可能导致排泄后淋漓和刺激会阴,这可能导致获得准确的尿液分析结果很难。

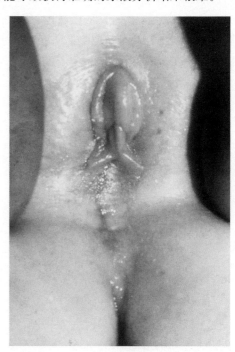

图 28-26　阴唇粘连

大部分阴唇粘连的儿童并不需要治疗,除非有症状。1 年内自发消退率高达 80%,可观察到无症状阴唇粘连（Pokorny，1992）。必要时，治疗范围从局部应用各种类固醇到外科分离。通过局部应用雌激素，阴唇粘连患者成功分离高达 90%（Khanam et al，1977；Leung et al，2005）。对于长期使用雌激素可能导致乳房发育和色素沉着的不良反应，Myers 和同事（2006）治疗 19 例青春期前患者服用倍他米松（0.05%），作者报道成功的 13 例（68%）患者在接受 1～3 个疗程的每日两次治疗 4～6 周，让家人直接将乳霜涂抹在患者的阴唇上。此外，让家人每天多次地完成下拉式牵拉也有所帮助的，使中线粘连受到轻微的压力，从而促进它们的分离。如果局部治疗不成功，则可以在门诊进行手法分离。在入口涂抹 EMLA 油后，用一种润滑探针对相互粘连的薄膜柔和地施加压力。罕见相互粘连致密，需要行外科手术分离的病例。尽管一个研究小组最近提倡用 7-0 铬缝线缝合分离后的边缘（Nurzia et al，2003），我们还未发现在术后教育家属保持患儿阴唇分开的情况下（图 28-2），有进行此操作的必要性。**手动分离和手术分离有相类似的复发率（16.7%：15.4%），强调阴唇分离之后家庭继续定期分离是很重要的**（Muram，1999）。

（二）女性割礼（锁阴术）

获得性阴道阻塞可能是在一些祭祀时切割女性生殖器的习俗造成的，这在非洲的许多国家很普遍（从非洲最东部的非洲之角横穿中非国家到尼日利亚部分地区），在中东地区，以及印度尼西亚和马来西亚穆斯林的人群中也存在（Toubia，1994；Dorkenoo，1996）。虽然在 19 世纪为了治疗癫痫及女性同性恋等疾病，美国和英国妇女也经历了类似的情形，但现在这些西方国家，所有的生殖器割礼都是非法的。**在世界各地，每年仍有 8000 万～11 000 万妇女被这"女性割礼"的习俗所束缚着**（Toubia，1994）。

女性割礼的年龄是从出生到即将结婚前。然而，绝大多数是在青少年前期完成的，一般在 4—10 岁，最常见的年龄为 7 岁（American Medical Association，1995）。割礼过程中一般是没有麻醉的，并指定在成人礼上进行（American Medical Association，1995）。根据不同的仪式决定阴部扣锁的程度，但是这种做法的来源早于伊斯兰教，因此割礼并不属于宗教的一部分（McCaffrey et al，1995）。在很多国家，妇女可在结婚之前解除扣锁。

割礼的类型从简单的切除阴蒂的皮肤（称为"sunna"派），到完全切除所有的外阴区域（McCaffrey et al，1995）。

Toubia（1994）根据组织皮肤缺损的程度，对这种大范围的女性生殖器阉割过程进行了分类。

Ⅰ型：完全或部分切除阴蒂。

Ⅱ型：切除阴蒂和部分小阴唇。

Ⅲ型：切除整个阴蒂和小阴唇，并沿着大阴唇内侧面将其切除以形成粗糙的表面。前 2/3 的大阴唇相互靠拢缝合来覆盖尿道和阴道口，阴唇系带后方水平的下 1/3 大阴唇保持开放以作为尿液和月经流出的通道。

Ⅳ型：切除整个阴蒂和小阴唇及近全部闭合大阴唇，只留下一针孔开口于阴唇系带后方以作为尿液和月经流出的通道（图 28-27）。

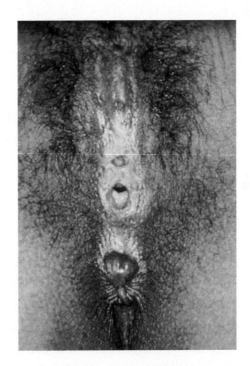

图 28-27　**女性锁阴术。注意瘢痕性大阴唇上有针孔大小样开口以排除月经及尿液**（From Gonzales ET，Bauer SB，editors. Pediatric urology practice. Philadelphia：Lippincott Williams & Wilkins；1999. p.599.）

入口的关闭，通常被称为缩阴术或法老包皮环切术，通过包括可吸收和非可吸收缝合材料、荆棘和树枝不同方法来完成的，小孩的腿被绑住长达 40

天,以确保腹侧中线的愈合(McCaffrey et al,1995).

这些形式的生殖器割礼对生理、心理以及生殖的影响是多方面的,短期的影响包括直接的损伤和局部组织的感染(如直肠和尿道)。长期风险包括慢性疼痛、重复尿道、阴道感染、痛经、性交困难和不能性交。对于严重狭窄的病例,必须通过手术扩大入口来满足性交和经阴道分娩(Aziz,1980;Toubia,1994)。

对进行锁阴术妇女的护理必须个体化,不仅是提供功能,也必须尊重女性的文化和礼仪观。教导妇女能正确认知正常女性生殖器外观是至关重要的。可通过可视的辅助教材,包括解剖结构的图谱或手绘的插图(或两者),以及计划的修订方案,作为患者知情同意书的一部分,避免发生误解。

(三)尖锐湿疣

儿童的生殖器疣的发病率在过去 5 年内增长了(Leclair et al,2012)。虽然大多数会被发现在肛门周围,但有时发生在前庭。在儿童的尖锐湿疣治疗是困难的,但很多的治疗方案都是成功的。对于何种治疗方案最理想取决于患者的年龄、病变的位置和病变的严重程度。虽然对性虐待的怀疑很高,但应该记住围产期传播也是一种可能的机制。De Jesus 和同事(2001)报道了 17 例患者中有 7 例发生了围产期传播的病例。

已经有自愈的报道(Leclair et al,2012)。Allen 和 Siegfried 曾报道过,儿童尖锐湿疣的自愈发生在一半以上的受试者身上(Allen and Siegfried,1998)。药物治疗是有效的。咪喹莫特(Imiquimod)是一种通过 Toll 样受体-7 途径作用的免疫应答调节药,已广泛应用于成人。Leclair 和他的同事发现,这对于一个快速进展但不适于手术切除的病变的儿童来说是非常有效的。虽然二氧化碳激光消融肛门生殖器病变是直接的,但直接累及前庭的病变可能更具挑战性。在 17 例患者中有 12 例女性,近 70% 对 CO_2 消融治疗有效(Johnson et al,1997)。因为尖锐湿疣的病因是人乳头瘤病毒(HPV)感染,作者强调通过接种疫苗来预防 HPV 感染是降低该病发病率的关键。

(四)腹股沟疝

女孩的腹股沟疝的发生率远远低于男孩,在系列报道中的比例为 1:5 和 1:10。虽然疝通常是一个独立事件,雄激素完全不敏综合征的患儿有腹股沟疝的表现症状。**多个作者报道了腹股沟疝患者中有 1% CAIS 发病率(Sarpel et al,2005;Hurme et al,2009)。因此,必须评估所有存在腹股沟疝的表型女性,以确定它们是否是遗传男性。**确定患者是否有 CAIS 的各种方法可供临床医师使用。核型虽然很直接明了,但成本昂贵,因此大多数医师都不能获得。最近,一组评估从颊黏膜样本中提取 Y 染色体 DNA 是否可行。他们发现,这个方法比标准核型检测更便宜,并有更快的结果(Rahman et al,2012)。盆腔声像图可评估阴道条纹的存在(或缺失),但类似缺点就是增加成本。

在阴道疝修补术中通过阴道镜来简单评估揭示是否存在宫颈。CAIS 患者的阴道也可能明显缩短。腹股沟疝修补术后,可对腹股沟行腹腔镜检查以研究对侧性腺,并评估是否存在子宫。圆韧带在遗传性男性中是均匀缺失。

参考文献

完整的参考文献列表通过 www. expertconsult. com 在线获取。

推荐阅读

American Fertility Society. The American Fertility Society classifications of adnexal adhesions, distal tubal occlusion, tubal occlusion secondary to tubal ligation, tubal pregnancies, müllerian anomalies, and intrauterine adhesions. Fertil Steril 1988;49:944-55.

Duncan PA, Shapiro LR, Strangel JJ, et al. The MURCS association: müllerian duct aplasia, renal aplasia, and cervicothoracic somite dysplasia. J Pediatr 1979;95:399-402.

Griffin J, Edwards C, Madden JD, et al. Congenital absence of the vagina: the Mayer-Rokitansky-Küster-Hauser syndrome. Ann Intern Med 1976;85:224-36.

Hendren W, Atala A. Use of bowel for vaginal reconstruction. J Urol 1994;152:752-5, discussion 756-7.

McIndoe A, Banister J. An operation for the cure of congenital absence of the vagina. J Obstet Gynaecol Br Commonw 1938;45:490-4.

Quan L, Smith D. The VATER association: vertebral defects, anal atresia, T-E fistula with esophageal atresia, radial and renal dysplasia: a spectrum of associated defects. J Pediatr 1973;82:104-7.

（张　殷　张开平　**编译**　潮　敏　**审校**）

第29章　性分化异常：病因、诊断和药物治疗

David Andrew Diamond, MD, and Richard Nithiphaisal Yu, MD, PhD

正常性分化

异常性分化

模糊外生殖器新生儿的诊断与治疗

性分化异常是泌尿外科医师所遇到的最复杂的疾病之一。在过去的几十年里，对于性发育异常的认识有了惊人的进步。分子生物学和遗传学的飞速发展，使人们对性分化及性别发育异常的发生机制有了更精准的认识。对于性发育异常的命名也有了很大的转变，更尊重患者的感受，摒弃了原来两性畸形（intersex disorders）的称呼，用性发育异常（disorders of sex development, DSDs）替代。

一、正常性分化

正常情况下，性分化是一个动态的序贯的过程。根据 Jost 原理，正常性分化是个动态序贯的过程：受精时染色体性别的建立决定了未分化性腺分化为睾丸还是卵巢；随后，性腺的内分泌功能决定了内外生殖器的分化（Tost et al, 1973）。因此，性发育是一个不同但互补过程的结果，基因型影响表型的发生，最终两者决定性别的形成，这个高度有序过程的任何一个步骤受到干扰都会导致异常的性分化。

（一）正常基因型分化

1. 染色体性别

1921 年 Painter 发现人类细胞存在 X 和 Y 染色体。基于果蝇染色体研究，推断性别是由 X 染色体决定的（Bridges, 1921）。认为 Y 染色体没有遗传学信息，直到 20 世纪 50 年代对哺乳动物染色体核型的研究发现，Y 染色体对睾丸发育起特异性作用。在 20 世纪 50 年代有报道发现

Klinefelter 综合征染色体核型为 47, XXY，而 Turner 综合征染色体核型为 45, XO，这一发现表明无论 X 染色体数量为多少，有 Y 染色体就会发育成男性胚胎，而 Y 染色体缺失则会发育成女性胚胎（Ford et al, 1959; Jacobs and Strong, 1959）。因此 Y 染色体可能携带一种或几种基因决定双向分化潜能的性腺是分化成卵巢还是睾丸。**在人类中，这种 Y 染色体基因被命名为睾丸决定基因（testis-determining factor, TDF）。**

在接下来的数年中，睾丸决定基因是研究的焦点。研究发现近亲繁殖的雌性小鼠在移植了雄性小鼠的皮肤后，体内产生某种抗体，这些抗体导致雌性小鼠排斥雄性小鼠皮肤移植物，然而雄性小鼠移植了雌性小鼠的皮肤后却没有这类现象发生。所以推断这类组织兼容性抗原 Y（H-Y）是由睾丸决定基因产生的。通过测量 H-Y 抗原，体内有睾丸存在的个体内血清中有 H-Y 抗原存在。在正常患者，性分化异常患者，以及其他雄性物种中均证实了这一结论。**因此 H-Y 基因被认为是睾丸决定基因（Wachtel, 1977），而且这一理论在接下来的 10 多年中一直被认为是正确的。**

随着 H-Y 抗原理论研究的进展，越来越多的问题显现出来。许多 45, XO 性腺发育不良的女性 H-Y 抗原阳性。此外 46, XX 男性性反转患者小鼠模型中发现有 2 条 X 染色体，Y 染色体的一个片段异位到其中一条 X 染色体上（McLaren et al, 1984）。这些小鼠 H-Y 基因阴性，并且均患无精症。**通过以上研究推翻了 H-Y 抗原是睾丸决定基因产物的推论。进一步的研究发现 Y 染色体**

上决定男性的遗传信息位于其短臂靠近着丝粒的位置。XX 个体获得或丢失 Y 染色体短臂上的 DNA 可以分别导致男性或女性表型。有学者对本应为女性核型的 46,XX 男性进一步研究提出（Magenis et al,1982），这种性反转的最简单的解释可能是因为杂合体或亚显微细胞内存在 Y 染色体物质（包括睾丸决定基因）。分子技术可以用于检测 46,XX 男性中 Y 染色体序列、46,XY 女性 Y 染色体缺失，以及克隆睾丸决定基因（Lukusa et al,1992）。许多实验室克隆出这些患者的基因缺失图谱，睾丸决定基因位于 Y 染色体短臂 Y 唯一区域的最远端，靠近假常染色体的边界（图 29-1）。

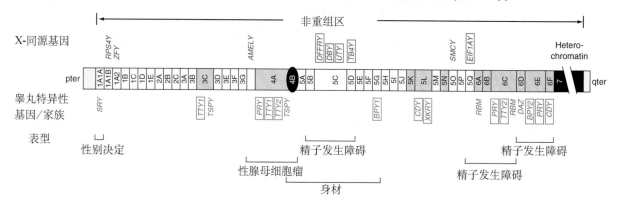

图 29-1 人类 Y 染色体短臂的遗传图谱。黄色区域为假常染色体区域，在这一区域性染色体可能发生遗传交叉。SRY 和 ZFY 基因座位于 Y 染色体短臂上的假常染色体边界附近（pter）。SRY 基因编码促进性腺性别决定的分子开关（Modifed from Lahn BT,Page DC. Functional coherence of the human Y chromosome. Science 1997;278:675-80. ）

2. ZFY and SRY

Page 和他的同事（1987）构建了更详细的基因图谱，通过比较 XX 核型男性个体所含有的 Y-特异性 DNA 和 XY 核型女性个体相同区域 Y 染色体的缺失，证实了每间隔 140kb 包含一个 TDF。这些研究者认识到一个可以编码含有多个"锌指"结构的蛋白质的基因，这种蛋白质通过序列特异性与 DNA 结合，控制 DNA 的转录。另外，这些序列被证实在进化过程中具有保守性。基于其位置和结构与其他转录因子相似，Y 染色体上的锌指基因（zinc finger gene on Y chromo-some,ZFY）被认为是 TDF 的候选基因。

但是，在接下来的几年里，通过研究数据的不断积累，排除了 ZFY 作为 TDF 候选者的可能。这是因为研究者发现在有袋类动物体内,ZFY 存在于常染色体上而不是存在于性染色体上（Sin-clair et al,1988）。当发现在伴有睾丸发育的四个个体中，所含有的 Y 染色体遗传片段中不包含 ZFY 时，就排除了 ZFY 成为 TDF 候选者的可能（Palmer et al,1989）。

对于 TDF 研究的不断更新，发现在缺少 ZFY 的 XX 雄性中含有 Y-特异性序列，并进一步将 TDF 限定在毗邻拟常染色体区域的一段 35kb 的区域中（图 29-2）。Sinclair 等（1990）应用探针技术发现一个在进化过程中保存下来的单一拷贝的雄性特异序列。这个基因在人类中被称为 Y 基因性别决定区（sex-determining region Y gene, SRY），在小鼠中被称为 Sry。对 SRY 的分析证实它含有一段 78 个氨基酸的高度保守序列，与 DNA 高迁移率家族蛋白的 DNA 结合模体同源（high-mobility group box,HMG box）（图 29-3）。当用 HMG 盒 DNA 编码序列作为探针，可以识别出与其密切相关亚家族基因。这些基因可编码一段区域，这段区域中 60% 或 60% 以上的氨基酸与 SRY 基因的 HMG-box 模体序列相似，这类基因被称为 SOX（SRY-box-related）基因（Goodfel-low and lovell-Badge,1993）。

相当多的证据已经证实 SRY 是睾丸决定因子。小鼠 Sry 的表达与生殖嵴向睾丸方向发育有关（Koopman et al,1990）。SRY 是一个位于哺乳动物 Y 染色体上，进化过程中具有高度保守性的基因。已经在大量的脊椎动物和有袋类动物身上

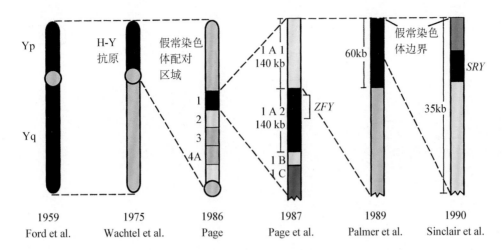

图 29-2　用图解方式表现睾丸决定基因(TDF)的发现过程。Y 染色体上涂黑的区域就是睾丸决定基因所在位置 (From Grumbach MM, Conte FH. Disorders of sex differentiation. In: Wilson JD, Foster DW, editors. Williams textbook of endocrinology. Philadelphia: Saunders; 1998. p. 1315.)

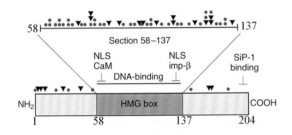

图 29-3　SRY(Y 基因性别决定区域)位点与高移动性组群盒 DNA 结合域图示。实心圆表示影响睾丸发育的错义突变。三角形表示无意义的移码突变(From Achermann JC, Hughes IA. Disorders of sex development. In: Melmed S, Polonsky KS, Larsen PR, et al, editors. Williams textbook of endocrinology. Philadelphia: Saunders; 2011.)

证实与 SRY 相关的染色体片段(例如 SOX 基因)在进化过程中是高度保守的。SRY 在 Y 染色体上占很小一个区域,却能够诱导人类和鼠类睾丸的分化(Gubbay et al,1992)。事实上,Koopman 等(1991)把一段 14kb 的含有 SRY、不含有其他 Y 染色体连锁基因的 DNA 片段引入到核型为 XX 的小鼠胚胎中,结果证明它能够引起转基因小鼠的睾丸正常发育。SRY 蛋白作为一种转录因子和 DNA 结合并使与它相结合的 DNA 片段弯曲,从而加速蛋白质-蛋白质相互作用,激活下游基因的表达。推测 TDF 蛋白质序列的变异能够导致性反转。通过研究染色体为

XY 的雌性个体的 SRY 序列,发现其蛋白质编码序列有 50 多种变异。大部分位于 DNA 结合域上。另外一个关于 TDF 的预测是它的存在能使 XX 男性发生性反转。至今为止,发现几乎所有 XX 核型的雄性个体都含有 SRY(Goodfellow and Lovell-Badge,1993)。这提示了大多数 XX 个体性别反转是 SRY 导致的。因此,遗传学和分子学的证据确定了 SRY 等同于 TDF。

此外,一些研究认为 SRY 的功能为睾丸发育的分子学开关。SRY 在发育为男性尿生殖嵴的支持细胞中表达及起作用。这些细胞参与生殖索形成并且最终发育成为睾丸支持细胞(Sertoli 细胞)。

> **要点:染色体性别**
> - Sinclair 等(1990)发现睾丸决定因子(TDF)这个单一拷贝具有雄性特异性的序列在进化过程中保存下来。
> - 在人类这个基因被命名为 SRY(Y 基因性别决定区),在小鼠被称为 Sry。

3. 与性腺决定相关的其他基因

还发现一些与性腺发育相关的基因,这些基因包括但不限于 WT1、NR5A1(SF1)、SOX9、NR0B1(DAX1)、WNT4、RSPO1 和 FOXL2(图 29-4;表 29-1)。最新的数据表明,这些因子不但起到性腺决定及形成的作用,而且参与其分化通路。

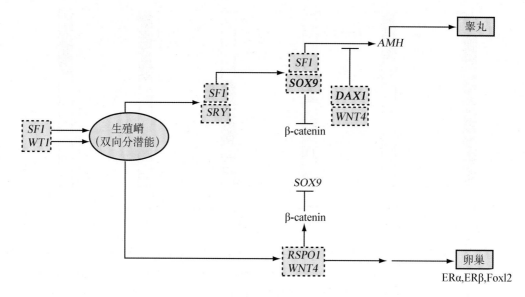

图 29-4　决定具有双向分化潜能的性腺分化为睾丸或卵巢的基因。*SF1* 和*WT1* 是生殖嵴形成和发育所必需的。睾丸决定因子 SRY 的瞬时表达影响性腺的决定。*SRY* 上调*SOX9* 导致睾丸形成。通过*DAX1* 和*WNT4*/β-catenin 等因子抑制 *SOX9* 表达，从而抑制睾丸的形成，促进卵巢发育［After Hughes IA. Intersex. BJU Int 2002；90：771；and Sekido R，Lovell-Badge R. Sex determination and SRY：down to a wink and a nudge？ Trends Genet 2009；25（1）：19-29.］

表 29-1　功能表型缺失（人类数据）

基因	染色体	46,XY	46,XX
SRY	Yp11.3	女性，性腺发育不全（Swyer syndrome）	
SOX9	17q24.3-q25.1	女性，肢体弯曲发育不良；卵巢或性腺发育不全	女性；肢体弯曲发育不良
WT1	11p13	女性，Wilms 瘤；性腺发育不全；系膜硬化（Denys-Drash 综合征）；条纹性腺；肾小球硬化（Frasier 综合征）	女性，Wilms 瘤；性腺发育不全；系膜硬化（Denys-Drash 综合征）；条纹性腺；肾小球硬化（Frasier 综合征）
NR5A1（SF1）	9q33	女性，肾上腺低功；性腺发育不全	
NR0B1（DAX1）	Xp21.3-p21.2	男性，低促性腺激素性腺功能减退症；肾上腺发育不全	
WNT4	1p36.23-p35.1		男性，苗勒管结构发育异常；午非管发育
RSPO1	1p34.3		男性，掌跖角化病；苗勒管结构发育异常；卵睾
FOXL2	3q23		女性，眼裂狭小睑内翻综合征（BPES）；卵巢早衰（Ⅱ型 BPES）

（1）WT1：Call 和他的同事（1990）在研究肾母细胞瘤（Wilms 瘤）过程中分离出一种癌基因 WT1，位于人类 11 号染色体上。在研究 WAGR 综合征儿童（Wilms 瘤，虹膜缺如，泌尿生殖系畸形，性腺母细胞瘤，智力发育落后）染色体缺失时，首次将其定位，主要是在发育中的人类胚胎的肾和性腺中表达（Kreidberg et al,1993）。对 Denys-Drash 综合征（Wilms 瘤，肾功能衰竭，性腺生殖系统异常）基因突变的首次报道涉及 WT1 蛋白（Pelletier et al,1991a,1991b）。实际上 WT1 基因的突变与 Frasier 综合征和 Deny-Drash 综合征有重要关系。这两种综合征代表了一类性腺和肾异常的疾病，这都归于 WT1 基因早期参与了性腺和肾的分化过程。Frasier 综合征以性腺畸形和肾异常为特征，表现为条纹性腺和肾病综合征（MacLaughlin and Donahoe,2004）。如果这种变异发生在 XY 基因型中则导致性反转。由于 WT1 基因的突变机制不同，患 Frasier 综合征的患者不易患 Wlims 瘤（Koziell and Grundy,1999）。另外，Deny-Drash 综合征患者的性腺分化比 Frasier 综合征患者更完全。对鼠 WT1 基因的研究表明，它在 Sry 基因的上游发挥作用，并且对性腺组织的定性和维持可能是必要的（Lim and Hawkins,1998）。

（2）NR5A1（SF1）：小鼠实验揭示细胞核受体类固醇生成因子 1（nuclear receptor steroidogenic factor 1,SF1）在所有生成类固醇的组织中表达，这些组织包括肾上腺皮质、睾丸（Leydig 细胞，即睾丸间质细胞）、卵巢被膜，颗粒细胞和黄体。SF1 可能是一个涉及包括性激素在内的类固醇生成酶的关键调节因子，可能直接调节垂体促性腺激素的表达（Parker et al,2002）。此外它在多个性腺内分泌轴水平对早期性腺分化起作用（Ingraham et al,1994;Luo et al,1994）。**SF1 和 WT1 协同调节苗勒管抑制物质（Müllerian inhibiting substance,MIS）的表达**（Shen et al,1994;Imbeaud et al,1995;Nachtigal et al,1998）。并且 SF1 可能调节 *SOX9* 和 *DAX1* 的表达（Sekido and LovellBadge,2008）。

（3）SOX9：SOX9 基因首先在肢体弯曲发育不良的患者中被发现，这是一种先天性骨和软骨发育异常的疾病，常合并有 XY 性别反转（Wag-ner et al,1994）。**SOX9 基因在结构上与 SRY 基因相似，与 SRY 上的 HMG 域有 71% 的序列相似性。成人中这种基因在睾丸中表达最多。非常有意思的是，SRY 基因表达后 SOX9 基因活性迅速增加，并且细胞系分析表明，细胞中 SOX9 蛋白表达后细胞转变为睾丸支持细胞（Sertoli 细胞）**（Sekido and Lovell-Badge,2009）。**因此 SOX9 是 SRY 下游的重要调节因子。SOX9 和 SF1 在性腺和肾上腺发育过程中起协同作用**（Sekido and Lovell-Badge,2008）。**在 46,XY 基因型男性患儿中 SOX9 基因突变导致其卵巢发育以及性反转，这表明了 SOX9 在男性性腺决定中起到重要作用**（Foster et al,1994;Wagner et al,1994）。SOX9 同样上调 AMH 基因的表达（MacLaughlin and Donahoe,2004）。

（4）NR0B1（DAX1）和剂量敏感性性反转（Dosage-Sensitive Sex Reversal,DSS）:1978 年，人们发现一个染色体为 46,XY 的性腺发育不全家族以 X 染色体连锁的方式遗传，这首次证明了特定的 X 基因与人类性别决定有关。随后一系列关于性反转的研究证明了这种疾病的发生是由于出现了两条重复的 X 染色体和一条正常的 Y 染色体（Ogata et al,1992）。**这个发现表明，重复的 X 染色体会导致核型为 XY 的个体性别反转，这是由于表达了双倍剂量的基因，而正常情况下单倍剂量的基因不能活化。通过筛选核型为 XY，带有正常 SRY 基因的女性，检测到了一个超微复制结构，大小为 160kb 的区域，被称为 DSS（dosage-sensitive sex reversal,DSS）剂量敏感性性别逆转区**（Bardoni et al,1994）。在平行研究中发现，46,XY 男性性腺发育不全、低促性腺激素性腺发育低下和先天性肾上腺皮质增生症患者中均发现候选基因 NR0B1（DAX1）存在于 DSS 区域（Muscatelli et al,1994;Zanaria et al,1994）。有趣的是 DAX1 能够抑制或增强睾丸决定通路（Yu et al,1998;Meeks et al,2003）。尽管最初认为是导致 DSS 的主要基因，但是在许多 46,XY 性逆转患者中发现 DSS 重复区域没有 DAX1 基因表达，这表明在这一区域基因剂量作用可能与其他基因相关（Zanaria et al,1995）。

（5）WNT4：WNT4 位于染色体 1p34，与苗勒管退化相关并且可能起到拮抗 SRY 基因活性的作用（Kim et al，2006；Bernard and Harley，2007）。早期失活WNT4基因会导致在雌性和雄性小鼠中苗勒管产物形成障碍。此外在雌性小鼠中失活WNT4基因会导致午非管发育，而睾丸组织没有发育及形成雌性外生殖器。最近的报道证明，WNT4通过调节苗勒管的发育和卵巢类固醇激素的生成，在女性的表型发育和维持中扮演了重要角色（Biason Lauber et al，2004）。

（6）Rspo1：R-spondin-1是由Rspo1基因编码，它属于激活Wnt和β-catenin信号通路的配体家族。R-spondin-1基因的表达在许多组织中与Wnt表达重叠，并且与Wnt协同作用稳定胞质中的β-catenin。在一个大型的意大利掌跖角化过度症（palmoplantar hyperkeratosis，PPK）共分离家系以及女性向男性性反转家系的连锁分析中发现，**Rspo1基因可以作为卵巢决定的候选基因**（Parma et al，2006）。**在PPK以及XX性反转的血亲家系的个体中发现单个核苷酸的移码突变，在散发个体发现了缺失突变。**

（二）正常表型分化

1. 性腺分化

在胚胎发育的前6周，46，XX和46，XY胚胎的生殖嵴，生殖细胞和外生殖器都具有双向分化潜能。在性别决定相关基因的影响下，具有双向分化潜能的生殖嵴分化为卵巢或睾丸，生殖细胞分化为卵母细胞或精母细胞。在孕3周的次级卵黄囊后壁可以识别出原始生殖细胞。**胚胎第5周时生殖细胞从卵黄囊的背侧壁通过系膜迁移到尿生殖嵴的腹内侧面**（DeFilici，2013）（图29-5）。这个过程依赖于趋化因子及细胞黏附分子的作用（Hughes，2002）。在胚胎第6周时总共有1000到2000个原始生殖细胞到达性腺始基。

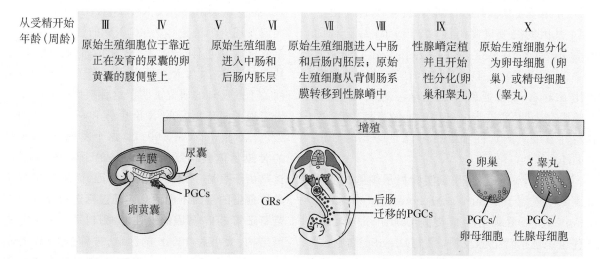

图29-5　原始生殖细胞的迁移。在3周时，原始生殖细胞形成并沿卵黄囊壁迁移到达胎儿尾部。到第5周时，它们已达到性腺脊的水平（Modifed from DeFelici M. Origin，migration，and proliferation of human primordial germ cells. In：Coticchio G，Albertini DF，DeSantis L，editors. Oogenesis. London：Springer-Verlag；2013. p. 21.）

生殖细胞转化为精母细胞还是卵母细胞源于性腺的上皮部分，也就是睾丸及卵巢"索"的分化。**SRY启动诱导未分化性腺向睾丸分化的级联基因开关促进睾丸的分化。**这一过程的精确发生时间目前仍不清楚。起初，在妊娠6－7周，Sertoli细胞的分化被认为是睾丸索的形成，它产生出基底膜，或者说是血生精小管屏障，精原细胞和Sertoli细胞在膜的一侧，间质成纤维细胞在另一侧。Sertoli细胞的分化与MIS的产生有关，这是一种

由19号染色体短臂上的基因编码的糖蛋白（Haqq et al，1994）。在男性，第二个原始的分泌甾体类激素的细胞系仍在睾丸索中，在胚胎8－9周开始分化为睾丸间质细胞（Leydig细胞）。**如果SRY基因缺失，则卵巢发育。**现在对于调控卵巢发育的基因知之甚少。到目前为止仍未发现直接导致卵巢发育的基因。**在卵巢发育过程中，必须至少存在一个X染色体，这解释了45，XO Turner综合征患者为何存在卵巢发育不良。**卵巢

分化潜在的候选基因可能位于 Xp-21 的 DSS 关键区,当重复拷贝时,促进男性向女性的性逆转(Bardoni et al,1994;Lopez et al,1998)。

和睾丸最初作为胎儿的内分泌器官不同,卵巢最初具有外分泌腺的功能。在胚胎的卵巢中,生殖细胞进行着活跃的有丝分裂并且在出生前发挥了全部的有丝分裂潜能,在妊娠 20 周,细胞总数达到最大值,有 2000 万个细胞。两个 X 染色体的存在使颗粒细胞转化为具有保护作用的颗粒层,并且挽救了 30% 的生殖细胞(Byskov and Westergaard,1998)。

> **要点:性腺分化**
> - 胚胎发育的前 6 周,不论是 46,XY 还是 46,XX 胚胎,其生殖嵴、生殖细胞、内生殖管道、外生殖器都具有双向分化潜能。

2. 性腺功能

(1)睾丸:胎睾的内分泌功能源于孕 7-8 周,支持细胞分泌苗勒管抑制物质(Müllerian inhibiting substance,MIS)。MIS 是男性分化必需的两个激素之一,在局部发挥作用使苗勒管退化。MIS 是转化生子因子-β(transforming growth factor-β,TGF-β)家族的一员,人类的基因已经被克隆,位于 19 号染色体上(Cate et al,1986)。对于 MIS 作用的分子机制仍然不清楚。MIS 介导的苗勒管退化的标志是在上皮细胞周围形成一个结缔组织环,因此间质细胞可能是 MIS 作用的最初靶标。在大约孕 9 周,间质细胞形成不久后,胎睾分泌睾酮(Siiteri and Wilson,1974)。血清和睾丸中的睾酮在孕 13 周达高峰,然后下降,胎睾睾酮合成的限速酶为 3β-羟类固醇脱氢酶,该酶在胎儿睾丸中的浓度是卵巢中的 50 倍。雄激素最初是由间质细胞自主合成的,然后依赖于胎盘分泌的人绒毛膜促性腺激素(human chorionic gonadotropin,hCG)的分泌,孕晚期,随着 hCG 浓度的下降,雄激素由胎儿脑垂体分泌的促黄体激素(luteinizing hormone,LH)调控。Jost 及其同事(1973)明确指出雄激素对于午非管、生殖结节、尿生殖窦的男性化是必需的。睾丸分泌的睾酮通过被动扩散进入靶

组织,胎睾邻近的午非管也可以通过胞饮作用摄取睾酮。局部组织的雄激素水平对于午非管的发育至关重要,仅仅通过外周循环提供的睾酮不能使午非管发育。在一些细胞,如生殖结节内的睾酮通过细胞内的 5α-还原酶转化为双氢睾酮(dihydrotestosterone,DHT),然后睾酮或 DHT 与细胞高亲和力的受体蛋白结合,结合后的复合体进入细胞核,与 DNA 上的受体结合部位结合,导致新的 mRNA 和蛋白的合成(图 29-6)。雄激素受体为高亲和力受体,介导所有雄激素依赖组织中睾酮和 DHT 的作用。在雄激素受体病变中,睾酮的生成是正常的,但是激素不能进入细胞核与 DNA 发生作用。雄激素受体不同程度的缺陷导致基因型男性患者不同表型。此外,有女性性腺者,由于在她们的外生殖器组织中有雄激素受体,因此外源性雄激素也可以导致男性化。由于 DHT 与雄激素受体的亲和力和稳定性远远大于睾酮,因此,有 5α-还原酶的组织(如前列腺、尿生殖窦、外生殖器)在性分化时,DHT 是有活力的雄激素(George and Peterson,1988)。在人工培养的生殖器表皮成纤维母细胞中,5α-还原酶的活性有两个最佳 pH,一个是 pH 5.5,另一个接近 pH 8,这对应着两种不同的酶(Jenkins et al,1992)。首先被克隆出来的是碱性的 I 型 5α-还原酶,而前列腺中是 II 型 5α-还原酶(Andersson and Russell,1990)。在 5α-还原酶缺乏症的性别发育异常患者中发现了编码这种酶的基因片段的缺失(Andersson et al,1991)。雄激素受体基因位于 X 染色体长臂 11~12 基因位点处(Lubahn et al,1988)。

> **要点:性腺功能**
> - 双氢睾酮与雄激素受体结合的亲和力和稳定性都比睾酮强。因此,在性分化过程中,在含有 5α-还原酶的组织里(如前列腺、尿生殖窦、外生殖器等),双氢睾酮是高活性的雄激素。

(2)卵巢:孕 8 周后,卵巢开始合成雌激素,限速酶为芳香酶,在胎儿卵巢中的表达明显高于胎儿睾丸。雌激素对于女性外生殖器的分化不是必

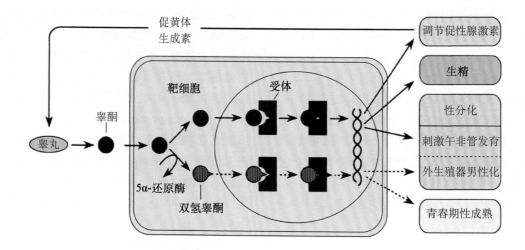

图 29-6　正常雄激素生理学示意图。雄激素的主要作用在右侧列出。睾酮进入雄激素靶组织,与细胞核内雄激素受体结合,或者在 5α-还原酶作用下睾酮转化为双氢睾酮。DHT 结合相同的受体,但具有更强的亲和力。睾酮介导的雄激素作用由实线箭头表示,DHT 介导的雄激素作用由虚线箭头表示(From Griffin JE,Wilson JD. Syndromes of androgen resistance. Hosp Pract 1987;22:99-114.)

需的,但是可以干扰男性外生殖器的分化。雌激素可以阻断苗勒管抑制物对苗勒管的作用,母亲产前应用雌激素治疗可以合并男性生殖道发育异常(Gill et al,1979;Vigier et al,1989)。

(三)性别表型的分化

在孕 8 周前,尿生殖管道在男性和女性胎儿是相同的。同时有中肾管(午非管)和副中肾管(苗勒管)(图 29-7)。在这个阶段无法区分男性和女性外生殖器胚基(图 29-8)。在男性患儿,Sertoli 细胞产生苗勒管抑制物质,它在局部发挥作用抑制苗勒管的发育,Leydig 细胞产生睾酮,促进午非管发育。在妊娠 10 周,苗勒管几乎退化,午非管变得明显(图 29-7)。与睾丸相邻,导管卷曲形成附睾。附睾处的午非管加入睾丸小管的集合部分(睾丸网)。在妊娠的 30d 左右,远端的午非管加入尿生殖窦,从而形成精囊。在女性胎儿中,没有睾酮分泌,所以午非管退化。因为卵巢不产生 MIS,所以苗勒管发育成女性的内生殖道。苗勒管头部形成输卵管伞,尾部形成子宫(图 29-7)。苗勒管与尿生殖窦结合形成子宫阴道板,子宫阴道板最终形成阴道腔。尿生殖窦和苗勒管在阴道形成中所起的作用目前仍存在争论,但是阴道近端 2/3 是苗勒管形成的,远端 1/3 是尿生殖窦形成的,对这一观点专家意见基本一致。男性分化的第一步骤为睾丸支持细胞分泌 MIS 使苗

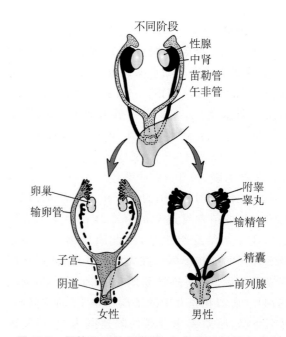

图 29-7　**男性和女性苗勒管、午非管以及尿生殖窦的分化**(From Wilson JD. Embryology of the genital tract. In:Harrison HH,Gittes RF,Perlmutter AD,et al,editors. Campbell's urology. 4th ed. Philadelphia:Saunders;1979. p. 1473.)

勒管退化,开始于孕 7-8 周(图 29-9)。午非管的分化是邻近性腺扩散来的雄激素作用的结果。而外生殖器男性化是体循环来源的睾酮在局部转化

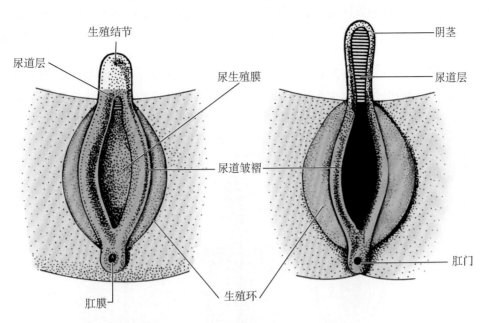

图 29-8　**未分化期外生殖器示意图**（From Martinez-Mora J. Development of the genital tract. In：Martinez-Mora J，editor. Intersexual states：disorders of sex differentiation. Barcelona：Ediciones Doymer；1994. p. 52. ）

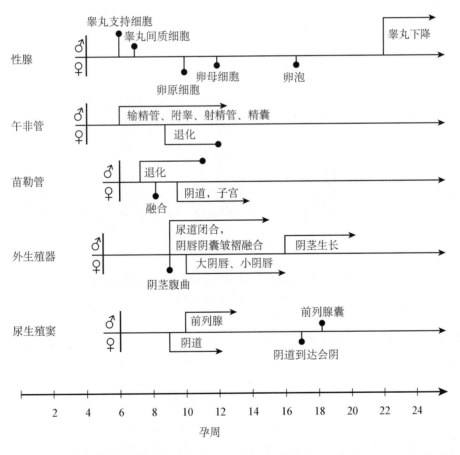

图 29-9　**正常性分化时间表**（From White PC，Speiser PW. Congenital adrenal hyperplasia due to 21-hydroxylase deficiency. Endocr Rev 2000；21：245-91. ）

为 DHT 作用的结果。生殖器的男性化开始于孕 10 周,生殖结节和肛门距离增加,循环系统来源的雄激素在局部转化为 DHT,促进外生殖器的男性化,生殖结节增厚延长形成阴茎,尿道褶在尿道沟表面从后向前融合,形成尿道,同时,生殖膨大在后方融合形成阴囊(图 29-10)。在靠近膀胱的地方,尿道被前列腺包绕。生殖膨大向后迁移至阴茎根部融合形成

阴囊。**妊娠 12－13 周时,男性胎儿的外生殖器随着泌尿生殖裂的闭合而成形。**在胎儿睾丸分泌的雄激素的影响下,阴茎的生长和睾丸下降发生在妊娠 6－9 个月(图 29-9)。由于循环中无睾酮,外生殖器维持孕 6 周时的形态。生殖结节仅仅轻度发育形成阴蒂,外侧生殖膨大形成大阴唇,邻近的生殖褶形成小阴唇(图 29-11),尿道及阴道开口位于小阴唇之间。

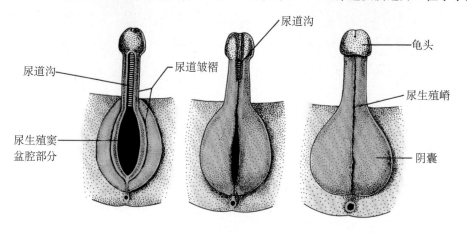

图 29-10　**男性外生殖器分化示意图**(From Martinez-Mora J. Development of the genital tract. In: Martinez-Mora J, editor. Intersexual states: disorders of sex differentiation. Barcelona: Ediciones Doymer; 1994. p. 53.)

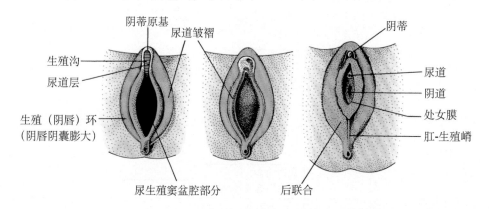

图 29-11　**女性外生殖器分化示意图**(From Martinez-Mora J. Development of the genital tract. In: Martinez-Mora J, editor. Intersexual states: disorders of sex differentiation. Barcelona: Ediciones Doymer; 1994. p. 52.)

(四)性别身份、性别角色以及性取向

1. 性心理

人类被认为具有双向性行为,表现为以下几个方面:①性别认定,认为自己是男性还是女性;②性别身份,行为、态度及人格特征表现为男性还是女性;③性取向,面对性刺激的反应,选择性伴侣(异性,同性,双性);④认知差异(Grumbach and Conte,1998)。人类的性别认定是一个复杂

的未被很好理解的现象,并且多因素影响其机制。产前暴露于雄激素环境下的先天性肾上腺皮质增生症患者以及抚养性别与染色体和性腺性别相反患者的经历提示性别身份不只是与染色体或者产前内分泌环境有关。出生后的环境因素与认知对其可能有更重要的影响。然而,有力的证据表明,产前激素对双重性别行为和性别角色有影响。对先天性肾上腺皮质增生症患者的长期随访表明,

患者的"假小子行为"要多于正常女孩,尽管这些模式在西方社会看来不是异常的女性行为(Ehrhardt and MeyerBahlburg,1981)。此外,对一项在生后头几个月进行性别决定手术的男性泄殖腔外翻患者的研究中发现,雄激素影响性别身份及性别角色的形成。无论这些患者是否按男孩或女孩抚养,他们中绝大多数表现出强烈的男性特征(Reiner and Gearhart,2004)。然而,在随后一个类似的对 46,XY 泄殖腔外翻的队列研究中却得出了相反的结论(Baker Towell and Towell,2003)。以前的观点认为,孩子在出生的时候是中性性心理,能够受环境因素的影响,这种观点受到了出生前性心理分化理论的挑战(Money and Ehrhardt, 1972; Diamond and Sigmundson,1997)。这两种理论都是以一些有限数量的患者为依据。对于"先天的"还是"培养的"的理论的进一步理解对于正确处理性分化异常患者至关重要。然而,我们进一步意识到生理正常的人也可以产生性焦虑,说明了这一过程的复杂性。

要点:性心理的分化
- 以前被接受的信条认为儿童出生时性心理为中性,并且可以受到生后环境的影响(蓝房间/粉房间理论)。这一理论已经受到支持出生前性心理已经分化理论的学者的挑战。

二、异常性分化

随着对性发育异常分子遗传学病因了解的进展,DSD 的命名及分类有了很大的革新。结果、分类系统多种多样。我们借用了 Grumbach 和 Conte (1998)描述的分类系统,这个分类系统着重描述性腺形态,此外还引用了更多的当代学术语(Hughes et al,2006)。保留了对异常性腺组织学的描述术语,但是"真两性畸形"被"卵睾 DSD"所取代;既往称有双侧卵巢的男性化 46,XX 女性为"女性假两性畸形",现在被"46,XX DSD"所取代;既往称男性化不足 46,XY 男性为"男性假两性畸形"现在被"46,XY DSD"所替代。第一个分类为性腺分化异常;第二个分类包括卵睾 DSD;第三个分类包括 46,XX DSD(双侧性腺为卵巢,但是外生殖器男性化的女性);第四个分类包括 46,XY DSD(有睾丸,但是生殖管道或外生殖器男性化不足的男性);第五个分类包括未分类类型。在每一大类中,随着染色体和生物化学研究的显著进步,人们又根据发病机制对疾病进行亚分类,形成了一个更加合理的分类系统(框图 29-1)。

框图 29-1　异常性分化

1. 性腺分化异常
   曲细精管发育不全
   Klinefelter 综合征
   46,XX 男性
   性腺发育不全综合征
   　Turner 综合征
   　单纯性腺发育不全
   　混合性腺发育不全
   　部分性腺发育不全(发育障碍性男性假两性畸形)
   　双睾丸消失,睾丸退化综合征
2. 卵睾 DSD(真两性畸形)
3. 46,XX DSD(男性化女性)
   先天肾上腺皮质增生症(21-羟化酶,11β-羟化酶,3β-羟化类固醇脱氢酶缺乏)
   母亲雄激素
4. 46,XY DSD(男性化不足男性)
   间质细胞发育不良,无反应
   睾酮合成异常
   影响皮质醇和睾酮合成的先天性肾上腺皮质增生的各种变异
   　StAR 缺乏(先天脂肪性肾上腺增生)
   　细胞色素 P450 氧化还原酶缺乏
   　3β-羟化类固醇脱氢酶缺乏
   　17β-羟化酶缺乏
   睾酮合成障碍
   　17,20-裂解酶缺乏
   　17β-羟化类固醇氧化还原酶缺乏
   雄激素依赖的靶组织异常
   　雄激素受体和受体后缺陷
   　完全雄激素不敏感综合征
   　部分雄激素不敏感综合征
   　轻度雄激素不敏感综合征
   外周组织雄激素代谢障碍
   　5α-还原酶缺乏
   　苗勒管抑制物质合成、分泌或反应障碍
   苗勒管永存综合征
5. 未分类型(非激素非染色体 DSD)
   女性:Mayer-Rokitansky-Küster-Hauser 综合征

注:DSD. 性别发育异常

(一)性腺分化和发育异常

1. Klinefelter 综 合 征 （ Klinefelter syndrome,KS)及变异

1942 年，Klinefelter、Reifenstein 和 Albright 描述了一个综合征，其特点为类无睾症状态、男性女乳、无精、促性腺激素水平增高及睾丸小且硬。直至 1959 年，发现这些患者染色体为 47,XXY (Jacobs and Strong,1959)。

Klinefelter 综合征代表了最常见的一个性分化异常。定义为男性至少有一条 Y 染色体和二条 X 染色体。典型的 47,XXY 是减数分裂时不分离所致。在男性活婴中其发生率为 1/600 (Morris et al,2008)。但是这种表型也见于 48,XXYY;49,XXXYY。嵌合型 46,XY/47,XXY 表现为经典 47,XXY 中较轻的表型。可能由于表型差异大，很多 KS 综合征被漏诊，在一个丹麦的研究中，其诊断率为 25%（Bojesen et al,2004)。

47,XXY 的成人,有曲细精管退化和透明变性,睾丸小且硬,长度小于 3.5 cm。从组织学上看,因为睾丸间质细胞在睾丸特定区域成团块样存在,所以睾丸间质细胞看起来大量增加,有些时候这种情况看起来像睾丸间质细胞瘤。然而睾丸间质细胞的绝对体积没有增加,而是正常或减少。血清睾酮偏低,促性腺激素水平升高,雌二醇高,雌二醇和睾酮比值增高导致乳房发育,通常青春期乳腺发育很明显。大多数患者无精,有精子者提示为 46,XY/47,XXY 嵌合体。青春期启动时生殖细胞开始出现(Wikström et al,2004)。有报道通过睾丸精子提取术(testicular sperm extraction,TESE)或微-TESE 技术结合细胞内精子注射技术(intracystoplasmic sperm injection,ICSI)有生育可能(Koga et al,2007)。由于正常胚胎率低(KS 患儿为 54%,正常对照 77%),一些专家建议联合 ICSI 和移植前诊断技术(Staessen et al,2003)。

雄激素生成的减少可能阻碍正常第二性征的发育。肌肉发育差,脂肪分布更女性化。存在阴毛和腋毛,但是面部毛发稀疏。患者由于下肢比例异常,身高高于人群平均值,甚至儿童期即存在。

患者青春期时,男性女乳常见,并且很明显,

因此患乳腺癌的风险是正常男性的 8 倍。KS 综合征患者有发生间质和支持细胞恶性肿瘤的风险,此外还可能发生性腺外生殖细胞肿瘤(Völkl et al,2006)。因此,建议 KS 患者青春期后常规行阴囊彩超检查。

对 KS 患儿比较有兴趣的研究领域是精神心理功能。有研究表明这些患者存在语言能力下降和大脑额叶决策功能的受限。最近影像学研究表明,和正常人相比 KS 患者大脑相应区域存在选择性体积的差异(Giedd et al,2007)。其他研究表明 KS 患者大脑血流灌注减少与语言功能受损有关(Itti et al,2003)。

Klinefelter 综合征的治疗包括选择性的雄激素替代治疗提高性欲,以及必要时行乳腺整形,青春期后监测睾丸肿瘤、乳腺癌及性腺外肿瘤的发生。辅助生殖技术可以给非嵌合体的 Klinefelter 综合征患者提供潜在的生殖机会。微-TESE 技术使取精子成功率可达 40%～50%(Bryson et al,2014)。有些学者致力于研究青春期男性精子提取成功率是否比成年男性更高。

2. 46,XX 男性

46,XX 男性在男性中发生率为 1/20 000,可能与 Klinefelter 综合征密切相关。历史上对于性别表型与核型不一致的性别反转个体的基因分析,主要依靠 SRY 基因的检测。

46,XX 男性最初是由 de la Chappelle 及其同事在 1964 年提出的,特点为有两条 X 染色体,缺乏正常 Y 染色体、睾丸发育。表型从正常男性到模糊外生殖器,但大多数为正常男性外生殖器,10% 有尿道下裂,都没有生育能力。在不育成人中,2% 为 XX 男性(Van Dyke et al,1991)。

46,XX 男性有两种类型:SRY 阳性(90%),SRY 阴性(10%)(Ergun-Longmire et al,2005)。SRY 阳性者很少有外生殖器畸形,但是有 Klinefelter 综合征的表型,包括性腺功能减退、乳房发育、无精和曲细精管透明变性、青春期激素水平改变(低睾酮,FSH 和 LH 升高)(Fechner et al,1993)。青春期男孩常常因乳房发育就诊。与 **Klinefelter 综合征不同的是这些患者身材矮小(平均身高 168 cm),但是骨骼比例正常。SRY 阴**性者常常有模糊外生殖器(如小阴茎、尿道下裂、隐睾、多发畸形)。10% 没有检测到 SRY 基因的

患者常常表现为模糊外生殖器。

关于性逆转机制有三个解释,最常见的是 Y-染色体物质(包括 *SRY*)异位到 X 染色体;也可以由于常染色体或 X 染色体基因突变,SRY 的下游基因导致睾丸分化;或者是由于没有检测到导致性逆转的携带 Y 细胞的嵌合体所导致。临床研究表明,46,XX 性反转是基因型与表型不相符的一种疾病(Fechner et al,1993)。

46,XX 男性的治疗与 Klinefelter 综合征患者相似,选择性应用雄激素替代,乳腺整形。这些患者乳腺癌以及睾丸肿瘤发生的风险增高。因为这些患者缺少生殖细胞,所以典型的不育患者不能通过睾丸活检找到精子,不能进行辅助生殖技术进行生育。

3. 性腺发育不全综合征

(1)Turner 综合征:1938 年,Henry Turner 描述了一类个体,同时存在性幼稚、蹼状颈和肘外翻。随后,发现该综合征存在性腺发育不良(Hall and Gilchrist,1990)。直至 1959 年,Ford 认识到该综合征是由于缺少一条 X 染色体。随后,染色体研究发现 Turner 综合征的特点是仅有一条有功能的 X 染色体,其他性染色体缺失或不正常,也可以有嵌合体。

45,X 核型的 Turner 综合征有四个典型特征:女性表型、身材矮小、缺乏第二性征及各种身体异常。Turner 综合征的临床表现差别很大,但是表现型的严重程度和核型无相关性。对于有淋巴水肿的新生儿或者身材矮小原发性闭经的年轻女性,要考虑是否有 Turner 综合征。位于 X 和 Y 染色体假常染色体区的矮小同源盒基因(short stature homeobox gene,SHOX)的缺失,可能是该综合征身材矮小的原因。

Turner 综合征的发生率为新生婴儿的 1/2500。一半的患者所有细胞都为 45,X 核型,另一条染色体的丢失是因为配子形成过程中未分离或有丝分裂错误。12%～20% 的患者有等臂 X 染色体(复制 X 染色体的一个臂,而另一个臂消失)。30%～40% 的患者为嵌合体,其中大多数为 45,X/46,XX(10%～15%),2%～5% 为 45,X/46,XY(Zinn et al,1993)。存在 Y 染色体物质的 Turner 综合征患者有潜在男性化及发生性腺母细胞瘤的风险。

Turner 综合征可以通过产前超声所见(颈部透明带增厚、淋巴水肿、囊性水瘤、主动脉缩窄、肾异常)或胎儿异常核型而诊断。受累胎儿常常自然流产。然而产前诊断的 45,X 胎儿与生后诊断者预后相似,大约 90% 产前偶然发现的 45,X/46,XX 或 45,X/46,XY 胎儿出生后表现为正常的男性或女性表型。这个确认偏倚对于该综合征患儿的产前咨询有一定意义。

Turner 综合征患者存在滤泡细胞不足,正常情况下滤泡细胞围绕生殖细胞,为卵母细胞提供保护层(Stanhope et al,1992)。因此卵母细胞因凋亡而消耗速度过快,出生时卵巢中几乎没有卵母细胞,而成为条纹性腺(Epstein,1990)。典型的条纹性腺为白色纤维样结构,2～3 cm 长,0.5 cm 宽,位于阔韧带上。组织学上,条纹性腺包含交错排列的致密纤维基质,没有卵母细胞。雌激素、雄激素水平均均下降,LH、FSH 升高。大多数患者无第二性征发育,阴毛、腋毛少。外生殖器、阴道和苗勒管分化很好,乳腺小(Saenger,1996)。Turner 综合征是原发闭经的主要原因,通常因无青春期发育而诊断。30% 患者有自发青春期发育。

典型 Turner 综合征的先天畸形包括:身材矮小、桶状胸、乳头间距增宽、蹼状颈、出生时外周水肿、第 4 掌骨短、指甲发育不良、多痣、主动脉缩窄、二叶主动脉瓣、肾畸形(图 29-12)。在发育的关键时期出现淋巴水肿(可能继发于胚胎淋巴管道开放失败),导致生长力的不平衡可以解释大多数相关畸形(Zinn et al,1993)。

评价 Turner 综合征患者最重要的一点,是识别 Y 染色质物质或 45,X/46,XY 嵌合体,PCR 技术可提高其检测率(Bianco et al,2006)。有 Y 染色体物质者发生性腺母细胞瘤(gonadoblastoma,GB)和生殖细胞原位癌(testicular carcinoma in-situ,CIS)的风险为 12%(Schoemaker et al,2008)。50%～60% 的 GB 患者,合并无性细胞瘤或其他生殖细胞肿瘤,有时合并男性化。发生性腺母细胞瘤的年龄各异,报道最早有 10 个月发生者(Palmer,personal communication,2013),因此建议及时切除有 Y 染色体物质的性腺,可以腔镜辅助切除。对有 Y 染色体物质及 Y 嵌合体的患者需预防性切除条纹性腺。经典 45,XO 患者的

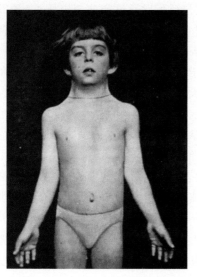

面部特点
上睑下垂
面部过宽
下颌后缩畸形
耳部畸形

身体畸形
蹼状颈
盾状胸
乳头间距过宽
肘部畸形
（肘外翻）

生殖系统
条纹性腺
闭经
不孕

图 29-12　最初由 Ullrich 在 1930 年描述的 Turner 综合征患者（From Ullrich O. Über typische Kombinationsbilder multipler Abartungen. Z Kinderheilkd 1930;49:271-76.）

条纹性腺不需要切除。2008 年英国的一项国家队列研究表明，Turner 综合征患者发育到成人的过程中，膀胱和尿道癌的发生率也增高（Schoemaker et al,2008）。

33%～60%的患者有肾结构或位置的异常，常常发生于 45,XO 核型的患者（Hall and Gilchrist,1990）。10% 为马蹄肾,20% 为重复肾或肾发育不全,15% 为肾旋转不良,90%的患者有多发肾动脉异常（Hall and Gilchrist,1990）。

目前对于 Turner 综合征的治疗，在新生儿期包括通过 FISH 或 PCR 技术寻找 Y 染色体物质，如果存在，行预防性性腺切除。超声筛查肾和心脏畸形。儿童可以应用生长激素达到成人身高（Pasquino,2004）。通常在 12－15 岁时应用外源激素替代诱导青春期，并维持女性内分泌状态。对这些患者长期的内科治疗，包括监测心脏、处理糖不耐受和骨质疏松，也取得了很大进展。最后，尽管 Turner 综合征自然受孕率很低，但是随着辅助生殖技术的发展，使其受孕变为现实（Sybert and McCauley,2004）。在许多关于 Turner 综合征的研究中，注意到条纹性腺存在潜在性腺功能（Kaneko et al,1990）。在一组研究中,1/3 的患者为非条纹性腺，这在仅为 X 染色体短臂丢失的

女孩患者中更多见。10% Turner 综合征患者可以自发青春期,2%～5%可以自然怀孕（Saenger et al,2001），通常为嵌合型 Turner 综合征，特别是有正常 46,XX,47,XXX 细胞株，或远端 Xp 缺失的患者。到目前为止，报道有自然月经的 Turner 综合征患者中有超过 160 例的孕妇。对于大多数为真正条纹性腺的患者，捐赠卵子怀孕率高（40%～50%）（Saenger,1993），但是流产、死胎及胎儿畸形发生率高（Abir et al,2001）。由于 Turner 综合征年轻女性卵巢早衰风险非常高，早期保存卵母细胞可有助于远期生育功能的保存。成熟卵母细胞冷冻保存技术有了很大进展，但是染色体畸形风险及卵母细胞保存效率尚不清楚，需要进一步研究（Practice Committees of the American Society for Reproductive Medicine and the Society for Assisted Reproductive Technology,2013）。

对 45,XO Turner 综合征患者神经解剖影像的研究发现，顶叶和颞叶解剖及颅后窝形态存在异常，和某种神经生理及认知缺陷有关（Brown et al,2004;Rae et al,2004）。

要点：Turner 综合征

- 含有 Y 染色体物质的 Turner 综合征患者，患有性腺母细胞瘤，一种原位生殖细胞肿瘤的风险为 12%，但是需要进一步确定。
- Turner 综合征年轻女性卵巢早衰风险非常高，早期保存卵母细胞可有助于远期生育功能的保存。

（2）46,XX 单纯性腺发育不全：46,XX 单纯性腺发育不全的特点为正常女性表型，有正常的苗勒管结构，无午非管结构，正常身高，双侧条纹性腺，性幼稚,46,XX 核型。血清促性腺激素水平升高。由于这些患者没有 Turner 综合征的身体异常，仅仅有性腺发育不全，因此被一些学者称为"单纯"。

有报道 46,XX 性腺发育不全家族发病，为常染色体隐性遗传（Espiner et al,1970），提示除了 X 染色体的基因，可能还存在常染色体基因与卵巢的维持有关。

对于 46,XX 的患者，可采用雌激素和孕激素周期性替代治疗。由于这些患者身高正常，因此不需要应用生长激素，这些患者也没有 Y 染色体物质，不需要性腺切除。

（3）混合性腺发育不全：混合性腺发育不全的术语是 1963 年 Soval 新创的，依据性腺的形态特点而命名。1975 年 Zah 和其同事报道了超过 100 例 45,X/46,XY 核型患者，72 例为混合性腺发育不全，一侧为条纹性腺，另一侧为睾丸。

典型混合性腺发育不全患者为模糊及不对称外生殖器，持续存在的苗勒管结构，一侧为睾丸，睾丸常常为腹腔型，对侧为条纹性腺。典型混合性腺发育不全患者为 45,X/46,XY 核型，可能为有丝分裂时细胞分裂后期延迟导致。45,X/46,XY 嵌合体为最常见的涉及 Y 染色体的杂合体。

混合性腺发育不全表型各异，从女性表型的 Turner 综合征、到模糊外生殖器、到正常男性表型（Johansen et al,2012）。**新生儿期间，混合性腺发育不全是继先天肾上腺皮质增生（congenital adrenal hyperplasia,CAH）之后第二个模糊外生殖器最常见的病因。**大多数患者有不同发育程度的阴茎，有一个伴有阴唇阴囊融合的尿生殖窦，睾丸未降。这些患者通常有正常或部分发育的子宫，条纹性腺侧有输卵管。其身材矮小及躯体特征表现多种多样。

> **要点：混合性腺发育不全**
> - 新生儿期间，混合性腺发育不全是继先天肾上腺皮质增生（congenital adrenal hyperplasia,CAH）之后第二个模糊外生殖器最常见的病因。

内生殖器的不对称反映了局部睾酮促进午非管发育及 MIS 导致苗勒管退化的机制。在一项对 16 例患者的研究中发现输卵管侧都合并有条纹性腺，与 MIS 缺乏表现一致。**生殖管道的发育与性腺的分化相关，条纹性腺常常合并同侧苗勒管结构（子宫、输卵管）（图 29-13），支持细胞和间质细胞有功能的分化很好的睾丸没有苗勒管结构，但有同侧午非管结构**（Davidoff and Federman,1973）。许多混合性腺发育不全患者有严重

模糊外生殖器，反映了宫内生成的睾酮不足以促进外生殖器的完全分化。矛盾的是，发育不良睾丸对促性腺激素有反应，青春期分泌的睾酮量正常。但是尽管青春期后内分泌功能正常，胎儿睾丸内分泌功能延迟或不足。组织学上睾丸透明变性，缺乏生殖细胞成分，仅有支持细胞或（和）间质细胞增生，因此不育。

混合性腺发育不全发生性腺肿瘤（性腺母细胞瘤、无性细胞瘤）的风险增加，发生率为 15%～35%（Robboy et al,1982；Wallace and Levin,1990）。性腺母细胞瘤最常见，为具有低度恶性潜能的肿瘤。之所以这么命名是因为它比其他肿瘤更能概括说明性腺的发育过程（Scully,1970）。**45,X/46,XY 嵌合体患者发育不良睾丸和条纹性腺都可以发生生殖细胞肿瘤，但是前者发生肿瘤的风险更高**（Verp and Simpson,1987）。

混合性腺发育不全患者发生肾母细胞瘤的风险也增高。Rajfer（1981）报道了 10 例性别发育异常和肾母细胞瘤患者中，50% 为混合性腺发育不全。该综合征可能与尿生殖嵴（肾和性腺共同的胚胎原基）存在一个遗传或致畸性缺陷有关。1967 年 Denys 和同事描述了 1 例同时存在 XX/XY 嵌合体、肾病、生殖器畸形和肾母细胞瘤的患儿。Drash 和同事 1970 年又报道了 2 例这样的患者。目前已经证实该综合征与 WT1 突变有关。**Denys-Drash 综合征包括肾病（特点为早期发生蛋白尿和高血压，大多数患者有进展性肾衰，肾病理表现为弥散的局灶性系膜硬化，由于可能存在该综合征的不完全型，因此肾病是该综合征最基本的一条）、肾母细胞瘤（可在肾病诊断前、后或与之同时发生，多为组织预后好型，该综合征双侧肾母细胞瘤发病率高）、生殖器畸形（包括模糊外生殖器、尿道下裂和隐睾）**（Habib et al,1985）。**大多数 Denys-Drash 综合征患者有混合性腺发育不全，性腺肿瘤发生率高达 40%（表 29-2）**（Lee et al,2006）。Denys-Drash 综合征常常合并肾盏变钝，但是无梗阻（Jadresic et al,1990）。由于该综合征高死亡率，Jadresic（1990）提出通过预防性双侧肾切除改善这些患儿的预后（Jadresic et al,1990）。

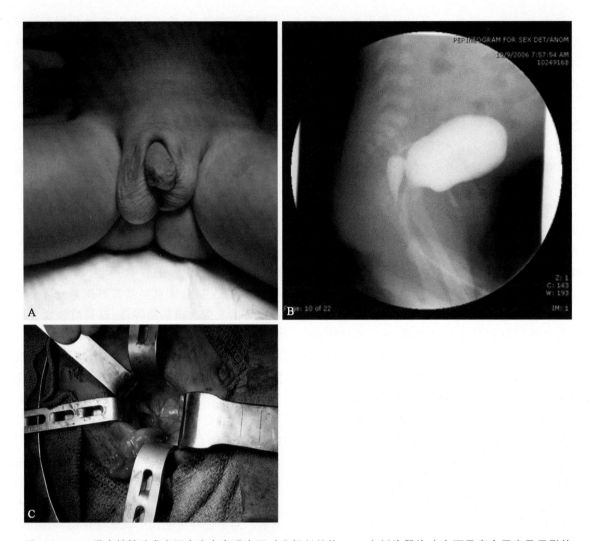

图 29-13 A. 混合性性腺发育不全患者表现出不对称解剖结构。B. 左侧腹股沟疝内可见半个子宫及显影的
输卵管。C. 在外科手术中显示的 B 中的结构

Frasier 综合征是由于 *WT1* 基因外显子 9 可变剪切位点突变导致的相关异常，表现与 Denys-Drash 综合征类似，但是有明显的不同，由局灶性节段性肾小球硬化导致的肾病发生晚，进展到肾衰竭更缓慢，没有患肾母细胞瘤的倾向（Klamt et al,1998）（Koziell et al,1999）。Frasier 综合征发生性腺母细胞瘤比 Denys-Drash 更常见，发生性腺肿瘤的风险高达 60%（表 29-2）。Frasier 综合征的 46,XX 个体可以有正常的性腺发育，但是会有肾衰竭，这种患者可能被漏诊。因此女孩有类固醇抵抗性肾病综合征、原发闭经和青春期延迟者，需要考虑是否有 Frasier 综合征（Gwin et al,2008）。

混合性腺发育不全的治疗，包括性别认定、适 **当的性腺切除、对肾母细胞瘤的筛查。** 如果在新生儿期诊断，性别认定依赖于潜在的性腺和外生殖器的功能，既往 2/3 患者选择按女性抚养。对于混合性腺发育不全潜在生育能力并不是考虑的主要因素，主要依据生殖器的解剖结构。大脑的雄激素印记可能与外生殖器男性化程度密切相关，因此外生殖器男性化程度可以作为临床性别认定的依据。如果患者合并 Turner 综合征的特征即身高低于第五百分位数，可以应用生长激素。如果选择男性性别，行睾丸固定术，治疗方案需要在严密监测性腺肿瘤发生（定期体检及超声检查）及预防性性腺切除加雄激素替代之间选择。

产前诊断的普及改变了对 45,X/46,XY 的认识，90%～95%产前筛查到的 45,X/46,XY 胎儿出生后外生殖器表型正常（Hsu，1989），大约25％有性腺组织学的异常，只有一小部分性腺发育不良者有模糊外生殖器（Chang et al，1990），因此，一些性腺功能异常的男性可能为 45，X/46，XY 嵌合体。

表 29-2　依据诊断相应生殖细胞恶变风险

风险	病情	风险（%）
高风险	GD*，(Y+)#，腹腔内性腺	15～35
	PAIS（非阴囊性腺）	50
	Frasier 综合征	60
	Denys-Drash 综合征（Y+）	40
中等风险	Turner syndrome（Y+）	12
	17β-羟类固醇	28
	GD(Y+)#，阴囊内	?
	PAIS，阴囊内性腺	?
低风险	CAIS	2
	卵睾 DSD	3
	Turner 综合征（Y-）	1

注：* GD. 性腺发育不全（包括 46，XY，46，X/46，XY，混合、部分、完全性腺发育不全）

GBY 区阳性，包括 TSPY 基因

CAIS. 完全雄激素不敏感综合征

DSD. 性分化异常

PAIS. 部分雄激素不敏感综合征

From Lee PA，Houk CP，Ahmed F，et al. Consensus statement on management of intersex disorders. Pediatrics 2006；118：e488-500.

（4）部分性腺发育不全：1967 年 Federman 提出"发育不良男性假两性畸形"，与混合性腺发育不全密切相关，患者有 2 个发育不良的睾丸，而不是 1 个发育不良睾丸和 1 个条纹性腺。其他人提出"部分性腺发育不全"的术语，以区分混合及完全性腺发育不全。典型患者的核型为 45，X/46，XY 或 46，XY。外生殖器表型各异，依据性腺产生睾酮的多少决定了外生殖器异常的程度，通常存在苗勒管，依据发育不全性腺产生 MIS 的多少决定苗勒管结构发育的程度。

组织学上，发育不全性腺由不成熟的发育不良曲细精管和持续存在类似于条纹性腺的基质组成。

部分性腺发育不全患者性腺恶变风险增高，Manuel 和同事（1976）报道 40 岁时患者发生性腺母细胞瘤和无性细胞瘤的概率为 46％，并且这些患者也有发生 Denys-Drash 综合征的风险（Borer et al，1995）。

部分性腺发育不全的处理：性别认定和性腺恶变监测和（或）混合性腺发育不全的处理原则相似。

（5）46，XY 完全（单纯）性腺发育不全（Swyer 综合征）：46，XY 的女性和 46，XX 的男性一样发现睾丸决定因子（TDF）非常重要。**特点为正常女性外生殖器、有发育很好的苗勒管结构、双侧条纹性腺、核型为 46，XY。**由于缺乏睾丸决定，不存在模糊外生殖器的问题，主要问题是性幼稚。

46，XY 完全性腺发育不全可能是由于 SRY 基因异常而导致 SRY 蛋白失去功能，或者 SRY 下游决定 SRY 蛋白功能的基因缺失。在任何一种情况下，由于睾丸决定基因的缺失使卵巢分化。到目前为止，10％～15％的患者是由于 SRY 基因突变导致 46，XY 完全性腺发育不全。也有报道，46，XY 完全性腺发育不全存在 DHH（desert hedgehog，DHH）基因突变，提示 DHH 可能也是性腺分化的重要基因（Canto et al，2004）。对一组 46，XY 完全性腺发育不全个体的研究帮助识别出了 9p24 包含性逆转基因（McDonald et al，1997）。

大多数患者是由于青春期延迟或闭经就诊，通常没有乳腺发育。血清促性腺激素水平异常升高，导致临床医师检测患者核型，并随后做出诊断（Grumbach and Conte，1998），血清中 LH 过高可以使部分患者雄激素增高导致阴蒂肥大（图 29-14）。

条纹性腺的组织学与 Turner 综合征相似，为类似卵巢基质的纤维结缔组织，没有卵泡。也有一些存在变异，基质增生更明显，或罕见有保存完整的原始卵泡。有学者认为，卵巢组织学的这些变异支持在子宫内有卵巢发育的假设，这个过程与 Turner 综合征条纹性腺发生过程类似（German et al，1978）。

46，XY 单纯或完全性腺发育不全的患者发生生殖细胞肿瘤风险高，30 岁时风险达 35％（Manuel et al，1976；表 29-2）。性腺母细胞瘤最常见，并且双侧发病（图 29-15）。其他肿瘤包括胚胎癌、内

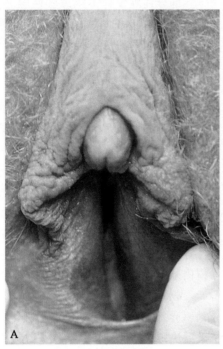 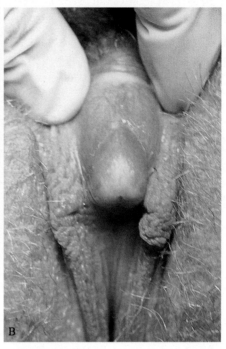

图 29-14　合并闭经和多毛症的 15 岁女孩的外生殖器,诊断为 46,XY 性腺发育不良,表
现阴蒂肥大和泌尿生殖窦(Courtesy S. Bauer,MD.)

胚窦瘤、绒毛膜癌、不成熟畸胎瘤,发生这些高度恶性肿瘤的患者少于 10%(Scully,1981)。

46,XY 单纯性腺发育不全综合征(Swyer 综合征)的处理,包括切除条纹性腺和周期性雌孕激素替代治疗。

4. 胚胎睾丸退化及双侧睾丸消失综合征

该综合征特点为 46,XY 核型、无睾丸,但是有证据表明在胚胎的某一时间点有功能的睾丸。该综合征指胚胎发育过程中睾丸消失,这与单纯性腺发育不全不同,后者没有睾丸在子宫内发挥作用的证据。

一些人认为二者是同义的,另一些学者,包括 Migeon 及同事认为胚胎睾丸退化指睾丸消失发生在孕早期,合并模糊外生殖器,而双侧睾丸消失综合征指男性生殖管道和外生殖器性分化完成之后,在宫内发生睾丸消失。

病因不清,宫内睾丸退化可由于基因突变、致畸剂或双侧睾丸扭转。家族性 XY 无性腺症支持存在遗传学病因,可能为罕见的隐性遗传。Marcantonio 及同事(1994)认为胚胎睾丸退化代表了一个 46,XY 性腺发育不全的变异,他们注意到一

组无睾丸的患者,存在间质细胞和支持细胞功能不一致,提示这些患者的性腺组织在睾丸退化发生前存在内源性异常,而且有几例胚胎睾丸退化患者来自于一个家庭,提示存在遗传因素,遗传模式涉及 X 染色体。在另一组患者中,学者们发现多发先天性异常,这提示可能存在一个调节多个发育通路的基因突变,或者一大段染色体缺失导致多个基因缺陷。在一系列双侧消失睾丸综合征合并小阴茎的患者中发现了 SF1 的杂合突变(Philibert et al,2007)。

两个综合征的表型广泛,从完全女性,到胚胎期睾丸退化综合征的模糊外生殖器表现,到睾丸消失综合征的有小阴茎和双阴囊空虚的正常男性表型(Edman et al,1977)。**诊断依据 46,XY 核型,阉割水平的睾酮,LH、FSH 升高**(Jarow et al,1986),检测不到 MIS(Lee et al,2003)。大多数严重型胚胎睾丸退化综合征表现为 46,XY 女性表型、无睾丸、无内生殖器。这种情况是由于睾丸在孕 60~70d 消失,此时已经有 MIS 升高,但是睾酮还未升高,因此发育为性幼稚的女性表型,并且没有内生殖管道。中间表型的 46,XY 患者无

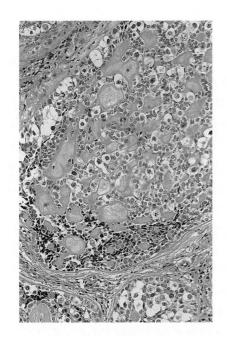

图 29-15 图 29-14 中 46,XY 性腺发育不全患者性腺母细胞瘤病理切片。性腺母细胞瘤病理表现为一个被包裹的巢,其周边由小的性索型细胞包绕,中间为无定形嗜酸物质及散在的生殖细胞(Courtesy S. Bauer,MD.)

性腺,有内生殖管道,为模糊外生殖器,是消失睾丸导致雄激素部分升高的结果。最后,双侧睾丸消失综合征患者表现为无性腺的 46,XY 男性表型,有发育很好的午非管,但是空阴囊、无前列腺、有小阴茎,这代表了在男性外生殖器解剖发育完成后睾丸消失。

手术探查双侧睾丸消失综合征患者,常常有始基精索结构,末端组织学检测无可辨认的睾丸组织,通常有萎缩的附睾残余(Bergada et al,1962)。

胚胎睾丸退化综合征或双侧睾丸消失综合征患者的治疗是由其临床表型决定的。性幼稚女性表型者青春期给予雌激素替代治疗,需要阴道扩张或阴道成形。男性表型者需要雄激素诱导青春期及长期替代治疗。在合适时间给予替代治疗,可以有正常的青春期发育和正常的第二性征,包括阴茎长度和正常骨成熟(Aynsley-Green et al,1976)。阴囊内可以放置睾丸假体改善外观和心理。对于合并模糊外生殖器的睾丸退化综合征患者需要个体化评估后选择合适的性别认定。

5. 卵睾性发育异常

卵睾 DSD 指个体同时有发育很好曲细精管的睾丸组织和具有原始卵泡的卵巢组织,有的表现为 1 个卵巢 1 个睾丸,更常见的表现为 1 个或 2 个卵睾。

外生殖器和内生殖管道呈不同程度男性和女性之间的表型,**大多数患者为模糊外生殖器,不同程度男性化,75% 按男性抚养。**按男性抚养者,80% 有尿道下裂和阴茎腹曲;按女性抚养者,2/3 有阴蒂肥大。实际上,所有患者都有尿生殖窦,大多数有子宫(图 29-16 和图 29-17)。卵巢在正常位置,常常在左侧,睾丸或卵睾可以在睾丸下降途径中的任何一个位置,睾丸和卵睾常常在右侧(Blyth and Duckett,1991;Mittwoch,2000)。在腹股沟管或阴唇阴囊触及的性腺 60% 为卵睾,触诊性腺二极硬度不一致时需要考虑是否为卵睾(Grumbach and Conte,1998)。一项南非大样本卵睾 DSD 患者研究提示,性腺发育有三种模式:混合型(中央为基质,卵巢和睾丸组织混合在一起);分隔型(上极为卵巢,下极为覆盖卵巢组织的睾丸);二极型(睾丸和卵巢组织严格分布在二极)(Wiersma and Ramdial,2009)。

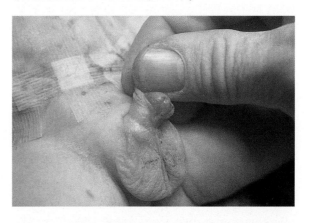

图 29-16 真两性畸形患儿表现为尿道下裂、阴茎腹曲和双侧隐睾(From Diamond D. Intersex disorders:I and II. AUA Update Series, vol. IX, lessons 9 and 10. Houston:American Urological Association Office of Education;1990.)

大约 60% 卵睾 DSD 为 46,XX,大多数 46,XX 患者 SRY 基因为阴性;33% 为嵌合体(46,XX/46,XY;46,XX/47,XXY);7% 为 46,XY。嵌合体被认为是由于受精卵和其极体融合,或 2 个细胞核融合,或二次受精。也有人认为卵睾

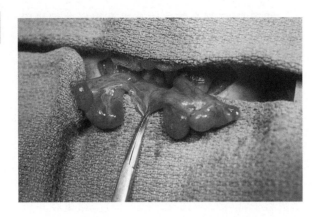

图 29-17　此图所示为图 29-16 患者腹腔镜探查所见。钳夹处为子宫,另外可见双侧伞状输卵管及双侧卵睾(From Diamond D. Intersex disorders:I and II. AUA Update Series, vol. IX, lessons 9 and 10. Houston:American Urological Association Office of Education;1990.)

DSD 是由于未检测到的嵌合的 Y 细胞系。Ortenberg 和同事(2002)在所有 8 例患者的卵睾组织中都检测到 SRY 基因,支持存在体细胞嵌合。另一些研究表明,卵睾 DSD 患者存在 Y-特异性 DNA 区的异质性,支持 46,XX 卵睾 DSD 非 Y 染色体相关机制,如常染色体或涉及性别决定的 X-连锁基因突变(Hadjiathanasiou et al,1994)。Berkovitz 和同事(1991)的研究提示,46,XY 卵睾 DSD 可能是部分性别发育不全的一种形式,依据此理论,睾丸决定的部分缺陷导致睾丸和卵巢发育,这也支持在一些发育不良睾丸中有卵巢基质。

卵睾 DSD 外生殖器分化各异,内生殖管道分化也不同,与同侧性腺的功能有关。 输卵管总是在有卵巢的一侧,输精管总是邻近睾丸(Berkovitz et al,1991)。2/3 卵睾 DSD 患者的性腺为卵睾,其中 2/3 有输卵管,另 1/3 有输精管或两种结构都有。

卵睾的卵巢组织发育得更正常一些,而睾丸组织常常发育不良。因此已经有 46,XX 女性患者排卵及怀孕的报道,但是男性生育功能还没有相关报道。

卵睾 DSD 有 Y 染色体物质者发生性腺肿瘤(性腺母细胞瘤和无性细胞瘤)的风险为 2%～3%,如果保留睾丸组织需要密切监测恶变。46,XX 卵睾 DSD 恶变风险低(Verp and Simpson,1987)。

处理卵睾 DSD 最重要的是性别决定,依据外生殖器、内生殖管道和性腺潜在的功能,腔镜或剖腹探查所见。不像其他类型的性腺发育不良,**卵睾 DSD 患者如果按女性抚养并且有合适的内生殖管道是有潜在生育能力的。** 已经有卵睾 DSD 患者怀孕的报道,大部分核型为 46,XX(Starceski et al,1988)。如果按女性抚养,所有睾丸和午非管结构都需要切除,如果是卵睾,需要切除睾丸部分(Nihoul-Fekete and colleagues,1984)。术后可以做 hCG 刺激实验确定睾丸组织是否完全切除。对于睾丸和卵巢分界不清者,建议切除性腺。尽管可能需要激素治疗替代,保留的卵巢组织在青春期可能有正常的卵巢功能。按女性抚养者也需要监测性腺发生肿瘤的风险。如果选择男性性别,切除所有卵巢和苗勒管结构。由于性腺恶变风险高,并且没有生育可能,需要考虑青春期性腺切除激素替代。如果保留性腺,至少需要长期超声监测性腺恶变风险。

6. 46,XX DSD(女性男性化)

46,XX DSD 是指有卵巢的 46,XX 个体性别表型发育异常,表现为部分男性化,外生殖器模糊。 目前为止,新生儿模糊外生殖器最常见的原因为先天性肾上腺皮质增生症(congenital adrenal hyperplasia,CAH),也是女性男性化最常见的原因。二个罕见的 46,XX DSD 原因为母亲摄取雄激素及母亲患男性化肿瘤。

(1)先天性肾上腺皮质增生症:**CAH 是涉及皮质醇合成的先天代谢障碍。** 皮质醇合成通路的 5 个酶任何 1 个出现缺陷都可能导致 CAH(胆固醇侧链裂解酶、3β-羟类固醇脱氢酶、21-,17-,11-羟化酶)。**CAH 最常见的原因为涉及糖皮质激素合成的 2 个终端酶的缺陷(21-或 11-羟化酶)** (New and Levine,1984)(图 29-18)。2 个酶任何 1 个出现缺陷均可导致氢化可的松合成障碍,代偿性 ACTH 分泌增多,缺陷酶近端的类固醇合成增高,继发睾酮合成升高。

要点:先天性肾上腺皮质增生症

• CAH 最常见的原因为涉及糖皮质激素合成的 2 个终端酶的缺陷(21-或 11-羟化酶)。

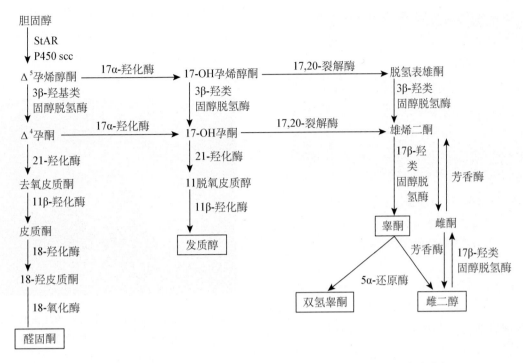

图 29-18　**盐皮质激素、糖皮质激素和性类固醇激素的类固醇生物合成途径**

95% 的 CAH 为 21-羟化酶缺失,发生率为出生婴儿的 1/5000～1/15 000(美国和欧洲)。据报道,在雅皮克爱斯基摩人中的发病率最高为 1/490(New et al,1994)。**临床上,患者分为三种类型。**①失盐型:终生醛固酮及皮质醇均生成不足,有男性化;②单纯男性化:仅有男性化,无失盐;③非经典型患者:没有男性化和失盐。随着分子遗传学的发展,已经鉴定出 95% CAH 突变的基因。该疾病临床表现多样,代表了特异的可识别的基因导致的不同程度的酶缺陷。

21-羟化酶基因(CYP21A2)位于染色体 6p21.3,在人主要白细胞抗原(human leukocyte antigen,HLA)复合物内,以常染色体隐性方式遗传(Wilson et al, 1995)。CYP21 假基因(CYP21PA1)与 CYP21A2 基因相邻,间隔 30kb,并且与编码血清补体第四组分的 C4B 和 C4A 基因交替相邻,这样命名是因其不编码蛋白质而且无活性(Tusie-Luna and White,1995)。无活性的 CYP21PA1 与活性基因 CYP21A2,98% 同源。在减数分裂过程中,可能发生基因转换,将片段从 CYP21PA1 基因转移到 CYP21A2 基因,使其失去活性。迄今为止,引起 21-羟化酶缺陷的所有突变似乎都是由基因 C4B 和 CYP21B 的完全缺失引起的(减数分裂过程中染色单体之间发生不均等的交叉及偏差的产物)。有大约 15 个突变构成了 90% ～ 95% 的等位基因,并且来源于 CYP21A2 基因和高度同源的 CYP21PA1 之间的 DNA 序列的基因重组,其余为自发突变(Forest,2004)。目前已经报道了大约 100 个不同的 CYP21 突变。

大多数继发于 21 羟化酶缺陷的 CAH 患者表现出两种典型的疾病形式:**75% 失盐型,25% 单纯男性化**(Kohn et al,1995)。最近报道中失盐型患者比例更高是因为诊断能力的提高与临床高度怀疑,以及产前筛查和盐皮质激素的辅助治疗提高了生存率(Fife and Rappaport,1983)。新生儿 CAH 筛查比例的增高缩短了诊断时间,尤其在男性失盐型患者中。这也证明新生儿筛查是诊断男性的单纯男性化和一些男性和女性非经典肾上腺皮质增生症的重要手段(Brosnan et al,1999)。

经典失盐型及单纯男性化的女性患者,由于类固醇合成障碍始于孕 10 周,即外生殖器形成的阶段,因此,出生后有不同程度的男性化,表现为阴蒂肥大和不同程度的阴唇融合(图 29-19)。此外,阴道和尿道形成尿生殖窦开口于会阴。阴蒂有时显著增大看起来类似合并尿道下裂的阴茎。

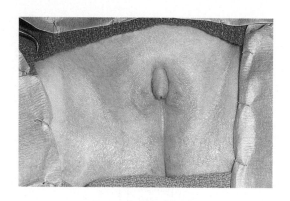

图 29-19　继发于 21-羟化酶缺陷的先天性肾上腺皮质增生症患者的外生殖器表现,可见阴唇阴囊融合和阴蒂肥大

生殖器男性化程度做了分类(图 29-21)。这些患者的苗勒管结构通常是正常的,但是最近有研究表明上尿路异常的发生率增高(Nabhan and Eugster,2007)。

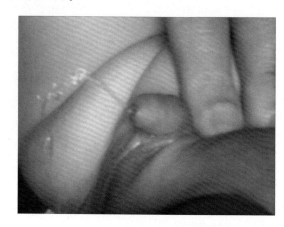

图 29-20　继发于 21-羟化酶缺陷的先天性肾上腺皮质增生症患者外生殖器分级为 Prader V 级,表现为完全男性化

完全男性化者表现为正常男性表型合并双侧隐睾,尿道外口可开在类似于阴茎的龟头上(图 29-20)。严重男性化常常发生于失盐型的新生儿,但并不总是这样。Prader (1958) 对 CAH 女性外

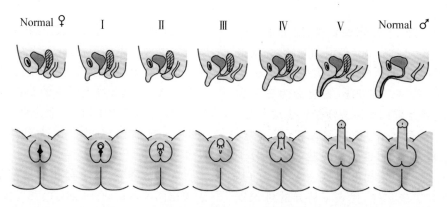

图 29-21　先天性肾上腺皮质增生症女性外生殖器不同程度男性化的 Prader 分级法(From Prader A. Die Haufigkeit der kongenitalen androgenitalen Syndroms. Helv Pediatr Acta 1958;13:426.)

CAH 失盐型的男性和女性,在出生后几周即出现症状,表现为体重不增,进行性体重下降,脱水。在严重受累的新生儿,肾上腺危象可以发生在生后 10～21d(Grumbach and Conte,1998)。呕吐严重,有时会误诊为幽门狭窄,特别是在男孩。未及时治疗,会迅速因高钾、脱水、休克导致死亡。对于男婴,特别有水电解质异常者,临床表现和反流或尿路梗阻导致的尿脓毒症类似,需要排除(Mastrandrea et al,2005)。出生后未治疗的女性,会有进展性男性化,发育前出现耻骨上阴毛生长、痤疮及声音变低。迅速身体发育成熟、骨骺早

闭,成人后身材矮小。即使内生殖器为女性,除非有足够的类固醇治疗抑制产生过多的雄激素,否则不会有乳腺发育和月经。

没有失盐的男性患者主要表现为同性性早熟。出生时正常,但是在 2～3 年内发生性及身体早熟的迹象。尽管睾丸为正常大小,但是阴茎阴囊长大,出现前列腺,伴随耻骨上阴毛生长、痤疮及声音变低。肌肉发达,骨龄超前。在非失盐型患者,这些症状常常被遗漏,直至儿童后期出现雄激素增多的表现,如身高加速增长及过早出现耻骨毛发。

在非失盐型男性,两个主要的远期表现为身材矮小和不育,占 20%~40%,除非早期给予药物治疗否则会出现骨骺早闭。因此,新生儿筛查至关重要。30% CAH 男性不育,常常与阴囊超声检查发现的睾丸肾上腺残余结节有关。有 25%~30% 的男性 CAH 患者出现睾丸结节,这是由于 ACTH 刺激引起肾上腺残余增生引起的。当合并不育时需要定期做超声检查,加强糖皮质激素的抑制作用,并且可能需要做保留睾丸的肿物切除(Claahsen-van der Grinten et al,2008)。一些学者建议男性肾上腺残余肿瘤的患者青春期后冷冻保存部分精子。此外,经典型男性肾上腺皮质增生症患者,如果疾病控制不佳可导致小睾丸及精子计数减少和不育(New and Wilson,1999)。这是由于过量雄激素,在外周芳香化为雌激素,从而抑制垂体促性腺激素的结果。

经典型 21-羟化酶缺乏患者,血浆黄体酮和 17-羟黄体酮 (17-hydroxyprogesterone,17-OHP) 显著升高,尿中 17-酮类固醇和孕三醇也升高。可以通过放射免疫分析法检测血浆 17-羟黄体酮来诊断,这种方法替代了更复杂的 24h 尿液代谢物的收集(例如孕三醇)。**可以通过盆腔超声显示苗勒管结构确定诊断**。一些学者建议在生化检测结果回报之前,通过超声寻找新生儿异常增大或"脑回样"的肾上腺,可以作为早期诊断 CAH 的方法(Hernanz-Schulman et al,2002)。

更积极的筛查 21-羟化酶缺陷提供了相当大的益处。在一系列报道中,1/3~1/2 模糊外生殖器的女性新生儿患者通过筛查才被诊断出有 21-羟化酶缺陷(Pang et al,1985)。

21-羟化酶导致的非经典型 CAH,代表了一个缓慢的晚发类型,出生时女性患者没有男性化。因 21-羟化酶部分缺乏及发病时间不同,临床表现各异。这些患者没有皮质醇缺乏但是有雄激素升高症。New 和 Wilson(1999)发现,非经典型 21-羟化酶缺乏是人类最常见的常染色体隐性遗传病,发病率为 1/100。女性主要表现为多毛、月经少,男性模式的秃顶、多囊卵巢。在最近的研究中发现,32% 的非经典型 CAH 女性患者多在产后被诊断出有 21-羟化酶缺乏。少精子症和生育力下降为非经典型 21-羟化酶缺陷的男性的主要特征,并且有报道用糖皮质激素治疗可逆转不育症。

非经典型 CAH 通常需要低剂量的糖皮质激素治疗。

5% CAH 患者为 11β-羟化酶缺乏。分为经典型和轻型,与 21-羟化酶不同,11β-羟化酶为非 HLA 关联,是由于位于 8 号染色体长臂的 CYP11B1 基因突变导致(Merke et al,1998)。到目前为止,已经发现超过 50 个突变导致该酶失活(Nimkarn and New,2008)。和 21-羟化酶类似,非经典型发病晚,在儿童或青春期出现雄激素过多的症状及体征。**严重的经典型有高血压,是继发于血清去氧皮质酮(deoxycorticosterone,DOC)水平的增高,在生后几年内出现。**尽管大多数患者血压高,但是也有患者血压正常或仅为间断性高血压。重型有显著的男性化,同 21-羟化酶缺乏。在晚发类型中,轻度男性化可以发生在青春期前及青春期后。

可以通过检测血浆 11-脱氧皮质醇和 DOC 升高诊断 11β-羟化酶缺乏。尿中 17-酮类固醇和 17-羟基皮质醇也升高。治疗同 21-羟化酶缺乏,用糖皮质激素治疗。

导致 CAH 男性化最不常见的酶缺乏为 3β-羟类固醇脱氢酶。该酶缺乏影响肾上腺和性腺中类固醇合成的早期步骤,使 3β-羟类固醇不能合成为酮类固醇,因此,重型有醛固酮、性激素和皮质醇合成障碍。该酶缺乏常合并失盐及钾潴留,受累女性轻度男性化(轻度阴蒂肥大,阴唇融合)。

3β-羟基类固醇脱氢酶有两个同源基因,它们均含有四个外显子(Merke et al,1998)。已经报道了引起该综合征的许多突变。该缺陷为常染色体隐性遗传模式,在其生化和临床表现上是异质的。尽管非经典形式似乎极为罕见,但是非失盐型和轻度迟发型均被报道过。

诊断基于血清羟基孕烯醇酮和脱氢表雄酮升高。盆腔超声检测到苗勒管结构可以进一步确定诊断。**治疗同 21-羟化酶缺乏。**

最近令人激动的是,CAH 可以进行产前诊断和治疗。**产前诊断高风险胎儿的方法是孕 16—17 周检测羊水中 17-羟黄体酮**(Laue and Rennert,1995)。目前孕 9—11 周可通过绒毛膜绒毛活检做 HLA 基因分型或 DNA 基因分析进行诊断(Hughes,2002)。**应用地塞米松治疗 CAH 胎儿的母亲,抑制胎儿垂体分泌 ACTH,从而抑制胎儿**

外生殖器的男性化。然而,应该一怀孕就开始治疗,最晚不能超过孕9周,因为孕9周后外生殖器开始发育(Nimkarn and New,2007)。这种治疗方式有些复杂。对于有家族史胎儿的诊断主要依靠绒毛膜细胞或羊水细胞,因此在治疗前不可能明确诊断。因为男性化与男性胎儿不相关,考虑到常染色体隐性遗传模式,3/4的女性胎儿不受影响,因此7/8的胎儿可能接受了不必要的治疗。所以,治疗的一个目标是早期诊断,以避免不必要的治疗。一个有前途的方法是早在妊娠9周通过PCR分析母体循环滋养细胞中游离的胎儿DNA,可以提高CAH产前诊断率,还可以检测Y染色体,从而避免治疗男性胎儿(Rijnders et al,2001)。

目前产前地塞米松治疗CAH的有效率大约为85%(Migeon,1990;Pang et al,1990;Speiser et al,1990)。一些新生儿完全没有男性化,提示治疗完全成功。但是也有其他病例仍然存在轻度男性化。这些研究中,尽管患者的依从性以及治疗启动的时间存在差异,但是其疗效的差异引发了学者对CAH胎儿男性化机制的思考。此外,产前应用地塞米松治疗引起了伦理学的关注。尽管地塞米松治疗阻止雄激素对患病女性外生殖器和大脑的作用毋庸置疑,但是孕期地塞米松治疗对于未受累胎儿的远期影响还不明确。有一项研究表明,产前治疗CAH没有认知和发育运动障碍,但是其他研究提出产前治疗对语言工作记忆有潜在损害(Hirvikoski et al,2007)。Miller(1999)和其他学者建议产前治疗CAH应该在大型医学中心并且在机构审查委员会监督下进行实验性治疗。并且对这些新生儿的长期随访非常重要(Speiser,1999)。

Hughes(2002)和其他学者强调CAH患者基因型与表型有密切相关性。New和他的同事(2013)发现,在45个病例中有23个基因型与表型有相关性。某些基因型在特定种族群体中更为频繁。这具有许多实际意义。分子生物学家现在不仅可以预测一对夫妇孩子的患病风险,而且还能预测其临床分型。因此,严重突变的基因型会促进实施产前治疗,而非严重突变的基因型则不需产前治疗。此外,在新生儿中,不太严重的基因型允许修改糖皮质激素治疗方案,以尽量减少不

良反应。

Bongiovanni和Root(1963)提出儿童期及青春期皮质醇治疗达到的目标:补充足够的激素,抑制垂体分泌ACTH、肾上腺分泌雄激素和临床的男性化,防止异常快速的身体发育和骨化,允许性腺正常发育,矫正水盐失衡或高血压。Hughes(2002)提出,可以通过基因型预测需要的糖皮质激素量,但是需要根据每个患者的骨龄、线性生长,24h分泌的酮类固醇和临床糖皮质激素缺乏或过多的证据调整用量(Grumbach and Conte,1998)。可通过测量晨起血浆17-羟孕酮水平评估治疗的有效性。这些失盐型的儿童除了应用氢化可的松治疗,还要增加盐摄入量和盐皮质激素治疗。急性发作时,在电解质和血压得到控制后,就必须进行氟氢可的松的维持治疗(Laue and Rennert,1995;Grumbach and Conte,1998)。给予儿童氢化可的松片剂口服[10~20 mg/(m² · d),分2~3次服]。在应激状态,如手术和感染时,需要用平时氢化可的松剂量的2~3倍。患有失盐型CAH的婴儿需要更换氟氢可的松(0.1~0.2 mg/d)(Antal and Zhou,2009)。

对显著的男性化女性患者(未经产前诊断和治疗),适合在一个良好的医学方案被确立以后,麻醉的风险已经变得很小,而且小孩已经长大到足以使技术可行时,行女性外生殖器成形术,3~6个月时比较合适(Passerini-Glazel,1990)。**在治疗较好的情况下,男性的长期生育率和女性的女性化、月经期和生育率会比较满意。**的确,在男性化最严重的CAH女性患者中也有潜在生育的可能性,这就为支持所有46,XX的CAH患者实施女性外生殖器成形术提供了证据。虽然2006共识支持CAH应按女性养育,但最近Lee和HuSman提出对那些明显男性表型的46,XX CAH患者,建议选择按男性抚养(Lee et al,2010)。

最近,研究的重点是产前升高的雄性激素对大脑产生的潜在印记。许多研究证实,孕期高雄激素水平与男性行为有关,而与男性化性别特征无关。Meyer-Bahlburg和他的同事发现,酶缺乏的严重程度与性取向(同性恋、双性恋率)密切相关(Meyer-Bahlburg et al,2004b,2008;Dessens et al,2005)。此外,Berenbaum和他的同事(2003,2004)报道,在伴有生殖器男性化的CAH

女性患者中,那些作为女性抚养,并且接受很好医学治疗的患者不伴有男性化心理。Meyer-Bahl-burg 和他的同事(2004a)报道,在产前高雄激素的 46,XX CAH 女孩,其性别相关的男性行为程度与性别认定的男性化无明显相关。因此,性心理证据支持婴儿期诊断的男性化 CAH 患者,应按女性抚养。事实上,恰当的心理学支持应作为长期随访的一部分。

在一项有趣的新发现中,注意到男性和女性的经典 CAH 患者在 MRI 上杏仁核体积比对照小,导致杏仁核功能改变。糖皮质激素可调节杏仁核,在情绪处理中起着重要作用(Ernst et al,2007)。

外科革新的一个有趣的领域,就是对一些患者进行实验性的"预防性"肾上腺切除术。临床上双侧肾上腺切除通常用于失盐型男性化严重的女性,药物治疗失败,糖皮质激素治疗不能使雄激素达正常水平,或需要的类固醇剂量使患者出现并发症,如库欣综合征、生长缓慢、肥胖、不育(40%),维持肾上腺抑制比预防肾上腺危象更难。对于 25% 21-羟化酶完全缺失者,既不产生皮质醇,也不生成醛固酮,肾上腺切除可能是一个实用的选择(VanWyk et al,1996)。总体上说,这些患者为 CYP21 基因无效等位基因的纯合子或复合杂合子(VanWyk et al,1996)。VanWyk 和 Rit-zen(2003)对 18 例患者长期随访发现,对于严重 CAH 且反复肾上腺抑制失败的患者,进行双侧肾上腺切除是安全有效的。这些患者在双侧肾上腺切除后获得了更好的生活质量。在最近的一系列研究中,双侧肾上腺切除术对于那些追求生育而不是控制肥胖和高雄激素血症的患者来说更为成功(Ogilvie et al,2006)。

虽然这些患者在术后可能患有 Addison 病,但那些最严重的 CAH 患者对代谢应激的内源性肾上腺反应将变差(Gunther et al,1997)。此方法一个理论上的缺陷是如果有一天可以通过有功能的 CYP21 基因导入肾上腺皮质组织来治疗 CAH,那么肾上腺切除患者将不是候选人(Van-Wyk et al,1996)。

CAH 男性患者必须随访是否患有睾丸肾上腺残余肿瘤,这是患者不育的潜在因素。每年做 1 次阴囊超声检查来进行随访比较理想(Kang et al,2011)。

(2)继发于母亲应用雄激素或黄体酮及母亲患肿瘤的 46,XX DSD(男性化女性):由于母亲应用合成的孕激素或雄激素导致女性胎儿男性化很罕见。历史上,孕激素药物是用来预防先兆流产的。在一个大型研究中,孕期母亲使用孕激素类药物,使女性胎儿出现男性化的概率为 2%(Ishi-zura et al,1962)。此外,已证明达那唑(一种用于治疗子宫内膜异位症的睾酮衍生物)与女性胎儿的男性化有关。**任何雄激素或孕激素对胎儿发育影响的程度都和药物的功能、强度、摄入剂量及持续时间有关**(Bongiovanni and McFadden,1960)。

偶尔,母亲的卵巢或肾上腺肿瘤对女性胎儿有男性化的作用,通常这些肿瘤对母亲有男性化的作用,但是对胎儿作用不明显。导致胎儿男性化的卵巢肿瘤包括卵巢含睾丸母细胞瘤、卵巢门细胞瘤、卵巢肾上腺残余瘤、卵巢基质细胞瘤、妊娠黄体瘤、Krukenberg 瘤(Calaf et al,1994)。

罕见的母亲肾上腺肿瘤,如肾上腺皮质癌和腺瘤,也可以导致女性胎儿男性化。

芳香酶缺乏是一个更罕见的经胎盘转运过多雄激素给胎儿的原因。细胞色素 P450 芳香化酶催化雄激素转化为雌激素。正常情况下,胎儿肾上腺产生的微弱雄激素通过胎盘芳香化酶转化为雌激素,并进入母体循环。CYP19 芳香酶基因突变可以导致孕期女性胎儿及母亲男性化。但是母亲男性化在产后会自然消退,再次妊娠又会出现。

任何外源性雄激素对女性胎儿产生影响时,生后内分泌都是正常的,只需要行外生殖器整形。

7. 46,XY DSD(男性化不足男性)

46,XY DSD 指 46XY 个体有分化很好的睾丸,但是表现出不同程度的女性化表型。这些患者男性性分化障碍是由于在发育的必要阶段睾丸分泌睾酮不足,靶组织对雄激素反应异常,或 MIS 生成及作用障碍。

间质细胞发育不全(黄体生成素受体异常):1976 年 Berthezene 及其同事首次报道。单纯型表现为 46,XY 核型男性,正常女性外生殖器,通常可以在腹股沟或阴唇触及睾丸,无苗勒管结构,有一个短阴道。睾酮水平低、LH 水平升高、hCG 刺激后睾酮无升高,是该病的特征性表现(Brown et al,1978)。生理上,这种异常表现为从间质细

胞缺失到间质细胞 LH 受体异常（David et al，
1984）。由于已经发现很多 LH 受体基因的失活
突变，因此可以得出 LH 受体等位基因的活性和
间质细胞发育不良表型之间的相关性（Richter-
Unruh et al，2004）。间质细胞发育不良为常染色
体隐性遗传，仅表达于男性。该病的不完全型可
以表现为有正常男性表型的原发性腺功能减退
（Lee et al，1982）。

典型病例为性幼稚、无第二性征发育或体检
时发现睾丸（Arnholt et al，1985）。鉴别诊断包括
雄激素不敏感综合征或雄激素合成终末缺陷。睾
丸组织学表现为无间质细胞，支持细胞正常。

8. 睾酮合成障碍

胆固醇转化为睾丸的 5 个酶任何 1 个出现缺
陷都可导致胚胎发育期男性胎儿不完全（或没有）
男性化。前 3 个酶（胆固醇侧链裂解酶、3β-羟化
类固醇脱氢酶、17β-羟化酶）在肾上腺和睾丸中均
存在，因此，这些酶缺陷可以导致糖皮质激素、盐
皮质激素及睾酮合成障碍。这 5 个酶缺陷均以常
染色体隐性方式遗传。

（1）胆固醇侧链裂解酶缺乏：性腺和肾上腺中
类固醇生成的第一步是胆固醇转化为孕烯醇酮，
仅由胆固醇侧链裂解酶 450SCC（原来称为 20,22
碳链裂解酶）介导，该酶缺陷最初是由 Prader 和
Gurtner 在 1955 年提出的，被认为导致了罕见的
先天类脂性肾上腺增生。然而，越来越多的证据
表明该病的病因是胆固醇转运的缺陷而不是酶缺
陷（Saenger，1997），胆固醇从线粒体外膜转运到
内膜（胆固醇侧链裂解复合物位于此处）由限速酶
类固醇生成调节蛋白（steroidogenic acute regula-
tory protein，StAR）调节。这似乎是急性类固醇
合成的限速步骤。在不同的族群中发现 StAR 突
变，但最常见于日本人、韩国人和巴勒斯坦人
（Bhangoo et al，2005）。受累的 46,XY 个体有女
性或模糊的外生殖器，盲端阴道；腹内、腹股沟或
阴唇睾丸；缺失苗勒管结构，这与支持细胞有功能
是一致的（Hauffa et al，1985）。午非管存在，但
是为始基状态。新生儿常常在出生后几周因严重
的肾上腺功能不足和失盐而就诊，也有延迟就诊
者（Lekarev et al，2012）。

完全女性外生殖器新生儿如果存在皮质醇及
醛固酮缺乏表现时（低钠、高钾、代谢性酸中毒）需

要考虑 StAR 缺乏，腹部 CT 可以显示增大、充满
脂肪的肾上腺。

治疗同 21-羟化酶缺乏。典型病例应按女性
抚养，行双性腺切除（Laue and Rennart，1995）。
由于睾酮合成从来都不显著，因此大脑印记不是
性别决定的主要因素。也可以有各种表型，表现
为部分男性化，甚至为正常男性外生殖器（Lek-
arev et al，2012）。

（2）细胞色素 P450 氧化还原酶（cytochrome
P450 oxidoreductase，POR）缺乏：细胞色素 P450
氧化还原酶缺乏是最近发现的导致 46,XX 和 46,
XY 性分化异常的病因。P450 氧化还原酶是所
有微粒体 P450 酶的辅助因子，包括 17-羟化酶、
17,20-裂解酶、21-羟化酶和芳香酶。POR 是一个
膜结合的黄素蛋白，在从烟酰胺腺嘌呤二核苷酸
（nicotinamide adenine dinucleotide phosphate，
NADPH）到 P450 酶的电子转运中发挥中心作
用，目前认为 POR 缺乏是一个单独的代谢异常，
21-羟化酶和 17-羟化酶的联合缺陷是由 POR 缺
乏导致的一个单独畸形。最初 POR 缺乏的报道
见于一个有 P450 缺陷、模糊外生殖器和骨骼发
育不良综合征（Antley-Bixler syndrome，ABS）的
患者。随后，人们更清楚地认识到 POR 缺乏能够
引起 DSD、骨骼发育不良和 Antley-Bixler 综合征
（Hughes，2008）。

（3）3β-羟类固醇脱氢酶缺乏：3β-羟类固醇脱
氢酶催化 3β-羟类固醇（孕烯醇酮、17-羟孕烯醇酮
和脱氢表雄酮）为 3 个酮类固醇（黄体酮、17-羟黄
体酮和雄烯二酮）。Bongiovanni 在 1962 年首次
报道。

患者由于睾酮合成障碍表现出不同程度的不
完全男性化，失盐型合并肾上腺功能不足导致的
醛固酮和皮质醇合成障碍。由于皮质醇和醛固酮
的缺乏，出生后不久可以出现失盐危象。然而，合
并严重的失盐的部分缺陷符合遗传异质性。涉及
类固醇合成有 2 个同工酶，即Ⅰ型 3β-羟类固醇脱
氢酶（type Ⅰ 3β-hydroxysteroid dehydrogenase，
HSD3B1）和Ⅱ型 3β-羟类固醇脱氢酶（type Ⅱ 3β-
hydroxysteroid dehydrogenase，HSD3B2），这 2
个酶基因编码位于 1p11-13（Chang et al，1993）。
经典的 3β-羟类固醇脱氢酶缺乏源于失活突变，已
经识别出 37 个 HSD3B2 基因突变（Welzel et al，

2008)。

受累男性患者表现为外生殖器不完全男性化、小阴茎、尿道下裂合并阴唇阴囊融合、共同尿生殖窦和盲端阴道。睾丸常常位于阴囊内,午非管发育正常。

对于有模糊外生殖器及肾上腺功能不足的 46,XY 男性患者应考虑此病。内分泌检查提示 3β-羟类固醇增高可确定诊断。

该病的处理同 21-羟化酶缺乏。

(4)17α-羟化酶缺乏(17α-hydroxylase deficiency,17 OHD):在肾上腺和性腺类固醇生成过程中,17α-羟化酶催化孕烯醇酮和黄体酮为 17α-羟孕烯醇酮和 17-羟黄体酮。1970 年 New 报道了第一例该酶缺陷导致的男性假两性畸形的病例。涉及这个酶的基因位于 10 号染色体(Laue and Rennart,1995)。

受累个体通常为女性外生殖器表型,无或轻度男性化,17α-羟化酶活性缺陷导致皮质醇生成障碍,引起 ACTH 分泌增高,导致肾上腺内 DOC、皮质类固醇、18-羟皮质类固醇增高、水钠潴留、高血压和低血钾。

受累个体表现从有盲端阴道的女性外生殖器到会阴型尿道下裂的男性。对于有高血压的男性化不足男性应考虑此病。内分泌检查提示血清黄体酮、DOC、皮质酮、18-羟皮质酮和 ACTH 增高。

糖皮质激素替代疗法通过抑制 ACTH 从而刺激肾上腺皮质,使血压和低钾血症恢复正常。有些已经按女性抚养的患者行性腺切除和青春期雌激素替代治疗。一些部分型患者,特别是阴茎有一定大小者,可以按男性抚养,青春期给予睾酮替代治疗。无 17 OHD 患者生育的报道。**睾酮生成不足使雄激素印记对于这些患者并不重要。性别决定可以依据外生殖器表型。**

(5)17,20-裂解酶缺乏:17,20-裂解酶和 17α-羟化酶相关,二者基因都位于 10 号染色体上(Laue and Rennart,1995)。一些患者基因缺陷导致二者的生物活性均缺乏,一些仅有 17,20-裂解酶功能不足。Zachmann 和同事在 1972 年第一个描述了这一临床疾病。

17,20-裂解酶缺乏的患者皮质醇和 ACTH 正常、醛固酮正常、无高血压。睾酮合成异常使患者主要表现为出生时模糊外生殖器而不是完全女性表型,外生殖器男性化不足程度各异。青春期睾酮分泌仍然低。Zachmann 和同事在 1982 年已经推断 17,20 裂解酶缺乏有部分缺乏和完全缺乏 2 种分型。

对于无苗勒管结构、无糖皮质激素及盐皮质激素合成异常的男性化不足男性患者应怀疑此病。青春期时无第二性征发育、促性腺激素水平增高,青春期前可以做 hCG 及 ACTH 刺激实验确定诊断。

治疗包括外生殖器重建、青春期性激素替代。

(6)17β-羟类固醇氧化还原酶缺乏(17β-hydroxysteroid oxidoreductase deficiency):17β-HSD 是睾酮生物合成的最后一个酶,转化雄烯二酮为睾酮,脱氢表雄酮(DHEA)为雄烯二醇,雌酮为雌二醇。Saez 及其同事在 1971 年首先描述该病。

临床上,与 5α-还原酶缺陷类似,青春期会发生男性化。出生时,表现为正常女性表型,没有明显男性化,因此常常选择女性性别。然而,患者有发育很好的睾丸,位于腹腔内或腹股沟管或阴唇,无苗勒管结构,可能是由于胚胎发育期产生的少量睾酮或雄烯二酮的作用,午非管发育良好(Boehmer et al,2001)。**青春期时出现阴茎生长及男性第二性征的发育,**包括肌肉增加,阴毛、腋毛、体毛和面部毛发呈男性分布,可以发生男性女乳,睾丸可以扪及(Saez et al,1972)。有报道一些病例又重新选择男性性别(Imperato-McGinley et al,1979a;Rosler and Kohn,1983)。

青春期男性化的原因可能由于促性腺激素的生成部分克服了睾酮生物合成障碍。

该病有特征性的激素变化,青春期前患者血浆雄烯二酮和雌酮可能不升高,青春期雄烯二酮升高至正常的 10~15 倍(Virdis and Saenger,1984)。血浆睾酮在正常低值;血清 LH、FSH 也显著升高,是正常的 4~6 倍。

已经鉴定出 5 个 17β-HSD 同工酶,其中Ⅲ型 17β-羟类固醇脱氢酶同工酶催化雄烯二酮为睾酮,位于 9q22 的Ⅲ型 17β-羟类固醇脱氢酶基因(17β-hydroxysteroid dehydrogenase type Ⅲ,HSD17B3)突变导致男性化不足。Ⅲ型同工酶在宫内早期表达,与性分化关键时期睾酮的生物合成有关(Zhu et al,1998)。

罕见在新生儿期诊断,在婴儿期或儿童期行疝修补手术时发现睾丸可以怀疑该病。hCG 刺激后睾酮/雄烯二酮(testosterone-to-androstenedione ratio,A/T)升高可以提示诊断,并且可以与雄激素受体不敏感鉴别(Ahmed et al,2000a)。该病治疗主要是性别决定。既往在早期阶段,常常选择维持女性的抚养性别,行性腺切除,女性外生殖器重建。如果直至青春期才确定诊断,已经发生明显男性化,一些家庭会选择男性性别。Cohen-Kettenis 发现,按女性抚养者有 36%~64%会有性别角色的改变(Cohen-Kettenis et al,2005a)。在对 22 例阿拉伯患者的队列研究中,Sobel 和 Imperato McGinley(2004)发现 7 例患者在没有父母或精神干预的情况下,经历了自发的性别转换为男性。这一决定,在很大程度上受传统文化的影响。

如果选择女性的抚养性别,行性腺切除,女性外生殖器重建,青春期行雌激素替代治疗。如果选择男性性别,行睾丸固定,男性外生殖器重建。需要行尿道下裂修补术和阴茎腹曲矫正术,这种手术可以很成功。然而,阴茎仍然很小,不能生育。有些人认为,肌内注射睾酮治疗可以使儿童阴茎增大(Sobel and Imperato-McGinley,2004)。通常长期随访发现内源性雄激素水平是足够的。

17β-羟类固醇氧化还原酶缺乏患者从女性向男性性别转换,有二种可能的假设:①子宫内雄烯二酮转化为雌酮对大脑有潜在的男性印记(Reddy et al,1974);②有可能大脑中 17β-HSD 的活性并无缺陷,通过将雄烯二酮转化为睾酮或雌酮发挥作用(Imperato McGinley et al,1979a)。

9. 雄激素受体和受体后缺陷

雄激素受体功能异常代表了最常见的可确定病因的 46,XYDSD 或男性化不足。这些患者典型表现为 46,XY 核型、有睾丸,表型从完全女性外生殖器(完全雄激素不敏感)、模糊外生殖器(部分雄激素不敏感)与表型正常的不育男性。尽管临床表现不同,但病理生理相似(Wiener et al,1997)。

(1)完全(重度)雄激素不敏感综合征(complete androgen insensitive syndrome,CAIS):为 46,XY 核型、完全女性外生殖器、双侧隐睾、无苗勒管结构。1950 年 Wilkins 首先提出该综合征的临床表现为雄激素抵抗的结果。发生率为 1/20 000~1/60 000,为 X-连锁遗传。

雄激素受体一旦被睾酮或 DHT 激活后,调节其他特异基因的转录,导致下游基因合成新的 mRNA 和蛋白。雄激素受体基因定位于 Xq11-12,横跨 90kb,包含 8 个外显子(Brown et al,1989;Hiort and Holterhus,2003)。男性只有这个基因的一个拷贝。90%的雄激素受体不敏感是基因点突变所致(Quigley et al,1995)。鉴定出的雄激素受体基因分子水平的改变不能预测受累个体的表型,除非受体完全缺失,见于 1% 的患者(Quigley et al,1995)。

完全雄激素受体不敏感患者有正常女性表型、无腋毛及阴毛。乳腺的发育及体型为女性,阴道短为盲端。原来曾认为宫内对睾酮作用的抵抗阻止了午非管的稳定性,但是,有报道完全雄激素不敏感有残余午非管结构,筛查附睾旁区域 42%的病例有发育良好的附睾和(或)输精管。在这些患者中发现的基因突变是雄激素受体配体结合域中的单一氨基酸被取代,而不是移码突变、密码子过早终止或 DNA 结合域中的突变,所有这些都与缺少发育较好的午非管有关。这些研究者发现,突变的受体在体内有一定的残余活性,促使午非管发育。因此,他们定义为严重雄激素受体不敏感而不是完全不敏感。因为胎儿睾丸分泌 MIS,所以无苗勒管发育。这些睾丸位于阴唇、腹股沟及腹腔。

患者很少在新生儿期诊断,除非产前羊水穿刺核型为 46,XY,而表型为女性。随着产前诊断的应用,目前诊断率越来越高(Hughes and Patterson,1994)。该病常常因原发性闭经或腹股沟疝囊内发现睾丸而诊断。50%完全(严重)雄激素不敏感患者有腹股沟疝(Conte and Grumbach,1989)。反过来,1%~2%腹股沟疝女孩为 46,XY 核型和完全雄激素不敏感综合征(Wiener et al,1997;Barthold et al,2000)。因此,女孩行腹股沟疝手术时可以谨慎地选择行阴道镜检查确定是否有子宫颈或经疝囊内镜检查是否腹腔内有睾丸。组织学检查提示睾丸没有或有不完全精子生成、间质细胞正常或增生。类似于不成熟的隐睾睾丸。

内分泌检查提示新生儿期正常男性睾酮、

DHT 和促性腺激素水平。青春期，促性腺激素水平增高导致血清雌二醇水平增高及女性化和乳腺发育。

完全雄激素受体不敏感突变受体的异常包括：①正常受体数量明显下降；②与受体无结合；③受体质量异常（不耐热或不稳定）；④其他"受体-阳性"形式，包括类固醇受体复合物解离增加、雄激素受体上调缺陷、配体结合力下降、配体在细胞核滞留障碍（Grumbach and Conte，1998）。总体上，受体缺陷的严重性和表型的严重性一致。此外，Hughes（2001）注意到，在雄激素完全不敏感的患者中，共调节蛋白缺失，雄激素受体无缺失，这表明雄激素要发挥最佳效应，需要转录因子、辅调节因子和配体的综合参与。

青春期后患者通过临床和内分泌检查考虑该诊断，包括闭经、无阴毛、腹股沟疝囊内有睾丸。进一步通过 46，XY 核型，正常男性雄激素及促性腺激素水平，盆腔超声无苗勒管结构，阴道检查为无子宫颈的盲端阴道，确定诊断。

青春期前患者诊断困难，需要做 hCG 刺激实验。由于生殖器皮肤中的受体结合定量检测需要一定时间，可以通过 PCR 检测外周血雄激素受体基因，作为雄激素不敏感综合征的遗传标记。

治疗 CAIS，主要是确定合适的切除性腺时间，由于睾丸可以产生雌二醇，促进乳腺发育和骨生长，因此大多数学者建议保留睾丸在原位直至青春期完成。延迟睾丸切除例外的情况，是睾丸可触及或腹股沟疝内发现睾丸。非常重要的一点是，假如决定保留睾丸，一定要明确诊断为完全雄激素不敏感综合征，而不是部分雄激素不敏感，如果为部分雄激素不敏感，青春期会发生男性化（Batch et al，1993）。另一个重要的因素是，青春期后女性行睾丸切除术，而不是在孩子年龄还小，性心理特征还不明确时进行手术。由于处理 CAIS 患者的复杂性，Hughes 提出对每一例患者都要个体化并从全局考虑（Hughes et al，2012）。

保留睾丸组织的争议是潜在的睾丸恶变风险。完全雄激素受体不敏感患者保留睾丸到成年时，发生睾丸肿瘤（精原细胞瘤和性腺母细胞瘤）的风险为 1%～2%，只比隐睾患者稍高些（Manuel et al，1976；Müller and Skakkebaek，1984）。青春期前发生睾丸肿瘤的风险极低，目前报道完全雄激素不敏感患者发生睾丸生殖细胞肿瘤最小年龄为 14 岁（Ahmed et al，2000b）。总体上来说，青春期后切除性腺是安全的（Cools et al，2006）。睾丸切除后，开始周期性雌孕激素替代治疗。大多数患者可以通过扩张术治疗短阴道（Ismail-Pratt et al，2007）。有些患者需要行阴道成形术（Boehmer et al，2001）。**目前，所有研究均支持完全雄激素受体不敏感患者应明确按女性抚养，与脑组织雄激素抵抗一致。**在一项研究中，完全雄激素受体不敏感组和正常对照组相比较，生活质量和性别相关行为没有统计学差异（Hines et al，2003）。到目前为止，没有一例按女性抚养的完全雄激素受体不敏感患者，需要性别重新认定为男性（Meyer-Bahlburg，1999）。在任何情况下，适合年龄的心理咨询是雄激素不敏感综合征治疗的重要组成部分。

（2）部分雄激素不敏感综合征（partial androgen insensitive syndrome，PAIS）：部分雄激素抵抗综合征包括曾经被认为是独立综合征的一些疾病，如 Reifenstein、Gilbert-Dreyfus、Rosewater 和 Lubs 综合征（Griffin，1992）。**PAIS 为 X-连锁，不完全男性化，主要表现为不同程度的模糊外生殖器，甚至在一个家庭里也表现为不同表型，从尿道下裂假阴道到男性女乳和无精症**（Wilson et al，1974）。**典型表型为男性合并会阴型尿道下裂、隐睾、始基午非管结构、男性乳房增大和不育。**鉴别诊断包括 5α-还原酶缺乏和 17β-羟类固醇脱氢酶缺乏。部分雄激素不敏感综合征内分泌表现和 CAIS 相似。青春期乳房发育，阴茎稍微增大，但是仍然小。

到目前为止，已经发现超过 800 个雄激素受体基因突变（Hughes et al，2012）。目前人们已经很好地认识到，这些突变在受影响的家庭之间和家庭内部产生多种表型，与调节雄激素应答的其他因素一致。这似乎与 20 世纪 80 年代对于生殖器皮肤生殖母细胞研究相一致，**发现 PAIS 受体缺陷有两种类型：①正常功能的受体数量下降；②受体数量正常，但是结合能力下降**（Griffin and Durrant，1982；Hughes，2000）。

诊断 PAIS 很困难。新生儿 46，XY 核型，伴有模糊外生殖器，超声提示无苗勒管结构，内分泌检查为正常男性睾酮和促性腺激素水平，T/DHT

比值正常,可以提示诊断。hCG 刺激实验及 PCR 检测血清雄激素受体基因可以明确诊断。X-连锁模糊外生殖器家族史也有助于诊断。婴儿早期短疗程注射雄激素评估雄激素反应可以辅助性别认定。

依据外生殖器男性化程度,需要个体化治疗 PAIS。选择女性性别者,行性腺切除、女性外生殖器成形、青春期雌孕激素替代。大多数选择男性性别的患者,需要行睾丸固定、乳腺整形及生殖器重建,但是阴茎小,超生理剂量应用睾酮仍然不满意(Migeonet al,1994)。Szafran(2009)提出应用高容量分析(high content analysis,HCA)方法研究生殖器成纤维细胞单一细胞水平雄激素受体功能,可以帮助个体化治疗(Szafran et al,2009)。PAIS 性腺肿瘤发生风险比 CAIS 高,达 15%,发生男性乳腺癌的风险也增高(Cools et al,2006;Hughes,2006)。在考虑性别认定时,重要的一点是要认识到受体缺陷除了影响外生殖器,也影响大脑睾酮受体。PAIS 表型差异大,甚至在同一家庭表型各异,因此性别认定不能依赖于鉴定出的雄激素受体基因(Boehmer et al,2001)。Melo及同事(2003)对 11 例 PAIS 研究(5 例按女性抚养,6 例按男性抚养)表明,抚养性别和成人后的性别身份是一致的,提示在胎儿大脑雄激素印记不足的情况下,抚养性别可能对性别决定起主导作用。但是,这种观点并未被证明总是正确。

不幸的是,PAIS 患者治疗后的长期随访结果有限。Migeon 及同事(2002)对 14 例 PAIS 患者研究表明,不论最后的性别状态,23%患者对新生儿期的性别认定不满意。另一项对 15 名青春期后 PAIS 患者研究发现,所有患者对其性功能不满意(Bouvattier et al,2006)。然而 Mazur(2005)发现,只有 9%的 PAIS 患者自行进行性别重新认定。

目前对于 PAIS 长期随访数据有限,对 PAIS 性别认定的建议是允许将外生殖器男性化程度作为性别认定的指导依据,由于缺乏更精确的标志物,这是目前评估雄激素大脑印记最好的方法(Sobel and ImperatoMcGinley,2004)。

(3)轻度雄激素不敏感综合征(mild androgen insensitive syndrome MAIS):该病是在研究男性不育因素时发现的一个相对新的分类。最近的研究已经证明,在雄激素受体基因内分散存在的多种突变导致了不育(Hiort and Holterhus,2003)。该综合征男性可以为正常表型,或有轻度尿道下裂修复病史,但是出现无精或严重少精。血清睾酮和 LH 水平正常或轻度升高。这提示了不育可能是轻度雄激素不敏感正常男性的临床表现。到目前为止,雄激素受体基因突变导致生精功能异常的病理生理仍不明确(Hiort and Holterhus,2003)。

10. 5α-还原酶缺乏

5α-还原酶缺乏是导致男性化不足中最引人注意的疾病之一。1974 年 Walsh 和 Imperato-McGinley 等首次描述这类病人之前,Wilson 等于 1972 年就根据临床表现预测了 5α-还原酶的缺乏(Wilson,1972;Imperato-McGinley et al,1974;Walsh et al,1974)。自从那时起,人们就已经对该疾病进行了广泛的描述。

5α-还原酶是一个微粒体酶,催化睾酮为 DHT,以常染色体隐性方式遗传,仅纯合体男性受累患病。目前,有 2 个 5α-还原酶基因被克隆,编码不同的同工酶,5α-还原酶 1 型(5α-reductase type1,SRD5A1)基因位于 5 号染色体,编码 1 型同工酶,在前列腺和外生殖器低水平表达;5α-还原酶 2 型基因(5α-reductase type2,SRD5A2)位于 2 号染色体,编码 2 型同工酶,在前列腺和外生殖器高表达(Thigpen et al,1992b)。**男性的男性化不足是由于 2 型同工酶基因突变所导致**。至少已经鉴定出 68 个突变(Thigpen et al,1992a;Imperato-McGinley,2002;Berra et al,2011)。不同地域及不同种族的人出现了同一突变,这支持基因突变"热点"的概念。

新生儿外生殖器表现各异,从正常女性,到模糊外生殖器(最常见),到阴茎阴囊型尿道下裂,到罕见的小阴茎等(Maimoun et al,2011)。典型病例表现为阴茎小,类似正常或增大的阴蒂(图 29-22)。阴道和尿道汇合为尿生殖窦,有阴唇阴囊融合(图 29-23)。阴道短呈盲端。睾丸和附睾位于腹腔、腹股沟或阴唇,输精管终止于盲端阴道。青春期发生部分男性化,肌肉增加,男性体态,阴茎长大,出现勃起(Peterson et al,1977)。已经有人报道受累患者有生精及生育功能(Imperato-McGinley et al,1982;Zhu et al,1998)。另一些继发的性别特征包括前列腺增大，但是没有发际线后退。Maimoun（2011）最近报道有罕见的女性表型怀疑为 CAIS 的 5α-还原酶缺乏患者（Maimoun et al，2011）。

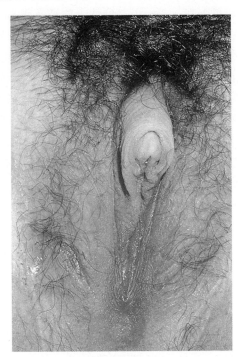

图 29-22 5α-还原酶缺乏患者外生殖器表型。有阴蒂肥大，伴阴唇阴囊明显粘连和阴道开口小（From Diamond D. Intersex disorders：I and II. AUA Update Series, vol. IX, lessons 9 and 10. Houston: American Urological Association Offce of Education；1990. ）

内分泌检测患者有平均血清睾酮水平增高，但是 DHT 下降。hCG 刺激后 T/DHT 可高于 20：1。生殖器成纤维细胞培养显示 5α-还原酶缺乏或消失（Migeon et al，1994）。青春期发生男性化是由于雄激素受体以低亲和力和高水平的睾酮结合，或者由于 1 型 5α-还原酶活性在青春期增加，导致产生足够发生男性化的 DHT（MacLaughlin and Donahoe，2004）。事实上，该疾病酶生化上的异常表现为异质性，从酶和睾酮的亲和力下降，到和 NADPH 的亲和力下降，到 pH 活性的改变（Kupfer et al，1992）。最终需要 5α-还原酶 2 型基因（5α-reductase type2，SRD5A2）测序确定诊断。

这种疾病的表型特征有助于阐明睾酮和

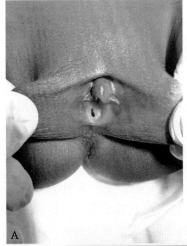

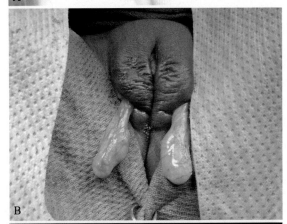

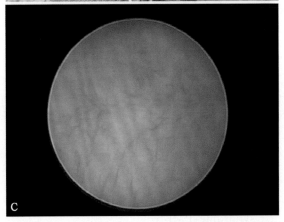

图 29-23 5α-还原酶缺乏症患者外生殖器完全女性化，这种表现十分不常见。A. 术中外生殖器可见阴蒂增大、共同的尿生殖窦和后部阴唇阴囊融合。B. 通过阴唇阴囊切口暴露可触及的睾丸。C. 膀胱镜检查显示阴道盲端和宫颈缺失

DHT 在正常发育中的作用。**尽管 DHT 对于宫内正常外生殖器的发育至关重要，但是单纯睾酮对**

于午非管发育是足够的。

Imperato-McGinley 和同事对多米尼加共和国的一个家谱成员研究发现,在青春期发生了性转变,并且在部落中被称为"guevedoces"(12 岁的阴茎)(Imperato-McGinley et al,1979b)。这种强烈的性反转是 5α-还原酶缺乏这种疾病最有趣的方面之一。它被引证支持睾酮对大脑产生了最主要的男性印记作用。然而发现该疾病只有 5α-还原酶 2 型同工酶缺乏,所以推断 5α-还原酶 1 型同工酶对大脑可能产生一些作用(Thigpen et al,1992b)。因此早期诊断 5α-还原酶缺乏者建议按男性抚养,应当牢记的是强烈支持选择男性性别是在特定社会环境下完成的(Zhu et al,1998)。Cohen-Kettenis(2005a)发现 56%~63% 的患者出现女性向男性转变的性反转。临床医师应该考虑在家庭文化中男性性别的价值,以及阴茎大小的价值。选择男性者,手术矫正隐睾和尿道下裂。子宫内受精技术使受孕成为可能(Katz et al,1997)。为了促进阴茎生长,青春期时可以外用双氢睾酮,但是可能会影响生精功能。对于女性外生殖器表型(图 29-24)或严重小阴茎的患者,可以选择按女性抚养。建议尽早切除选择按女性抚养者的性腺,最好在青春期前,以防止发生男性化。在青春期补充雌激素和孕激素。生后第一年可以行阴道成形及阴蒂缩小成形术,以提供正常外生殖器外观,减轻父母焦虑。

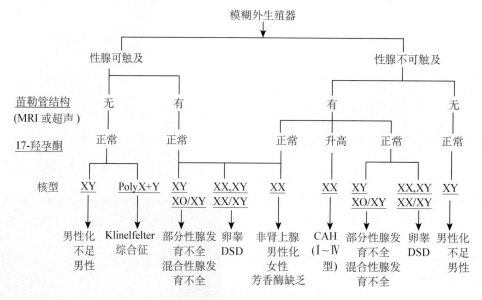

图 29-24　外生殖器模糊的新生儿诊断流程图。这是基于性腺是否可以触及、存在或不存在苗勒结构、17 羟孕酮浓度和染色体核型所制定的(Modifed from Grumbach MM,Conte FH. Disorders of sex differentiation. In: Wilson JD,Foster DW,editors. Williams textbook of endocrinology. Philadelphia:Saunders;1998. p. 1401.)

11. 苗勒管永存综合征(persistent Müllerian duct syndrome,PMDS)

PMDS 又名腹股沟子宫疝,最初由 Nilson 在 1939 年使用。该病特点为 46XY 核型,有正常男性外生殖器,但是存在苗勒管结构,典型患者为单侧或双侧隐睾,存在双侧输卵管、子宫,上段阴道引流到前列腺囊内。常常在行腹股沟疝修补或睾丸固定术时发现苗勒管结构而诊断。

Clarnette 及同事(1997)提出三个分类:①大多数(60%~70%)为双侧腹腔型隐睾,位于类似于卵巢的位置;②小部分(20%~30%)在疝囊或阴囊内发现睾丸,合并对侧腹股沟疝(典型表现为腹股沟子宫疝);③10% 为双侧睾丸、输卵管和子宫位于同一疝囊内(是睾丸横过异位的结果)。PMDS 是睾丸横过异位最重要的病因,发生于 30%~50% 患者中(Fujita,1980)。

MIS 基因在 1986 年被克隆,位于 19 号染色体短臂上(Cates et al,1986)。它与 TGF-β 生长分化因子超家族同源(Imbeaud et al,1995)。PMDS 是一种遗传异质性疾病,一些患者有

19p13 上的 MIS 基因缺陷,还一些有 12q13 上的 Ⅱ型受体基因缺陷。可以散发,也可以为 X-连锁(或常染色体显性,限性)遗传(MacLaughlin and Donahoe,2004)(Migeon et al,1994)。

PMDS 治疗相对简单,所有患者均为男性表型,男性性别认定。成年患者患有睾丸相关肿瘤(最常见为精原细胞瘤),这反映腹腔内的隐睾增加了睾丸肿瘤发生的风险。治疗苗勒管残余应该注意,由于输精管常进入子宫壁,和子宫及近端阴道关系密切,既往建议保留必要的苗勒管结构,以避免损伤输精管(Sloan and Walsh,1976)。已经有报道,11 例保留苗勒管残余发生恶变,这种恶变的风险为 3%~8%,目前建议行腔镜辅助下切除苗勒管残余(Farikullah et al,2012)。

12. 未分类:女性先天无子宫无阴道(Mayer-Rokitansky-Küster-Hauser,MRKH)综合征

MRKH 综合征是一个罕见的苗勒管不发育导致的先天无子宫无阴道综合征。发生率为出生女婴的 1/(4000~5000)。此病特点为 46,XX 核型、正常女性外观及正常第二性征,仅有 1 个浅的阴道盲端。此综合征典型特征为对称性解剖结构,但子宫和阴道缺失。存在正常的卵巢和输卵管,并且卵巢功能正常,但是在腹腔内只有对称性的子宫残余(Griffin et al,1976)。有报道发现,MRKH 患者有 WNT4 基因突变,这表明此基因对苗勒管形成起到重要作用(Biason-Lauber et al,2004)。

许多患者是由于原发闭经就诊,但是患者可能会有不孕和性交困难。近 1/3 患者有上尿路异常,包括肾不发育、盆腔肾和马蹄肾。

10% 的患者为非经典型 MRKH 综合征,存在不对称的残余子宫和(或)单侧或双侧输卵管发育不全,可存在有内膜组织或有经血的不同发育程度子宫,导致周期性腹痛。非典型 MRKH 综合征患者上尿路异常更常见。在一项对 100 例 MRKH 综合征患者的研究中发现,56 例非典型患者中 38 例(68%)有上尿路异常,而 44 例典型患者没有一例出现上尿路异常(Strubbe et al,1994)。此外 16% 的 MRKH 患者还合并有心脏畸形(Pittock et al,2005)。

超声和 MRI 检查可以更精确地确定苗勒管解剖结构,区分经典型和非经典型 MRKH(Nussbaum-Blask et al,1991;Reinhold et al,1997)。

局部扩张或手术建立新阴道,以获得性功能(Ismail-Pratt et al,2007)。美国妇产科医师学会建议将阴道扩张作为一线治疗方案,因为扩张成功率和功能预后与手术相近(Gargollo et al,2009;Morcel et al,2013)。半子宫必须切除,中线子宫结构应该用激素抑制,而不是再造阴道与子宫相连。

三、模糊外生殖器新生儿的诊断与治疗

对模糊外生殖器的新生儿的评估与初始治疗,应当作为临床和社会心理学的急症,对家庭来说也是敏感问题。理想状态下,性分化异常治疗小组应该包括小儿泌尿外科医师、内分泌科医师、精神病学家或精神心理学家,这个治疗小组中的专家应与患者家庭密切合作。这个治疗小组的目标是对性分化异常做出精确诊断(绝大多数病例可以做到),和父母共同协商,根据诊断、患者的解剖结构及患儿潜在生育和性功能,给予合适的抚养性别。

需要询问患者病史及家族史,一些信息对于诊疗非常有价值。家族中有婴儿死亡病史提示可能患有肾上腺皮质增生症;家族中有不育、闭经、多毛患者可能提示家族两性状态。母亲孕期用药史,尤其是甾体类激素和避孕药物对诊断非常重要。

具有确定意义的体格检查是发现一侧或双侧性腺,这可以有效地除外男性化的女性患者。因为卵巢不会下降至腹股沟及阴囊,在性腺下降途径体表能够触及性腺高度提示为睾丸组织。少见的情况为卵睾下降至腹股沟区,如果性腺两极结构不对称,则高度怀疑为卵睾组织,可以通过超声检查进一步确诊。患者患有双侧或单侧隐睾合并尿道下裂,无论是否为模糊外生殖器都应考虑可能有性分化异常,除非证实有其他的原因。Kaefer 及其同事(1999)对不合并模糊外生殖器的隐睾和尿道下裂患者性分化异常的发生率进行了研究。单侧隐睾患者性分化异常的发生率为 30%(可触及的单侧隐睾性分化异常的发生率为 15%,不可触及者为 50%)。双侧隐睾和尿道下裂患者性分化异常的发生率相近,为 32%,如果

双侧均为可触及隐睾,则性分化异常发生率为16%。如果患者有1个或2个不可触及睾丸,那么性分化异常的发生率则为单侧可触及隐睾的3倍,高达47%。此外,尿道开口的位置是性分化异常的强预测因子,尿道开口于阴茎体中部和开口于阴茎体更远端的位置,其性分化异常的发生率分别为65%和5%~8%(Kaefer et al,1999)。

除了性腺查体外,还需要准确测量阴茎体牵拉长度。在美国足月男性新生儿阴茎牵拉长度为(3.5±0.04)cm(Lee et al,2006)。

此外,查体检查是否有子宫也十分重要,在直肠指诊中子宫为前中线条索样结构。**更精确的检查方法为用盆腔超声检查苗勒管结构,可以在新生儿期立即进行。**还需要检查性腺和肾上腺。应当确定未降性腺的正常解剖结构,如果发现性腺中有囊状结构,则考虑为卵睾。

在新生儿期,需要立即进行染色体检查。完成此项检查通常需要2d。因此需要开发一种快速获得染色体数据的方法,FISH是一种快速鉴定X和Y染色体的方法,它可以鉴定第二条X染色体是否存在。应用此技术在几小时内即可获得结果,比染色体核型分析更快捷。

需要立即进行血清学检查来除外失盐型肾上腺皮质增生症。除了电解质外,还需要尽早检测睾酮和双氢睾酮。Migeon和同事(1994)强调雄激素水平下降很快,需要尽早检查。此外,他们建议生后3~4d后检测17-羟孕酮以除外21-羟化酶缺乏,因为分娩应激会导致其前体在生后1~2d内升高,使检测存在误差。

如果在体表均不可触及双侧睾丸,那么睾丸存在与否可以通过检测LH是否显著升高来判断,或者通过hCG刺激实验来确定是否存在有功能的睾丸组织(Jarow et al,1986)。除了除外无睾症,hCG刺激实验也可以诊断5α-还原酶缺乏(hCG刺激之后,睾酮/双氢睾酮升高),还可以鉴别雄激素合成障碍(对hCG刺激后无睾酮升高)和雄激素受体不敏感(hCG刺激后睾酮升高)。血清MIS可以作为睾丸是否存在的标记物(Hughes et al,2012)。

依据体格检查(性腺大部分可触及)、超声检查苗勒管结构是否存在、17-羟孕酮浓度及染色体核型,可以制订程序化的诊断方案(图29-25)。对46,XX DSD(男性化女性)通常可以精确诊断出病因,但是仅有50% 46,XY DSD(男性化不足的男性)能诊断出病因(Lee et al,2006)。如果体格和超声检查发现非对称性解剖结构,染色体为46,XY,则提示为混合性腺发育不全,46,XX的患者则提示为卵睾DSD。

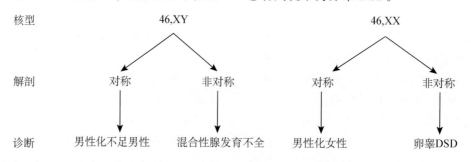

图29-25　基于核型、解剖结构做出的可能诊断

如果以上检查不能确定诊断,则可进行腹腔探查或腹腔镜探查,以及性腺活检进行进一步确定诊断。**腹腔探查和腹腔镜探查仍然是一种诊断方法;只有获得最终的病理诊断以及性别认定后,才可行性腺及生殖器官切除。**用PCR方法对静脉血进行DNA检测可以精确诊断DSD患者的基因异常,尤其可以确定雄激素受体以及酶的异常。应在正常值已经建立的实验室中进行这些检测。

最后,尿生殖窦和管状结构的解剖学认定对于纠正诊断和手术干预有重要意义。通过逆行造影可以很好显示尿生殖窦结构,看清管状结构、尿道和阴道汇合处及阴道内的宫颈压迹。内镜检查可以更进一步确定这些结构之间的关系,但是除非需要立即进行重建手术,否则内镜检查通常不是必需的。

性别认定:诊断确定后,需要和患者家人针对性别认定做全面的坦诚的讨论。**性别决定的选择需要依据潜在的性功能、生育能力及性腺恶变的风险。**家长需要知道虽然目前纵向研究还在进行,但是仍然缺乏大部分 DSD 患者性别决定后高质量的社会心理的长期随访结果。父母参与性别决定非常重要。如果产前诊断 DSD,那么需要告知其治疗方法以及终止妊娠的风险(Nihoul-Fekete,2004)。

染色体核型为 46,XX 的男性化女性,常选择按女性抚养。在肾上腺皮质增生症患者中,可的松可以抑制生成不必要的雄激素;亦可以纠正母体雄激素对胎儿的持续作用。在这些病例中,患者有正常卵巢和苗勒管结构,并且有潜在的生育能力。**如果染色体核型为 46,XY,那么性别认定因素则要复杂许多,包括许多因素如阴茎长度,还有雄激素不敏感的证据。**例如,46,XY 完全雄激素受体不敏感应选择按女性抚养,但是 5α-还原酶缺乏患者则多建议按男性抚养。大部分 45,X/46,XY 杂合体的患儿其表型变化多种多样。睾丸组织的多少决定了外生殖器男性化的程度,性别选择依靠性腺和生殖道的潜在功能,以及外生殖的表型。成年后性别的最佳预测因子为初始性别认定(Cohen-Kettenis,2005b)。有些学者建议,当患者达到可以自行选择性别的年龄后再进行性别决定。这种方法虽然合理,但是在目前文化规范下很难做到(Lee et al,2006)。正如 Elliott(1998)所说,"我们应以合理的方式(作为男性或女性)对待这些性发育异常的孩子,因为这是我们看待世界的方式……最重要的是这是我们教导这些孩子们自己看待这个世界的方式。"

总体来说,要牢记 Meyer-Bahlburg(1998)提出的性分化异常治疗中选择最佳性别时所要参考的因素:

生殖潜能(如果完全能够达到的话);

良好的性功能;

最少的医疗操作;

与性别相符的表型;

稳定的性别身份;

社会心理健康。

在治疗性分化异常患者的过程中,无论怎么强调与患者及其家人相互沟通的重要性都不为过。不同类型性分化异常患者的不同性别决定的长期结果有着不确定性,这要求家长早期参与决策。从长远来看,透明度对于维持健康的医患关系十分重要,因为随着患儿进入青春期以及成年,医师需要长期参与患者的治疗。

最后,性分化异常的治疗仍存在挑战和争论。一方面,医师可以通过高科技的分子生物学技术明确导致性分化异常的基因异常;另一方面,大脑对性别模糊的双态现象还有待探索,如果能够研究清楚,则可以使性别认定的长期社会心理结果最优化。

> **要点:性分化异常的评估与治疗**
>
> - 治疗小组的目标是对性分化异常做出精确诊断(绝大多数病例可以做到),与患儿父母共同协商,根据诊断、患者的解剖结构及患儿潜在生育和性功能,给予合适的抚养性别。
> - 患者患有双侧或单侧隐睾合并尿道下裂,无论是否为模糊外生殖器都应考虑性分化异常的诊断,除非被证实存在其他的原因。

参考文献

完整的参考文献列表通过 www. expertconsult. com 在线获取。

推荐阅读

Hughes IA. Congenital adrenal hyperplasia:a continuum of disorders. Lancet 1998;352:752-4.

Hughes IA. Intersex. Br J Urol Int 2002;90:769-76.

Hughes IA. Androgen resistance. Best Pract Res Clin Endocrinol Metab 2006;20:577-98.

Hughes IA. Disorders of sex development:a new definition and classification. Best Pract Res Clin Endocrinol Metab 2008;22:119-34.

Jost A,Vigier B,Prepin J,et al. Studies on sex differentiation in mammals. Recent Prog Horm Res 1973;29:1-41.

Kaefer M,Diamond DA,Hendren WH,et al. The incidence of intersexuality in children with cryptorchidism and hypospadias:stratification based on gonadal palpability and meatal position. J Urol 1999;162:1003-7.

Lee PA,Houk CP,Ahmed SF,et al. Consensus statement on management of intersex disorders. International Consensus Conference on Intersex. Pediatrics 2006;118: e488-500.

MacLaughlin DT,Donahoe PK. Sex determination and differentiation. N Engl J Med 2004;350:367-78.

Meyer-Bahlburg HF. Gender assignment and reassignment in 46,XY pseudohermaphroditism and related conditions. J Clin Endocrinol Metab 1999;84:3455-8.

Pang S,Pollack MS,Marshall RN,et al. Prenatal treatment of congenital adrenal hyperplasia due to 21-hydroxylase deficiency. N Engl J Med 1990;322:111-5.

Saenger P. Turner's syndrome. N Engl J Med 1996;335: 1749-54.

Sinclair AH,Berta P,Palmer MS,et al. A gene from the human sex determining region encodes a protein with homology to a conserved DNA-binding motif. Nature 1990;346:240-4.

VanWyk JJ,Ritzen EM. The role of bilateral adrenalectomy in the treatment of congenital adrenal hyperplasia. J Clin Endocrinol Metab 2003;88:2993-8.

（殷晓鸣 侯 英 **编译** 杨 屹 **审校**）

第六篇

重建与创伤

第30章　性发育异常与泄殖腔及肛门直肠畸形的外科治疗

Richard C. Rink, MD, FAAP, FACS

泌尿生殖窦和泄殖腔畸形的分类

性发育异常和泌尿生殖窦的外科重建

泄殖腔畸形的外科重建

小结

长期以来,性发育异常和泄殖腔畸形是小儿泌尿外科医师遇到的比较复杂的问题。性别模糊是大多数性发育不良的患儿的特征。性发育异常的手术可能是这本书中最具争议的话题。这个问题的复杂性导致了几乎所有电视和平面媒体的专题报道。有一个患有性发育异常的孩子对父母来说是非常有压力的,因此迫切需要创建一个支持医疗团队,这个团队不仅要帮助患者家庭理解诊断,也必须要让他们了解所有内外科治疗选择上的争议。大多数家庭都曾经选择了早期手术以便使孩子的生殖器"正常化"。那种"什么也不做"的理念被指出对父母充满压力(Creighton,2012)。大多数父母认为手术是明显和必要的,而且是完全不需要做选择的(Crissman,2011)。然而,Lloyd和同事(2005)以及Akbiyik和Kutlu(2010)指出,在所谓"正常的"、没有性发育异常的成人和儿童中,在生殖器的大小有巨大差异。家庭也应该了解性发育异常儿童可能会长期经历社会心理问题(Krishnan and Wisniewski,2014)。很明显的是,父母必须意识到做手术和不做手术的所有优点和缺点。**任何父母或孩子都不应该被说服接受手术。**然而,如果选择手术,多学科的医疗团队应该支持家庭,并且应该确保父母知道手术时机的选择及每个手术选择的优点和缺点。家长也应该了解并能够接触到诸如关怀基金会(www.caresfoundation.org)、协议联盟(accordalliance.org)及魔法基金会(magicfoundation.org)。本章在假设

父母和家人都认为手术是合适的前提下,讨论手术的选择和对这种复杂的异常情况的管理。

一、泌尿生殖窦和泄殖腔畸形的分类

由于泌尿生殖窦畸形范围和复杂性,以及其他相关器官系统异常的可能性,评估和治疗必须细致。在泌尿生殖窦异常时,阴道与泌尿道之间有一个持续的相通。阴道与尿道的相通可能发生在从尿道口到膀胱的任何一点,但大多数发生在中、远端的部分尿道。这两条通道相通后成为一条泌尿生殖窦的共同通道,并开口于会阴。

泌尿生殖窦畸形出现在4种情况下,最常见的是发生在性别模糊的时候,常常伴随先天性肾上腺皮质增生(CAH)(图30-1)。它也可以表现为一个纯泌尿生殖窦和正常的外生殖器(图30-2)。在持续的泄殖腔畸形中,如涉及直肠,则复杂性增加,所有这三个系统(生殖器官、泌尿系统和肠道)在会阴部仅有一个孤立的开口。最近,女性膀胱外翻也被认为是持续性泌尿生殖窦畸形的一种表现形式(Adams,2000)。

早期对这种阴道与尿道相通合流的描述是基于医师自身的科室。泌尿科医师描述为阴道进入尿道,而妇科医师则指出是尿道进入了阴道前庭(Jones and Jones,1954)。Jaramillo和同事(1990)指出,在检查中发现有些情况下泄殖腔开口类似一个天然的阴道开口,但在另一些情况下

则更像是正常的泌尿生殖孔(图 30-3 和图 30-4)。不管如何描述泌尿生殖道的合流,在手术处理过程中,汇合点与膀胱颈的关系是比共同通道的长度更为关键的因素(Rink et al,2005a)。

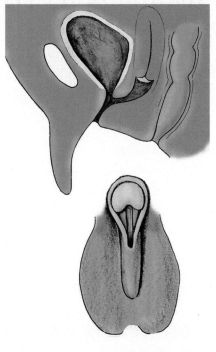

图 30-1　双重性别患者的尿生殖窦

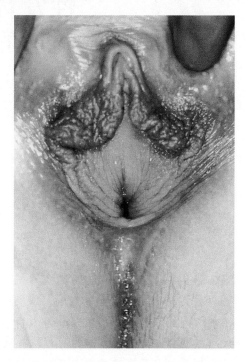

图 30-2　单纯的泌尿生殖窦异常

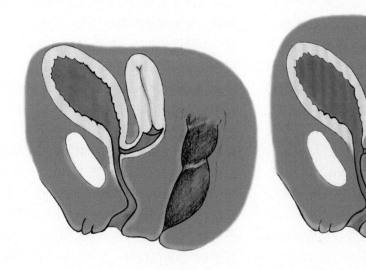

图 30-3　左,尿道型泌尿生殖窦;右,尿道型泌尿生殖窦伴随直肠前移

(一)评估

泌尿生殖窦畸形在性发育异常中最常见,大多数与先天性肾上腺皮质增生症(CAH)有关,已被报道在非典型的轻型 CAH 中,泌尿生殖窦畸形的发生率高达 1/500(Hughes,1988)。CAH 是一组常染色体隐性遗传病,导致性别模糊的最常见酶缺乏是 21-羟化酶缺乏。它的发生率为 1/16 000~1/15 000(Speiser and White,2003;Merke and Bornstein,2005)。21-羟化酶基因的突变(占典型病例的 90%~95%,6 号染色体短臂上的 CYP21A2 基因突变)导致不同程度的与突变基因类型相对应的男性化。CAH 应该被认为是

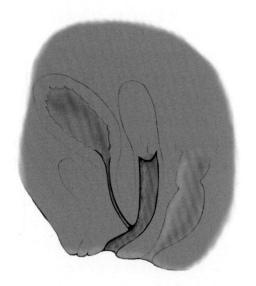
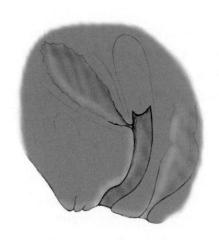

图 30-4　阴道型泌尿生殖窦显示高位(右)和低位(左)融合

一种谱系障碍,其严重程度可从轻度异常到严重影响生命的地步(Nordenskjöld et al,2008)。因此,最初的处理必须专注于做出准确的诊断,以便于做出准确的性别判定。在 48h 内,尽一切努力明确遗传性别。儿童患 CAH 时需要仔细监测液体和电解质,因为 67%～75% 的儿童由于醛固酮分泌不足而导致大量的盐丢失(Speiser and White,2003;Merke and Bornstein,2005)。盐丢失是 21-羟化酶缺乏症的典型表现,会出现低钠血症、高钾血症、高尿钠、低血容量休克和低醛固酮,以及高肾素血症(New et al,2014)。这可能导致脱水、拒食、低血压,甚至循环衰竭、休克和死亡(肾上腺危象)。评估应该包括外周血白细胞的快速核型分析、血清电解质水平的测定,以及与 CAH 相关的激素水平的测定。所有的结果都必须告知性别评估小组各个成员,其中包括父母、儿科内分泌学家、儿科泌尿科医师、新生儿科医师、遗传学家、儿童精神病学家(心理学家),以及神职人员。直到性别评定完成后才可以给孩子取名(Rink and Adams,1998)。

> **要点:泌尿生殖窦异常——概述**
> - 泌尿生殖窦畸形出现在 4 种情况下:性别模糊、纯泌尿生殖窦、持久性泄殖腔累及直肠,以及女性膀胱外翻。

泄殖腔畸形,是一个更为复杂的问题,涉及多器官系统,但幸运的是发生率只有 1/50 000～1/40 000(Karlin et al,1989)。它们是最具有挑战性的肛门直肠畸形,而且占此类病变的 13.6%(Fleming et al,1986)。这类患儿的外生殖器表现有很大的差异。有些人可能有一个突出的阳具结构,并需要对此进行性发育异常的评估。

(二)病史和体格检查

现在,许多患有泌尿生殖窦畸形的儿童可以被产前超声确诊,表现为充满液体的骨盆结构(阴道和膀胱)及模糊的生殖器。此外,自 2009 年以来,新生儿 CAH 筛查计划已经在美国 50 个州和全球范围内开展与实施,这对筛查此类患儿有所帮助(New et al,2014)。然而,在生殖器模糊的情况下,病史和体格检查依然非常有帮助,常可据此做出诊断。在病史上要注意母亲孕期有无药物特别是可能含雄激素物质的药物摄入史。家族史中有新生儿死亡史和水、电解质平衡紊乱时提示 CAH。并应明确家族中其他孩子有无生殖器模糊或在青春期出现性别焦虑的情况。如果存在任何家族成员有青春期发育异常的情况,均应被重点关注。

体格检查有时在对确定性别和排除其他器官系统有无涉及时非常有用。在对生殖器检查进行重点评估之前,应完成对儿童整体健康状况的一般评估。提示某种综合征的异常面容应该予以重点关注。**继发于 11β-羟化酶缺陷型 CAH 的生殖**

器模糊不清的儿童可出现高血压。因此,应该记录血压,脱水也是诊断 CAH 的证据。腹部检查如发现肿块,特别是耻骨上肿块,可能是一个膨胀的膀胱或者积水的阴道和子宫,或者两者兼有。**单纯的泌尿生殖窦畸形,子宫阴道积水常常是一个首发的征象,也通常是唯一的早期发现。**

在泄殖腔畸形情况下,继发于子宫阴道积水和膀胱及肠扩张的腹胀可能很严重。子宫阴道积水在早期研究中很常见(Chappell and Bleloch,1973;Klugo et al,1974);Bartholomew 和 Gonza-les(1978)报道,子宫阴道积水的发生率 29%(Peña,1989)到 63%。最常见的原因是尿液优先流过泌尿生殖窦进入阴道(或数个阴道)并伴有阴道引流不畅。母体雌激素刺激宫颈腺体导致黏液产生,从而进一步增加了膨胀。尿液也会流入直肠。这些盆腔结构的扩张可造成水肿、肢体发绀、呼吸窘迫及酸中毒(Raffensperger,1988)。

应检查腰骶部以确定脊髓异常的任何证据,这可能与泌尿生殖窦畸形有关,并且非常常见于泄殖腔畸形。这种异常可表现为骶浅凹,皮肤毛发增生或局部异常、色素沉着,但更常见的是有骨异常的证据,例如由于骶骨发育不全导致的异常臀部皱褶或扁平臀部。

生殖器检查应注意生殖结节的大小和海绵体的性状。任何程度的弯曲均应加以记录。Huff-man(1976)将阴蒂头的宽度乘以阴蒂的长度,以确定"阴蒂指数",他指出,"阴蒂指数"正常情况下应该小于 3.5 mm,当大于 10 mm 时值得关注。记录到美国足月女孩的平均阴蒂长度为(4.0±1.24)mm,平均宽度为(3.32 ± 0.78)mm(Hughes et al,2006)。**早产儿可能存在持续性孤立性阴蒂肥大,并且与性别发育异常或其他不明确的症状无关**(Williams et al,2013)。应该注意寻找尿生殖窦口的位置,从接近正常阴道前庭位置到发育良好阴茎头顶端之间均有可能。应该寻找生殖腺,一旦发现则应该记录它们的数量、位置和性状。如果两个性腺都下降,那么患儿基本不可能是 46,XX 核型。应该检查阴唇或阴囊与阴茎和直肠之间的关系,以及两侧融合的程度。由于促黑素细胞激素水平升高,在一些 CAH 病例中可见到阴唇或阴囊和乳晕的色素沉着增加。

在泌尿生殖窦异常中应注意肛门的位置。虽然通常在正常的位置,但前移位并不少见,这与泄殖腔异常之间架起了桥梁(图 30-3)。轻柔的直肠指检可以明确有无子宫颈。

对患有持久性泄殖腔的儿童进行体格检查值得特别提及。会阴部只有一个开口,因为直肠也进入这个共同的通道。外生殖器的外观呈现出多样化,从几乎正常的女性外观到更奇异的外观,如完整的生殖器移位或会阴闭锁(洋娃娃般)(图 30-5)(Hendren,1989)。在某些情况下还有一个增大的阴茎结构,使生殖器性别变得模糊不清。单个的会阴开口可表现为一个正常的阴道样开口,或开口于阴茎头顶端。和其他学者一样,我们也遇到了有副通道的儿童,通道出口在类似阴茎结构的尖端(Hendren,1989;Karlin et al,1989;Krstic et al,2001;Rink et al,2005b)。

要点:泌尿生殖窦异常——评估

- 病史和体格检查的重点是婴儿猝死家族史、水电解质异常、高血压,耻骨上肿块,下肢末端发绀,可触及性腺和色素沉着及会阴部开口的数目。
- 必须通过放射学和内镜检查确定尿道阴道融合处的水平及直肠的位置,描述它们与膀胱颈的关系。寻找子宫、卵巢和肾时,超声检查是必需的。

泄殖腔异常与其他器官系统中相关异常的高发生率相关。作者发现 23 例患者中有 14 例肾异常,其中孤立肾 6 例,肾发育不良 4 例,肾盂输尿管连接部梗阻 2 例,重复肾 1 例,交叉异位融合肾 1 例,还有膀胱重复畸形 2 例(Rink et al,2005b)。60% 患者在阴道和子宫内有不同程度的分隔(Warne et al,2003)。Kay 和 Tank(1977)报道,在泄殖腔畸形的患者中,13% 有心血管畸形,10% 有中枢神经系统问题,5% 有呼吸系统异常;椎体,特别是骶椎异常相当普遍。许多同时合并 VACTERL 联合征[脊柱畸形、肛门闭锁、心脏畸形、气管食管瘘和(或)食管闭锁、肾缺如及发育不良、肢体缺陷],而气管食管瘘是常有的(Hendren,1986,1988)。其他胃肠道异常也有报道,包括占 2% 的十二指肠闭锁和直肠重复畸形(Karlin et al,1989)。

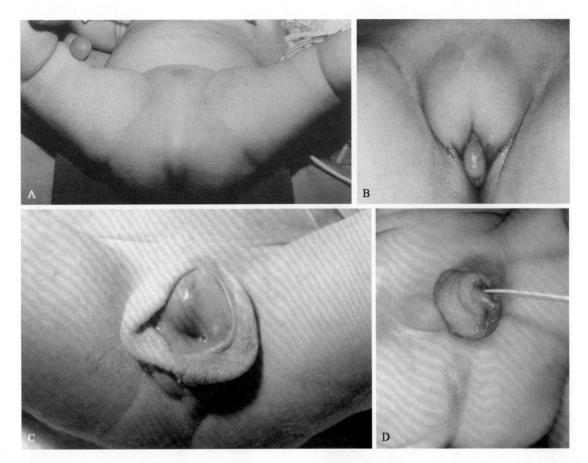

图 30-5　A. 泄殖腔畸形合并会阴无开口。B. 泄殖腔畸形合并外生殖器转位。C. 泄殖腔畸形形成阴道型外观。D. 泄殖腔畸形形成尿道型外观

(三)放射和内镜检查

1. 泌尿生殖窦畸形

必须明确的几个解剖关键点,包括泌尿生殖窦共同通道的长度、阴道汇合于尿道的部位、该部位至膀胱颈的距离、阴道的大小与数目、是否存在子宫颈,以及膀胱与尿道的解剖情况等。这些可以通过放射影像学检查或内镜检查予以明确。作者认为,在决定手术方式时,了解阴道的位置与膀胱颈的关系至关重要,它们之间的距离比共同通道的长度更重要(Rink et al,2005a;Ludwikowski and González,2013)。阴道与尿道汇合点的位置可从膀胱到接近正常的会阴部位置不等。这并非单纯是"高位"(近端、括约肌上)或"低位"(远端、括约肌下)的问题(Hendren and Crawford,1969;Powell et al,1995;Rink and Kaefer,2002)(图 30-6)。作者同意 Ganesan 和他同事(2002)的观点,在 CAH 患者中通常有一条正常的近端尿道,随

后出现尿道与阴道的汇合。从阴道到尿道口的距离随着男性化程度的增加而增长,使的汇合点看起来"很高"。此外,这种高位汇入的表现随着泌尿生殖窦雄性化程度加重而更加明显,因为可能出现了发育良好的(男性)外部括约肌,而阴道通常正好在括约肌的近端位置以一个精阜样结构汇入尿道,同时骨性骨盆则更偏男性化。

一种新的泌尿生殖道分类法测量了共同通道的确切距离和膀胱颈与阴道的距离,以准确描绘汇入点的实际水平位置,同时还需描述阴蒂的大小及外生殖器的外观表现(Rink et al,2005a)。

必须进行泌尿系和盆腔超声检查,以明确肾、卵巢和子宫的部位及是否正常。注意膀胱或阴道的任何膨隆样改变。肾上腺呈脑回样改变并明显增大提示 CAH(Brock et al,1998)。

在对许多泌尿生殖窦畸形的儿童进行解剖评估时,用对比造影剂的方式填充整个膀胱、尿道、

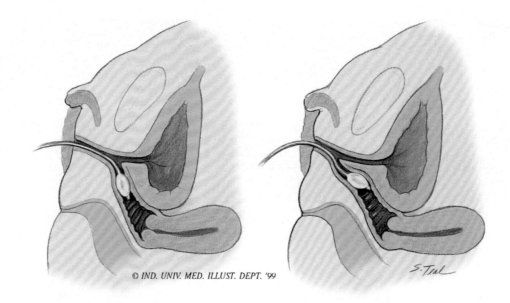

图 30-6　Fogarty 导尿管被放置在高位汇入（左）及低位汇入（右）（© 1999,Indiana University Medical Illustration Department.）

阴道和泌尿生殖窦（即泌尿生殖系统造影术）至关重要（图 30-7 和图 30-8）。

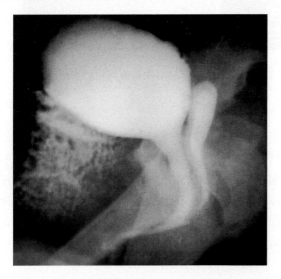

图 30-7　泌尿生殖系统造影显示尿道和阴道的低位融合

造影时，可将 Foley 导尿管插入共同通道，充起气囊，堵住会阴部开口，再逆行注入造影剂。也可将导尿管插入膀胱，做排尿性膀胱尿道造影。在一些儿童中，阴道只能在排尿时显示。子宫颈位于阴道顶部，提示正常的女性内部器官。MRI在 CAH 诊断中的价值有限，但可能有助于确定纯泌尿生殖窦畸形或其他性发育异常及泄殖腔畸形患者的解剖结构。在 CAH 患者中，常在重建

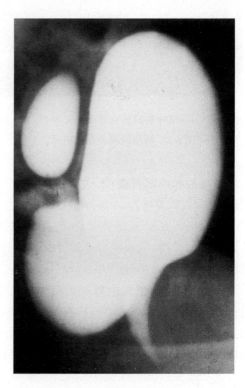

图 30-8　泌尿生殖系统造影显示高位融合，阴道入口在膀胱颈附近，造影剂一部分进入子宫

手术时用内镜直接观察畸形的解剖情况，在这种情况下泌尿生殖系统造影用处不大（Vander Brink et al,2010）。在我们的机构中，只有 72％的 CAH 患儿解剖畸形可以通过泌尿生殖系统造

影观察到,因而它对内镜检查无法明确的信息同样无能为力,因而生殖道造影对手术时机的选择没有影响(Vander Brink et al,2010)。

为外科重建确定解剖关系时,最有用的诊断性检查是内镜。在 CAH 患者中,内镜检查通常在重建时进行,但是为了帮助性发育异常、其他复杂的纯泌尿生殖窦畸形或通过泌尿生殖系统造影未发现阴道的患者确定性别,有时必须在早期就进行单独的检查(Rink and Kaefer,2002)。在后一种情况下,可观察到近端尿道部分有多个开口(Donahoe and Gustafson,1994)。在这种情况下,我们发现由开口插入输尿管导管进行 X 线造影对评估阴道有帮助(Rink and Kaefer,2002)。再者,应该记录阴道的确切位置、大小和数量(图 30-9)。Hendren 注意到在严重男性化的儿童有像男性一样的外括约肌,阴道在括约肌近端以一个精阜状结构汇入尿道(Hendren and Crawford,1969;Hendren and Atala,1995)。根据我们最初的经验,曾认为这种情况很少发生(Adams and Rink,1998),但我最近看到几例严重的 CAH 患儿,她们的尿道已经完全男性化,可以观察到外括约肌和精阜样结构。

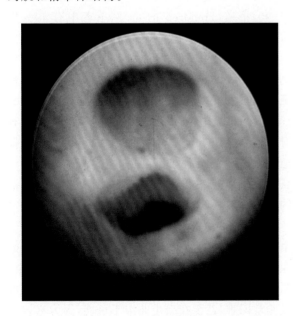

图 30-9　内镜观察汇入情况,尿道在上,阴道在下

较少见的是,即使使用了上述的检查方法,一些性发育异常患儿也需要性腺活检或内生殖器评估,以往需要通过剖腹手术明确,但现在大多数情

况下可以很容易地通过腹腔镜检查进行。无论如何,只有考虑检查结果会影响到性别的选择时才应该进行上述评估(Rink and Adams,1999)。如果需要进行活检,则应在性腺上做一深切口,因为卵巢-睾丸复合体中的卵巢组织可能完全将睾丸组织包绕其中或位于两极(Hensle and Kennedy,1998;Schnitzer and Donahoe,2001)。最后,阴囊皮肤活检有时有助于诊断部分型雄激素不敏感,5α-还原酶活性降低或双氢睾酮结合力下降的男性(Griffin and Wilson,1989)。当然,所有性发育异常的患儿都应接受染色体、内分泌和遗传评估检查,这在本卷第 29 章有详细描述。

2. 泄殖腔畸形

泄殖腔畸形的评估始于产前超声检查,因为现在有几个研究小组报道了持久性泄殖腔的产前诊断(Shalev et al,1986;Petrikovsky et al,1988;Cilento et al,1994;Odibo et al,1997;Adams and Rink,1998;Cacciaguerra et al,1998;Warne et al,2002a)。早在妊娠 19 周就可以做出诊断。伴有双叶或三叶状盆腔囊性结构的一过性胎儿腹水、双侧肾积水、羊水减少等表现具有诊断性意义(Cacciaguerra et al,1998;Warne et al,2002b)。腹水被认为是由于会阴部出口梗阻继发阴道膨隆,尿液逆流入子宫后经输卵管进入腹腔所致(Adams et al,1998;Cacciaguerra et al,1998)。

产后放射线评估始于腹部平片(Jaramillo et al,1990)和腹部超声检查。盆腔肿物在 KUB 摄片时会比较明显。如前所述,尿液和胎粪的逆流可能导致典型的线性钙化或钙化胎粪。如果尿液逆流入直肠,则会因为胎粪钙化而引起直肠中出现更多的粒状钙化(Jaramillo et al,1990)。腹部超声不仅对骨盆解剖很重要,而且还可以了解肾情况(因为肾积水很常见)(Hendren,1998)。肾积水通常与阴道积水相关,扩张的阴道压迫膀胱颈并导致不同程度的膀胱出口阻塞(Hendren,1998)。输尿管压迫也可能发生;不过,我也曾见过在泄殖腔畸形患者中因原发性梗阻性巨输尿管造成的肾积水。

超声波检查也可发现其他肾异常。33%～83%的持久性泄殖腔畸形患儿会发现肾异常,如发育不良、融合异常、异位、肾盂输尿管连接处阻塞和重复肾(Kay and Tank,1977;Warne et al,

2002a；Rink et al,2005b)。

　　与有些 CAH 的泌尿生殖窦畸形可以避免行生殖系统造影不同,泌尿生殖系统造影术和内镜检查在泄殖腔畸形患儿确定解剖结构时是必需的,因为在这些患儿中其解剖结构更加复杂。

　　泌尿生殖系统造影术和内镜检查的技术和目标与之前描述的是相同的,但现在除了阴道汇入位置外,还必须包括辨认直肠汇入的位置。尿道的长度和其与泄殖腔汇入的关系是重建的关键因素。在 Hendren 的患者中,泄殖腔的开口 77% 在尿道,但剩下的 23% 未见真正的尿道,泄殖腔直接开口于膀胱颈部水平(Jaramillo et al,1990)。阴道解剖结构也更加复杂和多变。在 Hendren 的 154 例患者的报道中,66 例有 1 个阴道,68 例有 2 个阴道,20 例阴道缺失(Hendren,1998)。几乎所有我们自己的患者中,都有重复阴道(图 30-10)。重复的解剖结构也是多变的,大多数作者观察到阴道并排进入泄殖腔,但是也有两个阴道独立开口的报道。阴道可以具有不同的尺寸,并且一个阴道可以通过侧壁汇入另一个。通常在每个阴道的顶部可以看到子宫颈。**进入泄殖腔的阴道入口可以位于从膀胱颈到接近会阴的任一地方。**尽管子宫通常与阴道伴随(即两个阴道有两个子宫),但也有阴道缺失而仍然存有子宫或子宫发育不全的情况。Hall 和同事(1985)发现 35% 持续性泄殖腔畸形的患者存在双角子宫、子宫发育不全或双子宫。

　　直肠的腔内开口同样复杂,根据我们的经验,最常见的开口位置在阴道水平。这种直肠开口可以是宽的,或者是长而窄的瘘管。它甚至可以进入阴道或膀胱,与泌尿生殖窦的共同通道无直接交汇。在我的经验中,最常见的入口是在重复阴道的分隔内,这三个一起进入泄殖腔(Rink and Kaefer,2002)。已发现直肠的汇合点 68% 在阴道,11% 在泄殖腔,其余在其他位置(Jaramillo et al,1990)。关注共同通道的长度和外形对外科手术的重建及解剖有意义。有时,共同通道比较狭窄,看起来非常像尿道;在其他情况下,通道要大一点,看起来更像阴道。已发现 48% 的患者外观像尿道,52% 外观像阴道(Jaramillo et al,1990)。**我和其他人都认为,外观像尿道的会导致较高的出口阻力,而且更可能导致阴道积液**(Adams et

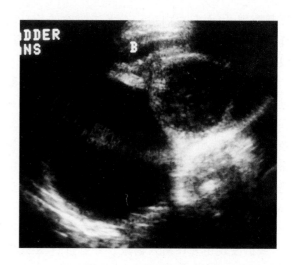

图 30-10　泄殖腔畸形患者的盆腔超声检查。在空虚膀胱的后方可看到充满液体的重复阴道(B)

al,1998；Warne et al,2002b)。

　　经常出现的相关器官系统异常也需要进行进一步的放射学评估。超声心动图应为常规检查。MRI 是评估腰骶椎和评估骨盆解剖和肌肉组织所必需的。长期以来,人们已经充分认识到骶骨异常相当普遍。Peña(1989)指出,54 例患者中只有 35% 患者出现正常骶骨;Jaramillo 及其同事(1990)报道,Hendren 的 65 例患者中有 40% 患有骶骨发育不全。De Filippo 及其同事(1999)发现,21 例患有肛门闭锁或泄殖腔的患者中有 10 例出现腰骶椎异常。**随着 MRI 的应用,脊髓异常更容易被发现,发病率高达 43%**(Jaramillo et al,1990)。Hendren(1998)发现,他的患者中 1/3 有脊髓拴系。在 Morimoto 和其他同事(2003)的报道,10 例脊髓拴系的患者中 8 例没有腰骶部的皮肤红斑。MRI 对确定直肠闭锁的水平和确定括约肌发育的程度也很有帮助(Sato et al,1988)。

　　由于复杂的解剖和常伴有子宫阴道积水,一个有泄殖异常的患儿,通常需要早期的膀胱镜插入减压阴道和膀胱,并明确解剖特征。一般来说,阴道部分的可视性很容易实现,但是进入膀胱可能非常困难,甚至在新生儿中不可能,因为它被扩张的阴道压缩而前移,应首先清空阴道。有时鉴别肛瘘也很困难,肛瘘一旦形成,结肠的黏液和粪便会从瘘口流出。在进行结肠造瘘的同时,进行内镜检查可以清洗结肠内的粪便和黏液。当存在瘘口时,小导管通过瘘口有助于确定直肠汇合的位置。应记录泌尿道、生殖道与消化道在腔内开口位置的高低及共同泄殖腔通道的长度。共同通道的长度有助于预测泄殖腔患者控制排便情况（Peña et al，2004）。

二、性发育异常和泌尿生殖窦的外科重建

（一）初始管理、时机和原则

大多数出生时仍有尿生殖窦的儿童都伴有性别模糊，而这应该首先由性别指定团队予以初步评估，使家庭了解到关于生殖器整形的所有争议是极其重要的。肯定的是，大部分的家庭、内科医师和外科医师都曾经做过进行早期女性化手术的决定，使小孩"正常化"，并给予一个积极的社会心理的调节（Schober，1998）。尽管只有有限的证据支持，但是这曾经被认为可以减轻父母的忧虑并提高们对孩子的前景的展望。而抚养一个性别模糊的孩子一直被认为是极其困难的（Thomas，2004）。Creighton 和同事（2012）指出，那种"什么也不做"的理念对父母来说可能充满压力。Trakakis 和同事（2009）陈述外科治疗必须被推荐在 2—6 月龄间，因为此时组织可塑性最强而心理创伤最小。显然，当对一个最终性别认同未知的个体的进行性别指定时将是一个挑战，而这也是这场争论的核心（Mouriquand et al，2014）。一些团体和内科医师已经提出早期手术是否明智的质疑。知情同意对于婴儿来说是不可能的，而许多人相信生殖器整形手术的决定权是患者，而非父母。关于父母是否有权为孩子做决定和相应责任的伦理问题仍然悬而未决（Lee and Witchel，2002）。很不幸，婴儿在整个性别指定团队中最被动，但最终确应该是最有发言权的一员（Yerkes and Rink，2010）。2002 年，Rangecroft 提出仍然缺乏关于抚养性别模糊患儿的影响的数据资料（Rangecroft，2002）。无论个人观念如何，手术或者观察所有的利与弊必须被毫无偏见的呈现给父母，而肯定的是，心理和同伴支持下的观察必须成为一个可选项（Creighton and Liao，2004）。然而，同样的心理和同伴支持也应该提供给那些已经选择了进行早期手术干预的父母们（Rink and Szymanski，2015）。

当前的手术技术下，对于女性男性化的女性生殖器整形手术可以取得极好的外观美容效果。尽管解剖外观可能发挥着作用，但必须记住一个人的性别认同是多因素作用的结果（Mouriquand et al，2014）。众所周知，大脑是决定性别取向的首要器官（Woodhouse，2004）。Schober（1999）指出，对于成人是如何适应生殖器整形手术的我们知道的很少，对于那些经受了生殖器整形手术的婴儿更是如此，而这些婴儿曾有机会等到成年后由自己选择这些生殖器整形手术。女性化的生殖器整形手术是独一无二的，因为其早期手术后的效果在大约 20 年内都不可知，而现在报道的疗效到那时可能是基于一个已经不再使用的技术。无论如何，可以明确的是生殖器整形手术并不"治愈"一例 DSD。众所周知，女性 CAH 患者无论是否接受过手术，与对照组相比她们对自己外生殖器的满意度都比较低（Nordenskjöld et al，2008）。

不幸的是，DSD 的外科手术存在一个困境，因为此时没有一个绝对正确的答案。不应向父母隐瞒信息。在治疗 DSD 方面不应对家庭或患者任何的保密。应提供咨询，父母必须了解所有的风险和选择，并了解目前的科学知识状况。他们也应该得到接触相关团体的权力，而不管该团体在手术方面的立场如何。现在对早期重建手术的态度正在改变，特别是关于阴蒂的手术（Lee et al，2006）。

出于目前仍有需要外科手术的描述，假定所有各方（父母和多学科协作治疗组）都同意手术是必要的。

出生的儿童伴有持续的泌尿生殖窦与生殖器模糊有关，通常有阴蒂肥大，不同程度的前部的大阴唇移位或融合与小阴唇缺如，以及一个共同的开口的泌尿生殖窦（图 30-11）。此外，结果表明，何为正常阴蒂、阴道和阴唇的大小有显著的变异性（Lloyd et al，2005；Akbiyik and Kutlu，2010）。**生殖器重建应解决所有这些问题，因此一般涉及三个步骤：①阴蒂成形术；②阴唇成形术；③阴道成形术。**

曾经，阴蒂成形术一直被认为早期完成，但是现在这种观点已经被 DSD 倡议团体和内科医师们挑战。在 20 世纪中期，并没有为重建设定一个最佳时机（Jones and Jones，1954；Lattimer，1961）。

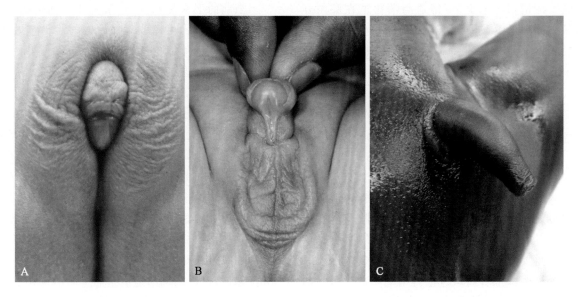

图 30-11 先天性肾上腺皮质增生症的生殖器外观。A. 中度男性化伴有阴唇不完全融合。B. 中度男性化伴有阴唇完全融合。C. 严重的男性化

但以后,阴蒂重建在被开展在了年龄越来越小的儿童中。Gross 和同事(1966)及 Spence 和 Allen(1973)提出阴蒂整形手术在儿童 1 岁时进行是最理想的。而到了 20 世纪 80 年代,阴蒂整形被推荐在尽可能早的出生后的最初几个月内进行(Snyder et al,1983)。更近,de Jong 和 Boemers(1995)报道了出生 1~3 周的外科矫正手术。父母们现在在阴蒂肥大程度很低时已经不太情愿选择手术治疗了(Lee and Witchel,2002),而一份专家共识建议手术仅适用于程度更加严重的阴蒂肥大(Prader Ⅲ 到 Ⅳ 度)(Hughes et al,2006)。最近一篇关于手术时机的综述建议,阴蒂整形手术在 Prader 评分Ⅲ度或更高的婴幼儿上应该被考虑(Speiser et al,2010)。大部分近期的报道都同意严重的阴蒂肥大应该早期手术(Braga and Salle,2009;Escala Aguirre et al,2009;Speiser et al,2010;Vidal et al,2010;Acimi,2013;Guarino et al,2013;Willihnganz-Lawson et al,2013)。Johannsen 和同事(2010)提出越早进行阴蒂整形手术,阴蒂的功能和满意度越高。

阴道成形术的最佳时机仍在讨论中。记住阴道在童年没有作用是很重要的,一些人依据阴道尿道合流的水平来选择手术时机。一份来自 Lawson-Wilkins 小儿内分泌协会(Lawson-Wilkins Pediatric Endocrine Society,LWPES)和欧洲小儿内分泌协会(European Society for Pediatric Endocrinology,ESPE)的关于 CAH 的共识声明建议,对于那些高位阴道合流的患儿,手术应在 2—6 月龄内完成,而在 12 个月到青春期之间不推荐进行手术(Joint LWPES/ESPE CAH Working Group,2002)。**"目前在建立功能解剖学方面没有足够的证据去放弃早期分离阴道和尿道的做法"**(Hughes et al,2006)。在国际,尿道下裂和性发育异常协会第 4 次世界会议上对代表的一项调查指出,78% 的外科医师倾向于 2 岁以前手术,而且大多数建议一期完成阴蒂成形、阴道成形、阴唇成形(Yankovic et al,2013)。

同步进行阴蒂成形术、阴道成形术以及阴唇成形术,对于一个儿童伴有低位(远端)阴道合流已经成为的标准操作规程。对于高位阴道合流有两个不同的学派,一些人认为阴道狭窄的高发生率使阴道整形手术应该推迟至青春期后,这也可以避免任何的阴道扩张治疗(Sotiropoulos et al,1976;Snyder et al,1983;Alizai et al,1999;Creighton et al,2001;Rangecroft,2002;Thomas,2004;Escala Aguirre et al,2009);另一些人建议对于小的发育不良的阴道(<3 cm),阴道成形手术也应被推迟(Salle et al,2012)。而还有一些人发现,在青春期后进行手术的阴道狭窄的发生率要高于那些在婴儿期手术者(Eroglu et al,2004)。

我和其他人一样认为,无论阴道的位置如何,阴道成形手术最好联合阴蒂成形术和阴唇成形术一期完成。这使得外科医师可以灵活地使用多余的阴蒂皮肤用于重建,而这些皮肤如果之前的手术已经被使用,那么再次重建将只能采取折中的方案(Mandell et al,1988;Gonzalez and Fernandes,1990;de Jong and Boemers,1995;Hendren and Atala,1995;Rink et al,1997;Passerini-Glazel,1998;Vidal et al,2010)。Lean 和同事(2007)发现,一些措施可以帮助一期修复取得更好的效果。此外,一些作者提出母体雌激素作用于儿童外生殖器,使阴道组织增厚并拥有更好的血供,从而使早期阴道移动变得容易(Passerini-Glazel,1989;Donahoe and Gustafson,1994;de Jong and Boemers,1995;Rink and Adams,1999;Farkas et al,2001;Hamza et al,2001;Hensle and Bingham,2002;Eroglu et al,2004;Braga and Salle,2009)。那些喜欢在青春期手术的医师通常是因为高位阴道,而且提出有一优点就是可以给患者提供知情同意(Escala Aguirre et al,2009;Guarino et al,2013)。此外,Schober(2004)指出,雌激素可以有益于阴道生长和组织愈合,同时可以使阴道扩张提高疗效,给青春期提供最好的重建机会。另有一些学者相信,在婴儿期完成阴蒂成形术和阴唇成形术两种混合手术,而将阴道成形手术留在青春期是最合适的,尤其在一些高位阴道合流的患者(Creighton and Farhat,2005;Escala Aguirre et al,2009;Guarino et al,2013)。手术并不简单,而且也没有证据其在青春期实际愈合要更好(Braga and Salle,2009)。**在此时,那些 DSD 儿童的治疗中,对于何时是做阴道成形的最适宜时机的问题,仍然没有普遍承认的共识,也没有充分的比较其早期和延迟手术的数据资料。**

阴蒂是一个性器官,因此当施行阴蒂成形术时,每一项的努力都是不仅仅为了提供出色的美容效果,而且也为了保留正常的阴蒂神经分布以达到最佳的性满足感。从 Hugh Hampton Young 在 1934 年的工作开始,阴蒂整形手术已经经历了巨大的演变(Young,1937)。最初的工作主要在于不仅要直接地切除阴蒂,而且还要完全切除所有的阴蒂组织,以避免以后的痛性勃起(Jones and Jones,1954;Gross et al,1966;Hendren and Crawford,1969)。阴蒂切断手术的做法是根据 Hampson(1955)和 Money(1955)的报道,指出阴蒂在通常的性反应中不是必需的。随着对阴蒂的重要性的认识的发展,几种巧妙地保护所有阴蒂组织和神经的阴蒂缩小技术被相继报道。Lattimer(1961)将阴蒂内收到皮下脂肪同时埋藏在皮下,还剥除了阴蒂头的上皮组织。而现今已经不再推荐此做法了。Kaplan(1967)报道了一个有趣的技术,将两条海绵体分开,进行 Heineke-Mikulicz 式的纵切横缝。Randolph 和 Hung(1970)及 Pellerin(1965)将海绵体埋藏于耻骨下。早在 20 世纪 30 年代,Young 就曾尝试在皮瓣的基础上努力地保留阴蒂头,但是阴蒂头最终却脱落了(Young,1937)。Schmid(1961)首次报道了切除海绵体组织而保留了血管神经束和完整阴蒂头的做法。随后,Kumar 和同事(1974)以及 Kiefer 在同年提出了一个相似的技术。Spence 和 Allen(1973)切除了阴蒂主干,而依靠腹侧相连的尿道板的血供存活了阴蒂头,但这个技术却切除了所有的血管神经束。**事实上,自那以后的所有技术都是基于 Schmid 的保护血管神经束的技术**(Shaw,1977;Barrett and Gonzales,1980;Glassberg and Laungani,1981;Mollard et al,1981;Rajfer et al,1982)。尽管这些技术大多可以将阴蒂头做得很好,但回缩和缺血却时有发生。**Kogan 和同伴(1983)报道通过 Buck 筋膜从侧方切开,锥形切除勃起组织,从而切除阴茎海绵体。**之前的阴蒂成形技术仅仅显示了微小的技术进步,直到 Baskin 和同事(1999)关于阴蒂血管神经解剖的展示。这项展示建议,取腹侧而非外侧的切口,将可以保护不仅仅背侧的血管神经束,而且可以保留呈扇形向两侧分布的神经分支(图 30-12)。当前,和评价性敏感的技术发展一样,大量的对阴蒂神经解剖学的进一步评估研究正在进行中。我相信,Buck 筋膜连同它的血管神经术以及阴蒂头应该总是被保留的。Pippi Salle 报道了一种将海绵体游离分开并放置在两侧阴唇下的技术,当患者选择男性身份时,这将给患者一个后来可以用来重建阴茎体的选择(Pippi Salle et al,2007)。

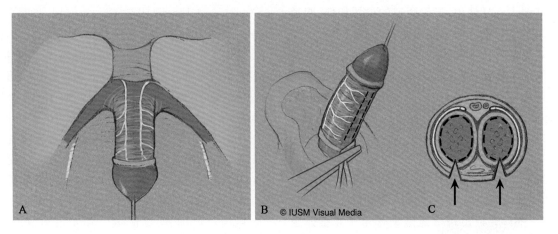

图 30-12　肥大阴蒂及其背侧神经和分支。A. 前后图；B. 侧视图；C. 横断面图（© Indiana University Medical Illustration Department.）

阴道成形技术有着相似的发展过程，即所有的修复方法都是基于少量的里程碑式的报道之上。今天，几乎每一例阴道修复都在使用由 Lattimer 提出的一种后向基底会阴皮瓣，其最早是由 Fortunoff 和同事在 1964 年描述的。这种宽基底的"Fortunoff 皮瓣"已经被改良成一个更像"Ω"形状的皮瓣，其可以取得更好的美容效果（Jenak et al, 2001；Freitas-Filho et al, 2003）。1969 年，Hendren 和 Crawford 报道了一种用于高位阴道合流的"拖出法"阴道成形术。他们努力证实阴道合流的位置，作为采取阴道成形手术具体方案的决定因素，这为今天所有的阴道成形术奠定了基础。现在的阴道重建技术通常采用以下四种类型之一。①"后切"阴道成形术（今天已经罕有使用）。我和大多数作者都相信这种方法仅适用于简单的阴唇融合。然而，Escala Aguirre 和其同事（2009）最近却报道了将其应用在 Prader Ⅰ 和 Ⅱ 度的儿童。②"皮瓣"法阴道成形术，适合于低位（远端型）阴道合流。此种术式，生殖窦和阴道的后壁被打开，但是阴道的前壁也是缺损的。后方的会阴皮瓣被嵌入打开的阴道后壁。**这种手术并不能改变共流水平；只是简单地扩大了入口和尿生殖窦**（Rink and Adams, 1998）。Mild 女性尿道下裂分类常被用于此手术。我和一些人相信，皮瓣法阴道成形术不应被用在伴有非常高位阴道共流的患者，因为它可以导致一个短尿道下裂样尿道，阴道排尿，反复感染，甚至尿失禁（Hendren and Atala, 1995；Rink and Adams, 1999）。③**拖出法**阴道成形术，可以被用于任何位置的共流，但通常它会被用于非常高位的共流患者。在这种术式中，阴道被从尿生殖窦中独立出来，而窦道被用来建立尿道。游离的阴道可以达到外阴，但在大多数病例皮瓣是必需的。④**完全阴道替代**，可以被几项技术达到，但这仅被用于原始阴道或阴道缺如。

阴唇成形技术也在不断改进。在 CAH 和其他 DSD 情况下，在新的阴道开口，小阴唇缺如，而大阴唇更占优势。Marberger（1975）描述了用分裂的阴茎体皮肤建立小阴唇的方法。无论大、小阴唇都应被通过 YV 成形的方法移到下方，建立一个正常又美观的位于两侧阴唇之间的阴道（Hendren and Donahoe, 1980；Rink and Adams, 1998）（图 30-13）。

不管外科医师对重建手术或它的时机是否有偏见，对于手术或不手术所有利与弊的兼顾权衡至关重要。患者父母应该可以获得当前所有的数据资料，每种治疗路径的风险应当被明确定义。最终的决定权在父母，但应当参与团队后提出这个决定。随后的章节所描述的技术同时适用于婴幼儿和青少年。

（二）目前女性性发育异常和泌尿生殖窦修复的手术技术

术前，确保患者代谢情况稳定非常重要，尤其是 CAH 的患儿。大多数 CAH 患儿术前需要灌肠，但是如果有提示存在高位共流，那么或许就需要聚乙二醇电解质溶液（GoLYTELY）做完整的

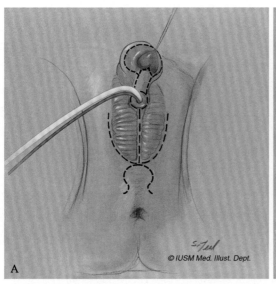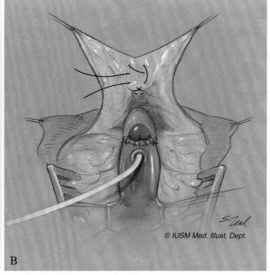

图 30-13　阴唇成形术。A. 女性外生殖器整形术建议切线。注意保留阴蒂头部袖状皮肤,其将被用来塑造
　　　　　阴蒂包皮帽。B. 削减阴蒂头后,包皮部分劈开成形小阴唇。近端包皮用其有褶的下面成形帽状
　　　　　包绕覆盖阴蒂(© Indiana University Medical Illustration Department.)

肠道准备。所有患儿术前需要应用广谱抗生素。
CAH 的患儿手术时需要达到"应激计量"的类固
醇激素替代。全身麻醉后,如前述的一样进行内
镜探查。**在阴道内置入一支 Fogarty 导管后,将
球囊过度膨胀,夹闭导管并留置其内。再在膀胱
内置入一支 Foley 导尿管,两者均需保持无菌,患
儿用聚维酮碘消毒。**许多外科医师喜欢把患儿置
于截石位,但我发现这一体位限制了视野,使之仅

面向手术医师,并阻碍了教学,万一这个患儿需要
从后入路或经腹时,这一体位也无法操作。在
Riley 儿童医院,所有的患儿都要经过一个完整的
从乳头到脚的下半身的术前准备。患儿腿部被包
裹,身体下部穿过洞单;这有利于显露整个会阴部
和腹部,并允许患儿在手术过程中转换体位(仰卧
或俯卧)(图 30-14),青春期后的患者做这样全身
准备会比较困难,必须使用截石位。

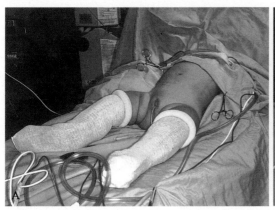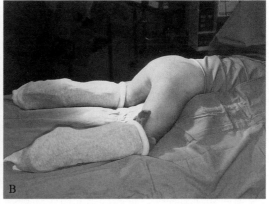

图 30-14　全部下半身术前准备允许仰卧位(A)或俯卧位(B)(From Rink RC, Adams MC. Feminizing genito-
　　　　　plasty:state of the art. World J Urol 1998;16:212.)

1. 低位阴道合流:阴蒂肥大

绝大多数因为 DSD 或尿生殖窦和泄殖腔畸形进行手术的患儿都有一个低位的阴道合流,适合采用皮瓣阴道成形术,她们通常都有阴蒂肥大。阴蒂成形术和经典的皮瓣阴道成形术已经描述过。患儿采取仰卧位,阴蒂头缝牵引线,用记号笔画出皮肤准备切开处的轮廓。沿着这些轮廓线,用 0.5% 利多卡因混合 1:200 000 的肾上腺素皮下注射以减少出血。沿阴蒂头环形切开预定切口,保留包皮内板完整,沿着腹侧黏膜带(尿道板)两侧平行切开直达尿道口周围。勾勒出一个最高点接近尿道口的会阴部"Ω"形的皮瓣。在每侧大阴唇下极分别做一个"Y"形的切口,切口从阴蒂的背侧开始,所有的包皮内板都予以完整保留,为之后重建阴蒂包皮帽所用。已经证实,此处的包皮的敏感性仅次于阴蒂(Schober and Ransley,2002)。在保留腹侧"尿道板"至尿道开口处完整的同时将阴蒂脱套,解剖直至耻骨背侧的海绵体底部分叉水平,并注意不要损伤任何血管神经血管组织(图 30-12)。能够识别阴蒂动脉血供是来自坐骨结节附近的阴股管(Alcock canal)的阴部内动脉是非常重要的,这些动脉走行在底部和两分叉海绵体的中间部位,然后再沿阴茎体背侧行进(Schnitzer and Donahoe,2001),阴蒂神经束沿坐耻骨支连接处上升并成对汇合,在海绵体背侧表面传递,然后大部分完整地进入阴蒂头(Baskin et al,1999;O'Connell et al,2005)。我目前的阴蒂成形技术如上所述,但是,不论何种技术,都不能干扰刚才描述的阴蒂支配神经。

可以在阴蒂根部扎上止血带,或用 Kitner 分离钳将分叉的海绵体压在耻骨上。从 Buck 筋膜上,在每一条海绵体腹侧的表面分别做全长的纵向切口(图 30-15);切口从阴蒂头一直延伸到分叉处以充分显露阴茎海绵体组织,将其从白膜内分离(通常是挑出)。除了腹侧的切口外,不损伤白膜。**不切除任何白膜组织,背侧的血管神经束都不能有任何的移动和损伤**。近端的勃起组织切断处仅采用缝扎即可。其他的一些方法需要移动阴茎体上的血管神经束,但这很有可能会使阴蒂的敏感度和血供受到伤害。如果确实移动了,Braga 和 Salle(2009)指出,需要在确切的平面解剖(Buck 筋膜下的第二层,紧贴白膜下),以避免损

要点:泌尿生殖窦异常-重建

- 外科重建的三步骤是:阴蒂成形术,阴道成形术和阴唇成形术。
- 阴蒂成形存在争议。当实施手术时,阴蒂头和其包含血管神经束的被膜组织必须被保留,当切除可勃起组织时,仅从腹侧部分着手。
- 阴道成形术有四种类型:后切法(基本已不再使用),皮瓣法应用于低位到中位合流,拖拽法应用于高位合流,阴道替代法用于阴道不发育或缺如。阴道成形术的时机存在争议。
- 持续尿生殖窦伴有性别模糊的患者小阴唇都是缺如的,它们要用阴茎体周围的皮肤重建,先前的大阴唇应该向下极移位。
- 阴道内置一支充满球囊的 Fogarty 导管将非常有帮助。对于低位合流,"Ω"形的皮瓣法美容效果更好。皮瓣缝入打开的生殖窦的后方,而且这个皮瓣必须达到更近端口径正常的阴道处。
- 对于高位合流,阴道可能需要与尿道在合流处单独分开,并向外阴部"拖拽"。将生殖窦口关闭形成尿道。对非常小、非常高位的阴道合流,外科医师应该强烈考虑等到青春期再进行阴道成形手术。

伤神经血管。减少阴蒂头大小存在争议,如果试图这么做,需要极其小心。Juskiewenski(1982)及 Baskin(1999)和同事的研究均建议,阴茎头减容操作应该从其下方中线处进行(类似处理尿道下裂阴茎头两翼)。阴茎头是由海绵体和阴茎头背侧连接部的神经穿支来支配(Baskin et al,1999),应避免通过切除阴茎头上皮来隐藏阴蒂头,因为感觉神经脉就位于该层组织下方。**记住,没有资料表明一个大的阴蒂头会对性功能带来不利**。此时,阴蒂头被固定在海绵体残端上。据我的经验,把阴蒂头缝在耻骨上会导致其处于一个非常显眼的异常位置(Rink and Yerkes,2001)。Pippi Salle 和同事(2007)描述了一种替代技术,凭借把海绵体从血管神经束上解剖下来,分开,并

埋藏在大阴唇下,对于那些后来有性别焦虑的患者来说,这是一种可逆转的阴蒂成形术。

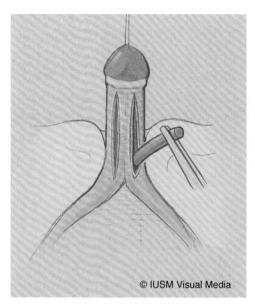

**图 30-15　拟作的阴蒂切口,注意腹侧位置(©
Indiana University Medical Illustration
Department.)**

完成阴蒂成形的术后,开始皮瓣阴道成形术。按描画的"Ω"形的皮瓣剪开,其下的脂肪也随之转移,以显露尿生殖窦。皮瓣必须足够长,使之与阴道可以无张力的吻合,同时也要足够的宽,以提供一个正常口径的入口,而不至于影响会阴体的血供。皮瓣也不应该过多,这会造成出口处的组织堆积梗阻。现在,生殖窦和阴道的后壁已经从下方的直肠上解剖下来,在后壁上把阴道和直肠分离的最初的几步是最困难的。在开口处保留牵引线,将窦口后壁沿中线处打开,并向近端延伸到近阴道后壁处。**阴道远端的 1/3 通常都是狭窄的;因此后壁的切口必须尽量切向近端,直到遇到正常口径的阴道为止。**间断缝合,缝线穿过会阴皮瓣,然后穿过分开的阴道后壁,最后打结。

沿中线纵行切开展开阴茎体的皮肤,至其长短恰好可以作为阴蒂包皮帽。基底部的组织也与包皮合并一起,创建一个阴蒂的包皮帽,现在用这劈开的包皮成形小阴唇,其已经向下移位,并已吻合在保留的腹侧尿道板和阴道侧壁上。我发现沿着阴道两侧的下移放置的这些皮瓣,常常形成一个"M"形的阴蒂包皮帽,而通过折叠这些新的包

皮帽的真皮,可以解决并给它一个更加正常的翻转后的"U"形。现在,围绕每侧大阴唇的下方做之前提出的"Y"形的切口,像"Y-V"成形那样,阴唇被向下移位并被缝合在阴道的下侧方。阴道开口现在位于两侧的大小阴唇之间,外观上已不是一个会阴部孤立的孔了。

2. 高位阴道合流:伴或不伴阴蒂肥大

**大多数人认为如,Hendren 和 Crawford
(1999)所提出的,通过拖出法阴道成形术将阴道
和尿生殖窦完全分开,是高位阴道合流的最佳解
决方法。**Braga 和 Salle(2009)建议这种术式仅用于尿生殖窦长度超过 3 cm 时。幸运的是,这种复杂的情况仅出现在大约 5% 的 CAH 患者中(Dumanian and Donahoe,1992)。这种高位合流更多见于单纯的泌尿生殖窦畸形中。正如前面所提到的,同意 Ganesan 和其同事(2002)提出的在 CAH 伴有持续尿生殖窦中,严重男性化的儿童可以表现出高位阴道合流,但是它是窦部的共同部分延长,而尿道却相对地缩短。正是这个延长了的共同窦道联合了外观更像男性的外括约肌,才使得它有一个高位合流的表现(Ganesan et al,2002)。尽管阴道分离和拖出法阴道成形术的概念是一大进步,但起初描述的手术时常会导致一个孤立的阴道开口,看上去像从外生殖器剩余的部分分离开了一样,而且缺少内部黏膜层(Passerini-Glazel,1989)。由于关键点的视野不佳,所以它在技术上也是困难的(Rink et al,1997)。有几位作者已经讨论了这些问题。Passerini-Glazel(1989)曾用背侧切开生殖窦窦管并转移的方法,此方法当使用阴茎体皮肤建管并向阴道折叠时,它将得到一个更正常的美容效果,并且在阴道分离的区域提供一个极好的覆盖,防止尿道阴道瘘的发生。他此后又应用这样的皮瓣成形阴道壁的前壁,而不是整个卷管(Passerini-Glazel, 1994)。Gonzalez 和 Fernandes (1990)曾用包皮皮肤去创建阴道前庭和前壁。

拖拽法阴道成形术至关重要和技术上最大的要求,就是将阴道前壁从尿道和膀胱颈上分离开来。没有明显的解剖界限,必须非常小心避免给尿道和它的括约肌功能带来损伤。这个区域也是最难显露的,显露得不好自然会导致不好的结果,如可能出现狭窄、尿瘘、憩室或残留远端阴道(Rink and Adams,1998)。此外,这对阴道和

尿道来说，是有明显神经分布的区域。大多数的外科医师都让患者采取仰卧位或截石位。几位作者报道了几种改进显露这个重要区域的方法。Passerini-Glazel（1989，1994）在非常困难的情况下，经三角区移动阴道，但是随后却报道这种方法几乎不必要。相似的，经直肠肛门前壁矢状入路或分离直肠前壁（division of the anterior rectal wall，ASTRA）的方法为分离阴道提供了极佳的显露，对那些伴有极高位阴道合流的患者无疑是值得考虑的（Di Benedetto et al，1997；Dòmini et al，1997；Rossi et al，1998；Salle et al，2012）。ASTRA 技术不必要进行结肠造瘘改道，Hendren 和 Atala（1995）报道了侧向移动直肠的显露方法，但是后来因为操作困难而停止了。Rink 和同事（1997）报道了后侧中线俯卧位入路拉回，但却不分离直肠的方法，为拖出法阴道成形的关键部位提供了极佳的显露。下面，描述这种方法。

和先前描述的皮瓣阴道成形术一样进行全身术前准备，进行内镜检查同时安置 Fogatry 导管及 Foley 导尿管。如果患儿并发阴蒂肥大，按前面所述的低位合流时采取的仰卧位行阴蒂整形术。然后将患儿翻转至俯卧位，如患者仅存在单纯的尿生殖窦，则操作直接从俯卧位开始。尽管我发现这对帮助显露手术视野非常有益，但是其他人却未发现它的必要性（Ludwikowski and González，2013）。

如前所述一样，在会阴部做一个"Ω"形的皮瓣切口，皮瓣随后会向后回缩，此时在中线处解剖分割窦口、阴道与直肠之间后壁。随着解剖向近侧进行，用一个小的 Deaver 拉钩（图 30-16），直肠很容易被拉开，从而显露全部的尿生殖窦而不需要分离直肠。在生殖窦中线后部切开其全长，直至见到正常直径的阴道口为止。此时将 Deaver 拉钩置入阴道内，同时向上牵拉，可以容易地显露阴道前壁及它和生殖窦的合流处，这样可以在直视下将阴道从尿道上解剖下来（图 30-17）。这里的组织非常薄弱，应该总是从贴近阴道的一侧进行操作，越到近端，解剖将变得越容易；同样也为将生殖窦缝合成管状，建立尿道提供了极佳的视野，此尿道要由两到三层组织围绕一个 Foley 导尿管缝合而成。此时阴道的前壁已经向下方移位，靠近会阴部。"拖出法"阴道成形术经常是一个误称，因为分离开的阴道时常都不能达到会阴部。

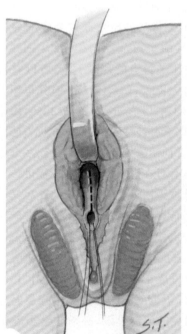
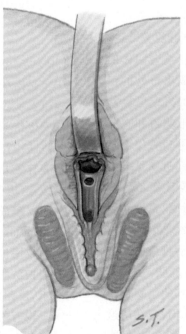
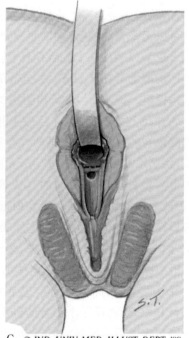
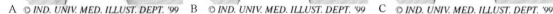

A ©IND. UNIV. MED. ILLUST. DEPT. '99　B ©IND. UNIV. MED. ILLUST. DEPT. '99　C ©IND. UNIV. MED. ILLUST. DEPT. '99

图 30-16　A. 分离后部的皮瓣暴露尿生殖窦。B. 尿生殖窦被在中线处打开。C. 拉钩在阴道内（© 1999，Indiana University Medical Illustration Department.）

在这种情况下,皮瓣被用来达到阴道(而不是通过"拖拽法"将阴道拖至会阴部)。包皮皮肤可以缝到匙形的阴道前壁,如 Gonzalez 和 Fernandes (1990)描述的一样,或者如 Acimi(2013)改良的方法一样(图 30-18)。当包皮皮肤不可用时,可以使用臀部皮瓣或者一侧的基底皮瓣(Parrott and

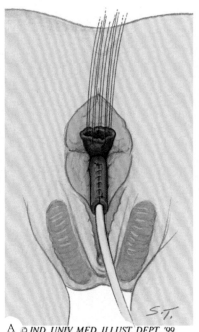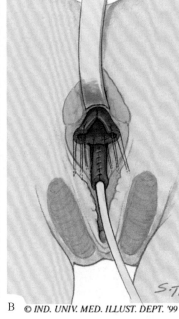

图 30-17　A. 移动阴道,生殖窦卷管成形尿道。B. 形成匙状的阴道后壁(© 1999,Indiana University Medical Illustration Department.)

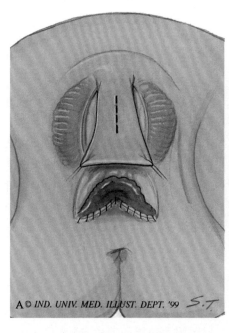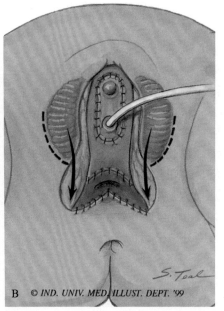

图 30-18　改良的 Gonzalez 包皮瓣成形阴道前壁;后方的皮瓣已经被吻合到匙状阴道后壁上(© 1999,Indiana University Medical Illustration Department.)

Woodard，1991；Dumanian and Donahoe，1992；Moriya et al，2009）（图 30-19）。患儿回到仰卧位，同时像前述的皮瓣阴道成形术一样，将后部的会阴皮瓣吻合到阴道上。我认为，最好避免使用

那样的皮瓣，因为它们容易出现狭窄和可能会生长毛发。就像 Passerini-Glazel 皮瓣一样，用泌尿生殖系统的组织建立皮瓣会更加可靠。

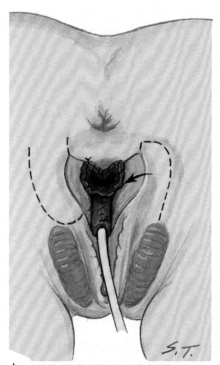
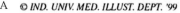
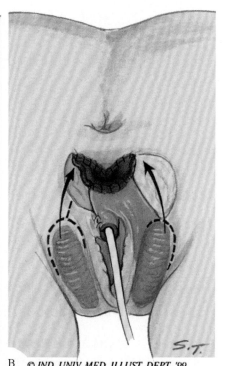

图 30-19　在单纯的泌尿生殖窦的患者中，一个臀部或阴唇基底皮瓣可以被用来建立阴道前壁
（© 1999，Indiana University Medical Illustration Department.）

现在，阴唇成形术也如前所述一样完成了。如果需要一侧基底皮瓣做前壁，那么随后可能需要做大阴唇后侧的重建。

伴有高位合流的患者，特别是应用了多重皮瓣的患者，术后需要将两腿轻轻并拢，以减少皮瓣的张力。尽管 CAH 伴有尿生殖窦的患者很少有这样的需求，但是单纯尿生殖窦伴有高位合流的患者也许可以从之前提到的 ASTRA 方法中获益。此种术式中，患者取俯卧位，直肠的后壁在中线处被分开，为高处的阴道的分离和转移提供了极好的显露。这不影响直肠的连续性，也不需要暂时的结肠造口术。

3. 完全和部分泌尿生殖系松解术

1997 年，Alberto Peña 提出了一个巧妙而熟练的操作称作**完全泌尿生殖系松解术（TUM）**，作为一种修复泌尿生殖窦组成的泄殖腔的方法。此

术式中，生殖窦被整体的进行解剖并向会阴部松解。Peña 提出了一个可以减少 70% 手术时间、获得更好的美容效果，以及更少的尿瘘、阴道狭窄或阴道闭锁的发生的方法，因为通常 TUM 方法是不需要阴道分离（Peña，1997）。自从 Peña 最初的描述后，TUM 已经被应用在一些疾病中，如泌尿生殖窦、女性膀胱外翻及阴茎发育不全（Ludwikowski et al，1999；Kropp and Cheng，2000；Rink et al，2006）。Peña 及 Ludwikowski 的小组都报道了切断被松解的生殖窦，从而使阴道和尿道可以被平整地缝合到会阴（Peña，1997；Ludwikowski et al，1999）。**已经报道了当实施拖出法阴道成形时，使用被松解的生殖窦来提供一个以黏膜为边界的前庭，或者用一个 Passerini 皮瓣来覆盖阴道前壁的方法**（Rink and Adams，1999；Rink et al，2006）。Jenak 和同事（2001）已经报道

了相似的用途,使用松解的生殖窦去建立一个有黏膜边缘的前庭,而 Hamza 和同事(2001)也已指出该生殖窦也许可以被用作 Passerini 样的皮瓣。近来已经有两个运用松解生殖窦的方法去取代会阴后方基底皮瓣和生殖窦瓣的方法的阐述。其中一个,生殖窦被横向分离并且向后方旋转(Rink and Cain,2002;Rink et al,2006);另一个,生殖窦被纵向分离成两半,并且这两半都向下方旋转(Gosalbez et al,2005)。在 Riley 儿童医院,已经把松解泌尿生殖窦的技术融入了几乎所有的泌尿生殖窦修复当中,这使得一个中位水平的合流在不需要分离阴道的情况下就可以达到会阴部。更高水平的合流可能仍然需要一个拖出法同时将阴道和尿道分离,但是经过泌尿生殖窦的松解,这个操作将更加简单。

TUM 经常被认为它是一类阴道成形术,但是,实际上它是一种可以使阴道被平整地缝合在会阴部的阴道成形技术;然而,皮瓣或拖出法阴道成形术仍然可能是需要的。由于考虑到环形的吻合可能会形成狭窄,我几乎不认为阴道应该被平整地缝合在会阴部。如前所述一样,开始 TUM 时需要用内镜去评估解剖情况,记录合流的水平,同时留置一个 Fogatry 导管在阴道内和一个 Foley 导尿管在膀胱内。直肠内放置一块海绵,并且将准备的切口勾勒出来。沿着勾勒出的切口线,皮下注射 0.5% 利多卡因混合 1:200 000 肾上腺素的溶液。如前所述一样进行阴蒂成形术,在泌尿生殖窦的开口处,用保留缝线使之与尿道板分开,从而允许从海绵体上松解泌尿生殖窦,这是最初刚刚到海绵体分叉处之间进行的。现在,如前所述的一样完成阴蒂成形术,对生殖窦后部中线处进行解剖,直到达到腹膜反折,允许进入全部阴道后壁(图 30-20 和图 30-21)。这种沿圆周方向的松解被直接在泌尿生殖窦上完成并延续接近至耻骨下方,由于在这个区域从耻骨到窦的血管韧带是被分开的,整个泌尿生殖窦感觉是被"给予"的,并向会阴部移动的(图 30-22)。

此时,Fogarty 导管的球囊在阴道内是容易探及的,在保留缝线之间的阴道后壁是打开的。如果此时阴道已经靠近会阴,它就可能被平整地缝合在会阴部,或者可以用一个"Ω"形的会阴瓣插入匙形的后壁中以扩大阴道的口径,我倾向于

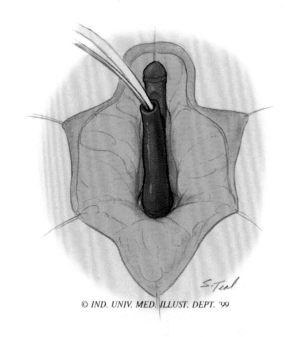

图 30-20　松解皮肤暴露生殖窦(© 1999,Indiana University Medical Illustration Department.)

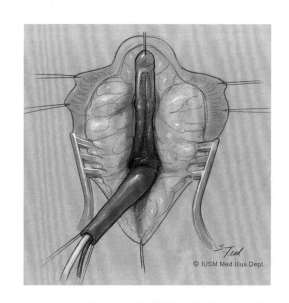

图 30-21　完全泌尿生殖系统松解是松解生殖窦(© Indiana University Medical Illustration Department.)

后者。绝不是抛弃松解生殖窦,正如前面报道的,劈开生殖窦底部有助于提供一个有黏膜边界的前庭部(图 30-23)。如果阴道位置仍然很高,应该将阴道的前壁从尿道和膀胱颈上分离开来,就如同下拉法操作一样(Peña,1997;Rink and Kaefer,2002;Rink et al,2006)。患儿在俯卧位时可以直

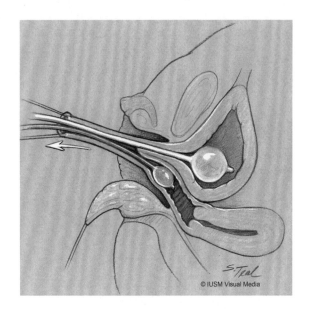

图 30-22   完全泌尿生殖系统松解。生殖窦被松解到耻骨下方的位置（© Indiana University Medical Illustration Department.）

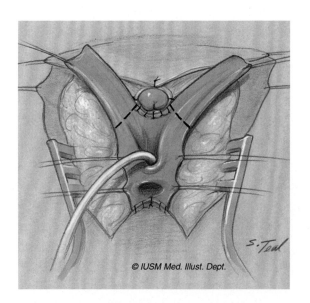

图 30-23   松解生殖窦时腹侧的切口，使得可以形成一个有黏膜边界的前庭（© Indiana University Medical Illustration Department.）

视，并且最容易操作。尿道的开口部分由两层组织包绕，在这种情况下，移动的生殖窦前部被劈开，然后作为一个 Passerini 样的皮瓣去建立阴道的后壁（Rink and Adams，1999；Rink et al，2006）（图 30-24）。后方的会阴瓣接近匙形的阴道后壁，如前所述的那样进行阴唇成形术。TUM 已经得

到了很好的推广，目前为止的报道显示了其极好的美容效果，并且没有尿控的问题（Palmer et al，2012；Ludwikowski and González，2013），但尚无远期疗效的报道。

因为有潜在的括约肌系统或神经的损伤的风险，有些人已经表达了对于近端环状解剖方法的关注，也有对阴道短缩和因压力而产生的尿失禁的关注。**为了解决这些问题，Rink 和同事（2005c，2006）提出了部分泌尿生殖系松解术（PUM），一项同样以环状解剖开始，但是终止在耻骨尿道韧带水平的技术**（图 30-25）。这种技术仍然可以通过如前所述的松解生殖窦来提高美容效果，而且它可以避免过度的耻骨后和耻骨前的解剖，它可以应用在大部分患者中。如果因为非常高位的阴道需要更多的松解，也可以容易地转为 TUM 术。

要点：泌尿生殖系统松解

- TUM 是一种同时适用于泌尿生殖窦和泄殖腔畸形的技术。整个生殖窦被环状松解到耻骨上水平，使得合流处可以移动到下方的会阴部。
- 通过 TUM 或 PUM 技术，松解的生殖窦组织能被用来建立一个有黏膜边界的阴道的前壁或后壁，这个生殖窦的组织不应被抛弃。
- PUM 环状松解生殖窦到耻股尿道韧带水平，但不延伸到此水平之上。持续尿生殖窦伴有性别模糊的患者小阴唇都是缺如的，它们要用阴茎体周围的皮肤重建，先前的大阴唇应该向下极移位。

（三）泌尿生殖窦和性发育异常手术的效果

当回顾 DSD 手术的数据的时候，有许多重大问题。数据几乎总是回顾性的并且是有限的，而且仅回顾少量的患者，回顾这些技术时，往往是过时或未报道过的（Rink and Szymanski，2015）。Braga 和 Salle（2009）称可用的数据太缺乏了，所以尝试着理解当前的文献"在科学上来说毫无意义"。再者，大部分的文章仅仅将成功看作为拥有一个充分开放阴道与女性化的外观。成功应该包

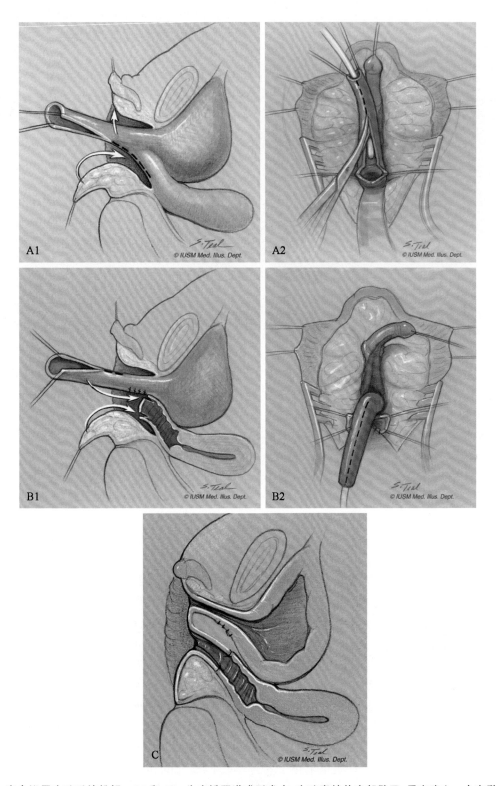

图 30-24　完全泌尿生殖系统松解。A1 和 A2. 为皮瓣阴道成形术中,生殖窦被从底部劈开,用来建立一个有黏膜边界的前庭部。B1 和 B2. 为拖出法阴道成形术中,生殖窦被从背侧劈开,来建立阴道前壁。C. 现在,打开的窦成了阴道前部(© Indiana University Medical Illustration Department.)

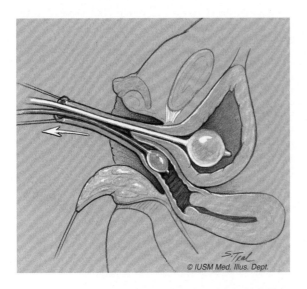

图 30-25 部分泌尿生殖系统松解。解剖至耻骨尿道韧带（© Indiana University Medical Illustration Department.）

括正常的性欲感觉、润滑、性满意度、性高潮，以及无性交时的不适感。后面的这些因素才刚刚开始被研究，**美观和早期功能的结果都被一致地报道是好的，人们正在更多地关注远期疗效。不幸的是在这些研究中，往往难以分辨何种严重程度的泌尿生殖窦采用哪种手术方式，而且这些研究中没有包含这些患者内分泌控制情况的数据。查看可用的数据，Jones 和同事（1976）提到 84 例患者经过阴道成形术后，其中的 25 例患者需要二次手术来提供一个满足性交的阴道出口，而这 25 例中还有 5 例需要第三次的手术。不良的后果是由于初期外置阴道失败或者是由于瘢痕的形成，远端的阴道总是狭窄的。当前的术式必须总是外置阴道并且达到阴道的正常口径。**Sotiropoulos 和同事（1976）发现，所有青春期前经过阴道成形术的患者，在青春期后都需要进行修复。Azziz 和同事（1986）报道的结果显示，42 例患有 CAH 的女性，在经过阴道修复术后的 23.6 年仍有性交的意愿。62% 的患者被记录有满意的性交（46% 为失盐型病例，87% 为非失盐型病例）。当初次手术在 1 岁以前进行时，结果将不太有利，30 例需要二次或三次手术以达到最终的效果。这些数据被广泛引用，但是几乎所有这些患者初次都行了背切式的阴道成形术（泌尿生殖窦切开术），现在这种手术已经不再使用，因为它不能充分开放阴道到近端

正常口径。在 Johns Hopkins 医院的系列报道中，28 例患者（32% 失访）得到了充分的随访，他们中的 22 例（78.6%）需要进一步的阴道手术（Bailez et al，1992）。Bailez 和同事指出，如果因为阴道狭窄需要二次手术，靠近青春期时手术成功率较高，18 例中仅有 8 例需要二次手术且需要动用皮瓣。这个团队还报道了在那些年龄小于 1 岁手术后的不利的结果（Bailez et al，1992）。Nihoul-Fekete 和同事（1982）记录了 43 例 CAH 的患者中有 30% 需要二次手术。Hendren 和 Atala（1995）报道了 16 例高位阴道合流的病例，记录了 9 例成人中的有 6 例有满意的性交，2 例有阴道狭窄。

Alizai 和同事（1999）在麻醉下评估了 14 例患 CAH 的女孩，年龄 11－15 岁，她们在平均年龄 2.5 岁时都经历了生殖器整形手术，评估结果为 14 例中有 13 例需要额外的阴道手术，43% 的患者有阴道狭窄，而在伴或不伴纤维化的持久性泌尿生殖窦患者中狭窄高达 50%。Minto 和同事（2003）发现，28 例患者中有 39% 需要二次手术，而 11% 的患者需要第三次手术。Al-Bassam 和 Gado（2004）记录了各种类型的阴道成形术的患者中，有 16% 的患者出现阴道狭窄（42 例阴道成形术中，皮瓣法 26 例，拖出法 11 例，背切法 2 例，乙状结肠阴道替换法 3 例）。几乎所有的患者都经过了阴道扩张，Nordenskjöld 和其同事（2008）手术的 CAH 病人中，有 37% 出现阴道狭窄，50 人中有 15 人记录有性交痛，而 41 例阴道成形术的患者中有 24 例是背切法、10 例皮瓣法及 7 例采用混合方式手术。在一项关于年龄大于 15 岁的荷兰女性的横断面研究中，13 例中有 7 例采用"一期"手术修复的患者需要二次手术，而 20 例有过性交经历的女性中 8 例诉有性交痛，但仅有 2 例有阴道狭窄（van der Zwan et al，2013）。这让人们禁不住假设，青春期后的阴道成形术可能会取得更好的效果，但是还没有数据支持这一假设。此外，Eroglu 和同事（2004）确实记录了阴道狭窄的发生率在那些早期经过一期修复的患者为 3.4%，低于那些后期进行阴道成形术的患者的 42.8%。Lean 和同事（2007）提到，不管手术在 2 岁前还是后进行，其结果没有差别。在 32 例患者中，他们记录了较美观的占 72%，满意的占 22%，

外观较差的占 6％。他们认为,有计划的一期手术比有计划的分阶段手术有更好的结果。正如前述的 32 例患者中,仅有 2 例需要更进一步的大手术,以及 3 例仅需要小的修复即可。Al-Bassam 和 Gado(2004)也建议一期修复手术在 3—6 月龄间进行。阴道合流的水平和手术的次数比手术时机的选择更能预测其结果(van der Zwan et al,2013)。

很明显,一个早期的"单期"阴道成形术在青春期后很可能需要进行第二次的修复,这也应该在预料之中,因为幼年时期建立的阴道口没有液体流过,所以阴道口也将会保持其原始的大小。从我的经验看,二次改进手术是很容易完成的。

缩小阴蒂大小的外科技术在现有的阴蒂神经解剖学知识的基础上已经有了极大的改善,尽管对当前的技术尚没远期的效果评价,但是对那些相对现代的技术已经有了远期疗效的报道。Alizai 和同事(1999)发现,他们评估的阴蒂成形术的结果是有 46％ 的患者不满意。**Gearhart 和同事(1995)观察阴蒂成形术后的阴部神经诱发电位时指出,现代阴蒂成形术的背侧血管神经束可以保留神经传导。**Barrett 和 Gonzales(1980)发现,他们所有经过阴蒂成形术的患者术后均感觉正常。Chase(1996)报道了即使有正常的神经诱发电位,也可能有感觉缺失和缺乏性高潮。我没有注意到有现代阴蒂成形术后的血管化缺陷的报道,很显然更进一步的长期研究是必要的。Minto 和同事(2003)发现,经过阴蒂整形手术的患者中 59％ 的外观正常,但还有 20％ 的过多,7％ 过大,7％ 过小,以及 7％ 缺如。这个团队还报道了由泌尿生殖系统分析仪记录的冷、热、振动感觉有显著的变化,感觉单一可能是术后阴蒂正常化的一个不良的指征。进一步的研究,以分析最新的技术是必要的;性敏感度和性高潮的潜能也有待进一步研究。最近,Nordenskjöld 和同事(2008)将 62 例 CAH 的患者和 62 例对照组进行了比较,在进行过阴蒂整形术的 49 例患者中,经过 1 次手术的 16 例,2 次的 14 例,3 次的 4 例,以及 11 例经过了 5～10 次手术。其中 20％ 的患者对手术不满意,认为敏感度降低了。然而,50％ 未经手术的患者认为她们的阴蒂太大了,两组之间达到性高潮的能力无差别。作者指出,无论是否经过

手术,患有 CAH 的女性对她们的外生殖器都不太满意。Nordenström 和同事(2010)指出,在经历过阴蒂成形术的几乎所有的患者,其阴蒂的敏感度都有影响。然而,那些经过阴蒂部分切除的患者保留了更多的神经功能,有更好的预后,并且与那些未手术的患者没有不同,初始男性化的程度也影响着阴蒂的敏感度。

TUM 和 PUM 的结果都是非常早期的。这些手术方式在技术上较简单,美容效果上更优越,但是功能上结果是否优越尚不得而知。潜在的压力性尿失禁或者括约肌失去神经支配也是未知的。大多数的作者迄今为止尚未发现 TUM 术后有的尿控的改变(Rink and Adams,1999;Hamza et al,2001;Kryger and Gonzales,2004;Rink et al,2007;Palmer et al,2012;Ludwikowski and González,2013),在尚未得到这些结果之前,这些手术方式应当谨慎使用。

近来,在了解女性化生殖器整形术后的性功能和心理健康状况上有过一些努力。Fagerholm 和同事(2012)的生活质量和健康相关生活质量的研究显示,大部分患者表现正常,而精神健康状况与这相似或者比芬兰发布的数据更好。24 例患者中的 5 例,因为太晚手术带来痛苦的记忆,手术治疗过程的本身或不良的性功能较差的得分。同样,这个团队还注意到,那些在幼年经历过生殖器重建的女性,开始发生性交的时间比正常人群要晚。此外,患者更愿选择在早期完成手术(Fagerholm et al,2012)。在一项 62 例瑞典女性 CAH 的研究中,Nordenström 和同事(2010)报道了一些有趣的结果,除了无效基因型(失盐型 CAH,受影响最严重的)的 CAH 患者,女性化生殖器整形术后的性功能的总体满意度与对照组几乎一样的好。在那些满意或不满意的患者中,美容评分并没有不同,而且整形的结果并不是性取向的原因之一。在这个研究中,和 Wisniewski 及同事(2004)的研究一样,医师们眼中的生殖器的外观要比患者自我感觉的好。Callens 和同事(2012)指出,女性化手术似乎并不会改善或阻碍性心理的预后,特别是在那些严重女性男性化的患者中。

有一些担忧,那些 CAH 的患者更有可能出现下尿路症状,但在 Fagerholm 和同事(2013)的研究中,这些症状在女性 DSD 患者和对照组相比

似乎并没有不同；偶尔的下尿路症状在患者和对照组中也是同样的（Fagerholm et al,2013）。

阴道成形术的时机仍然存在很大的争议。尽管已有少量长期研究的报道，认为延迟的阴道成形术也许更合适，但大部分外科医师仍然建议早期手术，特别是对于 CAH 组（Rink and Whittam,2014；Yankovic et al,2013）。对于患者阴道小或非常高位的阴道合流，大部分学者会建议延迟阴道成形手术，他们认为可用的长期研究都是基于一些过时的技术，而一期修复有着巨大的优势。早期进行阴道成形术的支持者们认为，也许二次的入口成形术是需要的，但是这通常可以容易完成。争论不会很快解决，对比两种方法，通常会导致两种过程：一种是婴幼儿期的简单的手术（如阴蒂成形术）和青春期后的大手术（如阴道成形术）；另一种是婴幼儿期复杂的一期阴蒂阴道成形术和青春期后简单的入口成形术。同样，对于和患病的儿童交流病情的正确时机也存在争议。不幸的是，几乎没有任何关于何时与患儿传达信息的研究（Sandberg et al,2012）。

一些研究已经注意到最重要的影响预后的因素是，即是否有一个尤其关注于女性化外生殖器整形手术、并有着特殊利益的外科医师或外科团队（Creighton et al, 2001；Lean et al, 2007；Nordenskjöld et al,2008）。这表明对于这些卓越的医疗中心的资助将有助于那些 DSD 儿童的治疗。

要点：尿生殖窦异常—重建的结果

- 很明显，新生儿期的阴道成形术在青春期后通常会因为狭窄而需要二次手术（25%～100%）。
- 成功的性交经常被报道，但是除了性交痛之外，还应该着重在性满意度、润滑、性敏感度进行进一步研究。
- 当前的阴蒂成形技术似乎不会损伤其感觉，但更新的研究提出质疑，敏感度是否是阴蒂功能的一个充足的指标。一些研究注意到一些使感觉减弱的新技术。

三、泄殖腔畸形的外科重建

（一）初期管理、时机和原则

泄殖腔畸形的患儿初期管理应维持生命体征平稳，因为患有此病的患儿经常会出现腹胀，从而导致严重的呼吸窘迫。像其他畸形治疗一样，泄殖腔畸形的治疗方案也在不断改进。过去在膨胀器官减压之后，通常先行直肠拖出手术，如果需要的话，后期再行泌尿生殖系统重建术（Okonkwo and Crocker,1977）。Hall 及其团队（1985）建议，阴道手术最好在青春期之后进行，因为此时雌激素水平较高。仅仅只做拖出式手术是很有吸引力的，但是现在已明确这种逐步进行的泄殖腔修复手术对于患儿是一种伤害，应该完全禁止。最理想的手术方式是一次性修复所有的畸形（包括直肠、阴道和尿道）（Kay and Tank,1977；Mollitt et al,1981）。对于直肠和阴道难以分离的情况，这种手术方式可以提供一个很好的显露的空间。此外，由于这些组织之前没有被侵犯，也就避免了直肠与周围组织之间重复松解分离。Hendren（1982,1986）指出，直肠拖出式手术不应该作为一个单独的手术被采用。回顾性分析了 154 例泄殖腔畸形的患者，其中 60 例患者行二次手术，他们中的许多人都曾行直肠拖出式手术。在这种情况下，最终的修复常常需要重复松解分离直肠及其周围组织。Raffensperger（1988）曾经建议在新生儿期完成修复，但是后来又提出这样做不合适。Levitt 和 Peña（2005）提出在对新生儿泄殖腔畸形患儿处理中存在三个缺陷：①对于阴道积液认识和处理不足；②结肠造口或膀胱造口有问题；③临床误诊。

现今外科治疗包括 4 个基本步骤：①胃肠道减压；②泌尿生殖道减压；③纠正肾损害及潜在的具有致死性的泌尿系畸形；④泄殖腔的最终修复。

（二）胃肠道减压

胃肠道减压一般通过结肠造口完成。尽管几乎所有的外科医师都认同最初结肠造口的必要性，但是最佳的造口位置仍然有争议。Hendren 最初推荐低回路的结肠造口术，但是最近更多的行右侧结肠切开造口术（Hendren,1982,1986,1998）。这一改变是由于低位结肠造口术后，在直肠拖出手术中阴道成形时难以获取肠道。分离的横行结肠造口可以使左结肠血供完整（Hendren，1992）。Peña 与 Spitz 和 Coran（2006）一样，都倾向降结肠造口术，因为这样可以减少尿液吸收的表面积。Levitt 和 Peña（2005）主张将降结肠自腹膜后游离后行分离的降结肠造口术。这一手术保证了足够的末端结肠，以便于今后行直肠拖出手术，且脱垂的可能性很小。然而，Peña 推荐保留较长的乙状结肠，以便于直肠拖出手术困难时进行腹部探查。Levitt 和 Peña（2005）发现 361例患儿中，有 24 例由于结肠造口位置过低影响直肠拖出手术。我们更倾向于近端造口，但是往往有结肠黏膜吸收尿液从而造成人体酸中毒，使临床工作受到挑战。Masuko 的团队（2005）报道每日 3 次通过气囊导管冲洗、引流肠内容物，能够成功降低胃肠道压力，这样就避免了行临时性的结肠造口术，同时允许实施一次性修复手术。

　　在行结肠造口手术时，内镜检查有助于更加清晰明确解剖位置和协助泌尿道减压。根据我们的经验，当膀胱镜从近端进入泄殖腔通道的时候，往往更容易进入阴道。事实上，对于阴道扩张的新生儿来说，膀胱镜进入尿道或膀胱是极其困难的，因为扩张阴道压迫膀胱使其紧贴腹前壁，从而阻塞膀胱颈。阴道冲洗和引流不仅可以减轻腹压和缓解腹胀，同时还可以观察膀胱。通常，直肠瘘管位置也很难确定，如前所述，它更多是在重复阴道的隔膜上发现，但也可以在任何位置。通过对瘘管及远端结肠造瘘口进行冲洗，可以非常容易地清除浓缩的黏液和胎粪。在各个的通道留置小的喂养管，对于后期获得影像学资料从而更进一步描述解剖关系非常有帮助。根据我们的经验，上述这种方法在放射科透视检查中是最佳方法。

（三）泌尿生殖道减压

　　即使通过引流泄殖腔内容物的方法可降低其压力，仍然时有排泄物进入阴道或者直肠（或者两者都有），从而导致这些部位迅速扩张，继而引发尿液排泄不畅、持续性肾积水、腹胀、尿路感染及高氯性酸中毒。这些问题可以通过间歇性插管引流解决。虽然导管常常进入阴道而不是尿道，但对于引流和减压泌尿生殖道仍然有效（Hendren，1992）。如果减压效果不满意，那么需要进一步的处理。我同意 Hendren 的理论，在长的尿道样的

泄殖腔中，插管有时很困难，切开手术（例如开放泄殖腔）对于插管有帮助（图 30-26）。如果这种方法失败，可以行膀胱造口术或者阴道造口术达到进一步减压的目的（Kay and Tank，1977）。Levitt 和 Peña（2005，2010）发现，阴道造口术对于减压是有效的，但是我们认为间歇性清洁导尿（CIC）是一线治疗，因为这样可以使阴道保持足够的低压状态。只有当间歇性清洁导尿失败，才行膀胱造口术或者阴道造口术。阴道造口术需要将阴道与腹膜固定，这样后期行直肠拖出术及TUM 会相当困难，因此有些人推荐膀胱造口术优于阴道造口术，但是其他人发现这并不是一个令人忧虑的事情，同时还需要进行腹部手术。Levitt 和 Peña（2005）发现，25％泄殖腔畸形患者存在阴道积液，但其中 59％患者未能确诊或者处理不当。这会导致输尿管梗阻、尿路感染、酸中毒及发育迟缓等严重并发症。充分的阴道引流可以解决这些问题。

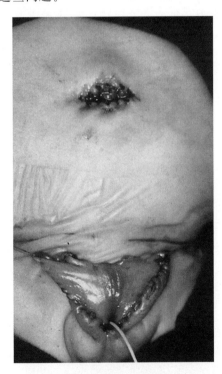

图 30-26　开放尿道样的泄殖腔，并置入
导管，同时行膀胱造口术

（四）泌尿系梗阻及其病理学的修复

　　泄殖腔畸形的患儿第三阶段的治疗为修复泌尿系梗阻所造成的病理变化过程。在泄殖腔残留

的患者中,60%~83%存在肾结构异常,这些患者同时存在梗阻(Warne et al,2003;Rink et al,2005b)。在那些共通道长度超过 3 cm 的患者中,91%存在泌尿道畸形(Peña et al,2004)。有时这些异常在等待确认进行泄殖腔修复手术之前被忽略,这种情况应该避免,梗阻性病变应该及时治疗处理。然而,如果能够预防尿路感染,那么相当常见的输尿管膀胱反流都可以通过医疗手段处理。其他系统器官异常(例如心脏、脊髓)也应该充分评估,在这一阶段,有些器官可以同时进行修复。

(五)泄殖腔畸形的最终修复

泄殖腔最终修复一般在患儿 6－12 月龄时进行,需要患儿营养及发育情况良好能够耐受手术。Peña 和同事(2004)曾对健康状况优异的 1 月龄患儿行修复手术,在最终修复之前应该评估泌尿系统和排除阴道积液。如果之前没有进行过内镜检查,那么在最终修复之前行内镜检查对手术是有帮助的。尽管界定清楚解剖关系是很枯燥乏味的,但是对于彻底清洗远端结肠(通常需要从瘘管进行冲洗)和结肠造口的远端是有帮助的。同时,还需要行标准的 GoLYTELY 肠道准备。

1. 手术技术:泄殖腔

最终的修复从内镜检查开始,通过内镜检查

也使外科医师重新认识泄殖腔。我们发现,膀胱内留置 Foley 导尿管,以及将不同颜色的 Fogarty 导管分别留置于阴道和直肠是有好处的。术前准备期间导管需要保持无菌状态。正如之前对泌尿生殖窦修复手术所描述的那样,下半部分躯体手术部位使用聚维碘酮从手术中心向四周消毒,范围从乳头连线至脚趾,双腿用无菌单包裹。这种术前消毒准备适用于俯卧位和仰卧位时进行的会阴部和腹部手术。

最终的后矢状位肛门直肠阴道尿道成形术(PSARVUP)需要患儿呈俯卧位,抬高骨盆,卷曲呈折刀状卧位。电刺激常被用来确定最大收缩面积,在皮肤上用笔勾勒或用手术缝线作为标记,以便于后期直肠位置的确定。同时,标记出会阴体及阴道拟确定的位置(图 30-27)。我们同意 Hendren (1992)的观点,在泄殖腔的共通道中留置探子有时会有所帮助,但是一般来说 Foley 管和 Fogarty 管就足够了。自中线充分解剖,直到直肠和阴道充分游离后可以移动。Peña 的 PSARVUP 手术的最大优势是识别区分直肠外括约肌和直肠横纹肌复合体,同时能够充分显露手术视野,以便于从泄殖腔分离直肠和阴道。

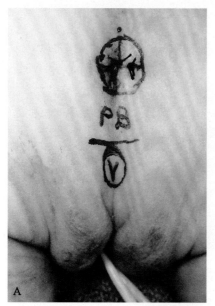
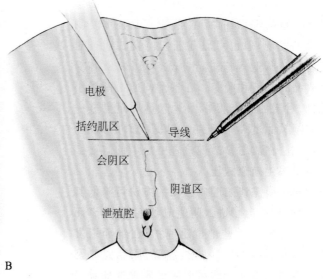

图 30-27　A. 泄殖腔,拟成形阴道(V)及会阴体(PB)的位置;B. 直肠的位置通过电刺激确定

最初的切口起自中线尾骨尖到泄殖孔后方，缝线标记了两侧括约肌的结构。我们过去认为，在后中线位置打开泄殖腔共通道直到融合处有助于识别直肠和阴道的插入部分，但这对于 TUM 可能不太合适，正如前文对泌尿生殖窦所描述的那样，其限制重建过程中对窦的应用。当确认直肠瘘管之后，从后方切开并应用多股丝线的支座缝合夹，这种支座缝合夹有助于将直肠从阴道上游离。重要的是，要记住这些结构最初是共用一个壁，最好是进入阴道而不是直肠或尿道。直肠周围组织解剖游离至骶骨上方可能是有必要的，在此位置可以游离腹膜。很少有患儿存在直肠高位融合而需要转至仰卧位行腹部探查以游离松解最近端直肠。Levitt 和 Peña（2010）指出，腹部手术更多发生在共通道长度大于 3 cm 患儿，一旦直肠充分游离后可以与会阴部皮肤无张力缝合，直肠缝合线将用于直肠从泌尿生殖结构上分离下来。

在经典的 PSARVUP 手术步骤中，阴道是从窦开始分离的，这种解剖游离相比较游离直肠来说更加困难和乏味。对于已经被广泛认可的泄殖腔修复手术 TUM（稍后描述）来说，阴道可能不需要分离。正如前文所述，经典的阴道分离手术中，游离阴道的过程中进入尿道是错误的。并列的重复阴道是最常见的，中间的隔膜已经在最初的内镜检查过程中通过电烙术切开了。Hendren（1998）报道，66 例患者单阴道，68 例双阴道，20 例无阴道。Fogarty 导管在阴道中很容易触及，阴道后壁在融合处水平打开。另外，圆形的支座缝合夹有助于阴道从尿道和膀胱上分离。可延展的牵引器插入切开的阴道后壁，从而显露阴道前壁融合处并进行分离。锐性解剖与电刀烧灼相比更不易损伤尿道，使解剖难度增加的情况是意识到阴道几乎完全包绕尿道，不能认识到此种情况可能会导致这些结构的损伤，在游离阴道的过程中使用支座缝合夹牵引有利于进一步分离。阴道的外壁呈白色，识别这一特征对手术有帮助，需要注意的是，在游离阴道的过程中要避免离断阴道血管。通常来说，充分游离阴道后，阴道可"拖出"至近会阴部，如果经过充分游离后仍不能到达会阴，可用皮瓣与铲状阴道相连。对于高位阴道及罕见的阴道发育不全来说，可能需要插入一段肠管才能到达会阴部，显然此手术需要经腹进行。对于极度扩张的阴道，可以创建阴道瓣或阴道"开关"到达会阴，同时应该注意避免破坏阴道血供和引起阴道狭窄（Hendren，1986；Peña，1989；Peña et al，2004）。

在阴道被拉至会阴之前，泄殖腔共通管的开口应该用可吸收线缝合 2～3 层，同时重建尿道。如果泄殖腔很大并接近于阴道，就必须完全打开，围绕 Foley 导尿管裁剪缝合，随后将阴道固定于会阴。如果怀疑阴道损伤，应旋转阴道，从而避免重叠缝合（Hendren，1992），Foley 导尿管留置 2 周。

近期，有部分外科医师已经注意到，腹腔镜辅助肛门直肠阴道尿道成形术可以帮助我们了解解剖位置更低的瘘管及准确定位直肠拖出的位置，同时骨盆结构可以完美、清晰地呈现出来（Tei et al，2003）。

在会阴已经重建、直肠已被拖出会阴后，Peña（1989）强调了裁剪扩张直肠的重要性。不同患者裁剪的数量不同，肌肉必须在后方与直肠汇合；直肠应该被置于括约肌的中央与皮肤吻合；直肠扩张从手术后 2～3 周逐渐开始，如果恢复得好，结肠造口在 3 个月之后关闭。

一旦拔除导尿管，需要密切监测尿道和排泄动力学，因为 1/3 的患者发生继发于神经病变的膀胱排空障碍。如果怀疑儿童膀胱排空障碍，需行 CIC，直到膀胱恢复到正常排空状态，否则最终会导致泌尿系感染、肾积水、甚至肾功能损害。

Peña 的 TUM 技术被广泛地应用于治疗泄殖腔畸形，此手术具有步骤简单、出血少、手术时间短等优点。基本技术是在直肠分离后 360°移动整个泌尿生殖窦。这项技术在这一点上不同于早期报道的泌尿生殖窦异常的 TUM 手术。我们认为该技术非常有效，它使得泄殖腔手术中最困难的部分以及阴道分离变得容易进行。如果融合部分仅距会阴 2～3 cm，可能不需要分离。对于那些高位阴道融合的患者，分离仍是必需的，但很容易完成（Rink et al，1997）。当前，人们已经开始关注此项技术对于尿流控制的影响，目前为止并没有发现 TUM 与标准修复手术有什么不同，且 TUM 的远期效果需要进一步观察。

> **要点：泄殖腔重建**
>
> - 泄殖腔重建包括 4 个步骤：①胃肠道减压（结肠造口）；②尿道减压（CIC，膀胱造口）；③纠正相关的器官系统畸形；④泄殖腔修复（PSARVUP）。
> - 直肠分离后，TUM 被广泛应用于治疗泄殖腔畸形。
> - 泄殖腔修复手术的预后基于脊髓正常功能的存在或缺失，作为肠道手术的程序之一，通常需要行 CIC，从而达到排尿和排便的控制能力。

2. 泄殖腔外科手术的预后

泄殖腔畸形的修复手术非常具有挑战性。解剖复杂，每个患者的情况都不同，外科医师要做好时间长且复杂手术的准备，要有想象力，且处理组织时要格外小心。从前文可以假想的结果是令人沮丧的，然而相反的是，大部分患者能获得较好的生活质量。我们要感谢 W. Hardy Hendren 和 Alberto Peña 在儿童泄殖腔畸形领域做出的开创性工作，以及对所得结果的记载。

预后结果评价通常基于尿控、排便控制和性功能，将来还要关注性敏感度、生育能力、无痛性交、性高潮及生活质量。早期的尿路情况结果令人沮丧，Chappell 和 Bleloch（1973）报道他们 5 个手术患者术后出现不同程度的尿失禁；Bartholomew 和 Gonzales（1978）报道 7 例患者中 5 例在重建手术后出现尿失禁。现在，清楚地知道，较高比率的尿失禁患者是由于神经病变所致。De Filippo 及其同事（1999）报道 26 例肛门直肠畸形患者（包括 6 例泄殖腔畸形患者）的尿流动力学数据。26 例的 21 例术前检测漏尿点压力大于 40 cmH$_2$O，15 例行脊髓 MRI 检查结果正常。这就意味着，即使那些没有表现出神经系统异常者可能有异常的高出口抵抗，这增加了尿失禁和上尿路改变的风险。Muller 及其同事（2014）报道，此类脊髓异常者会影响尿控，与短脊髓的影响最大。Hendren 分析了 141 例患者，83 例（59%）可以自然控制排泄，40 例（28%）需要 CIC，4 例（3%）需要尿流改道，1 例（0.7%）接受可控性尿流改道，只有 5 例（3.5%）尿失禁，8 例尚属早期结果不足以评价（Hendren，1998）。Peña 及其团队（2004）回顾性分析了 339 名泄殖腔畸形患者资料，其中 193 例评估尿控正常。他们发现，自发的排尿与共通管的长度有关，在所有能控制排尿的患者中自发排尿占为 54%，其他的 46% 行 CIC 可以保持干燥（其中 24% 用自身尿道，22% 用 Mitrofanoff 通道）。然而，当共通道短于 3 cm，28% 需要 CIC，如果大于 3 cm，则 78% 需要 CIC。Warne 等（2002b）研究发现，80% 患者达到社交尿控，但只有 22% 达到自发排尿，12% 仅需要行 CIC，46% 需要重建尿路从而达到尿控（平均手术数量为 4.7）。他们同样发现，共通道长于 3 cm 的患者难以获得自发排尿（12%～31%）。Rina 和同事（2005b）一系列研究发现，86% 患者可以保持干燥，但只有 1/3 患者自发排尿从而达到尿控，剩余患者需要行 CIC，伴或者不伴下尿路重建（表 30-1）。TUM 术后自发排尿的患者占比为 43%～66%（Levitt and Peña，2010）。Warneand 和同事（2002b）注意到良好的膀胱颈、短的共通道、正常的骶骨、两个正常的肾是尿控和自发排尿的良好预后标志。我们同意 Peña 和 Levitt（2003）的观点，排尿异常通常与非收缩性膀胱有关，需要行 CIC，但是 Warne 和同事（2002b）等发现，反射亢进是主要尿动力异常的类型，值得注意的是 75% 的患者骶骨异常。

表 30-1　泄殖腔手术后尿控率

参考文献	自主排尿	CIC 伴或不伴重建术后的尿控率
Hendren（1998）	0.62	0.34
Peña et al（2004）	0.54	0.46
Warne et al（2002b）	0.22	0.58
Rink et al（2005b）	0.33	0.53

注：CIC. 间歇清洁导尿

排便控制与神经系统状态直接相关（Peña，1989）。Hendren（1992）提出，排便控制与好的会阴缝合、明确肛门隐窝、正常的脊髓、正常的 MRI，以及敏锐的肌肉反射等因素相关。Hendren（1992）报道，在 105 例患者中，47 例有正常肠道功能，27 例需要灌肠，7 例需要结肠造口术，7 例有粪便污染，4 例前置肛门具有正常控制功能。Peña 和同事（2004）等报道，在 156 例病人中，60% 具有自主肠运动，28% 不能排便；40% 的大便失禁者可以通过肠道管理保持清洁；MACE 可以有效预防便秘，同时在那些难治的患者实现排便控制。

远期阴道狭窄及月经梗阻发生率在 36%～41%（Hall et al，1985；Breech，2010）。Warne 和同事（2003）报道，合适性交的阴道只占 44%，阴道成形术通常是必要的。

尽管不是直接的外科手术结果，肾预后仍然是令人担忧的问题。在 Great Ormond Street 儿童医院 50% 接受治疗的患儿出现肾功能不全，17% 进展至肾衰竭终末期（Warne et al，2002a）。Rink 和同事（2005b）的一系列研究指出，18% 患者的血肌酐异常升高，26% 的肌酐处于临界值。终生的泌尿系评估必须每年一次，及时的判断和治疗梗阻性病变及尿路感染是必需的，必须评估膀胱尿动力情况以便发现异常。有报道（Hendren，1998），在 24 例成人病例中，17 例具有性生活，6 人已生育（5 人剖宫产，1 人经阴道分娩）

Leclair 和同事（2007）报道了通过 TUM 技术修复泄殖腔畸形的情况，在 22 例患者中有 2 例出现尿道狭窄，均进行了 Mitrofanoff 尿流改道手术。1 例患儿出现尿道阴道瘘，3 例出现阴道狭窄。在 17 例 4 岁以上患儿中，有 15 例有尿控功能。7 例可自主排尿，8 例通过 CIC 排尿。12 例有排便控制功能，9 例可自主排便，3 例需要 MACE 灌肠排便。

四、小结

治疗泌尿生殖窦和泄殖腔极其复杂，对于性别发育异常的患儿，由一个包含多学科专家团队给出及时而非常谨慎的评估是必需的。需要以开放和尊重的方式对患儿及家长进行家庭支持和教育，必须尊重和接受不同的文化背景，同时要保护隐私。外科医师在进行手术重建时要特别注意保护好组织，对细节要一丝不苟，考虑到患者终身需要。这些复杂的畸形需要一支致力于关注这类问题的医护人员组成的队伍，泌尿生殖窦和泄殖腔畸形是非常有挑战性的外科重建难题，一些特别严重的畸形只能在具备优秀的专业素质和丰富治疗经验的医学中心进行治疗。

参考文献

完整的参考文献列表通过 www. expertconsult. com 在线获取。

推荐阅读

Hendren W. Cloaca, the most severe degree of imperforate anus: experience with 195 cases. Am Surg 1998; 228: 331-46.

Jaramillo D, Lebowitz RL, Hendren WH. The cloacal malformation: radiologic findings and imaging recommendations. Radiology 1990; 177: 441-8.

Joint LWPES/ESPE CAH Working Group. Consensus statement on 21-hydroxylase deficiency from the Lawson Wilkins Pediatric Endocrine Society and the European Society for Paediatric Endocrinology. J Clin Endocrinol Metab 2002; 87: 4048-53.

Peña A. Total urogenital mobilization—an easier way to repair cloacas. J Pediatr Surg 1997; 32: 263-7, discussion 267-8.

Peña A, Levitt MA, Hong A, et al. Surgical management of cloacal malformations: a review of 339 patients. J Pediatr Surg 2004; 39: 470-9.

Rink RC, Herndon CD, Cain MP, et al. Upper and lower urinary tract outcomes after surgical repair of cloacal malformation: a three-decade experience. BJU Int 2005; 96: 131-4.

Schober JM. Feminizing genitoplasty for intersex. In: Mouriquand PDE, editor. Pediatric surgery and urology: long term outcomes. London: Saunders; 1998. p. 549-58.

Speiser P, White P. Congenital adrenal hyperplasia. N Engl J Med 2003; 349: 776-88.

（张　殷　方　向　龙腾云　**编译**　潮　敏　**审校**）

第31章 青少年和过渡期泌尿外科学

Christopher R. J. Woodhouse,MB,FRCS,FEBU

一、定义

随着医学技术的发展,儿童不再被认为是成人的缩小版,儿童疾病的特殊性也逐渐被公众所认知。19 世纪,儿童专科医院的建立反映了公众对儿童疾病特殊性的认知的提升。20 世纪末,人们认识到很多患病儿童,尤其是那些患有先天性疾病的儿童,在得到治疗及全面的照顾后能否继续完成生命旅程的关键在于医师是不是受到过相应的教育并关注于此。尽管目前解决问题的方法有限,但对于专病专治的需求还是很普遍的(Viner,2013)。逐渐地,一些地区出现了专门为青少年提供医疗服务的场所,而这些场所一般都设置在儿童专科医院中(Payne et al,2012),欧洲和澳大利亚在这方面发展得比较好。

儿童不可能一夜之间变为成人,更不可能随意改变自己的出生日期。**青春期是从儿童转变为成人的一个特殊的阶段,在这个阶段所患的慢性疾病会产生独特的问题。**关于青春期的起止时间有各种不同的定义,在牛津词典中,青春期被定义为男性(14—25 岁)、女性(12—21 岁)。英国卫生部并未明确规定这一阶段的开始时间,但规定它的结束时间为 19 岁,这意味着一旦超过 19 岁,患者必须到成人医疗机构进行诊治。从儿童转变为成人的时间有早有晚,所以这些定义其实都不是那么令人满意。例如,患有先天性膀胱疾病的患者在被问及他们在什么年龄能独立于父母时,答案为 11—25 岁,平均年龄为 17 岁(van der Toorn et al,2013)。

虽然在过去的 70 多年中,很多专家认为应该为患儿在从儿童医疗过渡到成人医疗的这个转变过程中提供帮助,但直至 21 世纪才创造性地建立"过渡性医疗机构"。尽管如此,即使在美国,能够提供这种服务的机构也十分有限(Wan,2013)。大多数儿科专家认为,需要这种过渡性医疗机构,但相关的规定很少,以至于很多慢性病及残疾儿童只能在儿科医院或成人医院得到相应的诊治。过渡性医疗机构的缺乏反映在相关文献数量的缺乏上。图 31-1 显示了通过 PubMed 检索得到的关于过渡性医疗相关出版物数量的变化情况。

建立过渡性医疗机构的目的,是让儿童及其家人能够逐渐适应成人的医疗环境,从而获得持续且全面的治疗,它的前提是有成人医院可以接受并提供相应的治疗,在一些患有慢性疾病的儿童中,能够实现良好的过渡。比如,1 型糖尿病患儿,最终能得到成人糖尿病专科医师的诊治,但在青春期,他们还是需要得到更有针对性的治疗。由此可见,在青春期实现的良好医疗过渡,还是有一定难度的(Begley,2013)。

儿童与成人所患的泌尿系统疾病并不相同。比如,成人没有膀胱外翻、没有 Prune-Belly 综合征,没有性发育异常(DSD),甚至神经管发育异常和后尿道瓣膜(PUV)病症与成人也并不相同。

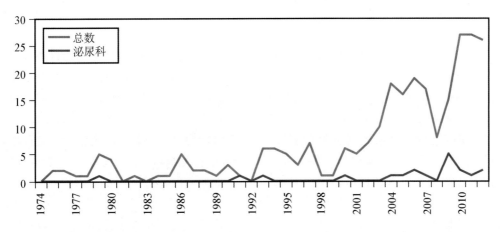

图 31-1　用 PubMed 检索显示 1974—2012 年,过渡性医疗相关文章数量变化的图表

对于患有严重泌尿系疾病的儿童,需要持续性的诊治,以延续其生命。

在英国,患有慢性疾病的儿童占到了 17% ~ 19% 。目前,还并未掌握其他国家和地区的相关数据。1992 年,在美国约有 31% 的儿童患有慢性疾病,其中有 5% 是严重疾病,29% 是中等程度的疾病(Newacheck and Taylor,1992)。Bethell 等在 2011 年公布的数字更高,但分析发现,数字增高的原因主要是由于肥胖患儿的增多所致。去除肥胖因素后,在 12-17 岁的青少年中慢性病的患病率为 34.4% ,其中有 50% 为严重的疾病。尽管在最常见的 20 种疾病中并没有泌尿系疾病,但很显然,仅从数字上来看,青春期的持续治疗也是非常重要的。

名词解释

(1)青春期:青春期指由儿童逐渐发育成为成年人的过渡时期。一些国家规定了具体的年龄。在泌尿科中,将青春发动期到青春成熟期视为青春期。

(2)过渡期:过渡期诊疗活动要在儿童到成人期的全过程持续开展,而这一过程称为过渡期。这是一个艰难,但不可替代的时期。如果未能在这一时期做出妥善的诊治,会对患者和医疗保健系统造成严重后果。虽然过渡阶段被认为是必不可少的,但仍处于发展的起步阶段。

(3)过渡性诊疗机构:由儿科和青少年泌尿科专家组成的诊疗机构,儿童在此接受 4~5 次诊疗后方可转诊至青少年诊疗机构。

二、过渡过程

(一)过渡障碍

泌尿系畸形的患儿从儿童诊疗模式转变为成人诊疗模式的最大的障碍是没有医疗机构愿意接收他们。在疾病诊治的过程中,不能只考虑到他们已经成人了,还要关注到他们是存在先天性畸形的人群。这就要求成人泌尿科医师也受过儿科疾病相关知识的培训,目前的状况是在这方面基本没有培训计划(见后文),也很少有人想为学习这个新的专业在经济上加以付出,除非有公共的资金支持,并且提供一定奖励。

目前,没有数据显示需要多少"青少年泌尿科医师"。从流行病学角度看,大约每 400 万人需要配备一名专门从事该项领域工作的医师。这个数据并不一定准确,因为泌尿系畸形的发病率数据本身也并不精确。而且,随着选择性终止妊娠变得更加普遍,泌尿系畸形的患儿的出生率正在逐渐下降。所有这些情况都表明,青少年泌尿科只是一个小专业。如果使得青少年泌尿科医师的年龄分布均匀,工作年限预设为 30 年(这两个条件都是假设的),那么英国会在隔年出现医师的空缺。而在美国,全国大约有 80 名青少年泌尿科医师。

实际工作中,还必须要考虑到地理因素。青少年泌尿科医师远远少于儿童泌尿科医师,假如在同一城市有青少年泌尿科医师,就可以做到患者的平稳过渡。如果孩子生活的地方远离城市,平稳过渡将成为问题,除非患儿的家长愿意带孩子到医师那里进行规律治疗。

在医疗保障体系比较健全的国家,医院对患儿进行医疗救治的资金不是问题。但患儿在就诊途中所付出的路费是需要自己解决的。在以保险为基础的医疗保障系统中,那些患有慢性病需要长期进行治疗的青少年,也得不到良好的保障。就目前来看,希望美国的患者保护和平价医疗法案能够对该国这类患者提供帮助(医疗保险和医疗补助服务中心,2013)。

(二)过渡进程

患儿及其家人更习惯于在儿科的环境中接受诊治。**因此在患儿接近成年期的时候会感觉到非常脆弱**(Crowley et al,2011),而患儿对儿科工作人员的这种依赖已经证实为过渡期的主要障碍(De Masi and Biermann,2013;van der Toorn et al,2013)。

儿科医师应尽早为患儿适应这种过渡做准备(Lemly et al,2013)。对于如何做好过渡,医师应该有长期的计划,虽然可能不会具体到某一时间需要做什么。关于过渡期间的实施准则已经存在,虽然这个准则还需进一步修正(Colver et al,2013;Lemly et al,2013)。**首先,要改变医护人员的工作态度,并对他们进行培训。在医疗实践的过程中,始终要以适应青少年的需要为准则,而不是与之背道而驰。其次,需对相关规划进行改变,以确保所有慢性病患儿和残疾儿童都有有效的过渡计划。第三,在完成转变的过程中,患者自身必须成为自己的有效伙伴**(Viner,2008)。Viner正在撰写英国国民健康服务(NHS)的相关条例,上述这些原则都是普遍适用的(Viner,2013)。

第一步,在 11 或 12 岁时,儿科医疗团队应对患儿的长期医疗需求进行评估;13 或 14 岁时,患儿就应该与小儿泌尿科医师及即将接手患儿进一步治疗的医疗团队成员进行接触,以便大家相互了解,并开始建立成人模式的医疗记录。有研究表明,转型成功的关键就在于诊治的连续性(Gleeson and Turner,2012);至少需要进行 4～5 次的这种接触,才能让过渡期的青少年与新的医师建立起与儿科医师相当的信任(Klostermann et al,2005)。Nakhla 等研究表明,在青春期的糖尿病患儿中,通过这种方法进行过渡期治疗与没有接受过渡性治疗患儿比较,入院患儿减少了23%(Nakhla et al,2009)。

之后,是转移阶段,主要由青少年与成人临床医师决定进一步的治疗。儿科医师仍然参与其中,必须谨慎安排这种联合诊疗,因为过渡期的青少年不喜欢同时面对很多医师,相关的"管理委员会"也可能因此做出不满的决定。笔者关于 DSD患儿的过渡期方案在实际工作中运行良好,在患儿就诊之前,由多学科的医疗团队对患儿的病情进行讨论,之后由患儿熟悉的 2～3 名医护人员向患儿进行情况介绍。使得患儿可以在没有过多人参与的情况下考虑手术、内分泌、心理、妇科和性相关问题。其中最关键的是关于性和生育的话题,这是青少年最关心的问题,而这也可能是临床医师最不愿意讨论的话题。

如果参与者来自不同城市,想要得到这种专业的诊治,患儿或者医师就必须有人出行,目前有不同模式来解决地域的问题造成的困惑。在英国,多数设有小儿泌尿科的医院已经对接了成人泌尿科医师,指导患儿进行进一步的诊疗。在新西兰南岛,成人泌尿科医师定期前往偏远的儿科病房去做过渡期的相关工作,对于那些需要手术或多学科诊治的患儿需要转诊至基督城的中心医院进行进一步治疗。在瑞典,全国设立了 2～3 个诊治中心,有需要的患儿必须去这个诊治中心进行诊治(Mark and Lackgren,个人交流,2012)。

在提供儿童相应的综合诊治的同时,临床医师更注重成人期疾病的管控。

(三)过渡失败的后果

有两个非常令人不满的后果,一个是孩子在没有任何准备的情况下被抛弃,另一个是孩子仍然被视为襁褓中的婴儿,被过渡呵护。

笔者认为,被抛弃会产生不良的结果。笔者在实践中发现,即使建立了良好的过渡体系,仍有许多失联的患者。一部分失联患者在后期反映,他们在不专业的医疗机构内的就诊经历给他们带来了无尽的痛苦。有些疾病,如膀胱外翻等,这类疾病的治疗效果欠佳,对医师来说也是极大的挑战。这类患儿在被抛弃后很可能不再回来,因为他们本身对治疗的效果就不满意。在一项调查中,49%的受访者表示他们可以安排好自己的过渡期的诊治(尽管只有 24%的人知道在这一阶段会发生什么情况)(van der Toorn et al,2013)。

如果这些患儿继续在儿童医院进行诊治,他们将平稳地从儿童期过渡至成人期。在里约热内卢的一家儿科医院,由于没有过渡期的安排,青少年和成人分别占到了门诊患者的 19.8% 和 2.7%(Jesus et al,2014)。

美国一所儿科学术单位调查表明,1999 至 2008 年 2% 的入院患者为 18－21 岁,0.8% 为 21 岁以上。这使得在 10 年期间有 60 000 例不需要住院的患儿进行了住院治疗,年增长率为 6.9%(Goodman et al,2011)

三、培训要求

目前,治疗过渡期疾病的泌尿科医师仍没有正规的称谓,因为缺乏恰当的表述,儿科医师和泌尿科医师会用青少年泌尿科医师这个词汇对该领域的医师进行表述。儿童到青春期的转变、青春期至成人期的转变,这两个转变有重大意义,**一旦患儿脱离童年,身体变化和情感问题,就成为青春期泌尿科学的主要研究领域。**

培训需要满足三个方面的要求:①了解小儿泌尿外科先天畸形的相关知识,并知道如何处置;②要了解青春期情感和身体的变化;③接受成人泌尿外科医师的培训。儿童泌尿外科的知识培训,需要花费 1 年左右的时间。青春期医疗知识的培训问题目前尚未解决。青少年医学这一领域是崭新的研究方向,大部分人员的经验都是在家庭实践中获得的。国民保健服务健康教育英格兰计划(http://www.e-lfh.org.uk/projects/ah/index.html)提供相关的在线培训。

要点:过渡过程

- 患有慢性疾病的儿童需要终身全方位的护理,类似于他们作为儿科患者所接受的护理。
- 转型的障碍包括患儿及其家庭惧怕变化,青少年服务的不足,资金不足以及地理问题,特别是在人口稀少而国土面积广阔的国家中。
- 最重要的是要讨论性和生育能力。

四、青少年诊疗机构

绝大多数需要进行长期诊治的青少年都患有先天性畸形。从统计数据看,PUV 和脊柱裂分别占 35%,膀胱外翻约 5%,其他约 25%。长期诊治过程中所体现的工作量的多少,其实比疾病的原始诊断更能反映出疾病的复杂性。

患儿转入青少年诊疗机构的年龄,取决于个体的发育情况。这样的医疗机构,至少在泌尿外科,将负责照顾他们的余生,而他们中的大多数将被定义为成年人,并按照成年人的相关标准进行诊治。即使就诊环境可以符合青少年的要求,但医疗机构其实还是成人化的。在不同国家,患者可以在成人医院进行诊治的法定年龄并不相同,英国规定的年龄是 16 周岁,而 DSD 的患者将被分配到单独的医疗机构进行诊疗。

青少年医疗大多数都是从治疗泌尿系疾病开始的,当然也有例外,那就是脊柱裂这个疾病。在美国,大多数患有脊柱裂的儿童在圣地兄弟会(http://www.shrinershospitalsforchildren.org)等专门的医院进行治疗,多学科联合为难治性疾病提供了理想的治疗场所。不幸的是,青少年或成人很少能够完全治愈。因为很多患者的疾病都与膀胱或肾功能相关,因此通常需要泌尿外科的长期诊治。

随着患者年龄的增长,他们的需求不仅限于对泌尿生殖系统疾病诊治本身的了解,还需要医师向他们分享疾病的诊治经验。他们对自己所患疾病的远期情况感兴趣,虽然有的时候并不能向他们全盘托出实情。与此同时,他们还必须了解先天性泌尿系畸形的特异性。对于病情的了解需要放射科医师和核医学科医师的大力支持。一所医疗机构能够拥有所有的学科专业是不可能的,因为患者大部分都有肾问题,所以肾病专家对于青少年泌尿外科医疗机构的正常运行是必不可少的。表 31-1 显示了可能需要的其他领域专家。

心理学是一个特别的问题,儿科医院通常在这一领域有很好的工作基础,但即便如此,仍然不能满足临床需要,许多论文都指出了心理学的重要性(Christie and Viner,2009)。青少年心理学是一个明确的亚专业,服务对象是 19 或 20 岁以下的青少年。**青春期的平稳过渡对个人的身心健康至关重要,心理健康和社会角色的变化需要父母、医疗和心理上的支持**(Viner et al,2012)。

表 31-1　支持青少年泌尿外科诊疗机构正常运转所需的专家

	必需的专科医师
肾异常	肾内科医师
	治疗高血压的内科医师
	移植团队
脊柱裂	肾内科医师
	骨科医师
	神经内科医师
	神经外科医师
	足病医师
	妇产科医师
	遗传学工作者
	整形外科医师
小肠代膀胱	妇产科医师
	生物化学工作者
	治疗结石的医师
	造瘘治疗师
膀胱外翻	妇产科医师
	骨科医师
	心理科医师
	肿瘤科医师
后尿道瓣膜	肾内科医师
	男科医师
性发育异常(DSD)	内分泌科医师
	生物化学专家
	妇科医师
	遗传学工作者
	性治疗师
	整形外科医师
	生育专家
Prune-Belly 综合征	肾内科医师

然而,为慢性病患者提供心理专业知识方面存在着巨大的空白,难点就在于理解先天性的不可纠正的严重的躯体问题与心理影响之间的关系。

在安排心理治疗的时候,地理因素是一个需要考虑的问题,进行心理治疗需要经常就诊,如果患者距离医疗中心很远,这点就很难做到。

(一)非长期随访组

1. 不需随访的患儿

曾经接受过阴囊腹股沟手术、成功的肾盂成形术、隐睾或其他简单手术的儿童通常因为预后较好而被排除出随访。肾盂输尿管连接部重建后只有不足 3% 的儿童出现远期梗阻,且通常存在症状(Psooy et al,2003)。有学者在平均 5 年的随访中发现,同位素扫描并无恶化(van den Hoek et al, 2007)。同样,只有不足 2% 的肾盂输尿管连接部梗阻的儿童会在远期出现对侧肾盂输尿管连接部梗阻,且这些儿童有的早期会出现上尿路扩张(Thomas et al,1982)。所以,上述这些疾病并不需要进行长期随访,但隐睾的家长应该被告知有形成肿瘤的风险。但是,并没有证据表明持续的随访可以避免这些情况的出现。

胎儿超声检查能够发现许多肾盂积水的患儿,最常见的原因是膀胱输尿管反流,其中 80% 是男孩。即使是高度反流,2 岁以内的儿童也有很高的自愈率(Scott,1993)。大多数患儿在儿童期就无须进行随访了。不论在哪个年龄诊断,只有存在严重的肾衰竭或进展性的高血压才需要长期随访,后期的随访通常需要在社区进行。

胎儿肾盂积水第二大原因是肾盂输尿管连接处梗阻,如何处理目前仍存在争议。肾盂输尿管连接处畸形中,90% 轻度和 28% 重度的病例在儿童期得到了解决(Barbosa et al,2012;Yang et al,2010),那些肾转变为正常的儿童可以不用随访。

2. 未解决的随访问题

(1)肾盂输尿管"梗阻":对于暂时不需要进行手术治疗的畸形很难说应该如何处理,而家长关注的是不是有必要进行手术。能够告知家长这种畸形只是一种正常变异,而不是疾病吗?这不仅关系到医疗,还关系到成年后的生活,比如生活质量、医保等。

或许最困扰的问题就是无症状的肾积水,尤其是在孕期超声发现的肾积水。出生后,大多数婴儿接受非手术治疗。根据胎儿泌尿学协会的分级,Ⅰ 级被认为是稳定的;肾积水越严重,手术的可能性越大,所以所有的 Ⅳ 级和 3/4 的 Ⅲ 级肾积水在 10 岁前均需要手术治疗。大约半数的肾积水患儿会恢复正常(Thomas,2010;Yang et al,2010),20% 在 16 岁前会保持稳定。

而成人肾积水的研究比较有限,无症状或轻度症状的患者中,50 例中有 10 例在 2 年中有加重,但在随后平均 4.5 年的随访中并无加重(Malki et al,2012)。成人期的肾盂输尿管连接部梗阻的患者被假设其在出生时就存在梗阻,这些患者在青春期时肾积水较稳定,但约 20% 患者在随后会出现进展。

目前,并没有明确的证据表明,随着年龄的增长肾积水会出现无症状性的进展。

(2)尿道下裂:目前有很多证据表明,尿道下裂手术效果并不像手术医师报道得那么好(Garibay et al,1995;Mureau et al,1997;Holland et al,2001)。有些手术医师建议进行长期的随访,以发现问题并及时解决(Bracka,1989;Mouriquand et al,2011)。Garibay 等(1995)指出,有些患儿会出现无症状的尿流率减低,且通过诊断和治疗能够得到改善。

尿道下裂患者的心理问题可能存在低估。有证据表明,婴儿期 6-15 月龄进行手术能够造成最小的心理影响(Duskova and Helclova,1987)。这个时期能够避免心理发展的 5 个敏感阶段,能够减低对后期的心理影响(Freud,1955)。但是,这仅仅是理论的认识。在对 40 名接受尿道下裂手术患者的研究中,发生心理问题的风险与手术年龄并无相关性(Mondaini et al,2002)。

尽管医师和患者对手术效果的判定存在差异,但手术效果满意确实能够让患者更幸福。术前尿道下裂程度越重则术后效果越差,心理问题的预后也就越差(Woodhouse and Christie,2005)。

目前的困惑是长期的随访是否能够改善尿道下裂患者的心理预后,但没有数据支持,并很难获得随访。每年进行阴茎的检查,对一名并不知道接受过手术、自认为正常的男孩,可能本身就会造成心理影响。

(二)青春期患者

有些疾病,如肾盂癌或晚发肾母细胞瘤在青春期发病。有些不常见的畸形,如性发育异常(尤其是雄激素不敏感综合征)或后尿道瓣膜也会在此时期得到诊断。

药物成瘾也会出现在青少年中,许多常见的药物会有泌尿生殖系统的不良反应(表 31-2)(Coull and O'Brien,2008)。不良反应最严重的是氯胺酮,这类麻醉药物广泛应用于动物,少量应用于人类。它是合法的药物,且非常便宜,不幸的是,氯胺酮成瘾的人数增长极快,尤其在远东和欧洲(Chu et al,2008)。它对于许多器官有着毁灭性的作用,如引起乳头坏死、腹膜后纤维化、膀胱挛缩等。而且,较少的剂量即可产生症状,每天 2g 可引发半数的人频繁疼痛,每天 5g 则 100% 的人都会存在症状(Cottrell et al;欧洲泌尿外科协会,2009)。中止用药则症状会得到改善,但 90% 的人仍会存在症状(Cheung et al,2011)。长期用药会导致肾衰竭、小膀胱及膀胱充盈引起的疼痛,治疗的宗旨是解决成瘾性。氯胺酮成瘾的人会发现解决膀胱疼痛的方法是应用更多的氯胺酮,所以氯胺酮很难戒断(Wood et al,2011)。小膀胱可以通过肠替代手术治疗,但再次使用氯胺酮则对新膀胱会产生相同的作用(Ng et al,2013)。

表 31-2　药物在泌尿生殖系统的不良反应[*]

药物	价格/g	急性作用	长期作用
可卡因	£50/\$75	阴茎持续勃起 胎盘功能不全	阳痿 阴茎坏死性血管炎
海洛因	£45/\$67	阳痿	阴茎静脉血栓
摇头丸	£3.50/\$4.75(每片)	滥交 多饮	不安全的性交 自残
大麻	非常便宜		性高潮减低 增加西地那非的使用 性交痛
氯胺酮	£20/\$30	频繁的疼痛	肾和膀胱损害

[*] Prices are approximate,researched in 2012.

长期随访模式

- 不需长期随访：腹股沟阴囊手术、成功的肾盂成形手术、治愈的反流和肾正常的肾盂扩张。
- 需长期随访：肾损害尤其 GFR＜60ml/（min·1.73m²）、膀胱外翻、后尿道瓣膜、脊柱裂、肠代尿路、肛门直肠畸形和泄殖腔外翻。
- 根据症状决定：尿道下裂、未痊愈的反流或肾盂输尿管连接部"梗阻"。

五、预后标准

(一)肾功能

泌尿系统畸形的患者在成人期有较高的肾衰竭风险，膀胱功能异常和肾损害正相关，尤其在宫内或婴儿早期就存在症状。膀胱外翻的儿童在出生时泌尿系统大多数是正常的（Turner et al，1980）。所以，随后的肾损害是手术治疗导致的。而后尿道瓣膜的男孩，在宫内由于膀胱功能异常就已经造成了不可逆的肾损害（Woolf and Thiruchelvam，2001）。一项 2005 年的研究表明，在 30 岁发生晚期肾功能衰竭约占 30％，但这些患者在前 15 年并无症状（Parkhouse and Woodhouse，1990；Holmdahl and Sillen，2005）。

接受手术后，预后与最终的 GFR 密切相关。如果没有其他的肾损害，青春期 GFR 大于 60ml（min·1.73m²）通常不会造成肾衰竭，低于该水平，发生晚期肾衰竭的概率则相应上升（表 31-3）（Neild et al，2004）。在出现蛋白尿前，肾功能通常都比较稳定，一旦尿蛋白超过 50mg/mmol，肌酐超过 0.5g/d，肾功能的恶化就不可避免。但是，泌尿系统畸形造成的肾功能丢失比其他进行性的肾病要慢，一般很少超过 3ml/（min·年）。使用血管紧张素转换酶抑制药可以减缓肾功能的恶化，但无法避免（Neild，2009）。所以，有必要至少每年检查一次尿蛋白和肾功能。

(二)高血压

肾损害是儿童和青少年引起高血压最常见的原因。尽管任何肾损害都可能造成高血压，但非对称性肾萎缩（即肾发育不良）是最常见的原因（Lewis，2008）。尽管女孩反复泌尿系感染能够导致肾结构不良（反流性肾病）（Hodson and Edwards，1960），但成人非对称性肾萎缩只有 10％～20％在儿童期存在泌尿系感染或相关病史（Neild et al，2004）。

表 31-3　16 岁后晚期肾功能衰竭发生率

GFR[ml/(min·1.73m²)]	16 岁后晚期肾功能衰竭发生率(%)
51～60	15
41～50	35
31～40	70
15～30	90

因为不同研究的选择偏倚和对高血压不同的定义，所以高血压在一定程度上很难诊断。青少年的血压会随着年龄逐渐升高；如果按照成人高血压的定义，那么高血压的发生率很可能被低估。16 岁舒张压的 50 百分位大约是 76 mmHg（Blumenthal et al，1977）。

如果青少年仅需要进行长期的血压监测，那么这可以在社区进行，这样患者在主观上也能更积极。

(三)膀胱功能

对于脊柱裂的患者，膀胱功能和肾功能的关系十分密切。在一项未分组的脊柱裂患者进行的长期随访中，50％在 35 岁就死亡。在死亡的病例中，25％的儿童和 32％的成人因膀胱功能异常和漏尿点压力大于 40 cmH₂O 而引起晚期肾衰竭（Wang et al，1988；Hunt and Oakeshott，2003）。通过早期积极的膀胱功能治疗可以改善其预后（Dik et al，2006）。

有一项对慢性上尿路扩张患者的研究，他们膀胱过度充盈时会引起上尿路低压性扩张。这组患者需要测量膀胱容量来判断肾引流及肾功能的情况，如果容量低于此值，那么肾功能至少稳定或有所改善（Hale et al，2009）。

如果患者肾功能持续恶化或肾积水持续增长（尤其是无蛋白尿）时，那么则必须对膀胱功能进行评估。

(四)控尿

控尿不仅仅是自主储尿，它包括储尿和自主、可控的排尿。尽管我们能够直观地理解控尿的含义,但很难将定义简洁地写下来。"间隔干燥"的表达在儿童广泛的应用,但这并不适用于青少年。超出间隔会发生什么? 按照定义,答案是会出现漏尿。青少年会根据他们适合的时间去卫生间,而不是膀胱适合的时间。

许多研究都在致力于构建自主储尿和排尿系统。构建的成功需要一个容量约 500ml 的低压容器和一个与外界连通的管道,用来灌注和排出尿液。各式各样不同的重建手术已经在别处进行了讨论。

许多患者排尿依靠的是清洁间歇导尿,这由 Lapides 和他的同事最先提出(Lapides et al,1972)。幸运的是,这个方法已经经受住了时间的考验(Diokno et al,1983)。大多数基于应用清洁间歇导尿的重建手术的研究表明,超过 90% 是可控的。

在某种情况下,可以应用人工括约肌。但其并发症出现概率较高,尤其在尿道重建术后,且需要再手术(或切除)。在一项美国进行的儿童和青少年多种疾病的大型研究中,800 个使用了人工括约肌的患者,其生存曲线的半数生存时间为 15 年,但因为平均随访时间为 7.5 年,最大随访时间仅为 17 年,所以此结果可能存在高估。在另一组研究中,86% 可以控尿,但他们中仅有 22% 能够自主排尿,其余则通过清洁间歇导尿进行排尿(Herndon et al,2003)。

重建手术并不完美,所有的术式都存在长期的问题,所以每年至少应影像监测和化验 1 次。

(五)性功能、生育能力和怀孕

这几个方面最好在儿童时期就处理好,青春期前保证上述功能的完好尤为重要。肢体残疾不能成为正常性功能的障碍。

进入青春期,有一些疾病在重建手术前是无法进行性生活的,如先天性无阴茎或 Rokitansky 综合征。还有一些疾病会引起性生活困难,如膀胱外翻,尽管这类男性患者有 75%～100% 可以进行性生活(Stein et al,1996;Woodhouse 1998,1999)。最终,绝大多数的患者将会有某种其他形式的性生活。

对于特别严重的畸形,必须做出特别的努力。脊柱裂患者中通常严重缺少性教育,在 1999 年的一项调查中,只有 5% 的年轻脊柱裂患者认为他们得到了足够的性教育(Sawyer and Roberts,

1999)。能进行性生活的脊柱裂患者并不常见,但约 90% 的女性患者和所有无合并脑积水的男性患者曾有过性生活经历,有些是在西地那非等药物的帮助下(Verhoef et al,2005)。大多数小阴茎患者(低于正常阴茎长度 2.5 个标准差)表现为异性恋,约 60% 对性生活满意(Woodhouse,1998)。

对于男性,生育能力通常与睾丸功能和精子运输相关。但是,在脊柱裂患者中,如果神经病变节段很高(T_{12} 或 L_1 附近),则会引起勃起障碍和睾丸内生殖细胞缺乏(Reilly and Oates,1992)。在治疗后,膀胱外翻、后尿道瓣膜、尿道下裂、L_1 以下脊柱裂和单侧隐睾的男性可以生育。在某些病例中,可能需要进行生殖技术的辅助(Woodhouse,1998)。有一些未被证实的证据表明,后尿道瓣膜由于精子异常和精液 pH 过高,可能会降低生育能力(Woodhouse et al,1989)。

如果女性生殖器官正常且手术没有造成损害,则不会引起不育。女性性发育异常,特别是先天性肾上腺皮质增生症,尽管其有正常的生殖器官,但仍会因为激素的缺乏引起生育能力下降(Mulaikal et al,1987;Zacharin,1999)。

怀孕和分娩在某些盆腔异常的女性中是首先要考虑的问题,尤其是脊柱裂和接受过肠代储尿手术的患者。**这尤其需要青少年泌尿外科医师和产科医师的联合治疗。**

脊柱裂的女性(和男性脊柱裂患者的妻子),建议在孕前 3 个月开始进行每天 5 mg 叶酸的额外补充,以减少胎儿神经管畸形的发病率(医学研究会维生素研究组,1991)。怀孕期间,泌尿外科的问题,尤其是泌尿系感染,会被放大(Visconti et al,2012)。但仅在产科因素所必须时才能进行剖宫产术,因为其会引起较高的并发症,并且恢复较慢(Arata et al,2000)。

肠代储尿囊的男性或女性患者,其尿液进行 hCG 测试时约 56% 会呈阳性,所有女性患者都对这种高概率的假阳性印象深刻。这种规律不管对想怀孕的女性还是为了避免疾病不想怀孕的女性都相当重要(Nethercliffe et al,2001;Nakhal et al,2012)。

肠代储尿囊的孕期女性泌尿系感染的概率较高。随着子宫的扩大,大约 10% 患者会出现输尿管梗阻且需要进行肾造瘘和放置支架。肠代储尿囊的压力会逐渐上升,其功能性容量逐渐减少,自行导尿会变得比较困难,许多女性选择在孕期后1/3时间段进行储尿囊留置导尿管(Greenwell et al,2003)。分娩最主要的风险是可能进行急诊剖宫产,储尿囊及其血管蒂在子宫尤其是子宫下端的前方,这会极大增加急诊手术的风险,最安全的做法是进行择期剖宫术。

膀胱外翻的女性怀孕的难度也较大。在一项19名女性患者57次怀孕的研究中,只有34个胎儿存活,流产率高达35%;4个胎儿在出生时或新生儿期死亡,4个胎儿出现分娩并发症。这些患者孕期风险较高,需要进行特殊护理(Deans et al,2012)。

(六)生活质量

相比预后,生活质量很难衡量,尤其对于环境变化较快的青少年患者。大多数的尝试是关注其监护人的想法而不是患者,或尽量少提错误的问题。Gerharz和他的同事(2003)在一项对1980—1998年所有英语出版物中提到生活质量的统计中收集了30 000例患者的信息,其中3600例为儿童和青少年,只有360例对患者本人进行了询问,只有2例青少年被问到了泌尿系统的情况。

生活质量可以通过某些形式进行评估,一般都是基于大样本量的研究而对标准值进行的定义。这对于青少年患者同样适用,即使罕见的情况,如评估性欲、幸福情绪等。尽管如此,可能对一个特定的群体很重要的问题,并不能通过普通量表进行评估。例如,膀胱外翻的患者出生后没有正常的脐部,他们希望避免被认为是畸形。这种担忧并不能通过生活质量量表进行评估,比如膀胱外翻患者通常被认为"正常",但他们自己却不这么认为,这可以通过详细的询问发现(Wilson et al,2007)。

对尿路重建和分流患者的研究发现,尽管需要导尿的孔道,但其生活质量并不存在显著的差异。青少年和年轻患者最关心的形象和性功能却存在例外。年长的患者通常患有恶性疾病,他们通常不太在意生活质量,相比可控性的重建,他们更会选择单一的导尿通道。在很多的先天性畸形的患者中也有同样的观点,如泄殖腔残留或泄殖腔外翻,泌尿系统的问题可能只是一个小问题。Liao和同事(个人交流,2013)在未发表的研究中表明,泄殖腔残留的女性外观相对正常,但存在其他问题,她们更希望有正常的泌尿系统(Liao et al,2014)。

成人泌尿科医师应该意识到,尽管有许多生理和情感上的困难,先天性畸形的青少年强烈渴望有正常的功能,成为正常的成年人。他们治疗的成功可以通过对他们职业的调查来衡量(表31-4)(Woodhouse et al,2012)。患者认为对他们的治疗并不是治疗疾病本身,而是要他们过上正常的生活。

表31-4 不同患者职业的统计[a]

	数量	专业人员[b]	管理人员[c]	技术人员[d]	非技术人员[e]	无收入人员[f]
膀胱外翻	65	19	7	21	6	12
脊柱裂	20	10	1	2	1	6
肛门直肠畸形	11	2	1	2	2	4
输尿管畸形	8	3	0	2	1	2
后尿道瓣膜	6	2	2	0	1	1
其他畸形	16	7	0	0	2	7
总计(%)	126	43(34)	11(9)	27(22)	13(10)	32(25)

[a] 这个表格是伦敦大学医院在2010年进行的一项为期8周的调查问卷,所有患者都被问及当时的职业和诊断

[b] 专业人员:如医师、护士、教师、爆破人员、导演、飞行员、IT工程师等

[c] 管理人员:如社会工作者、实习经理、会计等

[d] 技术人员:如农民、IT技术员、足球运动员、喜剧演员、电工、鞋匠等

[e] 非技术人员:如电话销售、室内装潢师、前台、门卫、主持人、司机等

[f] 无收入人员:如学生、家庭主妇、失业人员、患者等

> **要点:观察指标**
> - 尿失禁。
> - 保留肾功能。
> - 正常的血压。
> - 建立伙伴关系。
> - 性和生育能力。
> - 教育和就业。
> - 生活质量,尤其是认识到残疾人与正常人的生活目标是相同的。

参考文献

完整的参考文献列表通过 www. expertconsult. com 在线获取。

推荐阅读

Akhavan A,Stock JA. Long-term follow-up and late complications following treatment of pediatric urologic disorders. Med Clin North Am 2011;95:15-25.

Gleeson H,Turner G. Transition to adult services. Arch Dis Child Educ Pract Ed 2012;97:86-92.

Stringer MD,Oldham KT,Mouriquand PDE,editors. Paediatric surgery and urology:long-term outcomes. Cambridge:Cambridge University Press;2006.

Viner RM. Transition of care from paediatric to adult services:one part of improved health services for adolescents. Arch Dis Child 2008;93:160-3.

（刘　超　**编译**　李　宁　**审校**）

第**32**章　小儿肾移植

Craig A. Peters, MD

移植前评估	并发症
移植前准备	小结
肾移植	

很多因素均可引起肾衰竭从而需要进行肾移植替代,对于小儿泌尿外科医师来说最重要的就是保证造成自体肾损伤的因素不会再次导致移植肾的损伤,因此对于这部分患儿应设计最符合其特点的治疗方式,保证其移植后达到以下几点:①保证尿液从移植肾到储尿容器(膀胱、新膀胱等)的正常引流;②储尿容器应在一定时间和储尿量下保持低压状态;③患儿可自主排尿;④避免尿路感染;⑤实现以上目标的同时尽量简化手术过程及对患儿的创伤。当患儿因各种因素很难达到以上治疗目标时,不能盲目行肾移植术,应适当推迟,在充分讨论后再行肾移植术。

患儿及家长对于疾病的理解及依从性,在很大程度上决定了这部分合并尿路异常的终末期肾病患儿的治疗效果。同时,小儿泌尿外科医师、肾内科医师及移植团队间的通力协作也至关重要。

一、移植前评估

(一)移植前筛查

大部分需要进行肾移植的患儿都合并有尿路病变,如先天性尿路梗阻、膀胱输尿管反流及神经源性膀胱功能障碍等。其中尿路梗阻(如后尿道瓣膜等)常见于小男孩,而膀胱输尿管反流及神经源性膀胱功能障碍常见于年长儿、青少年等。因此对于终末期肾病的患儿均应经小儿泌尿外科医师进行详细的尿路评估及筛查,包括详细的病史

采集、泌尿系超声并测量残余尿等。常规的VCUG 检查不是必需的,除非患儿有特殊的病史、发热性或反复泌尿系感染、肾积水或排尿异常等(图 32-1)。

(二)膀胱功能的评估

对已知合并有泌尿系异常的移植前患儿,应重点评估膀胱及肾的状况。VCUG 是最常用的检查方法,可评估了解患儿的排尿功能、尿道情况及是否合并反流。当 VCUG 及超声提示膀胱功能异常或已知存在神经源性膀胱、后尿道瓣膜、肾积水、反复泌尿系感染及持续性排尿功能障碍时,应进一步行尿动力学检查,了解膀胱容量、顺应性、逼尿肌及尿道括约肌功能等。对有些膀胱功能异常,应在移植前进行改善膀胱功能的治疗,包括抗胆碱药物治疗、间歇清洁导尿及膀胱扩大术等。

二、移植前准备

(一)膀胱准备

1. 一般情况

大部分终末期肾病的患儿其膀胱具有病理性的低容量、高压、低顺应性的特点,其中以后尿道瓣膜为著,这种病理性的膀胱最终会进展为完全无收缩膀胱(Peters et al, 1990; Nguyen and Peteas,1999),大部分都需要进行清洁间歇导尿。膀胱的高压状态可导致上尿路尿液的引流不畅,

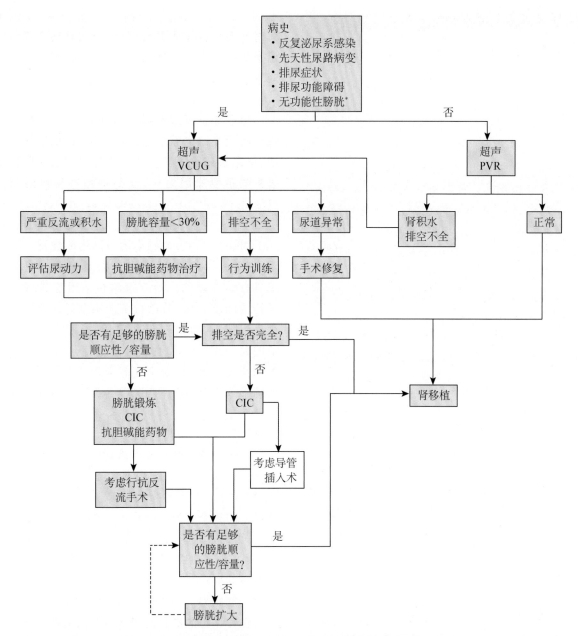

* 若患儿既往无泌尿病史则无需进一步评估；若既往有神经源性膀胱、后尿道瓣膜或其他复杂泌尿系畸形，则需评估是否需要加用抗胆碱药物或膀胱功能锻炼

图 32-1　对于移植前患儿行膀胱功能评估及治疗的流程图。CIC. 间歇清洁导尿；PVR. 残余尿；VCUG. 排泄性膀胱尿道造影

即使无反流存在，也可影响移植肾的功能（Her-thelius and Oborn，2007），因此在进行肾移植前应对膀胱的高压状态进行治疗。

2. 膀胱高压

膀胱高压的一线治疗方式为药物治疗，主要为抗胆碱能药物，二线治疗方式为膀胱扩大术（Lopez pereira et al，2000）。药物治疗对于患儿家长的依从性要求较高，需进行严格规律的随访评估治疗效果。通常来说，抗胆碱能药物和清洁间歇导尿应联合进行，从而保证膀胱残余尿量在安全范围内，通过家长对于清洁间歇导尿的执行程度可了解患儿家庭的依从性好坏，治疗的目标是使膀胱压力保持在＜30 cmH_2O 范围内。

要点:尿路评估及处理

- 目标:
  - 保证肾至储尿器官的正常引流;
  - 保证储尿器官能达到足够长时间的低压状态;
  - 可做到可控性自主排空膀胱;
  - 无泌尿系感染;
  - 减少手术操作及对病人的创伤。
- 大部分需要进行肾移植的患儿都合并有尿路病变,如先天性尿路梗阻、膀胱输尿管反流及神经源性膀胱功能障碍等。
- 肾及膀胱功能情况对于移植前评估非常重要。
- 尿动力检查旨在评估膀胱容量、顺应性、排空情况及括约肌功能。
- 当 VCUG 及超声提示膀胱功能异常或者已知存在神经源性膀胱、后尿道瓣膜、肾积水、反复泌尿系感染与持续性排尿功能障碍时,应进一步行尿动力学检查。

3. 膀胱容量

膀胱容量是考量正常膀胱功能的重要指标之一,其大小关乎膀胱安全储尿容量及尿控功能好坏。抗胆碱药物对于扩大膀胱容量有一定的作用,但最终仍需要膀胱扩大治疗。需行膀胱扩大术的指征为,不可挽救性膀胱(膀胱外翻、肿瘤、终末期神经源性膀胱等)或通过药物及清洁间歇导尿等手段不能维持安全膀胱压力至 3h 以上者。

目前,并无膀胱扩大术增加肾移植风险的研究报道(Alfrey et al,1997),因此膀胱扩大术对于膀胱功能异常需行肾移植的患儿是可行的(Sheldon et al,1994;Koo et al,1999;Luke et al,2003;Taghizcdd et al,2007;Djakaic et al,2009;Luke et al,2010)。关于膀胱扩大术的方法很多,在 20 世纪 80 年代末及 90 年代早期,胃扩大膀胱术是终末期肾病患儿较为常用的术式。由于胃黏膜具有分泌胃酸的特点,可以有效抑制感染的发生且降低膀胱结石发生率(Traxel et al,2011),但由于胃酸的分泌可造成膀胱黏膜的损伤导致其应用受限。回肠及乙状结肠也是扩大膀胱较为理想的移植物,可根据患儿解剖特

点、既往手术情况进行选择。一般来说,膀胱扩大对于肾移植手术并无影响,但仍需注意膀胱输出道的位置选择应在肾移植切口的内侧,以避免对肾移植切口的影响。

4. 泌尿系感染的处理

存在复杂泌尿系畸形及重建手术的患儿往往伴有反复泌尿系感染的病史,并行清洁间歇导尿,泌尿系感染尤其是肾盂肾炎是移植肾肾功能丢失的重要原因之一,从而增加肾移植的风险(Dunn et al,1987;Hanevold et al,1987;Neuhaus et al,1997;Howie et al,2002;Herthelius and Oborn,2007)。感染的原因为尿液排空不完全(Chu et al,2013),因此在肾移植前需对此情况进行详细评估。治疗策略包括增加排尿次数或清洁间歇导尿,若已行清洁间歇导尿仍无法完全排空尿液,则应对患儿家长进行教育,保证尿液的充分排空。若通过上述治疗仍存在持续存在的泌尿系感染,则应考虑合并尚未发现的泌尿系畸形或细菌的慢性定植,后者往往需要长期规律的抗生素治疗。

5. 清洁间歇导尿

清洁间歇导尿对于膀胱功能异常的治疗十分重要。清洁间歇导尿,患儿的充足准备及充分的宣教与随访,对于治疗的效果至关重要。清洁间歇导尿的频率应根据排尿量及膀胱安全容量压力决定,可通过尿动力或膀胱测压方式获得,从而保证间歇导尿下膀胱内压力处于安全范围内,减少上尿路的损伤。一般来说,每次间隔导尿时间为 3~4h,膀胱内压力不能超过 40 cmH$_2$O。

在肾移植的准备阶段进行清洁间歇导尿是十分必要的。尽管有些家庭做得不够完善,但是清洁间歇导尿是评价患者依从性以及是否具备完成后期复杂的药物治疗计划的能力的有效方法。如果患者移植前就不能进行 CIC,那么没有理由相信他会在移植术后就突然具备这个能力。因此对 CIC 的反应亦可预测其后期管理必要的移植药物治疗和护理方案的能力。如果患者家庭能够承诺并且很好地完成 CIC,那么证明这个家庭已经做好了移植的准备。

(二)膀胱功能异常

1. 神经源性膀胱

随着对膀胱功能的积极干预,其功能障碍的

神经源性膀胱越来越少,但偶尔也会在临床中遇到(Firlit,1976;Serrano et al,1996)。**如果不去检查,是不可能知道膀胱尚存在的潜在功能。同时,也必须清楚从膀胱功能障碍到膀胱可发挥其最大功能之间也需要一段时间。这通常是靠增加膀胱容量、改善膀胱逼尿肌的顺应性,以及家庭对清洁间歇导尿的执行能力来完成。**有些学者提出可将移植肾输尿管直接接到膀胱,来参与其正常的功能(Salvatierra et al,1999)。尽管这样做有一些患者会成功,但是总体来讲,对于慢性膀胱功能异常的患者来讲风险太大。

通过插入导尿管膀胱内灌注生理盐水,设定固定的存留时间,然后再通过导尿管引流来完成膀胱循环是最好的方法(Alam and Sheldon,2008)。灌注量通常是由最初膀胱可容纳容量决定,并且每天逐渐增加 10~15ml。膀胱对灌注的反应有助于反映其存储和自主排空的能力。此外,经常辅助抗胆碱能药物可增加膀胱的容量和顺应性。

功能紊乱的神经源性膀胱无疑需要间断插管来辅助膀胱排空,因此给患者家庭介绍清洁间歇导尿是必要的。极少数患儿能学会如何满意地排空膀胱,就不再需要清洁间歇导尿了。但这需要认真做好排尿日记、排空后测量,以及对上尿路的评估。

膀胱的目标容量和年龄有关,根据一定的公式计算出来(Koff,1983;Kaefer et al,1997),可能不会很快达到正常,但只要没有明显的漏尿,膀胱容量逐步扩大还是很有可能的。膀胱的存储容量以及膀胱的顺应性都很重要,并且需要定期进行尿动力学检查来评估膀胱功能,只有在膀胱容量及顺应性均接近正常时方可不再考虑移植。后期进一步的药物治疗同样很重要。如果不能达到正常的膀胱容量和顺应性,需考虑膀胱扩大。除非有特殊原因,膀胱扩大术应在移植前进行。

2. 非神经源性神经源性膀胱

与肾功能不全相关的膀胱功能异常通常都源于后尿道瓣膜或膀胱输尿管反流。这种情况下膀胱常可被利用并且能自主排尿,但是需要最初就将之当作无功能的神经源性膀胱,辅助长期清洁间歇导尿。其中最关键的因素是膀胱的存储容量

以及之前提到的循序渐进的有效循环容量。与此同时,需要求患儿在灌注 15~20 min 生理盐水后尝试着去排尿,然后插入导尿管来测量残余尿量。

膀胱自主排空的能力将影响到是否需要持续留置导尿管,这点对于感觉正常、又很耐受导尿管的男孩来讲很重要。移植术前清洁间歇导尿期间,必须同时评估排尿功能以及对清洁间歇导尿的耐受力。这些评估最好和其他重建手术的选择同时进行,以便后期尽可能地施行综合战略以及如果可以的话进行单一外科手术。

3. 膀胱扩大术的选择

由于考虑到代谢、感染及发生肿瘤的可能性,**膀胱扩大术的术式正在减少,但对于神经源性及梗阻性膀胱功能障碍来讲,肠代膀胱膀胱扩大术仍是可以提供正常膀胱容量最有效的方法**(Barnett et al,1987;Sheldon et al,1994;Hatch et al,2001;Nahas et al,2002;DeFoor et al,2003;Capizzi et al,2004;Mendizabal et al,2005;Rigamonti et al,2005;Aki et al,2006;Traxel et al,2011)。由此导致肾移植失败是不可接受的,虽然有些报道提出了与我的经验不同的罕见病例(Alfrey et al,1997),但必须清楚地认识并预见膀胱扩大术潜在的并发症。积极的清洁间歇导尿与医疗管理成为鉴别患者的最佳方法,在这些患者中,膀胱扩大是唯一的选择。很难确定膀胱扩大的意义有多大,因为一个家庭以及一个医疗团队的付出,和疾病是否进展是不成正比的。随着早期积极的膀胱功能干预,神经源性膀胱及梗阻性膀胱需要膀胱扩大的越来越少。

移植前需要进行膀胱扩大术的适应证是膀胱压力低于 30 cmH_2O,膀胱容量低于预期年龄的 75%,每 3 小时导尿一次,并且需服用最大量的抗胆碱能药物。对药物的耐受性是其中很重要的因素,这些数据缺乏强有力的临床数据证实。可能受尿毒症的影响,移植后膀胱容量明显增加也有例外,但这些应该作为评估移植前是否需要膀胱扩大的指征之一。

扩张的输尿管可用于膀胱输尿管再植术(Kim et al,1996;Landau et al,1997;Kurzrock et al,2002),尽管结果比较复杂。在这种情况下,最好进行肠代膀胱扩大成形术,并尽可能地保留输尿管或者留置尿液输出道皮肤造口。

要点:移植前准备

- 与 ESRD 相关的常见膀胱功能异常是低容量高压力膀胱,顺应性差。
- 没有证据表明膀胱扩大增加了移植的风险。
- 复发性肾盂肾炎是移植物的潜在风险因素,与移植物的损失有关。
- 在肾移植准备阶段启动 CIC 有助于膀胱排空以及评估。
- 膀胱再功能化最好通过增加膀胱有效循环容量来增加容量,确定膀胱壁的顺应性及评估家庭执行 CIC 的能力。

(三)皮肤造口

膀胱功能障碍可能与各种泌尿系统改道有关,包括回肠、结肠及输尿管皮肤造口。过去肾移植是用输尿管来引流,现在已经很少了,当然可以作为一种选择,但是常容易发生反复泌尿系感染(Broniszczak et al,2010)。即使患者无尿也需要用回肠膀胱来引流,当然需要确定是否需要膀胱扩大。如果不需要扩大,在 CIC 的基础上,患者仍可产生尿液,自然不会切除原始的肾,而是随着移植肾恢复功能,逐步丢弃原始循环。如果不能确定是否需要扩大膀胱,原始循环暂时保留以备日后所需。

(四)重建策略

如果需要膀胱重建,必须考虑几个与后期肾移植相关的因素,这些因素反映了透析的类型(血液透析或腹膜透析)、移植的位置、透析开始的时间(如果尚未开始透析的话)和移植、肠道手术的必要性,以及原始肾的情况。充分考虑到这些因素,将使重建工作更加协调有效。

1. 透析问题

如果患者已经进行腹膜透析,进行任何腹腔内手术都有可能需要过渡到血液透析。这种要求是有意义的。有时候这可能与放置腹膜透析导管有关,但如果需要进行腹腔手术,那就可能增加感染的风险。

如果患者还未开始透析,正在准备阶段,需要考虑在重建手术前进行透析,以改善患者的整体状况,更有效地促进伤口愈合,减少并发症。同时,如前所述,这将影响到腹膜透析的患儿。对于血液透析的患者,由于低流量和直接的压力,术中存在瘘口缺血损伤的风险。

2. 移植的位置

应该考虑移植物可能的位置,对于准备将移植物植入腹腔内主动脉的婴幼儿患者,需小心将肠系膜蒂从中线移开。原始肾输尿管再植的腰大肌处结节,可增加同侧髂腰部的移植的难度。

3. 移植时机

一般来讲,任何泌尿系统重建手术均需在肾移植之前完成(Taghizadeh et al,2007),小的输尿管手术可以考虑在肾移植时进行,但是一般不那么做。因为肠代膀胱术或者可控性改道术后,至少需要 6 周的愈合时间,最好是 3 个月。移植同时进行单侧自体肾切除术是可以的,但仅限于年龄较大的儿童。婴幼儿手术时间对移植物的功能影响更为明显,因此没有必要去增加这种风险。

4. 肠代膀胱成形术

对于透析或接近 ESRD 的患儿,行肠代膀胱成形术是可行的。如果需要,其他类似的患者均可施行(Sheldon et al,1994;DeFoor et al,2003;Taghizadeh et al,2007)。肠段的选择以及重建策略均应根据患儿自身的需要、功能、解剖的特殊性来定,这些因素包括是否需要可控性尿流改道皮肤造口、自身膀胱组织的可用性、膀胱颈的功能及肠管的功能。如果膀胱功能丧失需要进行尿路改道手术,那么没有理由把它推迟到移植后才手术,肾损坏需进行尿流改道的禁忌证不包括这种情况。他们将需要医疗机构对其引流代谢进行管理,但同时更需要对新陈代谢进行积极的治疗。某些情况下,通过改善膀胱尿动力学及控制感染,可以有效地延缓终末期肾病的出现。

用部分胃代膀胱也可作为终末期衰竭患者的一个选择(Burns et al,1992;DeFoor et al,2003;Traxel et al,2011),但目前临床很少应用。对于终末期肾衰的患儿胃酸性分泌物的分泌有一定好处,但同时可能出现复杂的酸碱平衡代谢紊乱,对于无尿患者,萎瘪无尿的膀胱可促进胃酸的分泌、腐蚀胃壁,甚至出现胃穿孔(Reinberg et al,1992)。因此,必须注意加用质子泵抑制药,并且用碳酸氢盐溶液冲洗,直到尿量恢复。

5. 原肾切除术

关于是否切除原肾,需多学科小组讨论决定,包括肾内科医师、泌尿外科医师以及患者家庭共同商议,这个问题目前存在争议。一般来讲,愿意保留原肾(Fraser et al,2013),**但是有几种情况需要摘除,包括恶性高血压、严重的肾病综合征及蛋白质流失导致营养不良(Kim et al,1992)及反复上尿路感染以及重度反流。**最后一种情况可能是相对的,但对于免疫抑制的患者,保留原肾可能会引起感染,最好还是摘除,这样风险会更小些。保留原肾的好处是对于透析的液体入量限制较少,更有利于较大儿童的营养支持。当然需要权衡出现感染、高血压及影响移植物功能的风险有多大。

一些专家团队强烈建议准备肾移植的婴儿应该摘除原肾,以增加移植物的血供,从而提高移植物的存活率。对于小婴儿,心脏输出量较少,任何分流均有可能影响移植物的血供,从而影响移植物的功能。

要点:移植前重建术

- 膀胱自主排空能力决定是否需要行尿道改道皮肤输出道造口。
- 肾移植前需膀胱扩大术的适应证:
  - 膀胱容量低于预期年龄的 75%;
  - 压力低于 30 cmH$_2$O;
  - 每 3 小时导尿一次;
  - 最大的抗胆碱能药物。
- 对于腹膜透析的患者,腹腔内手术需要暂时过渡到血液透析。
- 一般来讲,任何泌尿系的重建手术均应该在肾移植术前进行。
- 原肾摘除术适用于以下患者:
  - 恶性高血压;
  - 严重的肾病综合征合并营养不良;
  - 反复上尿路感染;
  - 严重反流。

对于准备进行原肾摘除的患儿,最主要的影响因素是是否正在进行腹膜透析,如果正在进行,经腹腹腔镜肾切除需要改成血液透析作为临时过渡。有些患者术后立即恢复了腹膜透析,但瘘和感染的风险明显增加,因此不建议这样做。经后腹膜入路肾切除术,可以术后恢复腹膜透析(Gundeti et al,

2007),但是瘘的风险还是会明显增加。如果肾很小,可以选择这么做,但是如果原肾比较大且正在进行腹膜透析的患者,后入路开放肾切除是更为明智的选择。

对于还未进行腹膜透析的患者,任何手术方式都可选。术后并发症的发生率不高,不太可能影响腹膜透析的疗效。但如果做过输尿管切除手术,由于髂血管周围的粘连可能会对移植手术造成影响。即便如此,对于重度反流或梗阻的巨输尿管,完整切除输尿管是防止术后感染的最佳选择。有报道指出,肾栓塞可以替代原肾切除术(Capozza et al,2007)。

(五)原肾的处理

1. 避免摘除

在没有明确需要切除原肾的指征的情况下应尽量避免切除原肾,如果一旦移植失败,原肾可以作为潜在的水排泄器官。虽有助于营养支持和生活方式的维持,但这不是一个硬性指标。原肾的功能较有限,尤其是在移植一段时间后,原肾在大小和功能均会进行性萎缩。

2. 减低感染的风险

对于使用免疫抑制药治疗的肾移植患儿,泌尿系感染无论对患者还是移植物都有害。因此,对于这类患儿,积极预防泌尿系感染至关重要。而且应该积极预防,而不只是治疗感染,这种泌尿系感染造成的损害是致命的。对于高级别的反流、持续存在肾积水伴或不伴反流(Chu et al,2013),尤其是需要清洁间歇导尿的患者,积极预防泌尿系感染更为重要。因为这些患儿常被细菌定植,并且更易出现泌尿系感染。原肾没有扩张积水,没有反流的情况下,可以考虑保留。

3. 输尿管的保留

在进行肾切除术时应考虑到保留输尿管。如果输尿管正常,一般常予以保留,仅在髂血管水平进行局部手术,并可以选择在远端输尿管狭窄处进行受体输尿管、供体输尿管直接吻合术(Kockelbergh et al,1993;Lapointe et al,2001)。如果膀胱功能异常,需要辅助 CIC,保留输尿管以用于可控性输出道造口,而且最好在移植前完成,也可以移植的同时进行可控性输出道皮肤造口。

4. 肾切除术联合肾移植

可以在肾移植的同时进行原肾切除术,但一般避免这样做,以尽量缩短手术时间,使手术简单化。联合手术适用于孤立肾,可以通过移植手术切口迅速摘除原肾。不过,如果没有特殊原因,尽量不要采取联合术式。

三、肾移植

在第3卷第6章里,我们已经描述了移植血管成分的主要因素,比较适用于儿童。有一种特殊情况就是婴儿期的血管吻合需要在主动脉上进行,通常需要使用抗凝药,而抗凝药的使用又可能会影响膀胱的手术,术中需要注意严格止血。对于没有施行血管吻合的小儿泌尿外科医师来讲,输尿管吻合以及并发症的出现成为他们关注的重点。

(一)输尿管吻合术手术技巧及选择

像膀胱输尿管吻合术一样,输尿管移植吻合术也可经膀胱内或者膀胱外入路。我曾尝试全部病例都行输尿管抗反流术,尽管明确知道有些病例没有必要。其实,通过仔细的筛查,是可以鉴别出哪些患者存在膀胱功能异常及存在反流的高危患者,但由于抗反流手术简单有效,且可以尽量减低泌尿系感染的风险,因此我愿意全部病例都行输尿管抗反流术。

膀胱外入路行输尿管膀胱吻合术是首选。完成血管吻合及止血步骤后,膀胱内会灌注生理盐水或者稀释的抗生素溶液,清除膀胱前外侧组织,固定牵引线向上外侧牵拉,以保持膀胱具有一定张力,确保输尿管长度够用。膀胱顶部横行切开3~3.5cm达黏膜层,使膀胱黏膜膨出。然后在切口下端剪一直径0.4~0.5cm小孔,放出膀胱内液体,牵引线保持不动,输尿管自小孔穿过,确保输尿管张力不高,最后用可吸收线黏膜对黏膜间断缝合。首选单丝线,缝合浆肌层包埋输尿管;输尿管不需额外缝合,只需跟逼尿肌固定两针,以防止外翻;可吸收线间断缝合剩余切开的逼尿肌即可。

也可以采用Barry术式(Barry,1983;Barry and Hatch,1985),在平行切开的伤口之间做4cm长的隧道,输尿管从中穿过。有一些儿科研究中心曾报道少数患者采用短隧道亦可成功的病例

(Vasdev et al,2011)。

如果膀胱壁异常增厚,需要更长的隧道并且需切得更深一些,以起到抗反流和防止梗阻的作用,尤其是膀胱功能严重异常的患者需更加注意。将移植肾的输尿管接在扩大的膀胱上是个挑战,所以行膀胱输尿管吻合术更为可行,有时候需要膀胱扩大术以达到有效的膀胱容量。如果没有正常的逼尿肌可用,那么需要用回肠或者胃组织来扩大膀胱。在这种情况下,最好行抗反流手术,因为此类患者常需清洁间歇导尿,细菌定植常易发生感染。

常规打开膀胱行输尿管膀胱吻合术已不再施行,改良的Politano-Leadbetter是一种有效的方法,但可诱发大面积膀胱切开术以及膀胱痉挛。有些情况下这种术式是可行的,不需再特殊置管。

有些儿童肾移植中心报道供体输尿管与受体输尿管直接吻合是可行的(Lapointe et al,2001;Gurkan et al,2006),但一般不选这种方式,前提是受体输尿管正常且无反流。此术式可用于远端输尿管狭窄时。

要点:移植手术
输尿管膀胱再吻合术

- 膀胱外输尿管膀胱再吻合术是首选的输尿管吻合术。
- 移植输尿管与原生输尿管的吻合术是一种有效的选择。
- 尚无数据支持移植时需常规留置输尿管支架。

(二)输尿管吻合术支架的放置

在小儿移植中放置常规输尿管支架的作用一直存在争议,尚无数据显示其常规的有用性(French et al,2001;Simpson et al,2006;Dharnidharka et al,2008)。这并不是惯例,但某些情况适宜留置输尿管支架,包括难度大的移植手术,特别是膀胱异常或移植输尿管受损严重的情况下。在成人中,植入支架在尸体供体的移植手术中具有优势,可使导管并发症发生率由5.8%降至1.9%,但却增加了感染的风险(Fayek et al,2012)。如果要使用支架,可留置短的双J管,通

常在 4 周内行膀胱镜检查将其取出。作者尚未在这些儿童肾移植患者中使用末端带牵引线的输尿管支架管。

四、并发症

本节讨论小儿肾移植的泌尿系统并发症。与移植物直接相关的,包括血管和排斥问题,在第 3 卷第 6 章中进行了讨论。表 32-1 总结了小儿肾移植术后泌尿系统并发症的报道。Khositseth 和同事独特分析比较了移植受体泌尿系统并发症的

发生率,有尿路梗阻性疾病的病史或反流的患者,与不伴有这类疾病的患者相比,之前存在尿路疾病的患者移植术后泌尿系统并发症的风险增加(Khositseth et al,2007)。在一些研究中认为,后尿道瓣膜增加了移植物功能障碍的风险(Luke et al,2003;Adams et al,2004),但在另一些研究中则未得到证实(Nuininga et al,2001;Fine et al,2011;Kamal et al,2011)。然而,在几乎所有的研究中都认为,尿路梗阻性疾病会增加泌尿系统并发症的风险,在这一人群中,应当给予特别的警惕,并尽可能在较低的年龄进行干预。

表 32-1　儿童肾移植术后泌尿并发症

作者(年份)	例数	吻合口狭窄	吻合口漏	反流	结石	备注
Almeida et al(2013)	134	5	3			尸检率100%
Routh et al(2013)	71		6	17		有 GU 病理检查
	140		10	6		无 GU 病理检查
Irtan et al(2010)	193	10	6	25		PUV 的发病率更高
El Atat et al(2010)	50		2	5		70% 为 LRD
Ruiz et al(2006)	23	0	0	0	0	1—10 岁的患者
El-Husseini et al(2008)	292	13	12			<20 岁的患者
Englesbe et al(2008)	147	5	4	7	0	
Khositseth et al(2007)	117	26	2	10	11	有梗阻或 VUR 病史
	117	11	2	1	2	无梗阻或 VUR 病史
Lapointe et al(2001)	166	3	7	1	1	输尿管—输尿管吻合术
Nuininga et al(2001)	183	7	8	0	5	146 例患者做了 183 次移植
Shokeir et al(2005)	250	11	10	0	1	全部为 LRD
Tanabe et al(1998)	107	2	1	1	0	
合计	1990	101(5.1%)	65(3.3%)	73(3.7%)	20(1%)	

GU. 泌尿生殖器;PUV. 后尿道瓣膜;LRD. 活体捐献者;VUR. 膀胱输尿管反流

(一)尿外渗

尿外渗通常出现在术后早期,表现为伤口引流液增多。液体肌酐水平可以揭示这是尿外渗,还是淋巴漏。首先,评估所有引流管去看至关重要,特别是 Foley 导管。如果引流管已拔除,最好重新留置。需行移植超声检查以确定是否存在肾盂积水,即便没有肾积水也不能排除梗阻。如果有肾积水,应怀疑远端输尿管梗阻,此时应考虑经皮肾造瘘。然后,必须确定尿外渗的程度,如移植

肾有足够的功能,可以进行巯基乙酰三甘氨酸(MAG3)扫描,或行 CT 检查;膀胱造影有助于鉴别膀胱吻合处是否漏尿。

干预的适应证是基于临床的,如果尿外渗较为局限,可予以观察。一些年幼些的患儿,在移植后排尿量非常高的情况下出现尿外渗,仅仅是因膀胱导管偏细导致,放置更粗的导尿管,将有助于解决问题。如果在膀胱引流充足的情况下有明显的尿外渗,需进一步探索。

进一步的探索是为了明确尿外渗的原因和位置,并予以修复。如果尿外渗部位在膀胱,予以简单的修补和引流即可;但如果是远端输尿管坏死造成的,则需要采取输尿管置换的方法。对于短段的坏死,膀胱代输尿管及输尿管再植术有效。如果1条输尿管长段丢失,原生输尿管无论是同侧还是对侧,如可能,都可以加以利用。如果没有原生输尿管,可能需要做下段输尿管重建术或膀胱瓣,这些策略与输尿管狭窄的治疗策略类似。留置输尿管支架和引流是必要的(图32-2)。

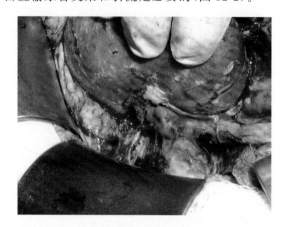

图 32-2 1例胃膀胱成形术患者在尸体肾移植中发生的肾盂和输尿管缺血坏死。急性肾小管坏死后表现为尿外渗,用扩大的膀胱瓣修复了移植肾的下盏,使移植肾得以挽救

(二)感染

尿路感染是一种长期并发症,多为迟发,主要反映了膀胱功能和肾功能衰竭的潜在原因(Herthelius and Oborn,2007;Silva et al,2010)。存在肾积水的患者多伴有肾盂肾炎及肾功能的不断恶化(Chu et al,2013)。需常规评估膀胱排空情况、肾积水程度,定期行VCUG检查,以便确定感染的原因。如患者正在使用清洁间歇导尿,且没有明确的可纠正的病因,服用预防性抗生素和膀胱冲洗可有效控制感染。肾移植术前即应积极处理膀胱功能异常,这有利于保护移植肾的功能。如存在膀胱输尿管反流,尿液反流进入移植肾并继发感染、发热及肾功能改变,就有必要行手术修复反流。在不合并感染、膀胱功能正常的情况下,反流可暂予以观察、密切监测。

(三)膀胱输尿管反流

膀胱输尿管反流对移植肾及输尿管带来的影

响,完全不同于普通反流对正常肾的影响。对移植肾和输尿管来说,肾盂肾炎危害肾功能的风险更大,且患者处于免疫抑制状态(DeFoor et al,2003;Coulthard and keir,2006)。尽管不是所有患者都需要接受手术治疗,但应一直对肾移植术后反流进行常规评估。识别这一潜在的风险因素,有利于临床决策和持续的风险评估。如果出现发热性泌尿系感染,开放性输尿管再植手术是必要的(Hanevold et al,1987)。肾盂肾炎对移植肾及输尿管的危险是显著的(haus et al,1997;Ranchin et al,2000;Barrero et al,2007),增加了其丢失的风险(Herthelius and Oborn,2007)(图32-3)。鉴别反流是否同时合并膀胱功能障碍也很重要(Casale et al,2005),尽管这种情况很难治疗。对于清洁间歇导尿的患者来说,其膀胱内容易细菌定植,所以任何程度的反流均应及时纠正。如果不伴有感染和膀胱功能障碍,反流可予以观察,并尝试任何有助于改善膀胱功能障碍的建议。目前还没有数据表明,儿童肾移植中发生的低级别无菌反流是有害的,严密观察可能的感染或进行性恶化的膀胱功能是必要的。

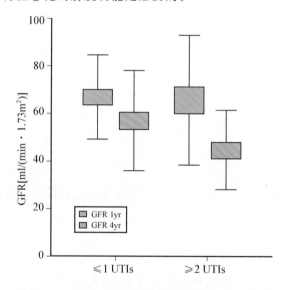

图 32-3 1岁和4岁儿童的移植肾功能,有一处或更少、两处或更多的尿路感染(UTIs)。GFR. 肾小球滤过率(From Herthelius M, Oborn H. Urinary tract infections and bladder dysfunction after renal transplantation in children. J Urol 2007;177:1883-6.)

对移植患者来说,手术治疗反流不是常规。内镜治疗的作用亦有限,现有的少数报道显示其效果有限,治愈率为 50%～80%(Kitchen et al,2006;Willianms et al,2008;Vemulakonda et al,2010)。对无症状反流患者来说,内镜治疗可以是一种选择,但对存在发热性泌尿系感染的患者来说,手术治疗是合理的。目前尚无数据表明膀胱内手术与膀胱外手术的比较疗效(Krishnan et al,2006),但作者更喜欢采用膀胱内手术,术中可同时在膀胱外进行松解。如能避免伤及对侧原生输尿管,可直接横断移植输尿管。否则,可能需要使用进一步手段及 Politano-Leadbetter 等术式。术后建议留置输尿管支架。

(四)肾积水和梗阻

肾积水是小儿肾移植常见的泌尿系并发症之一,多达 8% 的移植患者可能需要接受针对输尿管梗阻的治疗(Shokeir et al,2005;Smith et al,2010;Chu et al,2013)。肾积水需进行详细评估和选择性处理,以适应患者的需要。有一种罕见的情况,即移植肾积水有时与梗阻无关。这种情况很少见,文献报道也不多,但从经验上来讲,它可以发生。更为常见的是,梗阻由进行性恶化的肾功能障碍引起,伴有进行性升高的血肌酐水平。超声或 MAG3 肾延迟扫描可以明确是否存在肾积水。**在最近的一系列病例中,一半以上的梗阻发生在移植后的前 100 天**(Smith et al,2010)。对于膀胱功能正常的患者,这种情况表明存在输尿管梗阻可能。若已知患者存在膀胱功能障碍,那么需同时对这两个因素进行评估和处理。在这类患者中梗阻更为常见,特别是后尿道瓣膜的患者(Smith et al,2010)(图 32-4)。

伴有肌酐水平升高的肾积水患者,可能会合并梗阻和排斥反应。如仅为轻度肾积水,且有其他的排斥迹象,最有效的第一步处理是肾穿刺活检(Khater and Khauli,2012)。如临床上没有明确的排斥迹象,可仅行输尿管支架置入术,肾穿刺活检不是必须。对移植患者来说,梗阻的诊断并不完全可靠;考虑到相关的风险,作者采用了留置输尿管支架的方法以便评估肾功能。一种极端的情况是,移植术后出现急性移植肾及输尿管的丢失,不伴有肾积水或仅为轻度肾积水,而且没有排斥的表现,此时如果留置输尿管支架管,如随后肾

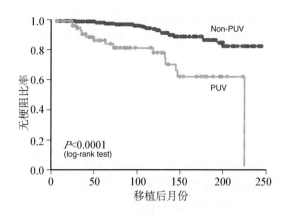

图 32-4　**小儿肾移植术后有无后尿道瓣膜(PUV)病史的患者无梗阻性生存**(From Smith KM, Windsperger A,Alanee S,et al. Risk factors and treatment success for ureteral obstruction after pediatric renal transplantation. J Urol 2010;183:317-22.)

功能得以改善,则能证实梗阻的存在。更常见的情况是,患者表现为中度肾积水和肌酐水平上升,肾穿刺活检证实有排斥反应。此时,如果移植肾和输尿管没有迅速恶化的表现,先治疗排斥反应是合理的,同时可留置输尿管支架。目前尚未证实梗阻是否会增加排斥的风险,但这是经验之谈。尽早放置输尿管支架,有助于明确功能性梗阻的诊断,是非常必要的。

输尿管梗阻的部位常为远端输尿管,再植入膀胱的部分有狭窄(Martino et al,2013),**但也可能发生在输尿管的任何部位**。在最近的一项分析中,输尿管再植的术式和支架管的使用都不是造成梗阻的因素。然而,膀胱的结构畸形,尤其是后尿道瓣膜,是移植后梗阻的危险因素(Smith et al,2010)。移植后淋巴增生性疾病(PTLD)的淋巴瘤或腺病的压迫也是可能的原因(Dharnidharka et al,2001;Buell et al,2006)。治疗方案根据病因决定,如输尿管逆行造影显示局灶性输尿管狭窄,可通过球囊扩张和置入输尿管支架治疗4～6 周。在成人患者中,目前可长期留置硝酸甘菊酯材料的输尿管支架,但在儿童患者中该方法是否令人满意尚不确定(Bach et al,2013)。在认识到梗阻对移植肾和输尿管造成的风险后,开放性的修复手术不应过度延迟(Smith et al,2010)。这类手术均较为复杂,可能需要使用原生输尿管

或膀胱皮瓣进行复杂的重建（Kockelbergh et al，1993）。虽然有时不可避免，建议尽量避免使用非泌尿系部分的组织，如阑尾等（Corbetta et al，2012）。如原生输尿管保留良好，肾盂输尿管吻合术亦是一种选择（Sandhu et al，2012）。再手术重建的原则是，必须利用血供及功能良好的组织。

（五）膀胱功能异常

膀胱功能异常可引发泌尿系感染，也可造成梗阻进而导致移植肾功能异常（Herthelius and Oborn，2006；Van der Weide et al，2006；Herthelius and Oborn，2007；Nahas et al，2008）。有时膀胱功能异常与输尿管梗阻难以区分，故需要以下诊断步骤。如患者易于进行导尿，可留置导尿管引流1～2周，定期检测血肌酐水平，如肌酐水平出现下降，则此时可明确膀胱功能障碍是导致移植肾功能异常的原因。如果留置导尿后血肌酐水平没有下降，此时需要同时留置输尿管支架和导尿管，然后再检查肌酐水平。膀胱和输尿管功能障碍的因素均可能导致移植失败，这两个问题都需要解决。治疗膀胱功能障碍需要采取措施有：提高患者的依从性、使用抗胆碱能药物，以及建立或加强清洁间歇导尿程序等。即便进行了积极的处理，后续也可能仍需要膀胱扩大手术。如清洁间歇导尿困难，可行膀胱造瘘。如果可能的话，应尽可能在移植手术前明确这些可能影响移植肾功能的潜在风险。

（六）结石

小儿肾移植肾结石不常见，最多5%的患者存在这一问题（Khositseth et al，2004），更可能仅有不到1%的患者发生（Stravodimos et al，2012）。结石对于移植肾及输尿管的长期存活是潜在的危险，在适当的处理下，尚未发现结石增加移植肾及输尿管丢失的风险，更多是与泌尿系感染相关（Khositseth et al，2004）。膀胱结石的发生率很高，接近50%，有些结石是由膀胱内保留的缝合材料引起的（Lipke et al，2004）。在常规检查中发现无症状结石时，应立即尝试去除，并寻找原因。因梗阻或感染引起的移植肾功能障碍的结石应及时处理，并进行紧急干预，以确保引流和及时清除。所有常规的结石治疗方法均适用于肾移植患者，但在选择治疗方案的时候，应注意平衡各种移植相关的风险，并有效评估各种治疗方式

的相对疗效。考虑到肾下极结石的清除成功率较低，最好采用经皮入路或单纯镜下取石，而不是体外冲击波碎石。这些决定应根据患者的临床表现、结石的位置和大小以及肾功能状况进行个体化处理。

> **要点：并发症**
>
> - 小儿肾移植常见的泌尿并发症包括输尿管狭窄（6%）、尿外渗（3%）、结石（2%）和有临床表现的反流（2%）。
> - 尿外渗常于术后早期发现，表现为伤口引流量增多。
> - 泌尿系统感染是一种长期存在且迟发的并发症，它在很大程度上反映了膀胱功能的状态。
> - 膀胱输尿管反流到移植肾完全不同于常规反流；急性肾盂肾炎对移植肾肾功能的危害更大。
> - 当肌酐水平升高、出现肾积水时，患者可能会发生梗阻和排斥反应。
> - 输尿管梗阻的部位以远端输尿管多见，多为再植入膀胱的部分狭窄。
> - 膀胱功能障碍可导致感染，但也可造成梗阻进而导致移植肾功能障碍。
> - 肾结石不常见，但可能在多达5%的患者中发生。

五、小结

肾移植手术前，对儿童患者来说，特别是那些有潜在的泌尿系统疾病的患者，医师需进行详尽的准备和管理，需对其膀胱功能障碍的模式有充分的了解，并在肾移植前完成明确的评估并制定治疗策略。能够良好地预见肾移植过程中的需要和限制，并参与适当的病例，可使小儿泌尿外科医师更顺利地参与到肾移植工作中且有助于对患者进行持续的治疗和护理。移植术后应对患者进行严密积极的监测，有助于医师在任何病理过程对移植肾造成不可逆的损害之前采取有效措施。这需要高度的负责精神以及对患者风险的清楚认知。小儿肾内科、小儿泌尿外科和移植团队之间

的多学科合作,有助于最大限度地提高患者和移植肾的存活率。

参考文献

完整的参考文献列表通过 www. expertconsult. com 在线获取。

推荐阅读

Alam S,Sheldon C. Urological issues in pediatric renal transplantation. Curr Opin Urol 2008;18;413-8.

Barrero R,Fijo J,Fernandez-Hurtado M,et al. Vesicoureteral reflux after kidney transplantation in children. Pediatr Transplant 2007;11;498-503.

Casale P,Grady RW,Mitchell ME,et al. Recurrent urinary tract infection in the post-transplant reflux nephropathy patient;is reflux in the native ureter the culprit? Pediatr Transplant 2005;9;324-7.

Chu L,Jacobs BL,Schwen Z,et al. Hydronephrosis in pediatric kidney transplant;clinical relevance to graft outcome. J Pediatr Urol 2013;9(2);217-22.

Connolly JA,Miller B,Bretan PN. Renal transplantation in patients with posterior urethral valves;favorable long-term outcome. J Urol 1995;154;1153-5.

Coulthard MG,Keir MJ. Reflux nephropathy in kidney transplants,demonstrated by dimercaptosuccinic acid scanning. Transplantation 2006;82;205-10.

Englesbe MJ,Lynch RJ,Heidt DG,et al. Early urologic complications after pediatric renal transplant;a single-center experience. Transplantation 2008;86;1560-4.

Fine MS,Smith KM,Shrivastava D,et al. Posterior urethral valve treatments and outcomes in children receiving kidney transplants. J Urol 2011;185(6 Suppl.);2507-11.

Herthelius M,Oborn H. Bladder dysfunction in children and adolescents after renal transplantation. Pediatr Nephrol 2006;21;725-8.

Khositseth S,Askiti V,Nevins TE,et al. Increased urologic complications in children after kidney transplants for obstructive and reflux uropathy. Am J Transplant 2007;7;2152-7.

Lopez Pereira P,Jaureguizar E,Martinez Urrutia MJ,et al. Does treatment of bladder dysfunction prior to renal transplant improve outcome in patients with posterior urethral valves? Pediatr Transplant 2000;4;118-22.

Luke PP,Herz DB,Bellinger MF,et al. Long-term results of pediatric renal transplantation into a dysfunctional lower urinary tract. Transplantation 2003;76(11);1578-82.

Oborn H,Herthelius M. Lower urinary tract symptoms in children and adolescents with chronic renal failure. J Urol 2010;183;312-6.

Ramirez SP,Lebowitz RL,Harmon WE,et al. Predictors for abnormal voiding cystourethrography in pediatric patients undergoing renal transplant evaluation. Pediatr Transplant 2001;5;99-104.

Smith KM,Windsperger A,Alanee S,et al. Risk factors and treatment success for ureteral obstruction after pediatric renal transplantation. J Urol 2010;183;317-22.

Traxel E,DeFoor W,Minevich E,et al. Low incidence of urinary tract infections following renal transplantation in children with bladder augmentation. J Urol 2011;186(2);667-71.

（刘　沛　王冠男　**编译**　梁海燕　**审校**）

第33章 小儿泌尿生殖系统创伤

Douglas A. Husmann, MD

一、小儿肾创伤概述

(一)小儿肾:创伤性肾损伤和先天性肾异常

由于儿童肾物理保护机制薄弱,小儿肾更容易受到创伤。与成人相比,具体表现在保护小儿肾的胸廓还未成熟,且更加柔韧,腹部肌肉较弱,肾周脂肪较少,并且肾位于下腹部位置。相较于成人,儿童钝性腹部创伤后肾损伤的发生率是否真正增加存在争议,统计评估显示,其受很多混杂因素的影响(Brown et al,1998;Chopra et al,2002;McAleer et al,2002a;Heyns,2004)。

然而,目前证实的是,行 CT 扫描的创伤患儿中,存在肾异常者[即输尿管肾盂连接部(UPJ)阻塞,肾输尿管积水,马蹄肾]比成年人更为常见(3～5 倍)(Brown et al,1998;Chopra et al,2002;McAleer et al,2002a;Heyns,2004)。

传统上讲,存在先天性肾异常的患儿,其血尿病史与创伤严重程度并不成比例。尽管已经假设存在先天性泌尿生殖系统(GU)异常的患儿,外伤后肾损伤可能更加严重,但尚未证实这是正确的,大多数患者仍然只是肾挫伤或轻微肾裂伤(Chopra et al,2002;McAleer et al,2002a;Al-Qudah and Santucci,2006)。

(二)泌尿生殖系统损伤的调查:成人和儿童患者之间的差异

两项主要的临床研究表明,需要对成年人进行创伤后可能的 GU 损伤治疗的情况包括:肉眼血尿或显微镜下血尿(>50 红细胞/高倍视野)伴休克(收缩压<90 mmHg)。在成人中,如果医师仅使用这两个标准来筛查创伤性 GU 损伤,他们将发现 98% 的钝性创伤所致的临床显著的 GU 损伤及 90% 的穿透伤相关的 GU 损伤(Mee et al,1989;Heyns,2004;Santucci et al,2004a)。事实上,在成年人群中,仅有 30% 的患者表现出创伤引起的肉眼血尿,10% 的伴有休克的显微镜血尿患者被发现具有放射学上可定义的 GU 损伤(Mee et al,1989;Heyns,2004;Santucci et al,2004a)。相反,在儿童中,血尿程度与肾损伤的存在相关性较差。事实上,一些研究发现,2 度或更严重肾损伤的儿童中有 2/3 的尿液分析完全正常(Morey et al,1996;Buckley and McAninch,2004,2006;Santucci et al,2004a)。低血压与 GU 损伤程度的相关性也存在很大问题;具体而言,尽管失血严重,但儿童的交感神经兴奋也能够维持正常的血压。事实上,在儿童中,连续血红蛋白/血细胞比容值在体位性低血压发展之前总是会明显下降(Quinlan and Gearhart,1990)。实际上,在具有创伤史的儿科患者中,肉眼血尿和显微镜血尿伴有休克不足以作

为评估 GU 损伤的指标。然而,如果添加两个额外因素作为筛查标准,即损伤机制和相关损伤的存在,就可以识别超过 98% 的 GU 损伤。当有共存损伤存在时[即胸腔内脏器受损、腹腔内脏器损伤和(或)肋骨、脊柱、骨盆或股骨的骨折],就可以确定略低于 90% 具有临床显著性的创伤性肾损伤患儿(Levy et al,1993;Morey et al,1996;Buckley and McAninch,2004,2006;Heyns,2004;Sahin et al,2004;Santucci et al,2004a,2004b)。这四个关键因素已经被确定为高度可靠且经济的 GU 损伤筛查指征,概述见框图 33-1(Mee and McAninch,1989;Mee et al,1989;Herschorn et al,1991;Heyns,2004;Santucci et al,2004a,2004b;Wu and Gaines,2007;Bernard 2009;Buckley and McAninch,2011;Bartley and Santucci,2012)。

框图 33-1　儿童泌尿生殖系统损伤进行影像学评估的指征

所有具有穿透性腹部/骨盆创伤或钝性腹部创伤史的患儿符合以下四个标准之一,需进行影像学评估:

1. 显著的减速或高速事故,从大于 10ft 的距离坠落,或用棍棒撞击腹部或腰部(例如,橄榄球头盔,棒球棒,曲棍球棒)。
2. 严重创伤导致胸腔内脏器和(或)腹腔内脏器损伤和(或)肋骨、脊柱、骨盆或股骨的骨折。
3. 肉眼血尿。
4. 与休克相关的显微镜下血尿(>50 RBC/HPF)(收缩压<90 mmHg)。

二、上尿路损伤的放射学和内镜评估及治疗

(一)FAST——用超声对创伤进行重点评估

由于成本低、获得容易和无电离辐射,超声波检查已成为儿科 1 级创伤中心的主要筛查工具。**使用 FAST 检查来评估肾损伤的特异性为 95% ~ 100%(能够鉴别真阴性,即没有临床显著性损伤的肾)。但是,敏感度(诊断具有临床显著性损伤的真阳性肾损伤)是高度可变的,并且极其依赖于操作者的能力,其范围为 22% ~ 96%**(McGahan et al,1999;Jang et al,2004;Sirlin et al,2004;Suthers et al,2004;Nural et al,2005;Lee et al,2007;Bent et al,2008;Tsui et al,2012)。**结合体格检查,使用**

FAST 检查的临床实用性最佳。**如果进行初始 FAST 检查和后续 24h 进行体格检查都未见异常,则能够排除临床显著性肾和(或)腹腔内脏器损伤**(McGahan et al,1999;Jang et al,2004;Sirlin et al,2004;Suthers et al,2004;Nural et al,2005;Lee et al,2007;Bent et al,2008;Tsui et al,2012)。

由于 FAST 的高度特异性,这种检查已被证明在评估需要进行急诊肾切除术的血流动力学不稳定的患儿中具有非常重要的价值。多普勒超声快速评估可以观察肾血供情况,从而确定是否存在需行急诊肾切除术的肾门损伤(Riccabonna et al,2011)。

(二)腹部及盆腔 CT

患者的血流动力学稳定性决定了是否、何时以及可以进行何种类型的影像学检查。排除 GU 损伤的最敏感的、特异性最高的放射学检查是三相腹部和盆腔 CT 检查[CT 平扫,注射造影剂后 1~3min 进行的 CT 扫描(1.5~2 ml/kg),10min 后的延迟扫描]。然而,由于担心儿童的辐射暴露,临床上用单相腹部和盆腔 CT,即在注射造影剂后 5min 内进行扫描,取代了三相 CT 研究(Mee et al,1989;Stein et al,1994;Morey et al,1996;Brown et al,2001;Buckley and McAninch,2004,2006,2011;Heyns,2004;Santucci et al,2004b;Al-Qudah and Santucci,2006;Lee et al,2007;Hardee et al,2013)。**尽管单相 CT 检查对于确定肾灌注和主要肾裂伤的存在有效,但它常常无法准确确定尿外渗的存在,并且会遗漏大部分孤立的输尿管损伤**(Boone et al,1993;Hardee et al,2013)。由此,建议在所有 3 级或更严重肾损伤患者注射造影剂后 10~15 min 进行延迟 CT 扫描。

(三)临床病情不稳定患者的放射学评估

在需要急诊剖腹探查的临床病情不稳定患者中,一旦患者在手术室稳定,可行一次性静脉肾盂造影(IVP)(2 ml/kg 静脉推注造影剂),在注射后 10~15min 进行 X 线检查。如果条件允许,术中肾超声可以帮助探查持续进展的腹膜后血肿。这里要提醒读者,关于单次注射 IVP 的检查质量,由于患者的临床状况不佳,这项研究通常是次优检查,其对比度和可见性差。如果考虑单侧肾切除术,单次注射 IVP 或术中肾超声检查的主要好处是,检测正常的对侧肾(超声波应显示良好的肾血流量)。作为单次 IVP 或术中肾超声的替代方

案,患者稳定后可行腹部和盆腔延迟 CT 扫描。随后任何 GU 损伤的修补手术需推迟 12～24h (Azimuddin et al,1997;Heyns,2004;Riccabonna et al,2011)。

(四)肾损伤分级系统(2011 年修订)

2011 年,Buckley 和 McAninch 建议修订 1989 年经典肾损伤量表,提出这一修订是为了解决文献中存在的关于高级别(4 级和 5 级)肾损伤分类的显著差异。特别值得注意的是,将"肾碎裂伤"移动到 4 级分类中。基于这些建议的肾损伤分类在表 33-1 中概述,并且图 33-1 至图 33-5 提供了实例(Dugi et al,2010;Buckley and McAninch,2011;Shenfeld and Gnessin,2011)。

表 33-1　肾损伤分级

肾损伤分级	描述
1	肾挫伤或包膜下血肿
2	小于 1 cm 实质裂伤,所有肾段存活,无尿外渗
3	大于 1cm 的实质裂伤,包括肾节段性损伤导致肾段失活,无尿外渗
4	延伸到集合系统中的裂伤,包括肾节段性损伤导致肾段失活,存在尿外渗。4 级包括肾破裂,肾盂撕裂和完全性的肾盂输尿管交界处裂伤
5	主要肾血管损伤:肾血管撕裂或撕脱导致肾血管无法控制的出血或肾血栓形成

From Buckley JC,McAninch JW. Revision of current American Association for the Surgery of Trauma renal injury grading system. J Trauma 2011;70:35-7.

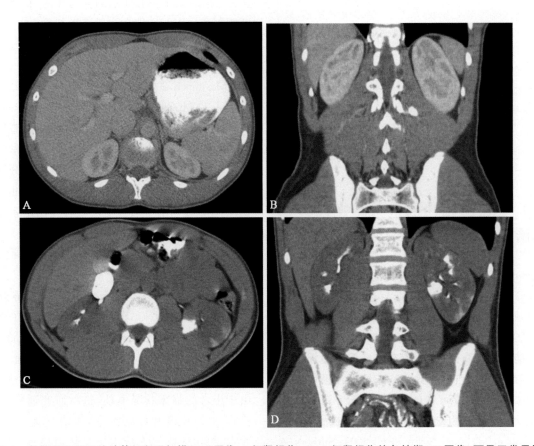

图 33-1　急性期和延迟的计算机断层扫描(CT)图像,1 级肾损伤。A. 1 级肾损伤的急性期 CT 图像,可见正常显影的肾实质。B. 1 级肾损伤急性期 CT 图像冠状位重建。C. 1 级肾损伤的 2h 延迟 CT 图像,显示了肾挫伤处相较于其他肾皮质的延迟排泄。D. 1 级肾损伤的 2h 延迟冠状位重建 CT,可见挫伤肾挫伤处的延迟排泄

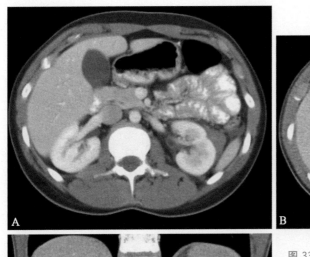
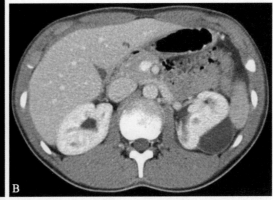
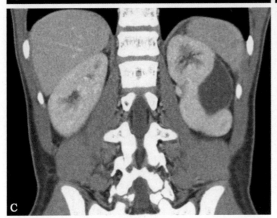

图 33-2　CT 图像,急性期和随访 3 个月后,2 级左肾损伤与晚期高血压相关。A. 2 级肾损伤的急性期 CT 图像。注意肾周围与包膜下血肿,无尿外渗,所有碎片均存活。B. 伤后 3 个月的 CT 图像。因持续高血压行 CT 检查。注意肾周被膜下包裹性积液和瘢痕形成所导致的 Page 肾效应。C. CT 图像与冠状重建。注意肾周被膜下包裹性积液和肾皮质明显变形。切除肾周被膜下包裹性积液和肾皮质瘢痕后,仅暂时(<1 个月)血压降低

(五)创伤性肾损伤并发症的处理

是否需要内镜、侵入性放射学或开放式外科手术干预,取决于患者的血流动力学稳定性和肾损伤阶段,几乎没有任何血流动力学稳定的 1 至 3 级损伤患者(3 级,所有肾段均存活)需要介入性治疗。相反,在血流动力学稳定的 3 至 5 级肾损伤患者(3 级伴有失活的肾片段)中,持续性或延迟性出血的患儿约 25% 需要处理,有症状的尿性囊肿患儿约 15% 需要干预。大约 5% 的患者需要外科探查来控制不适合非手术治疗的并发症。从本质上讲,95% 的 3~5 级血流动力学稳定患者可行非手术治疗(Husmann and Morris,1990;Husmann et al,1993b;El Khader et al,1998;Bozeman)et al,2004;Buckley and McAninch,2004,2006;El-Sherbiny et al,2004;Heyns,2004;Santucci et al,2004b;Broghammer et al,2006,2007;Henderson et al,2007;Shariat et al,2008;Cannon et al,2008;Brewer et al,2009;Umbreit et al,2009;Eassa et al,2010)。

值得注意的是,有三种经典的 CT 表现,可能指示需要介入治疗(Cannon et al,2008;Dugi et al,2010;Bartley and Santucci,2012)。**第一,是对比剂的内侧外渗。**这一表现可能与肾蒂损伤、UPJ 损伤或肾盂破裂有关,后两者根据是否存在与肾实质显影相关的内对侧外渗,并且在同侧远端输尿管中未见对比剂可进行鉴别诊断。如果存在对比剂的内侧外渗,几乎没有肾实质显影且内侧肾周血肿,特别是如果存在血管内造影外渗,则需考虑肾蒂损伤。对比剂内侧外渗的发现并非小问题,大约 75% 的患者需要内镜、经皮或开放式干预。**第二,对于未见远端输尿管显影的侧向外渗的患儿,**需要考虑输尿管损伤,需观察延迟 CT 扫描图像或需要膀胱镜检查和逆行肾盂造影。**第三,肾周血肿大于 2.5cm,**如果在横向位置,通常会与持续性肾皮质出血相关,需要血管栓塞造影。值得注意的是,如果这种大小的血肿位于内侧,应考虑会引起突发肾动脉血流动力学不稳定的主要肾门部损伤(Nases et al,2009;Cabit et al,2011)。

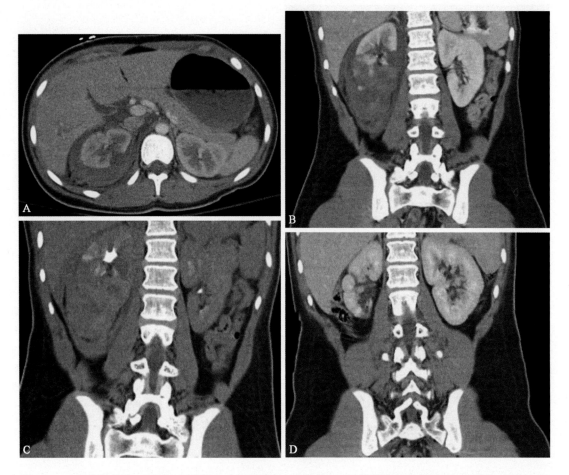

图 33-3 3 级右肾外伤,急性期,延迟和 3 个月随访的 CT 图像。A. 3 级肾损伤的急性期 CT 图像,显示大于 1cm 的肾上腺撕裂与肾周血肿。B. 3 级肾损伤的急性 CT 图像冠状重建,可能存在整个肾下极坏死失活。C. 3h 肾损伤的 2h 延迟 CT 图像冠状重建,未发现尿外渗,下极伴有可疑的失活组织与挫伤。D. 创伤性损伤后 3 个月的 CT 图像冠状位重建,显示裂伤处实质瘢痕形成,但严重挫伤的下极肾皮质恢复后仍有功能,肾下极瘢痕可能是由于挫伤后血供减少所致

一旦诊断为外伤性肾损伤,就可能出现五种并发症,也许需要解决:①尿外渗;②感染性尿毒症、肾周脓肿;③持续或延迟肾出血;④高血压;⑤创伤后慢性疼痛综合征。

(六)动脉造影的适应证和使用:持续性、迟发性出血和持续存在尿性囊肿的处理

大约 25% 的 3～5 级肾损伤患者以非手术方式进行治疗,有可能会出现持续性或继发性(迟发性)出血(Wessells et al,1997b;Dinkel et al,2002;Goffette and Laterre,2002;Kansas et al,2004;Sofocleous et al,2005;Al-Qudah and Santucci,2006;Hotaling et al,2011;Lin et al,2013)。通常迟发出血出现在损伤后 5～14d,甚至可能在损伤后 1 个月内发生。迟发出血通常起因于动静脉瘘或假性动脉瘤的发展,在这种情况下,最初的出血缓解是由周围的血肿填塞压迫,随着血肿消退和液化会再次出血。与自发消退率大于 70% 的肾活检后出现的动静脉瘘不同,肾外伤后发生的绝大多数动静脉瘘不会自发消退,几乎所有迟发出血的病例都继发于创伤,其需要积极干预(Heyns and Van Vollenhoven,1992;Dinkel et al,2002;Goffette and Laterre,2002;Heyns,2004;Sofocleous et al,2005;Al-Qudah and Santucci,2006;Breyer et al,2008;Umbreit et al,2009;Eassa et al,2010;Charbit et al,2011;Hotaling et al,2011)。**血管造影栓塞目前是非手术**

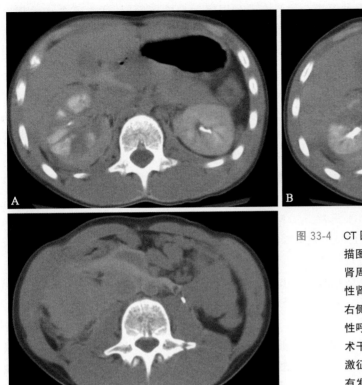

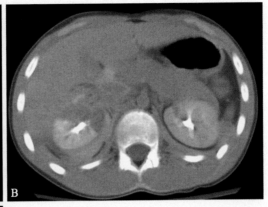

图 33-4　CT 图像的 3 级肾外伤——患者不稳定且没有延迟扫描图像。A 和 B. 3 级右肾损伤的急性期 CT 图像显示肾周血肿和多个小于 1cm 裂伤及失活的肾碎片,节段性肾动脉闭塞或严重肾挫伤。C. 急性期 CT 图像显示右侧输尿管远端没有血流。因继发于多发面部骨折急性呼吸困难,口腔咽部血肿气道损伤,患者需要立即手术干预。另外,急诊室的体格检查显示严重的腹膜刺激征。在紧急手术患者稳定后,行右逆行肾盂造影,没有发现输尿管或集合系统损伤的证据,发现到盆腔积血,放置输尿管支架以帮助引流

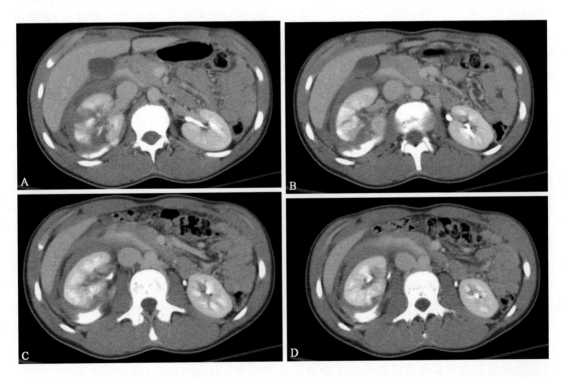

图 33-5　4 级右肾损伤的急性期和延迟 CT 图像。A 和 B. 4 级肾损伤的急性期 CT 图像,伴有肾周血肿,严重(＞1 cm)裂伤,伴有失活的肾段和尿外渗。C 和 D. 10min 延迟 CT 图像,可见远端输尿管显影,确认远端输尿管通畅。患者仅接受观察治疗;不需要支架或引流管

治疗持续或延迟出血的首选治疗方法,手术探查用于栓塞失败的患者。用超选择性血管造影栓塞治疗孤立性肾动脉分支的持续性或继发性出血的成功率接近80%。栓塞后挽救的肾功能百分比取决于初始损伤的程度,其文献报道的平均为30%。有时,血管造影栓塞用于治疗持续性尿瘘。在这种情况下,4级肾损伤的有功能横断判断与肾集合系统完全分离,尽管放置了双J管和经皮肾造瘘管,但仍有发展为持续性尿瘘、尿性囊肿的可能。在这些少见的患者中,选择性血管造影栓塞将通过栓塞有功能的肾碎片使其坏死,来解决尿瘘问题(Pinto and Chimeno,1998;Heyns,2004)。血管造影术后需要进行手术是由持续性或重复性出血、栓塞后脓肿及孤立性肾段持续性尿瘘引起的(Heyns and Van Vollenhoven,1992;Dinkel et al,2002;Goffette and Laterre,2002;Heyns,2004;Sofocleous et al,2005;Al-Qudah and Santucci,2006;Breyer et al,2008;Brewer et al,2009;Umbreit et al,2009)。

栓塞后综合征是一种公认的自限性疾病,表现为发热(高达40℃),侧腹疼痛和麻痹性肠梗阻,症状通常在栓塞后96h内消退。与60%可能发生栓塞后综合征的肾肿瘤血管梗死不同,大约10%的肾外伤患者可出现该类并发症。创伤后该综合征发生频率的降低,是由于从部分坏死的组织中释放的少量热原所致(Oesterling et al,1986;Kehagias et al,1998;Kalman and Varenhorst,1999;Heyns,2004;Mitra et al,2004;Sofocleous et al,2005;Breyer et al,2008)。栓塞后持续发热,需要排除坏死组织的细菌种植。因此,栓塞后发热必须行血及尿常规检查。如果症状持续超过96h,应考虑复查CT扫描,可能需要抽吸、培养和引流血肿、尿性囊肿(Sofocleous et al,2005;Breyer et al,2008)。

(七)逆行肾盂造影、经皮肾造瘘和肾周引流的适应证及使用:诊断肾输尿管连接部断裂、肾盂撕裂,以及有症状尿性囊肿和肾周脓肿的处理

肾损伤后使用逆行肾盂造影的两种适应证:①需要诊断部分及全部输尿管破裂或肾盂撕裂;②需要帮助治疗有症状的尿性囊肿(Boone et al,1993;Kawashima et al,1997;Heyns,2004;Santucci et al,2004b)。当CT扫描显示尿外渗并且

没有看到同侧远端输尿管时,通常需考虑输尿管损伤。当CT扫描有这样的发现时,逆行肾盂造影是必需的。此检查旨在确认或排除UPJ破裂与肾盂撕裂的诊断,这两者都需要手术探查和修复。如果没有这些损伤的证据,建议在逆行肾盂造影后放置输尿管支架。这项建议是基于先前的研究,创伤引起的尿外渗患者在同侧远端输尿管中没有造影剂,如果不进行进一步检查明确诊断,则有出现有症状尿性囊肿的风险(Boone et al,1993;Kawashima et al,1997;Chopra et al,2002;McAleer et al,2002b;Smith et al,2003;Santucci et al,2004b;Al-Qudah and Santucci,2006;Broghammer et al,2006;Cannon et al,2008;Umbreit et al,2009;Eassa et al,2010;Bartley and Santucci,2012)。

行膀胱镜检查和逆行肾盂造影的第二个指征是存在有症状的尿性囊肿。尽管大多数创伤后尿性囊肿无症状并且自发消退率接近85%,但尿性囊肿偶尔会持续存在。有症状的尿管性囊肿将形成一种经典的三联症:同侧疼痛、麻痹性肠梗阻和低温。这些患者的处理依靠内镜操作、膀胱镜检查、逆行肾盂造影、输尿管支架置入、留置尿管和静脉滴注抗生素。当输尿管支架管与尿管一起放置时,超过90%的有症状的尿性囊肿将消退(Al-Ali and Al-Hajaj,2001;Alsikafi et al,2006;Umbreit et al,2009)。通常,在患者的临床症状消退后3~5d拔除导尿管,停止静脉注射抗生素,并在尿道导管拔除时开始使用预防性抗生素,有的在伤后4~6周取出输尿管支架,并在拔除支架后48h内予口服预防性抗生素。值得注意的是,经皮肾造瘘引流术和输尿管支架管治疗有症状的尿性囊肿同样有效(Husmann and Morris,1990;Husmann et al,1993b;Philpott et al,2003;Bozeman et al,2004;Heyns,2004;Keller et al,2004;Al-Qudah and Santucci,2006;Umbreit et al,2009)。内部支架的优点在于它可以防止引流管的移位和对外部引流装置的需要,但内部引流的两个主要缺点是,在儿科患者群体中支架放置和移除都需要全身麻醉。此外,放置在幼儿体内的小尺寸输尿管支架(4~5Fr)可能被血凝块堵塞,导致尿性囊肿持续存在(Husmann and Morris,1990;Husmann et al,1993b;Umbreit et al,2009)。

肾损伤后肾周脓肿的发生极为罕见,在不到
1％的钝性创伤后肾损伤和由穿透性肾损伤引起
的 5％的肾损伤中发生。当患者有特定的损伤时
更常见,特别是 3 级至 5 级肾损伤,伴有十二指肠
损伤、胰腺损伤或结肠损伤。这种并发症也偶尔
见于静脉来源的细菌定植、导尿管定植的细菌经
输尿管支架上行感染或伤口清创术后(Husmann
and Morris,1990;Husmann et al,1993b;Umbre-
it et al,2009)。

肾周脓肿的症状是间歇性发热、疼痛、持续性
肠梗阻和白细胞计数升高。这些症状可能与未引
流的有症状尿性囊肿相似。在软组织内没有气体
的情况下,有症状的尿性囊肿和肾周脓肿之间的
鉴别诊断非常困难。有的研究者选择将有这些发
现的所有患者都作为有症状性尿性囊肿治疗,并
且只有在初步诊断时软组织中有气体,才会采取
额外的经皮肾周积液穿刺引流。此外,放置输尿
管支架管及尿管与经皮肾造瘘后 72h 后存在持续
发热的患儿也行肾周积液穿刺引流(Husmann
and Morris,1990;Husmann et al,1993b;Al-Qu-
dah and Santucci,2006)。

(八)肾外伤后随访的放射线检查:ALARA 概
念(合理清晰度条件下剂量最少原则)

对肾外伤的患儿进行随访时,医师要平衡通
过放射线检查评估肾残余功能百分比的必要性和
(或)确认尿性囊肿解决方案的必要性和因为放射
线暴露所致癌变的风险(Alsikafi et al,2006;
Brenner and Hall,2007;Malcolm et al,2008;
Shah and Platt,2008;Eeg et al,2009;Davis et al,
2010;Shirazi et al,2010;Bukur et al,2011;Shen-
feld and Gnessin,2011)。用于诊断和随访目的
是辐射暴露应保持在最低限度,这一原则称为
ALARA——合理清晰度条件下剂量最少原则。这
一概念目前贯穿于所有儿科实践,并且极大地影
响了创伤后初始检查和随访。**目前,仅在具有特
定症状的患者中,在急性创伤后阶段,如出现持续
或新发发热、持续性肠梗阻、急性疼痛或持续性肉
眼血尿超过创伤性损伤后 72h 进行重复 CT 扫描**
(Santucci et al,2004b;Al-Qudah and Santucci,2006;
Buckley and McAninch,2006;Bent et al,2008;Mal-
colm et al,2008;Davis et al,2010;Shirazi et al,2010;
Bukur et al,2011;Shenfeld and Gnessin,2011)。尽管

一些作者主张在这些情况下进行超声检查,但在这
种情况下的经验是超声通常是不确定的,只会增加
患者护理的经济成本,并延迟不可避免的 CT 扫描。
根据经验,如果临床情况表明需要重新评估,会优先
推荐 CT 扫描(Bent et al,2008;Malcolm et al,2008;
Eeg et al,2009;Tasian et al,2010;Bukur et al,2011)。

**要点:小儿上尿路损伤的放射学和内窥镜评
估及治疗**

- 所有穿透性腹部创伤以及具有以下四个标
准之一的钝性创伤受害者需进行放射线评
估:①有明显减速或高速外伤的病史;②严
重创伤导致胸肋、脊柱、骨盆或股骨骨折,躯
干/会阴部瘀伤或腹膜炎征象;③肉眼血尿;
④与休克相关的显微镜下血尿(>50 个红
细胞/高倍视野)(收缩压<90 mmHg)。

- 单相 CT 扫描或单次 IVP 最可能遗漏的两
种 GU 损伤是肾周积液(尿性囊肿)和单独
的输尿管损伤。对于有 3 级或更高级肾损
伤证据的患者,强烈建议行延迟扫描。

- 在 CT 扫描中注意到的三个关键发现提示
内镜、介入放射造影或开放式外科手术可能
是必要的:对比剂内侧外渗、同侧远端输尿
管不显影的对比剂侧向外渗,以及超过
2.5cm 的肾周血肿。

- 大约 25％的 3～4 级肾损伤患者以非手术方
式进行治疗,会出现持续性或继发性(延迟
性)出血。出血血管的超选择性血管栓塞是
治疗这种并发症的首选方法。

- 大多数创伤后尿性囊肿无症状,会自行消
退。大约 15％的尿性囊肿将与持续的疼痛、
麻痹性肠梗阻和(或)低温相关,需要内镜治
疗或经皮穿刺。

- 对于 1～2 级肾损伤和所有碎片均存活的 3
级裂伤,建议不要进行肾影像检查随访。只
有在出现症状时,伴有失活的碎片 3 级肾裂
伤和 4 级及 5 级肾损伤应在急性期进行重
复 CT 扫描,无症状者应在损伤后 6 周和 12
周进行尿液分析和血压检测,并在 12 周时
进行放射学检查随访。

根据 CT 随访发现,在 1~2 级肾损伤后肾瘢痕基本上不存在,建议不对该类患者进行放射学随访。相反,50%~60% 的 3 级患者和 100% 的 4 级和 5 级肾损伤患者会出现肾瘢痕。对于 3~5 级肾损伤的患者,对于所有片段都存活的 3 级裂伤,建议在 3 个月时进行肾超声检查。对于存在坏死片段相 3 级肾裂伤和 4 级以及保留肾的 5 级肾损伤,放射学随访仍存在争议(Bent et al,2008;Dunfee et al,2008;Malcolm et al,2008;Eeg et al,2009;Umbreit et al,2009;Davis et al,2010;Shirazi et al,2010;Bukur et al,2011;Shenfeld and Gnessin,2011)。虽然大多数作者建议 3 个月后对该类患儿进行重复 CT 扫描或 MRI 研究,但有人主张进行超声检查,CT 或 MRI 仅在超声检查存在识别异常时进行(Eeg et al,2009)。个人的经验是,肾超声在高级别肾损伤后不可避免地会出现异常,尤其是存在坏死片段的肾,超声将造成额外的检查。出于成本效益的目的,应优先进行 CT 评估,在没有必要进行镇静或麻醉的大年龄患儿可行 MRI。长期随访(伤后 3 个月)的目的是记录尿外渗的消退,评估愈合肾的解剖结构,估计剩余肾功能的百分比,并排除任何隐匿性并发症(El-Sherbiny et al,2004;Bent et al,2008;

Dunfee et al,2008;Malcolm et al,2008;Eeg et al,2009;Umbreit et al,2009;Davis et al,2010;Shirazi et al,2010;Tasian et al,2010;Bukur et al,2011;Shenfeld and Gnessin,2011)。

创伤后连续行二巯基琥珀酸(DMSA)扫描显示,在损伤后 1 周,很少(如果有的话)肾实质恢复功能。因此,在创伤后 1 周内任何时间获得的肾核素扫描都可以获得肾功能预后的有效信息,并且可以帮助诊断严重的肾挫伤,而不是伴有失活的碎片 3 级或 4 级和 5 级损伤(图 33-3)(Wessells et al,1997a;Moog et al,2003)。目前,在两种情况下需行肾核素扫描:当需要评估长期肾功能预后或存在创伤后诱发的高血压(Moog et al,2003;Heyns,2004)。通常,如果未损伤的肾丢失,血清肌酐正常时,损伤侧肾分肾功能≥30%,其可以防止肾功能衰竭。在存在创伤后高血压的情况下,卡托普利增强的巯基乙酰基三甘氨酸(MAG3)肾图,可用于筛查创伤所致的肾血管狭窄。值得注意的是,绝大多数创伤性高血压患者的肾已经愈合,分肾功能≤20%,并且与肾实质灌注不良有关,而不是肾动脉狭窄所致(Wessells et al,1997a;Moog et al,2003;Heyns,2004;Keller et al,2004;Santucci et al,2004b;Chedid et al,2006)(图 33-6)

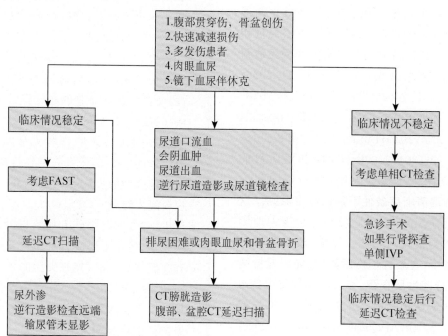

图 33-6 对可能有泌尿生殖系统损伤的病史或体征的患者的推荐评估方案。FAST. 创伤超声重点评估;IVP. 静脉肾盂造影

三、肾外伤的治疗

多项研究表明,外伤性肾损伤患者接受手术探查者比接受非手术探查者的肾切除率高(Cass and Ireland,1973;Cass et al,1987;Kristjansson and Pedersen,1993;Hammer and Santucci,2003;Keller et al,2004;Broghammer et al,2007)。这些研究提示,完整的 Gerota 筋膜可以阻止严重损伤的肾出血。手术探查切开筋膜会导致无法控制的肾出血,最后不得不实施急诊肾切除。该结论是否属实尚存争议,特别是随着使用 CT 进行肾损伤分级的能力增强,以及外伤相关严重性评分的应用及发展。有观点认为,肾探查中急诊肾切除并非由于肾探查引发顽固性出血;相反,急诊肾切除通常是因初始肾损伤的严重和(或)多发损伤引起的术中血流动力学不稳定造成的。后者实施的肾切除是为了解决低温、凝血障碍,以及其他临床情况不稳定患者的权宜之计(Husmann et al,1993b;Wessells et al,1997b;Gonzalez et al,1999;Santucci and McAninch,2001;Santucci et al,2001,2004b;Bozeman et al,2004;Davis et al,2007,2008;Umbreit et al,2009)。

尽管所有的学者都认为生命体征平稳的单纯肾损伤可以采取非手术治疗,但在合并腹内损伤和 3 级或更高级别肾损伤的治疗中,由于存在肾探查是否导致肾切除发生率增高的争论,目前主要有三种观点:①无论损伤机制如何,只要没有肾探查的绝对适应证,所有的肾外伤均可以观察(Altman et al,2000;Hanner and Santucci,2003;Keller et al,2004)。②如果 3 级或者 3 级以上的肾损伤并发腹内脏器损(特别是胃、十二指肠、胰腺或结肠)而行剖腹探查,则应实施肾探查及肾缝合术(Corriere et al,1991;Husmann et al,1993b;Heyns,2004;Santucci et al,2004b;Umbreit et al,2009)。③患者合并腹内损伤,如果创伤科医师使用网膜或其他替代组织将肠损伤与尿路分隔开并放置围术期引流,则不必进行肾探查。有研究认为,将两处损伤分隔并放置引流可以防止修补好的肠道被漏出的尿液破坏和(或)因能去除过多的细菌或胰酶污染,而防止泌尿生殖器损伤后尿路并发症的发生(Husmann et al,1993b;Wessells and McAninch,1996;Matthews et al,1997;El Khader et al,1998;Santucci et al,2004b;Broghammer et al,2007)。**前面的争议已经提到,目前泌尿外科医师面临的主要问题是何时对外伤性肾损伤的患者进行外科干预。当前对于何时进行手术干预主要基于以下三个因素:患者血流动力学稳定性、准确的肾外伤影像学分级,以及是否伴发其他器官损伤**(表 33-2)(Husmann and Morris,1990;Husmann et al,1993b;Wessells et al,1997b;Heyns,2004;Santucci et al,2004b;Buckley and McAninch,2006,2011;Umbreit et al,2009)。

表 33-2　**肾外伤推荐治疗共识**

肾损伤临床和(或)分级	推荐治疗
不考虑外伤病因的 1 级或 2 级肾损伤*	非手术
孤立的 3 级、4 级和血流动力学稳定的 5 级肾损伤	非手术
无法控制的肾出血、循环系统不稳定(通常为 5 级肾损伤,少数情况是 4 级肾碎裂伤)	手术干预的绝对适应证
血管造影栓塞术无效的持续性或延迟性出血	手术干预的绝对适应证
在确定是否并发腹腔内损伤的手术探查中发现不断扩大的搏动的腹膜后肿物	手术干预的绝对适应证(探查前检查对侧肾功能)
贯通伤患者因循环系统不稳定而未能进行充分的放射学分级,探查发现腹膜后出血	建议进行腹膜后(肾)探查(探查前检查对侧肾功能)

（续　表）

肾损伤临床和（或）分级	推荐治疗
钝器伤患者因循环系统不稳定而未能进行充分的放射学分级，手术探查腹膜后出血时发现十二指肠、胰腺或者结肠无损伤	观察：如果 FAST 发现双侧肾存在血流 如果不能进行 FAST 评估，考虑术中行单次 IVP、超声评估肾血流或对情况稳定患者行 CT 检查
钝器伤患者因循环系统不稳定而未能进行充分的放射学分级，手术探查腹膜后出血时发现十二指肠、胰腺或肠损伤	手术干预行肾缝合修补术（探查前检查对侧肾功能）或者腹腔内引流 观察：如果 FAST 发现双侧肾存在血流 如果不能进行 FAST 评估，考虑术中行单次 IVP、超声评估肾血流或对情况稳定患者行 CT 检查
钝器伤、贯通伤，放射学检查显示 3 级肾损伤伴坏死肾碎片、4 级或 5 级肾损伤，伴腹腔内损伤，特别是十二指肠、胰腺和结肠损伤	建议行腹膜后探查及肾缝合修补术

　* 钝器伤或贯通伤

（一）肾外伤的非手术治疗

　　适宜行非手术治疗，钝器伤或贯通伤后血流动力学稳定、伴或不伴腹腔内损伤的 1～3 级肾损伤，此类患者发生泌尿生殖器并发症极少（Wessells et al，1997b；Heyns，2004；Santucci et al，2004b；Charbit et al，2011）。4 级和 5 级肾损伤的患者如果没有其他手术干预的指征，也可以行非手术治疗（Brewer et al，2009）。只要确定远端输尿管完整，即使是大的节段性肾实质血流减少、肾周血肿大于 2.5 cm 或者是巨大的尿囊，也是非手术治疗的适应证（图 33-5）（Umbreit et al，2009；Buckley and McAninch，2011；Charbit et al，2011；Lin et al，2013）。

　　非手术治疗包括卧床、密切监测生命体征和尿量、系列的腹部检查、系列的血红蛋白与血细胞比容测定，以及随时输血准备（Heyns，2004；Santucci et al，2004b）。继发于贯通性外伤的肾损伤进行非手术治疗时，由于伤口污染的风险较大，建议静脉给予广谱抗生素。对于钝器伤造成的肾损伤，如果出现广泛的软组织损伤、巨大的腹膜后血肿或者尿外渗，应考虑使用抗生素。在后一种情况，导尿管和（或）多根血管内导管，可能引起细菌在尿中或者血中大量繁殖而致感染性血肿或者尿性囊肿（Husmann and Morris，1990；Husmann et al，1993b；Buckley and McAninch，2004，2006；Heyns，2004；Kansas et al，2004；Santucci et al，2004b；Al-Qudah and Santucci，2006；Umbreit et al，2009；Charbit et al，2011）。

　　如果患儿出现血流动力学不稳定或输血后血红蛋白与血细胞比容测定进行性减低，建议行 CT 检查重新进行评估。为避免放射暴露，可以选择直接对出血部位进行肾血管造影选择性血管栓塞术。同样，如果有尿性囊肿的患者出现发热、肠梗阻或者腹痛，应考虑内镜下留置支架管引流尿性囊肿的同时行逆行性输尿管造影明确有无持续的尿外渗（Umbreit et al，2009；Bukur et al，2011）。

　　只要肉眼血尿消退患者即可活动。1 级肾损伤的患者在重新进行体育活动之前需要在伤后的 48～72h 重新行尿液评估。如果体格检查正常，血尿消失，可重新进行体育活动。2～5 级的肾损伤的患者在重新体育活动应至少间隔 6 周。在第 6 周行尿液分析，如果体格检查正常同时血尿消失，患者可恢复正常活动。如前所述，肾外伤患者应行 CT（MRI）或者肾核素扫描来评估肾功能；对于所有局部缺血性 3 级肾损伤和 4 级、5 级肾损伤应该在伤后 3 个月评估尿性囊肿的恢复情况（Wessells et al，1997b；Heyns，2004；Santucci et al，2004b；Al-Qudah and Santucci，2006；Broghammer et al，2007；Bukur et al，2001）。

（二）肾外伤的手术干预

　　肾探查的绝对适应证是肾源性的血流动力学不稳定、进行性或搏动性腹膜后血肿，以及选择性血管栓塞无法控制的持续性或迟发性出血。相对适应证为血管系统不稳定导致无法进行充分的术前放射学评估，而在手术探查十二指肠、胰腺或结肠时发现腹膜后血肿。肾探查前需行 IVP 检查或肾超声，了解肾血流情况以确定对侧功能（表33-2）（Heyns，2004；Santucci et al，2004b）。针对后一种情形的处理意见是一致的，即已知 3 级或更高级的肾损伤患者在进行剖腹探查明确是否存在多发性器官损伤时，应进行肾探查和缝合术，并放置腹膜后引流或将损伤的尿路与相邻的损伤肠管用网膜或其他组织隔离，同时在相邻损伤肠管部位放置引流管。**尽管同时有两种方法可供选择，但应明确的是肾探查和缝合术被公认是较好的方法**（Husmann et al，1993b；Wessells et al，1997b；Santucci and McAninch，2001；Buckley and McAninch，2004，2006；Heyns，2004；Santucci et al，2004b；Umbreit et al，2009）。

通过肾缝合术或肾部分切除术挽救肾时，需要将损伤的肾完全显露，清除无活力的组织，缝合结扎出血动脉血管，并修复集合系统损伤。肾实质缺损主要利用肾被膜进行缝合关闭，对于较大的缺损，推荐在实质缺损处放置可吸收性明胶海绵（Gelfoam）和消毒的氧化纤维素（Surgicel）止血纱布，并用针织聚乙醇酸网线将肾被膜缝合于缺损之上。替代物有肾周脂肪、网膜或用凝血酶浸过的可吸收性明胶海绵，也可用于包扎实质缺损。集合系统的缝合并不总能够达到"密不透水"，如果肾盂或输尿管在关闭缝合中受到过度牵拉，可能会造成血供中断、组织腐坏及迟发的尿外渗。如果尿液引流受阻，应考虑术中放置输尿管支架管或肾造瘘管。修复术后，对肾周区域进行充分引流非常重要。如果同时存在十二指肠、胰腺及结肠损伤，强烈建议在肾损伤部位与腹腔内损伤之间插入网膜或腹膜进行隔离。对于 4 级或者 5 级肾损伤无法修复和伴有多发器官外伤且血流动力学不稳定的患者，应考虑积极行肾切除术。对于低体温和凝血功能异常的患者，肾切除可有助于减少手术时间并控制出血（Heyns，2004；Santucci et al，2004b；Davis et al，2006；Wright et al，2006；Broghammer et al，2007；Shariat et al，2008；Umbreit et al，2009）。

（三）肾血管损伤

就动脉血流而言，肾是终末器官，肾血流主要

依靠肾动脉主干维持，侧支血流极少。**肾动脉损伤的患者出现血流动力学不稳定、侧支血流不足和热缺血时间过长的临床三联征时，肾功能几乎无法挽回**（Turner et al，1983；Knudson et al，2000；Heynes，2004；Santucci et al，2004a；Dozier et al，2013）。事实上，5 级肾损伤患者肾血管损伤的修复有很高的失败率，而且和肾切除相比预后较差（Turner et al，1983；Knudson et al，2000；Dozier et al，2013）。由于这些因素的存在，不应考虑修补节段性肾血管，对侧肾正常的情况下也极少尝试修补受损的肾动脉主干。基本上，外伤后肾动脉主干的重建只考虑实施于孤立肾损伤的血流动力学稳定患者或双侧肾动脉损伤的患者（Turner et al，1983；Knudson et al，2000；Heynes，2004；Santucci et al，2004a；Buckley and McAninch，

> **要点：肾外伤的治疗**
> - 使用 CT 对肾损伤精确分级联同外伤相关严重程度评分，证明手术探查时行急诊肾切除通常是对血流动力学不稳定或事先存在血管损伤的患者的权宜之计，而非由于肾探查术引发的顽固性出血所致。
> - 对于钝器伤或贯通伤后血流动力学稳定，伴或不伴腹腔内损伤的 1 级或 2 级肾损伤建议非手术治疗。对孤立的 3～5 级肾损伤的患者如果血流动力学稳定也推荐此治疗模式。
> - 如果证实远端输尿管完整，尿性囊肿并不是非手术治疗的禁忌证。
> - 肾探查的绝对适应证包括：①肾出血导致的血流动力学不稳定；②进行性或搏动性腹膜后出血；③选择性血管栓塞无法控制的持续性或迟发性出血。
> - 肾探查的相对适应证主要包括：①血管系统不稳定导致无法进行充分的术前放射学检查评估，而在手术探查腹腔内损伤时发现腹膜后血肿。肾探查前需行 IVP 检查或肾超声了解肾血流情况以确定对侧功能；②CT 证实 3 级或更高级别的肾损伤，同时伴需开腹探查的腹腔内损伤。

2001；Dozier et al，2013）。较为少见的情况是肾动脉不完全损伤，肾血流灌注通过部分阻塞的肾动脉主干或侧支血管血流维持。

（四）外伤诱发的肾血管性高血压

外伤后肾性高血压最常见的原因是节段性动脉阻塞导致肾缺血、肾动脉主干阻塞而到达肾的外周血流完好，外伤诱发的动静脉畸形或在偶然情况下肾实质受到血肿、纤维化压迫（Page 肾模型）。**外伤后立即出现高血压可能继发于疼痛，但损伤 30d 后的持续高血压应当考虑为肾源性。3级或更高级别肾损伤发生外伤诱发的高血压概率为 5%**（Heyns，2004；Santucci et al，2004b；Al-Qudah and Santucci，2006；Chedid et al，2006；Henderson et al，2007）。

要点：肾血管损伤和外伤诱发的肾血管性高血压

- 肾动脉损伤的患者临床出现血流动力学不稳定、侧支血流不足和热缺血表现时，肾功能几乎无法挽回。因此，对侧肾正常的情况下也极少尝试修补受损的肾动脉主干。
- 继发于肾血管损伤的高血压通常在损伤后 36 个月内发生。若发生持续的高血压，应进行 DMSA 扫描以确定分肾功能并进行放射学检查（MRI 或 CT 血管造影）以排除动静脉瘘作为高血压原因的可能。与动静脉瘘畸形相关的高血压可行血管造影栓塞治疗。
- 外伤后高血压最常见的临床表现是缺乏功能的小体积肾（功能小于 <20%）伴全肾纤维化。肾切术是最佳的治疗选择。

肾外伤患者若出现持续性高血压，可通过血管紧张素转化酶抑制药控制，也可以行肾核素扫描以确定分肾功能及行影像学检查（MRI 或 CT血管造影）排除动静脉瘘或假性动脉瘤引起的高血压可能。由血管畸形引起的高血压，可以通过血管造影栓塞治疗。如果考虑手术干预，应术前行肾静脉采样试验以获取肾静脉肾素比例，肾静脉肾素比例有助于诊断节段性肾瘢痕化。在此情况下，若证实高血压因节段性肾缺血所致，则可通过部分肾切除术进行治疗。**外伤后高血压最常见的临床表现，是缺乏功能的小体积肾（功能小于 < 20%）伴全肾纤维化；肾切术是最佳的治疗选择**（Wessells et al，1997b；Moog et al，2003；Heyns，2004；Keller et al，2004；Santucci et al，2004b；Chedid et al，2006；Myrianthefs et al，2007）。肾包膜下切除术作为被膜下血肿或纤维化所致的高血压治疗方法已有报道，但这种手术治疗方法的远期效果有很大的争议（图 33-2）（Heynes，2004；Santucci et al，2004b；Myrianthefs et al，2007）。

（五）外伤诱发的慢性腹痛

3 级或更高级的肾损伤后慢性腹痛的发生率大概为 7%。通过 CT 延迟扫描或少数情况肾核素扫描使用呋塞米（Lasix）（Sanofi，Bridgewater，NJ）会发现肾结石、肾盂输尿管交界部梗阻、持续的尿性囊肿。治疗主要目的是处理疼痛，极少情况需要肾切除。但是，大部分慢性腹痛的患者没有明确病因。需要注意的是，切除肾并不一定会缓解腹部疼痛（Mogensen et al，1980；Al-Qudah and Santucci，2006）。

（六）孤立肾外伤后随访及推荐活动

美国儿科协会推荐所有孤立肾患者外伤后，如果想要参加有身体接触体育活动需要进行评估，并根据医师评估结果参加体育运动。大部分泌尿外科医师主要遵循以下准则：目前，身体接触运动在造成儿童肾损伤的病因中排在第三位（表 33-3）。然而，身体接触运动造成儿童肾外伤的平均分期要低于其他诱因引起的肾损伤。自行车、越野摩托车和野外泥土地比赛用的（轻型）摩托车事故造成肾损伤平均分期为 2.7±1.0，其中全地形车（ATV）事故 2.4±1.3，跌落伤为 2.4±1.2，机动车碰撞伤为 2.4±1.0，而相比其他有身体接触的体育运动造成损伤的分期为 1.7±1.0（Committee on Sports Medicine and Fitness，2001；Gerstenbluth et al，2002；McAleer et al，2002a；Holmes et al，2003；Johnson et al，2005；Wu and Gaines，2007；Brophy et al，2008）。

大部分小儿泌尿外科医生认为孤立肾外伤后患者参加有身体接触的体育活动需要满足以下三条标准：孤立的肾解剖结构正常，解剖位置正常、完整的保护性机制。这些因素使家属注意孤立肾的患儿在乘坐汽车时应当时刻系好安全带。全地形车(ATV)、越野摩托车和野外泥土地比赛摩托车等会增加肾损伤的风险,参加这类体育活动时应当特别注意(Committee on Sports Medicine and Fitness,2001;Gerstenbluth et al,2002;McAleer et al,2002a;Holmes et al,2003;Johnson et al,2005;Wu and Gaines,2007;Brophy et al,2008)。

表 33-3　儿童肾损伤相关机制及发生率

肾损伤机制	儿童钝器伤所致肾损伤比例(%)
机动车辆碰撞(包括汽车与行人)	45
自行车事故(包括野外泥土地比赛用的轻型摩托车和越野摩托车)	17
身体接触活动	12
全地形车事故	10
体育运动(雪橇、滑冰、滑雪板、骑马和滚轴溜冰等)	7
跌落伤	6
虐待、攻击	3

Data from Emmanuel et al (1977),Amaral (1997),Gerstenbluth et al(2002),McAleer et al (2002b),Johnson et al (2005),Broghammer et al(2006),and Wu and Gaines (2007).

对于急诊行肾切除的患者家属最主要关心的问题是:肾切除后患儿有多大风险会因为慢性肾功能衰竭而行透析和肾移植。家属的担忧主要来自于患儿终身可能罹患其他系统疾病(比如代谢性综合征、高血压、糖尿病、肾结石、肾癌和超滤过性损伤)的风险。为回答这一问题,最近一项研究对国家创伤数据库、国家住院患者样本库、美国肾病数据系统,以及相关大学的城市创伤中心数据库进行了回顾(Dozier et al,2013)。研究表明,在美国只有 0.1% 因为肾外伤行肾切除的患者行透析或肾移植。基于这些数据,创伤后肾切除的患者造成透析的概率有 0.5%(Dozier et al,2013)。目前仍不明确是否通过密切随访来预防代谢性综合征的发生,以及通过恰当的治疗高血压或肾超滤过性损伤能降低透析或肾移植的风险。

四、既往存在肾积水合并肾盂输尿管连接部断裂的诊治

肾盂输尿管连接部断裂最常由于加(减)速损伤(>10ft 坠落)或者一次突然极限的躯干过度伸展(行人-机动车交通事故,与机动车事故相关的弹射伤害)引起。其机制可能为外伤产生一个作用力施加于肾盂输尿管连接部,导致活动度更大的肾与相对固定的输尿管的突然移位(Boone et al,1992;Chopra et al,2002;McAleer et al,2002a)。

虽然有报道肾积水或先天肾盂输尿管连接部梗阻的存在使得患儿更易于出现交界部断裂,但目前尚有争议。评估受伤情况时,大多数存在外伤史和既往存在连接部梗阻或肾积水的患者会表现为肾挫伤或 1 级肾损伤(图 33-7)。如果最初的 CT 扫描发现继发于之前梗阻造成的肾皮质变薄导致的肾功能不良,通常放置经皮肾造瘘管 4 周,用肾扫描重新评估分肾功能。推荐分肾功能超过 20% 的患者做修复手术。

当观察到尿液外渗时,肾盂破裂或横跨变薄肾皮质到达集合系统的大裂伤(3 级肾损伤)是最常见的发现,而不是连接部断裂(Boone et al,1993;Hall and Carpinito,1994;Gschwend et al,1995;Kattan,2001;Chopra et al,2002;McAleer et al,2002a;Smith et al,2003;Ashebu et al,2004)。大多数存在连接部断裂的患者将会出现循环系统不稳定,对于不能进行术前影像评估的患者需要急诊剖腹探查。在 70% 的患者中尿液分析显示某种程度的血尿;然而 30% 的连接部断裂的患者尿常规完全正常。急诊剖腹探查对于同时存在腹腔内脏器损伤的患者通常是必要的,探查不能发现腹膜后血肿(Boone et al,1993;Hall and Carpinito,1994;Gschwend et al,1995;Chopra et al,2002;McAleer et al,2002a;Smith et al,2003;Ashebu et al,2004;Al-Qudah and Santucci,2006)。由于往往存在合并威胁生命的外伤,所以超过 50% 的连接部断裂患者诊断延迟到 36h 以上(Boone et al,1993;Kattan,2001;Chopra et al,2002;McAleer et al,2002a;Al-Qudah and Santucci,2006)。由于在检查患者术后持续的发

热、慢性的侧腹疼痛、持续的肠梗阻或败血症时CT发现异常，连接部断裂患者才被最终注意到（Boone et al，1993；Kattan，2001；Chopra et al，2002；McAleer et al，2002a；Al-Qudah and San-tucci，2006）。**在三维CT发现与交界部断裂有关的3个典型表现是：①缺乏肾实质撕裂；②在肾周和输尿管上段区域有中等程度的造影剂外渗；③看不到同侧远端的输尿管**（Boone et al，1993；Kawashima et al，1997；Kattan，2001；Chopra et al，2002；McAleer et al，2002a；Al-Qudah and San-tucci，2006）。

　　儿童之前存在继发于先天肾积水或连接部梗阻的肾积水，损伤的部位几乎不变地表现为通过变薄肾皮质的大撕裂伤（3级肾损伤）或肾盂裂伤；很少出现连接部断裂。这些患者应该进行逆行肾盂造影以确定连接部连续性，然后安全地实施经皮肾造瘘或置入双J管，待病情稳定后进行延迟肾盂成形术（Husmann and Morris，1990；Matthews et al，1997；McAleer et al，2002a；

Smith et al，2003；Dugi et al，2010；Bartley and Santucci，2012）。

　　有连接部断裂的患者可以延迟到伤后12周才做出诊断，显著增加了肾切除的风险（Boone et al，1993；Kattan，2001；McAleer et al，2002a；Smith et al，2003；Kunkle et al，2006；Pereira et al，2010）。在临床表现稳定的患者中，当外伤后5d内就做出诊断时，提倡立即进行外科修复，清除任何失活组织，在支架管上修剪整齐和再吻合输尿管，术中放置肾造瘘管和腹膜外引流。由于输尿管狭窄的区域有可能有2～3cm长，游离并向下移动肾对于获得无张力的吻合是必要的（Boone et al，1993；Kattan，2001；McAleer et al，2002a；Smith et al，2003）。对于超过5d才延迟诊断的患者，提倡放置肾造瘘管，使患者伤情稳定12周，通过DMSA肾扫描了解分肾功能，通过联合顺行和逆行肾盂造影查明输尿管损伤长度，综合考虑肾存留功能和输尿管缺损长度，才能使外科医师做出恰当的外科手术计划。可选择的外科

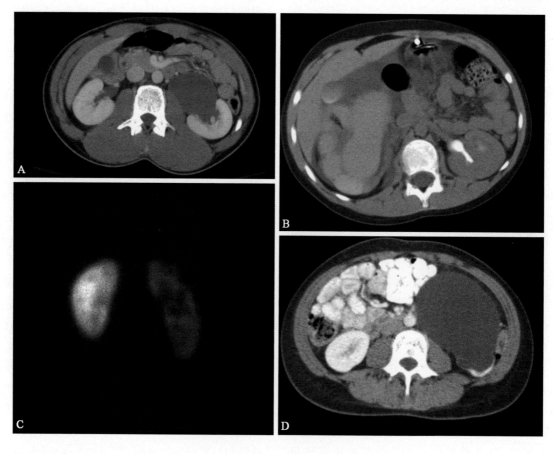

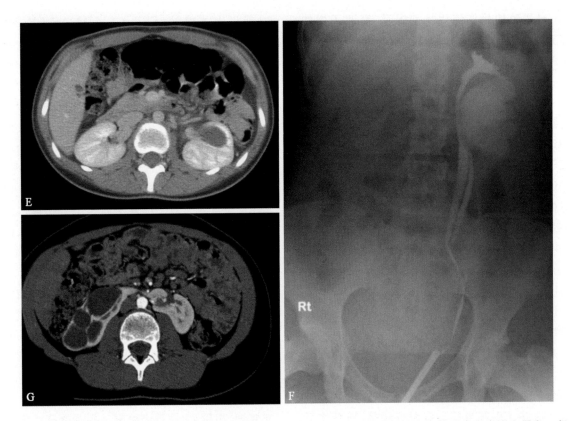

图 33-7　肾外伤后出现肾盂输尿管交界部梗阻的各种表现。A. 16 岁女孩低速机动车相撞后出现肉眼血尿和 1 级左肾损伤。B. 14 岁男孩右侧腹部被足球击中后出现肉眼血尿。CT 扫描提示 1 级损伤。经皮肾造瘘 4 周后硫乙甘肽（MAG3）肾扫描见 C 图。C. MAG3 肾扫描揭示肾造瘘 4 周后右肾功能占 25％。接下来进行了肾盂输尿管交界部修复。D. 14 岁女孩马背上坠落伤后出现肉眼血尿。经皮肾造瘘 4 周后二巯基琥珀酸（DMSA）肾核素扫描提示左肾功能 6％，行左肾切除术。E. 15 岁男孩越野跑摔倒后出现肉眼血尿；提示左下半肾肾盂输尿管交界部梗阻。F. 左侧逆行肾盂造影提示左侧不完全重复肾，下半肾肾盂输尿管交界部梗阻。G. 14 岁男孩打冰球冲撞后出现肉眼血尿。CT 扫描提示马蹄肾右侧肾严重肾盂输尿管交界部梗阻

手术包括：基本的输尿管与输尿管端-端吻合、回肠代输尿管、自体移植和肾切除。值得注意的是，延迟修复手术时游离肾肾盂和血管时会有明显的技术困难；因此肾切除总是需要讨论，甚至可能是必要的（Boone et al，1993；Kattan，2001；Heyns，2004；Santucci et al，2004b；Kunkle et al，2006）。

五、输尿管外伤

（一）外部损伤导致输尿管损伤

在儿童，外部损伤导致输尿管损伤很少见，发生概率在穿透性外伤中少于 4％，在钝性外伤后也有报道（Velmahos and Degiannis，1997；Velmahos and Demetriades，2002；Hudolin and Hudolin，2003；Kansas et al，2004；Elliott and McAninch，2006；Pereira et al，

2010）。90％输尿管损伤患者中同时出现其他腹腔内脏器损伤，有肾或膀胱损伤的有 10％。由于多脏器损伤出现的频率很高，持续存在输尿管损伤的外伤患者的死亡率超过 30％（Velmahos and Degiannis，1997；Wessells et al，1997b；Velmahos and Demetriades，2002；Hudolin and Hudolin，2003；Carver et al，2004；Kansas et al，2004；Elliott and McAninch，2006）。

外部伤导致的输尿管损伤在上达 2/3 的患者中可以缺乏血尿；通常在用三维 CT 评价穿透伤和（或）除外高速时减速或撞击伤之后的泌尿生殖系损伤时发现（Velmahos and Degiannis，1997；Wessells et al，1997b；Medina et al，1998；Velmahos and Demetriades，2002；Hudolin and Hudolin，2003；Carver et al，2004；Kansas et al，2004；Elliott and McAninch，2006）。**一颗高速子弹（＞**

350m/s)导致的枪伤值得特别提及,高速子弹的动能产生环绕的能量波及 30～40 倍子弹直径(Al-Ali and Haddad,1996;Perez-Brayfield et al,2001;Hudolin and Hudolin,2003;Carver et al,2004;Santucci et al,2004b)。**除此之外,子弹穿透组织时会出现频繁地摇摆和翻滚,子弹爆炸和并翻滚导致对周围组织更大范围的损伤,可达到距离子弹路径之外显著的距离。考虑高速枪伤对躯干造成的损伤时,重要的是要知道受伤时放射线影像检查和(或)外科探查不一定能发现泌尿生殖系损伤**(Al-Ali and Haddad,1996;Medina et al,1998;Perez-Brayfield et al,2001;Hudolin and Hudolin,2003;Carver et al,2004;Santucci et al,2004b;Kunkle et al,2006;Siram et al,2010)。受了高速枪伤的某些患者,肾盂和(或)输尿管在放射线检查和(或)外科探查时没有表现出任何损伤或只是轻微的挫伤。当高速子弹的爆炸伤成熟显现后,输尿管或部分肾盂可以出现坏死。由于延迟坏死导致的尿液外渗出现时,泌尿生殖系损伤的程度最终才引起重视。典型表现是,随着伤后外科引流 3～5d 尿液外渗增多,才认识到存在泌尿系统的爆炸性损伤(Al-Ali and Haddad,1996;Medina et al,1998;Perez-Brayfield et al,2001;Hudolin and Hudolin,2003;Santucci et al,2004b;Carver et al,2004;Kunkle et al,2006)。

(二)开放、腹腔镜和内镜手术操作后医源性输尿管损伤

输尿管穿孔是罕见事件,在所有青春期前输尿管镜操作的患者中发生概率少于 2%,但输尿管镜操作却是最常见的儿童医源性输尿管损伤原因(Schuster et al,2002;Wu and Docimo,2004;Minevich et al,2005)。输尿管镜引起输尿管穿孔总是几乎不变地通过内镜下放置输尿管支架治疗,可以联合或不联合留置肾造瘘管,远期效果非常好(Schuster et al,2002;Wu and Docimo,2004;Minevich et al,2005)。

腹腔镜手术或开放手术后输尿管损伤相对在成人妇产科和血管外科手术后常见;然而文献报道儿童腹腔镜和开腹手术后医源性输尿管损伤极为罕见(Elliott and McAninch,2006;Routh et al,2009)。处理损伤围绕着诊断时间来进行,50%～60%的儿童和成人存在此类损伤的患者延迟到

6d 或以上才确诊(Elliott and McAninch,2006;Routh et al,2009)。

如果手术时就发现输尿管损伤,外科分离输尿管和(或)部分输尿管切除应该依据输尿管损伤的长度和位置来进行。可以选择同侧输尿管和输尿管吻合,输尿管再植伴或不伴输尿管下段重建手术(psoas hitch 法),输尿管横过和对侧输尿管吻合(注意置对侧正常肾于风险中),或在少见情况留置肾造瘘管条件下结扎输尿管,然后 48～72h 再做重建。对于继发于高速子弹伤或术中疏忽结扎输尿管导致的输尿管挫伤,应该移除任何有害的夹子或结扎物,置入输尿管支架管 6～8 周。取出支架管或手术修复输尿管后长期(1～2年)利用放射影像检查随访是必要的,因为输尿管狭窄或输尿管瘘有可能经过一段时间才形成(Al-Ali and Haddad,1996;Ghali et al,1999;Elliott and McAninch,2006;Routh et al,2009)。

外伤后超过 5d 才诊断输尿管损伤的经典处理方式是临时的经皮肾造瘘伴和不伴留置输尿管支架管,伤后 12 周延迟修复。因为受伤局部强烈的炎性反应使得修复非常困难并很可能不成功,所以有些医师不推荐即刻修复(Al-Ali and Haddad,1996;Ghali et al,1999)。**另外,一些医师则挑战了这个建议,认为急诊内镜治疗值得努力尝试。这些医师指出,用内镜方法治疗延迟诊断的输尿管损伤有 40%并发症,通常可发展为输尿管狭窄闭锁,但是仍然值得一试。相反,传统的方式治疗延迟诊断输尿管损伤并发症少于 10%,对于正在从严重创伤中恢复的不稳定患者采用内镜治疗会增加感染风险,有可能显著阻碍了患者住院恢复,加重了输尿管狭窄的程度,并且只是推迟了不可避免的手术修复**(Campbell et al,1992;Selzman and Spirnak,1996;Elliott and McAninch,2006;Kunkle et al,2006;Routh et al,2009;Pereira et al,2010;Siram et al,2010)。采用两者相结合的方法处理这类患者,最初尝试放一次输尿管支架、留置或不留置肾造瘘管。如果成功地通过支架管使得输尿管损伤处桥接,伤后 6～8 周取出支架管,6 周后重新评估上尿路是否发展为肾积水并用超声和 MAG3 利尿性肾图重新评估肾功能。如果肾积水加重,临时放置肾造瘘管引流上尿路。取出输尿管支架管满 12 周后进行诊断性放射影

像检查评估肾功能和狭窄的位置和程度。如果成功地使输尿管损伤区域连接,大约受伤 12 周之后评估患者。此时可以采用各种各样放射影像检查方法,如顺行和逆行肾盂造影、核素扫描评价分肾功能、CT 尿路成像和膀胱造影。

延迟输尿管修复的手术方式依据输尿管损伤的位置和程度来采用,可以包括输尿管和肾盂直接吻合、输尿管肾盏吻合、原位输尿管和输尿管吻合、横过对侧输尿管-输尿管吻合、伴随或不伴输尿管下段重建的输尿管再植、回肠代替输尿管、自体肾移植和偶尔的肾切除手术。要提醒的是,横过对侧输尿管-输尿管吻合可以置对侧无损伤的肾和输尿管于风险中。基于此原因,不喜欢使用此方法来处理外伤性输尿管损伤带来的难题(Elliott and McAninch,2006;Routh et al,2009)。

要点:外伤性肾盂输尿管交界部断裂和输尿管损伤

- 存在肾盂输尿管交界部断裂的患者 30% 尿常规检验正常。
- 由于外伤性肾盂输尿管交界部断裂密切和致命的外伤相关,超过 50% 的患者延迟诊断超过 36h 以上。对术后持续的发热,慢性侧腹痛、不缓解的肠梗阻或败血症,进行检查时 CT 发现异常,才最终引起对患者的关注。
- 三维 CT 重建发现与交界部断裂有关的 3 个典型表现是:①在肾周和输尿管上段区域有中等程度的造影剂外渗;②缺乏肾实质撕裂的造影剂外渗;③看不到同侧远端的输尿管。
- 临床情况稳定的患者,交界部或输尿管断裂的诊断在伤后 5d 内确定,立即外科手术修复是推荐的治疗方式。
- 对于伤后 6d 或 6d 以上才对交界部或输尿管断裂做出延迟诊断的患者,放置肾造瘘管、留置或不留置输尿管内支架,伤后 12 周延迟修复损伤是推荐的治疗选择。
- 依据输尿管损伤的部位和程度来决定输尿管修复的手术方式。

六、外伤性膀胱损伤

(一)一般性评述

由于骨盆的骨性限制使得存尿的膀胱在受到外部创伤时得到很好的保护。由于较强的骨盆的保护机制,膀胱外伤时通常会合并其他多器官损伤,平均 3 个器官同时受累,死亡率 20%(Carroll and McAninch,1984)。值得注意的是,80% 膀胱外伤合并骨盆骨折;相反,仅有 5%~10% 骨盆骨折的患者合并膀胱外伤。一些研究发现,为了发现临床上明显的膀胱损伤,对单纯骨盆骨折或骨盆骨折伴有镜下血尿的患者筛查膀胱外伤是既没有成本效益也没有高收益的(Mokoena and Naidu,1995;Cunningham et al,1998;Iverson and Morey,2001;Zacharias et al,2012)。目前,腹部钝伤后膀胱外伤影像检查的绝对指征局限于以下两点:①肉眼血尿伴有骨盆骨折;②不能排尿。腹部钝伤后膀胱影像检查的相对指征是尿血凝块潴留、会阴血肿和之前膀胱胀大的病史。考虑到子弹可能损伤膀胱和(或)最初 CT 扫描显示游离腹腔积液,穿通伤后膀胱影像检查应在任何时间进行(Cunningham et al,1998)。

(二)膀胱外伤在成人与儿童中区别:经膀胱颈前壁撕裂伤

与成人同样受伤相比,儿童膀胱撕裂伤更可能贯穿膀胱颈,接近成人的 2 倍(Husmann et al,1990;Boone et al,1992;Koraitim,1997,1999;Chapple,2000;Ashley and Husmann,2007;Routh and Husmann,2007)。特别指出,在处理膀胱颈撕裂伤时,在没有修复膀胱颈时,仅做耻骨上膀胱置管和(或)尿道留置导尿,会导致持续性尿外渗,形成盆腔尿性囊肿或脓肿、盆腔炎,甚至增加永久性尿失禁的风险(Husmann et al,1990;Boone et al,1992;Koraitim,1997,1999;Chapple,2000;Ashley and Husmann,2007;Routh and Husmann,2007)。如果任何时间出现造影剂外渗和(或)造影中膀胱颈形态显示不清时,应高度怀疑膀胱颈的损伤。如果考虑膀胱颈损伤,均应进行手术探查,经膀胱顶部进入膀胱。膀胱颈修补应该是自膀胱内部多层关闭,手术过程应谨慎操作,避免清除盆腔血肿以有助于预防失血。外科医师应该了解膀胱颈损伤常常伴有尿道损伤，所以应进行逆行尿道造影或膀胱镜检查排除尿道损伤的可能。膀胱颈修复术后，在拔除导尿管后应做排尿性膀胱尿道造影（VCUG）充分观察膀胱颈情况，并确认是否愈合（Husmann et al,1990；Boone et al,1992；Koraitim,1997,1999；Chapple,2000；Ashley and Husmann,2007；Routh and Husmann,2007）。

（三）膀胱损伤的诊断

创伤性膀胱损伤诊断需要标准或 CT 膀胱造影评估。假设适当的膀胱充盈存在，任何一种检查方式都准确。在儿童，膀胱造影剂注入量应不低于膀胱预估容积的一半（出生时 60 ml，此后每年增加 30 ml）。造影剂量不超过年龄对应的膀胱最大容积，总量 300ml，或膀胱收缩出现。不鼓励插入导尿管做 CT 膀胱造影及用最初的 CT 扫描评估膀胱。这往往使受伤患儿继发于血容量不足而少尿，出现膀胱灌注不足而尿量减少。有经验的作者发现，单纯插尿管后 CT 膀胱造影，在很多情况会导致遗漏外伤性膀胱损伤的诊断（Husmann,1996；Haas et al,1999；Peng et al,1999；Deck et al,2001；Iversonand Morey,2001）。

（四）外伤性膀胱损伤的分类及治疗

所有创伤性膀胱撕裂患者，不论在腹膜内或腹膜外，在治疗初期，应静脉给予抗生素，膀胱内导尿管拔除后口服抗生素治疗持续 48h。腹膜外膀胱外伤更为常见，是腹膜内的 2 倍，几乎都伴有骨盆骨折。腹膜外膀胱破裂影像学表现非常明显。**腹膜外膀胱外伤如果具备以下条件，考虑需要实施开放性外科手术：①CT 显示有尖锐骨折碎片，刺入膀胱内；②膀胱颈撕裂伤；③需要进行骨盆内固定术；④因腹腔其他脏器需要开腹探查。膀胱内和膀胱外损伤，选择性立即修补，可以减少并发症的发生和改善预后**（Kotkinand Koch,1995；Husmann,1996；Gomez et al,2004；Ashley and Husmann,2007；Deibert and Spencer,2011；Deibert et al,2012）。**简单的腹膜外膀胱损伤可以使用导管引流，治疗方法可以经尿道留置导尿管。**患儿的年龄及导管型号决定留置导尿管治疗方式的结果，从经验来看，年龄较小的患儿应用小口径导尿管，容易被血凝块堵塞、出现持续性尿外渗、增加盆腔血肿继发感染的可能，最终导致盆腔

脓肿或盆腔炎。大口径导尿管有利于尿液引流，但对于年龄小的患儿可能造成继发性尿道损伤，而导致尿道狭窄。此外，应留置管径粗的耻骨上造瘘管（Kotkin and Koch,1995）。膀胱持续引流 7～10d，经膀胱造影检查确定损伤已愈合后可以去除导管。

要点：创伤性膀胱损伤

- 腹部钝伤后膀胱外伤影像的绝对指征有以下两点：①肉眼血尿伴有骨盆骨折；②排尿不能。
- 考虑到子弹可能损伤膀胱和（或）最初 CT 扫描显示游离腹水，穿通伤后膀胱影像检查应在任何时间进行。
- 儿童膀胱撕裂伤贯穿膀胱颈的可能性接近成人同样外伤的 2 倍。
- 膀胱颈修补失败可以导致持续性尿外渗，形成盆腔尿性囊肿或脓肿、盆腔炎，甚至增加永久性尿失禁的风险。
- 假设适当的膀胱充盈存在，创伤性膀胱损伤诊断可以通过标准的或 CT 膀胱造影来确定。在儿童，膀胱造影剂注入量应不低于对应年龄膀胱预估容积的一半。
- 存在腹膜外膀胱外伤，如果经 CT 诊断骨盆碎片刺入膀胱内或考虑存在膀胱颈撕裂时，应进行开放性外科手术干预。如果以上 2 种并发症不存在，可以考虑经尿道留置导尿管治疗。
- 对于腹膜内膀胱损伤，开放手术修复撕裂伤是值得推荐的治疗方式。这将会使得外科医师减少任何网膜或小肠疝入膀胱范围的机会，这种疝会导致持续的尿液外渗，并且还能使得外科医师手术探查时能仔细在膀胱内对膀胱颈进行检查。

腹膜内膀胱损伤在外伤初期 CT 检查中发现尿性腹水，膀胱造影时造影剂将外渗入腹腔内。几乎所有腹膜内膀胱破裂都发生在膀胱底部。由于膀胱撕裂伤通常范围比较大，膀胱颈的完整性无法通过影像检查来确定（Husmann,1996）。**对于腹膜内膀胱损伤，开放手术修复撕裂伤是值得**

推荐的治疗方式,在全身情况得到控制的条件下,多因素分析揭示院内死亡率大约减少 50%(导尿管引流患者死亡率 4.3%,开放性手术修补死亡率 2.1%)(Deibert and Spencer,2011;Deibert et al,2012)。开放手术将会使得外科医师减少任何网膜或小肠疝入膀胱范围的机会,这种疝会导致持续的尿液外渗,并且还能使得外科医师手术探查时仔细在膀胱内对膀胱颈进行检查。对所有患者,在膀胱周围留置引流并且膀胱内留置大口径导尿管做尿液引流。在小年龄女性和(或)男孩,含血凝块的持续性肉眼血尿可能堵塞小口径导尿管,应当在耻骨上留置大口径导尿管做膀胱造瘘,外伤后尿液引流 7~10d,拔除导尿管之前应做膀胱造影。

七、尿道外伤

(一)成人尿道外伤与儿童尿道外伤的不同

因为儿童的骨盆未完全发育成熟,且儿童的膀胱位置相对位于腹腔内,因而儿童后尿道的外伤与成人在四个方面有所不同。①儿童的骨盆骨折不稳定,前列腺部尿道可能会产生严重且持续的位移;②前列腺从盆底的严重位移使完全性后尿道断裂在男孩中更为常见;③至少 20% 的儿童患者会同时有膀胱和尿道的损伤,相对成人,儿童更容易出现膀胱颈和括约肌纵行撕裂伤;④在青春期前的女孩,骨盆骨折引起的尿道损伤概率是成年女性的 4 倍(Husmann et al,1990;Boone et al,1992;Perry and Husmann,1992;Koraitim,1997,1999,2004;Chapple,2000;Hemal et al,2000;Ashley and Husmann,2007;Routh and Husmann,2007)。

以上这些临床上的差异应当引起注意。相对于成人,儿童尿道外伤中前列腺部从盆底永久的位移,使许多患儿需要经耻骨、耻骨联合或联合经会阴才能游离重建尿道。骨盆骨折引起的尿道外伤,儿童的前列腺严重移位,勃起功能障碍比成人更为常见(Boone et al,1993;Koraitim,1997;Chapple,2000;Basiri et al,2002)。也有人认为,这种合并了后尿道、膀胱颈和括约肌复合体的损伤导致儿童尿道外伤出现永久性尿失禁的风险增加(Husmann et al,1990;Boone et al,1992;Perry

and Husmann,1992;Hemal et al,2000;Rosenstein and Alsikafi,2006;Ashley and Husmann,2007;Routh and Husmann,2007)。

(二)尿道外伤最初的临床表现

当患者有阴茎、阴道、会阴或骨盆的外伤病史时,都应考虑到尿道损伤的可能。如果有以下这些表现需进行影像学评估和膀胱镜检查以除外尿道损伤。①当患者出现典型的,包括会阴或阴茎的血肿、尿道口或阴道口出血和排尿困难三联征;②骨盆骨折时出现一个或多个耻骨支骨折,或出现耻骨联合分离;③影像学发现可能存在膀胱颈的损伤(Chapple,2000;Rosenstein and Alsikafi,2006)。

(三)骨盆骨折与后尿道外伤的关系

大约 5% 的骨盆骨折患者会出现后尿道的损伤。骨盆骨折引起后尿道损伤的风险与耻骨支骨折的数量、耻骨联合分离程度及同时存在的骶髂关节脱位有直接关系。坐骨耻骨支骨折合并骶髂关节脱位的 Malgaigne 骨折,引起尿道损伤的风险最高(Colapinto,1980;Kricun,1990;Koraitim et al,1996;Koraitim,1999,2004;Kommu et al,2007)。单纯的骨盆骨折如髋臼、髂骨或骶骨骨折,如果不合并分支骨折或耻骨联合分离,尿道损伤的概率几乎为零。

(四)尿道外伤的诊断

在男性,主要依靠逆行尿道造影来诊断和除外尿道外伤;在青春期前和青春期后的女性,多数在 CT 的评估中可以有所发现,但是本文学者更倾向于在基础麻醉下进行尿道镜以及阴道镜的检查以明确诊断(Husmann et al,1990;Boone et al,1992;Perry and Husmann,1992;Venn et al,1999;Rosenstein and Alsikafi,2006)。

当骨盆骨折合并尿道外伤时,约 15% 的儿童会同时存在直肠损伤。建议进行直肠指诊来评估肛门直肠损伤的程度。但目前的一些研究显示,直肠指诊对于诊断前列腺位移和直肠的损伤并不是非常精确,其准确率小于 15%,影像学和内镜检查的特异性和敏感度更高。急诊医学专业已经推荐在处理此类创伤患者时放弃使用直肠指诊来评价病情(Shlamovitz et al,2007a,2007b)。当明确诊断尿道外伤合并直肠损伤时,需要行结肠造口术,以减少盆腔脓肿、盆腔骨髓炎及坏死性筋膜

炎等灾难性后果的发生。

(五)尿道外伤治疗的一般性评述：即刻、延期和后期尿道成形术

在尿道外伤的早期，最重要的潜在并发症是盆腔或会阴血肿及渗出的尿液所产生的细菌感染。尿道外伤的即刻处理应该包括广谱抗生素的应用、膀胱颈功能的评估和尿液引流的建立。尿道外伤的即刻修补（1 期会师手术或 1 期尿道端-端吻合术在受伤后 2d 之内进行），延期修复（1 期会师手术或 1 期尿道端端吻合术在受伤后 2～14d 进行），后期修复（可在受伤后 3 个月或更长时间进行任何手术方法进行修复）（Boone et al，1992；Perry and Husmann，1992；Venn et al，1999；Rosenstein and Alsikafi，2006；Ashley and Husmann，2007；Routh and Husmann，2007）。

(六)前尿道损伤

前尿道损伤（包括球部尿道）常见于医源性的损伤，多发生于尿道器械操作时，包皮环切术及先天性肛门直肠畸形修复手术时。如果前尿道损伤由于手术器械操作引起，应立即给予抗生素治疗，并且留置尿管引流以恢复尿道的连续性。最好利用影像学技术或内镜来留置尿管，根据损伤程度可留置 5～21d（Maheshwari and Shah，2005；Kommu et al，2007）。如果尿道连续性无法恢复，需要行耻骨上膀胱造瘘或膀胱造口术，在拔除造瘘管时应进行排尿性膀胱尿道造影（VCUG）。如果没有持续的尿道损伤，对于婴幼儿建议 3 个月后行逆行尿道造影（RGUG）检查，对于可自行排尿的儿童可行尿流率检测及残余尿的检查。如果存在持续性的尿道狭窄，建议 1 岁后手术治疗，对于大于 1 岁的患儿可在伤后 3 个月进行手术治疗（如后期的尿道成形术）。后期修复可更好地了解狭窄尿道的情况，利于医师进行尿道的重建（Voelzke et al，2012）。

包皮环切术可导致尿道口损伤、远端尿道缺损（多继发于部分或完全的阴茎头损伤）和尿道缺血坏死引起的尿道瘘三种类型的尿道损伤（Gluckman et al，1995；Baskin et al，1997）。尿道瘘经常发生于使用包皮环切器时损伤了尿道，也见于使用烧灼或缝扎止血时损伤尿道所引起（Baskin et al，1997）。前尿道损伤的即刻修复在技术上有一定难度，当尿道外口受伤时，应该行阴茎头成形术，以防止尿道狭窄的发生。如果阴茎头包括远端尿道被截掉，可以在放置支架的情况下进行尿道和阴茎头的吻合，术后使用抗生素并对阴茎头用敷料的加压包扎。如果远端尿道的损伤不伴有阴茎头的缺失，可以重新缝合重建尿道口（如尿道口成形术）。延期的修复可以应用尿道下裂修复的手术技巧，同样也可应用于尿道下裂术后尿道皮肤瘘。建议年龄在 6～9 个月之后再行手术治疗（Gluckman et al，1995；Baskin et al，1997）。

有一些患儿的尿道损伤是由于行先天性的肛门直肠畸形手术而导致的。根据本文学者的经验，这些损伤常常是由直肠修补时导尿管未保留在原位或导尿管经直肠尿道瘘进入直肠内两个原因之一引起的。在这种情形下，游离直肠容易切除或部分撕脱近端海绵体或球部尿道。当患儿术后无法排尿或自会阴部伤口漏尿，才会发现存在尿道损伤。肛门直肠修复术前正确放置导尿管非常重要，因为有可能经直肠尿道瘘放入直肠之中，也可通过膀胱镜引导下经导丝放置导尿管。术前放置导尿管可以确定尿道位置，一旦损伤显露出导尿管，进行及时修复，远期的并发症也非常少见（Spence，1954；Williams and Grant，1969；McLorie et al，1998；Hong et al，2002）。

(七)延期修复之前对尿道狭窄的评估

一般在伤后 3 个月才考虑尿道重建的手术，RGUG 及随后的 RGUR 联合 VCUG 是首先要进行的检查。如果已经行耻骨上膀胱造瘘或行膀胱造口术，需要做静态的膀胱尿道造影。正确地进行 RGUG 检查有助于医师明确狭窄的部位，但无法准确地得知尿道缺损的长度，尤其是存在球部尿道或后尿道断裂时。对于这三种情况，放射学检查的正确判读有助于了解尿道断端的位置。不正确的判断可能会低估（造影剂充满了尿性囊肿同时膀胱颈松弛）或高估（膀胱颈未开放导致正常尿道未见显影）尿道损伤的情况。静态膀胱造影中，如果造影剂充盈于后尿道，应怀疑有膀胱颈的损伤而需要进一步的检查。如果膀胱颈正常，可同时行 RGUG 及 VCUG，判读这些影像资料时应非常谨慎，尤其对于儿童患者，常常无法开放膀胱颈和排尿。这样会造成近端尿道不显影，而错误地估计成尿道长段的缺损。在静态膀胱造影检查中,如果后尿道有造影剂充盈,可能是由于感觉或描述较差的膀胱逼尿肌收缩及膀胱颈的松弛。由于后者对手术预后影响较大,故在后尿道看到造影剂时,需要进一步行影像尿动力的检查。如果尿动力学检查证实膀胱颈松弛或患儿在行VCUG 时无法打开膀胱颈,建议进一步行软膀胱镜或尿道镜检查,有时也用输尿管软镜检查。这些检查可以了解膀胱颈的解剖细节,并确定尿道的狭窄程度。特别是可用软镜置于撕裂缘拍摄前后位及斜位的骨盆片,可以看到撕裂的范围和走向。另外还可以进行盆部的 MRI 三维成像重建,可明确前列腺部尿道位移的情况以及球部尿道的位置。但是这种影像学检查无法明确膀胱颈的功能是否正常,如果膀胱镜检查和影像尿动力检查考虑膀胱颈损伤,医师会和家属讨论尿道重建术,其结果可能为慢性尿失禁,或进行可控性尿流改道阑尾输出道作为首选的治疗手段(Ashley and Husmann,2007;Routh and Husmann,2007)(图33-8)(也可以在关于后尿道外伤后膀胱颈失功能的 Mitrofanoff 原理那一部分读到)。

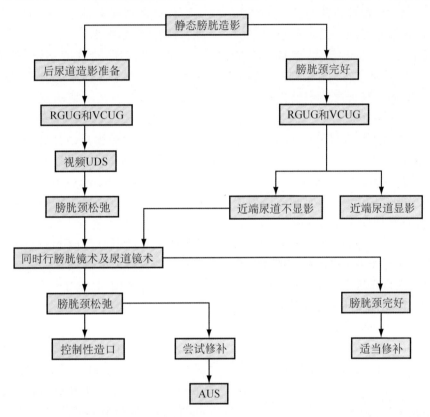

图 33-8　延迟手术之前检查后尿道分离损伤。AUS. 人工尿道括约肌;RGUG. 逆行尿道造影;UDS. 尿动力学检查;VCUG. 排尿性膀胱尿道造影

(八)内镜修复尿道外伤:即内镜引导下尿道会师术、延期直视下尿道切开术及延期切开尿道成形术

一些医师推荐使用导丝及尿管对部分或完全的前尿道与后尿道断裂进行即刻的内镜下尿道会师术(Husmann et al,1990,1993a;Koch,1995;Elliott and Barrett,1997;Freitas Filho et al,2003;Maheshwari and Shah,2005;Rosenstein and Alsikafi,2006;Hadjizacharia et al,2008)。

本文学者认为,该技术用于留置尿管或内镜手术引起的医源性尿道损伤比较合理,但是,对于创伤引起的非医源性尿道损伤其远期效果较差。实际上,应用该技术治疗非医源性尿道损伤的患儿中,超过 90% 的患儿在随访中需要进行间断留置尿管或反复行尿道切开术(Husmann et al,1990,1993a;Boone et al,1992)。由于对非医源性尿道损伤应用会师术的不满意经历,目前本文学者对青春期前的患儿不再使用这种方法。对于青春期后的后尿道外伤患儿,在临床病情稳定、膀胱颈功能正常的情况下,上述学者会有限地使用会师术。如果会师术不能在10min之内完成,本文学者会选择耻骨上膀胱造瘘,然后延期修复,主要是为了减少骨盆血肿感染及后期出现骨髓炎的风险(Husmann et al,1990,1993a;Koch,1995;Elliott and Barrett,1997;Freitas Filho et al,2003;Maheshwari and Shah,2005;Rosenstein and Alsikafi,2006;Hadjizacharia et al,2008;Nerli et al,2008)。

"切到见光"手术,是指顺行或逆行尿道切开术,利用内镜切开或激光消融来治疗尿道狭窄的一种手段。兴起于20世纪60年代,曾被认为是一种治疗后尿道断裂后狭窄的一种创伤较小的治疗方法。但是,长期随访其再次狭窄发生率大于90%,而且需要每天进行间断导尿。现在,大多数医师已经放弃了这一治疗方法(Tollefson et al,2007)。

内镜下尿道切开术治疗长度小于1 cm的创伤引起的尿道狭窄常应用于儿童,但是随访到成年期的很少。1年的短期随访成功率高达75%~100%,但是5年随访成功率就降到20%~35%,一些报道称至少重复切开1次可以使远期成功率增加1倍。**重复尿道切开超过1次并不能增加成功的概率,实际上,可能会降低最终开放手术的成功系数**(Roehrborn and McConnell,1994;Albers et al,1996;Duel et al,1998;Hsiao et al,2003;Hafez et al,2005;Husmann and Rathbun,2006)。

(九)尿道吻合术

尿道吻合术的原则包括瘢痕组织的完全切除、利用血运好的尿道组织进行无张力和黏膜对黏膜的宽大斜面吻合。**在儿科患者,无论经会阴、经耻骨、经耻骨会阴联合入路行尿道吻合术,其成功率大于90%**。该术式的良好结果证明,尿道端-端吻合术是治疗成人及儿童尿道外伤时可选择的手术方式(Cooperberg et al,2007;Tollefson et al,2007;El-Sheikh et al,2008)。对于大多数儿童患者,如果尿道缺损长度小于2 cm,可以直接行尿道端-端吻合术;对于大于3 cm的尿道缺损,常需要行切除部分或全部的耻骨或耻骨联合,部分需要切开阴茎海绵体脚以完成吻合(Boone et

al,1993;Chapple,2000;Basiri et al,2002;Koraitim,2004;Park and McAninch,2004;Cooperberg et al,2007;El-Sheikh et al,2008;Voelzke et al,2012)。如上所述,由于儿童后尿道外伤时容易出现前列腺尿道从骨盆底有永久位移的情况,因此,儿童比成人更多地需要行部分耻骨或耻骨联合的切除联合经会阴或经耻骨联合的尿道吻合术(Koraitim,1997,2004;Basiri et al,2002;Park and McAninch,2004;Ranjan et al,2012;Voelzke et al,2012)。

(十)尿道修补术:皮瓣 VS 游离移植物(一期、二期或多期手术)

对于儿童尿,超过3~4 cm的球部尿道、近端尿道和阴茎海绵体部尿道的外伤性狭窄,多采用包皮或阴茎皮肤行一期的皮瓣手术修复(Orandi procedure),或者,如果局部皮肤不足,可以使用游离皮片或颊黏膜进行尿道修复(Schreiter and Noll,1989;Barbagli et al,2004;Park and McAninch,2004;Schulte-Baukloh et al,2004;Dubey et al,2005;Voelzke et al,2012)。本文学者建议,采用一期修复,至少缝合一侧尿道壁,对侧使用皮瓣或游离皮片(管状);如果缺损较长,必须要使用圆周卷管的皮瓣或游离皮片,需选择二期手术或多期手术。这样做,是基于将皮瓣或游离皮片以圆周卷管的形式用于一期修复可能出现再次的狭窄(Al-Ali and Al-Hajaj,2001;Andrich and Mundy,2001;El-Sherbiny et al,2002;Dubey et al,2003,2005;Kessler et al,2003;Manzoni et al,2004;Husmann and Rathbun,2006;Voelzke et al,2012)。分期手术可采用经典的二期尿道成形术,更好的也可采取多期的包皮皮瓣或颊黏膜皮片游离皮片尿道成形术。多期手术可以明确皮瓣或皮片的成活情况,给予新血管生长的时间,并在最终成型尿道之前判断尿道板是否为有毛发生长的皮肤。总之,尿道狭窄的长度、周围是否有良好血供的皮肤及成形尿道处的床体健康程度,是决定采用一期、二期还是多期手术的依据(Schreiter and Noll,1989;Al-Ali and Al-Hajaj,2001;Andrich and Mundy,2001;El-Sherbiny et al,2002;Dubey et al,2003,2005;Kessler et al,2003;Manzoni et al,2004;Schulte-Baukloh et al,2004;Husmann and Rathbun,2006;Ranjan et al,2012;

Voelzke et al,2012)。

(十一)女性尿道外伤

女性尿道外伤多和不稳定性骨盆骨折相伴随,由于耻骨联合破裂导致从膀胱颈到尿道的纵行撕裂伤或者错位的骨片将尿道划破,导致两个断缘受到牵拉而分离。女性尿道外伤可能比较隐蔽,同时伴有阴道损伤者占 75%,伴有直肠损伤者占 30%(Perry and Husmann,1992;Venn et al,1999;Chapple,2000;Hemal et al,2000)。**女性阴道口出血或骨盆骨折合并直肠损伤应考虑到尿道损伤的可能,**对这些患者需要进行尿道镜和阴道镜的检查,如何临床病情稳定,应即刻行端-端尿道吻合术,一期膀胱颈修复并留置导尿管进行纵向尿道撕裂伤的修复。当指征明确时,应同时进行阴道及直肠损伤的修补(同时行结肠造口术)。对尿道不加任何处理只行耻骨上膀胱造瘘,不可避免地会造成尿道狭窄、尿道瘘或二者皆有。当判定重建手术成功率很低时,可以先行膀胱造瘘,再进行二次延期手术。延期的尿道修补需要重建膀胱颈来实现尿控,而膀胱颈悬吊或人工括约肌重建膀胱颈可导致尿失禁、尿道瘘或近端的尿道闭锁。实际上,需要尿流改道术或可控性腹部造口术,来治疗女性膀胱颈及尿道损伤并发症者可达到这类儿科女性病例的 30%(Perry and Husmann,1992;Venn et al,1999;Chapple,2000;Hemal et al,2000;Castera et al,2001;Huang et al,2003;Koraitim,2004;Ashley and Husmann,2007;Routh and Husmann,2007)。

(十二)后尿道外伤后膀胱颈无力的 Mitrofanoff 原则

对于膀胱颈无力同时伴有尿道狭窄的患者,本文作者曾尝试两种不同的治疗方法:最初,进行膀胱颈重建和尿道连续性重建,如果有持续的尿失禁(这种情况几乎肯定会出现),行人工尿道括约肌手术或膀胱颈悬吊手术(Ashley and Husmann,2007;Routh and Husmann,2007)。另一种方法,进行插入导管的可控性造口术,应用 Mitrofanoff 原则不进行恢复尿道连续性的尝试(Ashley and Husmann,2007;Routh and Husmann,2007)。根据个人经验,作者更偏向于可控性造口术,因为膀胱颈重建及进行端-端尿道吻合术后,安放人工括约肌或行膀胱颈悬吊手术在技

术上有难度,而且存在尿道迟发性破坏的风险(Ashley and Husmann,2007)。

(十三)尿道外伤后勃起功能障碍及尿失禁

数十年来,后尿道外伤通过尿道吻合术或尿道会师术进行即刻修复,是否会增加术后勃起功能障碍和尿失禁的风险一直存在这样的争论。目前的研究,无法找到修复方法(即刻或延期)与勃起功能障碍和尿失禁之间有关联的证据。一般认为是原发的外伤导致这些并发症的出现,而与最初的治疗方法选择无关(Husmann et al,1990;Boone et al,1992)。

要点:创伤性尿道外伤

- 下列三种情况需除外尿道损伤:①当患者出现典型的三联征,包括会阴或阴茎的血肿、尿道口或阴道口出血、排尿困难;②骨盆骨折时出现一处或多处耻骨支骨折,以及出现耻骨联合分离;③影像学发现可能存在膀胱颈的损伤。
- 女童骨盆骨折出现阴道口滴血或合并直肠损伤时需除外尿道损伤。
- 尿道外伤即刻处理包括广谱抗生素的应用、评估膀胱颈的功能及建议尿液引流。
- 小于 1 cm 的非闭塞性的球部尿道或阴茎海绵体部尿道狭窄可行尿道切开术,成功率 20%～35%。超过 1 次的重复切开并不能增加成功率,相反会降低开放手术的成功率。
- 后尿道外伤之后,勃起功能障碍与尿失禁和最初的治疗方法选择无关,而当时受伤严重程度相关,包括严重的前列腺位移、膀胱颈的损伤、创伤导致的盆腔和阴部神经的损伤。

尿道完全断裂和前列腺部严重移位时,勃起功能障碍的发生率增加,二者在儿童尿道外伤患者更为常见。尿道外伤后,性无能的发生率与耻骨支骨折、耻骨联合分离的程度及后续出现尿道狭窄的长度有关(Husmann et al,1990;Boone et al,1992;Koraitim,1997,1999;Chapple,2000;Hemal et al,2000)。**长期随访发现,后尿道断裂患儿如果前列腺部有严重位移,则勃起功能障碍**

发生率可达 70%；如果只有小范围的耻骨联合位移，则勃起功能障碍为 30%（Boone et al，1992）。尿道吻合术是否会增加勃起功能障碍仍有争论（Das et al，2004）。患者所抱怨的勃起功能障碍需要进行病因学的检查，尽管病因常为神经性、血管性或二者皆有，但也有精神性因素（Das et al，2004；Feng et al，2008；Tal et al，2008）。

尿道外伤后尿失禁的发生几乎都与膀胱颈或尿道的损伤有关，或因盆腔及阴部神经损伤导致括约肌复合体去神经化所致（Husmann et al，1990；Perry and Husmann，1992；Koraitim，1997；Chapple，2000；Hemal et al，2000；Ashley and Husmann，2007；Kommu et al，2007；Routh and Husmann，2007）。

八、阴茎损伤

阴茎损伤在儿科患者中最常见的原因是由医源性的包皮环切术造成。**如果包皮环切术中过多的阴茎皮肤被切掉，大多数患者需要通过湿敷换药和抗生素软膏外用治疗。通过二次愈合通常可以获得完美的外观。如果阴茎完全脱套，阴茎体的皮肤假如能被挽救的话，其可去脂化并被作为全厚皮片移植回阴茎**（Gluckman et al，1995；Baskin et al，1997；El-Bahnasawy and El-Sherbiny，2002）。

由于毛发或线缠绕阴茎造成阴茎绞窄坏死偶然见到。在大多数病例，很难相信这些损伤是单纯意外，应该交给社会服务部门去调查虐待儿童的可能。人类毛发缠绕打结导致阴茎逐渐缺血，患儿一般不会出现或只有轻度的不适。如果及时发现，则仅见阴茎头水肿、红斑和溃烂，收缩的毛发和线不仔细检查可能不被发现。在初期去除这些压缩勒紧物质后，通常不会出现长期并发症。不幸的是，如果患儿早期被误诊，或就诊时已延迟过久，毛发可持续切入阴茎，造成神经血管束、海绵体或尿道损伤。损伤程度可从阴茎头感觉丧失到尿道皮肤痿出现，极端严重者，出现阴茎部分或完全截断（El-Bahnasawy and El-Sherbiny，2002；Radhakrishnan et al，2002）。

儿童时期阴茎外伤最严重的情况常来自家养动物攻击，这类阴茎损伤通常有明显的组织破坏并有细菌污染引起的并发症。**治疗需要明确患者**当时破伤风疫苗接种情况，以及攻击的动物没有狂犬病。当创伤直接出现时，患者需要接受充足的抗生素、伤口冲洗和清创及阴茎修复或再植（El-Bahnasawy and El-Sherbiny，2002；Radhakrishnan et al，2002）。

要点：外伤性阴茎损伤

- 包皮环切术中，过多的阴茎皮肤被切掉的大多数患者，可以通过湿敷换药和抗生素软膏外用治疗，通过二次愈合获得完美的外观。
- 如果包皮环切术中，阴茎被完全脱套，假如能被挽救的阴茎体皮肤，可去除脂肪层，作为全厚皮片被移植回阴茎。
- 由毛发引起的阴茎绞窄勒伤偶尔遇到，应该交给社会服务部门去调查虐待儿童的可能。
- 儿童时期阴茎外伤最严重的情况来自家养动物攻击，治疗需要明确患者当时破伤风疫苗接种情况以及攻击的宠物没有狂犬病。当创伤直接出现时，患者需要接受充足的抗生素、伤口冲洗和清创及阴茎修复或再植。

九、阴囊、外阴和睾丸创伤

在青春期前和青春期的男孩表现出睾丸或阴囊疼痛，在确诊其他疾病之前应该首先要除外睾丸扭转。睾丸扭转的男孩常伴有阴囊外伤诱发史，那就是，主诉睾丸疼痛开始前有过偶然的阴囊外伤，而这个外伤病史可能会掩盖真正的睾丸扭转诊断。**如果临床检查不能明确诊断，阴囊超声非常重要；任何与睾丸扭转、积血或不规则睾丸轮廓相一致的发现，应强制进行手术探查以除外和（或）修复破裂的睾丸。**

在儿科患者中，阴囊或外阴的创伤通常是运动引起的，例如打斗或者摔倒。阴囊外伤分为穿通伤和钝性伤两类。如果患者存在阴囊的穿通伤或会阴部外伤，需考虑可能合并尿道和直肠的损伤（Husmann et al，1993a；Lee et al，2008）。阴道或直肠穿通伤病史，血尿或直肠出血，在阴囊、阴唇或会阴区的血痕或瘀伤，应该促使医师进一步评估同时存在的尿道和直肠损伤。在某些情况下，如病史不明确，怀疑儿童受虐待和体检结果令人不安时，阴囊超声、骨盆 CT 或 MRI 是非常有益处的。在急诊室当镇静不恰当不能使医师彻底检查生殖器时，必要时应将患者转移到手术室在全身麻醉下进行检查。对所有穿通性创伤患者，需要通过详细检查来确定创伤的深度，并对伤口进行清洗和清创处理，并应用广谱抗生素，实施破伤风免疫接种。

参考文献

完整的参考文献列表通过 www. expertconsult. com 在线获取。

推荐阅读

Alsikafi NF, McAninch JW, Elliot SP, et al. Nonoperative management outcomes of isolated urinary extravasation following renal lacerations due to external trauma. J Urol 2006;176 (6 Pt 1):2494-7.

Buckley JC, McAninch JW. Revision of current American Association for the Surgery of Trauma Renal Injury grading system. J Trauma 2011;70:35-7.

Deibert CM, Glassberg KI, Spencer BA. Repair of pediatric bladder rupture improves survival: results from the National Trauma Data Bank. J Pediatr Surg 2012;47:1677-81.

Dunfee BL, Lucey BC, Soto JA. Development of renal scars on CT after abdominal trauma: does grade of injury matter? AJR Am J Roentgenol 2008;190:1174-9.

Lin WC, Lin CH, Chen JH, et al. Computed tomographic imaging in determining the need of embolization for high-grade blunt renal injury. J Trauma Acute Care Surg 2013;74:230-5.

Malcolm JB, Derweesh IH, Mehrazin R, et al. Nonoperative management of blunt renal trauma: is routine early follow-up imaging necessary? BMC Urol 2008;8:11-7.

Routh JC, Husmann DA. Long-term continence outcomes after immediate repair of pediatric bladder neck lacerations extending into the urethra. J Urol 2007;178 (4 Pt 2):1816-8, discussion 1818.

Shirazi M, Sefi dbakht S, Jahanabadi Z, et al. Is early re-imaging CT scan necessary in patients with grades III and IV renal trauma under conservative treatment? J Trauma 2010;68:9-12.

（屈彦超　何　梦　王朝旭　焦丽丽　**编译**
李明磊　**审校**）

第七篇

肿 瘤 学

第34章 小儿泌尿系统肿瘤：肾和肾上腺

Michael L. Ritchey, MD, and Robert C. Shamberger, MD

神经母细胞瘤

肾母细胞瘤

其他肾肿瘤

一、神经母细胞瘤

神经母细胞瘤是儿童最常见的颅外实体肿瘤。遗憾的是，超过一半的患儿诊断时已有转移。神经母细胞瘤起源于肾上腺髓质和交感神经节的神经嵴细胞，肿瘤可沿颈部、胸腔、腹膜后、骨盆或肾上腺的交感能神经链分布于任何部位。约75%发生于腹膜后，50%发生于肾上腺，25%发生于交感神经节。肿瘤起源位置及它们分化程度的多样性，导致了临床表现和生物学行为的多样性（Brodeur，1991）。这种肿瘤能自发消退（Brodeur，1991）或分化为良性肿瘤及呈现出极度恶性行为。生物因素已经被定义为预测和解释从一个肿瘤到下一个肿瘤的许多变化。

（一）流行病学和基因学

1. 发病率

神经母细胞瘤占所有儿童肿瘤的8%～10%，在美国其年发病率为10/100万新生婴儿，是婴儿期最常见的恶性肿瘤。最近的一项由小儿肿瘤组织和小儿癌症组织发起的包含了3666例患儿的合作调查显示，平均诊断年龄为19个月（Brodeur and Maris，2006）。其中36%为婴儿，89%发生于5岁之前，98%在10岁以前确诊。

2. 基因学

已有为数不少的家族聚集性病例的报道，被假定为是一种常染色体显性遗传性疾病（Knudson and Strong，1972a；Robertson et al，1991）。尽管神经母细胞瘤的平均诊断年龄是19个月，但有家族病史时为9个月（Kushner et al，1986）。至少20%有家族史的患者的原发肿瘤位于双侧肾上腺或呈多病灶分布，这在自发性病例中非常少见。神经母细胞瘤患者的同胞或者后代患此病的危险度小于6%（Kushner et al，1986）。对7个具有两个或两个以上一级亲属的神经母细胞瘤家族进行连锁分析，发现在16p12-13号染色体上存在一个具有一致连锁关系的单一间隔（Maris et al，2002）。这提示遗传性神经母细胞瘤易感性基因可能位于这个位点，并可能解释家族病例。在这些家族性病例中，占神经母细胞瘤患者不到1%的后续研究已经确定了PHOX2B和ALK为遗传易感性基因（Mosse et al，2004，2008）。

3. 染色体结构的异常

神经母细胞瘤患者基因中发现了大量的染色体核型异常，这种异常被认为对判断预后具有意义。这些异常以染色体缺失、移位和基因扩增的细胞遗传学证据的形式出现。非整倍性肿瘤DNA、正常23条染色体副本数量异常在相当多的病例中发生（55%），与正常或4倍体的肿瘤相比，这是一个良好的预后指标（Kaneko et al 1987）。**原癌基因MYCN的扩增，即拷贝数达10次，可见于20%～25%的原发性肿瘤，是一种预后不良的指标**（Look et al，1991；Muraji et al，1993）。它存在于40%的疾病晚期患者中，而疾病早期儿童中只有5%～10%的概率（Brodeur et al，1984）。它与快速的肿瘤进展和不良的治疗结果有关，这些发现非常惊人，因此神经母细胞瘤成为第一个强化化疗量不仅取决于肿瘤的分期和组织学特性,还取决于它的"生物学标志物"的肿瘤,这些标志物主要是染色体来源(Matthay et al,1998)。

1号染色体短臂的缺失(1p)在25%～35%的神经母细胞瘤中被发现,是一个不良的预后标志(Brodeur et al,1992;Caron et al,1996)。缺失的长度各不相同,但在一组8例的报道中,一致的缺失包括片段1p36.1-2,表明此处可能存在抑癌基因。尽管所涉及的基因尚未最终确定,CHD5是这一角色的有力候选者(Weith et al 1989;Maris et al,2007;Fujita et al,2008)。这种缺失在70%的晚期神经母细胞瘤中出现,并且被证明是一个独立的预后因素(Attiyeh,et al 2005)。有报道称,染色体1的短臂存在结构性异常(Laureys et al,1990)。最近已经证明,在1p36和Unb11q时杂合度(LOH)的丧失与神经母细胞瘤患者的更差预后独立相关(Attiyeh et al,2005)。(不平衡的LOH在11q的标记上显示LOH,保留11p的材料,与全染色体11 LOH相反,在染色体上的每一个标记上都有LOH)。值得注意的是,虽然1p的缺失与晚期和N-MYC扩增有关,但11q的缺失在N-MYC扩增的肿瘤中并不常见,且与其他高危特征相关(Spitz et al,2006)。一种额外的基因异常,获得1到3份17q的拷贝,通常是染色体1或11的易位的结果,已经被证明与更具侵袭性的肿瘤有关(Bown et al,1999)。尽管断点不同,但是从17q22-qter中添加一个区域很常见,这表明在这个区域中复制的基因提供了一个优势(Schleiermacher et al,2004)。在多变量分析中,获得17q是最有力的预后因素,其次是出现4期疾病,删除1p。

4. 胚胎学和自发消退

1963年,Beckwith和Perrin把意外发现的来源于肾上腺的小肿瘤结节定义为原位神经母细胞瘤,在组织学上难以与神经母细胞瘤区分(Beckwith and Perrin,1963)。尸检发现,224例不满3个月的患儿中就有1例是原位神经母细胞瘤。尸检诊断率大约是临床发现肿瘤率的40～45倍,这表明这些小肿瘤在大多数病例中会自发消退。随后的研究表明,这些原位神经母细胞瘤在所有胎儿中都有,并且通常会逐渐消退(Ikeda et al,1981)。产前超声检查同样证实神经母细

胞瘤的良性临床病程(Ho et al,1993)。

原位神经母细胞瘤的概念被用来证实许多神经细胞瘤自发生长和消退的理论。在加拿大魁北克省和日本广泛通过对神经母细胞瘤患儿尿中儿茶酚胺排泄筛查的研究,更证明了这个观点。越来越多的儿童被发现患有低度期的神经母细胞瘤,这比临床有更高的检出率,但在年长患儿中,进展期肿瘤的发病率并没有下降(Hayashi et al,1995;Woods et al,1996)。对在新生儿期切除的肾上腺肿瘤进行评估发现,无论是囊性的还是实性的,在大多数情况下其"生物学标志物"都是良性的(Kozakewich et al,1998)。在人群筛查研究中,被诊断为神经母细胞瘤的胎儿的良好预后与其预期观察结果大致相同,这些试验证明了自发消退的普遍性(Yamamoto et al,1998;Yoneda et al,2001)。围产期病变自发消退,也已经通过放射学得到证实(Holgerson et al,1996)。当前儿童肿瘤研究组(COG)正在进行前瞻性研究评估在围产期或新生儿期患有肾上腺肿物的患儿。具有较小病变和有利的儿茶酚胺比率的患儿预期的观察结果较好,后面会做具体阐述。

(二)病理学

神经母细胞瘤、成神经节细胞瘤、神经节瘤的演变展示了成熟与分化的组织学谱(图34-1)。1984年,Shimada提出了神经母细胞瘤的分级法,后来他对此进行了修改,1999年国际神经母细胞瘤病理分级组帮助对成神经节母细胞瘤和神经节瘤亚型危险度进行了定义(Shimada et al,1984,1999a,1999b)。这个修订后的系统已经被证明可以添加独立的预后信息,而不仅仅是系统中包含的年龄的影响(Sano et al,2006)。神经节瘤是一种组织学良性、分化完全的神经母细胞瘤相对物。目前还不清楚,神经节瘤是起源于已经存在的神经母细胞瘤或神经节细胞瘤的胚胎期还是成熟期。在成熟的神经节瘤组织学发展过程中,发现有来自于神经母细胞的转移病灶更支持了后面的理论(Hayes et al,1989)。

Shimada的分级是与年龄相关的组织学分型,它的一个重要方面是判断这种肿瘤是富含间质还是间质稀少。间质稀少和组织学特征不明显的患者预后不良,生存率低于10%(Shimada et al,1984)。富含间质的肿瘤可以分为三个亚群:

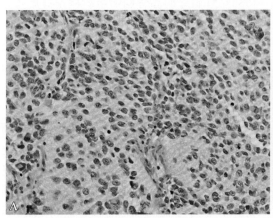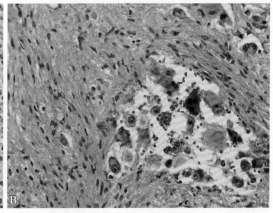

图 34-1　A. 低分化的神经母细胞瘤,存在少量或中等程度的神经纤维。B. 神经节母细胞瘤,左侧有超过
50％的表面积被施万基质占据。小叶含有神经节细胞、未成熟神经节细胞和分化差的神经细胞;
小叶内只存在极少量的神经纤维(Courtesy Dr. Harry Kozakewich.)

结节型、混合型和分化良好型。后两个类型肿瘤更类似于成神经节细胞瘤或未成熟神经节细胞瘤,有更高的生存率。根据患者诊断时的年龄、组织学成熟程度和有丝分裂率,可以将间质稀少肿瘤分为预后良好型和预后不良型亚群。与其他临床特征相比,这些组织学类型具有独立的结果预测性(Shimada et al,1984)。

与神经母细胞瘤相反,神经节瘤常见于较大的患儿,通常位于后纵隔和后腹膜腔,只有极少数起源于肾上腺(Enzinger and Weiss,1988),在出现临床症状前神经节瘤已经生长很大,临床症状由于肿瘤压迫邻近组织或延伸到椎管而引起(Benjamin et al,1972)(图 34-2)。由于生存率与手术切除范围无关,除非临床症状明显,应该避免手术切除的积极尝试(De Bernardi et al,2008)。

(三)临床表现和扩散模式

神经母细胞瘤的临床表现差异很大,虽然大多数患儿有腹痛或有可触及的包块,但有些患儿仅表现为转移症状,包括骨或关节疼痛和眶周的瘀斑。胸部受累可能导致咳嗽或呼吸困难症状;肿瘤直接侵犯至椎管内可能会由于脊髓受压而产生神经功能症状。

大部分原发性肿瘤(65％)发生在腹腔;儿童患肾上腺肿瘤的频率略高于婴儿。体检通常能够发现一个固定的质硬腹部包块,起源于 Zucker-Kandl 组织的盆腔神经母细胞瘤仅占所有肿瘤的4％(Haase et al,1995)。压迫肠道和膀胱可导致

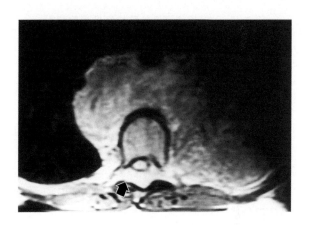

图 34-2　磁共振图像中胸椎神经节细胞瘤延伸到椎管中(箭头所示)

尿潴留和便秘等(图 34-3)。

70％的神经母细胞瘤患者在诊断时已有转移,并出现转移的临床症状。集中和散在的神经母细胞瘤导致了一些独特的肿瘤伴随症状,由于儿茶酚胺释放所产生的症状包括阵发性高血压、心悸、面色潮红、头痛,这些症状与嗜铬细胞瘤相似。肿瘤细胞分泌的血管活性肠肽(VIP),可引起严重的水样腹泻和低钾血症(Cooney et al,1982)。另一种不同寻常的神经母细胞瘤的临床表现为急性肌阵挛性脑病,患者发作时眼部肌阵挛、快速多向性眼球运动(视性眼阵挛)和共济失调。它被认为是正常神经组织为对抗神经母细胞瘤所产生的抗体相互作用的结果(Farrelly et al,

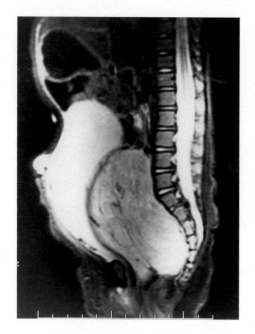

图 34-3　MRI 图像可见盆腔神经母细胞瘤引起肠和膀胱的压迫

1984；Connolly et al，1997）。虽然从肿瘤的角度来看，这种综合征与良好的预后有关（Altman and Baehner，1976），但在 70%～80% 的儿童中，包括学习障碍和发育迟缓是常见的一些症候群，通常需要对症治疗（Russo et al，1997；Rudnick et al，2001；Mitchell et al，2002）。促肾上腺皮质激素（ACTH）或类固醇治疗是最有效的治疗方法，其他治疗方法包括大剂量静脉注射丙种球蛋白和环磷酰胺。儿童肿瘤组织协会最近的一项试验设计，就是对患儿静脉注射丙种球蛋白和环磷酰胺疗效的评估，结果尚未公布。

（四）诊断

1. 实验室评估

随着敏感度诊断技术的应用，90%～95% 的患者尿液中检测出儿茶酚胺代谢产物 3-甲氧基 4-羟基扁桃酸（VMA）和高香草酸（HVA）的增高（Williams and Greer，1963）。大多数治疗是围绕着如何降低儿茶酚胺代谢产物的排泄展开（Gerson and Koop，1974），这些代谢产物可以作为肿瘤复发的监测指标。

贫血常见于骨髓广泛转移的患儿。研究表明，骨髓活检与单纯的骨髓穿刺一样，都会提高肿瘤转移至骨髓的检出率（Franklin and Pritchard，

1983），骨髓穿刺和骨髓活组织检查都被认为是可取的检查方法。在未来，神经母细胞瘤特异性的骨髓穿刺细胞免疫学检查的运用，很可能将避免在大多数患者中行骨髓活组织学检查（Hsiao et al，1990）。

2. 影像学

影像学检查在儿童神经母细胞瘤的诊断和评估中起着重要的作用。平片可显示腹部钙化或后纵隔肿块，CT 和 MRI 提供了更多关于原发肿瘤局部程度和血管受累的信息。肿瘤对肾实质的侵犯并不常见，但通过 CT 可以检测到（Albregts et al，1994）。MRI 在评估椎管内肿瘤侵犯方面要优于 CT，这在椎旁病变中并不少见（图 34-2），而且能够显示肿瘤和主要血管之间的关系（Azizkhan and Haase，1993）（图 34-4）。在术前 CT 上发现瘤内钙化、血管包裹或两者同时存在都可能有助于区分神经母细胞瘤和 Wilms 瘤（Dickson et al，2008）。如果平片未见异常，一种放射性核素成像可以比较早地检测出转移。一种新的关于肿瘤位点和转移位点的影像学方法放射性碘-131 间碘苯甲胍（MIBG）应用（Geatti et al，1985），它能被原发肿瘤细胞和转移部位的肾上腺能分泌囊泡所吸收。MIBG 标记法能够用于确定疾病的发展程度及治疗完成后肿瘤复发的检测（Geatti et al，1985）。MIBG 在检测肿瘤复发时比[131]I-MIBG 或骨扫描更敏感（Kushner et al，2009）。骨转移性病变多见于长骨和颅骨。

3. 筛查

过去的 20 多年，在日本广泛开展了对神经母细胞瘤的人群筛查（Nishi et al，1987）。筛查项目的目的在于早期发现这类疾病及降低大龄患儿发展至进展期的数量，从而提高生存率。事实上，通过筛查发现的神经母细胞瘤患儿几乎都有一致的良好的生存率，其生存率 ＞97%（Suita，2002）。越来越多的 1 岁以内神经母细胞瘤患儿通过大规模筛查被发现（Ishimoto et al，1990），而这些患儿中的大多数都处于肿瘤的低度期（Sawada，1992）。在大规模筛查开始之前，在 1 岁以前被诊断患有神经母细胞瘤的患儿只占 20%，而在筛查开始之后，这一比率提高到 55%。然而，超过 1 岁的诊断为晚期疾病的患儿数量并没有下降。这些结果表明，年龄较大的患

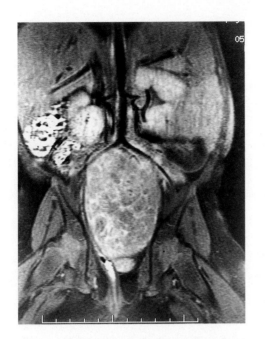

图 34-4　盆腔神经母细胞瘤的磁共振图像。清楚地显示了主动脉的分支和回肠血管及其与肿瘤的关系

儿侵袭性晚期肿瘤并不是由 1 岁以内低危险性肿瘤患儿发展而来。

通过筛查,诊断的肿瘤与临床发现的肿瘤之间存在生物学差异(Hayashi et al,1992)。在对 48 例筛查发现的病例进行的回顾性分析中,没有发现 N-MYC 癌基因的扩增表达(Ishimoto et al,1991),并且在对其中 20 例患儿进行的第二次回顾性分析中,仅发现 1 例存在此类基因的扩增表达(Hase et al,2002)。此外,80% 具有双倍染色体的患儿预后良好。经随访,全部 48 例患儿均仍无瘤生存。在另一组通过大规模筛查诊断出的 357 例肿瘤患儿中,总的生存率达到 97%(Sawada,1992)。如果通过筛查发现的这种肿瘤生物学特性良好的话,许多肿瘤可能不需要治疗就可以自行消退,特别是在筛选人群中神经母细胞瘤的发生率较高的情况下。

在加拿大魁北克省和德国进行的两项大规模的人群前瞻性研究已经完成,这些研究表明,尽管不同年龄的患儿通过尿液筛查都能够诊断神经母细胞瘤,但年龄较大的儿童神经母细胞瘤的发生率及由此导致的死亡率没有下降(Schling et al,2002;Woods et al,2002)。

4. 分期

神经母细胞瘤的分期是治疗的一个重要方面,疾病的分期是决定预后的重要因素并且有助于临床治疗。国际神经母细胞瘤分期机构(IN-SS)是基于对神经母细胞瘤患儿的临床、影像及外科情况的评价而建立的(Brodeur et al,1993)(表 34-1)。早期的分期系统提供了大致的可比较的结果,可以帮助鉴别低度恶性、预后良好的患儿以及恶性程度高、预后差的患儿。然而,使用统一的国际化评价标准能够使得不同的研究结果进行比较变得容易。但是,当不同的评价标准应用于中间期患者的时候最大的问题就出现了,对于这类患儿,最好的评判标准是将病理结果、分期和几个生物学指标结合在一起共同评价肿瘤的危险分期,这种方法能够更好地评判患儿发展为进展期疾病的危险性(表 34-2)(Katzenstein and Cohn,1998)。虽然这一评判标准看起来很复杂,但它对这一类肿瘤患儿如何进行化学治疗和放射治疗提供了最准确的评估。那些将切除范围作为评判标准之一的分期系统所面临的挑战是,在一个对于肿瘤采取更为积极的治疗方法的机构得出的肿瘤分期,可能会与另一个治疗方法相对保守的机构得出的分期截然不同。

最近的一项研究方向是在术前明确肿瘤是否可以完整切除,以及手术切除的风险性。欧洲本地的神经母细胞瘤研究小组(LNESG)定义了与外科手术切除的成功率相关的影像学标准。该小组证实,这些标准的存在与肿瘤完整切除的概率及较高的手术切除的风险与并发症有关(Cecchetto et al,2005)。这一发现已得到其他人的证实(Simon et al,2008)。国际神经母细胞瘤风险小组(INRG)特别小组提出了一种基于影像学而不是手术切除的范围的肿瘤分期系统来解决这一问题(Monclair et al,2009)。在这一系统中,局部肿瘤根据是否存在 20 个影像学危险因素(IDRF)被分级为 L1 或 L2 两个等级,这些危险因素主要与肿瘤是否包裹周围血管或神经有关。转移性肿瘤称为 M 期;MS 是指 18 个月以内的婴幼儿患者 INSS 分期中的 4S 期,尽管 INSS 分期年龄限制为 12 个月以内。这些因素对判断预后具有意义,在 661 例患儿中,L1 期疾病患儿的 5 年存活率(EFS)为 90%±3%,明显高于 L2 组(78%±

47%)(P＝0.001)。关于这一分类系统的进一步阐述,已经被这一小组报道(Brisse et al,2011)。尽管已有报道 IDRF 的存在与肿瘤切除率具有密切的相关性,但目前并没有其他研究人员明确支持这一发现(Gunther et al,2011;Rich et al,

2011)。

5. 预后因素

许多因素都能够影响神经母细胞瘤的预后。除临床特点之外,有许多生物学研究现在被用于指导不同分期患儿的治疗。

表 34-1　国际神经母细胞瘤分级系统(INSS)

分级	定义
1	局限性肿瘤完全切除,伴或不伴显微镜下的肿瘤残留;同侧的周围淋巴结在显微镜下肿瘤呈阴性(与原发肿瘤一并切除的粘连的淋巴结可能是阳性的)
2A	局限性肿瘤切除不全;同侧非粘连的淋巴结在显微镜下肿瘤呈阴性
2B	局限性肿瘤有或没有完全切除,同侧非粘连淋巴结肿瘤阳性。肿大的对侧淋巴结须为镜下阴性
3	无法切除的单侧肿瘤越过中线*,有或没有区域淋巴结受累;或单侧肿瘤伴有对侧淋巴结受累;或位于中线的肿瘤(不可切除的)通过浸润生长或淋巴结受累向双侧弥散
4	任何原发性肿瘤,累及远处的淋巴结,或向骨骼、骨髓、肝脏、皮肤和(或)其他器官传播
4S	局限性原发肿瘤(如第 1、2A 或 2B 期所定义),在 1 岁以下婴儿中仅限于皮肤,肝脏和(或)骨髓(骨髓转移小于 10%)

* 中线是指脊柱的位置。源于一侧的肿瘤穿过中线,指肿瘤必须浸润到或超出脊柱的达到对侧

表 34-2　神经母细胞瘤危险度分级

风险组	INSS 分级	年龄(d)	N-MYC 水平	DNA 指数	SHIMADA 组织病理分类
低危组	1	任何	任何	任何	任何
	2A,2B	<365	任何	任何	任何
	2A,2B	≥365	非扩增	任何	任何
	2A,2B	≥365	扩增	任何	良好型
	4S	<365	非扩增	>1.0	良好型
中危组	3	<365	非扩增	任何	任何
	3	≥365	非扩增	任何	良好型
	4	<365	非扩增	任何	任何
	4S	<365	非扩增	>1.0	良好型
	4S	<365	非扩增	任何	不良型
高危组	2A,2B	≥365	扩增	任何	不良型
	3	<365	扩增	任何	任何
	3	≥365	非扩增	任何	不良型
	3	≥365	扩增	任何	任何
	4	<365	扩增	任何	任何
	4	≥365	任何	任何	任何
	4S	<365	扩增	任何	任何

INSS. 国际神经母细胞瘤分级系统

(五)临床因素

年龄是预后的一个重要指标,最早被 Breslow 报道。**1 岁或更小的儿童比大龄儿童有较高的生存率,这可能由于在这个年龄段中肿瘤有较好的生物学参数。**近期,回顾性的研究表明年龄是一个更持续的预后因素,以 460d 作为截点,可以使预后出现最大化差异。近期来自 INRG 数据表明,超过 18 个月诊断,肿瘤复发率较高。患神经母细胞瘤的青少年及成人表现为特殊的无痛性,预后极差。**肿瘤起源的位置具有重要意义,非肾上腺来源的原发肿瘤患者预后较好。**大多数原发于胸腔且肿瘤局限的神经母细胞瘤患儿最初在一个比较小的年纪被发现,且不管其年龄及分期都有较高的生存率。这种肿瘤被证实少有 MYCN 基因的扩增,DNA 指数常 >1.0,这都是良好的预后指标。

疾病的分期是一项有力的独立的决定预后的指标。几乎所有的完整切除原发肿瘤的 1 期患者均存活;2 期患者即使肿瘤不能完整切除,生存率也较高;3 期或 4 期的患者预后较差,需要更有力的治疗。最初被发现时肿瘤局限、局部扩散或远处转移的比例决定于患儿的年龄。1 期、2 期或 4S 期肿瘤儿童的生存率为 75%~90%,而 4 期患者,尽管进行了强有力的治疗,包括骨髓移植,2 年生存率也仅为 19%~30%。分期相同时,1 岁内婴幼儿生存率比年龄较大患儿高。

4S 期肿瘤是一种特殊的类型,指的是小的原发肿瘤,并且在肝脏、皮肤和骨髓转移,但在影像学上没有骨转移的证据。这种类型患者预后较好,生存率为 80%~88%。后来 INSS 规定 4S 期中骨髓转移的肿瘤细胞应 <10%,这个分期的肿瘤占所有神经母细胞瘤的 7%~10%。这些肿瘤许多都自发性消退,通常来说,4S 期神经母细胞瘤患儿预后较好,不同于 4 期。在 4S 期中不良的预后与神经元特异性烯醇化酶的升高(>100nmol/ml)、铁蛋白(>280ng/ml)及尿多巴胺水平升高(>2500nmol/mmol 肌酐)有关,并且与 MYCN 基因的扩增和 1p 染色体的缺失相关。这组患者中死亡多发生于不满 2 个月且合并广泛腹部转移、呼吸系统衰竭和弥散性血管内凝血的患儿。

(六)生物学因素

同质染色区域现象和双微染色体在大约 1/3 的神经母细胞瘤中存在。这些异常的存在是基因扩增的遗传学表现。随后发现 MYCN 致癌基因也存在于这些区域。虽然 MYCN 基因的扩增与神经母细胞瘤病理学特征的关系并不确定,但在诊断时 MYCN 基因的扩增大多已经存在。Seeger 和同事(1985,1988)提到,**MYCN 基因的扩增与肿瘤快速进展和预后不良有关。低度期或 4S 期的患者当中仅有 5%~10% 存在基因扩增,但是,中晚期患者有 30%~40% 存在这种基因的扩增。不良预后与 MYCN 基因的扩增有关,而与患者的年龄或疾病的分期并没有关系。**尽管如此,并不是所有的预后不良的患者都有 MYCN 基因的扩增,许多晚期肿瘤在诊断时缺乏 MYCN 基因,并且大多数患者出现疾病的复发或进展。一项来自北美、欧洲和日本的 8800 例患者的全面 INRG 分析队列,提供了一份详尽的关于多种基因特征的生存影响分析,展示在表 34-2。MYCN 与染色体倍性、11q、1p 及较小范围的 17q 再次增加,是无病生存率及生存期的最有力的相关因素。

据报道,肿瘤细胞 DNA 的含量和倍数对神经母细胞瘤患者有预后价值。通过流式细胞仪测量 DNA 含量的研究显示,"超二倍体"核型(或 DNA 含量的增长)与良好预后有关。DNA 二倍体与三倍体与生存率降低相关。一项来自 INRG 数据库的 2660 例局部神经母细胞瘤患儿的回顾分析评估了有 MYCN 基因扩增儿童的肿瘤倍数,他们报道超二倍体肿瘤较二倍体肿瘤预后好,这可以用于识别减少治疗的儿童。

在 70%~80% 近 2 倍体肿瘤细胞中存在有 1 号染色体短臂的缺失,这种肿瘤细胞同时也被核型化。最初的研究表明,1p 的缺失与低存活率相关。当前,依据儿童肿瘤组织方案治疗的患儿,依据其年龄、疾病的分期、MYCN 基因的状态、组织学分级和 DNA 倍数被指定为某一危险组(表 34-2)。还有一些因素通常与基因的异常有关,但研究表明也有预后价值,包括编码高亲和力神经生长因子受体(称为 TRKA 原癌基因)和低亲和力神经生长因子受体的基因表达,这两种受体都是预后良好的指标,并且与 MYCN 致癌基因的扩增呈负相关。肿瘤细胞表面 CD44 糖蛋白表达的缺失和血清铁蛋白、神经元特异性烯醇化酶与血清乳酸脱氢酶升高都是不良的预后指标。虽然如此，这些指标还没有经过多因素分析，在排除年龄、分期、多倍体和 MYCN 基因的状态后确定其独立预后价值。端粒长度也是一项显著的影响预后指标，高风险患者中，其是一项用来识别预后好患者的独立的指标。

1. 治疗

最初治疗神经母细胞瘤采用手术切除、化疗和放疗的方法。根据肿瘤的分期、患者年龄和生物学预后因素对不同患者采用不同的治疗方式，同时根据这些特性能把患者细化为预后良好型和预后不良型（表 34-2）。

2. 手术

外科手术的目的是为了明确诊断，对肿瘤进行分期、切除肿瘤（如果肿瘤局限）和提供用于生物学检查的组织。确定原发性肿瘤是否可治愈应考虑肿瘤的位置、肿瘤是否转移、肿瘤与主要血管的关系和患者总预后这些因素。用有效的现代的化疗方法减小原发性肿瘤的大小，牺牲重要的组织来达到完整切除应当被避免，尤其对那些预后良好的年幼患儿。

（1）低危疾病组（1、2 和 4S 期）：1 期神经母细胞瘤患者单纯手术切除后的无病生存率大于 90％。除非患者有 MYCN 基因的扩增和不良的组织学特征，化疗仅在肿瘤有复发时使用。儿童肿瘤研究组织回顾性调查了 101 例患有神经母细胞瘤并且都完整切除了原发性肿瘤的患儿。9 个患者出现了复发，但是 6 例是予以化疗补救治疗的。放疗不用于此期患者，目前随着对危险因素分级的开展，过去复发的儿童现在被证实少数存在不良生物学标志物。儿童癌症组织进行了一项对比研究，374 例处于 1 期和 2 期的患者首先通过手术进行切除，1 期患者无病生存率和总体生存率分别为 93％±3％ 和 99％±1％，2 期患者无病生存率和总体生存率分别为 81％±4％ 和 98％±2％；只有 10％ 的 1 期患者和 20％ 的 2 期患者需要后期治疗，并且 2 期患者获得了极好的总体生存率。MYCN 基因的扩增、不良的组织学特征、年龄大于 2 岁和淋巴结检查阳性都预示着较低的总体生存率。一项近期的美国

儿童肿瘤协作组试验，无症状的 INSS 分期 2A 和 2B 患者仅通过手术治疗。本研究中化疗用于有症状的或认为有进展风险的或手术切除少于 50％ 的患者。915 例患者，5 年无病生存率和总体生存率分别为 89％±1％ 和 97％±1％。2B 组，预后不良型或二倍体肿瘤患者无病生存率和总体生存率明显降低，≤18 个月患者总体生存率显著降低。1 期和 4S 期患者 5 年总体生存率分别为 99％±1％ 和 91％±1％。术后随访，11.1％ 患者出现复发或进展。

导致正常组织（尤其是肾）切除的根治性切除对这组患者是不可取的。对 2 期患者的残余病变提倡行局部肿瘤床的放疗。然而，对 156 例 2 期神经母细胞瘤患者进行回顾性观察发现，不管是否进行了放疗，患者的 6 年病变静止生存率为 90％。因此，放疗应该应用于那些对首次或二次化学治疗无效的患者。对于 3 期患者或者肾、肾血管周围有广泛转移的 2 期患者，术前化疗能够明显降低为切除肿瘤而导致肾切除的危险性（图 34-5）。

了解生物学标志物可以解释 4S 期病变的良性行为。在大多数婴儿的肿瘤中具有有利的生物学标志物，从而能够解释它们的良好预后。然而，有少数比例患者具有不良的生物学标志物，因此这些儿童常有疾病进展并通常导致死亡。不必遵守根治性肿瘤切除原则，尽管报道手术后有极好的生存率，但组织学预后方面的信息在这些患者并不是总能获得。对 110 例处于 4S 期的婴儿进行回顾性观察发现，整个同龄组可评估的 3 年生存率为 85％±4％。那些肿瘤细胞是双倍体的婴儿生存率明显下降到 68％±12％，有 MYCN 基因扩增的婴儿生存率降到 44％±33％，有不良组织学特征的降到了 33％±19％。需要注意的是，完全切除肿瘤的婴儿其生存率和部分切除或仅做组织学活检的患儿的生存率相比没有统计学差异。有广泛性肿瘤转移和 MYCN 基因扩增的患者处于高危险组。按照危险组的分级，这些患者应该考虑用多方式的强化治疗（表 34-2）。对于那些具有有利生物学标志物和没有症状的患者，应给予支持治疗和有限的化疗，强化化疗用于不利生物学标志物的患者，即使这样那些婴儿的预后也极差。

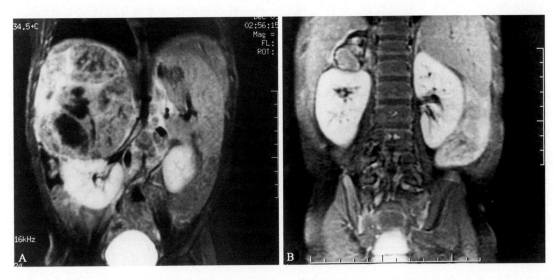

图 34-5　MRI 显示肾上腺神经母细胞瘤化疗后明显的缩小。A. 化疗前;B. 化疗后

　　(2)围产期神经母细胞瘤:早期筛查发现,肿瘤具有良好生物学特性,这些患神经母细胞瘤的婴儿预后良好。基于此,美国儿童肿瘤协作组(COG)进行了一项前瞻性研究,来评估小婴儿神经母细胞瘤观察的预后。受试者为小于 6 个月伴小肾上腺包块(如果实性,体积≤16ml 或如果包块至少 25%囊性,体积≤65ml)并且无转移的婴儿。规律连续的腹部超声检查及在 90 周的间隔时间内获得尿儿茶酚胺的数值,包块体积或尿儿茶酚胺值增长 50%或 HVA/VMA 的比值大于 2 的患儿行肿瘤手术切除。受试者共 87 例。84 例观察,3 例立即手术。16 例观察后行手术治疗。8 例为 INSS1 期,2 例为高分期(2B 及 4S),2 例为低级的肾上腺皮质肿瘤,2 例为肾上腺出血,2 例为叶外型的隔离肺。2 例肾上腺皮质肿瘤手术切除是因为肿物体积增大超过 50%。3 年无病生存率为 97.7%±2.2%,平均随访 3.2 年,3 年总生存率为 100%。这项研究中,81%的患儿避免了手术,这支持了该部分患儿可以观察。未来的研究计划将扩大这些肿瘤的大小及位置。

　　(3)中危、高危疾病组(3 期和 4 期):是否对 3 期病变采用扩大手术切除还存在争议。从儿童癌症组中选取 58 例处于 3 期的患者进行研究发现,12 例进行首次完全手术切除的患者中有 8 例,14 例后来进行复发性肿瘤切除的患者当中有 12 例都有较长的生存期。这项结果与 32 例进行完全

肿瘤切除的患者中仅 9 例存活相冲突。据报道,显著的迁移率与手术的过程包括其 21 种主要的并发症有关。意大利神经母细胞瘤联合研究组织发现,广泛的不能切除的神经母细胞瘤在化疗后再完整切除,其生存率高于仅仅局部进行手术切除的患儿,其他研究组织也得出相似的结果。一些研究证实,即使处于 3 期的患儿,如果不表现出生物学标志物 MYCN 基因的扩增,不需要行细胞毒素治疗。然而,这些结果没有被广泛地接受,除非得到确切的研究证实。

　　即使有少量的残留,巨大的位于骨盆的神经母细胞瘤患儿在手术治疗后预后也较好。在这一部位,手术扩大切除会引起长期的神经后遗症,所以切除的范围要与迁移率相权衡。

　　一项近期来自美国儿童肿瘤协作组(COG)对中级风险患者试图控制预后同时降低治疗强度的研究,纳入标准为中级风险神经母细胞瘤、无 MYCN。包括年龄小于 365d 的 3 或 4 期的婴儿、年龄大于 365d 的 3 期具有良好病理特性的儿童、4S 期并 DNA 二倍体或具有不良病理特性的婴儿。患儿接受环磷酰胺、多柔比星、卡铂、依托泊苷 4 种药物治疗。病理特性良好给予 4 轮,病理特性不良给予 8 轮。放疗仅用于治疗过程中有进展的或无法完整切除原发肿瘤且预后不良的患儿。3 年的总体生存率估计为 96%±1%;具有良好病理特性的患儿为 98%±1%;具有不良病理

特性的患儿为 93%±2%。这些发现,支持这部分患儿可以降低治疗强度。手术治疗 235 例,完整切除 89 例,接近完整切除(>90%)51 例,大部切除(>50%)26 例,局限切除(≤50%)54 例。肿瘤切除的程度总体生存率无明显差异($P=0.37$)。28%的患者有 1 种或多种并发症。

对于 4 期病变的治疗存在一些分歧,一些人支持扩大根治,而有些人反对。在回顾性观察中,1994 年 Kiely 把对 3 期和 4 期病变进行彻底的肿瘤切除与传统的手术治疗进行了比较,发现 46 例采用彻底的肿瘤切除与 34 例采用传统的手术治疗相比,生存率相同。1995 年 Shorter 和同事们也没有发现手术切除范围对于 4 期患者的生存率有影响的证据。从这些非随机化研究中,很难判断完整手术切除患者生存率的提高是由于适合切除的肿瘤生物学本身的有利原因还是由于完整的手术切除。La Quaglia 评估了 33 项提供完整手术数据及生存分析研究的结果,包括 2599 例患者的生存分析及 412 例局部进展的分析。Meta 分析显示,3 期和 4 期患者肿瘤切除超过 90%与低于 90%比较死亡率的相对风险为 0.67(95%的置信区间 0.59~0.77)。单独 4 期患者的相对风险为 0.75(95%的置信区间 0.62~0.92)。4 期患者经过扩大手术与未经扩大手术比较局部复发或进展的相对风险为 0.38(95%的置信区间 0.27~0.53)。

随着自体骨髓移植的应用和控制远处转移这些强化治疗的进步,最大的肿瘤局部控制的效果变得越来越明显。总体手术切除联合外部的放射治疗达到了 84%~90%的局部控制率(Wolden et al,2000;Kushner et al,2001)。在另一系列的研究中发现,双自体骨髓移植、强化外科根治及放射治疗后进行强化化疗,能使患者达到 56%的总体生存率和仅 2.6%的局部复发率(Marcces et al,2003;Von Allmen et al,2005)。

通常对进展期肿瘤最安全的治疗是首次化疗后再进行手术切除。化疗后肿瘤变得更小、更稳固,并且降低了破裂和出血的危险性,因此使并发症发生率下降,尤其是减少了肾切除的可能(图 34-5)。腹中线和肠系膜上动脉周围肿瘤广泛切除术后一种特异性的并发症就是腹泻,其原因是在肠系膜上动脉底部及腹中线处、主动脉前的肠

自主神经被切断。术前化疗使能够进行完整手术切除的患儿比例增加。

首次化疗 13~18 周后再进行外科手术,以便完成 3~4 个疗程的治疗。一些肿瘤甚至在化疗后仍不能行手术治疗。

1 岁以内肿瘤局部扩散或处于 4 期的患儿表现出一种特殊的疾病亚群。他们比大于 1 岁的患儿有好的预后,但比处于 4S 期的患儿预后差。现在已经认识到,生物学标记物可以被用来辨别患儿是否处于高危险期需要强化治疗,还是处于中危组不需要强化治疗。SIOPEN 欧洲婴儿神经母细胞瘤研究报道了 120 例有局限性肿瘤且无 MYCN 基因扩增的婴儿,这些肿瘤被认定为不可切除,给予这些婴儿低剂量的环磷酰胺和长春新碱,每 2 周 1 次,重复 1~3 次,直到手术切除能够安全进行。对那些有危及生命症状的或反应不明显的婴儿,给予卡铂和依托泊苷,有时再给予长春新碱、环磷酰胺及阿霉素。长春新碱等两种药物化疗组 79 例,49 例因反应不明显接受了卡铂和依托泊苷治疗。32 例有危及生命症状,其中 30 例接受了卡铂和依托泊苷治疗。46 例应用蒽环类药物。102 例进行了手术,完整切除 93 例,12 例复发(9 例局部、3 例远处)。5 年的总体生存率及无病生存率分别为 9%±1%、90%±3%。应用不包含蒽环类药物的低剂量化疗,对肿瘤不可切除及无 MYCN 基因扩增的婴儿有效率为 62%。

对 134 例同龄组患儿进行了 MYCN 基因扩增、血清铁蛋白、组织病理学分级和骨髓侵犯免疫学方面的分析,尽管每个因素通过单因素分析都有预后意义,但通过多因素分析发现只有 MYCN 基因的扩增有预后意义。没有 MYCN 基因扩增的患儿的无病生存率是 93%±4%,而那些有 MYCN 基因扩增的患者尽管进行了强化治疗但生存率只有 10%±7%。

最近欧洲的一项试验评估了这些无 MYCN 基因扩增、未化疗预后良好(2 年总体生存率为 97.6%)的婴儿。有明显骨骼,肺和中枢神经系统转移的婴儿需接受至少 4 个疗程化疗,2 年总体生存率为 95.6%。

3. 化疗

现已有多种治疗高危神经母细胞瘤的化疗方

案,这些治疗的目的是更好地控制病情。尽管初期的敏感率得到了提高(延缓了疾病的进展),但是复发仍然是个大问题。

控制局部肿瘤所需采取的化疗强度会导致明显的骨髓抑制,因而限制了化学治疗量。这促进了在非致死量的化疗或全身放疗后进行自体骨髓移植,骨髓放化疗后再进行自体骨髓移植能使50%的4期再复发患者病情得到缓解。然而,一个重要的问题是仍不能控制晚期复发。德国儿童血液与肿瘤协会一项针对高风险神经母细胞瘤的随机临床试验显示,骨髓移植及自体干细胞救援较维持化疗更能提高3年无病生存率。这项结果与美国儿童肿瘤协作组研究结果相似。遗憾的是,两项研究初次报告中总体生存率无统计学差异。一项最近更新后的研究表明,接受自体骨髓移植的患者5年总体生存率有所提升。

一项COG的后续研究解决了如何在骨髓回输前"清洗"骨髓中潜在残留的神经母细胞瘤细胞,但当中期分析显示两组间没有预后差别时该研究便停止了。一项后续的研究对比了单一的和配对的自体移植之间的益处,观察附加的强化是否能改善预后,这项研究已完成注册,但结果目前还不能得到。

大量并发症导致了治疗失败率的提高。肿瘤患者在自体骨髓移植前需进行手术减瘤或放射治疗,然而关于这个治疗模式还有许多问题有待于解决。骨髓移植的毒性可能是致死性的,并且成功移植患者中长期自体相容性仍不清楚。无论如何,对于这些如果没有经过强化治疗很难获得长期存活的患者,这种危险性是可以接受的。

用于复发神经母细胞瘤的 I 期和 II 期试验的新药物包括替莫唑胺、伊立替康和托泊替康,它们将应用于临床试验,以提高高风险肿瘤的总体预后。

4. 生物治疗的创新

因为增加化疗强度并结合双自体骨髓移植的治疗方法似乎达到了其治疗极限,所以必须寻求其他的治疗办法。人们正在研究生物修饰基因的作用,在细胞培养中发现13-维 A 酸能导致神经母细胞瘤的分化,它被应用于经细胞毒性治疗后的进展期患儿,进行为期6个月的治疗能显著地降低其复发率。长期随访显示,骨髓移植或强化

化疗后的患儿应用13-维 A 酸可提高5年总体生存率。对 I 期和 II 期的患者,目前其他的临床试验治疗途径包括疫苗治疗和抗体治疗。这种抗体能对抗神经母细胞瘤中GD2细胞表面标志物,已被证明是一种有效的辅助性治疗,在自体骨髓移植后其可联合粒细胞巨噬细胞细菌刺激因子和白介素-2并13-维 A 酸,这较单独应用13-维 A 酸效果好。

一种新的合成类维生素芬列替尼也处于临床试验阶段,其引起细胞凋亡而不是神经母细胞瘤细胞系的分化。已被证明,其可对抗那些对13-维 A 酸耐药的神经母细胞瘤细胞系。

对于这种血管性的肿瘤特别是微小的残余肿瘤,抑制肿瘤血管的发生是另外一种新的令人感兴趣的治疗途径。对转移的神经母细胞瘤的另外一种治疗方法,是应用[131]I-MIBG。人们发现,原发肿瘤和转移性肿瘤都能吸收这种放射性示踪剂,从而说明这种治疗剂量确实能到达肿瘤部位。早期的分析研究表明,这种方法的确能减少肿瘤的体积。然而,显著的骨髓抑制常见于剂量的增加,需要干细胞支持。

5. 放疗

放疗可对神经母细胞瘤进行有效的局部控制,并且局部复发的危险性与生物学标志物有关。虽然放疗对于早期肿瘤没有意义,但它可增加对进展性4期或巨大的3期患儿肿瘤的局部控制。评价单独放疗控制局部复发率或者手术控制局部复发率的有效性的随机对照试验尚未进行。化疗时常按照患者的年龄和残余病灶的部位和范围来决定放射剂量,其体外放射剂量通常在15~30Gy。尽管内放射治疗技术的应用增多,但是否比外放射疗法有更好的效果还没有被大家所公认。

6. 脊髓压迫症状

在超过5%的神经母细胞瘤患者中存在因肿瘤广泛侵入脊椎而导致的脊髓压迫症状,并且超过13%的患者有肿瘤侵入椎管的放射学证据。这些患儿进行了椎板切除减压、放疗或化学治疗。尽管患者神经传出模式正常,但遗憾的是有严重运动障碍的患者几乎不能恢复功能。由于椎板切除术后合并迟缓的脊柱侧凸症状,当前的疗法推荐这种患者开始时使用化疗,而对于进展性神经

损伤的患儿选用椎板切除术。由于放疗影响儿童脊髓生长,故通常应避免使用。

要点:神经母细胞瘤

- 神经母细胞瘤是儿童最常见的颅外实性肿瘤。
- 20%～25%的原发性肿瘤存在 MYCN 致癌基因的扩增,是不良预后因素。它存在于40%的晚期疾病患者,而只有5%～10%的儿童患有低阶段疾病。它与肿瘤快速进展和预后不良有关,与年龄和疾病阶段无关。
- 1 岁以下的儿童存活率高于大龄儿童。这可能归因于这个年龄诊断的肿瘤生物学参数更有利。
- Ⅰ期神经母细胞瘤患儿通过单纯手术切除无瘤生存率可超过 90%。
- 6 个月以下婴儿肾上腺局部小包块可以连续观察。80%的患者可以避免外科手术切除。

二、肾母细胞瘤

Wilms 瘤即肾母细胞瘤,是小儿最常见的原发性恶性肾肿瘤。肿瘤来源于肾未发育成熟的胚胎性残留。北美与欧洲已对其治疗方案进行大样本的临床随机对照实验。现阶段治疗重点是降低低危患儿复发率,对高危低生存率患儿加强治疗。本章节描述了肾母细胞瘤的治疗及其生物学进展。

(一)流行病学

肾母细胞瘤占儿童肿瘤的 6%～7%,是儿童最常见的肾肿瘤,在美国,小于 15 岁儿童肾肿瘤中约占 95%(Ali et al,2012;Howlader et al,2013)。根据 SEER(the Surveillance,Epidemiology,and End Results)登记,每年肾母细胞瘤发病率是 8/100 万(Breslow et al,1993;Bernstein et al,1999)。5 岁前患儿占 80%,中位数年龄 3.5岁。然而,肾母细胞可在大年龄儿童甚至在成人中发病(Arrigo et al,1990;Kalapurakal et al,2004a;Ali et al,2012)。双侧肾母细胞瘤发病中位数年龄低于单侧(Breslow et al,1993),男童发病年龄相对于女童更早。

在北美,肾母细胞瘤女童发病率略高于男童。与北美及欧洲高加索人种相比,亚洲人群发病率低,黑人发病率高(Breslow et al,1994;Fukuzawa et al,2004;Axt et al,2011)。这种情况说明肾母细胞瘤发病率与种族更有相关性,与地理环境关系不大(Breslow et al,1993)。黑人肾母细胞瘤分期更高,但尚不知道具体原因,可能与诊断延误有关(Axt et al,2011)。许多研究正在寻找职业、环境、生活方式与发病率的相关性,虽然有些研究认为发病与父母职业暴露有关,但尚无确切证据证明(Breslow et al,1993)。

(二)生物学与遗传学特点

大量的研究投入到肾母细胞瘤基因学研究中,作者发现大多数肾母细胞瘤发病起源于体细胞的突变,少部分起源于遗传突变(Ruteshouser et al,2008;Scott et al,2012)。连续几次的基因突变可造成肾母细胞瘤的发生,Knudson 二次敲除基因肾母细胞瘤动物模型中发现肾母细胞瘤发病基因相关性,可并不能解释所有的发病情况(Knudson and Strong,1972b)。约 10%的肾母细胞瘤患儿有先天性异常表现及症状;5%～10%是双侧、多发的,1%～2%具有家族遗传性。这些患儿均通过基因检测了解其遗传学学特性,并发现一些基因与肾母细胞瘤发病相关(表 34-3)。

(三)WT1

肾母细胞瘤第一个发现的突变基因为 *WT1*,均可在体细胞及遗传突变中发现,对 *WT1* 基因进行克隆发现部分染色体 11p13 缺失,即表现为 WAGR 综合征(肾母细胞瘤、虹膜缺失、生殖器异常、智力发育迟滞)。这些患儿发现 11p13 位点杂合遗传缺失(Riccardi et al,1978)。1990 年,对这段特定区域 DNA 进行分析,结果发现 *WT1* 基因(Bonetta et al,1990;Call et al,1990)。*WT1* 基因突变往往伴随 β-catenin(CTNNB1)突变,为肾母细胞瘤另一个特定的突变位点(Li et al,2004;Royer-Pokora et al,2008)。这种突变被称为最典型的一类肾母细胞瘤,主要表现为间质为主叶内型的预后良好型,好发于男性,WAGR 与 DDS(Denys-Drash syndrome)属于此类肿瘤。

虹膜缺如发生在 1.1%肾母细胞瘤患儿中,主要与 *WT1* 毗邻的 *PAX6* 基因异常有关。此类

表 34-3　肾母细胞瘤基因突变

基因	突变类型	突变率(%)	体细胞或遗传突变
11p15	H19 表观突变 父亲单亲二倍体	74	皆有
WTX	插入或缺失 无义突变	33	体细胞突变
WT1	插入或缺失 错义与无义突变	21	皆有
CTNNB1	框架内缺失 错义突变	20	体细胞突变
TP53	错义突变	4	皆有

患儿发生染色体缺失,如含 WT1 基因便可导致肾母细胞瘤的产生(Muto et al,2002)。对此类患儿进行免疫荧光原位杂交,如发现 WT1 缺失,便可预测肾母细胞瘤发生的可能(van Heyningen et al,2007)。虹膜缺如伴 WT1 基因缺失患儿40%～70%可发生肾母细胞瘤,而虹膜缺如不伴 WT1 基因缺失患儿不发生肾母细胞瘤(Grenskov et al,2001;van Heyningen et al,2007)。

WT1 基因对性腺及肾的发育非常重要,它编码一种锌指蛋白转录因子,使间叶及上皮细胞转化发育成肾(Pritchard-Jones 1990,Dressler,1995),同时对输尿管芽的向外生长和肾的形成都必不可少。鼠动物实验发现,WT1 基因缺失可导致肾及性腺发育异常(Kreidberg et al,1997)。DDS 综合征可伴有男性假两性畸形、肾小球硬化、肾细胞瘤(Drash et al,1970)。这些症状是由锌指蛋白结合 DNA 区域的 WT1 基因突变引起(Coppes et al,1993)。超过 90% DDS 患者在 WT1 等位基因上存在遗传突变(Pelletier et al,1991;Coppes et al,1992);因此 WT1 基因突变往往伴有生殖系统的异常。在表型上,WT1 基因杂合突变比整个等位基因缺失更严重(如 WAGR),这说明 DDS 综合征并不是 WT1 蛋白失活,而是产生无功能的蛋白,这些异常的蛋白导致转录异常,最终造成泌尿系统发育异常。大多数患者最终结局是肾衰,一开始往往表现为肾病,肾组织活检表现为肾小球硬化。一些 WT1 基因突变可导致不完全的 DDS 表型,主要表现为不同程度的泌尿系统畸形、肾病、肾母细胞瘤(McTaggart et al,

2001)。虽然 DDS 男性 XY 染色体上最常见,但也有报道在女性染色体上并出现表型。WAGR 与 DDS 更易发生于小年龄儿童双侧病变中。

WAGR 与 DDS 可同时伴有 WT1 基因突变、泌尿生殖系统及肾功能异常(Diller et al,1998)。**WAGR 伴有泌尿生殖系统异常的患者在青春期有肾功能衰竭的可能**(Breslow et al,2000,2005)。WT1 基因突变患者中 4.5% 可伴有泌尿生殖系统异常(融合肾、隐睾、尿道下裂)(Breslow et al,1993)。肾母细胞瘤 WT1 基因突变且不伴有泌尿生殖系统异常约占 2%(Little et al,2004)。在 WAGR 与 DDS 患者中,患侧非肿瘤肾组织活检发现肾小球直径明显小于对侧(Dahan et al,2007),这说明 WT1 基因突变导致肾发育异常,随着年龄增长最终可导致肾衰竭。

WT1 基因认为是肿瘤抑制基因,因此等位基因的缺失可导致肾母细胞瘤(Rauscher,1993),多数肿瘤都是如此发生,但研究发现仅 20% 患者存在遗传突变或肿瘤组织突变(Diller et al 1998;Ruteshouser et al,2008)。各种突变的综合征,如 WT1 发生于小年龄患儿,体细胞 WT1 突变患者中位数年龄为 14 个月,WT1 基因突变的肾母细胞瘤进展更快(Scott et al,2012)。

(四)WTX

另一个肿瘤抑制基因为 WTX,30% 肾母细胞瘤由 WTX 体细胞突变引起(Rivera et al,2007)。多数肿瘤为整个 WTX 基因缺失,1/3 WTX 基因突变肾母细胞瘤为删失突变或错义突变,错义突变的作用至今尚不明确,因为在正常人群中也可发现这种突变,但删失突变及截断突变为肿瘤独有。WTX 在 X 染色体上很特殊,因为它可被单个等位基因或某种打击激活,甚至被一些常见的等位基因或常染色体肿瘤抑制基因激活。WTX 在男性中主要是位于一条 X 染色体,女性中位于两条 X 染色体,这与 WTX 突变致肾母细胞瘤男女发病率一致。WTX 突变引起的肾母细胞瘤一般不伴有 WT1 突变,WTX 突变引起的肾母细胞瘤概率与 WT1 及 CTNNB1 一致(Ruteshouser et al,2008)。WTX 与 WT1 相似,参与 Wnt/β-catenin 的信号通路。WT1、WTX、CTNNB1 突变约占全部肾母细胞瘤的 1/3。

(五)11p15

肾母细胞瘤染色体 11p15 片段也发现突变,此位点包含基因簇(Koufos et al,1989;Mannens et al,1990)。11p15 片段上 70% 肿瘤含杂合丢失(LOH)或印迹丢失(LOI)(Scott et al,2012)。位于 11p15 片段上的 WT2 位点怀疑与肿瘤致病有关,但至今尚未确诊。此片段突变可造成 Beckwith-Wiedemann syndrome(BWS)综合征及过度生长的表型(Koufos et al,1989)。偏侧性肥大可单发或在 BWS、Perlman、Soto、Simpson-Golabi-Behmel 等综合征中表现(Perlman et al,1975;Neri et al,1998)。多数 BWS 呈散发,但 15% 患者具有常染色体显性遗传。邻近 11p15 片段有两个基因与 BWS 综合征有关,ICR1(Imprinting center region 1)位点参与表达 IGF2 和 H19,ICR2 参与 CDKN1C、KCNQ10T1 及 KCNQ1 表达。这些区间位点在父亲与母亲等位基因上的甲基化不同,可造成只表达父母其中一方的等位基因(Choufani et al,2013)。

11p15 片段改变导致表观遗传学改变的肾母细胞瘤被称为第二典型的肾母细胞瘤(Breslow et al,2006b),此类肾母细胞瘤主要表现为肾发育异常,以上皮胚芽占为主,肿瘤发病年龄偏大,而出生体重较重。BWS 综合征或偏身肥大患者中 4% ~10% 可产生肾母细胞瘤,这其中双侧占 21%(Beckwith,1996;DeBaun and Tucker,1998;Porteus et al,2000)。

伴 BWS 综合征或偏身肥胖患者的肾母细胞瘤患者平均年龄与总体患病年龄相一致(Breslow et al,1993)。BWS 综合征患者患肾上腺皮质肿瘤与肝母细胞瘤概率增加。BWS 综合征患者如肾增生≥95%,患肾母细胞瘤概率将明显增加(DeBaun et al,1998),同时可用基因学检测找寻哪些 BWS 综合征患者更易产生肾母细胞瘤(DeBaun et al,2002;Bliek et al,2004;Brioude et al,2013)。BWS 综合征患者 ICR1 区域甲基化或 11p15 单二聚体也易产生肾母细胞瘤,而 ICR2 非甲基化、CDKN1C 突变不易产生肾母细胞瘤。

1. 家族性肾母细胞瘤

1% ~2% 肾母细胞瘤具有家族遗传性(Breslow et al,1996;Ruteshouser and Huff,2004),这类肾母细胞瘤发病年龄较早,而且双侧发病率在逐渐增加。至今,发现两处家族遗传的基因位点(Ruteshouser and Huff,2004),FWT1 位于 17q12-q21 片段,FWT2 位于 19q13.4 片段(Rahman et al,1996;McDonald et al,1998)。这些基因表达能力一般,并与典型 LOH 肿瘤抑制基因无关(Strong,2003)。

2. 其他染色体异常

肿瘤抑制基因 TP53 突变与肾母细胞瘤发病也相关(Hollstein et al,1991),75% 间变型肾母细胞瘤可见 TP53 突变(Bardeesy et al,1994)。非间变良好型肿瘤如发生 TP53 突变,可转化为间变型肿瘤(Natrajan et al,2007)。在晚期肿瘤患者中,往往可发现 TP53 突变,但 p53 表达量多少与预后无相关性(Skotnicka Klonowicz et al,2001)。

约 20% 肾母细胞瘤中发现 16 号染色体长臂缺失(Maw et al,1992),这说明 16q 与肾母细胞瘤发病有关。约 10% 肾母细胞瘤中发现 1p 缺失(Grundy et al,1994)。**1p 与 16q 的 LOH 可增加肿瘤复发及病死率**(Grundy et al,1994,2005;Wittman et al,2007),然而这观点仍存在质疑(Bown et al,2002)。第五版 NWTS(National Wilms Tumor Study)认为,1p 与 16q 的 LOH 对判断预后非常有用(详见后文)。约 20% 肿瘤中可见 11q 的 LOH,间变型肿瘤中 11q 的 LOH 比其他类型肿瘤高 3~4 倍(Wittman et al,2007),在缺失整条 11 号染色体长臂后明显增加肿瘤复发率及病死率。

1q 染色体的获得与预后也有相关性(Gratias et al,2013;Segers et al,2013),1q 获得占 1/4 非

间变良好型肿瘤。1q 获得、1p 与 16q 的 LOH 可同时发生，1p 与 16q 的 LOH 是因染色体交叉易位引起，可同时伴有 1q 获得。对肾母细胞瘤分期后，1q 获得是一个独立的危险因素。

COG 对全球肾母细胞瘤预后良好型患者进行基因表达的筛查，主要包括 WT1、CTTNNB1、WTX 突变、11p15 拷贝数及甲基化，它们分成的这 5 类肿瘤明显具有临床及病理类型，其中一个特殊类型的新生儿上皮性肾母细胞瘤，WT1、CTTNNB1、WTX 突变并有肾源性残留灶（neph-rogenic rests，NRs），并且无一例复发。COG 希望通过用此类型肿瘤并根据不同肿瘤的生物学特性，建立特殊治疗方案（Sredni et al，2009；Gadd et al，2012）。

(六)筛查

超声对高危患肿瘤倾向的患者具有筛查作用，间隔 3～4 个月筛查是最科学方法，超声筛查到肿瘤往往分期较低（Green et al，1993；Choyke et al，1999）。但尚未有研究指出，早期发现能提高生存率，对具患双侧肾母细胞瘤倾向的患者来说，早期发现、肿瘤小更易实施保留肾的手术（Romao et al，2012）（图 34-6）。肾母细胞瘤发病率大于 5% 时建议进行筛查（表 34-4）（Scott et al，2006b）；患肾切除后对侧肾筛查是必要的（D'Angio et al，1993）。小于 12 个月的患儿如切除瘤肾中有 NRs，对侧肿瘤残存可能性极高，应该每 3～4 个月复查超声并随诊至 5 岁。BWS、Simpson-Golabi-Behmel 综合征、家族性肾母细胞瘤应该随诊到 7 岁（Scott et al，2006b）。如超声提示肿瘤可疑应该行 CT 或 MRI。良性肾肿瘤，如肾囊肿，在 BWS 患儿中高发，有必要认识这些良性肾肿瘤，以避免不必要的肾切除（Borer et al，1999；Choyke et al，1999）。

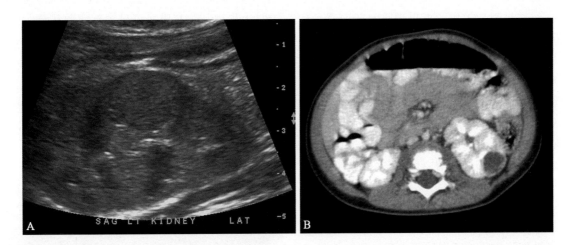

图 34-6　筛查中发现较小的肾肿瘤。A. 超声发现实性占位病变突出肾皮质。B. CT 提示肿瘤可行保留肾手术

表 34-4　易发生肾母细胞瘤的综合征

综合征	基因	位点	肾母细胞瘤发生率(%)
WAGR	WT1	11p13	50
Denys-Drash	WT1	11p13	50
Frasier	WT1	11p13	5～10
Beckwith-Wiedemann	WT2	IGF2、H19、p57、KIp2	5～10
Familial Wilms tumor	FWT1	17q21	30
	FWT2	19q13	
Perlman	未知	—	>20

（续　表）

综合征	基因	位点	肾母细胞瘤发生率(%)
Mosaic variegated aneuploidy	*BUB1B*	15q15	＞20
Fanconi anemia D1	*BRCA2*	13q12.3	＞20
Simpson-Golabi-Behmel	*GPC3*	Xq26	10(男性)
Li-Fraumeni	*P53*	17p13	低
Neurofibromatosis	*NF1*	17q11	低
Sotos	*NSD1*	5q35	低
Trisomy 18	未知	18	低
Bloom	*BLM*	15q26	低

肾母细胞瘤亦可发生于马蹄肾中（Mesrobian et al,1985），有些肾母细胞瘤因肿瘤位置问题可导致马蹄肾误诊（Neville et al,2002）。肾母细胞瘤可伴有多囊性肾发育不良,但尚未有证据证明发病率高于正常肾（Narchi,2005）。女孩肾母细胞瘤患苗勒管畸形的概率增加（Byrne and Nicholson,2002），约 10%可出现重复子宫颈、子宫或双角子宫。

（七）病理

病理对临床的治疗及了解肿瘤生物学特点非常重要（Beckwith and Palmer,1978；Weeks and Beckwith,1987；Zuppan et al,1991；Schmidt and Beckwith,1995；Ravenel et al 2001；Vujanic and Sandstedt,2002,2010）。肾母细胞瘤组织学具有多样性,因此对肿瘤分型非常困难,病理加基因诊断对了解肿瘤的发生发展非常重要。

1. 预后良好型肾母细胞瘤

肾母细胞瘤压迫肾实质并由压迫萎缩的肾实质形成假包膜,肾母细胞瘤肾内假包膜可以区别NRs 及其他肾肿瘤。肿瘤质地取决于主要的组织学类型,许多肿瘤软、易碎并伴坏死出血。这些特点造成在行瘤肾切除时易出现肿瘤破裂。多数肾母细胞瘤是单发,但 12%可出现单侧多发（Breslow et al,1988a）。肾外肾母细胞瘤罕见,可出现在腹膜后或其他地方,来源于后肾或中肾的残留,主要来源于后肾胚基。肾母细胞瘤组织学特点呈多样性（Beckwith and Palmer,1978），在正常发育肾中各种类型细胞可表达,肾母细胞也可表达各种类型的细胞,如骨骼肌、软骨、扁平上皮细胞。这种细胞类型是最原始的后肾胚基细胞,在正常肾发育中并不形成。**典型的肾母细胞瘤表现为岛状聚集,由非分化的胚芽及多分化的上皮细胞组成胚胎性肾小管、瓣状体、肾小管样结构位于基质成分中**（图 34-7）。肿瘤中这些组织细胞比例不一,可极少也可大量分布于单个肿瘤中。有些肾母细胞瘤,不一定是由这三种细胞成分组成（上皮、胚芽、基质），可只含有两种甚至一种,这种情况下,往往病理诊断较为困难（Schmidt and Beckwith,1995）。**上皮成分为主的肾母细胞瘤分期低,侵袭性弱,一般都是Ⅰ期**（Beckwith et al,1996；Vujanic and Sandstedt,2010；Gadd et al,2012）。**然而,这类肿瘤如发现时分期较高,则对放化疗敏感度低。**

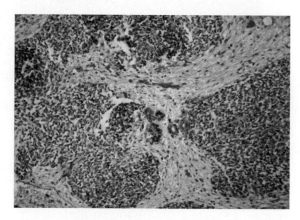

图 34-7　**典型肾母细胞瘤由上皮、胚芽、基质成分组成**

2. 间变型肾母细胞瘤

发现组织学预后不良型（间变型）肾母细胞瘤是 NTESG（National Wilms Tumor Study Group）肿瘤研究历史上的里程碑（Beckwith and Palmer,1978；Bonadio et al,1985；Zuppan et al,

1988)。根据肿瘤的不同病理类型选择不同的后续辅助治疗方法。间变型主要有三种病理特点：核直径大于等于三倍的周围组织细胞;核深染;异常的有丝分裂象。间变型很少发生于 2 岁以内儿童中(2% 的发生率),但在大于 5 岁儿童中,其发生率可增长至 13%(Bonadio et al,1985;Green et al,1994)。**间变型肾母细胞瘤对化疗不敏感,预后往往很差,即使肿瘤局限于肾内的 I 期预后也很差**(Dome et al,2006)。根据间变型细胞存在于肾内还是肾外,间变型肾母细胞瘤可进一步分为弥散型、局灶型,据此可进一步判断预后(Faria et al,1996)。大年龄儿童的 NRs 不存在间变型细胞,这说明间变型与肿瘤基因突变有关(Williams et al,2011)。

3. 术前化疗后病理

欧洲小儿肿瘤协作组(SIOP)对肾母细胞瘤术前化疗后的病例组织学做了许多研究,根据术前化疗后肿瘤体积变化和组织学改变,对术前化疗的疗效进行评估。肾母细胞瘤经术前化疗后各亚型所占比例,与术前不化疗直接手术切除后的病理亚型比例有一定区别(Weirich et al,2001)。**间叶和上皮为主型更常见,这些亚型的患儿提示对术前化疗的反应较弱,但如果肿瘤能够完整切除,预后良好,化疗后胚芽成分降低提示这类患儿对术前化疗有一定反应**(Verschuur et al,2010)。但是,化疗后仍以胚芽为主的亚型术后复发概率增高,约有 5% 患儿肿瘤进展,降低总体生存率。

SIOP 将术前化疗后肿瘤完全坏死的类型定为低危组,I 期低危组手术完整切除后不再辅以化疗(Boccon-Gibod et al,2000)。经术前化疗后仍以胚芽为主或弥散间变型归为高危组,介于两者之间为中危组。

4. 肾源性残余(NR)

因 Wilms 瘤而切除的肾组织中,超过 1/3 的肾组织可被发现存在前趋性病变,这种病变被称为肾源性残余(Beckwith et al,1990;Beckwith,1993)。肾源性残余有多种演变过程,如成熟、硬化、退化、甚至完全消失,但大多不会进展至Wilms 瘤。在死亡婴儿尸检的肾解剖中,约有 1% 的肾组织被发现存在肾源性残余。该发生率明显高于 Wilms 瘤在人群中的发生率。由此可见,大多数肾源性残余最终演变为退化(Beck-

with,1998)。

NR 根据残余在肾中的位置可分为两种组织类型:叶周型(PLNRs)和叶内型(ILNRs)(Beckwith et al,1990)。NR 在肾中的相对位置直接反映了肾胚胎发育的先后顺序,叶周型肾源性残余只存在于肾外周,表明其在胚胎发育的后期产生;而叶内型肾源性残余则散布于肾任何区域,包括肾窦及肾盏壁等结构,因此叶内型肾源性残余通常归因于早期的妊娠异常(Beckwith,1998)。IL-NRs 通常以间质为主,常和邻近的肾实质组织交错在一起。而 PLNRs 仅存在于肾皮质,主要由胚基和肾小管组成,且与周围组织有明显分界。一个有趣的发现是,PLNRs 常被发现于患有BWS 综合征的儿童,与 11p15 位点相关,而 IL-NRs 更常在患有与 WT1 基因相关疾病如无虹膜症、WAGR 综合征、DDS 综合征中发现。WT1 基因相关的 Wilms 瘤诊断年龄低于 ILNRs 相关的Wilms 瘤,这些肿瘤在组织胚胎学上表现为间质为主且来源于横纹肌的变异(Fukuzawa et al,2008)。

当一侧肾中发现多个肾源性残余时,常意味着对侧肾中也存在肾源性残余(Beckwith et al,1990)。小于 12 月龄的 Wilms 瘤中如存在 NRs(特别是 PLNRs),对侧肾患病率明显增高,因此需要更规律、长期的随诊观察及监测(Coppes et al,1999)。而通过监测已诊断 Wilms 瘤的大于12 月龄的患儿(D'Angio et al,1993),常规化疗后患异时性肿瘤(间隔时间为 6 个月以上)的研究表明,不是所有 NRs 都能被完全根除。

NRs 有发生的频率谱,肾源性残余增生时可表现肾肿物,常被误认为小的 Wilms 瘤(Beckwith,1998)。行病理组织学活检时,只有切片中包含了肾源性残余和正常肾组织的分界才能鉴别两者,否则无法鉴别。Wilms 瘤与正常肾实质的分界处由于肿瘤压迫正常肾组织形成的假包膜,此特征性表现有助于区分 NR 和 Wilms 瘤。形状上两者的鉴别:Wilms 瘤常为球状,而增生的肾源性残余常表现为椭圆状或扁豆状。MRI 或可有助于区分两者,但其有效性仍需大样本前瞻性研究来证实(Rohrschneider et al,1998;Hoffer,2005)。

肾母细胞瘤病是指同时存在的多个肾源性残

余,弥散性 PLNRs 的过度增长可产生一个厚的外皮,使肾体积增大,但仍保留其原来形状(图 34-8)。肾母细胞瘤的患儿易发展为 Wilms 瘤,且常为双侧病变。Perlman 及同事在回顾向 NWTSG 病理中心报道的 52 例弥散增生的 PLNRs 病例(Perlman et al,2005),23 例患者在中位 30 个月出现 Wilms 瘤,33 例诊断即开始行化疗的患儿中,仍有 17 例形成 Wilms 瘤(52%)。肾母细胞瘤病患儿在化疗后,间变类型的肾母细胞瘤的发生率升高。

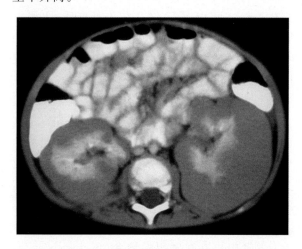

图 34-8　弥散性叶周型肾残余压迫肾组织

(八)术前评估和分期

超过 90% Wilms 瘤患儿因无痛性腹部包块被家长或医师无意中发现。相对于孩子而言,包块可能非常大,甚至不能确定来源于哪一侧。约 20% 患儿诊断时有血尿表现,25% 出现高血压。出现肉眼血尿需进一步评估,是否肿瘤侵犯到集合系统(Ritchey et al,2008),其他症状包括发热、厌食,10% 的患儿会出现体重减轻。少见因肿瘤破裂到腹腔或肿瘤内出血而出现急性腹痛,体格检查通常为患侧腹部触及不过中线的实性包块。

瘤体压迫或侵袭邻近组织时,可能导致非典型临床表现。仰卧位持续的精索静脉曲张或肝脏增大提示下腔静脉瘤栓引起梗阻;而动脉瘤栓则表现为高血压及充血性心力衰竭;在合并静脉或动脉瘤栓时,仅有不超过 10% 的患儿有上述表现(Ritchey et al,1988;Shamberger et al,2001)。在少数情况下,Wilms 瘤患儿的症状继发于肿瘤产生的生物活性物质(Coppes,1993)。血浆中肾素浓度的升高可引起高血压(Maas et al,2007),切除肿瘤后,该症状常很快消失。体格检查时,重要的是评估相关 Wilms 瘤综合征的体征,如无虹膜、偏身肥大及泌尿系畸形。

除非有活动性出血或肿瘤破裂的证据,否则肾母细胞瘤不需紧急手术。以腹部包块就诊的患儿,实验室检查应包括外周血细胞计数、肝功能及血清电解质,肾功能包括血尿素氮、肌酐及血清钙。因为有多达 8% 新诊断 Wilms 瘤的患儿中发现有获得性 Willebrand 病,因此应重视 Wilms 瘤凝血检查(Coppes,1993),包括凝血酶原时间(PT)及部分凝血活酶时间(PTT),这两项指标可能因获得性 Willebrand 病的存在而表现出正常数值的假象。因此,在围术期可通过使用去氨加压素(DDAVP)对该类情况加以纠正。

1. 影像学检查

Wilms 瘤通过术前影像学检查并不能获得明确诊断。儿童时期的肾实体瘤,包括肾细胞癌(RCC)存在一些相同的影像学特征(Miniati et al,2008;Smets,2010)。SIOP-9 的研究发现,在未经病理活检按 Wilms 瘤术前化疗的患儿中,有 5.4% 的患儿在瘤肾切除后病理诊断为非肾母细胞瘤的其他肾恶性肿瘤或良性病变(Tournade et al,2001)。英国儿童癌症研究组织(UKCCSG)发现,临床表现及影像学检查结果均与 Wilms 瘤相符的病例中,经病理活检后发现有 12% 的病例诊断为非 Wilms 瘤的疾病(Vujanic et al,2003)。其他的临床指标可为诊断提供一些线索,如果患有肾肿瘤的患儿同时伴随虹膜缺失、偏侧肥大或与肾母细胞瘤病相关的综合征,则应更倾向于 Wilms 瘤。双侧或多发肾肿瘤更提示为 Wilms 瘤,但肾淋巴瘤也表现为双侧或多发。新生儿期肾肿物常认为是先天性中胚层肾瘤(CMN),但一些预后良好型肾母或肾恶性横纹肌样瘤(MRTK),也可发生在低月龄婴儿期(Ritchey et al,1995;Leclair et al,2005)。肾来源的肿物通常在 CT 上表现明显,但可能被误认为肾母细胞瘤。

肿瘤破裂引起腹痛时可能会引起诊断错误,NWTS-3 报道约 2.5% 的患儿术前误诊为 Wilms 瘤(Ritchey et al,1992),这部分患儿往往术前缺少影像学检查,且术中并发症的概率升高。因此,强调术前影像检查了解肾实体瘤情况后制订出合理的手术方案,比明确病理类型更为重要。影像学检查的另一个重要作用是,一侧肾切除术前了解对侧肾功能是否良好。超声常被用于儿童的腹部包块的检查,可以提示肿物的囊实性。多项研究表明,多普勒超声尤其在诊断 Wilms 瘤合并静脉瘤栓(发病率约占 4%)中起到了重要辅助作用(Ritchey et al,1988;Shamberger et al,2001)。而通过 MRI 可明确诊断瘤栓是否进入下腔静脉(Schenk et al,2008)。最近 COG 认为,相比超声,CT 能够诊断出任何有临床意义的下腔静脉瘤栓(Khanna et al,2012)。

所有患儿术前均应行经口服或静脉注射造影剂的腹部及盆腔增强 CT,或行对比剂为钆的腹部及盆腔的增强 MRI。MRI 虽可避免辐射,但常需对幼儿进行镇静或麻醉。这些影像学检查可以明确病变的具体范围(图 34-9)(Hoffer,2005;Schenk et al,2008)。根据影像学检查,术者能够对肿瘤的肾外扩散情况进行评估,包括肿瘤与周围器官的关系,对侧肾是否有病变等,并以此制订手术方案。若术前多层螺旋 CT 或 MRI 证实对侧肾正常时,患侧肾切除时无须行对侧肾探查(Ritchey et al,2005)。

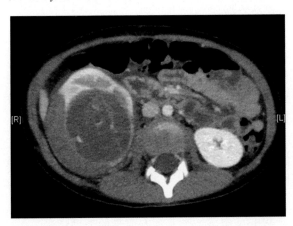

图 34-9　增强 CT 显示肾肿瘤破裂,肾周积血

然而,影像学检查对于肾肿瘤术前分期有待确定。COG 通过研究发现,CT 诊断术前肿瘤破裂特异性中度,但缺乏敏感度(Khanna et al,2013)。腹水常作为肿瘤破裂的强有力的支持,若术前影像学检查证实肿瘤突破肾被膜或累及邻近

淋巴结,有助术前肿瘤分期。局部肿瘤的负荷(如局部淋巴结阳性),决定了化疗方案的强度及术后是否需腹部放疗。在 CT 或 MRI 中,常发现肿大淋巴结,但儿童腹膜后增大的良性淋巴结十分常见。分析术中评估淋巴结与病理学结果发现(术前影像学检查),存在明显的假阳性率及假阴性率(Othersen et al,1990)。不该期望术前 CT 或 MRI 的检查比术中直视更准确,对术前评估 Wilms 瘤,正电子发射型计算机断层显像(PET-CT)检查不比传统检查方法有优势(Misch et al,2008)。肿瘤对肾外侵犯如肾周脂肪组织或周围邻近器官,术前影像学仍然有其局限性,因此,术中探查仍是必需的。

肺是 Wilms 瘤最常见的远处转移部位,术前应行胸部 CT 平扫或增强以明确是否存在肺部转移。仅由 CT 检查发现的肺部肿大淋巴结是否存在实际临床意义尚存在争议(Meisel et al,1999;Owens et al,2002;Grundy et al,2012;Smets et al,2012)。相较于胸片,胸部 CT 能更好地检测出病变,但并非所有病变都代表转移(Ehrlich et al,2006)。有报道表明,对于肺部转移的患儿给予长春新碱和放线菌素 D 化疗即可,不必加阿霉素化疗或肺部放疗(Grundy et al,2012;Smets et al,2012)。另有研究发现,若缺乏足够的加强治疗,肺转移复发的危险率会有所上升(Owens et al,2002)。

原发性肿瘤治疗后的影像学检测可以判断肿瘤的复发情况。COG 主张定期复查胸部 CT 及腹部 CT 或 MRI。然而,有些学者对这些检查能否对肿瘤复发进行早期发现,从而提高生存率的有效性有所质疑(McHugh and Roebuck,2014),有些患儿在影像学复查之前已出现了肿瘤复发的相关临床症状。定期复查 CT 时省略腹部的骨盆部位可减少患儿受到的放射线辐射,而不会影响肿瘤复发的监测(Kaste et al,2013)。

肾透明细胞瘤及肾细胞癌易发生骨转移(D'Angio et al,1993;Indol et al,2003)。病理明确诊断后,建议继行骨检查及骨扫描(Feusner et al,1990)。因透明细胞肉瘤和恶性横纹肌样瘤有颅脑转移的风险,因此患有 CCSK 或 RTK 的患儿都需行头颅 CT 或 MRI 检查(Weeks et al,1989;Indol et al,2003)。

2. 分期

肾母细胞瘤预后最重要的决定因素是组织病理学类型和分期。 准确的分期为治疗结果评估和比较提供了依据,COG 基于手术及组织病理学制定了分期系统(表 34-5)。通过对是否侵犯肾被膜,是否有肿瘤残存,是否侵犯周围血管和淋巴结等来确定肿瘤扩散范围。

表 34-5　COG 的 Wilms 瘤分期标准

分期	表现
Ⅰ	单侧肿瘤,局限于肾,能完全切除,肾包膜完整,肾切除中包膜无破裂,无肾窦侵犯,无肿瘤残留
Ⅱ	突破肾被膜但完整切除,肾窦或肾外血管有瘤栓或被肿瘤浸润
Ⅲ	非血源性转移局限于腹部、淋巴结受累,肿瘤溢出,腹膜表面种植,术后肉眼及镜下肿瘤残留,或肿瘤未完整切除
Ⅳ	血源性转移至肺、肝脏、骨、脑等器官
Ⅴ	双侧肾肿瘤

Ⅰ期肿瘤局限于肾,完整切除,然而肿瘤是否存在扩散缺乏足够的证据。肿瘤在肾窦累及血管或淋巴管是Ⅱ期肿瘤的首要表现(Weeks and Beckwith,1987)。肿瘤侵犯至肾外的第二个常见表现为穿透肾被膜,肾周脂肪组织中发现肿瘤细胞是肿瘤侵犯被膜的证据。由于肿瘤溢出会引起局部复发的危险性增高,因此任何程度的肿瘤溢出均归为Ⅲ期(Shamberger et al,1999;Ehrlich et al,2013)。NWTS-5 中,预后良好型的肾母细胞瘤不同分期所占比例为:Ⅰ期,24.9%;Ⅱ期,29.9%;Ⅲ期,30.6%;Ⅳ期,14.5%。患有间变性肿瘤的患儿相较于预后良好型肿瘤患儿,更易进展至Ⅲ期或Ⅳ期肿瘤(Dome et al,2006)。

3. 预后因素

随着对 Wilms 瘤患儿的治愈率逐渐增高,通过回顾性研究判断影响患儿预后的因素逐渐下降,传统的分期因素包括肿瘤大小、组织学类型、淋巴转移与否等用来预示肿瘤的进展或复发的危险性,但现在已不能被用于更细化地分层治疗 FH 患儿。临床肿瘤研究正在将生物学因素作为预测肿瘤行为分层治疗的依据。

(1)染色体异常:如前所述,20% 的 Wilms 瘤病例中存在 16q 和(或)1p 染色体缺失,这与肿瘤复发危险性增加有关(Grundy et al,1994,2005;Wittman et al,2007;Messahel et al,2009),与病理类型和分期对预后影响是相对独立的。NWTS-5 中,发现 16q 和(或)1p 染色体存在 LOH 的Ⅰ期或Ⅱ期 FH 患儿,其肿瘤复发率及死亡率均大于染色体缺乏 LOH 的患儿(Grundy et al,2005)。而对于Ⅲ期或Ⅳ期 FH 肿瘤患儿来说,只有当两染色体同时存在 LOH 时,其肿瘤复发率及死亡率才有所升高。COG 认为,发现 16q 和(或)1p 染色体存在 LOH 的患儿需要行强化治疗。

其他标记物也已被用作评估肿瘤复发的因素。端粒酶(是在 DNA 复制过程中补偿 DNA 丢失以维持染色体末端完整性的一种逆转录酶)已证实在多种肿瘤中是不利预后特征。一项涉及 291 例 Wilms 瘤患者的大样本研究证实了端粒酶 RNA 与肿瘤复发之间的相关性,且经过多变量分析证实其影响是独立于肿瘤分期的(Dome et al,2005)。另一些免疫组化标记物也被用作评估预后的指标,这些标记物大都在肿瘤胚芽中(Routh et al,2013;Ghanem et al,2013)。这些标记物需要在更多的患者中进行评估,以确定它们对风险分层的有效性。

(2)细胞因子:实体性肿瘤的生长依赖于由血管源性细胞因子所诱导的新生血管。血管内皮生长因子(VEGF)是一种血管源性细胞因子,在 Wilms 瘤的临床标本和实验研究中,被发现的数量和频率均有增加(Kayton et al,1999;Karth et al,2000)。在实验动物模型中发现,VEGF 阳性的肿瘤更易发生肺转移,抗 VEGF 疗法能够抑制鼠肿瘤细胞的生长,并预防肿瘤的转移(Rowe et al,2000;Frischer et al,2004)。抗血管生成疗法对 Wilms 瘤是一个非常有前景的辅助疗法。

(九)治疗

1. 外科治疗

对大多数肾母细胞瘤首选治疗方法为经腹腔根治性肾切除术,术中手术医师确定肿瘤切除范围。准确的肿瘤分期对术后是否需行放疗及制订合适的化疗方案至关重要。对腹腔探查是除外局部肿瘤复发、肝脏和淋巴结转移及腹膜表面种植所必需的。若术前 CT 或 MRI 显示对侧肾正常，则患侧肾切除前无必要行对侧肾探查(Ritchey et al,2005)。结扎肾蒂前应行肾静脉及下腔静脉触诊，以除外静脉内肿瘤瘤栓。在 Wilms 瘤病例中，约有 6% 的患儿肿瘤侵及下腔静脉，且 50% 的患儿没有临床症状(Ritchey et al,1988;Shamberger et al,2001)。如果肾上腺与肿瘤不紧密相邻，保留肾上腺不会增加肿瘤溢出及复发的危险率(Kieran et al,2013a)。对可疑淋巴结进行活检是确定局部肿瘤分期的一个重要环节，不建议行腹膜后淋巴结清扫(Othersen et al,1990;Shamberger et al,1999)，广泛的淋巴结清扫尤其是肾门以上部分切除会导致乳糜性腹水(Weiser et al,2003)。在对 NWTS-4 和 NWTS-5 的患儿的研究中发现，12.5% 的患儿术中未取淋巴结活检(Kieran et al,2012)。若术中取淋巴结标本超过 7 个，可提高淋巴结活检阳性率，但切除更多的淋巴结，无病生存率无改善。

进行 Wilms 瘤手术切除另一个任务，是在不污染手术野的情况下将肿瘤完整切除。为了避免术中肿瘤漏出，手术中处理肿瘤要轻柔。COG 研究表明，在行原发性瘤肾切除时，术中肿瘤漏出的发生率为 9.7%(Gow et al,2013)。多变量分析表明，肿瘤漏出常出现在右侧及较大的肿瘤。由于术中一旦肿瘤漏出，术后局部复发率会比没有漏出增加，因此术中尽量避免肿瘤漏出(Shamberger et al,1999)。Shamberger 和他的同事发现，肿瘤复发的因素包括肿瘤漏出、预后不良型、术中未能完整切除、术中未行淋巴结检查(Shamberger et al,1999)。本研究包括Ⅱ期、Ⅲ期肿瘤，其中Ⅱ期肿瘤的复发危险率最高。近期 COG 将所有肿瘤溢出患儿纳为Ⅲ期，对这些患儿进行回顾性研究表明，Ⅲ期肿瘤的复发的最大风险与淋巴结转移或肿瘤残余相关(Ehrlich et al,2013)。肿瘤溢出不是Ⅲ期影响预后的因素，这与术后此类患儿给予加强治疗有关。也有报道经腹腔镜行肾母细胞瘤瘤肾切除术，这些患儿常术前化疗使肿瘤体积缩小到可行的范围(Duarte et al,2009)。术前化疗后行开放性手术的经验表明，术前化疗可减少术中肿瘤漏出(Powis et al,2013)。虽然经术前化疗后行腹腔镜瘤肾切除术已有报道，但需进行更多的手术来确定腔镜是否会增加

肿瘤漏出、肿瘤残余及外科并发症的风险(Barber et al,2009)。

在小儿体内切除一个大的肾肿瘤会有并发症发生。NWTS4 报道，原发性瘤肾切除术后的术后并发症为 11%(Ritchey et al,1999)，最常见的并发症是出血和小肠梗阻(Ritchey et al,1992,1993a,1999)。与术后产生并发症增高的因素包括高肿瘤分期、肿瘤大小超过 10cm、术前诊断错误、胸腹联合切口、肿瘤侵袭腔静脉、肿瘤侵犯邻近器官同时切除，以及(同时)切除其他内脏器官。

术前化疗可使肿瘤缩小，减少手术并发症发生率。UKCCSG 比较直接行瘤肾切除术与术前化疗 6 周后再行手术(Powis et al,2013)发现，先化疗后手术组手术并发症明显低于直接行手术组(1%:5.8%);同时发现，直接手术组相较于先化疗后手术组，有更高的肿瘤破裂或溢出的发生率(14.6%:0)，这与近期 COG 报道的未行术前化疗直接手术术中肿瘤溢出发生率相似(Gow et al,2013)。

2. 联合组试验

NWTSG、COG、SIOP 和 UKCCSG 进行了大量随机临床试验，来确定不同治疗方案的可行性。根据患者分期和病理类型细化为不同的治疗组，这些试验的目的是在保持生存率无下降的前提下，减少大多数患者的治疗强度，预防远期并发症的发生。

(1)国际 Wilms 瘤研究组织(NWTSG)和儿童肿瘤协作组(COG):NWTS 成立于 1969 年，早期的 NWTSG、NWTS-1(1969—1973)和 NWTS-2(1974—1978)研究发现，VCR 和 AMD 联合化疗比单用任何一种药物都有效。DOX 的加入提高了Ⅲ期和Ⅳ期患者的生存率，Ⅰ期患者术后不需要放疗(D'Angioetal,1976,1981)。**早期试验的主要目的是寻找影响预后的因素，并按照这些影响因素把患者分为高危治疗组和低危治疗组。淋巴结检查呈阳性或术中肿瘤弥散溢出的患者术后腹腔转移的危险性明显增高，因此应归为Ⅲ期，术后需加放疗。另一主要的发现，是确认了一种影响生存率的预后不良型的病理组织学特征。**

NWTS-3(1979—1986)研究表明，Ⅰ期及Ⅱ期肿瘤患儿在经过 18 周的 AMD 和 VCR 联合化疗(且不应用放疗)后，疗效良好(D'Angio et al,

1989）。对于Ⅲ期 FH 患儿，辅以 VCR 和 AMD 及 DOX 联合化疗，10.8Gy 和 20 Gy 的腹部照射量放疗在预防肿瘤复发方面疗效相同。NWTS-4 (1987－1994)证实，对于Ⅱ～Ⅳ期 FH，化疗 6 个月和 15 个月相比，其治疗效果无显著差异(Green et al,1998)。NWTSG 曾评估过术后放疗在腹部复发及生存率的影响(Breslow et al,2006a;Kalapurakal et al,2010;Green et al,2014)。研究发现术中肿瘤溢出，术后仅 2～3 种药物联合化疗但未行放疗的患儿复发的危险率会显著增高。10 Gy 剂量的放疗对于术中肿瘤溢出患儿术后能够有效预防肿瘤复发，20Gy 则更是如此。虽然放疗确实降低了腹部复发的风险，但仅在Ⅱ期肿瘤溢出的患儿中，生存期(OS)有所增加，这是由于未行化疗患者的复发率较低。FH 肿瘤溢出的Ⅱ期患儿中总体复发率较低，因此需要权衡强化治疗带来的远期并发症与降低复发率的关系。行加强治疗为使其复发率降低的一个重要因素(Green et al,2014)。

NWTS-5(1995－2003)是一项单因素治疗试验，试验的主要目之一是确认染色体 16q 和 1p 的 LOH 在预测肿瘤复发和死亡的危险率增加的有效性(Grundy et al,2005)。另一个研究目的是评估 AHWT 方案的疗效。Ⅰ期间变型给予 AMD 及 VCR 治疗后 4 年无瘤生存率(EFS)仅为 69.5%(Dome et al,2006)。Ⅱ期至Ⅳ期弥散间变患儿中给予加强化疗后，亦未提高无瘤生存率。

在 NWTS-5 中小于年龄 2 岁、体重低于 550g 的Ⅰ期 FH 患者被定义为极低风险 Wilms 瘤 (VLRWT)，瘤肾切除后不辅以化疗。但因术后复发的数量超过研究设计极限时，这项研究被终止(Green et al,200la)。

最近完成的一项长期评估的队列研究，比较了类似的患儿术后辅以 AMD 及 VCR 化疗与否 (Shamberger et al,2010)，单纯手术组 5 年无病生存率为 84%，行术后化疗组为 97%，但两组的 5 年生存期无统计意义，分别为 98% 和 99% (P=0.70)。

对于 16% 的肿瘤复发，在强化治疗降低复发风险率和因强化治疗带来的潜在的远期并发症之间如何平衡至关重要。如前所述，COG 的研究者们希望通过生物学预后因素以选择无需行加强治疗的患儿。

NWTS-5 的所有 VLRWT 患儿中，将未行辅助化疗的患儿进行了 11p15 的 LOH 及 WT1 基因分析。LOH(已证实为 11p15 甲基化导致)及 WT1 突变和 VLRWT 复发明确相关(Perlman et al,2011)。

若这些结论在一个独立的群体中得到验证，它则可以作为一个从分子基因学角度规范临床试验的依据，而非简单地以患儿年龄、肿瘤大小来定义Ⅰ期 FH Wilms 瘤，以决定其是否需要辅助治疗。可以预想到，该试验的推行将可扩大仅行手术治疗的范围。

在复发 NWTS-5 中，采用统一的方法治疗肿瘤复发，复发的患儿根据生存期被分为不同的危险组(Spreafico et al,2009)。只行 VCR 和(或) AMD 的非间变性 Wilms 瘤患儿的生存率被认为是标准危险率，且生存率为 70%～80%(Green et al,2007)。行 3～4 种化疗药物治疗的非间变性 Wilms 瘤患儿的生存率被认为有高危险率，且生存率为 40%～50%(Malagolowkin et al,2008)。极高危险率组包括间变性复发及胚芽型 Wilms 瘤，生存率为 10% 以下(Reinhard et al,2008)。

第一代的 COG 研究(2006－2013)根据复发风险(极低，低，标准，高)将患儿进行分组，COG 再次验证了对小于 2 岁、体重低于 550g 的Ⅰ期 FH 患者只行手术治疗的疗效。

Ⅰ期或Ⅱ期 FH 患者和Ⅰ期 1p 与 16q 存在 LOH 的患者行 VCR、AMD 和 DOX 化疗，而不采用放疗;Ⅲ期 FH 且 1p 和 16q 不含的 LOH 患者接受 AMD、VCR、DOX 和肋胁部或腹腔放射治疗。COG 评估了一种基于反应的治疗肺部转移的方法，在化疗 6 周后行胸部 CT 明确肺部病变的患儿，继续行 VCR、AMD 和 DOX 化疗。而化疗 6 周后行胸部 CT 肺部病变无变化，给予加强化疗及肺部放疗。Ⅰ期至Ⅲ期局限性 AHWT 及Ⅰ期扩散性 AHWT 患儿，行 VCR、AMD 和 DOX 化疗及腹部放疗。Ⅱ期、Ⅲ期或Ⅳ期(无显著病变)扩散性 AHWT 患儿及Ⅳ期局限性 AHWT 患儿，Ⅳ期透明细胞瘤或Ⅰ至Ⅲ期恶性横纹肌样瘤患儿，均应用新型化疗方式，以尝试延长生存期。除保留肾的肿瘤切除术外(见后文)，所有 COG 的研究均不对患儿开放。

Wilms 瘤偶尔也在成人中发生，早期的报道表明，成人 Wilms 瘤患者预后差，并且需要更强化的治疗(Byrd et al,1982,Arrigo et al,1990)。最近的报道,成人预后良好型肾母细胞瘤比以前报道的生存率有所提高(Kalapurakal et al,2004a;Reinhard et al,2004a;Ali et al,2012),建议成人患者根据适当分期来制订联合治疗方案。

(2)国际儿童肿瘤研究组织(SIOP):SIOP 进行的随机临床试验中,术前化疗通常能使肿瘤缩小(图 34-10),继而减少了术中肿瘤破裂或溢出的危险性(Lemerle et al,1976)。大部分患儿经术前化疗出现化疗后Ⅰ期肿瘤,就降低与治疗有关的并发症而言,特别是对于放疗后的远期并发症,术前化疗被认为有显著优势。

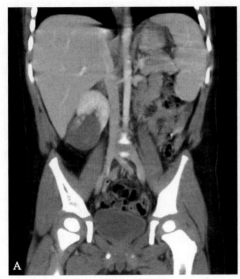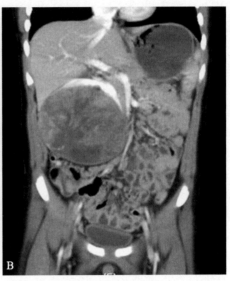

图 34-10　A. 化疗前 CT 显示肾肿瘤;B. 经术前化疗,肿瘤明显缩小

早期 SIOP 研究评估了术前放疗疗效(Lemerle et al,1976)。SIOP-5(1976—1980)研究发现,术前用 4 周的 VCR 和 AMD 与术前放疗在避免术中肿瘤破裂和增加低级别肿瘤分期患儿的比例方面,相比无差异(Lemele et al,1983)。SIOP-6(1980—1987)发现,化疗后Ⅰ期肿瘤的患儿术后经过 18 周的 VCR 和 AMD 化疗,是安全有效的(Tournade et al,1993),然而化疗后表现为Ⅱ期或淋巴结检查呈阴性的患儿,如果术后不辅以放疗,腹部复发率增高(Tournade et al,1993),随后加入蒽环霉素治疗这类患儿。SIOP-6 证实了对于化疗后表现为Ⅱ期且淋巴结阳性和Ⅲ期患者用 3 种药物联合化疗方案的必要性。SIOP-9(1987—1993)证实,表柔比星对未行放疗的淋巴结阴性的Ⅱ期肿瘤降低肿瘤复发率有效(Tournade et al,2001)。研究同时表明,对于Ⅰ~Ⅲ期患儿通过对 VCR 和 AMD 治疗 4 周和 8 周相比,两者在肿瘤分期上的进展和肿瘤体积缩小上无明显差异,肿瘤的体积减小主要发生在化疗的前 4 周。放疗仅用于Ⅱ期淋巴结呈阳性或Ⅲ期患者,

18% 的患者接受了放疗(Graf et al,2000)。59 例Ⅰ~Ⅳ期肿瘤患者在化疗后有完全的肿瘤坏死,并且其中 98% 的儿童 5 年内都没有复发迹象(Boccon-Gibod et al,2000)。

SIOP93-01(1993—2001)评估了术后减少治疗在Ⅰ期中危和间变性 Wilms 瘤患者的作用(de Kraker et al,2004;Reinhard et al,2004b;Graf et al,2012),患儿被随机分为接受 4 周或 18 周的 AMD 和 VCR 的术后化疗方案,接受 4 周或 18 周化疗后,患儿的两年无病生存率分别为 91.4% 及 88.8%,显示缩短术后治疗时间可以维持原生存率。Ⅱ期或Ⅲ期低危或中危患儿术前 AMD 和 VCR 化疗 4 周,术后由 AMD、VCR,表柔比星/DOX 构成化疗 27 周,Ⅲ期应用肋肋或全腹部放疗,平均随访 8 年,5 年无病生存率为 90%,以及总体生存率为 95%。病理组织学为胚芽型的患儿预后差,5 年无病生存率为 62%;胚芽型肿瘤患儿只占肿瘤患儿总数的 10%,但占复发或死亡总数的 1/3。另一个重要的影响预后因素,为肿瘤体积和Ⅲ期肿瘤。SIOP 2001 年研究了Ⅱ期或Ⅲ

期病理组织学中危型的 Wilms 瘤能否在不应用蒽环霉素等情况下被有效治疗，SIOP 93-01 表明，当术前化疗后肾窦和（或）肾周组织无肿瘤时不会影响总生存率（Vujanic et al,2009）。总结从 2001－2009 年间随机选取的总共 583 例患儿（Pritchard-Jones et al,2011）得出结论：对Ⅱ期及Ⅲ期中危型 Wilms 瘤来说，术后不用 DOX 化疗，未发现对患儿的不利影响。因此，SIOP 建议仅行 VCR 及 AMD 化疗，而不是包含有 DOX 的三联疗法，这将显著减少患儿使用这种心脏毒性药物。

（3）英国儿童癌症研究组织（UKCCSG）：UKCCSG 做了一些术前化疗的研究，但与 SIOP 不同，化疗前均取活检（Pritchard et al,1995；Mitchell et al,2000；Pritchard-Jones et al,2003），仅依靠影像检查，约 1％ 良性肿瘤被误认为是 Wilms 瘤，活检能避免对这些良性肿瘤进行化疗（Tournade et al,2001）。化疗前活检的另一个原因，是避免对患有非 Wilms 瘤但需要更强化疗方案治疗的患者进行不正确的化疗（Vujanic et al,2003）。UKW3 研究发现，12％ 的非 Wilms 瘤患者在影像学上有与 Wilms 瘤相同表现，UKW1 和 UKW2 研究评估Ⅰ期 FH 肿瘤患者单用 VCR 化疗的效果（Pritchard et al,1995；Mitchell et al,2000），发现单用药物的总生存率为 96％，与两种药物联合化疗总生存率相当，但年龄大于 4 岁被认为是一个预后不良的因素（Pritchard-Jones et al,2003）。

UKW3 随机将患儿分成直接外科手术组和行术前 6 周化疗的延期手术组（Mitchell et al,2006），两组的无病生存率和总生存率基本相同，20％ 的存活患儿因术前明确的肿瘤分期而避免了 DOX 或放疗。研究者（如 SIOP 等）认为，所有非转移性 Wilms 瘤应在肿瘤切除术前行化疗。

3. 术前化疗（儿童肿瘤协作组推荐方案）

在 COG 肾肿瘤治疗策略中，治疗方案是依据肾切除的外科手术情况和病理分期来决定的。在一些情况下推荐术前化疗，其中包括计划行保留肾单位手术的患儿（Blute et al,1987）、外科无法手术切除肿瘤的患儿（Ritchey et al,1994）、存在延伸至肝静脉以上的腔静脉瘤栓的肾母细胞瘤患儿（Ritchey et al,1993b；Shamberger et al,

2001；Szavay et al,2004）。如果进行瘤肾切除术，后两种情况手术并发症的风险会增加（Ritchey et al,1992）。

（1）不能手术的肿瘤：外科手术必须确定肿瘤是不可能被切除的，这项决定不能只依赖于术前影像学检查，因为影像学检查会过高估计局部肿瘤的侵犯。如前所述，并不是所有儿童的肾肿物都是肾母细胞瘤（Vujanic et al,2003；Reinhard et al,2004b）。如果发现肿瘤是不可切除的，术前化疗多数情况下能够使肿瘤缩小，并使其可切除（Ritchey et al,1994；Grundy et al,2004）。仅仅进行影像学评估并在肾切除术前接受化疗的患者有可能出现分期被低估的情况（Tournade et al,1993）。当患儿被认为有不能手术切除的肿瘤，患儿应归为Ⅲ期，并接受相应的治疗（Ritchey et al,1994）。

SIOP 的经验表明，在进行 6 周的术前化疗后进行影像学评估，48％ 的肿瘤体积缩小发生在治疗的前 4 周，肿瘤的缩小会持续到 8 周（62％）（Tournade et al,2001）。在肿瘤体积缩小到一定程度后，通常可以完整切除肿瘤。就组织学改变而言，好的病理分期通常有好的临床效果（Zuppan et al,1991；Weirich et al,2001），反之不然。术前化疗后组织亚型与原发肾切除病理分布不同，原因是化疗后肿瘤病理发生分化，多见以间叶型和上皮为主的肿瘤。这些组织学亚型可表现出对治疗的不敏感，但如果肿瘤完整切除预后往往良好。病变进展的患者预后较差，这些患者需要采用更高强度的化疗方案进行治疗（Ritchey et al,1994；Ora et al,2007）。

（2）双侧肾母细胞瘤：同时发生的双侧肾母细胞瘤占儿童肾母细胞瘤的 5％～7％（Blute et al,1987；Coppes et al,1989；Montgomery et al,1991）。双侧肾母细胞瘤的患儿不应直接行瘤肾切除术，应首先行以肿瘤缩小和行保留肾手术为目的术前化疗（Blute et al,1987；Coppes et al,1989；Kumar et al,1998；Hamilton et al,2011）。保留肾组织对于减少肾功能衰竭的发生非常重要，进行治疗的双侧肾母细胞瘤的患儿，发病 15 年后肾衰发生率可达 15％（Ritchey et al,1996；Breslow et al,2005）。在首次单侧肾切除术后，因对侧肾已存在的肿瘤或复发肿瘤需行对侧肾肿瘤切除术,是肾功能衰竭最常见的原因。如果严格遵循了治疗策略,并且手术是由保留肾手术经验丰富的外科医师实施,那么肾单位切除是完全可以避免的(Davidoff et al,2008;Fuchs et al,2011)。

目前,COG 方案建议双侧肾母细胞瘤患者应进行 6 周的术前化疗。如果影像学评估与肾母细胞瘤特点一致则不需要活检,6 周后通过 CT 或 MRI 评估化疗效果,以明确肿瘤体积缩小情况和行肿瘤部分切除的可行性。然而,不能根据影像学化疗后肿瘤体积的变化来预测肿瘤的组织学情况(Weirich et al,2001;Olsen et al,2004)。

对术前化疗不敏感的肿瘤,需要行双侧开放

活检以明确组织病理。建议采用开放活检是因为在评估间变性时开放活检比经皮穿刺活检更准确;而建议双侧活检是因为 83% 的双侧肾母细胞瘤儿童两肾肿瘤组织类型并不一致(Hamilton et al,2006)。**术前化疗肿瘤体积未减少,可能是因为肿瘤分化的结果**(图 34-11)(Weirich et al,2001;Anderson et al,2002;Shamberger et al,2006)。分化型肿瘤对治疗的临床反应不敏感,但如果肿瘤能够完全切除则预后良好。如果保留肾手术仍不可行,可根据活检结果追加化疗,但术前化疗不要超过 12 周,12 周后继续治疗减轻肿瘤负荷的可能性大大下降。

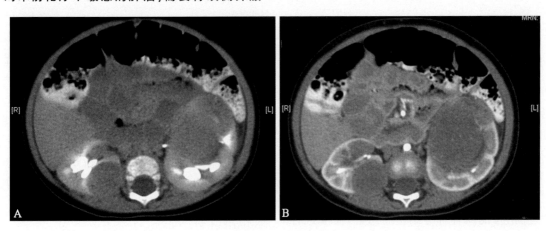

图 34-11　化疗的双侧肿瘤患者。A. 化疗前的 CT 检查。B. 化疗 12 周后的 CT 检查,显示肿瘤的大小缩小很少。行双侧肾部分切除术,病理显示为成熟的肿瘤成分伴横纹肌样细胞分化

在第二次手术中也行部分肾切除或肿瘤的楔形切除,这仅适用于在肿瘤完全被切除且边缘没被侵犯和一侧或双侧肾有部分功能的情况。肿瘤负荷低的肾应优先手术,单纯肿瘤切除可以考虑代替常规的部分肾切除,当切除肾组织的边缘会损害到肾的血管供应时,单纯肿瘤切除通常是大型中央位置肿瘤所需要的(Cozzi et al,1996;Horwitz et al,1996)。值得关注的是,肿瘤剜除术可能会导致手术边缘肿瘤残留阳性,对于预后良好型肿瘤,辅助化疗仍可取得良好的结果(Cozzi et al,1996;Horwitz et al,1996;Davidoff et al,2008)。但是如果切除标本中存在间变性,则阳性肿瘤切缘将对生存率产生不利影响,需要另行手术切除。即使在初次化疗后双肾仍有较大的肿瘤残留,仍有很大比例的患儿可以成功地通过保留

肾的手术进行治疗(Davidoff et al,2008)。通常情况下,因肿瘤压迫容易低估可以挽救的肾实质的体积,因此,所有双侧肾母细胞瘤的患者都应考虑行保留肾单位的手术(图 34-12)。切除位于肾中央较大的肿瘤,存在切缘肿瘤残留的可能性。Kieran 和他的同事报道了 21 例接受保留肾单位手术的双侧肾母细胞瘤患者,手术边缘阳性率为 23%(Kieran et al,2013b),报道没有显示增加局部复发的风险,但所有患者都接受了 10.5Gy 的双侧放疗。

伴有广泛的肿瘤累及的肾可能需要行根治性肾切除术。当肿瘤对化疗和放疗不敏感时,很少情况下需要行双侧肾切除术后透析,这也是双侧肾母细胞瘤患者肾衰竭最常见的原因(Ritchey et al,1996)。幸运的是,在对化疗进行部分改进后,

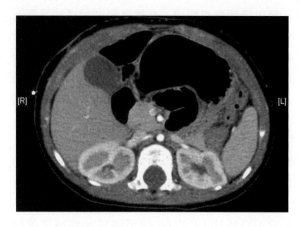

图 34-12 患者术后影像与图 34-11 相比,双侧肿瘤切除后肾体积接近正常

仍可以对无肾患者进行化疗(Fusner et al,2008)。在成功完成肾母细胞瘤治疗和肾移植手术之间的间隔时间尚无定论(Penn,1979;Kist-van Holthe et al,2005),一些人提倡需要有 2 年的等待期以确保患者不发生转移;另一些人认为 1 年时间间隔已经足够(Gregoriev et al,2012)。

行保留肾手术后发生肾功能衰竭的患者,应在肾移植前切除残余的肾组织,以防止肿瘤在肾移植免疫抑制治疗后复发(Kubiak et al,2004)。所有接受治疗的双肾肾母细胞瘤患者,需要进行密切的定期长期随访。SIOP 研究发现,双侧肾肿瘤患者曾出现治疗后超过 4 年以上的新的复发,因此推荐进行定期长期随访(Coppes et al,1989)。这些患者还应经常评估肾功能、尿蛋白和血压等指标。

(3)单侧肿瘤的部分肾切除术:一些中心评估了对患有单侧肾肿瘤患儿保留肾实质手术的治疗作用(McLorie et al,1991;Cozzi et al,1996;Moorman Voestermans et al,1998;Haecker et al,2003;Linni et al,2003;Zani et al,2005),这种方法的首要目的是担心单侧肾切除后晚期发生肾衰竭。然而,一组对治疗后 20 年肿瘤患者的研究显示,大多数单侧的肾母细胞瘤肾切除术后肾衰竭的发生率较低,为 0.6%(Breslow et al,2005;Lange et al,2011),但存在泌尿生殖系统异常、DDS 和 WAGR 的患者,肾衰竭的风险更高。如前所述,这是正常肾发育所必需的基因 WT1 突变的结果。综合征患者在筛查中更有可能发现较小

的肿瘤,这些肿瘤适合行保留肾的肿瘤切除手术(Romao et al,2012)。

大多数肾母细胞瘤在诊断时已经很大,以致不能进行肾部分切除术。经过术前化疗,10%～15%的患者可以行部分肾切除术。偶尔有一些肾母细胞瘤的患儿一开始诊断时肿瘤很小,可以行部分肾切除术,例如在筛查 Beckwith-Wiedemann 综合征和无虹膜症时发现的肿瘤(见图 34-6)。如前所述,接受额外治疗以防止局部复发的患者在化疗后的疾病分期方面常存在疑惑。另一个疑惑是,肾部分切除术后局部复发的风险可能增加(Horwitz et al,1996;Haecker et al,2003);有腹腔内复发的患者存活率明显降低(Shamberger et al,1999)。

COG 正在为已知有患双侧肾肿瘤风险或肾功能衰竭高风险的单侧肾母细胞瘤患者实施一种保留肾的治疗方案,这些患者接受严格的手术治疗,以减少残余疾病的风险(Cozzi et al,2004)。肾病变应完全切除并且切缘应至正常的肾实质,如果肿瘤不是在 I 期切除,患者就不应该进行肾部分切除。化疗后出现高危组织学征象的患者,如间变型或化疗后持续胚芽为主型肿瘤,应进行全肾切除,因为这些肿瘤对化疗具有耐药性(Reinhard et al,2008)。

(十)治疗的晚期效应

许多器官系统都会受到抗癌治疗后遗症的影响,临床医师必须意识到这些孩子长大后可能会面临的疾病。通过两项大型研究,我们了解了肾母细胞瘤幸存者的远期治疗效应。儿童癌症幸存者研究(CCSS)对 1970—1986 年诊断的 20 346 例儿童癌症幸存者进行了回顾性研究,CCSS 报道指出,在治疗完成 25 年后 Wilms 肿瘤存活者的所有慢性健康问题的累计发病率达 65%(Termuhlen et al,2011);严重(3 级或 4 级)慢性健康问题的累计发病率为 24%(Termuhlen et al,2011)。NWTSG 晚期效应研究纳入了 NWTS-1 到 NWTS-5 治疗的患者,NWTSG 晚期效应研究显示,尽管对肿瘤的治疗随着时间的推移有了很大的改进,在最初诊断后的多年里,肿瘤幸存者的死亡风险仍然高于一般人群(Cotton et al,2009)。

1. 生殖与妊娠

性腺放射治疗能导致男性患儿性腺功能减退

和暂时性无精症（Kinsella et al,1989），损伤的严重程度与辐射剂量有关。睾丸间质细胞比胚芽基细胞具有更强的耐辐射性，但较高剂量辐射可造成其损伤，导致睾酮分泌不足、性发育迟缓，化疗药物也会影响睾丸功能（Mustieles et al,1995）。盆腔照射和暴露于烷基化药是女性肾母细胞瘤患者卵巢衰竭和提前绝经的危险因素（Green et al,2009），在接受全腹放疗的女性患者中，很少有怀孕的报道（Green et al,2010）。NWTSG 广泛评估了妊娠并发症，接受放疗的女性患者的后代出现低体重、早产儿和先天畸形的概率增高。包括了骨盆放疗和剂量超过 20 Gy 的方案，均会增加女性患者流产的风险（Kalapurakal et al,2004b）。

2. 继发性恶性肿瘤

在治疗的肾母细胞瘤的儿童中，再次发生恶性肿瘤的概率增加，诊断后 10 年有 1％ 的累计发病率，并且此后发病率有增高趋势（Breslow et al,1988b；Taylor et al,2008；Breslow et al,2010）。最大的危险因素之一是放疗，大多数肿瘤发生在放疗的区域内（Breslow et al,1988b；Bassal et al,2006；Taylor et al,2008）。白血病发病率在肾母细胞瘤治疗后的前 5 年最高；患者的实体肿瘤的发病率从 15 岁到 40 岁增加了 5 倍。

3. 心脏效应

深入研究肾母细胞瘤存活者的心脏毒性效应。对 NWTS-1、NWTS-2、NWTS-3 和 NWTS-4 的患者进行评估发现，将阿霉素纳入首选化疗方案的药物的治疗患者中，充血性心力衰竭的发生率为 4.4％（Green et al,2001b）。接受全肺或左侧胸部放射治疗的患者，该风险也会增加。值得注意的是，只有一例充血性心力衰竭患者的累计剂量低于 150 mg/m^2，他应用的是北美治疗方案。但是，研究并未对亚临床心脏毒性进行评估，可能随着随访时间的延长现行方案的不良作用会凸显。

三、其他肾肿瘤

（一）肾透明细胞肉瘤（CCSK）

NWTSG 报道，CCSK 占肾肿瘤的 3％。肿瘤名字源于大多数细胞内存在透明的细胞质（Schmidt and Beckwith,1995）。**肿瘤处于低度期、确诊年龄小、DOX 的治疗和无肿瘤坏死是生**存率高的重要预后指标（Argani et al,2000）。**加入 DOX 治疗，提高了患者总生存率和无复发生存率**（D'Angio et al,1989；Argani et al,2000；Seibel et al,2004）。Ⅰ期肿瘤患者（使用当前无肾窦侵犯的标准）有 98％ 的生存率。与间变性肾母细胞瘤不同，即使 Ⅰ 期 CCSK 患者复发率也很高，也需要术后放疗。对 CCSK 患者的长期随访非常必要，因为 30％ 的复发发生在诊断后 3 年以后，甚至 10 年后也有复发。与肾母细胞瘤不同，CCSK 可以发生骨和脑的转移。双侧 CCSK 患者目前还没有报道，也没有与肾母细胞瘤相关的先天性畸形的报道，如先天性虹膜缺如或偏侧肥大症。NWTS-5 对 CCSK 患者采用 VCR、DOX、环磷酰胺和依托泊苷的联合治疗，以提高高危组的生存率。然而 NWTS-5 与 NWTS-4 治疗 CCSK 患者效果相似（5 年无复发生存率和 OS 分别为 79％ 和 89％）（Seibel et al,2006）。肿瘤分期和肿瘤预后高度相关，在 NWTS-5 分期的 Ⅰ 期、Ⅱ 期、Ⅲ 期和 Ⅳ 期的 5 年无复发生存率分别为 100％、87％、74％ 和 36％。SIOP 也发布了类似的结果（Furtwangler et al,2013）。

（二）肾横纹肌样瘤（RTK）

RTK 是侵袭性最强和致死性最高的儿童肾肿瘤，占肾肿瘤的 2％。RTK 和 CCSK 均可发生在肾和肾外区域，提示其可能来源于非器官特异性的间充质细胞。这些肿瘤的特征是染色体 22q11.2 丧失了 SMARCB1、INI1、SNF5、BAF47 基因的功能（Biegel et al,1999），在肿瘤抑制基因 SMARCB1 的两个等位基因失活后肿瘤发生。研究发现，在 1/3 的患者中存在 SMARCB1 基因的改变（Eaton et al,2011）。在 RTK 中证实，存在 INI1 基因的种系突变。因为 RTK 通常预后差，所对 INI1 基因的生成物进行染色对诊断有所帮助（Hoot et al,2004）。**典型的临床特征包括诊断年龄小（中位年龄低于 16 个月）、就诊处于晚期、对化疗不敏感和高死亡率**（Amar et al,2001；Tomlinson et al,2005）。诊断年龄小是一个不利的预后因素，RTK 可根据是否存在脑转移鉴别（D'Angio et al,1993）。

（三）先天性中胚叶肾瘤（CMN）

CMN 是婴儿中最常见的肾肿瘤，平均诊断年龄为 3.5 个月（Howell et al,1982；van den

Heuvel-Eibrink et al,2008);也是产前超声诊断的最常见的肾肿瘤(Leclair et al,2005)。肉眼检查发现 CMN 是一种非常坚硬的肿瘤,切面有呈淡黄色的小梁,与平滑肌肉瘤类似。CMN 分为经典型、细胞型和混合型(兼有经典型和细胞型特点)三种组织学亚型,经典型 CMN 由梭状细胞构成,类似于婴儿纤维瘤病;细胞型 CMN 变异成坚固的片状生长类型,有丝分裂增多,在组织学上与先天性纤维瘤一致(Beckwith,1986;Joshi et al,1986;Gormley et al,1989)。这两种肿瘤都有类似的染色体易位,位于 12p13 的 ETV 6(TEL)基因与位于 15q25 神经营养因子-3 受体基因(NTRK-3 基因)融合(Argani et al,1998)。在 CMN 中,肿瘤的诱导被推测发生在多能的再生芽基主要为间质源性时(Snyder et al,1981;Tomlinson et al,1992),CMN 不表达 WT1 基因(Tomlinson et al,1992)。

CMN 最重要特点是单纯的手术根治通常能取得良好的效果(Howell et al,1982),肿瘤可侵入肾门或肾周软组织,因此完整的手术切除非常重要(Beckwith,1986)。肿瘤可出现局部复发和远处转移,尤其是细胞型 CMN(Joshi et al,1986;Gormley et al,1989;Fitchey et al,2003)。诊断时未满 3 个月的儿童其复发的可能性很小,但据报道在一小部分婴儿患儿中发现存在转移(Heidelberger et al,1993)。化疗和放射治疗不常规推荐使用(Howell et al,1982),然而,对于不能完整切除的细胞型 CMN 患儿需予以辅助治疗(Gormley et al,1989)。一些报道证实,不能手术和肿瘤复发的患者对化疗都很敏感(Loeb et al,2002;McCahon et al,2003)。

(四)孤立的多房囊肿和囊性分化不良性肾母细胞瘤

孤立性多房性囊肿或多房性囊性肾瘤是一种少见的良性肾肿瘤。50% 的多房囊肿发生在幼儿,男孩居多;第二个发病高峰是在年轻的成年女性(Eble and Bonsib,1998;Luithle et al,2007)。尽管多房囊性肾瘤的大多数发生在单侧,但也有罕见的双侧病例报道(Ferrer and McKenna,1994)。肿瘤的肉眼表现是其最显著的辨别特征;切面显示肿瘤由大小不同的囊组成,囊包裹的多房性肿瘤压迫周围肾实质。这种肿瘤可通过在其囊壁间隔中只存在成熟细胞类别来鉴别。多房性肾瘤的治疗采用肾切除术,但不完整的部分肾切除术后可有复发。如果行部分肾切除术,那么需用冰冻切片来排除囊性分化不良性肾母细胞瘤。

文献报道的另一个具有类似特征的实体瘤是囊性分化不良性肾母细胞瘤(CPDN),这种病变大部分发生于 2 岁前(Joshi and Beckwith,1989;Blakely et al,2003;Luithle et al,2007)。Eble 和 Bonsib 建议将多房囊性肾瘤和囊性分化不良性肾母细胞瘤视为同一肿瘤(Eble and Bonsib,1998)。组织学显示,胚基细胞或 NR 在两种肿瘤的间隔中都存在。手术对几乎所有患者都有效,肿瘤复发是手术切除不完整所导致(Eble and Bonsib,1998;Blakely et al,2003)。回顾观察 NWTSG 报道的 21 例囊性分化不良性肾母细胞瘤患儿发现,这些患者存活率为 100%,8 例行单纯手术治疗(Blakely et al,2003),13 例患者接受术后化疗,包括 2 例为 Ⅱ 期的患者。

(五)后肾性纤维瘤

另一种具有典型基质特征、类似于 CMN 的肿瘤为后肾性腺纤维瘤(Arroyo et al,2000)。这种肿瘤的上皮细胞成分在静止的后肾腺瘤和肾母细胞瘤中都存在。其他病变部分在形态学上与乳头状肾细胞癌一致,这种不常见的实体瘤被认为起源于 ILNR(Arroyo et al,2000)。后肾性腺纤维瘤具有混合性肾母细胞瘤成分,发病年龄低(平均年龄为 12 个月),类似于另一种在 DDS 和先天性虹膜缺失患者中存在的 ILNR 型肾母细胞瘤。采用了和肾母细胞瘤一样的化疗的患者于肾切除后肿瘤无复发。

(六)肾细胞癌

肾细胞癌是 10—20 岁最常见的肾恶性肿瘤,只有 5% 的肾细胞癌发生于儿童(Hartman et al,1982;Broecker,1991)。腹部的包块最常见,血尿症状比肾母细胞瘤常见(Broecker,1991)。影像学检查无法将肾细胞癌与其他肾实体瘤相鉴别,在儿童期乳头状肾细胞癌发生率比较高(Renshaw et al,1999;Selle et al.2006)。这些肿瘤典型见于青少年或年轻成人中,在遗传学上独有的特征为有染色体易位,包括在 TFE 基因中一个共同的断裂点,位于 Xp11.2 上(Bruder et al,2004)。这些肿瘤与成人肾细胞癌不同在于其在免疫反应性方面有上皮细胞标志物的减少或缺失。另一种儿童中常见的肾细胞癌类型为肾髓样癌，常见于患有镰状红细胞血红蛋白病的患者中（Swartz et al，2002）。平均诊断年龄为 13 岁，但也可见于更小的患儿中，是一种高致死性肿瘤。

　　完整的肿瘤切除是对肾细胞癌的疗效最重要的决定因素。Raney 和他的合作者们在 1983 年发现所有处于 I 期的患儿都存活了下来，其他学者报道 I、II 期患者有 64％～80％的生存率（Dehner et al，1970；Castellanos et al，1974；Raney et al，1983；Aronson et al，1996）。诊断时年龄小是预后良好的因素之一（Raney et al，1983），与成人肾细胞肿瘤不同，局部淋巴结受累并不预示预后不良（Geller and Dome，2004）。尽管有辅助治疗的成功病例报道，但是与成人肾细胞癌类似，这些肿瘤对放疗与化疗均不敏感（Chowdhury et al，2013）。

（七）血管平滑肌脂肪瘤

　　肾血管平滑肌脂肪瘤是一种出现于儿童的罕见的错构瘤，它的发病与结节硬化症（TSC）有明显的联系，并在 TSC 患者中常表现为双侧发病（Blute et al，1988；Ewalt et al，1998）。TSC 的肾病变包括血管平滑肌脂肪瘤、单一囊肿、多发性肾囊肿和肾细胞癌。接近 80％ TSC 患者有血管平滑肌脂肪瘤（Ewalt et al，1998），有 30％的 TSC 患者出现肾囊肿。研究发现，85％的 TSC 患者 9 号染色体（TSC1）和 16 号染色体（TSC2）的两个基因中至少一个存在突变（Crino et al，2006）。如果假设这两种基因为肿瘤抑制基因，那么这些患者中所见的渐进肾损害的过程，就能通过 TSC1 和 TSC2 的 LOH 来解释（Henske，2004）。

　　随着年龄增长，血管平滑肌脂肪瘤发病率增高。Ewalt 和他的合作者们报道了 60 例进行超声监测的 TSC 患者，超声出现异常的平均年龄为 7.2 岁（Ewalt et al，1998）。其中 45 例患有血管平滑肌脂肪瘤。在 28 例患儿中观察到病变有增长，并且女性患者的病变范围有可能更大。直径大于 4 cm 肿瘤都发生于青春期后，青春期后需每年进行超声检查。**病变正在扩展（图 34-13）的患儿可在他们出现出血症状之前行栓塞或肾部分切除治疗**（Lee et al，1998；Williams et al，2006）。**肿瘤直径大于 4 cm 的患者出现严重出血症状的风险增加**（Blute et al，1988；Dickinson et al，1998；Steiner et al，1993）。有些病变是乏脂肪

的，因此和其他肿瘤在影像上相鉴别困难，比如肾细胞癌（Hindman et al，2012）。某些情况下，在治疗之前需要进行活检以明确血管平滑肌脂肪瘤的诊断。因为存在多个、双侧肾损害和有发展成为新病变的危险，所以 TSC 患者推荐采用保留肾单位的手术。

要点：肾肿瘤

- 研究发现，在虹膜缺失症和肾母细胞瘤患儿的染色体 11p 上，*WT1* 基因存在缺失。*WT1* 基因突变发生在 DDS 中。
- 所有肾母细胞瘤患者均应行腹部 CT 或 MRI 检查。术前影像学检查显示对侧肾正常时，行单侧肾切除时不需常规探查对侧肾。
- 推荐将序贯的肾超声检查用于有高风险发生肾母细胞瘤的儿童。多数研究表明，适合的筛查时间为每 3～4 个月。建议在肾母细胞瘤发病率大于 5％的情况下进行筛查。
- 肾母细胞瘤破裂局部的复发率会增加，这种情况应归为肿瘤Ⅲ期，局部复发的患者 2 年生存率为 43％。
- 双侧肾母细胞瘤患者应行术前化疗，可以使更多的患儿行保留肾手术，从而降低术后肾功能衰竭的风险。
- 先天性中胚叶肾瘤是婴儿最常见的肾肿瘤。
- 青少年乳头状肾癌发病率较高。它具有独特的染色体易位，其涉及 XP11.2 的 TFE 基因的共同断裂点。
- 多达 80％的 TSC 患者会出现血管平滑肌脂肪瘤。mTOR 抑制药已被证实是减少 TSC 相关血管平滑肌脂肪瘤新的治疗方法。

　　西罗莫司（mTOR）抑制药作为一种新的治疗手段可以减少 TSC 相关的血管平滑肌脂肪瘤，是治疗 TSC 潜在病因的第一个系统性治疗方法（比如，针对 mTOR 非调节性活性）。TSC 患者的 TSC1 或 TSC2 突变引起 mTOR 通路的亢进。一项随机对照试验报道，42％的患者在使用依维莫司治疗后，血管平滑肌脂肪瘤的总体积至少减少了 50％（Bissler et al，2013），这些患者年龄都在 18 岁以上。

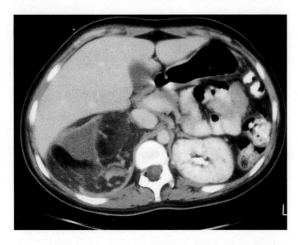

图 34-13 结节性硬化症患者右肾的血管平滑肌脂肪瘤

参考文献

完整的参考文献列表通过 www. expertconsult. com 在线获取。

推荐阅读

NEUROBLASTOMA

Adkins ES, Sawan R, Gerbing RB, et al. Efficacy of complete resection for high-risk neuroblastoma: a Children's Oncology Group Study. J Pediatr Surg 2004; 39: 931-6.

Bagatell R, Beck-Popovic M, London WB, et al. Significance of *MYCN* amplification in International Neuroblastoma Staging System stage 1 and 2 neuroblastoma: a report from the International Neuroblastoma Risk Group. J Clin Oncol 2009; 20: 365-70.

Baker DL, Schmidt ML, Cohn WL, et al. Outcome after reduced chemotherapy for intermediate-risk neuroblastoma. N Engl J Med 2010; 363: 1313-23.

Nickerson HJ, Matthay KK, Seeger RC, et al. Favorable biology and outcome of stage Ⅳ-S neuroblastoma with supportive care or minimal therapy: a Children's Cancer Group Study. J Clin Oncol 2000; 18: 477-86.

Nuchtern JG, London WB, Barnewolt CE, et al. A prospective study of expectant observation as primary therapy for neuroblastoma in young infants: a Children's Oncology Group Study. Ann Surg 2012; 256: 573-80.

Strother DR, London WB, Schmidt ML, et al. Outcome after surgery alone or with restricted use of chemotherapy for patients with low-risk neuroblastoma: results of Children's Oncology Group Study P9641. J Clin Oncol

2012; 15: 1842-8.

WILMS TUMOR AND OTHER RENAL TUMORS

Bissler J, Kingswood C, Radzikowska E, et al. Everolimus for angiomyolipoma associated with tuberous sclerosis complex or sporadic lymphanioleiomyomatosis (EXIST-2): a multicenter, randomized, double-blind placebo-controlled trial. Lancet 2013; 381: 817-24.

de Kraker J, Graf N, van Tinteren H, et al. Reduction of postoperative chemotherapy in children with stage Ⅰ intermediate-risk and anaplastic Wilms'tumour (SIOP 93-01 trial): a randomised controlled trial. Lancet 2004; 364: 1229-35.

Graf N, van Tintern H, Bergeron C, et al. Characteristics and outcome of stage Ⅱ and Ⅲ non-anaplastic Wilms' tumor treated according to SIOP trial and study 93-01. Eur J Cancer 2012; 17: 3240-8.

Green DM, Breslow NE, D'Angio G, et al. Outcome of patients with stage Ⅱ favorable histology Wilms tumor with and without local tumor spill: a report from the National Wilms tumor Study Group. Pediatr Blood Cancer 2014; 61: 134-9.

Hamilton TE, Ritchey ML, Haase GM, et al. The management of synchronous bilateral Wilms tumor: a report from the National Wilms Tumor Study Group. Ann Surg 2011; 253: 1004-10.

Lange J, Peterson SM, Takashima JR, et al. Risk factors for end-stage renal disease in non WT-1 syndromic Wilms tumor. J Urol 2011; 186: 378-86.

Scott RH, Walker L, Olsen OE, et al. Surveillance for Wilms tumour in at-risk children: pragmatic recommendations for best practice. Arch Dis Child 2006; 91: 995-9.

Shamberger RC, Anderson JR, Breslow NE, et al. Long-term outcomes of infants with very low risk Wilms tumor treated with surgery alone on National Wilms Tumor Study-5. Ann Surg 2010; 251: 555-8.

Weirich A, Leuschner I, Harms D, et al. Clinical impact of histologic subtypes in localized non-anaplastic nephroblastoma treated according to the trial and study SIOP-9/GPOH. Ann Oncol 2001; 12: 311-9.

（韩文文 王文杰 杨 洋 许 帅 编译 宋宏程 审校）

第35章 小儿泌尿系统肿瘤：膀胱和睾丸

Fernando A. Ferrer, MD

自美国横纹肌肉瘤协作组Ⅰ期研究（IRS Ⅰ；1972－1978）以来，膀胱、前列腺横纹肌肉瘤（RMS）患者的治疗方案发生了巨大的变化。以往经盆腔的器官全切术已经被保留器官的手术方案所取代。在 IRS Ⅳ（1993－1997）中，88 例膀胱横纹肌肉瘤患者的膀胱保留率约为 62%，这一数据较 IRS Ⅰ（23%）（Arndt et al，2004）有显著提高。然而，这种方法缺乏对保留膀胱功能的详细评价，其有效性也因此存在不确定性，手术治疗与放疗在控制局部病灶转移中的作用仍是一个争论焦点。与此同时，随着 RMS 的分子、基因组学特性研究的不断进展，改变了人们对 RMS 的危险度分组方案，对其分子机制也有了新的认识。

一、流行病学和相关综合征

在美国，每年大约有 350 例 RMS 被确诊；其中 15%～20% 来源于泌尿生殖系统（Maurer et al，1988；Crist et al，2001）。RMS 是儿童最常见的软组织肉瘤，是第三常见的儿童实体肿瘤，占儿童实体肿瘤的 5%～15%。膀胱、前列腺 RMS 有两个发病年龄高峰，一个是 0－2 岁，一个是青春期。男孩更易发病，原因还不清楚。有研究指出，在产前保健不足或由辅助生殖技术孕育的儿童

中，罹患 RMS 的风险率更高，但总的来说，遗传因素在发病机制中的作用比环境因素更为重要（Shrestha et al，2013；Williams et al，2013）。

大多数 RMS 病例是散发性的；然而，当合并某些特定的综合征时，RMS 具有遗传性。其中包括 Li-Fraumeni 综合征、神经纤维瘤病、基底细胞内痣综合征、Costello 综合征、Noonan 综合征，以及多发性内分泌肿瘤 2A 型。

Li-Fraumeni 综合征来源于抑癌基因 p53 的生殖系突变，患者易患肉瘤、乳腺癌、脑肿瘤、肾上腺癌和白血病。突变个体的总体癌症罹患率在 30 岁时可能达到 50%，软组织肉瘤常见于 10 岁患儿，占这类患者所患肿瘤的 15%～20%（Malkin et al，1990；Diller et al，1995）。神经纤维瘤病是一种常染色体显性遗传病，Ras 蛋白功能的激活使患者易患恶性肿瘤（Oguzkan et al，2006）。在 IRS Ⅳ 中，入组人员的 1 型神经纤维瘤病发病率是正常人群的 20 倍。在 1 型神经纤维瘤病的患者中，RMS 的终身危险率为 10%（Sung et al，2004），他们更易患膀胱、前列腺 RMS，因此，有学者建议，可以就这一特点对这类患者进行定期检查（Sung et al，2004）。基底细胞痣，又称 Gorlin 综合征，是由于 PTCH 基因的缺陷，激活了刺猬信号通路（Hahn et al，1996；Johnson et al，

1996），这些异常让肿瘤细胞能抗凋亡（Kappler et al，2003）。这种综合征的特点为生长过度、骨骼畸形、良性和恶性肿瘤，患者患基底细胞癌、髓母细胞瘤和 RMS 的风险率更高。Noonan 综合征的特点是面部异常、身材矮小和心脏畸形。PT-PN11 的异常影响了 Ras 基因活化蛋白激酶信号通路，导致了血液肿瘤和实体肿瘤的产生（Jong-mans et al，2011）。Costello 综合征是一种常染色体显性遗传病，临床表现为智力迟钝、颜面发育异常、心脏畸形和身材矮小（Quezada and Gripp，2007）。在 Costello 综合征中，HRAS 的永久激活会导致细胞无抑制分裂（Rauen，2007），15% 的患者可能会患癌症。在一项对 200 例 Costello 综合征患者的研究报告中，有 13 名（6.5%）患者最终进展为骨盆 RMS。针对这一发现，研究人员建议对 Costello 综合征患者每 3 到 6 个月进行一次超声检查（Gripp et al，2002）。多发性内分泌肿瘤 2A 型主要包括甲状腺髓样癌、嗜铬细胞瘤和甲状旁腺功能亢进。该病为常染色体显性遗传病，是原癌基因 RET 的激活突变造成的。这些患者中已经报道有人患腺泡型 RMS，所以，有研究人员建议对该综合征的患者进行筛查（Jones et al，2010）。

二、病理学和分子生物学

RMS 的组织学分型最初是由 Horn 和 En-terline 在 1958 年创立，包括胚胎型、腺泡型、多形性和未分化型 4 个亚型。后来，人们认识到多形性 RMS 是胚胎型 RMS 或腺泡型 RMS 的再生变异型，这使得原分型系统被整合成现在使用的胚胎型、腺泡型和未分化型三种组织学类型（Kodet et al，1993）。组织学特点作为 RMS 一个独立的预后指标。

胚胎型 RMS 是 RMS 最常见的类型，也是膀胱 RMS 的主要组织学类型。葡萄状肉瘤和梭形细胞 RMS 这两种胚胎型 RMS 占所有泌尿生殖系统 RMS 的 2/3。这两种胚胎型 RMS 在幼儿中最为常见，生存率可达 85%～90%（Ferrer and Ritchey，2006）。葡萄状肉瘤又包括息肉状肿瘤，常表现为“葡萄串”样。它们常见于空腔脏器内；梭状细胞 RMS 常见于睾旁组织。

胚胎型 RMS 组织学特点类似于孕 7 到 10 周胎儿期的横纹肌。该种肿瘤细胞为胞质极小的梭形细胞，与具有丰富的嗜酸性细胞质的大细胞或小而暗的卵形细胞有关，一些细胞可能排列成特征性的交叉条纹状（图 35-1）（Horn and Enter-line，1958；Ferrer and Ritchey，2006）。**腺泡型 RMS 是第二常见的 RMS 组织学类型。** 常见于青少年和青年人，以四肢和躯干部位多发。其组织学表现与孕 10 到 21 周的横纹肌发育异常有关，小而圆的肿瘤细胞演变成不规则的瘤巢状，进而变成腺泡状（Horn and Enterline，1958）。腺泡型 RMS 表达生肌调节因子，这是一种胎儿生肌调节因子基因，它可以作为腺泡型 RMS 的一种重要的免疫组化标记（Dias et al，2000）。在胚胎型 RMS 中，生肌调节因子染色体缺失或表达减弱。

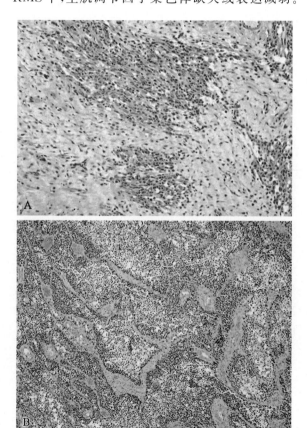

图 35-1　常见的横纹肌肉瘤组织学图像。A. 胚胎型横纹肌肉瘤（苏木精和伊红染色，200 倍）。B. 腺泡型横纹肌肉瘤（苏木精和伊红染色，100 倍）（Courtesy Cheryl Coffin，Vanderbilt University Medical Center.）

与胚胎型 RMS 相比,腺泡型 RMS 易发生转移,预后较差(Crist et al,2001;Stevens et al,2005)。**未分化型 RMS 是 RMS 中最罕见的一型,预后不良。**组织学特点上表现为缺乏胞质的原始圆形细胞,并且缺少常见的抗原标记物(Dodd et al,1989;Parham et al,1991)。

RMS 的组织学诊断是通过标准免疫组化和电镜检查确定,常使用肌源性蛋白标记物,如肌间线蛋白、肌特异性肌动蛋白、肌球蛋白和肌红蛋白。前文提到的,启动肌生成、成肌调节因子的核转录因子也被应用于 RMS 的组织学检测(Cessna et al,2001;Morotti et al,2006;Parham and Barr,2013)。

在最新的 RMS 研究中,最重要的进展是发现了由染色体易位产生的致癌融合蛋白。虽然人们早就认识到了胚胎型 RMS 和腺泡型 RMS 组织学和临床表现之间的差异,但通过最新的分子遗传学分析,才能够区分腺泡型 RMS 的基因融合型和基因非融合型。两种亚型 2 号染色体和 13 号染色体或 1 号染色体和 13 号染色体之间发生的异位,导致位于 2q35、1p30 和 13q14 的特定基因被破坏。这些片段的重组,产生了融合基因。2 号和 1 号染色体上的受累基因是 Pax3 和 Pax7,这些基因是转录因子 Pax 家族的成员(Barr et al,1993;Davis et al,1994)。与之融合的 13 号染色体上的基因是 FOXO1,它编码了来自 FOX 家族的转录因子(Galili et al,1993;Davis et al,1994)。由此产生的融合基因为 Pax3-FOXO1 和 Pax7-FOXO1,它们编码的蛋白质与腺泡型 RMS 的发病机制有关,具有这两种融合基因的腺泡型 RMS 侵袭性更强(Parham and Barr,2013),大约 80% 的腺泡型 RMS 融合基因是阳性。

儿童肿瘤协作组软组织肉瘤学组(COG-STS)在一份研究报告中强调了这些与临床表现相关的分子学特性。在一项生存分析中,研究人员对中危组 RMS、Pax3-FOXO1 阳性腺泡型 RMS(85 例)、Pax7-FOXO1 阳性腺泡型 RMS(23 例)、融合基因阴性的腺泡型 RMS(21 例)和 305 例胚胎型 RMS 的患者进行了无事件生存率(EFS)和总体生存率(OS)的评估。正如预期的那样,腺泡型 RMS 的 5 年 EFS 和 OS 要比胚胎型 RMS 低。Pax3、Pax7-FOXO1 融合基因阳性患者与融合基因阴性的腺泡型 RMS 和胚胎型 RMS(**图 35-2**)的患者相比,EFS 要更低。此外,Pax3 基因融合的患者比 Pax7 基因融合的患者 OS 更低(Skapek et al,2013)。这些发现表明,那 20% 基因融合阴性的腺泡型 RMS 患者与胚胎型 RMS 患者的预后是一致的。未来,COG 在肉瘤的研究中,可能使用基因融合状态将患者进行危险度分组,以分组诊疗。

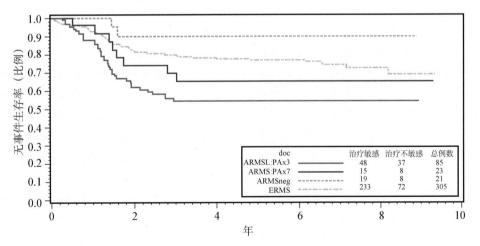

doc	治疗敏感	治疗不敏感	总例数
ARMSL:PAx3	48	37	85
ARMS:PAx7	15	8	23
ARMSneg	19	8	21
ERMS	233	72	305

图 35-2 PAX-FOXO1 基因融合型腺泡型 RMS(ARMS)与胚胎型 RMS(ERMS)患者无事件生存率的比较(From Skapek SX,Anderson J,Barr FG,et al. PAX-FOXO1 fusion status drives unfavorable outcome for children with rhabdomyosarcoma:a Children's Oncology Group report. Pediatr Blood Cancer 2013;60:1411-7.)

要点：病理学和分子生物学
- 膀胱、前列腺 RMS 最常见的组织学类型是胚胎型。
- 腺泡型 RMS 在膀胱、前列腺 RMS 中并不常见；最新的研究表明，腺泡型 RMS 有 PAX-FOXO1 融合阳性型和阴性型两种亚型，PAX-FOXO1 融合阳性型的患者预后较差。

目前，对这些融合基因如何翻译成蛋白质的研究正在进行中。初期研究采用全基因组芯片测序，确定了 Pax3-FOXO1 蛋白的转录靶点，如成纤维细胞生长因子受体 4，它能促进腺泡型 RMS 的细胞增殖，增加细胞的存活率；胰岛素样生长因子受体 1，它能刺激肌母细胞的生长；另一种是促生长基因，c-Met 受体（Engert et al，1996；Lagha et al，2008；Cao et al，2010；Crose et al，2012；Keller and Guttridge，2013；Epstein et al，1996；Ginsberg et al，1998）。甚至还有研究表明，Pax-FOXO1 融合蛋白似乎也会破坏生肌调节基因的功能，如生肌调节因子、p21、肌酸激酶（Calhabeu et al，2013）。

三、临床表现、初步诊断、处理方法和分期

（一）临床表现和体征

据估计，5%～10% 的 RMS 发生在膀胱或前列腺。大多数肿瘤是局限性的，常见的临床症状为尿路梗阻、尿潴留、尿急、尿频和尿失禁。当肿瘤浸润突破黏膜层时，会出现肉眼或镜下血尿（Ferrer et al，2006；Ferrer，2010）。查体时，可触及膀胱部位的肿物。膀胱内的 RMS 易在膀胱内壁生长，外观上常呈葡萄状。瘤体很少侵及尿道，肉眼不可见。前列腺的 RMS 往往表现为实性包块，患者很少出现全身性疾病的体征。淋巴转移为盆腔淋巴结，但通常难以触及（表 35-1）。

要点：临床表现
- 膀胱、前列腺 RMS 通常表现为尿路梗阻、尿潴留或血尿。

表 35-1　泌尿生殖系 RMS 的淋巴转移途径

肿瘤原发灶	淋巴转移
膀胱、前列腺	肾动脉旁或肾动脉下方的盆腔和腹膜后淋巴结
子宫、子宫颈	肾动脉旁或肾动脉下方的盆腔和腹膜后淋巴结
睾旁组织	肾动脉旁或肾动脉下方的盆腔和腹膜后淋巴结（如果肿瘤侵犯阴囊皮肤，将转移至腹股沟淋巴结）
阴道	肾动脉旁或肾动脉下方的盆腔和腹膜后淋巴结
女性外阴部	腹股沟淋巴结
腹膜后、盆腔	盆腔和腹膜后淋巴结
肛周、会阴部	腹股沟和盆腔淋巴结；也可能过中线

From Scarpato KR，Ferrer FA，Rodeberg DA，et al. Genitourinary rhabdomyosarcoma in children. AUA Update Series 2013；volume 32，lesson 9.

（二）辅助检查

当患儿出现血尿或梗阻症状时，腹部、盆腔超声通常是首选的检查；当怀疑有占位性包块时，应采用 CT 或 MRI 来明确诊断。膀胱和前列腺来源的肿瘤，在部位上很难从影像学上区分。膀胱、前列腺 RMS 转移的盆腔淋巴结应通过高分辨 CT 或 MRI 来观察，患儿需行胸部 CT 检查，除外肺转移（最常见的部位）。骨扫描、骨髓活检和穿刺活检也有指示作用。任何一个转移部位都必须确定，这样才能选择合适的治疗手段。越来越多的证据表明，PET-CT 在肿瘤分期和监测肿瘤对治疗的反应上有一定作用。Tateishi 和同事（2009）以及 Federico 和同事（2013）研究表明，PET-CT 比传统的影像学检查能更准确地描述肿瘤 TNM 分期和治疗后的再分期。

（三）穿刺活检和尿路梗阻症状的处理

穿刺活检对于确诊 RMS 仍具挑战性，因为儿童电切镜和内镜器材规格大小有限，所以医师想要通过内镜获取足够的活检组织会很难。先用电切切下息肉样大小的肿瘤组织，然后用活检钳切除全部瘤体，这样有助于获得充分的瘤体标本（Snyder，personal communication，2005）。术中过度使用电烧，会让肿瘤细胞灼化，这样取到的肿

瘤组织细胞在镜下会与梭形细胞相似。术中冰冻应请有经验的病理科医师协助诊断。如果内镜下不能取到足够用以确定诊断的肿瘤组织,COG 推荐通过开腹手术来活检,并取盆腔和腹主动脉旁的淋巴结送检。

RMS 患者还可能需要解决下尿路或上尿路梗阻的问题,早期、有效的系统性治疗,能够有效地解决梗阻,最大限度减少患儿肾功能的损害。通常,对于膀胱出口梗阻的患者,笔者优先选择在耻骨上方行膀胱造瘘,留置造瘘管。而解决输尿管梗阻的最佳措施是在输尿管内留置双 J 管,如果患者不能经尿道逆行留置双 J 管,可以考虑采用经皮肾造瘘留置造瘘管(Meir et al,2004)。

(四)RMS 的分期和 COG 危险度分组

RMS 患者的分期系统很复杂,治疗前,先采用 TNM 分期系统进行分期;术后或穿刺活检后,进行手术-病理分组;最后进行危险度分组(低危、中危、高危),而这个分组是基于 TNM 分期和手术-病理分组(框图 35-1、框图 35-2,表 35-2)。**治疗前的 TNM 分期系统将患者的原发病灶部位分为有利部位和不利部位,对于泌尿生殖系 RMS,其有利部位包括睾旁组织、女性外阴、阴道和子宫;膀胱、前列腺为不利部位,见框图 35-1。**肿瘤的原发病灶分期、肿瘤大小、组织学特点、淋巴结是否转移,转移部位也包含在 TNM 分期系统内。手术-病理分组是由术后瘤灶残留决定。**随着保留器官手术方案的出现,越来越多的患者选择先行活检穿刺,而不是完全切除肿瘤累及的器官,这让大部分膀胱、前列腺 RMS 患者由 Group Ⅰ 变为 Group Ⅲ(框图 35-2)。**最后,将患者进行低危组、中危组、高危组危险度分组。膀胱、前列腺 RMS 患者通常为中危组(表 35-2)。**患者年龄是另一个独立的预后因素,年龄小于 1 岁及 10 岁以上的患者存活时间更短(Joshi et al,2004;Meza et al,2006)。**在未来的研究中,PAX-FOXO1 融合状态很可能被用于患者的危险度分组。

四、治疗和疗效

(一)多模式治疗方法演变

RMS 治疗的进展得到了包括儿童肿瘤协作组(包括美国儿童横纹肌肉瘤协作组 IRS)、国际

儿童肿瘤学会(SIOP)、意大利肿瘤协作组(ICG)和德国软组织肉瘤学组(CWS)多个国际研究学组的推进。在 IRS Ⅰ(1972—1978)初期,膀胱、

框图 35-1　美国儿童 RMS 协作组治疗前 TNM 临床分期

Ⅰ 期　有利部位,无远处转移
Ⅱ 期　不利部位,肿瘤直径小,淋巴结转移阴性,无远处转移
Ⅲ 期　不利部位,肿瘤直径大或淋巴结转移阳性,无远处转移
Ⅳ 期　任何部位,伴远处转移

肿瘤
T1:局限于肿瘤原发部位
　≤5cm
　>5cm
T2:肿瘤侵犯邻近组织
　≤5cm
　>5cm

部位
有利部位:眼眶,头颈部(非脑膜旁组织),男性(睾旁组织)和女性(阴道,女性外阴部,宫颈,子宫)生殖道
不利部位:所有其他部位(如:膀胱和前列腺)

局部淋巴结
N0:无区域淋巴结转移
N1:有区域淋巴结转移

转移
M0:无远处转移
M1:有远处转移

框图 35-2　术后临床分组(Clinical Group Assignments)

Group Ⅰ	局限性病变,完全切除
Group Ⅱ	肉眼所见肿瘤完全切除,但镜下有残留;肉眼所见肿瘤完全切除,镜下无残留,但区域淋巴结转移;局限性病变伴淋巴转移,肉眼所见肿瘤完全切除,但镜下有残留,和(或)远处淋巴结转移(从原发灶)
Group Ⅲ	肿瘤未完全切除或仅活检取样,肉眼有残留肿瘤
Group Ⅳ	有完全转移

From Scarpato KR, Ferrer FA, Rodeberg DA, et al. Genitourinary rhabdomyosarcoma in children. AUA Update Series 2013;volume 32,lesson 9.

前列腺 RMS 的治疗方案为根治性手术治疗（Horn and Enterline，1958；Ferrer et al，2006）。而先手术，后辅以化疗，这一治疗方案将总体生存率（OS）提升至 78%，与根治性手术治疗方案相比，有统计学意义（Raney et al，1993；Ferrer and Ritchey，2006）。

表 35-2　RMS 危险度分组

组织学	术后临床分组	分期	年龄	危险度分组
胚胎型	Ⅰ，Ⅱ，Ⅲ	1	所有	低危
胚胎型	Ⅰ，Ⅱ	2,3	所有	低危
胚胎型	Ⅲ	2,3	所有	中危
胚胎型	Ⅳ	4	＜10 岁	中危
胚胎型	Ⅳ	4	≥10 岁	高危
腺泡型	Ⅰ，Ⅱ，Ⅲ	1,2,3	所有	中危
腺泡型	Ⅳ	4	所有	高危

自 IRS Ⅰ 之后，保留器官的手术方案成了北美和欧洲肿瘤协作组的主要关注点，IRS Ⅱ（1979－1984）和 SIOP RMS 75 首次使用化疗和放疗作为新的辅助疗法。在 10% 的患者中，仅使用化疗就能实现肿瘤无复发生存，OS 为 80%，但有功能的膀胱（functional bladder）保留率仅为 25%（Crist et al，1995；Raney et al，2001）。在 IRS Ⅲ（1985－1992）中，使用阿霉素、顺铂和依托泊苷配合放射治疗，膀胱、前列腺 RMS 的 OS 提升至 83%，膀胱保留率增加到 60%（Crist et al，1995；Hays et al，1995；Lobe et al，1996；Raney et al，2001）。

在 IRS Ⅳ（1993－1997）中，采用了治疗前 TNM 分期和使用长春新碱、放线菌素 D 和环磷酰胺的治疗方案。由于放疗范围有限，导致肿瘤局部复发率增加。Arndt 和同事（2004）在 IRS Ⅳ 上报道了膀胱、前列腺 RMS 患者的预后情况，对 88 例膀胱、前列腺 RMS 患者随访 6.1 年后发现，EFS 为 77%，OS 为 82%（Arndt et al，2004），只有 36 例（40%）具备"正常"的膀胱功能。这项研究增加了人们对真正的膀胱功能预后的兴趣。

IRS Ⅴ 第一次采用 RMS 危险度分组，低危组患者 3 年无事件生存率为 88%，中危组为 76%，高危组小于 30%（Ferrer et al，2006；Ferrer and Ritchey，2006；Alexander et al，2012）。

（二）目前的多种不同观点：儿童肿瘤协作组（COG）

大多数膀胱、前列腺肿瘤患者表现为无法完整切除的肿瘤，通常行活检术诊断，且不建议早期行损害器官功能的根治性切除手术。如果初始治疗即行肿瘤切除手术（例如膀胱顶部病变）或患者病程中的二次手术（罕见），外科医师应使用钛夹对膀胱腔外任何可疑的区域进行标记，因为肿瘤标本边缘的冰冻切片可能不可靠。患者结节病变部位应进行适当的影像学检查（表 35-1），如果患者出现可疑点，首选膀胱切开并做盆腔和主动脉旁淋巴结活检。

COG 提出非手术治疗（化疗、放疗）可能起效缓慢，应该避免激进的根治手术。残留的肿块并非都是有活性的肿瘤，肿瘤细胞可能退化为无活性的基质成分，它们也可能变为成熟的横纹肌细胞而并不需要根治切除（Wu and Snyder，2004，2009）。此外，残存的肿块和预后无关。IRS Ⅲ 强调了这一事实，表明对放疗无反应患者中有 36% 的患者术后病理证实肿瘤细胞消失（Hays et al，1995；Raney et al，2001）。在目前的治疗情况下，医师很少进行二次探查或手术切除，一旦手术，医师需要仔细记录理由并尽可能与 COG 成员讨论，以确保患儿仍处于治疗范畴内。

组织活检确诊后，对患者进行危险度分组，制订相应治疗方案，目前的治疗主要包括化疗和放疗。目前 COG 中危研究组 ARST0531 的两个主要内容：①比较标准长春新碱、放线菌素 D 和环磷酰胺与交替应用长春新碱、放线菌素 D 和环磷酰胺的方案及长春新碱和伊立替康方案；②评估第 4 周早期放疗的效果与在第 10 周时开始放疗的受试者，患者可能会接受共 42 周的治疗。肿瘤有肉眼残留的患者（组Ⅲ）接受 45～50Gy 的放射治疗。来自 ARST0531 的最终结果在撰写本文时尚未提供。

（三）目前的多种不同观点——欧洲肿瘤协作组

SIOP 对膀胱、前列腺 RMS 的观点不同于 IRS 和后期的 COG。虽然后面的研究组专注于保留膀胱功能，但是，SIOP 对恶性间充质肿瘤（MMT）84、MMT 89 和 MMT 95（1984－2003）（Flamant et al,1985;Stevens et al,2005;Oberlin et al,2012) 的局部治疗有不同的看法,并未采用放疗。与 COG 类似,SIOP 建议第一步进行肿瘤活检,化疗后评估患者的治疗反应。在 MMT 84 中,标准化疗包括异环磷酰胺、长春新碱和放线菌素 D。参与 MMT 89 的患者也接受了异环磷酰胺、长春新碱和放线菌素 D 作为主要疗法。在 MMT 95 中,患者被随机分配接受异环磷酰胺、长春新碱和放线菌素 D 或 6 种药物方案(包括异环磷酰胺、长春新碱、放线菌素 D、卡铂、表柔比星和依托泊苷),通过影像学和内镜评估疗效。患者对化疗没反应的考虑手术治疗(肿瘤切除术、部分膀胱切除术或前列腺切除术),放疗仅用于无法实施化疗和手术的患者。如有必要,可考虑进行根治性手术而不是放射治疗以避免放疗的晚期并发症(Flamant et al,1985;Stevens et al,2005;Oberlin et al,2012)。

要点:分期和治疗

- 治疗的主要目标是保留器官,大部分 COG 方案的患者首先接受内镜、开放手术进行活检。
- 依靠预处理 TNM 分期和手术-病理分组有助于明确患者的危险度分组并决定治疗。
- 膀胱、前列腺肿瘤大多来自不利的部位,并且活检后残留的肿瘤通常仍然存在;因此,大多数患者被分到中危组。
- 化疗、放疗后局部残留的肿块并不意味着肿瘤仍然存在。
- 横纹肌母细胞是分化型的肿瘤细胞,不需要进一步治疗。

依据以上规则,SIOP 报道了 MMT 84、MMT 89 和 MMT 95(Jenney et al,2014)的综合结果,共有 175 例患者被纳入分析。葡萄状瘤和胚胎型肿瘤是最常见的,腺泡型肿瘤仅占 6%;总体 EFS 和 OS 分别为 63% 和 77%。虽然 5 年的 OS 与其他机构结果相似,但 EFS 低于 COG。试验中较低的 EFS 可能与减少放疗有关,相似的 OS 可能反映出能使这些患者保留功能的二线疗法。保留膀胱的患者百分比从 69% 增加到 73%,

在最新的 MMT 95 中,增至 76%(Jenney et al,2014)。最新的 ICG 研究报道 ICG-79 和 ICG-88 与 SIOP 方案相似,侧重于前期 3 种药物化疗并试图避免放疗,EFS 和 OS 结果与 SIOP 研究观察到的结果没有显著差异(Rodeberg et al,2011)。

CWS 研究(CWS-96)在 2011 年报道了其结果(Seitz et al,2011)。患者接受了活检并随后进行 3 种药物的辅助化疗,9 周后进行影像学检查,并根据结果制订局部治疗方案。化疗反应良好的患者没有接受放疗,反应比 2/3 好的患者接受 32 Gy 剂量的放疗,而比 2/3 反应差的接受了 45 Gy 剂量的放疗。不鼓励首次手术即行肿瘤根治切除术,除非不影响膀胱功能,仅对放疗后仍有肿瘤残存的患者实施二次手术。共 63 例患者纳入研究,60.3% 接受了放疗,51 例行活检术,仅 12 例行根治性肿瘤切除术,45 例患者行二次手术切除。整个团队总体 5 年的 OS 为 76.3%,只进行化疗、放疗的 OS 为 87.5%,进行了化疗和手术的 OS 为 84%,化疗、放疗后,进行肿瘤切除术的 OS 为 87.8%,未完全切除后续放疗、化疗的 OS 仅为 39%(Seitz et al,2011)。

所有的协作组都致力于保留膀胱功能,两种不同方法之间的 OS 结果是相似的。不做放疗的方案似乎降低了 EFS,但与 OS 相比,失败的病例可以用强化化疗弥补。实际上,膀胱、前列腺横纹肌肉瘤的存活率在 20 年内并没有大的改变,只有出现新疗法或基于基因分析的危险度分组,治疗效果才可能会有进一步的改善(Rodeberg et al,2011)。

(四)小年龄患儿的治疗

婴儿的膀胱、前列腺 RMS 的治疗具有挑战性,因为他们出现治疗相关并发症的概率更高,这也是年龄小于 1 岁患儿预后不良的因素之一(Crist et al,2001;Joshi et al,2004;Malempati et al,2011)。各种研究机构均表明,婴儿的无瘤生存率较低(Ferrari et al,2003;Joshi et al,2004;Malempati et al,2011)。由于没有明确的证据认为 RMS 的生物学特性在幼儿中是不同的,放疗剂量的减少被认为是造成低生存率的原因。具体而言,由 Ragab 及同事(1986)进行的研究和 Malempati 及同事(2011)表明了在 IRS 研究中接受治疗的婴儿有较高的局部治疗失败的比率。这些较高的局部治疗失败发生率与建议的放射性剂量减少有关（Ferrari et al，2003；Malempati et al，2011）。Puri 和同事（2006）评估了 20 例接受放疗的婴幼儿；20 例中有 7 例出现了远期并发症，包括步态改变、反复感染、第二恶性肿瘤。目前的 COG 协议允许治疗机构偏离协议规定的放射治疗，以适用于 24 个月以下的儿童，减少这些幼儿的化疗剂量也可能是导致治疗效果较差的原因，适当治疗的问题对于年幼患儿来说仍然是一个困境。

（五）重建手术的时机

虽然膀胱保留率有所增加，但有些病例仍然需要外科手术切除膀胱。在这些情况下，重建的时机是一个关键问题。一些作者建议可以在切除膀胱或前列腺的同时行重建手术。Lander 和同事（1992）报道了 3 例膀胱横纹肌肉瘤患者，在切除膀胱的同时行重建手术，重建手术本身是成功的，冰冻病理结果显示切缘无肿瘤细胞侵犯。然而，正式切缘病理切片上发现了肿瘤细胞，只能对已经重建的盆腔行进一步的放化疗（Lander et al，1992）。类似的，Megurian 和同事（1998）指出，冰冻结果无法可靠地预测是否有肿瘤残存。Hensle 和 Cheng（2000）观察到，尽管早期重建是可行的，但必须认真考虑，一旦可能会对局部进一步的治疗，应该避免 Ⅰ 期重建。来自意大利帕多瓦的一个研究组分享了他们 Ⅰ 期重建的经验，他们使用"VIP"技术原位重建膀胱（Castagnetti et al，2014）。其中 9 例患者尿道得以保存，2 例冰冻及正式病理报告均为阴性的患者仍发生了局部肿瘤复发。Mainz 研究组报道了相反的治疗结局（Stein et al，2013），该组研究者选择在切除膀胱的同时进行重建。25 例患者中，11 例行姑息性皮肤分流术，2 例行肠代膀胱术，报道中所有患者均无局部复发（Stein et al，2013）。

因为无法预测肿瘤局部复发，复发后需要对重建的泌尿生殖道进行放疗等原因，促使一些学者提倡延迟重建手术。Duel 和同事（1996）进行了 Ⅰ 期输尿管皮肤分流术之后，延迟重建的患者获得了长期治愈。他们应用结肠段创建一个临时的管道，避免使用之前被放射的回肠，这些肠段后来被重建为皮肤造瘘。延迟膀胱原位重建的经验

有限，来自意大利帕多瓦的研究小组报道了 2 例延迟原位重建的患者，效果令人失望（Castagnetti et al，2014）。早期重建虽然是可行的，然而术中切缘冰冻结果的不准确性增加了肿瘤残留的可能性、局部肿瘤复发概率，以及重建后局部治疗的概率。

（六）结局

Rodeberg 和同事（2011）研究了来自 IRS、COG、SIOP、ICG 和 CWS 患者的总体结局，评估了 379 例患者，其中 0—5 岁占 74%，10 岁以下占 87%；所有患者中，男性占 82%。病理结果显示，379 例中有 322 例（85%）为局限的胚胎性肿瘤，胚胎型横纹肌肉瘤中只有 7% 的患者发生了远处转移；30 例患者病理为非胚胎型（腺泡型或其他），占 8%。原发部位为膀胱的占 59%，前列腺来源为 29%，膀胱或前列腺为 12%（Rodeberg et al，2011）。影响预后的因素包括局部肿瘤浸润、肿瘤大小和组织学分类。对于膀胱、前列腺横纹肌肉瘤的治疗，SIOP/ICG 中 48% 患者进行了放疗，而入选 IRS/CWS 的患者中有 85% 接受了放疗。

局限性肿瘤患者总体的 5 年无瘤存活率约为 75%，5 年 OS 为 84%。大多数失败病例（88%）发生在 3 年以内，原位复发的占 60%，区域淋巴结肿瘤有或无原位复发灶的占 9%，远处转移有或无原位复发的占 25%（Rodeberg et al，2011）。比较各研究组结果显示，肿瘤侵袭性及大小对于无瘤存活率及 OS 的影响无显著差异（Rodeberg et al，2011）。

IRS/COG 最近发表了来自 IRS Ⅳ 的研究结果。该分析包括 88 例患者，6 年的 OS 是 82%，EFS 为 77%。55 例患者保留了膀胱，但仅有 36 例（40%）膀胱功能正常（Arndt et al，2004），该研究中膀胱功能的评估存在局限性。在 2006 年，一项国际研究组报道了 6 岁或以上未接受膀胱切除术的患者，术后 62 例膀胱控制能力正常，43 例（69%）膀胱功能受限，16 例夜间不能控尿，其中 9 例白天存在尿失禁，膀胱部分切除术后的患者控尿率为 73%。整个研究组中仅有 11 例患者进行了正规的尿动力学检查（Raney et al，2006）。在 Yeung 和同事经常被引用的文献中（1994）报道了 11 例盆腔横纹肌肉瘤治愈后进行了正规尿动力

学的评估,报道中只有未做放疗的患者保留有良好的膀胱功能。同样,Hays 和同事(1995)观察到接受放射治疗的患者更可能出现膀胱功能异常,并且与放射剂量相关,接受 40Gy 或以上放疗剂量的患者出现并发症的概率更高。

膀胱、前列腺横纹肌肉瘤患者的 OS 在近 20 年来基本保持不变,真正的膀胱功能保留成功率并不清楚,因为更多关注的是保留膀胱,而不是功能。

五、远期效果

任何盆腔部 RMS 的治疗均存在短期和长期并发症。对于生育和性功能的影响,Raney 和同事(2006)分析了来自国际组织的 164 例膀胱、前列腺横纹肌肉瘤患者治疗后的泌尿系统并发症,仅有 35 例(21%)患者数据可用。膀胱、前列腺 RMS 治疗后,25 例男性性功能正常,2 例功能丧失;16 例可完成射精,4 例无法完成射精。其中 7 例女性中,有 2 例出现月经异常(Raney et al,2006)。Mansky 及同事(2007)使用问卷调查和血液分析,评估患者远期的生育能力。在 13 例女性参与者中,7 例(47%)怀孕,6 例仍保持月经来潮,而 7 例更年期提前。关于男性的生育能力,17 例男性中仅有 4 例(24%)有子女。在没有子女的男性中,9 例同意进行精液分析,6 例患无精子症,2 例为少精症,1 例正常。基于病史及精液分析,只有 29%的患者具有生育能力,3 例接受骨盆放疗的男性均不育(Mansky et al,2007)。Spunt 和同事(2005)回顾了盆腔 RMS 中女性幸存者 20 年的远期影响,26 例患者中有 24 例出现远期并发症。总体结果,77%有内分泌、卵巢功能障碍,58%出现妇科功能障碍,包括没有子宫、卵巢,阴道狭窄。虽然缺乏大样本详细的研究,但很显然,目前的治疗方法会影响生殖能力和性功能(Armstrong et al,2014)。

手术、化疗或放疗可能会导致膀胱功能受损。Arndt 和同事在 2004 年对 IRS Ⅳ 患者分析得到的结果表明,尽管实施了膀胱保留策略,仍有超过 60%的患者出现不同程度的膀胱功能障碍(Arndt et al,2004)。只有两项研究使用尿流动力学检查这个金标准来评估治疗效果,Yeung 和

同事(1994)评估了 11 例接受盆腔肉瘤治疗的儿童,7 例接受了外部放射治疗或近距离放射治疗,他们都出现了膀胱容量减少和膀胱刺激症状。Soler 和同事(2005)评估了 8 例正在接受多模式治疗的儿童,5 例出现尿痛、尿急、尿频和膀胱容量减少。

放疗和化疗与二次恶性肿瘤的风险增加相关。有关盆腔 RMS 幸存者的研究表明,他们发生继发性恶性肿瘤疾病的概率是正常人的 6 倍(Cohen et al,2005)。Mansky 和同事(2007)报道了接受盆腔肉瘤治疗的患者有 9%发生二次恶性肿瘤,包括骨肉瘤、尤因肉瘤和 T 细胞淋巴瘤。另一项对 26 例幸存者的分析显示,二次恶性肿瘤包括骨肉瘤、结肠腺癌和宫颈鳞状细胞癌等(Spunt et al,2005)。国际肿瘤协作组已经验证了这些发现(Bisogno et al,2012)。膀胱、前列腺 RMS 患者应该在专门的机构进行长期随诊。

六、其他膀胱肿瘤

(一)移行细胞癌

儿童和青少年的膀胱移行细胞癌(TCC)并不常见。Javadpour 和 Mostofi(1969)报道在 10 000 例 20 岁以下膀胱上皮肿瘤患者中仅有 38 例 TCC。最新的报道显示,年龄小于 20 岁的患者大约有 125 例,而小于 10 岁的患者仅 20 例(Lerena et al,2010)。男女比例为 3:1 至 9:1(Hoenig et al,1996;Lerena et al,2010)。成年人的肿瘤与环境暴露和吸烟有关,但在儿童中病因尚不清楚;家族史或遗传条件似乎并没有与儿童发病相关(Lerena et al,2010);接受环磷酰胺治疗和近期持续丹曲林暴露被认为是可能的病因(Hoenig et al,1996;Dowling et al,2007)。

最常见的症状是肉眼血尿,其次是膀胱刺激症状和尿路感染。在儿童中,诊断常常会延迟,通常在超声检查出病变时才发现。据推测,超声检查敏感度接近 100%并且是监测的首选方法(Hoenig et al,1996;Serrano-Durba et al,1999)。排尿性膀胱尿道造影敏感度较低,因为造影剂可能会使肿瘤变得模糊(Lerena et al,2010);确诊需通过膀胱镜检查和活检。大多数病变(75%)发生在三角区并且是单发,也有多灶性病变报道

（Khasidy et al，1990；Quillin and McAlister，1991；Hoenig et al，1996；Serrano-Durba et al，1999）。**大多数病变（80%）为浅表性的低恶度病变，一小部分病变是高度恶性的。儿科 TCC 最好经尿道切除，膀胱内治疗没有明确的效果。**

通常，小儿膀胱 TCC 不侵犯上尿路并且没有必要常规监测上尿路（Vikram et al，2009）；即使为高度恶性的肿瘤，复发似乎也很少见（Lerena et al，2010）。**建议定期超声检查，因为它的敏感度非常高，这样就可以避免反复的膀胱镜检查。**笔者第一年每 3 个月进行一次超声检查，第二年每 6 个月一次，其后每年一次。目前没有关于停止评估时间的指南。

（二）伴膀胱增大的癌症

有学者通过对进行过尿流改道患儿的长期观察，发现其有发生癌症的风险（Husmann and Spence，1990）。他们设想，通过分离尿流和粪便，试图避免这些并发症；然而，报道中伴膀胱增大的癌症患者引发了新的担忧（Gittes，1986；Golomb et al，1989；Nurse and Mundy，1989；Filmer and Spencer，1990）。他们推荐膀胱重建手术的患者，在术后的 5~10 年每年进行一次膀胱镜检查。最近，这些建议根据以下两项研究结果，进行了严格的重新评估：①大多数相关报道的病例都是基于感染性病因得出的，关于非感染因素造成的膀胱增大患者的数据很少（Golomb et al，1989；Filmer and Spencer，1990；Kamyshan et al，2000）；②**膀胱外翻引起的先天性膀胱及骨盆异常患者，癌症发病率比正常人群高**（Beare et al，1956；Barrington，et al，1997；Austin et al，2007）。Husmann and Rathbun（2008）研究了符合以下标准的膀胱增大患者：①患者至少随访超过 10 年；②排除做过尿流改道的患者，除外尿液粪便混合的因素；③有膀胱外翻、尿道上裂病史的患者，生后两周内缝合膀胱者；④只有继发于神经源性膀胱、膀胱外翻、尿道上裂或后尿道瓣膜的患者被纳入。符合标准的患者共 153 例，其中有 7 例（4.5%）发展成癌症，出现肿瘤的中位数时间是 32 年；菌尿与肿瘤的发展不相关；回肠和结肠的肿瘤发病率没有明显差异。2 例接受了膀胱扩大的神经源性膀胱患者出现了多灶性 TCC，但他们长期接触烟草。接受了膀胱扩大的后尿道瓣患者

中，12% 发展为膀胱腺癌。所有这些患者都有终末期肾病，并接受了移植手术和免疫抑制治疗。作者认为，**膀胱增大的患者中，有吸烟史或终末期肾病、肾移植、接受免疫抑制治疗的患者发生癌症的概率更高**（Husmann and Rathbun，2008）。

Higuchi 及同事（2010）比较了 153 例接受结肠、回肠扩大膀胱的患者，年龄匹配和疾病匹配的对照受试者，以确定是否存在癌症风险的增加。结论是，接受过膀胱扩大的病例与未接受过扩大膀胱的患者癌症发生率无统计学差异（4.6% 与 2.6%）。他们的数据表明，神经源性膀胱的患者癌症发病率的基线会升高。另外，他们的还数据表明，膀胱外翻、尿道上裂的患者相应的癌症风险也会增加。出现过机会致病菌感染的免疫缺陷患者，患癌症风险会增加（Higuchi et al，2010）。

Higuchi 和同事（2011）评估了每年进行细胞学和内镜检查的长期监测方式，作者发现，由于假阳性率过高，细胞学检查并没有帮助。作者还指出，250 例每年行膀胱镜检查的患者中仅有 4 例显示了可疑的病变，并且没有一个最终确证是癌变的。基于目前恶变概率为 1.5%~2.8%，作者总结认为 10 年期间 980 次膀胱镜检查才可诊断出一例肿瘤。对增大的膀胱进行内镜检查，应满足以下标准：①每年发生 4 次或以上的症状性尿路感染；②肉眼血尿病史和（或）尿液分析每高倍镜下持续超过 50 个红细胞；③慢性会阴、盆腔或膀胱疼痛；④放射影像筛查发现异常；⑤50 岁以上患者出现结肠增大，建议进行结肠镜检查的（Higuchi et al，2011）。类似的，Kokorowski 及同事（2011）使用 Markov 模型分析，提出每年细胞学和内镜检查不具成本效益，并质疑其有效性。

现在看来，膀胱扩大术后发生癌症的风险可能有所夸大。膀胱扩大患者，移植后免疫抑制的应用或有烟草使用史的患者可能处于较高风险组。一年一次的膀胱镜检查和细胞学检查似乎没有效果。

（三）脐尿管癌

儿童脐尿管癌极为罕见（Rankin，et al，1993）。梅奥诊所回顾性分析了 1951—2005 年期间的医疗记录，在所有脐尿管残留的儿童中没有发现恶性肿瘤（Ashley et al，2007）。最近报道了 1 例脐尿管黏液癌，对病变行完整手术切除（Gupta et al,2014)。

(四)腺癌和鳞状细胞癌

一般认为,膀胱外翻的患者发生腺癌的风险会增加。在一篇关于膀胱扩大术患者的回顾性研究中,38 例中有 3 例(8%)发生膀胱或肠段的腺癌。肿瘤原发部位无法确认,所有患者预后不佳。这些结果与先前的报道一致,膀胱外翻患者发生腺癌、鳞状细胞癌或混合细胞型肿瘤的风险增加(Beare et al,1956;Smeulders and Woodhouse,2001;Sahai et al,2004;Woodhouse et al,2006)。以前认为,早期缝合外翻的膀胱可能会降低恶性肿瘤的发生率,但肿瘤的发生似乎没有受到阻碍,因为 Husmann 和 Rathbun(2008)的 3 例膀胱外翻患者都进行了早期缝合。已报道有膀胱外翻的患者会发生鳞状细胞癌(Patil et al,2012),最常见的情况似乎是肿瘤发生在暴露膀胱的患者。在没有膀胱外翻或血吸虫病的儿童,鳞状细胞癌是非常罕见的;报道中最年轻的患者是 1 例有膀胱结石病史的 16 岁患者(Sung and Koyle,2000)。

(五)膀胱良性肿瘤

炎性肌纤维母细胞瘤(IMT)是一种局部浸润性的肿瘤,与儿童和年轻人的 RMS 类似。该病可通过内镜诊断;然而,根据笔者的经验,通常需要切开活检来除外 RMS。肿瘤通常包括梭形细胞和分化的肌纤维母细胞,胶原基质与炎性细胞浸润。磷酸激酶基因异常突变(ALK)和结合蛋白(RANBP2)异常已有报道。IMT 与这些重排被称为 IMT-RA 并具有较高的局部复发风险和转移(Li et al,2013)。该肿瘤没有后遗症,目前应用塞来昔布、手术或非手术治疗取得了一些成功(Berger et al,2007;Chavez and Hoffman,2013;Li et al,2013)。

儿童膀胱血管瘤或血管畸形的典型临床表现为肉眼血尿,难以与恶性病变区分。目前报道了两例膀胱血管瘤与变形杆菌综合征相关(一种罕见疾病)(Lopez-Gutierrez and Jaureguizar,2010)。这些病变可以使用部分膀胱切除术或激光消融来治疗(Ashley and Figueroa,2010;Takemoto et al,2011;March Villalba,2012)。

肾源性腺瘤是一种良性乳头状病变,与反复泌尿系感染、放疗、膀胱手术包括膀胱扩大和其他膀胱损伤有关。此病在伴有膀胱先天性异常的儿童中很少被报道(Broecker et al,2011),肾源性腺瘤也与肾移植有关(Mazal et al,2002)。组织学上,肿瘤有一个由多层立方形细胞组成的多倍体或乳头状组成,它们通常形成管状结构(Heidenreich et al,1999)。患者可能会出现的症状包括血尿、排尿困难、尿频、反复尿路感染和不稳定膀胱。诊断需要靠膀胱镜检查和活检,治疗包括尽量减少或消除疾病,减少炎症刺激(抗生素预防或改善排尿功能)。经尿道切除和电灼已被有效使用,复发虽然常见,但长期的后续治疗通常是有保证的,此病很少发生恶变(Hartmann et al,2006)。

七、女性生殖道肿瘤

(一)外阴横纹肌肉瘤

外阴的 RMS 极其罕见——IRS Ⅰ 到 Ⅳ 统计的外阴肉瘤患者总数为 20 例,年龄分布为 10 岁以下 12 例,10—20 岁 8 例(Arndt et al,2001)。相比其他部位的肿瘤类型,这类患者大部分为腺泡型及未分化组织学型(20 例中有 9 例,占 45%)。但是,因为这些肿瘤通常局限于前庭,所以患者预后良好(Andrassy et al,1995;Martelli et al,1999)。常见的症状是阴唇、外阴肿块,临床医师应该意识到肿瘤也可以表现为阴蒂或阴蒂前肿块(Bond et al,1994;Ghushe and Drugas,2007)。治疗可能包括前期切除或活检,并根据 COG 方案进行化疗和局部治疗;近距离放射治疗外阴病变也有报道(Magne and Haie-Meder,2007;Magne et al,2008)。

(二)阴道横纹肌肉瘤

阴道是女性生殖系统横纹肌肉瘤最常累及的部位。从 IRS Ⅰ 到 IRS Ⅳ 共报道了 151 例女性生殖系统横纹肌肉瘤病例(外阴、阴道、宫颈和子宫),其中 84 例(54%)来源于阴道。大部分(86%)为 Ⅲ 期肿瘤,95% 的病理类型为葡萄状、胚胎型横纹肌肉瘤。临床主要表现为阴道出血、阴道分泌物或外阴肿物(图 35-3)(Andrassy et al,1995,1999;Arndt et al,2001)。从 IRS Ⅰ 以来,阴道横纹肌肉瘤的治疗有着巨大的变化,随着对疾病的逐渐认识,手术切除的地位在逐渐减低(IRS Ⅰ,100%;IRS Ⅱ,70%;IRS Ⅲ,30%;IRS Ⅳ,13%),但是仍能获得理想的无病生存率(Andrassy et al,1995,1999；Arndt et al,2001）；IRS Ⅲ报道总生存率大约为83%（20/24）。目前大部分患者先行肿瘤活检术，随后进行化疗，根据治疗结果对病灶进行局部治疗（Andrassy et al,1995,1999；Arndt et al,2001）。1997－2008年，COG进行了两项连续性的低风险的横纹肌肉瘤研究（D9602,1997－2004；ARST0331,2004－2008）。在这两项研究的初始阶段，限制和忽略了放疗在阴道横纹肌肉瘤中的作用，结果导致肿瘤的局部复发率远大于预期，这使COG的调查者意识到放疗在治疗阴道横纹肌肉瘤的地位是不可忽略的。尽管这些患者发生了局部的复发，但是总生存率仍令人满意，提示肿瘤对补救性治疗的反应良好（Walterhouse et al,2011）。欧洲的研究提示，短距离放疗（阴道腔内放疗）可获得高达91%的生存率（Magne and Haie-Meder,2007；Magne et al,2008）。

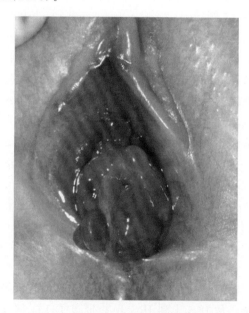

图35-3　阴道横纹肌肉瘤患儿，肿物经阴道口突出体外

（三）宫颈、子宫横纹肌肉瘤

宫颈或子宫是女性生殖系横纹肌肉瘤第二位易受累的部位。近期一篇综述回顾了1973－2006年26篇关于女性生殖系统的文献，内容包括疾病监测、流行病学和结果分析（Kirsch et al,2014）。从IRS Ⅰ到IRS Ⅳ,151例女性泌尿生殖系肉瘤入组，其中49例为宫颈或子宫肿瘤（Arndt et al,2001）。**患者典型的临床表现，为阴道出血**或下腹部包块（子宫肿瘤多表现为下腹部包块）。与阴道横纹肌肉瘤相似，根治性的手术在逐渐减少，取而代之的保留器官的治疗方案逐渐被接受。Corpron和其团队（1995）发表了IRS Ⅲ和IRS Ⅳ的诊疗经验，包括14例4月龄－17岁（平均5.5岁）的患者，其中13例为胚胎型,1例为腺泡型。8例Ⅲ期患者5例死亡，其中4例死于脓毒血症和化疗相关性并发症。所有Ⅰ期患者和伴有远处转移的患者均存活（Corpron et al,1995）。一项SIOP研究对11例宫颈、子宫横纹肌肉瘤患者行保留器官的手术治疗，其中10例存活（Martelli et al,1999），保留器官的手术（如子宫颈切除术）已经在适宜的宫颈横纹肌肉瘤患者中应用（Kayton et al,2009）。

（四）卵巢肿瘤

卵巢肿瘤大约占儿童肿瘤的1%。与男性性腺肿瘤相似，卵巢肿瘤在组织学上分为生殖细胞肿瘤（germ cell tumor,GCTs）、性索间质肿瘤和上皮来源肿瘤。青春期前上皮来源肿瘤非常罕见（You et al,2005）；生殖细胞肿瘤起源于卵巢原始生殖细胞，包括畸胎瘤（成熟型和非成熟型）、性腺母细胞瘤和卵黄囊瘤（内胚窦瘤）。与男性相似，性腺母细胞瘤好发于发育不良的性腺组织，且很少发生转移。成熟型畸胎瘤（皮样囊肿）为良性肿瘤，治疗以单纯切除为主；非成熟型畸胎瘤和卵黄囊瘤（YSTs）可表现出侵袭性特点，根据COG提出的方案进行分期和治疗。卵黄囊瘤、罕见的胚胎性上皮癌和绒毛膜上皮癌均可产生血清标记物，这些标记物在治疗和随访过程中起到重要作用。通常情况下，上述肿瘤的预后十分理想。9048例卵巢肿瘤患者按COG方案进行肿瘤切除术和基于铂剂的多元性化疗，结果显示Ⅰ期患者6年生存率为95%,Ⅱ期为93%（Rogers et al,2004）。大多数报道指出，儿童Ⅲ期卵巢肿瘤预后也较为理想；近期，有报道仅对Ⅰ期肿瘤观察，尽管无瘤生存率有所下降，但大部分复发的患者可以通过化疗进行补救性治疗（Billmire et al,2014）。女童性索间质肿瘤包括卵泡膜纤维瘤、Sertoli细胞瘤、Leydig细胞瘤和颗粒细胞肿瘤，这些肿瘤具有典型的良性特征，可分泌性激素导致性早熟的发生（Schultz et al,2006）。

八、睾丸肿瘤

不同于青春期后发生的睾丸肿瘤,青春期前睾丸肿瘤多为良性,即使为恶性其预后也相对良好。粗略估计,睾丸肿瘤大约占儿童实体肿瘤的 1%,发病率为 0.5/10 万~2/10 万。此数据来源于儿童睾丸肿瘤登记组(Pediatric Testis Tumor Registry,PTTR),该部门由美国儿科学院泌尿学组建立,部分数据来源于大型单中心或多中心的研究。这些数据最大的争议点在于不同中心报道的最常见的睾丸肿瘤病理类型不同,PTTR 认为此现象和纳入标准存在偏倚有关,但这些差异不影响临床诊疗。

(一)流行病学

PTTR 报道儿童睾丸肿瘤最常见的病理类型是卵黄囊瘤,其次是畸胎瘤(Ross et al,2002)。土耳其一项大型单中心的研究也提出卵黄囊瘤是最常见的睾丸肿瘤,但部分单中心或多中心研究提出了相反的结果(Metcalfe et al,2003;Shukla et al,2004;Agarwal and Palmer,2006)。一项源自四家大型儿童医院的综述回顾了 98 例小于 12 岁的睾丸肿瘤,指出畸胎瘤占 48%,卵黄囊瘤占 15%,表皮样囊肿占 14%,幼年颗粒细胞占 5%,Leydig 细胞瘤占 4%,Sertoli 细胞占 3%,混合型性腺间质瘤占 1%,剩余 9% 的肿瘤为性腺母细胞瘤、淋巴瘤、囊性发育不良和炎性肌纤维母细胞瘤(Pohl et al,2004)。基于上述分析,74% 以上的青春期前睾丸肿瘤为良性病变。Agarwal 和 Palmer (2006)提出,畸胎瘤和内胚窦瘤是最常见的睾丸肿瘤。睾丸肿瘤的发病高峰在 2 岁左右,第二个高峰期在围青春期(Li and Fraumeni,1972;Haas and Schmidt,1995;Haas et al,1995)。白种人比非白种人更易罹患睾丸肿瘤,发病率存在地域差异。一些作者提出青春期后睾丸生殖细胞肿瘤发病率在逐年上升(Reuter,2005)。

(二)发病机制及分子生物学

生殖细胞肿瘤由一组来源于性腺的肿物组成,但也可发生在原始生殖细胞于生殖嵴移行过程中的任意性腺外部位(纵隔、腹膜和骶骨)(Looijenga and Oosterhuis,1999;Oosterhuis and Looijenga,2003;Slowikowska-Hilczer et al,2003)。睾丸生殖细胞肿瘤占睾丸肿瘤的 98%,是 15-35 岁男性最常见的肿瘤(Bosl and Motzer,1997)。高水平的母源性雌激素、过低或过高的出生体重、新生儿黄疸和性发育异常(disorders of sex development,DSD)均与生殖细胞肿瘤的发展有关,这些因素作用在产前或围产期阶段(Depue et al,1983;Ekbom and Akre,1998;Richiardi et al,2002;Reuter,2005)。

隐睾与生殖细胞肿瘤的发生有密切关联,大约 10% 的患者有睾丸下降不全的病史(Schottenfeld et al,1980;Halme et al,1989a,1989b)。隐睾患者发生睾丸生殖细胞肿瘤的可能性比正常人高 4 倍,即使行睾丸下降固定术后,此危险因素仍不能降至基线水平(Schottenfeld et al,1980;Giwercman et al,1987;Halme et al,1989b;Wood and Elder,2009)。性别发育异常是目前公认的引起生殖细胞肿瘤的危险因素(Rutgers and Scully,1987,1991;Collins et al,1993;Skakkebaek et al,2003);引起生殖细胞肿瘤最危险的两个因素是男性化不全和性腺发育不全。

目前,大部分生殖细胞肿瘤的分子学机制仍不清楚。大多数作者认为,小管内生殖细胞瘤(intratubular germ cell neoplasia,IGCN)是生殖细胞肿瘤的前驱病变。对于小管内生殖细胞瘤的发展目前主要有两个理论:第一个理论认为,异常的染色单体交换事件导致染色体 12p 复制数量增多,使受精卵-粗线期精母细胞(zygote-pachytene spermatocytes)避免 p53 的凋亡,从而导致癌变的发生(Chaganti and Houldsworth,1998,2000);第二个理论认为,由于环境因子的影响导致胎儿生殖母细胞发生异常的细胞分裂,最终发展为小管内生殖细胞瘤。多倍体化发生于染色体 12p 畸变之前,生殖细胞在产后或者青春期后的两个时期容易发展成具有侵袭性的癌细胞（Chaganti and Houldsworth，1998；Looijenga et al，1999；Skotheim and Lothe，2003）。儿童病例多为二倍体，但是内胚窦瘤为非二倍体。儿童生殖细胞肿瘤常见的染色体异常为 1p 缺失、6q 缺失、2 号染色体和 3p 的畸变（Silver et al，1994；Jenderny et al，1996；Stock et al，1996；Schneider et al，2001）。

　　COG 进行了一项大规模研究，旨在评估家族癌症病史和恶性生殖细胞肿瘤的关系（Poynter et al，2010）。研究纳入 278 例患者和对照组 423 例，结果显示，本组中家族癌症病史和生殖细胞肿瘤的发病无关。此研究发现，亲属中有 40 岁前患癌症者是男性发生生殖细胞肿瘤的危险因素（OR 2.56，95% 置信区间为 1.02～6.44）。很多染色体位点已经在成人生殖细胞肿瘤中被识别，Poynter 和同事们（2012）进行了一项队列研究，评估这些位点在儿童生殖细胞肿瘤中的情况。此研究纳入年龄为 0—21 岁的患者 52 例，大部分患者为女性，肿瘤的病理类型主要为畸胎瘤和卵黄囊瘤。SPRY4 的单核苷酸多态性（single nucleo-tide polymorphism，SNP）是男童和青春期男性发生生殖细胞肿瘤的危险因素。BAKI 与男性和女性的性腺肿瘤均有关联，先前的研究已经发现在青少年男性和成年人生殖细胞肿瘤中有类似的染色体异常，这些异常包括 11、13 和 18 号染色体的缺失，7、8 和 X 染色的增加（Bussey et al，1999）。

（三）临床表现、评估和分期

　　睾丸肿瘤最常见的临床表现是无痛性肿块。了解有无睾丸扭转或协诊睾丸疼痛原因行超声检查时，可偶然发现睾丸肿瘤。15%～20% 的患者伴有鞘膜积液。鉴别诊断包括其他阴囊内包块，如睾旁肿瘤、附睾炎、良性附睾病变、腹股沟斜疝和鞘膜积液。睾丸间质肿瘤可分泌雄激素，临床表现为性早熟。隐睾患者睾丸发生肿瘤时可引起腹腔内睾丸扭转（Agarwal and Palmer，2006）。

　　1. 超声

　　尽管超声诊断睾丸肿瘤的敏感度可达 100%，但是用超声区别良恶性是不可靠的。良性和恶性睾丸肿瘤的超声特点已经在表 35-3 处总结。

表 35-3　常见睾丸肿瘤主要临床和影像学特点

睾丸肿物	年龄（岁）	临床特点	影像学特点
睾丸内肿物			
生殖细胞肿瘤			
精原细胞瘤	30	儿童罕见	均质性低回声，T_1 低信号，T_2 高信号
非精原细胞肿瘤			
卵黄囊瘤（内胚窦瘤）	2	常见的儿童睾丸肿瘤，甲胎蛋白升高	界限清晰，异质性回声，血管成分丰富
畸胎瘤	<4	青春期后容易恶变	异质性回声，囊性、实性成分，钙化脂肪成分
胚胎癌	青年成年男性	AFP，β-hCG 升高	异质性回声 边界不清
绒毛膜癌	青年成年男性	β-hCG 升高 男性乳房发育	异质性回声 囊、实性成分
性索间质肿瘤			
Sertoli 细胞瘤	<1	±男性乳房发育 Carney 综合征 Peutz-Jeghers 综合征	非特异性低回声实性肿块 LCCSCT：钙化引起严重声影

（续　表）

睾丸肿物	年龄(岁)	临床特点	影像学特点
Leydig 细胞瘤	3—6	分泌雄激素或雌激素,性早熟,非洲裔美国男性多发	边界清晰,低回声
颗粒细胞瘤	幼年:<1	混合性囊性和实性包块	低回声,实性和囊性成分
	成年:中年		
混合性生殖细胞/性索			
生殖母细胞瘤	5—10	男性染色体核型女性表型	实性和低回声
睾丸继发肿瘤			
白血病/淋巴瘤	—	双侧睾丸增大:白血病/淋巴瘤病史	T2 低信号
睾丸外肿瘤			
腺瘤样肿瘤	20—50	非特异性无痛性肿块	高回声,同质性
乳头样囊腺瘤	—	von Hippel-Lindau 双侧病变占 40%	Echogenic
睾丸外脂肪瘤	—	脂肪性病变	高回声,同质性,高 T1 信号
睾旁横纹肌肉瘤	2 个高峰:5 和 16	实性睾丸外肿物,异质性	出血和坏死 多普勒超声血流增多

AFP. α-fetoprotein,甲胎蛋白;β-hCG. human chorionic gonadotropin-β,人绒毛膜促性腺激素 β;LCCSCT. large-cell calcifying Sertoli cell tumor,大细胞钙化型 Sertoli 细胞肿瘤

From Shah RU,Lawrence C,Fickenscher KA,et al. Imaging of pediatric pelvic neoplasms. Radiol Clin North Am 2011;49;729-48.

畸胎瘤在超声下表现为异质性复杂病变,可反映其典型的三种生殖细胞层面,肿瘤可包含囊性和实性成分;骨性成分表现为钙化,伴有声影;脂肪成分表现为无阴影的回声区。表皮样囊肿超声下为单层畸胎瘤样改变,具有"洋葱皮"样特征,高低回声病变按同心圆结构交替排列。卵黄囊瘤界限清晰,具有异质性特点。部分肿瘤血管丰富,肿瘤内可有出血及坏死发生。Sertoli 和 Leydig 细胞瘤表现相似,超声下为界限清晰的低回声肿块。颗粒细胞瘤包含囊性和实性成分。生殖母细胞瘤为实性、低回声病变,与上述肿瘤不同的是,颗粒细胞瘤可发生双侧病变。

2. 儿童睾丸肿瘤生物标记物

血清生物标记物在儿童睾丸肿瘤的诊断和治疗中起到重要作用。人绒毛膜促性腺激素(human chorionic gonadotropin-β,hCG)很少在青春期前的睾丸肿瘤患者中升高。甲胎蛋白(α-fetoprotein,AFP)是卵黄囊、肝脏、胃肠道的正常产物。卵黄囊瘤患者血清甲胎蛋白升高,监测甲胎蛋白在卵黄囊瘤的诊断、分期和治疗均有重要意义。由于 1 岁以内婴儿甲胎蛋白有生理性持续升高的特点,在评估婴儿睾丸肿瘤甲胎蛋白水平时必须引起注意。尽管公认的甲胎蛋白的半衰期为 5d,但是生后半衰期会延长,即使到 4 月龄时半衰期仍不能恢复正常。直到 6—8 月龄时甲胎蛋白水平才能降至正常基线水平,一些患者甲胎蛋白会持续升高可到 12 月龄。甲胎蛋白的以下特点也值得一提。92% 的卵黄囊瘤患者甲胎蛋白升高(>10 ng/ml)。如果年龄大于 1 岁的睾丸肿瘤患者甲胎蛋白升高,那么诊断卵黄囊瘤的可能性很高,不能行保留睾丸的手术。相反,如果甲胎蛋白正常,那么考虑肿瘤为良性(Ross et al,2002)。Ross 和同事(2002)得出的结论可能对临床医师有帮助:①小于 1 岁的卵黄囊瘤患者甲胎蛋白平均值比畸胎瘤患者高;②大于 6 月龄的畸胎瘤患者,甲胎蛋白水平很少超过 100ng/ml(图 35-4)。

(四)分期

认真的体格检查十分重要,当发现有性早熟的证据后需要考虑诊断有激素活性的肿瘤,转移

性疾病在儿童非常罕见。**行超声和血清肿瘤标记物检查后,如果怀疑肿瘤为恶性(甲胎蛋白升高),需要继续行腹部和腹膜后 CT 检查。**最常见的转移部位是肺,可通过 CT 或胸片检查进行评估。COG 分期系统是一项基于睾丸肿瘤切除和影像学的术后评估系统(表 35-4)。

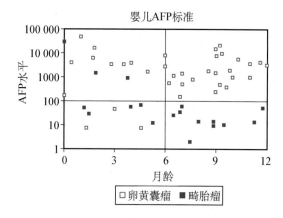

婴儿AFP标准

图 35-4　婴儿卵黄囊瘤和畸胎瘤患者甲胎蛋白水平(ng/ml)(From Ross JH. Prepubertal testicular tumors. Urology 2009;74:94-9.)

(五)与性别发育异常相关的肿瘤

睾丸发育不良或男性化不全的患者发生睾丸肿瘤的概率较常人高,核型具有 Y 染色体物质的患者发生睾丸肿瘤的风险最高。生殖细胞肿瘤(主要是精原细胞瘤/非精原细胞瘤和无性细胞瘤/非无性细胞瘤)的非侵袭性前驱病变被认为是原位癌和性腺母细胞瘤(Skakke-baek,1972;Cools et al,2006),二者均来源于胎儿生殖细胞。免疫组化、mRNA 分析和后续肿瘤相似性比对发现,原位癌和性腺母细胞瘤有共同的起源(Gillis et al,2007;Looijenga et al,2007;Pleskacova et al,2010)。DSD 患者中睾丸肿瘤的发病机制是未成熟的生殖细胞发生了转化。许多关键因子已被发现与此转化过程有关,OCT3/4 是原始生殖细胞中具有抗凋亡功能的转录因子,可用于识别早期胎儿生殖细胞(Cheng et al,2007)。另一重要的病因,是 DSD 患者性腺生殖细胞中睾丸特异性蛋白 Y 编码(testis-specific protein Y-encoded,TSPY)基因的表达(Oram et al,2006)。TSPY 基因是与生殖母细胞瘤相关的候选基因,其位点在 Y 染色体,此位点的表达与生殖细胞肿瘤的发生相关(Lau et al,2009)。有学者提议,将 OCT3/4 和 TSPY 基因进行双重染色,可在早期帮助识别 DSD 患者发育不良的细胞(Kerse-maekers et al,2005)。此外,研究发现,干细胞因子(stem cell factor,SCF)是一种潜在的原位癌和生殖母细胞瘤的标记物(Stoop et al,2008)。活检标本的联合分析,可以帮助识别处于危险中的个体(Pleskacova et al,2010)。2007 年一项关于 DSD 相关危险因素和治疗方法的专家共识发表,共识在疾病的咨询和疾病的诊疗方面提供了指导(表 35-5)(Looijenga et al,2007;Pleskacova et al,2010)。

表 35-4　儿童肿瘤协会(COG)睾丸生殖细胞瘤分期系统

分期	肿瘤范围
I	肿瘤局限于睾丸内,腹股沟切口睾丸肿瘤高位完全切除。无临床、影像学或组织学证据表明肿瘤突破睾丸。如经阴囊切口行睾丸切除术,所有边界肿瘤均阴性,切除精索达内环口水平。肿瘤标记物在半衰期后转阴。如果术前影像学提示腹膜后淋巴结>2 cm,患者在诊断时肿瘤标记物正常或不详,一定要单侧腹膜后淋巴结取样的证据证明阴性才可确认为 I 期
II	阴囊或精索(距离精索断端小于 5cm)镜下残留。半衰期后肿瘤标记物再次升高。术前肿瘤破裂或阴囊肿物活检
III	腹膜后淋巴结受累。CT 淋巴结>4 cm 考虑为转移。淋巴结活检提示转移,淋巴结 2～4 cm
IV	远处转移

表 35-5　**不同种类性发育异常患儿发生睾丸生殖细胞肿瘤的风险及推荐治疗**

危险度分组	伴发畸形	恶变风险(%)	推荐治疗	研究数	患者数
高危	性腺发育不全[1](有 Y 染色体)[2],腹腔内性腺	15~35	性腺切除术[3]	12	>350
	部分性雄激素不敏感综合征(阴囊内无性腺)	50	性腺切除术[3]	2	24
	Frasier 综合征	60	性腺切除术[3]	1	15
	Denys-Drash 综合征(有 Y 染色体)	40	性腺切除术[3]	1	5
中危	Turner 综合征(有 Y 染色体)	12	性腺切除术[3]	11	43
	17β-羟类固醇脱氢酶缺乏	28	观察随诊	2	7
	性腺发育不全(有 Y 染色体)[3]	不详	活检[4]及放疗(?)[5]	0	0
	部分性雄激素不敏感综合征(阴囊内有性腺)	不详	活检[4]及放疗(?)[4]	0	0
低危	完全性雄激素不敏感综合征	2	活检及???	2	55
	卵睾型性发育异常	3	切除睾丸组织(?)	3	426
	Turner 综合征(无 Y 染色体)	1	无	11	557
风险未知	5α-还原酶缺乏	0	尚未解决	1	3
	睾丸间质细胞发育不良	0	尚未解决	2	

[1]性腺发育不全(未进一步分类,包括 46XY,46X/46XY,混合,部分,单纯)

[2]Y 染色体上的 GB 基因座阳性,包括 TSPY 基因

[3]诊断时

[4]青春期,活检组织至少含 30 个生精小管,最好依据 OCT3/4 免疫组化进行诊断

[5]问号表示目前关于如何进行尚无明确建议

(六)生殖细胞肿瘤

根据一些研究提示,畸胎瘤是最常见的儿童睾丸肿瘤,其成分由三种原始胚胎细胞层(primitive embryologic germ cell layers)按照多种比例组成(Metcalfe et al,2003;Pohl et al,2004;Shukla et al,2004)。畸胎瘤患者甲胎蛋白正常,超声特点已在前文叙述。与成年男性不同,大部分青春期前病变是良性的,肿瘤只包含成熟的成分(Gobel et al,1998),文献很少报道畸胎瘤含有不成熟的成分和转移病例的发生(Gobel et al,1998,2006;De Backer et al,2008)。外科医师通过甲胎蛋白水平和肿瘤在超声下的表现可诊断睾丸畸胎瘤。对于怀疑诊断为睾丸畸胎瘤的患者,推荐行保留睾丸的肿瘤切除术(手术方式见后)(Ross and Kay,2004;Shukla et al,2004;Ross,2009;Makari et al,2010)。

表皮样囊肿在青春期前男童中是良性病变,大约占青春期前睾丸病变的 15%(Pohl et al,2004)。组织学上其由衬有角蛋白生成上皮的囊肿组成。超声扫描示表皮样囊肿由高低回声混合组成,甲胎蛋白水平正常。手术选择保留睾丸的肿瘤切除术,术后无须长期随访(Walsh and Rushton,2000;Ahmed et al,2010)。

文献报道,卵黄囊瘤是青春期前男童最常见或第二常见的睾丸肿瘤,是青春期前最常见的恶性肿瘤。卵黄囊瘤亦称内胚窦瘤、幼年胚胎癌。典型表现为边界清晰的混杂密度包块,超声检查肿瘤内可见出血或坏死。肿瘤通常为实性,灰黄色,PAS 染色及 AFP 染色阳性。卵黄囊瘤的特征性病理表现为 Schiller-Duval 小体,由一中央血管及围绕其外的两层肿瘤细胞组成(图 35-5)。90% 的患儿出现 AFP 升高,AFP 亦为随访监测中的可靠指标。大部分青春期前的病例(85%)诊断时为 I 期(Grady et al,1995;Grady,2000)。卵黄

囊瘤发生转移时,通常是经血行转移至肺(约20%),不伴腹膜后转移,因此腹膜后淋巴结清扫术对青春期前的卵黄囊瘤患儿收效甚微。腹膜后淋巴结清扫术仅用于腹膜后残余病灶或行瘤睾切除术及化疗后 AFP 持续增高的患儿(Ahmed et al,2010)。约 20% 的患儿仅行瘤睾切除术后复发,患儿 I 期手术切除瘤睾后,应进行严格的随访监测,包括胸部及腹膜后影像学检查,以及肿瘤标志物评估(Connolly and Gear-hart,1993)。睾丸肿物患儿均应采用腹股沟切口,卵黄囊瘤患儿行经阴囊瘤睾切除术时,若病理检查提示切缘无肿瘤细胞,只要精索于腹股沟环水平离断,可作为 I 期治疗。若先行经阴囊活检,则需行瘤睾切除术,且按 II 期治疗(Rogers et al,2004)。卵黄囊瘤患儿不需行部分阴囊切除术。若影像学检查提示淋巴结肿大,则需行淋巴结活检,淋巴结肿大和 AFP 持续增高的患儿为 III 期。**治疗 III 期患儿,北美、英国及欧洲学会推荐采用多药化疗。**本病预后较好,包括转移患儿,生存率接近 100%(Mann et al,1989;Haas et al,1999;Mann et al,2000;Lo Curto et al,2003;Schlatter et al,2003)。

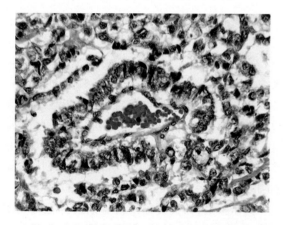

图 35-5 Schiller-Duval 小体(From Department of Pathology,University of Pittsburgh,http://path. Upmc. edu/cases/inelex. html.)

(七)性腺间质肿瘤

幼年型颗粒细胞瘤是新生儿最常见的睾丸肿瘤。病理检查极易与卵黄囊瘤区分,本病 AFP 染色阴性,而标志物如抑制素 α 染色阳性。本病可合并外生殖器模糊(Cortez and Kaplan,1993;Shukla et al,2004)。此肿瘤为良性病变,治疗为保留睾丸的肿瘤切除术。

睾丸间质细胞瘤具有激素活性,可产生睾酮,且与性早熟相关。约 10% 的性早熟病例的病因为睾丸间质细胞瘤。其他导致性早熟的病因包括垂体病变、睾丸间质细胞增生症、大细胞型支持细胞瘤和先天性肾上腺皮质增生症患儿发生的睾丸结节增生症。进行鉴别时,若睾酮水平升高同时黄体生成素及尿促卵泡素水平正常,则可排除垂体病变,睾丸间质细胞增生症患儿尿 17-酮类固醇水平正常。先天性肾上腺皮质增生症患儿控制不良时,男童通常于 5—10 岁时出现男性化表现,少数患儿表现为男性乳房发育(Cortez and Kaplan,1993)。**肿瘤可较小,呈黄棕色结节状,组织学上可见弥散呈片状分布的多角形细胞,约 40% 的病例可见 Reinke 结晶。Reinke 结晶包含脂褐素,呈**

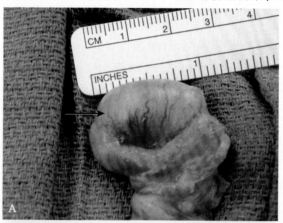

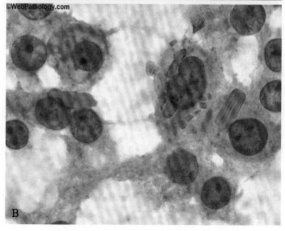

图 35-6 A. 间质细胞肿瘤由于大量脂褐素沉积呈特征性的棕色;B. Reinke 结晶(A. Gourtesy Fernando Ferrer, MD; B. From Web Pathology. com, http://www. webpathology. com.)

杆状,结晶状结构直径 3～20μm(图 35-6)。Reinke 结晶作用不明,但其是睾丸间质细胞瘤的特征性表现。本病通常伴睾酮水平升高,切除肿瘤后睾酮水平下降,但男性化表现仍存在。因病变范围小,可导致术中定位困难。手术采用保留睾丸的肿瘤切除术,复发罕见(Wegner et al,1997)。

支持细胞瘤通常发病年龄早于睾丸间质细胞瘤(平均 52 月龄),发病年龄为 4 月龄至 10 岁,通常表现为无痛性包块(Thomas et al,2001)。本病与某些内分泌或遗传代谢综合征相关,如黑斑息肉综合征(PJS)及 Carney 综合征。**10%的肿瘤具有激素活性,可致患儿出现男性化或女性化表现**(Gabrilove et al,1980;Thomas et al,2001)。肿瘤通常为实性,边界清晰,大体呈灰褐色,其内可见出血或囊肿。对于 5 岁以下儿童,通常可采用瘤睾切除术;若患儿大于 5 岁或出现肿瘤巨大(>5cm)、病理检查见肿瘤侵犯血管、可见坏死、异型性细胞或有丝分裂活跃情形,则应重新评估肿瘤分期。腹膜后转移患儿可考虑行腹膜后淋巴结清扫术、化疗及放疗。大细胞钙化性支持细胞瘤是发生于青春期前儿童及青少年的一种特殊类型,治疗可仅行瘤睾切除术。

(八)白血病和淋巴瘤

最常见发生睾丸转移瘤的恶性肿瘤是白血病和淋巴瘤。**病变广泛的急性淋巴细胞白血病患儿发生性腺疾病或睾丸复发的概率达 20%**(Askin et al,1981)。因系统化疗及全身放疗的治愈率高,上述疾病患儿不需常规行睾丸活检(Trigg et al,2000)。Burkitt 淋巴瘤偶可表现为睾丸病变,滤泡型淋巴瘤可原发于睾丸(Lamm and Kaplan,1974;Finn et al,1999)。

(九)睾丸微石症

据报道,0-19 岁无症状男童中睾丸微石症的发生率为 2.4%(Goede et al,2009)。有学者认为,本病与睾丸肿瘤相关,建议定期超声监测(Furness et al,1998;Leenen and Riebel,2002)。然而,近来有研究表明,这两者间并无相关危险因素,如睾丸发育不良及睾丸微石症导致不育或睾丸肿瘤合并对侧睾丸微石症,患儿无需超声监测(Holm et al,2003;Hoei-Hansen et al,2005)。亦有学者对睾丸微石症与睾丸生殖细胞肿瘤之间的

相关性提出质疑(Volokhina et al,2014)。目前多数医师建议本病患儿行常规自检。

(十)治疗流程

随着逐渐认识到青春期前的睾丸肿瘤多为良性,**睾丸肿瘤的治疗尽可能保留睾丸组织,避免行根治性睾丸切除术。**治疗观念的变革始于 20 世纪 80 年代,这得益于超声技术的进步和术中冰冻病理检查可准确辨别病变的良恶性。**目前,治疗优先选择肿物切除活检和术中冰冻病理检查继之以保留睾丸的手术。若术前 AFP 水平或术中病理提示肿瘤为恶性,则行瘤睾切除术。**Ross 等(2002)回顾分析了美国儿科学会泌尿分会登记的青春期前睾丸肿瘤的研究结果后,提出了推荐治疗流程(图 35-7)。

(十一)保留睾丸手术

对于行保留睾丸手术的患儿,均应告知其存在需再次行根治性睾丸切除术的潜在风险。术前需做好术中冰冻病理的准备;如肿瘤不可扪及,应准备术中超声。

要点:睾丸肿瘤

- 多数青春期前的睾丸肿瘤为良性,可行保留睾丸手术。
- 超声并不能准确地判断病变良恶性。
- AFP 是青春期前睾丸肿瘤的肿瘤标志物,AFP 升高提示卵黄囊瘤。
- 需注意 1 岁以内婴儿 AFP 有生理性升高,通常高于正常值,需谨慎评估。

手术采用经腹股沟切口,应用血管环或引流条初步阻断精索血管。经腹股沟切口提出睾丸,切开睾丸鞘膜显露睾丸。对于病变侵犯或紧邻白膜的患儿,应于肿瘤边缘外椭圆形切开白膜。不可扪及的病变,应用术中超声定位。术中可应用冰以减少热缺血时间。等待术中冰冻病理结果时,可用 5-0 聚二噁烷酮缝线连续锁边缝合白膜。切除肿瘤后剩余正常睾丸组织足够睾丸愈合时,考虑行保留睾丸手术。若术中冰冻病理提示恶性,则行根治性睾丸切除术。就目前所知,未见术中冰冻病理为良性病变,而最终病理为恶性的报道。

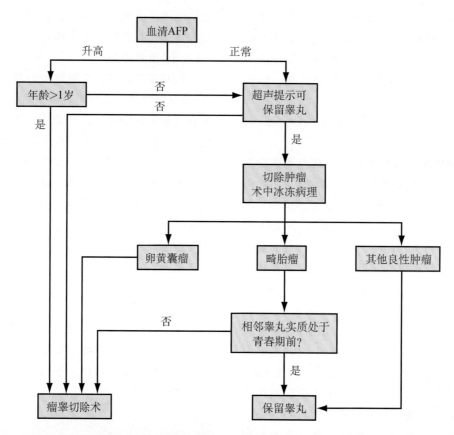

图 35-7 青春期前睾丸肿瘤治疗流程（AFP. 甲胎蛋白）[From Ross JH, Rybicki L, Kay R. Clinical behavior and a contemporary management algorithm for prepubertal testis tumors: a summary of the Prepubertal Testis Tumor Registry. J Urol 2002;168(4 Pt. 2):1675-8.]

九、睾旁横纹肌肉瘤

睾旁横纹肌肉瘤可起源于睾丸包膜、附睾及精索，超过 40% 的睾旁病变是横纹肌肉瘤（Shapiro and Strother, 1992）。肿瘤可侵犯局部组织和（或）阴囊壁，睾旁横纹肌肉瘤占泌尿生殖系统横纹肌肉瘤的 7%～10%。高发年龄为 1—5 岁，亦有报道本病发病率随年龄呈双峰分布，两发病率高峰分别位为小于 1 岁及 16 岁（Ahmed et al, 2010）。总的来说，睾旁横纹肌肉瘤患儿较发生于其他部位的横纹肌肉瘤患儿预后佳，原因有三：其一，多数（大于 80%）睾旁横纹肌肉瘤患儿诊断时为 I 期，与之相比，横纹肌肉瘤全部患儿中仅有 13% 为 I 期病变；其二，超过 90% 的患儿病理为胚胎型横纹肌肉瘤；其三，病理呈更具侵犯性的腺泡型横纹肌肉瘤的患儿，较发生于其他部位的同病理类型的患儿预后好（Wiener et al, 1994,

2001; Ferrari et al, 2002; Anderson et al, 2004; Ferrari et al, 2004）。

（一）临床表现及分期

患儿常表现为单侧、实性、无痛性阴囊肿块。病变可与性腺边界清晰或不清。超声检查，尤其是首次检查，呈强回声，不均一实性包块。检查需包括睾丸肿瘤标志物、肝功能和用以评估是否存在肺转移的胸部 CT。腹膜后影像学评估应采用双期增强薄层 CT 扫描（患儿年龄＜10 岁，5mm；＞10 岁，7mm），扫描水平应达同侧肾门水平，即首站淋巴结转移位置，本病约 20% 患儿有淋巴结转移。

（二）治疗

怀疑睾旁肿瘤的患儿应经腹股沟探查，于腹股沟内环高位离断精索并标记残端位置。因肿物活检可能污染术野，故应避免进行活检。对于性腺未受侵犯的患儿须行活检术，术中需用无创性止血带。若术中冰冻病理结果为恶性，应自止血带近端离断精索,注意隔离标本。任何未经保护的肿瘤破裂都将导致肿瘤分期升期。对于经阴囊活检或切除术后的患儿,推荐治疗包括预先再手术切除阴囊周围皮肤,然而近来德国及意大利协作组的研究数据对此操作的必要性提出了质疑(Dall'Igna et al,2003;Stewart et al,2003)。

对睾旁横纹肌肉瘤患儿的局部淋巴结进行分级个体化治疗很重要。10 岁以下、临床诊断为Ⅰ期(完整切除且切缘无肿瘤)、腹膜后 CT 评估阴性的患儿,不需进一步手术治疗(Wiener et al,2001)。10 岁以下、腹膜后 CT 评估淋巴结阳性的患儿,应分段行同侧腹膜后淋巴结清扫术;若肿瘤切除完全,则患儿临床分期为Ⅱ期。美国儿童肿瘤协作组(COG)指南建议行保留神经的同侧腹膜后淋巴结清扫术,经验丰富的医师可采用腹腔镜手术(Tomaszewski et al,2010;Cost et al,2012)。腹膜后 CT 扫描见淋巴结明显肿大阳性的患儿,可行活检术以明确诊断,应诊断为Ⅲ期。与小于 10 岁的患儿不同,大于 10 岁的患儿无论腹膜后 CT 扫描是否有阳性发现,均应行分段同侧腹膜后淋巴结清扫术。睾旁肿瘤极少侵犯腹股沟淋巴结,但若肿瘤侵犯阴囊,则应取腹股沟淋巴结活检。腹股沟淋巴结不属于局部淋巴结,其阳性患儿临床分期应为Ⅳ期。

(三)腹膜后淋巴结清扫术

对于睾旁横纹肌肉瘤患儿,以往指南常采用不保留神经的双侧腹膜后淋巴结清扫术,导致出现各种并发症,如肠梗阻(10%)、射精障碍(8%)及下肢水肿(5%)。第三次国际横纹肌肉瘤研究分析了 121 例睾旁横纹肌肉瘤行腹膜后淋巴结清扫术患儿的病历资料,对比 CT 评估淋巴结情况及腹膜后淋巴结清扫术(多为单侧)后的病理结果。121 名患儿中,81% 的患儿 CT 评估淋巴结阴性,评估阴性的患儿中 14% 病理检查淋巴结阳性。淋巴结阴性的患儿 5 年无事件生存率更高(96%:69%)(Wiener et al,1994)。自 IRS Ⅲ 之后,治疗策略出现了改变,入组 IRS Ⅳ 的患儿,若影像学检查淋巴结阴性,则不进行腹膜后淋巴结清扫术(Crist et al,2001)。进一步对比两组研究,发现两组研究中分期为Ⅰ期的患儿比例存在差异,IRS Ⅲ 中 68% 的患儿为Ⅰ期,IRS Ⅳ 中 82% 的患儿为Ⅰ期。这种差异是由于 IRS Ⅳ 仅

依据 CT 进行诊断分期。**分析比较上述研究发现,大于 10 岁的患儿较小于 10 岁的患儿更易出现腹膜后病变,且预后差**(Wiener et al,2001)。**基于上述研究结果,COG 建议改为 10 岁以上患儿均应行腹膜后淋巴结清扫术。**

意大利及德国协作组比较 CT 与病理对腹膜后淋巴结的评估情况发现,72 例中仅 1 例为 CT 评估阴性,而腹膜后淋巴结清扫术后病理阳性。国际儿科肿瘤学会(SIOP)回顾分析了 MMT84 和 MMT89 研究,研究中无转移的睾旁横纹肌肉瘤患儿不予腹膜后淋巴结清扫术(Stewart et al,2003)。共 96 名患儿入组,其中 25 例≥10 岁,仅 1 例初次手术即行淋巴结清扫术。5 年生存率为 92%,5 年无事件生存率为 82%。16 例出现复发,其中 14 例发生于腹膜后。8 例患儿给予治疗二线方案化疗、放疗,部分患儿行淋巴结清扫术。尽管 Stewart 等意识到复发的 16 例患儿分期可能被低估,但本组患儿生存率与国际横纹肌肉瘤研究相当。大年龄及原发肿瘤大于 5cm 的患儿预后差。一项流行病学随访研究纳入了 225 例睾旁横纹肌肉瘤,其中 173 例患儿大于 10 岁,淋巴结清扫术可将其 5 年生存率自 64% 提升至 86%。与之相反,小于 10 岁的患儿无论是否行淋巴结清扫术预后均良好,5 年生存率分别为 100% 及97%(Dang et al,2013)。

尽管部分欧洲协作组避免行腹膜后淋巴结清扫术,但 COG 建议 10 岁以上患儿均行腹膜后淋巴结清扫术,以避免腹膜后复发及应用二线治疗所造成的负担。有报道应用 PET-CT 检查横纹肌肉瘤患儿有无淋巴结受累,将来或可用于腹膜后淋巴结分期(Burnette et al,2013)。

(四)预后

在多模式治疗出现前,仅手术治疗本病 2 年无事件生存率仅为 50%(Sutow et al,1970)。**近来 SIOP、MMT84 和 MMT89 研究显示,5 年总体生存率为 92%,5 年无事件生存率为 82%**(Stewart et al,2003)。**上述研究提示,年龄大于 10 岁及原发肿瘤大于 5cm 为预后不良因素。**意大利及德国协作组共同报道了一组 216 例患儿的研究,5 年生存率及 5 年无事件生存率分别为 94.6% 和90.7%。有转移的患儿 5 年生存率仅为 22%。与 SIOP 相似,此协作组亦改为避免行腹膜后淋

巴结清扫术。IRS Ⅲ中,3 年生存率为 96%;IRS Ⅳ中,3 年生存率为 92%。

　　睾旁横纹肌肉瘤与发生于其他位置的横纹肌肉瘤的区别是,组织学为腺泡型横纹肌肉瘤的患儿预后好,具体原因尚不清楚。有学者认为肿瘤发生于睾旁使其易于早期诊断;肿瘤的 PAX 基因融合是否影响预后尚不明确。

要点:睾旁横纹肌肉瘤

- 睾旁横纹肌肉瘤起源于睾丸包膜、附睾及精索。
- 总的来说,睾旁横纹肌肉瘤患儿预后良好,原因如下:
  - 80%以上诊断时为Ⅰ期;
  - 90%以上为胚胎型横纹肌肉瘤;
  - 组织学为腺泡型横纹肌肉瘤的患儿亦预后良好。
- 怀疑睾旁肿瘤的患儿应经腹股沟探查。
- COG 指南建议 10 岁以上患儿均行腹膜后淋巴结清扫术,因腹膜后复发率高。

参考文献

完整的参考文献列表通过 www.expertconsult.com 在线获取。

推荐阅读

BLADDER/PROSTATE RHABDOMYOSARCOMA

Arndt C, Rodeberg D, Breitfeld PP, et al. Does bladder preservation(as a surgical principle) lead to retaining bladder function in bladder/prostate rhabdomyosarcoma? Results from the Intergroup Rhabdomyosarcoma Study Group Ⅳ. J Urol 2004;171:2396-403.

Crist WM, Anderson JR, Meza JL, et al. Intergroup rhabdomyosarcoma study-Ⅳ: results for patients with nonmetastatic disease. J Clin Oncol 2001;19:3091-102.

Ferrer FA, Isakoff M, Koyle MA. Bladder/prostate rhabdomyosarcoma: past, present and future. J Urol 2006; 176 (4 Pt 1):1283-91.

Malempati S, Rodeberg DA, Donaldson SS, et al. Rhabdomyosarcoma in infants younger than 1 year: a report from the Children's Oncology Group. Cancer 2011; 117:3493-501.

Skapek SX, Anderson J, Barr FG, et al. *PAX-FOXO1* fusion status drives unfavorable outcome for children with

rhabdomyosarcoma: a Children's Oncology Group report. Pediatr Blood Cancer 2013;60:1411-7.

Spunt SL, Sweeney TA, Judson MM, et al. Late effects of pelvic rhabdomyosarcoma and its treatment in female survivors. J Clin Oncol 2005;23:7143-51.

OTHER BLADDER TUMORS

Higuchi TT, Fox JA, Husmann DA. Annual endoscopy and urine cytology for the surveillance of bladder tumors after enterocystoplasty for congenital bladder anomalies. J Urol 2011;186:1791-5.

Higuchi TT, Granberg CF, Fox JA, et al. Augmentation cystoplasty and risk of neoplasia: fact, fiction and controversy. J Urol 2010;184:2492-6.

Lerena J, Krauel L, Garcia-Aparicio L, et al. Transitional cell carcinoma of the bladder in children and adolescents: six-case series and review of the literature. J Pediatr Urol 2010;6:481-5.

FEMALE GENITAL TRACT TUMORS

Andrassy RJ, Wiener ES, Raney RB, et al. Progress in the surgical management of vaginal rhabdomyosarcoma: a 25-year review from the Inter group Rhabdomyosarcoma Study Group. J Pediatr Surg 1999;34:731-4, discussion 734-5.

Rogers PC, Olson TA, Cullen JW, et al. Treatment of children and adolescents with stage Ⅱ testicular and stages Ⅰ and Ⅱ ovarian malignant germ cell tumors: a Pediatric Intergroup Study-Pediatric Oncology Group 9048 and Children's Cancer Group 8891. J Clin Oncol 2004; 22:3563-9.

Walterhouse DO, Meza JL, Breneman JC, et al. Local control and outcome in children with localized vaginal rhabdomyosarcoma: a report from the Soft Tissue Sarcoma Committee of the Children's Oncology Group. Pediatr Blood Cancer 2011;57:76-83.

TESTICULAR TUMORS

Agarwal PK, Palmer JS. Testicular and paratesticular neoplasms in prepubertal males. J Urol 2006;176:875-81.

Looijenga LH, Hersmus R, Oosterhuis JW, et al. Tumor risk in disorders of sex development (DSD). Best Pract Res Clin Endocrinol Metab 2007;21:480-95.

Pohl HG, Shukla AR, Metcalf PD, et al. Prepubertal testis tumors: actual prevalence rate of histological types. J Urol 2004;172 (6 Pt 1):2370-2.

Rogers PC, Olson TA, Cullen JW, et al. Treatment of children and adolescents with stage Ⅱ testicular and stages Ⅰ and Ⅱ ovarian malignant germ cell tumors: a Pediatric Intergroup Study-Pediatric Oncology Group 9048 and Children's Cancer Group 8891. J Clin Oncol 2004; 22:3563-9.

Ross JH, Rybicki L, Kay R. Clinical behavior and a contemporary management algorithm for prepubertal testis tumors: a summary of the Prepubertal Testis Tumor Registry. J Urol 2002;168 (4 Pt 2):1675-8, discussion 1678-9.

Rushton G, Belman AB, Sesterhenn I, et al. Testicular sparing surgery for prepubertal teratoma of the testis: a clinical and pathological study. J Urol 1990; 144: 726-30.

PARATESTICULAR RHABDOMYOSARCOMA

Dang ND, Dang PT, Samuelian J, et al. Lymph node management in patients with paratesticular rhabdomyosarcoma: a population-based analysis. Cancer 2013; 119: 3228-33.

Wiener ES, Anderson JR, Ojimba JI, et al. Controversies in the management of paratesticular rhabdomyosarcoma: is staging retroperitoneal lymph node dissection necessary for adolescents with resected paratesticular rhabdomyosarcoma? Semin Pediatr Surg 2001;10:146-52.

（李振武　王雨思　林德富　**编译**　田　军　**审校**）